Clinical Radiation Oncology

Indications, Techniques and Results

临床放射
肿瘤学

适应证、技术与疗效

（原书第 3 版）
（3rd Edition）

原著　[美] William Small Jr.
合著　[美] Nancy J. Tarbell
　　　[美] Min Yao
主译　李晔雄

中国科学技术出版社
·北 京·

图书在版编目（CIP）数据

临床放射肿瘤学：适应证、技术与疗效：原书第 3 版 /（美）小威廉·斯莫尔 (William Small Jr.)，（美）南希·J. 塔贝尔 (Nancy J. Tarbell)，（美）姚敏 (Min Yao) 原著；李晔雄主译 . — 北京：中国科学技术出版社，2020.5

ISBN 978-7-5046-8618-3

Ⅰ.①临… Ⅱ.①小… ②南… ③姚… ④李… Ⅲ.①肿瘤—放射治疗学 Ⅳ.① R730.55

中国版本图书馆 CIP 数据核字 (2020) 第 035491 号

著作权合同登记号：01-2020-0561

策划编辑　焦健姿　王久红
责任编辑　黄维佳
装帧设计　佳木水轩
责任印制　李晓霖

出　　版　中国科学技术出版社
发　　行　中国科学技术出版社有限公司发行部
地　　址　北京市海淀区中关村南大街 16 号
邮　　编　100081
发行电话　010-62173865
传　　真　010-62179148
网　　址　http://www.cspbooks.com.cn

开　　本　889mm×1194mm　1/16
字　　数　1645 千字
印　　张　51
版　　次　2020 年 5 月第 1 版
印　　次　2020 年 5 月第 1 次印刷
印　　刷　北京威远印刷有限公司
书　　号　ISBN 978-7-5046-8618-3 / R·2507
定　　价　498.00 元

Copyright Notice 版权声明

内容提要 Abstract

本书引进自 WILEY 出版社，是一部反映临床放射肿瘤学领域发展变化、兼具放射肿瘤生物学与放射治疗临床疗效的综合性著作。本书为全新第 3 版，根据解剖学分类对每个部位的肿瘤进行了讨论，包括流行病学、病理学、诊断检查、预后因素、治疗技术、手术和化疗的应用、治疗的最终结果及相关的临床试验等相关信息，还介绍了该领域的最新进展，包括调强放疗、图像引导放疗、质子治疗和姑息性放疗等内容，同时增加了有关放射肿瘤学统计和质控的知识，为合理应用放疗技术治疗肿瘤患者提供了理论依据和实践启发。本书适合放射肿瘤科医师、肿瘤外科医师、肿瘤内科医师、肿瘤科护士、放射治疗师、住院医师和广大医学生阅读参考。

译者名单 Translators List

主　译　李晔雄

副主译　易俊林　张　烨

译　者（以姓氏笔画为序）

于舒飞	门　玉	马茗微	王　鑫	王元景	王文卿
王玉霞	王建仰	王淑莲	王静波	亓姝楠	邓秀文
付　艳	毕　楠	刘　欣	刘文扬	刘彦伟	刘跃平
刘清峰	安菊生	杜霄勍	李　宁(女)	李　宁(男)	
李　威	李晔雄	杨　晰	吴润叶	张　可	张　烨
张　涛	张江鹄	陈大智	陈雪松	易俊林	金　晶
周宗玫	赵永瑞	唐　玉	唐　源	戚昕蕊	梁　军
隆榴花	蓝玉玲	穆娅莎			

补 充 说 明

　　本书收录图片众多，不少图片以彩色呈现效果更佳。考虑到读者随文阅图习惯并确保版面美观，所有图片均随文排录，有彩色版本者还安排在本书中间位置单独排录，但不另设页码，特此说明。

Foreword by Translators 译者前言

自伦琴发现 X 线以来，放射治疗学已经历了上百年的发展历程。21 世纪以来，随着计算机技术、影像诊断、医学物理、工程及基础生物学的发展，恶性肿瘤放射治疗已进入精准治疗时代，并向着高效低毒方向不断迈进，在肿瘤治疗中发挥着重要作用。由于国内肿瘤发病率快速增长，国家对肿瘤防治卫生领域的投入不断增加，使得我国放射肿瘤事业近年来蓬勃发展，人均加速器拥有量等硬件指标得以迅速改善，与此同时，放射治疗专业的人员需求缺口日渐增大。

一个合格的放射治疗专业医师，需要对临床肿瘤学、放射物理、放射生物、肿瘤基础生物学、病理学、影像学、临床治疗手段等相关知识有着深入且广泛的理解，在扎实的理论背景下，熟练掌握前沿的治疗手段和治疗技术。在漫长的学习及工作过程中，一本立足基础、涵盖前沿、内容全面、深入浅出的教材，无疑是帮助放射治疗专业医师成长的利器。目前，国内已出版的多部放射治疗学著作中，部分知识与技术已稍显滞后。

他山之石，可以攻玉。国外同行编写的一些放射治疗专业教材，在编写体系、知识广度、深度及前沿性上，均有值得我们学习的独到之处。然而，因语言限制，长期以来，国内只有少数医生能够从中受益。此次非常荣幸受到 *Clinical Radiation Oncology* 著者的邀请，组织本书中文翻译版的工作，让更多放射治疗工作人员能够有机会从这本优秀的放射治疗著作中受益。

Clinical Radiation Oncology 是一本秉承严谨求实、通俗易懂理念，及时反映临床放射肿瘤学领域发展变化的著作。随着放射治疗技术的不断发展，本书也在不断更新，本次为全新第 3 版。书中介绍了放射治疗专业医生必须掌握的临床放射肿瘤学、放射肿瘤生物学和放射物理学三大基础板块知识，并根据解剖学分类对人体每个部位的肿瘤进行了全面阐述。对于每种肿瘤，书中均详细介绍了其流行病学、解剖学、病理学、化验检查、治疗选择、疗效和相关预后因素等多种内容，不但包括了放疗相关的操作细节，对肿瘤外科、内科等相关知识也有较多涉猎。值得称道的是，本书的编写均基于循证医学理念，为推荐的各种肿瘤检查及治疗模式提供了大量临床研究证据。同时，书中还囊括了放射治疗领域的最新进展，包括图像引导放疗、质子治疗等，增加了有关放射肿瘤学统计和放疗质控的相关内容，更加全面、准确地提供了最新的放疗相关专业知识。

如何既保持原书的风味，又使其贴近国内临床实践，是我们在翻译过程中面临的难题。我们组织了多位优秀的临床一线医师及长期工作于临床的资深专家作为译者，并与本书的著者保持密切沟通。在努力将本书重点和特色一一展示给广大读者的同时，结合我国肿瘤治疗的优秀经验，在鼻咽癌、淋巴瘤等篇章中，加入了国内专家独到的研究及治疗经验，使书中涵盖的肿瘤放射治疗知识体系更加完善，为国内读者提供更深广的阅读体验。

本书初稿几经修改，译者们为之付出了大量的心血。希望本书能够成为国内放射肿瘤科医师、住院医师、放射治疗物理师、治疗师，乃至肿瘤外科、肿瘤内科医师、肿瘤科护士的常备案头书，为我国肿瘤放射治疗的发展提供一份助力。

李晔雄

原书前言 Foreword by Authors

癌症是导致人类死亡的主要原因，根据 GLOBOCAN 数据显示，2012 年约有 1410 万例新发癌症和 820 万例癌症相关死亡。根据美国癌症协会统计，2017 年美国约有 169 万例新发癌症和约 60.1 万例癌症相关死亡。

自 *Clinical Radiation Oncology: Indications, Techniques and Results* 于 1988 年第 1 版出版至今已有 30 余年，距 2000 年的第 2 版出版也已近 20 年。这些早期版本以博学、严谨著称的 Wang Chiu-Chen 博士作为主编，由众多知名专家共同编撰，以通俗易懂的方式提供了相关临床信息。

作为全新第 3 版的主编，我有责任将 Wang Chiu-Chen 博士的理念继承并延续下去。为了担负起这一责任，我与我的同事们希望编写一本反映临床放射肿瘤学领域发展变化的著作，以类似教科书的形式作为医学参考工具书奉献给广大读者。本书是我与各位合著者及诸多优秀的著者合力创作的结晶。

我们希望全新版本能对医学生、临床医师和科研人员等读者起到更大的帮助作用。全新第 3 版汇总了自上一版以来取得的所有重大进展，并由肿瘤学研究前沿领域的著者执笔。更新和强化后的第 3 版将继续为读者提供一部高度实用、基于放射肿瘤生物学和放射治疗临床疗效的综合性著作。

本书根据解剖学分类对每个部位的肿瘤进行了讨论，内容包括流行病学、病理学、诊断检查、预后因素、治疗技术、手术和化疗的应用、治疗的最终结果及相关的临床试验等相关信息，对不同肿瘤进行了全面、严格的评估，为合理应用放疗技术治疗肿瘤患者提供了理论依据。

此外，新版本还介绍了该领域的最新进展，包括调强放疗、图像引导放疗、质子治疗和姑息性放疗等，同时增加了有关放射肿瘤学统计和质控的内容，相信可以进一步启发读者。希望本书能为放射肿瘤科医师、肿瘤外科医师、肿瘤内科医师、肿瘤科护士、放射治疗师、住院医师和广大医学生提供参考。

感谢前辈们为本书所做的工作，特别感谢与我合著的 Nancy J. Tarbell、Yao Min 教授所做的巨大努力。感谢 Minesh Mehta、Jason A. Efstathiou 和 Chis Willet 为胸腔内、泌尿生殖道和胃肠道肿瘤提供的宝贵见解。我对各位著者交付高标准学术稿件所付出的巨大努力深表感谢。另外，我要感谢 Wiley 出版社主管本项目的 Claire Brewer、Jon Peacock、James Schultz、Audrey Koh 和 Claire Bonnett。感谢 Shalini Sharma 对本书最后样稿的校订，感谢我的执行秘书 Amy Laleman，其非凡的努力使这本书终于在 2017 年得以完成。特别感谢本版的资深编辑 Thomas Moore，正是他的远见和坚持不懈成就了本书。

William Small Jr., MD, FACRO, FACR, FASTRO

Dedication 致　谢

　　我们谨此以这本书来纪念 Wang Chiu-Chen 博士，Wang C. C. 博士是一位极具天赋的临床医师、研究员，杰出的老师、导师和友人，是我们领域最伟大的学者之一。

　　Chiu-Chen 一直被称为"C. C."，1949 年从中国广州到美国求学。年轻时，他出色且充满活力，到美国的第一年，在纽约州雪城大学医院实习。在哈佛大学杰出的外科教授、麻省总医院内分泌外科医师 Wang C.A. 博士（也正是他的师兄）的鼓励下，他于 1950 年进入麻省总医院放射科。

　　进入哈佛大学麻省总医院后，C. C. 的学术事业不断精进。在接下来的 20 年中，他成为了哈佛医学院放射肿瘤学教授，并在 Herman Suit 博士的带领下担任麻省总医院放射肿瘤科的临床主任。他致力于头颈部恶性肿瘤，在该领域的工作享誉全球，曾被 ASTRO 授予金章奖。

　　他为所有认识他及与他一起工作的人提供了灵感，深刻地改变了癌症患者的治疗方式。在他的职业生涯中，他治愈了数千名患者，至今仍有这些患者的后辈和子孙向我询问传说中的 Wang C. C. 博士。Wang 博士总是很乐观地告诉患者"C. C."代表"治愈癌症"。伴随其幽默感，还诞生了许多至今仍被大家喜闻乐道的中式格言。比如，在确定临床靶区时，他会说"如果看不到球就不可能完成全垒打"；又如，讨论精确治疗肿瘤的重要性时，他会说"不要为了杀死蚊子而烧掉房子"。

　　为了纪念他，2005 年哈佛医学院设立了以 Wang C. C. 教授名字命名的科室。我很荣幸能担任以这位杰出医师名字命名机构的首任主席。

　　Wang C. C. 博士是一个称职的丈夫和父亲。他的女儿 Janice 毕业于哈佛医学院，并继承了他的医学事业。Wang C. C. 还是一位非常专业的园艺师，他会亲自在果蔬园栽种好吃的哈密瓜。他的学生、患者及我们这些很荣幸成为他朋友的人，一直深爱着他并永远怀念他。哈佛的住院医师几乎每天都能听到关于 C. C. 的故事，或者遇见曾经被这位了不起医师治疗的患者。

Nancy J. Tarbell, MD, FASTRO

Wang C. C. 教授放射肿瘤科

哈佛医学院

　　希望通过《临床放射肿瘤学》（第 3 版）继承并延续 C. C. 的努力，为放射肿瘤学提供一个全面的临床实践指南。在本书中，我们延续了 C. C. 杰出的临床能力及一流的教学方法，并力求适用于新一代放射肿瘤学家。我们非常感谢 Wang C. C. 博士，谨以此书纪念他为那些医学生、患者和放射肿瘤学专业所奉献的一切。

Nancy J. Tarbell, MD, FASTRO

Min Yao, MD, PhD

William Small Jr., MD, FACRO, FACR, FASTRO

目 录 Contents

第一部分　科学依据

第二部分　头颈部肿瘤

第三部分 胸部肿瘤

第四部分　胃肠道恶性肿瘤

第五部分　泌尿生殖系统恶性肿瘤

第六部分　妇科恶性肿瘤

第七部分　其他癌症

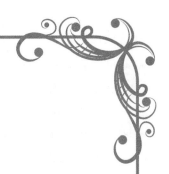

Clinical Radiation Oncology
Indications, Techniques and Results（3rd Edition）

临床放射肿瘤学
适应证、技术与疗效（原书第3版）

第一部分
科学依据
Scientific Foundations

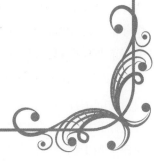

第1章 临床放射肿瘤学的基本概念
Basic Concepts of Clinical Radiation Oncology

Hannah Yoon　Karan Shah　William Small Jr　Minesh P. Mehta　John P. Hayes　著
赵永瑞　王文卿　译

一、概述

放射肿瘤学是利用电离辐射治疗恶性和良性疾病的一门临床学科。它不仅需要临床医师熟悉并掌握临床肿瘤学知识，同时还要其具有放射物理学和放射生物学等综合知识。2017 年，放射肿瘤学整合了现代多学科治疗团队，包括肿瘤内科、肿瘤外科、诊断和介入放射学科、病理学科，以及全部的肿瘤相关专业学科。放射治疗已有 100 多年历史，虽然其角色不断变化，但其主要任务仍是提高肿瘤患者的健康水平，并不断改善治疗技术，造福未来肿瘤患者。

关于肿瘤学的范围，我们可以从社会经济方面的影响程度来考虑。在美国，死于癌症的患者数量仅逊于心脏病的患者。2017 年，约有 168 万例患者被诊断为癌症（不包括原位癌或非黑素瘤皮肤癌），约 60 万的美国人死于癌症 [1]。据估计，有 50% ~ 60% 癌症患者需要接受放射治疗来根治或缓解疾病。因此，放射肿瘤学是一门十分重要的学科。这样的学科需要临床医生掌握临床和生物知识，熟悉各个不同种类、不同期别的癌症的治疗策略，还需要熟知不同治疗方法的有效性和毒性。同时需要灵活地掌握电离辐射的物理学和生物学方面的临床运用，并且注重疾病

治疗后的康复和随访。肿瘤患者的预后取决于许多因素，包括疾病本身相关的（细胞类型、肿瘤分级、原发病灶的范围、是否存在区域或远处转移）和患者相关的（并发症、一般状况等）因素。因此，在这一领域做到对姑息治疗、临终关怀、生活质量问题和临终的问题充分的认知是十分重要的。此外，由于肿瘤包括数百种不同的疾病，伴有不同的疾病发展史，独特的生物学行为，不同的肿瘤细胞生长和播散模式，以及对放射治疗的特性反应，因此治疗管理和结果将有很大的不同。

二、计划和准备

放射治疗的执行离不开周密的计划、准备和实施。首先需要明确治疗目标，是根治性治疗还是姑息性治疗。对于大多数患者而言，放射治疗是局部区域治疗手段，因此，在设计治疗计划时就需要对疾病已知的和潜在的程度做到充分的认识。临床医师必须认识到已有的病变范围，以及其向邻近区域扩散的风险（亚临床病灶），同时注意保护被照射的周围正常组织或器官。

制定放射治疗计划前，需要详细地询问病史和完整的体格检查，阅读诊断前所做检查结果，包括化验、平片、超声、乳腺 X 线片、CT、

MRI 和 PET 或 PET/CT 等。在某些特定的肿瘤患者中，如头颈肿瘤、妇科肿瘤和泌尿生殖系肿瘤，麻醉下的检查可能会增加病情的关键信息。除少数情况下活检被认为是不切实际的或潜在有害的，治疗前均应明确恶性肿瘤的组织学类型。当然这一要求不适用于放射治疗良性疾病过程的管理。

模拟定位是确定患者放射治疗的体位，制作固定体位装置，以及获取治疗的影像学信息。目前大多数放射治疗计划的计算都是基于 CT 数据的采集，将个人解剖信息后处理并三维重建。也可以获取四维（4D）CT 来明确呼吸过程中肿瘤位置的变化。病变和正常结构的定义，主要是一个基于图像的阅读，基本上包含每一种可用的成像技术，因此，对放射影像学专业的熟练掌握是放射肿瘤医师的一个关键要求。治疗计划在虚拟现实中不断优化。今天先进的计算机系统提高了放射肿瘤医师比较靶体积和正常组织剂量的能力，为每个患者定制复杂的射线剂量分布。剂量分布优化的目的是靶组织获得最大剂量的同时最大限度地减少周围正常组织结构的剂量；在现代实践中，这些剂量分布可以换算成数学表征如剂量体积直方图、平均剂量、最大剂量等，可预测的毒性，并允许多目标的优化，最终生成一个对患者最好的治疗计划。以通俗易懂的语言描述就是：我们的治疗目的就是击中我们要想击中的东西，避开我们不想击中的东西。

除了少数例外，大多数行外照射的高能直线加速器能量范围是 4～25MV。皮肤等浅表区域可用低能量 X 线（如 50～100kV）或电子束治疗。电离辐射的基本物理性质将在第 3 章予以介绍。

辐射剂量的单位为戈瑞（Gy），代表组织内吸收的能量。处方剂量的设定需要参考正常组织的耐受剂量，而正常组织耐受剂量是从后续观察和剂量 - 反应率中分析计算得出。

三、临床放射治疗

放射治疗可以是主要的根治性治疗手段，可为姑息性治疗和辅助性治疗（经常为术后放射治疗），也经常与化学治疗和（或）分子靶向治疗联合应用，现在还可联合免疫调节疗法。此外，它可以结合肿瘤放射增敏药，或保护正常组织的辐射保护剂，或提高放射治疗效果的物理方法（组织替代物、局部和区域的热疗），潜在的改变电场来抗肿瘤治疗。姑息治疗希望能减轻患者症状和（或）延长生存期。姑息治疗的剂量应该更受限，力争使治疗风险最小化。在不常见的情况下，射线可以治疗良性疾病，如异位骨化、瘢痕疙瘩和翼状胬肉。以根治性为目标的放射治疗需要考虑放射治疗所带来的永久性损伤风险。由于局部和全身的急性毒性，这些治疗可能会延长和加重。与任何癌症治疗一样，治疗的目标（无论是根治性的还是姑息性的）都需要权衡潜在的不良反应和风险。

特定辐射剂量对肿瘤组织的疗效受多方面因素影响，包括照射总剂量、每次照射时间和每次治疗时的剂量（被称作分割剂量）。肿瘤对任何给定剂量分割反应也各不相同，尽管基于先前研究的归纳有助于我们确定期望目标。一些肿瘤（如淋巴瘤和生殖细胞瘤）总的放射治疗有效剂量为 24～45Gy，标准的常规分割每次 1.8～2.0Gy 就可以取得较高的局部控制率；事实上，在某些特定的条件下，4Gy 的照射剂量也可以取得同样疗效。大多数其他病理类型的肿瘤往往需要 60～70Gy 甚至更高的剂量才能取得一定的客观缓解率或局部控制率。有些细胞类型（如肾细胞癌）的治疗反应没有特定规律，而其他类型肿瘤（如黑色素瘤、胶质母细胞瘤、胰腺癌和甲状腺未分化癌）常常需要过高的剂量才能消灭根除肉眼甚至显微镜下的病变。

除了细胞类型外，根治疾病的可能性主要

取决于肿瘤的体积，有时也被称为肿瘤负荷。60 ～ 70Gy 的剂量可能使得 1cm 的鳞状细胞癌有 90% 的机会失活，但如果用于同样病理类型的 3 ～ 4cm 大小的肿瘤就不太可能被根除，如果它是 5 ～ 6cm 或更大，单独使用标准分割外照射治疗会在大多数情况下复发。认识到这一点，替代治疗模式得到发展应用。在特定部位疾病使用的例子在后面的章节中进行了回顾。

治疗指数或治疗窗是治疗风险和治疗获益的平衡，一直伴随在肿瘤的治疗过程中。如果没有治疗指征，就不会采取治疗，同样也没有治疗风险，治疗结果永远不会得到保证。简单地说，最理想的治疗将治疗获益的可能性尽可能地与治疗所带来的损伤或功能障碍的可能性分开。虽然理论上是可行的，但这种组合却很难定义和实现。

（一）放射治疗与手术

手术和放射治疗在治疗局限性或区域性恶性肿瘤中可能具有竞争性或互补性。每种方法都有其优点、适应证和局限性，放射治疗可以提供原位控制疾病的优势，从而避免切除重要的功能器官，从而保留器官功能。器官保留治疗在很大程度上影响患者生活质量，如治疗喉癌和肛管癌。在早期肺癌，体部立体定向放射治疗可以避免肺叶切除（特别是在有心肺损害的患者），防止手术并发症。在不考虑功能或美容效果的前提下，手术可以提供一个快速治疗的选择，也可以对在可接受放射治疗剂量范围内仍难以根除的病变提供治疗。治疗方式的选择可以根据其在特定临床环境中的适用性而得到支持，而不是按等级划分。

局部晚期癌的治疗，手术失败的原因可能是由于其不能切除在病变外围无法识别的微小肿瘤（亚临床病灶），因此导致边缘复发。在手术切口和通过淋巴或血行转移而发生的肿瘤种植额外增加了手术治疗失败的概率。相反，因为恶性肿瘤体积较大，或因为肿瘤细胞对辐射抗拒（例如乏氧细胞），放射治疗可能无法根除。肿瘤细胞如果氧合好或营养良好，其对辐射较敏感，这种细胞常多分布在肿瘤的边缘带。因此，放射治疗失败往往发生在肿瘤内部中心，而不是肿瘤边缘。从淋巴或血行播散导致的远处转移，也是外科手术和放射治疗的失败的祸根。

因此，可以很容易地看出放射治疗和外科手术的空间优势是互补的。

（二）术前放射治疗

术前放射治疗的目的是消除原发部位和淋巴结周围的亚临床病灶，或将不能手术的肿瘤转化为可手术的肿瘤。目前已发现术前放射治疗治疗可减少医源性种植，也可降低边缘和区域复发的风险，在某些情况下，可减少远处转移的发生率 [2]。

术前放射治疗的缺点包括：①由于肿瘤对治疗的反应，原发肿瘤或区域扩散的程度可能不会被察觉；②术后并发症如伤口延迟愈合的风险可能增加；③延迟手术可能会给患者带来很大的焦虑；④如果肿瘤对辐射显著抗拒，有可能会失去手术治愈的机会。

术前放射治疗的剂量通常是中等的，控制在 5 周内执行 45 ～ 50Gy [3-5]。手术会在放射治疗结束 1 ～ 2 个月后进行，待组织炎性反应消退后再做切除。这种治疗方法的例子包括头颈部肿瘤、直肠肿瘤和软组织肉瘤。低剂量（如 25Gy/5F）照射后立即手术已被用于直肠癌的治疗，最近在间皮瘤的治疗中，也取得了类似的成功 [6-8]。一些研究已经使用术前放射治疗来评估疾病的治疗反应性，如果治疗效果好，从而避免手术，通常具有潜在的器官保存的优点 [9, 10]。

（三）术后放射治疗

术后放射治疗是为了消除瘤床周围的残存病变和不可切除区域淋巴结，并防止手术切口复发 [11, 12]。在术后放射治疗开始之前，需要足够的愈合时间，通常至少需要 3～4 周。对肿瘤完全切除的患者，照射剂量通常为 50～66Gy；对肿瘤次全切除的患者，相当于那些不能手术的情况，通常需要更高的照射剂量。虽然有些例外如原发性中枢神经系统恶性肿瘤，但有计划的次全切除术必须要慎重选择，因为这些患者术后放射治疗的获益可能很小。

在许多情况下，是否需要术前放射治疗和术后放射治疗的问题尚未得到解决。每种治疗方法都有其优点和缺点、支持者和反对者。任何情况下，患者的治疗方案都应尽可能遵循循证依据，但同时也要做到个体化，当然更为重要的是参考治疗者的临床经验。

（四）放射治疗联合化学治疗

常用的化学治疗药物有对肿瘤细胞产生毒性或抑制细胞生长的，包括长春碱、烷化剂、抗代谢药、表鬼臼毒素、铂类和紫杉烷。许多药物在细胞周期的特定阶段造成损伤，而其他药物如铂类、烷化剂是非细胞周期特异性的。具有不同作用机制的多药化学治疗方案可以相加或协同效应来克服耐药性。

单独化学治疗在肿瘤的治疗过程中是很少有效的。然而，在许多肿瘤患者的临床试验中，化学治疗和放射治疗相结合，提高了局部控制率，降低了远处转移，整体生存率得以提高。目前，化学治疗药物如顺铂、吉西他滨、替莫唑胺、氟尿嘧啶、紫杉醇和多烯紫杉醇常常结合放射治疗治疗头颈、肺、中枢神经系统、胃肠道、乳腺、妇科和泌尿生殖系肿瘤。放射治疗和化学治疗的相互作用可能是相加的或协同的，各种相互作用机制已得到推理证实。空间协同作用是不同药物作用于不同空间区域（局部或远处）的靶组织，或者作用于具有不同内环境因素的同一肿块。细胞杀伤机制显示两种完全相同剂量的药物联合治疗比单独使用一种药物可以产生更大的肿瘤反应。第三个理论——减瘤——在化学治疗用于预

先缩小肿瘤之后，放射治疗可以更有效地杀死肿瘤细胞，因为化学治疗后肿瘤细胞残留减少。最后，肿瘤缓解率提高解释了化学治疗能够抑制辐射引起的 DNA 损伤修复，也可以杀死对一种治疗方法抗拒的细胞 [13]。当然最佳的联合治疗对肿瘤细胞是致命的，对正常组织没有毒性。

生物学上，氧气在调节辐射反应中起着重要的作用，它通过毒性自由基引发下游相关通路，这也是多种放射增敏化学治疗药物的作用机制。替拉扎明在缺氧条件下可以转换成一个高活性自由基，因此其能够特定作用于辐射抗拒的肿瘤乏氧细胞。丝裂霉素的作用也类似于损伤缺氧细胞。

（五）放射治疗联合生物靶向治疗

分子靶向药物最近被用来进一步调节肿瘤细胞对辐射的反应，与传统的化学治疗药物相比，它对正常组织的毒性较低。生物制剂作用于 EGFR、VEGFR、整合素和 mTOR 通路与放射治疗同时使用。例如，EGFR 抑制药，如厄洛替尼和西妥昔单抗，常被用于肺癌和头颈部肿瘤的综合治疗，然而曲妥珠单抗能够抑制 ErbB-2 受体，通常用于治疗 HER2 阳性乳腺癌。分子药物可以通过改善肿瘤氧合、抑制血管生成、促进细胞周期阻滞和激活细胞凋亡来增强辐射敏感性和杀伤细胞 [14]。同样，放射治疗和抗血管生成疗法结合也有很完善的临床前期理论基础。新出现的前期临床研究和一些早期临床结果提供了免疫学检查点抑制药与放射治疗结合的新视野，而后者有效地充当了一种"刺激性疫苗"，这是一种相对较新的放射治疗作用 [15-17]。

（六）放射治疗联合内分泌治疗

激素类制剂作为单药治疗或综合治疗的一部分，对乳腺癌、前列腺癌、子宫癌、甲状腺癌和类癌的治疗具有重要意义。这些药物可以直接结合激素受体，从而抑制或增强特定激素的作用。或者，这些分子也可以通过与激素通路上游或

下游的受体结合发挥作用。激素药物的使用在前列腺癌的治疗中普遍存在。1941 年，Huggins 和 Hodges 首次表明，双侧睾丸切除术显著减少了术后几小时内血液循环中睾酮水平，从而有效快速地治疗前列腺癌。在后来的几年中，使用雄激素阻断治疗（ADT）——促黄体素释放激素激动药或拮抗药——已取代外科手术干预和其他药物治疗，如己烯雌酚、醋酸环丙孕酮、酮康唑。促黄体素释放素（LHRH）制剂能有效减少 90% 的血循环睾酮水平[18]。在多个 Ⅲ 期随机试验中使用 ADT 与放射治疗联合治疗前列腺癌已显示出改善治疗相关结果，包括局部控制、无病生存、转移发展时间、无生化失败及总生存率[19]。此外，一些研究者提出了 ADT 和放射治疗的放射增效作用，包括促进细胞凋亡，降低肿瘤缺氧，以及缩小前列腺体积（改善放射治疗和降低不良反应）[20–22]。

四、放射敏感性与肿瘤控制率

临床上，放射敏感性往往和放射治疗反应交替使用。在放射生物学中，前一个术语是指细胞对辐射内在的敏感性。图 1-1 中剂量反应细胞存活曲线所示。各种正常和恶性哺乳动物细胞的放射敏感性与曲线斜率有关，即随着剂量增加，细胞死亡增加[24]。

影响放射敏感性的因素包括修复不会立即导致细胞死亡损伤的能力（亚致死损伤修复），细胞在细胞周期中的时相（G_2 期和 M 期最敏感，G_1 期最抗拒），氧合或相对缺氧程度，剂量率，分割次数，总剂量和辐射质量。

（一）分割次数和分割剂量

单次剂量照射对哺乳动物细胞产生影响比相同总剂量分次照射所产生的效果要更明显。正因为如此，当相同辐射剂量分为多个较小剂量照射时，就需要更高的总剂量以获得相同数量的细胞损伤。因此，在考虑根治肿瘤的目标时，增加分割次数（或将总剂量分割成多个小剂量）似乎适得其反。然而，肿瘤和正常组织是密切相关的，对肿瘤所希望达到的目标同样用于正常组织是有害的。

分次放射治疗的好处是基于正常组织能够接受一定的辐射剂量并避免死亡这一事实，即使正常组织遭受损伤但也是可修复的。当细胞避免死亡时，这种损伤称为亚致死性，其修复的过程称

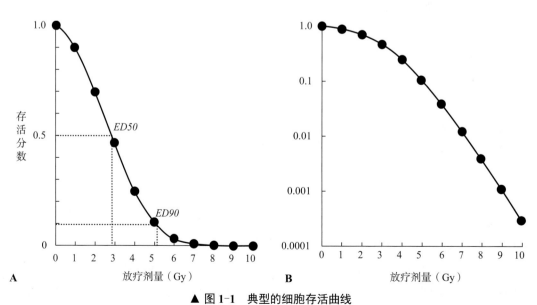

▲ 图 1-1　典型的细胞存活曲线
引自 Horsman 2002[23]；已获得 Taylor 和 Francis 的许可转载

为亚致死损伤修复。

　　临床上，最常见的治疗方式是每天 1 次，每周 5 天。这允许了正常组织修复亚致死损伤，因为这个过程通常需要不到 24h，有些可能在 4 ～ 6h 内完成[25, 26]。恶性细胞常常效率较低或无法进行类似亚致死损伤的修复。标准分次外照射治疗计划试图利用这种差异。因此，一个疗程可能需要 5 ～ 8 周时间来获得较高的总剂量，如果获取稍低剂量，2 ～ 3 周时间可能是必要的。

　　分次照射还可以改变肿瘤内环境，从而提高后续治疗的有效性。例如，氧合好的肿瘤细胞死亡使肿瘤体积缩小，导致先前乏氧的细胞更好地氧化，从而增加了它们的放射敏感性。另一个例子是再分布，细胞周期从放射抗拒的阶段转入放射更敏感的阶段，如 M 期。

　　传统的放射治疗一般是每天 1 次，每周 5 天。处方总剂量取决于许多因素，包括肉眼和显微镜下可见的病变，是术前放射治疗还是术后放射治疗（术后放射治疗通常需要较大剂量），以及周围正常组织的特性。一些治疗方法是源于临床经验观察，但对许多患者来说可能不是最佳的治疗方法。通过改变单次剂量和照射次数的治疗模式，试图利用除亚致死损伤修复之外的其他因素，已成为放射肿瘤学专有词汇的一部分。

（二）线性能量传递和相对生物学效应

　　在试图理解为什么一种类型的辐射能量比另一种类型的辐射能量能更有效地引发细胞死亡时，需要考虑能量、质量和电荷的特性。简单来说，一个粒子的质量越大，沿其路径造成的损害越大。带电粒子比不带电粒子更容易在短距离内相互作用，而辐射能量（用电子伏特表示）影响这些相互作用发生的位置。能量沿着粒子的路径沉积在细胞中，并且在该点或在距该点很短的距离内产生后续效应。因此，质量、电荷和能量结合起来，可以表达临床所使用的任何类型辐射能量的质量。由此产生的概念称为线性能量传递（LET）。

　　线性能量传递被指定为在每个长度单位中沉积的平均能量；它以每微米的电子伏特数（eV/μm）或每微米的千电子伏特数（keV/μm）来测量。质子、快中子和其他形式的粒子辐射沿其路径具有致密的电离（能量沉积），因此具有高 LET。光子和兆伏级电子（虽然带电，质量相对较小）具有更稀疏的电离，因此其 LET 低。

　　生物对细胞的损害与 LET 有关。一般来说，无论其他因素如何，高 LET 辐射更有可能在给定体积的生物体中产生实质性损害。对于正常细胞和恶性细胞都是如此。由于高 LET 会造成如此严重的影响，致使亚致死损伤修复的机会很小，分割照射的益处也被降至最小。同样，对恶性组织和正常组织的损害可能是相似的，所以只有当靶肿瘤和附近的重要正常组织结构存在空间分离时，高 LET 辐射的益处才能被增加。

　　相对生物学效应（RBE）是用来描述辐射质量与 200kV X 线作为基准相比较的术语。对于 ^{60}Co X 线和低兆伏级光子，RBE 接近 1，而较高的 LET 辐射 RBE 可以高达 3.5。尽管极高的 LET 辐射会在特定的空间内沉积大量的能量，但是在达到最大致死率之后，其 RBE 达到了上限。

　　带电但质量较小的电子的 RBE 类似于低 LET 光子的 RBE，通常为 0.85 ～ 0.9。

（三）氧增强比

　　在大多数正常和恶性条件下的生物系统中，当细胞氧化良好时，辐射的影响更大。含氧量低的细胞（即乏氧细胞）占肿瘤细胞的 10% ～ 20%[23]。研究表明，距功能毛细血管超过 150 ～ 180μm 区域常含有乏氧细胞[27]。这些细胞是可以存活，也可以增殖，但由于乏氧，对辐射相对抵抗。氧合条件下放射敏感性的差异在 2 ～ 3 倍，这就是氧增强比（OER）。

　　为了使氧成为放射增敏剂，在照射过程中它必须存在于细胞中。氧增强的机制被认为是通过辐射诱导的自由基引发一系列以 DNA 损伤开始的事件，并最终导致生物损伤。高 LET 辐射以更直接的方式运行，因此对于这些类型的辐射 OER 低或者不存在。

乏氧细胞可能存在的临床情况，如体积大的肿瘤或贫血，与标准治疗效果较差有关[28]。然而，改善乏氧的手段，包括输血、高压氧、缺氧细胞的放射增敏剂，大部分是令人失望的。

（四）放射治疗可治愈的肿瘤

临床上，"放射反应性"是通过术前肿瘤体积的缩小程度或病理分析中发现的残余病变程度。各种肿瘤的敏感性由许多因素决定，包括细胞类型和肿瘤的生长动力学。生长动力学包括各种因素（如细胞凋亡）导致的细胞增殖率和细胞丢失率和充足的血管和结缔组织支持。人类肿瘤是极其复杂的，细胞生长和肿瘤的聚集是一种巨大的生物紊乱，因此，影响肿瘤治疗反应的因素很多。尽管有如此巨大的变异性，但某些类型的肿瘤对放射治疗的反应比其他肿瘤更为一致（如上所述），并且通常给予可接受范围内照射剂量就能治愈，伴随有限的长期后遗症。也就是说，放射性治愈性意味着肿瘤与正常组织的关系是这样的，即一定剂量的辐射能量可以根除肿瘤生长而不导致器官功能障碍。在这些情况下，治疗窗口是开放的；换句话说，肿瘤失活的可能性和损伤风险之间有很好的分离。重要的是，放射治疗可治愈的肿瘤可能是内在的敏感，或者它们可能有正常的敏感性但在病变程度有限（即早期），因此在放射治疗可治愈的阶段。

放射治疗可治愈的肿瘤如下。

1. 非黑色素瘤皮肤癌（基底细胞癌和鳞状细胞癌）。

2. 头颈部上皮癌。

3. 宫颈癌。

4. 前列腺癌。

5. 霍奇金和非霍奇金淋巴瘤。

6. 睾丸精原细胞瘤和卵巢无性细胞瘤。

7. 髓母细胞瘤，松果体生殖细胞瘤和室管膜瘤。

8. 视网膜母细胞瘤。

9. 脉络膜黑色素瘤（通过质子束治疗或近距离放射治疗）。

五、放射治疗技术进展

在过去的 25 年中，由于技术的进步和对如何利用放射生物学原理的更好理解，放射肿瘤学领域发生了重大变化。改变分割模式，即改变每次治疗的辐射剂量，以及治疗的频率，包括每天多次剂量的照射，已经成为一种常见的方案。化学治疗与放射治疗相结合，无论是序贯还是同步，也已成为众多部位疾病的标准治疗方法。以下部分将简要回顾一些放射治疗的技术进展。

（一）调强放射治疗

传统上，当使用外照射放射治疗时，首先要考虑到肿瘤的位置和周围的正常组织结构来确定放射治疗技术，然后选择要使用的射束的方向、能量和数量以保障靶体积最佳覆盖照射同时相邻正常组织结构受照射最少。这种方法的剂量分布是通过改变射野的大小或权重，添加射野挡块或添加其他诸如组织补偿器之类的装置（如楔形板等）重新分布能量来保护正常组织结构。这就是所谓的正向治疗计划。

最近，利用计算机技术和设备工程的进步，开发了一种不同的方式称为逆向治疗计划。在这里，放射肿瘤医师在制定治疗方案时要首先设置靶组织及正常器官的剂量参数。每个勾画对象都有优先权或等级顺序。计算机程序可以不断优化放射治疗计划以达到预期目标。考虑多种可能性并评估许多迭代次数。这种评估通过使用剂量—体积直方图分析来优化，其可以将正常危及组织器官所受辐射剂量进行量化。只有在找到可接受的放射剂量分布后，才能最终确定使用哪一种技术。

调强放射治疗（IMRT）可以通过一步一拍（静态 IMRT）或滑动窗口技术（动态 IMRT）来实现。在静态调强方法中，在多叶光栅（MLC）调整其正确的形状时，加速器停止出束，而在后一种方法中，MLC 调整过程中加速器持续出束。IMRT 计划高度适用于危及器官的最佳保留，特别是凹形靶区的覆盖。然而，IMRT 计划往往有更高的总监控装置（MUs），并增加对周围组织的低剂量照射。

IMRT 的延伸是容积弧形调强放射治疗（VMAT），它将机架旋转 / 动态 MLC 运动和剂量率的变化相结合以创造高度适形放射治疗剂量分布。VMAT 计划可以使用单个 360° 弧线或多个弧线进行治疗，也可以采用螺旋状，类似 CT 的输送方式。VMAT 相对于传统 IMRT 的主要优点是减少了治疗时间，同时累积剂量也可能下降；对于高度复杂的靶目标，其也有可能产生更大的肿瘤剂量适形性[29]。

（二）图像引导放射治疗

从计划阶段转向治疗需要精确地实施所选择的治疗技术。在首先确认患者在模拟定位过程中创建的支撑平台内的位置是正确的之后，可以通过几种方式来实现。尽管大多数患者接受更深层次位置的放射治疗，但在治疗皮肤或浅表恶性肿瘤的情况下可以直接观察浅表肿瘤的临床变化。每个射野或光束的平片图像已经使用几十年，在这里，随着技术的进步，诊断成像已经融合到治疗中，使得治疗可以基于在患者处于治疗位置时获得的 CT 扫描。放射肿瘤医师可以利用兆伏级或锥形束 CT 扫描直观地显示靶目标，根据靶目标当前的位置进行调整，然而也需要考虑相邻的正常结构组织。放置在肿瘤内或附近的替代物（例如基准标记物）可用于评估放射治疗的聚焦点。其他系统包括（但不限于）超声引导成像、

三维光学表面监测、红外线或光学标记物追踪，以及射频 - 信标引导模式。因此图像引导放射治疗（IGRT）是放射治疗期间使用实时成像进行治疗定位。

从 IGRT 收集的信息可以用来修改治疗计划。在典型的 6 周治疗过程中，肿瘤体积、患者解剖结构和患者体位的改变会显著影响靶目标和危及器官的位置和体积。因此，图像引导可以帮助识别患者治疗时的那些变化，这可能导致重新做计划，重新模拟定位，或两者都需要。这个过程称为自适应放射治疗，是指根据解剖变化调整放射治疗。自适应放射治疗可以与功能成像结合，例如 ^{18}F-FDG PET，以区别提高残存肿瘤或放射抗拒的肿瘤区域的照射剂量。后一种技术被称为剂量绘画（DP）放射治疗。IGRT 结合自适应放射治疗联合使用，可使剂量加至靶目标，同时保护了危及器官[30-32]。

（三）立体定向放射外科 / 立体定向放射治疗

1951 年，瑞典神经外科医生 Lars Leskell 首先提出了高剂量放射治疗脑病变的概念。立体定向放射外科（SRS）提供了一个每分次大剂量（通常是单次或 3～5 次）治疗局灶性脑病变，由于其剂量梯度跌落极快，故最大限度地减少了对周围正常组织的毒性。最近，立体定向放射治疗（SBRT）是 SRS 的延伸，其通过图像实时引导用于治疗颅外转移灶。SBRT 可用于治疗肺、脊柱、肝脏、胰腺、肾脏和前列腺的局灶性病变[33, 34]。

（四）粒子束放射治疗

虽然放射治疗通常使用不带电荷的能量称为光子，但它也可以给出带电粒子如电子或质子，或不带电粒子如中子。这些粒子在物理性质上有着不同的优势，因此它们在组织中的分布及生物有效性也不同。

在质子治疗中，主要优势在于空间分布，能给周围有需要保护的区域提供高剂量照射。当考虑到肿瘤接近剂量限制性器官组织如眼睛、大脑和脊髓时，质子治疗优势最明显。使用质子，目标区域之外也会有小的照射剂量。碳离子可以提供类似的剂量梯度和提高生物有效性。重要的是，了解这些放射治疗方式的专业知识是必要的，因为增加的适形性同时会带来丢失靶目标的风险。也就是说，保护正常组织结构会增加恶性肿瘤覆盖率不足的风险。另一条原则是："如果你没有击中你需要击中的东西，就不要错过你原本想错过的东西。"

中子有助于治疗生长缓慢的肿瘤。它们不像其他粒子那样具有空间优势，但是它们的放射生物学效应更大，并且在治疗放射治疗抗拒的肿瘤时是有利的。缺乏空间优势导致临床潜力有限，因为难以向肿瘤提供足够的剂量，也不会对邻近组织结构带来潜在的风险。解决这一问题的方法之一是使用硼中子俘获治疗（BNCT）。为此，含硼化合物优先集中在肿瘤内，随后用中子照射肿瘤。中子与硼的相互作用导致 α 粒子（重的带正电的粒子）和锂核的释放。它们都具有非常短的辐射范围，因此可以优先与紧邻的细胞相互作用，对肿瘤造成显著的损伤。这种类型的治疗已被用于恶性脑肿瘤[35]。

（五）近距离放射治疗

近距离放射治疗或短程治疗被定义为在肿瘤附近放置密封放射源。历史上最初使用镭作放射源，但现在使用更安全并具有更多实际特性的源，如碘、钯、铱和铯。近距离放射治疗有三种形式：①第一种类型是将模具或敷贴器置于浅表病变的皮肤或黏膜上；例如，眼敷贴器已被用于治疗视母细胞瘤、眼部黑色素瘤和翼状胬肉；②组织间插植是将含有放射源或粒子的导管置于软组织内，例如前列腺组织间插植；③腔内照射是将放射源放置在体腔中，例如阴道近距离放射治疗

往往用于子宫内膜癌的辅助治疗。

近距离放射治疗的植入物可以是临时或永久性的放射性源。无论是低剂量率还是高剂量率的临时性植入物通常利用后装系统，将不带放射源的治疗容器置于治疗部位，由电脑遥控步进电机，将放射源送进治疗容器进行放射治疗。例如子宫内膜癌和宫颈癌的治疗。由此可避免放置治疗容器过程中医务人员因放射受伤，又可将放射源准确安全地送到患者需要治疗的部位。

在永久性植入物中，放射源被放置在组织中，它们的活性在体内逐渐衰减。当复合物的能量消失，惰性源仍然存在。

（六）术中放射治疗

术中放射治疗（IORT）技术在过去的 30 年中一直存在，但近年来该技术已经越来越受欢迎。这部分归功于 TARGIT-A 试验的成功，这是一项国际多中心、随机、前瞻性的 III 期非劣效性试验，将早期乳腺癌患者被随机分配到全乳放射治疗和对瘤床进行靶向的 IORT，使用低能量 X 线（kV 范围内）[36]。

IORT 在麻醉状态下肿瘤（原发或复发）切除后对瘤床开始照射。IORT 的理论优势是通过最大限度地保护 / 屏蔽正常组织并向瘤床实施大剂量单次照射以改善局部控制而获得较高的治疗比。IORT 可作为单一治疗，但更常用于联合外照射治疗（± 化学治疗）。目前，市场上存在使用电子、低 kV 级光子和 ^{192}Ir 高剂量率的术中机器[37]。

（七）非密封源

几十年来，未密封的放射性同位素被用于治疗恶性肿瘤。在这种类型的治疗中，放射性药物可口服或静脉给予患者，如 ^{32}P、^{131}I、^{90}Y、^{89}Sr 和 ^{153}Sm，它们产生 β 射线杀伤肿瘤细胞。尽管第一种放射性药物通常具有在靶器官或部位累积的内在倾向，但是由于它们的血液学毒性，其使

用潜力有限。最近，新一轮的研究导致了生物分子靶向药物的发展，其通过操纵免疫系统来优化细胞毒性剂向特定类型的体细胞递送。

放射免疫疗法通常用于治疗已被证明对其他治疗无效的非霍奇金淋巴瘤。美国食品药品管理局（FDA）最近已经批准了两种化合物，它们是与放射性同位素相结合的鼠单克隆抗CD20抗体，分别是 ^{90}Y 替伊莫单抗（Zevalin®）和 ^{131}I 托西莫单抗（Bexxar®）。在治疗之前，患者必须进行血液检查，以其耐受性，并且确定适当的剂量[38-41]。

多项研究也显示放射性药物能显著减轻骨转移引起的疼痛，尽管没有改善生存。对于其他局部姑息治疗失败的患者，它们通常作为二线治疗。治疗的禁忌证包括造血储备差，即将发生的病理性骨折，脊髓或神经根受压，骨外病灶未控，广泛骨质破坏，骨扫描病灶摄取不良。^{89}Sr（Metastron™）能在移性前列腺癌，而 ^{153}Sm（Quadramet®）已经显示在成骨细胞损伤中优先累积，而不是在正常骨中。注射上述放射性药物后应监测所有体液。最近已经证实 ^{223}Ra 可减轻转移性前列腺癌症状并延长生存[42]。

甲状腺固有的吸收和螯合碘的能力可以用来为某些疾病传送放射性 ^{131}I。放射性碘治疗可用于甲状腺功能亢进和毒性结节性甲状腺肿等良性疾病，也可作为分化型甲状腺癌切除术后残余甲状腺组织的辅助治疗。辅助治疗的适应证包括肿瘤体积较大、多灶性疾病、甲状腺包膜受侵、血管或软组织浸润等高危因素。甲状腺切除术后 2～6 个月的标准术后剂量为 30～100mCi。还给出 ^{131}I 用于复发或转移性甲状腺癌的剂量为 150～250mCi。

^{32}P 可以以两种不同的形式用于放射免疫治疗。在可溶状态下，它在骨髓、脾脏和肝脏中积聚，因此可用于治疗造血系统疾病，如真性红细胞增多症和血小板增多症。在胶体状态下，^{32}P 积聚在腔内表面，可用于治疗恶性腹水、胸腔积液、卵巢和子宫内膜癌[43-46]。

（八）热疗

对放射治疗来讲，热疗可使放射治疗增敏。这种作用机制是多因素的，可能与细胞存活所必需的 DNA 修复蛋白的失活有关。热疗也是放射治疗的补充，因为细胞周期的 S 期（通常是相对抗辐射的时期）对高温敏感。另外，缺氧细胞（相对抗辐射的）也是热敏感的，因为营养缺乏的细胞处于不利于其生长的酸性 pH 中。不知道热疗和放射治疗的组合是否具有协同效应或相加效应。无论如何，这种治疗方法可能是治疗浅表肿瘤如局部复发性乳腺癌的有效方法。从历史上看，技术上的局限性使深层肿瘤难以加热[47]。然而，荷兰的一项随机试验比较了有或没有深部热疗的放射治疗，结果显示后者的完全缓解率显著提高，并带来生存获益。新一代的深度热疗设备加上体内磁共振成像（MRI）来提供精确的温度测量，此种组合或许有前景[48]。

（九）放射治疗并发症

辐射能量沉积到组织中导致即时效应和潜在的延迟反应。前者被称为急性反应，而后者则称为长期毒性。重要的是要明白，急性反应（即暂时性不良反应）与永久性反应不同。后者是大多数人所说的损伤，这些是治疗的真正风险，更准确地说是治疗并发症。急性毒性表现为暴露的组织或器官的功能损伤，其与放射治疗总剂量和疗程相关。这些不良反应时有发生，但通常是暂时的，并且是正常组织中的细胞衰竭和炎性反应的结果。愈合发生在受损伤的组织重新填充消耗掉细胞时，身体的防御反应消失。发生这种情况的时间过程通常为几周到几个月，反应的发生和恢复都是如此。

放射治疗的晚期毒性主要是由于损伤血管结缔组织和缓慢增殖的实质细胞，细胞消亡增加导致纤维化致使组织功能障碍。例如包括皮下纤维化和放射性骨坏死等。

这种长期并发症的可能性通常与更大的分割剂量和（或）更高的总剂量有关。再看一下治疗窗的概念，用图形来表示（图 1-2）[49]。

试图通过增加从 A 点到 B 点的总剂量，将肿瘤控制率从 90% 提高到 95%，这将导致晚期损伤的风险成比例地增加。在实践中，数据——这两条曲线的位置——从来没有如此明确的定义。同样重要的是，个别患者的反应并不一定要遵循以前的模式，所以在任何情况下总会有损伤的风险。这个概念不应该被遗忘。

放射肿瘤医师必须忠告患者对于治疗的风险，告知其会因皮下纤维化、慢性肠炎或直肠炎及横贯性脊髓炎而导致生活质量明显下降。在姑息治疗的情况下，对风险的容忍度通常是最小的，而在根治性治疗中，接受一定程度的风险是合理的，特别是对并发症有相应的处理方案。当姑息治疗由于以前的治疗或预先存在的并发症而具有显著的器官损伤风险时，或者即使高剂量放射治疗也不太可能有治愈可能时，较难作出临床决策。虽然临床医生的经验是非常宝贵的，但是没有任何办法可以代替患者及其家属做决定。尽管放射肿瘤学领域主要依赖于对物理学和统计学的量化的测量，但真正会为患者带来价值的是临床实践。

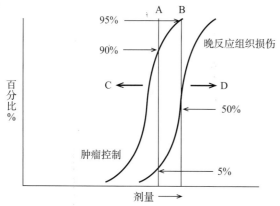

▲ 图 1-2 治疗窗

引自 Hall 和 Giaccia 2012[49]；已获得 Wolters Kluwer Health 许可转载

参考文献

[1] Siegel, R., Miller, K., Jemal, A. (2017) Cancer Statistics 2017. *CA Cancer J. Clin.*, 67, 7–30.

[2] O'Sullivan, B., Davis, A.M., Turcotte, R., *et al.* (2002) Preoperative versus postoperative radiotherapy in soft-tissue sarcoma of the limbs: a randomized trial. *Lancet*, 359, 2235–2241.

[3] Pollack, A., Zagars, G.K., Goswitz, M.S., *et al.* (1998) Preoperative versus postoperative radiotherapy in the treatment of soft tissue sarcomas: a matter of presentation. *Int. J. Radiat. Oncol. Biol. Phys.*, 42, 563–572.

[4] Sauer, R., Becker, H., Hohenberger, W., *et al.* (2004) Preoperative versus postoperative chemoradiotherapy for rectal cancer. *N. Engl. J. Med.*, 351, 1731–1740.

[5] Cole, C.J., Pollack, A., Gunar, K., *et al.* (1995) Local control of muscle-invasive bladder cancer: Preoperative radiotherapy and cystectomy versus cystectomy alone. *Int. J. Radiat. Oncol. Biol. Phys.*, 32 (2), 331–340.

[6] Kapiteijn, E., Marijnen, C.A.M., Nagtegaal, I.D., *et al.* (2001) Preoperative radiotherapy combined with total mesorectal excision for resectable rectal cancer. *N. Engl. J. Med.*, 345, 638–646.

[7] Pahlman, L., Glimelius, B., *et al.* (1997) Improved survival with preoperative radiotherapy in resectable rectal cancer: Swedish Rectal Cancer Trial. *N. Engl. J. Med.*, 336, 980–987.

[8] Rosenzweig, K.E. (2013) Current readings: improvement in intensity-modulated radiation therapy for malignant pleural mesothelioma. *Semin. Thorac. Cardiovasc. Surg.*, 25 (3), 245–250.

[9] Mendenhall, W., Amdur, R., Morris, C., Hinerman, R. (2001) T1-T2N0 squamous cell carcinoma of the glottis larynx treated with radiation therapy. *J. Clin. Oncol.*, 19, 4029–4036.

[10] Tester, W., Caplan, R., Heaney, J., *et al.* (1996) Neoadjuvant combined modality program with selective organ preservation for invasive bladder cancer: results of Radiation Therapy Oncology Group phase II trial 8802. *J. Clin. Oncol.*, 14, 119–126.

[11] Looser, K.J., Shah, J.P., Strong, E.W. (1978) The significance of 'positive' margins in surgically resected epidermoid carcinomas. *Head Neck Surg.*, 1, 107–111.

[12] Johnson, J.T., Barnes, E.L., Myers, E.N., Schramm, L., Borochovitz, D., Sigler, B.A. (1981) The extracapsular spread of tumors in cervical node metastasis. *Arch. Otolaryngol.*, 107, 725–729.

[13] Wood, C.G., Hahn, S.M. (2009) Combined modality, in *Handbook of Radiation Oncology: Basic Principles and Clinical Protocols*, 1st edition (eds B.G. Haffty, L.D. Wilson), Jones and Bartlett, Sudbury, MA, pp. 89–110.

[14] Scaringi, C., Enrici, R.M., Minniti, G. (2013) Combining molecular targeted agents with radiation therapy for malignant gliomas. *OncoTargets Ther.*, 6, 1079–1095.

[15] Xuan, Z.X., Li, L.N., Zhang, Q., *et al.* (2014) Fully human VEGFR2 monoclonal antibody BC001 attenuates tumor angiogenesis and inhibits tumor growth. *Int. J. Oncol.*, 45 (6), 2411–2420.

[16] Liu, Y., Zhang, L., Liu, Y., *et al.* (2015) DNA-PKcs deficiency inhibits glioblastoma cell-derived angiogenesis after ionizing radiation. *J. Cell Physiol.*, 230 (5), 1094–1103.

[17] Pilones, K.A., Vanpouille-Box, C., Demaria, S. (2015) Combination of radiotherapy and immune checkpoint inhibitors. *Semin. Radiat. Oncol.*, 25 (1), 28–33.

[18] Gomelia, L., Singh, J., Costas, L., Edouard, T. (2010) Hormone therapy in the management of prostate cancer: evidence-based approaches. *Ther. Adv. Urol.*, 2 (4), 171–181.

[19] Wang, T., Languino, L., Lian, J., Stein, G., Blute, M., FitzGerald, T. (2011) Molecular targets for radiation oncology in prostate cancer. *Front. Oncol.*, 1 (17), 1–11.

[20] Joon, D.L., Hasegawa, M., Sikes, C., *et al.* (1997) Supra-additive apoptotic response of R3327-G rat prostate tumors to androgen ablation and radiation. *Int. J. Radiat. Oncol. Biol. Phys.*, 38 (5), 1071–1077.

[21] Al-Ubaidi, F., Schultz, N., Egevad, L., Granfors, T., Helleday, T. (2012) Castration therapy of prostate cancer results in downregulation of HIF-1α levels. *Int. J. Radiat. Oncol. Biol. Phys.*, 82 (3), 1243–1248.

[22] Langenhuijsen, J.F., Van Lin, E.N., Hoffmann, A.L. *et al.* (2011) Neoadjuvant androgen deprivation for prostate volume reduction: the optimal duration in prostate cancer radiotherapy. *Urol. Oncol.*, 29 (1), 52–57.

[23] Horsman, M.R., Overgaard, J. (2002) Overcoming tumour radioresistance resulting from hypoxia, in *Basic Clinical Radiobiology*, 3rd edn (ed. G.G. Steel), Arnold, London, pp. 169–181.

[24] Casarett, A.P. (1968) Radiation effects on microorganisms and independent cell systems, in *Radiation Biology*, 1st edn (ed. A.P. Casarett), Prentice-Hall, Englewood Cliffs, CA, pp. 136–158.

[25] Puck, T.T., Marcus, P.I. (1956) Actions of x-rays on mammalian cells. *J. Exp. Med.*, 103, 653–666.

[26] Elkind, M.M., Sutton, G., Moses,W.B., *et al.* (1967) Sub-lethal and lethal radiation damage. *Nature*, 214, 1088–1092.

[27] Thomlinson, R.H., Gray, L.H. (1955) The histological structure of some human lung cancers and the possible implications for radiotherapy. *Br. J. Cancer*, 9, 539–549.

[28] Harrison, L.B., Chadha, M., Hill, R.J., Hu, K., Shasha, D. (2002) Impact of tumor hypoxia and anemia on radiation therapy outcomes. *Oncologist*, 7, 492–508.

[29] Teoh, M., Clark, C.H.,Wood, K., Whitaker, S., Nisbet, A. (2011) Volumetric modulated arc therapy: a review of current literature and clinical use in practice. *Br. J. Radiol.*, 84, 967–996.

[30] Castadot, P., Lee, J., Geets, X., Gr'egoire, V. (2010) Adaptive radiotherapy of head and neck cancer. *Semin. Radiat. Oncol.*, 20, 84–93.

[31] Duprez, F., De Neve,W., De Gersem,W., Coghe, M., Madani, I. (2011) Adaptive dose painting by numbers for head-and-neck. *Int. J. Radiat. Oncol. Biol. Phys.*, 80 (4), 1045–1055.

[32] Gr'egoire, V., Jeraj, R., Lee, J.A., O'Sullivan, B. (2012) Radiotherapy for head and neck tumors in 2012 and beyond: conformal, tailored, and adaptive? *Lancet Oncol.*, 13, 292–300.

[33] Suh, J. (2010) Stereotactic radiosurgery for the management of brain metastases. *N. Engl. J. Med.*, 362, 1119–1127.

[34] Chang, B., Timmerman, R. (2007) Stereotactic body radiation therapy: A comprehensive review. *Am. J. Clin. Oncol.*, 30, 637–644.

[35] Diaz, A.Z. (2003) Assessment of the results from the phase I/II boron neutron capture therapy trials at the Brookhaven National Laboratory from a clinician's point of view. *J. Neurooncol.*, 62, 101–109.

[36] Vaidya, J.S.,Wenz, F., Bulsara, M., *et al.* (2014) Risk-adapted targeted intraoperative radiotherapy versus whole-breast radiotherapy for breast cancer: 5-year results for local control and overall survival from the TARGIT-A randomised trial. *Lancet*, 383 (9917), 603–613.

[37] Willett, C., Czito, B., Tyler, D. (2007) Intraoperative radiation therapy. *J. Clin. Oncol.*, 25 (8), 971–977.

[38] Pohlman, B., Sweetenham, J., Macklis, R.M. (2006) Review of clinical radioimmunotherapy. *Expert Rev. AnticancerTher.*, 6, 445–462.

[39] Kassis, A.I., Adelstein, S.J. (2005) Radiobiologic principles in radionuclide therapy. *J. Nucl. Med.*, 46, S4–S12.

[40] McLaughlin, P., Grillo-Lopez, A.J., Link, B.K., *et al.* (1998) Rituximab chimeric anti-CD20 monoclonal antibody therapy for relapsed indolent lymphoma: Half of patients respond to a four-dose treatment program. *J. Clin. Oncol.*, 16, 2825–2833.

[41] Hernandez, M.C., Knox, S.J. (2004) The radiobiology of radioimmunotherapy: Targeting CD20 B-cell antigen in non-Hodgkin's lymphoma. *Int. J. Radiat. Oncol. Biol. Phys.*, 59, 1274–1287.

[42] Brady, D., Parker, C.C., O'Sullivan, J.M. (2013) Bone-targeting radiopharmaceuticals including radium-223. *Cancer J.*, 19 (1), 71–78.

[43] U.S. Nuclear Regulatory Commission: Part 35-medical use of byproduct material. http://www.nrc.gov/readingrm/ doc-collections/cfr/part035/.

[44] Perez, C., Brady, L., Halperin, E., *et al.* (eds) (2013) *Principles and Practice of Radiation Oncology*, 6th edn. LippincottWilliams andWilkins, Philadelphia, PA.

[45] Serafini, A.N. (2001) Therapy of metastatic bone pain. *J. Nucl. Med.*, 42, 895–906.

[46] Bauman, G.G., Charette, M., Reid, R., *et al.* (2005) Radiopharmaceuticals for the palliation of painful bone metastases – a systematic review. *Radiother. Oncol.*, 75, 258–270.

[47] Leibel, S.A., Phillips, T.L. (eds) (2010) *Textbook of Radiation Oncology*, 3rd edn. Saunders, Philadelphia, PA.

[48] Van der Zee, J., Gonzalez, D.G., van Rhoon, G.C., *et al.* (2010) Comparison of radiotherapy alone with radiotherapy plus hyperthermia in locally advanced pelvic tumours: A prospective, randomised, multicenter trial. *Lancet*, 355, 1119–1125.

[49] Hall, E.J., Giaccia, A.J. (2012) *Radiobiology for Radiologists*, 7th edn. LippincottWilliams andWilkins, Philadelphia, PA.

第2章　肿瘤放射生物学
Radiation Biology for Radiation Oncologists

Timothy A. Chan　Boris Hristov　Simon N. Powell　著

于舒飞　毕　楠　易俊林　译

在过去的 15 年中，人们对电离辐射影响分子、蛋白质、细胞、器官，以及最终人体的分子机制进行了深入的研究。辐射暴露的影响是产生许多形式的细胞应激，包括对细胞膜的直接影响、氧化应激和 DNA 损伤。DNA 损伤被认为是细胞死亡的主要决定因素，尽管辐射应答过程十分复杂，且全部细胞效应谱均有贡献。

一、DNA 损伤、修复与细胞存活

（一）辐射后 DNA 损伤

初始 DNA 损伤是指发生在细胞内快速生化修饰之后，生物加工发生之前（如通过半衰期较长的酶促反应）的可测量 DNA 损伤。该 DNA 损伤发生在 DNA 照射后、DNA 修复启动之前。实际上，这是细胞在延迟受照射时测量到的 DNA 损伤，防止主动修复。表 2-1 总结了各种类型的 DNA 损伤。高 LET 射线（如重粒子）因集簇性离子化的概率更高故更有可能导致 DNA 双链断裂（DSB）（图 2-1）。光子等低 LET 射线等也可引起 DNA 双链断裂，但由于电离稀疏，相对于每单位剂量产生的单链断裂和其他损伤更少。间接效应和自由基相关损伤是光子的重要损伤部分，主要由自由基清除所致。通常 1Gy 的光子辐射将产生 40 个双链断裂和多达 2000 个核苷酸碱基损伤，后者主要由自由基依赖的损伤造成。

许多技术可以用于测量 DNA 损伤（图 2-2）。单链或双链断裂的测量分别基于碱性（变性）或中性条件下的 DNA 片段化。DNA 片段可以根据其大小通过各种方法分离，包括速度沉淀、过滤洗脱或脉冲场凝胶电泳（PFGE）。单细胞凝胶电泳（又称"彗星"实验）是一种常用的改良 DNA 片段分析方法 [1]。该技术将细胞包埋入显微玻片上的琼脂糖，用去污剂和高盐裂解形成含有与核基质相连的超螺旋环状 DNA 的核苷酸。然后通过电泳检测到因 DNA 断裂所致的类似彗星结构的结果，彗星的尾巴在头部前方。彗星实验可在染色质背景下检测 DNA 片段，因为相较 PFGE 该方法保留了蛋白质。彗星尾部与头部的强度比值反映了 DNA 断裂的数量。使用成像软件记录荧光的相对强度，并通过计算机分析计算 DNA 的损伤程度。

DNA 蛋白交联是通过在 DNA 的制备过程中无蛋白质消化时所检测到 DNA 链断裂的减少来量化。碱基损伤可以用多种化学方法来测量，这些方法可检测到 20 余种胸腺嘧啶的辐射产物。已制备出特异性抗体识别特定类型的碱基损伤。此外，高效液相色谱方法可识别遗传毒素暴露后

表 2-1　电离辐射后主要的 DNA 损伤类型

	DNA 损伤类型	数目 /Gy/ 细胞
	碱基操作	＞ 1000
	单链断裂 (SSB)	500 ～ 1000
	双链断裂 (DSB)	约 40
	糖损伤，DNA–DNA 和 DNA– 蛋白质交联	较大差异

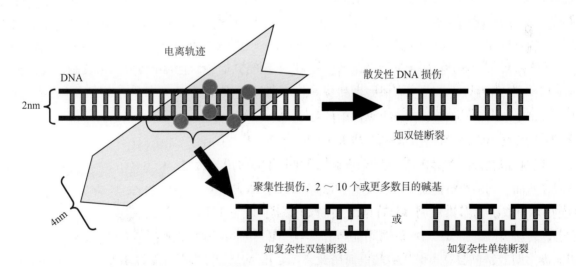

▲ 图 2-1　电离辐射在 DNA 中引起稀疏性和集簇性损伤

包括氧化嘌呤和嘧啶、去嘌呤或去嘧啶 AP 位点和单链断裂；随着 LET 的增加，集簇性损伤的比例增加；集簇性损伤更有可能导致双链断裂；引自参考文献 [1a]

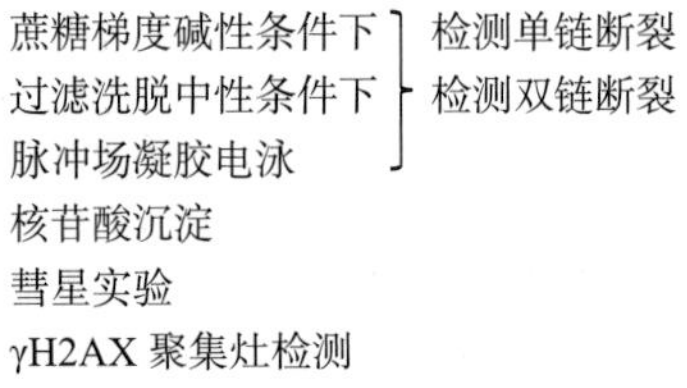

蔗糖梯度碱性条件下 ┐检测单链断裂
过滤洗脱中性条件下 ┘检测双链断裂
脉冲场凝胶电泳
核苷酸沉淀
彗星实验
γH2AX 聚集灶检测

▲ 图 2-2　电离辐射所致 DNA 损伤的测量方法
蔗糖梯度、过滤洗脱和脉冲场凝胶电泳等方法用于分离（measure）DNA 片段，从而在碱性或中性条件下检测单链或双链 DNA；核苷酸和彗星实验保留了 DNA 结合蛋白，因此可反映染色质损伤；γH2AX 通过组蛋白翻译后修饰可间接反映 DNA 损伤

形成的不同碱基加合物。最后，荧光原位杂交（FISH）技术被越来越多地用于直接观察 DNA 损伤后染色体的断裂。

在表 2-1 所列出的辐射诱导损伤中，DNA 双链断裂与细胞死亡的关系最为密切。虽然 DNA 双链断裂的数量与致死程度密切相关，但必须指出，并不排除 DNA 双链断裂之外的其他损伤亦发挥关键作用的可能性。DNA 双链断裂（DSB）与单链断裂（SSB）的比率可随细胞暴露于不同化学试剂而改变。例如，如果过氧化氢存在，则 DSB 与 SSB 比率降低，这导致每个测量损伤的细胞死亡率降低。相反，在博来霉素存在下进行照射时则该比率增加，引起每个损伤的细胞死亡数增加。在 DSB 和 SSB 之间，DSB 的绝对数量与细胞生存概率最为相关，而与导致这些断裂的化学因素无关。因此，推断双链断裂是生物学上重要的损伤。但是，两个独立产生的单链断裂能结合在一起形成双链断裂吗？在临床使用的照射剂量范围内，答案是肯定的，但发生概率极低。然而，当两个单链断裂事件发生于方向相反的 DNA 双链且距离在 3 个核苷酸之内时，就有可能转换为双链断裂。在临床常用的照射剂量下，大多数双链断裂是由单一集簇电离所致，而在高剂量照射下两个独立事件发生相互作用的可能性更大。

虽然大部分 DNA 双链断裂（如 DNA 片段）可重新连接，但修复过程的保真度或准确性在许多情况下都不够完美（图 2-3）[1a]。结果导致尽管双链断裂被重新连接，但它可能导致病变附近关键基因的功能异常。并且修复过程还可引起对基因功能影响更为显著的缺失和重排突变。高保真修复和错配修复之间的平衡可在某些条件下被改变，例如，干细胞优先进行无错误修复，而终末分化的细胞更易以错配修复的方式修复断裂的染色体。

残留的 DNA 损伤能够存在可能是由于 DNA 修复过程的饱和导致在有效时间内不能重新连接，或者是由于断端的错配造成。某些特殊类型的双链断裂，无论是根据性质还是位置，都可能有较高的修复失败概率。一种可能性是，修复 DNA 双链断裂的能力可能受到邻近（如在 10 个碱基对内或在断裂位点的 1 个螺旋内）其他不太严重的 DNA 损伤类型的影响，可产生所谓的局部多重损伤位点（LMDS）[2]。在这些位点，集簇电离作用产生一组邻近的损伤，从而导致遗传物质丢失和细胞死亡的可能性大大增加。

在染色体水平上，辐射引起的 DNA 损伤可以表现为不同类型的畸变（图 2-4）。这些畸变在 M 期细胞中可被观察到。染色体畸变和染色单体畸变是两种主要的畸变类型。

染色体畸变发生在间期早期（G_1 期）的细胞受到辐射，此时染色体尚未复制，辐射介导的双链断裂会影响该条染色体的复制。随后，在

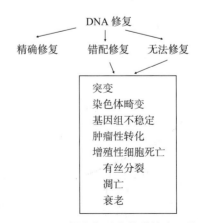

▲ 图 2-3　DNA 损伤相关生物学效应可导致生理性损伤

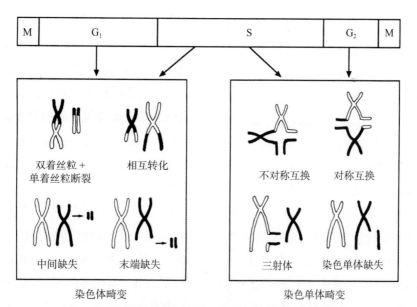

▲ 图 2-4 电离辐射引起的染色体畸变取决于细胞周期

G_1 期出现的染色体畸变对两个染色单体都有影响，而 S 期和 G_2 期产生的畸变可致形成放射状染色体的染色单体断裂

DNA 合成过程中，该条染色单体和 DNA 断裂均被复制，故导致在之后的有丝分裂期染色体畸变可被观察到，因为在一对染色单体的相应点发生相同的断裂。环状和双着丝粒染色体是两类细胞致死性染色体畸变，因两条染色体均无法完成细胞分裂。上述染色体畸变通过染色体内或染色体间末端异常连接产生。

如果 DNA 断裂发生在较晚的细胞间期（G_2 期）、DNA 合成发生后（染色体作为两条染色单体存在时），那么产生的缺陷则称为染色单体畸变。在这种情况下，DNA 复制后在单个染色单体臂上发生断裂，而同一染色体的相反臂则保持完好。染色体断裂将在子细胞的下一个细胞周期被发现。染色单体畸变的另一个常见的类型由一个交换事件的产生，导致染色单体的异常连接。这种机制可以产生放射状染色体。异常交换事件的结果是在有丝分裂过程中形成后期桥，可能导致细胞死亡。总之，DNA 损伤和随后的修复是影响电离辐射后细胞死亡或细胞存活的主要因素。本章稍后将讨论细胞死亡通路。

（二）辐射损伤引起的早期生物化学修饰

一旦暴露于电离辐射，通过直接作用于 DNA 或间接地通过形成含 OH 自由基与 DNA 发生相互作用而形成电离生物靶分子，机体可快速发生一系列生化反应对电离产生的离子进行处理，以决定产生的生物相关效应。例如，电离的一个直接影响是引起 DNA 中氢原子的缺失，该缺失可被巯基（—SH）等氢原子供体分子迅速逆转。为了作用于 DNA，这些分子需要进入受损的位点，并且必须是小分子和已经存在于 DNA 附近。还原型谷胱甘肽（GSH，最丰富的巯基氢供体分子）（图 2-5）和巯乙胺是 DNA 损伤的强效修饰剂。巯基化合物是一种有效的放射防护剂，能抵抗稀疏电离的 X 线或 γ 线。与巯基介导的细胞保护机制包括：①清除自由基，从而抵抗辐射或化学治疗产生的氧自由基发挥保护作用；②提供氢原子在 DNA 损伤或 DNA 自由基形成的位点促进直接化学修复。

在某些情况下观察到巯基水平与放射敏感性之间存在直接关联，但这种相关性并非普遍现象[3]。人为控制巯基水平对可测量的初始 DNA

损伤有明显的影响，也就是说，在能量沉积和早期修饰后，DNA 损伤可以在细胞中被测量。例如，当使用丁硫氨酸亚砜或马来酸二乙酯降低细胞内 GSH 含量时，对 DNA 损伤的敏感性显著增加[4]。

DNA 损伤"早期"生物修饰的另一个机制是水解产物的快速酶促代谢。过氧化氢由羟基自由基产生，由过氧化氢酶转化为水和氧气，或通过过氧化物酶转化为水和脱氢辅基。超氧自由基是由超氧化物歧化酶催化的。因此，这些酶的水平会影响电离辐射所致持续 DNA 损伤的数量。

第三种机制影响 DNA 损伤程度的是暴露 DNA 的构象或致密性，但证据存在相互矛盾。作为多细胞球体生长的细胞比在单层培养中生长的相同细胞具有更强的抗辐射能力。在单层培养细胞中 DNA 的解旋能力更强。放射敏感性降低的原因可能是由于染色质在球体细胞中包装更紧密，从而减少了 DNA 的残留损伤。然而，观察到较少残留损伤的机制不能明确地归因于初始损伤减少还是 DNA 修复增加。放射敏感性与染色

质状态相关的直接测量结果似乎支持这一假设。在一系列有趣的实验中，Rajab 等直接测量了一系列人膀胱细胞系中的放射敏感性和染色质致密化模式。研究发现，放射敏感细胞系具有较疏松的染色质，而辐射抗拒细胞系则表现为浓缩染色质[5]。近年来，染色质对 DNA 修复的影响被认为是主要的调节因子[6, 7]。

（三）DNA 损伤感应与 DNA 修复

DNA 的双链断裂修复是一个复杂的生物过程，包括两条主要的 DNA 修复途径——非同源末端连接（NHEJ）或同源重组（HR）。NHEJ 本质上容易出错，细胞对 DNA 断端进行修饰后连接。NHEJ 可以发生在细胞周期的任何一个节点，也可以发生于非细胞周期的细胞中。相反，HR 通过使用同源的 DNA 序列如实地修复 DNA 双链断裂，主要是修复细胞周期 S 晚期和 G_2 期的姐妹染色单体。细胞也通过 HR 过程修复其他类型的 DNA 损伤，包括复制叉停滞（stalled replication fork）、DNA 链间交联（inter-strand

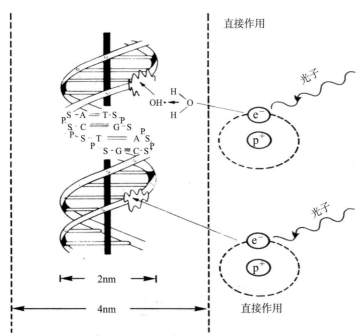

▲ 图 2-5　在水中发生的电离和 2nm 内的自由相相互作用可导致 DNA 中自由基形成
通过谷胱甘肽（GSH）和其他含硫醇的自由基清除剂可以终止该间接作用；引自参考文献 [1a]

DNA crosslink）、减数分裂双链断裂位点（site of meiotic DSB），以及拓扑异构酶 Ⅱ 失活性病变（abortive topoisomerase Ⅱ lesion）等。虽然 NHEJ 是电离辐射导致的 DNA 双链断裂修复的主要途径，但是基于放射敏感性的遗传决定因素，越来越多的观点认为，HR 可能是癌细胞中 DNA 双链断裂的常用修复途径[8]。

在过去的几年里，DNA 损伤反应的许多分子成分已经被阐明（图 2-6）。DNA 双链断裂的感应器被募集到损伤部位，激活多种细胞信号通路，包括修复、检查点、衰老或细胞死亡。关于哪种蛋白质是"第一个应答者"的问题已经争论了很多年，但是 Ku 异质二聚体（Ku70/Ku80）和 Mre11 复合物都能够快速地与 DNA 双链断裂结合。实际上，是否有实际显示双链断裂存在的染色质变化也是有疑问的，但没有得到确证。多聚 ADP 核糖聚合酶（PARP）的激活是 DNA 损伤识别的一种可能机制。

一旦 DNA 双链断裂结合蛋白位于断裂处，信号级联就被激活。依赖 DNA DSB（与通过其他途径的 ATM 激活相反）的共济失调症突变蛋白（Atm）激活与 Mre11 复合物结合有关[9, 10]。

Mre11 复合物结合在断点及其周围启动一个局部的磷酸化级联[11]。Ku 异源二聚体结合募集 DNA 依赖蛋白激酶催化亚基（DNA-PKcs），这也导致其在局部发生自磷酸化，以及 Ku 和其他靶点的磷酸化。在阻断复制叉时，RPA 结合到单链 DNA 和共济失调症相关蛋白（ATR）结合蛋白（ATRIP）结合后，DNA 损伤依赖蛋白激酶的第三个成员 ATR 就被激活了。这些蛋白激酶负责 DNA 损伤反应的各个方面，包括细胞周期检查点的激活、下游 DNA 修复蛋白的募集、细胞死亡或细胞衰老的激活等。

DSB 被识别后修复途径的选择仍是一个未被阐明的有趣问题。由于 RAD51 和其他关键的 HR 蛋白的产生依赖于进入细胞周期，因此当细胞处于静止期时 HR 通路是失活的。在人体许多细胞内，NHEJ 显然是重要的修复途径（图 2-7）。Ku 杂合二聚体募集 DNA-PKcs 后，Ku 后续发生自磷酸化和磷酸化，导致催化亚基的释放和 Ku 二聚体在 DSB 平末端的易位。通过尚未被完全阐明的机制，生成 XRCC4/XLF/Ligase Ⅳ 复合物，其功能是作为连接酶利用 Ku 二聚体空出的空间。有时，DSB 的末端需要修饰，例如当末

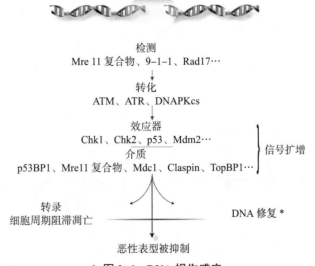

▲ 图 2-6 DNA 损伤感应

直接与 DNA 链断裂结合的蛋白质会募集激活级联信号所需其他蛋白质；DNA 损伤信号的产物除 DNA 修复之外，还包括细胞周期阻滞、细胞死亡和抑制恶性转化。*. 包括程序基因重排

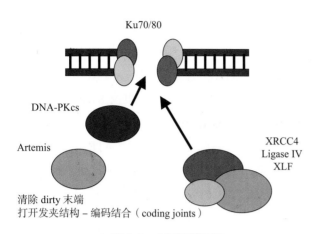

▲ 图 2-7　非同源端连接

Ku 蛋白直接与 DNA 链断裂结合，并募集其他蛋白质，例如磷酸化 Ku 异源二聚体的 DNA-PKcs；由此产生的 Ku 异源二聚体易位使得连接酶复合物的募集成为可能

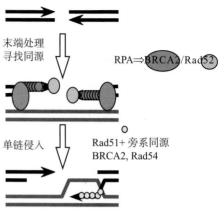

▲ 图 2-8　同源重组

5′ 端 DSB 切除后显示出 3′ 尾部，其表面覆盖着 RPA；HR 调节蛋白促进 RAD51 纤维的形成，从而启动修复途径的链交换反应

端是一个封闭发夹结构时，这就需要募集一种特定的内切酶（此情况下是 Artemis），以割断发夹并创建一个接近平末端的 DSB。利用酪氨酸 – DNA 磷酸二酯酶 I（TDPI）可以实现共价结合 DNA 末端的额外剪裁，如拓扑异构酶中间体。无化学修饰核苷酸的相对平的末端，是完成 NHEJ 的关键。

　　有趣的是 HR 如何募集 DSB 修复所需物质？有证据表明，HR 的关键启动因子之一是 Ctip 蛋白，该蛋白被细胞周期素依赖激酶激活，启动 DNA 5′ 端切除[12]。Mre11 复合物募集了 Ctip，然后 Ctip 依赖 BRCA1 完成切除过程[13]。HR 修复的过程需要在 DSB 位点从 5′ 到 3′ 端切除产生 3′- 单链 DNA（ssDNA），并与复制蛋白 A（RPA）结合。从 RPA 结合到形成 RAD51 细丝是发生链交换之前的必需步骤，并且是一个由许多蛋白调控的复杂过程（图 2-8）。这一转变的关键参与者之一是 BRCA2 蛋白，BRCA2 可取代 ssDNA 上的 RPA，并促进在 ssDNA 上形成 Rad51 多聚体丝。一旦形成了 Rad51 细丝，就启动了对完整 DNA 双链的侵入和寻找同源性的过程。链侵入导致完整 DNA 双链中一条 DNA 链的取代，形成一个 "D 环"，这是最简单的 HR 形式，可以直接作为修复 DSB 的模板。然后利用 D 环的同源模板合成 DNA，但如何解开 D 环尚不清楚。D 环的前缘形成了一个类似复制叉的结构，但如何识别该结构以重新连接两个原始复制物的具体机制尚需阐明。连接游离 DNA 链的步骤可能涉及 DNA 连接酶 I（复制样），也不排除涉及 DNA 连接酶Ⅲ（SSB 修复、碱基切除修复的最后一步）的可能性。

　　总之，不同途径修复 DNA DSB 的有效性是决定细胞在电离辐射下存活的主要因素。死亡的原因是残留的 DNA 损伤过多，以至于无法耐受细胞分裂，大部分细胞在第一次分裂时存活，偶尔有细胞在第二、第三或以后的分裂中死亡。细胞死亡的模式也可以是可变的，由细胞的 "程序"决定：凋亡、衰老、自噬、坏死和有丝分裂后基因组丧失完整性都是细胞阻止进一步进入细胞分裂周期的例子。

（四）DNA 损伤后细胞死亡模式

　　当受损 DNA 不能被充分修复时，辐射暴露就会杀死细胞。在过去的几十年中，大量的工作已经揭示了在 DNA 损伤后可能发生的不同细胞死亡模式的详细信息（图 2-9）。大部分关于辐射照射后细胞死亡的信息来自于细胞培养实验。照射后，培养中的大多数细胞经历有丝分裂

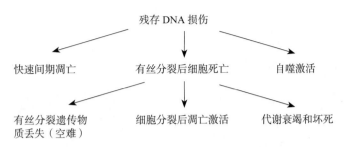

▲ 图 2-9　未修复 DNA 损伤可触发细胞死亡

大多数细胞死亡发生在一个或多个有丝分裂的转变之后，即可通过过多的遗传物质丢失或细胞凋亡激活延迟而发生；代谢衰竭和坏死也可能发生；细胞凋亡的间期激活可引起细胞的快速死亡，这种凋亡是 p53 依赖的；自噬最初是一种促进生存的途径，当自噬过程的范围太大时，它可以转化为死亡通路

死亡，或在细胞分裂过程中发生细胞死亡。有丝分裂死亡并不一定发生在照射后的第一次有丝分裂。细胞可能经历一次、两次或更多次有丝分裂，然后受损的染色体导致该细胞在分裂过程中死亡[14]。死亡的原因是染色体和染色单体的畸变无法修复，最终导致有丝分裂失败或使子代细胞无法进行随后的细胞分裂。辐射处理细胞后的延时显微观察结果证实，有丝分裂死亡过程是细胞死亡和增殖完整性丧失的主要原因。在分子水平，如果 DNA 损伤足够严重以至于 DNA 损伤修复机制无法修复该损伤，生殖完整性不能被保存，就导致了有丝分裂死亡。这可能是因为 DNA 损伤本身太严重，或者在肿瘤发生期间细胞周期停止或检查点激活所需的肿瘤抑制因子失活，致使在进入细胞周期之前无法正确修复损伤[15-18]。

并非所有细胞在照射后都经历有丝分裂死亡。有些细胞，尤其是造血系细胞，会经历程序性细胞死亡或凋亡。后者是正常发育中的一个重要过程，可以在个体发育过程中消除细胞，也可以去除受损细胞。细胞凋亡是一个主动的、有计划的过程，需要消耗大量的能量，形成特征性的形态学改变。最初，细胞凝聚和划分形成许多膜包裹体。这些小体要么脱落（如结肠上皮细胞），要么被邻近细胞吞噬和破坏。在凋亡细胞内，染色质固缩和 DNA 断裂，形成特征性的 DNA 梯度（laddering）[19, 20]。

在分子水平上，细胞凋亡是由精心编排的串联事件激活和进行的。多种细胞外或细胞内刺激可诱导凋亡。促凋亡信号可能包括毒素刺激，如辐射，化学治疗，或分泌蛋白如 Fas 配体（FasL）或肿瘤坏死因子（TNF）[21-23]。这些信号最终汇聚并激活了一系列半胱氨酸天冬氨酸蛋白酶，统称为半胱氨酶 - 天冬氨酸特异性蛋白酶（胱天蛋白酶，caspase），它们在一个蛋白质分解级联中发挥作用，而这种级联反应是程序性细胞死亡所必需的。胱天蛋白酶合成时通常为无活性的前体，可在细胞凋亡过程中因内部裂解而激活。激活的胱天蛋白酶大量存在于凋亡细胞中，是其自身及下游胱天蛋白酶的活化剂。通常在活化过程中，Caspace-8 只切割 BH3 分子，例如 Bid，Bid 会转运到线粒体膜上，在线粒体膜上这些蛋白质释放细胞色素 c。后者激活 caspase-9，并随着凋亡蛋白酶活化因子 1（Apaf-1）激活，形成一个大的复合物称为凋亡小体（apoptosis）[24]。凋亡小体然后激活 caspase-3、6 和 7 等效应胱天蛋白酶从而介导了凋亡的下游事件[25]。有趣的是，最近关于细胞凋亡和有丝分裂死亡的分子细节研究发现，两者的分子基础可能存在一定程度的重叠。例如，在有丝分裂死亡，效应的研究可被激活，有助于促进细胞降解[26, 27]。

与凋亡相比，坏死是一种非程序性的细胞死亡方式。由缺氧、创伤、毒素或各种其他损伤性暴露引起组织和细胞的严重损害可导致坏死。在坏死过程中，线粒体和细胞膜受损，这导致渗透泵的关闭，导致细胞肿胀。随着坏死的发展，胞质细胞器肿胀，核染色质聚集成团。最终，质膜和核膜完全解体，细胞器被挤压到细胞外空间。坏死可吸引免疫系统细胞并导致炎症。在暴露于辐射之后，特别是在高剂量照射下，可观察到坏死的死亡方式。

总之，细胞对辐射的反应是辐射引起的 DNA 损伤、受损细胞试图修复 DNA 和其他类型损伤，以及细胞周期停滞和死亡之间的动态平衡。暴露细胞的最终命运取决于 DNA 损伤的程度和受影响细胞的生理环境。

二、影响辐射应答的生物因素

虽然细胞对辐射的应答受 DNA 修复能力等内在因素的影响，但一些其他生物因素也有助于决定辐射效应。这些因素包括肿瘤微环境的特定元素、氧分压和肿瘤的营养状态等，其共同对放射敏感性和耐受性产生重要影响。

（一）氧效应和乏氧的重要性

氧分子是细胞放射敏感性最重要的影响因素之一。通常在生理条件下，氧是放射损伤的增敏剂。当细胞受照后，自由基形成并与 DNA 等有机分子发生反应，使有机分子本身变得非常活跃。O_2 在自由基水平上起作用。除非 O_2 首先与该位点发生反应，辐射所致自由基依赖的 DNA 损伤可以被细胞修复。如果 O_2 与该位点发生化学反应，则导致损伤被"固定"、无法修复。此外，O_2 可以和射线与水相互作用产生的 H_2O_2（OH·）羟基自由基结合，后者具有很高的活性，可造成细胞中的 DNA 和其他有机分子的损伤。这些效应均发生在暴露于氧分子后的 5ms 内。氧增强比（OER）定义为在无氧与有氧条件下的达到同样的生物效应所需要照射剂量之比，用以量化氧依赖性放射增敏的程度。OER 由下述公式计算

氧增强比 = 无氧时达到某生物效应的剂量 / 有氧时获得相同效果的剂量

在生理条件下，氧增强比为 2.5 ～ 3[28]。此范围适用于低线性能量传递（LET）射线如光子、电子或质子，但在高 LET 射线作用模式下 OER 减弱。LET 值约为 100keV/μm 时 OER 为 1.7 ～ 1.8[29, 30]。OER 的下降程度反映了高 LET 射线具有更高生物学效应。

放射肿瘤学家对氧的增敏作用特别感兴趣，因为其在生理浓度下是最大的增敏剂。在正常组织中的氧分压为 15 ～ 100mmHg，静脉血的氧分压为 40mmHg[31]。如果在靶组织内氧低于特定阈值浓度时，则导致放射抗拒。当氧分压低于 20 ～ 30mmHg 时，乏氧引起的放射抗拒开始出现。随着氧分压的增加，细胞或组织对辐射越来越敏感，直到在 100% 的氧浓度存在下，其放射敏感性约为完全无氧时的 3 倍。0.5% 的氧气浓度会使细胞存活曲线向完全充气状态下移动一半。继续增加氧浓度到 30mmHg 可迅速增加放射敏感性至 OER 约为 3。进一步增加氧分压至纯氧状态几乎不会产生额外的增敏效果。因此，只需少量的氧气即能产生明显的氧合增敏作用。

已有许多数据支持关于氧分压与放射敏感性之间的相关性。一个经典的实验详细记录了从 0.0001% ～ 100% 不同氧浓度下中国仓鼠卵巢细胞（CHO）存活曲线的差异。这项研究在乏氧和全培养基条件下照射 CHO 细胞，并改变氧的浓度，其数据见图 2-10[32]。当采用多靶模型拟合结果时（需要一个阈值剂量启动细胞杀伤，外推数为 n，D_0 代表终斜率，即某一剂量下存活率的对数——将存活率降至 1/e 或 0.37 所需的剂量），D_0 依赖于 pO_2，而 n 是独立的。在实验中，在不同条件下照射时 n 都等于常数 7。乏氧细胞对放射治疗的重要性取决于乏氧肿瘤细胞在体内表现出的放射抵抗程度。要评估乏氧肿瘤细胞在体内的敏感性，需要了解乏氧的严重程度、乏氧

的持续时间，以及其他代谢物水平对乏氧细胞放射敏感性的影响。有证据表明，在极度乏氧条件下，某些细胞系的 n 接近 1.0[33]。这一点至关重要，因为乏氧细胞存活曲线较小的肩部意味着随着总剂量或分次剂量的降低，OER 逐渐下降。在 Palcic 等进行的研究中观察到，乏氧 CHO 细胞 n 值较小，放疗剂量从 2.0Gy 降低到 0.3Gy 时 OER 从 2.0 下降到 1.6，而照射剂量为 10Gy 时 OER 值为 2.7。Taylor 和 Brown[34] 报道，对于 20 次 1.7Gy 照射接触抑制的 C3H-10T1/2 细胞，OER 为 1.34，但对于相同的细胞系统，单次照射剂量为 5Gy 时 OER 为 3.0。多次小剂量照射时的低 OER 归因于减少了乏氧细胞的亚致死损伤修复。其他研究者也观察到低剂量照射降低 OER 值[35]。因此，在极度乏氧条件下的肿瘤细胞可能对常规分割照射耐受而适合进行大分割照射。

20 世纪 50 年代，放射治疗医生开始意识到氧分压会影响肿瘤的放射敏感性。Thomlinson 和 Gray 在 1955 年公布了一项研究结果，极大地激发了人们对氧影响肿瘤放疗反应的兴趣[36]。作

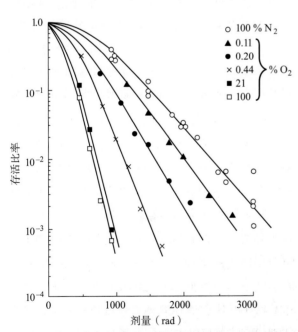

▲ 图 2-10　不同氧浓度下 CHO 细胞的存活曲线
引自 Ling 1981[32]，经 RRS 许可引用

者还发现毛细血管与显微镜下显示的人肺癌坏死灶之间的距离与预测的氧扩散长度相对应。具体来说，他们检查了大量的支气管癌症标本，观察到肿瘤细胞生长在独特的条索（cord）中。每条癌索由一圈活的肿瘤细胞组成，被含有血管的基质环绕，中心有坏死组织。上述现象说明只有从基质中获得足够的氧供时，肿瘤细胞才能增殖和生长。采用毛细血管的氧分压、长度，血流量，在肿瘤细胞中氧的扩散系数，以及肿瘤细胞和间质细胞耗氧量的预估值，Thomlinson 和 Gray 计算氧气在呼吸组织的扩散距离推导约为 150μm。该数值约为癌索中活的肿瘤细胞的宽度，从这一观察现象得出结论，氧耗竭是肿瘤坏死的可能原因。上述发现表明坏死区域周围存在乏氧的活细胞。因此，肿瘤由富氧和乏氧的活细胞组成，导致因细胞 pO_2 差异引起的放射敏感性差异。随着测量组织氧分压的先进方法（Eppendorf 探针等）的出现，肿瘤乏氧的存在已被证实[37-39]。随着获得更为精确的氧扩散系数和消耗值的数值，由此估算出氧在呼吸组织中的扩散距离也更加精确，约为 70μm。

Powers 和 Tolmach 首次通过细胞存活曲线分析，证明啮齿动物肿瘤中存在富氧和乏氧细胞[40]。这些早期实验表明，肿瘤的存活曲线为双相曲线，提示肿瘤细胞可分为具有不同的放射敏感性的亚群。该研究首次明确地显示：实体肿瘤中含有乏氧细胞，乏氧可以保护其免受 X 线对细胞的杀伤作用，仍保留克隆形成能力和开始肿瘤再生的能力。当然，肿瘤细胞并非简单的富氧或乏氧，而是从毛细血管到坏死区存在氧梯度。因此在 pO_2 变化的区域中相应存在放射敏感性梯度。从放射生物学角度，实体肿瘤中乏氧细胞所占比例从 0 到约半数不等。这些乏氧细胞相对正常组织细胞（富氧）是放疗抗拒的，并已证明肿瘤的乏氧与常规放疗后局部失败增加有关。Hockel 等发现接受放射治疗的晚期宫颈癌的患者，肿瘤 pO_2 水平 ≤ 10mmHg 者生存较差[41]，

该研究结果见图 2-11。

了解低剂量下生存曲线的形状对于将放射生物学的实验结果应用于临床治疗至关重要，其中低剂量分割模式被广泛使用。而且要牢记实验系统要与实际应用需要紧密结合。在 Thomlinson-Gray 模型中，随着细胞远离毛细血管，乏氧逐渐加重。这不仅导致 pO_2 值降低，而且还导致重要代谢物（葡萄糖、谷氨酰胺、腺苷 -5′- 三磷酸等）的减少和分解产物（如乳酸、二氧化碳）的增加。因此，这种慢性乏氧组织的特征不仅包括乏氧，还包括低营养水平、低 pH 等。这些情况也会影响肿瘤细胞对基因毒性应激的反应。有趣的是，有证据表明乏氧可能导致抑癌基因 p53 缺陷细胞的克隆选择 [42, 43]。乏氧可导致正常细胞的 p53 被激活，并启动程序性细胞死亡。而 p53 功能缺陷的肿瘤细胞不会出现这种反应；相反，它们得以存活并增殖成为主要的存活群体。

乏氧对正常细胞和肿瘤细胞都是一种强力的应激信号。大量关于乏氧对细胞影响的研究表明，乏氧会导致细胞基因表达模式的彻底改变 [44]。转录改变及相应的对乏氧的生物应答，在很大程度上取决于乏氧诱导因子 1（HIF-1）的作用。HIF-1 是一种被低氧分压激活的转录因子复合物 [45, 46]。HIF-1 是由 HIF-1α 和 -1β 组成的异二聚体，是细胞对环境氧含量变化产生应答的一个组成部分。HIF-1 已被证明在致癌过程中发挥极其重要的作用，强烈影响肿瘤细胞的病理生物学特性 [47]。有趣的是，乏氧诱导的基因表达特征谱在许多肿瘤中均提示预后不良 [44, 48]。

越来越多的证据表明，在代谢不足（general metabolic deprivation）条件下，延长的低氧分压暴露时间诱导的放射抵抗要低于正常代谢状态（normal metabolite availability）下急性乏氧诱导的放射抵抗，即 D_0 越小，辐射损伤修复越小。Spiro 等 [49] 报道如果在平衡盐溶液（例如，无葡萄糖）中维持在氧分压 10^5 ppm，则乏氧 V79 细胞不能进行亚致死损伤修复。如果存在葡萄糖，则修复能力约为正常培养条件下（需氧、全培养基）的一半。Gupta 等 [50] 发现艾氏（Ehrlich）腹水和 P388 肿瘤细胞在照射期间和之后维持 0.1% 的氧气供应时，其 OER 分别为 1.22 和 1.17，而放疗后氧孵育后细胞的 OER 值分别为 2.51 和 2.87。在 C3H 小鼠乳腺癌的研究中，慢性乏氧细胞中亚致死损伤的修复减少 [51, 52]。

肿瘤中的氧环境可能存在极度异质性。现已证实，这种极度异质性在很大程度上归因于肿瘤紊乱的异常血管系统。肿瘤血管呈扩张、囊状、弯曲、不规则的空间分布，使肿瘤毛细血管的血流呈间歇性 [53, 54]。在不同的时间段内，流经特定肿瘤毛细血管的血流量可能会明显减少甚至停止 [52, 55]。导致邻近该毛细血管的肿瘤细胞 pO_2 下降到几乎为零，发生急性乏氧。这种细胞对乏氧完全耐受，即最大 D_0 和 n。根据 Thomlinson-Gray 模型，如果肿瘤中出现急性乏氧细胞较慢性乏氧细胞更易造成放射治疗的失败。

在对肿瘤分次放疗的过程中，组织 pO_2 通常有改善（再氧合，reoxygenation）[56]。这一过程是肿瘤消退的结果，毛细血管间距缩小、代谢活跃细胞（因而消耗氧气）数目的减少，以及肿瘤内压的下降。所有这些变化都加速了血流量的改善。

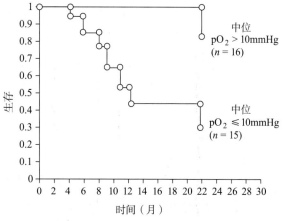

中位
$pO_2 > 10$ mmHg
($n = 16$)

中位
$pO_2 \leq 10$ mmHg
($n = 15$)

▲ 图 2-11　外照射和近距离放疗联合治疗进展期宫颈癌患者的无复发生存率
根据图中治疗前氧探针测量结果对患者进行分层；引自 Hockel et al. 1993[41]，经 Elsevier 授权引用

（二）放射敏感性、细胞周期和检查点

1952 年来自 Hammersmith 医院（伦敦）的 Howard 和 Pelc 首次提出体细胞复制周期分为四个阶段[57]。他们用同位素 ^{32}P 标记处于生长状态下的蚕豆根尖细胞细胞核，观察到细胞周期的四个阶段：M 期（有丝分裂，该细胞周期发生染色体分离和细胞分裂）；S 期（该细胞周期发生 DNA 复制）；两个间期阶段：G_1 期（M 和 S 之间）和 G_2 期（S 和 M 之间）。细胞周期见图 2-12。细胞周期的长度（从一次有丝分裂结束到下一次有丝分裂结束之间的时间间隔）变化很大。哺乳动物细胞 S 期、G_2 期和 M 期的时间分布相对较窄，而 G_1 期的时长变化较大。此外，许多不同类型组织中存在 G_0 期（或静止期）细胞。这些 G_0 细胞不是处于活跃的细胞周期，但可以通过稳态调控机制重新进入活跃的增殖状态。G_0 细胞在大多数情况下是 G_1 期细胞亚群；在 G_1 期某个时间点的适当信号刺激下，它们可以重返细胞周期并很快进入 S 期。G_0 细胞群为主的组织包括肝、骨膜和皮肤，这些器官或组织损伤后 S 期细胞比例可迅速增加。

在随后的几十年中，对调控细胞周期的分子机制了解呈指数增长。目前一系列对细胞周期调

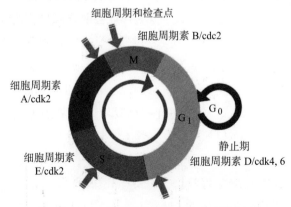

▲ 图 2-12 体细胞细胞周期的各个阶段

对于哺乳动物细胞，S 期、G_2 期和 M 期的持续时间变化不大；相反，G_1 期的时长可有很大变化；各个细胞周期时相中的细胞周期蛋白（cyclin）和细胞周期蛋白依赖性激酶见图；短箭指示主要细胞周期检查点发挥作用的周期位置

控分子机制的发现是将两个不同学科的知识——生物化学和遗传学相融合的结果。

Masui[58] 和 Smith、Pardee[59] 分别发现在青蛙卵中存在一种被称为促成熟因子（MPF）的物质，可以控制有丝分裂的开始时间。该因子在酵母到哺乳动物细胞的很多细胞中均有活性。即使抑制蛋白质合成时，注射 MPF 的粗提物也可触发有丝分裂。Hartwell[60] 同时发现突变的酵母菌株可以停滞在细胞周期中的特定点。Paul Nurse 通过对裂殖酵母（fission yeas, Schizosaccharomyces pombe）的研究，发现 cdc2 基因是进入有丝分裂所必需的[61]。但当时 cdc2 基因与生化因子 MPF 之间的关系尚不明确。

1988 年，MPF 被纯化，并发现其由两个蛋白质分子组成，其中一个由 cdc2 基因编码。cdc2 蛋白在整个细胞周期中以恒定量存在。MPF 的第二个蛋白质组分是细胞周期蛋白。最初发现于 1971 年，观察到这种蛋白质在有丝分裂后突然消失，只在间期积累[62]。细胞周期素合成失败导致进入有丝分裂障碍，而细胞周期蛋白的降解则导致相应的细胞无法从有丝分裂期退出，也导致细胞周期阻滞[63]。细胞周期蛋白与编码激酶的 cdc2 的结合被证实生成 MPF。这些研究首次确定了细胞周期机制的基本分子成分，即细胞周期素（cyclin）和细胞周期蛋白依赖激酶（CDK）。随后的研究表明，一系列不同的 cyclin-cdk 复合物在细胞周期的不同阶段发挥作用。此外，发现许多其他蛋白在激活和灭活 cyclin-cdk 复合物以调节细胞周期过程中的重要性。人类癌症中观察到许多这类蛋白质的异常，并且是肿瘤细胞中细胞周期调节异常的基础。

随着上述早期发现，细胞周期控制的模型已经发展得越来越复杂。自从 cdc2 基因被发现以来，很快发现了整个编码相关细胞周期素依赖激酶的基因家族。单克隆抗体和不同基因的克隆使得 cdc2 类蛋白家族得以区分。同样，也发现了许多细胞周期素（cyclin）和不同的复合

物。Cdc2（又称 cdk1）与细胞周期蛋白 B 相连。CDK2 是一个 33kD 的激酶，与 G_1/S 期细胞周期素（E 和 A）相连，而 Cdk3 则修复 cdc2 突变体所致异常，但在细胞中的含量并不高。CDK4 和 CDK6 与 D 型细胞周期素相连，联合作用后可磷酸化视网膜母细胞瘤蛋白 pb。CDK4 与酵母的 cdc2 突变体不能互补。这些实验的结果表明，很显然不同的细胞周期蛋白 –CDK 复合物具有不同的功能。随后研究发现不同的 cyclin-CDK 复合物存在于细胞周期的不同阶段：cyclinD-CDK4 和 –CDK6 在 G_1 期；cyclinE-CDK2 在 G_1 到 S 期的转变过程中；cyclinA-CDK2 在 S 期；cyclinB-CDC2 在有丝分裂期（图 2–12）。

细胞周期检查点的概念来自于旨在识别控制有丝分裂进入的基因的实验。初步实验表明，电离辐射导致细胞主要聚集在 G_1 和 G_2。复制子的起始和延伸也有直接的抑制作用，导致 S 期短暂的停滞。Rad9 酿酒酵母突变体表现出缺少的 G_2 期阻滞和辐射敏感度相应增加，但如果修理时间是人为给定（化学封锁），Rad9 酵母不再敏感[64, 65]。建立细胞周期进程阻滞是对基因毒物的反应，这一过程被称为 "检查点"[64]。在过去的 10 年中，在理解 DNA 损伤与细胞周期进展之间的关系方面取得了重大进展。DNA 在细胞中是一个独特的重要分子，几乎没有多余的基因片段。因此,DNA 分子中最基本部分（即必需基因）的损伤未修复可能对细胞致命。此外，在 DNA 损伤未修复的情况下进行细胞分裂会导致有丝分裂细胞死亡或不完全遗传物质传给子代细胞。为了确保受损的 DNA 在细胞分裂之前被修复，细胞利用检查点来控制整个细胞周期的进展，直到复制安全恢复为止。

在哺乳动物细胞中，细胞周期检查点背后的分子机制涉及大量的基因产物。DNA 损伤剂，如紫外线辐射或电离辐射，分别能激活共济失调、Rad3– 相关的毛细血管扩张症（ATR）和共济失调症突变（ATM）激酶。这些激酶可以磷酸化和激活 p53 抑癌基因。p53 基因产物是一种转录因子，活化后可促进编码 p21 的 CDKN1A 基因的转录。后者结合并抑制 CDK2、CDK4 和 CDK6 与相应的细胞周期素复合物（D 和 E），从而阻断通过 G_1 和 S 期的进展[66, 67]。在某些细胞中，p53 的激活可引发凋亡。p53 也能激活 14-3-3 σ 蛋白质的转录，这有助于加强 G_2 检查点阻滞[15, 68]。此外，ATM 激酶的激活反过来也能激活 CHK1 和 CHK2 激酶。这些激酶使 CDC25C 失活，CDC25C 是一种有丝分裂所需的磷酸酶，最终导致 G_2/M 期阻滞[69, 70]。图 2-13 概述了哺乳动物细胞中关键检查点的重要成分。

p53 基因在细胞周期检查点的正常运行中具有格外重要的作用，值得深入探讨。该基因位于 17 号染色体上，编码一个含有 393 个氨基酸的 53kDa 蛋白。p53 在约 50% 的人类癌症中发生突变，并且是最常见的失活抑癌基因[71]。野生型 p53 蛋白形成四聚体，其核心区域是与双链 DNA 的结合部位。肿瘤中的突变主要都发生这一部分。DNA 损伤后，p53 磷酸化、稳定，并向细胞核转移。在那里，p53 与 p300/CBP 等转录协同激活因子结合，激活基因转录。p53 以该种方式可以激活 p21 基因的转录，使 G_1/S 细胞周期阻滞。在 p53 缺失时，细胞存在缺陷的 G_1

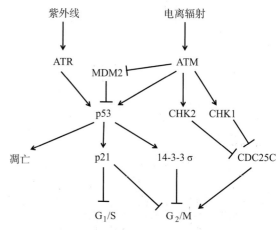

▲ 图 2-13 哺乳动物 G_1/S 期和 G_2/M 检查点

期检查点。同样，在 p21 缺失时，当 DNA 损伤时 p53 不再将细胞周期阻滞在 G_1 期，证明 p21 是 G_1 期阻滞的关键性 p53 依赖效应因子[67, 72]。p53 还能激活 GADD45 基因的转录，该基因参与细胞分化。除了激活细胞周期检查点外，p53 还能通过激活 PUMA 和 BAX[75、76]等促凋亡蛋白的转录启动凋亡[73, 74]。

Terasima 和 Tolmach 首次证明辐射敏感性随细胞在细胞周期中的位置而变化[77, 78]，该结果也被在多种不同类型的细胞模型中加以证实[79]。图 2-14 显示同步的中国仓鼠细胞在 M 期、G_1 期、S 期前期或 S 期后期接受辐射后的细胞存活曲线。有丝分裂（M 期）的细胞对辐射的敏感性最高。M 期细胞存活曲线呈指数状，肩部很小或几乎没有。而 S 期后期细胞曲线肩部非常宽、直线段陡峭度下降。G_1 期和 S 期前期的细胞居于两者之间。最近的研究表明这些细胞在 G_1/S 转换时也对射线比较敏感，但稍差于 M 期。

单次照射对非同步分裂细胞群体的影响取决于不同细胞复制周期时相（时相 - 密度分布）的细胞分布，以及细胞时相相关的敏感性变化（时相反应函数）。对于分次照射，第一次照射后存

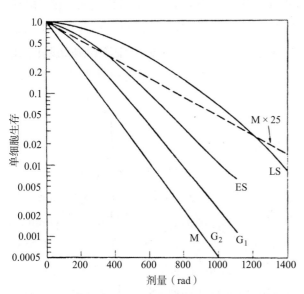

▲ 图 2-14　中国仓鼠细胞在 M 期、G_1 期、S 期前期和 S 期后期的照射（单次）后的细胞存活曲线

引自 Sinclair 1968[79]，经 Radiation Research Society 许可引用

活的细胞主要为那些处于细胞周期中相对辐射抵抗时相的细胞。照射后，存活的和相对抵抗性的细胞进入更加敏感的周期。有时通过细胞周期的细胞进展被延迟（阻滞）。这种延迟依赖于细胞类型、照射剂量和照射时的细胞时相。G_2 期的细胞延迟最大。由于细胞在 G_2 期积累，但不能进入 M 期，致使细胞的有丝分裂指数迅速下降，基本为零。经过一段时间后，存活的细胞开始进入细胞周期，有丝分裂指数恢复到较高的水平。因此，放射治疗杀死较敏感的细胞，并导致部分同步化，使大多数存活细胞处于一个相对抵抗的时相。由于细胞周期时间分布较广，部分同步化迅速减弱至消失。即使是部分同步性，也成为多分次照射被临床广泛应用的基础。在每次治疗之间发生的存活克隆增殖，增加了必须失活的细胞的数量，以达到特定的效果。分次治疗间期特定细胞群体的克隆增殖，是治疗的次数与每次治疗的剂量之间的时间函数。因此，最佳分次模式将取决于肿瘤细胞和重要正常组织的增殖动力学差异。

对于肿瘤组织，细胞增殖动力学的三个主要参数对理解肿瘤生长的生物学行为非常重要：平均细胞周期时间（Tc）、生长分数（GF）和细胞丢失因子（Φ）。这些变量可用来建立肿瘤生长速度的模型。生长分数按以下方法计算。

$$生长分数 = \frac{增殖细胞数}{（增殖细胞数 + 静止细胞数）}$$

细胞增殖动力学参数通过脉冲或持续 [³H]–TdR 或 BrdUrd 标记 S 期的细胞来检测，以确定暴露于标记物的 S 期细胞比例[80]。从而可以得到 GF、T_c 和 Φ 值。在肿瘤组织中，只有一部分细胞处于活跃的细胞周期，因此通常 GF < 1.0。GF 对肿瘤生长速率影响通过下面例子说明。当一个细胞群有 1×10^6 个细胞，GF=0.6 时，一次细胞周期后，假定没有细胞丢失，细胞数会增加至（0.6×10^6）× 2 + 0.4×10^6=1.6×10^6 个细胞。潜在倍增时间（T_{pot}）是细胞群在 GF < 1 且无细

胞丢失情况下的倍增时间。当 GF=1 时，$T_c=T_{pot}$。如果每个细胞周期后继续生长的细胞是一个恒定的比例，T_{pot} 的计算方法如下。

$$T_{pot} = \frac{\ln2\,(T_c)}{\ln\,(1+GF)}$$

当 GF=0.6 时，$T_{pot}=1.47 \times T_c$。Φ 是一个细胞周期后细胞数的预期增量中的损失比例。例如，如果有 10^6 个细胞，且全部处于细胞周期（GF=1.0），在一个细胞周期后，预期细胞数为 2×10^6 个，即增加 1×10^6 个。如果一个细胞周期后观察到 1.1×10^6 个细胞，则增量为 0.1×10^6，而不是 1.0×10^6。因此，0.9×10^6 个细胞，即预期增量的 90% 可能失去。这里，Φ 被定义为 0.9。肿瘤倍增时间 T_D 与 T_c 的关系由下面公式得出。

$$T_D = \frac{T_{pot}}{(1-\Phi)}$$

因此如果 Φ=0.9，GF=0.6，$T_D=14.7 \times T_c$。

T_{vol} 是肿瘤生长时测量到的实际的体积倍增时间。对于真实的肿瘤，由于大多数肿瘤有明显的细胞丢失，所以测量的是 T_{vol} 而不是 T_{pot}。这两个变量与 Φ 的关系由以下公式表示。

$$\Phi = 1 - \frac{T_{pot}}{T_{vol}}$$

在小肿瘤中，几乎所有细胞都在分裂，丢失率很低，T_{pot} 与 T_{vol} 之间有很好的相关性。然而，对于大肿瘤，由于肿瘤中只有一小部分细胞处于分裂期，因此 T_{vol} 通常比 T_{pot} 大得多。从患者肿瘤中所观察到的体积倍增时间通常比测量的细胞周期时间长很多。事实上，该差异可能相当大。T_D 可能是数月，但 T_c 通常只有几天。这种差异主要是由大 Φ 值引起的，GF 小是一个次要的原因。例如，Φ 可能普遍超过 0.9，甚至接近 1。表 2-2 列出了上述肿瘤动力学参数的一些经典例子。在肿瘤生长过程中，T_c 的分布逐渐增宽，Φ 值增加，GF 下降。这导致随着肿瘤年龄的增加，肿瘤的生长逐渐减慢。

总之，影响肿瘤对辐射应答的生物学因素涉及许多类型的生理过程。氧水平、细胞周期检查点的分子信号、DNA 损伤修复活性，以及细胞死亡和修复之间的平衡都影响肿瘤对放射治疗的最终疗效。

表 2-2 不同肿瘤的生长动力学参数

	T (pot) (d)	T (vol) (d)	生长分数 (%)	细胞丢失 (%)
胚胎肿瘤	2～4	27	90	93
淋巴瘤	1.1	2.8	95	70
肉瘤	23	44	15	40
结直肠腺癌	3～4	95	35	96
乳腺癌	10	90	25	90

三、影响辐射应答的物理参数

辐射暴露所致的生物效应在很大程度上取决于射线本身的一些重要物理参数。了解这些参数及其作用对于全面了解射线对组织的影响至关重要。

（一）剂量率

辐射的速率是对 X 线或 γ 线发挥作用的重要决定因素。随着剂量率降低和照射时间增加，总剂量不变时照射的生物效应通常会下降。人们很早以前就认识到这一点，因为临床观察表明，通过 5～10d 内给予低剂量连续照射（例如用镭进行近距离放射治疗），组织耐受剂量为 50～70Gy；而在使用高剂量率外照射时，给予相当剂量且产生组织能够耐受反应，需要将时间延长到 6～7 周。Hall 发现在 HeLa 细胞中，随着剂量率从 1.0Gy/min 下降到 0.01Gy/min，D_0 增加了 2 倍；随着剂量率下降到 0.1Gy/min，n 下降低到 1.0[81]。图 2-15 显示了平台期 V79 细胞在 1.43Gy/min、1.54Gy/h 和 0.55Gy/h 速率照射下的细胞存活曲线[82]。生存曲线显示：高剂量率下 D_0 和 n 值分别为 2.7Gy 和 5.0Gy，低剂量率时 D_0 和 n 值分别为 5.6Gy 和 2.0Gy。低剂量率曲线的斜率与高剂量率曲线初始部分的斜率近似，反映了细胞因单次照射（单击事件）而失活（例如，LQ 模型的 α 部分）。在低剂量率照射 V79 细胞时，外推数接近但未达到 1[82]。

在较低剂量率时射线作用下降的现象，可以通过照射时发生的放射损伤的修复来解释。剂量率效应的大小与在用分次照射研究中观察到的亚致死损伤修复程度相关。亚致死损伤修复引起的剂量率效应在 0.01 和 1Gy/min 的剂量率范围内最为显著。当超出这一范围时，辐射效应仅随着剂量率变化而略有改变。只有很小的剂量率效应发生在该范围以外，因为该剂量率足以阻滞细胞增殖，导致细胞聚集在对辐射相对敏感的 G_2 期[83]。

在极低的剂量率下，可能会出现剂量率效应的反转，即剂量率降低会导致细胞死亡的反常增加。该现象由 Mitchell 等使用 HeLa 细胞进行实验阐明（图 2-16）[84]。当 HeLa 细胞受照的剂量率从 1.54Gy/h 下降至 0.37Gy/h，细胞的杀伤效率反而增加。有趣的是，在这种低剂量率下，细胞杀伤效应几乎等同于急性治疗。其机制是，在剂量率约为 0.3Gy/h 时，细胞更易进入细胞周期，并发生 G_2 期阻滞，而 G_2 期是细胞周期中放射敏感的时相。相反，在更高的剂量率下，细胞往往会被阻滞在放疗开始时所处的细胞周期时相。低于阈值的剂量水平，细胞在辐照期间可以继续进行细胞周期。在低剂量率下，OER 降低，成为低剂量率照射治疗乏氧肿瘤的潜在优势[85]。虽然放射敏感时相的细胞周期再分布是剂量率效应反转的机制之一，但低剂量率效应的复杂性尚未被完全阐明。可能是修复、细胞周期阻滞和恢复，以及再氧合等作用的复杂相互作用结果。

（二）线性能量传递与相对生物效应

当射线通过生物物质时，发生的电离和激发不是随机分布的，而是沿着单个带电粒子的路径分布。带电粒子的能量沉积模式在很大程度

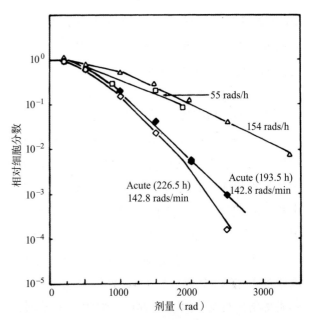

▲ 图 2-15　在 143rad/min、154rad/h 和 55rad/h 照射下，平台期 V79 细胞的细胞存活曲线

对于急性辐射暴露，在实验中照射的时间点分别为第 193.5h 和第 226.5h；引自 Mitchell 1979[82]，经 Radiation Research Society 许可引用

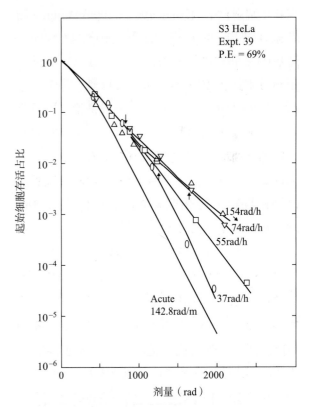

▲ 图 2-16　剂量率效应负相关示例

HeLa 细胞接受不同剂量率照射，发现较低的剂量率会导致更多细胞死亡；引自 Mitchell 1979[84]，经 Radiation Research Society 许可引用

上取决于射线的种类。例如，当光子撞击组织中的分子时，产生携带单位电荷但质量很小的快速电子。而 α 粒子携带两个电荷，质量是质子的 4 倍。因此，α 粒子的电荷质量比与电子的电荷质量比相差约 8000 倍。由于上述差异，不同类型粒子产生电离事件的空间分布大不相同。导致电离的低 LET 光子电离密度在空间上形成更加分离和稀疏的电离。相反，α 粒子等大的带电粒子的电离密度，则会产生一个密集的柱形电离。

LET 是一个射线质的参数，它指的是单位长度径迹上能量的传递。LET 的单位是千电子伏特每微米单位密度物质（keV/μm）。对于 60Co 照射，平均 LET 约为 0.6keV/μm。这意味着，在光子路径上，平均每微米的光子径迹长度中，有 0.6keV 的能量转移到介质上。对于快中子，LET 要高得多，通常是 5 ～ 10keV/μm。在 LET 范围的上界，重粒子辐射的 LET 高达 100 ～ 1000keV/μm。随着 LET 增加，电离事件之间的距离也会减小。对于 60Co 和快中子放射治疗，每微米产生的离子对分别约为 17 对和 150 ～ 200 对。每个离子对产生的平均能量为 34eV。一般来说，每种类型的粒子能量增加时，LET 降低。如此，各种类型的辐射范围高度依赖于粒子的种类和能量；其见图 2-17 和表 2-3。在电离事件沿光子或粒子的路径与 LET 的密度具有显著变化；图 2-18A 中 Wilson 云室的电子和中子[86]。

由辐射产生的离子并非随机分布，通常位于光子或粒子通过的路径上，沿着这些路径也不是随机分布，而是以成簇的形式出现。此外，该路径上的电离几乎同时产生。因此，高 LET 射

表 2-3 线性能量传递示例

	线性能量传递，keV/μm
60Co γ 线	0.2
250kV X 线	2.0
10MeV 质子	4.7
150MeV 质子	0.5
2.5MeV α 粒子	166
2GeV Fe 离子	1000

线在空间上几乎相同的位点，同时发生电离，从而造成局部的大规模损伤。这种集中损伤可能更难以修复，尽管无法修复的损伤类型到底是否存在尚不清楚。快中子照射或高 LET 粒子照射后，亚致死损伤修复和潜在致死性损伤修复急剧减少甚至消失[87, 88]。OER 和细胞周期效应在高 LET 照射时也明显降低。低 LET 光子的 OER 约为 3，LET 值 > 200keV/μm 时 OER 接近 1。快中子照射的 OER 为 1.5 ～ 2.0。此外，高 LET 射线可使细胞周期依赖的放射敏感性（时相 - 效应函数）降低[89]。同样，高 LET 射线可使辐射应答调节剂（如，放射增敏剂和放射保护剂）的效用降低或消失。图 2-18B 为 300kVpX 线和 15MeV 中子体外照射细胞后的细胞存活曲线[90]。

等剂量的不同类型的射线（如不同 LET）产生的生物效应并不相等。射线的相对生物效应（RBE）是指产生相同生物效应时该种射线所需剂量与常规射线所需剂量的比值，常规射线通常指 250kVp（千伏峰值）或 60Co 光子。因此，RBE 的定义如下。

$$RBE = \frac{产生某种生物效应的参考射线的剂量（250kV_pX 线）}{产生相同生物效应的检测射线的剂量}$$

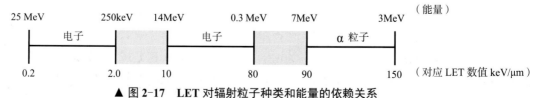

▲ 图 2-17 LET 对辐射粒子种类和能量的依赖关系
对于每一种类型的辐射，图上端一行数字为能量，图下端一行数字为相应的 LET

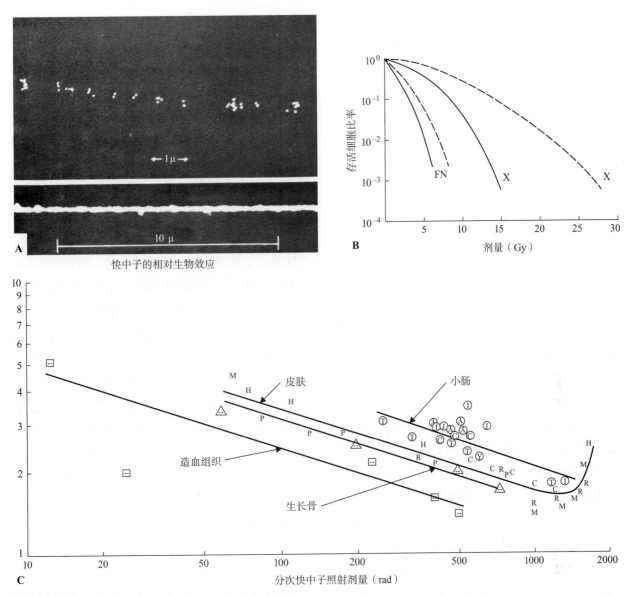

▲ 图 2-18 A. Wilson 云室（上层）显示快速电子照射的电离成簇发生，并且各自分离；相反，快中子（下层）引起的电离呈连续的轨迹；引自 Bacq 1961[86]，获得 Elsevier 转载许可；B. 大鼠横纹肌肉瘤 R1 细胞在富氧（实线）或乏氧（虚线）条件下暴露于 300keV（p）X 线或 15MeV 快速中子（FN）辐射后的细胞存活曲线；C. 计算各种组织中子剂量的相对生物学效应（RBE）的函数；引自 Field 1974[91]，转载获 Elsevier 许可

RBE 受一些因素影响。由于存在微环境和细胞修复能力的内在差异（杀伤曲线的肩部和 D_0），不同靶组织接受相同的放射治疗可产生不同的 RBE。RBE 亦依赖于剂量，随剂量的增加而减少。图 2-18C 显示了 RBE 的这种对剂量或分次剂量的依赖效应[91]。此外，由于射线质影响恢复和细胞修复，延长治疗时间（增加分次或降低剂量率）将增加 RBE。最后，RBE 还依赖于 LET，随 LET 的上升而增加。图 2-19 显示了 LET 和 RBE 之间的关系。随着 LET 的增加，RBE 开始缓慢增加；随后当 LET 超过 10keV/μm 时，RBE 迅速增加；当 LET=100keV/μm 时，RBE 达到最大值；当 LET 继续升高时，RBE 开始下降。LET 峰值最具生物效应的原因于该点 DNA 螺旋的直径与辐射致电离的平均间隔距离恰好吻合，因此可以使 RBE 达到最大值。

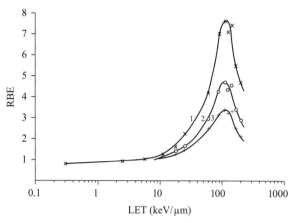

▲ 图 2-19　线性能量传递（LET）与相对生物效应（RBE）的关系

来自人细胞实验数据显示，LET 在 100keV/μm RBE 达最大值，随后随 LET 值升高反而下降；曲线 1、2 和 3 代表细胞存活水平分别为 0.8、0.1 和 0.01，说明 RBE 的绝对值并非固定不变，而是取决于生物损伤的水平和剂量水平

四、肿瘤和组织对电离辐射的应答

大多数辐射对组织的影响是由于细胞杀伤而造成某一细胞群体的耗竭，而整个组织的反应主要取决于内在的细胞放射敏感性、存活细胞的总体比例、存活的细胞增殖和再群体化修复受损组织的能力，以及受照组织死亡细胞的清除速度。

辐射影响受照组织中细胞新生与细胞死亡之间微妙平衡的程度，最终决定了该组织对电离辐射的反应。

（一）剂量-效应曲线与治疗窗

当计划进行放射治疗时，同时考虑到肿瘤及其周围正常组织的剂量-效应曲线，以优化对肿瘤细胞的杀伤作用，同时尽量减少对重要正常组织的连带损伤。图 2-20 为在理想情况下，肿瘤的剂量-效应曲线在正常组织的左侧，存在一个最佳剂量范围（也称为"治疗窗"），使肿瘤得以控制的同时、正常组织损伤最小。在放射生物学中，肿瘤效应与正常组织损伤的比率定义为治疗比或治疗指数。然而，在大多数情况下，尤其是对放射抗拒的肿瘤，这两条曲线非常接近甚至重叠，在

这里控制肿瘤需要更高的剂量，而正常组织并发症的发生率开始上升。放射肿瘤学的新策略目的，本质上是为了扩大治疗范围或治疗窗，以优化肿瘤控制，同时减少并发症，包括研发放射增敏剂、正常组织放射保护剂、提高靶区精度的先进方法（例如立体定向放射治疗、质子治疗）等。

（二）肿瘤细胞放射敏感性

近年来，利用来自人类肿瘤的肿瘤细胞系的体外研究取得了重要发现。这些实验将细胞系进行不同剂量的照射，发现照射后一些细胞系失去了分裂能力、不能形成克隆，一些细胞系继续分裂、但速度更慢，而另一些细胞系发生了退化和死亡。剩余的不受辐射影响的细胞代表了存活分数（SF）。SF2 是常用的细胞敏感性指标，定义为照射 2Gy 后的存活分数（图 2-21）。

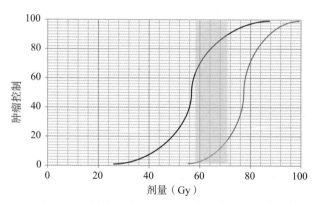

▲ 图 2-20　肿瘤（黑曲线）和正常组织损伤（灰曲线）的剂量-效应曲线

治疗窗由阴影灰色区域表示

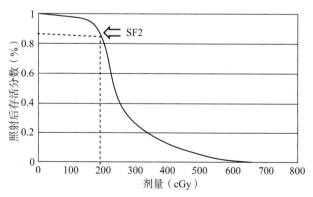

▲ 图 2-21　S 形细胞存活曲线显示了照射剂量与 SF 之间的关系

SF2 是 2Gy 照射后的存活分数（箭）

影响肿瘤控制概率的两个重要的相关因素是肿瘤的细胞类型和肿瘤内在固有的放射敏感性。相同的暴露剂量后比较不同类型肿瘤的 SF（如 SF2）可提示不同肿瘤细胞系对辐照的反应，以及不同肿瘤类型放射敏感性的内在差异。例如，Deacon 等的经典实验（图 2-22）显示了不同肿瘤组的 SF2 范围不仅分布广泛，并且存在重叠[92]。结果，相对敏感的肿瘤类型（如淋巴瘤）与传统放射治疗抵抗的肿瘤（例如黑色素瘤）的 SF2 值之间也存在重叠。尽管上述实验和其他体外研究清楚地显示了不同类型肿瘤对照射反应的巨大差异，某种肿瘤类型内的照射反应也有可变性。例如，对于黑色素瘤和其他一些肿瘤，SF2 的范围从小于 0.2 延展到 0.9（图 2-22）。其他研究也支持在不同肿瘤类型的 SF2 值也存在类似的范围广泛和相互重叠的分布[93, 94]。需要注意的是，这些研究的数据来自一个实验室的细胞系实验，并且其中一些研究的终点检测的是细胞增殖，而非集落形成。

表 2-4 所示，多次照射后，相对较小的存活分数差异的重要性变得更加明显。例如，SF2 为 0.8 的肿瘤经 30 次治疗处理后 SF 为 1.2×10^{-3}；而 SF2 为 0.4 的细胞系在重复照射后 SF 指数将降低 1.2×10^{-12}。然而该模型存在一个问题——

假设 SF 在所有 30 次治疗中都是恒定的，而在体内并不一定是这样的。这一点与 SF2 的准确测量值不一致，以及偶有体外 SF2 值与患者肿瘤控制率之间无明确相关性等其他问题清楚地说明，宿主的活体肿瘤对辐射的反应差异很大，并且比在受控环境中培养的孤立肿瘤细胞更易受到更多的影响放射敏感性的因素影响。例如，目前已明确患者的正常组织放射敏感性明显影响其肿瘤放射敏感性。有报道发现共济失调毛细血管扩张症（A-T）患者对放射治疗敏感，产生明显放射治疗反应的剂量仅为没有这种宿主突变的病人通常所需剂量的 1/3。为肿瘤克隆的放射敏感性与正常组织的放射敏感性密切相关提供了明确的证据。

表 2-4 单次照射和 30 次等剂量照射后
细胞模型的存活分数（SF）

存活分数（SF）	
单次照射	等剂量照射
0.8	1.2×10^{-3}
0.6	2.2×10^{-7}
0.4	1.2×10^{-12}
0.2	1.1×10^{-21}

除宿主固有的内在因素外，最近人们清楚地认识到，组织中的肿瘤进展路径（肿瘤发生顺序）也能对该肿瘤对射线内在敏感性产生重要影响。例如，人乳头瘤病毒（HPV）-16（加上其他致癌 HPV 病毒）与口咽癌，特别是扁桃体癌之间存在关联。目前认为，该亚型更常发生在无典型的吸烟或嗜酒危险因素的年轻患者中，并且这些患者的肿瘤对治疗，包括放射治疗具有更好的疗效[95]。尽管关于 HPV 阳性肿瘤放射敏感性增加的确切机制仍有待充分阐明，但一些研究者已发现了一些重要的相关性。例如，启动子甲基化导致的 SMG-1 基因下调与 HPV 阳性肿瘤的生存提高有关[96]。其他人则假设某些 HPV 蛋白对 HPV 阳性肿瘤具有放射增敏作用。Pang 等发现癌蛋白

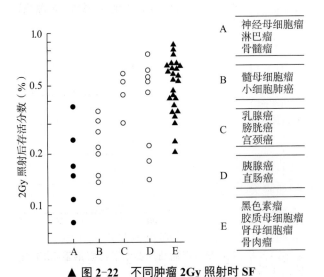

▲ 图 2-22 不同肿瘤 2Gy 照射时 SF
引自 Deacon、Peckham 和 Steel 1984[92]，经 Elsevier 批准引用

E6* Ⅰ高表达的肿瘤细胞对射线敏感，在 10Gy 时细胞存活分数约降低 8 倍（图 2-23）[97]。病毒和宿主之间复杂的相互作用——无论其确切的机制最终可能是什么——似乎深刻地影响了肿瘤的放射敏感性和对治疗的整体反应。

HPV 仅仅是除了肿瘤基本组织学类型、其他的和至今未知的内源性肿瘤因子影响肿瘤放射敏感性的实例之一。有时一些癌细胞表现出表皮生长因子受体（EGFR）和其配体之一——转化生长因子 α 上调的表型。早期来自 Akimoto 等对小鼠模型的研究表明，EGFR 的表达可能会影响内在的细胞放射敏感性[98]。他们在另一项原创性研究中证实，细胞 EGFR 表达与相对辐射抵抗之间存在因果关系[99]。研究人员发现，将 EGFR 表达载体转染到 EGFR 低表达的小鼠卵巢癌细胞系（OCA-1）中，会导致 EGFR 水平依赖的放射抵抗性增加（图 2-24）。因此有理由相信，EGFR 高表达的头颈肿瘤患者生存差主要源自局部区域失败，而非远处转移。这些观察结果提示 EGFR 在肿瘤细胞再群体化中起着重要作用，是导致头颈部恶性肿瘤患者放射治疗失败的重要因素。尽管 EGFR 依赖的辐射抗性机制尚未完全阐明，但目前认为 EGFR 主要影响 DNA 修复过程，抑制其表达后，通过影响某些下游 DNA 修复基因 / 蛋白质来控制放射敏感性。对上述通路的深入了解已经转化为对患者更加有效的治疗，最终将降低控制肿瘤所需的最佳治疗剂量。

实体瘤在体内对局部射线照射的反应显然不是单纯的肿瘤细胞集落反应。相反，结果既反映了射线对肿瘤细胞的直接杀伤作用，又反映了射线对肿瘤周围基质和毛细血管环境的间接作用。换言之，放射治疗也可能对肿瘤环境产生深远的影响，从而间接和额外地影响其辐射后的生存可能。例如，控制肿瘤血管生成已成为近年来研究的热点之一。尽管体外研究表明，射线杀伤内皮细胞在放射治疗控制肿瘤的作用中可能并非主要机制，但有一点也很明显，即由于血管受损所

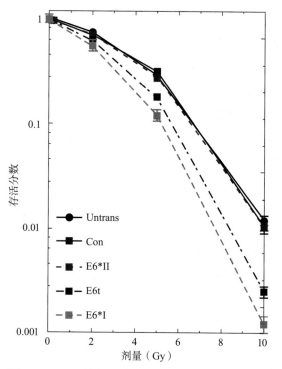

▲ 图 2-23 口咽鳞状细胞癌（OSCC）E6 亚型（虚线）细胞的放射增敏作用

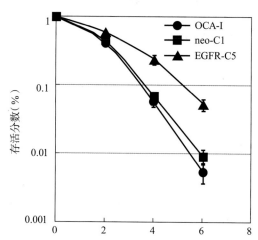

▲ 图 2-24 单次照射 2、4 或 6Gy 后的存活分数
转染人 EGFR cDNA 片段后 EGFR 表达明显增加（克隆 5 或三角图例），可显著增加同样剂量照射后的存活分数；而对照载体转染后（克隆 1 或方图例）的存活率与亲本卵巢癌细胞系（OCA-1）相似

致的代谢不足（如严重缺氧，低血糖）会导致某些细胞失去活性，并且这种在体抗肿瘤的作用可能被低估了。例如，最近的研究表明，单次大剂量照射（8～20Gy）可能主要靶向（损伤）肿瘤血管内皮细胞，导致继发的肿瘤克隆源细胞死亡[100]。上述研究表明，血管在放射治疗效应中

发挥重要作用。这一点对未来将尤其重要，特别是随着新技术进步，放射肿瘤学家可以更为精准地进行高剂量放射治疗。因此，多种将放射治疗和血管靶向治疗相结合的可能有效策略已被提出，某些抗血管生成药物实际上已经被证实可通过靶向内皮细胞来增强放射治疗疗效（在后面的章节中会有更详细的描述）。简言之，当与放射治疗合用时，抗血管生成药会加重局部血管结构破坏、加速肿瘤克隆源性细胞死亡。有趣的是，通过在肺癌小鼠模型中比较放射治疗联合抗血管生成治疗的不同时序发现，放射治疗和血管抑素同步联合应用比放射治疗后序贯应用血管抑素更有效[101]。而最近一项的对另一种药物（血管内皮生长因子受体拮抗药 PTK787）在人鳞状细胞癌小鼠模型中的研究表明，该化合物仅在放射治疗后给予才具有放射增敏的作用[102]。

（三）原位照射肿瘤的剂量–效应曲线

放射治疗后肿瘤生长停滞。肿瘤生长曲线变平坦，或暂时抑制后再生长，也可能在完全抑制后再次生长。当然，最理想的反应是完全和永久的缓解。肿瘤生长延迟（TGD）和肿瘤控制概率（TCP）是目前广泛应用于实验性放射治疗的两个研究终点。"肿瘤控制"是指观察期内完全永久的生长抑制或消失。因此，即使抑制可能是不完全的，如果在研究期间肿瘤无生长，也能取得肿瘤控制。

1. 肿瘤生长延迟　图 2-25A 显示为苯丙芘诱导大鼠纤维肉瘤 RIB5 细胞系放射治疗剂量增加逐渐抑制肿瘤生长的例子。随着照射剂量的增加，肿瘤生长的延迟明显增加，再生曲线的斜率逐渐变平[103]。另外，图 2-25B 显示暴露于钳夹缺氧、空气（0.2 个大气压的氧气），或高压氧不同条件下，同一肿瘤 TGD 与照射剂量的函数。需要注意的是，在低剂量范围内，暴露于空气的 TGD 曲线与暴露于高压氧的曲线非常接近，说明低剂量的 TGD 曲线主要由肿瘤中的富氧细胞决定。在较高剂量下，该曲线与暴露于钳夹低氧

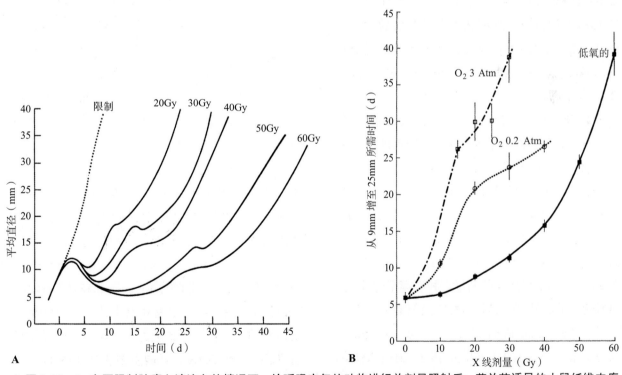

▲ 图 2-25　A. 在不限制肿瘤血液流向的情况下、给呼吸空气的动物进行单剂量照射后、苯并芘诱导的大鼠纤维肉瘤 RIB5 的肿瘤生长曲线；引自 Thomlinson 1961[103]，经 Camelot 出版社许可转载；B. RIB5 在空气、高压氧和钳夹缺氧不同条件下照射后肿瘤生长延迟与放射治疗剂量的关系；引自 Thomlinson 1967[104]，经 Camelot 出版社许可转载

的曲线一致，说明在较高剂量下，主要是乏氧细胞影响治疗疗效[104]。根据达到特定 TGD 的剂量比率，可以计算出增强比（ER），以估计氧合环境对辐照组织的影响程度。从不同曲线的形状可以明显看 ER 是剂量依赖性的。

2. 瘤床效应　射线对基质和肿瘤细胞的影响造成准确分析 TGD 曲线的复杂性。换言之，TGD 不是简单的在每个剂量水平肿瘤细胞存活比例的函数。主要原因在于，随着放射治疗剂量的增加，平均细胞周期时间逐渐延长，细胞分裂失败的可能性增加，正常组织环境（如毛细血管网）的变化使其无法跟上肿瘤的扩张和支持肿瘤的生长。这种效应被称为瘤床效应（TBE），该效应很容易通过在实验中移植肿瘤细胞至正常组织或照射后组织、观察肿瘤生长到特定大小的时间来证实。例如，移植到未经照射的组织中 50d 后，乳腺癌 MCa IV 细胞系的 TD_{50}（50% 接种产生肿瘤所需的肿瘤细胞数）为 2×10^4 个[105]。相反，当肿瘤细胞接种到放射治疗 35Gy 后的腿上时，几乎没有肿瘤生长。而在照射瘤床后 200～250d，移植到正常或照射后的腿部的 TD_{50} 值则具有可比性。但 TBE 并非在所有肿瘤系统都能观察到。例如，Milas 等报道肉瘤很少或根本不存在 TBE[106]。要点在于正常组织的照射延缓了某些移植瘤的生长，但对正常组织和照射组织的可移植性没有明显影响。因此，TBE 并不能被认为是辐射最终达到肿瘤控制效果的主要机制。但 TBE 可能会使 TGD 作为终点事件复杂化，在此类研究中应考虑到 TBE 的潜在作用。

3. 肿瘤控制实验　肿瘤控制是与临床放射治疗最明显相关的终点。TCD_{50} 是指在特定时间内控制 50% 的肿瘤所需的剂量。肿瘤模型的剂量 - 效应曲线由三个重要因素决定：①克隆源；②仅因直接照射致死的克隆源；③一种或多种克隆源存活所致的肿瘤复发。因此，TCP 反映了所有的克隆源均被灭活的可能性，而 TCD_{50} 则意味着在一半的照射肿瘤中没有克隆源性存活而在另一半的肿瘤中有一个或多个细胞存活。TCP、SF 和克隆源数（M）之间的关系可以用以下公式定义。

$$TCP=\exp[-(SF \times M)]$$
$$\ln TCP=SF \times M$$

lnTCP 代表肿瘤中的平均存活细胞数；因此 TCP_{50} 时肿瘤平均存活细胞是 0.693。在 TCD_{50} 和 TCD_{37} 剂量水平下，复发肿瘤中的平均存活细胞数分别为 1.39 和 1.58。上述数值说明，肿瘤中只有极少数的细胞在放射治疗中存活并导致复发。例如，即使治疗后产生的 TCP 只有 0.1，超过 90% 的复发似乎从 1～4 个存活细胞发展而来的。这也许为最近提出的肿瘤干细胞（CSC）理论提供了支持证据，该理论假设在大多数肿瘤内存在独特的 CSC 亚群，通过引起新的肿瘤而导致复发和转移。该理论提示，传统的治疗方法（或许包括放射治疗）可杀死形成瘤体的已分化或正在分化的细胞，但不能针对只占瘤体非常小比例的肿瘤干细胞。因此，能自我生成的肿瘤干细胞群，可以不受影响并在以后导致疾病复发。

一个矛盾但又相关联的概念是肿瘤阶层（hierarchy）理论，定义为一个异质的突变细胞群，所有细胞有共同的突变，但表型不同。在该模型中，肿瘤由几种干细胞系组成，有些优选于特定环境，还有一些不太成功。这些二代细胞系在某些环境中最终会变得更为成功，从而使肿瘤能够适应其环境，包括对肿瘤的治疗方法[107]。肿瘤的这种快速进化和适应的结果导致肿瘤内不同亚型细胞的靶向策略可能会存在很大差异，这使得传统的治疗方法很难针对肿瘤内所有再群体化的细胞。

TCD_{50} 和 TCP 曲线斜率可以通过肿瘤控制的剂量 - 效应检测实验定义。在这类实验中，相同肿瘤大小的动物被细分为几组，以递增剂量局部照射肿瘤。在治疗后以适当频率测量肿瘤直径，绘制肿瘤生长曲线。观察期允许至少 90% 的再生被记录和死亡动物也被记录。在完成后，肿瘤控制结果被作图并拟合回归直线以计算 TCD$_{50}$ 和在 TCD$_{50}$ 曲线的斜率。例如，图 2-26 显示了钳夹乏氧下单次照射后，8mmMCa Ⅳ 移植瘤在 120 天控制率的剂量效应曲线[108]。该曲线呈 S 形，在 TCP 为 5% ～ 40% 时很陡峭，超过 60% 时渐平。图 2-26B 显示对数变换后的相同的数据，接近于直线。该直线表示单次照射与肿瘤控制概率的关系，可以用以下公式表示

$$TCD_p = D_0[\ln M + \ln n - \ln(-\ln P)]$$

根据这一关系，由特定细胞群（等 D_0，n）组成的肿瘤的 TCD$_{50}$ 将随 $D_0[\ln M]$ 增加。对于特定克隆源数（M）、D_0 和 n 的肿瘤，TCD$_p$ 随（D_0）$[-\ln(-\ln P)]$ 增加，其中 P 代表所有肿瘤细胞被杀死的肿瘤比例。因此将 TCP 从 0.1 提高到 0.9 所需的剂量增量为 $3.08 \times D_0$。上述现象的临床意义为，常规分割放射治疗的最后几次对于实现理想的肿瘤控制至关重要。

分次照射的放射治疗剂量与肿瘤控制概率之间的关系更为复杂，仅能简要讨论。图 2-27 显示了一个乳腺癌细胞系的经典实验数据。肿瘤细胞移植到小鼠耳部外侧，当肿瘤生长到的 4mm³ 时接受照射。疗前通过将耳朵底部夹紧至少 1min 达到均匀缺氧。间隔 24h 分别进行单次照射、2 次和 10 次的分次照射[109]，如图所示，TCD$_{50}$ 从单次治疗的 45.75Gy 上升到 2 次分割总剂量 51.1Gy，如果进行 10 次等剂量照射，则提高至 84Gy。这些数据表明，在长程多分次放射治疗方案中一定存在大量的损伤修复（亚致死损伤的修复）。显然，在放射治疗计划过程中，临床医生必须考虑到这一重要现象。

（四）肿瘤治疗的剂量 - 效应曲线斜率和异质性

图 2-28 所示，剂量 - 效应曲线的斜率也受到实验中肿瘤大小差异的影响。MCa Ⅳ 肿瘤在

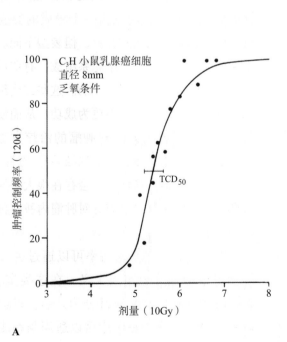

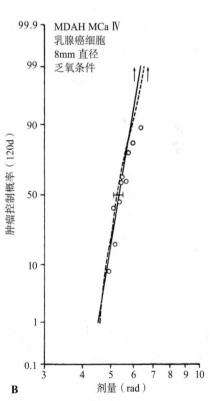

▲ 图 2-26　A. 在钳夹缺氧下用单剂量 250kV（p）X 线放射治疗 8mmMCa Ⅳ 第三代移植瘤、观察 120d 时局部控制率的剂量 - 效应曲线；引自 Suit 1973[108]，在 Elsevier 的许可下复制，数据在标准线性网格上绘制；B. 相同数据采用肿瘤控制率的对数与剂量的对数上作图显示：实线为连接数据点的 logit 回归线；虚线为多靶模型的预测结果；引自 Suit 1973[108]，在 Elsevier 的许可下转载

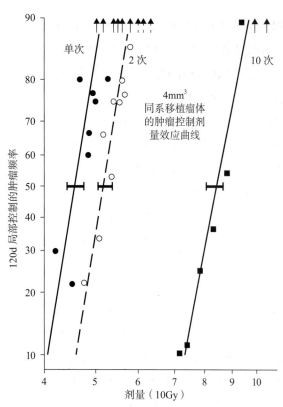

120d TCD$_{50}$：X 线分 1 次、2 次和 10 次分次照射乏氧状态下 4mm^3 C$_3$H 小鼠乳腺癌细胞同系移植肿瘤

分次数	分次间隔	120d TCD$_{50}$ 95% CI
1	—	4420…4575…4740
2	6 hours	5030…5190…5350
2	24 hours	4950…5110…5280
10	24 hours	8040…8400…8780

▲ 图 2-27　三种剂量分割方案的肿瘤控制结果和拟合对数线

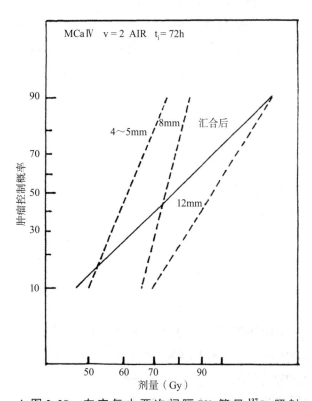

▲ 图 2-28　在空气中两次间隔 72h 等量 ^{137}Cs 照射时，MCa Ⅳ 局部控制的剂量 – 效应曲线，肿瘤直径为 4 ～ 5mm、8mm 和 12mm；实线是将三次实验的所有数据汇总在一起生成的剂量 – 效应曲线

有氧条件下给予 2 次等剂量照射。肿瘤直径大小 4 ～ 12mm。如果将 4 ～ 5mm、8mm 和 12mm 大小肿瘤的各自独立的剂量 – 效应曲线结合为实线，则该实线则成为相对平坦的曲线。该曲线的整体平坦显然由肿瘤异质性导致。

（五）肿瘤体积与 TCD$_{50}$

众所周知在临床放射肿瘤学中，照射肿瘤的大小或体积是相同剂量和分割方案下治疗成功的重要决定因素。这一点已在实验动物模型中被证实。如前所述，在乏氧钳夹下接受单次剂量照射的乳腺癌移植瘤，其 TCD$_{50}$ 值随肿瘤体积增加 [110, 111]。在另一项 MCa Ⅳ 肿瘤研究中，在有氧条件下对微集落和体积为 0.6 和 250mm^3 的肿瘤进行照射。观察到的 TCD$_{50}$ 值分别为 15.2、22 和 54.3Gy [112]。肿瘤体积为 0.6 ～ 250mm^3 时 TCD$_{50}$ 急剧上升，有力说明肿瘤的生长伴随着肿瘤代谢状况的恶化；换句话说，随着肿瘤体积的增大，相当一部分的肿瘤克隆源细胞变得乏氧。

这些数据符合 TCD_{50} 随肿瘤体积增加而增加的预期，其原因为肿瘤克隆源数增加，以及伴随肿瘤体积增大所致的相对辐射抵抗细胞灶的出现。

（六）复发性肿瘤

如前所述，在大剂量辐射下存活的细胞发生遗传改变，包括放射敏感性的提高。已有实验评估高剂量照射失败后肿瘤对射线的反应。例如，单次剂量（TCD_{95}）照射后复发的 CH_3 小鼠乳腺癌被移植到新的同种异体受体中，结果发现该肿瘤生长缓慢，体积倍增时间长达 17 天，而未照射的肿瘤在未照射的组织中该时间仅为 3～4 天。对照肿瘤在 240 天时 TCD_{50} 为 59.9Gy，而生长在未照射组织中的复发肿瘤 TCD_{50} 为 51.3Gy。同时测量的上述两种 TCD_{50} 值具有统计学差异，$P < 0.01$ [111]。这些治疗在钳夹缺氧的条件下进行，以避免原发和复发肿瘤不同氧合状态的影响。Ando 等在复发性纤维肉瘤的研究中也报道了类似的发现 [113]。复发性肿瘤可能由比原发肿瘤更敏感的细胞组成，但这并不意味着复发肿瘤的大体疗效要比原发肿瘤显著。复发的肿瘤将生长在照射过的瘤床上，缺乏血管系统因此可能乏氧细胞占比更高。

在临床治疗的历史上，由于受正常组织的耐受性限制，复发肿瘤一般无法给予全量照射。治疗局部失败后二程治疗获得良好的临床效果并不常见（发生率不高），但该现象不能作为肿瘤细胞内在辐射抗性增高的证据。在进行再次照射前出现诱导辐射抗性极为少见，这与接受化学治疗的肿瘤细胞中迅速出现耐药突变体形成鲜明对照。有趣的是，随着新技术的进展和更复杂治疗系统的出现，高剂量的放射治疗现在可以被精确地引导，同时改善了复发的病人的再程治疗。例如，有文献最近报道了采用更现代的技术进行二程照射的情况。34 例复发的头颈部肿瘤患者接受二程高剂量放射治疗。患者均为不能手术和（或）肿瘤无法切除，采用放射治疗新技术实现

了对肿瘤进行最高达 60Gy 的常规分割剂量二程照射。在本研究显示，二程照射可达到较好的局部区域控制率 [114]。

（七）免疫反应与肿瘤疗效

在实验动物肿瘤系统中已经较为全面地研究了免疫反应引起肿瘤部分或完全缓解的可能性。实验中的肿瘤主要由化学物质或病毒（如 SV40）诱导。这些肿瘤的免疫原性证据来自观察到免疫作用可影响特定肿瘤的 TD_{50} 和 TCD_{50}。Foley 首次报道了同源纤维肉瘤的近交系小鼠中存在免疫反应 [115]。研究发现，如果小鼠通过接种肿瘤造成肿瘤抗原暴露，切除移植瘤后的小鼠可免于发生肿瘤。在另一个实验中，当对纤维肉瘤 FSal 移植瘤进行 TD_{50} 检测时，TD_{50} 可因发生免疫反应而显著增加、因移植前的全身照射而显著下降。与之类似，对照组小鼠和移植前小鼠的 TCD_{50} 值分别为 34.8、25.9 和 43.1Gy [116]。有趣的是，免疫检查点阻断疗法可以提高照射引起的远隔效应的发生率，远隔效应是指肿瘤的局部照射引起靶区外其他部位肿瘤缩小的现象，其机制在于免疫系统的激活。事实上，放射治疗会导致肿瘤内 T 细胞多样性的增加。

（八）正常组织反应

在核武器时代初期，作为美国原子能委员会和国防部的大力支持的研究结果，现在已经拥有大量关于电离辐射对不同的正常组织、器官和生物体影响的数据。通过对各种各样的物种进行辐射后死亡的研究，建立了一系列剂量效应的分析方法。这些研究主要以常规光子射线的常规剂量率为基础，并辅之以对不同物种的寿命缩短和死亡原因与照射剂量关系的综合测定。从那时起，人们对实验动物正常组织对局部照射的反应进行了深入的研究。主要评估在类似临床放射治疗情况下、组织对辐射的反应。这些研究主要在小鼠、大鼠和小型猪模型上进行。对于许多组织

来说，通过巧妙的实验策略可以推导出 D_0、n 和 α/β 率等存活曲线参数值（表 2-5）。Withers 观察到总剂量所致晚反应组织的损伤与早反应组织相比、受分次剂量的影响更大，这对临床放射治疗具有重要意义[117]。图 2-29 清楚地证明了这一观点，该图显示了产生某种效应所需的剂量与分次剂量之间的关系。曲线的斜率在晚反应组织（如脊髓、肾脏、肺）比在早反应组织（如皮肤、睾丸、空肠隐窝细胞）更大。Williams 等通过系统综述发现，肿瘤的 α/β 率与早反应组织的 α/β 率相当[118]。因此，早反应组织和肿瘤组织的 α/β 率高（＞5），而大多数晚反应组织的 α/β 率低（＜5）。这对放射治疗的主要意义是，在根治性放射治疗中应使用每次较小剂量（＜3Gy）

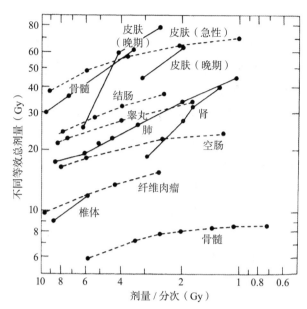

▲ 图 2-29　各种晚期和急性反应（分别用实线和虚线表示）的组织产生特定作用的总剂量与分次剂量的关系
引自 Withers 1985[117]，经 John Wiley & Sons 许可转载

的照射，以使晚反应组织能够耐受全量照射。换言之，当剂量限制性毒性是晚反应正常组织时，最佳的治疗是小分次剂量治疗。

　　然而，人们现在知道，早、晚反应组织之间的相互作用和相互依赖比过去的认知或通过体外研究所发现的证据要复杂得多。例如最近新出现的"继发性晚反应"（consequential late effect）一词，用来描述由无法恢复的急性反应转变而来的晚期反应[119]。这一概念多见于更为积极的放射治疗方案增加急性毒性（如增加严重程度和持续时间）的情况。此时，增强的分次治疗被认为会使干细胞群体耗竭，使其低于最终组织修复所需的水平。那些对机械和（或）化学应激起保护作用的屏障是由早反应组织形成的器官系统，尤其容易发生继发晚反应。优于这个原因，随后的损伤通常归因于急性反应和被覆上皮组织反应的叠加所致（如因脱屑和急性溃疡所致的皮肤纤维化）。因此，放射肿瘤学家不应将早反应组织和晚反应组织视为各自独立，而应将其作为广谱毒性中两个有潜在联系和相互关联的事件。

　　每个重要正常组织的放射生物学，包括各

表 2-5　多分次照射动物的实验中由测得各种正常组织的 α/β 值

反　应	α/β 值 (Gy)
急性	
皮肤脱屑	
小鼠	8 ～ 14
大鼠	9 ～ 10
猪	8 ～ 11
人	9 ～ 11
空肠克隆	6 ～ 11
结肠克隆	8 ～ 9
结肠体重下降	12 ～ 13
睾丸克隆	9 ～ 13
鼠尾坏死	7 ～ 26
鼠 LD_{50}（30d）	
晚期反应	
大鼠脊髓	
颈髓	1.0 ～ 2.7
腰髓	2.3 ～ 4.9
肾脏	
兔	1.7 ～ 2
猪	1.7 ～ 2
小鼠	1.0 ～ 3.5
小鼠肺脏	2.0 ～ 6.3
小鼠膀胱	3.5 ～ 7
猪皮肤，晚期收缩	2.0 ～ 5

改编自 Fowler[134]

种组织分类方法，无法在此全部综述，并且超出了本章节的范围，但本章节涵盖了与每个部位和肿瘤类型相关的详细内容。总之，正常组织对辐射的反应取决于以下因素：干细胞的数量、总剂量、分次数、分次放射治疗间隔时间、分次剂量、细胞内在放射敏感性、组织细胞的微代谢环境、治疗过程中的肿瘤细胞增殖活性和细胞分裂、治疗过程中的细胞时相再分布，以及辐射损伤后修复的能力和动力学。

五、减少乏氧细胞对肿瘤放射抵抗的影响

组织中的溶解氧增加自由基的稳定性和毒性，从而增加射线对组织的有害影响。为了让氧作为增敏剂，它与辐射暴露必须同时存在，或至少与参与射线的间接作用自由基同时存在，该自由基仅存在 10^{-5}s。氧的射线增敏作用可以量化为 OER，在本章的前文中已经定义。氧对细胞存活曲线的影响见图 2-30。当存在富氧细胞和乏氧细胞的肿瘤动物模型接受照射时，由于富氧细胞的敏感性较强，易被杀死，因此存活者多数为乏氧细胞。然而，这种情况并不是静态的，而是随着时间的推移，乏氧细胞的比例趋向于回归

放射治疗前的水平。事实上在所有的实验动物的实体瘤中，分次照射再氧合会导致乏氧的细胞比例下降。尽管存在这种再氧合现象，现有的证据表明部分乏氧细胞可以持续存在，并且是灭活肿瘤所需剂量的主要决定因素。许多放射肿瘤学的临床前和临床研究一直致力于减少肿瘤中乏氧细胞数量和（或）重要性，以达到放射治疗疗效的提高。这些方法包括：①分次照射；②输血；③提供高于空气的氧浓度，甚至高压（高压氧）；④使用乏氧细胞的化学增敏剂；⑤抑制 O_2 的消耗；⑥增加肿瘤血供；⑦降低血液黏度；⑧改变红细胞刚性；⑨高 LET 照射；⑩热疗[120, 121]。例如，分次照射允许在照射之间乏氧区域的再氧合，从而在治疗过程中尽量减少乏氧的总影响。通过这些不同的方法所获得的好处大小可以用治疗增益因子来描述，它被定义为肿瘤的 ER 除以正常组织的 ER。

长期以来，人们一直怀疑在未治疗的啮齿动物和人类肿瘤中存在乏氧区。通过使用紫外线分光光度法在冰冻组织切片的毛细血管中测定单个红细胞的氧血红蛋白－脱氧血红蛋白比的实验，现有明确的证据表明，在一些未经处理的实

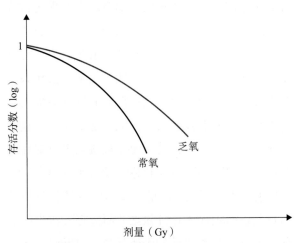

▲ 图 2-30　氧合对照射后存活分数的影响

需要注意，剂量越高，OER（氧作用）通常越大

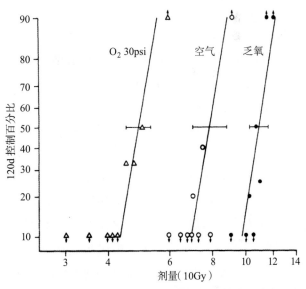

▲ 图 2-31　在空气、乏氧或高压氧（O23ATA）条件下，对 8mmMCa Ⅳ 移植瘤进行 5 次相同剂量的治疗，局部控制的剂量－效应曲线

引自 Suit 1974[124]，经 RRS 许可转载

体肿瘤细胞系中存在乏氧细胞[122]。Moulder 和 Rockwell 等研究了 42 种肿瘤，其中 37 种含有乏氧细胞，乏氧分数为 0%～50%（平均 15%）[123]。一些实验试图通过使用高压氧[122]来改善肿瘤组织 PO_2，以减少乏氧分数。图 2-31 显示了对 8mmMCa IV 肿瘤给予 5 次辐照，钳夹乏氧与高压氧对剂量 - 效应曲线的影响[124]。三条剂量效应曲线是陡峭的、平行的，并且相互远离。乏氧和高压氧情况下的 TCD_{50} 增强比为 2.3。高压氧与空气条件下相比，其 TCD_{50} 也显著降低，ER 为 1.75。

在几乎所有检测的啮齿动物实体肿瘤中，高压氧均增加了分次照射疗效，这促使采用上述几种方法进行临床试验。英国医学研究委员会对高压氧进行了最大规模多中心试验，结果显示，对宫颈癌和晚期头颈癌患者的局部控制和生存有显著获益[125]。然而，目前高压氧治疗已被废弃不用，部分原因在于使用不便，此外药物也可以通过其他方式达到同样的效果。例如 Bush 等证实贫血的 III 期宫颈癌患者（血红蛋白 100～120g/L），通过输血使血红蛋白水平维持在至少 120g/L 可有生存获益[126]。另一种方法是，在由 Overgaard 等主持的头颈肿瘤研究（seminal Danish head and neck trials）中，尼莫拉唑（Nimorazole，一种乏氧细胞的放射增敏剂）可增加局部控制率（图 2-32）[127]。

然而，许多其他放射增敏剂和修饰剂的试验结果却模棱两可。1996 年，Overgaard 和 Horsman 发表了一篇 Meta 分析，在 82 个随机临床试验中，对 10 602 名患者进行了不同的氧增敏剂治疗，结果发现，这些不同的抗缺氧细胞治疗仅改善了局部肿瘤控制的 4.6%、总生存率改善 2.8%[128]。由于在许多试验中仅获得中度获益而应用却较为繁琐，放射增敏剂和高压氧目前并没有在日常临床使用。近年来，随着大分割和立体定向放射方法的普及，肿瘤氧合作用的影响更加明显，其中一些技术将会被重新研究。

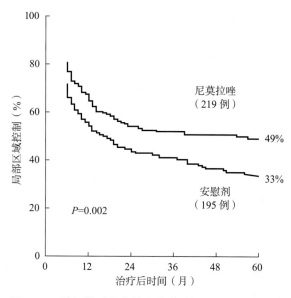

▲ 图 2-32　随机接受尼莫拉唑或安慰剂联合常规放射治疗的下咽癌和声门上喉癌患者中，实际局部区域控制率

六、分次照射和组织反应

（一）分次照射的生物学意义

放射治疗临床试验中一直研究剂量分割方案及其对辐照组织反应的影响。在美国，实体瘤患者 2015 年常规治疗的标准剂量分割仍然是 1.8～2.0Gy。通常每周 5 次。所给予的放射治疗总剂量取决于治疗的肿瘤类型和周围正常组织的耐受性。实体瘤放射治疗的根治剂量为 60～75Gy。在辅助或新辅助治疗设置中（如当放射治疗与手术联合应用），总照射剂量通常会降低。然而在过去的 20 年里，出现了改变分割模式或单次治疗的趋势。新分割方案的制定是基于肿瘤细胞和重要正常组织的生物学和放射生物学特性。这些特征包括修复能力、细胞敏感性和增殖动力学，但也包括更复杂的放射治疗对血管和瘤床的作用，它可以改变肿瘤细胞的反应。

肿瘤细胞的代谢状态的改善，可能随着分次治疗的进行而发生，导致细胞进入细胞周期，从而增加分次照射之间的细胞数量。这种现象被称为增生性反应或加速再群体化。这一过程增加了肿瘤控制剂量。在任何一种肿瘤中，由于代谢不足，肿瘤细胞中有相当一部分处于延长的 G_1 期，随着这一过程的缓解，细胞恢复增殖。其结果是平均细胞周期时间和细胞丢失因子的降低，而生长分数升高。因此导致克隆源群体生长加速。上述观察结果支持了以下观点，即在治疗那些具有明显加速再群体化和生长分数增加的肿瘤时，治疗时间的缩短比单纯的总剂量的增加效果更大。临床研究证实了这一理论。对于头颈部鳞癌，延长总治疗时间发生加速再群体化，导致肿瘤控制率的下降已经形成定论[129]。据估计，在头颈部癌症患者的放射治疗中，每延误一天，肿瘤控制率降低 1%～2%[130]。延长治疗时间也会降低其他部位肿瘤的控制[131]。Chen 等观察到，宫颈癌放射治疗时间延长，导致盆腔控制率每天下降 0.67%[132, 133]。

一般规律是，对于较快速生长的肿瘤，如头颈部鳞状细胞癌，加速照射（即减少治疗时间）来抵消治疗期间的加速增殖[134]。但加速治疗并不能通过仅仅单纯增大每天的分次剂量来实现。如前所述，这将显著增加晚反应组织并发症的风险。因此通过每天提供 2 次小的分割剂量而使每天总剂量更高，来实现加速治疗。一般采用 1.5～1.6Gy 每天 2 次，在 3.5～4 周内达到 55～60Gy 的总剂量，并且导致放射治疗中断的严重急性反应不会出现[135, 136]。即使在治疗间有短暂中断，70Gy 总剂量的治疗时间为 5.5～6 周。欧洲研究组织（EORTC）[137]对头颈癌治疗的一项研究中，进行了加速分割的随机试验。与对照组相比 5 年实际生存率比常规放射治疗提高 13%，差异有统计学意义。亚组分析显示，快速增殖的肿瘤（短 T_{pot}）获益更大[138]。同样，在 Turrisi 等的随机试验中，小细胞肺癌的患者被随机分配到 45Gy，1.8Gy 每天 1 次，或者 1.5Gy 每天 2 次（加速分割）。每天治疗 2 次的患者中位生存时间延长（23 个月 vs 19 个月，P=0.04）[139]。

提高加速分割治疗急性反应耐受性的方法是使用同步加量。指每天 1 次的大野（覆盖肿瘤和区域淋巴结）的治疗加每天 1 次小野治疗（仅为肿瘤体积），导致肿瘤每天 2 次治疗，区域淋巴结每天治疗 1 次。这适合于区域淋巴结是选择性预防性治疗，但不适用于存在大量阳性淋巴结的情况。在过去的 10 年中，同步加量在头颈部鳞癌的治疗中应用越来越广泛。在放射肿瘤协作组（RTOG）90-03 研究中，Fu 等将患者随机分为四组：①常规放射治疗（70Gy，分割成 2Gy 每天 1 次）；②超分割放射治疗（81.6Gy，分割成 1.2Gy 每天 2 次）；③同步加量（72Gy，分割成每天 1 次 1.8Gy，最后 12 次，原发肿瘤每天加 1 次 1.5Gy 照射）；④分程超分割加速放射治疗（67.2Gy，分割成 1.6Gy 每天 2 次，在 38.4Gy 后休息 2 周）[140]。同步加量方案（和超分割方案）改善 2 年局部控制率。头颈部肿瘤同步加量与根治性同步放化学治疗联用也可提高局部控制率[141]。

研究优化剂量分割方案的另一方向是增加总剂量，并通过减小单次剂量来达到这一目的，这就是所谓的超分割。治疗的速度通常是每天 2Gy 左右，最常用的分割方案是 1Gy 每天 2 次，或 1.2Gy 每天 2 次。一项膀胱癌的随机试验显示，84Gy，1.2Gy 每天 2 次，7 周内完成的放射治疗方案优于 64Gy，每天 2Gy 的方案[142]。对于两种每天 2 次治疗的分割方案，分次治疗之间的时间间隔通常至少为 4h，最好是超过 6h。最佳间隔时间仍不确定。细胞培养中的肿瘤细胞在分次照射实验中恢复时间大约为 6h，而对于晚反应组织（如脊髓、神经组织），6～12h 可能充分实现超分割的好处。临床治疗的目的是将脊髓潜在不良反应发生概率降至最低，因此很难区分 6h 和 12h 的治疗间隔哪种更好。动物实验数据可能对此有所帮助，但由于物种间的差异，啮齿类脊髓的耐受性可能并不能回答该问题。来自小鼠模型的数据似乎表明，在受照 8h 后，亚致死损伤修复仍在继续[143]。用猴子和猪模型进行脊髓耐受性研究，通过新的基于计算机的模型，为理解脊髓耐受性的分次依赖提供了重要的补充数据[144-146]。

加速和超分割的策略可以结合起来。英国的 Dische 和 Saunders 对头颈部鳞癌患者的进行了严格研究[147-150]。研究人员最初使用了分次剂量 1.4Gy，然后是 1.5Gy，每天 3 次，分次照射间隔 6h，在 12 天内治疗 36 次，周末也治疗。总剂量为 50.4Gy，12 天递增至 54Gy。治疗方案被称为连续加速超分割放射治疗（CHART）。由于初步数据令人鼓舞，英国医学研究理事会（United Kingdom Medical Research Council）发起了一项随机研究[151, 152]，初步显示了有希望的结果，但后续随访表明，当广泛使应用时，需要注意其严重的晚期毒性[151, 153]。遗憾的是，CHART 需要密集的照射，并且逻辑上尚不明确在同步放化学治疗时能否进一步增加获益。因此，该模式在目前的临床实践中并没有得到广泛应用。

逻辑上可通过低剂量连续放射治疗来评价超分割的疗效。Pierquin 等[154] 研究用每天 8 ~ 10Gy，以 1Gy/h 剂量率进行治疗，总治疗时间为数周。低剂量率治疗与常规分割治疗头颈部鳞癌和乳腺癌的临床试验结果表明，低剂量率治疗方法取得了令人鼓舞的效果。此外，在多种疾病部位（如宫颈癌、肉瘤、前列腺癌）中使用低剂量率的近距离放射治疗结果都证明了该方法的良好效果。

（二）分次依赖的模型

通常是根据 α/β 值来评估分次依赖的组织放射生物学特征。α/β 值联合线性二次模型可用来计算有效生物剂量。α/β 值使用增加的原因是其计算分次依赖的方法简单，并可等效不同分次剂量（d）和总剂量（D）。对于单次急性照射剂量 D，生物效应是通过以下方法给出的

$$E = \alpha D + \beta D^2$$

对于 n 个分次剂量 d，生物效应通过以下方法给出

$$E = n (\alpha d + \beta d^2)$$

其变形公式为

$$E = (nd)(\alpha + \beta d)$$
$$= (\alpha)(nd)[1 + d/(\alpha/\beta)]$$

因 nd 等于总剂量 D，

$$E = \alpha（总剂量）（相对效应）$$

此处 $[1 + d/(\alpha/\beta)]$ 为相对效应，也可变形为以下公式

$$\frac{E}{\alpha} =（总剂量）（相对效应）$$
$$= nd [1 + d/(\alpha/\beta)]$$

在这里，E/α 被称为生物等效剂量（BED），通常用于量化不同的分割方案以便比较。方程可用于转换生物等效的不同分割方案。例如，计算 2Gy 每次、30 次照射的方案的晚期反应（假设 $\alpha/\beta = 3$）

$$BED_{late} = 30 \times 2Gy \left(1 + \frac{2}{3}\right) = 100.2Gy$$

当使用分次剂量 1.4Gy 时，需要多少的总剂量，才能得到与分次剂量为 2Gy 的剂量分割方案相似的晚期反应发生率

$$30 \times 2Gy (1 + 2/3) = n (1.4Gy)(1 + 1.4/3)$$
$$100.2 = 2.05n$$
$$n = 48.8$$
$$48.8 次 \times （1.4Gy）= 68.43Gy$$

下面是该方程的简化版本以比较两个不同分割模式：每次 5Gy 和每次 2Gy，对 $\alpha/\beta = 3Gy$ 的组织的效应。

$$\frac{nd5}{nd2} = \frac{\frac{\alpha}{\beta} + d2}{\frac{\alpha}{\beta} + d5}$$

如果分次剂量为 2Gy 时的总剂量是 72Gy（36 次），那么每次 5Gy 的总剂量需要减少 5/8（72Gy 的 5/8），即 45Gy（9 次）。

使用该模型必须清楚地认识它并未考虑时间因素。由于早反应组织（肿瘤组织和正常组织）中可能存在增殖反应，因此如果治疗时间超过

4～5 周，考虑时间因素将变得非常重要。当需要考虑肿瘤增殖因素时可以使用经过修正后的上述通用方程。

名义标准剂量（nominal standard dose）和时间剂量分割模型（time dose fractionation model）等方法可用来评估不同的总治疗时间和不同的分割次数[155, 156]。该模型包含正常组织接受的分次照射剂量和时间的参数。这些模型仅适用于在相对小范围内的分次剂量变化，且仅能作为指南参考，而非规则必须遵循。这一观点需要强调，因为在基于这些公式对传统治疗方案进行主要改进和创新时，存在不一致的例外情况。模型中参数的准确数值并非一成不变。当然，对于早反应组织，时间因子指数大约是治疗总时间的 0.11 倍，可显著影响等效剂量的计算。而对于晚反应组织，时间指数下降，因为此时总治疗时间比单次照射剂量的影响权重要小。

总之，辐射对生物组织的影响不仅取决于所给予的照射总剂量，而且取决于分割模式和治疗时间。

七、放射治疗联合应用化学治疗药物：细胞毒作用、增敏剂和保护剂

化学治疗联合放射治疗的主要目的是提高治疗比，或增加肿瘤杀伤效果同时尽量减少对重要正常组织的治疗相关毒性。化学治疗药物的作用机制，以及化学治疗药物对射线作用于细胞的修饰方式，主要遵循五大原则。

1. 药物的药动学或药物浓度在身体各组织中的时间过程。

2. 药物的细胞周期依赖性：某些药物作用于细胞周期的特定阶段（如长春新碱作用在 G_2/M 期，依托泊苷作用在 S/G_2 期等），而另一些药物则影响细胞周期的所有阶段（如烷基化剂）。

3. 通过直接细胞毒性或放射增敏发挥作用的机制。

4. 药物诱导增殖反应的时间和大小。

5. 剂量效应关系。

化学治疗药物可作为细胞毒性药物或放射治疗效应修饰剂。表 2–6 列出了化学治疗药物的主要类别及其放射增敏的机制。

表 2–6　化学治疗药物种类和增敏机制

药物种类	增敏机制
抗代谢抗生素	核苷酸池打乱 降低凋亡阈值 肿瘤细胞再氧合 细胞周期再分布
紫杉类	细胞阻滞在 G_2M 期 肿瘤细胞再氧合 诱导凋亡
拓扑异构酶 I 抑制药	抑制放射治疗诱导的 DNA 链断裂，细胞周期再分步至 G_2 期 放射治疗诱导的单链断裂转化为双链断裂
乏氧细胞毒素	辐射互补的细胞毒性在氧含量正常和乏氧肿瘤细胞中的作用
铂类	抑制 DNA 合成 抑制放射治疗诱导的 DNA 损伤的修复 抑制交叉链接的 DNA 解链来抑制转录延伸

增敏（sensitization）是指在该剂量水平化合物的作用机制并非细胞毒作用，而是增加某种治疗的疗效。图 2–33 显示了射线照射和紫杉醇处理的星形细胞瘤细胞存活曲线[157]。该研究中紫杉类化学治疗药物使放射敏感性增加了约 1.8 倍，并且放射增敏作用仅见于当细胞在 G_2 或 M 期受到照射的情况，这一结果被随后的其他体外和体内研究证实[158]。

紫杉醇等增敏剂可能降低细胞存活曲线中的 D_0，但不影响 n。而强化化学治疗或细胞毒性药物，则减少 D_0 和（或）n。特定药物与放射治疗合用时的放射治疗增敏效应（ER），可以很容易通过生存曲线中单纯辐照或辐照联合研究药物达到同样效果的剂量比值来量化。

观察到的 ER 还取决于放射治疗与药物合用的时序、药物和辐射的剂量、药物动力学、组织修复动力学和组织的氧合状态等其他因素。例如，博来霉素在氧合状态下使细胞死亡增加，而

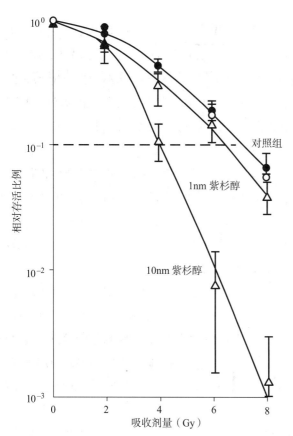

▲ 图 2-33　同步紫杉醇与未受照的空白对照的相对细胞存活曲线

丝裂霉素在乏氧条件下最有效。即使在放射治疗之后一段时间给药，在恢复中的组织中也会发生显著的细胞毒作用。阿霉素、多西他赛和吉西他滨等药物尤其如此，临床偶有皮肤等正常组织发生所谓"回忆"现象。与此同时，"空间协同作用"一词被用来描述针对不同部位的有效治疗（原发灶放射治疗和转移灶的化学治疗）。在许多情况下，化学治疗药物除了能增加局部放射治疗的敏感性外，还能有效地消灭远隔解剖部位的微转移灶。

早期的临床研究显示实体肿瘤的同步放化联合治疗对临床获益有限。然而，化学治疗联合放射治疗最近被证明对许多肿瘤有重要获益，包括儿童的 Ewing 肉瘤和 Wilms 肿瘤，成人的晚期头颈部鳞癌、直肠癌和乳腺癌。的确，随着现代化学治疗药物和靶向药物的进步，放射治疗在某些肿瘤类型（如霍奇金淋巴瘤）的治疗作用逐

渐下降。由于越来越多的证据支持放化疗联用可带来生存获益，综合疗法现在已经成为许多癌症的标准治疗，甚至可代替手术。在过去 20 年中，关于鼻咽癌和喉癌同步放化疗的重要研究成果已改变了治疗规范，根治性同步放化疗已代替手术成为首选的治疗策略[133, 134, 159, 160]。Intergroup 0099 是在局部晚期鼻咽癌中对比基于顺铂的同步放化疗与单纯放射治疗的一项随机试验，结果显示同步放化疗提高了 30% 的 3 年总生存率[159]。两项重要的随机试验———一项来自欧洲另一项来自美国———也证实了同步放化疗在选择性头颈部鳞癌患者辅助治疗中的优势[161, 162]。在乳腺癌中，特别是局部晚期和（或）淋巴结阳性的患者，恰当的术后序贯放化疗策略可获得目前最好的治疗效果。随着近年来在化学治疗和靶向治疗领域的迅速发展，目前对药物和射线之间复杂相互作用认识的不断进展，将有助于预测多种治疗方法的合理与不合理组合。

总之，化学治疗与放射治疗相结合有其合理性，包括细胞周期优化、将肿瘤细胞阻滞在敏感的细胞周期、抑制放射治疗损伤后修复、改善辐射抵抗乏氧肿瘤克隆的疗效、降低分次放射治疗间的增殖，通过改善氧合实现肿瘤缩小等。正是由于这些获益优势和相互作用，放化联合治疗策略已成为肿瘤治疗的主要手段。

（一）放射防护剂

很多研究致力于设计和发现能够保护正常组织免于电离辐射损伤的药物。这些研究的目标是提高正常组织的药物浓度，同时不增加肿瘤组织中的药物浓度。目前主要的和最有效的辐射保护方法是研发能使辐射诱导生产的自由基失活的药物。如前所述，半胱氨酸等含巯基的化合物，是早发现的具有放射防护作用的化合物[163]。

但不幸的是这些早期发现的化合物在辐射防护作用剂量下对人类有明显的毒性。在早年核军备竞赛时期，军方对研发对全身辐射损伤有保

护作用的化合物非常感兴趣。因此，Walter Reed 陆军医院合成了数千种与半胱氨酸结构相似的化合物，以寻找到毒性较小的化合物。通过用磷酸盐替代巯基最终合成了耐受性更好的辐射防护剂。其中的一个化合物 WR-2721（Amifostine，阿米福汀）被发现对多种正常组织具有显著的保护作用，包括骨髓、空肠隐窝细胞、肠、肺、睾丸、脊髓和毛囊。但随后当阿米福汀应用于临床时，发现存在以下问题：该药是否对肿瘤细胞也存在保护作用，使肿瘤细胞免受细胞毒性作用。尽管在大鼠模型中没有观察到 WR-2721 对肿瘤有保护作用，但 Milas 等报道，该化合物对 CH3 小鼠纤维肉瘤肺微转移灶具有保护作用 [164]。与动物实验结果相似，对 WR-2721 的临床研究显示，对皮肤、黏膜、膀胱和骨盆结构的中重度晚期反应有保护作用 [165]。此外，RTOG 还进行了Ⅲ期随机临床试验，发现阿米福汀减少了头颈部肿瘤患者放射治疗所致的口干，并且不影响肿瘤的控制 [166]。尽管得到上述很有前景的结果，但阿米福汀等放射防护剂的使用并没有得到广泛认可。美国进行的阿米福汀毒理试验表明，其主要剂量限制毒性为低血压，与其他不良反应（如打喷嚏、嗜睡）一起限制了阿米福汀的临床应用剂量，该剂量要低于阿米福汀产生最大防护作用所需的剂量。最后，随着精确放射治疗技术的进展（如调强放射治疗、立体定向放射治疗），同时治疗体积也在不断缩小，均使周围正常组织（如头颈部肿瘤患者的腮腺）的损伤逐渐减少，进一步限制了上述具有潜在毒性的放射保护剂的使用。

（二）手术与放射治疗联合应用的机制

将手术和放射治疗联用的三个最重要且相互关联的目标是：①减少手术切除的范围和所需的放射治疗剂量；②与单纯根治性手术或根治性放射治疗相比，保持或提高肿瘤控制率；③在不降低疗效的情况下，获得更好的美容效果和功能保全。保守手术切除大体肿瘤，而根治性手术切

除范围通常所有亚临床病灶可疑侵犯的组织。如果单纯手术治疗，为了获得足够的局部区域控制率，影像学可见肿块的切除边缘必须相应扩大到足以包括所有显微镜下显示的病变累及范围。亚临床病灶扩大切除的代价是牺牲更大的功能和（或）美容效果。而单纯放射治疗也是如此。根治性或高剂量放射治疗需要消灭原发肿瘤的所有细胞，而中等剂量的放射治疗足以杀灭周围正常组织中的微小浸润。因此，将中等剂量的放射治疗与保守性手术相结合的疗效可以媲美创伤更大的根治性切除手术。乳腺癌的治疗是手术联合放射治疗策略的最好例证，早期乳腺癌患者行保乳术（替代乳腺癌根治术）联合中等剂量的全乳放射治疗，可以消除残留的微小病灶。多个随机对照试验（如 NSABP B-06 研究和米兰研究）已经证实该联合治疗策略无论是在局部区域控制还是总生存方面均不劣于根治性手术，并且在器官保存和美容方面更具优势 [167, 168]。计划性放射治疗和手术联合治疗妇科恶性肿瘤、膀胱癌、直肠癌、脑肿瘤、肉瘤等其他部位的肿瘤也非常成功。

放射治疗联合手术治疗的具体策略取决于解剖部位的局部情况。因此，放射治疗可在术前、术后或术中给予。术前放射治疗具有以下优点，因此有时可能是某些肿瘤类型的首选。

1. 通过制定全面的治疗计划促进外科医生和放射肿瘤学家之间的紧密协作。

2. 术前放射治疗只包括临床检查和影像学发现的明确或可疑受累的区域，而术后放射治疗必须包括肿瘤床，以及手术过程中所处理的所有组织；其结果是，在大多数情况下，术后放射治疗需要更大的治疗范围，潜在毒性增加。

3. 术前治疗有效的某些肿瘤，可允许更保守、致残率更低的手术切除。

4. 术前放射治疗剂量（50Gy）足以消灭几乎所有的肿瘤镜下浸润，可降低手术操作导致的肿瘤种植发生率。

5. 放射治疗开始时没有延迟；术后伤口愈合的问题可能会延迟放射的开始，使残余肿瘤细胞生长、造成肿瘤局部复发。

6. 术前放射治疗时肿瘤的血管系统完整；手术可破坏肿瘤部位的血管系统，造成乏氧状态，降低放射治疗对肿瘤的杀伤作用。

术前放射治疗的主要缺点是在手术后创面愈合困难。此外，术后放射治疗的优点是可以对整个手术标本进行分析，并确定组织学分级和微浸润模式。

已有多项实验评估在不同肿瘤类型的小鼠模型，术前放射治疗联合器官保留或根治性手术治疗对比截肢术的效果。单次照射 8mm 纤维肉瘤（FSa Ⅱ）单纯放射治疗、放射治疗后局部切除，或整体切除三种治疗策略的剂量 – 效应曲线，见图 2–34A[169]。当放射治疗与手术结合时，剂量 – 效应曲线显著左移。而器官保留手术和根治性切除手术两者的剂量 – 效应曲线间移动非常小。图 2–34B 显示单纯放射治疗或放射治疗联合手术时的肢体切除长度与肿瘤控制概率间的关系。该实验显示，放射治疗结合局部切除与扩大切除相比，具有显著的优势。尽管这些实验很难成为代表临床研究的完美模型，但它们确实表明，联合疗法的治疗结果是在不改变肿瘤控制概率的基础上，降低了放射治疗剂量，也降低了治疗相关的毒性。

八、优化放射治疗的新方法

过去的几十年中，对于肿瘤发生发展的生物学机制有很多探索。分子生物学和癌症基因组学的飞速发展使得阐明驱动肿瘤细胞存活和生长的关键通路成为可能[170]。为探索增加放射治疗治疗比的新方法铺平了道路。

（一）抑制酶依赖信号通路增加放射治疗疗效

现在普遍认为在人类肿瘤中广泛存在激酶的异常活化。激酶异常激活促进许多恶性肿瘤的发生并加速其生长。这些肿瘤包括肺癌、白血病、头颈部肿瘤、乳腺癌、胶质瘤、恶性黑色素瘤等[171-175]。EGFR 是实体瘤中一个特殊的重要激

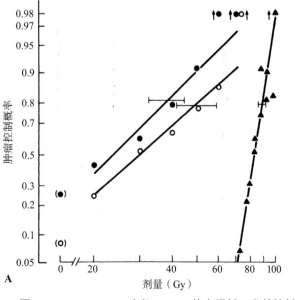

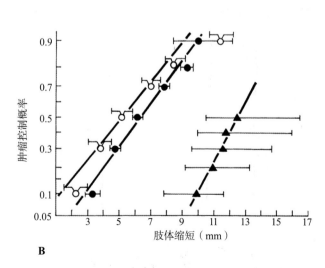

▲ 图 2–34　A. FSa Ⅱ、直径 8mm、单次照射；术前放射治疗或单纯放射治疗 8mm 肿瘤时的肿瘤控制与剂量关系；实心圆，在放射治疗后的 4d 进行根治性切除；空心圆，在放射治疗后的 4d 进行局部切除；用括号括起的空心圆，单纯局部切除；三角形，单纯放射治疗；95% CI 80% 的肿瘤控制水平；B. 8mm 肿瘤的肿瘤控制与肢体缩短，三种不同的治疗方案，如 A 所示

酶，受体酪氨酸激酶 ERB 家族成员之一。EGFR 在前文中已被提及，是影响放射敏感性的因素之一。在非小细胞肺癌、成胶质细胞瘤、头颈部鳞癌等许多肿瘤中都存在 EGFR 突变、扩增或异常激活。EGFR 激活导致 PI3K，RAS/MEK 和 STAT3 通路的激活，最终导致肿瘤细胞生长加速。许多肿瘤对 EGFR 信号 "成瘾"，因此抑制 EGFR 可抑制 EGFR 突变肿瘤的生长、导致细胞死亡[176]。因为肿瘤生长依赖 EGFR 信号的激活，许多针对 EGFR 的靶向抗肿瘤药被研发。这些药物包括吉非替尼和厄洛替尼等小分子抑制药，以及西妥昔单抗等 EGFR 单克隆抗体。厄洛替尼成功用于治疗 EFGR 突变的非小细胞肺癌，尽管最终会发生耐药，因此单药治疗的患者几乎最终都会发生肿瘤复发[177, 178]。EGFR 抑制药及放射治疗的联合相比单纯放射治疗可以提高肿瘤的控制率。在临床前模型，EGFR 的过度激活可增加肿瘤细胞的辐射抗性[99]。通过体内和体外模型发现，放射治疗与 EGFR 抑制药联合显著增加了放射敏感性和细胞杀伤能力[179]。Chinnaiyan 等发现与放射治疗联用时厄洛替尼显著增加放射治疗的敏感性。厄洛替尼可以在多个水平上增加放射敏感性，通过调节细胞周期的进程，凋亡和 DNA 修复等进程[180]。在临床前实验中 EGFR 抑制药和放射治疗表现出的强协同作用，因此进行了很多临床试验研究这两种方式联合对肿瘤的

疗效。最为重要的一项研究是 Bonner 等将 211 例晚期头颈部鳞癌患者随机分组接受放射治疗或放射治疗联合西妥昔单抗治疗。中位随访 54 个月后，联合治疗组的中位局部区域控制时间为 24.4 个月，而单纯放射治疗组仅有 14.9 个月（P=0.005）。联合治疗组的中位生存时间为 49 个月，单纯放射治疗组的中位生存时间为 29.3 个月（P=0.03）（图 2-35），因此得出结论：西妥昔单抗联合放射治疗可提高局部区域控制率并降低死亡率[181]。目前，许多关于 EGFR 抑制药联合放射治疗治疗其他肿瘤的临床研究正在进行。这些研究将会阐明 EGFR 抑制药与放射治疗联合的临床应用价值。

除了 EGFR，其他激酶也有希望成为靶向药与放射治疗联合的靶点。许多研究尚处于临床前研究或早 I 期临床研究阶段。PIK3CA 是脂质激酶，在多种肿瘤中经常发生突变和激活[182]。PIK3CA 和其他 PI3K 的突变导致 AKT 和 mTOR 通路异常激活，进而促进细胞生长。PIK3CA 是所有人类肿瘤中最常见的突变基因之一。一些新的 PI3K 抑制药有望成为抗肿瘤新药。Gupta 等发现 PI3K 抑制药与放射治疗联合显著提高了放射敏感性[183]。Fokas 等同样发现 PI3K/mTOR 双通路抑制药可增强射线对肿瘤和内皮细胞的细胞杀伤作用[184]。正在进行的临床研究将揭示 PI3K 抑制药联合放射治疗的临床应用价值。

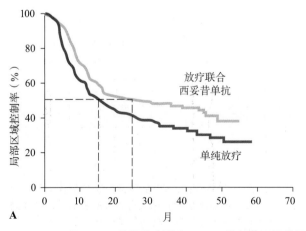

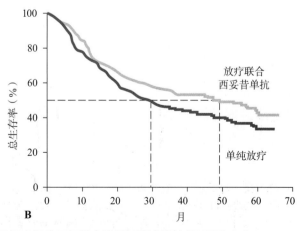

▲ 图 2-35 放射治疗联合 EGFR 抑制药可显著提高局部晚期头颈部鳞癌的局部区域控制率和总生存率

（二）调节凋亡增加肿瘤细胞杀伤或保护正常组织

如前文总结，抑癌基因 p53 在 G_1 期阻滞和 DNA 损伤诱导凋亡中起重要作用[71]。细胞凋亡对辐射诱导克隆源性丢失的最终重要性还有待进一步阐明。根据最初的观察，没有野生型 p53 功能的细胞不会发生 G_1 期阻滞[185]，因此预计有突变或无 p53 的细胞因在 DNA 修复之前进行复制而对放射治疗敏感[186]。虽然有少数研究发现野生型 p53 功能丧失与放射治疗敏感性增加有关，但大多数文献都显示野生型 p53 缺失不影响或增加辐射抵抗[187]。通过对造血细胞[73, 188]和转化成纤维细胞[189]的研究，发现耐受性增加的原因主要是由于辐射诱导的细胞凋亡缺失。有趣的是，经人乳头瘤病毒 E6 蛋白永生化的人类尿路上皮细胞具有较低的或不可检测的 p53，且未发现辐射诱导的细胞凋亡；而其 E7 永生化细胞具有野生型 p53，在暴露于电离辐射后则发生凋亡[190]。后一项研究尤其耐人寻味，因为作者认为尽管细胞凋亡水平存在差异，但通过台盼蓝拒染实验观察到正常的 E6 和 E7- 永生化细胞生存相似。这表明功能性 p53 蛋白表达可能会改变细胞死亡的模式，但并不能改变照射后细胞死亡的最终数量。该可能性导致以下疑问：仅用细胞凋亡水平而非克隆源性生存作为辐射暴露的终点事件是否合理？

放射治疗后细胞凋亡的临床意义尚不清楚。最初，通过小鼠实验表明，照射前凋亡水平升高可增加辐射诱导凋亡，延长肿瘤生长延迟，并降低 TCD_{50}。有实验研究照射前凋亡指数是否能预测患者肿瘤对放射治疗的反应。目前的数据表明，这种关系是具有高度肿瘤类型和环境特异性的，但通常认为在放射治疗后发生凋亡的倾向并不能预测临床结果。宫颈癌和膀胱移行细胞癌的两项研究得出以下结论：疗前活检样本的凋亡水平越高，对放射治疗的反应越好[191, 192]。但其他研究得到相反的结论：疗前活检样本中凋亡水平高于中位数的患者，生存率更差[193]。由于数据相互矛盾缺乏共识，凋亡潜能目前还不能作为放射治疗疗效的预测因子。

细胞凋亡与放射治疗之间关系的差异，可能部分是由于不同类型的细胞受照后引起细胞死亡的机制不同造成的。造血细胞在放射治疗之后凋亡，但其他类型的细胞，如上皮细胞或胶质细胞，在放射治疗后不一定会发生典型的细胞凋亡。如上所述，照射后的上皮细胞更易发生分裂后死亡[15]。在分子水平上，有丝分裂引发的细胞死亡（有时被称为"有丝分裂灾难"）和细胞凋亡的区别有时并不清楚。在某些细胞中，基因毒性药物介导的有丝分裂灾难的机制依赖于胱天蛋白酶（含半胱氨酸的天冬氨酸蛋白水解酶），而另一些细胞的有丝分裂灾难则独立于胱天蛋白酶[27, 194]。在其他类型的细胞中，这两种类型的事件均可能发生。由于这些重叠的分子机制，非造血细胞程序性死亡的倾向并不能很好地预测它们对放射治疗的反应。

当考虑到细胞凋亡与癌症放射治疗的相关性时，许多问题仍然存在。有一些被认为不会在照射后发生细胞凋亡的肿瘤类型是否实际上存在凋亡现象，只是需要更长的时间？迟发性凋亡的增殖细胞是否会在辐射暴露和发生细胞凋亡之间进行一次或多次分裂？这些细胞是否会通过一个或多个细胞周期形成持续存在的病灶？还是通过复制受损 DNA 形成病变？或二者皆有？增殖细胞是否比静止细胞更易被辐射诱导凋亡吗？或反之亦然？

RTOG 的临床研究例证了这些问题的潜在意义。在一项随机前瞻性试验中（RTOG 86-10），结果显示在晚期前列腺癌患者中，联合雄激素剥夺内分泌治疗和放射治疗可提高控制率和疾病专项死亡[195]。欧洲一项联合雄激素剥夺联合根治性放射治疗治疗晚期前列腺癌的随机试验也得到类似的结果[196, 197]。有充分的证据表明，雄激素剥夺会导致正常前列腺组织的凋亡，而在辐射暴露后，前列腺肿瘤细胞也会发生凋亡[198-200]。通过对 RTOG 86-10 研究入组患者的组织标本检测 BCL2 和 BAX（两个关键的凋亡决定因子）的水平发现，两者的表达水平与临床疗效没有明显的相关性[201]。但发现凋亡家族的成员之一——存活蛋白（survivin），与临床疗效和前列腺癌专项生存相关[202]。然而，存活蛋白不仅调节细胞凋亡，还控制细胞骨架动力学和有丝分裂检查点，这表明，放射治疗联合内分泌治疗临床疗效的决定因素很可能除了程序性细胞死亡以外，还包括许多其他生物学过程。

尽管在不同肿瘤类型中，发生典型细胞凋亡的倾向不一定是一个很好的预测放射治疗疗效的指标，但至少在某些肿瘤细胞中，直接调控凋亡过程能改变对射线的反应。有研究尝试通过使用小分子来提高肿瘤的辐射诱导细胞凋亡。Moretti 等发现，一种泛 BCL2 抑制药可显著增加非小细胞肺癌的放射敏感性[203]。内分泌治疗可能在某些肿瘤中有作用，或者可能在个体肿瘤中的某些细胞亚群有作用。并且内分泌治疗可改变正常组织的凋亡水平，与放射治疗联用，可以保护正常组织降低损伤而获益，但获得更多的辐射诱导细胞凋亡生物学信息，在新方案的设计十分重要。

Fuks 等发现碱性成纤维细胞生长因子（bFGF）可以保护肺组织免受凋亡介导的辐射诱导损伤[204]。如上所述，临床上的另一种方法是使用保护剂，如阿米福汀（一种有机硫磷酸酯类药物），在体内转化为 WR-1065，一种细胞保护的硫醇物质[166, 205]。阿米福汀被认为有助于减小辐射损伤，部分原因是防止细胞凋亡以及其他形式的 DNA 损伤诱导的细胞死亡[206]。了解辐射诱导细胞凋亡的机制将变得越来越重要。对这些机制的复杂性进行研究表明，了解经典的胱天蛋白酶介导事件之外的其他机制也非常重要。例如已有研究报道：通过神经酰胺和神经磷脂酶的膜信号传导，可以发挥关键性作用[207, 208]。神经酰

胺通路在调节辐射诱导凋亡中的相对作用，是否依赖于照射剂量和细胞类型仍是问题[209]。

另一个影响因素是细胞受照实验是在体还是离体条件下进行。迄今发表的研究结果表明，在体内实验中被照射的细胞比在体外实验中的照射的细胞发生凋亡要快得多。这种差异受肿瘤微环境中细胞因子、激素和低氧水平等环境因素的影响。

（三）抗血管生成靶向治疗

肿瘤长期以来被认为富含血管。事实上，肿瘤血管增生最初被认为是原有血管炎性扩张的结果，这是对肿瘤产生的代谢物和坏死产物的反应，对肿瘤无益。随后，肿瘤的生长和转移依赖于血管生成，而肿瘤细胞释放的化学信号，如血管内皮生长因子（VEGF）[210, 211]，可以使静止的内皮细胞转化到快速生长阶段。肿瘤细胞的 VEGF 可以启动和促进肿瘤毛细血管的生长。尽管最初并没有被广泛接受，血管生成在癌症和其他疾病（如黄斑变性）中的地位和作用现在已得到肯定[212, 213]。

大多数人类肿瘤在没有新生血管的情况下会在数月甚至数年的时间里保持原位而不发生转移。当促进血管生成表型的基因开关被打开时，肿瘤细胞的亚群会被"血管化"。在血管生成之前，肿瘤直径很少超过 2～3mm，可能包含有大约 100 万个细胞。这种无症状的病变通常在临床上是无法检测到的，尽管有些在皮肤表面、子宫颈表面或膀胱可以看到。生成血管之前肿瘤或休眠微转移灶中的细胞可以像外侵、血管化肿瘤中的细胞一样快速复制，但如果没有新血管的生长，这些细胞的增殖速度就与死亡速度很快达到平衡。如果没有肿瘤新生血管，肿瘤中缺乏血管的细胞就会死亡形成坏死（图 2-36）[36]。这是因为足够的氧气和营养物质能够扩散的距离有限，而且肿瘤中心的间质压力升高。

新血管生成表型的转化涉及微血管生长的正

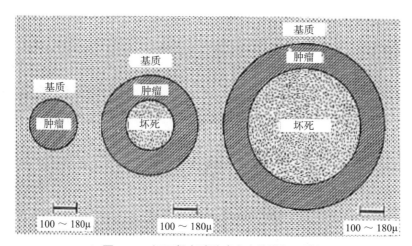

▲ 图 2-36 坏死程度随肿瘤大小的增加而增加

Thomlinson 和 Gray 发现，半径＜ 160mm 的小肿瘤没有坏死；随着肿瘤体积的增大，坏死体积增大（引自 Thomlinson 和 Gray 1955[36]，经 Nature Publishing Group 许可转载）

负调控因子之间的局部平衡被打破。肿瘤细胞可能过度表达血管生成的一种或多种促血管生成因子、从细胞外基质中动员一种血管生成蛋白、招募巨噬细胞等宿主细胞（产生自己的血管生成蛋白），或者是这些过程的组合。除了 VEGF，在肿瘤中发现的一些常见的促血管生成蛋白，由肿瘤细胞自身、肿瘤基质或通过肿瘤微环境中招募的细胞三种途径产生。FGF 家族成员与肿瘤血管生成密切相关。FGF 家族包括至少 22 个已知成员，其中酸性 FGF（aFGF）和碱性 FGF（bFGF）被研究得最为透彻 [214]。碱性 FGF 是第一个从肿瘤中分离和提纯的血管生成蛋白（1982 年），紧接着是 aFGF[215, 216]。酸性和碱性的 FGF 刺激内皮细胞有丝分裂和迁移，是体内非常有效的血管生成蛋白。许多不同类型的肿瘤均发现 FGF 升高 [217]。血管生成素是另一种促血管生成的分泌因子。血管生成素 –1 促进肿瘤血管的生长，与 VEGF 类似。血管生成素 –1 是一种 70kD 的配体，与内皮细胞表达的特异性酪氨酸激酶 Tie2（或 Tek）结合，与 VEGF 相反，它不是直接的内皮细胞促分裂因子。相反，它诱导内皮细胞募集周细胞和平滑肌细胞组成血管壁，促进血管成熟和分布扩大。这些激活血管生成的因子可以发挥协同作用，特别是 VEGF 和 bFGF。

血管生成因子的上调本身并不足以使肿瘤生成血管。某些负调控因子或血管生长抑制药也必须下调。内源性抑制药通常可以保护血管内皮不受促有丝分裂刺激的影响。这些蛋白包括内皮抑素（endostatin）、肿瘤抑素（tumstatin）和血小板反应蛋白 –1（thrombospondin–1）。目前进行了很多使用这些分子进行抗癌治疗的尝试，疗效并不一致。事实上，一个 70kg 成人体内有超过 1 万亿个内皮细胞排列在血管内壁，覆盖面积约 1000m^2。这些正常情况下处于静止期的细胞其更新时间可以超过 1000 天。然而在血管生成过程中，毛细血管内皮细胞的增殖速度与骨髓细胞一样快，平均更新时间为 5 天。这一巨大差异的基础是基于内源性促血管生成和抗血管生成因子的相对活化。在肿瘤中，这种血管生成的开关被破坏，导致有利于生成毛细血管的环境。

新生血管促进肿瘤进展已被公认。新的肿瘤血管生成使肿瘤生长和转移成为可能，而血管生成转化为新生血管通常预示着临床症状的出现。大多数肿瘤只有在新生血管形成后才会出现症状并于临床确诊。但应该指出的是，血管生成表型的变化并不总是导致肿瘤快速增殖。例如，在转移过程中，血管生成可能受到局部抑制因子的抑制。成功地将远端部位重塑为适合转移的宿主部位，往往需要改变微环境，以使新生血管形成[218]。此外，远处转移灶的血管生成可能受被原发肿瘤释放的循环抑制因子抑制，可能只有在切除原发肿瘤后才会显现。此外，还存在外周循环骨髓源性单核细胞，有潜能形成适宜转移的环境或瘤床。相对于局部因素，促进血管生长的循环因子重要性尚需明确，并且在不同类型肿瘤中的作用可能不同。

在过去的 10 年中，研发了一些新的抗肿瘤血管生成的靶向药物。目前使用最广泛的是贝伐珠单抗（Bevacizumab），一种能抑制 VEGF-A 的人源化单克隆抗体。贝伐珠单抗是美国第一个上市的血管生成抑制药。它被批准用于某些转移性癌症，如结肠癌和肺癌，以及多形性成胶质细胞瘤[219, 220]。贝伐珠单抗可结合并阻断在肿瘤血管生成和维持过程中所需要的 VEGF。输注贝伐珠单抗可降低肿瘤灌注、肿瘤血管体积、微血管密度、组织间隙液压及存活的循环内皮细胞的数量[221]。矛盾的是，新血管化逐渐降低了进入肿瘤的化学治疗药物及血液向肿瘤输送的氧浓度。肿瘤的血供并没有过快增长，反而出现血供降低。当肿瘤在临床上可被发现时，肿瘤内的渗漏血管增加间质压力，而肿瘤内淋巴管相对缺乏，会导致血管受压，最终导致中央坏死。抗 VEGF 治疗可破坏肿瘤中不成熟的无功能血管，恢复血管的"正常化"，使剩余成熟血管提供更好的血流；这增加了肿瘤细胞对血液携带的分子的暴露，包括化学治疗药物和氧气[221]。除了贝伐珠单抗外，还有多种在临床使用或处于不同的发展阶段的其他抗血管生成化合物。值得注意的是激酶抑制药舒尼替尼（Sunitinib）和索拉非尼（Sorafenib），它们都是 VEGF 受体激酶活性抑制药。它们的作用机制通过阻止 VEGF 受体信号传导抑制肿瘤血管生成[222]。目前，舒尼替尼和索拉非尼已被批准用于治疗肾癌。

目前，人们对血管生成抑制药和放射治疗的联合治疗策略表示了明显的兴趣，以取得更好的肿瘤控制，目前贝伐珠单抗在这方面得到最广泛的关注。贝伐珠单抗放射治疗期间阻断血管生成，显著提高了实验模型系统的辐照效果[223]。贝伐珠单抗的作用机制推测为其带来血管"正常化"，通过降低肿瘤乏氧来提高放射治疗的疗效[221]。一些早期临床试验表明，这种联合疗法可以改善临床疗效，尽管最终的Ⅲ期临床试验仍在进行中。来自不同类型肿瘤的数据均显示，贝伐珠单抗联合放射治疗可能改善疗效，包括局部晚期直肠癌[224]、胶质母细胞瘤[225, 226]、头颈部鳞癌[227]，以及其他一些恶性肿瘤。最初的证据表明，抗血管生成化合物和放射治疗的结合至少在某些癌症可以获得更高的临床完全缓解率。更广泛的临床使用这种联合治疗策略尚需等待更有力的随机试验证据和长期疗效数据的支持。

九、结论

细胞、组织和整个生物体对电离辐射应答的复杂性是显而易见的。这些反应中的哪一种可以提供最佳机会来改善射线对癌症的治疗效果，或减少其对正常组织的损伤，仍然是放射生物学研究的关键挑战。

参考文献

[1] Singh,] N.P., McCoy, M.T., Tice, R.R., Schneider, E.L. (1988) A simple technique for quantitation of low levels of DNA damage in individual cells. *Exp. Cell Res.*, 175 (1), 184–191.

[1a] Hall, E.J. (2000) Radiobiology for the Radiologist, 5th edition. Lippincott, Williams and Wilkins.

[2] Ward, J.F. (1985) Biochemistry of DNA lesions. *Radiat. Res. Suppl.*, 8, S103–S111.

[3] Bristow, R.G., Hardy, P.A., Hill, R.P. (1990) Comparison between in vitro radiosensitivity and in vivo radioresponse of murine tumor cell lines. I: Parameters of in vitro radiosensitivity and endogenous cellular glutathione levels. *Int. J. Radiat. Oncol. Biol. Phys.*, 18 (1), 133–145.

[4] Vos, O., van der Schans, G.P., Roos-Verheij, W.S. (1986) Reduction of intracellular glutathione content and radiosensitivity. *Int. J. Radiat. Biol. Relat. Stud. Phys. Chem. Med.*, 50 (1), 155–165.

[5] Rajab, N.F., McKenna, D.J., Diamond, J., Williamson, K., *et al.* (2006) Prediction of radiosensitivity in human bladder cell lines using nuclear chromatin phenotype. *Cytometry A*, 69 (10),

1077–1085.

[6] Ball, A.R., Jr, Yokomori, K. (2011) Damage site chromatin: open or closed? *Curr. Opinion Cell Biol.*, 23 (3), 277–283.

[7] Miller, K.M., Jackson, S.P. (2012) Histone marks: repairing DNA breaks within the context of chromatin. *Biochem. Soc. Trans.*, 40 (2), 370–376.

[8] Powell, S.N., Kachnic, L.A. (2008) Therapeutic exploitation of tumor cell defects in homologous recombination. *Anti-cancer Agents Med. Chem.*, 8 (4), 448–460.

[9] Lee, J.H., Paull, T.T. (2005) ATM activation by DNA double-strand breaks through the Mre11-Rad50-Nbs1 complex. *Science*, 308 (5721), 551–554.

[10] Lee, J.H., Paull, T.T. (2004) Direct activation of the ATM protein kinase by the Mre11/Rad50/Nbs1 complex. *Science*, 304 (5667), 93–96.

[11] Bakkenist, C.J., Kastan, M.B. (2003) DNA damage activates ATM through intermolecular autophosphorylation and dimer dissociation. *Nature*, 421 (6922), 499–506.

[12] Sartori, A.A., Lukas, C., Coates, J., Mistrik, M., *et al.* (2007) Human CtIP promotes DNA end resection. *Nature*, 450 (7169), 509–514.

[13] Yun, M.H., Hiom, K. (2009) CtIP-BRCA1 modulates the choice of DNA double-strand-break repair pathway throughout the cell cycle. *Nature*, 459 (7245), 460–463.

[14] Terasima, T., Ohara, H. (1968) Chromosome aberration and mitotic death in x-irradiated HeLa cells. *Mutat. Res.*, 5 (1), 195–197.

[15] Chan, T.A., Hermeking, H., Lengauer, C., Kinzler, K.W., Vogelstein, B. (1999) 14-3-3Sigma is required to prevent mitotic catastrophe after DNA damage. *Nature*, 401 (6753), 616–620.

[16] Fragkos, M., Beard, P. (2011) Mitotic catastrophe occurs in the absence of apoptosis in p53-null cells with a defective G1 checkpoint. *PloS ONE*, 6 (8), e22946.

[17] Galluzzi, L., Vitale, I., Abrams, J.M., Alnemri, E.S., *et al.* (2011) Molecular definitions of cell death subroutines: recommendations of the Nomenclature Committee on Cell Death 2012. *Cell Death Differ.*, 19 (1), 107–120.

[18] Mir, S.E., DeWitt Hamer, P.C., Krawczyk, P.M., Balaj, L., *et al.* (2010) In silico analysis of kinase expression identifies WEE1 as a gatekeeper against mitotic catastrophe in glioblastoma. *Cancer Cell*, 18 (3), 244–257.

[19] Nagata, S. (2000) Apoptotic DNA fragmentation. *Exp. Cell Res.*, 256 (1), 12–18.

[20] Nagata, S. (2002) Breakdown of chromosomal DNA. *Cornea*, 21 (2 Suppl.1), S2–S6.

[21] Itoh, N., Yonehara, S., Ishii, A., Yonehara, M., *et al.* (1991) The polypeptide encoded by the cDNA for human cell surface antigen Fas can mediate apoptosis. *Cell*, 66 (2), 233–243.

[22] Wong, G.H., Goeddel, D.V. (1994) Fas antigen and p55 TNF receptor signal apoptosis through distinct pathways. *J. Immunol.*, 152 (4), 1751–1755.

[23] Wajant, H. (2002) The Fas signaling pathway: more than a paradigm. *Science*, 296 (5573), 1635–1636.

[24] Li, P., Nijhawan, D., Budihardjo, I., Srinivasula, S.M., *et al.* (1997) Cytochrome c and dATP-dependent formation of Apaf-1/caspase-9 complex initiates an apoptotic protease cascade. *Cell*, 91 (4), 479–489.

[25] Danial, N.N., Korsmeyer, S.J. (2004) Cell death: critical control points. *Cell*, 116 (2), 205–219.

[26] Chan, Y.W., Chen, Y., Poon, R.Y. (2009) Generation of an indestructible cyclin B1 by caspase-6-dependent cleavage during mitotic catastrophe. *Oncogene*, 28 (2), 170–183.

[27] Mansilla, S., Priebe, W., Portugal, J. (2006) Mitotic catastrophe results in cell death by caspase-dependent and caspase-independent mechanisms. *Cell Cycle*, 5 (1), 53–60.

[28] Gray, L.H., Conger, A.D., Ebert, M., Hornsey, S., Scott, O.C.

(1953) The concentration of oxygen dissolved in tissues at the time of irradiation as a factor in radiotherapy. *Br. J. Radiol.*, 26 (312), 638–648.

[29] Frankenberg-Schwager, M., Frankenberg, D., Harbich, R., Beckonert, S. (1994) Evidence against the 'oxygen-in-the-track' hypothesis as an explanation for the radiobiological low oxygen enhancement ratio at high linear energy transfer radiation. *Radiat. Environ. Biophys.*, 33 (1), 1–8.

[30] Wenzl, T., Wilkens, J.J. (2011) Modelling of the oxygen enhancement ratio for ion beam radiation therapy. *Phys. Med. Biol.*, 56 (11), 3251–3268.

[31] Guyton, A.C. (1976) *Textbook of Medical Physiology*, p. 545.

[32] Ling, C.C., Michaels, H.B., Gerweck, L.E., Epp, E.R., Peterson, E.C. (1981) Oxygen sensitization of mammalian cells under different irradiation conditions. *Radiat. Res.*, 86 (2), 325–340.

[33] Revesz, L., Palcic, B. (1985) Radiation dose dependence of the sensitization by oxygen and oxygen mimic sensitizers. *Acta Radiol. Oncol.*, 24 (3), 209–217.

[34] Taylor, Y.C., Brown, J.M. (1987) Radiosensitization in multifraction schedules. I. Evidence for an extremely low oxygen enhancement ratio. *Radiat. Res.*, 112 (1), 124–133.

[35] Dasu, A., Denekamp, J. (1998) New insights into factors influencing the clinically relevant oxygen enhancement ratio. *Radiother. Oncol.*, 46 (3), 269–277.

[36] Thomlinson, R.H., Gray, L.H. (1955) The histological structure of some human lung cancers and the possible implications for radiotherapy. *Br. J. Cancer*, 9 (4), 539–549.

[37] Brizel, D.M., Rosner, G.L., Harrelson, J., Prosnitz, L.R., Dewhirst, M.W. (1994) Pretreatment oxygenation profiles of human soft tissue sarcomas. *Int. J. Radiat. Oncol. Biol. Phys.*, 30 (3), 635–642.

[38] Movsas, B., Chapman, J.D., Horwitz, E.M., Pinover, W.H., *et al.* (1999) Hypoxic regions exist in human prostate carcinoma. *Urology*, 53 (1), 11–18.

[39] Movsas, B., Chapman, J.D., Hanlon, A.L., Horwitz, E.M., *et al.* (2001) Hypoxia in human prostate carcinoma: an Eppendorf PO2 study. *Am. J. Clin. Oncol.*, 24 (5), 458–461.

[40] Powers, W.E., Tolmach, L.J. (1963) A multicomponent x-ray survival curve for mouse lymphosarcoma cells irradiated in vivo. *Nature*, 197, 710–711.

[41] Hockel, M., Knoop, C., Schlenger, K., Vorndran, B., *et al.* Intratumoral pO2 predicts survival in advanced cancer of the uterine cervix. *Radiother. Oncol.*, 26 (1), 45–50.

[42] Graeber, T.G., Peterson, J.F., Tsai, M., Monica, K., Fornace, A.J., Jr, Giaccia, A.J. (1994) Hypoxia induces accumulation of p53 protein, but activation of a G1-phase checkpoint by low-oxygen conditions is independent of p53 status. *Mol. Cell. Biol.*, 14 (9), 6264–6277.

[43] Graeber, T.G., Osmanian, C., Jacks, T., Housman, D.E., *et al.* (196) Hypoxia-mediated selection of cells with diminished apoptotic potential in solid tumours. *Nature*, 379 (6560), 88–91.

[44] Chi, J.T., Wang, Z., Nuyten, D.S., Rodriguez, E.H., *et al.* (2006) Gene expression programs in response to hypoxia: cell type specificity and prognostic significance in human cancers. *PLoS Med.*, 3 (3), e47.

[45] Wang, G.L., Semenza, G.L. (1993) General involvement of hypoxia-inducible factor 1 in transcriptional response to hypoxia. *Proc. Natl Acad. Sci. USA*, 90 (9), 4304–4308.

[46] Wang, G.L., Semenza, G.L. (1993) Characterization of hypoxia-inducible factor 1 and regulation of DNA binding activity by hypoxia. *J. Biol. Chem.*, 268 (29), 21513–21518.

[47] Semenza, G.L. (2011) Oxygen sensing, homeostasis, and disease. *N. Engl. J. Med.*, 365 (6), 537–547.

[48] van Malenstein, H., Gevaert, O., Libbrecht, L., Daemen, A., *et al.* (2010) A seven-gene set associated with chronic hypoxia

of prognostic importance in hepatocellular carcinoma. *Clin. Cancer Res.*, 16 (16), 4278–4288.

[49] Spiro, I.J., Kennedy, K.A., Stickler, R., Ling, C.C. (1985) Cellular and molecular repair of X-ray-induced damage: dependence on oxygen tension and nutritional status. *Radiat. Res.*, 101 (1), 144–155.

[50] Gupta, V., Rangala, N.S., Belli, J.A. (1986) Enhancement of radiation sensitivity by postradiation hypoxia. *Radiat. Res.*, 106 (1), 132–136.

[51] Suit, H., Urano, M. (1969) Repair of sublethal radiation injury in hypoxic cells of a C3H mouse mammary carcinoma. *Radiat. Res.*, 37 (2), 423–434.

[52] Brown, J.M. (1979) Evidence for acutely hypoxic cells in mouse tumours, and a possible mechanism of reoxygenation. *Br. J. Radiol.*, 52 (620), 650–656.

[53] Jain, R.K. (1988) Determinants of tumor blood flow: a review. *Cancer Res.*, 48 (10), 2641–2658.

[54] Chang, Y.S., di Tomaso, E., McDonald, D.M., Jones, R., Jain, R.K., Munn, L.L. (2000) Mosaic blood vessels in tumors: frequency of cancer cells in contact with flowing blood. *Proc. Natl Acad. Sci. USA*, 97 (26), 14608–14613.

[55] Jain, R.K. (1998) Integrative pathophysiology of solid tumors: role in detection and treatment. *Cancer J. Sci. Am.*, 4 (Suppl. 1), S48–S57.

[56] van Putten, L.M. (1968) Tumour reoxygenation during fractionated radiotherapy; studies with a transplantable mouse osteosarcoma. *Eur. J. Cancer*, 4 (2), 172–182.

[57] Howard, A., Pelc, S.R. (1952) Synthesis of deoxyribonucleic acid in normal and irradiated cells in its relationship to chromosome breakage. *Heredity*, 6, 216.

[58] Masui, Y. (1996) A quest for cytoplasmic factors that control the cell cycle. *Prog. Cell Cycle Res.*, 2, 1–13.

[59] Smith, H.S., Pardee, A.B. (1970) Accumulation of a protein required for division during the cell cycle of *Escherichia coli*. *J. Bacteriol.*, 101 (3), 901–909.

[60] Hartwell, L.H. (1974) *Saccharomyces cerevisiae* cell cycle. *Bacteriol. Rev.*, 38 (2), 164–198.

[61] Nurse, P. (1975) Genetic control of cell size at cell division in yeast. *Nature*, 256 (5518), 547–551.

[62] Evans, T., Rosenthal, E.T., Youngblom, J., Distel, D., Hunt, T. (1983) Cyclin: a protein specified by maternal mRNA in sea urchin eggs that is destroyed at each cleavage division. *Cell*, 33 (2), 389–396.

[63] Murray, A.W., Solomon, M.J., Kirschner, M.W. (1989) The role of cyclin synthesis and degradation in the control of maturation promoting factor activity. *Nature*, 339 (6222), 280–286.

[64] Weinert, T.A., Hartwell, L.H. (1988) The RAD9 gene controls the cell cycle response to DNA damage in *Saccharomyces cerevisiae*. *Science*, 241 (4863), 317–322.

[65] Weinert, T., Hartwell, L. (1989) Control of G2 delay by the rad9 gene of *Saccharomyces cerevisiae*. *J. Cell Sci. Suppl.*, 12, 145–148.

[66] Xiong, Y., Hannon, G.J., Zhang, H., Casso, D., Kobayashi, R., Beach, D. (1993) p21 is a universal inhibitor of cyclin kinases. *Nature*, 366 (6456), 701–704.

[67] el-Deiry, W.S., Tokino, T., Velculescu, V.E., Levy, D.B., *et al.* (1993) WAF1, a potential mediator of p53 tumor suppression. *Cell*, 75 (4), 817–825.

[68] Hermeking, H., Lengauer, C., Polyak, K., He, T.C., *et al.* (1997) 14-3-3 sigma is a p53-regulated inhibitor of G2/M progression. *Mol. Cell*, 1 (1), 3–11.

[69] Peng, C.Y., Graves, P.R., Thoma, R.S., Wu, Z., *et al.* (1997) Mitotic and G2 checkpoint control: regulation of 14-3-3 protein binding by phosphorylation of Cdc25C on serine-216. *Science*, 277 (5331), 1501–1505.

[70] Graves, P.R., Lovly, C.M., Uy, G.L., Piwnica-Worms, H.

(2001) Localization of human Cdc25C is regulated both by nuclear export and 14-3-3 protein binding. *Oncogene*, 20 (15), 1839–1851.

[71] Vogelstein, B., Kinzler, K.W. (1992) p53 function and dysfunction. *Cell*, 70 (4), 523–526.

[72] Waldman, T., Kinzler, K.W., Vogelstein, B. (1995) p21 is necessary for the p53-mediated G1 arrest in human cancer cells. *Cancer Res.*, 55 (22), 5187–5190.

[73] Lowe, S.W., Schmitt, E.M., Smith, S.W., Osborne, B.A., Jacks, T. (1993) p53 is required for radiation-induced apoptosis in mouse thymocytes. *Nature*, 362 (6423), 847–879.

[74] Symonds, H., Krall, L., Remington, L., Saenz-Robles, M., *et al.* (1994) p53-dependent apoptosis suppresses tumor growth and progression in vivo. *Cell*, 78 (4), 703–711.

[75] Miyashita, T., Reed, J.C. (1995) Tumor suppressor p53 is a direct transcriptional activator of the human bax gene. *Cell*, 80 (2), 293–299.

[76] Yu, J., Wang, Z., Kinzler, K.W., Vogelstein, B., Zhang, L. (2003) PUMA mediates the apoptotic response to p53 in colorectal cancer cells. *Proc. Natl Acad. Sci. USA*, 100 (4), 1931–1936.

[77] Terasima, T., Tolmach, L.J. (1963) Variations in several responses of HeLa cells to x-irradiation during the division cycle. *Biophys. J.*, 3, 11–33.

[78] Terasima, T., Tolmach, L.J. (1961) Changes in x-ray sensitivity of HeLa cells during the division cycle. *Nature*, 190, 1210–1211.

[79] Sinclair, W.K. (1968) Cyclic x-ray responses in mammalian cells in vitro. *Radiat. Res.*, 33 (3), 620–643.

[80] Gray, J.W., Dolbeare, F., Pallavicini, M.G., Beisker, W., Waldman, F. (1986) Cell cycle analysis using flow cytometry. *Int. J. Radiat. Biol. Relat. Stud. Phys. Chem. Med.*, 49 (2), 237–255.

[81] Hall, E.J. (1972) Radiation dose-rate: a factor of importance in radiobiology and radiotherapy. *Br. J. Radiol.*, 45 (530), 81–97.

[82] Mitchell, J.B., Bedford, J.S., Bailey, S.M. (1979) Dose-rate effects in plateau-phase cultures of S3 HeLa and V79 cells. *Radiat. Res.*, 79 (3), 552–567.

[83] Mitchell, J.B., Bedford, J.S., Bailey, S.M. (1979) Dose-rate effects in mammalian cells in culture III. Comparison of cell killing and cell proliferation during continuous irradiation for six different cell lines. *Radiat. Res.*, 79 (3), 537–551.

[84] Mitchell, J.B., Bedord, J.S., Bailey, S.M. (1979) Dose-rate effects on the cell cycle and survival of S3 HeLa and V79 cells. *Radiat. Res.*, 79 (3), 520–536.

[85] Steel, G.G. (1991) The ESTRO Breur lecture. Cellular sensitivity to low dose-rate irradiation focuses the problem of tumour radioresistance. *Radiother. Oncol.*, 20 (2), 71–83.

[86] Bacq, Z., Alexander, P. (1961) *Fundamentals of Radiobiology*, 2nd edition. Pergamon Press, New York.

[87] Urano, M., Nesumi, N., Ando, K., Koike, S., Ohnuma, N. (1976) Repair of potentially lethal radiation damage in acute and chronically hypoxic tumor cells in vivo. *Radiology*, 118 (2), 447–451.

[88] Shipley, W.U., Stanley, J.A., Courtenay, V.D., Field, S.B. (1975) Repair of radiation damage in Lewis lung carcinoma cells following in situ treatment with fast neutrons and gamma-rays. *Cancer Res.*, 35 (4), 932–938.

[89] Raju, M.R., Bain, E., Carpenter, S.G., Jett, J., *et al.* (1980) Effects of argon ions on synchronized Chinese hamster cells. *Radiat. Res.*, 84 (1), 152–157.

[90] Barendsen, G.W. (1968) Res tumours and normal different linear energy, in *Current Research*, vol. 4 (ed. A. Howard), Amsterdam, p. 283.

[91] Field, S.B., Hornsey, S. (1974) Tissue, in *High LET Radiotherapy* (eds G.W. Barendsen *et al.*), Oxford, pp. 181–186.

[92] Deacon, J., Peckham, M.J., Steel, G.G. (1984) The radioresponsiveness of human tumours and the initial slope of the cell survival curve. *Radiother. Oncol.*, 2 (4), 317–323.

[93] Rofstad, E.K.,Wahl, A., Brustad, T. (1987) Radiation sensitivity in vitro of cells isolated from human tumor surgical specimens. *Cancer Res.*, 47 (1), 106–110.

[94] Brock,W.A., Baker, F.L., Peters, L.J. (1989) Radiosensitivity of human head and neck squamous cell carcinomas in primary culture and its potential as a predictive assay of tumor radiocurability. *Int. J. Radiat. Biol.*, 56 (5), 751–760.

[95] Ringstrom, E., Peters, E., Hasegawa, M., Posner, M., Liu, M., Kelsey, K.T. (2002) Human papillomavirus type 16 and squamous cell carcinoma of the head and neck. *Clin. Cancer Res.*, 8 (10), 3187–3192.

[96] Gubanova, E., Brown, B., Ivanov, S.V., Helleday, T., *et al.* (2012) Downregulation of SMG-1 in HPV-positive head and neck squamous cell carcinoma due to promoter hypermethylation correlates with improved survival. *Clin. Cancer Res.*, 18 (5), 1257–1267.

[97] Pang, E., Delic, N.C., Hong, A., Zhang, M., Rose, B.R., Lyons, J.G. (2011) Radiosensitization of oropharyngeal squamous cell carcinoma cells by human papillomavirus 16 oncoprotein E6 *I. *Int. J. Radiat, Oncol. Biol. Phys.*, 79 (3), 860–865.

[98] Akimoto, T., Hunter, N.R., Buchmiller, L., Mason, K., Ang, K.K., Milas, L. (1999) Inverse relationship between epidermal growth factor receptor expression and radiocurability of murine carcinomas. *Clin. Cancer Res.*, 5 (10), 2884–2890.

[99] Liang, K., Ang, K.K., Milas, L., Hunter, N., Fan, Z. (2003) The epidermal growth factor receptor mediates radioresistance. *Int. J. Radiat. Oncol. Biol. Phys.*, 57 (1), 246–254.

[100] El Kaffas, A., Tran,W., Czarnota, G.J. (2012) Vascular strategies for enhancing tumour response to radiation therapy. *Technol. Cancer Res. Treat.*, 11 (5), 421–432.

[101] Gorski, D.H., Mauceri, H.J., Salloum, R.M., Gately, S., *et al.* (1998) Potentiation of the antitumor effect of ionizing radiation by brief concomitant exposures to angiostatin. *Cancer Res.*, 58 (24), 5686–5689.

[102] Zips, D., Krause, M., Hessel, F.,Westphal, J., *et al.* (2003) Experimental study on different combination schedules of VEGF-receptor inhibitor PTK787/ZK222584 and fractionated irradiation. *Anticancer Res.*, 23 (5A), 3869–3876.

[103] Thomlinson, R.H. (1961) The oxygen effect in mammals. *Brookhaven Symp. Biol.*, 14, 204–219.

[104] Thomlinson, R.H. (1967) *Oxygen therapy - Biological considerations*. Camelot Press, London.

[105] Urano, M., Suit, H.D. (1971) Experimental evaluation of tumor bed effect for C3H mouse mammary carcinoma and for C3H mouse fibrosarcoma. *Radiat Res.*, 45 (1), 41–49.

[106] Milas, L., Ito, H., Hunter, N., Jones, S., Peters, L.J. (1986) Retardation of tumor growth in mice caused by radiation-induced injury of tumor bed stroma: dependency on tumor type. *Cancer Res.*, 46 (2), 723–727.

[107] Clarke, M.F., Dick, J.E., Dirks, P.B., Eaves, C.J., *et al.* (2006) Cancer stem cells – perspectives on current status and future directions: AACRWorkshop on cancer stem cells. *Cancer Res.*, 66 (19), 9339–9444.

[108] Suit, H.D. (1973) Radiation biology: A basis for radiotherapy, in *Textbook of Radiotherapy*, pp. 75–121.

[109] Suit, H.,Wette, R. (1966) Radiation dose fractionation and tumor control probability. *Radiat Res.*, 29 (2), 267–281.

[110] Suit, H.D., Shalek, R.J. (1963) Response of spontaneous mammary carcinoma of the C3H mouse to x irradiation given under conditions of local tissue anoxia. *J. Natl Cancer Inst.*, 31, 497–509.

[111] Suit, H.D. (1966) Response to x-irradiation of a tumour recurring after a TCD95 radiation dose. *Nature*, 211 (5052), 996–997.

[112] Suit, H.D., Maeda, M. (1967) Hyperbaric oxygen and radiobiology of a C3H mouse mammary carcinoma. *J. Natl Cancer Inst.*, 39 (4), 639–652.

[113] Ando, K., Koike, S., Ikehira, H., Hayata, I., Shikita, M., Yasukawa, M. (1985) Increased radiosensitivity of a recurrent murine fibrosarcoma following radiotherapy. *Jpn. J. Cancer Res.*, 76 (2), 99–103.

[114] Langendijk, J.A., Kasperts, N., Leemans, C.R., Doornaert, P., Slotman, B.J. (2006) A phase II study of primary reirradiation in squamous cell carcinoma of head and neck. *Radiother. Oncol.*, 78 (3), 306–312.

[115] Foley, E.J. (1953) Antigenic properties of methylcholanthrene-induced tumors in mice of the strain of origin. *Cancer Res.*, 13 (12), 835–837.

[116] Suit, H.D., Kastelan, A. (1970) Immunologic status of host and response of a methylcholanthrene-induced sarcoma to local x-irradiation. *Cancer*, 26 (1), 232–238.

[117] Withers, H.R. (1985) Biologic basis for altered fractionation schemes. *Cancer*, 55 (9 Suppl.), 2086–2095.

[118] Williams, M.V., Denekamp, J., Fowler, J.F. (1985) A review of alpha/beta ratios for experimental tumors: implications for clinical studies of altered fractionation. *Int. J. Radiat. Oncol. Biol. Phys.*, 11 (1), 87–96.

[119] Dorr,W., Hendry, J.H. (2001) Consequential late effects in normal tissues. *Radiother. Oncol.*, 61 (3), 223–231.

[120] Suit, H.D. (1984) Modification of radiation response. *Int. J. Radiat. Oncol. Biol. Phys.*, 10 (1), 101–108.

[121] Fowler, J.F. (1983) The second Klaas Breur memorial lecture. La Ronde – radiation sciences and medical radiology. *Radiother. Oncol.*, 1 (1), 1–22.

[122] Mueller-Klieser,W., Vaupel, P., Manz, R. (1983) Tumour oxygenation under normobaric and hyperbaric conditions. *Br. J. Radiol.*, 56 (668), 559–564.

[123] Moulder, J.E., Rockwell, S. (1984) Hypoxic fractions of solid tumors: experimental techniques, methods of analysis, and a survey of existing data. *Int. J. Radiat. Oncol. Biol. Phys.*, 10 (5), 695–712.

[124] Howes, A.E., Suit, H.D. (1974) The effect of time between fractions on the response of tumors to irradiation. *Radiat. Res.*, 57 (2), 342–348.

[125] Henk, J.M. (1986) Late results of a trial of hyperbaric oxygen and radiotherapy in head and neck cancer: a rationale for hypoxic cell sensitizers? *Int. J. Radiat. Oncol. Biol. Phys.*, 12 (8), 1339–1341.

[126] Bush, R.S., Jenkin, R.D., Allt,W.E., Beale, F.A., Bean, H., Dembo, A.J., Pringle, J.F. (1978) Definitive evidence for hypoxic cells influencing cure in cancer therapy. *Br. J. Cancer Suppl.*, 3, 302–306.

[127] Overgaard, J., Hansen, H.S., Overgaard, M., Bastholt, L., *et al.* (1998) A randomized double-blind phase III study of nimorazole as a hypoxic radiosensitizer of primary radiotherapy in supraglottic larynx and pharynx carcinoma. Results of the Danish Head and Neck Cancer Study (DAHANCA) Protocol 5-85. *Radiother. Oncol.*, 46 (2), 135–146.

[128] Overgaard, J., Horsman, M.R. (1996) Modification of hypoxia-induced radioresistance in tumors by the use of oxygen and sensitizers. *Semin. Radiat. Oncol.*, 6 (1), 10–21.

[129] Slevin, N.J., Hendry, J.H., Roberts, S.A., Agren-Cronqvist, A. (1992) The effect of increasing the treatment time beyond three weeks on the control of T2 and T3 laryngeal cancer using radiotherapy. *Radiother. Oncol.*, 24 (4), 215–220.

[130] Dale, R.G., Hendry, J.H., Jones, B., Robertson, A.G., Deehan, C., Sinclair, J.A. (2002) Practical methods for compensating for missed treatment days in radiotherapy, with particular reference to head and neck schedules. *Clin. Oncol. (R. Coll. Radiol.)*, 14 (5), 382–393.

[131] Bese, N.S., Hendry, J., Jeremic, B. (2007) Effects of prolongation of overall treatment time due to unplanned interruptions during radiotherapy of different tumor sites and practical methods for compensation. *Int. J. Radiat. Oncol. Biol. Phys.*, 68 (3), 654–661.

[132] Chen, S.W., Liang, J.A., Yang, S.N., Ko, H.L., Lin, F.J. (2003) The adverse effect of treatment prolongation in cervical cancer by high-dose-rate intracavitary brachytherapy. *Radiother. Oncol.*, 67 (1), 69–76.

[133] Pérez, C.A., Grigsby, P.W., Castro-Vita, H., Lockett, M.A. (1995) Carcinoma of the uterine cervix. I. Impact of prolongation of overall treatment time and timing of brachytherapy on outcome of radiation therapy. *Int. J. Radiat. Oncol. Biol. Phys.*, 32 (5), 1275–1288.

[134] Fowler, J.F. (1984) Fractionated radiation therapy after Strandqvist. *Acta Radiol. Oncol.*, 23 (4), 209–216.

[135] Wang, C.C. (1988) Local control of oropharyngeal carcinoma after two accelerated hyperfractionation radiation therapy schemes. *Int. J. Radiat. Oncol. Biol. Phys.*, 14 (6), 1143–1146.

[136] Garden, A.S., Morrison, W.H., Ang, K.K., Peters, L.J. (1995) Hyperfractionated radiation in the treatment of squamous cell carcinomas of the head and neck: a comparison of two fractionation schedules. *Int. J. Radiat. Oncol. Biol. Phys.*, 31 (3), 493–502.

[137] Horiot, J.C., Bontemps, P., van den Bogaert, W., Le Fur, R., *et al.* (1997) Accelerated fractionation (AF) compared to conventional fractionation (CF) improves loco-regional control in the radiotherapy of advanced head and neck cancers: results of the EORTC 22851 randomized trial. *Radiother. Oncol.*, 44 (2), 111–121.

[138] Begg, A.C., Hofland, I., Moonen, L., Bartelink, H., *et al.* (1990) The predictive value of cell kinetic measurements in a European trial of accelerated fractionation in advanced head and neck tumors: an interim report. *Int. J. Radiat. Oncol. Biol. Phys.*, 19 (6), 1449–1453.

[139] Turrisi, A.T., 3rd, Kim, K., Blum, R., Sause, W.T., *et al.* (1999) Twice-daily compared with once-daily thoracic radiotherapy in limited small-cell lung cancer treated concurrently with cisplatin and etoposide. *N. Engl. J. Med.*, 340 (4), 265–271.

[140] Fu, K.K., Pajak, T.F., Trotti, A., Jones, C.U., *et al.* (2000) A Radiation Therapy Oncology Group (RTOG) phase III randomized study to compare hyperfractionation and two variants of accelerated fractionation to standard fractionation radiotherapy for head and neck squamous cell carcinomas: first report of RTOG 9003. *Int. J. Radiat. Oncol. Biol. Phys.*, 48 (1), 7–16.

[141] Semrau, R., Mueller, R.P., Stuetzer, H., Staar, S., *et al.* (2006) Efficacy of intensified hyperfractionated and accelerated radiotherapy and concurrent chemotherapy with carboplatin and 5-fluorouracil: updated results of a randomized multicentric trial in advanced head-and-neck cancer. *Int. J. Radiat. Oncol. Biol. Phys.*, 64 (5), 1308–1316.

[142] Littbrand, B., Edsmyr, F., Revesz, L. (1975) A low dose-fractionation scheme for the radiotherapy of carcinoma of the bladder. Experimental background and preliminary results. *Bull. Cancer*, 62 (3), 241–248.

[143] Lavey, R.S., Johnstone, A.K., Taylor, J.M., McBride, W.H. (1992) The effect of hyperfractionation on spinal cord response to radiation. *Int. J. Radiat. Oncol. Biol. Phys.*, 24 (4), 681–686.

[144] Ang, K.K., Price, R.E., Stephens, L.C., Jiang, G.L., Feng, Y., Schultheiss, T.E., Peters, L.J. (1993) The tolerance of primate spinal cord to re-irradiation. *Int. J. Radiat. Oncol. Biol. Phys.*, 25 (3), 459–464.

[145] Levin-Plotnik, D., Niemierko, A., Akselrod, S. (2000) Effect of incomplete repair on normal tissue complication probability in the spinal cord. *Int. J. Radiat. Oncol. Biol. Phys.*, 46 (3), 631–638.

[146] Medin, P.M., Foster, R.D., van der Kogel, A.J., Sayre, J.W., McBride, W.H., Solberg, T.D. (2012) Spinal cord tolerance to reirradiation with single-fraction radiosurgery: a Swine model. *Int. J. Radiat. Oncol. Biol. Phys.*, 83 (3), 1031–1037.

[147] Dische, S., Saunders, M.I. (1989) Continuous, hyperfractionated, accelerated radiotherapy (CHART): an interim report upon late morbidity. *Radiother. Oncol.*, 16 (1), 65–72.

[148] Dische, S., Saunders, M.I. (1989) Continuous, hyperfractionated, accelerated radiotherapy (CHART). *Br. J. Cancer*, 59 (3), 325–326.

[149] Saunders, M.I., Dische, S. (1990) Continuous, hyperfractionated, accelerated radiotherapy (CHART) in non-small cell carcinoma of the bronchus. *Int. J. Radiat. Oncol. Biol. Phys.*, 19 (5), 1211–1215.

[150] Saunders, M.I., Dische, S., Barrett, A., Parmar, M.K., Harvey, A., Gibson, D. (1996) Randomised multicentre trials of CHART vs conventional radiotherapy in head and neck and non-small-cell lung cancer: an interim report. CHART Steering Committee. *Br. J. Cancer*, 73 (12), 1455–1462.

[151] Saunders, M., Dische, S., Barrett, A., Harvey, A., Gibson, D., Parmar, M. (1997) Continuous hyperfractionated accelerated radiotherapy (CHART) versus conventional radiotherapy in non-small-cell lung cancer: a randomised multicentre trial. CHART Steering Committee. *Lancet*, 350 (9072), 161–165.

[152] Dische, S., Saunders, M., Barrett, A., Harvey, A., Gibson, D., Parmar, M. (1997) A randomised multicentre trial of CHART versus conventional radiotherapy in head and neck cancer. *Radiother. Oncol.*, 44 (2), 123–136.

[153] Saunders, M., Dische, S., Barrett, A., Harvey, A., Griffiths, G., Palmar, M. (1999) Continuous, hyperfractionated, accelerated radiotherapy (CHART) versus conventional radiotherapy in non-small cell lung cancer: mature data from the randomised multicentre trial. CHART Steering committee. *Radiother. Oncol.*, 52 (2), 137–148.

[154] Pierquin, B., Calitchi, E., Mazeron, J.J., Le Bourgeois, J.P., Leung, S. (1987) Update on low dose rate irradiation for cancers of the oropharynx – May 1986. *Int. J. Radiat. Oncol. Biol. Phys.*, 13 (2), 259–261.

[155] Ellis, F. (1971) Nominal standard dose and the ret. *Br. J. Radiol.*, 44 (518), 101–108.

[156] Ulmer, W. (1985) On the problem of time, dose and fractionation (TDF) in the linear-quadratic model. *Strahlentherapie*, 161 (3), 177–185.

[157] Tishler, R.B., Geard, C.R., Hall, E.J., Schiff, P.B. (1992) Taxol sensitizes human astrocytoma cells to radiation. *Cancer Res.*, 52 (12), 3495–3497.

[158] Milas, L., Milas, M.M., Mason, K.A. (1999) Combination of taxanes with radiation: preclinical studies. *Semin. Radiat. Oncol.*, 9 (2 Suppl.1), 12–26.

[159] Al-Sarraf, M., LeBlanc, M., Giri, P.G., Fu, K.K., *et al.* (1998) Chemoradiotherapy versus radiotherapy in patients with advanced nasopharyngeal cancer: phase III randomized Intergroup study 0099. *J. Clin. Oncol.*, 16 (4), 1310–1317.

[160] Forastiere, A.A., Goepfert, H., Maor, M., Pajak, T.F., *et al.* (2003) Concurrent chemotherapy and radiotherapy for organ preservation in advanced laryngeal cancer. *N. Engl. J. Med.*, 349 (22), 2091–2098.

[161] Bernier, J., Domenge, C., Ozsahin, M., Matuszewska, K., *et al.* (2004) Postoperative irradiation with or without concomitant chemotherapy for locally advanced head and neck cancer. *N. Engl. J. Med.*, 350 (19), 1945–1952.

[162] Cooper, J.S., Pajak, T.F., Forastiere, A.A., Jacobs, J., *et al.* (2004) Postoperative concurrent radiotherapy and

chemotherapy for high-risk squamous-cell carcinoma of the head and neck.*N. Engl. J. Med.*, 350 (19), 1937–1944.

[163] Patt, H.M., Tyree, E.B., Straube, R.L., Smith, D.E. (1949) Cysteine protection against X irradiation. *Science*, 110 (2852), 213–214.

[164] Milas, L., Hunter, N., Reid, B.O.,Thames, H.D., Jr. (1982) Protective effects of S-2-(3-aminopropylamino) ethylphosphorothioic acid against radiation damage of normal tissues and a fibrosarcoma in mice. *Cancer Res.*, 42 (5), 1888–1897.

[165] Kligerman, M.M., Liu, T., Liu, Y., Scheffler, B., He, S., Zhang, Z. (1992) Interim analysis of a randomized trial of radiation therapy of rectal cancer with/without WR-2721. *Int. J. Radiat. Oncol. Biol. Phys.*, 22 (4), 799–802.

[166] Brizel, D.M.,Wasserman, T.H., Henke, M., Strnad, V., *et al.* (2000) Phase III randomized trial of amifostine as a radioprotector in head and neck cancer. *J. Clin. Oncol.*, 18 (19), 3339–3345.

[167] Fisher, B., Anderson, S., Bryant, J., Margolese, R.G., *et al.* (2002) Twenty-year follow-up of a randomized trial comparing total mastectomy, lumpectomy, and lumpectomy plus irradiation for the treatment of invasive breast cancer. *N. Engl. J. Med.*, 347 (16), 1233–1241.

[168] Veronesi, U., Cascinelli, N., Mariani, L., Greco, M., *et al.* (2002) Twenty-year follow-up of a randomized study comparing breast-conserving surgery with radical mastectomy for early breast cancer. *N. Engl. J. Med.*, 347 (16), 1227–1232.

[169] Todoroki, T., Suit, H.D. (1986) Effect of fractionated irradiation prior to conservative and radical surgery on therapeutic gain in a spontaneous fibrosarcoma of the C3H mouse. *J. Surg. Oncol.*, 31 (4), 279–286.

[170] Hanahan, D.,Weinberg, R.A. (2011) Hallmarks of cancer: the next generation. *Cell*, 144 (5), 646–674.

[171] Parsons, D.W., Jones, S., Zhang, X., Lin, J.C., *et al.* (2008) An integrated genomic analysis of human glioblastoma multiforme. *Science*, 321 (5897), 1807–1812.

[172] Ding, L., Getz, G.,Wheeler, D.A., Mardis, E.R., *et al.* (2008) Somatic mutations affect key pathways in lung adenocarcinoma. *Nature*, 455 (7216), 1069–1075.

[173] Davies, H., Bignell, G.R., Cox, C., Stephens, P., *et al.* (2002) Mutations of the BRAF gene in human cancer. *Nature*, 417 (6892), 949–954.

[174] Kimura, E.T., Nikiforova, M.N., Zhu, Z., Knauf, J.A., Nikiforov, Y.E., Fagin, J.A. (2003) High prevalence of BRAF mutations in thyroid cancer: genetic evidence for constitutive activation of the RET/PTC-RASBRAF signaling pathway in papillary thyroid carcinoma. *Cancer Res.*, 63 (7), 1454–1457.

[175] Irish, J.C., Bernstein, A. (1993) Oncogenes in head and neck cancer. *Laryngoscope*, 103 (1 Pt 1), 42–52.

[176] Mendelsohn, J., Baselga, J. (2000) The EGF receptor family as targets for cancer therapy. *Oncogene*, 19 (56), 6550–6565.

[177] Tsao, M.S., Sakurada, A., Cutz, J.C., Zhu, C.Q., *et al.* (2005) Erlotinib in lung cancer – molecular and clinical predictors of outcome.*N. Engl. J. Med.*, 353 (2), 133–144.

[178] Kobayashi, S., Boggon, T.J., Dayaram, T., Janne, P.A., *et al.* (2005) EGFR mutation and resistance of non-small-cell lung cancer to gefitinib. *N. Engl. J. Med.*, 352 (8), 786–792.

[179] Sartor, C.I. (2004) Mechanisms of disease: Radiosensitization by epidermal growth factor receptor inhibitors. *Nat. Clin. Pract. Oncol.*, 1 (2), 80–87.

[180] Chinnaiyan, P., Huang, S., Vallabhaneni, G., Armstrong, E., *et al.* (2005) Mechanisms of enhanced radiation response following epidermal growth factor receptor signaling inhibition by erlotinib (Tarceva). *Cancer Res.*, 65 (8), 3328–3335.

[181] Bonner, J.A., Harari, P.M., Giralt, J., Azarnia, N., *et al.* (2006) Radiotherapy plus cetuximab for squamous-cell carcinoma of the head and neck. *N. Engl. J. Med.*, 354 (6), 567–578.

[182] Samuels, Y.,Wang, Z., Bardelli, A., Silliman, N., *et al.* (2004) High frequency of mutations of the PIK3CA gene in human cancers. *Science*, 304 (5670), 554.

[183] Gupta, A.K., Cerniglia, G.J., Mick, R., Ahmed, M.S., *et al.* (2003) Radiation sensitization of human cancer cells in vivo by inhibiting the activity of PI3K using LY294002. *Int. J. Radiat. Oncol. Biol. Phys.*, 56 (3), 846–853.

[184] Fokas, E., Yoshimura, M., Prevo, R., Higgins, G., *et al.* (2012) NVP-BEZ235 and NVP-BGT226, dual phosphatidylinositol 3-kinase/mammalian target of rapamycin inhibitors, enhance tumor and endothelial cell radiosensitivity. *Radiat. Oncol.*, 7, 48.

[185] Kastan, M.B., Onyekwere, O., Sidransky, D., Vogelstein, B., Craig, R.W. (1991) Participation of p53 protein in the cellular response to DNA damage. *Cancer Res.*, 51 (23 Pt 1), 6304–6311.

[186] Lane, D.P. (1992) Cancer. p53, guardian of the genome. *Nature*, 358 (6381), 15–16.

[187] Bristow, R.G., Benchimol, S., Hill, R.P. (1996) The p53 gene as a modifier of intrinsic radiosensitivity: implications for radiotherapy. *Radiother. Oncol.*, 40 (3), 197–223.

[188] Clarke, A.R., Purdie, C.A., Harrison, D.J., Morris, R.G., *et al.* (1993)Thymocyte apoptosis induced by p53-dependent and independent pathways. *Nature*, 362 (6423), 849–852.

[189] Lowe, S.W., Bodis, S., McClatchey, A., Remington, L., *et al.* (1994) p53 status and the efficacy of cancer therapy in vivo. *Science*, 266 (5186), 807–810.

[190] Puthenveettil, J.A., Frederickson, S.M., Reznikoff, C.A. (1996) Apoptosis in human papillomavirus16 E7-, but not E6-immortalized human uroepithelial cells. *Oncogene*, 13 (6), 1123–1131.

[191] Wheeler, J.A., Stephens, L.C., Tornos, C., Eifel, P.J., Ang, K.K., Milas, L., Allen, P.K., Meyn, R.E., Jr. (1995) ASTRO Research Fellowship: apoptosis as a predictor of tumor response to radiation in stage IB cervical carcinoma. *Int. J. Radiat. Oncol. Biol. Phys.*, 32 (5), 1487–1493.

[192] Chyle, V., Pollack, A., Czerniak, B., Stephens, L.C., Zagars, G.K., Terry, N.H.,Meyn, R.E. (1996) Apoptosis and downstaging after preoperative radiotherapy for muscle-invasive bladder cancer. *Int. J. Radiat. Oncol. Biol. Phys.*, 35 (2), 281–287.

[193] Levine, E.L., Renehan, A., Gossiel, R., Davidson, S.E., *et al.* (1995) Apoptosis, intrinsic radiosensitivity and prediction of radiotherapy response in cervical carcinoma. *Radiother. Oncol.*, 37 (1), 1–9.

[194] Kroemer, G., Galluzzi, L., Vandenabeele, P., Abrams, J., *et al.* (2009) Classification of cell death: recommendations of the Nomenclature Committee on Cell Death 2009. *Cell Death Differ.*, 16 (1), 3–11.

[195] Roach, M., 3rd, Bae, K., Speight, J.,Wolkov, H.B., *et al.* (2008) Short-term neoadjuvant androgen deprivation therapy and external-beam radiotherapy for locally advanced prostate cancer: long-term results of RTOG 8610. *J. Clin. Oncol.*, 26 (4), 585–591.

[196] Bolla, M., Collette, L., Blank, L.,Warde, P., *et al.* (2002) Long-term results with immediate androgen suppression and external irradiation in patients with locally advanced prostate cancer (an EORTC study): a phase III randomised trial. *Lancet*, 360 (9327), 103–106.

[197] Bolla, M., Gonzalez, D.,Warde, P., Dubois, J.B., *et al.* (1997) Improved survival in patients with locally advanced prostate cancer treated with radiotherapy and goserelin. *N. Engl. J. Med.*, 337 (5), 295–300.

[198] Colombel, M., Olsson, C.A., Ng, P.Y., Buttyan, R. (1992)

Hormone-regulated apoptosis results from reentry of differentiated prostate cells onto a defective cell cycle. *Cancer Res.*, 52 (16), 4313–4319.

[199] Berges, R.R., Furuya, Y., Remington, L., English, H.F., Jacks, T., Isaacs, J.T. (1993) Cell proliferation, DNA repair, and p53 function are not required for programmed death of prostatic glandular cells induced by androgen ablation. *Proc. Natl Acad. Sci. USA*, 90 (19), 8910–8914.

[200] Algan, O., Stobbe, C.C., Helt, A.M., Hanks, G.E., Chapman, J.D. (1996) Radiation inactivation of human prostate cancer cells: the role of apoptosis. *Radiat Res.*, 146 (3), 267–275.

[201] Khor, L.Y., Desilvio, M., Li, R., McDonnell, T.J., *et al.* (2006) Bcl-2 and bax expression and prostate cancer outcome in men treated with radiotherapy in RadiationTherapy Oncology Group protocol 86-10. *Int. J. Radiat. Oncol. Biol. Phys.*, 66 (1), 25–30.

[202] Zhang, M., Ho, A., Hammond, E.H., Suzuki, Y., *et al.* (2009) Prognostic value of survivin in locally advanced prostate cancer: study based on RTOG 8610. *Int. J. Radiat. Oncol. Biol. Phys.*, 73 (4), 1033–1042.

[203] Moretti, L., Li, B., Kim, K.W., Chen, H., Lu, B. (2010) AT-101, a pan-Bcl-2 inhibitor, leads to radiosensitization of non-small cell lung cancer. *J. Thorac. Oncol.*, 5 (5), 680–687.

[204] Fuks, Z., Alfieri, A., Haimovitz-Friedman, A., Seddon, A., Cordon-Cardo, C. (1995) Intravenous basic fibroblast growth factor protects the lung but not mediastinal organs against radiation-induced apoptosis in vivo. *Cancer J. Sci. Am.*, 1 (1), 62–72.

[205] Anne, P.R., Machtay, M., Rosenthal, D.I., Brizel, D.M., *et al.* (2007) A Phase II trial of subcutaneous amifostine and radiation therapy in patients with head-and-neck cancer. *Int. J. Radiat. Oncol. Biol. Phys.*, 67 (2), 445–452.

[206] Belkacemi, Y., Rat, P., Piel, G., Christen, M.O., Touboul, E.,Warnet, J.M. (2001) Lens epithelial cell protection by aminothiolWR-1065 and anetholedithiolethione from ionizing radiation. *Int. J. Cancer, 96 Suppl.*, 15–26.

[207] Haimovitz-Friedman, A., Kan, C.C., Ehleiter, D., Persaud, R.S., McLoughlin, M., Fuks, Z., Kolesnick, R.N. (1994) Ionizing radiation acts on cellular membranes to generate ceramide and initiate apoptosis. *J. Exp. Med.*, 180 (2), 525–535.

[208] Santana, P., Pena, L.A., Haimovitz-Friedman, A., Martin, S., *et al.* (1996) Acid sphingomyelinase-deficient human lymphoblasts and mice are defective in radiation-induced apoptosis. *Cell*, 86 (2), 189–199.

[209] Garcia-Barros, M., Paris, F., Cordon-Cardo, C., Lyden, D., *et al.* (2003) Tumor response to radiotherapy regulated by endothelial cell apoptosis. *Science*, 300 (5622), 1155–1159.

[210] Shweiki, D., Itin, A., Soffer, D., Keshet, E. (1992) Vascular endothelial growth factor induced by hypoxia may mediate hypoxia-initiated angiogenesis. *Nature*, 359 (6398), 843–845.

[211] Kim, K.J., Li, B.,Winer, J., Armanini, M., Gillett, N., Phillips, H.S., Ferrara, N. (1993) Inhibition of vascular endothelial growth factor-induced angiogenesis suppresses tumour growth in vivo. *Nature*, 362 (6423), 841–844.

[212] Folkman, J. (1997) Angiogenesis and angiogenesis inhibition: an overview. *EXS*, 79, 1–8.

[213] Folkman, J. (2002) Role of angiogenesis in tumor growth and metastasis. *Semin. Oncol.*, 29 (6 Suppl. 16), 15–18.

[214] Ornitz, D.M., Itoh, N. (2001) Fibroblast growth factors. *Genome Biol.*, 2 (3), REVIEWS3005.

[215] Shing, Y., Folkman, J., Sullivan, R., Butterfield, C., Murray, J., Klagsbrun, M. (1984) Heparin affinity: purification of a tumor-derived capillary endothelial cell growth factor. *Science*, 223 (4642), 1296–1299.

[216] Friesel, R.E., Maciag, T. (1995) Molecular mechanisms of angiogenesis: fibroblast growth factor signal transduction. *FASEB J.*, 9 (10), 919–925.

[217] Nguyen, M.,Watanabe, H., Budson, A.E., Richie, J.P., Hayes, D.F., Folkman, J. (1994) Elevated levels of an angiogenic peptide, basic fibroblast growth factor, in the urine of patients with a wide spectrum of cancers. *J. Natl Cancer Inst.*, 86 (5), 356–361.

[218] Duda, D.G., Jain, R.K. (2010) Premetastatic lung 'niche': is vascular endothelial growth factor receptor 1 activation required? *Cancer Res.*, 70 (14), 5670–5673.

[219] Kabbinavar, F., Hurwitz, H.I., Fehrenbacher, L., Meropol, N.J., *et al.* (2003) Phase II, randomized trial comparing bevacizumab plus fluorouracil (FU)/leucovorin (LV) with FU/LV alone in patients with metastatic colorectal cancer. *J. Clin. Oncol.*, 21 (1), 60–65.

[220] Hurwitz, H.I., Fehrenbacher, L., Hainsworth, J.D., Heim,W., *et al.* (2005) Bevacizumab in combination with fluorouracil and leucovorin: an active regimen for first-line metastatic colorectal cancer. *J. Clin. Oncol.*, 23 (15), 3502–3508.

[221] Willett, C.G., Boucher, Y., di Tomaso, E., Duda, D.G., *et al.* (2004) Direct evidence that the VEGF-specific antibody bevacizumab has antivascular effects in human rectal cancer. *Nat. Med.*, 10 (2), 145–147.

[222] Rini, B.I. (2007) Vascular endothelial growth factor-targeted therapy in renal cell carcinoma: current status and future directions. *Clin. Cancer Res.*, 13 (4), 1098–1106.

[223] Gorski, D.H., Beckett, M.A., Jaskowiak, N.T., Calvin, D.P., *et al.* (1999) Blockage of the vascular endothelial growth factor stress response increases the antitumor effects of ionizing radiation. *Cancer Res.*, 59 (14), 3374–3378.

[224] Koukourakis, M.I., Giatromanolaki, A., Sheldon, H., Buffa, F.M., *et al.* (2009) Phase I/II trial of bevacizumab and radiotherapy for locally advanced inoperable colorectal cancer: vasculature-independent radiosensitizing effect of bevacizumab. *Clin. Cancer Res.*, 15 (22), 7069–7076.

[225] Lai, A., Tran, A., Nghiemphu, P.L., Pope,W.B., *et al.* (2011) Phase II study of bevacizumab plus temozolomide during and after radiation therapy for patients with newly diagnosed glioblastoma multiforme. *J. Clin. Oncol.*, 29 (2), 142–148.

[226] Vredenburgh, J.J., Desjardins, A., Reardon, D.A., Peters, K.B., *et al.* (2011) The addition of bevacizumab to standard radiation therapy and temozolomide followed by bevacizumab, temozolomide, and irinotecan for newly diagnosed glioblastoma. *Clin. Cancer Res.*, 17 (12), 4119–4124.

[227] Fury, M.G., Lee, N.Y., Sherman, E., Lisa, D., *et al.* (2012) A phase 2 study of bevacizumab with cisplatin plus intensity-modulated radiation therapy for stage III/IVB head and neck squamous cell cancer. *Cancer*, 118 (20), 5008–5014.

第3章 治疗计划
Treatment Planning

George T.Y. Chen   Jong H. Kung   著

赵永瑞   王文卿   译

一、概述

制定放射治疗计划的目标是设计一个最优化并且可顺利实施的剂量分布，对靶区给予治愈剂量，同时保护周围正常组织。治疗计划是一个计算机的模拟运算，其中构建了患者解剖的个性化模型，设定光束照射目标。然后进行照射方案运算，产生体积剂量分布。基于放射生物学概念存在陡峭的剂量—效应曲线，在患者体内理想的剂量变化梯度不能超过 5% 的准确度，如果剂量变化梯度较大可能导致局部肿瘤控制率降低。

本章将讨论当前治疗计划的概念和技术，具体描述了该过程的关键要素，包括治疗计划中的成像和剂量计算的基本原理。讨论包括与治疗计划相关的不确定性来源。同时列举经典的治疗计划，解释治疗计划的具体应用。

二、影像学

（一）治疗计划的成像

影像学在放射肿瘤学中有许多作用，它用来确定疾病的范围，设计照射野，提供剂量计算的定量数据，指导治疗的实施和监测治疗反应。

（二）计算机断层扫描

计算机断层扫描（CT）是放射治疗计划中最常用的成像方式。CT 扫描提供了人体器官形状和位置的定量图，以及横向成像平面的相对线性衰减系数。简而言之，X 线的扇形束围绕患者旋转，并且测量每个角度处的穿透辐射。从这些投影中，图像重建算法生成的图像矩阵，通常是 1024×1024 像素，有几毫米层厚。每个图像像素是 μ_x 的量度，在诊断 X 线能量处的线性衰减系数（相对于水 μ_w）。像素值量化为亨斯菲尔德单位（HU）

$$HU = 1000 \, (\mu_x - \mu_w)/\mu_w$$

线性衰减系数是组织的电子密度和原子序数，以及 X 线束能量的函数。将非特异性 HU 值转化为像素并不能代表组织独特属性。相同 HU 的体素可以由较高 Z 和单位密度的组织组成，或者具有较高物理密度的水当量 Z。准确估计体素的电子密度是辐射输运计算中的重要内容。幸运的是，组织（在不同的患者中）具有相似的物理和化学性质[1]，因此具有类似的原子序数，可以近似估计组织电子密度。如果组织特征对于特殊的辐射输运计算是必不可少的，那么可以通过双能量扫描（在两种不同的诊断能量下扫描）来显示原子成分和电子密度的相对成分，尽管大多

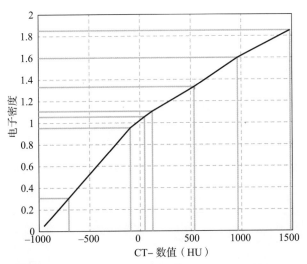

▲ 图 3-1 **CT WEL 校准曲线图将 CT 体素映射到水的等效长度**

数放射治疗计划扫描是在单个 X 线管电位下进行的。

在计划扫描（约 120kVP）中，与特定组织和材料有关的 HU 是：空气，-1000HU；脂肪，-100HU；水，0HU；肌肉，约 40HU；肝，约 80HU；以及骨变，可达 1000HU。诊断能量的不同组织的 HU 值可近似地转化为用于剂量计算的电子密度值[2]。图 3-1 显示了将 HU 转化为相对电子密度（相对于水）的典型校准曲线。其他实现方法具有平滑或分段连续映射，而不是不连续性的。由于富含氢，脂肪相对于其他组织的电子密度过高。这个校准曲线有两个部分。在约 50HU 以下，组织的原子数接近水；组织可以被认为是水和空气的混合物，它们具有类似的 Z。在约 100HU 以上，组织增加了高 Z 元素的量（例如钙），其在诊断能量处不成比例地衰减光子，但不显著影响兆伏级光子衰减。这导致曲线的斜率减小。治疗计划系统使用这些图来将 HU 映射到相对于水的体素电子密度。

造影剂常用于提高肿瘤和危及器官的辨认。由于增强制剂的 Z 值高，增强摄取区域可能需要图像编辑来重置 HU 以进行专门的治疗计划（例如，质子束计划），因此不能被解释为治疗期间存在的高电子密度材料。

1. CT 图像采集的若干实际问题　为了获得在治疗体位中最具代表性解剖结构，患者扫描时和治疗状态一样。多排螺旋 CT（MDCT）模拟器具有宽口径（80cm），可容纳大多数治疗定位配件（如乳腺托架，体部固定支架）。MDCT 扫描速度比单螺旋扫描仪快 3～5 倍，取决于探测器环的数量（4～64）和切片厚度。高速扫描可以在静脉造影剂消散前捕获需要增强对比的肿块，并可能减少运动伪影。

选定的扫描野需包括外部皮肤轮廓，这是剂量计算所必需的。选择纵向扫描范围需捕获肿瘤的范围和危及器官的完整体积（以精确计算危及器官的受照射剂量）。三维（3D）计划研究可能包含大约 200 个或更多的层厚。

CT 采集模式包括静态模式和螺旋模式。在静态扫描采集中，当患者躺在床上静止时，在轴平面上进行扫描；在图像采集之后关闭 X 线源，并且将床推进至下一个纵向位置。然后取下一部分层厚的数据，并重复该顺序。在螺旋模式中，在 X 线管连续旋转时，床不断前进，从而更快地进行体积扫描。管旋转时间约为 0.5s。CT 模拟器通常具有诊断 CT 的影像质量，具有相同的空间和时间分辨率。

2. 伪影成像　伪影降低 CT 信息内容。常见的伪影如下。

(1) 条状伪影：当 X 线束穿过特别不透明的区域时，例如大脑的后颅窝、骨盆或金属夹子（图 3-2A）[3] 或牙齿填充物存在时，光束硬化导致条纹伪影。生理运动也可引起条纹伪影（如腹部扫描过程中的气泡运动）。这些伪影扭曲了条纹内的 HU 值，因此在计算射线照射路径长度时引入误差。这些扰动会影响调强剂量的计算或带电粒子束渗透能力的计算。

(2) 部分体积取样：当解剖特征（如骨）部分地与扫描平面相交时，就会产生伪影，导致 HU 分配不准确。扫描层厚的选择影响小病灶的可检测性。薄层扫描能减轻部分体积抽样误差的影响。

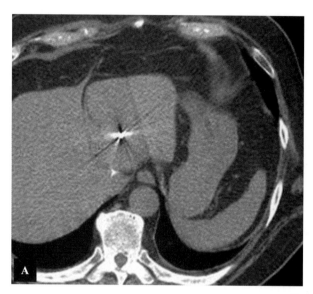
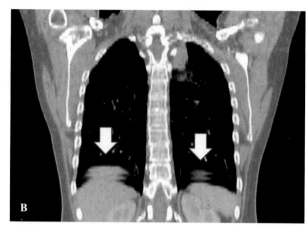

▲ 图 3-2　伪影

A. 来自金属夹子的条纹伪影；B. 在患者轻度呼吸的螺旋扫描中观察到的肺 / 膈界面处的伪影（箭）

（3）运动伪影：当扫描仪旋转周期与器官运动的周期性相当时，可能会发生干扰。这可能导致成像伪影严重地扭曲组织结构的形状和体积（例如靶区或危及器官）。CT 扫描期间的呼吸运动伪影已经引起学界的注意 [4, 5]。在螺旋扫描过程中，患者轻度的呼吸造成 CT 扫描中的一个常见伪影是膈肌 / 肺界面的不连续性。图 3-2B 显示了这种例子，其中由于运动而使膈肌 / 肺界面形成不切实际的锯齿。

这些时间混叠伪影已经在虚拟样机和模拟实验中进行了研究，以阐明它们的来源和大小 [6]。在图 3-3 中，第一列是嵌入泡沫块中的测试对象照片，在运动阶段扫描以模拟周期性呼吸运动。在静态状态下扫描，模型表面显示和现实一样，如在第二列中所看到的。当模型设置为呼吸状的头尾运动，并且在常规螺旋扫描模式下获取扫描时，所得到的球形物体的图像严重失真，如接下来的三列所示。具体的失真取决于器官和扫描仪运动的相对位相。运动伪影刺激了物体运动成像作为时间函数的算法或四维（4D）成像技术的发展。

一种最小化运动伪影的方法是通过暂停呼吸运动来扫描（并治疗）。屏气扫描和治疗已有报道 [7]。这需要患者的高度配合，治疗时间也相对更长。深吸气屏气（DIBH）CT 扫描和治疗也被应用于保护危及器官。在治疗左乳腺时 [8]，DIBH 外照射治疗可以减少心脏的剂量。

3. 4D CT 扫描　4D CT 扫描目的是捕捉呼吸过程中运动器官的形状和运动轨迹。术语 4D CT 与呼吸相关的 CT（RCCT）可互换使用，指呼吸过程中的扫描。从语义上讲，在治疗过程中进行的连续 CT 研究也是 "4D"。在单层扫描仪上证明了 4D CT 的原理 [9-11]。RCCT 使用替代信号（例如腹部表面的位置，通过肺活量测量法测量的空气体积）或内部解剖结构来提供信号，在呼吸周期的特定情况下，将约 1500 层重建图像的数据重新分类为连贯的时空 CT 数据集。使用多探头扫描仪的 4D CT 扫描的扫描时间为几分钟，这产生大约 10 个 CT 容积，每个 CT 容积的时间间隔约为呼吸周期的 1/10（约 0.4s）。4D CT 采集方法的细节在别处描述 [12]。4D CT 扫描的剂量大约是常规治疗计划扫描的 5 倍，但是这可以通过改变射线照相技术来减少，而不会显著减少运动信息或图像质量 [13]。

4D CT 提供了一种成像技术，可将肿瘤和正常组织的形状和运动量化和描述为时间的函数。

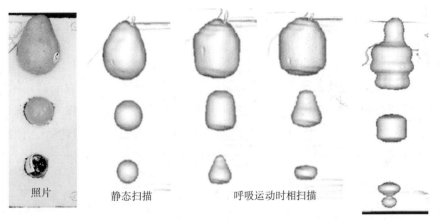

▲ 图 3-3　从左到右：第 1 列显示幻影目标的照片；第 2 列显示没有运动的扫描的表面渲染；第 3～5 列显示在 1cm 幅度的正弦 S/I 运动中以不同相位的扫描

这使得放疗计划能够设计足够覆盖目标的光圈（在 CT 模拟过程中，假定呼吸在治疗过程中是可重复的）。4D CT 数据也可以用来决定是否需要运动缓解策略（例如，门控）。

图 3-4 显示了螺旋扫描及四维扫描一个移动球的成像。正弦运动的幅度在 S/I 方向上是 1cm，模拟呼吸运动。螺旋扫描显示严重的伪影，而 4D 扫描显示了球的轨迹。

4. 4D CT 的局限性　虽然 4D CT 允许可视化的位移和变形作为呼吸运动的结果，但是 4D 采集仍然具有残余的伪像。在市售可用的 4D CT 系统中使用的主要方法的基于相位的 4D CT 重建，将患者的呼吸模拟为循环，在单个呼吸周期中，分配一个生理阶段（0～2π）到固定点（吸

气→呼气→吸气）。在共同相位点重建图像，形成一个单一的静态 CT，反映患者呼吸周期中的固定相位点。4D 扫描的不同呼吸周期中的振幅变化导致残留的几何误差。在应用和使用 4D CT 设计治疗计划时，是假设患者能像在 CT 模拟时一样的呼吸。连续的 4D CT（在不同的日期获得）可以用来证明这个假设。

4D 扫描适合于在约 1s 时间尺度上评估器官运动，但是没有足够的时间分辨率来研究与心脏相关的运动。最初设计用于心脏影像的超快扫描仪已被用于研究心脏附近照射野中结构的运动[14]。门控心脏扫描现在可以洞察心脏运动，但通常在屏气期间获得，这降低了它对治疗计划的有用性。

（三）磁共振成像

磁共振成像（MRI）为靶区勾画提供了与 CT 相辅相成的信息，特别是涉及中枢神经系统（CNS）的治疗部位。一些放射肿瘤科已经安装了专门用于放疗成像的 MRI 扫描仪。MRI 通常与 CT 扫描结合使用。

MRI 成像优于 CT 成像的主要优势在于软组织鉴别。一般来说，MRI 在检测软组织异常方面比 CT 更敏感。MRI 早期使用的一个领域是脑瘤，CT 图像被射束硬化伪影所影响。放射肿瘤

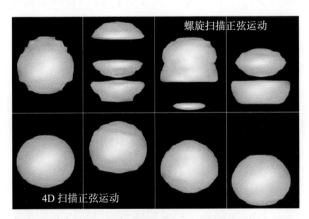

▲ 图 3-4　上排：螺旋扫描正弦运动期间成像的球体；下排：显示 4D 扫描中的球体轨迹

医师经常在 CT 和 MRI 上勾画靶区或可疑的脑病变，并将它们结合起来 [15, 16]。在腹部和骨盆中，多维成像和改进的对比度使得能够更准确地描绘恶性肿瘤的范围。MRI 在治疗计划中的局限性包括对几何畸变的敏感性（来自磁场不均匀性）和扫描中缺乏电子密度信息。通过结合 CT 和 MRI 可以减轻这些限制性。

在外照射治疗计划中使用 MRI 的同时，在近距离放射治疗中也已经进行了探索。其优越的软组织可视化，可以更好地了解妇科肿瘤在自适应适形近距离治疗中的肿瘤定位和正常结构，如宫颈癌。在过去的 10 年中，已经发布了标准化成像技术、术语和剂量规范的准则 [17, 18]。目前，常规使用 MRI 和 CT 提供的图像用于图像引导近距离放射治疗。

1. 功能 MRI　相比结构信息，功能性磁共振成像（fMRI）揭示了生理和神经活动 [19]。功能性磁共振成像技术可以检测与大脑特定区域激活相关的血流变化（BOLD 技术）。当执行任务（例如敲击手指）时，运动皮质区域中的氧气需求增加，由于过度补偿导致氧合血红蛋白净增加。增加的血流量导致 MRI 信号中的扰动，其可叠加在解剖 MRI 图像上。功能区域的几何定位原则上可用于在治疗计划中避免这些区域。大脑的功能成像在临床上常用扫描设备（1.5T）的磁场强度下是可行的，并且能够在视觉刺激中绘制人类视觉系统 [20]、语言处理区域，以及感觉和运动皮质 [21]。

2. 磁共振波谱（MRS）　主要的 MR 信号来自体内富含的水的原子核 ^1H。由于氢的信号丰富，氢信号往往会超过来自其他原子核的信号。抑制水信号允许测量和分析其他化合物。MRS 最初仅限于感兴趣的小区域，但目前已演变为多体素成像。水抑制 ^1H 光谱技术在市场上可买到。对于每个体素，磁共振波谱显示了其化学成分。代谢物浓度的差异（无论是峰高、不同峰的峰比值、光谱的积分）都可以用来描述组织的特征。MRS 成像在放射治疗中的应用包括前列腺肿瘤 [22]。

3. 脑弥散加权成像（DWI）　DWI-MRI 等专业成像技术提供了有关脑白质束水的各向异性流动的数据。这些数据有可能用于评估高级别胶质瘤治疗的临床靶体积 [23]，但该方法仍在研究之中，并不是参考标准。

4. MR 动态研究　特定的成像序列可以提供器官运动的信息。MRI 相对于 CT 的优点在于在该成像模式中不存在电离辐射。电影 MRI 可以用来研究器官运动 [24, 25]。当在约 30min 内每隔几秒获取一次时，肠生理运动和膀胱充盈可以被可视化和量化，与一种治疗措施相比较，其在一段时间内提供器官运动数据。MRI 图像引导治疗系统正在被研究开发。已经报道了各种用于 MRI 引导治疗机的硬件的方法，预期这些装置的临床研究即将到来 [26, 27]。

（四）发射断层成像

生物成像提供了有关肿瘤生物活性的信息。基于正电子发射断层扫描（PET）的成像，正在研究的有肿瘤缺氧，细胞增殖程度，血管生成，细胞凋亡和对治疗的反应等。发射断层核成像在肿瘤影像学的重要性日益增加，因此其也用于放射肿瘤学。

基于检测放射性核素发射的 γ 线的断层成像包括单光子发射计算机断层扫描（SPECT）和 PET。麻省理工学院 / 麻省总医院开发了符合探测技术来识别正电子湮灭期间的背对背光子事件 [28]。然后将此技术应用于生成预测，华盛顿大学工作组制作了第一个 PET（断层扫描）图像 [29]。正电子放射性核素与选定组织结合的生物分子相结合，产生测量生化分布的图像。在 SPECT 成像中，使用 γ 发射同位素，而 PET 是选择使用正电子发射体。正电子湮灭附近的电子，发射相反的 γ 线。PET 和 SPECT 扫描仪使用闪烁探测器环捕获 γ 线。几何容积数据集在几个水平位置获得，每个位置需要大约 20min。

由于来自 CT 和 MRI 的解剖信息与发射断层扫描的生化 / 生物信息是互补的，因此将这些模式的信息结合起来是合乎逻辑的。PET CT 扫描仪是传统多层 CT 扫描仪与 PET 扫描仪的结合[30,31]。尽管这些成像设备的数据采集时间差别很大（CT < 1min；PET 约 20min），但是通过这些成像设备的机械集成，许多图像配准问题得以解决。这种显著的差异可能会导致由于扫描过程中不同器官位置不同而产生的分布模糊。

三、图像处理

将图像处理（IP）应用于所获取的图像数据集以合成在放射治疗计划中具有特定功能的图像。选择 IP 的任务包括图像配准，分割或轮廓，生成射束方向视图图像，以及体积可视化。这些图像处理程序的目的是提取图像数据的字节获得最基本的要素，以进行准确的处理和评估。

（一）图像配准

多模态成像研究的使用通常要求图像在一个共同的坐标系统中进行分析。例如，肿瘤的范围可能在 MRI 上可见，但是必须准确地映射到 CT 图像的坐标系以进行治疗计划。用于在不同图像数据之间映射信息的技术被称为图像配准。理想情况下，图像配准定义了一个空间中的点与第二个空间中相应的点之间一对一对应。图像配准在放射治疗计划中有其他用途，可以将器官从一个呼吸阶段映射到另一个呼吸阶段，计划和治疗图像的对齐，以及结合系列研究的剂量分布。

学界已有医学图像配准方面的相关综述[32,33]。配准可以手动，半自动或完全自动执行。人工配准是临床上常规使用的，特别是在进行刚性平移或旋转匹配时。操作员使用交互式工具（例如操作员可以前后滑动图像的自定义视图）或地标选择工具来定义匹配点，从而以可视方式

检查和调整匹配。半自动配准工具允许来自用户的有限程度的反馈，例如一开始就猜测或一组不完整的匹配点。全自动配准方法在没有操作员反馈的情况下生成变换矩阵，但仍需要检查最终对准以验证其正确性。

除了商业软件之外，还有许多图像配准算法的都已开放。通用注册软件都包含在 Insight Toolkit（http://www.itk.org）或 3D Slicer（http://slicer.org）。其他免费注册软件包括 Plastimatch[34] 或 DIRART[35]。

（二）可变形图像配准

软组织会由于生理运动或患者的位置变化而变形。变形可能很大，例如在呼吸过程中肺膨胀导致的体积增加。在组织变形的情况下，若能找到允许组织体素一对一映射的几何变换则能纠正这种形变产生的影响而显得非常有使用价值[36]。这个过程可以通过变形图像配准来完成。目前，与人体识别结构中同源点的"金标准"相比（例如，4D 肺扫描的多个阶段的特定气道分支的分叉），可变形图像配准的有效准确度为 2～3mm。

这里提供了与放射治疗计划相关的可变形配准应用的例子。在图 3-5A 中，使用可变形图像配准（DIR）（Plastimatch）将吸气容积 CT 配准到呼气扫描中。在整个体积上执行两个数据集的可变形配准，然后应用该转换将所有体素从吸气映射到呼气。这种可变形的配准的特点是不需要任何结构的分割，计算需要几分钟的时间。

图 3-5B 显示了可变形配准的结果。这是一个复合图像，用（绿色）吸气扫描相位和（红色）呼出数据形成对应的映射。除了右下肺的少数血管 / 气道外，这种配准在临床上是可用的。转换的估计精度为 2～3mm[37]。

DIR 的一个应用是剂量分布图。考虑 4D CT 的 10 个阶段；患者在呼吸过程中被扫描；机器计算每个阶段的剂量分布。为了总结呼吸剂量，DIR 将被用于将个体剂量分布映射回参考阶

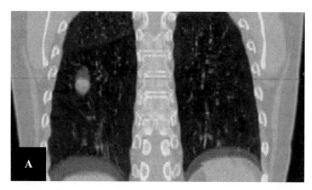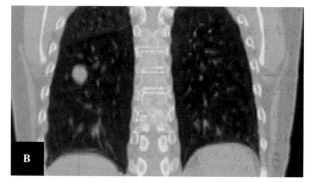

▲ 图 3-5 **A.** 在吸气和呼气时的图像显示肿瘤和膈肌的不同位置；**B.** 在可变形的图像配准后，将器官在 **3D** 中对齐；注意经过优化的 **DIR** 对准后，血管和气道显示的残余差异

此图的彩色版本见本书中彩图页

段。在这个总和分布上计算的剂量—体积直方图（DVH）在评估正常组织并发症概率（NTCP）时会更准确。试验研究表明，当静态 3D 计划与 4D 剂量分布相比时，正常肝脏的平均剂量可能低于 1～2Gy。

（三）图像分割

图像采集之后，必须识别和勾画感兴趣的目标（ROI）其中包括靶区、危及器官和标记。靶区勾画是一个手动过程，许多正常的器官和计划结构的勾画可以是半自动的（例如皮肤、椎管、骨骼）。这些半自动方法通常依赖于高对比度的边界，并且通常使用阈值边缘检测算法。

推荐使用标准命名法来识别各种靶区和危及器官。与 ROI 相关的术语和定义随着时间而变化[38]。表 3-1 中定义了常用术语。靶区勾画是主观的，并且由于观察者和具体情况而引入不确定性[39, 40]。

表 3-1 靶区和正常器官的命名

缩写	描述	定义
GTV	肿瘤靶区	可见肿瘤区域
CTV	临床靶区	亚临床病灶区域
ITV	内靶区	CTV+ 运动幅度
PTV	计划靶区	ITV+ 摆位误差
PRV	计划危及器官	危及器官 + 间距

可变形配准的另一个应用是将器官的轮廓从一个呼吸阶段传播到另一个呼吸相，图 3-6 显示了一个例子。这种情况下，放射肿瘤医师在 T30（中呼吸时相）将肝脏分割。为了研究器官变形并进行 4D 剂量计算，必须在所有 10 个阶段中对肝脏进行轮廓勾画。这是一项乏味而低效的工作。而图像配准可用于传送器官轮廓。在可变形配准过程中，计算每个体素从一个位相到另一个位相的矢量映射。然后将这个转换应用于定义肝脏轮廓的体素，将肝脏轮廓映射到其他呼吸时相。会有小的差异（图 3-6），但大多数轮廓是可以接受的。可以根据需要对传送的轮廓进行编

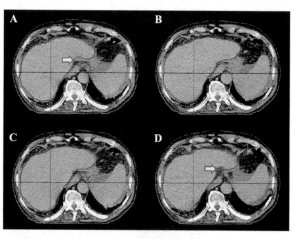

▲ 图 3-6 （A-D）从人工绘制轮廓阶段（图 B）向其他阶段传输的肝脏轮廓

箭表示高曲率区域的不完全配准（此图的彩色版本见本书中彩图页）

辑。每个阶段的全部 3D 轮廓允许对器官轨迹进行计算和定量评估[41]。

1. 靶区勾画的不确定性　以准确、一致和高效的方式确定靶体积的范围显然是非常重要的。必须认识到，这些靶区是即时绘制的（在 CT 模拟扫描中）。由于生理运动[42]（例如呼吸，膀胱充盈）导致位置不确定性，所绘制的结构的位置、大小和形状对于许多治疗位点可能不同。

2. 射束方向视图和数字重建影像　射束方向视图（BEV）[43] 和数字重建影像（DRR）是处理的图像，提供照射野设计和治疗定位的指导。BEV 和 DRR 两者是互补的。靶区和邻近危及器官在容积 CT 扫描中被分割，并表示为轮廓环形叠加，轮廓线或表示为水平面。DRR 生成主要由骨骼和低密度解剖结构（气道、肺）的投影图像，提供一个患者解剖坐标系统。DRR 由放射源通过 CT 数据量的三维射线追踪产生，并将最终的图像投影到一个平面[43]。DRR 是与图像引导射线照片比较的参考图像，以对患者位置进行最终调整。这两个组件通常融合在治疗计划工作

站显示屏上的一个图像中。图 3-7 显示了一个计划的 BEV DRR 倾斜野。

由于视点来自辐射源，所以以 BEV 图像准确地描绘了照射野穿过靶区和正常器官时的投射。投影到 2D 平面上的 3D 靶区定义了孔的形状，交互式地改变光束角度允许选择射野入射方向以避免或最小化重要结构的照射，同时包全靶区。

3. 体可视化　如同计算机科学文献中最初描述的那样[44]，在 DRR 上结构环栈轮廓显示的替代方法是体积可视化。在体绘制中，3D 图像数据集的体素的不透明度和色调由操作者设定为其 CT 数的函数。这样的显示器提供了直观的解剖学表现，与外科医师的视野不同。体绘制的显示器已被用于放射治疗的治疗计划，尽管在一定程度上有所限制。目前 3D 体绘制实验室常见于放射科，也经常被神经外科医师用于手术过程的模拟。

放射治疗计划中体可视化的一个优点是，这种技术可以显示不正常分割的解剖结构。神经、血管和淋巴结难以识别，并且难以在轴向断层面

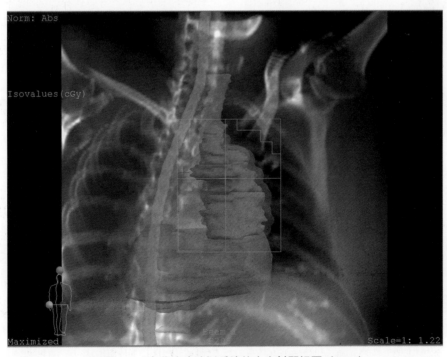

▲ 图 3-7　商业治疗计划系统的光束射野视图（BEV）
右前斜视图显示靶区（紫、红）和脊髓（绿）的各种 CTV 的分离；心脏的下部分显示为金黄色（此图的彩色版本见书中彩图页）

上进行分割。然而，这些结构可能直接在选定的 BEV 的体绘制中看到。图 3-8 显示了一个肺肿瘤体绘制的例子。这些结构的可视化可能有助于临床靶区孔径的设计和使正常解剖结构被排除在照射野之外。

体可视化面临的挑战是包括外层组织在内的很多解剖结构是可视化的，一些器官或结构与计划任务无关。从给定光束角度仅显示相关解剖结构的方法尚待开发。必须将能够选择性溶解组织模糊 ROI 的交互式工具结合到这些技术中以揭示感兴趣的内部体积。

四、剂量计算

剂量（单位质量吸收的能量）是生物效应的替代物。在整个照射量范围内不可能测量患者的剂量。因此，只能依靠剂量计算来估计对靶区和正常组织的剂量。放射生物学因素显示，结构

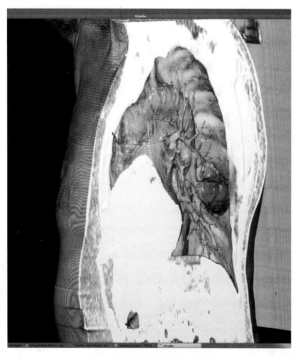

▲ 图 3-8　肺肿瘤的体积渲染

从患者的左侧开始切割平面；肿瘤、血管和气道是可视化的，但没有图像分割；颜色编码从皮肤表面到结构放射路径变化（此图的彩色版本见书中彩图页）

（靶或 OAR）的剂量和体积都影响生物 / 治疗结果（肿瘤控制 / 正常组织并发症或损伤）。因此，在剂量计算中，需要对靶区和正常组织的剂量进行三维评估。计算每个体素照射的剂量，然后计算器官的剂量，在剂量 - 体积直方图中进行剂量测定[45]。已经设计出能估计肿瘤控制概率[46]和正常组织并发症概率[47, 48]的剂量分布的模型，等待进一步的验证。这种概率估计最常用来比较不同治疗计划的相对优点。

（一）单野剂量测定

图 3-9 描绘了一个单一的兆伏级射野的特征，其显示了在一个水体模上发生的一个 6MV 的照射野。刷色表示通过中心轴的 2D 剂量分布；剂量值在左边缘看到。剂量分布的几个特点值得评论。首先，点 P 处的剂量是两个分量的总和：①主光束，直到达到兴趣点才相互作用；②散射辐射，这里表示为在点 S 处经历散射的辐射，并且找到点 P 的路径。还应该注意的是，表面附近有一个低剂量成分，看起来非常宽（箭头 a）。该表面照射区域是由于光子束的电子污染以及来自准直器的散射光子。作为深度的函数剂量减少归因于两个因素：①照射野在穿透物质时呈指数衰减；②照射强度随着从点源发散（反平方定律）而减小。注意弯形低等剂量线（3% ～ 5%）。这归因于最初由散射辐射增加的剂量，随着光束衰减，深度函数的缩小是由于较小的散射造成的。

中心轴剂量分布见图 3-9B。当光子束进入介质时，光子与物质之间的相互作用导致电子在光束方向上运动。随着电子平衡的建立，建成区（最初的几毫米）的剂量迅速增加。在 D_{max} 的剂量峰值，并且从光束中去除光子，剂量呈指数下降。高能光子束具有更深的 D_{max}，导致光束入口和 D_{max} 之间保留的组织更多。

图 3-9C 显示了几个深度处的横向剂量分布（在中心轴标准化）。横向照射野在射野的中心部分是平坦的（由直线加速器头中的平像物镜

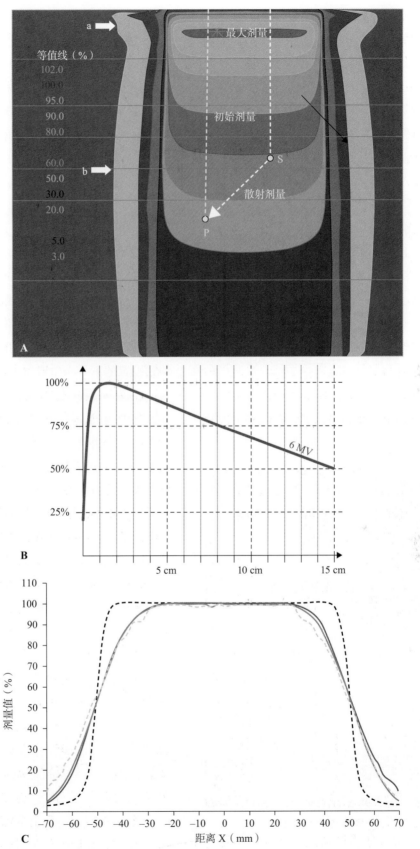

▲ 图 3-9 A. 示意性指示点 P 处的单野剂量测定是来自放射源的初始剂量和来自点 S 的二次散射剂量的总和；B. 沿着中心轴的深度剂量；C. 不同深度的横向剖面表明半影随深度增加而增大

此图的彩色版本见书中彩图页

产生），并且半影是相对尖锐的。在更深的深度，半影（剂量距离从中心轴值的80%下降到20%）增大。更尖锐的半影可以避开射束边缘的危及器官。

剂量计算算法已经发展到计算某一点的剂量。简单的算法计算光子的衰减，并估算来自表格数据的散射辐射。更复杂的算法将多个笔形射束的贡献相加[49]。蒙特卡罗剂量计算应用了单个光子与物质相互作用的物理学。几百万个光子产生的辐射能量被统计相加来估算所要产生的剂量分布。使用更快的治疗计划计算机和并行计算技术，蒙特卡罗剂量计算变得足够快，被认为是常规治疗计划。这种方法是估计患者剂量的最准确的方法。

（二）多射野计划——三维适形和调强放射治疗的剂量分布

在三维适形放射治疗中，照射野被设计成从每个射束的角度在几何学上符合靶区形状。使用3D CT扫描来定位相对于邻近危及器官的靶区。光束能量照射孔，产生有梯度的凸型剂量分布。一般使用射束方向视图来几何排除远端危及器官。

随着调强放射治疗（IMRT）技术的运用，通过孔径辐射能量被调整。在网格状图案中经常使用不同强度的光束。子束的具体强度是通过逆向治疗计划的过程（优化）来确定的。计划优化过程需要使用者输入三维靶区几何形状，靶区内所需的剂量和剂量均匀性，以及限于邻近危及器官的剂量体积。用已选择方向的多个调强光束，

致使产生的总剂量理想地分布于照射靶区并最大限度地减少照射OAR。调强放射治疗的一个重要特征是能够产生凹形缺口的剂量分布。这种能力可用于例如头部和颈部肿瘤的照射，IMRT可用于保护腮腺和脊髓。图3-10显示了IMRT射野照射前列腺的相对能量的图像。

可以使用几种技术来提供IMRT，这些技术取决于设备的特定光束传输能力。一些最常见的调强放射治疗技术的描述如下。

1. 静态调强放射治疗[50] 在这种方法中，通常使用5～9个射野方向。在每个射野角度，每一个由计算机控制的多叶准直器（MLC）被用来传送调强治疗的部分辐射剂量。将MLC的叶片移动到辐射束打开的位置。在适当数量的跳数被传送后，光束被关闭，当MLC叶片被移动到设置的下一个位置时，它们的辐射束再次打开。在这个过程中，所需的调强辐射束由一系列静态补偿构成。由于辐射是分段给出，有许多射野挡块，使用较大的跳数。这延长了治疗时间。

2. 动态调强放射治疗[51] 再次使用固定的机架角度，但在MLC运动期间不停止暂停照射，叶片在"出束"期间以特定的速度运动。

3. 容积弧形调强放射治疗（VMAT）[52, 53] VMAT是调强放射治疗的另一种方法。VMAT包括控制旋转弧形治疗，其中MLC叶片在旋转期间被计算机控制以提供一个调强弧形。在出束过程中，剂量率、机架速度，以及其他参数都是由计算机控制的。多个弧叠加可导致高度适形的合成剂量分布。一般来说，这种技术需要较少的照射跳数，与静态IMRT相比，其治疗实施时间

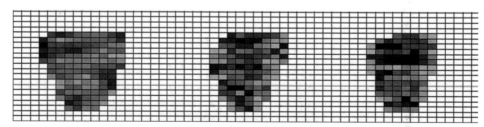

▲ 图3-10 在不同机架角度下多个调强射野最终产生调强复合分布，其可有凹陷特性，可以保护危及器官

深色像素表示较大的辐射通量

较快，从而提高治疗室利用率。治疗时间可能减少多达 3 倍。

五、治疗计划案例

提供了三个例子来说明成像、图像处理、剂量计算和演示的特点。

（一）前列腺

Ⅰ期前列腺癌患者需要用两个疗程的放射治疗，总剂量为 79Gy。第一个过程包括照射前列腺和精囊到 45Gy，每次 1.8Gy。三维外扩 1cm 来包全沿着前轴和横轴的靶区。其中 GTV 后边界外扩 0.5cm 以保护直肠前壁。然后缩野靶区至前列腺自身，三维均匀外扩 0.5cm，然后以每次 2Gy 的剂量照射另外的 34Gy。

除了勾画前列腺和精囊外，还需勾画 OAR，包括股骨头、膀胱和直肠。OAR 靶区计算时通常被认为是"非靶组织"，其包括剂量计算矩阵内的所有组织减去靶体积。

IMRT 计划包括剂量体积直方图限制的前期规定。限制条件包括热点低于 115%，在直肠前壁或其附近没有热点。95% 的等剂量线理想地和 PTV 边界相符合。前列腺计划的具体限制见表 3-2 所示的计划规定。

表 3-2 前列腺计划规定

靶区处方
前列腺 45Gy + 前列腺局部后续加量 34Gy
危及器官剂量限值
膀胱 v80 < 15%，v75 < 25%
直肠 v75 < 15%，v70 < 25%
臀部 D_{max} < 45Gy

本示例中使用的商业计划系统记录了表 3-3 中剂量分布的统计数据。输出提供了治疗计划的统计数据总结，其中包括目标，低于目标的结构百分比，结构最小、最大和平均剂量的统计，剂量标准偏差和结构体积。这些统计数据由放射肿瘤医师查看，以确定该计划是否令人满意。如果不满意，他 / 她可以要求物理师调整计划。通过调整计划输入中的重要因素，并可能添加回避结构（热点不能出现的区域轮廓），可以灵活调整计划。

前列腺剂量分布 正交平面的等剂量分布见图 3-11A。正常结构显示为实体颜色区域，前列腺呈红色，直肠呈棕色，股骨头呈浅蓝色。在显示的轴面上，膀胱（黄色）是不可见的，但在冠状切面和矢状切面中是显著的。彩色等剂量线表示以约 86Gy 的最大剂量百分比的剂量水平。90% 的等剂量被认为是包围了前列腺，并且沿着后缘略微缩进以保护直肠前壁。

图 3-11B 显示了累积的 DVH。靶区 DVH 是理想的阶梯函数形状。理想情况下，100% 的靶区被照射到规定的剂量，没有任何部分的靶区接收大于规定的剂量。但是，这种情况很少发生。靶区 DVH 的高剂量尾巴是由于靶区内存在热点。这些热点应小于规定剂量的 115%。低于靶区 DVH 处方剂量的"柔肩"（soft shoulder）也表明靶区内部分亏量。剂量不足的根本原因通常是 OAR 的剂量限制，其非常接近高剂量梯度。DVH 内的信息可以进一步减少以将剂量分布特征总结为单个数字 [例如，适形指数 [54] 或估计肿瘤控制率或正常组织并发率（NTCP）[46]]。DVH 与计划目标的比较表明，剂量目标达到了放射肿瘤医师所提交的计划要求。具体而言，股骨头的剂量小于计划规定的最大剂量（32Gy vs 45Gy）。该计划的膀胱和直肠 DVH 满足表 3-2 中的剂量体积标准。CTV 靶区（CTV 及 CTV 外扩 0.5cm）在可接受的变化范围内满足目标。

（二）肺

下一个例子涉及一名 57 岁女性患者Ⅲ a 期小细胞肺癌的治疗。由于存在显著的密度不均匀性（肺密度 0.3g/ml）和肿瘤运动的考虑，肺癌的剂量学更复杂。这个例子增加了计划性二程定

表 3-3　计算各种靶区和危及器官后的前列腺剂量测定

所需靶区剂量：

实际剂量：

　照射剂量 79.00Gy，最大值的 91.3%

　[前列腺最小剂量 - 靶区（PTV）为 74.45Gy，最大值的 86.0%]

　（100.0% 等剂量线最大剂量为 86.57Gy）

	目标剂量（Gy）	低量（%）	目标体积（cm³）	最小剂量（Gy）	最大剂量（Gy）	平均剂量（Gy）	偏差（Gy）	体积（cm³）
前列腺 - 靶区				78.34	86.13	82.39	1.29	43.18
精囊 - 靶区				64.06	85.70	80.41	3.76	7.91

	限制剂量（Gy）	超量（%）	限制剂量（cm³）	最小剂量（Gy）	最大剂量（Gy）	平均剂量（Gy）	偏差（Gy）	体积（cm³）
非靶区组织				0.00	86.57	4.61	10.40	32651.22
组织				0.00	86.57	4.73	10.83	32702.31
右侧股骨头				2.16	36.79	15.55	8.44	115.45
左侧股骨头				2.16	36.36	15.03	8.68	123.20
直肠				2.60	80.94	34.94	28.89	68.22
超声引导下定位膀胱				3.03	85.27	26.00	26.23	155.15

位扫描以缩野照射的复杂性。IMRT 技术的使用也需要扩大 MLC 叶片运动；叶片运动的机械限制要求照射野分解为两部分。虽然计划可能比较复杂，但关注的焦点在肺部治疗计划的核心方面，以说明计划中的关键考虑因素。

4D CT 用于运动肿瘤的治疗计划。患者被固定在个体化的体模中，用于 CT 扫描和治疗。4D CT 扫描生成 10 个阶段。多个结构需要勾画，见表 3-4。观察到原发肿瘤横向移动约 3mm，上下移动 6mm，前后移动 3mm。由于肿瘤运动需适当外扩靶区（定义为 ITV）。有几种方法来构建呼吸运动期间包围靶区的几何图形。在这种情况下，使用最大密度投影（MIP）来约束主靶区。肺肿瘤的 MIP 是通过将轴向切片的所有 10 个位相投影到 1 个空白 CT 矩阵上，并将最大 HU 作为像素值来计算的。由于肿瘤（约 0HU）和肺实质（约 700HU）之间的 HU 的差异，所得到的图像是轴向平面中的运动肿瘤扫过的体素的轮廓，从而形成 ITV。ITV 的各种子靶区由医师分割完成。这些包括确定原发肿瘤的 ITV 和淋巴结组 N1/N2 的 ITV。治疗计划需要计算每个子靶区的 DVH。

表 3-4　肺治疗计划中的分段结构

轮廓信息		
轮廓描述	电子密度	体积（cm³）
患者	1.00	40378.46
肿瘤	1.00（forced）	- - -
GTV 1		- - -
GTV 2		- - -
CTV 1		- - -
CTV 2		- - -
CTV 3		- - -
心房	1.00	297.97
BoostPTV	1.00	267.67
BoostPTV+1	1.00	617.98
隆突	1.00	2.83
食管	1.00	51.29
ITVp	1.00	11.24
ITVp Rescan	1.00	11.24
左肺	1.00	1196.25
右肺	1.00	1455.49
脊髓	1.00	33.87
脊髓 +0.5	1.00	151.57
心室	1.00	480.89
iTV-N1	1.00	110.62
iTV-N1 Rescan	1.00	77.66
iTV-N2	1.00	56.83
iTV-N2 Rescan	1.00	55.86

　　存在 ITV 最大密度投影定义的替代方法。一种方法是在所有 10 个阶段（通过可变形配准）

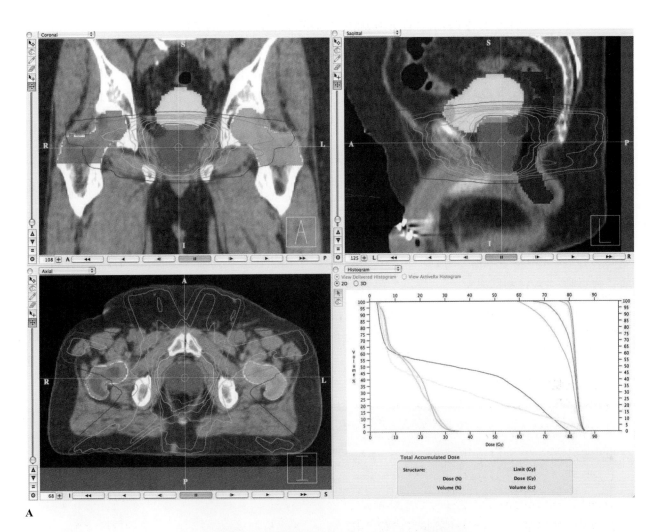

A

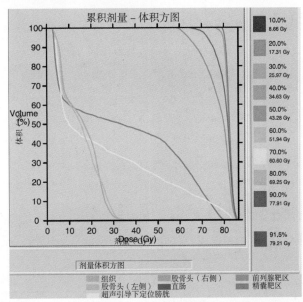

B

▲ 图 3-11　A. 冠状面、矢状面和横向面的剂量分布；靶区是红色的；OARs：膀胱（黄）；股骨头（浅蓝，深蓝）；
B. 前列腺计划累积 DVH 的放大视图

此图的彩色版本见书中彩图页

勾画靶区，然后合并形成 ITV。另一种方法是在直观地观察肿瘤的运动，并在任意的平面上巧妙地画出包围靶区运动的轮廓。目前作者的研究机构已经对这两种方法进行了实验研究。

靶区体积在 36Gy 后通过第二次 4D CT 扫描重新评估并重新定义。在二程缩野中，PTV 减少超过 100ml。靶体积减量是放射肿瘤医师的临床决定。虽然 GTV 在治疗过程中可能明显缩小，但仍然存在 CT 检查无法看到的微小病变的问题。多个 OAR 需要勾画，包括脊髓（外扩 5mm）、食管、心室、心房、左右肺（分别）和左右肺联合，或总肺。DVH 中标记为 "5-7-6-8" 是右肺布尔联合减去原发肿瘤和淋巴结的 ITV 的体积。因此，它代表右肺的正常肺组织。体积 "4+5-7-6-5" 代表正常的右肺组织和正常的左肺组织减去

靶目标。图 3-12（B 和 C）显示了感兴趣结构的累积 DVH。

剂量计算算法是叠加卷积。非均匀性校正基于来自 CT 扫描的 HU 像素值。该算法将笔形束粒子的贡献相加，提供更准确的剂量分布。逆向计划系统提供了限制条件，见表 3-5。设计 IMRT 治疗计划，并计算感兴趣靶区的 DVH。虽然 ITV 靶区包括肿瘤运动的影响，但剂量计算基本上是三维的；在 4D CT 中没有明确的运动被纳入剂量计算。剂量计算在平均 CT（全部 10 个相的数值平均值）中进行。4D 治疗计划，每个时间阶段的剂量明确计算，以及可变形图像配准的结合，并不是常规（商业）可用的。

然后通过添加来自初始过程和缩野二程的剂量分布来计算合成治疗计划。这种图像处理技术

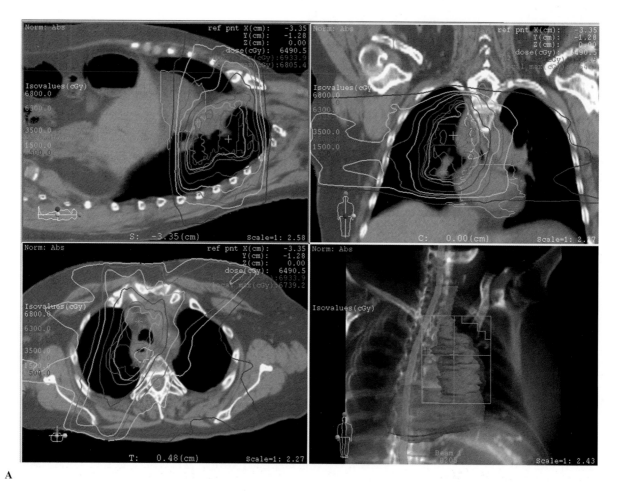

A

▲ 图 3-12 A. 在矢状面、冠状面和轴面上的肺剂量分布，还包括右前斜视野的 BEV 视野

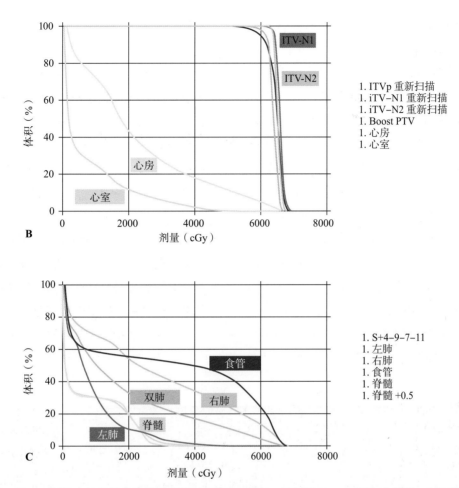

▲ 图 3-12（续）　B，C. 剂量－体积直方图的肺实例（复合平面图）；累积的 DVH 采用颜色编码，以匹配图中的结构标签（左上角）

此图的彩色版本见书中彩图页

原则上提供了一个 CT 扫描到另一个的映射，同时考虑到器官的变形或收缩。在这个特定的情况中，转换是一个更简单的硬性翻译，因为患者在扫描和治疗中固定的体模提供了很好的定位。表3-6 显示了根据治疗计划确定的靶区所需和达到的剂量。

表 3-6 显示了剂量目标与计划计算结果的比较。目标总体达到了，靶区照射到 63Gy，热点低于处方剂量的 15%。脊髓受量小于所设定的不能超过的剂量。

虽然这是对该计划预期的剂量进行最先进的评估，但计算的 DVH 的准确性存在一定限制。实际患者的几何形状在呼吸过程中变化，但这并没有明确考虑在内。每天可能会有器官变形，和

不准确的设置。虽然这些几何变化在很大程度上被体模固定装置所缓解，但它们并没有完全消除。目前正在研究 4D CT 计划剂量分布与近似3D 计算之间的差异。外扩提供了一定程度的保证，即靶区是按预期照射，但是在呼吸过程中进入和离开射野的正常组织的剂量计算不准确。根据运动，模式（例如质子治疗）和其他变量，以3D 和 4D 计算的正常组织 DVH 之间的差异可能是相当大的。

（三）头颈部

最后一个病例涉及头颈部肿瘤的治疗。患者头部固定进行螺旋模式扫描。定义了多个靶目标，包括一个 GTV、CTV1 和 CTV2。正常组织

表 3-5　肺计划的限制

IMRT 医师的规定靶区和间距：

GTV 说明	上 / 下间距		放射间距	
	CTV（mm）	PTV（mm）	CTV（mm）	PTV（mm）
ITV-p+N1+N2:63Gy/35Fx	5mm	5mm	5mm	5mm

由物理生成的间距（MD 上的所有其他边距都在工作站上绘制）：

所有的 CTV 和 PTV

特殊说明：

请在 DRR 上打印隆突；不要将 CTV 和 PTV 扩展到心脏或脊柱

治疗计划：

总剂量 - 请按照 95% 的等剂量线给 PTV，MD 为处方选择等剂量线（95% ～ 100%）：

V-Sim 日期：	2012
开始日期：	2012

射野和等中心建议：

Cone-down：	必要时重复定位 CT？
Yes. 计划执行 36Gy 时行 4DCT	Yes.

DVH 限制（肺、脊髓等）：

肺 DVH：V5 ＜ 65%，V10 ＜ 55%，V20 ＜ 33%，V30 ＜ 25%，V40 ＜ 20%，V50 ＜ 15%，V60 ＜ 12%，V65 ＜ 5%，V70=0%

食管 DVH：V20 ＜ 50%，V30 ＜ 40%，V40 ＜ 30%，V50 ＜ 20%，V60 ＜ 10%，V65 ＜ 0%，V70= 0%

心室 DVH：V20 ＜ 30%，V30 ＜ 25%，V40 ＜ 15%，V50 ＜ 1%，V60=0%

心房 DVH：V20 ＜ 50%，V30 ＜ 40%，V40 ＜ 25%，V50 ＜ 20%，V60 ＜ 10%，V65=0%。

脊髓：最大剂量＜ 45Gy

肿瘤运动（mm）	X（mm）	Y（SI）（mm）	Z（mm）
ITVp	3	6	3

V5. ≥ 5Gy 的体积；V10. ≥ 10Gy 的体积；V20. ≥ 20Gy 的体积；V30. ≥ 30Gy 的体积；V40. ≥ 40Gy 的体积；V50. ≥ 50Gy 的体积；V60. ≥ 60Gy 的体积；V65. ≥ 65Gy 的体积；V70. ≥ 70Gy 的体积

表 3-6　目标和肺的实现剂量比较

结　构	处　方	限　制	计划剂量	计划平均剂量	注　释
ITVp- 重新扫描	63Gy		67Gy	63.9Gy	
ITV-N1		最大剂量 66.75Gy	69.3Gy	65.9Gy	99% 体积接受 63Gy
ITV-N2		最大剂量 66.75Gy	68Gy	65.3Gy	99% 体积接受 63Gy
心房		最大剂量 63Gy	68.6Gy	22.5Gy	3% 心房接受 63Gy
右肺		最大剂量 65Gy	约 65Gy		满足限制
双肺		V20 ＜ 40%	约 33%		满足限制
脊髓		最大剂量 42Gy	32.6Gy		满足限制

部分包括脑干、左右腮腺、脊髓、口腔、下颌骨、喉、皮肤轮廓和食管括约肌。在靶区勾画过程中可使用 PET 和 MRI 可以作为额外的辅助工具。逆向计划过程中的对于某些关键结构，规定了剂量体积限制（如表 3-7 处方所示）。

使用 IMRT，将不同的靶区同时照射到不同剂量水平，这是剂量绘制的一种形式。GTV 剂量目标为 70Gy，每分次剂量为 2.0Gy。CTV1 处方剂量为 64Gy，1.83Gy/F，CTV2 以 1.71Gy/F 照射 60Gy。剂量实施超过 35 次。

剂量由七野 6MV IMRT 计划实施。直线加速器在 MLC 运动行程中存在局限性，因此一些

表 3-7　头颈部癌病例的处方

GTV（原发性和 LN）70Gy/35F（2.0Gy/F）

CTV1（高危）64Gy/35F（1.82Gy/F）

CTV2（低风险）60Gy/35F（1.71Gy/F）

PTV：CTV1 和 CTV2 外扩 0.5cm；GTV 无外扩

注意事项：

脊髓（PTR 外扩 7mm）＜ 46Gy，PTR ＜ 56Gy

腮腺平均剂量在 26Gy 以下（但不能影响 CTV1 的覆盖范围）

喉＜ 50Gy

口腔＜ 50Gy

脑干＜ 54Gy

下颌骨＜ 70Gy（但不影响 CTV1 的覆盖范围）

食管括约肌＜ 54Gy

PTV 覆盖率：不超过 20% 的 PTV 接受＞ 110% 的处方剂量，不超过 3% 的 PTV 接受＜ 95% 的处方剂量，PTV 外部不超过 1ml 的组织可能会接受＞ 110% 的处方剂量

光束野分为两部分。CTV 剂量统计见表 3-8。

等剂量分布见图 3-13A，其中结构以实体颜色显示。蓝色的结构是下颌骨，而红色和金色的区域分别是 CTV1 和 CTV2 的靶区。黄色的结构是主靶区。其他结构在左侧面板的图例中用颜色编码。等剂量线颜色代表剂量水平。

这例患者的 DVH 见图 3-13B。该计划剂量已被接受并实施。

六、结论

随着剂量算法的准确性和交互性的提高，治疗计划不断发展。计算机性能的增加应该能够产

表 3-8　头颈部复合计划的剂量统计

所需靶区剂量

35 次分割 35d 实施（含）

GTVp 的目标剂量 – 靶区：70Gy，2Gy/F

CTV1 的目标剂量 – 靶区：64Gy，1.83Gy/F

CTV2 的目标剂量 – 靶区：80Gy，1.71Gy/F

实施剂量：

实施 70.00 Gy，最大值的 87.5%，每次 2.00Gy

[GTVp 最小剂量 – 靶区（PTV）为 65.17Gy，最大值的 81.5%]

（在 114.2% 等剂量线上的最大剂量是 79.96Gy）

	目标（Gy）	低量（%）	目标（cm³）	最小剂量（Gy）	最大剂量（Gy）	平均剂量（Gy）	偏差（Gy）	体积（cm³）
GTVp– 靶区	70.00	4.59	2.44	65.17	**78.76**	72.62	1.72	53.24
CTV1– 靶区	64.00	3.88	7.80	54.77	**79.96**	68.90	2.99	201.11
CTV2– 靶区	60.00	3.59	1.69	55.17	**74.76**	62.55	2.16	47.04
	限制剂量（Gy）	超量（%）	限制体积（cm³）	最小剂量（Gy）	最大剂量（Gy）	平均剂量（Gy）	偏差（Gy）	体积（cm³）
非靶区组织	60.00	**4.00**	404.54	0.40	**77.56**	14.96	18.24	10 103.02
组织	60.00	**6.76**	703.76	0.40	**79.96**	16.52	20.10	10 404.40
脑干	45.00	0.00	0.00	4.80	34.38	17.94	9.43	6.25
腮腺（右）	20.00	**64.38**	9.08	**5.20**	**72.76**	**33.59**	20.25	14.10
脊髓	35.00	0.00	0.00	17.99	33.58	25.90	2.71	14.57
口腔	50.00	**34.28**	3.74	29.99	69.97	47.06	8.20	10.90
下颌骨	60.00	13.67	9.93	13.19	**71.96**	44.46	12.43	72.63
腮腺（左）	20.00	**33.64**	5.61	**7.20**	**71.17**	**22.24**	14.29	16.67
喉	45.00	28.53	13.70	15.99	**71.17**	38.16	11.87	48.02
Sldn	60.00	19.81	34.16	16.39	**72.76**	50.80	9.73	172.42
食管括约肌	45.00	29.14	2.64	17.59	62.77	38.45	11.58	9.07

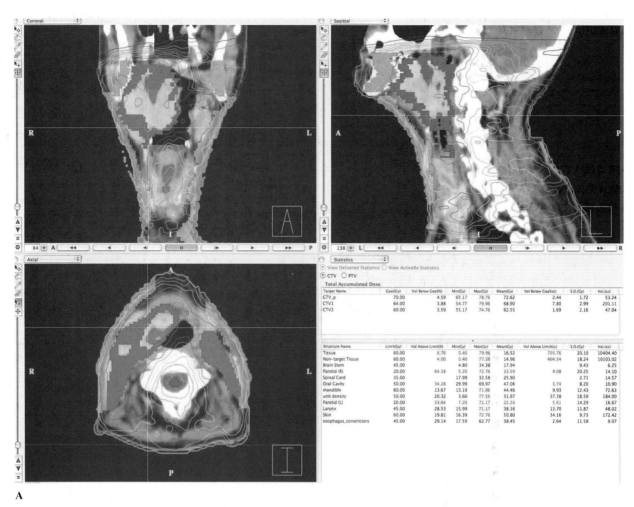

A

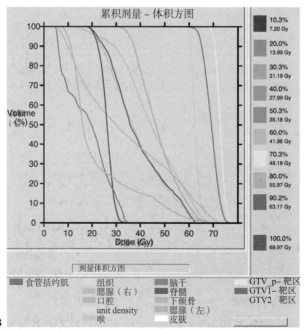

B

▲ 图 3-13　A. 头颈部计划的剂量分布，靶区以红色 / 金色显示；OAR：下颌骨用蓝色编码；B. 靶区和多个 OAR 的相应累积 DVH

此图的彩色版本见书中彩图页

生 4D 剂量分布，其中可变形图像配准将在呼吸运动和解剖变化（例如，肿瘤缩小）存在的情况下提供对累积器官剂量的更精确的评估。然而，还有更多的挑战；成像技术的进步可以提供关于肿瘤特征和几何范围的更具体的信息；先进的科学可视化技术可能能够更有效地向物理师团队呈现更多的字节信息。对物理剂量与生物效应（特别是肿瘤控制概率和正常组织并发症概率）之间关系的进一步理解将有助于患者的个体化治疗。

◆ 致谢

作者希望感谢临床同事、放射肿瘤医师、医学物理学师和剂量测定员在编写本章时所做的工作。特别要感谢 Drs Annie Chan、Noah Choi 和 Anthony Zietman 提供的案例计划，John Wolfgang 和 Gregory Sharp 对体绘制和变形图像配准技术提供的技术支持。

参考文献

[1] ICRP (1975) ICRP Publication 23: Report of the Task Group on Reference Man: Anatomical, Physiological and Metabolic Characteristics. *Ann. ICRP*, 4 (3–4).

[2] Schneider, W., Bortfeld, T., Schlegel, W. (2000) Correlation between CT numbers and tissue parameters needed for Monte Carlo simulations of clinical dose distributions. *Phys. Med. Biol.*, 45 (2), 459–478.

[3] Gould, R.G. (1991) CT overview and basics, in *Specifications, Acceptance Testing, and Quality Control of Diagnostic X-Ray Imaging Equipment* (eds J.A. Siebert, G.T. Barnes, and R.G. Gould), American Association of Physicists in Medicine, Summer School. American Institute of Physics, Woodbury, NY, pp. 801–831.

[4] Balter, J.M., Ten Haken, R.K., Lawrence, T.S., Lam, K.L., Robertson, J.M. (1996) Uncertainties in CT-based radiation therapy treatment planning associated with patient breathing. *Int. J. Radiat. Oncol. Biol. Phys.*, 36 (1), 167–174.

[5] Balter, J.M., McGinn, C.J., Lawrence, T.S., Ten Haken, R.K. (1998) Improvement of CT-based treatment planning models of abdominal targets using static exhale imaging. *Int. J. Radiat. Oncol. Biol. Phys.*, 41 (4), 939–943.

[6] Chen, G.T., Kung, J.H., Beaudette, K.P. (2004) Artifacts in computed tomography scanning of moving objects. *Semin. Radiat. Oncol.*, 14 (1), 19–26.

[7] Wong, J.W., Sharpe, M.B., Jaffray, D.A., Kini, V.R., *et al.* (1999) The use of active breathing control (ABC) to reduce margin for breathing motion. *Int. J. Radiat. Oncol. Biol. Phys.*, 44 (4), 911–919.

[8] Rosenzweig, K.E., Hanley, J., Mah, D., Mageras, G., *et al.* (2000) The deep inspiration breath-hold technique in the treatment of inoperable non-small-cell lung cancer. *Int. J. Radiat. Oncol. Biol. Phys.*, 48 (1), 81–87.

[9] Ford, E.C., Mageras, G.S., Yorke, E., Ling, C.C. (2003) Respiration-correlated spiral CT: a method of measuring respiratory-induced anatomic motion for radiation treatment planning. *Med. Phys.*, 30 (1), 88–97.

[10] Low, D.A., Nystrom, M., Kalinin, E., Parikh, P., *et al.* (2003) A method for the reconstruction of four-dimensional synchronized CT scans acquired during free breathing. *Med. Phys.*, 30 (6), 1254–1263.

[11] Keall, P.J., Starkschall, G., Shukla, H., Forster, K.M., *et al.* (2004) Acquiring 4D thoracic CT scans using a multislice helical method. *Phys. Med. Biol.*, 49 (10), 2053–2067.

[12] Pan, T., Lee, T.Y., Rietzel, E., Chen, G.T. (2004) 4D-CT imaging of a volume influenced by respiratory motion on multi-slice CT. *Med. Phys.*, 31 (2), 333–340.

[13] Wang, J., Li, T., Liang, Z., Xing, L. (2008) Dose reduction for kilovotage cone-beam computed tomography in radiation therapy. *Phys. Med. Biol.*, 53 (11), 2897–2909.

[14] Ross, C.S., Hussy, D.H., Pennington, E.C. (1990) Analysis of movement in intrathoracic neoplasm using ultrafast computerized tomography. *Int. J. Radiat. Oncol. Biol. Phys.*, 18, 671–677.

[15] Nelson, S.J. (2003) Multivoxel magnetic resonance spectroscopy of brain tumors. *Mol. CancerTher.*, 2 (5), 497–507.

[16] Thornton, A.F., Sandler, H.M., Ten Haken, R.K., *et al.* (1992) The clinical utility of MRI in 3-dimentional treatment planning of brain neoplasms. *Int. J. Radiat. Oncol. Biol. Phys.*, 24, 767–775.

[17] Small, W., Beriwal, S., Demanes, D.J., Dusenbery, K.E., *et al.* (2012) American Brachytherapy Society consensus guidelines for adjuvant vaginal cuff brachytherapy after hysterectomy. *Brachytherapy*, 11 (1), 58–67.

[18] Nag, S., Cardenes, H., Chang, S., Das, I.J., *et al.* (2004) Proposed guidelines for image-based intracavitary brachytherapy for cervical carcinoma: report from Image-Guided Brachytherapy Working Group. *Int. J. Radiat. Oncol. Biol. Phys.*, 60 (4), 1160–1172.

[19] Orrison, W.W., Lewine, J.D., Sanders, J.A, Hartshorne, M.F. (1995) *Functional Brain Imaging. Year Book.* Mosby, Chicago.

[20] Nakajima, T., Fujita, M., Watanabe, H., *et al.* (1994) Functional mapping of the human visual system with near-infrared spectroscopy and BOLD functional MRI. *Society of Magnetic Resonance Medicine*, San Francisco.

[21] Cao, Y., Towel, V., Levin, D., Balter, J. (1993) Functional mapping of human motor cortical activation with conventional MR imaging at 1.5 T. *J. Magn. Reson. Imag.*, 3, 869–871.

[22] Kurhanewicz, J., Thomas, A., Jajodia, P., Weiner, M.W., *et al.* (1991) 31P spectroscopy of the human prostate gland in vivo using a transrectal probe. *Magn. Reson. Med.*, 22 (2), 404–413.

[23] Berberat, J., McNamara, J., Remonda, L., Bodis, S., Rogers, S. (2014) Diffusion tensor imaging for target volume definition in glioblastoma multiforme. *Strahlenther. Onkol.*, 190 (10), 939–943.

[24] Ghilezan, M.J., Jaffray, D.A., Siewerdsen, J.H., van Herk, M., *et al.* (2005) Prostate gland motion assessed with cine-magnetic resonance imaging (cine-MRI). *Int. J. Radiat. Oncol. Biol. Phys.*, 62 (2), 406–417.

[25] Feng, M., Balter, J.M., Normolle, D., Adusumilli, S., *et al.* (2009) Characterization of pancreatic tumor motion using cine MRI: surrogates for tumor position should be used with caution. *Int. J. Radiat. Oncol. Biol. Phys.*, 74 (3), 884–891.

[26] Mutic, S., Dempsey, J.F. (2014) The ViewRay system: magnetic resonance-guided and controlled radiotherapy. *Semin. Radiat. Oncol.*, 24 (3), 196–199.

[27] Lagendijk, J.J.W., Raaymakers, B.W., Raaijmakers, A.J.E., Overweg, J., *et al.* (2008) MRI/linac integration. *Radiother. Oncol.*, 86 (1), 25–29.

[28] The Beginning of Positron Emission Tomography (PET) (1953) HistoryofInformation.com [Internet]. [cited 2015 Dec 15]. Available from: http://www. historyofinformation.com/expanded.php?id=2043

[29] Ter-Pogossian, M.M., Phelps, M.E., Hoffman, E.J., Mullani, N.A. (1975) A Positron-Emission Transaxial Tomograph for Nuclear Imaging (PETT). *Radiology*, 114 (1), 89–98.

[30] Townsend, D.W. (2001) A combined PET/CT scanner: the choices. *J. Nucl. Med.*, 42 (3), 533–534.

[31] Townsend, D. (2008) Combined positron emission tomography-computed tomography: the historical perspective. *Semin. Ultrasound CT MR*, 29 (4), 232–235.

[32] Maurer, C.R., Fitzpatrick, J.M. (1993) A review of medical image registration, in *Interactive Image Guided Neurosurgery* (ed. R.J. Macinuas). AAN, Park Ridge, IL, pp. 17–44.

[33] Pluim, J.P.W., Maintz, J.B.A., Viergever, M.A. (2003) Mutual information based registration of medical images: a survey. *IEEE Trans. Med. Imaging*, 22 (8), 968–1003.

[34] Sharp, G. Plastimatch [Internet]. Available from: http://plastimatch.org.

[35] Matlab. DIRART [Internet]. Available from: code.google.coom/p/DIRART.

[36] Glocker, B., Sotiras, A., Komodakis, N., Paragios, N. (2011) Deformable medical image registration: setting the state of the art with discrete methods. *Annu. Rev. Biomed. Eng.*, 13, 219–244.

[37] Sharp, G.C., Peroni, M., Li, R., Shackleford, J., Kandasamy, N. (2010) Evaluation of plastimatch B-Spline registration on the EMPIRE10 data set, in *Medical Image Analysis for the Clinic: A Grand Challenge* (in conjunction with MICCAI'10) (MICCAI, Beijing, China), pp. 99–108. Available at http://empire10.isi.uu.nl/staticpdf/article mgh.pdf.

[38] Berthelsen, A.K., Dobbs, J., Kjell'en, E., Landberg, T., *et al.* (2007) What's new in target volume definition for radiologists in ICRU Report 71? How can the ICRU volume definitions be integrated in clinical practice? *Cancer Imaging*, 7, 104–116.

[39] Gao, Z.,Wilkins, D., Eapen, L., Morash, C.,Wassef, Y., Gerig, L. (2007) A study of prostate delineation referenced against a gold standard created from the visible human data. *Radiother. Oncol.*, 85 (2), 239–246.

[40] Rasch, C., Barillot, I., Remeijer, P., Touw, A., van Herk, M., Lebesque, J.V. (1999) Definition of the prostate in CT and MRI: a multi-observer study. *Int. J. Radiat. Oncol. Biol. Phys.*, 43 (1), 57–66.

[41] Hallman, J.L., Mori, S., Sharp, G.C., Lu, H.-M., Hong, T.S., Chen, G.T.Y. (2012) A four-dimensional computed tomography analysis of multiorgan abdominal motion. *Int. J. Radiat. Oncol. Biol. Phys.*, 83 (1), 435–441.

[42] Langen, K.M., Jones, D.T. (2001) Organ motion and its management. *Int. J. Radiat. Oncol. Biol. Phys.*, 50 (1), 265–278.

[43] Goitein, M., Abrams, M., Rowell, D., *et al.* (1983) Multidimensional treatment planning: 2. Beam's eye view, back projection, and projection through CT sections. *Int. J. Radiat. Oncol. Biol. Phys.*, 9, 789–797.

[44] Drebin, R., Carpenter, L., Hanrahan, P. (1988) Volume Rendering. *Comput. Graph.*, 22, 65–74.

[45] Lyman, J.T. (1985) Complication probability as assessed from dose-volume histograms. *Radiat. Res.*, 104 (2s), S13–S19.

[46] Niemierko, A., Goitein, M. (1993) Implementation of a model for estimating tumor-control probability. *Radiother. Oncol.*, 29 (2), 140–147.

[47] Kutcher, G.J., Burman, C. (1989) Calculation of complication probability factors for non-uniform normal tissue irradiation: the effective volume method. *Int. J. Radiat. Oncol. Biol. Phys.*, 16 (6), 1623–1630.

[48] Marks, L.B., Yorke, E.D., Jackson, A., Ten Haken, R.K., *et al.* (2010) Use of normal tissue complication probability models in the clinic. *Int. J. Radiat. Oncol. Biol. Phys.*, 76 (3 Suppl.), S10–S19.

[49] Ahnesjo, A., Aspradakis, M.M. (1999) Dose calculations for external photon beams in radiotherapy. *Phys. Med. Biol.*, 44 (11), R99–R155.

[50] Bortfeld, T., Boyer, A.L., Schlegel,W., Kahler, D.L., Waldron, T.J. (1994) Realization and verification of three-dimensional conformal radiotherapy with modulated fields. *Int. J. Radiat. Oncol. Biol. Phys.*, 30 (4), 899–908.

[51] Williams, P.C. (2003) IMRT: delivery techniques and quality assurance. *Br. J. Radiol.*, 76 (911), 766–776.

[52] Yu, C.X. (1995) Intensity-modulated arc therapy with dynamic multileaf collimation: an alternative to tomotherapy. *Phys. Med. Biol.*, 40 (9), 1435–1449.

[53] Otto, K. (2008) Volumetric modulated arc therapy: IMRT in a single gantry arc. *Med. Phys.*, 35 (1), 310–317.

[54] Feuvret, L., Noël, G., Mazeron, J.-J., Bey, P. (2006) Conformity index: A review. *Int. J. Radiat. Oncol. Biol. Phys.*, 64 (2), 333–342.

第4章 图像引导放射治疗
Image–Guided Radiation Therapy

Monique Youl　Kristy K. Brock　Laura A. Dawson　著

赵永瑞　王文卿　译

一、概述

图像引导放射治疗（IGRT）的主要目标是尽量减少实际照射剂量与最初计划照射剂量之间的差异。在过去的10年中，IGRT与放射治疗计划的进步带来了精准放射治疗技术的发展，使得肿瘤靶区达到以前不可能达到的高剂量[1]。可用于IGRT的成像模式从二维成像（例如电子射野成像）发展到三维体积成像[例如锥形束CT（CBCT）和磁共振（MR）成像]，并且包括近实时和实时跟踪解决方案[2-4]。

二、IGRT 的基本原理和优点

传统放射治疗实施中是单独使用皮肤标记来设计患者的放射治疗。在定义放射治疗靶区时，在患者身上标记定位线作为标识。在每次放射疗程开始时，将体表标识与加速期机房内的激光线相吻合，完成摆位。然后实施放射治疗计划。然而，在放射治疗过程中，相对于周围的解剖结构（例如皮肤和骨骼）内部解剖结构的位置、形状和（或）大小都会发生变化。尽管如此，皮肤标记通常是内部肿瘤位置的替代物，用于帮助摆位。IGRT现在被广泛用作辅助摆位的主要工具，

与体表标识相比具有更高的准确性。

靶区的内部变化可能是由于肿瘤本身的直接变化，或者是由于邻近正常组织的变化引起的，包括分次间改变和分次内改变。由器官蠕动或呼吸运动引起的分次内变化的变化幅度和剂量学改变小于分次间变化。目前，IGRT的大多数临床应用主要是为了纠正分次间变化，例如在每次照射之前进行成像以减小摆位误差[5]。非IGRT技术也可以减小一些分次内不确定性的误差。例如，屏气技术（例如，主动呼吸控制）、呼吸门控、腹部按压和肿瘤跟踪技术可以通过减小呼吸运动的幅度，最小化呼吸运动带来的治疗误差。靶区位置的变化可以分为随机误差和系统误差。如图4-1所示[6]，摆位的系统误差部分是摆位中心相对于计划中心的位置偏差，其发生在放射治疗实施过程中每次分割相同的方向。相比之下，随机误差部分可以在任何给定的分割方向上变化，但总体而言，平均偏移量接近于零[7]。需要注意的是，随机和系统误差都可能来自同一个来源[6]。例如，患者摆位误差和靶区位置/形状的变化都可能导致系统误差或随机误差。然而，靶区勾画误差——即在计划CT上定义临床靶区（CTV）时的误差——只会导致系统误差[5]。

与随机误差相比，系统性误差对放射治疗的负面影响较大，因为它们可能导致剂量分布的改

变，并且可能导致治疗区（部分）的几何缺失。通过比较，随机误差趋于模糊剂量分布，对治疗区的最小剂量影响较小。值得注意的是，单次分割剂量越大，随机误差产生的影响随之变大。

在制定放射治疗计划时需要考虑肿瘤位置的变化。解决这种不确定性的最简单的方法是照射比肿瘤本身更大的靶区，例如计划靶区（PTV）（图 4-2）。PTV 包括临床可看见的肿瘤区（GTV）、亚临床病灶（CTV），以及由于肿瘤位置的不确定性而外扩形成的靶区。这种外扩边界考虑了摆位误差和亚临床病灶[18, 19]。

考虑到治疗计划设计和治疗过程中患者摆位和治疗光束的不确定性，制定放射治疗计划时需要按照摆位误差大小外扩一定边界[18, 19]。这种外扩考虑了一系列的不确定性，包括放射治疗期间患者摆位的日常变化，计划 CT 与直线加速器之间的差异，设备不确定性（例如机头下垂）和剂量测定不确定性。

内扩边界考虑到 CTV 的最大活动范围（表 4-1）[18, 19]，有助于补偿由于器官充盈或呼吸变化引起的肿瘤位置变化。CTV 加上其最大活动范围定义为内靶区（ITV），在定义 PTV 时也需要考虑这一点。PTV 是一个几何的概念，旨在

确保处方剂量在预期的不确定性因素下分布在 CTV 上。计划危及器官（PRV）类似于 PTV 的概念，是考虑到正常危及器官的摆位不确定性和生理变化所致的位移区域。放射治疗计划的目标是 PTV 被处方剂量覆盖，正常组织或 OAR 的 PRV 远离高剂量。

ICRU 报告 62 号和 83 号[19, 20]警示，线性增加内扩边界和摆位外扩边界可能会导致巨大的 PTV。建议将不确定性的来源按二次合并方式[20]。为此，已出版了许多"间距计算方法"。例如，van Herk 等[21]提出了以下简化的 PTV 边距：$2.5\Sigma + 0.7\sigma$，其中 Σ 是系统不确定性的标准差，σ 是随机不确定性的标准差。尽管间距计算方法的细节超出了本章的范围，但应该指出的是，前面的方程反映了系统性误差比随机误差具有更大的负面影响，这是所有间距计算方法的特征。量化不确定因素并应用这些公式可能在某些情况并不可行，在这种情况下，治疗小组将同时结合既往经验确定 PTV 间距。然后，基于这些患者的 IGRT 获得的成像进行更多的摆位误差和器官运动的定量测量，为 PTV 外扩边界积累经验。

IGRT 通过增加肿瘤定位的准确性和精确性，提高了放射治疗按照设计的放射治疗计划照射治

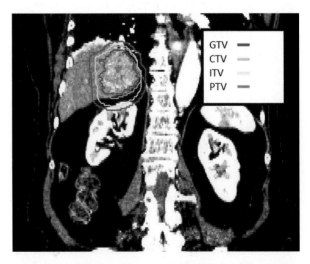

▲ 图 4-1 系统误差和随机误差

虚线圆圈描绘每日的肿瘤位置；下面两幅图中的分布曲线表示肿瘤位置的频率；深灰色圆圈表示在计划 CT 时肿瘤的位置；引自 Stroom 和 Heijmen 2002[6]，转载已获得 Elsevier 许可

▲ 图 4-2 肿瘤区（GTV）、临床靶区（CTV）和内靶区（ITV），以说明由于呼吸引起的不对称运动（患者在呼气屏气中摆位），以及计划靶区（PTV）

此图的彩色版本见书中彩图页

表 4-1　内治疗区变化的例子

正常组织相关	例　子
器官靶区的变化	前列腺癌
	分次间：膀胱或肠扩张位置变化
	分次内 [8, 9]：肠蠕动
体重减轻或增加	头颈部肿瘤
	体重减轻导致宽松的固定面罩和增加位置的变异性（分次间和分次内）
呼吸	肺、肝和上腹部肿瘤 [9-13]
	分次内：呼吸时，肺和肝肿瘤分别可以移动 20mm 和 30mm
	分次间：器官相对于骨骼的平均位置每天都在变化
肿瘤相关	例　子
进展	头颈部和肺部肿瘤
	分次间：肿瘤生长可能导致超出计划靶区和（或）肿瘤位置的改变（例如，由于肿瘤相关性肺不张）
肿瘤反应	头颈部、宫颈癌和肺癌 [14-17]
	分次间：已经有文献报道，在放射治疗过程中肿瘤体积缩小约 70%，这可能导致正常组织的剂量增加
	肿瘤体积的变化可能是不对称和不可预测的（例如，肿瘤生长及其随后的消退）[15]

疗区的可能性，由此减小 PTV 间距。PTV 减小进一步降低了正常组织的毒性反应，这为安全剂量递增创造了机会，在某些肿瘤部位（例如前列腺癌、肝癌和肺癌 [22-27]）甚至可以进一步改善局部控制和潜在的改善生存。

IGRT 在确保任何临床情况下的放射治疗的准确性方面都可以发挥作用。然而，在某些临床情况下，要保证治疗安全，IGRT 就变得至关重要。当肿瘤与重要功能器官直接相邻时，IGRT 变得至关重要，因为在这种情况下不能常规外放 PTV，但没有 PTV 外放边界几乎不可能安全地实施肿瘤根治剂量。在肿瘤和重要正常组织密切相关的临床情况下（例如靠近脑干和脑神经的鼻咽癌），需要采用高度适形的治疗技术，包括调强放射治疗（IMRT）。如果发生系统的几何不确定性，在 PTV 之外具有固有陡峭剂量梯度的适形计划，则容易遗漏照射靶区。也就是说，治疗区一个小的内部运动可能导致相邻的关键结构接受高量而肿瘤区欠量。IGRT 减少这种风险。IGRT 还有利于大分割的放射治疗疗程，包括立体定向放射治疗（SBRT），因为 IGRT 可以确保每次高剂量被实施到 PTV，而不是意外照射到

周围的正常组织。SBRT 计划是高度适形的，另外每次分割都提供了大剂量（通常 > 6 ~ 10Gy）。因此，在整个治疗过程中，常规放射治疗时单次日常误差较小，而每次分割占总治疗剂量的 20% 以上的 SBRT 的误差会被放大。大分割照射可以提高资源利用率，从而节约成本，同时为患者带来便利 [28]。通过 SBRT 实施较高的等效生物剂量，从而致使患者的结果进一步改善。一个例子是 I 期非小细胞肺癌的肺部 SBRT，两年局部控制率为 90% 以上和两年总体生存率为 65% 以上（在一些研究中高达 90%），其结果优于传统分割疗程，能与手术结果相媲美 [29-31]。SBRT 也可以为没有可行方案的患者提供新的治疗机会。这方面的例子包括使用 SBRT 治疗脊柱转移，在脊髓耐受范围内安全地再次照射，以及 SBRT 治疗不适合手术的肝转移或肝细胞癌，而传统的非 IGRT 放射治疗的一个有治疗意义的照射剂量会导致不可接受的风险——放射性肝损伤。这种 SBRT 的例子发生严重毒性的可能性远高于传统的分次放射治疗。因此，IGRT 是至关重要的，因为它能减小系统几何误差的可能，并允许较小的 PTV 间距，减少靶区或正常组织的照射，以

及较小的毒性风险。

总之，IGRT可以降低正常组织毒性，改善局部控制（和潜在的生存），并且还有利于剂量爬坡、超分割和高度适形的放射治疗疗法的实施。

三、图像引导放射治疗过程

（一）图像配准

一旦在治疗室（即验证图像）中获得图像，就必须将其配准到放射治疗计划部分的相应图像，并将其融合用于可视化。图像配准是将图像对齐的变换数学描述，而融合是已配准图像的可视化（图4-3）。由于用于比对的主要结构（例如，肿瘤或关键正常组织）在成像上并不总是直接可见的，所以临床医生和治疗小组必须确定哪个解剖结构组应被用作肿瘤或关键正常组织的替代物（例如用于脊髓的椎体或用于肝癌的全肝）用于图像配准。配准可能发生在两个或三个维度，可能是自动的或手动的。对于有许多商业上可用的自动化工具的骨匹配通常是第一步，这可以确定

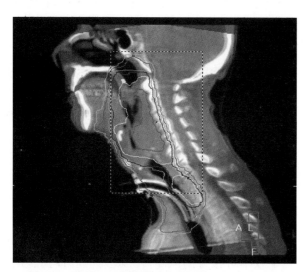

▲ 图4-3 计划CT扫描图像和锥形束CT验证图像在咽后壁肿瘤放射治疗过程中重叠

灰色表示很好地对齐，而紫色（参考CT）和绿色（CBCT）表示由于变形而不能很好地对齐的区域；虚线框所示，图像配准集中在原发肿瘤和与肿瘤相邻的颈椎椎体上；该区域被配准到计划CT数据集（此图的彩色版本见书中彩图页）

整个患者位置是否有旋转。是否需要进一步调整取决于使用的成像模式和临床情况。例如，如果患者正在接受SBRT肝转移治疗，那么骨解剖是肝肿瘤的一个不好的替代指标。肝肿瘤位置相对于骨骼的基线变化经常发生在日常的基础上。虽然肝转移本身通常在CBCT上不可见，但肝脏可以用作替代物来进一步完善配准并有助于准确摆位。ROI将是肝脏，使用匹配区域内的解剖结构来驱动配准，以将在治疗室采集获取的验证图像与计划CT中的肝脏相匹配。由于许多肿瘤在CT上不显影，所以在治疗区周围插入不透射线的基准标记可能有帮助，以执行手动调整完善配准。这些可能是必需的，特别是对于摆位过程中难免出现的器官的旋转和变形，在这种情况下，肿瘤或OAR附近的解剖结构的匹配应该是优先考虑的。因此，融合图像的可视化通常需要临床解释。

（二）离线、在线和实时校正

一旦执行了成像和图像配准，就计算出肿瘤位置（或附近的替代物）的偏移量。也就是说，相对于患者和肿瘤，将治疗室的位置与其在计划CT上的位置进行比较，然后决定如何处理这些信息。确定位置偏移的这个过程需要IGRT技术进行校准，相对于线性加速器（LINAC）的等中心[例如，必须知道千伏级成像系统的等中心相对于兆伏级（MV）治疗等中心的关系]。

"在线"校正是基于预处理图像在开始治疗之前校正患者的位置（例如，通过移动治疗床）。当治疗区位置的误差大于预定偏差时，需进行在线移位。这些偏差将根据临床情况，规定和解剖部位而变化。例如，当姑息性病例的预计最大偏差是5mm时，若配准后计算出偏移超过5mm，此患者的位置将被纠正。相反，用IMRT治疗的根治性头颈部病例可能有0mm的偏差。也就是说，除非图像配准完全匹配（<1mm偏移），否则始终需要在线移位。应该定义另一个预定的偏

差范围，以确定是否及何时在患者重新定位之后执行验证图像。例如，如果这个公差是 10mm，当移位大于 10mm 时，在处理之前将执行验证图像。在线校正有助于减少随机误差和系统误差。"离线"校正是指在每次治疗之前获得图像而不需要立即干预。这些图像在治疗室定期进行检查，而患者不在治疗床上。对偏移趋势进行评估，如果系统误差超出了指定的容差水平，则可以作出决定，包括对所有后续分割的治疗床进行设定调整，以纠正该系统误差。例如，如果患者始终表现为比预期要高 3.0mm，那么放射肿瘤医师可能会指导放射治疗技师为患者把所有剩余分割设置比先前设置位置低 3.0mm。离线校正有助于减少系统误差。实际上，在患者治疗过程中可以进行在线和离线校正。实时成像目前使用较少，是指在放射治疗正在进行的同时进行的成像。这方面的技术进步仍在继续，包括实时透视和近实时成像（在放射治疗实施之前或之间立即采集二维 X 线图像）。虽然患者通过治疗床移动进行重新摆位是 IGRT 最常见的干预措施，但其他可能的结果包括重新制定计划治疗或完全停止治疗（例如，如果肿瘤扩散到不能用放射治疗治疗的区域）。重新制定计划治疗可能会有多种原因。在治疗过程中早期获得的 CBCT 上注意到 PTV 外部的肿瘤进展可能会重新制定具有更大的 GTV、CTV 和 PTV 间距的计划。如果发现肿瘤区或其替代物的体位重复性低，或正常组织变化导致 OAR 所受照射剂量超过其耐受水平，也需要重新制定计划。有助于观察解剖结构和器官变形的工具有从计划 CT 到日常治疗验证图像（例如 CBCT）的正常组织轮廓和等剂量线。这可以帮助医师判断 OAR 是否已经移动，以及它们与高剂量区的位置关系。例如，小肠或胃与高剂量等剂量线距离太近，可能表明 OAR 已经向高剂量区域移动。等剂量叠加的使用可以通过突显区域解剖结构的剂量接近或超过 OAR 极限的变化来补充解剖信息。在前一个向高剂量区域移动的

胃的例子中，可以在随后的治疗之前给患者提供关于肠道准备的说明（例如，胃肠气体最小化方案），目的是减少胃的体积并增加从胃到靶区的距离（图 4-4）。然而，应该注意的是，等剂量线叠加仅仅是剂量如何照射实施的近似值，因为在计划和治疗图像之间的器官位置和变形的变化将影响真正的剂量分布。

四、用于 IGRT 的成像模式

（一）二维平面成像

1. 兆伏（MV）2D 射野成像　这是使用兆伏级治疗光束产生的二维 X 线成像，并且是在放射疗法实施之前第一个使用的患者定位成像。最初使用胶片，但现在已被电子射野成像（EPI）所取代。通常，正交［例如，前-后位（AP）和侧位］束被用于定位患者。这依赖于立体原理，即两个不同角度的平面图像可以识别三维物体的位置。IGRT 的 MV 成像缺点包括患者接受的额外辐射剂量比千伏（kV）成像要多。由于康普顿散射，相对于 kV 成像占优势的光电效应，MV 成像也具有比 kV 成像少得多的软组织分辨率。插入到靶区内或周围的金属标记已经与 MV 成像一起用于"软组织"定位，例如前列腺癌定位 [32]。

当未使用金属标记时，通常使用 MV 射野图像上的骨性标志进行对准，并与来自 CT 计划扫描的数字重建影像（DRR）进行比较。除了正交定位成像之外，还可以在治疗实施期间获得实际的射束方向视图 MV 图像，如果可以看到一些解剖结构（例如，用于上腹部靶标的膈肌），则可确保治疗按计划进行。如果在射束方向视图中没有具有对比度的解剖结构，则不可行。IMRT 技术以其可变孔径和治疗束的调制，使得治疗束自身的治疗区验证实际上是无用的。

2. 千伏（kV）2D 成像　千伏成像系统需要

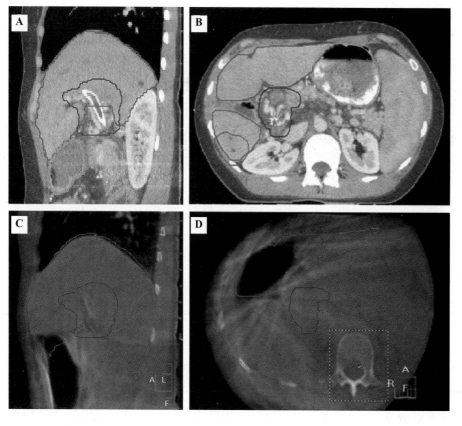

◀ 图 4-4　立体定向放射治疗，33Gy/6F，治疗胆管癌

A，B. 来自计划 CT 的图像，在计划 CT 和 CBCT 上覆盖 PTV（原发性肿瘤 PTV = 深蓝，肝转移 PTV = 浅蓝）和肝脏（粉红）；C，D. 在治疗中的一天，CBCT 显示胃气增加，导致肝脏变形，并使胃接近原发性肿瘤的 PTV，这一天没有进行照射，并建议在后续的治疗中使用抗气体制剂（此图的彩色版本见书中彩图页）

连接到直线加速器机架（也可以允许 3D 锥形束 CT 作为机架旋转）或是机房安装的。kV 成像具有更低辐射剂量，更高软组织分辨率图像的优点。由于不使用治疗束进行成像，千伏成像系统必须执行调试和质量保证（QA）以确保 kV 成像等中心点与 MV 治疗等中心点相一致。千伏成像系统的缺点是对患者体内的金属植入伪影（例如髋关节假体或牙齿填充物）更为敏感。在某些临床情况下，这可能是重要的，例如在有矫形脊柱稳定装置的情况下治疗脊柱肿瘤，二维 kV 成像及三维 kV 成像（例如锥形束 CT）均会出现金属伪影，此时 MV 成像更加合适[33]。与 MV 成像类似，当与治疗前的 DRR 进行比较时，正交 kV X 线可以用于辅助摆位。另外，可以近实时地获得 kV 图像以达到分次内肿瘤追踪。在机房内安装正交 kV X 线系统以用于 IGRT 的例子包括射波刀（Accuray，Sunnyvale，CA，USA）。射波刀（图 4-5）是一个无框机器人放射外科系统，由一个紧凑的 6MV 直线加速器连接到机器人手臂组成。在每个辐射束照射实施之前，采集正交 X 线以立刻确定肿瘤替代物（骨标志或基准标记）的 3D 位置[4]。机器人手臂移动 LINAC（而不是患者被重新定位），以校正靶标的任何错位。然而，当校正幅度较大时，需要转变治疗床使患者重新定位。图像采集的过程，目标定位和位置校正可以在治疗过程中每 30 ～ 60 秒重复一次，以产生接近实时的目标跟踪。这突出了 2D kV 成像的一个优点，因为它几乎可以瞬间获得。相比之下，三维 CBCT 一般需要 30 ～ 180s 进行图像采集和容积重建。

与射波刀类似，Novalis ExacTrac IGRT 系统（BrainLAB，德国）也使用一对 2D kV X 线，但在这种情况下，使用的是非正交对。在治疗室的地板上设置两个 X 线管，两个 X 线硅探测器安装到天花板上（图 4-6）。X 线束轴与 LINAC 的等中心点重叠。来自两个 X 线管的倾斜方向的

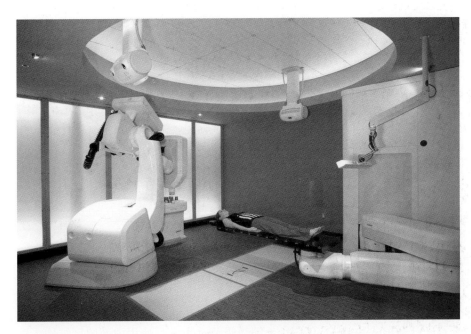

◀ 图 4-5　射波刀
由美国加利福尼亚州桑尼维尔
Accuray 公司提供

投影通过骨性解剖或基准自动记录到从计划 CT 取得的 DRR 上。然后计算位置偏移和旋转误差。治疗床上的机器人能纠正 3°～4° 旋转的能力，然后使用基于红外的定位系统在六个方向重新定位患者。整体空间精度已经被控制在 0.7mm 的范围内[34, 35]。这个系统允许无框架的中枢神经系统放射外科治疗，并且还用于具有植入基准标记物的前列腺癌和肺癌治疗。除了用于定位患者的

2D kV X 线外，ExacTrac 还具有实时红外监测系统。这包括贴在患者身上的身体标记和在治疗过程中跟踪患者位置的红外摄像机。虽然使用如上所述的技术来实现放射疗法的精确实施，但是所有平面成像系统的一个缺点是软组织靶区和正常组织通常不能很好地显现。因此，即使使用基准标记进行定位，如果正常组织发生意想不到的变化，也有可能使正常组织受到高剂量照射。

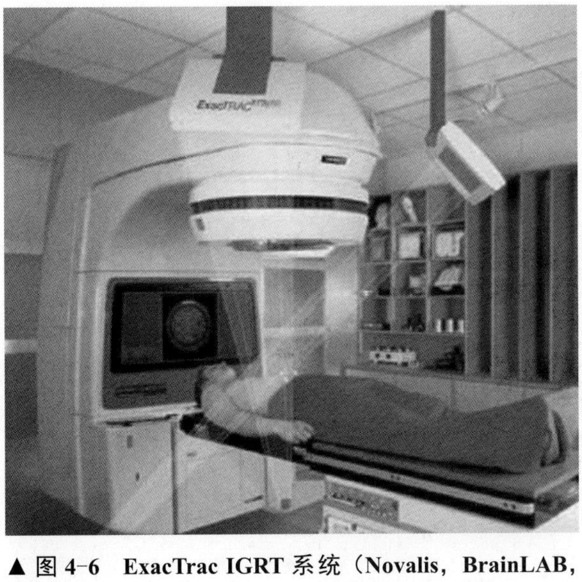

（二）透视

透视是一些 2D kV X 线成像系统的另一个功能。成像可用于评估治疗之前（或期间）的器官运动。荧光透视可以单独使用，但也常被用作二维静态或三维成像的补充技术。它考虑到呼吸运动和屏气的重复性，用于通过植入的基准点实时成像和追踪肿瘤。日本札幌的放射医学部开发了一种简洁的荧光实时肿瘤追踪系统（日本东京三菱电子有限公司）。利用四组荧光透视系统，以便在治疗过程中始终可以有两个实时荧光透视图像不被 LINAC 机架阻挡。通过两个透视图像，确保植入的基准点相对于 LINAC 的等中心点的三维位置准确无误；同时通过门控控制单元确保直线加速器仅在摆位准确时才被触发照射[36-39]。

▲ 图 4-6　ExacTrac IGRT 系统（Novalis, BrainLAB, 德国）
引自 Jin 2008[74]，转载已获得 Elsevier 许可

（三）三维容积 CT 成像

1. 锥形束 CT（CBCT） 当千伏成像系统连接到 LINAC 的机架时，可以通过机架在患者周围部分或全部旋转来获得锥形束 CT 图像。一个 kV 的 X 线发生器通常安装在距离治疗头 90° 的地方，平面探测器与之正交（图 4-7 和图 4-8）。一次旋转需要大约 60s 或更长时间，并且获得数百个二维 kV 图像，这些图像通过层析成像重建以形成三维图像。与平面成像相比，CBCT 的一个缺点是更长的采集和重建时间。这可能导致由于在采集期间解剖运动（例如，呼吸引发的器官移动或在消化道中移动的气体）而引入伪影。金属植入物（例如，植入的基准点，牙科植入物或人工髋关节）也可能导致图像伪影。CBCT 的优点是可以直接显示软组织解剖结构，从而可以测量和解释正常组织和靶区的变形和变化。软组织成像是自适应计划和剂量重新计算的必要条件。

对于模拟定位和屏气治疗的患者，可考虑屏气 CBCT。此外，还可考虑（4D）CBCT。类似于在治疗计划期间执行的 4D CT，4D CBCT 能量化呼吸运动的幅度，达到更精确的肿瘤定位

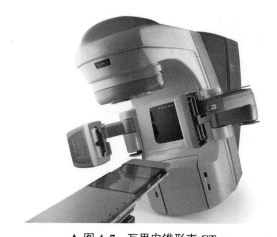

▲ 图 4-7 瓦里安锥形束 CT
由美国加利福尼亚州帕洛阿尔托的瓦里安医疗系统公司提供

（因为呼吸运动在 3D CBCT 中引入了伪影）。4D CBCT 的呼吸分选通常是使用内部解剖结构（即隔膜界面）进行的，而 4D CT 是典型的使用外部替代物[40]。一些 MV 锥形束 CT 扫描仪在商业上可用，其使用治疗束（6MV）来产生锥形束 CT；西门子 MVision 兆伏级锥形束（西门子公司，埃朗根，德国）就是一个例子。利用治疗束进行 IGRT 的优点是只有一个等中心点。MV 锥形束 CT 成像的潜在缺点是与 kV 锥形束 CT 相比较，其大多数解剖部位的软组织对比度较差，并且与 kV CBCT 相比，给予患者较高的照射剂量。

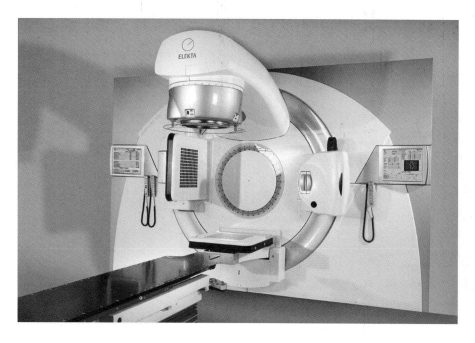

◀ 图 4-8 Elekta 锥形束 CT
由瑞典斯德哥尔摩 Elekta AB 提供

2. 室内 CT 这是指位于治疗室内的 CT 扫描仪允许在治疗之前进行诊断性质量的 CT 扫描。例如西门子 CTVision 系统 "CT-on-Rails"（西门子公司，埃朗根，德国）（图 4-9），CT 扫描仪在治疗室地板的轨道上滑动。治疗床朝向 CT 扫描器旋转，然后朝向患者移动，并且获取 CT 扫描。室内 CT 成像的主要优点是由诊断性质量扫描提供的较好的软组织对比度，如果需要，可以通过静脉或口服对比剂进一步增强。获取的 CT 图像也可以直接用于重新计划。它也允许直接的 CT 到 CT 图像配准。一个潜在的缺点是成像不是在精确的治疗位置上进行的，因为治疗床必须在 CT 扫描仪和直线加速器之间旋转。

3. 螺旋 MV CT 成像 断层放射治疗(Accuray, TomoTherapy, Madison, WI, USA) 在治疗前获得一个 6MV 的螺旋 CT 扫描，而患者处于治疗位置（图 4-10）。它具有安装在环形机架上的 6MV 源和 X 线探测器，类似于诊断型 kV CT 机器。随着治疗床移动穿过其孔，环形机架连续旋转。然后将 MV CT 扫描注册到计划 kV CT 扫描。在该系统中，成像装置和处理装置是相同的，以确保成像和处理等中心点的准确对应。与 kV

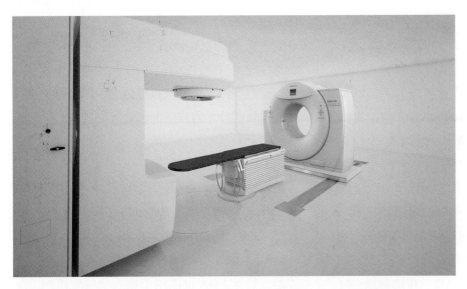

◀ 图 4-9 西门子 CTVision 的 "轨道 CT"

由西门子加拿大有限公司代表西门子公司提供，版权所有 2012

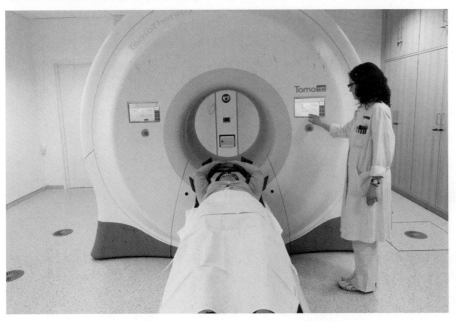

◀ 图 4-10 一个螺旋断层放射治疗单位

图片由 Accuray, TomoTherapy, TomoTherapy, Madison, WI, USA. 提供

CBCT 图像相比，其潜在的缺点是组织对比度降低和患者照射剂量增加。

（四）经腹超声

经腹超声成像已被成功地用于前列腺癌和上消化道肿瘤的 IGRT 模式 [41-43]。该技术相对于其他图像引导设备是便宜的，不会使患者暴露于任何进一步的辐射，并且是便携式的。潜在的缺点包括技术人员之间的差异 [44]，成像过程中由于超声探头压力造成的肿瘤解剖位移的可能性 [45-47]，以及骨与空气腔对超声信号的干扰 [48]。

（五）室内磁共振成像

室内磁共振成像是 IGRT 的新进展。MR 引导的钴机器目前可用（美国俄亥俄州奥克伍德村的 ViewRay 公司），其将 0.35T MRI 与钴源治疗机相集成。MRI 引导的 LINAC 也正在商业调查和研究中（例如，Elekta 计划在 2017 年推出 MRI 引导的放射治疗系统）。室内磁共振成像（MRI）也正在研究中（类似于"轨道上的 CT"），MRI 扫描仪位于与标准直线加速器相邻的轨道上 [49, 50]。室内 MRI 的潜在优势在于与 MR 成像模式相比 MR 获得的较好的软组织对比度，即直接的肿瘤可视化，其可以帮助测量治疗过程中的肿瘤消退或进展，以及立即使用 MR 在放射治疗前或放射治疗后，测量器官功能的可能性。它还可以在放射治疗过程中实时获得软组织成像的可能性，并且可以在放射治疗过程中检测肿瘤和其他软组织的变化，为实现自适应放射治疗创造条件。潜在的缺点包括磁场对剂量分布的影响 [51]。

（六）放射治疗过程中的辅助技术和肿瘤非成像的定位

1. 植入基准点通常将可植入的基准点与二维成像（以及较不常见的三维成像）组合以辅助肿瘤的定位。最常见使用的基准点是金粒子标记，在前列腺癌的外照射放射治疗（EBRT）过程之前插入前列腺。然而，其他射线植入标志物也被用于肺癌 [11, 52]、胰腺癌 [53]、食管癌 / 胃癌 [54] 和肝癌 [55]。先前手术区域的血管夹也可以被用作标记点。在有标记点的情况下，可以在治疗之前对患者成像，并且将放射治疗射野与标记点的位置相匹配。

但这种方法是有创的，可能发生并发症，如前列腺癌的金粒子标记物植入引起的前列腺炎 [56-60] 和肺部标志点植入引起的气胸 [52]。标记点移动的问题已被提出，它可能发生在肺癌和肝癌 [3]，前列腺内的基准点已被多个作者证明是稳定的 [61, 62]。标记间距的测量（插入多个基准点时）是检测标记点移动的一种很好的记录方法 [61]。在前列腺癌中，建议使用两个或多个金属标记点，比单个标记点更精确，因为器官变形可能不代表整个前列腺的位置。尽管如此，相比单独使用骨对准，单一的标记点仍然能使治疗更准确和摆位重复性更好 [63]。

2. 电磁系统 Calypso 4D 定位系统（瓦里安，美国华盛顿州西雅图的 Calypso 医疗技术公司）设计了一种植入式射频应答器，可以实时定位和连续监测治疗过程中的肿瘤位置。米粒大小的应答器，已被 FDA 批准用于植入全身软组织（除了肺脏）。迄今为止，该系统大多数的经验都是来自于前列腺癌。

这个 Calypso 的"身体 GPS"应答器在开始放射治疗之前被插入到患者的前列腺中。位于治疗室内的电磁能量源刺激植入的应答器释放射频波，然后由治疗室内的红外摄像机检测，用 LINAC 等中心点进行校准。在放射治疗过程中进行连续跟踪的能力允许连续评估组织分次内运动，此外还可以测量和纠正组织分次间运动 [64, 65]。

3. 光学跟踪设备用一个固有坐标系的摄像机（用 LINAC 的等中心点进行校准）来检测放置在患者或患者表面上的标记反射或发射的光线。这些光子的波长在电磁光谱范围内，从紫外线到可见光和红外光。可以使用光学追踪来提高患者的初始定位，以及在放射治疗期间连续监测患者，以提供对患者位置的实时反馈。当光学追踪的工具被放置在感兴趣的区域时（例如用于呼吸门控的胸部），这允许检测分次内运动和治疗门控。光学跟踪设备的局限性在于它使用外部替代物而不是治疗区本身来确定位置偏移。一个明显的优势是它不需要患者暴露于任何额外的辐射。它也有很高的空间分辨率；到几分之一毫米 [66]。目前光学跟踪设备的例子包括为乳腺癌治疗设置的实时三维表面图像引导光束 [67] 和 ExacTrac 系统（Novalis，BrainLAB，德国），如前所述，该系统包括一个双重 X 线系统的光学制导。

五、IGRT 潜在的缺点和局限性

虽然 IGRT 的好处似乎很大，但也有一些缺点和限制。其中一个局限性是虽然有许多不同的技术可用于 IGRT，但是没有一种技术适用于所有临床情况 [1]。也没有前瞻性随机试验研究 IGRT。由于 IGRT 的明显优势及其作为先进质量保证工具的作用，尽管缺乏 Ⅲ 期研究证据，但它已迅速成为新的治疗标准。鉴于此，未来的随机试验不太可能被执行 [68]。关于 IGRT 的共同关注点是患者使用各种方法所增加的剂量会导致新的癌变发生的风险增加 [69, 70]。kV 成像的剂量低于 MV 射野成像 [71]；然而，所有基于 kV 或 MV 的成像技术都会有带来剂量沉积，长时间治疗过程中成像所累积的低剂量会带来长期影响（尽管能检测到风险非常低）。有关更高累积剂量（如 IMRT）新治疗技术的额外剂量的讨论强调了这个问题 [72]。然而，另一种观点是 IGRT 允许较小的 PTV 间距，这减少了受高剂量照射的正常组织的体积，从而最终减少第二原发癌发生的风险。无论如何，在所有的 IGRT 案例中都应该采用 ALARA 原则（尽可能低到合理可行的程度）。

其他缺点是由于 IGRT 导致的治疗时间增加 [68]，这可能导致患者便利性的降低，以及对放射治疗资源利用度的影响，并且这些技术进步需要耗费大量财务费用。随着 IGRT 的引入，角色也发生了变化，放射治疗师在根据成像进行解释和作出决策时负担更重。虽然这可以通过教育和协议来克服，以帮助决策，但仍然需要时间来执行这些过程和处理结果，这可能包括重新制定放射治疗计划。临床医师和物理师还需要进一步的培训，关于如何安全地实施、解释和维护 IGRT 计划，因为在他们最初培训时，许多 IGRT 过程现在不存在。IGRT 的引入也增加了对跨行业间沟通交流的需求。例如，在治疗之前获得的图像需要毫不拖延地进行分析时，临床医师可能需要提供指导，因为患者仍在治疗床上等待治疗。治疗单元所需的额外时间除了培训，编写和实施协议所需的时间外，对治疗小组来说，在计划 CT 上勾画正常结构轮廓是一份额外的工作量。也许 IGRT 最大的潜在缺陷是不承认和不考虑所有与定位有关和不相关的不确定性。这可能导致使用不适当小的 PTV 间距，这反过来可能导致肿瘤遗漏和剂量不足。在修改 PTV 间距之前，放射治疗机构必须对自己的 IGRT 系统的精确度有很好的了解。在 IGRT 过程中，需要考虑的不确定性来源包括图像采集不确定性，图像配准不确定性，观察者间差异和纠正的不确定性 [73]。PTV 间距需要考虑的其他重要不确定因素包括靶区轮廓的变化 [28]。

图像采集不确定性包括成像伪影（例如流动气体）和低图像分辨率。IGRT 成像的设计虽不具有诊断价值，但如果图像质量太差，无法发挥检测摆位误差的作用，由此会引入不确定性。图像配准的不确定性源于图像采集问题，由于图像质量差，软件可能无法准确地配准图像。器官变形和内脏旋转，相对于椎体，也可能限制配准过程的能力。当配准过程没有做到最佳对齐时，需要进行手动调整，这就引入了观察者间差异的可能性。由于许多相同的因素，例如变形，器官旋转和图像质量差，准确识别治疗区并将其与计划图像对齐对于治疗小组来说可能是困难的。如果治疗区不能被识别，则使用替代物，但是这也引入了另一个不确定性的来源，因为替代物总是有可能不能精确代表真正的治疗区[73]。与靶目标相关的危及器官的运动对治疗小组构成又一个挑战，并可能由于担心危及器官而导致最好的配准没有得到执行。纠正位置偏移这个过程也存在不确定性，治疗床可以纠正平移的变化，但专用的纠正平移和旋转变化的治疗床（"倾斜和滚动治疗床"）尚未广泛使用。目前专用的治疗床，纠正旋转变化的程度也是有限的[74, 75]。在没有旋转床的情况下，必须确定"最适合"的平移，以仅使用平移来最好地说明平移和旋转问题。限制因素与这个近似值有关，取决于旋转的程度。

图像采集、配准和分析可能需要一段时间才能完成。任何治疗床的移动只能纠正在获取图像时确定的位置偏移误差。它不会纠正图像采集和校正之间可能发生的任何变化。验证图像可以帮助减少这种不确定性，并且如果花费特别长的时间来分析融合图像或者进行了较大的校正，则可以执行该验证图像。因此，虽然 IGRT 的目标之一是尽量减少摆位误差，但与治疗实施相关的不确定性不能降为零。PTV 间距可以减小的范围取决于 IGRT 系统减少摆位误差的能力，还取决于其他因素，例如是否正在监测和校正分次内变化。此外，在设计外放边界时，还需要考虑治疗计划的不确定性。例如，轮廓的不确定性可能是该过程中最大的潜在不确定性，这需要着重考虑[28]。

六、IGRT 的未来潜力

（一）剂量绘画的实施

这个新概念旨在肿瘤靶区内提供异质性的照射。目标是将较高剂量分布至可由诸如 PET 和功能性 MRI 之类的功能性成像定义的放射性抗拒区域（例如，乏氧区域）。在这方面已经进行了关于头颈部恶性肿瘤和前列腺癌的研究。在这种情况下使用 IMRT 技术来向肿瘤靶区提供不均匀的剂量分布。如前所述，陡峭的剂量梯度使治疗容易受到几何缺失的影响，因此 IGRT 将是这种技术的进一步发展和临床验证的必要条件。

（二）确定更精确的正常组织 / 并发症的概率

预期在临床试验中使用 IGRT 会导致在患者群体中正常组织和肿瘤的剂量均匀性的提高，这是由于照射准确性的提高。由于这将导致在整个患者群体研究中照射给肿瘤和正常组织的剂量的异质性较小，可以设想这将有助于确定正常组织并发症概率（NTCP）和肿瘤控制之间的合适的剂量阈值[28]。

（三）自适应 IGRT

存在多种形式的自适应放射治疗。一般来说，这是指改变放射治疗计划以适应内部解剖结构的改变，这些改变可能导致肿瘤或正常组织（如肿瘤消退或正常组织改变，如体重减轻）的预期剂量变化。自适应治疗临床应用的一个例子是 TROG 10.01 BOLART 研究（入组已完成，继续随访中）[76]。这项可行性研究评估了三种不同用于膀胱癌根治性放化疗的治疗方案。在任何一天使用哪种治疗计划的选择取决于在治疗当天膀胱是否被评估为小、中或大（在锥形束 CT 上）。自适应 IGRT 的实现可以在线或离线。在线方式中，计划或治疗在治疗室实时进行修改（例如，"实时"治疗计划）。在离线方法中，对解剖或功能变化进行量化，并在随后的治疗分割中设计并实施新的治疗计划。

自适应 IGRT 具有许多潜在的用途，其中之一是肿瘤治疗反应情况。如上所述，头颈部、子宫颈和肺肿瘤的肿瘤缩小已有报道[14-17]。虽然这是放射治疗的目的，但它确实可能导致敏感的正常组织进入高剂量区域；例如在头颈部肿瘤中，腮腺向高剂量区的移动已被证实[15]。诸如此类的情况引发了学界对自适应放射治疗的兴趣，治疗计划可以修改以适应这种变化，通过重新计划和适应变化潜在地提高治疗比[77, 78]。当临床实施自适应放射治疗和减小照射区时，应谨慎使用，因为肉眼可见的肿瘤缩小并不一定意味着潜在的微小肿瘤可以在较低的剂量下得到安全的治疗。本文作者建议，在临床试验中应该研究使用"缩小区"的自适应治疗，因为微小肿瘤的剂量可能不足。因此，需要在这个有趣的领域进行进一步的研究，以确保对局部控制率没有损害。在临床上常规使用自适应放射治疗之前，还需要技术进步（例如，可变形图像配准，剂量重新计算和累积，以及快速计划和 QA）。

七、结论

虽然 IGRT 已经存在了 10 多年，但它现在迅速发展扩大。它可以提高医生对放射治疗过程中肿瘤和正常组织发生变化的幅度的认识。IGRT 的作用是尽量减少计划剂量与实际输送剂量之间的差异。它具有降低正常组织毒性，改善局部控制（和潜在的生存）的潜力，并为安全剂量爬坡，低分割和高度适形治疗铺平了道路。最后，它使无框架中枢神经系统放射外科和 SBRT 等新的治疗方法得以发展，对于未来的自适应放射治疗和剂量绘制的临床应用至关重要。

参考文献

[1] Dawson, L.A., Jaffray, D.A. (2007) Advances in Image-Guided Radiation Therapy. *Am. J. Clin. Oncol.*, 25, 938–946.

[2] Shirato, H., Shimizu, S., Kitamura, K., *et al.* (2007) Organ motion in image-guided radiotherapy: lessons from real-time tumor-tracking radiotherapy. *Int. J. Clin. Oncol.*, 12, 8–16.

[3] Shirato, H., Harada, T., Harabayashi, T., *et al.* (2003) Feasibility of insertion/implantation of 2.0-mm-diameter gold internal fiducial markers for precise setup and real-time tumor tracking in radiotherapy. *Int. J. Radiat. Oncol. Biol. Phys.*, 56, 240–247.

[4] Saw, C.B., Chen, H., Wagner, H. (2008) Implementation of fiducial-based image registration in the Cyberknife robotic system. *Med. Dosim.*, 33, 156–160.

[5] Van Herk, M. (2004) Errors and margins in radiotherapy. *Semin. Radiat. Oncol.*, 14, 52–64.

[6] Stroom, J.C., Heijmen, B.J. (2002) Geometrical uncertainties, radiotherapy planning margins, and the ICRU-62 report. *Radiat. Oncol.*, 64, 75–83.

[7] Li, C.P., Chao, Y., Chi, K.H., *et al.* (2003) Concurrent chemoradiotherapy treatment of locally advanced pancreatic cancer: gemcitabine versus 5-fluorouracil, a randomized controlled study. *Int. J. Radiat. Oncol. Biol. Phys.*, 57, 98–104.

[8] Ghilezan, M.J., Jaffray, D.A., Siewerdsen, J.H., *et al.* (2005) Prostate gland motion assessed with cine-magnetic resonance imaging (cine-MRI). *Int. J. Radiat. Oncol. Biol. Phys.*, 62, 406–417.

[9] Langen, K.M., Jones, D.T. (2001) Organ motion and its management. *Int. J. Radiat. Oncol. Biol. Phys.*, 50, 265–278.

[10] Shirato, H., Seppenwoolde, Y., Kitamura, K., *et al.* (2004) Intrafractional tumour motion: lung and liver. *Semin. Radiat. Oncol.*, 14 (1), 10–18.

[11] Seppenwoolde, Y., Shirato, H., Kitamura, K., *et al.* (2002) Precise and real-time measurement of 3D tumor motion in lung due to breathing and heartbeat, measured during radiotherapy. *Int. J. Radiat. Oncol. Biol. Phys.*, 51(3), 822–834.

[12] Suramo, I., Paivansalo, M., Myllyla, V. (1984) Cranio-caudal movements of the liver, pancreas, and kidneys in respiration. *Acta Radiol. Diagn.*, 25 (2), 129–131.

[13] Brock, K.K., Dawson, L.A. (2010) Adaptive management of liver cancer radiotherapy. *Semin. Radiat. Oncol.*, 20, 107–115.

[14] Hatano, K., Sekiya, Y., Araki, H., *et al.* (1999) Evaluation of the therapeutic effect of radiotherapy on cervical cancer using magnetic resonance imaging. *Int. J. Radiat. Oncol. Biol. Phys.*, 45, 639–644.

[15] Barker, J.L., Garden, A.S., Ang, K.K., *et al.* (2004) Quantification of volumetric and geometric changes occurring during fractionated radiotherapy for head-and-neck cancer using an integrated CT/linear accelerator system. *Int. J. Radiat. Oncol. Biol. Phys.*, 59, 960–970.

[16] Britton, K.R., Starkschall, G., Tucker, S.L., *et al.* (2007) Assessment of gross tumor volume regression and motion changes during radiotherapy for non-small-cell lung cancer as measured in four-dimensional computed tomography. *Int. J. Radiat. Oncol. Biol. Phys.*, 68, 1036–1046.

[17] Van De Bunt, L., Van Der Heide, U.A., Ketelaars, M., *et al.* (2006) Conventional, Conformal, and Intensity-modulated radiation therapy treatment planning of external beam radiotherapy for cervical cancer: the impact of tumor regression. *Int. J. Radiat. Oncol. Biol. Phys.* 64, 189–196.

[18] ICRU R, 50 (1993) Prescribing, Recording and Reporting Photon Beam Therapy. International Commission on Radiation Units and Measurements, pp. 3–16.

[19] ICRU R, 62 (1999) Prescribing, Recording and Reporting Photon Beam Therapy. International Commission on Radiation Units and Measurements, pp. 3–20.

[20] ICRU R, 83 (2010) Prescribing, Recording, and Reporting Intensity-Modulated Photon-Beam Therapy (IMRT) - Definition of Volumes, vol. 10, pp. 41–53.

[21] Van Herk, M., Remeijer, P., Rasch, C., *et al.* (2000) The probability of correct target dosage: Dose-population histograms for delivering treatment margins in radiotherapy. *Int. J. Radiat. Oncol. Biol. Phys.*, 47, 1121–1135.

[22] Perez, C.A., Stanley, K., Rubin, P., Kramer, S., *et al.* (1980) A prospective randomized study of various irradiation doses and

fractionation schedules in the treatment of inoperable non-oat-cell carcinoma of the lung. Preliminary report by the radiation therapy oncology group. *Cancer*, 45, 2744–2753.

[23] Perez, C.A., Pajak, T.F., Rubin, P., Simpson, J.R., *et al.* (1987) Long-term observations of the patterns of failure in patients with unresectable non-oat cell carcinoma of the lung treated with definitive radiotherapy. Report by the Radiation Therapy Oncology Group. *Cancer*, 59, 1874–1881.

[24] Dearnaley, D.P., Sydes, M.R., Graham, J.D., *et al.* (2007) Escalated-dose versus standard-dose conformal radiotherapy in prostate cancer: first results from the MRC RT01 randomised controlled trial. *Lancet Oncol.*, 8, 475–487.

[25] Kuban, D.A., Tucker, S.L., Dong, L., *et al.* (2008) Long-term results of the M.D. Anderson randomized dose-escalation trial for prostate cancer. *Int. J. Radiat. Oncol. Biol. Phys.*, 70, 67–74.

[26] Peeters, S.T., Heemsbergen, W.D., Koper, P.C., *et al.* (2006) Dose-response in radiotherapy for localized prostate cancer: results of the Dutch multicenter randomized phase III trial comparing 68Gy of radiotherapy with 78Gy. *J. Clin. Oncol.*, 24, 1990–1996.

[27] Park, C.H., Seong, J., Han, K.H., *et al.* (2002) Dose-response relationship in local radiotherapy for hepatocellular carcinoma. *Int. J. Radiat. Oncol. Biol. Phys.*, 54, 150–155.

[28] Kim, J., Meyer, J.L., Dawson, L.A. (2011) IGRT and the new practice of radiotherapy. *Front. Radiat.Ther. Oncol.*, 43, 196–216.

[29] Timmerman, R., Papiez, L., McGarry, R., Likes, L., *et al.* (2003) Extracranial stereotactic radioablation: results of a phase I study in medically inoperable stage I non-small cell lung cancer. *Chest*, 124, 1946–1955.

[30] Onishi, H., Nagata, Y., Shirato, H., Gomi, K., *et al.* (2004) Stereotactic hypofractionated high-dose irradiation for stage I nonsmall cell lung carcinoma: clinical outcomes in 245 subjects in a Japanese multiinstitutional study. *Cancer*, 101, 1623–1631.

[31] Chi, A., Liao, Z., Nguyen, N.P. (2010) Systematic review of the patterns of failure following stereotactic body radiation therapy in early-stage non-small-cell lung cancer: clinical implications. *Radiother. Oncol.*, 94, 1–11.

[32] Langen, K.M., Zhang, Y., Andrews, R.D., *et al.* (2005) Initial experience with megavoltage (MV) CT guidance for daily prostate alignments. *Int. J. Radiat. Oncol. Biol. Phys.*, 62, 1517–1524.

[33] Tome, W.A., Jaradat, H.A., Nelson, I.A., *et al.* (2007) Helical tomotherapy: Image guidance and adaptive dose guidance. *Front. Radiat.Ther. Oncol.*, 40, 162–178.

[34] Takakura, T., Mizowaki, T., Nakata, M., *et al.* (2010) The geometric accuracy of frameless stereotactic radiosurgery using a 6D robotic couch system. *Phys. Med. Biol.*, 55, 1–10.

[35] Ackerly, T., Lancaster, C.M., Geso, M., *et al.* (2011) Clinical accuracy of ExacTrac intracranial frameless stereotactic system. *Med. Phys.*, 38, 5040–5048.

[36] Shirato, H., Shimizu, S., Kitamura, K., *et al.* (2000) Four-dimensional treatment planning and fluoroscopic real-time tumor tracking radiotherapy for moving tumor. *Int. J. Radiat. Oncol. Biol. Phys.*, 48, 435–442.

[37] Shimizu, S., Shirato, H., Kitamura, K., *et al.* (2000) Use of an implanted marker and real-time imaging for the positioning of prostate and bladder cancers. *Int. J. Radiat. Oncol. Biol. Phys.*, 48, 1591–1597.

[38] Shirato, H., Shimizu, S., Shimizu, T., *et al.* (1999) Real-time tumour-tracking radiotherapy. *Lancet*, 353, 1331–1332.

[39] Shirato, H., Shimizu, S., Kunieda, T., *et al.* (2000) Physical aspects of a real-time tumor tracking system for gated radiotherapy. *Int. J. Radiat. Oncol. Biol. Phys.*, 48, 1187–1195.

[40] Sonke, J.J., Zijp, L., Remeijer, P., *et al.* (2005) Respiratory correlated cone beam CT. *Med. Phys.*, 32, 1176–1186.

[41] Fuss, M., Salter, B.J., Cavanaugh, S.X., *et al.* (2004) Daily ultrasound-based image-guided targeting for radiotherapy of upper abdominal malignancies. *Int. J. Radiat. Oncol. Biol. Phys.*, 59, 1245–1256.

[42] Lattanzi, J., McNeeley, S., Pinover, W., *et al.* (1999) A comparison of daily CT localization to a daily ultrasound-based system in prostate cancer. *Int. J. Radiat. Oncol. Biol. Phys.*, 43, 719–725.

[43] Morr, J., DiPetrillo, T., Tsai, J.S., *et al.* (2002) Implementation and utility of a daily ultrasound-based localization system with intensity-modulated radiotherapy for prostate cancer. *Int. J. Radiat. Oncol. Biol. Phys.*, 53, 1124–1129.

[44] Langen, K.M., Pouliot, J., Anezinos, C., *et al.* (2003) Evaluation of ultrasound-based prostate localization for image-guided radiotherapy. *Int. J. Radiat. Oncol. Biol. Phys.*, 57, 635–644.

[45] Artignan, X., Smitsmans, M.H., Lebesque, J.V., *et al.* (2004) Online ultrasound image guidance for radiotherapy of prostate cancer: Impact of image acquisition on prostate displacement. *Int. J. Radiat. Oncol. Biol. Phys.*, 59, 595–601.

[46] Serago, C.F., Chungbin, S.J., Buskirk, S.J., *et al.* (2002) Initial experience with ultrasound localization for positioning prostate cancer patients for external beam radiotherapy. *Int. J. Radiat. Oncol. Biol. Phys.*, 53, 1130–1138.

[47] McGahan, J.P., Ryu, J., Fogata, M. (2004) Ultrasound probe pressure as a source of error in prostate localization for external beam radiotherapy. *Int. J. Radiat. Oncol. Biol. Phys.*, 60, 788–793.

[48] Dawson, L.A., Sharpe, M.B. (2006) Image-guided radiotherapy: rationale, benefits, and limitations. *Lancet Oncol.*, 7 (10), 848–858.

[49] Crijns, S.P., Kok, J.G., Lagendijk, J.J., *et al.* (2011) Towards MRI-guided linear accelerator control: gating on an MRI accelerator. *Phys. Med. Biol.*, 56, 4815–4825.

[50] Kron, T., Eyles, D., Schreiner, J. (2006) Magnetic resonance imaging for adaptive cobalt tomotherapy: A proposal. *Med. Phys.*, 31, 242–254.

[51] Raaymakers, B.W., Raaijmakers, A.J., Kotte, A.N., *et al.* (2004) Integrating a MRI scanner with a 6MV radiotherapy accelerator: Dose deposition in a transverse magnetic field. *Phys. Med. Biol.*, 49, 4109–4118.

[52] Kupelian, P.A., Forbes, A., Willoughby, T.R., *et al.* (2007) Implantation and stability of metallic fiducials within pulmonary lesions. *Int. J. Radiat. Oncol. Biol. Phys.*, 69, 777–785.

[53] Park, W.G., Yan, B.M., Schellenberg, D., *et al.* (2010) EUS-guided gold fiducial insertion for image-guided radiation therapy of pancreatic cancer: 50 successful cases without fluoroscopy. *Gastrointest. Endosc.*, 71, 513–518.

[54] Chandran, S., Vaughan, R., Jacob, A., Hamilton, C., *et al.* (2016) A novel endoscopic marker for radiological localization and image-guided radiotherapy in esophageal and gastric cancers (with video). *Gastrointest. Endosc.*, 83 (2), 309–317.

[55] Balter, J.M., Dawson, L.A., Kazanjian, S., McGinn, C., *et al.* (2001) Determination of ventilatory liver movement via radiographic evaluation of diaphragm position. *Int. J. Radiat. Oncol. Biol. Phys.*, 51 (1), 267–270.

[56] Fonteyne, V., Ost, P., Villeirs, G., Oosterlinck, W., *et al.* (2012) Improving positioning in high-dose radiotherapy for prostate cancer: Safety and visibility of frequently used gold fiducial markers. *Int. J. Radiat. Oncol. Biol. Phys.*, 83 (1), 46–52.

[57] Henry, A.M., Wilkinson, C., Wylie, J.P., *et al.* (2004) Trans-perineal implantation of radio-opaque treatment verification markers into the prostate: An assessment of procedure related morbidity, patient acceptability and accuracy. *Radiother. Oncol.*, 73, 57–59.

[58] Igdem, S., Akpinar, H., Alco, G., *et al.* (2009) Implantation of fiducial markers for image guidance in prostate radiotherapy: Patient-reported toxicity. *Br. J. Radiol.*, 82, 941–945.

[59] Langenhuijsen, J.F., Van Lin, E.N., Kiemeney, L.A., *et al.* (2007) Ultrasound-guided transrectal implantation of gold markers for prostate localization during external beam radiotherapy: complication rate and risk factors. *Int. J. Radiat. Oncol. Biol. Phys.*, 69, 671–676.

[60] Mosman, M.R., Van Der Heide, U.A., Kotte, A.N., *et al.* (2010) Long-term experience with transrectal and transperineal implantations of fiducial gold markers in the prostate for position verification in external beam radiotherapy; feasibility, toxicity and quality of life. *Radiother. Oncol.*, 96, 38–42.

[61] Kupelian, P.A., Willoughby, T.R., Meeks, S.L., *et al.* (2005) Intraprostatic fiducials for localization of the prostate gland: Monitoring inter-marker distances during radiation therapy to test for marker stability. *Int. J. Radiat. Oncol. Biol. Phys.*, 62, 1291–1296.

[62] Pouliot, J., Aubin, M., Langen, K.M., *et al.* (2003) (Non)-migration of radiopaque markers used for on-line localization of the prostate with an electronic portal imaging device. *Int. J. Radiat. Oncol. Biol. Phys.*, 56, 862–866.

[63] Kudchadker, R.J., Lee, A.K., Yu, Z.H., *et al.* (2009) Effectiveness of using fewer implanted fiducial markers for prostate target alignment. *Int. J. Radiat. Oncol. Biol. Phys.*, 74, 1283–1289.

[64] Willoughby, T.R., Kupelian, P.A., Pouliot, J., *et al.* (2006) Target localization and real-time tracking using the Calypso 4D localization system in patients with localized prostate cancer. *Int. J. Radiat. Oncol. Biol. Phys.*, 65, 528–534.

[65] Kupelian, P.A., Willoughby, T.R., Mahadevan, A., *et al.* (2007) Multi-institutional clinical experience with the Calypso system in localization and continuous, real-time monitoring of the prostate gland during external radiotherapy. *Int. J. Radiat. Oncol. Biol. Phys.*, 67, 1088–1098.

[66] Meeks, S.L., Tome, W.A., Willoughby, T.R., *et al.* (2005) Optically guided patient positioning techniques. *Semin. Radiat. Oncol.*, 15, 192–201.

[67] Djajaputra, D., Shidong, L. (2005) Real-time 3D surface-image-guided beam setup in radiotherapy of breast cancer. *Med. Phys.*, 32, 65–75.

[68] Bujold, A., Tim, C., Jaffray, D., *et al.* (2012) Image-guided radiotherapy: has it influenced patient outcomes? *Semin. Radiat. Oncol.*, 22, 50–61.

[69] Islam, M.K., Purdie, T.G., Norrlinger, B.D., *et al.* (2006) Patient dose from kilovoltage cone beam computed tomography imaging in radiation therapy. *Med. Phys.*, 33, 1573–1582.

[70] Ding, G.X., Coffey, C.W. (2009) Radiation dose from kilovoltage cone beam computed tomography in an image-guided radiotherapy procedure. *Int. J. Radiat. Oncol. Biol. Phys.*, 73, 610–617.

[71] Walter, C., Boda-Heggemann, J., Wertz, H., *et al.* (2007) Phantom and in-vivo measurements of dose exposure by image-guided radiotherapy (IGRT): MV portal images vs. kV portal images vs. cone-beam CT. *Radiat. Oncol.*, 85, 418–423.

[72] Hall, E.J. (2006) Intensity-modulated radiation therapy, protons, and the risk of second cancers. *Int. J. Radiat. Oncol. Biol. Phys.*, 65, 1–7.

[73] Palta, J.R., Mackie, T.R. (eds) (2011) *Uncertainties in External Beam RadiationTherapy. AAPM Medical Physics*. Monograph No.35. Proceedings of the 2011 AAPM Summer School. Medical Physics Publishing, Madison, WI.

[74] Jin, J., Yin, F., Tenn, S., *et al.* (2008) Use of the BrainLAB ExacTrac X-Ray 6D system in image-guided radiotherapy. *Med. Dosim.*, 33, 124–134.

[75] Ma, J., Chang, Z., Wang, Z., *et al.* (2009) ExacTrac x-ray 6 degree-of-freedom image-guidance for intracranial non-invasive stereotactic radiotherapy: Comparison with kilo-voltage cone-beam CT. *Radiat. Oncol.*, 93, 602–608.

[76] Trans Tasman Radiation Oncology Group, TROG, Cancer Research program. Available at: Trog.com.au.

[77] Ramsey, C.R., Langen, K.M., Kupelian, P.A., *et al.* (2006) A technique for adaptive image-guided helical tomotherapy for lung cancer. *Int. J. Radiat. Oncol. Biol. Phys.*, 64, 1237–1244.

[78] Mohan, R., Zhang, X., Wang, H., *et al.* (2005) Use of deformed intensity distributions for on-line modification of image-guided IMRT to account for interfractional anatomic changes. *Int. J. Radiat. Oncol. Biol. Phys.*, 61, 1258–1266.

第5章　放射肿瘤学理论统计学指南
A Guide to Understanding Statistics in Radiation Oncology

Kathryn Winter　著

穆娅莎　王静波　梁　军　译

一、概述

临床试验的目的是为医学治疗的效果提供有效和令人信服的证据[1]。从项目负责人（PI）到研究统计师，临床研究的顺利进行需要众人通力合作，任何的统计学分析都无法挽救设计不好的研究[2]。同样，一个设计合理但统计错误的临床研究的最终结果也是无用的甚至是有害的。临床试验的设计和分析都要基于不断发展的统计方法，最初主要是为了测试药物，但随着时间的推移，这些方法不断地被外推、扩展和调整，发展成了现今适用于所有肿瘤治疗模式的方法，这其中也包括放射治疗。本章的目的不是要把放射肿瘤学家变成统计学家，因为这需要正规的教育和培训；而是为临床试验提供统计学知识的基础，这些知识将有助于放射肿瘤学家与临床试验统计师之间更好的交流以及帮助放射肿瘤学家更深入地阅读和解读临床研究文献。

二、术语和定义

首先介绍一些术语和定义。null hypothesis，即"无效假设"又称为"原假设"、"零假设"，常用 H_0 表示，是研究者将要证明的不成立假设，是统计检验的第一步。通常情况下，H_0 被设置为两个治疗组之间没有区别。alternative hypothesis 通常用 H_A 表示，也称为"备择假设"，是研究者希望验证的假设，一般来说，指两组治疗方式之间有区别，或者更确切地说是新的治疗方法（研究组）优于标准治疗（对照组）。一旦确定了这些假设，如果试验中观察到的数据不符合 H_0 假设，则可以得出结论符合 H_A 假设。把某个疾病的所有患者都纳入研究是不现实的，故为了评估某种潜在的治疗方法，"假设检验"通过研究某一抽样样本（即参加临床研究的患者）为研究者提供了一种系统和规范的方法来得出关于这个特定人群的结论。例如：索拉非尼是目前治疗肝细胞肝癌的标准治疗，研究者假设 SBRT 治疗后序贯索拉非尼治疗将提高患者总生存（OS）。H_0 假设是单纯索拉非尼治疗与 SBRT 序贯索拉非尼治疗的总生存无差异，H_A 假设是 SBRT 序贯索拉非尼治疗比单纯索拉非尼治疗的 OS 得到改善。这项研究需要纳入一定数目的样本被随机分配至两个治疗组，最终对两个治疗组的 OS 结果进行分析来回答研究假设提出的问题。目前 NRG 肿瘤学 RTOG 1112 研究正在进行中。

（一）Ⅰ类和Ⅱ类错误

假设检验会存在两类错误，即Ⅰ类和Ⅱ类错误（表 5-1）。Ⅰ类错误，记作 α，也称真错误，即原假设 H_0 为真而被拒绝的错误，又称为假阳性错误或弃真错误。反之，如果当原假设 H_0 不真而 H_A 为真时，假设检验结果却支持零假设而拒绝了备择假设，那么则称这个检验犯了Ⅱ类错误，又称假阴性错误或伪错误，用 β 表示。下表给出了两类错误的详细比较。需着重强调的是，两类错误的判定都是基于 H_0，即"拒绝 H_0"或者"未能拒绝 H_0"。α 和 β 值呈反比关系，Ⅱ类错误 β 值设置愈小，Ⅰ类错误 α 值就愈大。作为前瞻性临床研究的普适规则，Ⅱ类错误即 β 值应 ≤ 0.20，Ⅲ期临床研究的Ⅰ类错误应 ≤ 0.05，Ⅱ期临床试验的Ⅰ类错误应为 $0.05 \sim 0.20$。在实际临床研究设计中，α 和 β 值的设定要依照研究需要而定，并且将作为样本量计算的重要参数，样本量计算的问题我们在后面将会进一步讨论。

表 5-1　Ⅰ类错误与Ⅱ类错误

真实情况	假设检验结论	
	拒绝 H_0，接受 H_A	不拒绝 H_0
H_0 成立	Ⅰ类错误（α）	推断正确
H_0 不成立即 H_A 成立	推断正确（$1-\beta$）	Ⅱ类错误（β）

（二）检验效能（把握度）

另一个重要的定义是检验效能，也称把握度，它与第二类错误有关。当事实是 H_0 不成立而 H_A 成立时，若研究结论不拒绝 H_0 就会犯Ⅱ类错误。前面已阐述Ⅱ类错误用 β 表示，那么可以推断出正确结论（即 H_0 不成立）的概率为 $(1-\beta)$，称为检验效能，也称把握度。当设计和解读临床试验时，更常用的是检验效能 $(1-\beta)$ 而不是Ⅱ类错误 β 本身。前瞻性临床试验应具有至少 80% 的把握度，或相应的Ⅱ类错误不超过 0.20。前瞻性临床试验的结果发表时，通常都会报告主要假设的把握度。然而，对于回顾性分析，也需要了解或者至少要意识到把握度对研究结果的影响和解读，尤其是当报告结果为阴性时。例如，一项回顾性研究分析盆腔放疗与第二原发肿瘤的关系，设定的原假设为盆腔照射和第二原发肿瘤之间没有关联，对立假设就是两者存在相关性。如果分析的结果表明盆腔照射和第二原发肿瘤的出现没有关联，那么没有把握度就很难解释这个结果。如果至少有 80% 的把握度，读者才能对这个结果感到信服；相反如果只有 26% 的把握度，那么检测到盆腔照射和第二原发肿瘤之间没有关联的概率只有 26%，两者之间没有关联就不足为奇了，但是这个结果也并不能够被解读为真正的阴性结论。当以至某一事件发生的间隔时间作为研究终点时，这个把握度会受到事件数目而非病例数的影响。基本上，足够的把握度才能提供可靠的研究结果，而某项临床研究没有足够的把握度或者根本没有描述把握度时，当解读报告的阴性结果时，应尤其注意结果的可靠性。

（三）P 值

什么是 P 值，答案并不是"一个需要小于 0.05 的数字，这样试验就可以发表在一本好的期刊上"。P 值是指在假定 H_0 为真的情况下，从数据（来自一个样本）中获得某个等于或比观察到结果更极端的结果的概率。如果 H_0 为真，通常一个小的 P 值提示观察到的结果不大可能发生，即发生概率很小，提示 H_0 不真或者犯了Ⅰ类错误。将 P 值与事先规定的检验水准比较，即可得出结论，$P \leq \alpha$ 时，拒绝 H_0；反之，如果 $P > \alpha$，则不拒绝 H_0。拒绝 H_0 时的统计结论为"差别有统计学意义"，不拒绝 H_0 的统计结论为"差别没有统计学意义"。

需要注意，P 值代表的是 H_0 为真的可能性，但并不表示观察差别的大小！因此，P 值越小，提示当前的实验结果越"不利于"接受 H_0，但绝不能认为 P 值越小，差别越大！例如表 5-2，四个试验的结果均是对照组 2 年的 OS 为 40%，试验组 2 年的 OS 为 42%。尽管两组的差别很小，但可以在有足够多的患者的情况下显示出显著性的统计学差异。这就是为什么统计学家设计的临床试验需要适当数量的患者，这也说明为什么 P 值不能单独报告。在比较两种治疗方法至某一事件的发生时间的情况中，应该始终提供效应值（风险比）的大小和在某几个有意义的特定时间点，例如，2 年和（或）5 年 OS 的估计值，且两者的表示还应该包括置信区间（CI）。

表 5-2　P 值与样本量相关

试验	P	样本量
A	0.77	200
B	0.39	2000
C	0.16	5000
D	0.004	20 000

（四）单侧和双侧假设检验

假设检验可以是单侧的，也可以是双侧的。如果研究人员想要比较两种治疗方法 A（试验组）和 B（对照组），目的只是确定两者之间是否存在差异，并不关心差别方向，则可以采用双侧假设检验。以 OS 为例，有三种可能的结果：①两者之间 OS 有显著差异，A 组的 OS 优于 B 组；②两者之间 OS 有显著差异，B 组的 OS 优于 A 组；③ A 组和 B 组之间 OS 没有显著差异。注意第三种情况是没有显著差异并不是两者相同。若单纯想测试 A 种治疗方法下的 OS 是否优于 B 种治疗方法下的 OS，则使用单侧假设检验，结果可能有以下两种：① A 种治疗下的 OS 显著优于 B 种治疗下的 OS。② A 种治疗下的 OS 并不显著优于 B 种治疗下的 OS。即使两种治疗方法的 OS 曲线在与假设相反的方向上完全分开（即 B 曲线完全位于 A 曲线之上），但是唯一能得出的确切统计结论仍是，治疗 A 并不显著地优于 B

治疗。例如非小细胞肺癌的 RTOG 0617 试验[3]。研究假设为高剂量的放射治疗与常规剂量相比，会明显提高 OS；该研究设计采用的是单侧假设检验。不幸的是，研究结果与假设完全相反，两个剂量组的存活曲线明显分离。鉴于此单侧检验的研究设计，该试验得出的结论是：高剂量放射治疗与常规剂量相比不会明显提高 OS。当采用双侧检验时，I 类错误（α）被等分为两种可能的统计学显著差异，如一个假设检验的总体 α 设定为 0.05，那么实际上为两个方向，即 A 优于 B 和 B 优于 A，各提供了 0.025 的 α 值。在单侧检验时，所有的 α 都指向统计假设所设置的那个方向的统计学显著差异。因此，在相同水平的整体统计差异前提下，单侧检验要比双侧检验的假阳性率更高[4]。鉴于此，III 期研究采用单侧检验时多将 α 设定为 0.025。

（五）风险比

什么是风险比（HR）？感兴趣事件的发生即为风险，如对 OS 而言风险就是死亡。风险率是指在某一特定时间点发生感兴趣事件的概率，通常用 λ 表示。HR 就是两个风险率的比值（λ_A/λ_B），用于衡量某种治疗效果，即试验组相比于对照组能够多大程度地延长起始事件至感兴趣事件之间的间隔。若 HR=1，说明两种治疗方式的风险率相同，则这两种治疗方式无差异。HR > 1 表示作为分子的治疗方式的风险增加，而 HR < 1 表示作为分子的治疗方式的风险降低。例如对于 OS 的两个 HR，若 HR=2（λ_A/λ_B），则说明 A 组发生终点事件（死亡）的风险是 B 组的两倍，若 HR=0.5（λ_B/λ_A）则说明 B 组的患者的死亡人数减少 50%。除了 HR，在报告疗效结果时还需考虑置信区间（CI）以反映效果的大小。例如若单看 HR=0.53，结果很乐观；但 95% CI=（0.40 ~ 0.71）与 95% CI（0.26 ~ 2.85）两种置信区间所反应的结果却截然不同：第一种表示有 95% 的置信度证明 HR < 1；第二种表示有 95%

的置信度证明 HR 落在 0.26 ～ 2.85，这个范围内包括了 1，因此无法得出试验组相比对照组具有更好的治疗效果。

（六）数据监察委员会

数据监察委员会（DMC）也被称为数据安全监察委员会，能够为临床试验提供监管并为研究机构提供意见。对于肿瘤临床试验而言，DMC 委员会成员需在肿瘤科学研究或者疾病治疗领域均具有丰富经验，而且委员会中必须要包括一名统计学家。DMC 通常会定期审查受试对象招募情况、试验进展情况、不良事件发生情况，以及研究方案预定的中期数据分析情况。

（七）临床试验的样本量计算

临床试验样本量的确定是研究者和统计学家之间一个通力协作的过程。统计师确定样本量所需的主要信息包括：主要研究终点、对照组数据、相对效应；招募率；单边或双边检验；以及Ⅰ和Ⅱ类错误率。

临床试验是根据主要研究终点设计的，所以首先要确定主要研究终点。例如，Ⅰ期试验关注的不良事件从而决定最大耐受剂量、Ⅱ期试验关注的是无疾病生存（DFS）、完全缓解（CR）率等Ⅲ期试验关注 OS、DFS 等。确定首要终点十分重要，有些终点相对直接且已被广泛应用，例如对 OS 而言，其终点即为死亡，不论何种原因。对于无远处转移的人群，无远处转移生存的终点即为出现转移病灶的时刻，不论转移灶位于哪里。需强调的是，有些人互换 / 混淆使用 DFS 和无进展生存（PFS），但实际两者是有区别的。一般来说，DFS 的应用前提是预计某种治疗会使疾病得以根除；而 PFS 的应用前提则是预计某种治疗会使疾病免于恶化，如若疾病能够好转，反而可以认为是额外获益。对于放射治疗而言，研究终点的设定有其特殊性和挑战性。放射治疗是一种局部区域治疗手段，即使局部区域临床疗效明显，但若以 OS 作为研究终点且研究对象存在系统疾病未控，那么就可能得出错误的放射治疗无效的结论。因此，设计放射治疗的临床试验，选好主要研究终点和次要研究终点是至关重要的。一旦确定了主要终点，下一步就需要确定效应值（effect size）。为了确定效应值，研究者需要提供对照组（通常是现有的标准治疗）的相关信息，以及预计试验组的疗法能改善多少终点疗效。例如，对照组的中位生存是 23 个月，研究预计试验组的中位生存可达 31 个月，或者对照组 5 年 OS 为 28%，预计试验组的 5 年 OS 可达 42.5%。重要的是，要检测到的差异大小和所需的样本量大小是成反比的，这意味着差异越小，所需的样本量就越大。在进行样本量计算时，统计学家往往会基于不同的参数组合下提供若干种样本量选择，然后与研究者进行讨论。理想化的临床试验应该是在可接受的错误率的前提下能够检验到最小的且有临床意义的差别。然而，有时由于患者数目有限，预计真正执行试验时无法达到理想的样本数目，这时就需要在可行的样本量和现实的效应值之间做一个折中的决定。

表 5-3　预计总生存与所需样本量

目标总生存 OS	HR	所需样本量
37	0.62	256
34.5	0.67	321
33	0.70	381
31	0.74	513

三、试验类型

（一）Ⅰ期临床试验

Ⅰ期临床试验的目的，是为了确定未来有可能成为标准治疗的某种治疗方案的最大耐受剂量（MTD）。在Ⅰ期试验中最为关键的就是对剂量限制性毒性（dose-limiting toxicity，DLT）的精确定义。放射治疗相关 DLT 与病变所在的部位甚至同一部位内有关。

在药物研发中，Ⅰ期临床试验的标准设计是 3+3 模式：先入组 3 例患者，之后评估，若未出现 DLT，则试验进行到下一个水平的剂量组；如果出现 ≥ 2 个 DLT，该方案被判定为毒性过大；如果仅发生 1 例 DLT，则在该剂量继续入组 3 例患者后再次评估，如果这 3 位均无DLT 发生则爬坡至下一剂量组，反之，则认定为毒性太大。这种方法对于药物研发很有效，因为药物毒性反应往往在用药后短期内即可观察到；但是放射治疗中所关注的 DLT 通常都发生得比较晚，故这种需在一定时间框内完成的 3+3试验设计用于放射治疗领域就存在一定质疑。一个解决方法就是采用时间-事件连续重新评估方法（TITE-CRM）。CRM 根据前面已经入组患者的 DLT 情况建立剂量反应模型，并基于该模型通过一个更数学化的公式来分配下一个患者所入的剂量组。CRM 方法使得低剂量、潜在无效治疗组的患者数目达到最少化，同时使得更多的患者有机会进入到更高的、有希望成为最大耐受剂量的治疗组。TITE-CRM 是在 CRM 方法基础上的优化，实现了试验过程中患者的连续入组，并不需要像 3+3 那样中间需停下来观察毒性[5-9]。在该方法下，起始剂量可以更接近预期最大耐受剂量 MTD，然后根据收集到的数据相应地增加或降低剂量。NRG/RTOG 0813 非小细胞肺癌试验正是用了此方法的第一项多中心临床试验。对于Ⅰ期试验而言，一个研究者常问的问题就是"是否比较不同剂量组之间的 OS？"，这个问题的答案绝对是"不"！因为有太多关于生存比较的细节问题在Ⅰ期试验设计中并未予以考虑。如果一个Ⅰ期研究包含 3 个剂量组，每组 6 个患者（3+3）是没有适当的统计学方法来比较这三个组的 OS。TITE-CRM 方法倒是在选择最终剂量时允许某种程度上的疗效估算，但是需要在研究设计时就要进行前瞻性思考这部分问题，而这种试验设计实际上就可以被认为是Ⅰ/Ⅱ期试验了。

（二）Ⅱ期试验

Ⅱ期试验采用Ⅰ期临床试验中基于安全性数据确定的方案，在人群中进一步确定该治疗方案的有效性和安全性，并提供更多不良事件（advanced event，AE）相关信息，也为后续的Ⅲ期临床试验剂量方案的确定提供依据。长期以来，设计单臂Ⅱ期试验是非常普遍的，其结果将与历史对照进行比较。尽管这种研究设计能够提供一定量的信息，但由于采用新方案的患者与历史对照研究中的患者必然存在差异，所以就会导致研究结果存在偏倚。这种差异包括但不限于如下情况：分期偏移、与预后相关的未知因素、支持治疗的改进等等。还需注意，不要被"随机Ⅱ期研究"所蒙蔽，这种研究设计只是一种能够同时评估多个试验组的相对更有效的方式，存在着与单臂Ⅱ期研究同样的偏倚。最近，随机Ⅱ期研究设计有了进展，开始加入一个应用标准治疗的对照组来帮助削减偏倚的影响，这种研究设计被称为"随机Ⅱ期筛查研究"（randomized phase Ⅱ screening trial）。这种研究设计的缺点是需要更大的样本量，优点则是能够评估同一时期接受治疗的试验组和对照组患者，以更好地决定何种方案有必要进行下一步Ⅲ期对照研究[10]。然而，单臂Ⅱ期试验并非一无是处。对于有些人群而言，尚无标准的治疗方案，长期以来生存都无进步，单臂的Ⅱ期探索性试验就很有用，其研究结果能够使随机Ⅱ期筛查研究的设计更为合理。

随机Ⅱ期研究的目的在于为试验组治疗方案是否有必要进入Ⅲ期研究提供一个充分的信息。Ⅱ期随机试验比Ⅲ期研究的样本量更小，因为Ⅰ类错误（假阳性率）更高，通常为 0.1～0.2；而Ⅲ期随机研究的Ⅰ类错误通常要求 ≤ 0.05。Ⅱ

期试验的把握度通常为 85%、90%，甚至有时会设定为 95%，来避免漏掉重要、潜在的有效治疗的信息。Ⅱ 期随机研究永远无法替代Ⅲ期随机研究。尽管对于某些少见肿瘤而言，由于样本量不足，可能永远也无法完成Ⅲ期研究，此时一项设计良好且 Ⅰ 类错误足够小的 Ⅱ 期随机研究也许能够为临床实践提供一定的证据。但是需谨记，不论何种情况，Ⅱ 期随机研究绝对不能够被看成是"小样本Ⅲ期随机研究"，绝对不能够按照Ⅲ期研究结果进行解读。

（三）Ⅲ期试验

Ⅲ期临床试验是指大型、多中心、随机、多臂、以改变现有临床实践为目的的疗效比较试验。Ⅲ期研究也能够用于评估其他研究终点，如生活质量 / 患者报告结局（QOL/PRO），最终用于确定某种治疗方案是否应该成为新的标准治疗。Ⅲ期随机试验被认为是"金标准"，能够平衡各个治疗方案组之间已知和未知的预后因素并最大限度地减少医生对患者的选择偏倚[11]。Ⅲ期临床试验有三种主要类型：优效型研究、非劣效型研究和等效型研究。

优效型试验为最常见，目的是证明一种新的治疗方法比现有的治疗方法更好。非劣效型试验是用来评估一种新的治疗方法，在不显著降低临床疗效的前提下，是否能够带来其他方面的获益，例如不良反应降低、治疗时间缩短、成本降低、更简便易行等。由于研究设计上允许在疗效方面有一些小的牺牲因此肿瘤的非劣性型试验通常是在生存率很高 / 局部失败率很低的人群中进行。例如，RTOG 1005 研究是一项针对早期乳腺癌的Ⅲ期非劣型试验，旨在确定是否大分割全乳放射治疗联合瘤床同期加量的局部控制不劣于全乳腺常规放射治疗联合序贯瘤床补量。另一个典型的非劣型研究是 RTOG 1016 研究，这是一项针对 HPV 相关的口咽癌患者的Ⅲ期临床试验，目的是评估毒性较低的加速 IMRT 放射治

疗 + 西妥昔单抗方案是否能够获得不劣于现有标准治疗即同步放化疗方案下的 OS。非劣性研究的无效假设是试验治疗组的疗效差于现有标准治疗，反之对立假设则是试验组的疗效不差于现有标准治疗。非劣效型研究设计的一个重要参数为非劣效的边界（margin）。这个边界的设定并没有所谓的"金标准"，而是要根据临床意义给予考量并提前设定，不能超过临床上接受的疗效下限。目前这个边界通常应小于现有标准治疗效应值的 1/2[12]。需特别指出，"非劣效"并不等同于"等效"，非劣效的设计是试验组的疗效不劣于对照组，而等效型研究的设计则是双向的，即试验组的疗效可以不劣于或不优于对照组。关于样本量，非劣效试验的样本量通常大于优效性研究，也大于等效性研究。

在任何随机试验中，都需仔细设定随机时间点。理想情况下，随机化应该发生在研究组之间的治疗方案开始出现区别的时间点。在图 5-1A 中，患者在治疗开始时随机接受 64.8Gy 或 50.4Gy 的治疗，但这不是标准的随机。图 5-1B 显示了所有接受 50.4Gy 的患者，然后被随机分为是否再接受 14.4Gy 的补量放射治疗，这是最标准随机试验，因为这可以减少任何在治疗达到 50.4Gy 之前患者因为各种原因放弃治疗而产生的偏移。然而如图 5-1B 中的随机化方法在患者入组上可能存在挑战，因为患者可能更愿意在治疗的一开始就了解到自己即将接受的剂量，而非在治疗 50.4Gy 后才得知自己是没有后续治疗还是继续接受 14.4Gy 的放射治疗。图 5-1C 显示了另一种试验随机情况，患者先统一接受 3 个周期的化学治疗，后重新分期，如果没有进展，他们就被随机分为 1 个周期化学治疗序贯 SBRT 或单纯 1 个周期化学治疗组。这种情况下，尽管患者在进入试验时不能够知晓自己的全部治疗方案，但是他们都能够在随机之后接受一定的治疗，这对提高患者的入组意愿有一定帮助。从统计学的角度来看，虽然图 5-1C 的随机性不如 4

周期化疗后再随机分组（图 5-1B），但比在研究起点就进行随机（图 5-1A）显著减少了潜在的偏差。

1. 随机比 最常见的试验组与对照组组分配方式为 1 : 1 分配，这样所需的样本量最小。有时试验组需要分配更多人数，例如 2 : 1 或 3 : 1 分配。从统计设计的角度来看，保持所有其他参数不变，2 : 1 的分配需要比 1 : 1 分配更大的样本量，在相同的时间内需入组的病例数要多出12%。这是因为样本量是由能够反映研究组间效应差别所需的终点事件数所决定。如果研究假设是试验组比对照组的 OS 更好，那就要求对照组中有更多的死亡事件发生。例如，一个 600 人的试验需要 326 个事件。在 1 : 1 的随机化中，一半的患者（即 300）将分配到对照组，其余的300 人在试验组。在 2 : 1 的随机试验中，200 名患者将在对照组，400 名患者在试验组。虽然这两种方案都有 600 名患者，但第二种情况下事件的发生率更少，因为试验组有更多的患者。为了使第二种情况与第一种的 1 : 1 分配具有相同的试验周期，就需要增加样本量以达到所需的 326个事件。另一种方法是 2 : 1 分配情景下的样本量大小不变，但延长后续的随访时间以最终达到所需的事件数。

2. 分层因素 尽管随机化能够平衡试验组和对照组的众多因素，但分层能够进一步平衡已知的预后相关因素。以性别为例，在一个双臂随机试验中，有一个普遍的误解，即按性别分层将导致两个治疗组中男女比例为 50% : 50%。但事实是直到试验结束时才能够揭晓某一分层因素的实际分布情况。分层的作用是平衡各治疗组之间该分层因素的亚组分布情况。再回到上述例

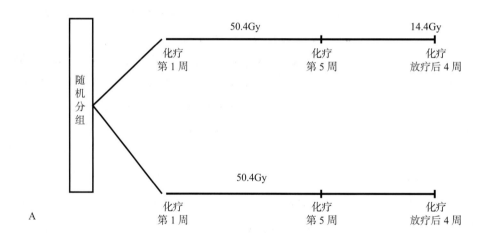

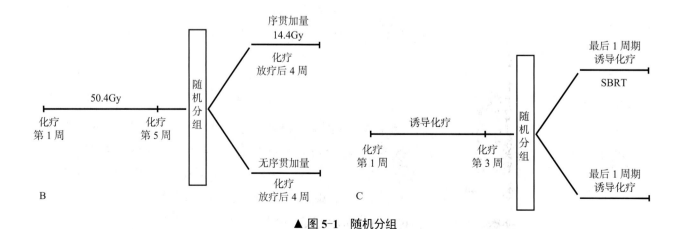

▲ 图 5-1　随机分组

子，如果男性和女性的总体分布分别为 25% 和 75%，那么按性别进行分层就会使每个治疗组的男女比例分配也接近于 25%：75%。目前对于分层的数目没有硬性规定，但过度分层必然会降低精度。若要确定分层单元格的数量，则需将每个因素的亚组级别数相乘，再进行排列组合。例如，如果试验分层因素包括性别（男性 vs 女性），组织学（腺癌 vs 鳞癌）和 T 分期（T_1 vs T_2 vs T_3/T_4），则有 $2 \times 2 \times 3 = 12$ 层。此外，分层因素的选择对于研究设计也非常重要，要确保在随机分组前能够获得该分层因素的准确分组结果。对于一些需要入组后进行检测的因素，则还需要临床试验专门机构进行快速准确的中心评估，以降低不同中心之间的检测误差并实现及早随机。

3. 研究持续时间　对于以发生某事件的时间（如 OS）作为研究终点的试验，研究持续时间指从试验开始招募到最后对治疗进行分析的期间，主要由试验所需的主要研究终点事件数量所决定。增加样本量可缩短研究时间，因为更易达到所需事件的数量。相反，减少样本量将延长研究时间。在一项前瞻性临床试验中，需根据原假设和对立假设来预测达到所需数量的主要终点事件的时间。在临床试验的实际执行过程中，除非数据监察委员会（DMC）发布要求，否则都是在达到要求数量的事件后才能够进行主要研究终点的数据分析。

4. 中期分析　中期分析是指在临床试验过程中对中间结果进行监测，设计临床试验时必须明确是否进行中期分析。如果一种治疗确实非常有效或无效，最好尽早知道。然而，对中期分析结果也需谨慎评估和判断，以避免错误地关闭所谓的无效治疗组。

Ⅲ期研究通常都要从有效性和无效性两个方面进行中期分析。通常情况下，中期分析时设置的用于判断有效性的阈值都很高，因为当数据更为成熟后结果可能会发生变化。一种方法

为 Lan–DeMets Alpha–Spending 函数[13]。如一项试验设定的 $\alpha = 0.05$，计划进行 2 次中期分析和 1 次最终分析，那么前两次中期分析的 α 值可分别设定为 < 0.001 和 < 0.012 才能够充分支持试验组疗效更优，研究可提前终止；而如果前两次中期分析后未能支持提前终止研究，而且已经消耗掉了一部分 α，那么最终分析的 α 值应 < 0.046，才能确保该试验整体的 α < 0.05。中期无效性分析的理念是基于现有数据的分析结果，依次外推出如下结论：即便最终完成全部试验仍不大可能得出最初研究假设提出的疗效差别。在Ⅲ期研究中，如果决定某项试验提前停止入组或在最终分析之前提早报告试验结果，那么一定要确保这些中期分析结果足够明确。

基于上述情况，对于随机Ⅱ期研究而言，中期分析就只能做无效性分析。因为Ⅱ期试验的 α 为 0.1 ~ 0.2，因此由于试验组明确的疗效优势而提前终止并不适用于该类型试验。另外，由于Ⅱ期随机试验的目的是为后续的Ⅲ期试验提供足够的支撑，因此如果中期分析并未能显示出疗效优势，那么就有理由发布试验组无效的中期报告从而节省资源并及早开始新的治疗方案研究。中期分析的次数和时间由各临床试验自行决定，将分析结果提交至 DMC 审核并给出提早结束试验或者继续试验的建议。

四、分析

一份分析报告包括以下内容：入组情况、患者和肿瘤特征、治疗过程、不良事件、主要终点分析，以及对结果的统计解释。报告中包括哪些终点，何时汇报都将根据试验方案拟定的终止时间决定，例如，主要研究终点为放射治疗后 3 个月 CR 率，次要终点是 3 年 OS 和 3 年局部失败率，则中期报告只包括 CR，不含 OS 及局部失败率。整个分析过程都需要研究者和统计师的通力合作来分析、报告和发表研究结果。

（一） P 值解读

尽管假设检验的官方统计结论是基于 P 值，但单纯 P 值无法代表分析结果的全部内容。要达到统计学上显著的结果，P 值应该小于或等于预先设定好的值，测试的 P 值可以是单侧的，也可以是双侧的。在常用统计软件中，默认的 P 值是双侧的，将这个值除以 2 就可以获得相应的单侧 P 值。结果报告时呈现单侧或双侧 P 值取决于最初研究假设的设定情况。例如，如果是一个以 OS 为主要终点的双边检验设定 $\alpha=0.05$，结果得到 $P=0.036$ 则说明差异有统计学意义；$P=0.062$ 则差异无统计学意义，绝不能说就"差一点有统计学意义"。然而 P 值并不能代表一切，P 值无论是 0.062 还是 0.29 还是 0.75 均是无统计学差异，然而其他重要信息可能就大不相同了。假设这项试验预设试验组和对照组的 2 年 OS 的绝对差异至少有 12%，结果 P 值为 0.062、0.29 和 0.75 三种情况下对应的 2 年 OS 绝对差异分别为 10%、6% 和 2%，提示 P 值与设定的值越接近则 OS 差异更接近于原假设的差异。在临床上，这 10% 的 2 年 OS 差异实际上可能具有足够大的临床意义了，只不过最初进行试验设计时由于患者来源有限而无法设计成用于能够检测 10% 差异的更大样本量的试验规模。这进一步证明了，P 值本身并不能代表一切。

（二）生存分析

分析生存数据最常用的方法是 Kaplan-Meier[14] 来估计生存并使用 log-rank 检验对比两组生存[15]。这个方法计算的 OS 以所有患者都存活作为起点（100% OS），并随着死亡的发生而降低，曲线表现为从左上向右下方向走行。另有一种情况，在研究者感兴趣事件发生之前有其他事件发生而妨碍了对感兴趣事件的观察，称为存在"竞争风险"（competing risk event），例如疾病进展之前因为其他原因意外死亡，从而无法得知如果患者仍然存活情况下疾病是否会进展[16]。存在竞争风险的情况下，Kaplan-Meier 的方法是不准确的，需采用累积发生率方法（cumulative incidence methodology）来进行 OS 评估，然后需要采用 Gray 检验[17] 用于比较两组之间感兴趣的终点事件累积发生率，这种方法以 0% 的事件为起点，随着时间的推移，事件发生率逐渐升高。对于一个存在竞争风险的试验终点，其某一特定时间点的结果最好采用事件发生率，如局部失败率的形式进行报告，而不要用"100%- 局部失败率"的"局部控制率"进行报告。例如：某一研究结果 2 年的 OS 为 50%，两年的局部控制率（LR）为 95%，可是当只有 50% 的 OS 时怎么会有高达 95% 的 LR？故此时适当的表达方式应该为 2 年的 OS 为 50%，2 年的局部失败率为 5%。

（三）亚组分析

在临床试验中，亚组分析是观察试验组在某个特征（例如肿瘤分期、性别、种族等）子集患者中的治疗效果。进行适当的亚组分析是因为患者存在异质性，并且有科学的理由表明不同亚组的治疗效果可能不同。但临床中有时会看到当总的临床试验结果是阴性的，研究者为希望从亚组分析中找到阳性 P 值而进行不必要的亚组分析。高质量的亚组分析需提前定义，即在采集研究结果之前，基于随机化时已知的特征和特定的假设来进行设计。亚组分析主要有两种方式：①交互作用建模（根据 T 分期分配治疗组）；②在亚组内分别进行分析（如在 T_1/T_2 和 T_3/T_4 亚组内分别比较试验组和对照组）。亚组内分析最大的弊端是缺乏统计效能。根据定义，亚组内的事件数目往往比总体试验组的事件数目少，而且统计效能是由事件个数决定，故亚组内分析时所检测到的与基于总体试验设计的相同备择假设的统计效能就大大降低了。然而，如果一个亚组内的两种治疗效果差异大于整体研究的假设检验设置的差异，则可能有足够的统计效能。如果采用交互效应来进行设计，则需要的样本量大约要提高 4 倍，只有当交互作用作为主要研究目标时才推荐这样做。例如最初的 NRG/RTOG 9704 胰腺癌辅助治疗研究纳入了胰头、胰体和尾部胰腺癌，旨在检测辅助治疗能够提高 OS，预计每月入组 5 例患者。但事实上试验启动后，入组患者达到每月 10 例，当纳入病例增多时，研究者注意到胰头癌可能是很好的亚组，但最初的试验方案并未设计亚组分析的内容，故为此调整了研究计划，扩大目标样本量，使胰头癌亚组的统计效能增加到 80%，相应地整体试验效能增加到 85%。这种情况下，胰头癌亚组已预先定义好，并且有足够的效能，所以该Ⅲ期研究结果得到肯定。任何未经事先预设好或者统计效能不足的亚组分析结果都仅能作为探索性结果，并不能作为肯定的结果。这种非肯定的探索性结果可以为新研究假设的建立提供依据。亚组分析的另一个重要问题是多重假设检验。需牢记，任何假设检验都存在假阳性率（α）。在一个数据集中，随着检验次数的增加，出现至少一次具有统计意义结果的概率会逐渐增加，但这并不意味着只要一味地增加检验次数就可以得到想要的结果。目前有很多校正多重检验的方法[18]。一种方法是 Bonferroni 校正，即将总 α 除以多重检验次数。例如总的 α 为 0.05，进行 10 中测试则每个 α 为 0.005，在进行多重检验时，每次检验结果都要与 0.005 进行比较。还有一种方法是设定一个比 0.05 更严格的 α 值，如 0.01。另一个重点是用于多重检验的方法也需要提前预设好。

预先设定好、统计效能足够高的亚组分析并不容易实现，因此完整而合理的报告亚组分析结果显得尤为重要。报告内应包括亚组分析的数目、是否为预先设计的亚组、亚组选择的理由，都应该包括在亚组分析报告内。在亚组分析中还需要详细汇报患者的数量、事件的数量、效应比（例如 HR）、适当的评估时间点（例如，2 年 OS）和前述所有参数相应的置信区间等。

（四）阴性试验

图 5-2 ①展示了一项阳性试验的结果，其中蓝色生存曲线表示试验组 OS 提高，log-rank 显示两组之间差别符合预先设定的统计显著性标准（$P \leqslant \alpha$）；图 5-2 ②展示了一项阴性试验的结果，试验组与对照组的生存曲线交叉重叠；图 5-2 ③显示两组的生存曲线显示出明显的分离，然而其方向与研究假设相反；图 5-2 ④展示了两组生存曲线有分离且与研究假设的方向相同，但没有达到假设检验的标准，log-rank 检验未达到统计学上显著性标准（$P \geqslant \alpha$）。如果一个试验结果显示各研究组间的差异未达到统计学显著性水平，是否意味着观察到的差异就没有临床意义？不一定，此时还需关注效能大小和相应的置信区间。正如本章前面所讨论的，尽管理想的临床试验是想要检测到最小的有临床意义的差异，但并不永久可行。有时阴性的研究结果也具有一定临床意义且值得进一步分析和研究。Ⅲ期前瞻性临床研究未能得出阳性结果，其原因可能是因为试验组相比对照组的确没有差别或者之前的Ⅱ期研究结果存在偏倚或者假阳性；还可能是之前的Ⅱ期临床试验选择的主要终点并不能预测Ⅲ期临床试验的主要终点（如 CR、OS）；当然结果本身也可能存在假阴性。无论试验结果如何，只要是经良好设计和执行的试验，有出色的试验记录，确保所有的试验结果都真实可靠，那这个临床试验就值得发表。

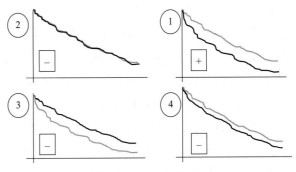

▲ 图 5-2　阴性试验结果类型

五、结论

总之，统计学家在临床试验中的作用贯穿始终，从临床试验想法的提出、研究设计、数据收集、分析、解读到结果发表，统计学家作为共同研究者都发挥着不可或缺的作用。无论是统计学家还是主要研究者，都无法单独完成临床试验，需要的是相互之间的通力协作和良好沟通。本章讨论的统计学内容能够为放射肿瘤学家或任何研究人员在临床试验方面提供坚实的基础。

参考文献

[1] Piantadosi, S. (1988) Principles of clinical trial design. *Semin. Oncol.*, 15, 423–433.

[2] Leventhal, B.G. (1988) An overview of clinical trials in oncology. *Semin. Oncol.*, 15, 412–422.

[3] Bradley, J.D., Paulus, R., Komaki, R., Masters, G., *et al.* (2015) Standard-dose versus high-dose conformal radiotherapy with concurrent and consolidation carboplatin plus paclitaxel with or without cetuximab for patients with stage IIIA or IIIB non-small-cell lung cancer (RTOG 0617): a randomised, two-by-two factorial phase 3 study. *Lancet Oncol.*, 16 (2), 187–199.

[4] Ellenberg, S. (1989) Biostatistics in clinical trials: Part 2 Determining sample sizes for clinical trials. *Oncology*, 3, 39–46.

[5] O'Quigley, J., Pepe, M., Fisher, L. (1990) Continual reassessment method: a practical design for Phase I clinical trials in cancer. *Biometrics*, 46, 33–48.

[6] Piantadosi, S., Fisher, J., Grossman, S. (1998) Practical implementation of a modified continual reassessment method for dose-finding trials. *Cancer Chemother. Pharmacol.*, 41, 429–436.

[7] O'Quigley, J. (1990) Another look at two Phase I clinical trial designs. *Stat. Med.*, 18, 2638–2690.

[8] Cheung, K., Chappell, R. (2000) Sequential designs for phase I clinical trials with late-onset toxicities. *Biometrics*, 56, 1177–1182.

[9] Normolle, D., Lawrence, T. (2006) Designing dose escalation trials with late onset toxicities using the time-to-event continual reassessment method. *J. Clin. Oncol.*, 24, 4426–4433.

[10] Rubinstein, L.V., Korn, E.L., Freidlin, B., *et al.* (2005)Design issues of randomized phase II trials and a proposal for phase II screening trials. *J. Clin. Oncol.*, 23 (28), 7199–7206.

[11] Lachin, J.M. (1988) Statistical properties of randomization in clinical trials. *Control. Clin. Trials*, 9, 289–311.

[12] Temple, R., Ellenberg, S.S. (2000) Placebo-controlled trials and active control trials in the evaluation of new treatments. Part 1: Ethical and scientific issues. *Ann. Intern. Med.*, 133, 455 463.

[13] Lan, K., DeMets, E. (1983) Discrete sequential boundaries for clinical trials. *Biometrika*, 70, 659–663.

[14] Kaplan, E.L., Meier, P. (1958) Nonparametric estimation from incomplete observations. *J. Stat. Assoc.*, 53, 457–481.

[15] Mantel, N. (1966) Evaluation of survival data and two new rank order statistics arising in its consideration. *Cancer Chemother. Rep.*, 50, 163–170.

[16] Kalbfleish, J.D., Prentice, R.L. (1980) *The Statistical Analysis of Failure Time Data*. JohnWiley & Sons, New York.

[17] Gray, R.J. (1988) A class of K-sample tests for comparing the cumulative incidence of a competing risk. *Ann. Stat.*, 16, 1141–1154.

[18] Green, S., Benedetti, J., Crowley, C. (2012) *Clinical Trials in Oncology*, 3rd edition. Chapman & Hall/CRC.

第 6 章　质子在放射治疗中的应用
Use of Protons for Radiation Therapy

Mark Pankuch, Nasiruddin Mohammed, Draik Hecksel, Steve Laub, Sean Boyer and William F. Hartsell　著

穆娅莎　王静波　梁 军　译

一、概述

所有放射治疗的目标都是给予靶区足够的处方剂量，同时尽量减低对周围正常组织的受量。近年来，基于 X 线的治疗技术已经取得了显著进展，包括三维适形放射治疗（3DCRT）、调强放射治疗（IMRT）和容积弧形调强放射治疗（VMAT）等。然而，这些治疗技术进展都只是治疗计划某些部分的改进，都受到入射光子束物理特性的限制。高能光子都遵守如下物理定律，即在入射方向最初的几毫米内存在一个剂量建成区，随着光子束在人体内的逐渐深入，光子剂量呈指数沉积，最终穿过人体。如果初始的剂量建成和后续的剂量沉积超出了靶区边界，则会导致靶区周围的非靶结构受到不必要的照射。正是这些关键结构所受的不必要照射成为肿瘤靶区剂量给予的限制因素并降低了治疗比。

1946 年，Robert R. Wilson 首次发表研究报告，提出重粒子（一种比电子大得多的带电粒子）具有优于常规光子的放射生物学优势 [1]。重粒子的入射剂量通常较低，然后基于不同的能量，在特定深度能量急剧沉积使得剂量高度集中并终止于此，并无剂量的进一步释放。该物理特性能够降低患者的整体受量，并提高治疗增益比。

粒子路径末端的剂量沉积是粒子向介质传递的能量转移率发生剧烈变化的结果。线性能量传递（LET）即每单位路径长度上的粒子能量丢失，重粒子与光子的 LET 存在很大差异。不同 LET 值的重粒子可以对肿瘤和正常组织产生不同的放射生物学效应，从而造成粒子治疗的优势或不足 [2]。用于治疗的重粒子包括几个不同的大离子，如氦、氖、氩、碳、负 π 介子，最常见的是氢离子，即质子 [2]。这一章的主要内容是描述目前临床上最常用的粒子，即质子在临床中的应用。

二、对更优放射治疗的渴望

根治性放射治疗的目标是给予肿瘤区域足够高的剂量，同时尽量避免正常组织的毒性，以尽可能提高肿瘤的局部控制和降低转移扩散，同时尽量避免正常组织的急性和远期毒性。通常情况下，肿瘤邻近结构的耐受剂量往往是靶区处方剂量设定的最重要限制因素。基于 X 线光子的放射治疗新技术，如 3DCRT 和 IMRT 技术，都使得靶区剂量更适形更精确，同时能很好地控制中、低剂量的分布。在计划制定过程中，中低剂量的分布位置主要取决于正常组织毒性情况 [3]。放射治疗临床医生需要在肿瘤局部控

制和正常组织损伤之间做一定的权衡，质子独特的剂量分布特点使其在某些情况下不仅可以降低正常组织的剂量，还能使得某个器官完全免受照射，这为物理计划的优化提供了更优的选择。

（一）肿瘤局部控制

恶性肿瘤的局部失败率为 10%～90%，取决于肿瘤的大小、病理类型和肿瘤部位等因素[4-8]。对于完成放射治疗后出现局部肿瘤进展的患者，即便接受了挽救手术，治愈率仍低于 30%[9]。一旦发生局部失败，患者的长期预后和生活质量通常都很差[10-12]，因此初治时就给予患者准确和有效的根治性放射治疗剂量至关重要。

典型的肿瘤控制概率（TCP）曲线显示随着剂量的增加肿瘤控制率相应增加。然而，TCP 的增加与剂量的增加并不呈线性关系，在曲线的中间部分，随着剂量的增加 TCP 增加迅速升高，每单位剂量的增加对应的 TCP 增幅可达到最大值。在曲线的中间部分后方，每单位剂量增加对应的 TCP 增幅开始下降，当达到某一剂量点后 TCP 值达到平台，即便再增加剂量 TCP 也不会继续升高。根据 TCP 曲线的形状可以看出，在某些情况下，即使小幅度的剂量增加，也可以大幅度增加肿瘤局部控制。这种剂量增加带来的局部控制获益程度取决于患者处方剂量落在其 TCP 曲线上的相应位置。如果粒子治疗独特的物理特性能够提高肿瘤局部剂量——不论是通过提高肿瘤靶区的相对生物学效应或是尽量避免正常组织对剂量递增的限制，则通过质子治疗来进一步提高肿瘤控制率的梦想指日可待。

（二）正常组织损伤

目前临床上光子治疗设定处方剂量的前提是要保证日常工作中观察不到相当数量的正常组织损伤病例。对于根治性治疗目的，光子治疗的处方设定通常需要保证≤ 5% 的正常组织并发症概率。在某些情况下，肿瘤处方剂量的设定主要由预期的治疗相关毒性水平来决定，同时评估肿瘤控制概率是否也在可接受范围。因此 TCP 也相应地受到正常组织的限量的限制。

Emami 等根据受照射器官的相对体积，对几个正常组织的耐受剂量进行了报告和总结[13]。近期发表的 QUANTEC 报告[13] 则为数个器官提供了更详细的、基于模型推导的剂量 - 反应和剂量 - 体积关系数据，这些数据目前已被作为预测正常组织并发症的"金标准"。

根据这些剂量 - 反应报告，某个正常器官的治疗相关并发症发生率和严重程度取决于该器官的受照体积、受照剂量和该器官的功能储备。因此，降低正常组织功能区的受照剂量将会降低并发症的发生风险。显而易见，降低肿瘤未侵犯且功能良好的正常组织受照剂量能够降低治疗并发症风险。与光子束相比，粒子束能够降低整体剂量。相应地减少正常组织的整体受量，这一优势也正是发展粒子治疗的主要动力之一。

（三）剂量分布的进步

采用新的放射治疗技术提高局部剂量有希望改善肿瘤局部控制，但改善的程度可能很有限。新技术的应用在提高肿瘤靶区剂量的同时减低了正常组织的受照剂量，放射肿瘤学家可以根据预设的正常组织耐受剂量上限来尽可能提高肿瘤靶区的处方剂量。因此需要针对特定治疗技术给予特定的剂量方案并进行验证。

在过去的 20 年间，随着影像技术尤其是 CT、PET 和 MR 的发展，放射肿瘤学家能够获取到准确的 3D 影像，从而进行准确靶区勾画和剂量计算。4DCT 能够提供呼吸时相过程中的肿瘤和器官的运动信息，并通过门控方法避开更多的正常组织。治疗过程中的图像引导则实现了每次治疗的射线束与肿瘤靶区的配准。随着对肿瘤位置的把握越来越准确，使得肿瘤靶区的外放边界缩小，从而进一步减少正常组织的受照体积和剂量。值得注意的是，采用蒙特卡洛计算方法进行质子螺旋断层放射治疗或者质子放射治疗的自适应剂量调整也许能够改善剂量计算的可靠性[14-18]。

这些技术的进步均改善了放射治疗的整体质量，被广为接受并迅速应用到临床中。就目前情况而言，光子治疗的技术进步带来的额外增益已达平台，探索其他的剂量给予方式，如应用粒子的特有剂量学特点，有可能进一步提高治疗增益。

（四）质子治疗发展史

70 多年前，罗伯特·威尔逊（Robert Wilson）提出，质子的物理特性使其在临床放射治疗方面具有一些优势[1]。Koehler 及 Preston 在 1972 年的研究中显示质子、光子和电子具有相似的剂量分布[19]，而在 1974 年 Archambuau 等提出了质子在主动脉旁照射上具有潜在的优势[20]。1955 年，加利福尼亚大学旧金山分校（UCSF）和劳伦斯·贝克莱实验室（LBL）首次报道了质子治疗的临床研究结果[21, 22]；随后，瑞典乌普萨拉大学（University of Uppsala）[23]、美国麻省总医院（MGH）和哈佛回旋加速器实验室（Harvard Cyclotron Laboratory）[24-26]、俄罗斯杜布纳的物理研究所（Physics Research Institute at Dubna）和莫斯科的实验和理论物理研究所（ITEEP）[27]分别在 1957 年、1961 年、1964 年和 1969 年相继报道了临床研究结果。20 世纪 50 年代，在乌普萨拉大学的质子治疗应用过程中也产生了一些新技术，如能够产生大野的线束扫描技术，以及首次应用射程调制来生成布拉格峰（Bragg peak）[28, 29]。哈佛大学回旋加速器实验室首次使用了被动散射扩展横向射野和旋转调制盘进行射程调制[28]。质子治疗始于 1979 年，由日本千叶国立放射科学研究所（National Institute for Radiological Science at Chiba）发起，该团队在

1980 年又开发了一种笔形束扫描系统（PBS）[28]。1983 年，筑波粒子放射治疗医学科学中心（Particle Radiation Medical Science Center in Tsukuba）首次在质子治疗中使用垂直线束和多叶准直器[28, 30]。第一个基于医院的质子治疗中心建立在加州洛马琳达大学医学中心（Loma Linda University Medical Center），且于 1990 年治疗了第一个患者[28]。洛马琳达大学医学中心的设备基于一个专门的同步加速器同时为四个治疗室提供质子，三个用于临床治疗，一个用于科研。

21 世纪初，质子治疗中心的数量大幅增加。在 2004 年，美国只有 4 家质子治疗中心，到了 2010 年底，质子治疗中心已增加到了 10 个[31]。目前，美国已经有 16 个在运行的质子治疗中心，全球范围内还另有 33 家质子治疗中心。到 2014 年 12 月，已有超过 118 000 例患者接受了质子治疗；如果计入其他重粒子治疗，则共有 137 000 余人接受了包括质子在内的重粒子治疗[32]。质子治疗的适用范围很广，包括儿童肿瘤、乳腺癌、肺癌、头颈部肿瘤、中枢神经系统肿瘤、淋巴瘤、软组织肿瘤、肝癌及眼部肿瘤等[33]。

三、带电粒子治疗——更好的剂量分布

（一）带电粒子与 X 线的比较

基于特有的能量沉积特点，带电粒子如质子和重离子相比兆伏级 X 线更具有剂量学优势。下面的讨论主要针对质子束，也同样适用于重离子。质子在组织表面具有较低的电离密度，但是随着穿透深度的逐渐增加，质子的电离密度也会缓慢增加，在质子路径的末端附近，电离密度会在一个狭窄的区域内急剧增加，从而导致布拉格峰[19]。质子的穿透深度可以根据入射质子的初始能量和介质的阻力计算出来。为了达到治疗目

的，临床上通常会选择穿透深度能够到达线束方向靶区最远边界的质子能量。质子束能够避免在靶区以外的组织中沉积多余的能量。这是质子束与 X 线的最大不同之处，后者在穿过组织过程中其强度呈指数下降，超出靶区范围的辐射剂量将会不可避免地影响到正常组织。此外，在高能 X 线的射野内，沿光子束方向，浅部正常组织所受的辐射剂量将随着距肿瘤靶区距离的增大而增加。图 6-1 分别展示了一个兆伏级 X 线束，一个单能质子束和一个调制质子束的深度 - 剂量曲线。

（二）扩展布拉格峰和剂量均匀性

由于布拉格峰中高剂量区域非常窄，所以单能质子束的临床价值有限。通过对不同能量质子布拉格峰的分布进行求和，可以在患者体内的感兴趣深度产生均匀的剂量区域，即扩展布拉格峰（SOBP）。

为了达到均匀的三维剂量分布，从加速器发射的质子束必须沿横向和纵向两个方向扩散。被动散射系统使用散射箔片组合来创建横向分布质子束，而旋转调制轮或脊形过滤器用来实现纵向分布[34, 35]。均匀扫描系统利用磁铁实现线束的横

向扩散，以及类似的射程转换硬件来创建深度分布[36]。考虑到预期的质子路径长度的变异，散射和均匀扫描系统都在治疗发射器的末端采用补偿器来进一步调整治疗区域的远端形状以提高剂量分布适形性，并且通过改变质子能量来改善质子束路径上的均匀性。散射和均匀扫描系统也使用黄铜挡块（brass apertures）来调节靶区外周的质子射野的形状（图 6-2）[35]。多叶准直器（MLC）也已被引入到质子治疗中，并已被应用于临床[37-39]。

另一种用于调整横向和纵向射野形状的方法是笔形波束扫描（PBS）。在 PBS 中，在治疗发射器的上游范围进行射程调制，扫描磁体控制质子束对治疗区域内的每一个点进行扫描[40-42]。基于不同能量质子束的剂量学特点，在肿瘤靶区的不同深度选择不同能量的质子笔形束，能够实现肿瘤靶区的三维体积照射及复杂的剂量学要求，特别是在联合应用多个调强质子射野治疗时。图 6-3 分别展示了使用开放的 SOBP，带有补偿器的 SOBP 和 PBS 处理简单球形靶区的剂量分布差异。

与相同水平的 X 线剂量分布相比，任何质子的传递方法都可相对简单地创建满意的剂量分

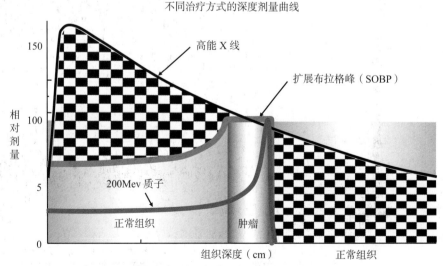

▲ 图 6-1 质子和光子的深度剂量曲线

单个布拉格峰（红线）无法完全覆盖肿瘤靶区，通过数个峰集成在一起形成扩展布拉格峰（蓝线）；格形区域代表了光子沉积的部位（此图的彩色版本见书中彩图页）

布，不需要像 X 线那样需要设计多个角度、多个不同大小的治疗野、多种光子束能量、多种光子强度的调整等。与 X 线相比，质子能够降低肿瘤前方的表浅正常器官的吸收剂量、肿瘤靶区内剂量均匀分布，且没有肿瘤后方的出射剂量。这些特点使质子束在放射治疗计划制定过程中具有明显优势。

（三）相对生物效应和线性能量传递

质子和光子都属于低线性能量传递（LET）

射线。除了在布拉格峰的最远端区域，粒子在线束路径上前进时经过离子化、激发和核子相互作用，其总能量损失很小。在入射区域能量损失率大约为 35keV/μm[2]。在接近质子束射程终点时，能量迅速丢失，产生了一个小的高 LET 辐射区域（致密电离）。这就导致了图 6-1 中质子束布拉格峰的出现。在 SOBP 中，许多远端峰的 LET 将分布在整个 SOBP 上，并且在 SOBP 的远端边缘达到最大。这种 LET 的提高增加了质子束的生物效应。ICRU–78 号报告中

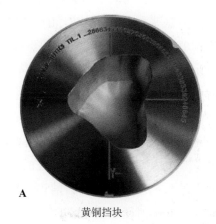

A 黄铜挡块

B 机械蜡补偿器

▲ 图 6-2 一例患者定制的挡块和补偿器

A. 挡块决定了射野方向上的射野形状；B. 补偿器用于调整治疗区域的远端形状；所有的挡块和补偿器没有固定的形状，都是因患者和射野而异

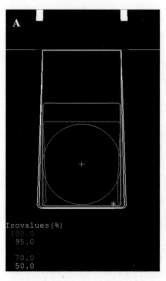
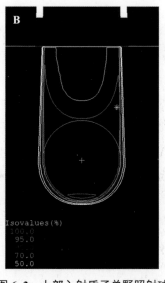
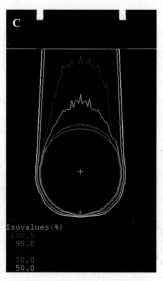

▲ 图 6-3 上部入射质子单野照射球体

A. 开放的 SOBP；B. 带有补偿器的 SOBP 能够改善射野远端的适形性，有补偿器时远端剂量分布从远到近颠倒分布；C. 笔形波束扫描（PBS），PBS 能够同时改善远端和近端的剂量分布形状（此图的彩色版本见书中彩图页）

总结了质子相对生物效应（RBE）的体外和体内研究相关数据[2]。实验数据表明，实验室环境中质子的 RBE 平均值是 1.1。目前还没有基于临床研究得出的 RBE 值，所以实验数据已经被应用，并正在进行临床验证。现有的临床经验尚未显示普通的质子 RBE 值与 1.1 相比有显著差异。因此，ICRU–78 号报告建议将质子剂量报告为 $D_{(RBE)}$，它等于物理质子剂量乘以 RBE 即 1.1，其中 RBE 因子与深度、LET 和肿瘤细胞类型无关。

另外，有些实验和理论数据表明在 LET 平均值最大的 SOBP 边缘 RBE 有增加的趋势。在该区域，随着 RBE 的升高，RBE 加权吸收剂量范围将增加 1～2mm，增加的具体范围取决于 SOBP 边缘的能量[2]。当对普通质子的 RBE 值取 1.1 时，并未考虑到这种影响。如果在治疗计划设计过程中，在靶区远端边缘有多个射野重叠，或远端边缘靠近关键的正常组织结构，则需要考虑这种"远端边缘效应"的潜在影响。

四、质子治疗计划的思考

（一）质子治疗计划

质子放射疗法的治疗计划与传统的 X 线放射治疗计划有许多相似之处。基于患者治疗体位的 CT 扫描图像进行重建来构建患者的 3D 模型。患者的定位 CT 可以与同期的诊断影像（例如 PET 和 MRI）进行融合，从而帮助放射肿瘤医师确定肿瘤靶区边界和危及器官（OAR）。根据不同的传输系统，治疗计划物理师将仔细权衡靶区相对于 OAR 的位置，选择合适的射野角度、线束能量和射野权重。另外，还需要考虑到治疗摆位的系统和随机误差、肿瘤和 OAR 的内部运动，以及系统的准确性，来给予肿瘤靶区一定边界的外扩以确保实际治疗时肿瘤的覆盖度，然后根据书面指导步骤来治疗患者。以下部分将阐明质子和 X 线放射治疗在治疗计划方面的主要差异。

1. 计算机断层扫描（CT）和患者体积模型 获得患者治疗体位的体积模型有如下几个目的。该模型可用于定义靶区和 OAR。此外，CT 的亨斯菲尔德单位（HU），即 CT 值的 3D 分布图能够被转换并用于在治疗计划系统上进行剂量分布计算。光子治疗计划系统往往通过查表将 HU 转换成相对于水的物理密度或电子密度。对于质子计划，则需要相对阻止本领（RSP）。X 线的 HU 无法直接转换为质子的 RSP，而是通过一个化学计算方法来近似转换[43]。由于 RSP 转换是一个近似值，所以在计划过程中需要对这种方法的不确定性进行再次详细评估。这种不确定性存在于肿瘤靶区远端和近端的边缘区，通常被称为射程不确定区，它是质子所特有的，必须加以考虑，以避免肿瘤靶区的剂量过低或 OAR 的剂量过高[14-16]。关于此射程不确定区的范围尚不明确，美国医学物理学家协会目前正在研究这个问题。通常，这个射程不确定区的边界可以采用质子射程（incident range）的 2.5%～4% 再加上 1～3mm 来进行估算。

在设计治疗计划过程中，须仔细审核患者的 CT 图像质量是否存在影像劣化以精确计算患者的预期剂量和变异范围。由高密度材料产生的任何图像伪影都需要被准确界定并将其调到合适的密度。未包含患者外部轮廓的图像重建算法会导致 HU 的推导错误，从而进一步生成错误的 RSP。任何外部植入的物体，如硅胶假体，都应该单独确认，以尽可能减少潜在的计算错误[43]。典型的质子治疗计划应尽可能避免使质子线束直接穿过这些高密度材料。

为保证整个治疗过程中的摆位重复性够好，放射治疗前模拟定位时需确定一个合适的治疗体位。对于质子治疗而言，还需特别注意尽可能地减弱由质子线束在定位装置内的路径长度变化所引起的潜在干扰。定位设备最好是厚度均匀光滑的圆形设备，这样在计划系统中构建模型可以更容易。治疗中采用相对阻力已知且厚度均匀的治疗床，并且需避免经过治疗床边缘的射野方向。

2. 靶区定义　质子治疗的靶区勾画原则与光子治疗无异。危及器官（OAR）、肿瘤区（GTV）和临床靶区（CTV）的勾画原则相同。在计划设计过程中，还需要外扩一定的几何边界以考虑到实际治疗过程中的配准不确定性。考虑到内部运动，可以 GTV 和 CTV 在体积层面进行一定外扩生成内靶区（ITV）以避免漏掉运动器官的部分靶区。考虑到治疗分次间的摆位误差，进一步外扩一定边界以生成计划靶区（PTV）。上述所有光子治疗中涉及的外扩原则同样适用于质子束治疗时的横向外扩。然而，质子治疗计划设计中，还需考虑到在质子束入射方向上存在的不确定性[44]。除了摆位不确定性外，还需考虑到在质子束入射方向上远端（即肿瘤后方）和近端（即肿瘤前方）存在的射程不确定性。摆位不确定性可以很容易地通过使用挡块 / 补偿器（aperture/compensator）的方法解决，这种方法被称为补偿器的"涂抹"方法，将在后面进行讨论。射程不确定性相对要复杂一些，因为这些边界的大小必须等效成质子在水中的路径长度，而非简单

的几何外扩。某一特定质子射野的肿瘤远端不确定区域范围取决于肿瘤后方组织的 RSP 和线束的入射方向。图 6-4 为一例肺病患者的例证。传统的基于几何外扩生成的 PTV 并不合适质子束，而需采用质子束特定的方法进行相应边界的外扩[45-47]。

（二）治疗发射技术

基于任何系统的所有质子发射过程都是质子被加速到所需的能量后再射入到靶区内。从治疗计划的角度，发射系统可分为两类：①挡块和补偿器（单散射、双向散射和均匀扫描）；②笔形波束扫描（PBS）。

1. 基于挡块 / 补偿器的计划制定　质子治疗采用了与 3DCRT 相似的基于挡块和补偿器的正向计划方法。在治疗计划系统的辅助下，通过调节射野宽度和补偿器的厚度，以使目标剂量分布与靶区适形，并尽量减少对附近组织的照射。挡块用来调整侧方剂量分布（即靶区在射野方向上的轮廓投影）的适形性。补偿器作用则是使高剂量区域与射野方向上的靶区远端区域保持适形。

质子治疗中使用的挡块类似于 3DCRT 计划中使用的高密度挡块，目前光子治疗中更为常

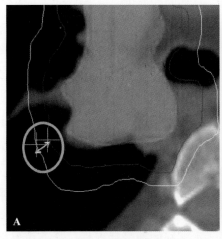
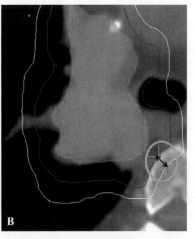

▲ 图 6-4　GTV（红）和 CTV（蓝）；PTV（黄）是通过将 CTV 扩展 0.5cm 而产生的；外扩 0.5cm 可以避免几何上的靶区遗漏；但在考虑到射程不确定性，外扩边界取决于水中等效厚度（water equivalent thicknesses，WET），不同的射野角度将产生不同的 WET

在计划 A 中由于肺组织密度低，0.5cm 的物理距离仅相当于 0.12cm 的 WET；在计划 B 中由于骨密度高，WET 为 0.57cm，却比物理边界 0.5cm 还大（此图的彩色版本见书中彩图页）

用的多叶准直器（MLC）。入射方向上质子的射野形状由挡块形状决定，并且需要适当的挡块厚度以确保所有的入射质子都完全沉积在挡块内。挡块通常由高密度材料制成，如黄铜或铅合金（图 6-2A）。根据射野的大小，有些挡块孔径会较大，并且必须足够厚以阻挡高能质子。在这些情况下，往往需使用多重挡块（duplicate apertures）。

在挡块 - 补偿器系统中，由于质子束的散射，质子的辐射源会很大[2]。就像过去的 ^{60}Co 放射治疗一样，这种体积大的辐射源会无形中增加射野的几何半影，进而使得射野边缘出现不必要的剂量。为了减轻这种几何半影的影响，在治疗过程中，通过使用可伸缩的限光筒，使挡块尽可能地接近患者。治疗中患者与限光筒末端的距离通常小于 10cm。

补偿（图 6-2B）也称为 "bolus"，通常被放置在挡块之后，以调整入射质子在某一部位的射程范围。补偿器的设计是为了使射野远端的剂量分布形状与靶区形状一致。材料多由原子序数比较小的物质制作而成，如卢塞特树脂或机械蜡，以使质子的能量减低过程中尽可能减少质子的散射。应该指出的是，每个患者和每个照射野都需要一套独特的挡块和补偿。任何靶区的变化及计划的调整都需要重新调整乃至重做这些挡块和补偿。

计划系统根据质子束从患者体表到体内靶区末端的特异路径设计补偿器。沿着每条射线的入射方向，计算出质子的路径长度，以最深处的质子路径长度作为基准，其他质子路径长度与基准长度的差值就通过补偿厚度来进行补充。这种额外的补偿材料会将辐射范围拉回到需要的地方，并与靶区保持一致。

物理补偿器的另一个好处是，在补偿器设计中可以兼顾考虑由摆位误差而导致不确定性，这个过程被称为 "补偿器涂抹（compensator smearing）"。由于在计划制定过程中每个线束

都需要经过计算，那么考虑到摆位误差就需将相邻线束的作用计算在内。通过 "补偿器涂抹" 的应用，能够纠正由摆位重复性不好带来的潜在影响，虽然这将导致靶区远端适形度的减低，但能够保证靶区最深处也能获得合理剂量。

2. 笔形束扫描（PBS） 治疗计划采用的是类似于 IMRT 的逆向计划设计。在逆行计划制订过程中，目标剂量按照优先顺序使用迭代方法来评估和优化。优化器会根据束流点位置、束流能量和束流点位权重进行调整，以最大限度地降低剂量目标的成本函数。PBS 计划可能会通过几千个点达到理想的靶区覆盖的同时实现最低的 OAR 剂量。有若干研究表明，与光子逆向调强计划和基于挡块 / 补偿器的质子治疗计划相比，基于 PBS 的逆向计划可以提供更好的靶区覆盖度[48, 49]。

在支持挡块 / 补偿器的计划系统中，PBS 能够同时实现靶区侧方和远端的靶区适形度。而 PBS 扫描系统通过控制每个点的位置，在没有挡块和补偿器辅助的情况下，也可以达到相同的靶区侧方和远端的适形性（图 6-3C）。通过控制 PBS 点位的强度，还可以实现剂量的空间调整，如同期加量。

当单个靶区需要不止一个 PBS 治疗野时，有两种优化技术，即单野均匀剂量（SFUD）优化和多野优化（MFO）。SFUD 要求每个射野单独对整个靶区贡献一定的均匀剂量，靶区内没有高量存在，这就使得摆位偏差对整个计划执行的影响不大，但可能靶区剂量的适形性及对正常组织的保护欠理想。MFO 优化技术能够使不同的射野之间进行剂量叠加，由于每个射野不要求一定要覆盖整个靶区，因此这个技术能够达到更好的剂量适形性，从而更好地保护正常组织。MFO 的缺点在于当存在靶区或正常器官运动、摆位偏差或者射程不确定性时，计划执行时的实际剂量分布可能与计划存在较大偏差。图 6-5 显

示一个邻近 OAR 的 L 形靶区的 SFUD 和 MFO 剂量分布。

内部运动、摆位误差和射程不确定性可能造成实际剂量分布与计划所示剂量分布的偏差。因此计划制定时需要充分评估这些潜在的偏差以确认是否已经充分考虑了这些不确定性，这个过程被称为鲁棒性评估[50]（robustness evaluation）。一个鲁棒性好的计划能够在存在不确定性时仍能提供足够的处方剂量。鲁棒性评估包括在已知治疗射野偏差的前提下重新计算计划点类型。为了模拟射程不确定性，故意引入 HU 转换错误后重新计算计划点类型并评估其剂量分布。在所有这

些情况下，必须对 CTV 的覆盖范围进行评估，并明确该计划是否可以安全地应用于患者。这是计划评估过程中的一个额外步骤，也是 PBS 计划中非常独特的一个步骤。较新的治疗计划系统能够将鲁棒性评估直接纳入优化过程。通过在优化时加入鲁棒性，更容易受患者摆位误差或射程不确定性影响的那些点将优先处理，并在总体权重上有所下降。这一过程可能会降低靶区覆盖率并增加 OAR 剂量，但有可能使实际执行中的剂量分布与计划中所展示的剂量分布相一致。目前，鲁棒性尚无统一的评估流程和普遍接受的评估标准。

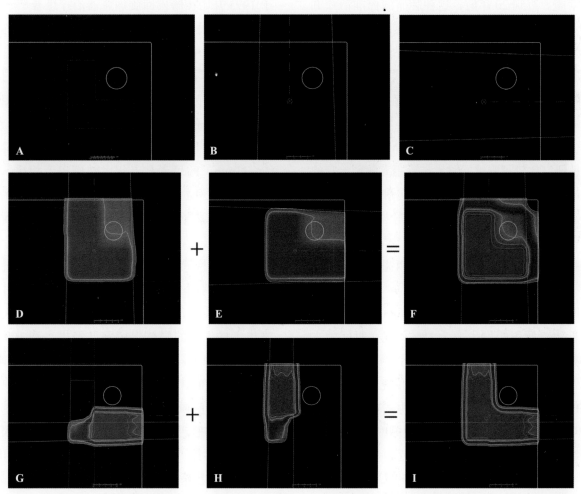

▲ 图 6-5　A. 邻近 OAR（黄）的 L 形靶区（蓝）；B. 单前野；C. 单侧野；D-F. SFUD 优化，每个方向的射野都与靶区一致的剂量，SFUD 不易受摆位不确定性的影响；G-I. MFO 优化，每个射野的优化都受其他射野的剂量学信息的影响，能够更好地避开 OAR，但是更容易受摆位不确定性和射程不确定性的影响

此图的彩色版本见书中彩图页

五、质子治疗的临床疗效

分次质子治疗的临床应用最早开始于眼部黑色素瘤、颅底脊索瘤、软骨肉瘤和前列腺癌。随着粒子治疗中心的日渐增多，质子也开始被用于其他部位的肿瘤治疗。接下来将分别讨论质子治疗在眼部肿瘤、颅骨肿瘤、前列腺癌中的应用，以及质子治疗在新近开展的可治疗肿瘤，包括儿童恶性肿瘤、肺癌和乳腺癌中的临床进展。

（一）眼部肿瘤

在美国，每年有 2000 ~ 2500 人发生眼部黑色素瘤。直到 20 年前，这种肿瘤的标准治疗方法仍然是眼球摘除术。目前，虽然眼球摘除仍可作为治疗选择之一，但无论是敷贴式近距离治疗或质子治疗都是很好的替代疗法，可获得与眼球摘除相似的长期生存和无疾病生存，同时能使更多的患者保留眼球及视力。

眼黑色素瘤研究协作组（COMS）的一项前瞻性研究比较了眼球摘除术与近距离敷贴治疗的临床疗效。该研究纳入了 1317 名肿瘤基底直径 < 16mm，厚度 < 10mm 的局限脉络膜患者[51]。患者被随机分配到眼球摘除治疗组或近距离敷贴治疗组，中位随访 12 年后，两组患者的总生存和无病生存均无统计学差异（ $P > 0.05$ ）。眼球摘除组的转移性黑色素瘤 10 年死亡率为 17%，而近距离照射组发生率为 18%。生存时间的主要相关因素包括年龄和肿瘤大小。来自加利福尼亚大学旧金山分校和劳伦斯·伯克利国家实验室的前瞻性随机研究评估了近距离敷贴放射治疗对比粒子治疗局部眼黑色素瘤的临床疗效[52]，入组 184 例患者，随机分配至近距离敷贴治疗组（98 例）或氦粒子治疗组（86 例）。中位随访 12 年以上，两组患者生存无差异，但粒子治疗组和敷贴治疗组的 5 年局部控制率分别为 100% 和 84%，12 年局部控制率分别为 98% 和 79%

（ P =0.0006）；粒子治疗组患者的眼球摘除率明显低于近距离治疗组（12 年眼球摘率分别为：粒子治疗组 17% vs 对照组 37%），而且粒子治疗是长期无病生存的一个重要预测指标。

Wang 等[53]对粒子治疗与近距离治疗进行了一项 Meta 分析，共纳入了 27 项研究，包含 8809 名眼部黑色素瘤患者，结果显示虽然死亡率和眼球摘除率两种疗法之间没有显著差异，但接受粒子治疗的患者局部复发风险显著低于接受近距离治疗的患者，而且接受粒子治疗的患者中，视网膜病变或白内障的发生风险更低。

迄今已有多家中心有长期使用质子治疗大量葡萄膜黑色素瘤患者的经验。美国麻省总院于 1975 开始在哈佛回旋加速器治疗患者[54]，并于 2005 年报道了该中心对 3000 多名患者的治疗结果，其中大多数人接受了 70Gy RBE/5F 的治疗分割模式。全组 15 年、20 年和 25 年的全因死亡率分别为 49.0%、58.6% 和 66.8%；相应时间点的黑色素瘤相关死亡率为 24.6%、25.8% 和 26.4%。年纪轻（年龄 ≤ 60 岁）和肿瘤小（ < 11mm）的患者与老年大肿瘤患者相比，黑色素瘤相关死亡率明显降低（8.6% vs 40.1%）。

瑞士保罗舍雷尔研究所自 1984 起使用质子治疗眼部黑色素瘤[55]。1984—1999 年共治疗了 2645 例患者，5 年、10 年和 15 年的总体眼球保留率分别为 88.9%、86.2% 和 83.7%。通过持续的计划质量改进，最近报道的小、中、大肿瘤患者的 5 年的眼球保留率已经提高到 100%、99.7% 和 89.5%。肿瘤体积大、位于视盘近端、男性和治疗时伴随视网膜脱落的患者往往具有更大的眼球摘除风险。

奥赛居里研究所质子中心治疗了大量的眼部黑色素瘤患者[56]。Dendale 等报道了 1991—2001 年 1406 例患者接受 60Gy RBE/4F 的治疗结果。5 年生存率和无远处转移生存率分别为 79% 和 80.6%，5 年局部控制率为 96%。只有 7.7% 的患者在 5 年内因复发或出现并发症需要摘除眼球。

与其他一系列研究报告的结果一样，影响生存和肿瘤控制的最重要预后因素包括肿瘤体积大、年龄大、男性和靠近视神经的肿瘤。

质子治疗眼黑色素瘤的最佳总剂量和分割方案尚不明确。目前似乎大分割模式得到了普遍应用，通常为单次 10～15Gy RBE，共 4 或 5 次。Gragoudas 等报道了 1989—1994 年麻省总院和哈佛回旋加速器进行的一项双盲随机前瞻性试验 [57]。该研究入组患者的肿瘤厚度可达 5mm，基底径可达 15mm，距黄斑或视盘 6mm 以内。将患者分为 70Gy RBE/5F 和 50Gy RBE/5F。随访 5 年后，两组的肿瘤复发率、转移率、视力和黄斑病变发生率方面无显著差异。低剂量组的视野保留率更高，并有降低视盘病变风险的趋势，但差异尚未达统计学意义。

眼部黑色素瘤的治疗需要眼科和放射治疗科的密切合作。初步评估由视网膜病专家进行。疾病的诊断主要基于临床检查，尽管有时也需要活检证实。眼科检查包括用于定位肿瘤的位置的眼镜；和用于评估肿瘤三维大小的眼部超声。除此之外，患者还需接受放射治疗学家和肿瘤内科学家的评估，以明确疾病的远处转移情况，尤其注意肺和肝脏是否存在转移。这在过去是通过胸部 X 线片和肝功能血液测试来完成的，但现在更多的是通过胸部和腹部的增强 CT 扫描或 CT/PET 扫描来完成。之后进行手术，目的是在肿瘤边缘放置金属标记物（通常材质为钽），来帮助确定放射治疗靶区。这些金属标记是直径 2.5mm 的圆片，中间有孔，可以缝合在巩膜上，通常采用 3～5 个标记来标定肿瘤边界并作为基准。在这个过程中，经常需要进行眼透光试验来帮助确定肿瘤的范围。定位时患者通常取坐姿，热塑面罩（或者相似的设备，通常包括牙模）固定，放射治疗过程中嘱患者凝视某个固定的位置以固定眼球，凝视的位置取决于肿瘤位置。在治疗过程中，有时需要金属牵引器牵拉眼睑以更充分地显露眼球。放射治疗通常在 4～10d 完成，常

用的剂量分割方式包括：70Gy RBE/5F，60Gy RBE/4F，56Gy RBE/4F 和 50Gy RBE/5F。

治疗并发症包括虹膜变红、新生血管性青光眼、白内障、黄斑病和视神经病变。在某些特殊情况下，质子治疗不作为首选，如失明、肿瘤体积过大或者有明显的巩膜外侵犯，这些情况应首选手术摘除。

总之，质子治疗是眼部黑色素瘤的一种有效治疗手段，对大多数患者而言，与眼球摘除相比有明显的优势。在某些患者中，质子治疗比近距离敷贴治疗更有优势。质子治疗前需要一次有创操作来放置高密度的金属标记，而近距离敷贴治疗则需要 2 次有创操作过程，即放置敷贴和撤掉敷贴。而且在某些特殊位置，放置敷贴还需要切断眼外肌肉，术后肌肉重新缝合连接后可能会引起复视。接受近距离敷贴治疗的患者也存在辐射安全问题，因此治疗期间患者需一直住院。此外，质子还可用于治疗一些不适合近距离治疗的肿瘤，如位于视盘附近或厚度 > 10mm 的肿瘤。在肿瘤控制上，质子治疗至少和近距离敷贴治疗一样有效；此外有证据表明，质子治疗后发生眼球切除挽救治疗的并发症风险也相对较低。

（二）颅底脊索瘤和软骨肉瘤

较早应用质子治疗的另一主要适应证是颅骨肿瘤，主要是脊索瘤和软骨肉瘤。这两种肿瘤生长缓慢，但很难控制。该部位的肿瘤难以手术切除，往往对术者的手法和经验要求很高。对于肉瘤而言，颅骨部位肿瘤很难做到足够广泛的根治性切除，因为其邻近的正常结构往往对正常功能至关重要，包括脑干（和基底动脉）、视交叉、颈内动脉、脑神经、颞叶和其他神经结构。因为手术范围不足，这些患者几乎都需要接受术后辅助治疗。尽管需要术后治疗，但最大程度的安全切除原发灶仍然是重中之重 [58]，手术需经验丰富的颅底外科医师，而且可能同时需要前入路

（经鼻 / 经蝶窦）和后外侧入路，以最大程度地切除肿瘤。

预后因素包括年龄（儿童颅骨原发肿瘤的预后往往相对较差）；性别是否是预后因素尚存争议（在哈佛大学的系列研究中，男性的预后更好，但在其他系列中，男性的预后较差），软骨肉瘤的预后往往优于脊索瘤。

放射治疗技术包括标准放射治疗、立体定向放射外科治疗（SRS）、分次立体定向放射治疗（SBRT）或粒子治疗。选择治疗技术时需考虑诸多因素。如脊索瘤可能会沿着手术路径复发，有可能累及斜坡的下部，并可能沿颈长肌向下侵犯，术后放射治疗需包括上述部位，这种情况下就不适合应用 SRS 或 SBRT。为保证局部控制，局部剂量要足够高，这种情况下标准的分割放射治疗技术也是难以实现的。正因如此，质子 / 粒子治疗成为斜坡肿瘤术后放射治疗的标准技术 [58]。

肿瘤局部控制的定义非常重要。如果局部控制被定义为"治疗区域内的肿瘤控制"，这可能排除了本应被包在靶区内的邻近区域的失败。"局部"的定义应包括原发肿瘤及相邻的高危部位（如对于接受内镜下切除患者而言，脑桥前池、蝶窦，以及颈长肌均为高危区域）。

基于这个定义，粒子治疗，主要是质子治疗，获得了最高的长期局部控制率。Munzenrider 和 Liebsch 报道了 290 例在哈佛回旋加速器治疗的颅底脊索瘤患者的临床结果 [59]，显示 5 年的局部控制率为 73%，其中 3 级毒性反应发生率为 8%（主要为颞叶损伤）。Hug 等 [60] 的研究中尽管 91% 的患者术后仍有残留的大体肿瘤，其中 59% 为脑干受累。结果显示软骨肉瘤患者的局部控制率为 92%，脊索瘤患者的控制率为 74%，5% 的患者出现有症状的 ≥ 3 级毒性反应。Ares 等报道了他们在瑞士保罗舍雷尔研究所质子治疗颅底肿瘤的经验，脊索瘤患者的 5 年局部控制率 81%，软骨肉瘤的 5 年局部控制率为 94% [61]，

脊索瘤患者的中位剂量为 73.5Gy RBE，软骨肉瘤患者为 68.4Gy RBE，没有患者发生脑干损伤，但有 1 例患者发生 4 级单侧视神经病变。

长期随访非常重要。这些肿瘤可能在治疗后较长时间后复发，而且随着随访时间的延长，可能会出现多种远期毒性。尽管脑干表面的剂量可以高达 64Gy RBE，但质子治疗后脑干损伤发生率很低，一定程度上归因于脑干核心的剂量 < 53Gy RBE。有研究对 17 例接受高剂量治疗的脊索瘤或软骨肉瘤患者进行了前瞻性的神经认知测试，随访 4 年后，神经认知功能无明显下降，但精神运动速度略有下降 [62]。另外，由于脑垂体接受高剂量照射，在长期随访到 10 年以上的患者中，内分泌功能紊乱也是比较常见的 [63]。

（三）儿童肿瘤

多学科联合治疗大大改善了许多儿童肿瘤的预后。放射治疗是儿童实体瘤中最为常见的中枢神经系统肿瘤和儿童软组织肉瘤的主要治疗手段之一。放射治疗在许多儿童肿瘤中都表现出很好的疗效，但同时也伴随着长期的不良反应风险，如第二原发肿瘤。这种不良反应可能在治疗后数十年才发生，与放射治疗时的正常组织受照剂量和体积有关。显然，减少正常组织的照射体积将意味着这些患者的长期不良反应风险减低。质子治疗的一个主要优势就是能够减少治疗期间的整体剂量，因为肿瘤后方没有剂量从而使肿瘤后方的正常组织得以保护；而在 PBS 技术使用中还可以进一步保护肿瘤前方的正常组织。

剂量学评估已经显示了质子在多种儿童肿瘤中的优势，包括髓母细胞瘤、颅咽管瘤、视网膜母细胞瘤、黏膜横纹肌肉瘤和盆腔软组织肿瘤 [64-67]。质子治疗儿童肿瘤具有优势的典型疾病是髓母细胞瘤。用光子治疗全脑全脊髓的经典射野是单后野，但光子出射时肺、食道、心脏、胰腺、小肠（以及女性卵巢）都会受到一定剂量

的照射。虽然这些出射剂量相对较低，但可能与远期不良反应有关。相反，采用质子治疗时，心脏、小肠、卵巢或胰腺都没有明显的出射剂量，肺和食道的剂量相对光子治疗也要低得多。用质子治疗进行颅后窝补量，可以更好地保护耳蜗、垂体、海马和幕上脑[68]。

与光子不同，有些情况在质子计划制定中需更加着重考虑。对于青春期前的儿童，质子治疗脊柱时需着重考虑生长代谢，尤其是治疗部分椎体可能会导致两侧不对称的生长，可能引起肌肉骨骼问题，包括脊柱后凸或脊柱侧凸。在光子治疗中，往往不需要特别担心这个问题，因为射线从椎体后缘进入，穿过整个椎体后到达椎体前缘；而对于质子而言，剂量分布情况完全不同。如果以椎管为靶区，则椎体内的剂量会迅速下降，导致椎体后侧的剂量接近处方剂量 100%，而到达椎体前缘时剂量可能已经接近 0%。这种椎体内的剂量差异有可能引起严重的骨骼生长问题。由于这个原因，对于骨骼尚不成熟的儿童，需将整个椎体都包在 PTV 内。图 6-6 展示了采用 PBS 技术进行全脑全脊髓（CSI）照射的典型剂量分布图。对于大多数儿童来说，CSI 可以使用笔形波束照射分两野治疗，两野衔接处的剂量

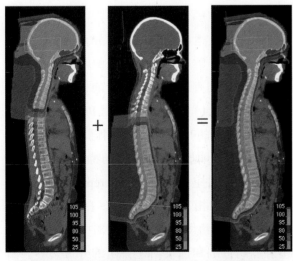

▲ 图 6-6 笔形波束照射儿童行全脑全脊髓放射治疗
平滑的剂量线分布避免了出现任何高剂量重叠的可能性（此图的彩色版本见书中彩图页）

需平滑过渡以避免任何高剂量重叠。

儿童肿瘤质子计划中另一个要考虑的是质子射程的末尾。由于质子速度较慢，传能线密度增加，放射生物学效应增加。由于布拉格峰区域后方的质子较少（相互作用较少），因此这一区域的总剂量低于布拉格峰内的剂量，但相对生物效应（RBE）可能较高。在中枢神经系统中，需尤其注意该效应。尽量避免多个射野的射程末尾在重要正常结构内的重叠，并至少使用三个质子束（以尽量减少潜在的 RBE）。当肿瘤位于脑干附近时，需注意脑干毒性。在佛罗里达大学质子治疗研究所的一系列研究中，3 级以上脑干毒性的发生率为 2.1%[69]。脑干毒性的发生可能与年轻患者（年龄＜ 5 岁）、脑干照射体积大和手术切除范围大有关；故研究者建议考虑给予脑干更严格的剂量限制，特别是对于那些接受过大范围手术的年幼儿童。质子治疗后的 MRI 可见的脑干改变比 IMRT 治疗后更常见，这种脑干的信号改变有些可以自行缓解，但有些需要用类固醇、贝伐珠单抗或高压氧治疗[70]。

质子治疗在多种儿童肿瘤中都显示出了可观的临床结果。在许多部位的肉瘤中，如横纹肌肉瘤、软组织肉瘤、骨肉瘤、尤因肉瘤、脊索瘤和软骨肉瘤，质子治疗具有显著的剂量学优势。基于临床数据的综述表明，质子治疗的肿瘤控制率与光子放射治疗技术相当甚至更优，而且毒性明显降低[71]。良好预后的肿瘤类型包括横纹肌肉瘤、软组织肉瘤、骨肉瘤、尤因肉瘤、脊索瘤和软骨肉瘤。

接受放射治疗的儿童都有发生第二原发肿瘤的风险。由于质子的整体剂量较低，因此与光子放射治疗技术相比，质子治疗应能降低第二原发肿瘤的风险。有研究者将 500 多例接受质子治疗的儿童肿瘤患者与 SEER 数据库中的接受光子治疗的儿童肿瘤患者进行了匹配和比较[72]。结果显示质子组的第二原发肿瘤发生

率相对更低（5.2% vs 7.5%，调整后 HR=0.52，95% CI 0.32 ～ 0.85）。视网膜母细胞瘤患者继发第二原发肿瘤的风险很高，尤其是在放射治疗后。研究显示，同一中心接受放射治疗的视网膜母细胞瘤患者在光子治疗后 10 年发生第二原发恶性肿瘤的风险，比质子治疗要高得多（14% vs 0%）[73]。

（四）肺癌

肺癌是美国最常见的癌症死亡原因。在过去的 20 年中，全身治疗（特别是靶向治疗）和外科治疗在肿瘤治疗中取得了重大进展，但肺癌的局部控制仍是一大难题。此外，肺癌患者往往伴有心脏或肺部基础并发症，抗肿瘤治疗可能会对这些器官进一步产生负面影响。

立体定向放射治疗（SBRT）已成为不可手术切除 I 期非小细胞肺癌患者的标准治疗。SBRT 能够为肿瘤提供更高的等效生物剂量，而且大多数情况下剂量仅限于正常肺和纵隔组织。质子治疗也已经被用于早期肺癌的治疗中，应用 SBRT 技术或者类似的超分割模式，局部控制率可达 82% ～ 97%[74-76]。在某些 I 期肺癌患者中，质子可能具有剂量学上的优势，尤其是与纵隔相邻的肿瘤。基于光子的 SBRT 对于大多数 I 期非小细胞肺癌都是非常有效的，质子的主要优点可能是在较大的肿瘤中。多数光子 SBRT 治疗的肿瘤大小限制为 5cm 以下，＞ 5cm 时 SBRT 剂量学优势下降，但质子治疗的剂量学优势不受影响。Bush 等对 111 例 T_1 和 T_2 非小细胞肺癌患者进行了大分割质子治疗的剂量递增研究，其中 T_2 肿瘤（＞ 5cm）64 例，给予 70Gy/10F，4 年局部控制率为 74%，总生存率为 54%[75]。

Ⅲ 期非小细胞肺癌的标准治疗方案是同步放化疗。RTOG0617 研究对比了常规剂量（60Gy/30F）和更高剂量的照射（74Gy/37F）的临床结果，研究假设是高剂量可提高总生存[77]。然而最终结果得出了一个相反的结论，对照组

（60Gy）中位生存期为 28.7 个月，试验组（74Gy）的中位 OS 却仅为 20.3 个月。多因素分析显示，心脏 V5 和 V30 与死亡风险相关，但尚不清楚是否是试验组生存期更短的真正原因。与 IMRT 相比，质子治疗可以有效降低心脏受量，从而为提高肿瘤剂量提供了更大的空间[78]。

Sejpal 等进行了一项单中心临床研究，评估了局部晚期非小细胞肺癌的三种治疗技术[79]。入组患者在同一中心由相同一组医生进行治疗，接受 3D 或 IMRT 治疗的患者给予 63Gy，质子治疗给予 74Gy，尽管质子治疗组的处方剂量较高，但≥ 3 级放射性食管炎（质子 vs 3D vs IMRT：5% vs 18% vs 44%）和放射性肺炎（质子 vs 3D vs IMRT：2% vs 30% vs 9%）的发生率反而显著低于其他两组。

目前正在进行的 NRG/ROG 1308 研究旨在评估质子治疗是否能够改善局部晚期非小细胞肺癌患者的预后[80]。所有患者接受铂类为基础的双药同步化学治疗（卡铂 / 紫杉醇或顺铂 / 依托泊苷），随机分为质子治疗组及光子治疗组，总剂量均为 70Gy/35F。然而，治疗计划中必须严格限制危及器官受量，如果不能满足剂量限制要求，则需适当降低总剂量，但不能低于 60Gy/30F。该研究可帮助确定质子治疗能否降低正常组织毒性。

了解呼吸运动对靶区剂量分布的潜在影响至关重要。了解质子发射系统的时间结构与患者的呼吸周期有助于预测两者的相互影响效应（interplay effect）[81, 82]。当采用 PBS 发射技术时，发射系统的时间结构与患者呼吸周期之间的不确定性更为明显，通过机架角特定的鲁棒性评估[83]、呼吸门控[82] 和再雕刻（repainting）[84] 能够降低两者的相互影响。而且，在设计计划时，还要考虑到肺组织相对较低的水中等效厚度从而在射程的近端和远端给予一定的外放边界。图 6-7 展示了一例位于右肺门的鳞状细胞癌的治疗计划，后野的加入可以非常有效地降低脊髓受

量，同时保护心脏和肺。

（五）淋巴瘤

在过去几十年中，霍奇金和非霍奇金淋巴瘤的治疗均取得了巨大进步，预后得以显著改善。在 20 世纪 50 年代，淋巴瘤是一种致死性恶性肿瘤；随着多学科治疗的发展，目前淋巴瘤已经获得了极高的治愈率和长期生存。治疗后长期生存的患者往往会经历治疗相关远期毒性，如心血管疾病和继发恶性肿瘤。因此，未来治疗的重点将在于保持良好的治愈率的同时进一步降低治疗相关的并发率和死亡率。

虽然放射治疗在几十年前曾作为淋巴瘤的首选治疗方法，但目前使用联合化学治疗已经使一些患者不需放射治疗就已经得到了治愈。然而，单纯化学治疗本身也会产生治疗毒性，而且对大肿块的患者单纯化学治疗并不足以达到治愈。

最近的研究热点主要集中在降低放射治疗剂量，而非完全取消放射治疗。德国霍奇金淋巴瘤研究组的 HD10 研究为局限期预后良好的霍奇金淋巴瘤建立了 2 个周期 ABVD 方案（阿霉素、博来霉素、长春新碱、达卡巴嗪）联合 20Gy 局部放射治疗的新标准[85]。基于化学治疗后 PETCT 评估疗效指导自适应放射治疗（adaptive radiotherapy）也是近期的研究热点[86]。其次，放射治疗范围逐渐缩小，从次全淋巴结照射进化到累及野照射，再到累及淋巴结照射[87, 88]。小野、低剂量、改进的治疗摆位准确性和图像引导技术无疑降低了长期毒性[89]。质子治疗则在此基础上有了进一步的改善。

淋巴瘤治疗中，危及器官通常包括心脏、肺和乳腺。阿霉素的使用和放射治疗对心脏的联合毒性是最受关注的。两项大型回顾性研究发现霍奇金淋巴瘤长期生存者更有可能发生心脏远期毒性。心脏辐射暴露、蒽环类或长春新碱化学治疗、受照剂量＞ 30Gy、心脏遮挡不足和年轻与

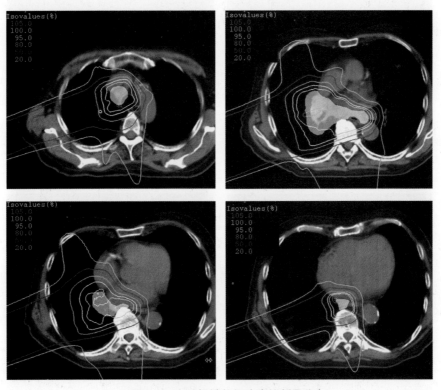

▲ 图 6-7　右肺门鳞状细胞癌的剂量分布

后斜野是用来保证脊髓受量低于耐受剂量，同时保留了大部分的心和肺（此图的彩色版本见书中彩图页）

心脏远期毒性风险相关[90]。继发恶性肿瘤是另一个需要关注的主要远期毒性，故应尽量降低照射剂量和减小照射范围。

质子治疗的独特剂量优势有利于解决上述问题[91]。不论采用何种放射治疗技术，是否能够真正保护正常组织，最终将取决于原发灶的部位。不过，质子和光子的物理性质是不同的，质子比 X 线具有剂量学优势，如降低邻近组织受量、消除出射剂量和降低全身总剂量，这些优势保证了更低的急性及远期治疗毒性。

图 6-8 显示了一位 40 岁女性霍奇金淋巴瘤患者的 PBS 计划，质子束以前上斜角度入射胸部，使得对心脏、肺和乳房的受均量降到最低。通过设置床的角度（couch kick）和前野入射的机架角度使得乳腺剂量尽量降低。PBS 更有利于进行肿瘤前方的近端剂量控制，能够进一步降低质子束路径的乳腺剂量。呼吸运动与笔形状束扫描的交互影响应在整个呼吸周期中仔细监测。根

据患者特定的靶区位置和危及器官的优先级，可以考虑增加一个后野，可以将乳腺剂量降低到几乎为零，而代价是对肺、脊髓和心脏的潜在更高剂量。

（六）乳腺癌

已有数项研究表明，对于早期和局部晚期乳腺癌，局部放射治疗能够改善局部控制并转化为生存获益[92, 93]。然而，心血管远期毒性伴随升高[94-96]。有研究报告显示全乳切除术后放射治疗增加了放射治疗后 10 ～ 20 年内患同侧肺癌的风险[97]。若伴随内乳区照射，则心脏、冠状动脉和肺的受照剂量均相应增加[98]。心肺毒性的增加促使各种治疗技术的发展，以尽可能降低心肺剂量，同时确保适当的靶区覆盖率。例如深吸气屏气技术（DIBH）[99]和呼吸门控等技术，在心脏远离射野时才启动发射线束，以尽量避免心脏受照射。IMRT、VMAT 技术可以提高靶区周

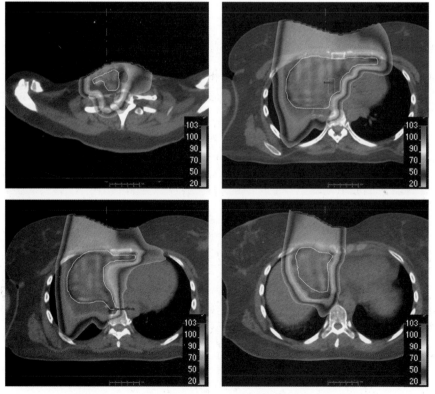

▲ 图 6-8　一位 40 岁女性霍奇金淋巴瘤患者的 PBS 剂量分布

为尽可能减小对心脏、肺和乳腺的剂量，采用了质子治疗（此图的彩色版本见书中彩图页）

围高剂量区域的适形性，但也伴随着低剂量散射和整体剂量的增加[100]。

为了确定质子治疗局限性和局部区域性乳腺癌的临床获益，Ares 等[101] 对 IMPT、IMRT、3DRT 进行了剂量学比较并根据靶区复杂性进行了分层：最简单的单纯全乳放射治疗或单纯胸壁放射治疗；乳腺 / 胸壁 + 锁骨上引流区 + 腋窝引流区和全乳 / 胸壁 + 锁骨上引流区 + 腋窝引流区 + 内乳区（IMC）。结果表明，在包含治疗区域淋巴结时，IMPT 质子计划可以改善靶区覆盖率并降低危及器官的剂量，当靶区包括内乳区时，IMPT 的优势更显著。另有研究评估比较了质子对比传统的深部 X 线切线野、光子 / 电子混合射线照射[102]，以及 VMAT[98] 用于治疗含内乳区乳腺癌的治疗计划剂量分布。Fagundes 等[98] 研究表明当靶区包含内乳区时，光子治疗时心脏或同侧肺的受照剂量明显提高，但质子计划并未显著增加心脏同侧肺的剂量。

乳腺 / 胸壁和区域淋巴引流区的质子治疗计划使用单一或多个正面野（en-face field），而非光子治疗常用的切线野。这种正面野的应用使得射程远端刚好终止在胸壁的肋间隙层面，很少进入后面的肺和心脏中。图 6-9 显示了单野、IMPT 治疗左侧乳房的剂量分布。IMC、腋窝和锁骨上区均被包含在一个治疗区内。这种布野安排下，典型的呼吸运动方向大多是平行于质子入射的方向，这种乳腺运动方向会导致乳腺的轻微移位，但不会引起靶组织厚度的变化，从而使呼吸运动对计划的影响达到最小。治疗中由于乳腺肿胀或血清肿的分辨率，导致乳腺厚度变化可能会使质子的路径长度产生明显变化，这时就需要调整治疗计划。

还有许多患者接受放射治疗前就已经放置了组织扩张器或假体。必须谨慎评估这些植入材料，以确保充分考虑到这些植入材料对计划剂量计算的影响。据报道[103] 如果计划系统使用未经校正的 HU 变换，则在剂量分布计算方面可能会出现相当大的误差。

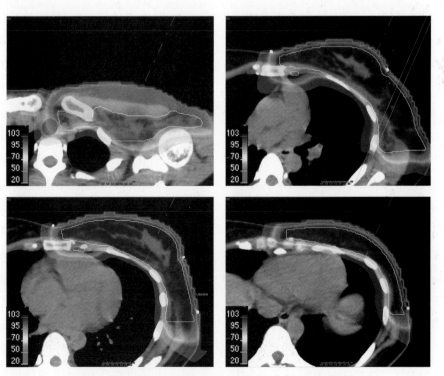

▲ 图 6-9　1 例左侧乳腺伴广泛淋巴引流区照射的 PBS 剂量分布
该计划采用了一个单前 PBS 射野（此图的彩色版本见书中彩图页）

RTOG 3510 是由患者导向医疗效果研究所（PCORI）资助的一项Ⅲ期随机对照研究，本研究将非转移性乳腺癌患者随机接受光子 / 电子或质子治疗。这是一项放射治疗比较疗效的联合试验（RADCOMP）。首要终点是评估心血管疾病的发病率和死亡率。预计入组 1700 例患者进行长期随访。

（七）前列腺癌

质子治疗在前列腺癌中的应用已 30 余年。最初质子主要是用于全盆腔治疗后的局部推量。早期质子治疗的成像模式早已不用。1981—1992 年在哈佛回旋加速器进行的一项随机的前瞻性试验，对 C 期前列腺癌（T_3 或 T_4，N_0）患者使用了正面照射会阴区达到给前列腺局部补量的目的 [104]。所有患者都接受了 50.4Gy/28F 的全盆照射，然后采用 17Gy/8F 的 X 线侧野补量或者质子照射会阴加量 25.2Gy RBE/12F。这项研究进行时 PSA 还没有被发现，因此没有患者接受内分泌治疗，将患者按照分化程度（好、中、低分化）进行分层。结果显示，质子治疗组患者的局部控制有改善的趋势（8 年局部控制率：77% vs 60%，$P=0.089$）；低分化肿瘤亚组中，质子的局部控制明显优于对照组（8 年局部控制率：64% vs 19%，$P=0.0014$）；两组的总体生存率无明显差别，质子治疗组患者并发症明显增多，主要为 2 级直肠出血 [105]。

在 20 世纪 90 年代初期，Loma Linda 大学首先使用了更新的质子治疗技术。那时，前列腺癌的标准治疗技术是基于 X 线的四野盒式照射全盆腔 45 ～ 50Gy，之后局部推量至 65 ～ 70Gy，X 线能量多采用 10 ～ 18MV。在 Loma Linda 大学，最初质子也是被用于单纯后程补量。直肠内放置气囊用于减少盆腔正常器官治疗中及分次间的位置变化。1991—1996 年，超过 900 例患者接受了此种治疗，获得了良好的结果，5 年无生化失败（bNED）生存率为 82%，无 3 ～ 4

级毒性发生，2 级直肠和膀胱毒性发生率均较低，分别为 3.5% 和 5.4% [106]。质子放射肿瘤学组（PROG）进行了一项前瞻性的随机剂量爬坡试验，患者全部接受了包含前列腺和精囊腺的大野 50.4Gy/28F 治疗 [107]，之后被随机分配到质子推量治疗 19.8Gy RBE/11F 或者 28.2Gy RBE/16F 两个治疗组中。PROG 9509 的 10 年研究结果显示，高剂量组的预后更好，局部失败和生化失败率明显更低。这项结果与其他基于单纯 X 线治疗的剂量爬坡前瞻性随机研究结果相似，主要区别在于不良反应谱。在几乎所有的 X 线研究中，接受高剂量治疗的患者出现 3 级胃肠道或泌尿生殖系统并发症的风险明显较高。相比之下，PROG 9509 研究中高剂量和低剂量组的患者在 3 级胃肠道或泌尿生殖系统毒性方面没有差异（表 6-1）。在 PROG 9509 研究中，高剂量组的并发症发生率低于单纯 X 线治疗组。表 6-1 所示，这些研究大多数使用了 3DCRT 技术。

单中心研究证实质子治疗前列腺癌的远期毒性发生率较低。Pugh 等对 MD 安德森癌症中心 291 名中 - 低危前列腺癌接受质子治疗的患者进行评估 [108]，2 级泌尿生殖系统毒性的 2 年发生率为 13.4%，无 3 级以上毒性反应。2 级胃肠道毒性率的 2 年发生率为 9.6%，只有 1 例患者发生 3 级毒性反应。Mendenhall 等报道了在佛罗里达大学接受质子治疗的低危（$n=89$）、中危（$n=82$）或高危（$n=40$）共 211 例前列腺癌患者的治疗结果 [109]，低、中危组 5 年无生化失败生存率（bNED）为 99%，高危组为 76%，采用 CTCAE4.0 标准，5 年中的 3 级胃肠毒性发生率为 0.5%，泌尿生殖系统毒性发生率为 1.0%。

虽然有证据表明质子治疗前列腺癌安全有效，但对于质子是否优于或相当于 IMRT 尚不明确。正在进行中的一项随机前瞻性试验正在评估质子对比 IMRT 治疗低危和中危前列腺癌的

表 6-1　外照射治疗前列腺癌的疗效和毒性总结

| 研究 | 治疗方式 | 计划 | 高剂量组 | 5 年无生化失败生存率（bNED） | 泌尿系毒性 | |
					2 级	3 级
MD Anderson[114]	X-rays	2D/3D	78.0Gy	78%	28%	10%
CKVO96-10[115]	X-rays	3D	78.0Gy	64%	32%	5%
MRC RT01[116]	X-rays	3D	74.0Gy	71%	33%	10%
GETUG[117]	X-rays	3D/IMRT	80.0Gy	77%	27%	6%
PROG 95-09[107]	质子	3D	79.2Gy	92%	17%	1%

疗效。PARTIQoL 研究旨在评估比较不同治疗组的生活质量，研究终点为治疗 24 个月后的肠道功能[110]。

质子的一个潜在优势是通过剂量提升或者大分割照射来改变治疗剂量。提高治疗剂量不太可能为 I 期（低危）患者带来益处，因为其预后已经足够好。Coen 等报道了对 85 名男性局限性前列腺癌的剂量提升研究，给予剂量为 82Gy RBE/41F[111]，研究中大多数患者为 T_{1c} 期（76%），PSA 水平 < 10ng/ml（87%），Gleason 评分为 6 分（60%）。结果显示 3 级远期毒性发生率为 6.1%。当时的影像引导技术是在没有直肠球囊时由超声定位前列腺，在有直肠球囊时联合正交 X 线片（没有前列腺标记）。相反，另一项关于低危前列腺癌患者大分割放射治疗的前瞻性研究表明，在很短的治疗过程中，大分割模式的放射治疗没有增加治疗相关毒性；该研究中的患者同时使用了前列腺标记和直肠球囊。质子协作组（PCG）的 PCG GU002 随机研究给予患者 79.2Gy RBE/44F 或 38Gy RBE/5F 的质子治疗[112]。迄今为止，在任何一组都没有 3 级毒性反应报道。

关于前列腺癌的质子治疗，目前有了一些新的技术可能会进一步提高疗效。现有标准的治疗要求应用图像引导技术和标记物置入[113]，这使得靶区的边界尽量缩小，尤其是向后的直肠方向。随着笔形束治疗技术的使用逐渐增加，能够进一步改善肿瘤前方和后方的边缘剂量适形度，

降低全身剂量，并能改善解剖位置复杂的患者的治疗（如使前列腺正中叶体积大的患者的膀胱得到更好的保护）。在直肠和前列腺之间放置垫片能够进一步降低直肠前壁受量[113]。尽管这种技术也同样适用于 IMRT 和近距离治疗，但应用水凝胶材质的垫片能够使质子治疗中直肠剂量受量非常低，这种技术在大分割治疗中尤为有用，因为大分割放射治疗时直肠反应是最重要的剂量限制性毒性。

（八）头颈部肿瘤

头颈部肿瘤的治疗相对困难。这些患者常伴有明显的并发症，通常需要综合治疗，而且治疗中往往伴随着营养和水的摄入不足，将进而影响到肿瘤本身，以及治疗的执行。此外，治疗区域内或附近有多个重要器官，受照后可能会永久影响患者后续的生活质量。IMRT 通过保护一些器官（如唾液腺），提高了生活质量，但代价是口腔和颅后窝的大片的低剂量照射。荷兰的一个研究小组已经评估了头颈部多个正常器官发生并发症的概率，并建立了一个模型，该模型可以前瞻性地应用于治疗计划的制订，该模型也已经被用于预测治疗技术的改变是否会带来好处[118]。质子可为头颈部的部分区域，如鼻旁窦、鼻腔、鼻咽和口咽提供优于 IMRT 的剂量优势[119]。而且，越来越多的证据表明，这些剂量优势也可转化为临床获益。

对于鼻咽癌、鼻旁窦癌和口咽癌，IMPT

治疗的患者对急性反应的耐受性明显优于接受 IMRT 治疗的患者。McDonald 等对鼻咽癌和鼻旁窦癌患者进行了队列比较，发现接受质子治疗的患者在阿片依赖或胃管需求方面的风险明显低于 IMRT 治疗的患者 [120]。SiO 等对一组口咽癌患者进行了队列比较，发现质子治疗组亚急性恢复期的症状明显好于 IMRT 组，同样质子治疗组的胃管使用率也低于 IMRT 组（48% vs. 20%）[121]。

Patel 等对鼻旁窦癌进行了包括总共 41 项研究的荟萃分析。与光子治疗相比，接受质子治疗的患者的 5 年 DFS 和最长随访时间点的 DFS 均优于光子治疗组，且 5 年 OS 也表现出显著优势 [122]。

相比于中线结构肿瘤，对于那些仅接受单侧放射治疗的患者，质子治疗在急性毒性反应方面也有显著的优势。Romesser 等进行了一项队列研究，纳入了涎腺和颊黏膜原发恶性肿瘤患者，对原发肿瘤和同侧颈淋巴结治疗进行照射 [123]。结果显示，质子治疗组相比于 IMRT，≤ 2 级味觉异常（5.6% vs 65.2%，$P < 0.001$）、黏膜炎（16.7% vs 52.2%，$P=0.019$）和恶心（11.1% vs 56.5%，$P=0.003$）的发生风险均显著降低。

对于接受质子治疗头颈部肿瘤的患者，对治疗计划的要求更加精细。有的患者口腔中会有高密度的金属（例如假牙），这可能会给靶区和正常组织的勾画及治疗范围的确定带来很大的困难 [124]。此外，窦腔内的密度变化也可能会引起质子在体内的路径长度变化 [125]。体重减轻在头颈部肿瘤患者治疗过程中很常见，治疗中需根据影像资料判断是否需要计划调整。

目前正在进行的一项前瞻性随机研究将有助于明确 IMRT 和 IMPT 在头颈部肿瘤中的临床疗效差异。在这项研究中，Ⅲ－Ⅳ期口咽癌患者随机分为 IMPT 或 IMRT 两组，均给予 70Gy/33F 的照射及同步化学治疗，研究主要终点是比较口咽肿瘤治疗后 3～5 级远期毒性反应的发生率和严重程度 [126]。

六、质子治疗的价值：临床试验

位于洛马琳达大学医学中心的 James M. Slater 质子治疗和研究中心于 1990 年成立 [31]，是美国第一个也将是之后 10 年内唯一一个以医院为基础的癌症治疗中心 [31, 127]。拥有回旋加速器的研究机构，如哈佛回旋加速器实验室和克罗克核实验室尽管也治疗了一些肿瘤患者 [128, 129]，但是质子作为肿瘤治疗手段却多年未被大众所熟知。2001—2015 年，专用医疗质子设施的数量从 3 个增加到 17 个 [31]。医用质子治疗中心数量的增长使得质子为更多人所熟知并更多地用于患者治疗，这反过来又促进了关于质子治疗临床知识的更多需求。随着质子成为更可行和主流的治疗选择，采用质子治疗的放射肿瘤医师、物理师等有责任利用临床知识的增长来开发新的治疗技术，从而更加充分地利用质子的优势。

由于质子是一种相对较新的治疗形式，因此还有许多临床研究的空间和机会。目前，大多数质子的治疗方案和分割方式都是借鉴光子治疗。目前需要对质子治疗进行专门的研究，以发现如何充分利用质子的优势，而不是继续根据光子的模式去执行质子治疗，因此临床试验至关重要。

一些机构赞助涉及质子治疗的临床试验。质子协作小组（PCG）成立于 2009 年，是目前世界上唯一专门从事质子治疗研究的合作小组 [130]。PCG 是一个独立的、非营利的组织，由美国各地的几个质子治疗中心组成。PCG 赞助的类别包括乳腺、中枢神经系统、儿科、前列腺和肺，以及其他类型的肿瘤。其他一些研究机构也会赞助包含质子疗法在内的临床试验。放射治疗肿瘤学小组（RTOG）是由美国国立癌症研究所（NCI）资助的临床合作小组，自 1968 年以来一直在进行临床肿瘤学研究 [131]。RTOG 现在已经成为 NRG

肿瘤学（NRG oncology）的一部分，NRG 肿瘤学是 NCI 赞助的非营利性研究组织，开展多中心 Ⅱ期、Ⅲ期临床试验，以及 Ⅰ期和转化生物学研究[132]。NRG 肿瘤学赞助的质子相关临床试验中，有一些就是由 RTOG 发起的。除了专门的研究机构外，几乎每个开放的质子中心都参与质子相关的临床试验[133-136]。

新质子治疗中心

1990—2015 年，美国治疗肿瘤的质子治疗中心（PTC）数量从 1 个增加到 17 个，大多数新的治疗中心都是在 2005 年之后建成的。在美国运营中的所有质子中心见表 6-2[31]。不包括在此名单中的是印第安纳大学健康质子治疗中心（原为中西部质子放射研究所），该中心于 2004年开业，2014 年关闭[137]。目前正在建设中的美国质子中心列于表 6-3。

从表 6-2 和表 6-3 中可看出，大多数 PTC 拥有多间治疗室。多个治疗室就意味着需要一个大型的支持系统和基础设施来容纳它们，相应的花费高达数百万美元。虽然质子中心的数量近年来有所增加，但一个持续存在的挑战是建造这些大型多室治疗中心的巨额成本。直到最近，拥有多间治疗室的"巨型"治疗中心仍是不论从经济角度或是逻辑角度考虑的唯一选择。然而，目前多个厂家已经推出了新一代的商用质子加速器，体积较前明显缩小。这些加速器被设计在"一个房间"或质子治疗室，不需要专门用于质子治疗的整栋建筑。这一设计可能是质子治疗的未来方向。这些单室回旋加速器通常比多室中心使用的型号更便宜，而且可以添加到现有的治疗中心基础上，而不需要一栋全新的建筑来支持。这两个因素大大降低了实施质子治疗的成本，并可以使更多肿瘤中心能够实施质子治疗。这种硬件成本

表 6-2　截至 2016 年 12 月美国已经开业的质子中心

质子治疗中心	州	治疗室	开业时间
J. Slater PTC，Loma Linda	CA	4	1990
UCSF，San Francisco/UC Davis	CA	1	1994
MGH Francis H. Burr PTC，Boston	MA	3	2001
MD Anderson Cancer Center，Houston	TX	4	2006
University of Florida PTI，Jacksonville	FL	4	2006
ProCure PTC，Oklahoma City	OK	4	2009
Roberts PTC，University of Pennsylvania，Philadelphia	PA	5	2010
Chicago Proton Center，Warrenville	IL	4	2010
Hampton University PTI，Hampton	VA	5	2010
ProCure ProtonTherapy Center，Somerset	NJ	4	2012
SCCA ProCure Proton Therapy Center，Seattle	WA	4	2013
S. Lee Kling PTC，Barnes Jewish Hospital，St. Louis	MO	1	2013
Provision Center for Proton Therapy，Knoxville	TN	3	2014
Scripps Proton Therapy Center，San Diego	CA	5	2014
Willis Knighton Proton Therapy Cancer Center，Shreveport	LA	1	2014
Ackerman Cancer Center，Jacksonville	FL	1	2015
RobertWood Johnson，New Brunswick	NJ	1	2015
Mayo Clinic Proton Beam Therapy Center，Rochester	MN	4	2015
Texas Center for Proton Therapy，Irving	TX	3	2015
St Jude Red Frog Events PTC，Memphis	TN	3	2016
Maryland Proton Treatment Center，Baltimore	MD	5	2016
Mayo Clinic Proton Beam Therapy Center，Phoenix	AZ	4	2016
MD Anderson，Orlando	FL	1	2016
UH Seidman Cancer Center，Cleveland	OH	1	2016
Cincinnati Children's Proton Therapy Center，Cincinnati	OH	3	2016

PTC. 质子治疗中心；PTI. 质子治疗研究所

表 6-3　截至 2016 年 12 月美国在建的质子治疗中心

质子治疗中心	州	治疗室	拟开业时间
Oklahoma University, Oklahoma City	OK	1	2017
McLaren Proton Therapy Center, Flint	MI	3	2017
Emory Proton Therapy Center, Atlanta	GA	5	2017
Massachusetts General Hospital, Boston	MA	1	2017
Lombardi Comprehensive CC, Georgetown Univ., Washington	DC	1	2017

CC. 癌症中心

的降低最终可取得治疗成本的降低，将进一步使更多患者获得质子治疗的机会。

参考文献

[1] Wilson, R.R. (1946) Radiological Use of Fast Protons. *Radiology*, 47, 487–491.

[2] *Journal of the ICRU*, Vol. 7, No. 2 (2007), Report 78.

[3] Bentzen, S.M., *et al.* (2010) Quantitative Analyses of Normal Tissue Effects in the Clinic (QUANTEC): An Introduction to the Scientific Issues. *Int. J. Radiat. Oncol. Biol. Phys.*, 76 (3, Suppl.), S3–S9.

[4] Cancer Treatment Symposia (1983) Proceedings of TheWorkshop on Patterns of Failure after Cancer Treatment, Vol. 2.

[5] DeVita, V.T., Lawrence, T.S., Rosenberg, S.A., DePinho, R.A. (eds) (2011) *Cancer: Principles & Practice of Oncology*, 9th edition., LippincottWilliams&Wilkins, Philadelphia.

[6] Fletcher, G.H. (1980) *Textbook of Radiotherapy*, 3rd edition. Lea & Febiger, Philadelphia.

[7] Halperin, E.C., Brady, L.W. (eds) (2013) *Perez and Brady's Principles and Practice of Radiation Oncology*, 6th edition. LippincottWilliams andWilkins, Philadelphia.

[8] Wang, C.C. (2000) *Clinical Radiation Oncology: Indications. Techniques and Results*, 2nd edition. Wiley Liss, New York.

[9] Suit, H.D. (1982) Potential for improving survival rates for the cancer patient by increasing the efficacy of treatment of the primary lesion [American Society of Therapeutic Radiology, Presidential address, October 1981]. *Cancer*, 50, 1227–1234.

[10] Fuks, Z., Leibel, S.A.,Wallner, K.E., *et al.* (1991) The effect of local control on metastatic dissemination in carcinoma of the prostate: Long-term results in patient treated with I implantation. *Int. J. Radiat. Oncol. Biol. Phys.*, 21, 537–547.

[11] Leibel, S.A., Scott, C.B., Mohiuddin, M., *et al.* (1991) The effect of local-regional control on distant metastatic dissemination in carcinoma of the head and neck: Results of an analysis from the RTOG head and neck database. *Int. J. Radiat. Oncol. Biol. Phys.*, 21, 549–555.

[12] Suit, H.D. (1992) Local control and patient survival. *Int. J. Radiat. Oncol. Biol. Phys.*, 23, 653–660.

[13] Emami, B., Lyman, J., Brown, A., *et al.* (1991) Tolerance of normal tissue to therapeutic irradiation. *Int. J. Radiat. Oncol. Biol. Phys.*, 21, 109–122.

[14] Paganetti, H. (2012) Range uncertainties in proton therapy and the role ofMonte Carlo simulations. *Phys. Med. Biol.*, 57 (11), R99–R117.

[15] Moyers,M.F., Sardesai,M., Sun, S.,Miller, D.W. (2010) Ion stopping powers and CT numbers. *Med. Dosim.*, 35 (3), 179–194.

[16] Yang, M., Zhu, X.R., Park, P.C., Titt, U., *et al.* (2012) Comprehensive analysis of proton range uncertainties related to patient stopping-power-ratio estimation using the stoichiometric calibration. *Phys. Med. Biol.*, 57 (13), 4095–4115.

[17] Plautz, T., Bashkirov, V., Feng, V., Hurley, F., *et al.* (2014) A 200 MeV proton radiography studies with a hand phantom using a prototype proton CT scanner. *IEEE Trans. Med. Imaging*, 33 (4), 875–881

[18] Poludniowski, G., Allinson, N.M., Evans, P.M. (2015) Proton radiography and tomography with application to proton therapy. *Br. J. Radiol.*, 88 (1053), 20150134.

[19] Koehler, A.M., Preston,W.M. (1972) Protons in radiation therapy. Comparative dose distributions for protons, photons and electrons. *Radiology*, 104, 191–195.

[20] Archambeau, J.O., Bennett, G.W., Chen, S.T. (1974) Potential of proton beams for nodal irradiation. *Acta Radiol.Ther. Phys. Biol.*, 13, 393–401.

[21] Raju, M.R. (1980) *Heavy Particle Radiotherapy*. Academic Press, New York.

[22] Tobias, C.A., Lawrence, J.H., Born, J.L., McCombs, R.K., *et al.* (1958) Pituitary irradiation with high energy proton beams: A preliminary report. *Cancer Res.*, 18, 121–134.

[23] Graffmau, S., Jung, B. (1970) Clinical trials in radiotherapy and the merits of high energy protons and electrons. *Acta Radiol.Ther. Phys. Biol.*, 9, 1–23.

[24] Kjellberg, R.N., Shintaml, A., Frantz, A.G., *et al.* (1968) Proton bean therapy in acromegaly. *N. Engl. J. Med.*, 278, 689–695.

[25] Kjellberg, R.N., Kliman, B. (1974) Bragg peak proton treatment for pituitary related conditions. *Proc. R. Soc. Med.*, 67, 32–33.

[26] Kjellberg, R.N., Kliman, B. (1979) Lifetime effectiveness–A system of therapy for pituitary adenomas, emphasizing proton hypophysectomy, in *Recent Advances in Diagnosis and Treatments in Pituitary Tumors* (ed. J.A. Linfoot). Raven Press, New York, pp. 269–288.

[27] Chllvilo, I.V., Goldin, L.L., Khoroshkoy, V.S., *et al.* (1984) lTEP synchrotron proton beam in radiotherapy. *Int. J. Radiat. Oncol. Biol. Phys.*, 10, 185–195.

[28] Miller, D.W. (1995) A review of proton beam radiation therapy. *Med. Phys.*, 22, 1943–1954.

[29] Larsson, B., Larsson, B., Leksell, L., Rexed, B., Sourander, P., Mair,W., Andersson, B. (1958) The high-energy proton beam as a neurosurgical tool. *Nature*, 182, 1222–1223.

[30] Matsuda, T., Inamura, K. (1981) Computer controlled multi-leaf conformation radiotherapy (in Japanese). *Nippon Acta Radiol.*, 41, 965–974.

[31] http://www.ptcog.ch/index.php/facilities-inoperation.

[32] http://www.ptcog.ch/archive/patient statistics/ijpt-15-00013.pdf.

[33] http://www.ptcog.ch/index.php/clinical-protocols.

[34] Koehler, A.M., Schneider, R.J., Sisterson, J.M. (1975) Range modulators for protons and heavy ions. *Nucl. Instrum. Methods*, 131, 437–440.

[35] Koehler, A.M., Schneider, R.J., Sisterson, J.M. (1977) Flattening of proton dose distributions for large-field radiotherapy. *Med. Phys.*, 4, 297–301.

[36] Farr, J.B., Mascia, A.E., Hsi,W.C., Allgower, C.E., *et al.* (2008) Clinical characterization of a proton beam continuous uniform scanning system with dose layer stacking. *Med. Phys.*, 35, 4945–4954.

[37] Bues, M., Newhauser,W.D., Titt, U., Smith, A.R. (2005) Therapeutic step and shoot proton beam spot-scanning with a multi-leaf collimator: A Monte Carlo study. *Radiat. Prot. Dosim.*, 115, 164–169.

[38] Gottschalk, B. (2011) Multileaf collimators, air gap, lateral penumbra, and range compensation in proton radiotherapy. *Med. Phys.*, 38 (11), 10.1118/1.3653297.

[39] Daartz, J., Bangert, M., Bussiere, M.R., Engelsman, M., Kooy H.M. (2009) Characterization of a mini-multileaf collimator in a proton beamline. *Med. Phys.*, 36, 1886–1894.

[40] Bacher, R., Bladdmann, H., Boehringer, T., Coray, A., *et al.* (1989) Development and first results of discrete dynamic spot scanning with protons. Proc. Int. Heavy Particle TherapyWorkshop (PTCOG/EORTC/ ECNE)U, PSI ReportNo. 69 Paul Scherrer Institute, Villigen, Switzerland, pp. 9–12.

[41] Pedroni, E., Enge, H. (1995) Beam optics design of compact gantry for proton therapy. *Med. Biol. Eng. Comput.*, 33 (3), 271–277.

[42] Pedroni, E., Bacher, R., Blattmann, H., B¨ohringer, T., *et al.* (1995) The 200-MeV proton therapy project at the Paul Scherrer Institute: conceptual design and practical realization. *Med. Phys.*, 22 (1), 37–53.

[43] Schneider, U., Pedroni, E., Lomax, A. (1996) The calibration of CT Hounsfield units for radiotherapy treatment planning. *Phys. Med. Biol.*, 41, 111.

[44] Moyers, M.F., Mah, D., Boyer, S.P., Chang, C., Pankuch, M. (2014) Use of proton beams with breast prostheses and tissue expanders. *Med. Dosim.*, 39 (1), 98–101.

[45] Moyers, M.F., Miller, D.W., Bush, D.A., Slater, J.D. (2001) Methodologies and tools for proton beam design for lung tumors. *Int. J. Radiat. Oncol. Biol. Phys.*, 49 (5), 1429–1438.

[46] Moyers, M.F., Miller, D.W. (2003) Range, range modulation, and field radius requirements for proton therapy of prostate cancer. *Technol. Cancer Res. Treat.*, 2 (5), 445–447.

[47] Depauw, N., Batin, E., Daartz, J., Rosenfeld, A., *et al.* (2015) A novel approach to postmastectomy radiation therapy using scanned proton beams. *Int. J. Radiat. Oncol. Biol. Phys.*, 91 (2), 427–434.

[48] Zhao, J., Hu,W., Cai, G.,Wang, J., Xie, J., Peng, J., Zhang, Z. (2016) Dosimetric comparisons of VMAT, IMRT and 3DCRT for locally advanced rectal cancer with simultaneous integrated boost. *Oncotarget*, 7, 6345–6351.

[49] Chen, G.P., Liu, F.,White, J., Vicini, F.A., *et al.* (2015) A planning comparison of 7 irradiation options allowed in RTOG 1005 for early-stage breast cancer. *Med. Dosim.*, 40 (1), 21–25.

[50] Lomax, A.J. (2008) Intensity modulated proton therapy and its sensitivity to treatment uncertainties 2: the potential effects of inter-fraction and inter-field motions. *Phys. Med. Biol.*, 53 (4), 1043–1056.

[51] Collaborative Ocular Melanoma Study Group (2006) The COMS randomized trial of iodine 125 brachytherapy for choroidal melanoma: V. Twelve-year mortality rates and prognostic factors: COMS report No. 28. *Arch. Ophthalmol.*, 124, 1684–1693.

[52] Mishra, K.K., Quivey, J.M., Daftari, I.K., *et al.* (2015) Long-term results of the UCSF-LBNL randomized trial: Charged particle with helium ion versus iodine-125 plaque therapy for choroidal and ciliary body melanoma. *Int. J. Radiat. Oncol. Biol. Phys.*, 92, 376–383.

[53] Wang, Z., Nabhan, M., Schild, S.E., *et al.* (2013) Charged particle radiation therapy for uveal melanoma: a systematic review and meta-analysis. *Int. J. Radiat. Oncol. Biol. Phys.*, 86, 18–26.

[54] Lane, A.M., Kim, I.K., Gragoudas, E.S. (2015) Long-term risk of melanoma-related mortality for patients with uveal melanoma treated with proton beam therapy. *JAMA Ophthalmol.*, 133, 792–796.

[55] Egger, E., Zografos, L., Schalenbourg, A., *et al.* (2003) Eye retention after proton beam radiotherapy for uveal melanoma. *Int. J. Radiat. Oncol. Biol. Phys.*, 55, 867–880.

[56] Dendale, R., Lumbroso-Le Rouic, L., Noel, G., *et al.* (2006) Proton beam radiotherapy for uveal melanoma: results of Curie Institut-Orsay proton therapy center (ICPO). *Int. J. Radiat. Oncol. Biol. Phys.*, 65, 780– 787.

[57] Gragoudas, E.S., Lane, A.M., Regan, S., *et al.* (2000) A randomized controlled trial of varying radiation doses in the treatment of choroidal melanoma. *Arch. Ophthalmol.*, 118, 773–778

[58] Campbell, R.G., Prevedello, D.M., Ditzel Filho, L., Otto, B.A., Carrau, R.L. (2015) Contemporary management of clival chordomas. *Curr. Opin. Otolaryngol. Head Neck Surg.*, 23, 153–161.

[59] Munzenrider, J.E., Liebsch, N.J. (1999) Proton therapy for tumors of the skull base. *Strahlenther. Onkol.*, 175 (Suppl. 2), 57–63.

[60] Hug, E.B., Loredo, L.N., Slater, J.D., *et al.* (1999) Proton radiation therapy for chordomas and chondrosarcomas of the skull base. *J. Neurosurg.*, 91, 432–439.

[61] Ares, C., Hug, E.B., Lomax, A.J., *et al.* (2009) Effectiveness and safety of spot scanning proton radiation therapy for chordomas and chondrosarcomas of the skull base: first long-term report. *Int. J. Radiat. Oncol. Biol. Phys.*, 75, 1111–1118.

[62] Glosser, G., McManus, P., Munzenrider, J., *et al.* (1997) Neuropsychological function in adults after high dose fractionated radiation therapy of skull base tumors. *Int. J. Radiat. Oncol. Biol. Phys.*, 38, 231– 239.

[63] Pai, H.H., Thornton, A., Katznelson, L., *et al.* (2001) Hypothalamic/pituitary function following high-dose conformal radiotherapy to the base of skull: demonstration of a dose-effect relationship using dose-volume histogram analysis. *Int. J. Radiat. Oncol. Biol. Phys.*, 49, 1079–1092.

[64] Lee, C.T., Bilton, S.D., Famiglietti, R.M., Riley, B.A., *et al.* (2005) Treatment planning with protons for pediatric retinoblastoma, medulloblastoma and pelvic sarcoma: how do protons compare with other techniques? *Int. J. Radiat. Oncol. Biol. Phys.*, 63, 362–372.

[65] St Clair,W.H., Adams, J.A., Bues, M., Fullerton, B.C., *et al.* (2004) Advantage of protons compared to conventional x-ray or IMRT in the treatment of a pediatric patient with medulloblastoma. *Int. J. Radiat. Oncol. Biol. Phys.*, 58, 727–734.

[66] Kozak, K.A., Adams, J., Krejcarek, S.J., Tarbell, N.J., Yock, T.I. (2009) A dosimetric comparison of proton and intensity modulated photon radiotherapy for pediatric parameningeal rhabdomyosarcomas. *Int. J. Radiat. Oncol. Biol. Phys.*, 74, 179–186.

[67] Yeung, D.A., McKenzie, C., Indelicato, D. (2013) A dosimetric comparison of intensity modulated proton therapy optimization techniques for pediatric craniopharyngiomas. *Pediatr. Blood Cancer*, 61, 89–94.

[68] Yuh, G.E., Loredo, L.N., Yonemoto, L.T., Bush, D.A., *et al.* (2004) Reducing toxicity from craniospinal irradiation, using proton beams to treat medulloblastoma in young children. *Cancer J.*, 10, 386–390.

[69] Indelicato, D.J., Flampouri, S, Rotondo, R.L., *et al.* (2014) Incidence and dosimetric parameters of pediatric brainstem toxicity following proton therapy. *Acta Oncol.*, 53, 1298–1304.

[70] Gunther, J.R., Sato, M., Chintagumpala, M., *et al.* (2015) Imaging changes in pediatric intracranial ependymoma patients treated with proton beam radiation therapy compared to intensity modulated radiation therapy. *Int. J. Radiat. Oncol. Biol. Phys.*, 93, 54–63.

[71] Ladra, M.M., Yock, T.I. (2014) Proton radiotherapy for pediatric sarcoma. *Cancer*, 6, 112–127.

[72] Chung, C.S., Yock, T.I. (2013) Incidence of second malignancies in patients treated with proton versus photon irradiation. *Int. J. Radiat. Oncol. Biol. Phys.*, 87, 46–52.

[73] Sethi, R.V., Shih, H.A., Yeap, B.Y., Mouw, K.W., *et al.* (2014) Second nonocular tumors among survivors of retinoblastoma treated with contemporary photon and proton radiotherapy. *Cancer*, 120, 126–133.

[74] Nakayama, H., Sugahara, S., Tokita, M., Satoh, H., *et al.* (2010) Proton beam therapy for patients with medically inoperable stage I non-small-cell lung cancer at the University of Tsukuba. *Int. J. Radiat. Oncol. Biol. Phys.*, 78 (2), 467–471.

[75] Bush, D.A., Cheek, G., Zaheer, S.,Wallen, J., *et al.* (2013) High-dose hypofractionated proton beam radiation therapy is safe and effective for central and peripheral early stage non-small cell lung cancer: results of a 12-year experience at Loma Linda University Medical Center. *Int. J. Radiat. Oncol. Biol. Phys.*, 86 (5), 964–968.

[76] Kanemoto, A., Okumura, T., Ishikawa, H., Mizumoto, M., *et al.* (2014) Outcomes and prognostic factors for recurrence after high-dose proton beam therapy for centrally and peripherally located stage I non-small-cell lung cancer. *Clin. Lung Cancer*, 15 (2), e7–e12.

[77] Bradley, J.D., Paulus, R., Komaki, R., *et al.* (2015) Standard-dose versus high-dose conformal radiotherapy with concurrent and consolidation carboplatin plus paclitaxel with or without cetuximab for patients with Stage IIA or IIIB non-small-cell lung cancer (RTOG 0617): a randomized, two-by-two factorial phase 3 study. *Lancet Oncol.*, 16, 187–199.

[78] Zhang, X., Li, Y., Pan, X., *et al.* (2010) Intensity modulated proton therapy reduces the dose to normal tissue compared with intensity modulated radiation therapy or passive scattering proton therapy and enables individualized radical radiotherapy for extensive stage IIIB non-small-cell lung cancer: a virtual clinical study. *Int. J. Radiat. Oncol. Biol. Phys.*, 77, 357–366.

[79] Sejpal, S., Komaki, R., Tsao, A., *et al.* (2011) Early findings on toxicity of proton beam therapy with concurrent chemotherapy for nonsmall cell lung cancer. *Cancer*, 117, 3004–3013.

[80] Comparing photon therapy to proton therapy to treat patients with lung cancer. https://clinicaltrials.gov/ ct2/show/ NCT01993810.

[81] Li, Y., Kardar, L., Li, X., Li, H., *et al.* (2014) On the interplay effects with proton scanning beams in stage III lung cancer. *Med. Phys.*, 41, 021721.

[82] Seco, J., Sharp, G.,Wu, Z., Gierga, D., Buettner, F., Paganetti, H. (2008) Dosimetric impact of motion in free-breathing and gated lung radiotherapy: A 4D Monte Carlo study of intrafraction and interfraction effects. *Med. Phys.*, 35, 356.

[83] Chang, J., Li, H., Zhu, X.R., Liao, Z., *et al.* (2014) Clinical implementation of intensity modulated proton therapy for thoracic malignancies. *Int. J. Radiat. Oncol. Biol. Phys.*, 90 (4), 809–818.

[84] Bernatowicz, K., Lomax, A., Knopf, A. (2013) Comparative study of layered and volumetric rescanning for different scanning speeds of proton patients. *Phys. Med. Biol.*, 58 (22), 7905–7920.

[85] Engert, A., Plutschow, A., Eich, H.T., *et al.* (2010) Reduced treatment intensity in patients with early-stage Hodgkin's lymphoma.*N. Engl. J. Med.*, 363 (7), 640–652.

[86] Raemaekers, J.M., Andre, M.P., Federico, M., *et al.* (2014) Omitting radiotherapy in early positron emission tomography-negative stage I/II Hodgkin lymphoma is associated with an increased risk of early relapse: clinical results of the preplanned interim analysis of the randomized EORTC/LYSA/ FIL H10 trial. *J. Clin. Oncol.*, 32 (12), 1188–1194.

[87] Illidge, T., Specht, L., Yahalom, J., *et al.* (2014) Modern radiation therapy for nodal non-Hodgkin lymphoma-target definition and dose guidelines from the International Lymphoma Radiation Oncology Group. *Int. J. Radiat. Oncol. Biol. Phys.*, 89 (1), 49–58.

[88] Specht, L., Yahalom, J., Illidge, T., *et al.* (2014) Modern radiation therapy for Hodgkin lymphoma: field and dose guide-lines from the International Lymphoma Radiation Oncology Group (ILROG). *Int. J. Radiat. Oncol. Biol. Phys.*, 89 (4), 854–862.

[89] Hoppe, R.T. (2013) Evolution of the techniques of radiation therapy in the management of lymphoma. *Int. J. Clin. Oncol.*, 18 (3), 359–363.

[90] Hancock, S.L., Tucker, M.A., Hoppe, R.T. (1993) Factors affecting late mortality from heart disease after treatment of Hodgkin's disease. *JAMA*, 270 (16), 1949–1955.

[91] Chung, C.S., Yock, T.I., Nelson, K., Xu, Y., Keating, N.L., Tarbell, N.J. (2013) Incidence of second malignancies among patients treated with proton versus photon radiation. *Int. J. Radiat. Oncol. Biol. Phys.*, 87 (1), 46–52.

[92] Clarke, M., Collins, R., Darby, S., *et al.* (2005) Effects of radiotherapy and of differences in the extent of surgery for early breast cancer on local recurrence and 15-year survival: An overview of the randomized trials. *Lancet*, 366, 2087–2106.

[93] Ragaz, J., Olivotto, I.A., Spinelli, J.J., Phillips, N., *et al.* (2005) Locoregional radiation therapy in patients with high-risk breast cancer receiving adjuvant chemotherapy: 20-year results of the British Columbia randomized trial. *J. Natl Cancer Inst.*, 97, 116–126.

[94] Marks, L.B., Yu, X., Prosnitz, R.G., Zhou, S.M., *et al.* (2005) The incidence and functional consequences of RT-associated cardiac perfusion defects. *Int. J. Radiat. Oncol. Biol. Phys.*, 63, 214–223.

[95] Hojris, I., Overgaard, M., Christensen, J.J., Overgaard, J. (1999) Morbidity and mortality of ischaemic heart disease in high-risk breast-cancer patients after adjuvant postmastectomy systemic treatment with or without radiotherapy: analysis of DBCG 82b and 82c randomised trials. Radiotherapy Committee of the Danish Breast Cancer Cooperative Group. *Lancet*, 354, 1425–1430.

[96] Early Breast Cancer Trialists' Collaborative Group. (2000) Favourable and unfavourable effects on long-term survival of radiotherapy for early breast cancer: an overview of the randomised trials. *Lancet*, 355, 1757–1770.

[97] Zablotska, L., Neugut, A. (2003) Lung carcinoma after radiation therapy in women treated with lumpectomy or mastectomy for primary breast carcinoma. *Cancer*, 97, 1404–1411.

[98] Fagundes, M., Hug, E.B., Pankuch, M., Fang, C., *et al.* (2015) Proton therapy for local-regionally advanced breast cancer maximizes cardiac sparing. *Int. J. ParticleTher.*, 1 (4), 827–844.

[99] Smyth, L.M., Knight, K.A., Aarons, Y.K.,Wasiak, J. (2015) The cardiac dose-sparing benefits of deep inspiration breath-hold in left breast irradiation: a systematic review. *J. Med. Radiat. Sci.*, 62 (1), 66–73.

[100] Zhao, H., He, M., Cheng, G., Han, D., *et al.* (2015) A comparative dosimetric study of left sided breast cancer after breast-conserving surgery treated with VMAT and IMRT. *Radiat. Oncol.*, 10, 231.

[101] Ares, C., Khan, S., Macartain, A.M., *et al.* (2010) Postoperative proton radiotherapy for localized and locoregional

breast cancer: potential for clinically relevant improvements? *Int. J. Radiat. Oncol. Biol. Phys.*, 76 (3), 685–697.

[102] MacDonald, S.M., Jimenez, R., Paetzold, P., Adams, J., *et al.* (2013) Proton radiotherapy for chest wall and regional lymphatic radiation; dose comparisons and treatment delivery. *Radiat. Oncol.*, 8, 71.

[103] Moyers, M.F., Mah, D., Boyer, S.P., Chang, C., Pankuch, M. (2014) Use of proton beams with breast prostheses and tissue expanders. *Med. Dosim.*, 39 (1), 98-101.

[104] Shipley,W.U., Verhey, L.J., Munzenrider, J.E. (1995) Advanced prostate cancer; the results of a randomized comparative trial of high dose irradiation boosting with conformal protons compared with conventional dose irradiation using photons alone. *Int. J. Radiat. Oncol. Biol. Phys.*, 32, 3–12.

[105] Benk, V.A., Adams, J.A., Shipley,W.U., *et al.* (1993) Late rectal bleeding following combined x-ray and proton high dose irradiation for patients with Stages T3-T4 prostate carcinoma. *Int. J. Radiat. Oncol. Biol. Phys.*, 26, 551–557.

[106] Schulte, R.W., Slater, J.D., Rossi, C.J., Jr, Slater, J.M. (2000) Value and perspectives of proton radiation therapy for limited stage prostate cancer. *Strahlenther. Onkol.*, 176, 3–8.

[107] Zietman, A.L., Bae, K., Slater, J.D., *et al.* (2010) Randomized trial comparing conventional-dose with high-dose conformal radiation therapy in early-stage adenocarcinoma of the prostate: long-term results from Proton Radiation Oncology Group/American College of Radiology 95-09. *J. Clin. Oncol.*, 28, 1106–1111.

[108] Pugh, T.J., Munsell, M.F., Choi, S.T., *et al.* (2013) Quality of life and toxicity from passively scattered and spot-scanning proton beam therapy for localized prostate cancer. *Int. J. Radiat. Oncol. Biol. Phys.*, 87, 946–953.

[109] Mendenhall, N.P., Hoppe, B.S., Nichols, R.C., *et al.* (2014) Five-year outcomes from 3 prospective trials of image-guided proton therapy for prostate cancer. *Int. J. Radiat. Oncol. Biol. Phys.*, 88, 596–602.

[110] Efstathiou, J. (2012) Proton Therapy vs. IMRT for Low or Intermediate Risk Prostate Cancer (PARTIQoL). Available at: https://clinicaltrials.gov/ct2/show/ NCT01617161.

[111] Coen, J.J., Bae, K., Zietman, A.L., *et al.* (2011) Acute and late toxicity after dose escalation to 82 GyE using conformal proton radiation for localized prostate cancer: initial report of American College of Radiology Phase II study 03-12. *Int. J. Radiat. Oncol. Biol. Phys.*, 81, 1005–1009.

[112] Vargas, C.E., Hartsell,W.F., Dunn, M., Keole, S.R., *et al.* (2015) Hypofractionated Versus Standard Fractionated Proton-beamTherapy for Low-risk Prostate Cancer: Interim Results of a Randomized Trial PCG GU 002. *Am. J. Clin. Oncol.* [Epub ahead of print].

[113] Ng, M., Brown, E.,Williams, A., Chao, M, *et al.* (2014) Fiducial markers and spacers in prostate radiotherapy: Current applications. *Br. J. Urol. Int.*, 113 (Suppl. 2), 13–20.

[114] Kuban, D.A., Tucker, S.L., Dong, L., *et al.* (2008) Long-term results of the M. D. Anderson randomized dose escalation trial for prostate cancer. *Int. J. Radiat. Oncol. Biol. Phys.*, 70, 67–74.

[115] Peeters, S.T., Heemsbergen,W.D., Koper, P.C., *et al.* (2006) Dose-response in radiotherapy for localized prostate cancer: results of the Dutch multicenter randomized phase III trial comparing 68 Gy of radiotherapy with 78 Gy. *J. Clin. Oncol.*, 24, 1990–1996.

[116] Dearnaley, D.P., Sydes, M.R., Graham, J.D., *et al.* (2007) Escalated dose versus standard-dose conformal radiotherapy in prostate cancer: first results from the MRC RT01 randomised controlled trial. *Lancet Oncol.*, 8, 475–487.

[117] Beckendorf, V., Guerif, S., Le Prise, E., Cosset J.M., *et al.* (2011) 70 Gy versus80 Gy in localized prostate cancer: 5-year results of GETUG 06 randomized trial. *Int. J. Radiat. Oncol. Biol. Phys.*, 80, 1056–1063.

[118] Widder, J., van der Schaaf, A., Lambin, P., Marijnen, C.A., *et al.* (2015) The quest for evidence for proton therapy: model-based approach and precision medicine. *Int. J. Radiat. Oncol. Biol. Phys.*, 95, 30–36 [E-pub ahead of print].

[119] van deWater, T.A., Bijl, H.P., Schilstra, C., Pijls-Johannesma, M., Langendijk, J.A. (2011) The potential benefit of radiotherapy with protons in head and neck cancer with respect to normal tissue sparing: a systematic review of the literature. *Oncologist*, 16, 366–377.

[120] McDonald, M.W., Liu, Y., Moore, M.G., Johnstone, P.A. (2016) Acute toxicity in comprehensive head and neck radiation for nasopharynx and paranasal sinus cancers: cohort comparison of 3D conformal proton therapy and intensity modulated radiation therapy. *Radiat. Oncol.*, 11, 32.

[121] Sio, T.T., Lin, H.K., Shi, Q., Gunn, G.B., *et al.* (2016) Intensity-modulated proton therapy (IMPT) versus intensity-modulated photon radiotherapy (IMRT) for oropharyngeal cancer: first comparative results of patient-reported outcomes. *Int. J. Radiat. Oncol. Biol. Phys.*, 95 1107-1014.

[122] Patel, S.H.,Wang, Z.,Wong,W.W.,Murad, M.H., *et al.* (2014) Charged particle therapy versus photon therapy for paranasal sinus and nasal cavity malignant diseases: a systematic review and meta-analysis. *Lancet Oncol.*, 15, 1027–1038.

[123] Romesser, P.B., Cahlon, O., Scher, E., Zhou, Y., *et al.* (2016) Proton beam radiation therapy results in significantly reduced toxicity compared with intensity-modulated radiation therapy for head and neck tumors that require ipsilateral radiation. *Radiother. Oncol.*, 118 286-292.

[124] Richard, P. Sandison, G., Dang, Q., Johnson, B.,Wong, T., *et al.* (2015) Dental amalgam artifact: Adverse impact on tumor visualization and proton beam treatment planning in oral and oropharyngeal cancers. *Pract. Radiat. Oncol.*, 5, e583–e588.

[125] Fukumitsu, N., Ishikawa, H., Ohnishi, K., Terunuma, T., *et al.* (2014) Dose distribution resulting from changes in aeration of nasal cavity or paranasal sinus cancer in the proton therapy. *Radiother. Oncol.*, 113, 72–76.

[126] http://www.cancer.gov/about-cancer/treatment/ clinical-trials/search/view?cdrid=751031&version=HealthProfessional#link/StudyIdInfo CDR0000751031.

[127] http://www.proton-therapy.org/UShospitals 191A.pdf.

[128] http://cerncourier.com/cws/article/cern/27943.

[129] http://cyclotron.crocker.ucdavis.edu/.

[130] http://www.pcgresearch.org/.

[131] https://www.rtog.org/.

[132] https://www.nrgoncology.org/.

[133] https://protons.com/proton-treatments/clinicaltrials.

[134] http://www.massgeneral.org/radiationoncology/ research/.

[135] http://www.mdanderson.org/patient-and-cancerinformation/proton-therapy-center/clinical-trials/ index.html.

[136] http://cancer.northwestern.edu/clinicaltrials/ DS206 All.

[137] http://iuhealth.org/proton-therapy-center//howproton-therapy-works/index.html.

第 7 章　姑息性放射治疗原则
Principles of Palliative Radiation Therapy

Randy L.Wei　Bo A.Wan　Edward Chow　Stephen Lutz　著

穆娅莎　王静波　梁　军　译

一、临终关怀的历史

（一）早期临终关怀与姑息治疗

临终关怀，即 "hospice" 这个名词起源于拉丁文的 "hospes"，指的是旅行者或者旅行者的主人。最早的临终关怀机构起源于 11 世纪，是为受伤或垂死的十字军提供护理[1]。11—19 世纪，宗教机构成为临终关怀的主要提供者，而且主要服务于旅行者、穷人及无家人支持者[2]。20 世纪初开始向针对单一病种的临终关怀机构转型，例如专门针对肿瘤或者肺结核患者的临终关怀[3]。至 2010 年，美国的临终关怀项目数量已经从 1974 年的 1 个增加至 5000 个[4]。最近的研究表明，病危时的临终关怀或姑息治疗可以改善生活质量，某些情况下甚至可以延长寿命[5, 6]。因此，临终关怀是由姑息治疗提供的症状管理方法的一个组成部分。世界卫生组织（WHO）将其定义为 "通过及早识别、准确评估、缓解疼痛以及其他生理、心理和精神问题来达到预防和减症的目的，进而改善罹患危及生命疾病的患者及其家属的生活质量[7]。" 回顾过去数百年的现代临终关怀运动及姑息治疗的发展史不难发现，其刚好与放射治疗用于局部晚期或转移性肿瘤姑息减症的进程相吻合[8]。

（二）姑息性放疗的起源

在 1895 年伦琴发现 X 线后不久，放射治疗首次被用于控制癌症的相关症状[9]。之后的数十年间，因为低能射线的穿透力不足，使其只用于表浅肿瘤的治疗[7]。近 50 年来，随着直线加速器的发展，使放射治疗成为安全、高效的治疗方式，且不再受肿瘤部位及组织学特点的影响。放射治疗在中枢神经系统、消化道、泌尿生殖系统、骨骼系统及表浅肿瘤中都能一定程度上缓解肿瘤相关症状（表 7–1）。

早期放射治疗多采用少分次大剂量放射治疗，甚至单次治疗，后期研究逐渐发现多分次照射更有利于正常组织的修复，而最终形成了现有的 "标准" 分割模式，即单次剂量 1.8 ~ 2.0Gy[10]。然而，对于预期生存时间比较短或者行动不便的患者，短程大分割放疗给患者和医护人员都带来了方便。因此，姑息放疗大多采用 8Gy/1F 到 30Gy/10F 的分割模式。近些年脱颖而出的高度适形放射治疗技术，如调强适形放射治疗（IMRT）和立体定向放射治疗（SBRT）改善了姑息治疗患者的预后，但同时也增加了治疗的复杂性。

表 7-1　姑息性放疗治疗推荐

部　位	症　状	剂量方案（Gy/F）
骨	1. 骨转移痛	1. 30/10，24/6，20/5，8/1
	2. 脊髓压迫	2. 40/20，30/10，16/2，8/1
	3. 椎体减压后	3. 30/10，20/5
	4. 长骨固定后	4. 30/10，20/5
脑	1. 神经功能障碍，头痛，癫痫	1. 30/10，20/5
	2. 转移瘤切除术后	2. 30/10，20/5
肺	咳嗽、气短、咯血、胸痛、阻塞性肺炎、上腔静脉综合征	60/30，50/20，45/25，30/10，20/5，17/2，8～10/1
食管	吞咽困难、疼痛	50/25，45/25，30/10，20/5
头颈	出血、疼痛、吞咽困难、气短	70/35，60/30，50/16，42/12（14/4 每月），20～30/5～10
妇科	疼痛，阴道出血，肾积水，尿路梗阻	45/25，44.6/12（每月 14.8/4），20～30/5～10，8/1
泌尿生殖系统	血尿，疼痛，尿路梗阻	45/25，30～36/5～6（每周 6Gy），20/5
直肠	疼痛，直肠出血，里急后重，直肠梗阻	45/25，30/10，30/6（每周 2 次）20～30/5～10，8/1
眼眶	突发性失明，复视，疼痛	30/10，20/5
脾	疼痛，早饱，门脉高压，弯腰困难	2.5～5/5～10（每周 2 次）
肝	疼痛，早饱	30/10，21/10，10/2

（三）临终关怀的问题现状

2017 年美国有超过 160 万人被诊断为恶性肿瘤，其中有超过 60 万人死于恶性肿瘤[11]。西方国家人口的老龄化将导致肿瘤患者数量增加，也将增加姑息治疗的需求。在未来的 10 年，美国 65 岁以上人口比例将从 13% 上升到 19% 以上[12]。最常见的终末期肿瘤症状包括伴有疼痛的骨转移、脑转移、局部进展期或者转移性肺癌和肝转移瘤等，将导致疼痛、功能减退和情绪低落。虽然接受放射治疗的患者中有多达 40% 是姑息性放射治疗，但针对该组人群的放射治疗相关研究甚少[13]。目前，大约 25% 的姑息性放射治疗是针对初诊的患者，近 50% 的癌症患者在疾病发展的某个时间点需要接受放射治疗[14]。近年，在各方努力下，姑息性放射治疗指南得以发布。随着治疗需求增加，也将带动更多相关领域的研究探索[15-17]。然而，姑息放射治疗并不能独立发挥作用，有效的姑息治疗不仅包括姑息性放射治疗，也包括多学科协作治疗，如适当的药物止痛治疗等。

二、疼痛的药物治疗

（一）癌痛的本质

2/3 的肿瘤患者在病程的不同阶段将发生癌痛。虽然放射治疗可一定程度缓解疼痛，但由于放射治疗开始至起效之间存在时间差，以及有些疼痛对放射治疗并不敏感，因此放射治疗学家还需要精通药物治疗，与放射治疗相互结合，以达到更好的止痛效果。除此之外 40% 接受放射治疗的骨转移患者会出现"疼痛闪烁"现象，即骨转移灶放射治疗后还会出现骨痛再暴发[18]。癌痛过程相当复杂，医生需要在每次就诊时对患者进行详细评估，患者则需要配合描述疼痛的性质、程度、持续时间、对日常生活的影响、既往治疗的疗效及目前疼痛治疗方案的有效性等。

（二）非甾体抗炎药

世界卫生组织提出阶梯治疗的初始药物为

非甾体抗炎药（NSAID）[19]。这些药通常具有解热、镇痛、消炎作用，虽然他们不会引起阿片类药物常见的镇静或呼吸抑制，但可能会导致胃部不适，增加出血，或肝肾功能下降的风险[20]。虽然非甾体抗炎药的止痛效果有"天花板效应"，但可将其与阿片类相结合以减少最佳减症效果所需的麻醉药的剂量[21]。

（三）阿片类药物

癌痛通常除了非甾体抗炎药以外还需要阿片类药物以达到充分及持续的疼痛缓解。间歇性疼痛可以用短效阿片类进行控制，而持续疼痛则需要用长效阿片类药物维持，在暴发痛时联合短效阿片类药物。暴发痛一天可出现数次，往往活动时加重，疼痛程度多为中到重度，持续 30min 左右[22]。需长效阿片类药物剂量尽快滴注以有效减轻日间暴发痛。除了大多数阿片类药物的常见不良反应如镇静和便秘等，放射肿瘤学家也必须意识到阿片类药物特有的不良反应，以及与其他药物的叠加不良反应，尤其是对于肾功能不全的患者[23, 24]。阿片类药物的给药途径包括静脉、椎管内、经皮、舌下和直肠，其中口服途径是最简单理想的给药途径。

（四）辅助止痛药

根据临床情况，可以使用几种辅助止痛药或干预措施代替或补充非甾体抗炎药和阿片类药物。类固醇是一类强效的抗炎药，然而长期应用可导致累积的不良反应，因此通常仅用于短期疼痛危象[25]。抗癫痫药，如加巴喷丁或 Pregalbin 可帮助减轻其他药物疗效欠佳的神经源性疼痛[26, 27]。神经源性疼痛也可能对抗抑郁药物产生反应，包括三环类或选择性 5- 羟色胺和去甲肾上腺素再摄取抑制药类的药物[28, 29]。最后，其他药物干预都失败时，脊神经阻滞可能有效。

三、姑息性放射治疗的临床适应证

（一）疼痛性骨转移

1. 有效率　50% ～ 75% 的影像学诊断骨转移患者最终会出现转移病灶的疼痛，姑息性放射治疗的主要治疗对象即为疼痛性骨转移。外照射治疗（EBRT）治疗转移性骨痛的临床缓解率为 60% ～ 80%，其中 25% ～ 30% 的患者可达到完全缓解[30]。相较于内脏转移，骨转移引起的疼痛症状通常发生更早。乳腺癌和前列腺癌是最常发生骨转移的恶性肿瘤。肺癌、甲状腺癌和肾癌也有 30% ～ 40% 的骨转移发生率[31]。虽然肾癌或软组织肿瘤被认为对放射治疗敏感性较差，但放射治疗仍可能对其骨转移瘤产生良好疗效[32, 33]。

2. 剂量分割模式　外照射治疗骨转移疼痛有多种剂量分割模式，最近的一项调查显示在全球范围内，目前有超过 100 种剂量分割模式被用于骨转移的治疗[34]。ASTRO 骨转移治疗指南总结出了研究最为广泛且具有同等疼痛缓解效果的四种剂量分割模式：30Gy/10F、24Gy/6F、20Gy/5F 和 8Gy/1F[15]。在该指南中，作者还总结出分次放射治疗比单次放射治疗具有更低的再治疗率（8% vs 20%）。此外，有研究显示单次 8Gy 放射治疗神经源性疼痛的效果也许差于 20Gy/5F 分割模式，但证据水平尚不足，该结论仍存争议[35, 36]。

前瞻性随机证据显示，对于预期生存有限的骨转移患者，采用 8Gy/1F 的剂量分割模式是合理的。但目前的调查问卷显示这种分割方式在美国的应用并不如在其他国家那样普遍[34, 37, 38]。对于病灶广泛的疼痛性骨转移，大野 EBRT 如半身照射，或者静脉注射放射性同位素如 ^{89}Sr 或者 ^{153}Sm 也许能够成功缓解疼痛[39, 40]。一种能释放 α 粒子的注射用 ^{223}Ra，相较于类似的放射性药物具有较低的剂量限制性毒性，也许能为这部分患者带来福音[41]。

（二）脊髓或马尾神经压迫

1. 治疗决策　恶性脊髓或马尾神经压迫（CMSCC）多发生于骨转移侵犯到硬膜并压力增高时，可导致远端神经功能障碍。脊髓压迫是一种肿瘤急症，在肿瘤患者中发生率为 2.5%～10%，诊断 MSCC 后需要及时诊断和干预，以最大限度地保存神经功能[39]。增强磁共振成像扫描是诊断 MSCC 首选检查手段，一旦确诊必须立即使用糖皮质激素，并在神经系统症状出现后 24～48h 内进行手术或放射治疗，以最大限度地保存神经功能[42, 43]。一项随机研究表明，对于一般状况较好的患者，与单纯放射治疗相比，手术加术后放射治疗对神经功能恢复和生存均有改善作用[44]。在患者存在脊柱不稳定、既往接受放射治疗部位的骨折致脊髓压迫，或者骨转移瘤的原发灶不明需通过手术获得组织学诊断的情况下，手术是首选治疗手段。但患者相关因素（年龄、一般状况、并发症、不愿意接受手术）或疾病状态（内脏转移、多段脊髓压迫、出现症状超过 72h）也许会限制手术的应用。此外，进一步分析显示 65 岁以上的患者，单纯放射治疗可能与手术加术后放射治疗的疗效并无差异[45, 46]。

2. 分割方式　虽然治疗 MSCC 的最佳分割方式存在争议，但基于生物等效剂量计算，许多临床医师采用 30Gy/10F 或 40Gy/20F 的方式，这足以提供一个良好的初始和持续反应[47]。两项前瞻性随机研究比较了 16Gy/2F 对比 30Gy/10F，或者 16Gy/2F 对比 8Gy/1F，均未能显示出两组患者在疼痛控制或行动方面的差异[48, 49]。另外两项研究提示 MSCC 的长短程治疗组之间行走能力没有差异，但长程治疗组局部控制率有所改善[50, 51]。迄今为止，MSCC 的常用分割方式，如 40Gy/20F、30Gy/10F、16Gy/2F、8Gy/1F 均

为合理选择，短程放射治疗可能更适合于总体预后较差的患者，而预后较好的患者则可能从长程放射治疗中获益更多。尽管 30Gy/10F 是目前最常用的分割模式，但最佳术后放射治疗剂量尚不明确。

3. 高度适形放射治疗技术的应用　先进的放射治疗技术如多叶准直器、实时图像引导和机器人技术使得适形放射治疗得以实现。基于这些新技术的 SBRT 治疗为脊柱转移和 MSCC 患者提供了新的治疗福音。利用 SBRT 剂量梯度变化快的物理特点，能够实现只照射椎体或者部分椎体而同时尽量降低邻近脊髓或者神经根的受照剂量[52-56]。这些技术优势能够用于提高脊柱转移灶的治疗剂量或者既往曾接受放射治疗的脊柱转移灶的再程放射治疗。然而新技术的应用必然需要先进的设备、更多的制订计划时间和更加精确的定位要求，而且因不完全了解高剂量放射治疗下正常组织的耐受性而有可能增加不良反应，包括脊髓炎、皮炎及脊椎压缩骨折等[52, 55, 57]。未来的研究方向无疑是如何更好地发挥 SBRT 在治疗脊柱转移瘤和 MSCC 的作用。

（三）脑转移

1. 发病率和预后　尽管脑转移的发生率很难确切得出，但据估计 20%～40% 的实体肿瘤患者在病程中发生脑转移[58, 59]。脑转移可通过直接侵犯中枢结构或因脑水肿而间接引起神经系统症状如头痛、癫痫、局部运动功能减弱、吞咽困难、视觉改变、恶心和意识减退等。脑转移的发生往往提示肿瘤预后不良，且是常见的肿瘤死亡原因。RTOG（Radiation Therapy and Oncology Group）提出了 RPA 预后分组：预后不良组（KPS＜70 分），预期中位生存 2.3 个月[60]；预后良好组（KPS≥70 分、年龄＜65 岁、原发灶已控制或无颅外转移瘤），预期中位生存 7.2 个月；大多数脑转移患者属于中间风险组，中位生存期为 4.2 个月。此预后分组为制定治疗决策

提供了帮助。分级预后评估（graded prognostic assessment）是一种较新的预后评估工具，也将患者按预后因素进行划分，被认为可能比 RPA 具有更好的预测效能[61]。综合考虑治疗强度、治疗时间，以及可能产生的不良反应后，可以按照患者的预后分组来指导治疗决策。

2. 外照射全脑放射治疗　治疗脑转移瘤最有效的手段包括：皮质类固醇降颅内压、抗癫痫药和外照射放射治疗（EBRT）[62, 63]。虽然 EBRT 对脑转移瘤患者的生存改善及长期疾病控制疗效欠佳，但可改善 2/3 患者的神经系统症状[64]。全脑放射治疗（WBRT）多用于多发脑转移、数量有限但因肿瘤体积大不适合 SBRT 或手术切除的转移灶或者存在广泛微转移的组织学类型，如 SCLC。WBRT 的急性不良反应通常比较轻微，如脱发、脱毛。生存期足够长的患者可能面临 WBRT 的晚期毒性反应如轻度疲劳、短期记忆困难等问题。这些晚期不良反应的内在机制可能包括小血管损伤、慢性炎症和皮质受损等[65]。辅助应用抗阿尔茨海默病药（如美金刚）及放射治疗时保护海马可能有助于减少上述不良反应[66-68]。目前有多项试验研究辅助用药联合 WBRT 以增强抗肿瘤效应，如替莫唑胺、表皮生长因子抑制药（如拉帕替尼）和血管生成抑制药（如贝伐珠单抗）[69-84]。对于 RPA 预后不良组的患者，现有临床试验在对比支持治疗联合 WBRT 和单纯最佳支持治疗，以明确放射治疗在这类人群中的应用价值[85]。

3. 立体定向外科　手术切除主要用于脑的非功能区中的孤立病变，术后 EBRT 可以提高颅内肿瘤控制率却无生存优势[59]。立体定向放射外科（SRS）在给予肿瘤区高剂量的同时能够相对更好地保护正常脑组织[86]。单发脑转移可以采用手术或者 SRS 治疗。对于 1～4 个脑转移瘤的患者，SRS 基础上加用 WBRT 能够改善局部肿瘤控制和降低颅内其他部位复发，未能进一步改善 OS[87]。尽管 WBRT 能

够降低肿瘤引起的神经功能下降，但 WBRT 联合 SRS 可引起治疗诱导的神经认知功能下降[87, 88]。术后瘤床 SRS 在颅内转移瘤治疗中作用尚不明确，因为在局部控制和神经认知功能损伤方面，现有的研究结果并不一致[89-91]。

（四）局部晚期肺癌

1. 症状与姑息治疗　局部晚期肺癌可通过压迫或直接侵犯呼吸道结构（肺、气管或支气管）、脉管系统（上腔静脉、肺门大血管）、胸壁结构（肋骨、肋间肌）或消化道（食管）而引起相应症状。姑息性放射治疗的适应证包括咳嗽、气短、咯血、气道阻塞、食管梗阻、上腔静脉压迫或臂丛神经疾病。然而，姑息放射治疗可能会加重疲劳并导致吞咽困难、体重下降，因此在这些情况下需慎行放射治疗。放射治疗肺部也可能加重本身存在慢性阻塞性肺疾病患者的呼吸困难，故选择治疗患者时需考虑肺功能情况。

2. 分割方案和治疗选择　迄今已有多项随机研究分析比较了局部晚期肺癌姑息性放射治疗的分割方式，但很多研究年代较早，那时并没有现代的定位技术和计划系统[16, 92, 93]。研究剂量分割方案从 10Gy/1F 到 50～60Gy/20～30F 不等。虽然目前尚无最佳的治疗推荐方案，研究结果显示短疗程放射治疗（10Gy/1F，17Gy/2F，20Gy/5F）能够达到与长疗程放射治疗相同的姑息效果且治疗不良反应相对更低；而对于一般状况好的患者，长疗程放射治疗可以提高 5% 的总生存。姑息放射治疗对肺癌的症状缓解率如下：呼吸困难（40%～97%）、咯血（77%～92%），咳嗽（60%～91%）、上腔静脉综合征（51%～96%），疼痛（70%～78%）。因此，选择最适合的分割方式时应同时考虑患者的年龄、一般状态、肺功能、是否存在胸腔积液和体重减轻等情况[16]。在 EBRT 基础上联合支气管内近距离放射治疗并未能进一步改善呼吸困难，但可以在 EBRT 治疗后支气管内肿瘤

复发且伴有症状时考虑使用[94]。此外，同步化疗并未能进一步改善症状，而且可能会增加毒性[16]。最后，高度适形治疗（如 SBRT）为局部晚期肺癌的姑息治疗提供了新的希望，但尚未被广泛研究[95]。

（五）肝转移

肝转移是胃肠道、肺和乳腺肿瘤的常见的转移部位[96]。肝转移的首选治疗是全身系统治疗，对于数目有限的小体积肝转移，常用的治疗手段包括手术切除和消融治疗[97-99]。已有多项研究证实了手术切除在肝脏寡转移中的价值，尽管适合手术或者消融治疗的患者数目并不多[98-100]。

尽管 SBRT 在肝转移瘤中的应用尚处于探索阶段，但非手术消融治疗在肝脏寡转移瘤中的应用仍是研究热点，以期望能够改善局部控制及生存[101-106]。一项 Ⅱ 期临床研究结果显示接受了 8Gy 单次放射治疗后的肝转移瘤的症状缓解率为 52%[107]。

对于合并症状的肝转移，由于数量过多或过大而不能考虑切除或消融治疗时，EBRT 全肝放射治疗可以暂时缓解症状。一些研究结果显示已经证明 EBRT 全肝照射 20 ～ 30Gy/1.5 ～ 3Gy 的剂量分割方式有效[108, 109]。55% ～ 95% 的患者经 EBRT 后达到姑息效果，49% 的患者肝脏体积缩小伴肝功能改善。在选择肝转移瘤 EBRT 的分割方式时必须谨慎，因为肝脏正常组织的放射治疗耐受剂量低，往往较低剂量照射就可能导致放射性肝损伤，其表现为肝功能下降、体重迅速增加、和腹水。

（六）食管癌

食管癌通常会导致吞咽困难，起初仅为进食固体时困难，进一步发展可至吞咽流食困难，在最极端的情况下，患者甚至可能难以吞咽唾液。即使接受了根治性治疗，食管癌患者的总体预后仍然较差。建议这些患者从初诊时就同时接受姑息治疗。EBRT 能够短期缓解吞咽困难，但是有效的治疗剂量需要经数周完成，且联合化疗能增加疗效[110]。一般状况差或体重明显下降的患者应慎用长程放射治疗或同步放化疗。近距离治疗、光动力疗法或食管支架的应用可作为备选的姑息干预措施，以补充或取代同步放化疗[111]。

（七）头颈部肿瘤

局部晚期和复发性头颈部肿瘤可能造成的严重症状包括出血、疼痛、感染、吞咽困难、颈面部水肿、声音嘶哑和呼吸困难。即使是治愈了的头颈肿瘤患者，也会需要姑息治疗来缓解急性或晚期毒性反应。对于那些病情较晚、一般状况较差或并发症严重而无法治愈的患者，可行单纯姑息放射治疗。一项早期研究对比了 60 ～ 70Gy/6 ～ 7 周与 40 ～ 48Gy 短疗程照射，在反应率、症状缓解率或不良反应方面没有明显的差异[112]。一项前瞻性研究评估了使用 50Gy/16F 治疗头颈部难治性鳞状细胞癌的疗效，结果显示有效率为 73%，症状缓解良好，中位生存期为 17 个月，毒性可接受[113]。RTOG 进行了一项研究，采用 14Gy/4F/2D 分割方案，并可选择在 4 周的间隔内重复相同的剂量 2 次，最终可能达到的总剂量为 42Gy/12F，该组患者的中位生存时间近 6 个月，其中近一半患者的生活质量有所改善[114]。另有研究基于肿瘤对治疗的反应和正常组织耐受性来决定治疗剂量。对于局部晚期和预后差的患者，在第一周采用 20Gy/5F 的大分割放射治疗，若第一周肿瘤缩小程度大于 50%，后续则改为常规分割，总剂量照射到 70Gy。结果显示有 1/3 的患者能够完成全程放射治疗且肿瘤显著消退，中位生存期为 13 个月；而治疗后肿瘤消退不好的患者，中位生存期仅为 6 个月；两组患者都表现出相对较好的症状缓解率[115]。

（八）妇科恶性肿瘤

首诊或复发的妇科恶性肿瘤患者可发生

阴道或直肠出血、盆腔疼痛、阴道分泌物、肠梗阻、瘘管或肾积水。除瘘管以外，放射治疗均能够有效地缓解前述症状。RTOG 评估了 14.4Gy/4F/2D，每日 2 次的放射治疗分割方案的疗效和耐受性；对于存活时间足够长且耐受性较好的患者，后续继续给予 2 轮相同分割方式的治疗，疗程间隔为 3 ～ 6 周，最终均达到 44.6Gy/12F 的总剂量，治疗的不良反应一般是的可耐受的，超过一半的患者完成了全部剂量的放射治疗。对治疗的主观和客观缓解率约为 50%，另有其他研究在 2 ～ 4 周时间间隔内采用相同的分割方式也得到相似结论[116, 117]。手术切除对这一组患者只起姑息作用，其他可能的辅助干预措施还可能包括阴道填塞、阴道高剂量率近距离治疗、放置输尿管支架或动脉栓塞

（九）局部晚期泌尿生殖系肿瘤

局部晚期或复发的泌尿生殖系统肿瘤可能导致血尿、疼痛、尿路梗阻、感染或瘘管形成，姑息性放射治疗可以暂时缓解这些症状。每周给予 6Gy/1F 的大分割放射治疗，总共 30 ～ 36Gy，91% 的患者 10 个月后血尿消失[118, 119]。有两项比较短程和长疗程放射治疗局部晚期膀胱癌的研究表明，两种剂量分割模式的症状缓解率相似，长疗程组的生存时间略长[120, 121]。另有研究显示，20Gy/5F 的大分割放射治疗对局部复发且内分泌治疗抵抗前列腺癌具有较好的疗效，其中近 90% 的患者达到了症状部分缓解或者接近完全缓解[122]。局部晚期前列腺癌和膀胱癌的症状还可通过输尿管支架置入术或使用留置或间歇性导尿管来得到改善。

（十）直肠癌

约 30% 的直肠癌患者在初诊即存在转移性病变。大约 40% 的直肠癌患者在病程中会因局部复发而需要接受姑息治疗[123, 124]。因疾病未控制所引起的症状包括腹痛、恶心、呕吐、体重减

轻、排便习惯的改变、出血、里急后重和肠梗阻。减压手术可以缓解前述症状，但由于并发症和死亡率高，急诊手术并不作为姑息治疗的首选[125]。姑息放射治疗对疼痛（65% ～ 89%）、出血（75% ～ 100%）、肿块压迫（24% ～ 71%）、直肠分泌物增多（50%）和泌尿系统症状（22%）等均具有较高的缓解率[126-129]。有研究表明，30Gy/6F/3W 的剂量分割模式能够有效降低结肠造口率[127, 129]。若患者能够耐受治疗毒性，同步放化疗也是可选的姑息治疗手段。根据患者一般情况及肿瘤情况，也可以选择其他辅助治疗方法，如自膨胀支架、激光消融、高剂量率近距离放射治疗，或射频消融[130-132]。

（十一）眶内转移导致的失明

在罕见的情况下，肿瘤可以转移到眼眶脂肪、视网膜、葡萄膜或外直肌的后份，从而导致复视、疼痛或失明。眶内转移的最常见原发肿瘤肿瘤包括乳腺癌、恶性黑色素瘤和前列腺癌，常表现为突发的视野缺损，并不一定伴发疼痛。眼眶罕有首站转移，75% ～ 85% 的患者眶内转移之前就已经发生了其他部位转移。与肿瘤压迫（如 MSCC）引起的神经功能障碍一样，早期识别、糖皮质激素和放射治疗的及早介入是成功治疗眶内转移和视神经功能保留的重要因素。然而，即便通过姑息放射治疗能够使眶内转移的症状得以控制或改善，眶内转移的出现本身预示着疾病的侵袭性强和预后差[133, 134]。

（十二）血液肿瘤导致的脾大

血液系统恶性肿瘤或骨髓纤维化的患者可能出现脾肿大引起的局部不适、早饱、门脉高压、弯腰困难和血细胞减少等。对于药物治疗失败、一般情况较好且预期生存较长的患者，脾切除是首选治疗方法。在不适做脾切除或患者拒绝手术的情况下，小剂量的放射治疗能够使 90% 的患者脾脏缩小。有研究显示 3 周递增剂量方案（第

1 周：50cGy/F 共 2 次，第 2 周：75cGy/F 共 2 次，第 3 周：100cGy/F 共 2 次）总共 4.5Gy/3 周能够有效缓解症状性脾大。通常情况下，脾脏缩小后最多维持 6 个月，再次出现脾大的患者可以进行再治疗。在治疗期间，应注意监测血常规，警惕严重的血小板减少[135-137]。

四、姑息性放射治疗的禁忌证

虽然放射治疗可以作为无数的临终癌症症状的姑息治疗手段，但某些情况下姑息放射治疗是相对或绝对禁忌的。由于其起效时间往往会有一定滞后，因此对于预期生存时间短的患者可能并无机会经历放射治疗后的症状缓解期。因此，放射治疗医师在给予姑息放射治疗前，应先充分评估患者的预期生存时间，以避免过度的无效治疗[138]。

另外，对于同时存在多个未控的肿瘤相关症状，并不推荐以单纯缓解某一症状为目的的姑息放射治疗（姑息放射治疗的相对禁忌见表7-2）。患者的某一症状往往伴随着一系列其他症状，即所谓的"症状群"，如果不能充分认识到这些症状并进行治疗，可能无法改善患者的生活质量[139, 140]。姑息治疗应以提高患者生活质量为目标，如观察到 EORTC QLQ-C15-PAL 工具评估的生活质量评分升高[141]。最后，姑息治疗不应给患者或他们的照护者带来过重负担。这一目标可以通过流程化就诊程序、CT 定位、放

射治疗计划制定和最终放射治疗这一系列过程来实现，同时仍要确保足够的时间进行治疗计划和治疗执行的质量控制，以确保安全准确的治疗[142]。

五、姑息治疗的特殊情况

（一）儿童姑息治疗

儿童肿瘤中，25% 的儿童死于肿瘤，姑息治疗对这部分患者至关重要；而存活下来的儿童将要面临疾病本身和治疗后的身体和情绪上的后遗症，姑息治疗同样意义重大[143]。大多数儿科肿瘤病例都在较大的学术医疗中心得到适当的治疗，因此儿科姑息治疗也集中在这些机构中。姑息放射治疗对儿童肿瘤的疼痛性骨转移、脊髓压迫和呼吸道症状的缓解效果明显[144, 145]。8 ～ 30Gy/1 ～ 10F 的短疗程姑息放射治疗分割方案已用于儿童患者，获得了极好的临床反应率，尚无 3 级或 4 级毒性的报告[146, 147]。儿童姑息治疗团队应至少包括一位训练有素的儿科放射肿瘤学家、护士或者执业护士、社工、牧师和家庭医生[148, 149]（表 7-3）。虽然儿童姑息治疗可以在社区医院进行或者由成人姑息治疗和临终关怀项目提供，但是收益不够明显。应让儿童参与到有关其疾病的诊断、预后和治疗方案的对话中，以适合儿童理解水平和情感能力的方式进行讨论。所有年龄段的儿童都能通过参与这些对话获得掌控感，而 14 岁的少年已经能就治疗手段的侵袭性来决定是否接受某一项治疗[150, 151]。一项研究表明，相较于没有与孩子公开讨论预后不良的父母，那些能够与孩子开诚布公地讨论疾病预后不良的父母，对这种经历的事后遗憾会更少[152]。

（二）预后评估

基于 SEER 数据库里 15 287 例临终前 1 个

表 7-2　姑息性放射治疗禁忌证

类 型	限制因素
患者相关	1. 临终
	2. 多发进展性症状
治疗相关	1. 治疗疗程太长
	2. 再治疗超过正常组织耐受剂量（相对禁忌）
医疗系统相关	1. 缺乏相应的放射治疗设备或技术
	2. 不适当的延迟放射治疗的要求

月内接受放射治疗的患者，系统分析研究显示 17.8% 的患者在这 1 个月内有超过 10 天的时间在接受放射治疗[153]。预期生存时间预测模型有助于帮助放射治疗医师决定姑息放射治疗的剂量分割模式。而且，预期生存评估能够帮助患者衡量接受进一步治疗的风险和获益，并及时地进行临终计划安排。然而，对于大部分肿瘤学家而言，甚至是对于"老手"，这项任务并不好完成。预后模型能够根据预期寿命对患者进行预后分层。

基于一组接受姑息放射治疗的人群，有研究者提出一个能够进行预期生存分层的预期模型。这个模型包括三个因素：肿瘤类型（乳腺癌 vs 非乳腺癌）、KPS（＜ 70 vs ≥ 70）和转移部位（骨 vs 非骨），根据这三个因素患者能够被分为三个预后组，中位 OS 分别为 13.8、6.0 和 2.1 个月[154, 155]。为了进一步改善这个模型，另有 TEACHH 模型被用于进一步区分那些预期生存＜ 3 个月和＞ 12 个月的患者。TEACHH 模型包括：肿瘤类型（T，乳腺癌前列腺癌 vs. 其他）、ECOG 评分（E，2 ～ 4 vs 0 ～ 1）、年龄（A，＞ 60 vs ≤ 60）、既往姑息化疗周期（C，＞ 2 个 vs 0 ～ 1 个）、肝转移（H，0 vs ≥ 1）和姑息放射治疗前 3 个月内住院次数（H，0 vs ≥ 1）[156]。该模型能够将患者分成 3 个不同的生存分组：19.9 个月 vs 5.0 个月 vs 1.7 个月。

（三）姑息治疗团队

多学科姑息治疗团队由姑息内科专家、姑息治疗护士、社工、物理治疗师、牧师和姑息放射肿瘤学家组成。一项随机对照研究显示，初诊为转移性非小细胞肺癌经过早期姑息治疗干预后，患者的生活质量、情绪和中位生存期均有显著改善[156]。当多学科姑息治疗参与到常规抗肿瘤治疗中，不完全姑息性放射治疗的可能性降低[157]。若在门诊姑息性放射治疗的情况下，临床药剂师、职业治疗师和注册营养师

的会诊能够改善 4 周后的疲劳、焦虑、抑郁和困倦[158]。

表 7-3 姑息治疗团队成员

肿瘤医师	1. 肿瘤内科医师
	2. 放射治疗医师
姑息治疗护士	1. 普科护士
	2. 高级执业护士
疼痛控制专家	1. 姑息治疗药剂师
	2. 疼痛医师
心理专家	1. 普通社工
	2. 姑息治疗社工
	3. 心理学家
精神支持者	1. 牧师
	2. 姑息治疗认证牧师
家庭健康支持	1. 护士
	2. 护理助理
临终关怀	1. 临终关怀医生
	2. 临终关怀护士

（四）护士

姑息护理护士可以是普科护士或高级执业护士（advanced practice nurse，APN）。最近发布的标准明确了姑息护理实践的范围和适当培训[159]。APN 专业要求硕士学位，以期未来在临床专业知识、临床咨询、管理、教育和研究等方面发挥作用[160]。APN 通常是患者、家属和姑息治疗服务之间的主要联系纽带[161]。随着癌症患者人数的增加，预计对姑息护理护士的需求也将增加。

（五）社会工作者

肿瘤社会工作者是姑息治疗团队的关键成员，尤其是考虑到近 3/4 患者报告说，他们在治疗选择、应对疾病和不良反应，以及处理与伴侣或其他家庭成员的关系等问题上，存在社会心理压力[162]。毫不奇怪，心理社会压力与预后不良、疲劳、丧失自主性、缺乏社会支持和疼痛等因素相关[163-166]。这些因素均可导致生活质量下降和并加速患者死亡。作为姑息治疗小组成员的社会工作者对心理社会压力的适当管理调节可以提

高患者的生活质量，在某些情况下甚至可以提高生存[163, 167]。

（六）精神支持者

美国大多数人在日常生活中都信仰宗教，近90%的晚期癌症患者发现他们的宗教信仰对他们应对疾病很重要[168]。大多数癌症患者表示，他们的医生或医疗机构无法充分满足他们的精神需求[169]。虽然社区牧师在这种情况下可以很大程度上满足患者的需求，但姑息治疗团队通常包括专业委员会认证的牧师，并由其主导接受姑息治疗肿瘤患者的精神支持护理。获得专业委员会认证的牧师要求有研究生学位，接受过至少1600h的临床培训，严格遵守禁止传教的伦理规范[170]。一个越来越明显的趋势是，所有姑息治疗团队成员都将参与精神支持护理，此时牧师作为这项护理的领导者[171]。筛查患者对精神支持护理的需求可以使用已经验证的调查工具进行，其首字母缩写为FICA，代表信仰（faith）、重要性（importance）、社区（community）和护理地点（address in care）[172]。适当的精神需求评估和管理可以显著提高患者的生活质量分数[173]。

六、与姑息治疗患者的沟通

1. 沟通缺陷　尽管姑息性肿瘤患者和医师之间的沟通至关重要，但很少有临床医师接受过关于与患者沟通最佳方式的正规培训。研究表明，医师经常在患者开始讲述他们的情况后30s内打断他们，结果是患者觉得他们的需求没有得到满足[174-176]。医师主导的医患对话，通常以讲而非听的形式进行，造成了第二种沟通鸿沟[177]。医师的倾听不足造成的另一个结果是过早提供不成熟的安慰，其典型表现是患者没有足够的时间阐述自己的问题，而医师在患者阐明问题之前就给出了欠成熟的答案[177, 178]。共谋是指医患双方都不愿意讨论不舒服的话题，如预后不良，在

潜意识里一致回避现实情况[177]。医患沟通过程中，当医师无法处理患者提出的问题时，他们可能会表现出一种"阻挡"的行为，即改变话题或者干脆忽略已经提出的问题[177]。最终，造成医患交流中难以共情，比如当患者哭泣时，医师没有承认患者面对可能致命的癌症时所面临的情感困难[175]。

2. 优化沟通　医师可以通过多种方式优化沟通，其中一个著名六步法（SPIKES）能够帮助优化医患沟通过程：①准备一个安静的房间里为谈话做准备，尽量避免干扰；②评估患者对其疾病的认识；③邀请患者主动分享他们希望了解什么信息；④以感同身受的方式提供患者所需的信息；⑤总结，确保患者对谈话结果感到满意；⑥总结和制定诊疗方案[178]。

七、结论与未来的方向

姑息放射治疗是一种缓解局部晚期和转移性肿瘤引起症状的有效、安全和快速的方法。虽然很难准确预测危重肿瘤患者的生存时间，但根据预后模型进行分层，对预期生存短的患者仅给予短期姑息放射治疗，而对那些预后可能较好的患者给予长程放射治疗以期进一步改善预后。随着发达国家人口老龄化和发展中国家死于感染和营养不良人数减少，今后几十年对姑息性放射治疗的需求将大大增加。对临终关怀问题的日益关注将需要更多针对姑息治疗领域的研究、放射肿瘤学家和其他学科专家之间的更密切跨学科合作，以及更简便易行的放射治疗手段，使更多的患者从姑息治疗中获益，同时降低治疗花费。

参考文献

[1] Robbins, J. (1983) *Caring for the Dying Patient and the Family*. Taylor & Francis.

[2] Connor, S. (1998) *Hospice: Practice, Pitfalls, and Promise*. Taylor & Francis.

[3] Radioworks, A. (2011) *The Hospice Experiment: A Revolution in Dying*. American Public Media.

[4] NHPCO (2010) *NHPCO Facts and Figures: Hospice Care in America*.

[5] Connor, S.R., Pyenson, B., Fitch, K., Spence, C., Iwasaki, K. (2007) Comparing hospice and nonhospice patient survival among patients who die within a three-year window. *J. Pain Symptom Manag.*, 33, 238–246.

[6] Temel, J.S., Greer, J.A., Muzikansky, A., Gallagher, E.R., *et al.* (2010) Early palliative care for patients with metastatic non-small-cell lung cancer. *N. Engl. J. Med.*, 363, 733–742.

[7] World Health Organization (2016) *Cancer, WHO Definition of Palliative Care*.

[8] Clark, D. (2000) *Total Pain: The Work of Cicely Saunders and the Hospice Movement*. APS Bulletin.

[9] Stanton, A. (1895) Wilhelm Conrad Rontgen On a New Kind of Rays: translation of a paper read before the Wurzburg Physical and Medical Society. Nature.

[10] Coutard, H. (1934) Principles of x-ray therapy of malignant diseases. *Lancet*, 224, 1–8.

[11] Siegel, R., Miller, K., Jemal, A. (2017) Cancer Statistics 2017. *CA Cancer J. Clin.*, 67, 7–30.

[12] Administration on Aging (2010) *A profile of older Americans*. http://www.aoa.gov/aoaroot/aging statistics/Profile/2010/3. aspx. Most recently accessed October 6, 2015.

[13] Coia, L. (1996) Palliative radiation therapy in the United States. *Cancer J. Oncol.*, 6(Suppl 1), 62–69.

[14] Lutz, S.T., Chow, E.L., Hartsell, W.F., Konski, A.A. (2007) A review of hypofractionated palliative radiotherapy. *Cancer*, 109, 1462–1470.

[15] Lutz, S., Berk, L., Chang, E., Chow, E., *et al.* (2011) Palliative radiotherapy for bone metastases: an ASTRO evidence-based guideline. *Int. J. Radiat. Oncol. Biol. Phys.*, 79, 965–976.

[16] Rodrigues, G., Videtic, G.M., Sur, R., Bezjak, A., *et al.* (2011) Palliative thoracic radiotherapy in lung cancer: An American Society for Radiation Oncology evidence-based clinical practice guideline. *Pract. Radiat. Oncol.*, 1, 60–71.

[17] Tsao, M.N., Rades, D., Wirth, A., Lo, S.S., *et al.* (2012) Radiotherapeutic and surgical management for newly diagnosed brain metastasis(es): An American Society for Radiation Oncology evidence-based guideline. *Pract. Radiat. Oncol.*, 2(3), 210–225. doi:10.1016/j.prro.2011.12.004.

[18] Hird, A., Chow, E., Zhang, L., Wong, R., *et al.* (2009) Determining the incidence of pain flare following palliative radiotherapy for symptomatic bone metastases: results from three Canadian cancer centers. *Int. J. Radiat. Oncol. Biol. Phys.*, 75, 193–197.

[19] World Health Organization (2016) *Cancer, WHO's pain ladder*.

[20] Munir, M.A., Enany, N., Zhang, J.M. (2007) Nonopioid analgesics. *Med. Clin. North Am.*, 91, 97–111.

[21] Khan, M.I., Walsh, D., Brito-Dellan, N. (2011) Opioid and adjuvant analgesics: compared and contrasted. *Am. J. Hosp. Palliat. Care*, 28, 378–383.

[22] Portenoy, R.K., Payne, D., Jacobsen, P. (1999) Breakthrough pain: characteristics and impact in patients with cancer pain. *Pain*, 81, 129–134.

[23] King, S., Forbes, K., Hanks, G.W., Ferro, C.J., Chambers, E.J. (2011) A systematic review of the use of opioid medication for those with moderate to severe cancer pain and renal impairment: a European Palliative Care Research Collaborative opioid guidelines project. *Palliat. Med*, 25, 525–552.

[24] Thwaites, D., McCann, S., Broderick, P. (2004) Hydromorphone neuroexcitation. *J. Palliat. Med.*, 7, 545–550.

[25] Soares, L.G., Chan, V.W. (2007) The rationale for a multimodal approach in the management of breakthrough cancer pain: a review. *Am. J. Hosp. Palliat. Care*, 24, 430–439.

[26] Backonja, M., Beydoun, A., Edwards, K.R., Schwartz, S.L., et al. (1998) Gabapentin for the symptomatic treatment of painful neuropathy in patients with diabetes mellitus: a randomized controlled trial. *JAMA*, 280, 1831–1836.

[27] Dworkin, R.H., Corbin, A.E., Young, J.P., Jr, Sharma, U., *et al.* (2003) Pregabalin for the treatment of postherpetic neuralgia: a randomized, placebo-controlled trial. *Neurology*, 60, 1274–1283.

[28] Dworkin, R.H., O'Connor, A.B., Backonja, M., Farrar, J.T., *et al.* (2007) Pharmacologic management of neuropathic pain: evidence-based recommendations. *Pain*, 132, 237–251.

[29] Laird, B., Colvin, L., Fallon, M. (2008) Management of cancer pain: basic principles and neuropathic cancer pain. *Eur. J. Cancer*, 44, 1078–1082.

[30] Chow, E., Harris, K., Fan, G., Tsao, M., Sze, W.M. (2007) Palliative radiotherapy trials for bone metastases: a systematic review. *J. Clin. Oncol.*, 25, 1423–1436.

[31] Perez, C., Brady, L.W., Halperin, E.C. (2004) Palliative of Bone Metastases – Biology and Physiology, in *Principles and Practices of Radiation Oncology*. Lippincott, Williams, and Wilkins, Philadelphia.

[32] Lee, J., Hodgson, D., Chow, E., Bezjak, A., *et al.* (2005) A phase II trial of palliative radiotherapy for metastatic renal cell carcinoma. *Cancer*, 104, 1894–1900.

[33] Perry, H., Chu, F.C. (1962) Radiation therapy in the palliative management of soft tissue sarcomas. *Cancer*, 15, 179–183.

[34] Fairchild, A., Barnes, E., Ghosh, S., Ben-Josef, E., *et al.* (2009) International patterns of practice in palliative radiotherapy for painful bone metastases: evidence-based practice? *Int. J. Radiat. Oncol. Biol. Phys.*, 75, 1501–1510.

[35] Dennis, K., Chow, E., Roos, D., DeAngelis, C., *et al.* (2011) Should bone metastases causing neuropathic pain be treated with single-dose radiotherapy? *Clin. Oncol. (R. Coll. Radiol.)*, 23, 482–484.

[36] Roos, D.E., Turner, S.L., O'Brien, P.C., Smith, J.G., *et al.* and Trans-Tasman Radiation Oncology Group (2005) Randomized trial of 8 Gy in 1 versus 20 Gy in 5 fractions of radiotherapy for neuropathic pain due to bone metastases (Trans-Tasman Radiation Oncology Group, TROG 96.05). *Radiother. Oncol.*, 75, 54–63.

[37] Chow, E., Zeng, L., Salvo, N., Dennis, K., Tsao, M., Lutz, S. (2012) Update on the systematic review of palliative radiotherapy trials for bone metastases. *Clin. Oncol. (R. Coll. Radiol.)*, 24, 112–124.

[38] Hartsell, W.F., Scott, C.B., Bruner, D.W., Scarantino, C.W., *et al.* (2005) Randomized trial of short- versus long-course radiotherapy for palliation of painful bone metastases. *J. Natl Cancer Inst.*, 97, 798–804.

[39] Rades, D., Dunst, J., Schild, S.E. (2008) The first score predicting overall survival in patients with metastatic spinal cord compression. *Cancer*, 112, 157–161.

[40] Tripp, P., Kuettel, M. (2006) Radiation therapy for cancer pain management, in *Cancer Pain: Pharmacological, Interventional, and Palliative Care Approaches* (ed Oscar A. de Leon-Casasola), Elsevier, Inc., Philadelphia, pp. 465–477.

[41] Liepe, K. (2009) Alpharadin, a 223Ra-based alpha-particle-emitting pharmaceutical for the treatment of bone metastases in patients with cancer. *Curr. Opin. Investig. Drugs*, 10, 1346–1358.

[42] Greenberg, H.S., Kim, J.H., Posner, J.B. (1980) Epidural spinal cord compression from metastatic tumor: results with a new treatment protocol. *Ann. Neurol.*, 8, 361–366.

[43] Prasad, D., Schiff, D. (2005) Malignant spinal-cord compression. *Lancet Oncol.*, 6, 15–24.

[44] Patchell, R.A., Tibbs, P.A., Regine, W.F., Payne, R., *et al.* (2005) Direct decompressive surgical resection in the treatment of spinal cord compression caused by metastatic cancer: a randomised trial. *Lancet*, 366, 643–648.

[45] Chi, J.H., Gokaslan, Z., McCormick, P., Tibbs, P.A., Kryscio, R.J., Patchell, R.A. (2009) Selecting treatment for patients with malignant epidural spinal cord compression-does age matter?: results from a randomized clinical trial. *Spine (Phil., Pa, 1976)*, 34, 431–435.

[46] Rades, D., Huttenlocher, S., Dunst, J., Bajrovic, A., *et al.* (2010) Matched pair analysis comparing surgery followed by radiotherapy and radiotherapy alone for metastatic spinal cord compression. *J. Clin. Oncol.*, 28, 3597–3604.

[47] Loblaw, D.A., Perry, J., Chambers, A., Laperriere, N.J. (2005) Systematic review of the diagnosis and management of malignant extradural spinal cord compression: the Cancer Care Ontario Practice Guidelines Initiative's Neuro-Oncology Disease Site Group. *J. Clin. Oncol.*, 23, 2028–2037.

[48] Maranzano, E., Bellavita, R., Rossi, R., De Angelis, V., *et al.* (2005) Short-course versus split-course radiotherapy in metastatic spinal cord compression: results of a phase III, randomized, multicenter trial. *J. Clin. Oncol.*, 23, 3358–3365.

[49] Maranzano, E., Trippa, F., Casale, M., Costantini, S., *et al.* (2009) 8Gy single-dose radiotherapy is effective in metastatic spinal cord compression: results of a phase III randomized multicentre Italian trial. *Radiother. Oncol.*, 93, 174–179.

[50] Rades, D., Fehlauer, F., Stalpers, L.J.,Wildfang, I., *et al.* (2004) A prospective evaluation of two radiotherapy schedules with 10 versus 20 fractions for the treatment of metastatic spinal cord compression: final results of a multicenter study. *Cancer*, 101, 2687–2692.

[51] Rades, D., Stalpers, L.J., Veninga, T., Schulte, R., *et al.* (2005) Evaluation of five radiation schedules and prognostic factors for metastatic spinal cord compression. *J. Clin. Oncol.*, 23, 3366–3375.

[52] Chang, E.L., Shiu, A.S., Mendel, E., Mathews, L.A., *et al.* (2007) Phase I/II study of stereotactic body radiotherapy for spinal metastasis and its pattern of failure. *J. Neurosurg. Spine*, 7, 151–160.

[53] Gerszten, P.C., Burton, S.A., Ozhasoglu, C.,Welch, W.C. (2007) Radiosurgery for spinal metastases: clinical experience in 500 cases from a single institution. *Spine (Phil., Pa., 1976)*, 32, 193–199.

[54] Ryu, S., Fang Yin, F., Rock, J., Zhu, J., *et al.* (2003) Image-guided and intensity-modulated radiosurgery for patients with spinal metastasis. *Cancer*, 97, 2013–2018.

[55] Ryu, S., Jin, J.Y., Jin, R., Rock, J., Ajlouni, M., Movsas, B., Rosenblum, M., and Kim, J.H. (2007). Partial volume tolerance of the spinal cord and complications of single-dose radiosurgery. *Cancer* 109, 628-636.

[56] Sahgal, A., Ames, C., Chou, D., Ma, L., *et al.* (2009) Stereotactic body radiotherapy is effective salvage therapy for patients with prior radiation of spinal metastases. *Int. J. Radiat. Oncol. Biol. Phys.*, 74, 723–731.

[57] Gibbs, I.C., Patil, C., Gerszten, P.C., Adler, J.R., Jr, Burton, S.A. (2009) Delayed radiation-induced myelopathy after spinal radiosurgery. *Neurosurgery*, 64, A67–A72.

[58] Hart, M.G., Grant, R.,Walker, M., Dickinson, H. (2005) Surgical resection and whole brain radiation therapy versus whole brain radiation therapy alone for single brain metastases. *Cochrane Database Syst. Rev.*, CD003292.

[59] Posner, J.B., Chernik, N.L. (1978) Intracranial metastases from systemic cancer. *Adv. Neurol.*, 19, 579–592.

[60] Gaspar, L.E., Scott, C., Murray, K., Curran,W. (2000) Validation of the RTOG recursive partitioning analysis (RPA) classification for brain metastases. *Int. J. Radiat. Oncol. Biol. Phys.*, 47, 1001–1006.

[61] Sperduto, P.W., Chao, S.T., Sneed, P.K., Luo, X., *et al.* (2010) Diagnosis-specific prognostic factors, indexes, and treatment outcomes for patients with newly diagnosed brain metastases: a multi-institutional analysis of 4,259 patients. *Int. J. Radiat.*

Oncol. Biol. Phys., 77, 655–661.

[62] Ryken, T.C., McDermott, M., Robinson, P.D., Ammirati, M., *et al.* (2010) The role of steroids in the management of brain metastases: a systematic review and evidence-based clinical practice guideline. *J. Neurooncol.*, 96, 103–114.

[63] Vecht, C.J., Hovestadt, A., Verbiest, H.B., van Vliet, J.J., van Putten,W.L. (1994) Dose-effect relationship of dexamethasone on Karnofsky performance in metastatic brain tumors: a randomized study of doses of 4, 8, and 16 mg per day. *Neurology*, 44, 675–680.

[64] Borgelt, B., Gelber, R., Kramer, S., Brady, L.W., *et al.* (1980) The palliation of brain metastases: final results of the first two studies by the RadiationTherapy Oncology Group. *Int. J. Radiat. Oncol. Biol. Phys.*, 6, 1–9.

[65] Caselli, R.J., Dueck, A.C., Osborne, D., Sabbagh, M.N., *et al.* (2009) Longitudinal modeling of age-related memory decline and the APOE epsilon4 effect. *N. Engl. J. Med.*, 361, 255–263.

[66] Gondi, V., Hermann, B.P., Mehta, M.P., Tome,W.A. (2013) Hippocampal dosimetry predicts neurocognitive function impairment after fractionated stereotactic radiotherapy for benign or low-grade adult brain tumors. *Int. J. Radiat. Oncol. Biol. Phys.*, 85, 348–354.

[67] Raber, J., Rola, R., LeFevour, A., Morhardt, D., *et al.* (2004) Radiation-induced cognitive impairments are associated with changes in indicators of hippocampal neurogenesis. *Radiat. Res.*, 162, 39–47.

[68] Memantine in Preventing Side Effects in Patients Undergoing Whole-Brain Radiation Therapy for Brain Metastases From Solid Tumors. (2016) Retrieved from https://clinicaltrials.gov/ct2 (Identification No. NCT00566852).

[69] Aboody, K.S., Brown, A., Rainov, N.G., Bower, K.A., *et al.* (2000) Neural stem cells display extensive tropism for pathology in adult brain: evidence from intracranial gliomas. *Proc. Natl Acad. Sci. USA*, 97, 12846–12851.

[70] Aboody, K.S., Najbauer, J., Schmidt, N.O., Yang,W., *et al.* (2006) Targeting of melanoma brain metastases using engineered neural stem/progenitor cells. *Neuro Oncol.*, 8, 119–126.

[71] Ceresoli, G.L., Cappuzzo, F., Gregorc, V., Bartolini, S., Crino, L., Villa, E. (2004) Gefitinib in patients with brain metastases from non-small-cell lung cancer: a prospective trial. *Ann. Oncol.*, 15, 1042–1047.

[72] Chiu, C.H., Tsai, C.M., Chen, Y.M., Chiang, S.C., Liou, J.L., Perng, R.P. (2005) Gefitinib is active in patients with brain metastases from non-small cell lung cancer and response is related to skin toxicity. *Lung Cancer*, 47, 129–138.

[73] De Braganca, K.C., Janjigian, Y.Y., Azzoli, C.G., Kris, M.G., *et al.* (2010) Efficacy and safety of bevacizumab in active brain metastases from non-small cell lung cancer. *J. Neurooncol.*, 100, 443–447.

[74] Hirsch, F.R., Herbst, R.S., Olsen, C., Chansky, K., *et al.* (2008) Increased EGFR gene copy number detected by fluorescent in situ hybridization predicts outcome in non-small-cell lung cancer patients treated with cetuximab and chemotherapy. *J. Clin. Oncol.*, 26, 3351–3357.

[75] Hotta, K., Kiura, K., Ueoka, H., Tabata, M., *et al.* (2004) Effect of gefitinib ('Iressa', ZD1839) on brain metastases in patients with advanced non-small-cell lung cancer. *Lung Cancer*, 46, 255–261.

[76] Joo, K.M., Park, I.H., Shin, J.Y., Jin, J., *et al.* (2009) Human neural stem cells can target and deliver therapeutic genes to breast cancer brain metastases. *Mol.Ther.*, 17, 570–575.

[77] Lin, N.U., Dieras, V., Paul, D., Lossignol, D., *et al.* (2009) Multicenter phase II study of lapatinib in patients with brain metastases from HER2-positive breast cancer. *Clin. Cancer Res.*, 15, 1452–1459.

[78] Namba, Y., Kijima, T., Yokota, S., Niinaka, M., *et al.* (2004)

Gefitinib in patients with brain metastases from non-small-cell lung cancer: review of 15 clinical cases. *Clin. Lung Cancer*, 6, 123–128.

[79] Olson, J.J., Paleologos, N.A., Gaspar, L.E., Robinson, P.D., *et al.* (2010) The role of emerging and investigational therapies for metastatic brain tumors: a systematic review and evidence-based clinical practice guideline of selected topics. *J. Neurooncol.*, 96, 115–142.

[80] Sandler, A., Gray, R., Perry, M.C., Brahmer, J., *et al.* (2006) Paclitaxel-carboplatin alone or with bevacizumab for non-small-cell lung cancer. *N. Engl. J. Med.*, 355, 2542–2550.

[81] Schmidt, N.O., Przylecki,W., Yang,W., Ziu, M., *et al.* (2005) Brain tumor tropism of transplanted human neural stem cells is induced by vascular endothelial growth factor. *Neoplasia*, 7, 623–629.

[82] Shimato, S., Mitsudomi, T., Kosaka, T., Yatabe, Y., *et al.* (2006) EGFR mutations in patients with brain metastases from lung cancer: association with the efficacy of gefitinib. *NeuroOncol.*, 8, 137–144.

[83] Wu, C., Li, Y.L.,Wang, Z.M., Li, Z., Zhang, T.X.,Wei, Z. (2007) Gefitinib as palliative therapy for lung adenocarcinoma metastatic to the brain. *Lung Cancer*, 57, 359–364.

[84] Yano, S., Shinohara, H., Herbst, R.S., Kuniyasu, H., *et al.* (2000) Expression of vascular endothelial growth factor is necessary but not sufficient for production and growth of brain metastasis. *Cancer Res.*, 60, 4959–4967.

[85] Dexamethasone and Supportive CareWith orWithout Whole-Brain Radiation Therapy in Treating Patients With Non-Small Cell Lung Cancer That Has Spread to the Brain and Cannot Be Removed By Surgery. (2016) Retrieved from https://clinicaltrials.gov/ct2 (Identification No. NCT00403065).

[86] Linskey, M.E., Andrews, D.W., Asher, A.L., Burri, S.H., *et al.* (2010) The role of stereotactic radiosurgery in the management of patients with newly diagnosed brain metastases: a systematic review and evidence-based clinical practice guideline. *J. Neurooncol.*, 96, 45–68.

[87] Aoyama, H., Shirato, H., Tago, M., Nakagawa, K., *et al.* (2006) Stereotactic radiosurgery plus whole-brain radiation therapy vs stereotactic radiosurgery alone for treatment of brain metastases: a randomized controlled trial. *JAMA*, 295, 2483–2491.

[88] Kocher, M., Soffietti, R., Abacioglu, U., Villa, S., *et al.* (2011) Adjuvant whole-brain radiotherapy versus observation after radiosurgery or surgical resection of one to three cerebral metastases: results of the EORTC 22952-26001 study. *J. Clin. Oncol.*, 29, 134–141.

[89] Hwang, S.W., Abozed, M.M., Hale, A., Eisenberg, R.L., *et al.* (2010) Adjuvant Gamma Knife radiosurgery following surgical resection of brain metastases: a 9-year retrospective cohort study. *J. Neurooncol.*, 98, 77–82.

[90] Quigley, M.R., Fuhrer, R., Karlovits, S., Karlovits, B., Johnson, M. (2008) Single session stereotactic radiosurgery boost to the post-operative site in lieu of whole brain radiation in metastatic brain disease. *J. Neurooncol.*, 87, 327–332.

[91] Tsao, M., Xu,W., Sahgal, A. (2012) A meta-analysis evaluating stereotactic radiosurgery, whole-brain radiotherapy, or both for patients presenting with a limited number of brain metastases. *Cancer*, 118, 2486–2493.

[92] Fairchild, A., Harris, K., Barnes, E.,Wong, R., *et al.* (2008) Palliative thoracic radiotherapy for lung cancer: a systematic review. *J. Clin. Oncol.*, 26, 4001–4011.

[93] Tang, J.I., Shakespeare, T.P., Lu, J.J., Chan, Y.H., *et al.* (2008) Patients' preference for radiotherapy fractionation schedule in the palliation of symptomatic unresectable lung cancer. *J. Med. Imaging Radiat. Oncol.*, 52, 497–502.

[94] Langendijk, H., de Jong, J., Tjwa, M., Muller, M., *et al.* (2001). External irradiation versus external irradiation plus endobronchial brachytherapy in inoperable non-small cell lung cancer: a prospective randomized study. *Radiother. Oncol.*, 58, 257–268.

[95] Kelley, K.D., Benninghoff, D.L., Stein, J.S., Li, J.Z. *et al.* (2015). Medically inoperable peripheral lung cancer treated with stereotactic body radiation therapy. *Radiat. Oncol.*, 10, 120.

[96] Hess, K.R., Varadhachary, G.R., Taylor, S.H.,Wei,W., *et al.* (2006) Metastatic patterns in adenocarcinoma. *Cancer*, 106, 1624–1633.

[97] Lo, S.S., Teh, B.S., Mayr, N.A., Olencki, T.E.,Wang, J.Z., *et al.* (2010) Stereotactic body radiation therapy for oligometastases. *Discov. Med.*, 10, 247–254.

[98] Simmonds, P.C., Primrose, J.N., Colquitt, J.L., Garden, O.J., Poston, G.J., Rees, M. (2006) Surgical resection of hepatic metastases from colorectal cancer: a systematic review of published studies. *Br. J. Cancer*, 94, 982–999.

[99] Wong, S.L., Mangu, P.B., Choti, M.A., Crocenzi, T.S., *et al.* (2010) American Society of Clinical Oncology 2009 clinical evidence review on radiofrequency ablation of hepatic metastases from colorectal cancer. *J. Clin. Oncol.*, 28, 493–508.

[100] House, M.G., Ito, H., Gonen, M., Fong, Y., *et al.* (2010) Survival after hepatic resection for metastatic colorectal cancer: trends in outcomes for 1,600 patients during two decades at a single institution. *J. Am. Coll. Surg.*, 210, 744–752.

[101] Bydder, S., Spry, N.A., Christie, D.R., Roos, D., *et al.* (2003) A prospective trial of short-fractionation radiotherapy for the palliation of liver metastases. *Australas. Radiol.*, 47, 284–288.

[102] Chang, D.T., Swaminath, A., Kozak, M.,Weintraub, J., *et al.* (2011) Stereotactic body radiotherapy for colorectal liver metastases: a pooled analysis. *Cancer*, 117, 4060–4069.

[103] Herfarth, K.K., Debus, J. (2005) [Stereotactic radiation therapy for liver metastases]. *Chirurgia*, 76, 564–569.

[104] Katz, A.W., Carey-Sampson, M., Muhs, A.G., Milano, M.T., Schell, M.C., Okunieff, P. (2007) Hypofractionated stereotactic body radiation therapy (SBRT) for limited hepatic metastases. *Int. J. Radiat. Oncol. Biol. Phys.*, 67, 793–798.

[105] Lee, M.T., Kim, J.J., Dinniwell, R., Brierley, J., *et al.* (2009) Phase I study of individualized stereotactic body radiotherapy of liver metastases. *J. Clin. Oncol.*, 27, 1585–1591.

[106] Swaminath, A., Dawson, L.A. (2010) Emerging role of radiotherapy in the management of liver metastases. *Cancer J.*, 16, 150–155.

[107] Soliman, H., Ringash, J., Jiang, H., Singh, K., *et al.* (2013) Phase II trial of palliative radiotherapy for hepatocellular carcinoma and liver metastases. *J. Clin. Oncol.*, 31, 3980–3986.

[108] Borgelt, B.B., Gelber, R., Brady, L.W., Griffin, T., Hendrickson, F.R. (1981) The palliation of hepatic metastases: results of the Radiation Therapy Oncology Group pilot study. *Int. J. Radiat. Oncol. Biol. Phys.*, 7, 587–591.

[109] Prasad, B., Lee, M.S., Hendrickson, F.R. (1977) Irradiation of hepatic metastases. *Int. J. Radiat. Oncol. Biol. Phys.*, 2, 129–132.

[110] Berger, B., Belka, C. (2009) Evidence-based radiation oncology: oesophagus. *Radiother. Oncol.*, 92, 276–290.

[111] Homs, M.Y., Steyerberg, E.W., Eijkenboom, W.M., Tilanus, H.W., *et al.* (2004) Single-dose brachytherapy versus metal stent placement for the palliation of dysphagia from oesophageal cancer: multicentre randomised trial. *Lancet*, 364, 1497–1504.

[112] Weissberg, J.B., Pillsbury, H., Sasaki, C.T., Son, Y.H., Fischer, J.J. (1983) High fractional dose irradiation of

advanced head and neck cancer. Implications for combined radiotherapy and surgery. *Arch. Otolaryngol.*, 109, 98–102.

[113] Al-mamgani, A., Tans, L., Van Rooij, P.H., Noever, I., Baatenburg de Jong, R.J., Levendag, P.C. (2009) Hypofractionated radiotherapy denoted as the 'Christie scheme': an effective means of palliating patients with head and neck cancers not suitable for curative treatment. *Acta Oncol.*, 48, 562–570.

[114] Corry, J., Peters, L.J., Costa, I.D., Milner, A.D., Fawns, H., Rischin, D., Porceddu, S. (2005). The 'QUAD SHOT' – a phase II study of palliative radiotherapy for incurable head and neck cancer. *Radiother. Oncol.*, 77, 137–142.

[115] Mohanti, B.K., Umapathy, H., Bahadur, S., Thakar, A., Pathy, S. (2004) Short course palliative radiotherapy of 20 Gy in 5 fractions for advanced and incurable head and neck cancer: AIIMS study. *Radiother. Oncol.*, 71, 275–280.

[116] Spanos, W., Jr., Guse, C., Perez, C., Grigsby, P., Doggett, R.L., Poulter, C. (1989) Phase II study of multiple daily fractionations in the palliation of advanced pelvic malignancies: preliminary report of RTOG 8502. *Int. J. Radiat. Oncol. Biol. Phys.*, 17, 659–661.

[117] Spanos, W.J., Jr., Perez, C.A., Marcus, S., Poulter, C.A., *et al.* (1993) Effect of rest interval on tumor and normal tissue response – a report of phase III study of accelerated split course palliative radiation for advanced pelvic malignancies (RTOG-8502). *Int. J. Radiat. Oncol. Biol. Phys.*, 25, 399–403.

[118] Dirix, P., Vingerhoedt, S., Joniau, S., Van Cleynenbreugel, B., Haustermans, K. (2016) Hypofractionated palliative radiotherapy for bladder cancer. *Support. Care Cancer*, 24, 181–186.

[119] Scholten, A.N., Leer, J.W., Collins, C.D., Wondergem, J., Hermans, J., Timothy, A. (1997) Hypofractionated radiotherapy for invasive bladder cancer. *Radiother. Oncol.*, 43, 163–169.

[120] Duchesne, G.M., Bolger, J.J., Griffiths, G.O., Roberts, J., *et al.* (2000) A randomized trial of hypofractionated schedules of palliative radiotherapy in the management of bladder carcinoma: results of medical research council trial BA09. *Int. J. Radiat. Oncol. Biol. Phys.*, 47, 379–388.

[121] Srinivasan, V., Brown, C.H., Turner, A.G. (1994) A comparison of two radiotherapy regimens for the treatment of symptoms from advanced bladder cancer. *Clin. Oncol. (R. Coll. Radiol.)*, 6, 11–13.

[122] Din, O.S., Thanvi, N., Ferguson, C.J., Kirkbride, P. (2009) Palliative prostate radiotherapy for symptomatic advanced prostate cancer. *Radiother. Oncol.*, 93, 192–196.

[123] Jemal, A., Siegel, R., Ward, E., Hao, Y., Xu, J., Thun, M.J. (2009) Cancer statistics, 2009. *CA Cancer J. Clin.*, 59, 225–249.

[124] Rothenberger, D.A. (2004) Palliative therapy of rectal cancer. Overview: epidemiology, indications, goals, extent, and nature of work-up. *J. Gastrointest. Surg.*, 8, 259–261.

[125] Leitman, I.M., Sullivan, J.D., Brams, D., DeCosse, J.J. (1992) Multivariate analysis of morbidity and mortality from the initial surgical management of obstructing carcinoma of the colon. *Surg. Gynecol. Obstet.*, 174, 513–518.

[126] Brierley, J.D., Cummings, B.J., Wong, C.S., Keane, T.J., *et al.* (1995) Adenocarcinoma of the rectum treated by radical external radiation therapy. *Int. J. Radiat. Oncol. Biol. Phys.*, 31, 255–259.

[127] Crane, C.H., Janjan, N.A., Abbruzzese, J.L., Curley, S., *et al.* (2001) Effective pelvic symptom control using initial chemoradiation without colostomy in metastatic rectal cancer. *Int. J. Radiat. Oncol. Biol. Phys.*, 49, 107–116.

[128] Mohiuddin, M., Marks, G., Marks, J. (2002) Long-term results of reirradiation for patients with recurrent rectal carcinoma. *Cancer*, 95, 1144–1150.

[129] Saltz, L.B. (2004) Palliative management of rectal cancer: the roles of chemotherapy and radiation therapy. *J. Gastrointest. Surg.*, 8, 274–276.

[130] Belfiore, G., Tedeschi, E., Ronza, F.M., Belfiore, M.P., *et al.* (2009) CT-guided radiofrequency ablation in the treatment of recurrent rectal cancer. *Am. J. Roentgenol.*, 192, 137–141.

[131] Tam, T.Y., Mukherjee, S., Farrell, T., Morgan, D., Sur, R. (2009) Endoscopic brachytherapy for obstructive colorectal cancer. *Brachytherapy*, 8, 313–317.

[132] Watt, A.M., Faragher, I.G., Griffin, T.T., Rieger, N.A., Maddern, G.J. (2007) Self-expanding metallic stents for relieving malignant colorectal obstruction: a systematic review. *Ann. Surg.*, 246, 24–30.

[133] Soysal, H.G. (2007). Metastatic tumors of the uvea in 38 eyes. *Can. J. Ophthalmol.*, 42, 832–835.

[134] Valenzuela, A.A., Archibald, C.W., Fleming, B., Ong, L., *et al.* (2009) Orbital metastasis: clinical features, management and outcome. *Orbit*, 28, 153–159.

[135] McFarland, J.T., Kuzma, C., Millard, F.E., Johnstone, P.A. (2003) Palliative irradiation of the spleen. *Am. J. Clin. Oncol.*, 26, 178–183.

[136] Mesa, R.A. (2009) How I treat symptomatic splenomegaly in patients with myelofibrosis. *Blood*, 113, 5394–5400.

[137] Paulino, A.C., Reddy, S.P. (1996) Splenic irradiation in the palliation of patients with lymphoproliferative and myeloproliferative disorders. *Am. J. Hosp. Palliat. Care*, 13, 32–35.

[138] Glare, P., Virik, K., Jones, M., Hudson, M., Eychmuller, S., Simes, J., Christakis, N. (2003) A systematic review of physicians' survival predictions in terminally ill cancer patients. *Br. Med. J.*, 327, 195–198.

[139] Chow, E., Fan, G., Hadi, S., Filipczak, L. (2007) Symptom clusters in cancer patients with bone metastases. *Support Care Cancer*, 15, 1035–1043.

[140] Dodd, M.J., Miaskowski, C., Paul, S.M. (2001) Symptom clusters and their effect on the functional status of patients with cancer. *Oncol. Nurs. Forum*, 28, 465–470.

[141] Caissie, A., Culleton, S., Nguyen, J., Zhang, L., *et al.* (2012) EORTC QLQ-C15-PAL quality of life scores in patients with advanced cancer referred for palliative radiotherapy. *Support Care Cancer*, 20, 841–848.

[142] Sunnybrook Health Sciences Centre (2011) Rapid Radiotherapy Response Program Overview.

[143] Wolfe, G.J., Grier, H.E. (2002) Care of the dying child, in *Principles and Practice of Pediatric Oncology* (eds P.A. Pizzo, D.G. Poplack), Lippincott Williams & Wilkins, Philadelphia.

[144] Bertsch, H., Rudoler, S., Needle, M.N., Malloy, P., *et al.* (1998) Emergent/urgent therapeutic irradiation in pediatric oncology: patterns of presentation, treatment, and outcome. *Med. Pediatr. Oncol.*, 30, 101–105.

[145] Rahn, D.A., 3rd, Mundt, A.J., Murphy, J.D., Schiff, D., Adams, J., Murphy, K.T. (2015) Clinical outcomes of palliative radiation therapy for children. *Pract. Radiat. Oncol.*, 5, 183–187.

[146] Deutsch, M., Tersak, J.M. (2004) Radiotherapy for symptomatic metastases to bone in children. *Am. J. Clin. Oncol.*, 27, 128–131.

[147] Koontz, B.F., Clough, R.W., Halperin, E.C. (2006) Palliative radiation therapy for metastatic Ewing sarcoma. *Cancer*, 106, 1790–1793.

[148] American Academy of Pediatrics Committee on Bioethics and Committee on Hospital Care (2000) Palliative care for children. *Pediatrics*, 106, 351–357.

[149] Bonanno, G.A., Bradlyn, A.S., Davies, E., Donnelly, J.P., *et al.* (2002) When children die: improving palliative care

and end-of-life care for children and their families. National Academy Press,Washington, DC.

[150] deCinque, N., Monterosso, L., Dadd, G., Sidhu, R., Macpherson, R., Aoun, S. (2006) Bereavement support for families following the death of a child from cancer: experience of bereaved parents. *J. Psychosoc. Oncol.*, 24, 65–83.

[151] Teno, J.M., Clarridge, B.R., Casey, V.,Welch, L.C., et al. (2004) Family perspectives on end-of-life care at the last place of care. *JAMA*, 291, 88–93.

[152] Kreicbergs, U., Valdimarsdottir, U., Onelov, E., Henter, J.I., Steineck, G. (2004) Talking about death with children who have severe malignant disease. *N. Engl. J. Med.*, 351, 1175–1186.

[153] Guadagnolo, B.A., Liao, K.P., Elting, L., Giordano, S., et al. (2013) Use of radiation therapy in the last 30 days of life among a large population-based cohort of elderly patients in the United States. *J. Clin. Oncol.*, 31, 80–87.

[154] Chow, E., Abdolell, M., Panzarella, T., Harris, K., et al. (2008) Predictive model for survival in patients with advanced cancer. *J. Clin. Oncol.*, 26, 5863–5869.

[155] Chow, E., Abdolell, M., Panzarella, T., Harris, K., et al. (2009) Validation of a predictive model for survival in metastatic cancer patients attending an outpatient palliative radiotherapy clinic. *Int. J. Radiat. Oncol. Biol. Phys.*, 73, 280–287.

[156] Krishnan, M.S., Epstein-Peterson, Z., Chen, Y.H., Tseng, Y.D., et al. (2014) Predicting life expectancy in patients with metastatic cancer receiving palliative radiotherapy: the TEACHH model. *Cancer*, 120, 134–141.

[157] Nieder, C., Angelo, K., Dalhaug, A., Pawinski, A., et al. (2014) Palliative radiotherapy with or without additional care by a multidisciplinary palliative care team: A retrospective comparison. *ISRN Oncol.*, 2014, 715396.

[158] Pituskin, E., Fairchild, A., Dutka, J., Gagnon, L., et al. (2010). Multidisciplinary team contributions within a dedicated outpatient palliative radiotherapy clinic: a prospective descriptive study. *Int. J. Radiat. Oncol. Biol. Phys.*, 78, 527–532.

[159] Hospice and Palliative Nurses Association/American Nurses Association (2007) *Hospice and Palliative Nursing: Scope and Standards of Practice*. Silver Spring, MD.

[160] Society, O.N. (2004). Statement on the Scope and Standards of Oncology Nursing Practice (Pittsburgh).

[161] Coyle, N. (2010) Introduction to palliative nursing care, in *Oxford Textbook of Palliative Nursing* (eds B. Ferrell, N. Coyle), Oxford University Press, New York, pp. 3–11.

[162] Muriel, A.C., Hwang, V.S., Kornblith, A., Greer, J., et al. (2009) Management of psychosocial distress by oncologists. *Psychiatr. Serv.*, 60, 1132–1134.

[163] Oregon Health Authority (2009) Summary of Oregon's death with dignity act.

[164] Brown, L.F., Kroenke, K. (2009) Cancer-related fatigue and its associations with depression and anxiety: a systematic review. *Psychosomatics*, 50, 440–447.

[165] O'Mahony, S., Goulet, J., Kornblith, A., Abbatiello, G., et al. (2005) Desire for hastened death, cancer pain and depression: report of a longitudinal observational study. *J. Pain Symptom Manage.*, 29, 446–457.

[166] Zabora, J., Brintzenhofe-Szoc, K., Curbow, B., Hooker, C., Piantadosi, S. (2001) The prevalence of psychological distress by cancer site. *Psychooncology*, 10, 19–28.

[167] Peppercorn, J.M., Smith, T.J., Helft, P.R., Debono, D.J., et al. and American Society of Clinical Oncology (2011). American Society of Clinical Oncology statement: Toward individualized care for patients with advanced cancer. *J. Clin. Oncol.*, 29, 755–760.

[168] Davis, J.A., Smith, T.W. (2002) Summary of the 2002 General Social Survey conducted by the National Opinion Research Center.

[169] Balboni, T.A., Vanderwerker, L.C., Block, S.D., Paulk, M.E., et al. (2007) Religiousness and spiritual support among advanced cancer patients and associations with end-of-life treatment preferences and quality of life. *J. Clin. Oncol.*, 25, 555–560.

[170] Balboni, T.A., Paulk, M.E., Balboni, M.J., Phelps, A.C., et al. (2010) Provision of spiritual care to patients with advanced cancer: associations with medical care and quality of life near death. *J. Clin. Oncol.*, 28, 445–452.

[171] Delgado-Guay, M.O., Hui, D., Parsons, H.A., Govan, K., et al. (2011) Spirituality, religiosity, and spiritual pain in advanced cancer patients. *J. Pain Symptom Manage.*, 41, 986–994.

[172] Puchalski, C., Ferrell, B., Virani, R., Otis-Green, S., et al. (2009) Improving the quality of spiritual care as a dimension of palliative care: the report of the Consensus Conference. *J. Palliat. Med.*, 12, 885–904.

[173] Williams, J.A., Meltzer, D., Arora, V., Chung, G., Curlin, F.A. (2011) Attention to inpatients' religious and spiritual concerns: predictors and association with patient satisfaction. *J. Gen. Intern. Med.*, 26, 1265–1271.

[174] Beckman, H.B., Frankel, R.M. (1984) The effect of physician behavior on the collection of data. *Ann. Intern. Med.*, 101, 692–696.

[175] Hallenback, J. (2003) *Palliative Care Perspectives*. Oxford University Press, New York.

[176] Waitzkin, H. (1985) Information giving in medical care. *J. Health Soc. Behav.*, 26, 81–101.

[177] Back, A.L., Arnold, R.M., Baile,W.F., Tulsky, J.A., Fryer-Edwards, K. (2005) Approaching difficult communication tasks in oncology. *CA Cancer J. Clin.*, 55, 164–177.

[178] Saraiya, B., Arnold, R., Tulsky, J.A. (2010) Communication skills for discussing treatment options when chemotherapy has failed. *Cancer J.*, 16, 521–523.

第 8 章　患者安全与质量：放射肿瘤学家需要解决的问题

Patient Safety and Quality: Management for the Radiation Oncologist

Fiori Alite　Abhishek A. Solanki　著

戚昕蕊　张　可　王　鑫　译

一、概述

现代放射治疗中，同时确保患者的安全和疗效十分重要。在过去的 20 年，随着对于复杂数据处理、多种治疗计划和照射技术理念间的相互影响、从业人员的专业培训，以及各成员间的高效可靠的交流等需求的增长，放射治疗计划设计、治疗摆位精确性及验证，以及治疗实施等方面都有重大进步。现代放射治疗的这种复杂性，导致放射治疗存在很大的错误风险。

"错误"事件没有标准定义，大多数事件不会导致临床相关损害。尽管如此，区分错误和损害很重要。错误无法被完全消除，但是损害可以预防或降低。现有资料显示，在接受放射治疗的患者中，有 1% ～ 3% 发生质量和安全事件[1]。航空工业的质量安全标准是目前公认的参照指标，每 470 万飞行人次发生 1 次死亡。在医疗方面，麻醉医师报告 20 万例手术发生 1 例死亡[2]。这代表着放射治疗质量安全方法发展的目标。

患者的安全性和质量一直是放射肿瘤学家们最关注的问题。然而，在过去的 5 年里，普遍认为识别系统误差可以将放射治疗的错误和潜在危害风险降到最低，部分原因是 2010 年发表的几篇关于放射质控不当的新闻报道[3-6]。在国家层面，美国放射肿瘤学协会（ASTRO）、美国放射学院（ACR）和美国医学物理学家协会（AAPM）通过举办听证会、与设备供应商和食品药品管理局（FDA）合作，重新评估了设备审批流程和质控过程的共识[7]。此外，在重新评估流程方面还有许多实践层面的成果，使错误预防成为放射肿瘤学中更加系统化和精确化的流程。

二、安全和质量的定义

从临床放射肿瘤学家的角度来看，放射安全和质量是两个截然不同，但概念上相互交织的观念。放射安全通常是处理放射治疗计划和治疗实施中导致错误和潜在伤害的因素。例如，放射治疗患者的数据错误，剂量计算错误，能量或粒子选择错误，不恰当或错位的补偿块或楔形板，以及图像引导和验证中的错误。放射质量是指最优决策，该决策能够确保在治疗方式选择、治疗计划及治疗实施各环节得到正确并且临床上适合的放射治疗。质量管理包含质量控制或通过流程、员工或设备确保高质量的步骤。质量保证（QA）是指对这些现象所提供的质量进行评估，并要求进行干预以最大限度地提高质量。除了确保治疗实施的技术方面的保证，质量还包括早期的临床放射治疗决策，比如确保放射治疗决策符合临床实践指南（例如 NCCN 指南，ACR 共识），并且患者咨询包含了所有可行的治疗方式。确保临床靶区勾画时有完善的外科信息 [即详细的实体和镜下病理报告，信息来自于完整的手术报告和（或）术中的临床输入]，影像诊断和功能影像学表现（包括影像科医师的直接输入），根据专家共识或图谱进行靶区勾画是非常重要的。

放射肿瘤学安全性的一个重要观点是在评价和治疗工作流程中的上游的错误或系统设计缺陷会对下游流程造成影响导致治疗中的管理失当。例如，因病史采集不全，在曾经的放射治疗区域再次制定放射治疗计划，导致过量的正常组织损伤和潜在的不良结果。图 8-1 提供了放射肿瘤学工作流程和一些可能的错误事件的摘要。

放射治疗质量的关键是部门和机构的 QA。大多数部门都有标准化和部门特定的 QA 流程来识别错误。如果 QA 步骤不足，或者执行不充分，就可能导致错误被发现太晚或被忽略。由于大多数外照射治疗（EBRT）是通过长期的分割治疗实现的，一些错误早期未被发现可能重复治疗多次，在整个治疗过程中的危害将被放大，所以必须加倍重视。有趣的是，放射治疗正在迈向更大分割治疗法的演变。这使得每一部分要更加精确、可靠，同时每一部分误差引起的潜在损害也将被放大。

三、定义和量化辐射事件

目前放射肿瘤学界报告放射错误事件时，未达成一致定义，但已制定了一些报告尺度和工具。辐射安全事件的量化影响着放射治疗过程中患者的护理和疗效，在放射治疗、一般医疗行为和与普通人群沟通中形成通用语言是非常重要的。

法国核安全管理局（ASN）与法国放射肿瘤学协会（SFRO）和法国医学物理学会（SFPM）于 2008 年共同开发了 ASN-SFRO 量表，将放射治疗事件按照与国际上使用的不良事件通用术语标准（CTCAE）[8、9] 相对应的毒性分级分为 8 个等级。该指标已在欧洲得到广泛认可，并使患者获益。表 8-1 提供了 ASN-SFRO 量表内容。Konski 和他的同事开发的放射治疗误差评分系统（RESS），将放射治疗误差在类别上分层，包括潜在患者伤害程度，放射治疗处方影响，以及国家放射错误报告准则，已被用于机构评审的错误分析报告[10]。表 8-2 中提供了对 RESS 系统的总结。

错误会造成不同程度的影响，其中一些可能仅导致逻辑问题而不会真正影响患者疗效，但另一些错误可能会对患者的临床结果产生有害影响。然而大多数情况下是介于两者之间的。错误识别也是可变的，因为一些错误很容易识别，而另一些错误则相反。

除实际发生的放射事件外，未遂事件（near-miss event）的识别也对工作流程具有重要影响，为指导质量改进工作提供事故学习系统的数据，通报错误和系统缺陷的影响因素和潜在影响，并有助于进一步建立安全文化。ASTRO 建议，应该用类似于实际放射错误的方法来处理未遂事件[11]。未遂事件可能会因其临床结果的潜在影响而有所不同，因此，华盛顿大学结合 AAPM 工作组的指导方针，已经开发出了一种未遂事件的风险指数（NMRI），从对工作流程的影响和潜在的患者伤害水平上对未遂事件进行评分[12、13]。NMRI 量表的总结见表 8-3。

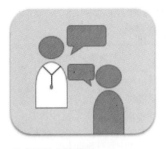

临床评估中的错误：
* 体检不充分 / 不准确
* 放疗相关病史评估不完整
  - 之前的放射治疗
  - 起搏器 / 除颤器
  - 结缔组织病史
  - 怀孕风险评估

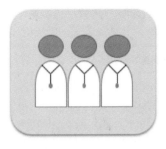

临床管理中的错误：
* 治疗方案讨论不完整
* 多学科决策应用不完整
* 治疗规范应用不完整 / 不恰当
* 放疗与手术或系统治疗不协调或时机不对
* 辅助服务使用不完善
  - 营养、预防性 PEG、讲话 / 吞咽、牙科、淋巴水肿

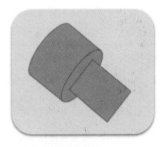

成像 / 模拟中的错误：
* 分期影像不完全，影像的过度使用或误解
* 固定方式错误
* 增强靶区所用的增强剂错误
  - 增强前未进行肾功能测试
  - 静脉注射增强错误
    ● 未对过敏患者处理直接增强
    ● 对过敏患者不考虑处理放弃增强

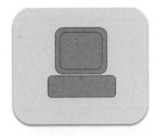

治疗计划错误：
* 靶区和正常组织勾画错误
* 图像配准 / 融合错误
* 传输至剂量计算程序的剂量信息错误
* 错误或不理想的射野设置
* 靶区或正常组织的剂量太高或太低
  - 不符合现行标准
  - 超出正常组织限值
* 急诊治疗计划剂量计算错误 (如使用 PDD 计算却使用 SAD 治疗)

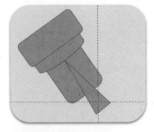

患者摆位错误：
* 错误部位 / 错误患者
* 不能验证患者标记是否为治疗所用
* 治疗师摆位错误
* 在治疗位置修改后没有修改患者的标记
* 急诊治疗摆位错误

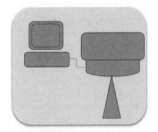

患者治疗错误：
* 传输至治疗机的治疗计划和图像错误
* 治疗剂量错误
  - 射野和能量选择错误
  - 射野尺寸、挡铅、补偿器、楔形板错误
  - 校准或机器质量错误

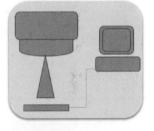

治疗验证错误：
* 传输至记录验证系统的摆位图像错误
* IGRT 的采集或理解错误
  - IGRT 选择错误或 IGRT 不当
  - 配准轮廓错误
  - 基于骨结构错误位移
  - 事故性错误位移

▲ 图 8-1　放射肿瘤学质量因素和错误类型

表 8-1　ASN-SFRO 量表用于评估核事件和事故，以及辐射防护事件 [8, 9]

1 级	与 CTCAE 1 级相对应，涵盖轻微影响，以及预期不会产生影响的事件	
2 级 *	对应于 CTCAE 2 级，包括急性反应或中度晚期反应，例如放射性引起的中度狭窄，导致少许不便 (皮肤纤维化)，或对生活质量影响很小或没有影响的组织损伤	定义为放射事件
3 级 *	与 CTCAE 3 级相对应，包括急性反应或严重的晚期反应，如易处理和无生命威胁，对生活质量有中度影响的组织坏死 (严重直肠炎，严重膀胱炎等)	
4 级 *	与 CTCAE 4 级相对应，包括急性反应或严重的晚期反应，如放射性脊髓炎，无法处理且危及生命并严重影响生活质量的大型组织坏死，(如严重直肠炎，严重膀胱炎)	定义为放射事故
5、6†、7‡ 级	对应于临床分类的 CTCAE 5 级，造成一个或多个死亡病例	

*. 如果一个以上的患者受 2 ~ 4 级事件影响，则标记 +；
†. 如果事件导致多于一个但少于或等于 10 人死亡，则将其分类为 6 级；
‡. 如果事件导致超过 10 人死亡，则被分类为 7 级
改编自 Autorite de Surate Nucleaire (ASN) 2007

表 8-2　辐射误差评分系统（RESS）将放射错误量化为基于临床影响的类别，对放射处方的影响，并纳入美国国家放射误差报告指南

放射错误等级	对患者伤害的影响	对放射处方的影响
I	一个孤立事件，对患者无害	不需要修改
II	一个孤立事件，对患者无害	需要修改
III	即使治疗没有造成任何伤害并得到纠正，治疗失误也有可能造成永久性损伤或对患者造成严重伤害	需要修改放射处方的治疗错误，并且可能会对患者造成伤害，或者在任何治疗过程中漏照肿瘤体积
IV	需要进行医学汇报的放射错误 • 患者治疗错误 • 与目标剂量相比差异 > 20% • 每周总剂量与每周处方剂量差异超过 30% • 肿瘤漏照且治疗次数超过一半 • 治疗过程中在治疗室中存在非患者人员（无论接受的剂量如何）	

引自 Konski 等 2009[10]，获得 Elsevier 转载许可

表 8-3　险兆事件风险指数（NMRI）的定义，它代表了未遂事件的潜在风险

NMRI 级别	患者伤害的潜在风险	标　准	
		工作流程影响	临床影响
0	无	事件不会在工作流程中造成下游风险	事件与患者安全或治疗质量无关
1	轻微的	事件可能增强了其他下游错误的风险	事件可能对患者造成情绪困扰或不便，但没有临床影响
2	中等的	事件增加了其他严重下游错误的风险	患者暂时性疼痛或不适 非最佳方法，但没有明显的临床影响
3	严重的	防止问题发生的保护有限	具有非关键性潜在临床影响的事件
4	关键的	防止问题发生的保护极其有限	具有潜在关键临床影响的事件

引自 Nyflot 等，2015[13]，获得 Elsevier 转载许可

四、放射肿瘤学事件学习系统的重要性

导致患者死亡或严重疾病的极端错误事件几乎都会被彻底调查清楚，但小错误可反映出工作人员实践和风险评估中的大问题，所以成为患者安全改善中的重要部分。事件学习系统是识别和学习这些错误的关键。在商用航空领域，航空安全报告系统（ASRS）是联邦支持的国家性事件学习系统，而航空安全行动计划（ASAP）是许多航空公司采用的"本地"事件学习系统[14]。这两个都是自愿报告航空公司工作人员可能遇到的安全问题的非惩罚性方案。在医学上，许多麻醉部门都制定了麻醉信息监测系统（AIMS），它不仅方便了工作流程和记录临床数据，而且还作为一个事件学习系统[15]。此外，麻醉事故报告系统（AIRS）已在全国作为自愿事故报告机制广为应用[16]。

事件学习系统对事件、关注和性能问题的报告和跟踪至关重要，并且突出了具有客观量化数据的效用，以帮助指导和评估改进[12]。想要建立一种安全的体系，必须同时采取主动和被动措施[17, 18]。对已识别的事件的反馈过程可以用来加强主动安全措施，并帮助指导前瞻性风险评估。在美国和欧洲，建立了安全的网上自愿跨机构事件报告和学习系统，以确定和追踪放射肿瘤学方面的改进。基于报告的 1074 起事件，放射肿瘤学安全信息系统（RO-SIS）强调了事件报告中的几个主题[19]。在此前的事件报告中，有 51% 导致了错误的照射，未在治疗前检测出的事故中，平均 22% 是处方治疗分次错误。大

多数报告的错误是由治疗机的治疗技师发现的（43%），而物理质量控制过程是识别错误的第二个来源（33%）。相对于"治疗中发现"和"在体剂量测量中发现"，在质量控制过程中发现的错误被报告为未遂事件。在经过一年的数据分析后，ASTRO 领导的放射肿瘤学事件学习系统（RO-ILS）在 2015 年报道了其经验[20]。分析发现，适形放射治疗的患者安全事件是调强放射治疗（IMRT）的三倍（29% vs 11%）。在分析的220 个事件中，"治疗计划"和"疗前审查 / 验证"步骤是最常见的错误（33%）。作者总结说，事故学习系统是一个强大的工具，所有的放射肿瘤科都应该参与到一个国家认可的事件学习系统数据库中。不过，也要注意到，自愿报告系统存在很大的局限性，而且它们往往不是错误或损害率的精确指标。显然，评估错误率和潜在危害的主动系统是必需的。

除国家和国际事件学习系统之外，还有一些关于部门事件学习系统的报告，越来越多的机构正在开发这样的程序。西雅图大学的 Nyloft 等分析了使用 NMRI 作为度量标准的事件学习系统的两年经验的报告趋势，发现最高风险事件是"治疗中质量管理"检测到的"治疗计划成像"。重要的是，该小组发现，在使用事件学习系统的两年内，事件报告和工作人员参与度都有所增加，报告事件的 NMRI 水平下降，意味着安全性得到改善[13]。

欧洲和美国的事件学习经验表明，在放射治疗工作流程中应尽早加入 QA，将"意识工作"作为重要的安全指标[19, 20]。尽管对于改变工作场所文化具有重大影响，但重要的是要认识到，多数研究表明错误严重程度变化导致的低报和非随机报告对事件学习系统造成影响。造成这种情况的原因可能是多方面的，但可能包括对后果的恐惧，自我报告的尴尬，以及不存在统一的报告量化方法。具体而言，在一项关于医生自我报告态度和对事件学习系统态度的调查中，医生不太可能报告错误，并且相比于他们同样被调查的同事明显更加"关注让同事陷入困境、责任、部门声誉的影响和尴尬"[21]。尽管存在这种限制，但通过这些机制确定的事件在制定防止错误和伤害的政策方面非常有用。此外，领导层的积极参与和部门安全文化培育可能会提高参与度。

五、质量管理的概念

建立依赖于人类相互作用的复杂系统本身即是一个极易出错的过程。对错误发生的本质进行的系统研究已经产生了识别系统漏洞的科学和方法，以便最大限度地提高质量。这些方法最初大多数是应用于航空航天、军事和大型工业中的，但最近它们已经渗透到健康和放射肿瘤学领域，目前在几个放射肿瘤部门实施[2]。

瑞士奶酪模型由 James Reason 在 1990 年开发，它描述了由于个体不良表现或错误导致的孤立事件不会导致患者伤害，而通过多层结构的、环境的和个体的失败集中在一起才会导致伤害。因此，应建立依赖于在模型的各个层面实施保障措施的安全文化，因为沿着这些层级的"良好捕获"将会防止错误的发生[7, 22]。在 1984 年由 Perrow 开发的正常事故理论（NAT）提供了一个框架，以用于分析复杂的医疗系统中的故障，将系统中可预测的失败定义为线性的，而不可预测的定义为交互复杂的[23, 24]。例如，在周末或正常办公时间之后，使用单一后 - 前（PA）野照射来缓解脊髓压迫的紧急临床处置可被认为是线性的，头颈病变的多个剂量水平的滑窗 IMRT 被认为是交互复杂的。松散耦合的系统是指能够充分检测和响应故障的系统，而相反的紧密耦合系统则是指不能检测和响应故障的系统。前例中虽然突发治疗在技术上较简单，但是在较少个体之间的交互作用下，非标准时间和不太熟悉的过程使得工作者在决策过程中倾向于大量的认知偏差，这增加了失败的可能性，使系统与复杂的 IMRT 计划和传送系统一样变成紧密耦合。在 NAT 的框架内，可以在放射肿瘤学领域建立质量保证规程，降低错误传播和未检测到的可能性[24]。Ecole Centrale Paris 于 20 世纪 50 年代开发了全局风险分析（GRA）方法，使用半定量标准来确定风险缓解措施的优先次序，并已应用于放射肿瘤科，以在事件发生前采取纠正措施，提高患者的安全性[25, 26]。

在导致伤害的错误发生后，质量和安全评估可以进行回顾性分析，以补救导致错误的因素，并避免再次发生。另外也可以前瞻性地进行质量和安全评估，目标是预测错误发生的可能性、严重性及探测潜在错误的能力，并给予预防措施。从历史上看，在发生错误后医学图表和病例回顾是质量改进的主要方法。这种方法主要是一种回顾性的方法。当出现放射错误时，检查患者治疗过程中的各个方面，以确定标准过程中的畸变，然后确定错误的根本原因并进行调整以防止错误再次发生。

前瞻性质量控制和流程改进有多种工具。与回顾性方法一样，前瞻性质量控制同样需要多学科协作，包括至少一名医生、物理师、剂量师、护士、治疗师和信息技术（IT）人员。过程映射是一个过程的工作流的可视化描述，在每一步之间绘制连接，在了解每一步的作用的基础上，可对流程进行全面理解。流程失效模式和影响分析（FMEA）是一种归纳方法，用于确定流程中任何给定步骤的错误发生概率、严重程度或检测概率[27, 28]。然后算出风险优先指数（可能性 × 严重程度 × 检测率）。故障树分析是一种演绎方法，在该方法中识别流程中的失败事件，并检测到可能导致该结果的环境和工作流程的所有情况。

虽然有多种工具可用，但这些工具尚未被标准化，也并未系统地应用于全国的放射治疗部门。

六、质量管理流程

努力争取高质量的治疗和最大限度的患者安全是整个多学科小组的责任。每个部门都是独特的，包括特定的人员作用、设备、流程、环境、覆盖因素和资源。因此，各中心应定制自己的质量管理流程，很多中心还创建了一个质量和安全团队来监督流程的执行。该小组由放射治疗医师领导，包含医生、物理师、医学计量师、治疗师、护士、IT 专家、住院医师或专业培训人员和管理人员。物理师主要领导治疗计划系统、治疗计划和用于患者治疗的设备的技术质量保证。医疗主任必须制定政策和程序，为患者和人员提供安全的环境。必须创建标准操作规程（SOP），以实现标准化并潜在地避免错误发生[11, 29]。不幸的是，许多错误是由于遵循标准的政策和操作程序中的失误而导致的，因此，创建"强制停止"来防止错误是至关重要的[11]。最终，建立一个安全的患者环境是整个团队的责任。

在开发流程和策略时，可以使用一些资源来指导开发：如 ACR、ASTRO、AAPM 和 American Brachy therapy Society（ABS）的共识建议[30-32]，以及还有 ASTRO 发表的关于图像引导放射治疗、高剂量率后装、立体定向放射治疗、调强放射治疗的"白皮书"及相关文章等[33-37]，所有这些都是对质控团队开发新规程或审查标准流程有用的参考资料。此外，还应遵守联邦和各州的规定。ASTRO 出版的《安全即无事故（*Safety is No Accident*）》是一部对于开发质量管理规程非常有用的全面的参考资料[11]。

通常领导疗前和治疗验证 QA 流程的是物理师。关于计划准备和剂量 / 摆位验证的技术问题细节不在本章范围内，可以参照 AAPM 的几个任务小组报告[38-42]。

质量小组负责领导前述中的前瞻性和回顾性质量控制方法，在其中应该采用事故学习系统。

质量和患者安全委员会通常每月或至少每季度召开一次会议，审查出现的问题，评估质量项目，并召开发病率和死亡率会议。

传统的质量管理的分层方法——领导根据发生的错误制定政策 / 程序并由一线员工的遵守——正迅速被一种更协作的方式所取代。在新的方式中，质量和安全是文化，部门中的每一个人都可以为安全问题和项目提供投入（图8-2）[43]。许多机构已经制定了安全措施，部门领导在工作区域与一线工作人员会面，定期讨论目前或潜在的安全问题。任何放射肿瘤科的质量改进基础设施都是一个多组件系统，依赖于所有的员工以及治疗中的各个层级[37]。在放射治疗工作流程的每一个点上，必须实施若干质量评估

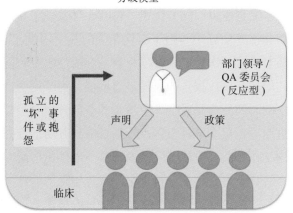

分级模型

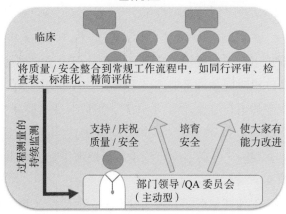

整合模型

▲ 图 8-2　两个部门 QA 模型

上图显示了分层自顶向下的反应模型；下图显示整合的、自下而上的集成主动模式；（引自 Chera 等，2012[43]，获得 Elsevier 转载许可）

和改进程序以确保安全，由每个项目中的不同重要成员负责。在放射肿瘤科诊所实施的各种质量保证程序的例子见表 8-4。

在放射肿瘤科内外（即肿瘤医师与初级护理医师）的充分沟通也很重要。鼓励挖掘电子医疗记录的最大利用潜力。在"交接"期间开发工作人员之间的有效沟通渠道至关重要，特别是对于偏离 SOP 的案例。此外，尽管由于复杂和不复杂的病例数量的多样性，无法提供一项可以适用于所有部门的建议，但可以提供安全人员指导[11, 44]。

与放射肿瘤科之外的患者护理团队的沟通与部门内的沟通一样重要。及时生成相关的临床记录在患者护理中是很有价值的（包括初步的咨询、治疗访问记录或分流记录、随访记录、治疗完成总结记录等）。指南中已列出了需要在这些文档中提供的推荐数据[11, 45]。整个医疗行业正致力于通过单一的电子医疗记录实现信息整合，许多机构正在探索如何将特定于放射治疗的文件与患者的电子病历结合起来[46]。在 Loyola 大学医学中心已经开始努力标准化所有与放射肿瘤学有关文件的尝试，包含咨询、模拟、治疗文件、完成记录和随访。通过各种机制，以易于理解和可解释的方式实现放射治疗计划及治疗电子病历（EMR）与医院范围内的电子病历匹配，包括将治疗记录自动转移到全院电子病历中，使用等剂量分布完成治疗报告的标准化以助于随访影像学反应标准评估，以及在后期工作中利用的毒性和治疗信息。

而且癌症患者人数日益增多，这推动了为完成肿瘤治疗的患者制订了全面的生存护理计划的发展[47]。从历史上看，放射肿瘤学家已经制定了治疗完成摘要文件，这些文件通常被送到初级保健医生和患者护理小组。然而，这通常主要包含关于放射治疗和治疗过程，以及发生的急性毒性的信息。为了有助于创建一个更全面的文档，包括描述长期预期的疾病结果，晚期毒性，以及

表 8-4　为了确保患者安全并识别潜在错误，在诊所实施质量保证流程的例子

临床评估	治疗计划	治疗实施	治疗监测	治疗评估和疗效
肿瘤团队的所有成员参与，采用最新的国家指导方针的多学科会议	根据 AAPM 指南的每日、每月和每年 CT 模拟机 QA	根据 AAPM 指南每日、每月、每年进行加速器和近距离后装机 QA	根据 AAPM 指南的每日、每月和每年的机载成像 QA[即射野影像，在线电子射野影像装置（EPID），CBCT，kV 系统，flouro]	质量改进委员会的每月会议
在患者模拟开始之前的一系列单据和基于电子病历的清单（即确认同意书，病理证实恶性肿瘤，起搏器，怀孕等）	在治疗流程的早期就开始同行评审会议，并对模拟、固定、靶区勾画、放射治疗计划和实施的适宜性进行监督	签署治疗计划的和处方的保证	体内剂量测量（每个病例的 TLD，ODLD）	机构和国家事件学习系统报告和评估
	记录明确的临床治疗计划说明，描述预期目标，处方剂量，分次等	言语确认	放射肿瘤学家对靶区验证的每日，每周评估和反馈	个人实践质量改进项目的启动（即评估治疗时间，评估每个医师的局部控制率和失败率是否符合要求，评估患者管理是否符合合作组标准的图表评估）
		计算机化记录和验证系统[a]	自适应放射治疗	
		在治疗机应用无菌规则确保在开始和治疗过程中的专业的无干扰的区域		

a. 记录和验证系统区域定义为连接到各个治疗机的计算机化系统，并且设计用于在每次射野照射之前通过编码器捕捉几个可访问的治疗参数（例如，准直器开口，机架和准直器角度，以及诸如楔形板之类的附件），并将它们与预期参数进行比较，可以手动输入或从模拟机或治疗计划系统自动传输；改编自国际原子能机构 2013 年人体健康报告[75]

对疾病控制和毒性监测的建议，ASTRO 最近发布了一个针对生存护理计划的放射肿瘤学专用模板[48]。

七、实践质量改进经验教训

随着事件学习系统在质量改进方面的经验越来越多，越来越多的文献探讨了错误的潜在原因和防止错误的步骤。在本节中，我们讨论了一些机构发布的关于潜在错误的数据。考虑到每个部门都有独特的工作流程，这些发现必须谨慎使用。

Gao 等在对他们的未遂事件学习系统分析中发现，在紧急情况下接受治疗的患者有 29% 报告一项未遂事件。当不发生未遂事件时，他们表现出更严重的 NMRI 评分（1.9 vs 非紧急状态报告的 1.4），而且 NMRI 得分为 4 的百分比与非紧急状态报告相比更高（14% vs 5%）。此外，在周末或假日期间提供的治疗也显示了较高的 NMRI 4 评分（NMRI 评分系统总结见表 8-3）[49]。由于 NMRI 评分 4 分不太会受到报告偏差的影响，这可能是一个真实的效果，因此应在各单位实施工作时间外的紧急治疗规程和政策时进行告知。其他研究小组证实，如果在周末和非工作日的情

况下进行治疗，那么错误率也会增加（每分次为 1.3% vs 0.09%）[51]。在一篇已报道放射治疗事故的多变量逻辑回归分析中，Walker 等发现了在计划和治疗实施中与报告事件相关的几个因素[50]。随着治疗分次数、处方项目数量和治疗出束时间的增加，事故报告的风险显著增加。为了阐明治疗的时间压力是否会导致潜在的仓促计划和治疗进而导致更多事件报告，计划批准到开始治疗间的工作日数被量化，并且发现其与事件报告增多在统计上显著相关。发现影响报告错误的治疗因素包括：第一天治疗的实施、增加的分次数、采用 IMRT 治疗、处方数量增加，以及较长出束时间的治疗（以分钟计算）。

在一个机构 10 年的错误分析中，Dominello 等指出，专门设计的"不紧急政策"用于"在机器停机时间预计会持续一天或更短时间时限制大规模的重新修改计划（LSR）"，可以减少错误率。在没有 LSR 政策开始之前，报告的总体错误率为 0.24%，但在实施该政策后，该政策显著降低到 0.08%[51]。

正如其他医学领域所记载的，医生交叉覆盖可能导致不良事件，未遂事件和医疗事件的风险增加，这是由于需要经常将关键的患者信息转移和传达给对患者病例不熟悉的医生，通常称为交

接[52]。在一项对交叉覆盖医生的工作负荷和表现进行的分析中，Mosaly 等采用了美国国家航空航天局任务负荷指数（NASA-TLX），并通过瞳孔大小和眨眼率的生理学指标进行客观监测，以比较 8 名参与的医生的"交叉覆盖"和"常规覆盖"的两种情况。研究结果显示，交叉覆盖情况下负责审查其他医生的放射治疗计划的医生，他们的感知工作量增加，工作能力下降[52]。在另一项相似的分析中，Mazur 等采用 NASA-TLX 分析了 9 名医生进行 3 个放射治疗计划的案例，结果显示增加的工作量导致错误发生率和错误严重程度的增加[53]。似乎增加的工作量，无论是由于在医生交接过程中对患者情况的不熟悉还是其他压力因素，都可能导致更大的放射错误发生。因此，必须采取精简工作流程来尽量减少出错的可能性。

八、标准化和工作流程效率的概念

现代医学为了创造更多的价值，对医生和工作人员的工作量要求不断增加。医疗保健的价值不仅是支付者和政府决策者的重点，也是每个医院的重点。安全性和工作流程效率的本质是相互交织的，因此放射肿瘤科的高效过程在任何质量管理程序中都是重要的组成部分。

随着放射技术在过去 20 年里的不断发展，放射肿瘤学的工作流程已经发生了很大的变化。另外，工作场所工具向电子记录和治疗计划系统的转变，以及将计费、保险和监管要求也纳入医生的工作中，可能会对安全产生不可预见的影响。因此，在实施和评估放射肿瘤学信息系统时，确保放射治疗的多方面和多层流程间的协同至关重要[54]。

精益理念最初是由丰田制造公司（Toyota manufacturing corporation）的应用和成功所倡导的，现在已经应用于医学和放射肿瘤学[55, 56]。这种方法的目标是确定实现价值最大化的步骤和过程，同时消除浪费的步骤和过程。使用的工具包括改善（翻译自日语"改进"）事件（其中包括在某一特定流程里合作的所有员工一起重新评估工作流程及各自在流程中的贡献，并共同努力提高效率[55]），以及现场行走（由质量小组到流程执行的位置进行现场访问，观察流程的详细步骤并制定流程改进方法）。

六个 Sigma（six Sigma）是一个与精益理念相联系的系统，使用更为复杂的统计学量化方法来分析问题，通过降低结果的可变性，从而提高质量[57, 58]。主要工具是 DMAIC 方法，它确定一个特定的问题，通过问题相关数据的统计分析来量化问题，分析这些数据以创建干预措施来"解决"问题，然后在干预完成进行随访以确定收益是否持续。DMAIC 过程的五个步骤如下。

1. 定义问题。
2. 测量与问题相关的数据。
3. 分析数据找到问题的起因。
4. 改进流程以避免问题发生。
5. 控制生产过程，通过干预，避免了问题的发生

九、标准化和工作效率的临床目标

许多机构已经创建了他们自己的"数字白板"，以帮助管理从咨询到治疗的整个放射治疗工作流程。与肿瘤学 EMR 整合的电子化检查表和基于通路的 EMR 的应用也可进一步简化患者护理并改善安全[59, 60]。这些努力可以确保患者从诊断到完成治疗的最短治疗时间，而治疗时间对许多单位来说是一个重大的挑战，而且由于治疗延迟与临床疗效变差有关，所以确保最短治疗时间也是至关重要[61]。最近，商用软件如瓦里安公司开发的 ARIA 11 版中的可视化临床路径（visual care path）和 Standard Imaging 公司的 RT Workspace，通过提供一个基于任务的可视化界面，可以直观地跟踪从模拟到治疗实施、图像引

导及可能出现的计划修改、再次评价等整个治疗计划及治疗流程，可以简化工作流程的效率，从而减少错误，提高员工满意度 [62]。

大多数机构的医师对每种疾病的治疗方法都有大体一致的治疗方法，但一些机构已经在为其患者的治疗开发基于证据的标准化治疗路径。在长岛犹太医院（Long Island Jewish Hospital），Potters 等描述了他们单位制定标准治疗计划途径的经验，并得到了医生的良好依从 [63]。匹兹堡大学（University of Pittsburgh）的研究人员在治疗乳腺癌的过程中展示了一种以基于证据的临床治疗途径来确定能够接受低分割全乳腺照射（HFWBI）的女性，导致 HFWBI 的使用率从 8%～20% 增加到超过 75%[64]。然而，对标准化治疗途径的患者预后的临床影响尚未报告。

标准化的治疗计划评估是另一条简化工作流程和避免错误的途径。可将针对特定部位和特定肿瘤的易于检查和理解的计划剂量学目标表格整合到核查流程中 [23]。这里提供了一个示例。Loyola 大学医学中心为接受胸部立体定向放射治疗（SBRT）的患者使用的治疗计划目标表（表 8-5）。这样的表可以对计划靶区体积和正常组织的剂量体积指标进行客观和有效的评价，将来这种方法可以更无缝地集成到治疗计划系统中。根据已公布的数据和合作小组的经验制定明确的标准，可以帮助缓解偶尔出现的非系统的基于临床的放射治疗计划审查。但必须强调的是，尽管数字化审查表可以用于快速和准确地评估关键的剂量指标，但它们不能取代临床判断和经验。例如，在目标表格中以二元的是/否方式快速评估接受至少 20Gy（V20）的肺的体积是否达到计划要求不能代替对治疗的临床指征的全面评估，针对不同患者解剖和临床病理学特征调节肺炎风险的精确分析，以及在冠状面、矢状面、横截面和三维体积视图中的剂量分布的全面审查 [65]。

十、同行评审在放射肿瘤学中的重要性

同行评审在任何医疗服务部门，无论内部还是外部，都是一个重要方面。由 Cochran 主导的荟萃分析发现，审计和反馈在改善疗效和患者安全方面是有效的 [66]。可靠的同行评审是任何安全或 QA 规程的重要判断，而放射肿瘤学部门则严重依赖于同行评审以使来自于事故学习、错误报告、检查表格和工作流效率最大化的经验的规程更加稳定。

Marks 等编写的具有里程碑意义的 ASTRO 白皮书为放射肿瘤科提供了一个详细的分析和多层次的建议 [37]。同行评审包括"…由在同一领域工作的其他人评价，以此来提高工作质量或绩效…"同一领域 [67]。尽管基本上所有的学术性放射肿瘤学中心都已经制定了前瞻性疗前的"肿瘤委员会"来进行多学科的临床管理决策，而大多数放射肿瘤学家都熟悉对每个医生的病例进行检查的"图表"，这份报告对需要同行评审的临床目标和标准进行了更精细和全面的分析。同行评议过程分为六个方面。

1. 咨询，决策计划将放射治疗作为多种治疗方法的一部分。

2. 模拟、成像、固定。

3. 解剖模型定义。

4. 计划、优化。

5. 计划准备。

6. 治疗。

对于每一个类别，要执行的规程和做出的决定都依照其重要性的优先顺序被编码，确定了执行任务的人、需要评审的决定、必须参与同行评审的人，并详细说明了进行同行审查的理想时机 [37]。

从同行评审中获益的每一步都是既费时又费力的，因此可能会对临床效率产生负面影响。因

表 8-5　可用于标准化治疗计划评估和同行评审的治疗计划剂量学目标表格示例（粗体文本 = 未达到目标），并标明何处未达到目标，以提供临床确认和解释

靶区或组织（按优先顺序排列）	参数	目标	治疗计划	达到剂量要求？
脊髓	最大剂量	＜ 3000cGy	794cGy	是
	D 0.25ml	＜ 2250cGy	726cGy	是
	D 0.5ml	＜ 1350cGy	702cGy	是
臂丛神经	最大剂量	＜ 3200cGy		N/A
	D 3ml	＜ 3000cGy		N/A
PTV 20.05ml 体积	V100（%）	≥ 95%	97.5%	是
	V95（%）	≥ 99%	100%	是
ITV	V100（%）	100%	100%	是
一致性	PTV 最大点剂量	（110%～130%）	118.2%	是
	PTV 最小剂量（0.03ml）	（＞ 95%）	96.7%	是
	CI@100%IDL	＜ 1.2	1.03	是
	CI@50%IDL（R50）	＜ 4.6	4.23	是
	PTV+2cm 最大剂量	＜ 53	50%	是
食道（非相邻壁）	最大剂量	＜处方剂量的 105%	5.3%	是
	D 15ml	＜ 2750cGy	27cGy	是
全肺 –ITV	全肺 V20	＜ 10%	1.9%	是
	全肺 V12.5	＜ 15%	4.6%	是
	全肺 V5	＜ 37%	13%	是
	正常肺 V13.5	＞ 1000ml	3040ml	是
	正常肺 V12.5	＞ 1500ml	3025ml	是
心脏 / 心包	最大剂量	＜处方剂量的 105%	92.1%	是
	D 15ml	＜ 3200cGy	1957cGy	是
肋骨和胸壁	V30	＜ 30ml		N/A
气管 / 支气管	**最大剂量 ***	**＜处方剂量的 105%**	**107.4%**	**否**
	D 4ml	＜ 1800cGy	295cGy	是
大血管（非相邻壁）	最大剂量	＜处方剂量的 105%	95.2%	是
	D 10ml	＜ 4700cGy	1865cGy	是

*. 临床治疗的益处超过了未达到剂量标准的风险；列出任何特殊的考虑因素：由于接近 PTV，气管 / 支气管的剂量临床上可接受；每周不超过两个分次

此，作者强调，优先考虑在流程中的早期进行同行评审——尤其是在进行图像分割后的靶区勾画的同行评审——可以产生更广泛的影响，并减少修改计划的需要。Brundage 等的分析表明，最普遍的同行评审后修改原因与计划靶区（PTV）的修改（31%）、重要器官的保护（15%）、治疗范围的选择（11%）和剂量选择（11%）有关[68]。虽然大多数部门都由医生同行来评估靶区剂量分布，但分析发现这是在同行评审之后最不需要修改的原因（6%）。在治疗过程中，早期

的同行评审可能会导致来自同行评审团队的更有效的建议，并提高时间效率，从而改进治疗计划和实施。由于靶区存在潜在错误的可能性最高，所以也推荐优先进行靶区的同行评审。Ford 等的分析显示，轮廓错误、CT 模拟数据错误、等中心错误、标记错误和记录验证系统输入患者错误是发生风险的前五大原因[69]。在对美国学术机构的一项调查中，对 2011 年进行的同行评审的数量和质量进行了评估，超过 80% 的机构对所有的外照射治疗进行了评审，但只有 58% 和

40% ～ 47% 对所有的立体定向放射治疗和近距治疗病例进行了审查[70]。此外，高级医师的出席率（预计将提高同行评审的质量）是临床时间表中的一项任务，保证在这些时间与同行评审出席没有冲突。

大多数中心在患者开始接受治疗后进行同行评审，＞ 80% 的受访者回复了一项由 ASTRO 领导的关于同行评审的调查，报告其在治疗的第 1 周内对患者进行了审查[70]。然而，有几家机构已过渡到在进行计划和治疗之前即轮廓勾画完成后进行前瞻性的同行审查，并确定剂量的书面指示[71-73]。这对治疗分次数有限的患者（如单次 8Gy 的姑息治疗、单次 SRS 或 1 ～ 5 分次的 SBRT）非常重要，而治疗计划开始后，尤其是放射治疗完成后的同行审查并不理想。

Loyola 大学医学中心采用了一种前瞻性的轮廓勾画和计划方式，尽可能地在治疗计划和治疗开始前对患者进行前瞻性呈现。在 CT 模拟时，

患者被放置在四个途径中的一个，以优化评审时机和工作流程。

1. 标准——患者可以在 CT 模拟定位后≥ 5 天开始治疗。

2. 紧急——患者必须在 CT 模拟定位后≤ 4 天内开始治疗。

3. 非急诊姑息治疗——可选择在 CT 模拟定位后任何时间开始姑息治疗。

4. 急诊——必须在下一次同行评审会议之前进行模拟、计划和治疗的患者。

标准组患者必须在计量师开始治疗计划前由医生完成治疗靶区的同行评审。紧急组患者可在同行评审之前就开始进行治疗计划以优化工作流程，但在患者开始治疗之前，必须完成靶区的同行评审。非紧急姑息病例的处理方法是相同的。紧急情况下，由于需要在紧急情况下开始治疗，评审在患者治疗开始后进行。概要流程图见图 8-3。这种同行评审的方法允许在计划前和大多

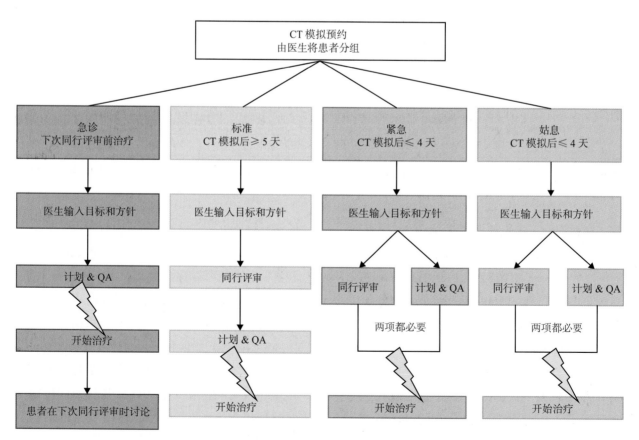

▲ 图 8-3　在 Loyola 大学医学中心使用的积极轮廓勾画和图表回顾同行评审的流程

数患者治疗前对患者剂量 / 分割方式及靶区和正常组织的目标进行前瞻性检查。

对于较小的中心，特别是那些只有一个或几个医生的，同行评审可能是具有挑战性的，可以开发与其他中心的合作，利用电话会议进行同行审查是一种合理的方法。

一个项目的外部评审，即"认证"，也是对质量管理规程再评估的有效工具。多个机构提供实践评估作为认证计划的一部分。美国放射学会（ACR）和美国放射肿瘤学会（ACRO）认证程序为很多实践所采用。为了提高他们的质量改进主动性，在 2012 年 ASTRO 将 Accreditation Program for Excellence(APEx®) 引入作为其认证的一部分，

它基于白皮书和共识指导方针建立了性能标准。通过把 ASTRO 白皮书的建议，目标的安全活动和安全即无事故纳入行动和实践，APEx 程序被分为患者护理和管理的五大支柱，含 16 个可被放射治疗部门和检查人员客观评估的标准，这些是 APEx 认证的一部分（表 8-6 ）[74]。APEx 提供了一个严格的五阶段审查机制，其中包括根据每个支柱和标准进行初步应用和自我评估，对部门政策进行电子远程监控和现场审查，与关键工作人员进行沟通，然后进行认证评审。在这个过程中突出强调了建立安全文化的坚定承诺，建立一个严格的和强大的同行评审规程，以及结合放射事故 / 错误和未遂事件的事故学习系统。

表 8-6　**ASTRO APEx 标准按主题分为五大支柱**

支柱 1——护理流程	标准 1	• 患者评估
		• 护理协调
		• 随访
	标准 2	• 治疗计划
	标准 3	• 针对患者的安全干预措施
		• 治疗准备和实施的安全实践
支柱 2——放射肿瘤学团队	标准 4	• 员工的作用和责任
	标准 5	• 员工的资格和持续培训
	标准 6	• 安全的人员配置计划
支柱 3——安全	标准 7	• 安全文化
	标准 8	• 辐射安全
	标准 9	• 紧急准备和计划
支柱 4——质量管理	标准 10	• 设施和设备
	标准 11	• 信息管理
		• 系统集成
	标准 12	• 治疗规程和方式的质量管理
	标准 13	• 临床规程的同行评审
支柱 5——以患者为中心的护理	标准 14	• 患者知情同意
	标准 15	• 患者培训
		• 患者健康管理
	标准 16	• 绩效评估
		• 疗效报告

参考文献

[1] Marks, L.B., Jackson, M., Xie, L., *et al.* (2011) The challenge of maximizing safety in radiation oncology. *Pract. Radiat. Oncol.*, 1 (1), 2–14.

[2] Institute of Medicine (1999) *To Err is Human: Building a Safer System*. National Academy Press, Washington, DC.

[3] Bogdanich, W. (2010) Safety features planned for radiation machines. *New York Times*, 2010; A19.

[4] Bogdanich, W. (2010) V.A. is fined over errors in radiation at hospital. *New York Times*, 2010; A20.

[5] Bogdanich, W., Ruiz, R.R. (2010) Radiation errors reported in Missouri. *New York Times*, 2010; A17.

[6] Bogdanich, W. (2010) Radiation offers new cures, and ways to do harm. *New York Times*, 2010; A1.

[7] Marks, L.B., Pawlicki, T.A., Hayman, J.A. (2015) Learning to Appreciate Swiss Cheese and other Industrial Engineering Concepts. *Pract. Radiat. Oncol.*, 5, 277–281.

[8] Autorite de Surate Nucleaire (ASN) (2007) ASN-SFRO Experimental scale for dealing with radiation protection events affecting patients undergoing a medical radiotherapy procedure. *Autorite de Surete Nucleaire*, Paris.

[9] Common Terminology Criteria for Adverse Event, Cancer Therapy Evaluation Program, August 2006. Available at: http://ctep.cancer.gov. Accessed Nov 25, 2015.

[10] Konski, A., Movsas, B., Konopka, M., Ma, C., Price, R., Pollack, A. (2009) Developing a radiation error scoring system to monitor quality control events in a radiation oncology department. *J. Am. Coll. Radiol.*, 6 (1), 45–50.

[11] Zietman, A., Palta, J., Steinberg, M., *et al.* (2012) *Safety Is No Accident: A Framework for Quality Radiation Oncology and Care*. American Society for Radiation Oncology, Fairfax, VA.

[12] Ford, E.C., Fong de Los Santos, L., Pawlicki, T., *et al.* (2012) Consensus recommendations for incident learning database structures in radiation oncology. *Med. Phys.*, 39, 7272–7290.

[13] Nyflot, M.J., Zeng, J., Kusano, A.S., *et al.* (2015) Metrics of success: Measuring impact of a departmental near-miss incident learning system. *Pract. Radiat. Oncol.*, 5 (5), e409–e416.

[14] Barach, P., Small, S.D. (2000) Reporting and preventing medical mishaps: lessons from non-medical near miss reporting systems. *Br. Med. J.*, 320 (7237), 759–763.

[15] Egger Halbeis, C.B., Epstein, R.H., Macario, A., Pearl, R.G., Grunwald, Z. (2008) Adoption of anesthesia information management systems by academic departments in the United States. *Anesth. Analg.*, 107 (4), 1323–1329.

[16] Anesthesia Quality Institute (2011; updated 2015) Anesthesia Incident Reporting System (AIRS). Available at: https://www.aqihq.org/airs. Accessed Nov 24, 2015.

[17] DeRosier, J., Stalhandske, E., Bagian, J.P., Nudell, T. (2002) Using Health Care Failure Mode and Effect Analysis: the VA National Center for Patient Safety's prospective risk analysis system. *J. Commun. J. Qual. Improv.*, 28, 248–267.

[18] Marx, D.A., Slonim, A.D. (2003) Assessing patient safety risk before the injury occurs: an introduction to sociotechnical probabilistic risk modelling in health care. *Qual. Safety Health Care*, 12, ii33–ii38.

[19] Cunningham, J., Coffey, M., Kn''o''os, T., Holmberg, O. (2010) Radiation Oncology Safety Information System (ROSIS) – profiles of participants and the first 1074 incident reports. *Radiother. Oncol.*, 97 (3), 601–607.

[20] Hoopes, D.J., Dicker, A.P., Eads, N.L., *et al.* (2015) RO-ILS: Radiation Oncology Incident Learning System: A report from the first year of experience. *Pract. Radiat. Oncol.*, 5 (5), 312–318.

[21] Smith, K.S., Harris, K.M., Potters, L., *et al.* (2014) Physician attitudes and practices related to voluntary error and near-miss reporting. *J. Oncol. Pract.*, 10 (5), e350–e357.

[22] Reason, J. (2000) Human error: Models and management. *Br. Med. J.*, 320, 768–770.

[23] Chera, B.S., Mazur, L., Marks, L.B. (2015) Applying Normal Accident Theory to radiation oncology: Failures are normal but patient harm can be prevented. *Pract. Radiat. Oncol.*, 5, 325–327

[24] Chera, B.S., Mazur, L., Buchanan, I., *et al.* (2015) Improving Patient Safety in Clinical Oncology: Applying lessons from Normal Accident Theory. *JAMA Oncol.*, 1 (7), 958–964.

[25] Desroches, A. (2013) The management of risks by the global risk analysis. *Transfus. Clin. Biol.*, 20, 198–210.

[26] Mazeron, R., Aguini, N., Rivin, E., *et al.* (2014) Improving safety in radiotherapy: the implementation of the Global Risk Analysis method. *Radiother. Oncol.*, 112 (2), 205–211.

[27] Ford, E.C., Gaudette, R., Myers, L., *et al.* (2009) Evaluation of safety in a radiation oncology setting using failure mode and effects analysis. *Int. J. Radiat. Oncol. Biol. Phys.*, 74, 852–858.

[28] Denny, D.S., Allen, D.K., Worthington, N., Gupta, D. (2014) The use of failure mode and effect analysis in a radiation oncology setting: the Cancer Treatment Centers of America experience. *J. Healthcare Qual.*, 36 (1), 18–28.

[29] Pawlicki, T., Mundt, A.J. (2007) Quality in radiation oncology. *Med. Phys.*, 34 (5), 1529–1534.

[30] American College of Radiology (2014) ACR–ASTRO Practice Parameter for the Performance of Stereotactic Radiosurgery. Available at: http://www.acr.org/~/media/ACR/Documents/PGTS/guidelines/Stereotactic Radiosurgery.pdf. Accessed Dec 06, 2015.

[31] American College of Radiology (2015) Radiation Oncology Practice Parameters and Technical Standards. Available at: http://www.acr.org/Quality-Safety/Standards-Guidelines/Practice-Guidelines-by-Modality/Radiation-Oncology. Accessed Nov 24, 2015.

[32] American College of Radiology (2015) ACR–ABS practice parameter for performance of radionuclide-based high dose rate brachytherapy. Available at: http://www.acr.org/~/media/ACR/ Documents/PGTS/guidelines/High Dose Rate Brachy.pdf. Accessed Nov 24, 2015.

[33] Moran, J.M., Dempsey, M., Eisbruch, A., *et al.* (2011) Safety considerations for IMRT: executive summary. *Med. Phys.*, 38 (9), 5067–5072.

[34] Solberg, T.D., Balter, J.M., Benedict, S.H., *et al.* (2012) Quality and safety considerations in stereotactic radiosurgery and stereotactic body radiation therapy: Executive summary. *Pract. Radiat. Oncol.*, 2 (1), 2–9.

[35] Thomadsen, B.R., Erickson, B.A., Eifel, P.J., *et al.* (2014) A review of safety, quality management, and practice guidelines for high-dose-rate brachytherapy: executive summary. *Pract. Radiat. Oncol.*, 4 (2), 65–70.

[36] Jaffray, D.A., Langen, K.M., Mageras, G., *et al.* (2013) Safety considerations for IGRT: Executive summary. *Pract. Radiat. Oncol.*, 3 (3), 167–170.

[37] Marks, L.B., Adams, R.D., Pawlicki, T., *et al.* (2013) Enhancing the role of case-oriented peer review to improve quality and safety in radiation oncology: Executive summary. *Pract. Radiat. Oncol.*, 3 (3), 149–156.

[38] Cody, D.D., Fisher, T.S., Gress, D.A., *et al.* (2013) AAPM Medical Physics Practice Guideline 1.a: CT protocol management and review practice guideline. *J. Appl. Clin. Med. Phys.*, 14 (5), 3–12.

[39] Fontenot, J.D., Alkhatib, H., Garrett, J.A., *et al.* (2014) AAPM Medical Physics Practice Guideline 2.a: Commissioning and quality assurance of X-ray-based image-guided radiotherapy systems. *J. Appl. Clin. Med. Phys.*, 15 (1), 4528.

[40] Seibert, J.A., Clements, J.B., Halvorsen, P.H., *et al.* (2015) AAPM Medical Physics Practice Guideline 3.a: Levels of supervision for medical physicists in clinical training. *J. Appl. Clin. Med. Phys.*, 16 (3), 5291.

[41] Fong de Los Santos, L.E., Evans, S., Ford, E.C., *et al.* (2015) Medical Physics Practice Guideline 4.a: Development, implementation, use and maintenance of safety checklists. *J. Appl. Clin. Med. Phys.*, 16 (3), 5431.

[42] Smilowitz, J.B., Das, I.J., Feygelman, V., *et al.* (2015) AAPM Medical Physics Practice Guideline 5.a.: Commissioning and QA of Treatment Planning Dose Calculations – Megavoltage Photon and Electron Beams. *J. Appl. Clin. Med. Phys.*, 16 (5), 5768.

[43] Chera, B.S., Jackson, M., Mazur, L.M., *et al.* (2012) Improving quality of patient care by improving daily practice in radiation oncology. *Semin. Radiat. Oncol.*, 22 (1), 77–85.

[44] Battista, J.J., Clark, B.G., Patterson, M.S., *et al.* (2012) Medical physics staffing for radiation oncology: a decade of experience in Ontario, Canada. *J. Appl. Clin. Med. Phys.*, 13 (1), 3704.

[45] American College of Radiology (2014) ACR–ASTRO practice parameter for communication: radiation oncology. Available at: http://www.acr.org/~/media/ ACR/Documents/PGTS/guidelines/Comm Radiation Oncology.pdf. Accessed Nov 25, 2015.

[46] Russo, G.A. (2015) When Electronic Health Records (EHRs) Talk Everyone CanWin: Our experience creating a software link between hospital and radiation oncology electronic health records. *Int. J. Radiat. Oncol. Biol. Phys.*, 94 (1), 206–207.

[47] Institute of Medicine and National Research Council (2006) From Cancer Patient to Cancer Survivor: Lost in Transition. Washington, DC:The National Academies Press, 2006. doi:10.17226/11468.

[48] Chen, R.C., Hoffman, K.E., Sher, D.J., *et al.* (2015) Development of a standard survivorship care plan template for radiation oncologists. *Pract. Radiat. Oncol.*, 6 (1), 57–65.

[49] Gao,W., Nyflot, M.J., Novak, A., *et al.* (2015) Can emergent treatments result in more severe errors?: An analysis of a large institutional near-miss incident reporting database. *Pract. Radiat. Oncol.*, 5 (5), 319–324.

[50] Walker, G.V., Johnson, J., Edwards, T., *et al.* (2015) Factors associated with radiation therapy incidents in a large academic institution. *Pract. Radiat. Oncol.*, 5 (1), 21–27.

[51] Dominello, M.M., Paximadis, P., Zaki, M., *et al.* (2015) Ten-Year Trends in Safe Radiotherapy Delivery and Results of a Radiation Therapy Quality Assurance Intervention. *Pract. Radiat. Oncol.*, 5 (6), e665–e671.

[52] Mosaly, P.R., Mazur, L.M., Jones, E.L., *et al.* (2013) Quantifying the impact of cross coverage on physician's workload and performance in radiation oncology. *Pract. Radiat. Oncol.*, 3 (4), e179–e186.

[53] Mazur, L.M., Mosaly, P., Jackson, M., *et al.* (2012) Quantitative assessment of workload and stressors in clinical radiation oncology. *Int. J. Radiat. Oncol. Biol. Phys.*, 83, e571–e576.

[54] Fong de Los Santos, L.E., Herman, M.G. (2012) Radiation oncology information systems and clinical practice compatibility:Workflow evaluation and comprehensive assessment. *Pract. Radiat. Oncol.*, 2 (4), e155–e164.

[55] Ohno, T. (1988) *Toyota Production System, Beyond Large Scale Production*. Productivity Press, New York.

[56] Kim, C.S., Hayman, J.A., Billi, J.E., Lash, K., Lawrence, T.S. (2007) The application of lean thinking to the care of patients with bone and brain metastasis with radiation therapy. *J. Oncol. Pract.*, 3 (4), 189–193.

[57] Pande, P.S., Neuman, R.P., Cavanagh, R.R. (2001) *The Six Sigma way: How GE, Motorola, and other top companies are honing their performance.* 1st edition. McGraw-Hill Professional, New York, pp. 299–302.

[58] Cima, R.R., Brown, M.J., Hebl, J.R., *et al.* (2011) Use of lean six sigma methodology to improve operating room efficiency in a high volume tertiary-care academic medical center. *J. Am. Coll. Surg.*, 213, 83–92.

[59] Sicotte, C., Lapointe, J., Clavel, S., *et al.* (2015) Benefits of improving processes in cancer care with a care pathway-based Electronic Medical Record. *Pract. Radiat. Oncol.*, 6 (1), 26–33.

[60] Albuquerque, K.V., Miller, A.A., Roeske, J.C.J. (2011) Implementation of Electronic Checklists in an Oncology Medical Record: Initial Clinical Experience. *Oncol. Pract.*, 7 (4), 222–226.

[61] Jensen, A.R., Nellemann, H.M., Overgaard, J. (2007) Tumor progression in waiting time for radiotherapy in head and neck cancer. *Radiother. Oncol.*, 84 (1), 5–10.

[62] Kovalchuk, N., Russo, G.A., Shin, J.Y., Kachnic, L.A. (2015) Optimizing efficiency and safety in a radiation oncology department through the use of ARIA 11 Visual Care Path. *Pract. Radiat. Oncol.*, 5 (5), 295–303.

[63] Potters, L., Raince, J., Chou, H., *et al.* (2013) Development, implementation, and compliance of treatment pathways in radiation medicine. *Front. Oncol.*, 3, 105.

[64] Chapman, B.V., Rajagopalan, M.S., Heron, D.E., *et al.* (2015) Clinical pathways: A catalyst for the adoption of hypofractionation for early-stage breast cancer. *Int. J. Radiat. Oncol. Biol. Phys.*, 93 (4), 854–861.

[65] Bradley, J.D., Hope, A., El Naqa, I., *et al.* (2007) A nomogram to predict radiation pneumonitis, derived from a combined analysis of RTOG 9311 and institutional data. *Int. J. Radiat. Oncol. Biol. Phys.*, 69 (4), 985–992.

[66] Ivers, N., Jamtvedt, G., Flottorp, S., *et al.* (2012) Audit and feedback: effects on professional practice and healthcare outcomes. *Cochrane Database Syst. Rev.*, 6, CD000259.

[67] Hulick, P.R., Ascoli, F.A. (2005) Quality assurance in radiation oncology. *J. Am. Coll. Radiol.*, 2, 613–616.

[68] Brundage, M.D., Dixon, P.F., Mackillop,W.J., *et al.* (1999) A real-time audit of radiation therapy in a regional cancer center. *Int. J. Radiat. Oncol. Biol. Phys.*, 43, 115–124.

[69] Ford, E.C., Gaudette, R., Myers, L., *et al.* (2009) Evaluation of safety in a radiation oncology setting using failure mode and effects analysis. *Int. J. Radiat. Oncol. Biol. Phys.*, 74, 852–858.

[70] Lawrence, Y.R., Whiton, M.A., Symon, Z., *et al.* (2012) Quality assurance peer review chart rounds in 2011: a survey of academic institutions in the United States. *Int. J. Radiat. Oncol. Biol. Phys.*, 84 (3), 590–595.

[71] Hoopes, D.J., Johnstone, P.A., Chapin, P.S., *et al.* (2015) Practice patterns for peer review in radiation oncology. *Pract. Radiat. Oncol.*, 5 (1), 32–38.

[72] Cox, B.W., Kapur, A., Sharma, A., *et al.* (2015) Prospective contouring rounds: A novel, high-impact tool for optimizing quality assurance. *Pract. Radiat. Oncol.*, 5 (5), e431–e436.

[73] Matuszak, M.M., Hadley, S.W., Feng, M., *et al.* (2015) Enhancing safety and quality through pre-planning peer review for patients undergoing stereotactic body radiation therapy. *Pract. Radiat. Oncol.*, 6 (2), e39–e46.

[74] ASTRO (2015) *Accreditation Program for Excellence: Safety and quality for radiation oncology practice, Program Guidance*. American Society for Radiation Oncology, Fairfax, VA.

[75] International Atomic Energy Agency (2013) Human Health Report No. 7. Record and Verify Systems for Radiation Treatment of Cancer: Acceptance Testing, Commissioning and Quality Control. IAEA Publishing, Vienna, Austria.

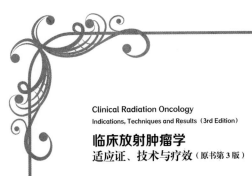

Clinical Radiation Oncology
Indications, Techniques and Results（3rd Edition）

临床放射肿瘤学
适应证、技术与疗效（原书第 3 版）

第二部分

头颈部肿瘤

Cancers of the Head and Neck

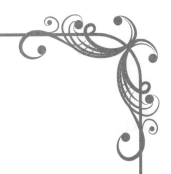

第 9 章　口腔癌
Carcinoma of the Oral Cavity

Keith Unger　Felix Ho　James Melotek　Nancy Lee　著

王元景　刘清峰　易俊林　译

一、口腔结构

　　口腔前至皮肤和唇部连接处，后至硬腭和软腭的接合处，上方两侧为前扁桃腺支柱（舌腭弓），下方为轮廓味蕾。口腔由如下解剖亚区组成：唇、舌、口底、颊黏膜，上下牙龈，硬腭和磨牙后三角（图 9-1）。口腔不同亚区原发肿瘤的自然病程及临床表现各异，后续将分别加以讨论。

（一）唇

　　唇部起自于唇红缘的交界处，只包括红色的唇部分，分为上唇和下唇两部分。显著的体表标志包括两侧的唇联合及人中下方的唇结节。唇部的运动功能由面神经支配（第Ⅶ对脑神经），感觉功能由三叉神经（第Ⅴ对脑神经）的第二及第三支支配。

　　下唇癌多为中 - 高分化的鳞状细胞癌。起源于皮肤的基底细胞癌，继发侵犯唇部时，应界定为皮肤的恶性肿瘤。唇癌是仅次于皮肤癌的头颈部第二大常见肿瘤。在美国，唇癌的发病率为每年 12.7/10 万[1]。全世界范围内，男性发病率呈稳定或逐步下降，女性则有升高趋势[2]。60—80 岁的老年男性多见。唇癌在黑色人种和亚裔中十分罕见。长期日光暴露可能为其易感因素，因此唇癌好发于浅色皮肤的户外工作者[3]。其他可能的诱因包括吸烟及病毒感染。

　　唇癌常直接侵犯邻近软组织、皮肤和骨组织。区域淋巴结转移率低于 20%，淋巴结转移者预后较差[4]。文献报道的区域淋巴结转移率为 5%～10%，而初诊淋巴结阴性的患者后续发生淋巴结转移的概率也大致相同。淋巴结转移的高危因素包括浸润深度的增加、分化差、累及唇联合、肿瘤负荷大和初始治疗后复发[5-7]。神经浸润的发生率为 2%[8]。未累及唇中部 1/3 的下唇癌，常见的淋巴结转移部位包括同侧颏下、颌下和上颈部（图 9-2）。而累及唇中部 1/3 者可转移至双侧颈部淋巴结[4]。邻近唇联合的肿瘤极少转移至面部淋巴结。上唇癌多直接转移至同侧上颈部、耳前或颌下淋巴结；对侧淋巴结转移并不常见，一般仅见于中线部位的肿瘤（图 9-3）。唇癌远处转移十分罕见。

（二）舌体

　　舌体（舌部前 2/3）起至界沟，下表面延续于口底，位于界沟前部的轮廓乳头含有味蕾，舌系带在腹侧与口底相连，舌外肌包括颏舌肌、舌骨舌肌、茎突舌肌和舌腭肌。舌外肌起自舌外，止于舌内。功能为使舌抬高或降低，伸出或缩

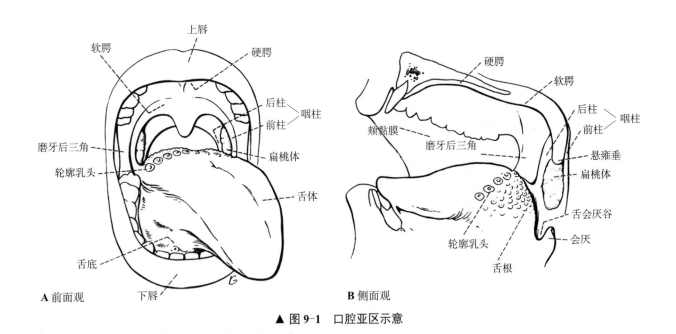

A 前面观

上唇
软腭
硬腭
后柱
前柱 ｝咽柱
磨牙后三角
轮廓乳头
扁桃体
舌体
舌底
下唇

B 侧面观

硬腭
软腭
后柱
前柱 ｝咽柱
颊黏膜
磨牙后三角
悬雍垂
扁桃体
舌会厌谷
轮廓乳头
会厌
舌根

▲ 图 9-1　口腔亚区示意

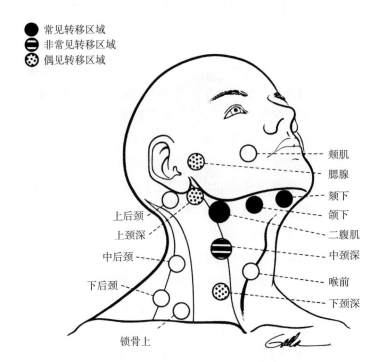

● 常见转移区域
⊖ 非常见转移区域
⊛ 偶见转移区域

颊肌
腮腺
颏下
颌下
二腹肌
中颈深
喉前
下颈深
上后颈
上颈深
中后颈
下后颈
锁骨上

◀ 图 9-2　下唇癌淋巴结转途径

回。舌内肌决定舌部的灵活性。舌下神经（第Ⅻ对脑神经）支配舌部运动。第Ⅴ对脑神经的下颌支舌神经，司舌部感觉。面神经鼓索支负责舌前 2/3 的味觉。

舌部恶性肿瘤多为中 – 高分化的鳞状细胞癌。肿瘤可表现为外生型、乳头状或浸润型，常合并黏膜白斑病。舌部恶性肿瘤发病率居口腔恶性肿瘤第二位，男性发病率高于女性。好发年龄为 50—80 岁。且多发生于口腔卫生差、长期吸烟和酗酒者。肿瘤多发生于舌部外侧及腹侧表面。早期症状可表现为伴或不伴局部疼痛的口腔溃疡，晚期病例可出现同侧耳痛，多继发于舌神经受累、唾液分泌增多或吞咽困难。详细检查及触诊肿瘤邻近区域有助于判断舌根及口底是否受

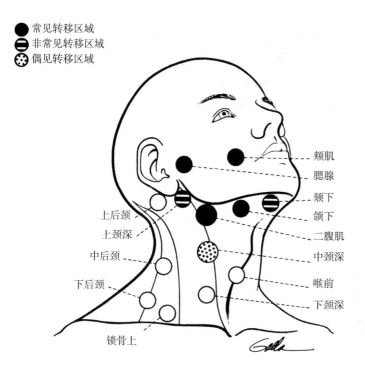

● 常见转移区域
⊜ 非常见转移区域
⊛ 偶见转移区域

颊肌
腮腺
颏下
颌下
二腹肌
中颈深
喉前
下颈深

上后颈
上颈深
中后颈
下后颈

锁骨上

◀ 图 9-3　上唇癌淋巴结转移途径

累。若无法完全伸舌提示舌深部肌肉受累。

舌癌局部可直接侵犯口底、舌腭弓、舌根和下颌骨。据报道，30% ～ 45% 患者出现颈部淋巴结转移，双侧颈部淋巴结受累概率为 5% ～ 10%。Byers 等发现 T_{1-2} 和 T_{3-4} 临床淋巴结阴性患者出现隐匿性淋巴结转移的风险分别为 19% 和 32%[9]。肿瘤浸润深度、T 分期、神经浸润，浸润型和低分化均与淋巴结转移相关[10—12]。据研究报道，淋巴结转移风险增高的肿瘤浸润深度临界点范围为 2 ～ 8mm[10, 11, 13, 14]。二腹肌下淋巴结最常受累，其次为下颌下淋巴结及颈静脉中部淋巴结（图 9-4）。颏下淋巴结、颈静脉下部淋巴结及颈后淋巴结罕见受累。Myers 等发现包膜外侵是局部复发、远处转移及总生存率的最重要预测因素[15]。肺、肝和骨是最常见的远处转移部位。

（三）口底

口底是位于下颌舌骨肌和舌骨舌肌之间一个半月形的空间，自下牙槽嵴的内表面止于舌部的下表面。舌下神经（第 XII 对脑神经）穿行于下颌舌骨肌和舌骨舌肌之间的间隙。后界位于舌腭弓的基底部。口底被舌系带分为两部分。颌下腺、颌下腺导管（沃顿管）及舌下腺位于口底。

口底癌多为中 – 高分化鳞状细胞癌。少部分起源于小唾液腺的腺样囊性癌及黏膜上皮性癌。口底癌占全部口腔癌的比例约 15%。与舌癌相似，口底癌也与吸烟，酗酒及口腔卫生差有关。好发于 50—80 岁。早期病变常表现为隆起的黏膜损害伴或不伴黏膜白斑病。口底癌常累及舌部，常使临床很难鉴别原发肿瘤来源。晚期病例多伴有耳部牵涉痛、唾液分泌增多、语音改变、牙齿松动及出血。双合诊有助于确定原发灶范围及下颌骨是否固定。

口底癌可直接侵犯舌、下牙槽嵴及下颌骨。初诊淋巴结转移率约为 30%[16]。Shah 等报道，临床淋巴结阴性的患者经选择性颈淋巴结清扫术，术后隐匿性淋巴结转移的比例为 26%[17]。颈部淋巴结转移率随 T 分期及肿瘤浸润深度的增加而升高[18]。最常见的淋巴结转移部位是颌下淋巴结，二腹肌淋巴结、颈静脉中部淋巴结及颏下淋巴结次之（图 9-5）。远处转移率约为 10%。

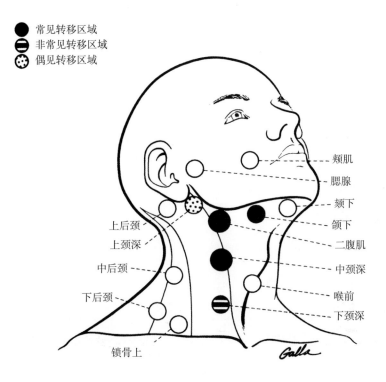

● 常见转移区域
⊜ 非常见转移区域
◉ 偶见转移区域

颊肌
腮腺
颏下
颌下
二腹肌
中颈深
喉前
下颈深

上后颈
上颈深
中后颈
下后颈

锁骨上

◀ 图 9-4　舌癌淋巴结转移途径

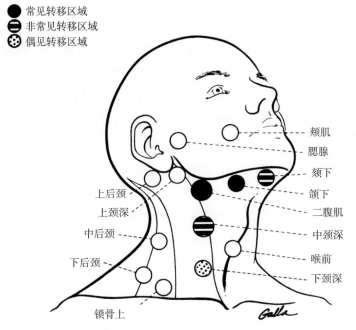

● 常见转移区域
⊜ 非常见转移区域
◉ 偶见转移区域

颊肌
腮腺
颏下
颌下
二腹肌
中颈深
喉前
下颈深

上后颈
上颈深
中后颈
下后颈

锁骨上

◀ 图 9-5　口底癌淋巴结转移途径

（四）颊黏膜

颊黏膜为脸颊及嘴唇内表面的一层黏膜组织，自上下唇接触线延续至上下牙槽骨及翼突下颌缝。脸颊部的主要支配肌肉是颊肌，其外层的颊脂肪垫构筑了颊部的圆形轮廓。

颊黏膜癌多为低分化鳞状细胞癌。常好发于既往存在的黏膜白斑区域。切除白斑病变可能降低后续癌变的风险[19]。病变好发于牙齿咬合线对应的颊中后部。颊黏膜癌三种亚型包括：外生型、溃疡型和疣样型。疣状癌相较于口腔其他部位更好发于颊黏膜[20]。颊黏膜癌为继唇癌、舌癌、口底癌及下牙龈癌之后，口腔第五大恶性肿瘤。在印度、马来西亚及中国台湾地区，颊黏膜

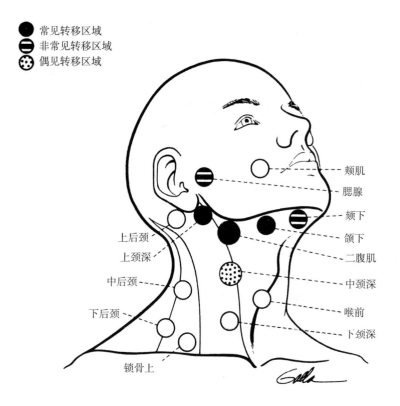

● 常见转移区域
⊖ 非常见转移区域
⊛ 偶见转移区域

颊肌
腮腺
颏下
颌下
二腹肌
中颈深
喉前
下颈深

上后颈
上颈深
中后颈
下后颈

锁骨上

◀ 图 9-6　颊黏膜癌淋巴结转移途径

癌位居口腔恶性肿瘤发病的第一位。颊黏膜癌好发于 60—80 岁，男性多见，与吸烟及咀嚼槟榔相关 [21, 22]。患者常表现为疼痛、出血、牙关紧闭或颈部淋巴结肿大。晚期肿瘤可累及整个颊部并侵袭邻近骨及颈部。

浸润型颊黏膜癌常早期累及颊肌，可局部侵犯颊沟、上下牙槽嵴、硬腭、上颌骨、下颌骨、腮腺深叶和唇交界部。晚期肿瘤可穿破颊部皮肤。淋巴结转移率为 9%～31% [20, 23]。最常见受累区域为颌下及二腹肌下淋巴结（图 9-6）。亚临床淋巴结转移风险为 16% [24]。临床上远处转移并不常见，因为患者通常在发生明显远处转移之前已死于局部病变未控。

（五）牙龈及硬腭

上牙龈（上牙槽嵴）包括覆盖于上颌骨牙槽突上嵴表面的黏膜，自上龈颊沟的黏膜连接线，延至硬腭连接处，后缘为翼腭弓上端。下牙龈（下牙槽嵴）包括下颌骨牙槽突表面附着的黏膜，从颊沟黏膜连接线延伸至口底黏膜线，后方延伸

至下颌骨升支。硬腭由上颌骨腭突及腭骨水平部构成，其前界和侧界为上牙槽嵴，后界为腭骨后部并延续于软腭。

鳞状细胞癌为最常见的组织类型，多为高 - 中分化。大约 80% 牙龈癌发生于下牙龈，前磨牙后方为其好发部位。肿瘤大体外观上可表现为溃疡型、外生型及疣样型。发病与黏膜白斑相关。临床表现包括假牙松脱、牙齿松动、咀嚼出血或局部迁延不愈的溃疡。下唇感觉异常通常提示下牙槽神经受累。肿瘤侵犯骨组织可引起牙关紧闭及疼痛。硬腭的原发恶性肿瘤十分少见，仅占口腔癌的很少部分 [25]。患者常表现为假牙松脱、疼痛、间歇出血或溃疡迁延不愈。

牙龈癌常侵犯邻近骨组织。上牙龈癌可直接侵入上颌窦或累及下龈颊沟。影像学检查有助于鉴别局部晚期原发上牙龈癌与原发上颌窦癌侵犯牙龈。下牙龈癌可局部侵犯下颌磨牙后区、颊黏膜或口底。在无牙齿患者中，肿瘤主要经咬合嵴蔓延或同时侵犯颊或舌 [26, 27]。Byers 等报道，下牙龈癌患者临床可见的淋巴结转移率为

16%，亚临床淋巴结转移率为 18%[28]。在一项 33 例鳞癌患者中，局限于上齿龈者的淋巴结转移率为 21%，侵犯硬腭者的淋巴结转移率分别为 27%[29]。牙龈癌最常累及颌下淋巴结，二腹肌淋巴结及上颈部淋巴结次之。硬腭恶性肿瘤主要为腺样囊性癌及黏膜表皮样癌，鳞状细胞癌少见，淋巴结转移率低于 10%。

（六）磨牙后三角

磨牙后三角为下颌骨升支下方的三角形黏膜区域，下颌后磨牙后方至其尖端，毗邻上颌结节。内侧与前扁桃柱黏膜混合，两侧与颊黏膜延续。

磨牙后三角的恶性肿瘤罕见，以中 – 高分化鳞状细胞癌常见。常与源自前扁桃柱的肿瘤难以区分，文献报道上常作为同一个部位。初诊淋巴结转移率为 39%，隐匿性淋巴结转移率为 25%[30]。该区域淋巴结引流至同侧颌下淋巴结、二腹肌下淋巴结和颈静脉上淋巴结。临床常见症状为疼痛，疼痛可牵涉至外耳道及耳周。

二、诊断及分期

口腔癌患者需接受全面的口腔检查，原发病变活检及胸部影像检查。CT 扫描常用于评估原发肿瘤范围及颈部区域淋巴结转移情况。CT 有助于发现下颌骨、上颌骨及翼腭窝部位的骨性侵犯（图 9-7）。MRI 在评估软组织病变范围方面优于 CT。多项研究表明，MRI 能准确判断舌癌的浸润深度（图 9-8）[31, 32]。PET 扫描有助于口腔癌分期。一项前瞻性研究中，134 例临床颈部淋巴结阴性的口腔癌患者，术前分别采用 PET 扫描及 CT/MRI 扫描，结果表明在发现隐匿性颈部淋巴结转移方面，PET 敏感性是 CT/MRI 的两倍[33]。Kovacs 等开展的一项研究中，PET 扫描联合前哨淋巴结活检减少了口腔癌及口咽癌治疗中行选择性颈部淋巴结清扫的比例[34]。PET

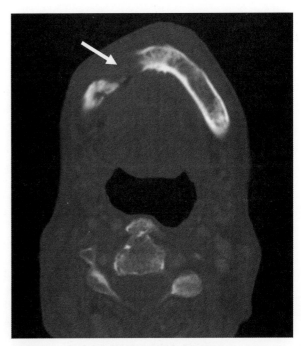

▲ 图 9-7　CT 横断面显示口底癌下颌骨侵犯（箭）

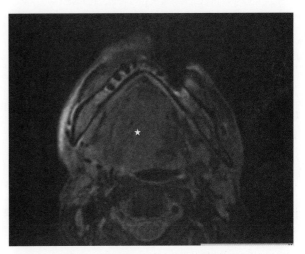

▲ 图 9-8　MRI T$_2$ 横断面显示右前方高信号区（★）为舌癌浸润所致

扫描在口腔癌分期中的作用依旧是今后研究的方向。

美国癌症联合委员会第 8 版（2017）口腔癌分期（AJCC）分期系统见表 9–1[35]。

（一）流行病学

目前，美国每年新发 32 760 例口腔癌病例，死亡 6650 例，占头颈部恶性肿瘤的 30%[36]。男

表 9-1　第 8 版美国癌症联合委员会唇与口腔肿瘤 TNM 分期

原发肿瘤（T）

T_X	原发肿瘤无法评估
T_{is}	原位癌
T_1	肿瘤≤ 2cm 且 DOI ≤ 5mm（DOI 指肿瘤浸润深度，非肿瘤厚度）
T_2	肿瘤≤ 2cm，5mm ＜ DOI ≤ 10mm，或 2cm ＜肿瘤＜ 4cm，DOI ≤ 10mm
T_3	肿瘤＞ 4cm，或者肿瘤任何大小，DOI ＞ 10mm
T_4	中 - 晚期或非常晚期局部病变
	中 - 晚期局部病变
T_{4a}	（唇）肿瘤侵犯骨皮质或者侵犯下牙槽神经、口底或脸部皮肤（如下巴或者鼻部）；（口腔）肿瘤只侵犯邻近组织（如穿透上颌骨或下颌骨的骨皮质，或累及上颌窦或面部皮肤）；牙龈原发肿瘤的骨 / 牙槽骨浅表侵犯并不足以分类为 T_4
T_{4b}	严重局部晚期病变，肿瘤侵犯咀嚼肌间隙、翼板、颅底和（或）包绕颈内动脉

区域淋巴结

临床分期 N（cN）

N_X	区域淋巴结无法评估
N_0	无区域淋巴结转移
N_1	同侧单个淋巴结转移，最大径≤ 3cm，且淋巴结包膜外侵犯（ENE）（－）
N_2	单个同侧淋巴结转移，最大径＞ 3cm 但＜ 6cm 及 ENE（－）；或多个同侧淋巴结转移，最大径＜ 6cm 及 ENE（－）；或双侧或对侧淋巴结转移，最大径＜ 6cm 及 ENE（－）
N_{2a}	单个同侧淋巴结转移，最大径＞ 3cm 但＜ 6cm 及 ENE（－）
N_{2b}	或多个同侧淋巴结转移，最大径＜ 6cm 及 ENE（－）
N_{2c}	或双侧或对侧淋巴结转移，最大径＜ 6cm 及 ENE（－）
N_3	淋巴结转移最大径≤ 6cm，且 ENE（－）；淋巴结转移最大径＞ 6cm 且 ENE（－）；或任意淋巴结转移及临床明显的 ENE（＋）
N_{3a}	淋巴结转移最大径≤ 6cm，且 ENE（－）
N_{3b}	或任意淋巴结转移及临床明显的 ENE（＋）

病理分期 N

N_X	区域淋巴结无法评估
N_0	无区域转移淋巴结
N_1	同侧单个淋巴结转移最大径≤ 3cm，且 ENE（－）
N_2	同侧单个淋巴结转移，最大径≤ 3cm，且 ENE（＋）；或同侧单个淋巴结转移，最大径＞ 3cm 但＜ 6cm 且 ENE（－）；或同侧多个淋巴结转移，最大径＜ 6cm 及 ENE（－）；或双侧或对侧淋巴结转移，最大径＜ 6cm 及 ENE（－）
N_{2a}	同侧单个淋巴结转移，最大径≤ 3cm，且 ENE（＋）；或同侧单个淋巴结转移最大径＞ 3cm 但＜ 6cm 且 ENE（－）
N_{2b}	多个同侧淋巴结转移，最大径＜ 6cm 及 ENE（－）
N_{2c}	双侧或对侧淋巴结转移，最大径＜ 6cm 及 ENE（－）
N_3	转移淋巴结最大径＞ 6cm 且 ENE（－）；同侧单个淋巴结最大径＞ 3cm，伴 ENE（＋）；或者同侧多个、对侧或双侧淋巴结转移，伴 ENE（＋）；或对侧单个淋巴结＜ 3cm，伴 ENE（＋）
N_{3a}	转移淋巴结最大径＞ 6cm，且 ENE（－）
N_{3b}	同侧单个淋巴结最大径＞ 3cm，伴 ENE（＋）；或者同侧多个、对侧或双侧淋巴结转移，伴 ENE（＋）；或对侧单个淋巴结＜ 3cm，伴 ENE（＋）

远处转移（M）

M_0	无远处转移
M_1	远处转移

TNM 分期

0	T_{is}	N_0	M_0
I	T_1	N_0	M_0
II	T_2	N_0	M_0
III	T_3	N_0	M_0
	T_1，T_2，T_3	N_1	M_0
IVA	T_{4a}	N_0，N_1	M_0
	T_1、T_2、T_3、T_{4a}	N_2	M_0
IVB	任何 T	N_3	M_0
	T_{4b}	任何 N	M_0
IVC	任何 T	任何 N	M_1

引自 AJCC Cancer Staging Manual, Eighth Edition (2017), Springer, New York, Inc.

性发病率高于女性，男女比为 3 : 2[37]。吸烟、饮酒是口腔癌较为明确的致病因素[38, 39]。戒烟能够降低口腔癌的发生率[40]。在美国，口腔癌主要发生于老年人，近期也有报道在年轻非吸烟及非饮酒人群中舌癌发生率呈上升趋势，原因尚不清楚[41]。南亚地区口腔癌高发，在印度占所有恶性肿瘤的 17%，而在西方国家，该比例仅为 5%[42]。咀嚼槟榔是南亚国家口腔癌高发的原因之一[43]。遗传学异常，包括 Fanconi 贫血和先天性角化不良，是口腔癌发病的高危因素。Fanconi 贫血为常染色体隐性遗传疾病，由于 DNA 损伤修复相关基因突变所致，是口腔癌合并血液学异常的主要原因。先天性角化不良，或 Zinsser–Engman–Cole 综合征，是一种罕见的基因疾病，会导致进行性骨髓衰竭，特征表现为网状皮肤色素沉着、指甲营养不良及口腔白斑。

尽管越来越多证据表明，人类乳头瘤病毒（HPV）与口咽癌发病相关，但 HPV 和口腔癌发病之间联系的研究却结论不一[44]。不同部位的黏膜组织对于 HPV 的易感性是不同的，绝大多数 HPV 相关的肿瘤发生于口咽部[45]。Meta 分析证实，HPV 状态并不能预测非口咽癌患者的总生存率或无病生存率[46]。迄今为止，正在开展的研究中 HPV 相关性癌治疗降级的临床试验通常不包括原发性口腔肿瘤患者。

（二）治疗方法选择

口腔癌治疗手段包括手术、放射治疗或综合治疗。治疗策略选择通常基于如下因素：解剖部位、肿瘤分期、组织学类型和患者因素，如内科并发症、临床表现和患者意愿等。此外，各个医疗机构治疗方法也各不相同，很大程度上取决于专家水平、专业知识、医师偏好和该机构的患者量。

对于早期疾病，可选择单纯放射治疗或手术，疗效一致。对于选择性 T_1 及 T_2 期患者，临床上通常选择单纯手术。对于可能有潜在淋巴结转移的病例，尤其是 T_2，可能需要选择性或全颈淋巴结清扫。手术可提供病理资料，能评估术后放射治疗适应证，避免疗程延长。切除手术可保存语言及吞咽功能，避免放射治疗影响唾液分泌及牙齿功能。对于不能耐受手术或手术会导致严重功能丧失者，可选择放射治疗。T_1 及部分 T_2 的口腔癌患者可行单纯放射治疗，包括外照射、近距离放射治疗或两者的综合治疗。

相比于其他部位的头颈部肿瘤，口腔癌单纯手术治疗后的局部复发率更高[47, 48]。对于局部晚期口腔癌（T_3 或 T_4），推荐手术联合同步放化学治疗。近期，关于术后放化学治疗最佳时机存在争论。在 RTOG 73–03 研究中，将可手术的头颈部癌患者随机分为术前放射治疗组及术后放射治疗组，证实术后放射治疗组的局部控制率更高[49]。Licitra 开展的一项研究中，195 例局部晚期口腔癌患者被随机分为单纯手术组和顺铂＋氟尿嘧啶新辅助化学治疗组，高风险患者行单纯放射治疗，结果表明新辅助化学治疗可降低下颌骨切除率及术后放射治疗实施率，但对总生存率无影响[50]。目前，局部晚期口腔癌的标准治疗是术后放射治疗，对于包膜外侵或切缘阳性，行术后辅助放化学治疗。强烈推荐患者的综合治疗模式由多学科团队联合制定。

（三）辅助治疗

术后放射治疗的目的是提高局部控制率，尽可能提高生存率[51]。术后放射治疗的适应证包括以下一个或多个病理因素：手术切缘阳性，毗邻或不确定；淋巴结包膜外侵；淋巴结转移数目超过 1 个；淋巴结直径＞ 3cm；T 分期较晚侵犯软组织、肌肉或骨组织；神经或淋巴血管受累；淋巴结清扫不彻底[48, 52]。原发部位术后常规照射剂量为 60Gy，包括瘤床和受侵区域。对于切缘阳性或邻近手术边缘及淋巴结包膜外受侵的高危患者，局部可推量至 66Gy。对于临床及病理阴性的颈部区域，剂量为 54Gy[47, 53]。术后 3 ～ 4 周，伤口愈合后即可开始放射治疗。Hinerman 等研究发现手术和放射治疗间隔超过 51 天时，高危口腔癌患者局部控制率变差[52]。

基于两项随机研究 RTOG 9501 及 EORTC 22931 结果，术后局部高复发风险患者行术后同步放化疗可改善预后。这两项标志性研究采用术后同步放化疗（顺铂 100mg/m^2，第 1、22、43 天）与单纯放射治疗对比，同步放化疗提高了局部控制率及无病生存率[54, 55]。两项研究入组标准不同，Bernier 开展的一项对比研究显示，术后切缘阳性和（或）淋巴结包膜外侵者采用同步放化疗获益更大[56]。

（四）根治性同步放化疗

对于不可手术的局部晚期口腔鳞癌，可行根治性同步放化疗。多项随机对照试验[57-59] 和 Meta 分析[60, 61] 显示局部晚期头颈部肿瘤，同步放化疗疗效优于序贯放化疗或单纯放射治疗。尽管这些研究结论被推广用于口腔癌治疗，但实际上很多研究中仅纳入少量甚至完全未纳入口腔癌患者。Lo 等报道，口腔癌及口咽癌患者采用氟尿嘧啶同步放化疗与单独放射治疗相比，生存率更高[62]。一项 Ⅲ 期研究中，不可手术的局部晚期头颈肿瘤（其中包括 13% 口腔癌患者），与单纯放射治疗比较[63]，以顺铂为基础的同步放化疗可改善总生存率及无病生存率。目前尚无前瞻性临床研究比较手术与同步放化疗的疗效，芝加哥大学发表了同步放化疗疗效的回顾性分析，20 年间入组 140 例局部晚期口腔癌患者，行器官功能保留的根治性同步放化疗，5 年总生存率和无进展生存率分别为 63.2% 和 58.7%。尽管多数患者器官功能均得以保留，但放射性骨坏死的发生率为 19%[64]。

三、放射治疗方法

（一）传统外照射治疗

在口腔癌根治性放射治疗及辅助放射治疗中，传统外照射技术包括二维（2D）或者三维（3D）计划。采用热塑性面罩将头部固定正中，在舌和腭之间放置压舌板。采用不透射线金属丝标记可触摸的淋巴结、唇联合和术后瘢痕。当利用高能量射线（> 4MV）时，应增加组织填充物保证手术瘢痕或浅表淋巴结达到有效剂量。对于颈部较短患者，需要在脚下放置一个减张装置以降低肩膀高度。口腔原发灶及第一站上颈部淋巴结常规计划使用两侧面颈联合野对穿照射（图 9-9）。两侧界通常包括原发肿灶边缘外 2cm 或整个瘤床。颈后淋巴链仅在颈部淋巴结阳性的情况下才选择性照射。在剂量达 45Gy 后分野躲避脊髓。淋巴结阳性或其他高危病例，单侧

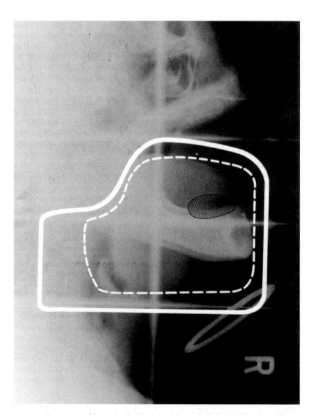

▲ 图 9-9　前口底癌术后放射治疗模拟定位侧位片

或双侧下颈部设半野，前后对穿照射，正中予以铅块挡喉。如肿瘤位置偏于一侧，可使用楔形板夹角或 X 线 + 电子线混合照射。总剂量取决于疾病范围、是否单纯放射治疗、是否联合近距离放射治疗或手术。根治性放射治疗总剂量通常在 70 ～ 74Gy。术后清扫区域给予 60Gy，清扫但切缘阳性区域给予 66Gy，未清扫低危区给予 50Gy。

（二）调强放射治疗

调强放射治疗（IMRT）在口腔癌放射治疗中应用越来越广泛。与传统放射治疗技术相比，IMRT 可降低正常组织受量，改善头颈部肿瘤患者放射治疗后唾液腺功能[65, 66]，以及生活质量[67, 68]。如上所述，可采用面罩固定 + 牙垫分隔亦可减轻黏膜反应。下颈部淋巴结可采用全程调强治疗，称为扩大的全野（EWF）IMRT；也可在 IMRT 设野外使用下颈部切线野，称为分野（SF）IMRT 技术[69-71]。如使用 SF 技术，与 IMRT 分野应选在杓状软骨以上，在下颈切线野正中铅块挡喉。如使用 EWF 技术，IMRT 射野应包括双侧下颈部。当淋巴结转移到下颈部时，推荐采用 EWF IMRT 技术。

IMRT 因具有高度适形性，倘若靶区勾画欠精确，则有可能出现边缘复发。术后正常解剖失真明显，故靶区的准确定义较为困难，靶区需结

合术前影像、术中描述、病理所见及术后 CT 影像综合决定。术后放射治疗应根据高风险、低风险区域分别定义临床靶区（CTV），以充分包括亚临床病灶。高危 CTV 包括术前大体肿瘤区域、瘤床（手术瘢痕、淋巴包膜外侵和胸锁乳突肌）。淋巴结区域应包括病理阳性的区域，以及高危区域外放一站以充分包括亚临床病灶。低危 CTV 包括对侧颈部阴性区域。对于明显疾病残留患者，需定义肿瘤区（GTV）。大体病灶的 CTV 定义为 GTV 的外放 0.5cm。计划靶区 PTV 通常为 CTV 外放 0.3 ～ 0.5cm。临床上需要勾画如下正常组织：脊髓、脑干、视器官、下颌骨、耳、腮和喉部。

几家医疗机构报道了其口腔癌 IMRT 的相关经验，不同机构在靶区勾画及剂量分割上各不相同[72-75]。在美国纽约纪念斯隆 – 凯特琳癌症中心，高危 PTV 区域（切缘阴性，无淋巴结包膜外侵）予以 60Gy/2Gy 的分割模式。高危 PTV 区域（镜下切缘阳性，淋巴结包膜外侵）予以 66Gy/2 ～ 2.2Gy。低危区 PTV 予以 54Gy/1.8Gy，如采用独立的下颈切线野，该区域予以 50 ～ 54Gy/1.8 ～ 2Gy（表 9-2，图 9-10 和图 9-11）。明显残留病灶 PTV 区域予以 70Gy。

（三）口腔内限光筒放射治疗

口腔内限光筒照射常使用 100 ～ 250kVp 的

表 9-2　口腔癌术后调强放射治疗靶区勾画指南

肿瘤部位	分期	高危 PTV：60Gy/2Gy*	低危 PTV：54Gy/1.8Gy
舌；口底	T_1-T_4 N_0	瘤床、Ⅰ～Ⅳ区（凭医生的判断）**,***	Ⅰ～Ⅳ区（凭医生的判断）**,***
舌；口底	T_1-T_4 N_1-N_3	瘤床、同侧Ⅰ～Ⅴ区或对侧淋巴结受累包括双侧Ⅰ～Ⅴ区	对侧淋巴结阴性包括对侧Ⅰ～Ⅳ区***
颊黏膜；磨牙后三角；硬腭；牙龈	T_1-T_4 N_0	瘤床、Ⅰ～Ⅳ区（凭医生的判断）**,***	Ⅰ～Ⅳ区（凭医生的判断）**,***
颊黏膜；磨牙后三角；硬腭；牙龈	T_1-T_4 N_1-N_3	瘤床、同侧Ⅰ～Ⅴ区或对侧淋巴结受累包括双侧Ⅰ～Ⅴ区	对侧淋巴结阴性包括对侧Ⅰ～Ⅳ区***

*. 显微镜下残留或淋巴结包膜外受侵 66Gy，大体肿瘤残留 70Gy；
**. 决策包括基于肿瘤特征和医生判断决定的低危和高危区域；
***. Ⅴ区是否照射取决于医生的判断；
PTV. 计划肿瘤靶区

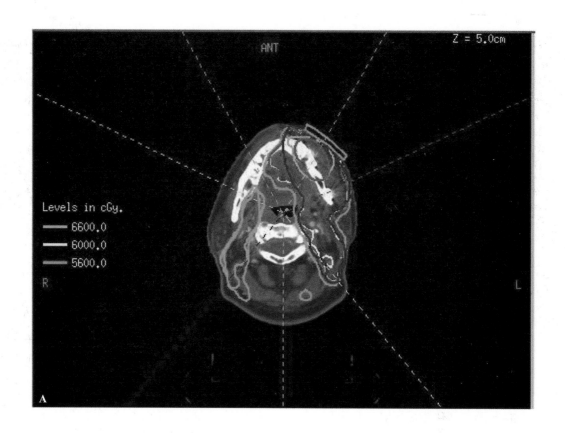

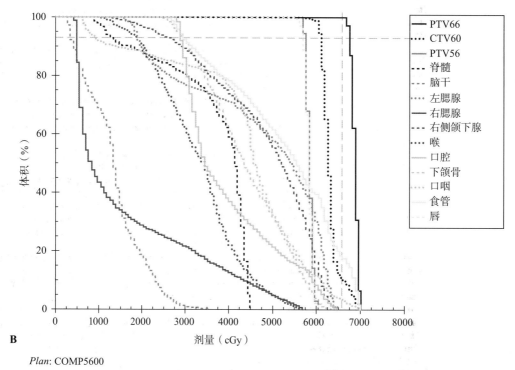

Plan: COMP5600

▲ 图 9-10　A. 牙龈鳞癌，病理分期为 T_4N_{2b}，调强放射治疗计划（IMRT）横断面；B. 相关结构的剂量 - 体积直方图；患者手术瘢痕区域放置了组织补偿

此图的彩色版本见书中彩图页

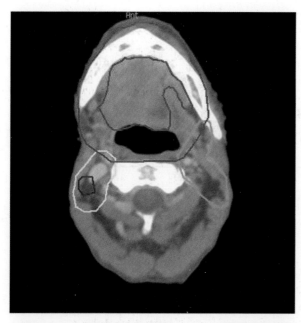

▲ 图 9-11　一例不可手术切除的 T_3N_{2b} 舌鳞癌患者调强放射治疗的靶区勾画

剂量线如下：红（内测线条），GTV；红（外侧线条），PTV 70Gy；蓝，PTV 70Gy；黄，PTV 59.4Gy；绿，PTV 54Gy；考虑亚临床病灶剂量线包括了舌根（此图的彩色版本见书中彩图页）

X 线或 6MeV 电子束，适用于口底或舌的小病灶。Phillips 等报道，采用 55Gy/18d 和 60Gy/26d 分割剂量可获得较好局部控制率，组织坏死风险也在临床可接受范围内[53]。经口放射治疗也可联合外照射于局部病灶推量，使用口腔内限光筒覆盖肿瘤边界即可。局部推量于外照射前实施，处方剂量 21 ～ 27Gy/3Gy。与组织间插值放射治疗或 EBRT 比较，经口限光筒放射治疗的优势如下：照射体积较小，可更好保护腮腺功能；不需要住院治疗或麻醉；骨坏死风险更小。此治疗方式需要合适的患者制动，较好的临床配合，以充分涵盖病灶。近年来经口限光筒放射治疗已不常规使用。

（四）近距离放射治疗

目前，口腔癌单纯近距离放射治疗或联合 EBRT 已有大量经验[76, 77]。近距离放射治疗的优势包括：直达肿瘤部位；避开周围正常组织而只对病变组织实行高剂量放射治疗；比外照射时

间更短。低剂量率治疗（0.3 ～ 0.6Gy/h）已常规用于口腔癌治疗，但近年来人们越来越关注高剂量率及超高剂量率近距离放射治疗[78]。对于病理分化良好的早期 $T_1 \sim T_2N_0$ 者，可单纯使用组织内低剂量率近距离放射治疗，常规植入剂量为 60 ～ 70Gy/6 ～ 7d。低剂量率（25 ～ 30Gy）近距离放射治疗联合外照射已成功运用于根治性及辅助治疗模式中[79]。

近距离放射治疗技术通常基于一个经典计划系统，如 Patterson–Parker 或 Quimby，或基于计算机的新方法[80, 81]。导管通常在超声或 X 线透视引导下平行和等距离置于组织内，放射源间隔 1 ～ 1.5cm。当肿瘤深度 ≤ 1cm 时，单面植入即可满足要求。当肿瘤深度 > 1cm 时，需要双面植入或容积植入，使剂量线充分涵盖肿瘤。^{192}Ir 是临时植入的主要放射源，其植入的形式包括曲别针样，线样或预装在塑料带的种子样。^{125}I 是首选的永久性植入同位素。近期使用 ^{192}Ir 源遥控后装高剂量率近距离治疗越来越广泛。高剂量率技术减少了人员辐射暴露，并可利用计算机计划系统优化剂量分布[82]。随着外科技术改进和适形调强放射治疗技术的推广，近距离放射治疗使用逐年减少。

四、原发部位特异性治疗推荐及治疗结果

口腔鳞癌是头颈部肿瘤富有挑战性的一个亚型。文献报道，5 年局部控制率及疾病特异性生存率为 50% ～ 80%[52, 83, 84]。口腔癌颈部淋巴结率较高，约为 35%。淋巴结转移是重要的预后不良因素。Leyland 等报道，891 例口腔癌颈部淋巴结阴性和阳性组 5 年疾病特异生存率分别为 59% 和 39%[85]。多家医疗中心报道，口腔癌患者行根治性和术后调强放射治疗均取得了较好疗效（表 9-3）。

表 9-3　IMRT 治疗口腔癌研究汇总

研究	治疗模式	病例数	3 年局部控制率	3 年总生存率
Yao 等（2007）[73]	术后放射治疗； 根治性放射治疗	49 5	82%	68%
Chen 等（2009）[158]	术后放射治疗	22	64%*	67%
Gomez 等（2009）[72]	术后放射治疗	35	77%	74%
Daly 等（2011）[75]	术后放射治疗； 根治性放射治疗	30 7	53% 60%	59% 38%

*. 粗率

（一）唇癌

唇癌无论采用放射治疗或手术治疗效果都较好[86]。治疗方法的选择取决于疾病分期、治疗后功能保留及美容效果、治疗便捷性、患者年龄、治疗人员和设备[87]。对于下唇小病灶（＜2cm）、年轻患者、骨质受侵、颈部淋巴结转移及放射治疗后复发者可选择手术治疗。对于较大且不伴骨质受累或唇联合受累，术后会造成严重的外观及功能损害者可选择放射治疗[86, 88]。放射治疗适应证还包括手术切缘不足、淋巴结转移和局部晚期病变。预防性颈部照射或颈淋巴结清扫术一般用于 T_3 或 T_4 疾病，$T_{1-2}N_0$ 则不需要上述处理[6]。淋巴结转移高危因素包括低分化肿瘤、肿瘤复发或累及唇联合[6, 7]。

唇癌行外照射可使用深部 X 线或电子线[89]。深部 X 线的治疗范围应包括原病灶外 1.0～1.5cm，对于电子线则需外扩 2.0～2.5cm。为保护口腔内结构可在口唇内表面及牙龈之间放置一块铅屏。电子线能量选择取决于病灶的厚度。在需要同时治疗颈部时，两侧对穿野应同时包括原发灶及颈部 I 区及 II 区，当需要行下颈部照射时可设单前下颈切线野。对于晚期上唇癌，为包括面部淋巴引流需外设被称为"胡须野"的电子线野[90]。如出现神经周围侵犯，放射治疗野应外扩至颅底以包全受累颅神经全长。小病灶（＜2cm）单纯放射治疗剂量推荐 45～50Gy，3 周内完成。更大的病灶推荐 60～70Gy，4～7 周完成。近距离放射治疗（合并或不合并外照射）应包全所有植入物，实施后装照射选用的放射源通常为 ^{192}Ir[77]。当 T_1 或 T_2 病灶单纯运用近距离放射治疗时，低剂量率剂量 60～65Gy，5～7d 完成。使用近距离放射治疗推量通常在外照射 40～50Gy 后实施。

通过放射治疗或手术治疗大部分唇部鳞癌可获得较好的疾病控制。通过外照射或组织间插植治疗，T_1 期原发病灶的局部控制率高于 90%，T_2 或 T_3 期则高于 75%[88, 91-93]。治疗结果汇总见表 9-4。

表 9-4　唇癌放射治疗研究汇总

研究（年，随访时间）	病例数	治疗模式	分期	局部控制率
Jorgensen 等（1973，5 年）[159]	869	LDR 组织间插植	T_1 T_2 T_3	93% 87% 74%
De Visscher 等（1996，10 年）[88]	106	LDR 组织间插植或 EBRT	T_1 T_2	99%* 77%*
Guinot 等（2003，3 年）[160]	39	HDR 组织间插植 ±EBRT	T_1～T_2 T_4	95% 74%
Guibert 等（2010，8 年）[161]	92	LDR 组织间插植	T_1～T_2	75%

*. 粗率；EBRT. 外照射治疗；HDR. 高剂量率；LDR. 低剂量率

（二）舌癌

对于临床评估可手术切除的舌癌，手术是首选的治疗方式。早—中期患者半侧舌切除术后行舌重建手术，术后功能恢复较好。根治性放射治疗适用于拒绝手术或无法手术切除的患者。早期舌癌患者根治性放射治疗可采用组织间插植，或外照射联合组织间插植补量，或口内限光筒放射治疗[94-96]。晚期或局部晚期肿瘤单纯放射治疗效果欠佳，可采用全舌切除合并或不合并喉部切除。对于不适宜手术或近距离放射治疗的患者，可以尝试行根治性同步放化疗。术后放射治疗的适应证包括 T_3 或 T_4 期、多发颈部淋巴结转移、近切缘或切缘阳性、淋巴结包膜外侵犯、淋巴管或神经侵犯。切缘阳性或淋巴结包膜外侵犯，行术后同步放化疗效果优于单纯放射治疗，是此类患者的标准治疗模式[54-56]。

近距离放射治疗可作为舌癌根治性治疗的一部分[97]。对于组织分化好、浸润深度 < 4mm 的 T_1 期患者，单纯组织间插植或经口放射治疗就能获得较好的控制[98]。对于上述以外其他病期，原发灶近距离放射治疗联合颈部外照射或颈部淋巴结清扫可作为治疗选择。病变深度 > 1cm 的患者需要行双面或容积插植，单面插植适用于更局限的病灶。研究报道，低剂量率近距离放射治疗（30 ~ 50cGy/h）总剂量达 65 ~ 70Gy 时，可获得最大的局部控制率及最小的组织坏死率[99]。剂量降低可导致局部复发率升高[100, 101]。分次的高剂量率组织间插植亦是可供选择的治疗手段。一项比较高剂量率和低剂量率插植治疗早期舌癌的Ⅲ期临床试验，结果表明高剂量率插植可达到相似的局部控制率，因分次少亦减少了医务人员的辐射暴露[82, 102]。当使用单纯近距离放射治疗时，推荐剂量为 60 ~ 70Gy/5 ~ 7d。对于肿瘤体积较大的 T_2 期患者，采用组织间插植联合外照射，总剂量为 75 ~ 80Gy，其中外照射剂量为 30 ~ 40Gy。近距离放射治疗的治疗范围取决于外照射前的肿瘤体积。

由于舌癌颈部淋巴结转移风险较高，除了分化好、浸润深度浅的 T_1 期患者，其余均应行颈部淋巴结清扫或颈部放射治疗[10, 14, 103]。颈部淋巴结临床阴性患者，临床靶区体积应包括颏下、颌下、二腹肌下和中下颈部淋巴结（Ⅰ-Ⅳ区）。单侧颈部淋巴结转移的患者，对侧隐匿性淋巴结转移率高达 35% ~ 55%[104-106]，因此需行双侧颈部照射。

舌癌长期生存率与肿瘤分期密切相关。Gujrathi 等报道，Ⅰ期、Ⅱ期、Ⅲ期和Ⅳ期患者综合治疗 5 年总生存率分别为 64%、46%、42% 和 16%[107]。Shibuya 等报道，单纯近距离放射治疗或近距离放射治疗联合外照射治疗 T_1 和 T_2 期肿瘤的 5 年局部控制率：浅表型肿瘤为 85%，外生型肿瘤为 70% 和浸润型肿瘤为 45%。T_1、T_{2a} 和 T_{2b} 期的 5 年总生存率分别为 84%、78% 和 72%[108]。舌癌发生淋巴结转移时，总生存率明显降低。一项纳入 280 例舌癌病例的研究，N_0 患者 5 年总生存率为 50%，颈部淋巴结转移患者 5 年生存率为 10%[110]。

难以比较不同治疗方式疗效差异，原因为发表文献多为回顾性资料，入组病例数和治疗方法不同，研究机构间亦存在偏倚。关于口腔癌不同治疗方式疗效，数项研究结果显示生存率无明显差异[107, 111, 112]。Session 等研究发现，在调整分期后，单纯局部切除、复合切除、单纯放射治疗及复合切除联合放射治疗各组的总生存率并无明显区别[109]。Fein 等研究发现，T_1 和 T_2 期患者行单纯放射治疗、单纯手术或手术联合放射治疗的肿瘤控制率相似。相反，一项日本的回顾性研究表明，Ⅰ-Ⅱ期肿瘤患者近距离放射治疗与单纯手术比较疗效欠佳，低剂量率组、高剂量率组和手术组的 5 年总生存率分别为 84%、72.9% 和 95.4%[113]。Aksu 等研究，纳入 80 例Ⅰ-ⅣA 期患者[114]，根治性放射治疗与手术 + 术后放射治疗比较，后者 5 年总生存率占优（49% vs 16%）。

舌癌最佳治疗方式应由接诊中心的多学科团队共同制定。上述研究的局部控制率汇总在表 9-5。

近距离放射治疗常与外照射联合成为舌癌根治性治疗的一部分。Fein 等报道，外照射后组织间插植补量局部控制率可达 83%[112]。安德森癌症中心研究发现，单纯组织间插植或外照射治疗，T_1 或 T_2 局部肿瘤控制率欠佳。组织间插植高量有利于局部控制，外照射剂量＞40Gy 对颈部肿瘤控制也非常重要[115]。组织间插植对于根治性放射治疗是重要的一环，但治疗中部分下颌骨的剂量通常会超过 75Gy，这可能会导致晚期下颌骨并发症。Delclos 等报道，放射性下颌骨坏死发生率为 19%，其中 6% 需要手术治疗[116]。另一项研究显示，Ⅰ 期或 Ⅱ 期患者行近距离放射治疗，该并发症（例如糜烂溃疡和骨质外露）发生率高达 38%。因此考虑到根治性放射治疗上述并发症，对于可切除的口腔肿瘤首选手术治疗。

放射治疗后复发的患者难以通过手术挽救，局部复发患者的 5 年生存率为 39%，局部区域复发患者的 5 年生存率为 27%[117]。局部复发患者行大体肿瘤切除预后仍较差，长期生存率低于 10%[118]。原发病灶控制之后的颈部淋巴结转移可被手术挽救，但淋巴结复发后中位生存期仅有 18 个月[119]。

（三）口底癌

对于口底早期肿瘤手术或放射治疗都可作为

选择。考虑到近距离放射治疗存在引起上颌骨或软组织放射性坏死的风险，对于可切除的小病灶首选手术治疗。晚期肿瘤常行手术治疗 + 辅助放射治疗，放射治疗适应证通常包括上颌骨受侵，较大或多发颈部淋巴结转移或舌肌广泛受累。手术无法切除或临床无法耐受手术的患者可选择同步放化疗。

口底肿瘤放射治疗模式包括外照射、经口限光筒放射治疗及组织间插植。切除性活检后的浅表型或外生型 T_1 病变可单纯使用组织间插植和经口限光筒放射治疗，或在局部更晚期肿瘤活检中联合外照射[120]。舌癌和口底癌低剂量率组织间插植治疗技术相似。与其他头颈部肿瘤的近距离放射治疗相同，高剂量率近距离治疗可降低医务人员辐射暴露[121]。根治性放射治疗时，原发肿瘤外照射剂量 50 ～ 54Gy，可采用组织间插植、经口内限光筒或外照射给予补量 10 ～ 20Gy。若全程使用调强技术实施根治性放射治疗，整个放射治疗区域可使用同步加量技术（剂量雕刻），原发肿瘤剂量 70Gy、转移淋巴结剂量 59.4 ～ 63Gy（每次 1.8Gy）；无淋巴结转移但高危区域剂量 60Gy（每次 2Gy）；低危区域剂量 54Gy（每次 1.8Gy）。术后放射治疗高危区域剂量 60 ～ 66Gy，低危区域 50 ～ 54Gy。除选择性 T_1N_0 之外，临床上颈部淋巴结阴性的患者应行颈部清扫术或放射治疗。与舌癌相似，口底癌淋巴途径并不是单侧，所以放射治疗应包

表 9-5 舌鳞癌治疗结果汇总

研究（年）	病例数	治疗模式	分期	局部控制率
Wendt 等（1990）[115]	103	EBRT 和（或）IB	T_1N_0 T_2N_0	81% 67%
Mazeron 等（1991）[99]	153	IB	T_1N_0 T_2N_0	87% 92%
Wang 等（1995）[162]	112	EBRT 和 IOC	T_1N_0 T_2N_0	93%* 80%*
Sessions 等（2002）[109]	279	S，RT 或 S 和 RT	$T_{1-4}N_{1-3}$	66%
Fan 等（2007）[163]	201	S+EBRT	$T_{1-4}N_{1-3}$	72%

*. 5 年实际局控率；EBRT. 外照射治疗；IB. 组织间插植近距离治疗；IOC. 经口内限光筒；S. 外科手术；RT. 放射治疗

括双侧颈部。

表 9-6 列举了数个有关口底肿瘤疗效的研究。口底肿瘤 5 年疾病特异性生存率为 56% ～ 76%[122-125]。生存率与 T 分期[122, 126, 127]、N 分期[122, 127],以及切缘情况[128] 相关。Session 等研究发现,280 例患者行单纯手术或放射治疗,原发肿瘤区域复发是最常见的治疗失败类型(占所有失败类型 50%,单纯原发肿瘤复发占 41%),发生率是颈部失败的两倍[122],其中远处失败发生率 30%,20% 病例会发生第二原发肿瘤。来自法国的一项研究发现,160 例患者行单纯近距离放射治疗,其中 T_{1-2} 局部控制率为 76%,5 年生存率为 76%[129],这些病例因为第二原发肿瘤或并发症预后较差。放射治疗后,骨和软组织坏死发生率为 10% ～ 20%,常发生于根治性放射治疗后 2 年之内[116, 129, 130]。大部分坏死病例经非手术治疗后可以治愈,但一些患者仍需要行单侧下颌骨切除术。

(四)颊黏膜癌

颊黏膜癌首选外科治疗。T_1 小病灶累及唇联合,或颊中部受累但未累及牙龈者可选择单纯放射治疗。手术切除范围取决于肿瘤局部及区域侵犯范围。当怀疑骨受侵时,需行边缘或节段下颌骨切除术,或上颌骨部分切除术。根据转移淋巴结范围,淋巴结阳性的患者推荐选择性、改良根治性或根治性颈淋巴结清扫术。颈部淋巴结阴性的患者行肩胛舌骨上颈淋巴清扫术(Ⅰ-Ⅲ区)[131]。辅助放射治疗适用于高危患者,包括局部晚期或病理特征差的肿瘤。研究表明,

$T_{1-2}N_0$ 和肿瘤厚度超过 6mm 患者的局部复发率仍较高[132-135]。因此,早期颊黏膜也推荐术后放射治疗。与口腔其他部位肿瘤一样,对于切缘阳性或淋巴结包膜外侵的患者,推荐术后同步放化疗。采用三维适形放射治疗或调强放射治疗保护双侧腮腺。靶区范围应包括外科手术野和整个颊黏膜。对于单侧颊黏膜病变,N_0 仅需行同侧颈部放射治疗,而 N+ 需行双侧颈部照射。颊黏膜癌术后放射治疗剂量与口腔其他部位肿瘤相同。未侵犯龈颊沟、牙龈或骨的早期小病灶可采用以植入在尼龙带中的线样或种子样铱源为基础的组织间插植。临床依据病灶厚度采用单面或双面组织间插植,剂量为 60 ～ 70Gy/5 ～ 8d。

颊黏膜鳞癌治疗后多为局部复发。回顾性研究表明,局部复发率为 37% ～ 80%[132, 136, 137]。一项探究术后放射治疗价值的印度前瞻性随机对照研究,纳入Ⅲ期和Ⅳ期颊黏膜癌,术后放射治疗组和无术后放射治疗组的 3 年无疾病生存率分别为 68% 和 38%[138]。手术可用于根治性放射治疗失败患者的挽救。挽救性手术治疗报道的 5 年无病生存率为 60%[139]。颊黏膜鳞状细胞癌的研究汇总见表 9-7。

多项研究证实,综合治疗效果优于单纯手术或放射治疗。Lin 等报道,121 例患者行单纯手术、单纯放射治疗或手术 + 术后放射治疗。$T_{1-2}N_0$ 期患者行单纯手术治疗,局部复发率为 40%。对于局部晚期肿瘤,综合治疗可以改善局部区域控制率和总生存率[133]。另一项研究发现,综合治疗的 3 年局部区域控制率为 64%。手术切缘阳性和皮肤受侵是不良预后因素[140]。

表 9-6　口底鳞癌治疗结果汇总

研究(年)	病例数	局部控制率	区域控制率	5 年无病生存率
Araki 等(1990)[164]	76	84%	82%	
Hicks 等(1997)[125]	99	80%	74%	76%
Sessions 等(2000)[122]	280	59%	82%	56%

表 9-7　口腔颊黏膜鳞癌治疗研究汇总

研究（年，随访）	例　数	分期（Ⅲ / Ⅳ）	局部控制率	局部区域控制率	肿瘤特异生存率
Pop 等（1988, 5 年）[136]	49	63%		45%	52%**
Fang 等（1997, 3 年）[140]	57	89%		64%	62%
Sieczka 等（2001, 5 年）[134]	27	42%	56%*		73%
Iyer 等（2004, 3 年）[165]	147	8%	88%*	74%*	77%
Lin 等（2006, 5 年）[133]	121	64%		36%	37%

*. 粗率；**. 总生存率

（五）硬腭与牙龈

手术是大多数牙龈和硬腭癌的首选治疗方法。小的浅表型鳞癌可用表面模具接触放射治疗。术后放射治疗适用于如下高危因素的患者：如近切缘 / 切缘阳性、神经浸润、淋巴管浸润、T_3 / T_4 或淋巴结阳性。术后常规给予 60 ～ 66Gy/1.8 ～ 2Gy，切缘阳性或淋巴结包膜外侵区域给予 66Gy。硬腭癌术后照射剂量与舌癌和口底癌相同，技术条件允许可选用调强放射治疗。下前颈部区域给予 50 ～ 50.4Gy 剂量。放射治疗设野常需要包括双侧颈部。然而，对于单牙槽嵴病变，可仅行单侧颈部放射治疗。

硬腭鳞癌相对罕见。Sloan-Kettering 纪念癌症中心的 Evans 和 Shah 报道该中心 15 年临床经验，硬腭鳞癌Ⅰ期、Ⅱ期、Ⅲ期、Ⅳ期的 5 年无病生存率分别为 75%、46%、40% 和 8%[141]。据弗吉尼亚大学研究报道，硬腭鳞癌的 5 年病因特异性生存率为 59%。Yorozu 等报道，19 例硬腭鳞癌患者行放射治疗，5 年生存率为 48%，局部病灶控制率为 32%[142]。硬腭鳞癌治疗后异时癌发生率为 28%[143, 144]。

Soo 等报道，61 例上牙龈鳞癌患者首选手术治疗，5 年生存率为 51%（31/61），临床分期是与生存相关的唯一因素[145]。关于上牙龈 - 颊复合体肿瘤，来自印度的一项研究纳入 110 例患者接受单纯手术、单纯放射治疗或手术联合放射治疗。研究结果表明，手术组的 5 年无疾病进展生存率为 49%，非手术组 5 年生存率为 0[146]。

（六）磨牙后区肿瘤

T_1 和早期 T_2 磨牙后区肿瘤外照射或手术治疗均可作为根治手段。如果肿瘤侵及咽前柱、软腭或颊黏膜，需要行广泛手术切除，则应首选放射治疗。如果临床或影像学证实骨质侵犯，则应首选手术切除。若术中发现下颌骨累及，需要行节段性下颌骨切除术。术后放射治疗的适应证包括局部晚期肿瘤、近切缘或切缘阳性和多个阳性淋巴结。如前所述的口腔其他部位肿瘤，淋巴结包膜外受侵或切缘阳性是术后同步放化疗的指征。

根治性外照射放射治疗，可选用单一光子或电子束混合线，面颈联合对穿野照射。常规放射治疗剂量为 66 ～ 74Gy/2Gy。调强放射治疗大体肿瘤区的剂量为 70Gy，高危区剂量为 59.4 ～ 63Gy，低危区为 54Gy。磨牙后区肿瘤播散至颈部的潜在风险较高，放射治疗设野应包括同侧颈部。阳性淋巴结患者应考虑对侧颈部预防性照射。

磨牙后区肿瘤疗效报道的研究汇总见表 9-8。一些研究常将磨牙后区和前扁桃体弓区肿瘤混合报道。Lo 等研究中，137 例患者行放射治疗，两个部位肿瘤局部控制率无明显差异[147]。然而，大多数研究将磨牙后区和前扁桃体弓区的原发肿瘤分别报道。磨牙后区具有独特的播散方式，更易发生骨质受侵[148]。Byers 等报道，110

表 9-8　磨牙后区鳞状细胞肿瘤的治疗研究汇总

研究（年）	例　数	治疗方式	局部控制率	5 年生存率
Lo 等（1987）[147]	159	RT	71%	83%
Huang 等（2001）[150]	65	RT 和 S 或 RT	85%	
Mendenhall 等（2005）[149]	99	RT 和 S 或 RT	63%	50%
Bayman 等（2010）[166]	43	RT	47%*	31%

*. 5 年实际局部控制率

例磨牙后区肿瘤行单纯手术、放射治疗或综合治疗，5 年生存率仅为 20%，单纯放射治疗和综合治疗的局部或区域失败率分别为 16% 和 18%。对于局部晚期肿瘤，其他研究显示手术联合放射治疗优于单纯放射治疗[149, 150]。Mendenhall 等的研究中，36 例行单纯放射治疗，64 例行手术和放射治疗。多因素分析结果显示综合治疗更有利于局部控制、局部区域控制、无远处转移生存率、病因特异性生存率及总生存率[149]。

（七）放射治疗并发症

口腔癌放射治疗常见急性并发症包括口腔黏膜炎、口干和味觉改变。治疗过程中会出现片状（2 级）或融合（3 级）口腔黏膜炎，但是单纯红斑（1 级）通常表明治疗时间过久，发生肿瘤增殖。口干常发生在治疗开始 1 周后，如果唾液腺损伤不严重，口干 1 年内可得到一定程度恢复[151]。唾液腺功能在 20 ～ 40Gy 逐渐受损，剂量超过 40Gy 时，功能会受到较大影响[151, 152]。调强放射治疗能够有效保护腮腺，降低口干发生率，明显改善生活质量[153]。其他放射治疗晚期并发症包括放射性骨坏死，好发于下颌骨[154, 155]。近距离放射治疗和经口内限光筒放射治疗后可能发生软组织坏死。复发性肿瘤切除后，常给予非手术治疗，包括盐水冲洗、广谱抗生素及止痛药。对于难治性或大面积骨坏死灶，可以考虑行手术治疗。

早期研究显示，调强放射治疗可以降低口腔癌治疗的并发症。密歇根大学报道，176 例头颈部肿瘤患者行调强放射治疗，均未出现放射性骨坏死[156]。研究中下颌骨的受量 V70 < 6.5%，D_{mean} < 11Gy，研究者认为，未出现放射性骨坏死的原因亦与放射治疗前严格的口腔处理相关。纪念斯隆－凯特林癌症中心的一项研究中，35 例口腔癌患者行调强放射治疗，慢性张口困难发生率为 17%，放射性骨坏死的发生率为 6%[157]。Daly 等报道，口腔鳞状细胞癌术后行调强放射治疗，2 级以上晚期并发症发生率为 13%[75]。调强放射治疗对降低口腔癌术后治疗毒性有效，尚需进一步研究予以证实。

参考文献

[1] Moore, S., Johnson, N., Pierce, A.,Wilson, D., *et al.* (1999) The epidemiology of lip cancer: a review of global incidence and aetiology. *Oral Dis.*, 5 (3), 185–195.

[2] Yako-Suketomo, H., Marugame, T. (2008) Comparison of time trends in lip cancer incidence (1973-97) in East Asia, Europe and USA, from Cancer Incidence in Five Continents, Vols IV–VIII. *Jpn. J. Clin. Oncol.*, 38 (6), 456–457.

[3] Pogoda, J.M., Preston-Martin, S. (1996) Solar radiation, lip protection, and lip cancer risk in Los Angeles County women (California, United States). *Cancer Causes Control*, 7 (4), 458–463.

[4] Zitsch, R.P., 3rd, Lee, B.W., Smith, R.B. (1999) Cervical lymph node metastases and squamous cell carcinoma of the lip. *Head Neck*, 21 (5), 447–453.

[5] Cross, J.E., Guralnick, E., Daland, E.M. (1948) Carcinoma of the lip: A review of 563 case records of carcinoma of the lip at Pondville Hospital. *Surg. Gynecol. Obstet.*, 81, 153.

[6] Wurman, L.H., Adams, G.L., Meyerhoff,W.L. (1975) Carcinoma of the lip. *Am. J. Surg.*, 130 (4), 470–474.

[7] Vartanian, J.G., Carvalho, A.L., de Ara'ujo Filho, M.J., Junior, M.H., *et al.* (2004) Predictive factors and distribution of lymph node metastasis in lip cancer patients and their implications on the treatment of the neck. *Oral Oncol.*, 40 (2), 223–227.

[8] Byers, R.M., O'Brien, J.,Waxler, J. (1978) The therapeutic and prognostic implications of nerve invasion in cancer of the lower lip. *Int. J. Radiat. Oncol. Biol. Phys.*, 4 (3-4), 215–217.

[9] Byers, R.M.,Wolf, P.F., Ballantyne, A.J. (1988) Rationale for elective modified neck dissection. *Head Neck Surg.*, 10 (3), 160–167.

[10] Matsuura, K., Hirokawa, Y., Fujita, M., Akagi, Y., *et al.* (1998) Treatment results of stage I and II oral tongue cancer with interstitial brachytherapy: maximum tumor thickness is prognostic of nodal metastasis. *Int. J. Radiat. Oncol. Biol. Phys.*, 40 (3), 535–539.

[11] Yamazaki, H., Inoue, T., Teshima, T., Tanaka, E., *et al.* (1998) Tongue cancer treated with brachytherapy: is thickness of tongue cancer a prognostic factor for regional control? *Anticancer Res.*, 18 (2B), 1261–1265.

[12] Sparano, A.,Weinstein, G., Chalian, A., Yodul, M., *et al.* (2004) Multivariate predictors of occult neck metastasis in early oral tongue cancer. *Otolaryngol. Head Neck Surg.*, 131 (4), 472–476.

[13] Spiro, R.H., Huvos, A.G.,Wong, G.Y., Spiro, J.D., *et al.* (1986) Predictive value of tumor thickness in squamous carcinoma confined to the tongue and floor of the mouth. *Am. J. Surg.*, 152 (4), 345–350.

[14] Byers, R.M., El-Naggar, A.K., Lee, Y.Y., Rao, B., *et al.* (1998) Can we detect or predict the presence of occult nodal metastases in patients with squamous carcinoma of the oral tongue? *Head Neck*, 20 (2), 138–144.

[15] Myers, J.N., Greenberg, J.S., Mo, V., Roberts, D. (2001) Extracapsular spread. A significant predictor of treatment failure in patients with squamous cell carcinoma of the tongue. *Cancer*, 92 (12), 3030–3036.

[16] Lindberg, R. (1972) Distribution of cervical lymph node metastases from squamous cell carcinoma of the upper respiratory and digestive tracts. *Cancer*, 29 (6), 1446–1449.

[17] Shah, J.P., Candela, F.C., Poddar, A.K. (1990) The patterns of cervical lymph node metastases from squamous carcinoma of the oral cavity. *Cancer*, 66 (1), 109–113.

[18] Mohit-Tabatabai, M.A., *et al.* (1986) Relation of thickness of floor of mouth stage I and II cancers to regional metastasis. *Am. J. Surg.*, 152 (4), 351–353.

[19] Saito, T., Sugiura, C., Hirai, A., Notani, K., *et al.* (2001) Development of squamous cell carcinoma from pre-existent oral leukoplakia: with respect to treatment modality. *Int. J. Oral Maxillofac. Surg.*, 30 (1), 49–53.

[20] Bloom, N.D., Spiro, R.H. (1980) Carcinoma of the cheek mucosa. A retrospective analysis. *Am. J. Surg.*, 140 (4), 556–559.

[21] Lampe, I. (1955) Radiation therapy of cancer of the buccal mucosa and lower gingiva. *Am. J. Roentgenol. RadiumTher. Nucl. Med.*, 73 (4), 628–638.

[22] Zain, R.B., Ikeda, N., Gupta, P.C.,Warnakulasuriya, S. *et al.* (1999) Oral mucosal lesions associated with betel quid, areca nut and tobacco chewing habits: consensus from a workshop held in Kuala Lumpur, Malaysia, November 25-27, 1996. *J. Oral Pathol. Med.*, 28 (1), 1–4.

[23] Conley, J., Sadoyama, J.A. (1973) Squamous cell cancer of the buccal mucosa. A review of 90 cases. *Arch. Otolaryngol.*, 97 (4), 330–333.

[24] MacComb,W.S., Fletcher, G.H., Healey. J.E.J. (1967) *Cancer of the Head and Neck*.Williams &Wilkins, Baltimore, MD.

[25] New, G., Hallberg, O. (1941) The end results of the treatment of malignant tumors of the palate. *Surg. Gynecol*, 73, 520.

[26] Hong, S.X., *et al.* (2001) Mandibular invasion of lower gingival carcinoma in the molar region: its clinical implications on the surgical management. *Int. J. Oral Maxillofac. Surg.*, 30 (2), 130–138.

[27] McGregor, A.D., MacDonald, D.G. (1988) Routes of entry of squamous cell carcinoma to the mandible. *Head Neck Surg.*, 10 (5), 294–301.

[28] Byers, R.M., *et al.* (1981) Results of treatment for squamous carcinoma of the lower gum. *Cancer*, 47 (9), 2236–2268.

[29] Beltramini, G.A., *et al.* (2011) Is neck dissection needed in squamous-cell carcinoma of the maxillary gingiva, alveolus, and hard palate? A multicentre Italian study of 65 cases and literature review. *Oral Oncol.*, 48 (2),97–101.

[30] Byers, R.M., *et al.* (1984) Treatment of squamous carcinoma of the retromolar trigone. *Am. J. Clin. Oncol.*, 7 (6), 647–652.

[31] Lam, P., *et al.* (2004) Correlating MRI and histologic tumor thickness in the assessment of oral tongue cancer. *Am. J. Roentgenol.*, 182 (3), 803–808.

[32] Park, J.O., *et al.* (2011) Diagnostic accuracy of magnetic resonance imaging (MRI) in the assessment of tumor invasion depth in oral/oropharyngeal cancer. *Oral Oncol.*, 47 (5), 381–386.

[33] Ng, S.H., *et al.* (2006) Prospective study of [18F] fluorodeoxyglucose positron emission tomography and computed tomography and magnetic resonance imaging in oral cavity squamous cell carcinoma with palpably negative neck. *J. Clin. Oncol.*, 24 (27), 4371–4376.

[34] Kovacs, A.F., *et al.* (2004) Positron emission tomography in combination with sentinel node biopsy reduces the rate of elective neck dissections in the treatment of oral and oropharyngeal cancer. *J. Clin. Oncol.*, 22 (19), 3973–3980.

[35] Amin, M.B. (2017) *AJCC Cancer Staging Manual*. Springer, New York.

[36] Jemal, A., *et al.* (2017) Cancer statistics. *CA Cancer J. Clin.*, 67 (1), 7–30.

[37] Funk, G.F., *et al.* (2002) Presentation, treatment, and outcome of oral cavity cancer: a National Cancer Data Base report. *Head Neck*, 24 (2), 165–180.

[38] Boyle, P., Macfarlane, G.J., Scully, C. (1993) Oral cancer: necessity for prevention strategies. *Lancet*, 342 (8880), 1129.

[39] Hindle, I., *et al.* (2000) Is alcohol responsible for more intra-oral cancer? *Oral Oncol.*, 36 (4), 328–333.

[40] Macfarlane, G.J., *et al.* (1995) Alcohol, tobacco, diet and the risk of oral cancer: a pooled analysis of three case-control studies. *Eur. J. Cancer B Oral. Oncol.*, 31B (3), 181–187.

[41] Schantz, S.P., Yu, G.P. (2002) Head and neck cancer incidence trends in young Americans, 1973-1997, with a special analysis for tongue cancer. *Arch. Otolaryngol. Head Neck Surg.*, 128 (3), 268–274.

[42] Marur, S., Forastiere, A.A. (2008) Head and neck cancer: changing epidemiology, diagnosis, and treatment. *Mayo Clin. Proc.*, 83 (4), 489–501.

[43] Sharma, D.C. (2003) Betel quid and areca nut are carcinogenic without tobacco. *Lancet Oncol.*, 4 (10), 587.

[44] Kreimer, A.R., *et al.* (2005) Human papillomavirus types in head and neck squamous cell carcinomas worldwide: a systematic review. *Cancer Epidemiol. Biomarkers Prev.*, 14 (2), 467–475.

[45] Blitzer, G.C., *et al.* (2014) Review of the clinical and biologic aspects of human papillomavirus-positive squamous cell carcinomas of the head and neck. *Int. J. Radiat. Oncol. Biol. Phys.*, 88 (4), 761–770.

[46] Ragin, C.C., Taioli, E. (2007) Survival of squamous cell carcinoma of the head and neck in relation to human papillomavirus infection: review and meta-analysis. *Int. J. Cancer*, 121 (8), 1813–1820.

[47] Peters, L.J., *et al.* (1993) Evaluation of the dose for postoperative radiation therapy of head and neck cancer: first report of a prospective randomized trial. *Int. J. Radiat. Oncol. Biol. Phys.*, 26 (1), 3–11.

[48] Ang, K.K., *et al.* (2001) Randomized trial addressing risk features and time factors of surgery plus radiotherapy in advanced head-and-neck cancer. *Int. J. Radiat. Oncol. Biol. Phys.*, 51 (3), 571–578.

[49] Tupchong, L., *et al.* (1991) Randomized study of preoperative

versus postoperative radiation therapy in advanced head and neck carcinoma: long-term follow-up of RTOG study 73-03. *Int. J. Radiat. Oncol. Biol. Phys.*, 20 (1), 21–28.

[50] Licitra, L., *et al.* (2003) Primary chemotherapy in resectable oral cavity squamous cell cancer: a randomized controlled trial. *J. Clin. Oncol.*, 21 (2), 327–333.

[51] Huang, D.T., *et al.* (1992) Postoperative radiotherapy in head and neck carcinoma with extracapsular lymph node extension and/or positive resection margins: a comparative study. *Int. J. Radiat. Oncol. Biol. Phys.*, 23 (4), 737–742.

[52] Hinerman, R.W., *et al.* (2004) Postoperative irradiation for squamous cell carcinoma of the oral cavity: 35-year experience. *Head Neck*, 26 (11), 984–994.

[53] Phillips, T.L. (1968) Peroral roentgen therapy. *Radiology*, 90 (3), 525–531.

[54] Cooper, J.S., *et al.* (2004) Postoperative concurrent radiotherapy and chemotherapy for high-risk squamous-cell carcinoma of the head and neck. *N. Engl. J. Med.*, 350 (19), 1937–1944.

[55] Bernier, J., *et al.* (2004) Postoperative irradiation with or without concomitant chemotherapy for locally advanced head and neck cancer.*N. Engl. J. Med.*, 350 (19), 1945–1952.

[56] Bernier, J., *et al.* (2005) Defining risk levels in locally advanced head and neck cancers: a comparative analysis of concurrent postoperative radiation plus chemotherapy trials of the EORTC (#22931) and RTOG (# 9501). *Head Neck*, 27 (10), 843–850.

[57] Brizel, D.M., *et al.* (1998) Hyperfractionated irradiation with or without concurrent chemotherapy for locally advanced head and neck cancer. *N. Engl. J. Med.*, 338 (25), 1798–1804.

[58] Merlano, M., *et al.* (1996) Five-year update of a randomized trial of alternating radiotherapy and chemotherapy compared with radiotherapy alone in treatment of unresectable squamous cell carcinoma of the head and neck. *J. Natl Cancer Inst.*, 88 (9), 583–589.

[59] Calais, G., *et al.* (1999) Randomized trial of radiation therapy versus concomitant chemotherapy and radiation therapy for advanced-stage oropharynx carcinoma. *J. Natl Cancer Inst.*, 91 (24), 2081–2086.

[60] Browman, G.P., *et al.* (2001) Choosing a concomitant chemotherapy and radiotherapy regimen for squamous cell head and neck cancer: A systematic review of the published literature with subgroup analysis. *Head Neck*, 23 (7), 579–589.

[61] Pignon, J.P., *et al.* (2009) Meta-analysis of chemotherapy in head and neck cancer (MACH-NC): an update on 93 randomised trials and 17,346 patients. *Radiother. Oncol.*, 92 (1), 4–14.

[62] Lo, T.C., *et al.* (1976) Combined radiation therapy and 5-fluorouracil for advanced squamous cell carcinoma of the oral cavity and oropharynx: a randomized study. *Am. J. Roentgenol.*, 126 (2), 229–235.

[63] Adelstein, D.J., *et al.* (2003) An intergroup phase III comparison of standard radiation therapy and two schedules of concurrent chemoradiotherapy in patients with unresectable squamous cell head and neck cancer. *J. Clin. Oncol.*, 21 (1), 92–98.

[64] Melotek, J.M., *et al.* (0000) Definitive Chemoradiation Therapy for Advanced Oral Cavity Cancer: A 20-Year Experience. *Int. J. Radiat. Oncol. Biol. Phys.*, 96 (2), S84.

[65] Daly, M.E., *et al.* (2007) Evaluation of patterns of failure and subjective salivary function in patients treated with intensity modulated radiotherapy for head and neck squamous cell carcinoma. *Head Neck*, 29 (3), 211–220.

[66] Eisbruch, A., *et al.* (1999) Dose, volume, and function relationships in parotid salivary glands following conformal and intensity-modulated irradiation of head and neck cancer. *Int. J. Radiat. Oncol. Biol. Phys.*, 45 (3), 577–587.

[67] Lin, A., *et al.* (2003) Quality of life after parotid-sparing IMRT for head-and-neck cancer: a prospective longitudinal study. *Int. J. Radiat. Oncol. Biol. Phys.*, 57 (1), 61–70.

[68] Parliament, M.B., *et al.* (2004) Preservation of oral health-related quality of life and salivary flow rates after inverse-planned intensity-modulated radiotherapy (IMRT) for head-and-neck cancer. *Int. J. Radiat. Oncol. Biol. Phys.*, 58 (3), 663–673.

[69] Lee, N., *et al.* (2007) Choosing an intensity-modulated radiation therapy technique in the treatment of head-and-neck cancer. *Int. J. Radiat. Oncol. Biol. Phys.*, 68 (5), 1299–1309.

[70] Amdur, R.J., *et al.* (2007) Matching intensitymodulated radiation therapy to an anterior low neck field. *Int. J. Radiat. Oncol. Biol. Phys.*, 69 (2 Suppl.), S46–S48.

[71] Dabaja, B., *et al.* (2005) Intensity-modulated radiation therapy (IMRT) of cancers of the head and neck: comparison of split-field and whole-field techniques. *Int. J. Radiat. Oncol. Biol. Phys.*, 63 (4), 1000–1005.

[72] Gomez, D.R., *et al.* (2009) Intensity-modulated radiotherapy in postoperative treatment of oral cavitycancers. *Int. J. Radiat. Oncol. Biol. Phys.*, 73 (4), 1096–1103.

[73] Yao, M., *et al.* (2007) The failure patterns of oral cavity squamous cell carcinoma after intensity-modulated radiotherapy – the University of Iowa experience. *Int. J. Radiat. Oncol. Biol. Phys.*, 67 (5), 1332–1341.

[74] Studer, G., *et al.* (2007) IMRT in oral cavity cancer. *Radiat. Oncol.*, 2, 16.

[75] Daly, M.E., *et al.* (2011) Intensity-modulated radiotherapy for oral cavity squamous cell carcinoma: patterns of failure and predictors of local control. *Int. J. Radiat. Oncol. Biol. Phys.*, 80 (5), 1412–1422.

[76] Goffinet, D.R. (1993) Brachytherapy for head and neck cancer. *Semin. Radiat. Oncol.*, 3 (4), 250–259.

[77] Harrison, L.B. (1997) Applications of brachytherapy in head and neck cancer. *Semin. Surg. Oncol.*, 13 (3), 177–184.

[78] Mazeron, J.J., Noel, G., Simon, J.M. (2002) Head and neck brachytherapy. *Semin. Radiat. Oncol.*, 12 (1), 95–108.

[79] Mazeron, J.J., *et al.* (2009) GEC-ESTRO recommendations for brachytherapy for head and neck squamous cell carcinomas. *Radiother. Oncol.*, 91 (2), 150–156.

[80] Quimby, E. (1944) Dosage table for linear radium sources. *Radiology*, 43, 572.

[81] Johns, H.E., Cunningham, J.R. (1983) *The Physics of Radiology*. Charles C. Thomas, Springfield, Ill.

[82] Inoue, T., *et al.* (1996) Phase III trial of high and low dose rate interstitial radiotherapy for early oral tongue cancer. *Int. J. Radiat. Oncol. Biol. Phys.*, 36 (5), 1201–1204.

[83] Parsons, J.T., *et al.* (1997) An analysis of factors influencing the outcome of postoperative irradiation for squamous cell carcinoma of the oral cavity. *Int. J. Radiat. Oncol. Biol. Phys.*, 39 (1), 137–148.

[84] Zelefsky, M.J., *et al.* (1990) Postoperative radiotherapy for oral cavity cancers: impact of anatomic subsite on treatment outcome. *Head Neck*, 12 (6), 470–475.

[85] Layland, M.K., Sessions, D.G., Lenox, J. (2005) The influence of lymph node metastasis in the treatment of squamous cell carcinoma of the oral cavity, oropharynx, larynx, and hypopharynx: N0 versus N+. *Laryngoscope*, 115 (4), 629–639.

[86] Stranc, M.F., Fogel, M., Dische, S. (1987) Comparison of lip function: surgery vs radiotherapy. *Br. J. Plast. Surg.*, 40 (6), 598–604.

[87] de Visscher, J.G., *et al.* (1998) Surgical treatment of squamous cell carcinoma of the lower lip: evaluation of long-term results and prognostic factors – a retrospective analysis of 184 patients. *J. Oral Maxillofac. Surg.*, 56 (7), 814–820; discussion 820–821.

[88] de Visscher, J.G., *et al.* (1996) Results of radiotherapy for

squamous cell carcinoma of the vermilion border of the lower lip. A retrospective analysis of 108 patients. *Radiother. Oncol.*, 39 (1), 9–14.

[89] Sykes, A.J., Allan, E., Irwin, C. (1996) Squamous cell carcinoma of the lip: the role of electron treatment. *Clin. Oncol. (R. Coll. Radiol.)*, 8 (6), 384–386.

[90] Ang, K.K., Garden, A.S. (2006) *Radiotherapy for Head and Neck Cancer*. 3rd edition. LippincottWilliams andWilkins, Philadelphia.

[91] Petrovich, Z., *et al*. (1987) Carcinoma of the lip and selected sites of head and neck skin. A clinical study of 896 patients. *Radiother. Oncol.*, 8 (1), 11–17.

[92] Cerezo, L., *et al*. (1993) Squamous cell carcinoma of the lip: analysis of the Princess Margaret Hospital experience. *Radiother. Oncol.*, 28 (2), 142–147.

[93] Tombolini, V., *et al*. (1998) Brachytherapy for squamous cell carcinoma of the lip. The experience of the Institute of Radiology of the University of Rome 'La Sapienza'. *Tumori*, 84 (4), 478–482.

[94] Wang, C.C. (1989) Radiotherapeutic management and results of T1N0, T2N0 carcinoma of the oral tongue: evaluation of boost techniques. *Int. J. Radiat. Oncol. Biol. Phys.*, 17 (2), 287–291.

[95] Lyos, A.T., *et al*. (1999) Tongue reconstruction: outcomes with the rectus abdominis flap. *Plast. Reconstr. Surg.*, 103 (2), 442–447; discussion 448–449.

[96] Salibian, A.H., *et al*. (1999) Functional hemitongue reconstruction with the microvascular ulnar forearm flap. *Plast. Reconstr. Surg.*, 104 (3), 654–660.

[97] Fujita, M., *et al*. (1999) Interstitial brachytherapy for stage I and II squamous cell carcinoma of the oral tongue: factors influencing local control and soft tissue complications. *Int. J. Radiat. Oncol. Biol. Phys.*, 44 (4), 767–775.

[98] Mendenhall,W.M., *et al*. (1981) Analysis of time-dose factors in squamous cell carcinoma of the oral tongue and floor of mouth treated with radiation therapy alone. *Int. J. Radiat. Oncol. Biol. Phys.*, 7 (8), 1005–1011.

[99] Mazeron, J.J., *et al*. (1991) Effect of dose rate on local control and complications in definitive irradiation of T1-2 squamous cell carcinomas of mobile tongue and floor of mouth with interstitial iridium-192. *Radiother. Oncol.*, 21 (1), 39–47.

[100] Burgers, J.M., Awwad, H.K., van der Laarse, R. (1985) Relation between local cure and dose-time-volume factors in interstitial implants. *Int. J. Radiat. Oncol. Biol. Phys.*, 11 (4), 715–723.

[101] Awwad, H.K., Burgers, J.M., Marcuse, H.R. (1974) The influence of tumor dose specification on the early clinical results of interstitial radium tongue implants. *Radiology*, 110 (1), 177–182.

[102] Inoue, T., *et al*. (2001) Phase III trial of high- vs. low-dose-rate interstitial radiotherapy for early mobile tongue cancer. *Int. J. Radiat. Oncol. Biol. Phys.*, 51 (1), 171–175.

[103] Haddadin, K.J., *et al*. (1999) Improved survival for patients with clinically T1/T2, N0 tongue tumors undergoing a prophylactic neck dissection. *Head Neck*, 21 (6), 517–525.

[104] Koo, B.S., *et al*. (2006) Management of contralateral N0 neck in oral cavity squamous cell carcinoma. *Head Neck*, 28 (10), 896–901.

[105] O'Brien, C.J., *et al*. (2000) The use of clinical criteria alone in the management of the clinically negative neck among patients with squamous cell carcinoma of the oral cavity and oropharynx. *Arch. Otolaryngol. Head Neck Surg.*, 126 (3), 360–365.

[106] Kowalski, L.P., *et al*. (1999) Factors influencing contralateral lymph node metastasis from oral carcinoma. *Head Neck*, 21 (2), 104–110.

[107] Gujrathi, D., *et al*. (1996) Treatment outcome of squamous cell carcinoma of the oral tongue. *J. Otolaryngol.*, 25 (3), 145–149.

[108] Shibuya, H., *et al*. (1993) Brachytherapy for stage I & II oral tongue cancer: an analysis of past cases focusing on control and complications. *Int. J. Radiat. Oncol. Biol. Phys.*, 26 (1), 51–58.

[109] Sessions, D.G., *et al*. (2002) Analysis of treatment results for oral tongue cancer. *Laryngoscope*, 112 (4), 616–625.

[110] Nyman, J., Mercke, C., Lindstrom, J. (1993) Prognostic factors for local control and survival of cancer of the oral tongue. A retrospective analysis of 230 cases in western Sweden. *Acta Oncol.*, 32 (6), 667–673.

[111] Marks, J.E., *et al*. (1981) Carcinoma of the oral tongue: a study of patient selection and treatment results. *Laryngoscope*, 91 (9 Pt 1), 1548–1559.

[112] Fein, D.A., *et al*. (1994) Carcinoma of the oral tongue: a comparison of results and complications of treatment with radiotherapy and/or surgery. *Head Neck*, 16 (4), 358–365.

[113] Umeda, M., *et al*. (2005) A comparison of brachytherapy and surgery for the treatment of stage I-II squamous cell carcinoma of the tongue. *Int. J. Oral Maxillofac. Surg.*, 34 (7), 739–744.

[114] Aksu, G., *et al*. (2006) Treatment results and prognostic factors in oral tongue cancer: analysis of 80 patients. *Int. J. Oral Maxillofac. Surg.*, 35 (6), 506–513.

[115] Wendt, C.D., *et al*. (1990) Primary radiotherapy in the treatment of stage I and II oral tongue cancers: importance of the proportion of therapy delivered with interstitial therapy. *Int. J. Radiat. Oncol. Biol. Phys.*, 18 (6), 1287–1292.

[116] Delclos, L., Lindberg, R.D., Fletcher, G.H. (1976) Squamous cell carcinoma of the oral tongue and floor of mouth. Evaluation of interstitial radium therapy. *Am. J. Roentgenol.*, 126 (2), 223–228.

[117] Yuen, A.P., *et al*. (1997) Results of surgical salvage of locoregional recurrence of carcinoma of the tongue after radiotherapy failure. *Ann. Otol. Rhinol. Laryngol.*, 106 (9), 779–782.

[118] Yuen, A.P., *et al*. (1998) Local recurrence of carcinoma of the tongue after glossectomy: patient prognosis. *Ear NoseThroat J.*, 77 (3), 181–184.

[119] Godden, D.R., *et al*. (2002) Recurrent neck disease in oral cancer. *J. Oral Maxillofac. Surg.*, 60 (7), 748–753; discussion 753–755.

[120] Ange, D.W., Lindberg, R.D., Guillamondegui, O.M. (1975) Management of squamous cell carcinoma of the oral tongue and floor of mouth after excisional biopsy. *Radiology*, 116 (1), 143–146.

[121] Inoue, T., *et al*. (1998) High dose rate versus low dose rate interstitial radiotherapy for carcinoma of the floor of mouth. *Int. J. Radiat. Oncol. Biol. Phys.*, 41 (1), 53–58.

[122] Sessions, D.G., *et al*. (2000) Analysis of treatment results for floor-of-mouth cancer. *Laryngoscope*, 110 (10 Pt 1), 1764–1772.

[123] Fu, K.K., Lichter, A., Galante, M. (1976) Carcinoma of the floor of mouth: an analysis of treatment results and the sites and causes of failures. *Int. J. Radiat. Oncol. Biol. Phys.*, 1 (9-10), 829–837.

[124] Shaha, A.R., *et al*. (1984) Squamous carcinoma of the floor of the mouth. *Am. J. Surg.*, 148 (4), 455–459.

[125] Hicks,W.L., Jr, *et al*. (1997) Squamous cell carcinoma of the floor of mouth: a 20-year review. *Head Neck*, 19 (5), 400–405.

[126] Pernot, M., *et al*. (1995) Epidermoid carcinomas of the floor of mouth treated by exclusive irradiation: statistical study of a series of 207 cases. *Radiother. Oncol.*, 35 (3), 177–185.

[127] Shons, A.R., Magallanes, F., McQuarrie, D. (1984) The results of aggressive regional operation in the treatment of

cancer of the floor of the mouth. *Surgery*, 96 (1), 29–34.

[128] Loree, T.R., Strong, E.W. (1990) Significance of positive margins in oral cavity squamous carcinoma. *Am. J. Surg.*, 160 (4), 410–414.

[129] Marsiglia, H., *et al.* (2002) Brachytherapy for T1-T2 floor-of-the-mouth cancers: the Gustave-Roussy Institute experience. *Int. J. Radiat. Oncol. Biol. Phys.*, 52 (5), 1257–1263.

[130] Lozza, L., *et al.* (1997) Analysis of risk factors for mandibular bone radionecrosis after exclusive low dose-rate brachytherapy for oral cancer. *Radiother. Oncol.*, 44 (2), 143–147.

[131] Misra, S., Chaturvedi, A., Misra, N. (2008) Management of gingivobuccal complex cancer. *Ann. R. Coll. Surg. Engl.*, 90 (7), 546–553.

[132] Strome, S.E., *et al.* (1999) Squamous cell carcinoma of the buccal mucosa. *Otolaryngol. Head Neck Surg.*, 120 (3), 375–379.

[133] Lin, C.S., *et al.* (2006) Squamous cell carcinoma of the buccal mucosa: an aggressive cancer requiring multimodality treatment. *Head Neck*, 28 (2), 150–157.

[134] Sieczka, E., *et al.* (2001) Cancer of the buccal mucosa: are margins and T-stage accurate predictors of local control? *Am. J. Otolaryngol.*, 22 (6), 395–399.

[135] Urist, M.M., *et al.* (1987) Squamous cell carcinoma of the buccal mucosa: analysis of prognostic factors. *Am. J. Surg.*, 154 (4), 411–414.

[136] Pop, L.A., *et al.* (1989) Evaluation of treatment results of squamous cell carcinoma of the buccal mucosa. *Int. J. Radiat. Oncol. Biol. Phys.*, 16 (2), 483–487.

[137] Krishnamurthi, S., Shanta, V., Sastri, D.V. (1971) Combined therapy in buccal mucosal cancers. *Radiology*, 99 (2), 409–415.

[138] Mishra, R.C., Singh, D.N., Mishra, T.K. (1996) Post-operative radiotherapy in carcinoma of buccal mucosa, a prospective randomized trial. *Eur. J. Surg. Oncol.*, 22 (5), 502–504.

[139] Cherian, T., *et al.* (1991) Evaluation of salvage surgery in heavily irradiated cancer of the buccal mucosa. *Cancer*, 68 (2), 295–299.

[140] Fang, F.M., *et al.* (1997) Combined-modality therapy for squamous carcinoma of the buccal mucosa: treatment results and prognostic factors. *Head Neck*, 19 (6), 506–512.

[141] Evans, J.F., Shah, J.P. (1981) Epidermoid carcinoma of the palate. *Am. J. Surg.*, 142 (4), 451–455.

[142] Yorozu, A., Sykes, A.J., Slevin, N.J. (2001) Carcinoma of the hard palate treated with radiotherapy: a retrospective review of 31 cases. *Oral Oncol.*, 37 (6), 493–497.

[143] Chung, C.K., *et al.* (1980) Radiotherapy in the management of primary malignancies of the hard palate. *Laryngoscope*, 90 (4), 576–584.

[144] Chung, C.K., *et al.* (1979) Squamous cell carcinoma of the hard palate. *Int. J. Radiat. Oncol. Biol. Phys.*, 5 (2), 191–196.

[145] Soo, K.C., *et al.* (1988) Squamous carcinoma of the gums. *Am. J. Surg.*, 156 (4), 281–285.

[146] Pathak, K.A., *et al.* (2007) Squamous cell carcinoma of the superior gingival-buccal complex. *Oral Oncol.*, 43 (8), 774–779.

[147] Lo, K., *et al.* (1987) Results of irradiation in the squamous cell carcinomas of the anterior faucial pillar-retromolar trigone. *Int. J. Radiat. Oncol. Biol. Phys.*, 13 (7), 969–974.

[148] Hao, S.P., *et al.* (2006) Treatment of squamous cell carcinoma of the retromolar trigone. *Laryngoscope*, 116 (6), 916–920.

[149] Mendenhall, W.M., *et al.* (2005) Retromolar trigone squamous cell carcinoma treated with radiotherapy alone or combined with surgery. *Cancer*, 103 (11), 2320–2325.

[150] Huang, C.J., *et al.* (2001) Cancer of retromolar trigone: long-term radiation therapy outcome. *Head Neck*, 23 (9), 758–763.

[151] Blanco, A.I., *et al.* (2005) Dose-volume modeling of salivary function in patients with head-and-neck cancer receiving radiotherapy. *Int. J. Radiat. Oncol. Biol. Phys.*, 62 (4), 1055–1069.

[152] Chao, K.S., *et al.* (2001) A prospective study of salivary function sparing in patients with head-and-neck cancers receiving intensity-modulated or three-dimensional radiation therapy: initial results. *Int. J. Radiat. Oncol. Biol. Phys.*, 49 (4), 907–916.

[153] Nutting, C.M., *et al.* (2011) Parotid-sparing intensity modulated versus conventional radiotherapy in head and neck cancer (PARSPORT): a phase 3 multicentre randomised controlled trial. *Lancet Oncol.*, 12 (2), 127–136.

[154] Vanderpuye, V., Goldson, A. (2000) Osteoradionecrosis of the mandible. *J. Natl Med. Assoc.*, 92 (12), 579–584.

[155] Fujita, M., *et al.* (1996) An analysis of mandibular bone complications in radiotherapy for T1 and T2 carcinoma of the oral tongue. *Int. J. Radiat. Oncol. Biol. Phys.*, 34 (2), 333–339.

[156] Ben-David, M.A., *et al.* (2007) Lack of osteoradionecrosis of the mandible after intensity-modulated radiotherapy for head and neck cancer: likely contributions of both dental care and improved dose distributions. *Int. J. Radiat. Oncol. Biol. Phys.*, 68 (2), 396–402.

[157] Gomez, D.R., *et al.* (2008) Intensity-Modulated Radiotherapy in Postoperative Treatment of Oral Cavity Cancers. *Int. J. Radiat. Oncol. Biol. Phys.*, 73 (4), 1096–1103.

[158] Chen, W.C., *et al.* (2009) Comparison between conventional and intensity-modulated post-operative radiotherapy for stage III and IV oral cavity cancer in terms of treatment results and toxicity. *Oral Oncol.*, 45 (6), 505–510.

[159] Jorgensen, K., Elbrond, O., Andersen, A.P. (1973) Carcinoma of the lip. A series of 869 patients. *Acta Otolaryngol.*, 75 (4), 312–313.

[160] Guinot, J.L., *et al.* (2003) Lip cancer treatment with high dose rate brachytherapy. *Radiother. Oncol.*, 69 (1), 113–115.

[161] Guibert, M., *et al.* (2010) Brachytherapy in lip carcinoma: long-term results. *Int. J. Radiat. Oncol. Biol. Phys.*, 81 (5), e839–e843.

[162] Wang, C.C., *et al.* (1995) Early carcinoma of the oral cavity: a conservative approach with radiation therapy. *J. Oral Maxillofac. Surg.*, 53 (6), 687–690.

[163] Fan, K.H., *et al.* (2007) Combined-modality treatment for advanced oral tongue squamous cell carcinoma. *Int. J. Radiat. Oncol. Biol. Phys.*, 67 (2), 453–461.

[164] Araki, L.T., *et al.* (1990) Surgical management of squamous cell carcinoma of the floor of the mouth. *Jpn. J. Clin. Oncol.*, 20 (4), 387–391.

[165] Iyer, S.G., *et al.* (2004) Surgical treatment outcomes of localized squamous carcinoma of buccal mucosa. *Head Neck*, 26 (10), 897–902.

[166] Bayman, N.A., *et al.* (2010) Primary radiotherapy for carcinoma of the retromolar trigone: a useful alternative to surgery. *Clin. Oncol. (R. Coll. Radiol.)*, 22 (2), 119–124.

第 10 章　口咽癌
Oropharyngeal Cancer

Charles Woods　Mitchell Machtay　Min Yao　著
邓秀文　刘清峰　易俊林　译

一、概述

据统计，2017 年美国口咽癌发病人数为 17 000 人，其中 3050 人死亡[1]。口咽癌是发生于舌根、扁桃体区、软腭和咽侧后壁的恶性肿瘤，以鳞癌多见。其发生可破坏正常的口咽结构，导致语言和吞咽功能障碍。口咽癌的治疗方案需由头颈外科医师、放射肿瘤医师和肿瘤内科医师通过多学科讨论共同制定，目的是获得最佳局部控制同时保留口咽的功能。由于鳞状细胞癌的高放射敏感性和放疗的器官功能保全优势，放疗在口咽癌的治疗中发挥了重要作用。本章节内容主要关注口咽癌的根治性放疗。

二、口咽解剖

如图 10-1 所示，口咽分为四个亚区：舌根、扁桃体区、软腭和咽侧后壁，其中前壁为软腭，下方是舌根和舌会厌谷，侧后方为咽壁，前方借舌轮廓乳头将舌体与舌根分开。

（一）软腭

前缘是硬腭，后缘游离，后缘正中有垂向下方的突起，称悬雍垂。在讲话和吞咽时，软腭可封闭鼻咽，以防止口腔内容物进入鼻咽并辅助发出声音。感觉神经是三叉神经上颌支（V_2）。

（二）扁桃体区

包括舌腭弓和咽腭弓及两者中间的腭扁桃体。扁桃体实质由淋巴组织构成，内侧面有鳞状上皮覆盖。感觉神经是三叉神经上颌支（V_2）。扁桃体肿瘤淋巴结转移常见，常伴有颈部淋巴结肿大。扁桃体区可发生非霍奇金淋巴瘤，需与扁桃体鳞癌进行鉴别诊断。

（三）舌根

前缘是轮廓乳头，后界是舌会厌谷，侧缘游离。感觉神经是舌咽神经的舌支（Ⅸ）。舌根含有黏膜下淋巴组织（舌扁桃体），PET-CT 显示为生理性高代谢区。

（四）咽侧后壁

咽侧壁和咽后壁由咽上缩肌和咽中缩肌组成，被覆复层鳞状上皮。

上缘位于软腭的水平，下缘位于会厌水平，与梨状窝相延续。感觉神经由舌咽神经（Ⅸ）和迷走神经（Ⅹ）组成。

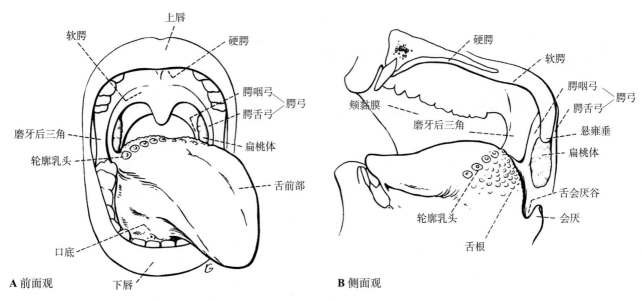

▲ 图 10-1 显示口腔和口咽各部位的解剖图

三、颈部淋巴结分区

口咽部的淋巴组织丰富，颈部淋巴结转移多见且常为首发表现。因此，掌握颈部淋巴结的分区十分重要。传统上，颈部淋巴结由头颈外科医师根据手术方式进行分区。2008 年美国头颈部协会就颈部淋巴结的手术分区形成共识[2]。然而，考虑到 3D 适形放射治疗、IMRT 和轴位成像的使用，有必要对颈部淋巴结进行新的分区[3-5]。2003 年，DAHANCA、EORTC、GORTEC、NCIC 和 RTOG 等欧美研究机构对颈部淋巴结分区进行了统一定义（表 10-1）[6]。2013 年的更新主要修改了面颊部、头皮淋巴结引流区及与鼻咽癌相关的近颅底和后颈、下颈淋巴结区，对口咽癌的治疗影响不大[7]。RTOG 网站提供了具体的数字轮廓图集[8]。淋巴结分区的重要解剖标记见图 10-2[3]。

四、流行病学、病因学及危险因素

据不完全估计，2015 年美国口咽癌发病人数为 15 520 人，死亡 2660 人[1]。由于人乳头瘤病毒（HPV）感染，口咽癌的发病率逐渐上升[9]。吸烟和饮酒已被证实是口咽癌发病的危险因素。一项荟萃分析显示每日摄入 100g 乙醇的群体患口腔癌和咽癌的相对危险度为 6.0[10]。另一项病例对照研究，吸烟群体中患咽癌的比值比为 12.9[11]。

近 10 年来，HPV 感染成为口咽癌的重要病因。最常见的致癌亚型是 HPV16 和 18。14—69 岁的美国人口腔 HPV 感染率约为 7%，其中 HPV16 型的感染率为 1%[12]。病毒癌蛋白 E_6 和 E_7 是导致细胞感染的重要因子，这两种蛋白分别作用于两种主要抑癌蛋白 p53 和视网膜母细胞瘤蛋白（pRb），最终使被感染细胞无限增殖并发生恶性转变[13]。需要注意的是，HPV 感染相关的鳞状细胞癌（SCCA）患者的预后明显好于 HPV 阴性 SCCA。许多大样本前瞻性研究结果显示，HPV 阳性肿瘤患者的局部控制率和生存率明显高于 HPV 阴性患者[14-16]。目前国际上开展了不少针对 HPV 相关鳞癌的Ⅲ期研究，目的在于保持良好的局部控制和生存的同时减少治疗的强度。其中 RTOG 1016 是一项头对头比较西妥昔单抗或大剂量顺铂联合 70Gy 放疗的Ⅲ期研究，目前研究已完成，结果我们拭目以待[17]。

表 10-1　淋巴结分区共识（适用于颈部淋巴结阴性的情况）

| 分区 | 解剖分界 | | | | | |
	上界	下界	前界	后界	外界	内界
I_a	颏舌肌或下颌骨下缘颏舌肌或下颌骨下缘	舌骨	颈阔肌，下颌骨前联合	舌骨体	二腹肌前腹内缘	无
I_b	下颌舌骨肌 / 颌下腺上缘	舌骨体中平面	颈阔肌，下颌骨前联合	颌下腺后缘	下颌骨下缘 / 内侧面，下颌骨下缘 / 内侧面	二腹肌前腹外缘
II_a	C_1 横突下缘	舌骨下缘	颌下腺后缘，颈内动脉前缘二腹肌后腹后缘	颈内静脉后缘	胸乳肌内缘	颈内动脉内缘，头长肌
II_b	C_1 横突下缘	舌骨下缘	颈内静脉后缘	胸乳肌后缘	胸乳肌内缘	颈内动脉内缘，头长肌
III	舌骨下缘	环状软骨下缘	胸骨舌骨肌侧后外缘、胸乳肌前缘	胸乳肌后缘	胸乳肌内缘	颈内动脉内缘，头长肌
IV	环状软骨下缘	胸锁关节上 2cm	胸乳肌前内缘	胸乳肌后缘	胸乳肌内缘	颈内动脉内缘，椎旁肌
V	舌骨体上缘	CT 上包括颈横血管	胸乳肌后缘	斜方肌前外缘	颈阔肌，皮肤	肩胛提肌，头夹肌
XI	甲状软骨下缘	胸骨柄	皮肤、颈阔肌	气管食管间隙	甲状腺内缘、皮肤、胸乳肌前内缘	无
RP	颅底	舌骨上缘	舌骨上缘	椎前肌	颈内动脉内缘	体中线

引自 Grégoire et al. 2003 [6]，经 Elsevier 允许转载

鳞状细胞癌往往存在表皮生长因子受体（EGFR）过表达。目前针对 EGFR 及其信号通路有不少靶向药物，如单克隆抗体西妥昔单抗。EGFR 的过表达与不良预后有关。Ang 等研究了 EGFR 表达的预后影响，发现 EGFR 过表达是生存率和局部控制的独立预后指标 [18]。Hong 等研究发现 HPV 感染和 EGFR 表达都是独立预后因素。HPV 阴性 /EGFR 阳性患者的局部失败风险较 HPV 阳性 /EGFR 阴性患者增加了 13 倍 [19]。

五、病理学

鳞状细胞癌是最常见的病理类型，约占口咽恶性肿瘤的 90% 以上。其他少见的类型包括淋巴瘤（主要是非霍奇金淋巴瘤）、小唾液腺肿瘤、黑色素瘤和肉瘤。HPV 阳性 SCCA 常表达病毒癌蛋白 E_6 和 E_7，缺乏 p53 突变且过表达 p16 [20]。免疫组化 p16 阳性可作为 HPV 感染的间接标记。镜下，HPV 阳性 SCCA 可见基底样形态学、淋巴细胞浸润和角化不明显。淋巴结转移具有囊性表现。HPV 阴性的 SCCA 则角化明显且经常具有突变型 p53。

六、浸润转移模式

口咽癌的局部浸润可导致张口困难、舌活动障碍、语言障碍和吞咽困难。颈部淋巴结转移常见，其中 II 区最多见。Lindberg 报道了头颈部肿瘤颈部淋巴结转移的分布规律，并指出随着肿瘤体积增大，淋巴结受累和双侧受累增多 [21]。表 10-2 中列出了不同部位肿瘤颈部淋巴结阳性的百分比。

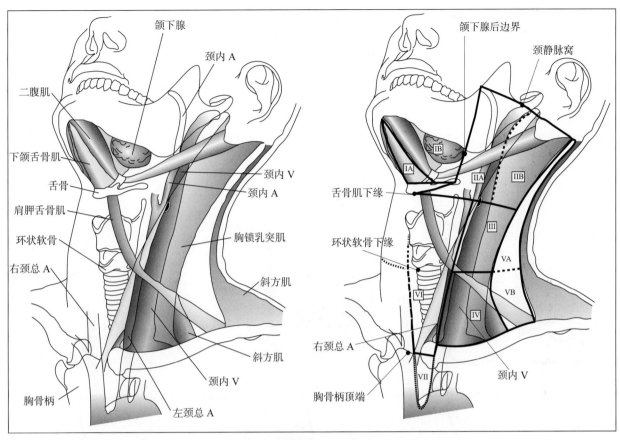

▲ 图 10-2　淋巴结分区的重要解剖标记

表 10-2　口咽不同部位肿瘤患者颈部淋巴结阳性率

部位	淋巴结阳性例数 / 总数	比例（%）
舌根	144/185	78
软腭	35/80	44
扁桃体	106/140	76
口咽壁	88/149	59

引自 Lindberg 1972[21]，经 John Wiley & Sons 允许转载

Candela 及其同事对 cN₀ 及 cN+ 口咽癌根治术后患者进行分析，总结出口咽癌颈部淋巴结转移的分布规律，具体见表 10-3[22]。即使 cN₀ 患者，Ⅱ 区转移也很常见，Ⅰ 和 Ⅴ 区转移则少见。跳跃转移罕见。

咽后淋巴结转移在临床上通常较隐匿，只能通过影像学检查进行评估。鼻咽癌患者咽后淋巴结受侵常见，可通过计算机断层扫描（CT）或磁共振成像（MRI）进行诊断[23, 24]。尽管其他头颈部肿瘤咽后淋巴结转移相对少见，但任何源于咽壁或者咽部受侵的肿瘤，都很可能发生咽后淋巴结转移[25]。Bussels 及其同事的研究显示口咽癌咽后淋巴结转移率为 16%，其中咽后壁（38%）和软腭（56%）转移率最高[26]。咽后淋巴结转移患者的区域复发率较高[27]。咽后淋巴结转移多为外侧组，内侧组转移罕见[28]。

七、临床表现

口咽癌的体征和症状通常取决于侵犯部位。常见的临床表现包括持续的咽部疼痛、咽部异物感及无痛性的颈部肿块。局部晚期患者由于翼肌受侵，可表现为吞咽疼痛、声音改变及由于吞咽困难和（或）痛觉过敏而引起的体重减轻。由于耳郭和鼓室神经（分别属于第 Ⅸ 和 Ⅹ 对脑神经）牵拉可引起耳痛（图 10-3）[29]。首诊时远处转移不常见。肺转移是最常见的远处转移部位。

表 10-3 口咽癌颈部淋巴结转移的分布规律

位点（水平）	I	II	III	IV	V	总数
颈部临床阳性患者						
舌根及会厌谷	17%	70%	42%	31%	9.3%	87%
扁桃体及咽侧壁	10%	72%	41%	21%	8.6%	76%
颈部临床阴性患者						
舌根及会厌谷	3.7%	30%	22%	7.4%	0	33%
扁桃体及咽侧壁	0	19%	14%	9.5%	4.8%	29%

引自 Candela, Kothari, and Shah 1990 [22]，经 John Wiley & Sons 允许转载

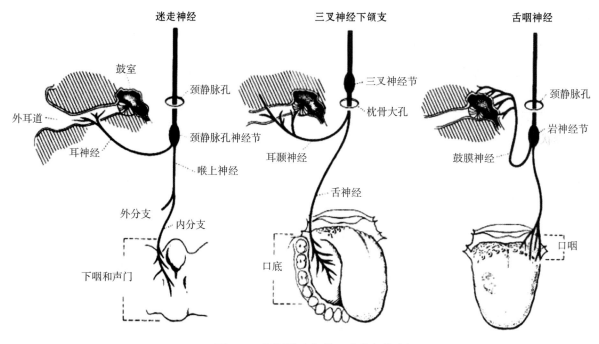

▲ 图 10-3 不同肿瘤部位耳痛发生的途径

八、疗前评估

仔细的病史询问和全面的体格检查对评估病情十分重要。问病史需全面问及局部浸润以及远处转移症状。体格检查应包含对口腔黏膜的详细检查，需注意肿瘤的位置、大小、范围、黏膜的颜色变化（红斑部位需纳入放疗计划中）。间接镜检有助于观察舌根病变。黏膜触诊可助于确定黏膜下病变的范围。舌的活动和张口检查有助于判断舌肌及翼肌受侵情况。另外，需重点检查颈部和锁骨上淋巴结转移情况。纤维内镜检查可以更好地评估肉眼或间接镜不容易观察的部位，并且可以很好地观察鼻咽部、舌根、舌会厌谷和喉，有助于评估局部肿瘤的浸润情况和确定肿瘤的原发部位。

由于烟酒是许多头颈部肿瘤的共同致病因素，支气管镜和食管镜可有助于评估上呼吸消化道是否存在第二原发肿瘤，对于可疑部位应取活检病理确诊。对于原发不明的颈部淋巴结转移癌，应进行颈部淋巴结活检。病理需行免疫组织化学 p16 检测，以评估 HPV 感染状态。

头颈增强 CT 扫描是评估原发灶和颈部淋巴结最基本的检查。其中影像上有充盈缺损的淋巴

结、＞1.5cm 的 Ⅱ 区淋巴结或其他＞1cm 的淋巴结提示恶性可能性大。MRI 对软组织的浸润范围及神经的侵犯显示更为清楚[30]，且可预测淋巴结转移[31]。代谢成像（例如 PET）越来越多地用于分期和制定治疗计划[32]。PET–CT 在发现原发肿瘤，淋巴结转移和远处转移时比 CT/MRI 更准确[33-35]。所有患者均应行胸部 X 线检查。对于 T_3/T_4 病变、淋巴结肿大或有关症状/体征的患者，推荐行胸部 CT 检查。

手术或化学治疗前应完成常规的抽血化验。放射治疗开始前应进行全面的口腔评估并处理。放射治疗开始后推荐含氟牙膏刷牙以防止蛀牙。对吸烟饮酒患者需进行烟酒依赖性评估，并提供适当的咨询和戒烟戒酒计划。此外，还需由营养师评估营养状况。

九、分期

口咽癌采用 AJCC 第 8 版分期[36]。相比 AJCC 2002 分期，第 8 版将 T_4 进一步分为 T_{4a}（局部中晚期）和 T_{4b}（局部晚期）。HPV 阴性口咽癌的分期见表 10-4。

AJCC 分期建立多基于 HPV 阴性患者，并不适用于预后好的 HPV 阳性口咽癌患者[37, 38]。ANg 等[16] 根据 RTOG 0129 研究数据，如 HPV 状态、吸烟史、T 和 N 分期，将口咽癌分为 3 个风险组。低危组：吸烟低于 10 包年（1 包年等于每天吸 20 支烟，持续 1 年）的 HPV 阳性患者，及吸烟大于 10 包年且分期为 $N_0 \sim N_{2a}$ 的 HPV 阳性患者。中危组：吸烟大于 10 包年且 $N_{2b} \sim N_3$ 的 HPV 阳性患者，及吸烟小于 10 包年且 T_{2-3} 的 HPV 阴性患者。高危组：无论其吸烟史如何，超过 10 包年或 T_4 的 HPV 阴性患者。三个组的 3 年生存率（OS）分别为 93.0%、70.8% 和 46.2%。Huang 等[37] 将 HPV 阳性口咽癌分 4 个预后组：第一组（$T_{1-3}N_{0-2c}$ 且吸烟＜20 包年）；第二组（$T_{1-3}N_{0-2c}$ 且吸烟≥20 包年）；

表 10-4　AJCC 第 8 版分期

原发肿瘤（T）

T_X	原发肿瘤难以评估
T_0	未找到原发肿瘤证据
T_{is}	原位癌
T_1	肿瘤最大径≤2cm
T_2	2cm ＜肿瘤最大径≤4cm
T_3	肿瘤最大径＞4cm，或侵犯会厌的舌面
T_{4a}	局部中度浸润：肿瘤侵犯喉、舌外肌、翼内肌、硬腭或下颌骨
T_{4b}	局部广泛浸润：肿瘤侵犯翼外肌、翼板、鼻咽侧壁或颅底或包绕颈动脉

区域淋巴结（N）

N_X	区域淋巴结不能评估
N_0	无区域淋巴结转移
N_1	同侧单个淋巴结转移，最大径≤3cm 且无淋巴结外侵犯
N_{2a}	同侧单个淋巴结转移，3cm ＜最大径≤6cm 且无淋巴结外侵犯
N_{2b}	同侧多个淋巴结转移，最大径＞6cm 且无淋巴结外侵犯
N_{2c}	双侧或对侧淋巴结转移，最大径＞6cm 且无淋巴结外侵犯
N_{3a}	转移淋巴结最大径＞6cm 且无淋巴结外侵犯
N_{3b}	无论大小，临床所见淋巴结外侵犯

注释：Ⅶ区转移也被认为是区域淋巴结转移

远处转移（M）

M_0	无远处转移
M_1	有远处转移

分期	T	N	M
0 期	T_{is}	N_0	M_0
Ⅰ 期	T_1	N_0	M_0
Ⅱ 期	T_2	N_0	M_0
Ⅲ 期	T_3	N_0	M_0
	T_{1-3}	N_1	M_0
ⅣA 期	T_{4a}	N_{0-2}	M_0
	T_{1-3}	N_2	M_0
ⅣB 期	T_{4b}	任何 N	M_0
	任何 T	N_3	M_0
ⅣC 期	任何 T	任何 N	M_1

引自 AJCC Cancer Staging Manual, Eighth Edition (2017), Springer, New York, Inc.

第三组（T_4 或 N_3 且年龄≤70 岁）；第四组（T_4 或 N_3 且年龄＞70 岁）。4 个组的 5 年 OS 分别为 89%、64%、57% 和 40%。国际口咽癌分期协作组（ICON-S）通过大样本分析和验证[38]，最终在 TNM 分期的基础上，将 HPV 阳性口咽癌分为 ICON-S Ⅰ 期（$T_{1-2}N_{0-1}$）、ICON-S Ⅱ 期（$T_{1-2}N_2$ 或 T_3N_{0-2}）、ICON-S Ⅲ 期（T_4 或 N_3）和

ICON-S stage classification	T_1	T_2	T_3	T_4
N_0	I	I	II	III
N_1	I	I	II	III
N_2	II	II	II	III
N_3	III	III	III	III

▲ 图 10-4　第 8 版 TNM 分期 ICON-S 分期对照表
M_1 归为 IV 期

ICON-S IV 期（M1）。图 10-4 总结了基于第 8 版 TNM 分期的 HPV 阳性口咽癌 ICON-S 分期。

十、治疗原则

推荐由头颈外科医师、放射肿瘤医师和肿瘤内科医师经多学科讨论制定治疗方案，目的是获得最佳局部控制同时最大程度保留器官的功能。早期 T 病变（T_1 ～ T_2）可采用单纯放射治疗或手术联合术后放射治疗（高危患者）[39]。如果预测手术会导致功能障碍则放射治疗是首选的方案。局部晚期病变（T_3 ～ T_4）通常采用根治性同步放化疗，部分高选择的患者可采用手术联合术后放射治疗 [40, 41]。高危患者（如包膜外受侵或阳性边缘）推荐行术后同步放化疗。近距离治疗也用于口咽癌的根治性放射治疗，但本章不做讨论 [42-47]。

十一、早期口咽癌的治疗

T_1 ～ T_2 患者的治疗缺少随机对照研究，目前可选择单独手术 ± 辅助放射治疗或单纯放射治疗 ± 颈清扫术。由于根治性放射治疗与手术的局部控制和生存率相似，但并发症较少，因此推荐将放射治疗 ± 颈清扫术作为主要方案 [48]。研究报道 T_1 ～ T_2 患者放射治疗的 5 年局部控制率可达 80% 以上。近年来随着经口腔激光显微手术（TLM）或经口腔机器人手术（TORS）等微创手术的发展，手术并发症较前明显减少。因此，对于原发肿瘤较小，特别是 HPV 阳性患者，TLM 或 TORS+ 选择

性颈清扫术也是合理的治疗选择 [49, 50]。

（一）扁桃体癌

如果分期为 $T_{1-2}N_{0-1}$ 且无明显的中线结构侵犯，可选择原发肿瘤手术 + 同侧 I～IV 区选择性颈清扫手术或仅行同侧放射治疗。接受放射治疗的患者，仅需照射原发肿瘤和同侧颈部，这样可以保护对侧组织并降低并发症发生率。Jackson 及其同事报道了 178 例扁桃体鳞癌患者，这些患者仅接受同侧颈部 60Gy 剂量放射治疗，T_1 和 T_2 肿瘤的局部控制率为 84%。在 101 例 N_0 病患者中，只有两例发生了对侧淋巴结复发 [51]。O'Sullivan 的研究中，228 名患者（大多数为 T_1 或 T_2 和 N_0 期患者）采用同侧颈部治疗，并发症的失败率仅为 3.5% [52]。Rusthoven 及其同事报道了使用现代放射治疗技术（3D 适形放射治疗或 IMRT）的治疗经验 [53]。原发肿瘤和同侧颈部接受的根治剂量为 66 ～ 70Gy，术后患者接受的剂量为 60 ～ 66Gy。20 例患者无野内及对侧失败。两年无病生存率和 OS 均为 79.5%。这些研究表明 T_{1-2} 和 N_{0-1} 期的患者可以单独采用同侧放射治疗。需要注意的是，如果肿瘤侵入舌根或明显累及软腭，患者应接受双侧放射治疗。美国放射肿瘤学适用性标准指出，同侧放射治疗只适用于舌根或软腭入侵＜ 1cm 且 N_{0-1} 的患者 [54]。

（二）舌根癌

原发肿瘤较小的舌根癌患者可根据病理选择原发肿瘤手术 + 同侧 I-IV 区选择性颈清扫手

术 ± 辅助放射治疗或单纯根治性放射治疗。放射治疗可以在保证良好的局部控制的同时避免手术并发症。Mendenhall 报道了 333 名接受根治性放射治疗的舌根癌患者，5 年的局部控制率为：T_1，98%；T_2，92%；T_3，82%；T_4，53%[55]。Seleck 等总结了 M.D.Anderson 使用根治性放射治疗 T_1 和 T_2 期舌根癌的经验，结果显示 5 年局部控制率为 83%[56]。Wang 等报道了在马萨诸塞州综合医院接受治疗的 169 例舌根鳞癌患者。结果显示，T_1 和 T_2 期患者行根治性放射治疗的 5 年局部控制率分别为 79% 和 85%[57]。

（三）软腭癌

由于软腭是保证正常发音和吞咽功能的重要部位，因此优先选择放射治疗。Chera 等报道了 145 例软腭肿瘤接受根治性放射治疗的治疗结果，其中原发部位的中位剂量为 70.4Gy，10 名患者接受诱导或接受化学治疗。5 年的局部控制率为：T_1，90%；T_2，91%；T_3，77%；T_4，57%[58]。

（四）咽侧后壁

原发咽壁的肿瘤比较少见。佛罗里达大学报道了 148 名咽壁鳞癌患者（37% 为口咽癌）接受根治性放射治疗加或不加颈部淋巴结清扫的治疗结果，11 名患者接受了诱导或同步化学治疗。5 年的局部控制率为：T_1，93%；T_2，82%；T_3，59%；T_4，50%[59]。M.D. Anderson 的研究结果显示，20 例 T_1 和 T_2 咽后壁肿瘤患者行根治性放射治疗 5 年的局部控制率可达 88%[56]。这些数据表明，早期病变行根治性放射治疗局部控制高，且能避免与一些手术相关的并发症和功能损害。

十二、局部晚期口咽癌的治疗

（一）同步放化疗

对于原发肿瘤较大或区域淋巴结广泛转移的患者，需要在放射治疗的基础上增加化学治疗以保证局部控制并延长生存。单药顺铂是目前的标准同步化学治疗方案。此外，还可选择铂类药物与氟尿嘧啶（5-FU）或紫杉类的联合方案。RTOG 对无法切除的头颈癌患者进行了一项同步顺铂联合放射治疗的 I / II 期研究（RTOG 8117），证明了该方案的安全性和有效性[60, 61]。基于此结果，不少随机研究进一步对比了同步放化疗与单独放射治疗的治疗结果，部分研究结果见表 10-5。

最新的荟萃分析纳入了 87 项试验，总共 16 485 例头颈部肿瘤患者，结果显示，同步放化疗较单纯放射治疗可以显著延长生存，且同步放化疗优于诱导化学治疗或辅助化学治疗。同步化学治疗的 5 年绝对生存获益为 6.5%，诱导化学治疗为 2.4%。对于口咽癌患者单独分析的结果显示，同步化学治疗的 5 年的绝对生存获益为 8.1%[70, 71]，同步化学治疗组的死亡风险比为 0.78，诱导化学治疗组为 1。

（二）放射治疗联合生物治疗

虽然同步放化疗是局部晚期口咽癌标准的治疗方案，但由于化学治疗的毒性较大，不少研究专注于生物靶向治疗领域。头颈部鳞癌高表达 EGFR，单克隆抗体西妥昔单抗（Cetuximab，C225）可作用于鳞癌细胞的细胞周期，有放射治疗增敏作用[72, 73]。Bonner 教授开展了一项具有里程碑意义的随机研究，结果显示，对于局部晚期头颈部肿瘤患者（尤其是口咽癌患者），放射治疗联合西妥昔单抗的局控和生存率要显著优于单纯放射治疗组[69, 74]。西妥昔单抗组的痤疮样皮疹更常见，且严重程度与生存率呈正相关，其他不良反应两组相似。RTOG 0522 III 期临床研究结果显示，放射治疗与顺铂同步放化疗基础上加用西妥昔单抗较单纯同步放化疗并未能提高 3 年 PFS（58.9% vs 61.2%，P=0.76）及 OS（75.8% vs 72.9%，P=0.32)，但皮肤和黏膜毒性明显增加，因此不作为常规推荐[75]。因此，放射治疗同步顺铂化学治疗仍然是标准治疗方案，放射治疗联合西妥昔单抗仅适用于不能耐受化学治疗的患者。

（三）非常规分割放射治疗

经典的放射治疗为常规分割放射治疗，即每天 1 次，每次 1.8 ～ 2.0Gy。根据放射生物学原理，应用不同的剂量分割方式可能提高头颈部肿瘤的控制率。不少研究分析了改变放射治疗分割方式在头颈部肿瘤中的作用。

RTOG9003 研究比较了局部晚期头颈部肿瘤患者不同分割方式的疗效。其中超分割放射治疗的剂量为 1.2Gy，每天 2 次，5 天 / 周，间隔 6h，放射治疗总剂量为 81.6Gy，常规分割的剂量为 70Gy/35F/7 周。超分割放射治疗组和常规放射治疗组的 2 年 LRC 分别为 54% 和 46.0%（ $P=0.045$ ），DFS 和 OS 无显著差异。超分割放射治疗组提高了 LRC，但 3 度以上急性放射治疗毒性明显增加[68]。

丹麦头颈部癌症研究小组（DAHANCA）的 DAHANCA 6 & 7 研究了缩短整体治疗时间的影响[67]。结果显示，局部晚期头颈部鳞癌接受每周治疗 6 次的加速治疗组的 LRC 和疾病特异性生存率要显著优于每周 5 次治疗组。Bourhis 的荟萃分析比较了常规分割与超分割和（或）加速超分割模式。改变分割方式的 5 年绝对生存获益为 3.5%（ $P=0.003$ ）[76]，其中超分割获益最为显著，绝对生存获益为 8%，局部控制获益为 6.4%。

一些研究分析了非常规分割放射治疗联合同步化学治疗的影响。GORTEC 99–02 比较了常规放射治疗联合卡铂 / 氟尿嘧啶同步化学治疗、加速放射治疗（70Gy，6 周）联合卡铂 / 氟尿嘧啶同步化学治疗及单纯加速放射治疗（1.8Gy，每天 2 次，总量 64.8Gy）[77]。结果显示，加速放射治疗 + 化学治疗组并不能改善无进展生存期。加速放射治疗组较另外两组 RTOG 3 ～ 4 级急性黏膜毒性更高。RTOG 0129 纳入 743 例 III / IV 期头颈部恶性肿瘤患者，将其随机分为常规分割照射（70Gy/7

周）组或同期增量加速组（72Gy/6 周），两组均给予顺铂同步化学治疗。结果显示，两组的 8 年的生存率、疾病无进展生存率和局部区域失败率差异均无统计学意义[78]。因此常规放射治疗模式联合铂类为基础的化学治疗是局部晚期头颈部鳞癌的标准治疗，而非常规分割放射治疗联合化学治疗并没有显示出显著的优势，反而增加了毒性。

（四）诱导化学治疗

多项临床研究结果显示以顺铂为基础的诱导化学治疗并无生存获益。最近，基于紫杉类方案的诱导化学治疗逐渐受到关注。东部肿瘤协作组进行了紫杉醇联合卡铂诱导化学治疗联合同步放化疗的前瞻性 II 期研究（E2399）[79]。口咽癌患者两年器官保全率和 OS 率分别为 84% 和 83%。HPV 阳性患者对诱导化学治疗有较好的缓解率和生存，2 年 OS 率为 95%，而 HPV 阴性患者为 62%（ $P=0.005$ ）[80]。

TAX 323[81] 和 TAX 324[82] 两项大型随机试验比较了 TPF 方案（铂类、氟尿嘧啶联合紫杉醇）对比 PF 方案（铂类和氟尿嘧啶联合）作为诱导化学治疗的疗效。结果显示 TPF 组可显著改善无进展生存率和总生存率。需要指出的是，研究并没有说明诱导方案要优于单纯同步放化疗。

PARADIGM 研究[83] 和 DeCIDE 研究[84] 比较了序贯疗法（诱导化学治疗后同步放化疗）与标准的同步放化疗，结果均显示两组预后无明显差别。因此，首程放射治疗联合顺铂同步化学治疗仍是标准的治疗方案。

十三、术后治疗

对于部分高选择的患者，手术是主要的治疗手段。TLM 和 TORS 等现代手术技术能精确切除肿瘤，同时更好地保全器官功能[85, 86]。术后评估为高风险的患者需行术后放射治疗。术后放射治疗的指征包括：切缘阳性或安全距离不足；淋

表 10-5　局部晚期口咽癌同步放化疗及不同分割方式放射治疗研究（部分）

研究	例数	口咽癌（%）	治疗分组	时间（年）	LC/LRC（%）	DFS/PFS（%）	OS（%）
Intergroup（Adelstein 等）[62]	295	56	RT：70Gy/35F CRT：70Gy/35F + 顺铂 ×3 周期 CRT：分段 30Gy + 30～40 Gy + 卡铂 / 氟尿嘧啶 × 3 周期	3	NR	NR	23 37（SS） 27
GORTEC 94-01（Calais 等）[63]	226	100	RT：70Gy/35F CRT：70Gy/35F + 卡铂 / 氟尿嘧啶 × 3 周期	3	42 66（SS）	20 42（SS）	31 51（SS）
Brizel 等[64]	116	49	AFX：75Gy @ 1.25Gy 每天 2 次→顺铂 / 氟尿嘧啶 × 2 周期 AFX/CRT：70Gy @ 1.25Gy 每天 2 次 + 顺铂 / 氟尿嘧啶 ×2 周期→顺铂 / 氟尿嘧啶 ×2 周期	3	44 70（SS）	41 61	34 55
Huguenin 等[65]	224	53	AFX：74.4Gy @ 1.2Gy 每天 2 次 AFX/CRT：74.4Gy @ 1.2Gy 每天 2 次 + 顺铂 × 2 周期	5	33 51（SS）	24 27	32 46
FNCLCCGORTEC（Bensadoun 等）[66]	163	75	AFX：80.4Gy @ 1.2Gy 每天 2 次 AFX/CRT：80.4Gy @ 1.2Gy 每天 2 次 + 顺铂 / 氟尿嘧啶 × 3 周期	2	60 79	25 48	20 38
DAHANCA 6/7（Overgaard 等）[67]	1485	28	RT：66～68Gy/33～34F, 5d/ 周 + 尼莫拉唑 AFX：66～68/33～34F, 6d/ 周 + 尼莫拉唑	5	60 70	NR	OR 0.98
RTOG 90-03（Fu 等）[68]	1073	60	RT：70Gy/35F AFX：81.6Gy @1.2Gy 每天 2 次 AFX：67.2Gy @ 1.6Gy 每天 2 次 – 分段照射 AFX：72Gy（含同步加量）	2	46 54 48 55	32 38 33 39	46 55 46 51
Bonner 等[69]	424	60	RT（每日，每天 2 次，或同步加量照射） CRT：RT + 西妥昔单抗 × 8 周	3	34 47	31 42	45 55

AFX. 改变分割方式照射；CRT. 同步放化疗；DFS/PFS. 无疾病生存 / 无进展生存；LC/LRC. 局部控制 / 局部区域控制；NR. 无报道；OR. 比值比；OS. 总生存；RT. 放射治疗

巴结包膜外受侵；N_{2+} 病变；血管、神经或淋巴管侵犯；$T_{3\sim4}$ 或骨骼肌肉受侵[87]。RTOG 73-03 分析了放射治疗与手术的顺序对疗效的影响。研究中患者被随机分配到术前（50Gy）或术后（60Gy）放射治疗组[88, 89]，尽管术后放射治疗组的局部控制要优于术前放射治疗组，但总生存和并发症并没有显著差异。

术后放化疗

术后高风险患者接受术后放射治疗局部区域失败率仍然较高。EORTC 22931 和 RTOG 95-01 两项大型随机研究分析了高危患者术后放射治疗联合顺铂（100mg/m^2，D1、D22 和 D43）在头颈部肿瘤中的作用[90, 91]。EORTC 22931 研究显示术后同步放化疗组较术后放射治疗组明显改善

了局部控制率（82% vs 69%，$P=0.007$）、无进展生存率（47% vs 36%，$P=0.04$）和 OS（53% vs 40%，$P=0.02$）。RTOG 95-01 研究显示术后同步化放疗显著改善了局部控制率，但 OS 没有明显差异。两项研究均显示同步放化疗组的毒性明显增加。综合两项研究分析，切缘阳性和包膜外受侵患者化学治疗获益最为显著，推荐接受放射治疗联合顺铂同步化学治疗[92]。

目前正在进行 2 项重要研究。RTOG 0920 研究中危（淋巴血管间隙浸润，神经侵犯，N_2^+，T_3 或近切缘）术后患者西妥昔单抗联合放射治疗的作用[93]。RTOG 1216 研究针对术后高风险患者（阳性切缘或包膜外侵犯），对比顺铂、多西紫杉醇和西妥昔单抗 + 多西紫杉醇三种同步化学治疗方案的作用[94]。

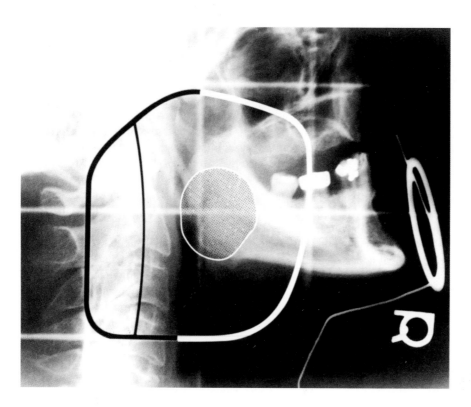

◀ 图 10-5　口咽癌侧野及缩野
保护脊髓设野示意

十四、放射治疗技术

（一）传统二维照射

患者仰卧位行 CT 模拟机扫描，头枕和头颈肩罩固定并保持头部过伸位。用咬合器下压舌头，将上下颌分开以减少上颌的照射。如体表有可触及的淋巴结可事先用铅丝标记。采用三野照射技术，其中面颈两野对穿照射上颈部，包括原发肿瘤、Ⅱ区淋巴结和咽后淋巴结。前界至少包括原发肿瘤前方 2cm，其中扁桃体癌的前界应包括磨牙后三角；后界位于棘突后缘；上界位于颅底水平；下界位于甲状软骨切迹水平，与下颈野上界相延续（图 10-5）。采用单前野垂直照射下颈部，包括Ⅲ区、Ⅳ区和锁骨上淋巴结。中线挡铅以减少喉部剂量。上颈部区域先采用 6MV-X线，常规分割照射 45Gy 之后避开脊髓，继续照射至 54Gy。最后对原发肿瘤及周围 2cm 区域继续照射至 70Gy。后颈部在 45Gy 的基础上继续用电子线补量至 50～54Gy。下颈部照射 45～50Gy，下颈部阳性淋巴结推荐采用三维适形技术继续照射至 70Gy。

（二）调强放射治疗（IMRT）

IMRT 技术能在保证靶区高剂量照射的同时减少靶区周围正常组织的照射，因此广泛用于头颈部肿瘤的放射治疗[95, 96, 97]。经随机研究证实，IMRT 较三维适形技术可以减少口干症并改善生活质量[98-101]。

所有口咽癌患者均可采用 IMRT 技术，但需仔细权衡肿瘤的控制目标和正常组织保护。例如，双侧Ⅱ区淋巴结肿大的口咽癌患者，积极保护腮腺可能会导致肿瘤病灶漏照，这些患者也可采用常规放射治疗技术。

表 10-6 总结了部分口咽癌 IMRT 放射治疗的研究结果。RTOG0022 Ⅰ/Ⅱ期研究针对 T_{1-2} 和 N_{0-1} 口咽癌患者，结果显示：原发肿瘤 GTV 给予 66Gy，亚临床病灶 CTV 给予 54Gy 分 30 次照射，两年局部失败率为 9%。

表 10-6　口咽癌 IMRT 相关研究（部分）

研究	例数	分期	中位随访（月）	时间（年）	LC（%）	DFS（%）	DMFS（%）	OS（%）	评论
Eisbruch 等（RTOG 0022，2010）[102]	67	T_{1-2}，N_{0-1}	33.6	2	91	82	NR	95.5	前瞻性，无化疗，多机构，无术后糖尿病 1
Yao 等（2006）爱荷华大学 [103]	66	88% IV 期	27.3	3	92	64.4	80.4	78.1	4 术后
Chao 等（2004）华盛顿大学 [104]	74	T_{1-4}，$N_0 \sim N_3$，93% III 或 IV 期	33	4	87	81	90	87	43 术后，GTV 和 nGTV 与 LRC 相关
Daly 等（2010）斯坦福大学 [105]	107	T_{1-4}，N_{0-3}，96% III 或 IV 期	29	3	92	81	92	83	22 术后，结果与 T 期相关
Setton 等（2011）MSKCC[106]	442	94% III 或 IV 期	36.8	3	94.4	NR	NR	84.9	30 术后，12.5% 糖尿病
Garden 等（2007）MDACC[107]	51	T < 4cm，N_{0-3}	45	2	94	88	NR	94	无术后
Huang 等（2008）UCSF[108]	71	III 和 IV 期	33	3	94	NR	NR	83	无术后
Mendenhall 等（2010）佛罗里达大学 [109]	130	90% III 或 IV 期	45.6	5	84	NR	93	76	无术后
Shoushtari 等（2010）弗吉尼亚大学 [110]	112	88% III 或 IV 期	26.4	3	90.5	81.7	88.4	76.5	无术后，P16+ 患者预后较好

DMFS. 无远处转移生存；LC. 局部控制；DFS. 无疾病生存；NR. 无报道；OS. 总生存

靶区的勾画需基于临床检查和影像学检查。体格检查至关重要，可发现影像学不易观察到的局部浸润（如软腭红斑或舌根硬结灶）。对于根治性治疗的患者，GTV 包含原发肿瘤及阳性淋巴结。CTV1 需包括 GTV 外扩 0.5 ～ 1.0cm 的范围。Apisarnthanarax 等对 96 个切除淋巴结进行了病理分析，试图确定这些淋巴结的包膜外受侵范围（ECE）[111]。结果显示，96% 的病例包膜外受侵 < 5mm。因此认为 CTV1 包括淋巴结外 5mm 的边缘。高危临床靶区 CTV2 包括阳性淋巴结区和原发肿瘤周围邻近软组织。中危临床靶区 CTV3 包括在临床或影像学上可能存在显微转移的亚临床病灶区域。PTV 根据各单位实际情况在 CTV 周围外扩 0.3 ～ 0.5cm。

本书作者的单位一般使用以下剂量方案：PTV1（70Gy）、PTV2（63Gy）和 PTV3（56Gy）分 35 次照射。图 10-6 展示了 1 例 $T_{4b}N_{2b}M_0$ 扁桃体癌患者的放射治疗计划，具体治疗为 IMRT（Tomotherapy）技术联合顺铂同步放化疗。有研究提示，HPV 阳性口咽癌可降低放射治疗剂量，一些降低剂量研究正在进行中 [112]。

RTOG 0022 研究的正常组织剂量限制要求见表 10-7。如 HPV 相关口咽癌的靶区剂量降低，正常组织的受量可进一步降低。IMRT 下颈部照射有两种常用技术：一种是扩展全野 IMRT（EWF-IMRT），即下颈部和上颈部均采用 IMRT 技术；另一种是分野 IMRT（SF-IMRT）技术 [113, 114]。分野技术中上颈部采用 IMRT 照射，下颈采用单前野常规照射，两种方式在杓状软骨水平衔接，常规照射中央挡铅使得下颈部中央的喉得到保护。SF-IMRT 技术因射野衔接问题，可以导致喉水平剂量减少 [115-117]。因此当下颈部阳性淋巴结时，首选 EWF-IMRT 技术。

表 10-7　RTOG 0022 研究的正常组织剂量限制要求

声门	2/3 < 50Gy
脑干	D_{max} 54Gy
脊髓	D_{max} 45Gy
下颌骨	D_{max} 70Gy
腮腺	单侧腮腺 D_{mean} < 26Gy 或 50% < 30Gy 或双侧腮腺至少 20ml < 20Gy

引自：Eisbruch et al. 2010[102]. 经 Elsevier. 许可转载

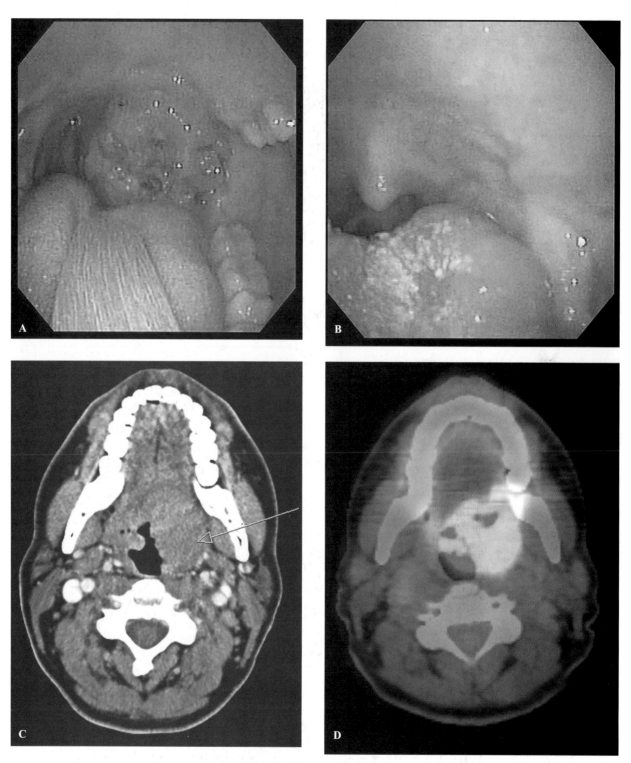

▲ 图 10-6　一例分期为 $T_{4b}N_{2b}M_0$ 扁桃体癌患者使用 IMRT（Tomotherapy）联合顺铂同步化学治疗

A. 治疗前；B. 治疗后 3 个月；C. 治疗前 CT；D. 治疗前 PET/CT

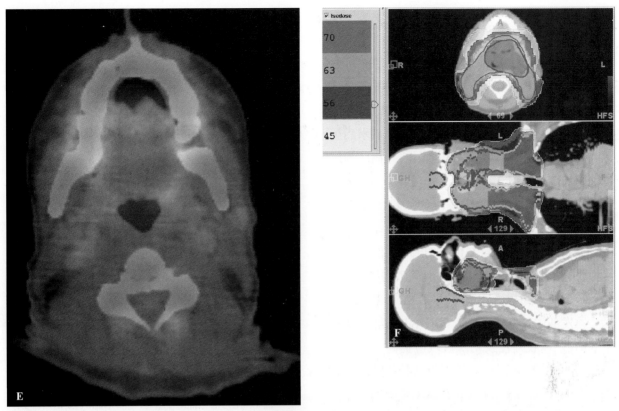

▲ 图 10-6（续）　一例分期为 $T_{4b}N_{2b}M_0$ 扁桃体癌患者使用 IMRT（Tomotherapy）联合顺铂同步化学治疗

E. 治疗后 3 个月 PET/CT 显示异常 FDG 摄取降低；F. IMRT 计划（Tomotherapy）70Gy（红），63Gy（绿）和 56Gy（蓝）（此图的彩色版本见书中彩图页）

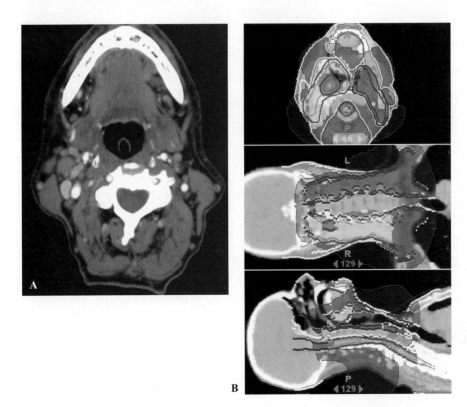

◀ 图 10-7　一例分期 $T_1N_{2a}M_0$ 扁桃体癌患者在口内激光切除和右侧颈部淋巴结清扫后根据 RTOG0920 方案行术后 IMRT（Tomotherapy）

A. 术前 CT 显示右侧 Ⅱ 区淋巴结肿大；B. IMRT 计划（Tomotherapy）66Gy（红），60Gy（黄）和 56Gy（蓝）（此图的彩色版本见书中彩图页）

（三）术后放射治疗技术

由于手术会改变局部解剖结构，定义术后靶区存在一定难度。术前评估有助于确定高危区域。此外，术后应仔细评估手术区域的愈合情况及潜在的复发部位。应该仔细阅读术前术后影像、手术记录和病理报告，必要时与外科医师讨论手术情况。

放射治疗应在术后 3～4 周，即伤口愈合时开始。延长治疗时间会增加局部失败率[118, 119]。Rosenthal 的研究显示，>100d 的治疗时间（从手术到放射治疗结束的时间）与局部失败增加有关。

定位要求同根治性放射治疗，推荐 IMRT 技术。原发部位包括手术瘤床和阳性淋巴结区域给予 60Gy。包膜外侵及切缘区域应提高至 66Gy。未累及的颈部淋巴结区域给予 54～56Gy[120]。每个 CTV 外扩 0.3～0.5cm 形成对应 PTV。

图 10–7 是一例 $T_1N_{2a}M_0$ 扁桃体癌行经口激光切除术 + 右颈淋巴结切除术，术后接受 IMRT（Tomotherapy）放射治疗的病例。

十五、结论

放射治疗在口咽癌的治疗中起主要作用。近 10 年，现代放射技术如 IMRT 的使用，更多患者能更好地保全器官功能，已成为标准的治疗方式。对于局部晚期口咽癌在放射治疗的基础上增加化学治疗可改善患者预后。靶向药物如西妥昔单抗因毒性更低，在未来的治疗中有望发挥更大的作用。此外，对于 HPV 阳性口咽癌患者，一些研究希望通过适量降低放射治疗剂量以改善患者的生活质量，结果拭目以待。

参考文献

[1] Siegel, L.R., Miller, K.D., Jemal, A. (2017) Cancer Statistics. *CA Cancer J. Clin.*, 67, 7–30.

[2] Robbins, K.T., Shaha, A.R., Medina, J.E., *et al.* (2008) Consensus statement on the classification and terminology of neck dissection. *Arch. Otolaryngol. Head Neck Surg.*, 134 (5), 536–538.

[3] Som, P.M., Curtin, H.D., Mancuso, A.A. (1999) An imaging-based classification for the cervical nodes designed as an adjunct to recent clinically based nodal classifications. *Arch. Otolaryngol. Head Neck Surg.*, 125 (4), 388–396.

[4] Gregoire, V., Coche, E., Cosnard, G., *et al.* (2000) Selection and delineation of lymph node target volumes in head and neck conformal radiotherapy. Proposal for standardizing terminology and procedure based on the surgical experience. *Radiother. Oncol.*, 56 (2), 135–150.

[5] Nowak, P.J.,Wijers, O.B., Lagerwaard, F.J., Levendag, P. (1999) A three dimensional CT-based target definition for elective irradiation of the neck. *Int. J. Radiat. Oncol. Biol. Phys.*, 45, 33–39.

[6] Grégoire, V., Levendag, P., Ang, K.K., *et al.* (2003) CT-based delineation of lymph node levels and related CTVs in the node-negative neck: DAHANCA, EORTC, GORTEC, NCIC, RTOG consensus guidelines. *Radiother. Oncol.*, 69 (3), 227–236.

[7] Grégoire, V., Ang, K.K., Budach,W., *et al.* (2014) Delineation of the neck node levels for head and neck tumors: A 2013 update. DAHANCA, EORTC, HKNPCSG, NCIC CTG, NCRI, RTOG, TROC consensus guidelines. *Radiother. Oncol.*, 110, 172–181.

[8] Grégoire, V., Levendag, P. (2013) RTOG Head and Neck Contouring Atlas. Available at: https://www. rtog.org/LinkClick. aspx?fileticket=uQmTaI3efxE% 3d&tabid=229. Accessed August 30, 2015.

[9] Chaturvedi, A.K., Engels, E.A., Pfeiffer, R.M., *et al.* (2011) Human papillomavirus and rising oropharyngeal cancer incidence in the United States. *J. Clin. Oncol.*, 29, 4294–4301.

[10] Bagnardi, V., Blangiardo, M., La Vecchia, C., Corrao, G. (2001) A meta-analysis of alcohol drinking and cancer risk. *Br. J. Cancer*, 85 (11), 1700–1705.

[11] Franceschi, S., Talamini, R., Barra, S., *et al.* (1990) Smoking and drinking in relation to cancers of the oral cavity, pharynx, larynx, and esophagus in northern Italy. *Cancer Res.*, 50 (20), 6502–6507.

[12] Gillison, M.L., Broutian, T., Pickard, R.K., *et al.* (2012) Prevalence of oral HPV infection in the United States, 2009-2010. *JAMA*, 307 (7), 693–703.

[13] Feller, L.,Wood, N.H., Khammissa, R.A., Lemmer, J. (2010) Human papillomavirus-mediated carcinogenesis and HPV-associated oral and oropharyngeal squamous cell carcinoma. Part 1: human papillomavirus-mediated carcinogenesis. *Head Face Med.*, 6, 14.

[14] Lassen, P., Eriksen, J.G., Krogdahl, A., *et al.* (2011) The influence of HPV-associated p16-expression on accelerated fractionated radiotherapy in head and neck cancer: evaluation of the randomised DAHANCA 6&7 trial. *Radiother. Oncol.*, 100 (1), 49–55.

[15] Posner, M.R., Lorch, J.H., Goloubeva, O., *et al.* (2011) Survival and human papillomavirus in oropharynx cancer in TAX 324: a subset analysis from an international phase III trial. *Ann. Oncol.*, 22 (5), 1071–1077.

[16] Ang, K.K., Harris, J.,Wheeler, R., *et al.* (2010) Human papillomavirus and survival of patients with oropharyngeal cancer.*N. Engl. J. Med.*, 363 (1), 24–35.

[17] Trotti, A., Gillison, M. RTOG 1016 Protocol Information (2016) Available at: https://www.rtog.org/ ClinicalTrials/ ProtocolTable/StudyDetails.aspx?study =1016. Accessed August 30, 2015.

[18] Ang, K.K., Berkey, B.A., Tu, X., *et al.* (2002) Impact of epidermal growth factor receptor expression on survival and pattern of relapse in patients with advanced head and neck carcinoma. *Cancer Res.*, 62 (24), 7350–7356.

[19] Hong, A., Dobbins, T., Lee, C.S., *et al.* (2011) Relationships

between epidermal growth factor receptor expression and human papillomavirus status as markers of prognosis in oropharyngeal cancer. *Eur. J. Cancer*, 46 (11), 2088–2096.

[20] Westra,W.H. (2009) The changing face of head and neck cancer in the 21st century: the impact of HPV on the epidemiology and pathology of oral cancer. *Head Neck Path.*, 3 (1), 78–81.

[21] Lindberg, R. (1972) Distribution of cervical lymph node metastases from squamous cell carcinoma of the upper respiratory and digestive tracts. *Cancer*, 29 (6), 1446–1449.

[22] Candela, F.C., Kothari, K., Shah, J.P. (1990) Patterns of cervical node metastases from squamous carcinoma of the oropharynx and hypopharynx. *Head Neck*, 12 (3), 197–203.

[23] Chua, D.T., Sham, J.S., Kwong, D.L., *et al.* (1997) Retropharyngeal lymphadenopathy in patients with nasopharyngeal carcinoma: a computed tomography-based study. *Cancer*, 79 (5), 869–877.

[24] Liu, L.Z., Zhang, G.Y., Xie, C.M., *et al.* (2006) Magnetic resonance imaging of retropharyngeal lymph node metastasis in nasopharyngeal carcinoma: patterns of spread. *Int. J. Radiat. Oncol. Biol. Phys.*, 66 (3), 721–730.

[25] McLaughlin, M.P., Mendenhall,W.M., Mancuso, A.A., *et al.* (1995) Retropharyngeal adenopathy as a predictor of outcome in squamous cell carcinoma of the head and neck. *Head Neck*, 17 (3), 190–198.

[26] Bussels, B., Hermans, R., Reijnders, A., *et al.* (2006) Retropharyngeal nodes in squamous cell carcinoma of oropharynx: incidence, localization, and implications for target volume. *Int. J. Radiat. Oncol. Biol. Phys.*, 65 (3), 733–738.

[27] Dirix, P., Nuyts, S., Bussels, B., *et al.* (2006) Prognostic influence of retropharyngeal lymph node metastasis in squamous cell carcinoma of the oropharynx. *Int. J. Radiat. Oncol. Biol. Phys.*, 65 (3), 739–744.

[28] Chong, V.F., Fan, Y.F., Khoo, J.B. (1995) Retropharyngeal lymphadenopathy in nasopharyngeal carcinoma. *Eur. J. Radiol.*, 21 (2), 100–105.

[29] Wang, C.C. (1997) *RadiationTherapy for Head and Neck Neoplasms*, 3rd edition.Wiley-Liss, New York, p. 331.

[30] Rumboldt, Z., Day, T.A., Michel, M. (2006) Imaging of oral cavity cancer. *Oral Oncol.*, 42 (9), 854–865.

[31] Park, J.O., Jung, S.L., Joo, Y.H., *et al.* (2011) Diagnostic accuracy of magnetic resonance imaging (MRI) in the assessment of tumor invasion depth in oral/oropharyngeal cancer. *Oral Oncol.*, 47 (5), 381–386.

[32] Woods, C., Sohn, J., Yao, M. (2011) *PET Clinics:The Application of PET in Radiation Treatment Planning for Head and Neck Cancer.* Elsevier.

[33] Roh, J., Yeo, N., Kim, J.S., *et al.* Utility of 2-[18F] fluoro-2-deoxy-D-glucose positron emission tomography and positron emission tomography/computed tomography imaging in the preoperative staging of head and neck squamous cell carcinoma. *Oral Oncol.*, 43, 887–893.

[34] Ng, S., Yen, T., Liao, C., *et al.* (2005) 18F-FDG PET and CT/MRI in oral cavity squamous cell carcinoma: a prospective study of 124 patients with histologic correlation. *J. Nucl. Med.*, 46, 1136–1143.

[35] Al-Ibraheem, A., Buck, A., Krause, B.J., *et al.* (2009) Clinical applications of FDG PET and PET/CT in head and neck cancer. *J. Oncol.*, 2009, 208725.

[36] Amin, M.B., *et al.* (eds) (2017) *AJCC Cancer Staging Manual, 8th Edition.* Springer.

[37] Huang, S.H., Xu,W.,Waldron, J., *et al.* (2015) Refining American Joint Committee on Cancer/Union for International Cancer Control TNM stage and prognostic groups for human papillomavirus-related oropharyngeal carcinomas. *J. Clin. Oncol.*, 33, 836–845.

[38] O'Sullivan, B., Huang, S.H., Su, J., *et al.* (2016) Development and validation of a staging system for HPV-related oropharyngeal cancer by the International Collaboration on Oropharyngeal cancer Network for Staging (ICON-S): a multicenter cohort study. *Lancet Oncol.*, 17, 440–451.

[39] Karatzanis, A.D., Psychogios, G.,Waldfahrer, F., *et al.* (2012) Surgical management of T1 oropharyngeal carcinoma. *Head Neck*, 34, 1277–1282.

[40] Rich, J.T., Liu, J., Haughey, B.H. (2011) Swallowing function after transoral laser microsurgery (TLM) ± adjuvant therapy for advanced-stage oropharyngeal cancer. *Laryngoscope*, 121 (11), 2381–2390.

[41] Haughey, B.H., Hinni, M.L., Salassa, J.R., *et al.* (2011) Transoral laser microsurgery as primary treatment for advanced-stage oropharyngeal cancer: A United States multicenter study. *Head Neck*, 33 (12), 1683–1694.

[42] Mazeron, J.J., Ardiet, J.M., Haie-M′eder, C., *et al.* (2009) GEC-ESTRO recommendations for brachytherapy for head and neck squamous cell carcinomas. *Radiother. Oncol.*, 91 (2), 150–156.

[43] Nag, S., Cano, E.R., Demanes,D.J., *et al.* (2001) The American Brachytherapy Society recommendations for high-dose-rate brachytherapy for head-and-neck carcinoma. *Int. J. Radiat. Oncol. Biol. Phys.*, 50 (5), 1190–1198.

[44] Strnad, V. (2004) Treatment of oral cavity and oropharyngeal cancer. Indications, technical aspects, and results of interstitial brachytherapy. *Strahlenther. Onkol.*, 180 (11), 710–717.

[45] Le Scodan, R., Pommier, P., Ardiet, J.M., *et al.* (2005) Exclusive brachytherapy for T1 and T2 squamous cell carcinomas of the velotonsillar area: results in 44 patients. *Int. J. Radiat. Oncol. Biol. Phys.*, 63 (2), 441–448.

[46] Strnad, V., Melzner,W., Geiger, M., *et al.* (2005) Role of interstitial PDR brachytherapy in the treatment of oral and oropharyngeal cancer. A single-institute experience of 236 patients.*Strahlenther. Onkol.*, 181 (12), 762–767.

[47] Pernot,M., Hoffstetter, S., Peiffert, D., *et al.* (1996) Role of interstitial brachytherapy in oral and oropharyngeal carcinoma: reflection of a series of 1344 patients treated at the time of initial presentation. *Otolaryngol. Head Neck Surg.*, 115 (6), 519–526.

[48] Parsons, J.T., Mendenhall,W.M., Stringer, S.P., *et al.* (2002) Squamous cell carcinoma of the oropharynx: surgery, radiation therapy, or both. *Cancer*, 94 (11), 2967–2980.

[49] Hinni, M.K., Nagel, T., Howard, B. (2015) Oropharyngeal cancer treatment: the role of transoral surgery. *Curr. Opin. Otolaryngol. Head Neck Surg.*, 23 (2), 132–138.

[50] Zevallos, J.P., Mitra, N., Swisher-McClure, S. (2016) Patterns of care and perioperative outcomes in transoral endoscopic surgery for oropharyngeal squamous cell carcinoma. *Head Neck*, 38 (3), 402–409.

[51] Jackson, S.M., Hay, J.H., Flores, A.D., *et al.* (1999) Cancer of the tonsil: the results of ipsilateral radiation treatment. *Radiother. Oncol.*, 51 (2), 123–128.

[52] O'Sullivan, B.,Warde, P., Grice, B., *et al.* (2001) The benefits and pitfalls of ipsilateral radiotherapy in carcinoma of the tonsillar region. *Int. J. Radiat. Oncol. Biol. Phys.*, 51 (2), 332–343.

[53] Rusthoven, K.E., Raben, D., Schneider, C., *et al.* (2009) Freedom from local and regional failure of contralateral neck with ipsilateral neck radiotherapy for node-positive tonsil cancer: results of a prospective management approach. *Int. J. Radiat. Oncol. Biol. Phys.*, 74 (5), 1365–1370.

[54] Yeung, A.R., Garg, M.K., Lawson, J., *et al.* (2012) ACR appropriateness criteria: ipsilateral radiation for squamous cell carcinoma of the tonsil. *Head Neck*, 34, 613–616.

[55] Mendenhall,W.M., Morris, C.G., Amdur, R.J., *et al.* (2006) Definitive radiotherapy for squamous cell carcinoma of the base of tongue. *Am. J. Clin. Oncol.*, 29 (1), 32–39.

[56] Selek, U., Garden, A.S., Morrison,W.H., *et al.* (2004) Radiation therapy for early-stage carcinoma of the oropharynx. *Int. J. Radiat. Oncol. Biol. Phys.*, 59 (3), 743–751.

[57] Wang, C.C., Montgomery,W., Efird, J. (1995) Local control of oropharyngeal carcinoma by irradiation alone. *Laryngoscope*, 105 (5 Pt 1), 529–533.

[58] Chera, B.S., Amdur, R.J., Hinerman, R.W., *et al.* (2008) Definitive radiation therapy for squamous cell carcinoma of the soft palate. *Head Neck*, 30 (8), 1114–1119.

[59] Hull, M.C., Morris, C.G., Tannehill, S.P., *et al.* (2003) Definitive radiotherapy alone or combined with a planned neck dissection for squamous cell carcinoma of the pharyngeal wall. *Cancer*, 98 (10), 2224–2231.

[60] Al-Sarraf, M., Pajak, T.F., Marcial, V.A., *et al.* (1987) Concurrent radiotherapy and chemotherapy with cisplatin in inoperable squamous cell carcinoma of the head and neck. An RTOG Study. Cancer, 59 (2), 259–265.

[61] Marcial, V.A., Pajak, T.F., Mohiuddin, M., *et al.* (1990) Concomitant cisplatin chemotherapy and radiotherapy in advanced mucosal squamous cell carcinoma of the head and neck. Long-term results of the Radiation Therapy Oncology Group study 81-17. *Cancer*, 66 (9), 1861–1868.

[62] Adelstein, D.J., Li, Y., Adams, G.L., *et al.* (2003) An intergroup phase III comparison of standard radiation therapy and two schedules of concurrent chemoradiotherapy in patients with unresectable squamous cell head and neck cancer. *J. Clin. Oncol.*, 21 (1), 92–98.

[63] Calais, G., Alfonsi, M., Bardet, E., *et al.* (1999) Randomized trial of radiation therapy versus concomitant chemotherapy and radiation therapy for advanced-stage oropharynx carcinoma. *J. Natl Cancer Inst.*, 91 (24), 2081–2086.

[64] Brizel, D.M., Albers, M.E., Fisher, S.R., *et al.* (1998) Hyperfractionated irradiation with or without concurrent chemotherapy for locally advanced head and neck cancer. *N. Engl. J. Med.*, 338 (25), 1798–1804.

[65] Huguenin, P., Beer, K.T., Allal, A., *et al.* (2004) Concomitant cisplatin significantly improves locoregional control in advanced head and neck cancers treated with hyperfractionated radiotherapy. *J. Clin. Oncol.*, 22 (23), 4665–4673.

[66] Bensadoun, R.J., B'en'ezery, K., Dassonville, O., *et al.* (2006) French multicenter phase III randomized study testing concurrent twice-a-day radiotherapy and cisplatin/5-fluorouracil chemotherapy (BiRCF) in unresectable pharyngeal carcinoma: Results at 2 years (FNCLCC-GORTEC). *Int. J. Radiat. Oncol. Biol. Phys.*, 64 (4), 983–994.

[67] Overgaard, J., Hansen, H.S., Specht, L., *et al.* (2003) Five compared with six fractions per week of conventional radiotherapy of squamous-cell carcinoma of head and neck: DAHANCA 6 and 7 randomised controlled trial. *Lancet*, 362 (9388), 933–940.

[68] Fu, K.K., Pajak, T.F., Trotti, A., *et al.* (2000) A RadiationTherapy Oncology Group (RTOG) phase III randomized study to compare hyperfractionation and two variants of accelerated fractionation to standard fractionation radiotherapy for head and neck squamous cell carcinomas: first report of RTOG 9003. *Int. J. Radiat. Oncol. Biol. Phys.*, 48 (1), 7–16.

[69] Bonner, J.A., Harari, P.M., Giralt, J., *et al.* (2010) Radiotherapy plus cetuximab for locoregionally advanced head and neck cancer: 5-year survival data from a phase 3 randomised trial, and relation between cetuximab-induced rash and survival. *Lancet Oncol.*, 11 (1), 21–28.

[70] Pignon, J.P., le Ma^itre, A., Maillard, E., *et al.* (2009) Meta-analysis of chemotherapy in head and neck cancer (MACH-NC): an update on 93 randomised trials and 17,346 patients. *Radiother Oncol.*, 92 (1), 4–14.

[71] Blanchard, P., Baujat, B., Holostenco, V., *et al.* (2011) Meta-analysis of chemotherapy in head and neck cancer (MACH-NC): a comprehensive analysis by tumour site. *Radiother. Oncol.*, 100 (1), 33–40.

[72] Harari, P.M., Huang, S.M. (2001) Head and neck cancer as a clinical model for molecular targeting of therapy: combining EGFR blockade with radiation. *Int. J. Radiat. Oncol. Biol. Phys.*, 49 (2), 427–433.

[73] Huang, S.M., Harari, P.M. (2000) Modulation of radiation response after epidermal growth factor receptor blockade in squamous cell carcinomas: inhibition of damage repair, cell cycle kinetics, and tumor angiogenesis. *Clin. Cancer Res.*, 6 (6), 2166–2174.

[74] Bonner, J.A., Harari, P.M., Giralt, J., *et al.* (2006) Radiotherapy plus cetuximab for squamous-cell carcinoma of the head and neck.*N. Engl. J. Med.*, 354 (6), 567–578.

[75] Ang, K.K., Zhang, Q., Rosenthal, D.I., *et al.* (2014) Randomized Phase III trial of concurrent accelerated radiation plus cisplatin with or without cetuximab for stage III to IV head and neck carcinoma: RTOG 0522. *J. Clin. Oncol.*, 32, 2940–2450.

[76] Bourhis, J., Overgaard, J., Audry, H., *et al.* (2006) Hyperfractionated or accelerated radiotherapy in head and neck cancer: a meta-analysis. *Lancet*, 368 (9538), 843–854.

[77] Bourhis, J., Sire, C., Graff, P., *et al.* (2012) Concomitant chemoradiotherapy versus acceleration of radiotherapy with or without concomitant chemotherapy in locally advanced head and neck carcinoma (GORTEC 99-02): an open-label phase 3 randomised trial. *Lancet Oncol.*, 13 (2), 145–153.

[78] Nguyen-Tan, P.F., Zhng, Q., Ang, K.K. (2014) Randomized phase III trial to test accelerated versus standard fractionation in combination with concurrent cisplatin for head and neck carcinomas in the Radiation Therapy Oncology Group 0129 Trial: Long-term report of efficacy and toxicity. *J. Clin. Oncol.*, 32, 3858–3867.

[79] Cmelak, A.J., Li, S., Goldwasser, M.A., Murphy, B., *et al.* (2007) Phase II trial of chemoradiation for organ preservation in resectable stage III or IV squamous cell carcinomas of the larynx or oropharynx: results of Eastern Cooperative Oncology Group Study E2399. *J. Clin. Oncol.*, 25 (25), 3971–3977.

[80] Fakhry, C.,Westra,W.H., Li, S., *et al.* (2008) Improved survival of patients with human papillomaviruspositive head and neck squamous cell carcinoma in a prospective clinical trial. *J. Natl Cancer Inst.*, 100 (4), 261–269.

[81] Vermorken, J.B., Remenar, E., van Herpen, C., *et al.* (2007) Cisplatin, fluorouracil, and docetaxel in unresectable head and neck cancer.*N. Engl. J. Med.*, 357 (17), 1695–1704.

[82] Posner, M.R., Hershock, D.M., Blajman, C.R., *et al.* (2007) Cisplatin and fluorouracil alone or with docetaxel in head and neck cancer.*N. Engl. J. Med.*, 357 (17), 1705–1715.

[83] Haddad, R., O'Neill, A., Rabinowits, G., *et al.* (2013) Induction chemotherapy followed by concurrent chemoradiotherapy (sequential chemoradiotherapy) versus concurrent chemoradiotherapy alone in locally advanced head and neck cancer (PARADIGM): a randomised phase 3 trial. *Lancet Oncol.*, 14 (3), 257–264.

[84] Cohen, E.E., Karrison, T.G., Kocherginsky, M., *et al.* (2014) Phase III randomized trial of induction chemotherapy in patients with N2 or N3 locally advanced head and neck cancer. *J. Clin. Oncol.*, 32 (25), 2735–2743.

[85] Hartl, D.M., Ferlito, A., Silver, C.E., *et al.* (2011) Minimally invasive techniques for head and neck malignancies: current indications, outcomes and future directions. *Eur. Arch. Otorhinolaryngol.*, 268 (9), 1249–1257.

[86] Silver, C.E., Beitler, J.J., Shaha, A.R., *et al.* (2009) Current trends in initial management of laryngeal cancer: the declining use of open surgery. *Eur. Arch. Otorhinolaryngol.*, 266 (9), 1333–1352.

[87] Ang, K.K., Trotti, A., Brown, B.W., *et al.* (2001) Randomized

trial addressing risk features and time factors of surgery plus radiotherapy in advanced head-and-neck cancer. *Int. J. Radiat. Oncol. Biol. Phys.*, 51 (3), 571–578.

[88] Kramer, S., Gelber, R.D., Snow, J.B., *et al.* (1987) Combined radiation therapy and surgery in the management of advanced head and neck cancer: final report of study 73-03 of the Radiation Therapy Oncology Group. *Head Neck Surg.*, 10 (1), 19–30.

[89] Tupchong, L., Scott, C.B., Blitzer, P.H., *et al.* (1991) Randomized study of preoperative versus postoperative radiation therapy in advanced head and neck carcinoma: long-term follow-up of RTOG study 73-03. *Int. J. Radiat. Biol. Phys.*, 20 (1), 21–28.

[90] Bernier, J., Domenge, C., Ozsahin, M., *et al.* (2004) Postoperative irradiation with or without concomitant chemotherapy for locally advanced head and neck cancer. *N. Engl. J. Med.*, 350 (19), 1945–1952.

[91] Cooper, J.S., Pajak, T.F., Forastiere, A.A., *et al.* (2004) Postoperative concurrent radiotherapy and chemotherapy for high-risk squamous-cell carcinoma of the head and neck. *N. Engl. J. Med.*, 350 (19), 1937–1944.

[92] Bernier, J., Cooper, J.S., Pajak, T.F., *et al.* (2005) Defining risk levels in locally advanced head and neck cancers: a comparative analysis of concurrent postoperative radiation plus chemotherapy trials of the EORTC (#22931) and RTOG (# 9501). *Head Neck*, 27 (10), 843–850.

[93] Machtay, M. RTOG 0920 Protocol Information. https://www.rtog.org/ClinicalTrials/ProtocolTable/ StudyDetails. aspx?study=0920. Accessed August 30, 2015.

[94] Harari, P.M., Rosenthal, D.I. RTOG 1216 Protocol Information. https://www.rtog.org/ClinicalTrials/ ProtocolTable/ StudyDetails.aspx?study=1216. Accessed August 30, 2015.

[95] Mell, L.K., Mehrotra, A.K., Mundt, A.J. (2005) Intensity-modulated radiation therapy use in the U.S., 2004. *Cancer*, 104 (6), 1296–1303.

[96] Lee, N., Puri, D.R., Blanco, A.I., Chao, K.S. (2007) Intensity-modulated radiation therapy in head and neck cancers: an update.*Head Neck*, 29 (4), 387–400.

[97] Grégoire, V., De Neve, W., Eisbruch, A., *et al.* (2007) Intensity-modulated radiation therapy for head and neck carcinoma. *Oncologist*, 12 (5), 555–564.

[98] Chao, K.S., Deasy, J.O., Markman, J., *et al.* (2001) A prospective study of salivary function sparing in patients with head-and-neck cancers receiving intensity-modulated or three-dimensional radiation therapy: initial results. *Int. J. Radiat. Oncol. Biol. Phys.*, 49 (4), 907–916.

[99] Lin, A., Kim, H.M., Terrell, J.E., *et al.* (2003) Quality of life after parotid-sparing IMRT for head-and-neck cancer: a prospective longitudinal study. *Int. J. Radiat. Oncol. Biol. Phys.*, 57 (1), 61–70.

[100] Yao, M., Karnell, L.H., Funk, G.F., *et al.* (2007) Health-related quality-of-life outcomes following IMRT versus conventional radiotherapy for oropharyngeal squamous cell carcinoma. *Int. J. Radiat. Oncol. Biol. Phys.*, 69 (5), 1354–1360.

[101] Nutting, C.M., Morden, J.P., Harrington, K.J., *et al.* (2011) Parotid-sparing intensity modulated versus conventional radiotherapy in head and neck cancer (PARSPORT): a phase 3 multicentre randomised controlled trial. *Lancet Oncol.*, 12, 127–136.

[102] Eisbruch, A., Harris, J., Garden, A.S., *et al.* (2010) Multi-institutional trial of accelerated hypofractionated intensity-modulated radiation therapy for early-stage oropharyngeal cancer (RTOG 00-22). *Int. J. Radiat. Oncol. Biol. Phys.*, 76 (5), 1333–1338.

[103] Yao, M., Nguyen, T., Buatti, J.M., *et al.* (2006) Changing failure patterns in oropharyngeal squamous cell carcinoma treated with intensity modulated radiotherapy and implications for future research. *Am. J. Clin. Oncol.*, 29 (6),

606–612.

[104] Chao, K.S., Ozyigit, G., Blanco, A.I., *et al.* (2004) Intensity-modulated radiation therapy for oropharyngeal carcinoma: impact of tumor volume. *Int. J. Radiat. Oncol. Biol. Phys.*, 59 (1), 43–50.

[105] Daly, M.E., Le, Q.T., Maxim, P.G., Loo, B.W., *et al.* (2010) Intensity-modulated radiotherapy in the treatment of oropharyngeal cancer: clinical outcomes and patterns of failure. *Int. J. Radiat. Oncol. Biol. Phys.*, 76 (5), 1339–1346.

[106] Setton, J., Caria, N., Romanyshyn, J., *et al.* (2012) Intensity-modulated radiotherapy in the treatment of oropharyngeal cancer: an update of the Memorial Sloan-Kettering Cancer Center experience. *Int. J. Radiat. Oncol. Biol. Phys.*, 82 (1), 291–298.

[107] Garden, A.S., Morrison, W.H., Wong, P.F., *et al.* (2007) Disease-control rates following intensity-modulated radiation therapy for small primary oropharyngeal carcinoma. *Int. J. Radiat. Oncol. Biol. Phys.*, 67 (2), 438–444.

[108] Huang, K., Xia, P., Chuang, C., *et al.* (2008) Intensity-modulated chemoradiation for treatment of stage III and IV oropharyngeal carcinoma: the University of California-San Francisco experience. *Cancer*, 113 (3), 497–507.

[109] Mendenhall, W.M., Amdur, R.J., Morris, C.G., *et al.* (2010) Intensity-modulated radiotherapy for oropharyngeal squamous cell carcinoma. *Laryngoscope*, 120 (11), 2218–2222.

[110] Shoushtari, A., Meeneghan, M., Sheng, K., *et al.* (2010) Intensity-modulated radiotherapy outcomes for oropharyngeal squamous cell carcinoma patients stratified by p16 status. *Cancer*, 116 (11), 2645–2654.

[111] Apisarnthanarax, S., Elliott, D.D., El-Naggar, A.K., *et al.* (2006) Determining optimal clinical target volume margins in head-and-neck cancer based on microscopic extracapsular extension of metastatic neck nodes. *Int. J. Radiat. Oncol. Biol. Phys.*, 64 (3), 678–683.

[112] Yom, S. (2015) Reduced-dose intensity-modulated radiation therapy with or without cisplatin in treating patients with advanced oropharyngeal cancer. Available at: https://clinicaltrials.gov/ct2/show/ NCT02254278? term=HN002&rank=1. Accessed August 30, 2015.

[113] Amdur, R., Liu, C., Li, J., *et al.* (2007) Matching intensity-modulated radiation therapy to an anterior low neck field. *Int. J. Radiat. Oncol. Biol. Phys.*, 69 (2), S46–S48.

[114] Lee, N., Mechalakos, J., Puri, D.R., Hunt, M. (2007) Choosing an intensity-modulated radiation therapy technique in the treatment of head-and-neck cancer. *Int. J. Radiat. Oncol. Biol. Phys.*, 68 (5), 1299–1309.

[115] Dabaja, B., Salehpour, M., Rosen, I., *et al.* (2005) Intensity-modulated radiation therapy (IMRT) of cancers of the head and neck: comparison of split-field and whole-field techniques. *Int. J. Radiat. Oncol. Biol. Phys.*, 63 (4), 1000–1005.

[116] Amdur, R., Li, J., Liu, C., *et al.* (2004) Unnecessary laryngeal irradiation in the IMRT era. *Head Neck*, 26 (3), 257–263

[117] Galloway, T., Amdur, R., Liu, C., *et al.* (2011) Revisiting unnecessary larynx irradiation with whole-neck IMRT. *Pract. Radiat. Oncol.*, 1 (1), 27–32.

[118] Rosenthal, D.I., Liu, L., Lee, J.H., *et al.* (2002) Importance of the treatment package time in surgery and postoperative radiation therapy for squamous carcinoma of the head and neck. *Head Neck*, 24 (2), 115–126.

[119] Parsons, J.T., Mendenhall, W.M., Stringer, S.P., *et al.* (1997) An analysis of factors influencing the outcome of postoperative irradiation for squamous cell carcinoma of the oral cavity. *Int. J. Radiat. Oncol. Biol. Phys.*, 39 (1), 137–148.

[120] Peters, L.J., Goepfert, H., Ang, K.K., *et al.* (1993) Evaluation of the dose for postoperative radiation therapy of head and neck cancer: first report of a prospective randomized trial. *Int. J. Radiat. Oncol. Biol. Phys.*, 26 (1), 3–11.

第 11 章 喉癌及下咽癌
Larynx and Hypopharynx

Changhu Chen　著

陈大智　吴润叶　易俊林　译

一、概述

喉分为三个部分：声门上、声门及声门下（图 11-1）。声门上喉是由会厌、杓会厌皱襞、杓状软骨及假声带组成。声门喉是由真声带（包括前联合及后联合）组成。声门下喉范围包括声带下缘至环状软骨下缘的部分。

下咽是咽部位置最低的一部分，位置位于口咽之下及颈段食管之上，从舌骨上缘至环状软骨下缘。下咽分为三个部分：环后区、梨状窝区及下咽后壁区（图 11-2）。与喉癌不同，下咽癌发现时通常为局部晚期合并广泛颈部淋巴结转移，多数为是双侧颈部淋巴结转移。多数下咽癌（60%～70%）原发于梨状窝，大约 1/4 来自咽后壁，环后区是最少见的原发部位。

二、淋巴结转移途径

喉部每个亚区的淋巴引流都不同，因此转移模式可以根据原发部位而有明显区别。例如，声门的淋巴系统较少，因此早期声门型喉癌的淋巴转移率较低[1]。对于 T_1 期肿瘤，淋巴结转移率为 0%～2%，但对于 T_2 和 T_3 病变，淋巴结转移率增加到 10% 和 15%。声门上型喉癌有较高的淋巴结转移率，如病变侵犯至舌根或食道，则会有更高的淋巴转移率。声门上喉癌淋巴结转移率为 30%～75%，转移率高低主要取决于肿瘤原发部位的分期。声门上喉癌常见双侧颈部淋巴结转移，发生率在 1/4～1/3。患者最常受累的淋巴结是 II、III 区淋巴结，偶见咽后/Rouviere 淋巴结转移。声门下喉癌通常引流到下颈淋巴结（IV 区）和气管旁淋巴结（VI 区），偶见环状软骨前淋巴结转移，被称为 Delphian 淋巴结。

下咽具有丰富的淋巴管引流到上颈、中颈、下颈/锁骨上区（III-IV 区），以及咽后淋巴结（Rouviere 淋巴结）。肿瘤累及下咽下部及环后区时气管旁与食管旁淋巴结也能发生转移。安德森癌症中心报道下咽癌患者淋巴结转移率为 75%[2]。

（一）患者评估

所有患者的临床评估应包括详细病史和体格检查。麻醉下行直接喉镜检查来进行评价肿瘤大小、形态、邻近结构的侵袭、声带的移动度并进行肿瘤活检。T_{1-2} 声门型喉癌由于淋巴转移发生率低，进一步影像学检查可能无必要。当肿瘤深层浸润时需使用 CT 或磁共振成像（MRI）评价肿瘤侵犯软组织和甲状软骨情况。对于所有其

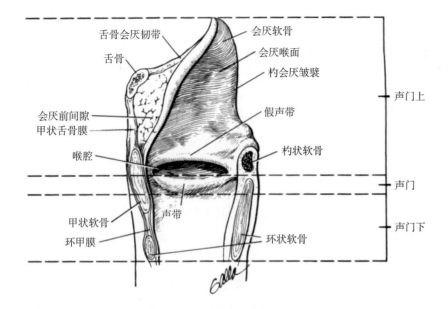

◀ 图 11-1　喉的解剖

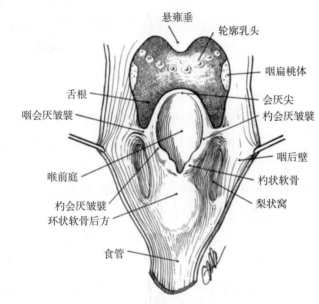

◀ 图 11-2　下咽解剖

他患者，影像学检查应该包括头颈部 CT 扫描或 MRI，胸部 X 线或胸部 CT。Ⅲ－Ⅳ期的患者还需要加做 PET/CT。食管镜和支气管镜检查也应进行，并对可疑区域进行活检。实验室检查应包括血常规、生化及甲状腺功能检查。由专业人员进行发音、吞咽和营养评估是很重要的。另外，评估和放疗前牙科处理应该至少在放疗开始前 2～3 周内进行。

（二）分期

下咽及喉癌的分期如下（第 8 版分期）[3]。

原发肿瘤（T）分期

T_X　原发肿瘤无法评估

T_{is}　原位癌

声门上型喉癌

T_1　肿瘤局限于 1 个亚解剖结构中且声带活动度正常

T_2　肿瘤侵犯声门上或声门的多个相邻亚结构的黏膜，或声门上喉旁组织受累（例如，舌根黏膜、会厌谷、内侧壁梨状窝）但无喉固定

T_3　肿瘤导致喉固定、声带固定和（或）侵犯任何以下：环后区、会厌前间隙、声门旁间

隙，和（或）甲状腺软骨内侧皮质

T_4　中晚期或极晚期

T_{4a}　中晚期，肿瘤侵透甲状软骨和（或）侵犯喉外组织（包括舌外肌、带状肌、甲状腺或食管）

T_{4b}　极晚期，肿瘤侵犯椎前间隙，包裹颈动脉、侵犯纵隔结构

声门型喉癌

T_x　无法评估原发性肿瘤

T_{is}　原位癌

T_1　肿瘤局限于声带（可以侵及前联合或后联合），声带活动正常

T_{1a}　肿瘤局限于一侧声带

T_{1b}　肿瘤侵犯两侧声带

T_2　肿瘤侵犯声门上区和（或）声门下区和（或）声带活动受限

T_3　肿瘤局限于喉内伴有声带固定和（或）侵犯声门旁间隙，或较小的甲状软骨侵蚀（如内侧皮质）

T_4　中晚期或极晚期

T_{4a}　中晚期，肿瘤侵犯穿透甲状软骨，和（或）侵犯超越喉部的组织（如气管、包括深部舌外肌在内的颈部软组织、带状肌、甲状腺或食管）

T_{4b}　极晚期，肿瘤侵犯椎前间隙、包围颈动脉或侵犯纵隔结构

声门下型喉癌

T_x　无法评估原发性肿瘤

T_{is}　原位癌

T_1　肿瘤局限于声门下区

T_2　肿瘤侵犯声带，声带活动正常或受限

T_3　肿瘤限于喉内伴声带固定

T_4　中晚期或极晚期

T_{4a}　中晚期，肿瘤侵犯环状软骨或甲状软骨，和（或）侵犯喉外组织（如气管、包括深部舌外肌在内的颈部软组织、带状肌及颈部软组织、甲状腺或食管）

T_{4b}　极晚期，肿瘤侵犯椎前间隙、包围颈动脉或侵犯纵隔结构

下咽癌

T_x　原发肿瘤无法评估

T_{is}　原位癌

T_1　肿瘤局限于下咽的1个亚解剖结构之内和（或）最大径≤2cm

T_2　肿瘤累及超过1个亚解剖结构或邻近区域，或2cm＜最大径≤4cm，无半喉固定

T_3　肿瘤最大径＞4cm或侵犯食管或有半喉固定

T_4　中晚期或极晚期

T_{4a}　中晚期，肿瘤侵犯环状或甲状软骨，带状肌、舌骨、甲状腺及周围软组织如带状肌及皮下脂肪

T_{4b}　极晚期，包绕颈动脉，侵犯椎前筋膜或侵犯纵隔胸膜结构

区域淋巴结（N）

N_x　区域淋巴结无法评估

N_0　无区域淋巴结转移

N_1　转移于同侧单个淋巴结，最大径＜3cm且无包膜外侵犯

N_2　转移于同侧单个淋巴结，3cm＜最大径＜6cm；或同侧多个淋巴结转移，最大径≤6cm；或双侧或对侧淋巴结转移，最大径＜6cm无包膜外侵犯

N_{2a}　转移于同侧单个淋巴结，3cm＜最大径＜6cm无包膜外侵犯

N_{2b}　同侧多个淋巴结转移，最大径＜6cm无包膜外侵犯

N_{2c}　双侧或对侧淋巴结转移，最大径＜6cm无包膜外侵犯

N_3　淋巴结转移，最大径＞6cm和（或）包膜外侵犯

N_{3a}　淋巴结转移，最大径＞6cm且无包膜外侵犯

N_{3b}　任何转移淋巴结包膜外侵犯

注：转移至上下颈以环状软骨下缘为界，记做 L（下）或 U（上）；同时临床上或病理上淋巴结包膜外侵犯状况应记为 ENE（＋）或 ENE（－）

远处转移（M）

M_X　远处转移无法评估

M_0　无远处转移

M_1　有远处转移

解剖分期——喉

组	T	N	M
0 期	T_{is}	N_0	M_0
Ⅰ 期	T_1	N_0	M_0
Ⅱ 期	T_2	N_0	M_0
Ⅲ 期	T_3	N_0	M_0
	T_1, T_2, T_3	N_1	M_0
Ⅳ A 期	T_{4a}	N_0, N_1	M_0
	T_1, T_2, T_3, T_{4a}	N_2	M_0
Ⅳ B 期	T4b	任何 N	M_0
	任何 T	N_3	M_0
Ⅳ C	任何 T	任何 N	M_1

解剖分期——下咽

组	T	N	M
0 期	T_{is}	N_0	M_0
Ⅰ 期	T_1	N_0	M_0
Ⅱ 期	T_2	N_0	M_0
Ⅲ 期	T_3	N_0	M_0
	T_1, T_2, T_3	N_1	M_0
Ⅳ A 期	T_{4a}	N_0, N_1	M_0
	T_1, T_2, T_3, T_{4a}	N_2	M_0
Ⅳ B 期	T_{4b}	任何 N	M_0
	任何 T	N_3	M_0
Ⅳ C	任何 T	任何 N	M_1

三、治疗决策

放射治疗和手术都可用于治疗早期喉癌和下咽癌。早期病变可以通过单独手术或单独放疗治愈，应该尽量避免综合治疗从而减少并发症的发生。

当病情处于进展期时往往需要综合治疗。对于部分 T_3 和 T_4 患者，可以保留喉功能的同步放化疗是首选治疗，手术往往作为挽救性治疗手段。而对于甲状软骨受侵的晚期患者不适合喉功能保留治疗，应行全喉切除和术后放疗。晚期下咽癌常需要先行全喉及部分咽切除术，而后进行术后放化疗治疗[4-8]，但中国医学科学院肿瘤医院的长期经验表明对于局部晚期下咽癌术前放疗或同步放化疗可以取得出色的局部区域控制率和生存率，同时使部分患者避免了全喉切除。对于有切缘阳性和（或）淋巴结包膜外侵的患者，在随机研究中已经证实，术后放射治疗加同步化学治疗优于单独放射治疗。对于不可切除病灶或不能手术治愈的患者，放射治疗加或不加化学治疗都是可选的。

（一）声门癌

1. 原位癌　原位癌初期治疗通常采用保守手术，如微创手术、激光手术，或声带剥脱[9-11]。重复进行声带剥脱或激光切除术可能会导致发音质量恶化。放射治疗通常用于外科治疗后复发或弥漫性病变不适合外科治疗的患者，但放射治疗也可作为原位癌的首选治疗[12-14]。

2. T_1 和 T_2 肿瘤　T_1 和 T_2 期的声门癌可以选择单纯放射治疗或手术。T_1 的肿瘤放射治疗有效率很高，可以达到 90% 以上的局部控制率，而对于 T_2 期，放射治疗可达到 75% ～ 85% 的局部控制率。保守的手术方法包括激光切除术、喉裂开部分切除术，虽能有效控制早期声带病变[15-21]，但也会影响发音质量。此外，喉部分切除术不适用于高龄、手术困难或肺功能较差的患者，而且，对于许多 T_2 的患者常无法行保留语音功能的手术[22, 23]。因此，放射治疗是 T_1 和 T_2 声门肿瘤的主要治疗模式。挽救性手术在放射治疗失败后的患者中通常是有效的。放射治疗范围通常只包括原发肿瘤区域，而颈部淋巴引流区照射往往是不必要的。

3. T₃ 肿瘤　传统上，T₃ 的声门型喉癌常用全喉切除全术，对于术后具有高危病理特征的患者联合术后辅助放射治疗。美国退伍军人事务部（VA）的喉功能保留研究是具有里程碑意义的一项研究，这项研究入组 Ⅲ 期或 Ⅳ 期声门型喉癌患者进行诱导化学治疗，而后分为放射治疗与全喉切除术＋术后放射治疗两组。结果表明两组总生存（OS）相近，但诱导化学治疗＋放射治疗组局部复发和远处转移较少，64% 的患者在两年内保留了喉[6]。随后，肿瘤放射治疗协作组（RTOG）的喉功能保留 Ⅲ 期试验（RTOG 91-11），对比了诱导化学治疗后放射治疗、同步放化疗及单纯放射治疗三种模式，结果表明同步放化疗组与另外两组相比表现出更高的喉功能保留率和相同的生存率[7]。因此同步放化疗被认为是与 T₃ 声门型喉癌患者的标准治疗。放射治疗范围通常包括原发肿瘤和 Ⅱ、Ⅲ、Ⅳ 区颈部淋巴结。

4. T₄ 肿瘤　全喉切除术和术后放射治疗仍然是 T₄ 肿瘤患者的常用治疗方案[24]。对于肿瘤负荷较小的 T₄ 病变仍可采用同步放化疗且喉功能保留治疗，但对于有广泛颈部软组织累及或软骨累及的大体积 T₄ 病变往往需要全喉切除再联合术后放射治疗。对于不能或不愿接受全喉切除术的患者，根治性放射治疗通常同时联用化学治疗或西妥昔单抗。靶区通常包括原发肿瘤、双侧颈部 Ⅱ、Ⅲ、Ⅳ 区 / 锁骨上淋巴结区。

（二）声门上型喉癌

1. T₁ 及 T₂ 期　对于 T₁ 及 T₂ 期的患者，放射治疗和手术都是可选的标准治疗。在某些医疗中心，经口激光显微外科（TLM）已用于治疗早期病变[25, 26]，而较大的病变仍需要通过声门上喉切除术来进行治疗。会厌切除术后出现误吸是一个严重的问题，手术后需要进行广泛的修复

术。选择合适的患者是外科手术成功的关键，对于肺功能较差者不宜行声门上喉切除术。放射治疗也是 T 分期偏早的患者一个主要治疗模式。局部控制率方面，放射治疗与行声门上喉切除术的患者是接近的[27]。放射治疗也常被用于不能手术或其肿瘤不适于行部分喉切除术的患者。因为淋巴结受累的风险很高，即使原发肿瘤很小，双侧颈部淋巴结情况也必须额外注意。在临床淋巴结阴性的病例中，颈部淋巴结通常是采取与原发灶相同的方式来进行治疗。如果原发肿瘤是采用手术治疗，那么颈部就应进行颈淋巴结清扫术。对于中线肿瘤，如在会厌，双侧颈淋巴清扫是必要的，术后病理有高危因素的患者还需要术后辅助放射治疗。对于采用放射治疗为根治手段的患者，双侧颈部淋巴引流区都必须包括在靶区范围内。临床诊断淋巴结阳性的患者需要行综合治疗，可以先手术而后行术后放射治疗或行根治性同步放化疗。接受根治性放射治疗后残存淋巴结可进行颈淋巴结清扫术。既往认为 N₂ 和 N₃ 患者计划行颈淋巴结清扫术是必要的，但目前的研究认为放射治疗后达 CR 的患者颈部淋巴结清扫术是不必要的，特别是那些 N₂ 的患者[28]。

2. T₃ 期　T₃ 声门上肿瘤的最佳治疗方法仍有争议。采用同步放化疗治疗 T₃ 喉癌，以期保存喉功能已成为许多患者的标准治疗。纳入 RTOG 91-11 实验的患者超过 2/3 为声门上喉癌[7]。然而，喉全切除术仍然是一些中心治疗 T₃ 声门上癌的首选。病变累及会厌前间隙但没有明显的声门下累及的 T₃ 病变仍可进行部分喉切除术[29]。但是，这些患者常由于切缘不充分，神经、血管浸润或受累淋巴结过多往往需要术后放射治疗。

3. T₄ 期　T₄ 声门上型喉癌通常需要行喉全切除术及术后放射治疗，对于术后病理近切缘、切缘阳性或淋巴结包膜外受侵的患者，术后同步放化疗优于单纯放射治疗[30, 31]。对于不适宜手术的患者，根治性放化疗可能是一个最佳的选择。

（三）声门下喉癌

声门下喉癌罕见，常需行全喉切除术，术后病理显示切缘阳性或近切缘、软骨侵犯或多个淋巴结受累的患者需要辅助放射治疗。小体积的肿瘤也可以选择放射治疗[32, 33]，但疗效通常比其他喉的亚区要差。

（四）下咽癌

大多数下咽癌为晚期病变，早期肿瘤比较少见。T_{1-2} 肿瘤可以行部分喉下咽切除术[34-36] 或根治性放射治疗[37]。早期病变进行放射治疗通常可以更好地保留发音和吞咽功能。由于有较高的淋巴结受累风险，即使淋巴结临床阴性患者的颈部淋巴结也需要处理。由于很难在椎前筋膜周围获得足够的切缘，原发于咽后壁的早期肿瘤应接受放射治疗。在早期的下咽癌中，虽然曾有同步放化疗的报道，但目前并不是标准治疗[38]。

对于 T_3 的下咽癌患者，可以保留喉功能的同步放化疗是治疗首选。在欧洲癌症研究和治疗组织的Ⅲ期临床试验（EORTC 24891），随机将梨状窝癌患者分为手术加术后放射治疗组，以及诱导化学治疗（如果完全缓解）加放射治疗两组，在诱导化学治疗组超过 1/3 的患者喉成功保留且未降低 OS[8]。这项试验中 T_2 或 T_3 的患者占多数，只有少数为 T_4 期。虽然没有Ⅲ期随机试验结果来证实诱导化学治疗与同步放化疗在下咽癌的疗效对比，但通常来讲同步放化疗比诱导化学治疗加放射治疗更有效[39, 40]。

T_4 病变通常行手术治疗加术后放射治疗[41]，有病理高危因素的患者应行术后同步放化疗。对于那些不能接受手术的患者，或无法完整切除的患者，同步放化疗是一种合理的选择[42]。如果患者不能同时接受化学治疗，单纯放射治疗是唯一的选择，但通常效果不佳[43]。

四、放射治疗技术

（一）放射治疗摆位及定位

目前，几乎所有定位都会使用 CT。CT 模拟定位可以勾画靶区及虚拟布置放射野，并可以在放射治疗前进行直接的剂量分布计算、评价肿瘤剂量覆盖和正常组织受量。

患者模拟定位时采用仰卧位并且头部要求过伸。头部和颈部使用热塑性面罩固定（图 11-3 和图 11-4），以减少治疗过程中的移动。这也让治疗部位在每次放射治疗中可被重复。患者肩膀展平以避免受照。大多数喉癌或下咽癌患者通常不需要使用压舌板。

基准点通常被放置在等中心位置，在实际操作时，中心通常标记在面罩上。通常应用增强 CT 轴位扫描，而后在 CT 上勾画靶区及正常器官，从而应用于 3D-CRT 或 IMRT 计划。

（二）放射野、治疗体积、剂量及分割

1. 声门癌

(1) 放射野及放射治疗体积：T_1 和 T_2 声门肿瘤，一对横向左右对照射野只包括喉（图 11-5A）。典型的范围的大小是 5cm×5cm 或 6cm×6cm。等中心放在真声带中间。放射野是通过解剖标识定义：前界，放射野应至皮肤表面，通常在皮肤前 1.5～2cm。后界，当肿瘤位于声带前 2/3 时后界位于椎体前缘，而肿瘤在声带后 1/3 时后界应包含整个椎体。上界位于甲状软骨上切迹，下界位于环状软骨下缘。对于 T_2 的患者，应适当调整边界以覆盖肿瘤。声门上受侵时上界应提高，而声门下受侵时应该适当降低下界，通常包括上段气管。颈部淋巴管不需要包含，除非有广泛的声门上的受侵。原位癌的放射布野与 T_1 肿瘤的相同。

由于颈部呈三角形，通常需要加两个楔形板

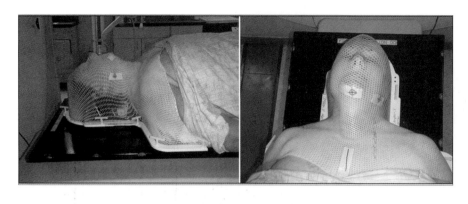

◀图 11-3 头颈固定面罩
此图的彩色版本见书中彩图页

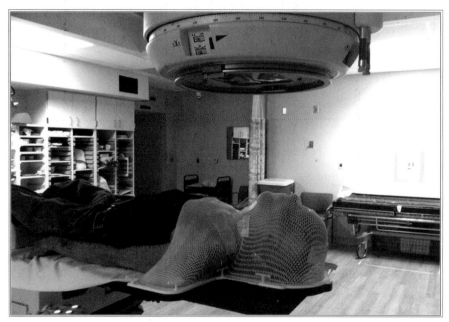

◀图 11-4 患者使用面罩固定时的治疗体位
此图的彩色版本见书中彩图页

进行剂量分布优化（图 11-5B），加或者不加楔形板治疗的差别在于在颈前区的热点剂量，但此热点也许可能有利于前联合病变的治疗。应特别注意前联合的肿瘤，有时需要增加组织补偿来使肿瘤获得足够的剂量（图 11-5B）。

^{60}Co 可以得到更好的表浅组织剂量分布，是治疗早期喉癌的理想技术。然而目前大多数单位没有 ^{60}Co，常用的 6MV-X 线具有相对较大的剂量建成区，可能导致浅表组织的剂量不足，尤其在前联合肿瘤患者中更是如此。对于这些患者颈前区可以加组织补偿膜解决此问题（图 11-5B）[44, 45]。

T_{3-4} 声门癌照射野需包含原发灶和颈部淋巴引流区，即使在临床颈部淋巴结阴性的患者也需要照射颈部。通常应用三野技术，上中颈部应用左右对穿野覆盖原发肿瘤和上、中颈淋巴结（图 11-6，上排）。上界在下颌角下缘以上 2cm，下界位于环状软骨下缘。放射野前界应至皮缘前 1.5～2cm，后界位于棘突后方。下颈部用单前野包括下颈和锁骨上淋巴引流区（图 11-6，下一排）。

T_3、T_4 术后放射治疗野的设计与根治放射治疗的相似，上颈照射野包括瘤床区及重建的咽喉区域，气管切口造瘘口包含在下颈照射野中。应该尽量避免两野衔接处位于气切造瘘口区域。高危区域可以应用 3D-CRT 技术进行补量（近切缘或切缘阳性等情况）。气切造瘘口补量的适应证包括紧急气管切开术、肿瘤侵犯声门下、肿瘤

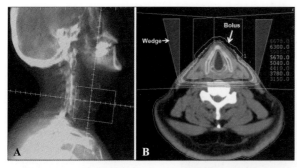

▲ 图 11-5 A. DRR 影像显示 T₁ 喉癌照射野侧面观；B. 展示使用楔形对（Wedge）和团注（Bolus）优化剂量分布
此图的彩色版本见书中彩图页

侵犯颈部软组织、Ⅵ区淋巴结包膜外侵犯、切缘阳性或近切缘并且手术瘢痕经过气管造瘘口。

相对于传统的放射技术 IMRT 可以明显避让更多的腮腺组织，尤其是在患者的颈部淋巴结阳性和上水平Ⅱ区淋巴结需要治疗时。对于低位喉照射，IMRT 优于三野技术，传统技术往往难以避免射线照射肩部。此外，调强放射治疗避免了繁琐的匹配和缩野。另外在术后放射治疗中 IMRT 可避免在气切造瘘口处出现射野衔接。

在 IMRT 计划中，准确的靶区勾画至关重要。肿瘤区（GTV）应包括肿瘤和阳性淋巴结。在一般情况下，临床靶区（CTV）在 CT 轴位图像逐层勾画。CTV1 取决于肿瘤扩散的风险通常包括 GTV 外扩 1 ～ 2cm。CTV2 是高危复发区域，应包括全喉及颈受累淋巴结区域。CTV3 是中危区，包括其余的阴性颈部淋巴引流区，包括对侧颈部接受选择性照射区域（图 11-7 和图 11-8）。对于颈部淋巴结阴性的患者，Ⅱ区淋巴结上界应至 C1 横突水平，淋巴结阳性的患者，淋巴结Ⅱ区上界应勾画至颈静脉窝，同时对于部分高危同侧的ⅠB 及Ⅴ也应该纳入 CTV2 或 CTV3。正常结构勾画应包括腮腺、口腔、下颌、脊髓、颈段食管等。

当设计术后调强放射治疗计划时，应回顾所有可用的临床资料，包括术前临床和影像学检查，手术和病理结果，术后临床和影像学检查结果。CTV1 是瘤床，包括所有术前已知病变区域；CTV2 包括了整个手术区域和任何高风险区域；CTV3 为手术未触及但可能有微小病灶的区域。

考虑到每日的摆位等误差，PTV 应为 CTV 外扩 3 ～ 5mm。

(2) 剂量及分割模式：T₁ 声门肿瘤的治疗通常为 60 ～ 66Gy 剂量，60Gy 最适合手术切除了所有可见肿瘤的患者。可见肿瘤区域应该给予高剂量，当病灶较大时也会采用 70Gy 的高剂量放射治疗。作者研究已经表明单次剂量不应该小于 2Gy，如果小于 2Gy 肿瘤控制率会有所下降。小型的随机分组研究也表明 T₁ 期喉癌单次剂量

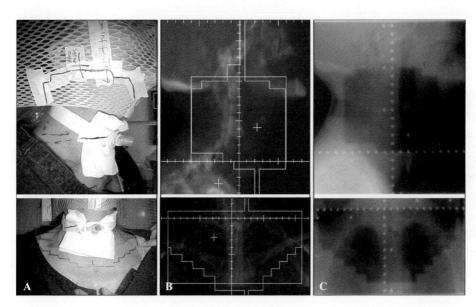

◀ 图 11-6 上颈左右对穿野及下颈前后对穿野
A. 患者照片；B. 数字重建片；C. X 线片（此图的彩色版本见书中彩图页）

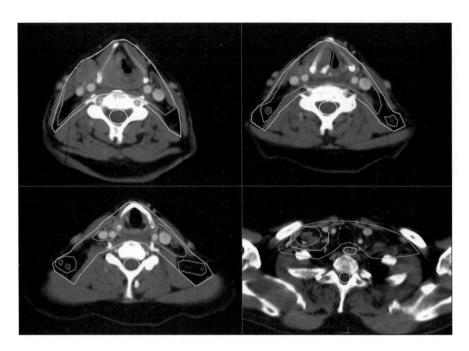

◀图 11-7 靶区勾画，轴向角度，肿瘤区（GTV 红）包括原发肿瘤和阳性淋巴结，临床靶区（淡红）、CTV1、CTV2（浅绿）和 CTV3（浅蓝）

同时勾画了脊髓和食管（此图的彩色版本见书中彩图页）

2.25Gy 的分割模式相比于 2Gy 常规分割可以减少总治疗时间并且在不增加不良反应的情况下提高局部控制率[46]，因此总剂量 63Gy 单次剂量 2.25Gy 是一个合理的剂量处方。

T_2 期声门癌，通常的剂量为 66～70Gy/33～35F。< 2Gy 的单次剂量会导致局部控制率下降，总剂量 65.25Gy/ 单次剂量 2.25Gy 的分割模式被广泛应用。有些专家提倡应用超分割治疗 T_2 期病变，总剂量 76.6～79.2Gy，单次剂量 1.2Gy，每日 2 次。然而超分割并没有在局控率上体现优势。在 RTOG 9512 研究中，T_2 期声门鳞癌被随机分为两组，研究组为 79.2Gy/66F，单次剂量 1.2Gy，每日 2 次。对照组为常规照射

总剂量 70Gy/35F，两组的 5 年局部控制率分别为 78% 和 70%，但差异无统计学意义。在 T_3 及 T_4 期患者，根治剂量通常为 70Gy/35F 往往联合同步化学治疗。RTOG91-11 喉功能保留研究中，所有患者都接受了 70Gy/35F 的照射。目前尚无证据表明诱导化学治疗后（包括完全缓解的患者）可以减少放射治疗剂量。目前同步放化疗的标准剂量和分割仍然是 70Gy/35F。

如果使用传统的三野照射治疗，必须在 45Gy 时缩小上颈对穿野的后界范围以躲开脊髓（图 11-9），之后后颈部应用电子线照射至总量 50～54Gy 以避免脊髓超量。原发肿瘤及颈部引流区照射 50～54Gy 后缩野到原发肿瘤及阳性淋巴结区域补量 16～20Gy，补量通常使用 3D-CRT 技术，照射范围通常为 GTV 外扩 1～2cm（图 11-10）。

在术后放射治疗中，通常使用 60～66Gy/30～33F 剂量分割模式，术区和颈部接受 50～54Gy 的剂量，在 42～44Gy 后开始避脊髓，最后高危区域（近或阳性切缘，多个淋巴结受累，包膜外受侵，原发肿瘤软组织侵犯等）加量至 60～66Gy。下颈照射区包括下颈部和锁骨

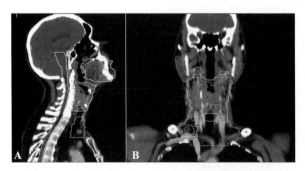

▲ 图 11-8 靶区勾画：矢状位（A）及冠状位（B）
腮腺、口腔、背髓和食道也有轮廓（此图的彩色版本见书中彩图页）

上窝后部 50Gy/每次 2Gy，参考点为皮下 3cm，气切造瘘口通常 50～54Gy，必要时通常应用电子线补量到 60～66Gy。

当使用 IMRT 同步加量技术时，所有靶区都被同时治疗。通常在调强计划里 PTV1 剂量 70Gy，PTV2 为 59～63Gy，PTV3 为 54～56Gy，通常 33～35 次，每日 1 次（图 11-12）。要求 95% 的 PTV 接受处方剂量。正常器官受量要求如下：脊髓点剂量不超过 48～50Gy，每侧腮腺的平均剂量＜26Gy 或 50% 腮腺体积接受剂量＜30Gy。口腔及食管 70% 的体积接受剂量＜45～50Gy 以减少损伤。

2. 声门上喉癌

(1) 放射野及靶区：因淋巴结转移率很高，所有声门上喉癌都应照射双侧颈部。在 T_1N_0 病变中，下颈深及锁骨上淋巴引流区不必照射，照射野通常只有上颈对穿野而无下颈野。射野上界位于下颌角上 1～2cm，以包含二腹肌淋巴结。下界至环状软骨下缘 1～2cm，前界为超过皮肤 1.5～2cm，后界为椎体后缘。

T_2 或局部更晚的声门上喉癌的射野布置与

T_3、T_4 声门癌的射野类似，下颈野通常为标准照射野，而上颈野根据具体淋巴结情况适当调整以完整包颈静脉链淋巴结。

喉切除术后的放射治疗野与根治放射治疗野类似，声门上喉癌行全喉切除术后的放射野与声门癌术后放射治疗布野技术类似。但是治疗声门上喉癌时淋巴引流区的覆盖要更加全面，当有阳性淋巴结时，上界要包至颈静脉孔处。

声门上喉癌调强放射治疗计划，靶区勾画基本上同晚期声门型喉癌。颈部淋巴结，T_1N_0 的患者 CTV2 应勾画 Ⅱ、Ⅲ 区淋巴结，T_2N_0 患者的 CTV2 也包括 Ⅳ 区及 Ⅵ 区淋巴结。另外，靶区勾画定义同声门癌术后。

(2) 剂量及分割：T_1 声门上喉癌，总剂量 66Gy，每次 2Gy，而 T_2 和晚期的病变的放射治疗剂量为 70Gy/35F。改变分割方式如超分割和同步加量技术被证明在局部控制方面较传统治疗方式更有优势[47]。目前，局部晚期疾病通常使用同步放化疗，但是改变放射治疗分割模式在同步放化疗中并无明显优势。目前，70Gy/35F 是同步放化疗的标准放射治疗方案。

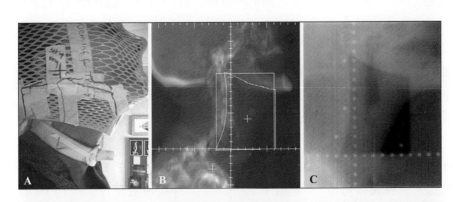

◀ 图 11-9　在 45～46Gy 时缩小上颈左右对穿野的照射范围从而降低脊髓受量

A. 患者定位片；B. 数字重建片；C. X 线片（此图的彩色版本见书中彩图页）

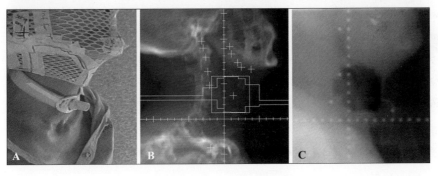

◀ 图 11-10　3D 技术末段加速，显示右斜野

A. 患者定位片；B. 数字重建片；C. X 线片（此图的彩色版本见书中彩图页）

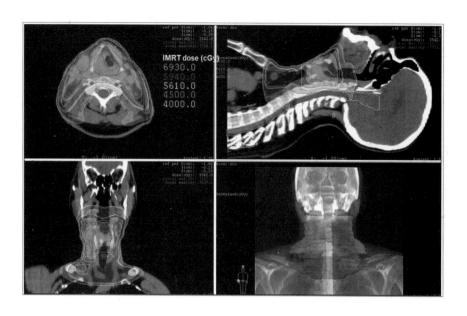

◀ 图 11-11　T₃ N₂c M₀ 声门鳞癌患者的 IMRT 计划

PTV1 6930cGy（绿），PTV2 5940cGy（蓝），PTV3 5610cGy（浅绿）（此图的彩色版本见书中彩图页）

传统的三野照射技术，其原则是与 T_{3-4} 声门癌放射治疗相同。IMRT 治疗原则也同 T_{3-4} 期声门型喉癌。声门上型喉癌全喉切除术术后放射治疗的剂量和分割模式同声门癌类似。在患者接受声门上喉切除术后 6 周之内，喉部接受 60Gy 照射是合理的。如果有阳性的切缘或残留的疾病可能需要更高的剂量。高剂量照射喉部分切除术后的患者可能出现严重并发症，尤其是喉坏死，侧颈部淋巴结引流区也应该进行照射。

3. 下咽癌

(1) 放射野及靶区：下咽癌因为有很高的淋巴转移风险因此无论分期如何靶区都要包括原发灶及双侧颈部淋巴引流区。淋巴结引流区包括咽后淋巴结及 Ⅱ—Ⅴ 区颈部淋巴结。当应用传统三野治疗时，上颈野应包括上颈静脉淋巴结、中颈静脉淋巴结、颈后淋巴结及位于 C_1、C_2 水平的咽后淋巴结，上颈照射野的上界应到蝶窦底部。梨状窝癌上颈野的下界应为环状软骨下 1～2cm。原发于环后区及咽后壁的肿瘤，上颈野应包含颈段食管。布野的难点通常是由于肩部阻挡横向照射野，因此往往需要调整照射野，例如在前后方向调整 5°～15° 的机架角。治疗野的后界依据患者情况包全颈后淋巴结。下颈照射野通常要包括下颈淋巴结及锁骨上淋巴结区。术

后放射治疗应包括术床区及颈部淋巴引流区（包括咽后淋巴结），气切造瘘口可以包含在上颈野的后野中或下颈野中。

因为靶区较长及射野衔接等问题，相比传统的下咽癌放射治疗更适合应用 IMRT 技术。根治性放射治疗的下咽癌患者靶区除了所有期别的患者都要包全双侧颈部 Ⅱ—Ⅴ 区淋巴结及咽后淋巴结外，其余与 $T_3 \sim T_4$ 期声门癌根治性放射治疗患者的靶区范围一致。CTV1 包括原发灶及受累淋巴结外扩 1～2cm，CTV2 包括受累淋巴结区域及整个下咽和颈段食管，CTV3 包括其余的同侧颈部淋巴结引流区及选择性的对侧颈部淋巴区域。术后的靶区范围除应将咽后淋巴结应包含在 CTV3 外其余基本同喉癌。

(2) 剂量及分割：下咽癌的剂量分割与喉癌大致相同，T_1 病变给予 66Gy/33F，T_2 及以上病变给予 70Gy/35F，行同步放化疗。应用 IMRT 作为根治放射治疗手段，放射治疗剂量及分割同声门上喉癌。下咽癌术后放射治疗剂量和分割与的声门上型喉癌术后放射治疗基本相同。如果下颈未受累，则治疗剂量为 50Gy，而如果术区的一部分包含在下颈的范围内，这些区域的剂量应该加至 54～56Gy，术后 IMRT 一般放射治疗 30 次，PTV1 剂量 60～66Gy、PTV2 剂量为

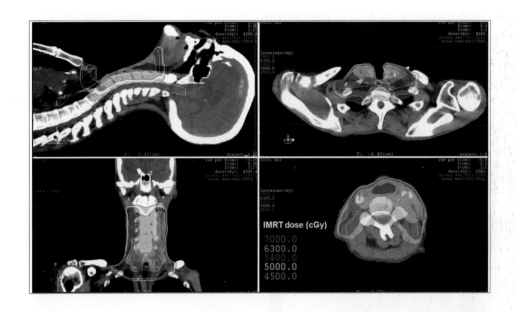

▲ 图 11-12　声门鳞癌 $T_4 N_{2b} M_0$ 喉切除加双侧颈清扫术后 IMRT 剂量分布

PTV1 6300cGy（绿），PTV2 5400cGy（蓝）（此图的彩色版本见书中彩图页）

57Gy，PTV3 受量为 54Gy。

五、预后

（一）声门癌

1. 原位癌　声门区原位癌的根治性放射治疗的局部控制率超过 90%（图 11-13）[12, 14]，同样，T_1 期患者的局部控制率与之类似。值得注意的是，许多所谓的原位癌可能包括由于组织活检病理组织取样太浅而实际上为浸润癌的患者。接受放射治疗的患者在声音质量至少和手术治疗的患者一样好 [48, 49]。

2. T_1 期　T_1 肿瘤放射治疗的局部控制率为 85% ～ 95%（图 11-14；表 11-1）[1, 50-55]。那些放射治疗后局部失败的患者，通常可以手术成功挽救，最终总的局部控制率在 95% 以上，挽救手术通常需要全喉切除，但对部分患者保留部分喉功能切除术也是可行的 [56- 62]。再程放射治疗不是标准治疗，但可用于那些拒绝挽救手术的患者，且结果令人较为满意 [63]。

患者的声音质量在放射治疗后往往有所改善 [64]，而且大多数接受放射治疗的患者保持良好的声音质量 [65, 66]，在语音质量方面，放射治疗优于手术 [67-69]。

3. T_2 期　T_2 期声门型喉癌放射治疗后的局部控制率通常在 65% ～ 80%，而且再加入挽救性手术这一手段后局部控制率可以达到 90%（表 11-2；图 11-15）。不同报道之间放射治疗后局部控制率的巨大差异可能是由于不准确的分期所致，有些晚期患者需要 CT 检查才能明确分期。此外，目前大多数研究都没有分析放射治疗体积与局部控制之间的关系。

声带的活动度作为放射治疗后预后因素颇受争议，在有些研究表明 T_2 期声门癌中有声带活动受限的患者比无活动受限的患者的局控率要低 [70-72]，但其他研究并未发现两组有明显差别 [73-76]。

高剂量分割放射治疗已被用于提高 T_2 期肿瘤的控制率，但由佛罗里达大学 [77]、MD-Anderson 肿瘤中心 [73] 及 RTOG[78] 所做的研究结果表明，大分割治疗在控制率上与常规放射治疗相比并无统计学差异，仅仅有提高局部控制的趋势。

4. $T_3 \sim T_4$　对于 T_3 期肿瘤，放射治疗后局部控制率为 44% ～ 70%（表 11-2）[4, 53-55, 79-83]。多数中心的研究结果都是基于小样本量的研究，放射治疗后肿瘤复发导致挽救性手术治疗的患者多达 50%。Bryant 等研究结果表明放射治疗

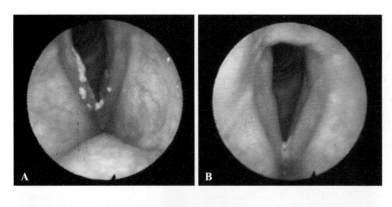

◀ 图 11-13　A. 声门区原位癌累及双侧声带；B. 总剂量 63Gy/ 单次 2.25Gy 放射治疗 5 个月后

此图的彩色版本见书中彩图页

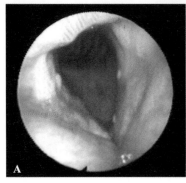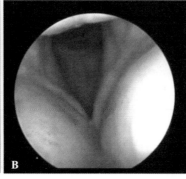

◀ 图 11-14　A. 原位癌侵犯双侧声带；B. 右侧为经总剂量 63Gy 单次剂量 2.25Gy 治疗后 6 个月时纤维喉镜的情况

此图的彩色版本见书中彩图页

表 11–1　$T_1 \sim T_2$ 肿瘤的研究结果

作者 / 参考文献	患者数	T_1 局部控制率	T_2 局部控制率
Chera 等，2010[1]	585	93.5%	75%
Smee 等，2010[50]	522	94.7%	84.5%
Jørgensen 等，2002[51]	1005	88%	67%
Le 等，1997[52]	398	85%	70%
Wang，1997[53]	665	93%	71% ~ 77%
Hendrickson，1985[54]	364	90%	73%
Lustig 等，1984[55]	342	90%	78%

加挽救性手术与全喉切除加术后放射治疗的两组患者在疾病特异性生存率上无统计学差异[4]。佛罗里达大学的研究对比了单纯手术及术后放射治疗的两组患者，在无病生存及总生存上均无显著差异[84]。

在退伍军人医院的保喉研究及 RTOG91–11 研究中，入组患者 T 分期多数为 T_3。在 VA 研究中，2/3 患者可以通过诱导化学治疗 + 放射治疗从而保喉。而相比于喉全切术，其总生存并未受影响[6]。在 RTOG91–11 研究中诱导 + 放射治疗与单纯放射治疗比，在保喉率方面的差异并不

表 11–2　T_3 肿瘤的研究结果

作者 / 参考文献	患者数	局部控制率
Hinerman 等，2007[79]	87	67%
Mendenhall 等，1997[80]	75	63%
Wang，1997[53]	65	57%
Bryant 等，1995[4]	55	55%
Terhaard 等，1991[81]	104	53%
Croll 等，1989[82]	30	70%
Lundgren 等，1988[83]	141	44%
Hendrickson，1985[54]	39	56%
Lustig 等，1984[55]	47	65%

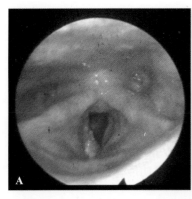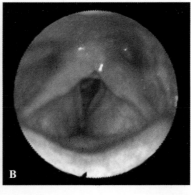

◀ 图 11-15　A. T$_2$ 喉鳞癌侵犯左侧真声带及前联合；B. 放射治疗 65.25Gy/ 每次 2.25Gy 后 5 个月复查
此图的彩色版本见书中彩图页

具备统计学意义，但是接受了顺铂单药的同步放化疗的患者的保喉率有显著升高（72%，67%，84%）。然而三种疗法在总生存上并无明显差别[7]。在 T$_4$ 期声门癌中，全喉切除术加辅助放射治疗 / 化学治疗是一个值得推荐的治疗选择，其局部控制率可达 60%～70%。虽然退伍军人医院研究认为诱导化学治疗对于进展期喉癌是一个值得推荐的治疗方式，但 MD Anderson 肿瘤中心的研究认为 T$_4$ 患者并不能通过诱导化学治疗获益[85]，全喉切除才应该是标准治疗。RTOG 91-11 研究也排除了肿瘤侵犯穿透甲状软骨板及侵犯舌根大于 1cm 的 T$_4$ 病变。

（二）声门上型喉癌

T$_1$ 期声门上型喉癌较为罕见，通过单纯放射治疗局部控制率可达 80%～100%（图 11-16）[27, 86-88]。

T$_2$ 期肿瘤的局部控制率为 60%～90%。其中一项单中心研究表明超分割放射治疗可以提高局部控制率[27, 86-88]。T$_3$ 期声门上喉癌的单纯放射治疗局部控制率在 40%～75%，超分割放射治疗也可能会使患者受益[27, 53, 86-88]

多数具有大肿块和局部浸润的患者特别是有声带固定的患者接受了手术治疗，局部控制率为 80%～90%[89-91]，许多患者由于切缘不足或淋巴结阳性而需要行术后放射治疗。Ⅲ期临床研究表明诱导化学治疗 + 放射治疗及同步放射治疗都是有效的保留喉功能的治疗手段。正如上面所

说，同步放化疗、诱导 + 放射治疗及单纯放射治疗三者有相近的总生存，但同步放化疗有较高的保喉率（图 11-17）[7]。

大肿瘤体积的 T$_4$ 期的患者应用同步放化疗很难有 T$_{2-3}$ 期患者那么高的有效率，往往需要挽救性的全喉切除术[92]。且 T$_4$ 病变的放化疗控制时间往往很难持续很久，全喉切除术 + 术后放射治疗或术后同步放化疗可能是更好的选择[24]。

（三）下咽癌

早期患者较为少见，放射治疗后 T$_1$ 局部控制率为 70%～90%，T$_2$ 病变的局部控制率为 60%～80%[37, 38, 53, 93-96]。T$_3$～T$_4$ 期下咽癌手术 + 术后放射治疗的局部控制率为 50%～90%，但 5 年生存率一直较低，22%～43%[97-99]。接受手术治疗和术后放射治疗的患者的局部控制率和总生存率明显高于单纯手术治疗的患者。Frank 等研究人员发现下咽癌患者接受术后放射治疗的患者局部失败率只有 14%，而相比那些仅采用手术治疗的患者局部失败率为 57%。尽管综合治疗的患者的疾病期别更晚，但是术后放射治疗可以与改善无病生存率和癌症特异性生存率[100]。

在 EORTC 保喉研究下下咽癌患者，诱导化学治疗后评估为 CR 的患者行放射治疗，评估为 PR 的患者，行手术治疗（直接行手术治疗及术后放射治疗）。两组生存率相当，但同步放化疗组的患者 35% 的患者可以保留喉功能[8]。

六、下咽及喉肿瘤的 IMRT 治疗

在过去的 10 年中，IMRT 在头颈部癌症放射治疗中的应用显著增加[101]。在以往，三维技术照射往往会引起永久性口干，但 IMRT 通过保护腮腺组织可以减少口干，改善口干相关生活质量[102, 103]。调强放射治疗在头颈部肿瘤中在局部控制和总生存期上表现出色，尤其是口咽癌。爱荷华大学的研究报告显示，调强放射治疗后 2 年总生存率、局部无进展生存率和区域无进展生存率分别为 85%、94% 和 92%。口咽癌患者的数据明显好于口腔癌和喉癌患者，局部区域控制率为 98%，口腔癌为 78%，喉癌为 85%（ $P=0.005$ ）[104]。

对局部晚期喉癌和下咽癌患者进行调强放射治疗的一系列回顾性研究表明，IMRT 至少与常规放射治疗一样有效，但显著降低了治疗毒性[105, 106]。31 例晚期喉癌和下咽癌（大部分为Ⅳ期）调强适形放射治疗后 2 年局部无进展，区域无进展和喉的无瘤生存率为 86%、89% 和 92%，且在观察时间内没有患者发生 2 级以上口干[107]。Daly 等报道了 42 例接受调强放射治疗的患者的随访结果，其中包括下咽鳞癌（ $n=23$ ）和喉癌（ $n=19$ ）（36 例还进行了化学治疗），存活患者平均随访 30 个月，3 年局部控制率、无远处转移率和总生存率分别为 80%、72% 和 46%，下咽肿瘤患者要比喉癌患者预后更差[108]。

早期的数据表明，晚期下咽癌患者使用调强放射治疗拥有良好的局部控制、总体生存率和保喉率[109-111]。调强放射治疗提高了靶区的覆盖率[112]，同时保护了唾液腺和脊髓，提高了靶区剂量，也许是这些原因导致了其调强放射治疗在喉癌及下咽癌中有较高的局部控制率，特别是在晚期下咽癌中[113, 114]。

下咽癌和喉癌的喉功能保留

喉癌或者下咽癌患者保喉治疗的目标是控制肿瘤的同时保留喉功能。退伍军人医院的喉功能保留试验表明应用顺铂和氟尿嘧啶（5-FU）方案进行诱导化学治疗后放射治疗，可以对 2/3 的局部晚期喉癌患者进行喉功能保留，EORTC 随后证明了下咽癌使用这种方法的有效性和安全性[6, 8]。RTOG 91-11 喉癌研究试验表明，顺铂同步放化疗的保喉率优于序贯化学治疗联合放射治疗或单纯放射治疗[7]。最近的一项随机研究表明在局部晚期喉癌和下咽癌治疗中，相比于比较经典的两药物诱导化学治疗（顺铂和氟尿嘧啶；PF），三药诱导化学治疗（多西他赛、顺铂和氟尿嘧啶；TPF）联合放射治疗或放化疗的总体有效率增加，并提高了保喉率和生存期[115, 116]。作为同步放化疗保喉的主要人群，T_3 期肿瘤患者如进行手术治疗往往需要行全喉切除术（图 11-17 和图 11-18）。

T_4 期的患者可能不太适合保喉治疗。对于退伍军人保喉试验的研究数据分析显示，T_4 病患者的化学治疗有效率较差且有更多的挽救性

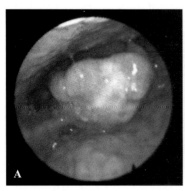
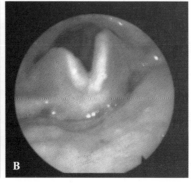

◀图 11-16　A. 患者会厌 $T_1 N_0$ 病变；B. 总剂量 66Gy 单次 2.2Gy 放射治疗 3 个月后复查

此图的彩色版本见书中彩图页

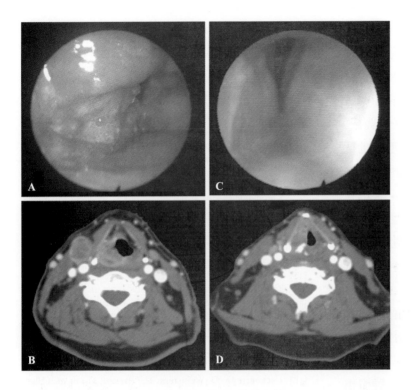

◀ 图 11-17　A，B. 患者患有 $T_3 N_{2a} M_0$ 期声门上型喉鳞癌；C，D. 放射治疗总剂量 69.3Gy，单次剂量 2.1Gy 且同步顺铂化学治疗后 3 个月复查

此图的彩色版本见书中彩图页

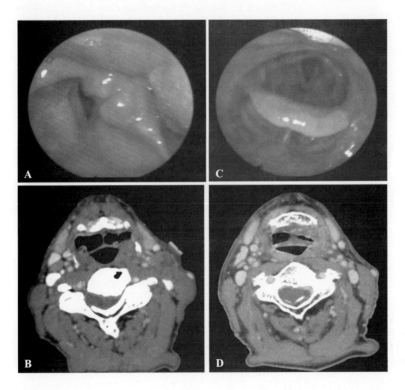

◀ 图 11-18　A、B. $T_3 N_{2b} M_0$ 的下咽癌患者累及左杓会厌、杓状软骨；C、D. 行 69.3Gy/2.1Gy 调强放射治疗后 3 个月

此图的彩色版本见书中彩图页

喉切除发生率[117]。$T_1 \sim T_3$ 与 T_4 患者的化学治疗有效率的比值比为 5.6（95% CI 1.5 ～ 20.8，P=0.0108）。在接受通过化学治疗和放射治疗进行保喉且治疗有效的患者中，56% 的 T_4 肿瘤患者需要进行挽救性喉切除术，而 $T_1 \sim T_3$ 肿瘤患者中只有 28%（P=0.001）。肿瘤侵透软骨或累及

舌根超过 1cm 的 T$_4$ 期患者不符合 RTOG 91–11 的入组标准[7]，这些患者应进行全喉切除及颈淋巴清扫术，如果有近切缘及阳性的区域淋巴结，应该行术后放射治疗或术后同步放化疗。

　　保喉治疗对于 T$_2$ 期患者是一种较好的选择。对于那些可以行部分喉切除术的患者，手术也是一种合理的治疗选择。患者可以行部分喉切除术是 EORTC 下咽癌保喉试验及 RTOG 91–11 试验的排除标准[7, 8]。然而，对于深部浸润型 T$_2$ 的患者，以及有巨大淋巴结和包膜受侵高危（ECE）的患者应考虑非手术保喉治疗，因在这种情况下常有病理高危因素，如果患者接受手术，术后通常需要行放化疗[30, 31]。从功能保全的角度来看，三种治疗联合治疗可能比单纯放化疗治疗更差。喉功能不全的患者不适合行保喉治疗[118]。喉功能障碍的诊断标准包括需要行气管切开、肿瘤相关吞咽困难需要胃管和近期的吸入性肺炎史。此外，有复发性肺炎和慢性阻塞性肺病病史的患者也可能被包括在不适合保喉治疗的标准之中[116]。

参考文献

[1] Chera, B.S., Amdur, R.J., Morris, C.G., *et al.* (2010) T1N0 to T2N0 squamous cell carcinoma of the glottic larynx treated with definitive radiotherapy. *Int. J. Radiat. Oncol. Biol. Phys.*, 78, 461–466.

[2] Lindberg, R. (1972) Distribution of cervical lymph node metastases from squamous cell carcinoma of the upper respiratory and digestive tracts. *Cancer*, 29, 1446–1449.

[3] AJCC (2017) Cancer Staging Manual, 8th edition. Springer.

[4] Bryant, G.P., Poulsen, M.G., Tripcony, L., *et al.* (1995) Treatment decision in T3N0M0 glottic carcinoma. *Int. J. Radiat. Oncol. Biol. Phys.*, 31, 285–293.

[5] Parsons, J., Mendenhall, W., Stringer, S., *et al.* (1998) T4 laryngeal carcinoma: radiotherapy alone with surgery reserved for salvage. *Int. J. Radiat. Oncol. Biol. Phys.*, 40, 549–552.

[6] Department of Veterans Affairs Laryngeal Cancer Study Group (1992) Induction chemotherapy plus radiation compared with surgery plus radiation in patients with advanced laryngeal cancer. *N. Engl. J. Med.*, 324, 1685–1690.

[7] Forastiere, A.A., Goepfert, H., Maor, M., *et al.* (2003) Concurrent chemotherapy and radiotherapy for organ preservation in advanced laryngeal cancer. *N. Engl. J. Med.*, 349, 2091–2098.

[8] Lefebvre, J.L., Chevalier, D., Luboinski, B., *et al.* (1996) Larynx preservation in pyriform sinus cancer: preliminary results of a European Organization for Research and Treatment of Cancer

[9] Maran, A.G., Mackenzie, I.J., Stanley, R.E. (1984) Carcinoma in situ of the larynx. *Head Neck Surg.*, 7, 28–31.

[10] Wolfensberger, M., Dort, J.C. (1990) Endoscopic laser surgery for early glottic carcinoma: a clinical and experimental study. *Laryngoscope*, 100, 1100–1105.

[11] McGuirt, W.F., Browne, J.D. (1991) Management decisions in laryngeal carcinoma in situ. *Laryngoscope*, 101, 125–129.

[12] Smitt, M.C., Goffinet, D.R. (1994) Radiotherapy for carcinoma-in-situ of the glottic larynx. *Int. J. Radiat. Oncol. Biol. Phys.*, 28, 251–255.

[13] Spayne, J.A., Warde, P., O'Sullivan, B., *et al.* (2001) Carcinoma-in-situ of the glottic larynx: results of treatment with radiation therapy. *Int. J. Radiat. Oncol. Biol. Phys.*, 49, 1235–1238.

[14] Sengupta, N., Morris, C.G., Kirwan, J., *et al.* (2010) Definitive radiotherapy for carcinoma in situ of the true vocal cords. *Am. J. Clin. Oncol.*, 33, 94–95.

[15] Strong, M.S. (1975) Laser excision of carcinoma of the larynx. *Laryngoscope*, 85, 1286–1289.

[16] Sessions, D., Maness, G., Mcswain, B. (1964) Laryngofissure in the treatment of carcinoma of the vocal cord. *Laryngoscope*, 75, 490–502.

[17] Soo, K.C., Shah, J.P., Gopinath, K.S., *et al.* (1988) Analysis of prognostic variables and results after supraglottic partial laryngectomy. *Am. J. Surg.*, 156, 301–305.

[18] Laccourreye, O., Weinstein, G., Brasnu, D., *et al.* (1991) Vertical partial laryngectomy: a critical analysis of local recurrence. *Ann. Otol. Rhinol. Laryngol.*, 100, 68–71.

[19] Peretti, G., Nicolai, P., Redaelli De Zinis, L.O., *et al.* (2000) Endoscopic CO$_2$ laser excision for T1, T1, and T2 glottic carcinomas: cure rate and prognostic factors. *Otolaryngol. Head Neck Surg.*, 123, 124–131.

[20] Puxeddu, R., Argiolas, F., Bielamowicz, S., *et al.* (2000) Surgical therapy of T1 and selected cases of T2 glottic carcinoma: cordectomy, horizontal glottectomy and CO$_2$ laser endoscopic resection. *Tumori*, 86, 277–282.

[21] Grant, D.G., Salassa, J.R., Hinni, M.L., *et al.* (2007) Transoral laser microsurgery for untreated glottic carcinoma. *Otolaryngol. Head Neck Surg.*, 137, 482–486.

[22] Mendenhall, W.M., Parsons, J.T., Stringer, S.P., *et al.* (1988) T1-T2 vocal cord carcinoma: a basis for comparing the results of radiotherapy and surgery. *Head Neck Surg.*, 10, 373–377.

[23] Hartl, D.M., Ferlito, A., Brasnu, D.F., *et al.* (2011) Evidence-based review of treatment options for patients with glottic cancer. *Head Neck*, 33, 1638–1648.

[24] Patel, U.A., Howell, L.K. (2011) Local response to chemoradiation in T4 larynx cancer with cartilage invasion. *Laryngoscope*, 121, 106–110.

[25] Steiner, W. (1993) Results of curative laser microsurgery of laryngeal carcinomas. *Am. J. Otolaryngol.*, 14, 116–121.

[26] Grant, D.G., Salassa, J.R., Hinni, M.L., *et al.* (2007) Transoral laser microsurgery for carcinoma of the supraglottic larynx. *Otolaryngol. Head Neck Surg.*, 136, 900–906.

[27] Hinerman, R.W., Mendenhall, W.M., Amdur, R.J., *et al.* (2002) Carcinoma of the supraglottic larynx: treatment results with radiotherapy alone or with planned neck dissection. *Head Neck*, 24, 456–467.

[28] Corry, J., Smith, J.G., Peters, L.J. (2001) The concept of a planned neck dissection is obsolete. *Cancer J.*, 7, 472–474.

[29] Robbins, K.T., Davidson, W., Peters, L.J., *et al.* (1988) Conservation surgery for T2 and T3 carcinomas of the supraglottic larynx. *Arch. Otolaryngol. Head Neck Surg.*, 114, 421–426.

[30] Bernier, J., Domenge, C., Ozsahin, M., *et al.* (2004) Postoperative irradiation with or without concomitant

phase III trial. EORTC Head and Neck Cancer Cooperative Group. *J. Natl Cancer Inst.*, 88, 890–899.

chemotherapy for locally advanced head and neck cancer.*N. Engl. J. Med.*, 350, 1945–1952.

[31] Cooper, J.S., Pajak, T.F., Forastiere, A.A., *et al*. (2004) Postoperative concurrent radiotherapy and chemotherapy for high-risk squamous-cell carcinoma of the head and neck.*N. Engl. J. Med.*, 350, 1937–1944.

[32] Garas, J., McGuirt,W.F., Sr (2006) Squamous cell carcinoma of the subglottis. *Am. J. Otolaryngol.*, 27, 1–4.

[33] Paisley, S.,Warde, P.R., O'Sullivan, B., *et al*. (2002) Results of radiotherapy for primary subglottic squamous cell carcinoma. *Int. J. Radiat. Oncol. Biol. Phys.*, 52, 1245–1250.

[34] Makeieff, M., Mercante, G., Jouzdani, E., *et al*. (2004) Supraglottic hemipharyngolaryngectomy for the treatment of T1 and T2 carcinomas of laryngeal margin and piriform sinus. *Head Neck*, 26, 701–705.

[35] Holsinger, F.C., Motamed, M., Garcia, D., *et al*. (2006) Resection of selected invasive squamous cell carcinoma of the pyriform sinus by means of the lateral pharyngotomy approach: the partial lateral pharyngectomy. *Head Neck*, 28, 705–711.

[36] Vilaseca, I., Blanch, J.L., Bernal-Sprekelsen, M., *et al*. (2004) CO_2 laser surgery: a larynx preservation alternative for selected hypopharyngeal carcinomas. *Head Neck*, 26, 953–959.

[37] Rabbani, A., Amdur, R.J., Mancuso, A.A., *et al*. (2008) Definitive radiotherapy for T1-T2 squamous cell carcinoma of pyriform sinus. *Int. J. Radiat. Oncol. Biol. Phys.*, 72, 351–355.

[38] Nakamura, K., Shioyama, Y., Sasaki, T., *et al*. (2005) Chemoradiation therapy with or without salvage surgery for early squamous cell carcinoma of the hypopharynx. *Int. J. Radiat. Oncol. Biol. Phys.*, 62, 680–683.

[39] Brizel, D., Albers, M., Fisher, S., *et al*. (1998) Hyperfractionated irradiation with or without concurrent chemotherapy for locally advanced head and neck cancer.*N. Engl. J. Med.*, 338, 1798–1804.

[40] Pignon, J., Bourhis, J., Domenge, C., *et al*. (2000) Chemotherapy added to locoregional treatment for head and neck squamous-cell carcinoma: three meta-analyses of updated individual data. *Lancet*, 355, 949–955.

[41] Tsou, Y.A., Lin, M.H., Hua, C.H., *et al*. (2007) Survival outcome by early chemoradiation therapy salvage or early surgical salvage for the treatment of hypopharyngeal cancer. *Otolaryngol. Head Neck Surg.*, 137, 711–716.

[42] Prades, J.M., Schmitt, T.M., Timoshenko, A.P., *et al*. (2002) Concomitant chemoradiotherapy in pyriform sinus carcinoma. *Arch Otolaryngol Head Neck Surg.*, 128, 384–388.

[43] Wei,W.I. (2002) The dilemma of treating hypopharyngeal carcinoma: more or less: Hayes Martin Lecture. *Arch Otolaryngol Head Neck Surg.*, 128, 229–232.

[44] Foote, R.L., Grado, G.L., Buskirk, S.J., *et al*. (1996) Radiation therapy for glottic cancer using 6-MV photons. *Cancer*, 77, 381–386.

[45] Sombeck, M.D., Kalbaugh, K.J., Mendenhall,W.M., *et al*. (1996) Radiotherapy for early vocal cord cancer: a dosimetric analysis of 60-Co versus 6 MV photons. *Head Neck*, 18, 167–173.

[46] Yamazaki, H., Nishiyama, K., Tanaka, E., *et al*. (2006) Radiotherapy for early glottic carcinoma (T1N0M0): results of prospective randomized study of radiation fraction size and overall treatment time. *Int. J. Radiat. Oncol. Biol. Phys.*, 64, 77–82.

[47] Fu, K.K., Pajak, T.F., Trotti, A., *et al*. (2000) A RadiationTherapy Oncology Group (RTOG) phase III randomized study to compare hyperfractionation and two variants of accelerated fractionation to standard fractionation radiotherapy for head and neck squamous cell carcinomas: first report of RTOG 9003. *Int. J. Radiat. Oncol. Biol. Phys.*, 48, 7–16.

[48] Smith, J.C., Johnson, J.T., Cognetti, D.M., *et al*. (2003) Quality of life, functional outcome, and costs of early glottic cancer. *Laryngoscope*, 113, 68–76.

[49] Loughran, S., Calder, N., MacGregor, F.B., *et al*. (2005) Quality of life and voice following endoscopic resection or radiotherapy for early glottic cancer. *Clin. Otolaryngol.*, 30, 42–47.

[50] Smee, R.I., Meagher, N.S.,Williams, J.R., *et al*. (2010) Role of radiotherapy in early glottic carcinoma. *Head Neck*, 32, 850–859.

[51] Jørgensen, K., Godballe, C., Hansen, O., *et al*. (2002) Cancer of the larynx – treatment results after primary radiotherapy with salvage surgery in a series of 1005 patients. *Acta Oncol.*, 41, 69–76.

[52] Le, Q.T., Fu, K.K., Kroll, S., *et al*. (1997) Influence of fraction size, total dose, and overall time on local control of T1-T2 glottic carcinoma. *Int. J. Radiat. Oncol. Biol. Phys.*, 39, 115–126.

[53] Wang, C.C. (1997) Carcinoma of the larynx, in *RadiationTherapy for Head and Neck Neoplasms*, 3rd edition (ed. C.-C.Wang),Wiley-Liss, New York, pp. 221–255.

[54] Hendrickson, F.R. (1985) Radiation therapy treatment of larynx cancers. *Cancer*, 55, 2058–2061.

[55] Lustig, R.A., MacLean, C.J., Hanks, G.E., *et al*. (1984) The patterns of care outcome studies: results of the national practice in carcinoma of the larynx. *Int. J. Radiat. Oncol. Biol. Phys.*, 10, 2357–2362.

[56] Puxeddu, R., Piazza, C., Mensi, M.C., *et al*. (2004) Carbon dioxide laser salvage surgery after radiotherapy failure in T1 and T2 glottic carcinoma. *Otolaryngol. Head Neck Surg.*, 130, 84–88.

[57] Crampette, L., Garrel, R., Gardiner, Q., *et al*. (1999) Modified subtotal laryngectomy with cricohyoidoepiglottopexy – long term results in 81 patients. *Head Neck*, 21, 95–103.

[58] Shvero, J., Koren, R., Zohar, L., *et al*. (2003) Laser surgery for the treatment of glottic carcinomas. *Am. J. Otolaryngol.*, 24, 28–33.

[59] Watters, G.W., Patel, S.G., Rhys-Evans, P.H. (2000) Partial laryngectomy for recurrent laryngeal carcinoma. *Clin. Otolaryngol. Allied Sci.*, 25, 146–152.

[60] Rodríguez-Cuevas, S., Labastida, S., Gonzalez, D., *et al*. (1998) Partial laryngectomy as salvage surgery for radiation failures in T1-T2 laryngeal cancer. *Head Neck*, 20, 630–633.

[61] Marioni, G., Marchese-Ragona, R., Pastore, A., *et al*. (2006) The role of supracricoid laryngectomy for glottic carcinoma recurrence after radiotherapy failure: a critical review. *Acta Otolaryngol.*, 126, 1245–1251.

[62] Ganly, I., Patel, S.G., Matsuo, J., *et al*. (2006) Results of surgical salvage after failure of definitive radiation therapy for early-stage squamous cell carcinoma of the glottic larynx. *Arch Otolaryngol Head Neck Surg.*, 132, 59–66.

[63] Wang, C., McIntyre, J. (1993) Re-irradiation of laryngeal carcinoma – techniques and results. *Int. J. Radiat. Oncol. Biol. Phys.*, 26, 783–785.

[64] Agarwal, J.P., Baccher, G.K.,Waghmare, C.M., *et al*. (2009) Factors affecting the quality of voice in the early glottic cancer treated with radiotherapy. *Radiother Oncol.*, 90, 177–182.

[65] Lesnicar, H., Smid, L., Zakotnik, B. (1996) Early glottic cancer: the influence of primary treatment on voice preservation. *Int. J. Radiat. Oncol. Biol. Phys.*, 36, 1025–1032.

[66] Harrison, L.B., Solomon, B., Miller, S., *et al*. (1990) Prospective computer-assisted voice analysis for patients with early stage glottic cancer: a preliminary report of the functional result of laryngeal irradiation. *Int. J. Radiat. Oncol. Biol. Phys.*, 19, 123–127.

[67] Jones, A.S., Fish, B., Fenton, J.E., *et al*. (2004) The treatment of early laryngeal cancers (T1-T2 N0): surgery or irradiation?

Head Neck, 26, 127–135.

[68] Bron, L.P., Soldati, D., Zouhair, A., *et al.* (2001) Treatment of early stage squamous-cell carcinoma of the glottic larynx: endoscopic surgery or cricohyoidoepiglottopexy versus radiotherapy. *Head Neck*, 23, 823–829.

[69] Kennedy, J.T., Paddle, P.M., Cook, B.J., *et al.* (2007) Voice outcomes following transoral laser microsurgery for early glottic squamous cell carcinoma. *J. Laryngol. Otol.*, 121, 1184–1188.

[70] Klintenberg, C., Lundgren, J., Adell, G., *et al.* (1996) Primary radiotherapy of T1 and T2 glottic carcinoma-analysis of treatment results and prognostic factors in 223 patients. *Acta Oncol.*, 35 (Suppl. 8), 81–86.

[71] Harwood, A.R., Beale, F.A., Cummings, B.J., *et al.* (1981) T2 glottic cancer: an analysis of dose-time-volume factors. *Int. J. Radiat. Oncol. Biol. Phys.*, 7, 1501–1505.

[72] Kelly, M.D., Hahn, S.S., Spaulding, C.A., *et al.* (1989) Definitive radiotherapy in the management of stage I and II carcinomas of the glottis. *Ann. Otol. Rhinol. Laryngol.*, 98, 235–239.

[73] Garden, A.S., Forster, K., Wong, P.F., *et al.* (2003) Results of radiotherapy for T2N0 glottic carcinoma: does the '2' stand for twice-daily treatment? *Int. J. Radiat. Oncol. Biol. Phys.*, 55, 322–328.

[74] Wiggenraad, R.G., Terhaard, C.H., Horidjik, G.J., *et al.* (1990) The importance of vocal cord mobility in T2 laryngeal cancer. *Radiother. Oncol.*, 18, 321–327.

[75] Howell-Burke, D., Peters, L.J., Goepfert, H., *et al.* (1990) T2 glottic cancer. *Arch. Otolaryngol. Head Neck Surg.*, 116, 830–835.

[76] Karim, A.B., Kralendonk, J.H., Yap, L.Y., et al. (1987) Heterogeneity of stage II glottic carcinoma and its therapeutic implications. *Int. J. Radiat. Oncol. Biol. Phys.*, 13, 313–317.

[77] Mendenhall, W.M., Amdur, R.J., Morris, C.G., *et al.* (2001) T1-T2N0 squamous cell carcinoma of the glottic larynx treated with radiation therapy. *J. Clin. Oncol.*, 19, 4029–4036.

[78] Trotti, A., 3rd, Zhang, Q., Bentzen, S.M., Emami, B., *et al.* (2014) Randomized trial of hyperfractionation versus conventional fractionation in T2 squamous cell carcinoma of the vocal cord (RTOG 9512). *Int. J. Radiat. Oncol. Biol. Phys.*, 89, 958–963.

[79] Hinerman, R., Mendenhall, W., Morris, C., *et al.* (2007) T3 and T4 true vocal cord squamous carcinomas treated with external beam irradiation: a single institution's 35-year experience. *Am. J. Clin. Oncol.*, 30, 181–185.

[80] Mendenhall, W.M., Parsons, J.T., Mancuso, A.A., *et al.* (1997) Definitive radiotherapy for T3 squamous cell carcinoma of the glottic larynx. *J. Clin. Oncol.*, 15, 2394–2402.

[81] Terhaard, C.H.F., Karim, A.B.M.F., Hoogenraad, W.J., *et al.* (1991) Local control in T3 laryngeal cancer treated with radical radiotherapy, time dose relationship: the concept of nominal standard dose and linear quadratic model. *Int. J. Radiat. Oncol. Biol. Phys.*, 20, 1207–1214.

[82] Croll, G.A., Gerritsen, G.J., Tiwari, R.M., *et al.* (1989) Primary radiotherapy with surgery in reserve for advanced laryngeal carcinoma Results and complications. *Eur. J. Surg. Oncol.*, 15, 350–356.

[83] Lundgren, J.A.V., Gilbert, R.W., Van Nostrand, A.W.P., *et al.* (1988) T3N0M0 glottic carcinoma – a failure analysis. *Clin. Otolaryngol.*, 13, 455–465.

[84] Mendenhall, W.M., Parsons, J.T., Stringer, S.P., *et al.* (1992) Stage T3 squamous cell carcinoma of the glottic larynx: a comparison of laryngectomy and irradiation. *Int. J. Radiat. Oncol. Biol. Phys.*, 23, 725–732.

[85] Shirinian, M.H., Weber, R.S., Lippman, S.M., *et al.* (1994) Laryngeal preservation by induction chemotherapy plus radiotherapy in locally advanced head and neck cancer: the

M.D. Anderson Cancer Center experience. *Head Neck*, 16, 39–44.

[86] Sykes, A.J., Slevin, N.J., Gupta, N.K., *et al.* (2000) 331 cases of clinically node-negative supraglottic carcinoma of the larynx: a study of a modest size fixed field radiotherapy approach. *Int. J. Radiat. Oncol. Biol. Phys.*, 46, 1109–1115.

[87] Nakfoor, B.M., Spiro, I.J., Wang, C.C., *et al.* (1998) Results of accelerated radiotherapy for supraglottic carcinoma: a Massachusetts General Hospital and Massachusetts Eye and Ear Infirmary experience. *Head Neck*, 20, 379–384

[88] Garden, A.S., Morrison, W.H., Ang, K.K., *et al.* (1995) Hyperfractionated radiation in the treatment of squamous cell carcinomas of the head and neck: a comparison of two fractionation schedules. *Int. J. Radiat. Oncol. Biol. Phys.*, 31, 493–502.

[89] Lee, N.K., Goepfert, H., Wendt, C.D. (1990) Supraglottic laryngectomy for intermediate stage cancer: U.T.M.D. Cancer Center experience with combined therapy. *Laryngoscope*, 100, 831–836.

[90] Bocca, E., Pignatarom O., Oldinim C. (1983) Supraglottic laryngectomy: 30 years of experience. *Ann. Otol. Rhinol. Laryngol.*, 92, 14–18.

[91] Ogura, J.H., Marks, J.E., Freeman, R.B. (1980) Results of conservation surgery for cancers of the supraglottis and pyriform sinus. *Laryngoscope*, 90, 591–600.

[92] Bradford, C.R., Wolf, G.T., Carey, T.E., *et al.* (1999) Predictive markers for response to chemotherapy, organ preservation, and survival in patients with advanced laryngeal carcinoma. *Otolaryngol Head Neck Surg.*, 121, 534–538.

[93] Garden, A.S., Morrison, W.H., Clayman, G.L., *et al.* (1996) Early squamous cell carcinoma of the hypopharynx: outcomes of treatment with radiation alone to the primary disease. *Head Neck*, 18, 317–322.

[94] Amdur, R., Mendenhall, W., Stringer, S., *et al.* (2001) Organ preservation with radiotherapy for T1-T2 carcinoma of the pyriform sinus. *Head Neck*, 23, 353–362.

[95] Nakamura, K., Shioyama, Y., Kawashima, M., *et al.* (2006) Multi-institutional analysis of early squamous cell carcinoma of the hypopharynx treated with radical radiotherapy. *Int. J. Radiat. Oncol. Biol. Phys.*, 65, 1045–1050.

[96] Nakajima, A., Nishiyama, K., Morimoto, M., *et al.* (2012) Definitive radiotherapy for T1-2 hypopharyngeal cancer: A single-institution experience. *Int. J. Radiat. Oncol. Biol. Phys.*, 82, e129–e135.

[97] Vandenbrouck, C., Sancho, H., Le Fur, R., *et al.* (1977) Results of a randomized clinical trial of preoperative irradiation versus postoperative in treatment of tumors of the hypopharynx. *Cancer*, 39, 1445–1449.

[98] El Badawi, S.A., Goepfert, H., Fletcher, G.H., *et al.* (1982) Squamous cell carcinoma of the pyriform sinus. *Laryngoscope*, 92, 357–364.

[99] Hinerman, R.W., Morris, C.G., Amdur, R.J., *et al.* (2006) Surgery and postoperative radiotherapy for squamous cell carcinoma of the larynx and pharynx. *Am. J. Clin. Oncol.*, 29, 613–621

[100] Frank, J.L., Garb, J.L., Kay, S., *et al.* (1994) Postoperative radiotherapy improves survival in squamous cell carcinoma of the hypopharynx. *Am. J. Surg.*, 168, 476–480.

[101] Sher, D.J., Neville, B.A., Chen, A.B., *et al.* (2011) Predictors of IMRT and Conformal Radiotherapy Use in Head and Neck Squamous Cell Carcinoma: A SEER-Medicare Analysis. *Int. J. Radiat. Oncol. Biol. Phys.*, 81, e179–e206.

[102] Braaksma, M.M., Wijers, O.B., van Sörnsen de Koste, J.R., *et al.* (2003) Optimisation of conformal radiation therapy by intensity modulation: cancer of the larynx and salivary gland function. *Radiother Oncol.*, 66, 291–302.

[103] van Rij, C.M., Oughlane-Heemsbergen, W.D., Ackerstaff,

A.H., *et al.* (2008) Parotid gland sparing IMRT for head and neck cancer improves xerostomia related quality of life. *Radiat Oncol.*, 3, 41.

[104] Yao, M., Dornfeld, K.J., Buatti, J.M., *et al.* (2005) Intensity-modulated radiation treatment for head-and-neck squamous cell carcinoma – the University of Iowa experience. *Int. J. Radiat. Oncol. Biol. Phys.*, 63, 410–421.

[105] Dirix, P., Nuyts, S. (2010) Value of intensitymodulated radiotherapy in Stage IV head-and-neck squamous cell carcinoma. *Int. J. Radiat. Oncol. Biol. Phys.*, 78, 1373–1380.

[106] Studer, G., Peponi, E., Kloeck, S, *et al.* (2010) Surviving hypopharynx-larynx carcinoma in the era of IMRT. *Int. J. Radiat. Oncol. Biol. Phys.*, 77, 1391–1396.

[107] Lee, N.Y., O'Meara,W., Chan, K., *et al.* (2007) Concurrent chemotherapy and intensity-modulated radiotherapy for locoregionally advanced laryngeal and hypopharyngeal cancers. *Int. J. Radiat. Oncol. Biol. Phys.*, 69, 459–468

[108] Daly, M.E., Le, Q.T., Jain, A.K., *et al.* (2011) Intensity-modulated radiotherapy for locally advanced cancers of the larynx and hypopharynx. *Head Neck*, 33, 103–111.

[109] Liu,W.S., Hsin, C.H., Chou, Y.H., *et al.* (2010) Long-term results of intensity-modulated radiotherapy concomitant with chemotherapy for hypopharyngeal carcinoma aimed at laryngeal preservation. *BMC Cancer*, 10, 102.

[110] Huang,W.Y., Jen, Y.M., Chen, C.M., *et al.* (2010) Intensity modulated radiotherapy with concurrent chemotherapy for larynx preservation of advanced resectable hypopharyngeal cancer. *Radiat. Oncol.*, 5, 37.

[111] Studer, G., L¨utolf, U.M., Davis, J.B., *et al.* (2006) IMRT in hypopharyngeal tumors. *Strahlenther. Onkol.*, 182, 331–335.

[112] Kotwall, C., Sako, K., Razack, M.S., *et al.* (1987) Metastatic patterns in squamous cell cancer of the head and neck. *Am. J. Surg.*, 154, 439–442 .

[113] Clark, C.H., Bidmead, A.M., Mubata, C.D., *et al.* (2004) Intensity-modulated radiotherapy improves target coverage, spinal cord sparing and allows dose escalation in patients with locally advanced cancer of the larynx. *Radiother. Oncol.*, 70, 189–198.

[114] Miah, A.B., Bhide, S.A., Guerrero-Urbano, M.T., *et al.* (2012) Dose-Escalated Intensity-Modulated Radiotherapy Is Feasible and May Improve Locoregional Control and Laryngeal Preservation in Laryngo-hypopharyngeal Cancers. *Int. J. Radiat. Oncol. Biol. Phys.*, 82, 539–547.

[115] Posner, M.R., Hershock, D.M., Blajman, C.R., *et al.* (2007) Cisplatin and fluorouracil alone or with docetaxel in head and neck cancer. *N. Engl. J. Med.*, 357, 1705–1715.

[116] Pointreau, Y., Garaud, P., Chapet, S., *et al.* (2009) Randomized trial of induction chemotherapy with cisplatin and 5-fluorouracil with or without docetaxel for larynx preservation. *J. Natl Cancer Inst.*, 101, 498–506.

[117] Bradford, C.R.,Wolf, G.T., Carey, T.E., *et al.* (1999) Predictive markers for response to chemotherapy, organ preservation, and survival in patients with advanced laryngeal carcinoma. *Otolaryngol. Head Neck Surg.*, 121, 534–538.

[118] Lefebvre, J.L., Rolland, F., Tesselaar, M., *et al.* (2009) EORTC Radiation Oncology Group. Phase 3 randomized trial on larynx preservation comparing sequential vs alternating chemotherapy and radiotherapy. *J. Natl Cancer Inst.*, 101, 142–152.

第12章 鼻咽癌
Carcinoma of the Nasopharynx

Keith Unger Felix Ho James Melotek Nancy Lee 著
陈大智 吴润叶 易俊林 译

一、解剖

鼻咽由三个区域组成，即顶壁、侧壁和后壁。鼻咽部的下壁是由软腭的上表面形成。侧壁为覆盖咽鼓管圆枕的黏膜和咽隐窝（圆枕后方的一个小凹）组成。向前，鼻咽腔与鼻腔通过后鼻孔相连续。在矢状位投影中看到的鼻咽结构的相对位置见图12-1。

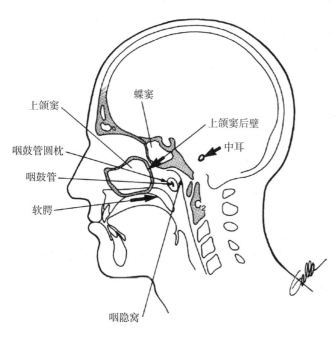

▲ 图 12-1 鼻咽矢状位

鼻咽后壁的四层解剖结构：①咽黏膜；②咽颅底筋膜；③咽缩肌；④颊咽筋膜。咽颅底筋膜向上延伸，包绕咽上缩肌上缘和颅骨之间的空间。咽隐窝位于咽鼓管圆枕后上方，向外上延伸到 Morgagni 窦区，肿瘤易经此处侵及颅底。美国癌症联合委员会（AJCC）定义了三个解剖间隙与鼻咽癌（NPC）分期有关：咽旁间隙；颈动脉间隙；咀嚼肌间隙[1]。咽旁间隙位于鼻咽的侧方及后方，上至颅底下至颌角的水平，其在茎突前方和咀嚼肌间隙中部。颈动脉间隙是一个封闭的筋膜间隙，位于茎突后，包含颈内动脉、颈内静脉，以及第Ⅸ－Ⅻ对脑神经。咀嚼肌间隙中的咀嚼肌被颈深筋膜浅层包绕。

二、转移途径

侧壁是鼻咽癌最常见的原发位置（图12-2）。原发于外侧壁和后壁的肿瘤在早期即可侵犯咽旁间隙，而翼肌和翼板受侵则多发生于期别较晚的病变。咽旁间隙受侵程度与总生存相关[2]。在咽旁间隙肿瘤直接侵犯或咽后外侧组淋巴结转移可导致压迫或侵犯多组脑神经，包括第Ⅻ对脑神经的舌下神经管段、第Ⅸ－Ⅺ对脑神经出颈静脉孔区的部分，以及颈交感神经。晚期病变中也会压迫或直接侵犯颈内动脉。向前易侵犯鼻腔，

图中标注：上颌窦、蝶窦、上颌窦后壁、中耳、咽鼓管圆枕、咽鼓管、软腭、咽隐窝、C2

向下易蔓延至口咽，此两种情况预后与局限于鼻咽的肿瘤类似[3, 4]。晚期病变可能扩散到上颌窦及筛窦。肿瘤也可累及眶上裂进而至眶尖，或侵入 C_1 椎体后方和下方。上方的肿瘤可通过颅底直接侵犯蝶窦和斜坡。肿瘤易通过破裂孔进入海绵窦，从而导致第 III、IV 对脑神经受累。肿瘤也可沿三叉神经上颌支、下颌支分别通过圆孔和卵圆孔侵犯至颅内（图 12-2D）。

鼻咽有丰富的黏膜下淋巴组织，因而鼻咽癌的淋巴结转移率较高。数据表明，90% 的患者具有颈部淋巴结转移，50% 的患者有双侧颈部淋巴结转移，但仅对侧出现颈部淋巴结转移的概率很小[5, 6]。鼻咽癌淋巴引流的第一站为咽后淋巴结外侧组及颈部 II 区淋巴结（图 12-3）。咽后淋巴结外侧组位于鼻咽后壁外侧及颈内动脉内侧的咽后间隙中。咽后淋巴结转移合并颈部淋巴结受累的概率为 37%～86%，而单纯咽后淋巴结临床转移的发生率为 16%～40%[7-9]。另一个直接的转移路径是脊副链淋巴结（即 V 区）。转移从第一站进一步扩散到颈静脉链及颈后三角区。转移到颌下、颏下淋巴结的概率很小，通过咽鼓管的淋巴管引流到鼓膜和外耳道的淋巴管从而可能引起腮腺区淋巴结转移。

诊断鼻咽癌时远处转移的发生率约为 3%。而在疾病进展过程中发生远处转移的概率为 18%～50% 或更多[10-14]。局部进展期的淋巴结转移情况[10, 15-17]，特别是在下颈部[18, 19]淋巴结发生转移时，与远处转移的发生率密切相关。最

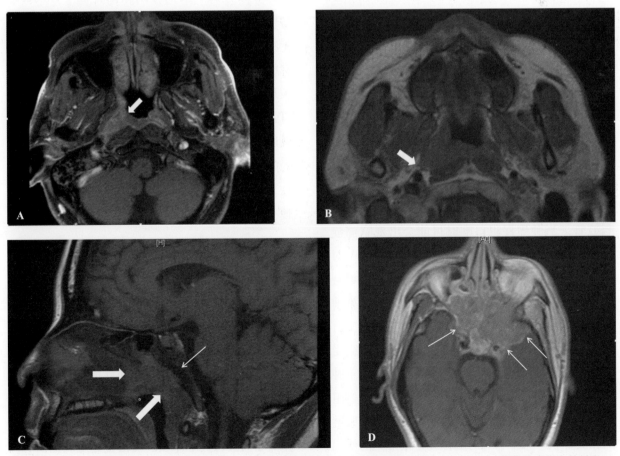

▲ 图 12-2　A. 轴位增强磁共振扫描（MRI）的鼻咽癌患者，右侧咽隐窝肿瘤（箭）；B. 一个 T_2 期鼻咽癌患者的轴向 T_1 加权像，显示肿瘤侵犯到右咽旁间隙（箭）；C. 矢状 T_1 加权像扫描显示软组织肿块，鼻咽（粗箭）伴斜坡受侵，斜坡骨质内异常低信号（细箭）；D. 轴向增强 T_1 加权像扫描显示肿瘤侵犯颅底和海绵窦（箭）

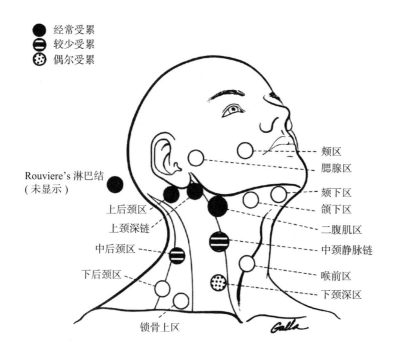

● 经常受累
⊖ 较少受累
⊛ 偶尔受累

Rouviere's 淋巴结
（未显示）

上后颈区
上颈深链
中后颈区
下后颈区

锁骨上区

颊区
腮腺区
颏下区
颌下区
二腹肌区
中颈静脉链
喉前区
下颈深区

◀ 图 12-3 鼻咽癌颈部淋巴结转移图示

常见的远处转移部位是骨，其次是肺和肝。

三、临床表现

最常见的临床表现为无痛性颈部包块[16]。颈部包块可能会由于增大过快而出现出血坏死，初诊时往往感觉质地偏软。其他常见症状包括鼻出血、听力下降、鼻塞、疼痛和脑神经障碍等。单侧积液性中耳炎可能是由于肿瘤压迫阻塞咽鼓管引起的，影像学上通常是压迫而不是直接侵犯咽鼓管。当肿瘤侵犯口咽时可能会出现咽痛症状。张口受限可能是由于翼肌直接受累或第 V 对脑神经的运动支受累所致，直接侵犯眶后区域会导致眼球突出。而抬头及伸颈痛往往是由于椎前肌肉受侵或咽后淋巴结转移而引起的。

12% ～ 24% 鼻咽癌患者会出现脑神经受累[17, 20, 21]，第 Ⅲ ～ Ⅵ 对脑神经受累往往是由于肿瘤通过破裂孔而累及海绵窦引起的。咽后外侧组淋巴结肿大可导致第 Ⅸ ～ Ⅻ 对脑神经及颈交感链的相关症状。第 V 和 Ⅵ 对脑神经是最常见的受累神经，而第 Ⅰ 、Ⅶ 和 Ⅷ 对脑神经很少受侵。两种常见的综合征会出现在鼻咽癌中，蝶岩综合征（Jacod 综合征）及咽后间隙综合征（Villaret 综合征）。岩蝶综合征表现为单侧三叉神经痛（第 V 对脑神经），单侧上睑下垂（Ⅲ），完全性眼肌麻痹（Ⅲ，Ⅳ，Ⅵ）、失明（Ⅱ）。维拉雷综合征表现为吞咽困难（Ⅸ 和 Ⅹ），舌后 1/3 味觉减退（Ⅸ），咽、喉及软腭黏膜的感觉过敏、感觉减退或麻痹，呼吸和唾液分泌相关问题（Ⅹ），软腭的麻痹、偏瘫，斜方肌和胸锁乳突肌萎缩（Ⅺ），和舌肌偏瘫和萎缩（Ⅻ），颈交感神经受压可导致 Horner 综合征。

四、诊断及分期

（一）诊断

推荐的疗前评估总结见表 12-1。纤维鼻咽镜及纤维喉镜对于鼻咽癌疗前评估十分重要。早期的鼻咽癌病变通常发生在鼻咽侧壁，但经常是不可见的，只表现为咽隐窝黏膜下肿胀。诊断鼻咽癌需要行鼻咽原发肿瘤活检确定。当没有肉眼可见的肿瘤时，随机活检应取自双侧的鼻咽侧壁、鼻咽后壁与鼻咽顶后壁。颈部肿块细针穿刺可确定颈部淋巴结转移。

表 12-1　鼻咽癌的疗前诊断及分期评估

病史

体格检查

完整的头颈部检查包括脑神经功能检查

内镜检查

纤维鼻咽及喉镜检查

鼻咽活检术

常规的实验室检查

影像学检查

　头颈部评估

　　头颈部包含颅底

　　钆造影剂增强磁共振（推荐）

　　增强 CT±PET/CT

　远处转移评估

　　胸部影像检查

　　Ⅲ / Ⅳ期患者：胸、腹、盆 CT±PET/CT

口腔处理；听力评估；语言病理学评估；以及营养评估

CT 及 MRI 检查在鼻咽癌的诊断、放射治疗计划制定及随诊过程都十分重要。与 CT 相比，MRI 具有更高的组织对比度和空间分辨度，从而更为准确地评估原发肿瘤的情况[22-24]。在一个包含 420 名患者的大型研究中，MRI 的使用改变了 50% 的 T 分期和 40% 的临床整体分期[25]。研究表明 MRI 在发现早期颅底受累和细微颅内侵犯方面有优势[26, 27]。此外，MRI 可以更准确区分咽后淋巴结转移和肿瘤直接侵犯之间的差别。氟脱氧葡萄糖正电子发射断层扫描（PET）在判断原发肿瘤的进展程度、区域淋巴结转移[28, 29]及远处转移[30]方面可以提供十分有价值的信息。然而，在一系列研究中在勾画原发肿瘤方面 MRI 被证明是优于 FDG-PET 的[31]。FDG-PET 在鼻咽癌诊疗中的确切作用有待继续研究。

（二）分期

第 8 版（2017）的美国癌症联合委员会（AJCC）鼻咽癌分期详见表 12-2[32]。理解新版分期与旧版分期之间的改变及其原因十分重要。在第 8 版中添加了"T_0"这个概念，用于定义

EBV 阳性而原发灶不明原因颈部淋巴结受累的肿瘤的 T 分期。肿瘤局限于鼻咽部与肿瘤侵犯至鼻腔和口咽部的预后相似[3, 4]，在第 7 版（2010）分期中以上两种情况被定义为 T_{2a}，目前被降至 T_1。新版 T_1 定义为肿瘤局限于鼻咽部，或肿瘤侵犯到鼻腔和（或）口咽。咽旁间隙受累在 2010 分期开始被分为 T_2，不再细分为 T_{2b}，咽旁间隙受累有较高的局部和区域复发风险，以及较高的远处转移率[33]。在第 8 版分期中，邻近肌肉受侵（包括翼内肌、翼外肌和椎前）被定义为 T_2 期。研究表明脑神经受累比颅底受累的预后更差[17, 18, 34, 35]；因此，颅底骨结构的受累目前归于 T_3，而脑神经受累被归为 T_4。以前 T_4 的定义为肿瘤侵犯至"咀嚼肌间隙"或"颞下窝"已在第 8 版改为一个具体的受累的软组织，避免了歧义。与头颈部其他部位相比，鼻咽癌具有独特的淋巴结转移模式，这反映在鼻咽癌淋巴结分期分类中。咽后淋巴结转移为鼻咽癌淋巴结转移的第一站[36]，咽后淋巴结单独受累且无颈淋巴结受累在 2010 系统开始被定义为 N_1。淋巴结转移到下颈部时与远处转移[18, 19]的发生密切相关。之前的 N_{3b} 为锁骨上窝淋巴结转移，在第 8 版中改为了下颈受累（环状软骨下缘以下区域）。此外，N_{3a} 和 N_{3b} 在新版中被合并为 N_3。最后，以前分期中的ⅣA（$T_4N_{0-2}M_0$）和ⅣB（任何 TN_3M_0）现在合并为ⅣA，而之前的ⅣC期（任何 T 任何 NM_1）现在被分为ⅣB 期。

（三）流行病学

鼻咽癌的发病率与地域相关，它在中国东南部（广东省）、东南亚、阿拉斯加地区发病率较高。在北非和菲律宾有中等的发病率，在日本和白种人中少见。年龄调整发病率在中国香港为 28.8（每 10 万人口每年），在因纽特人、印第安人和阿拉斯加、阿留申人中为 17.2，在新加坡为 16.8，在菲律宾为 4.6，在阿尔及利亚 2.8，在美国和日本为 0.6[37, 38]。鼻咽癌的发病高峰出现在

表 12-2A 鼻咽癌 TNM 分期

2017 年 AJCC 第 8 版分期

原发肿瘤

T_X 原发肿瘤无法评估

T_0 EBV 病毒阳性的颈部淋巴结转移癌

T_1 肿瘤局限于鼻咽，或侵犯至口咽和（或）侵犯至鼻腔且不伴咽旁间隙受侵

T_2 肿瘤侵犯咽旁间隙伴或不伴邻近软组织受侵（翼内肌、翼外肌、椎前肌等）

T_3 肿瘤侵犯颅底骨质结构、颈椎、翼结构伴或不伴鼻窦受侵

T_4 肿瘤累及颅内、脑神经、下咽、眼眶、腮腺和（或）广泛的软组织浸润至翼外肌之外

区域淋巴结

N_X 淋巴结情况无法评估

N_0 无区域淋巴结转移

N_1 单侧颈部淋巴结转移，伴或不伴单侧或双侧咽后淋巴结转移，最大径≤6cm，最下缘不超过环状软骨下缘

N_2 双颈淋巴结转移，最大径≤6cm，下界不超过环状软骨下缘

N_3 单侧或双侧的转移淋巴结最大径>6cm，和（或）侵犯至环状软骨下缘以下

远处转移

M_0 无远处转移

M_1 有远处转移

表 12-2B 鼻咽癌分期[†]

2017 AJCC 第 8 版			
0 期	T_{is}	N_0	M_0
I 期	T_1	N_0	M_0
II 期	T_1, T_0	N_1	M_0
	T_2	N_0	M_0
	T_2	N_1	M_0
III 期	T_1, T_0	N_2	M_0
	T_2	N_2	M_0
	T_3	N_0	M_0
	T_3	N_1	M_0
	T_3	N_2	M_0
IVA 期	T_4	N_0	M_0
	T_4	N_1	M_0
	T_4	N_2	M_0
	任何 T	N_3	M_0
IVB 期	任何 T	任何 N	M_1

† . Amin, M.B. (ed) (2017) AJCC Cancer Staging Manual, 8th edition, Spring, New York.

40—50 岁，男女比例为 3：1[39]。

流行病学和实验观察表明鼻咽癌的病因是多因素的，可能与环境因素、病毒感染和遗传等因素有关。移居国外的中国人的鼻咽癌发病率有所下降，但其发病率仍高于美国本土人口[3, 40]。环境因素如通风不良、吸烟、职业暴露和饮食与鼻咽癌有关。在中国南方，童年时食用咸鱼被认为是一个重要的环境因素[39, 41, 42]。

许久之前我们便已经认识到 EB 病毒（EBV）与非角化性鼻咽癌有很强的相关性，这种相关性与种族或地域无关。这种相关性反映在患者的 EBV 抗体谱升高、循环 EBV-DNA 水平增加，以及肿瘤细胞中 EBV 基因组的表达等方面[43-45]。流行病学研究已经为鼻咽癌[46, 47]遗传学相关问题提供了大量的证据。在一项针对中国广东的大型病例对照研究中发现有家族史的人群患病风险高于对照组 3.4 倍[48]。研究发现，在中国鼻咽癌患者和对照组之间的组织相容性人白细胞抗原（HLA）有非常显著的差异，这表明遗传易感性可能与病毒抗原呈递给免疫系统有关[49]。

（四）病理

据统计，鼻咽部的恶性肿瘤中癌占 80%～99%。通过使用电子显微镜进行的研究表明鼻咽恶性上皮细胞的来源为鳞状上皮，未分化癌是鳞状细胞癌的一种[50, 51]。WHO 将鼻咽癌病理类型分为三类，鳞状细胞癌（1 型）；非角化性癌（2 型）；基底样鳞状细胞癌（3 型）。非角化性癌分为分化型（2A 型）和未分化癌（2B 型）[52]。基底样鳞状细胞癌是鳞状细胞癌的高度变异，很少发生在鼻咽原发肿瘤。而之前在文献中被广泛引用和使用的名称如下：鳞状细胞癌（I 型）；非角化性癌或移行细胞癌（II 型）；未分化癌、淋巴上皮癌（III 型）。淋巴上皮癌或淋巴上皮样肿瘤是未分化型癌的另一个名称，指在肿瘤细胞旁出现大量淋巴细胞的情况。世卫组织的病理类型的分布因地理、种族和民族而异[53]。在中国华

南地区，鳞状细胞癌、分化性癌、未分化癌的比例约为 3%、9% 和 88%，而在美国这三者所占的比例分别是 20%、10% 和 70%[54, 55]。其他少见的鼻咽恶性肿瘤包括腺癌、淋巴瘤、浆细胞瘤、黑色素瘤和肉瘤。

五、治疗选择

鼻咽癌治疗的主要治疗是外照射治疗（EBRT）。鼻咽癌早期即有较高的单侧或双侧的颈部淋巴结受累及咽后淋巴结受侵概率，还易发生局部侵犯，如邻近的软组织、鼻窦、脑神经或颅底。放射治疗区域可以完整地包括临床可见病灶和亚临床转移的危险区域。多项临床研究显示局部晚期鼻咽癌序贯或同步化学治疗可以改善预后。虽然在鼻咽癌的初次治疗中不推荐使用外科手术，但在进行放射治疗后如果颈部淋巴结残存，往往需要行颈部淋巴结清扫术，手术也可用于局部或区域复发病变的治疗。

早期疾病往往单独使用放射治疗，而局部晚期鼻咽癌（T_2 或更高或 N+）则采用化学治疗和放射治疗联合治疗。目前，局部晚期鼻咽癌的标准治疗方法是基于 1998 年头颈协作组 0099 研究的结果[56]。在这项试验中，放射治疗总剂量为 70Gy，同步化学治疗方案包括放射治疗期间同步每 3 周顺铂（CDDP）100mg/m^2，以及放射治疗后行 3 周期的顺铂 80mg/m^2 加氟尿嘧啶（5-FU）1000mg/（m^2·d），持续 4 天，4 周为 1 个周期。

（一）放射治疗技术相关问题

由于肿瘤往往与关键结构关系密切，包括脑干、视觉感受器和颞叶，因此鼻咽癌的治疗在技术上具有很大的挑战性。人们已经认识到，传统的头颈部照射会导致患者生活质量的严重下降。越来越多的适形放射治疗技术，如调强放射治疗（IMRT）已成功应用于鼻咽放射治疗中，IMRT 允许足够的放射治疗剂量的同时更多地保护正常组织。此外，影像技术的进步有助于靶区的勾画。适形技术的使用，减少对正常组织的剂量如腮腺、耳蜗与颞下颌关节的照射剂量，提高了患者的生活质量。

（二）二维与三维放射治疗

鼻咽癌的二维放射治疗计划通常使用三野技术，由两个左右对穿野和一个下颈照射野组成，并在中线使用铅块遮挡来保护喉和脊髓（图 12-4）。亚临床病灶区通常给予 50～54Gy 的剂量，在 42Gy 时开始遮挡保护脊髓。后颈采用电子线进行补量。原发灶及受累淋巴结可以应用左右对穿野进行补量至 66～70Gy 分 33～35 次完成。当有咽旁间受侵或大咽后淋巴结时，由于脑干和上颈髓的剂量限制因而导致局部加量难以很好地被实现。三维计算机计划系统的出现解决了肿瘤剂量体积覆盖率低的问题。与传统的二维计划相比，三维计划在剂量分布上拥有更好的靶区覆盖率并且正常组织剂量明显下降[57, 58]。

（三）调强放射治疗（IMRT）

在大多数医疗中心中，调强放射治疗（IMRT）技术已经取代传统的 2D 和 3D 成为主要应用的治疗技术。调强放射治疗可以实现剂量分布的调节，使肿瘤区域获得高剂量的同时使周围正常组织受照剂量明显降低[59-61]。与 2D 和 3D 技术相比，IMRT 可提高肿瘤受到处方剂量的体积百分比，同时减少对腮腺、视神经和脑干的受照剂量[62]。最近的两项随机试验显示，与常规放射治疗相比，IMRT 能显著保护唾液功能[63, 64]。在早期应用 IMRT 时，旧金山大学（UCSF）和其他几个中心的研究已证实 IMRT 治疗鼻咽癌的可行性[65-68]，此后在多个放射治疗肿瘤治疗中心的试验中已经证实调强放射治疗可在得到较高的局部和区域控制率的同时降低治疗相关不良反应[69]。因此，所有鼻咽癌患者都应接受调强放射治疗。

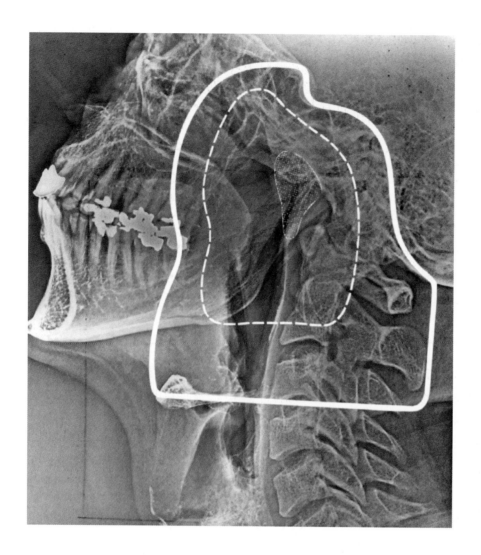

◀ 图 12-4　鼻咽癌放射治疗定位侧位相

靶区范围包括原发灶及双侧上颈淋巴结；虚线表示放射治疗加量区

（四）模拟定位及计划制订

模拟定位时患者应处于头部过伸位，以便使得原发灶及咽后淋巴结可以与上颈照射野之间更好地分开 [65]，悬雍垂的末端和枕后部应处于平行于射野中心轴的同一平面，应使用头颈肩热塑性面罩对患者进行固定。在靶区范围内 CT 扫描厚度应 ≤ 3mm，在靶区上下的扫描层厚可增加至 3～5mm。磁共振有助于进行颅底附近的 GTV 及重要正常组织的勾画，因此患者疗前除禁忌证外都应行 MRI 检查。如果可能的话，疗前 MRI 扫描时应采用治疗体位。另外 CT 及 MRI 应该进行图像融合。

CTV 的治疗的范围应包括 GTV、亚临床病灶区域和潜在侵犯区域。由于 IMRT 的高度适形性可能导致野边缘或野外复发，GTV 和 CTV 的准确勾画是必需的。临床查体、内镜检查、CT 和 MRI 都应该用于 GTV 的勾画。阳性淋巴结的定义为短径 > 1cm 或有坏死的淋巴结，咽后淋巴结如果 > 0.5cm 也为阳性。GTV 应包括鼻咽原发肿瘤，受累的咽后及颈部淋巴结。

为了包含亚临床病灶区域，CTV 应至少为 GTV 范围外扩 5mm，在与脑干等重要器官相近的区域 CTV 范围可以进行适当调整。

高危亚 CTV 应包括 GTV，以及所有可能存在亚临床病灶的区域包括：双侧颈上深淋巴结、颈内静脉链淋巴结及锁骨上淋巴结、颈后三角区淋巴结，以及咽后淋巴结。基于 CT 的头颈部淋巴结区域图谱有助于靶区勾画[70-73]。高危 CTV 至少应包括整个鼻咽、斜坡、颅底（包括卵圆孔和圆孔），翼腭窝、咽旁间隙、部分蝶窦，以及鼻腔及上颌窦（保证翼腭窝包含在内）后份。高危患者（$T_3 \sim T_4$ 疾病或在鼻咽顶部有巨大病变时）应将海绵窦应包含在 CTV 之内。为确保治疗期间摆位误差不影响治疗效果，计划靶区（PTV）应由 CTV 外扩 $3 \sim 5mm$ 形成。具体应由各机构的实际情况确定 PTV 的外放范围。在关键区域诸如脑干区，PTV 边缘可以进行适当回修以避让正常器官。相邻的正常结构，包括脑干、脊髓、视神经、视交叉、腮腺、口腔、颞下颌关节、下颌骨、眼球、晶体、颞叶和声门喉等正常器官应该被勾画并保护。

颈中、下静脉和锁骨上的淋巴结可以用 IMRT 治疗，或与 IMRT 野相分离的前后（AP）野治疗。[74-76] 如果考虑 SF 技术，匹配通常发生在杓状突正上方，因为喉部可以在颈前低野的中线阻滞下被保留和保护。如采用 EWF 技术，还应确定低风险亚临床 CTV，包括双侧下颈部和锁骨上淋巴结。如果下颈部有阳性淋巴结那么同侧颈部都应被定义为高危 CTV。当使用调强放射治疗时应尽量使剂量热点不落在臂丛神经的区域。

目前对应用 IMRT 的多种剂量分割方案进行了部分相关研究[66-68]。在斯隆凯特林纪念医院，以及其他多个中心，采用同步加量技术。对于接受同步放化疗的患者，肿瘤区处方剂量为每次 2.12Gy，33 次总剂量 70Gy，高危 CTV 接受总剂量 59.4Gy/33F，低危 CTV 应给予 54Gy/33F。推荐剂量限制详见表 12-3。调强放射治疗计划见图 12-5。

（五）近距离放射治疗

近距离治疗被用于局部补量、疗后肿瘤消退不满意或疗后复发的患者。目前有多种手段与技术实现腔内近距离治疗及插植治疗[77-85]。

表 12-3　鼻咽癌推荐的正常器官受量

器官	限制剂量
重要危及器官	
脑干	$\leqslant 54Gy$ 或 $> 60Gy$ 体积 $< PRV$ 的 1%
视交叉，视神经	$\leqslant 50$ 或 54Gy
脊髓	$\leqslant 45Gy$ 或 $> 50Gy$ 体积 $< PRV$ 的 1%
臂丛	$\leqslant 66Gy$
下颌骨及颞下颌关节	$\leqslant 70Gy$ 或 75Gy 体积 $< 1cm^3$
其他正常器官 *	
腮腺	$\leqslant 26Gy$ 的平均剂量 至少一侧腮腺）
颌下腺	尽可能低
耳蜗	$\leqslant 55Gy$ 体积 $\leqslant 5\%$
口腔	$\leqslant 40Gy$ 的平均剂量
眼	$\leqslant 50Gy$
晶体	$\leqslant 25Gy$
声门喉、下咽环后区及食管	$\leqslant 45Gy$ 的平均剂量

PRV. 计划危及器官，被定义为危及器官的扩展
* 肿瘤总体积或临床靶体积的覆盖率不应降低，以满足规划目标

Levendag 等[33] 通过将黏膜表面麻醉后置入 Rotterdam 鼻咽施源器进行高剂量率放射治疗，剂量参考点是根据正侧位定位片上的解剖位置而设定的。$T_1 \sim T_2$ 肿瘤在完成 60Gy 的外照射后，局部采用近距离治疗加量 17Gy，每次 $3 \sim 4Gy$，每次间隔 $\geqslant 6h$，3 年局部控制率为 97%，且并发症少[78]。也有采用永久性植入 ^{198}Au 及 ^{125}I 粒子治疗鼻咽癌的临床应用[35, 86]。近距离放射治疗技术受疾病程度、操作者经验和患者的解剖情况等诸多限制，随着 IMRT 的普及，近距离放射治疗的使用已经不普遍。

六、预后

（一）根治性放射治疗

单纯应用常规放射治疗技术的生存数据见表 12-4。T 分期及 N 分期都会影响相关预后。T_1、T_2、T_3、T_4 期肿瘤行单纯放射治疗的 5 年生存率分别为 60% ~ 76%、48% ~ 68%、27% ~ 55% 和

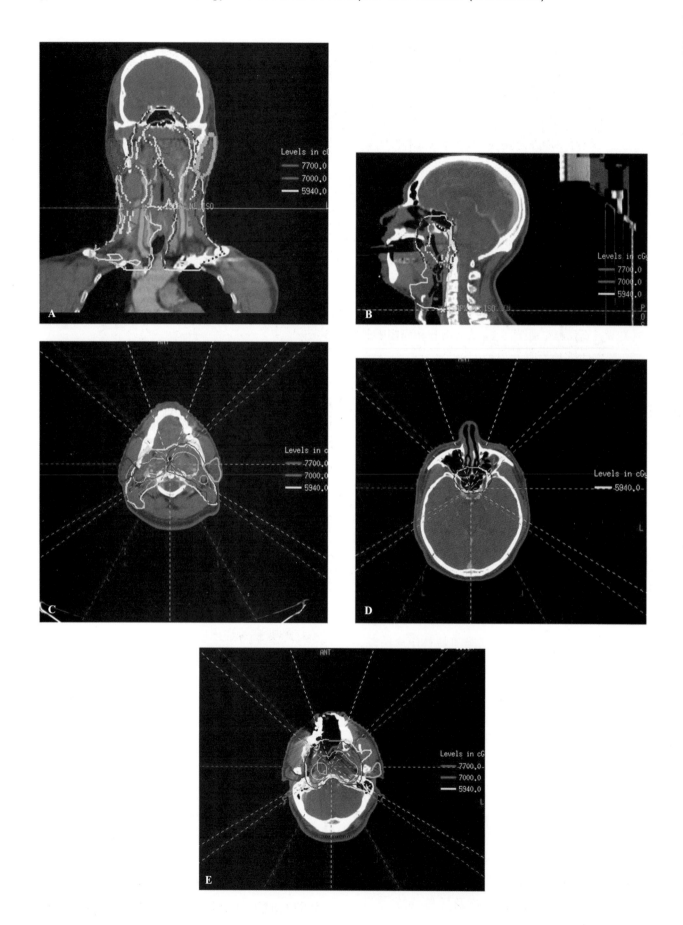

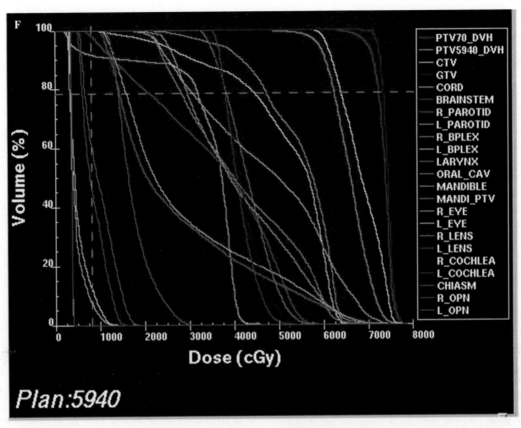

▲ 图 12-5（续） T_2N_2 期鼻咽癌 IMRT 计划

A. 冠状面位；B. 矢状位；C-D. 轴位；E. 轴位；F. 剂量 - 体积直方图（DVH）（此图的彩色版本见书中彩图页）

表 12-4　鼻咽癌单纯放射治疗

研究 / 参考文献	患者数量	5 年总生存率（%）	5 年局部控制率（%）
Hoppe 等，1976[12]	82	62	79（粗略）
Huang，1980[34]	1605	32	84
Vikram 等，1985[89]	107	56（估算）	69（粗略）
Lee 等，1992[95]	5037	52	66
Bailet 等，1992[88]	103	58	68（粗略）
Sanguineti 等，1997[146]	378	48	71

0%～29%，N_0、N_1 及 N_{2-3} 的 5 年生存率分别为 42%～78%、27%～70% 及 32%～52%[12,87]。

许多因素可能影响局部控制率，包括 T 分期、N 分期、脑神经侵犯、肿瘤病理和预防性照射淋巴引流区。局部控制率随 T 分期增加而减低：T_1 为 67%～97%，T_2 为 54%～94%，T_3 为 34%～78%，T_4 为 40%～71%[6,11,12,17,87-89]。在 T_4 的患者之中，第 II～VI 对脑神经受侵与局部

控制率下降有相关性[90]。N_0、N_1 及 N_2/N_3 的颈部淋巴结转移局部控制率分别为 82%～100%、86%～92% 和 78%～89%[6,12,17]。肿瘤组织病理类型也被证明可能影响局部控制率，西方的系列研究发现角化性鳞状细胞癌的局部控制率较低[15,16,91]。在几个来自亚洲的研究则表明组织学类型与局部控制率无关，但其中绝大多数患者的病理类型都为未分化的肿瘤[92-94]。对于颈部淋巴

结阴性的患者行颈部淋巴结预防性照射的重要性在一个大型回顾性研究中已经被证实，对 5000 例颈部淋巴结阴性的患者进行回顾性研究发现预防性淋巴结照射后其淋巴结复发率为 11%，而未接受放射治疗的患者复发率为 40% [95]。常规放射治疗年代的研究发现肿瘤的局部控制率与其接受的剂量密切相关 [89, 96, 97]，我们可以使用立体定向外科（SRS）在外照射治疗的基础上对肿瘤进行局部补量。在斯坦福大学，有 82 名患者（其中包括 31 名 T_4 的患者）在接受 66Gy 的常规放射治疗后接受了计划性的单次剂量为 7～15Gy 的立体定向放射治疗进行局部补量 [98, 99]。这组患者虽然有 10 位出现了颞叶坏死但 5 年局部控制率高达 98%。近期有一项对于局部进展期鼻咽癌在进行外照射治疗后行高剂量率近距离治疗及低剂量率近距离治疗的随机研究表明，两组在 3 年的区域无复发生存率、无病生存上其差异均无统计学意义 [100]。常规放射治疗技术下超分割治疗鼻咽癌的优势不甚明显。Teo 等的研究纳入了 159 位患者，均采用二维技术治疗，分为常规分割组

（60Gy/24F/30d）及加速超分割组（71Gy/40F/30d）[101]，结果在局部控制及总生存上无明显差异，但超分割组增加了中枢神经系统损伤。NPC-9002 研究是一项多中心的随机研究，对比了每周治疗 6 次和常规的每周治疗 5 次的差别，结果表明两组在行同步化学治疗时其预后无统计学差异 [102]。

（二）化学治疗

在鼻咽癌中除 T_1 期外同步放化疗是其标准治疗。同步放化疗加或不加辅助化学治疗的随机研究结果总结详见表 12-5。Intergroup-0099 研究是首个揭示了同步放化疗相比单纯放射治疗在总生存上有获益的Ⅲ期临床试验 [56]。研究组应用顺铂（100mg/m^2，第 1、21、43 天）加放射治疗（70Gy/35F）再加后续 3 周期辅助化学治疗（顺铂 80mg/m^2，第 1 天；氟尿嘧啶 1000mg/m^2，第 1～4 天），对照组为单纯放射治疗。同步放化疗组的 3 年无进展生存率较对照组有明显提升（69% vs 24%，$P < 0.05$），同时在总生存率、区域控制率及远处转移率都有改善。这项研究因其

表 12-5 化学治疗同步放射治疗

研究 / 参考文献	患者数	治疗	时间	局部控制率*	无病生存率*
Intergroup-0099, 1998[56]	193	RT 70Gy RT+3 周期 P 而后 3 周期 PF	3 年	59% vs 86%（$P = 0.05$）	24% vs 69%（$P < 0.001$）
Lin 等，2003[147]	284	RT 70～74Gy RT+2 周期 P	5 年	73% vs 89%（$P < 0.01$）	53% vs 72%（$P = 0.01$）
Kwong 等，2004[108]	222	RT 62.5～68Gy RT+UT 后 6 周期 F/VBM	3 年	72% vs 82%（$P = 0.39$）	77% vs 87%（$P = 0.06$）
Chan 等，2005[148]	350	RT 66Gy RT+6～8 周期 P	5 年	59% vs 70%（$P = 0.065$）	54% vs 60%（$P = 0.16$）
Zhang 等，2005[149]	115	RT 70～74Gy RT+6 周期 Ox	2 年	NR	83% vs 96%（$P = 0.02$）
Wee 等，2005[105]	221	RT 70Gy RT+3 周期 P 而后 3 周期 PF	3 年	NR	53% vs 72%（$P = 0.01$）
NPC-9901, 2005[150]	348	RT ≥ 66Gy RT+3 周期 P 而后 3 周期 PF	3 年	82% vs 92%（$P - 0.01$）	62% vs 72%（$P = 0.03$）

F. 氟尿嘧啶；NR. 未报道；Ox. 奥沙利铂；P. 顺铂；RT. 放射治疗；UT. 替加氟；VBM. 长春新碱 + 博来霉素 + 甲氨蝶呤
*. 对照组 vs 试验组

单纯放射治疗组的各项数据与既往研究相比太差而广受诟病，但此后两项大型荟萃分析也证明同步放化疗优于单纯放射治疗[103, 104]。

辅助化学治疗的作用尚不明确。Intergroup-0099 和新加坡的研究，使用同步及辅助化学治疗，提高了生存率和并降低了远处转移率[56, 105]。然而，并没有单独的研究证明辅助化学治疗能提高总生存[106-108]。此外，患者往往无法完成预定的辅助化学治疗周期数。在上述两项研究中，辅助化学治疗 3 个周期的依从性分别为 55% 和 57%。由于目前鼻咽癌治疗建议主要是基于 Intergroup-0099，许多临床医师认为辅助化学治疗应该是标准治疗。然而，应告知患者辅助化学治疗增加治疗相关性毒性且整体获益可能有限。

七、近期研究进展

许多大型研究机构应用 IMRT 技术治疗鼻咽癌都报道其局部控制率达到 90%[66-68]（表 12-6），UCSF 所报道的其局部控制率为 97%、区域控制率在 98%[65]。然而，其远处转移率较高，4 年的无远处转移率为 66%，总生存率为 88%。基于各个单中心研究极佳的局部控制率，放射治疗肿瘤学组（RTOG）进行了一项 II 期临床试验（RTOG 0225）测试是否可以在多中心研究中重复以上结果[69]。研究对 I 到 IVB 期的患者行 IMRT 技术进行放射治疗，对于 T 分期 ≥ T_{2b} 和（或）淋巴结阳性的患者行同步放化疗。共纳入 17 个中心的 68 名患者。在研究前预计 IMRT 的依从性为 84%。RTOG 研究同步化学治疗完成率显著高于 Intergroup 研究，分别为 83% 和 63%，然而在 RTOG 研究中更少的患者完成了 3 个周期的辅助化学治疗（46% 和 55%）。两年局部无进展、区域无进展、无远处转移率分别为 93%、91% 和 85%。RTOG 研究验证了良好的局部控制率，并证明 IMRT 的可推广性。

虽然使用调强放射治疗和同步化学治疗有

较高的局部控制率，但 21% ~ 34% 的患者最终会发生远处转移[65, 66, 68, 109]。由于失败模式主要为远处转移，因而最近的临床研究工作都集中在改善全身治疗的方向上。RTOG 报道了一项 II 期临床试验的结果（RTOG 0615），将贝伐珠单抗加入到同步和辅助治疗之中[110]。在本例中，44 例患者期别 ≥ T_{2b} 期和（或）淋巴结阳性的患者接受了在同步 + 辅助化学治疗中加入了贝伐珠单抗（15mg/m^2）。2 年的无远处转移和总生存率为 91%。当用 RTOG 0615 与 RTOG 0225 及 Intergroup-0099 比较时作者发现，其无进展生存率相近（分别为 72%、73% 和 69%），但总体生存率 RTOG 0615 相对来讲明显升高（分别为 91%、80% 和 78%）[56, 69]，RTOG 0615 试验结果表明贝伐珠单抗可能会发挥一定作用，但仍需进行随机试验进行进一步证实。

由于治疗后血浆 EBV-DNA 水平与预后密切相关，因此目前试图使用 EBV-DNA 作为生物标志物对患者进行治疗筛选[45]。NRG HN001 是一项国际合作的 III 期临床随机化对照试验，其研究对象为放疗后检测不到病毒 DNA 的患者，将其分为辅助化学治疗或密切随访两组。另外，诱导化学治疗也许可能改善远处转移率，最近发表了一项 III 期随机试验，其中显示使用多西他赛、顺铂和氟尿嘧啶的诱导化学治疗方案在远处失败和生存方面有显著改善[111]。

八、残留及复发病变的治疗

鼻咽癌根治性治疗后的局部失败仍是一个具有挑战性的问题，单纯使用化学治疗只能使病情有所缓解，但无法治愈[112, 113]。目前对于局部复发的挽救治疗包括手术、再次外照射、近距离照射、粒子束放射治疗、立体定向放射外科治疗等[79, 84-86, 113-125]。回顾既往数据发现其 5 年的存活率很差：复发分期 T_1 ~ T_2 患者为 38%，T_3 ~ T_4 期为 15%[79]。挽救性的鼻咽癌手术通

表 12-6　鼻咽癌 IMRT 放射治疗相关的部分研究

研究 / 参考文献	患者数	局部控制率	区域控制率	无远处转移生存率	总生存率
Lee 等（2002，4 年）[65]	67	97%	98%	66%	88%
Kam 等（2004，3 年）[68]	63	92%	98%	79%	90%
RTOG 0025（2009，2 年）[69]	68	93%	91%	85%	80%
RTOG 0615（2011，2 年）[110]	44	NR	NR	91%	91%

NR. 未报道

常只用于治疗浅表肿瘤复发，复发分期 $T_1 \sim T_2$ 病变的患者在行鼻咽挽救性切除术的患者有 28% ～ 58% 长期局部控制率 [126]。对于复发性或疗后病灶残存的鼻咽癌治疗结果总结见表 12-7。

由于与重要的危及器官距离相近，因而常规放射治疗很难给予足够的放射治疗剂量以杀伤肿瘤。重要的是，多个研究已经证明进展期的 NPC 的控制需要行 60Gy 或以上的剂量进行放射治疗才能实现 [125, 127, 128]。浅表性的复发可以仅行近距离放射治疗，而进展期疾病需要再结合外放射治疗。近距离放射治疗后浅表病灶的局部控制率接近 90% [129]。在复发患者中近距离放射治疗联合 EBRT 的加入并未提高局部控制率 [125, 130]。然而，与单独使用外照射相比，外照射加近距离放射治疗可降低 3 级或更高的晚期并发症的发生率 [130]。单次立体定向放射外科 [131] 或分次立体定向放射治疗 [132, 133] 也用于复发或疗后残留的鼻咽癌治疗。当肿瘤情况不宜行近距离放射治疗或立体定向放射治疗时，IMRT 是首选的治疗方式 [134-136]。一项研究使用调强放射治疗加或不加立体定向放射外科治疗，其 1 年局部控制率为 56%，但其入组患者 100% 为复发后 T_{1-3} 的患者 [134]。如果放射治疗计划可行，可以使用总剂量为 60 ～ 70Gy 的同步放化疗。在外照射后的鼻咽残留病变可以使用近距离放射治疗或立体定向放射治疗挽救治疗。

九、相关并发症

鼻咽癌由于靶区体积较大，往往容易出现急性反应如放射皮炎、黏膜炎等，晚期反应如口干症和纤维化。采用常规放射治疗技术时，总体并发症概率为 31% ～ 66%，其中严重并发症占 6% ～ 15%，致命并发症占 1% ～ 3% [6, 12, 17, 95]。应用现代放射治疗技术后，这些并发症的发生率明显降低 [65-68, 137]。口干是治疗后最常见的并发症。常规放射治疗后有 4% ～ 17% 的患者会出现明显的口腔问题 [6, 12]。唾液腺功能在 20 ～ 40Gy 时逐渐减退，剂量＞ 40Gy 后功能会急剧下降 [138, 139]。两项对于早期鼻咽癌患者的随机试验显示与常规放射治疗相比 IMRT 改善了唾液腺功能。在一项包含了 51 名鼻咽癌患者的研究中，患者被随机

表 12-7　复发性或疗后残存鼻咽癌放射治疗效果

研究 / 参考文献	人数	技术	5 年局部控制率	5 年生存率	严重并发症
Pryzant 等，1992[85]	53	EBRT±B	35%（粗略）	21%	15%
Hwang 等，1998[84]	34	多种技术	63%（粗略）	33%	20%
Pai 等，2002[151]	36	FSRT	58%*	31%	0
Chua 等，2005[134]	31	IMRT	65%	63%	19%
Wu 等，2007[132]	90	FSRT	75% ～ 89%*	58%†	19%
Koutcher 等，2010[130]	29	EBRT/IMRT±B	52%	60%	39%

†. 3 年生存率；B. 腔内或插植近距离治疗；EBRT. 外照射；IMRT. 调强放射治疗；FSRT. 分次立体定向放射治疗；*. 3 年局部控制率

分为调强放射治疗组和常规放射治疗组[64]，使用调强放射治疗的患者改善了治疗后的唾液总量，提高了患者的生活质量。Kam 等在对 60 名早期鼻咽癌患者的研究中应用 IMRT 技术后减少了严重口干（RTOG 2 级或更高）的发生[63]。在 RTOG 0225 研究中显示，患者的涎腺功能在疗前及疗后 12 个月时差别不大，这表明在使用 IMRT 后唾液量可以基本恢复[69]。

听力下降是治疗的常见并发症，尤其是接受顺铂治疗的患者。使用传统放射治疗，听力下降的发生率为 6% ～ 8%[6, 12, 19]。神经性听力下降的发生率与耳蜗的平均剂量相关，一些研究者建议限制耳蜗的平均剂量≤ 45Gy[140, 141]。慢性中耳炎是影响听力的另一种常见的晚期并发症，发生概率为 3% ～ 18%[6, 12, 19]。Eisbruch 等研究了放化疗引起的误吸和吞咽困难的程度，发现其与咽缩肌和声门上喉所受剂量之间呈相关性[142]。分野调强治疗技术由于在射野中间使用挡铅从而减少咽－食管所受的剂量，因而与全颈 IMRT 比，其重度吞咽困难的发生概率有所下降[143]。

神经系统并发症往往会带来严重后果，约 3% 的患者会发生颞叶坏死，且往往会导致癫痫和认知障碍[12, 19, 144]。脑神经功能损伤，通常影响第Ⅸ－Ⅻ对脑神经，其原因可能是由于纤维化、血管损伤和直接的神经元损伤共同作用的结果。局部晚期鼻咽癌疗后有失明的风险；视神经和视交叉剂量限制到≤ 54Gy 可以显著降低视神经病变的发生概率。肿瘤定位和治疗计划的改进，包括使用 IMRT，可以减少这些治疗相关损伤引起的并发症发生率。最近一项前瞻性随机试验表明，应用调强放射治疗技术治疗鼻咽癌包括局部晚期鼻咽癌患者对比二维放射治疗，颞叶坏死、脑神经损伤的发生率明显减少，同时也降低了口干、听力丧失、张口受限、颈部纤维化等并发症的发生率[145]。鼻咽癌放射治疗后可能出现下丘脑垂体功能障碍，因此建议对内分泌功能进行评估，尤其是促甲状腺激素水平。

参考文献

[1] Edge, S., *et al.* (eds) (2010) *AJCC Cancer Staging Manual.* Springer, New York.

[2] Kalogera-Fountzila, A., *et al.* (2006) Prognostic factors and significance of the revised 6th edition of the AJCC classification in patients with locally advanced nasopharyngeal carcinoma. *Strahlenther. Onkol.*, 182 (8), 458–466.

[3] Dickson, R.I., Flores, A.D. (1985) Nasopharyngeal carcinoma: an evaluation of 134 patients treated between 1971-1980. *Laryngoscope*, 95 (3), 276–283.

[4] Bedwinek, J.M., Perez, C.A., Keys, D.J. (1980) Analysis of failures after definitive irradiation for epidermoid carcinoma of the nasopharynx. *Cancer*, 45 (11), 2725–2729.

[5] Fletcher, G.H., Million, R.R. (1965) Malignant Tumors of the Nasopharynx. *Am. J. Roentgenol. Radium Ther. Nucl. Med.*, 93, 44–55.

[6] Mesic, J.B., Fletcher, G.H., Goepfert, H. (1981) Megavoltage irradiation of epithelial tumors of the nasopharynx. *Int. J. Radiat. Oncol. Biol. Phys.*, 7 (4), 447–453.

[7] Chong, V.F., Fan, Y.F., Khoo, J.B. (1995) Retropharyngeal lymphadenopathy in nasopharyngeal carcinoma. *Eur. J. Radiol.*, 21 (2), 100–105.

[8] Chua, D.T., *et al.* (1997) Retropharyngeal lymphadenopathy in patients with nasopharyngeal carcinoma: a computed tomography-based study. *Cancer*, 79 (5), 869–877.

[9] McLaughlin, M.P., *et al.* (1995) Retropharyngeal adenopathy as a predictor of outcome in squamous cell carcinoma of the head and neck. *Head Neck*, 17 (3), 190–198.

[10] Bedwinek, J.M., *et al.* (1981) Analysis of failures following local treatment of isolated local-regional recurrence of breast cancer. *Int. J. Radiat. Oncol. Biol. Phys.*, 7 (5), 581–585.

[11] Chu, A.M., *et al.* (1984) Irradiation of nasopharyngeal carcinoma: correlations with treatment factors and stage. *Int. J. Radiat. Oncol. Biol. Phys.*, 10 (12), 2241–2249.

[12] Hoppe, R.T., Goffinet, D.R., Bagshaw, M.A. (1976) Carcinoma of the nasopharynx. Eighteen years' experience with megavoltage radiation therapy. *Cancer*, 37 (6), 2605–2612.

[13] McNeese, M.D., Fletcher, G.H. (1981) Retreatment of recurrent nasopharyngeal carcinoma. *Radiology*, 138 (1), 191–193.

[14] Moench, H.C., Phillips, T.L. (1972) Carcinoma of the nasopharynx. Review of 146 patients with emphasis on radiation dose and time factors. *Am. J. Surg.*, 124 (4), 515–518.

[15] Frezza, G., *et al.* (1986) Patterns of failure in nasopharyngeal cancer treated with megavoltage irradiation. *Radiother. Oncol.*, 5 (4), 287–294.

[16] Johansen, L.V., Mestre, M., Overgaard, J. (1992) Carcinoma of the nasopharynx: analysis of treatment results in 167 consecutively admitted patients. *Head Neck*, 14 (3), 200–207.

[17] Perez, C.A., *et al.* (1992) Carcinoma of the nasopharynx: factors affecting prognosis. *Int. J. Radiat. Oncol. Biol. Phys.*, 23 (2), 271–280.

[18] Teo, P., *et al.* (1992) Prognostic factors in nasopharyngeal carcinoma investigated by computer tomography – an analysis of 659 patients. *Radiother. Oncol.*, 23 (2), 79–93.

[19] Lee, A.W., *et al.* (1992) Retrospective analysis of nasopharyngeal carcinoma treated during 1976-1985: late complications following megavoltage irradiation. *Br. J. Radiol.*, 65 (778), 918–928.

[20] Leung, S.F., *et al.* (1990) Cranial nerve involvement by nasopharyngeal carcinoma: response to treatment and clinical significance. *Clin. Oncol. (R. Coll. Radiol.)*, 2 (3), 138–141.

[21] Neel, H.B., 3rd (1985) Nasopharyngeal carcinoma. Clinical presentation, diagnosis, treatment, and prognosis. *Otolaryngol.*

Clin. North Am., 18 (3), 479–490.

[22] Ng, S.H., *et al*. (1997) Nasopharyngeal carcinoma: MRI and CT assessment. *Neuroradiology*, 39 (10), 741–746.

[23] Poon, P.Y., Tsang, V.H., Munk, P.L. (2000) Tumour extent and T stage of nasopharyngeal carcinoma: a comparison of magnetic resonance imaging and computed tomographic findings. *Can. Assoc. Radiol. J.*, 51 (5), 287–295, quiz 286.

[24] Sakata, K., *et al*. (1999) Prognostic factors of nasopharynx tumors investigated by MR imaging and the value of MR imaging in the newly published TNM staging. *Int. J. Radiat. Oncol. Biol. Phys.*, 43 (2), 273–278.

[25] Liao, X.B., *et al*. (2008) How does magnetic resonance imaging influence staging according to AJCC staging system for nasopharyngeal carcinoma compared with computed tomography? *Int. J. Radiat. Oncol. Biol. Phys.*, 72 (5), 1368–1377.

[26] Chung, N.N., *et al*. (2004) Impact of magnetic resonance imaging versus CT on nasopharyngeal carcinoma: primary tumor target delineation for radiotherapy. *Head Neck*, 26 (3), 241–246.

[27] Nishioka, T., *et al*. (2000) Skull-base invasion of nasopharyngeal carcinoma: magnetic resonance imaging findings and therapeutic implications. *Int. J. Radiat. Oncol. Biol. Phys.*, 47 (2), 395–400.

[28] Di Martino, E., *et al*. (2000) Diagnosis and staging of head and neck cancer: a comparison of modern imaging modalities (positron emission tomography, computed tomography, color-coded duplex sonography) with panendoscopic and histopathologic findings. *Arch. Otolaryngol. Head Neck Surg.*, 126 (12), 1457–1461.

[29] Scarfone, C., *et al*. (2004) Prospective feasibility trial of radiotherapy target definition for head and neck cancer using 3-dimensional PET and CT imaging. *J. Nucl. Med.*, 45 (4), 543–552.

[30] Chang, J.T., *et al*. (2005) Nasopharyngeal carcinoma staging by (18)F-fluorodeoxyglucose positron emission tomography. *Int. J. Radiat. Oncol. Biol. Phys.*, 62 (2), 501–507.

[31] King, A.D., *et al*. (2008) The impact of 18F-FDG PET/CT on assessment of nasopharyngeal carcinoma at diagnosis. *Br. J. Radiol.*, 81 (964), 291–298.

[32] Amin, M.B. (ed) (2017) *AJCC Cancer Staging Manual*, 8th edition. Springer, New York.

[33] Xiao, G.L., Gao, L., Xu, G.Z. (2002) Prognostic influence of parapharyngeal space involvement in nasopharyngeal carcinoma. *Int. J. Radiat. Oncol. Biol. Phys.*, 52 (4), 957–963.

[34] Huang, S.C. (1980) Nasopharyngeal cancer: a review of 1605 patients treated radically with cobalt 60. *Int. J. Radiat. Oncol. Biol. Phys.*, 6 (4), 401–407.

[35] Sham, J.S., *et al*. (1991) Cranial nerve involvement and base of the skull erosion in nasopharyngeal carcinoma. *Cancer*, 68 (2), 422–426.

[36] King, A.D., *et al*. (2000) Neck node metastases from nasopharyngeal carcinoma:MR imaging of patterns of disease. *Head Neck*, 22 (3), 275–281.

[37] Parkin D.M., Muir C.S. (1992) Cancer Incidence in Five Continents. Comparability and quality of data. *IARC Sci. Publ.*, 120, 45–173.

[38] Lanier, A., *et al*. (1980) Nasopharyngeal carcinoma in Alaskan Eskimos Indians, and Aleuts: a review of cases and study of Epstein-Barr virus, HLA, and environmental risk factors. *Cancer*, 46 (9), 2100–2106.

[39] Ho, J.H. (1978) An epidemiologic and clinical study of nasopharyngeal carcinoma. *Int. J. Radiat. Oncol. Biol. Phys.*, 4 (3-4), 182–198.

[40] Buell, P. (1974) The effect of migration on the risk of nasopharyngeal cancer among Chinese. *Cancer Res.*, 34 (5), 1189–1191.

[41] Tai, T.M. (2001) Descriptive epidemiology of nasopharyngeal cancer. *Curr. Opin. Oncol.*, 8, 114.

[42] Teo, P.M., *et al*. (1991) A comparison of Ho's, International Union Against Cancer, and American Joint Committee stage classifications for nasopharyngeal carcinoma. *Cancer*, 67 (2), 434–439.

[43] Brooks, L., *et al*. (1992) Epstein-Barr virus latent gene transcription in nasopharyngeal carcinoma cells: coexpression of EBNA1, LMP1, and LMP2 transcripts. *J. Virol.*, 66 (5), 2689–2697.

[44] Henle, G., Henle,W. (1976) Epstein-Barr virus-specific IgA serum antibodies as an outstanding feature of nasopharyngeal carcinoma. *Int. J. Cancer*, 17 (1), 1–7.

[45] Chan, K.C., Lo, Y.M. (2002) Circulating EBV DNA as a tumor marker for nasopharyngeal carcinoma. *Semin. Cancer Biol.*, 12 (6), 489–496.

[46] Feng, B.J., *et al*. (2002) Genome-wide scan for familial nasopharyngeal carcinoma reveals evidence of linkage to chromosome 4. *Nat. Genet.*, 31 (4), 395–399.

[47] Jia,W.H., *et al*. (2005) Complex segregation analysis of nasopharyngeal carcinoma in Guangdong, China: evidence for a multifactorial mode of inheritance (complex segregation analysis of NPC in China). *Eur. J. Hum. Genet.*, 13 (2), 248–252.

[48] Ren, Z.F., *et al*. (2010) Effect of family history of cancers and environmental factors on risk of nasopharyngeal carcinoma in Guangdong, China. *Cancer Epidemiol.*, 34 (4), 419–424.

[49] Simons, M.J., *et al*. (1977) Immunogenetic aspects of nasopharyngeal carcinoma. V. Confirmation of a Chinese-related HLA profile (A2, Singapore 2) associated with an increased risk in Chinese for nasopharyngeal carcinoma. *Natl Cancer Inst. Monogr.*, 47, 147–151.

[50] Svoboda, D., Kirchner, F., Shanmugaratnam, K. (1965) Ultrastructure of nasopharyngeal carcinomas in American and Chinese patients; an application of electron microscopy to geographic pathology. *Exp. Mol. Pathol.*, 28, 189–204.

[51] Michaels, L., Hyams, V.J. (1977) Undifferentiated carcinoma of the nasopharynx: a light and electron microscopical study. *Clin. Otolaryngol. Allied Sci.*, 2 (2), 105–114.

[52] Chan, J., Bray, F., McCarron, P. (2005) Nasopharyngeal carcinoma, in*World Health Organization Classification of Tumors* (eds J.W. Eveson, L. Barnes, P. Reichart), IARC Press, Lyon, France, pp. 87–99.

[53] Marks, J.E., Phillips, J.L., Menck, H.R. (1998) The National Cancer Data Base report on the relationship of race and national origin to the histology of nasopharyngeal carcinoma. *Cancer*, 83 (3), 582–588.

[54] McGuire, L.J., Lee, J.C. (1990) The histopathologic diagnosis of nasopharyngeal carcinoma. *Ear Nose Throat J.*, 69 (4), 229–236.

[55] Neel, H.B., 3rd (1992) Nasopharyngeal carcinoma: diagnosis, staging, and management. *Oncology (Williston Park)*, 6 (2), 87–95; discussion 99–102.

[56] Al-Sarraf, M., *et al*. (1998) Chemoradiotherapy versus radiotherapy in patients with advanced nasopharyngeal cancer: phase III randomized Intergroup study 0099. *J. Clin. Oncol.*, 16 (4), 1310–1317.

[57] Chau, R.M., *et al*. (2001) Three-dimensional dosimetric evaluation of a conventional radiotherapy technique for treatment of nasopharyngeal carcinoma. *Radiother. Oncol.*, 58 (2), 143–153.

[58] Kutcher, G.J., *et al*. (1991) Three-dimensional photon treatment planning for carcinoma of the nasopharynx. *Int. J. Radiat. Oncol. Biol. Phys.*, 21 (1), 169–182.

[59] Nutting, C., Dearnaley, D.P.,Webb, S. (2000) Intensity modulated radiation therapy: a clinical review. *Br. J. Radiol.*, 73 (869), 459–469.

[60] Butler, E.B., *et al*. (1999) Smart (simultaneous modulated accelerated radiation therapy) boost: a new accelerated fractionation schedule for the treatment of head and neck cancer with intensity modulated radiotherapy. *Int. J. Radiat. Oncol. Biol. Phys.*, 45 (1), 21–32.

[61] Eisbruch, A., *et al*. (1999) Dose, volume, and function relationships in parotid salivary glands following conformal and intensity-modulated irradiation of head and neck cancer. *Int. J. Radiat. Oncol. Biol. Phys.*, 45 (3), 577–587.

[62] Xia, P., *et al*. (2000) Comparison of treatment plans involving intensity-modulated radiotherapy for nasopharyngeal carcinoma. *Int. J. Radiat. Oncol. Biol. Phys.*, 48 (2), 329–337.

[63] Kam, M.K., *et al*. (2007) Prospective randomized study of intensity-modulated radiotherapy on salivary gland function in early-stage nasopharyngeal carcinoma patients. *J. Clin. Oncol.*, 25 (31), 4873–4879.

[64] Pow, E.H., *et al*. (2006) Xerostomia and quality of life after intensity-modulated radiotherapy vs. conventional radiotherapy for early-stage nasopharyngeal carcinoma: initial report on a randomized controlled clinical trial. *Int. J. Radiat. Oncol. Biol. Phys.*, 66 (4), 981–991.

[65] Lee, N., *et al*. (2002) Intensity-modulated radiotherapy in the treatment of nasopharyngeal carcinoma: an update of the UCSF experience. *Int. J. Radiat. Oncol. Biol. Phys.*, 53 (1), 12–22.

[66] Wolden, S.L., *et al*. (2006) Intensity-modulated radiation therapy (IMRT) for nasopharynx cancer: update of the Memorial Sloan-Kettering experience. *Int. J. Radiat. Oncol. Biol. Phys.*, 64 (1), 57–62.

[67] Kwong, D.L., *et al*. (2004) Intensity-modulated radiotherapy for early-stage nasopharyngeal carcinoma: a prospective study on disease control and preservation of salivary function. *Cancer*, 101 (7), 1584–1593.

[68] Kam, M.K., *et al*. (2004) Treatment of nasopharyngeal carcinoma with intensity-modulated radiotherapy: the Hong Kong experience. *Int. J. Radiat. Oncol. Biol. Phys.*, 60 (5), 1440–1450.

[69] Lee, N., *et al*. (2009) Intensity-modulated radiation therapy with or without chemotherapy for nasopharyngeal carcinoma: radiation therapy oncology group phase II trial 0225. *J. Clin. Oncol.*, 27 (22), 3684–3690.

[70] Som, P.M., Curtin, H.D., Mancuso, A.A. (2000) Imaging-based nodal classification for evaluation of neck metastatic adenopathy. *Am. J. Roentgenol.*, 174 (3), 837–844.

[71] Nowak, P.J., *et al*. 91999) A three-dimensional CT-based target definition for elective irradiation of the neck. *Int. J. Radiat. Oncol. Biol. Phys.*, 45 (1), 33–39.

[72] Gregoire, V., *et al*. (2000) Selection and delineation of lymph node target volumes in head and neck conformal radiotherapy. Proposal for standardizing terminology and procedure based on the surgical experience. *Radiother. Oncol.*, 56 (2), 135–150.

[73] Gregoire, V., *et al*. (2003) CT-based delineation of lymph node levels and related CTVs in the node-negative neck: DAHANCA, EORTC, GORTEC, NCIC,RTOG consensus guidelines. *Radiother. Oncol.*, 69 (3), 227–236.

[74] Lee, N., *et al*. (2997) Choosing an intensity-modulated radiation therapy technique in the treatment of head-and-neck cancer. *Int. J. Radiat. Oncol. Biol. Phys.*, 68 (5), 1299–1309.

[75] Amdur, R.J., *et al*. (2007) Matching intensitymodulated radiation therapy to an anterior low neck field. *Int. J. Radiat. Oncol. Biol. Phys.*, 69 (2 Suppl.), S46–S48.

[76] Dabaja, B., *et al*. (2005) Intensity-modulated radiation therapy (IMRT) of cancers of the head and neck: comparison of split-field and whole-field techniques. *Int. J. Radiat. Oncol. Biol. Phys.*, 63 (4), 1000–1005.

[77] Levendag, P.C., *et al*. (1998) Fractionated high-dose-rate brachytherapy in primary carcinoma of the nasopharynx. *J. Clin. Oncol.*, 16 (6), 2213–2220.

[78] Levendag, P.C., *et al*. (2002) Role of endocavitary brachytherapy with or without chemotherapy in cancer of the nasopharynx. *Int. J. Radiat. Oncol. Biol. Phys.*, 52 (3), 755–768.

[79] Wang, C.C. (1987) Re-irradiation of recurrent nasopharyngeal carcinoma–treatment techniques and results. *Int. J. Radiat. Oncol. Biol. Phys.*, 13 (7), 953–956.

[80] Wang, C.C. (1991) Improved local control of nasopharyngeal carcinoma after intracavitary brachytherapy boost. *Am. J. Clin. Oncol.*, 14 (1), 5–8.

[81] Zhang, Y.W., Liu, T.F., Fi, C.X. (1989) Intracavitary radiation treatment of nasopharyngeal carcinoma by the high dose rate afterloading technique. *Int. J. Radiat. Oncol. Biol. Phys.*, 16 (2), 315–318.

[82] Lee, N., *et al*. (2002) Managing nasopharyngeal carcinoma with intracavitary brachytherapy: one institution's 45-year experience. *Brachytherapy*, 1 (2), 74–82.

[83] Teo, P., *et al*. (1994) Afterloading radiotherapy for local persistence of nasopharyngeal carcinoma. *Br. J. Radiol.*, 67 (794), 181–185.

[84] Hwang, J.M., Fu, K.K., Phillips, T.L. (1998) Results and prognostic factors in the retreatment of locally recurrent nasopharyngeal carcinoma. *Int. J. Radiat. Oncol. Biol. Phys.*, 41 (5), 1099–1111.

[85] Pryzant, R.M., *et al*. (1992) Re-treatment of nasopharyngeal carcinoma in 53 patients. *Int. J. Radiat. Oncol. Biol. Phys.*, 22 (5), 941–947.

[86] Vikram, B. (1997) Permanent iodine-125 (I-125) boost after teletherapy in primary cancers of the nasopharynx is safe and highly effective: long-term results. *Int. J. Radiat. Oncol. Biol. Phys.*, 38 (5), 1140.

[87] Wang, C. (1990) Carcinoma of the nasopharynx, in *RadiationTherapy for Head and Neck Neoplasms: Indications, Techniques, and Results* (ed. C.-C.Wang), Year Book Medical Publishers, Chicago, pp. 261–283.

[88] Bailet, J.W., *et al*. (1992) Nasopharyngeal carcinoma: treatment results with primary radiation therapy. *Laryngoscope*, 102 (9), 965–972.

[89] Vikram, B., *et al*. (1985) Patterns of failure in carcinoma of the nasopharynx: I. Failure at the primary site. *Int. J. Radiat. Oncol. Biol. Phys.*, 11 (8), 1455–1459.

[90] Geara, F.B., *et al*. (1997) Carcinoma of the nasopharynx treated by radiotherapy alone: determinants of distant metastasis and survival. *Radiother. Oncol.*, 43 (1), 53–61.

[91] Santos, J.A., *et al*. (1995) Impact of changes in the treatment of nasopharyngeal carcinoma: an experience of 30 years. *Radiother. Oncol.*, 36 (2), 121–127.

[92] Saw, D., *et al*. (1985) Prognosis and histology in Stage I nasopharyngeal carcinoma (NPC). *Int. J. Radiat. Oncol. Biol. Phys.*, 11 (5), 893–898.

[93] Chua, D.T., *et al*. (1996) Prognostic value of paranasopharyngeal extension of nasopharyngeal carcinoma. A significant factor in local control and distant metastasis. *Cancer*, 78 (2), 202–210.

[94] Teo, P.M., *et al*. (1991) A proposed modification of the Ho stage-classification for nasopharyngeal carcinoma. *Radiother. Oncol.*, 21 (1), 11–23.

[95] Lee, A.W., *et al*. (1992) Retrospective analysis of 5037 patients with nasopharyngeal carcinoma treated during 1976-1985: overall survival and patterns of failure. *Int. J. Radiat. Oncol. Biol. Phys.*, 23 (2), 261–270.

[96] Marks, J.E., *et al*. (1982) Dose-response analysis for nasopharyngeal carcinoma: an historical perspective. *Cancer*, 50 (6), 1042–1050.

[97] Teo, P.M., *et al*. (2006) Dose-response relationship of nasopharyngeal carcinoma above conventional tumoricidal

level: a study by the Hong Kong nasopharyngeal carcinoma study group (HKNPCSG). *Radiother. Oncol.*, 79 (1), 27–33.

[98] Le, Q.T., *et al.* (2003) Improved local control with stereotactic radiosurgical boost in patients with nasopharyngeal carcinoma. *Int. J. Radiat. Oncol. Biol. Phys.*, 56 (4), 1046–1054.

[99] Hara, W., *et al.* (2008) Excellent local control with stereotactic radiotherapy boost after external beam radiotherapy in patients with nasopharyngeal carcinoma. *Int. J. Radiat. Oncol. Biol. Phys.*, 71 (2), 393–400.

[100] Rosenblatt, E., *et al.* (2011) Brachytherapy Boost in Loco-regionally Advanced Nasopharyngeal Carcinoma: A Prospective Randomized Trial of the International Atomic Energy Agency. *Int. J. Radiat. Oncol. Biol. Phys.*, 81 (2 Suppl.), S4–S5.

[101] Teo, P.M., *et al.* (2000) Final report of a randomized trial on altered-fractionated radiotherapy in nasopharyngeal carcinoma prematurely terminated by significant increase in neurologic complications. *Int. J. Radiat. Oncol. Biol. Phys.*, 48 (5), 1311–1322.

[102] Lee, A.W., *et al.* (2006) Preliminary results of a randomized study (NPC-9902 Trial) on therapeutic gain by concurrent chemotherapy and/or accelerated fractionation for locally advanced nasopharyngeal carcinoma. *Int. J. Radiat. Oncol. Biol. Phys.*, 66 (1), 142–151.

[103] Baujat, B., *et al.* (2006) Chemotherapy in locally advanced nasopharyngeal carcinoma: an individual patient data meta-analysis of eight randomized trials and 1753 patients. *Int. J. Radiat. Oncol. Biol. Phys.*, 64 (1), 47–56.

[104] Langendijk, J.A., *et al.* (2004) The additional value of chemotherapy to radiotherapy in locally advanced nasopharyngeal carcinoma: a meta-analysis of the published literature. *J. Clin. Oncol.*, 22 (22), 4604–4612.

[105] Wee, J., *et al.* (2005) Randomized trial of radiotherapy versus concurrent chemoradiotherapy followed by adjuvant chemotherapy in patients with American Joint Committee on Cancer/International Union against cancer stage III and IV nasopharyngeal cancer of the endemic variety. *J. Clin. Oncol.*, 23 (27), 6730–6738.

[106] Rossi, A., *et al.* (1988) Adjuvant chemotherapy with vincristine, cyclophosphamide, and doxorubicin after radiotherapy in local-regional nasopharyngeal cancer: results of a 4-year multicenter randomized study. *J. Clin. Oncol.*, 6 (9), 1401–1410.

[107] Chi, K.H., *et al.* (2002) A phase III study of adjuvant chemotherapy in advanced nasopharyngeal carcinoma patients. *Int. J. Radiat. Oncol. Biol. Phys.*, 52 (5), 1238–1244.

[108] Kwong, D.L., *et al.* (2004) Concurrent and adjuvant chemotherapy for nasopharyngeal carcinoma: a factorial study. *J. Clin. Oncol.*, 22 (13), 2643–2653.

[109] Hara, W., Loo, B.W., Goffinet, D.R. (2008) Excellent local control with sterotactic radiotherapy boost after external beam radiotherapy in patients with nasopharyngeal carcinoma. *Int. J. Radiat. Oncol. Biol. Phys.*, 71 (2), 393–400.

[110] Lee, N.Y., *et al.* (2011) Phase II study of chemoradiation plus bevacizumab (BV) for locally/regionally advanced nasopharyngeal carcinoma (NPC): Preliminary clinical results of RTOG 0615. *J. Clin. Oncol.*, 29 (Suppl.), Abstract 5516.

[111] Sun, Y., *et al.* (2016) Induction chemotherapy plus concurrent chemoradiotherapy versus concurrent chemoradiotherapy alone in locoregionally advanced nasopharyngeal carcinoma: a phase 3, multicentre, randomised controlled trial. *The Lancet Oncol.*, 17 (11), 1509–1520.

[112] Decker, D.A., *et al.* (1983) Chemotherapy for nasopharyngeal carcinoma. A ten-year experience. *Cancer*, 52 (4), 602–605.

[113] Yan, J.H., Hu, Y.H., Gu, X.Z. (1983) Radiation therapy of recurrent nasopharyngeal carcinoma. Report on 219 patients. *Acta Radiol. Oncol.*, 22 (1), 23–28.

[114] Harrison, L.B., *et al.* (1992) Nasopharyngeal brachytherapy with access via a transpalatal flap. *Am. J. Surg.*, 164 (2), 173–175.

[115] Feehan, P.E., *et al.*, (1992) Recurrent locally advanced nasopharyngeal carcinoma treated with heavy charged particle irradiation. *Int. J. Radiat. Oncol. Biol. Phys.*, 23 (4), 881–884.

[116] Chua, D.T., *et al.* (2001) Salvage treatment for persistent and recurrent T1-2 nasopharyngeal carcinoma by stereotactic radiosurgery. *Head Neck*, 23 (9), 791–798.

[117] Chua, D.T., *et al.* (1999) Stereotactic radiosurgery as a salvage treatment for locally persistent and recurrent nasopharyngeal carcinoma. Head Neck, 21 (7), 620–626.

[118] Kondziolka, D., Lunsford, L.D. (1991) Stereotactic radiosurgery for squamous cell carcinoma of the nasopharynx. *Laryngoscope*, 101 (5), 519–522.

[119] Wei, W.I. (2003) Cancer of the nasopharynx: functional surgical salvage. *World J. Surg.*, 27 (7), 844–848.

[120] Syed, A.M., *et al.* (2000) Brachytherapy for primary and recurrent nasopharyngeal carcinoma: 20 years' experience at Long Beach Memorial. *Int. J. Radiat. Oncol. Biol. Phys.*, 47 (5), 1311–1321.

[121] Kwong, D.L., *et al.* (2001) Long term results of radioactive gold grain implantation for the treatment of persistent and recurrent nasopharyngeal carcinoma. *Cancer*, 91 (6), 1105–1113.

[122] Lee, N., *et al.* (2007) Salvage re-irradiation for recurrent head and neck cancer. *Int. J. Radiat. Oncol. Biol. Phys.*, 68 (3), 731–740.

[123] Dawson, L.A., *et al.* (2001) Conformal re-irradiation of recurrent and new primary head-and-neck cancer. *Int. J. Radiat. Oncol. Biol. Phys.*, 50 (2), 377–385.

[124] Hwang, H.N. (1983) Nasopharyngeal carcinoma in the People's Republic of China: incidence, treatment, and survival rates. *Radiology*, 149 (1), 305–309.

[125] Lee, A.W., *et al.* (1997) Reirradiation for recurrent nasopharyngeal carcinoma: factors affecting the therapeutic ratio and ways for improvement. *Int. J. Radiat. Oncol. Biol. Phys.*, 38 (1), 43–52.

[126] Hao, S.P., *et al.* (2008) Nasopharyngectomy for recurrent nasopharyngeal carcinoma: a review of 53 patients and prognostic factors. *Acta Otolaryngol.*, 128 (4), 473–481.

[127] Leung, T.W., *et al.* (2000) Salvage radiation therapy for locally recurrent nasopharyngeal carcinoma. *Int. J. Radiat. Oncol. Biol. Phys.*, 48 (5), 1331–1338.

[128] Oksuz, D.C., *et al.* (2004) Reirradiation for locally recurrent nasopharyngeal carcinoma: treatment results and prognostic factors. *Int. J. Radiat. Oncol. Biol. Phys.*, 60 (2), 388–394.

[129] Law, S.C., *et al.* (2002) Reirradiation of nasopharyngeal carcinoma with intracavitary mold brachytherapy: an effective means of local salvage. *Int. J. Radiat. Oncol. Biol. Phys.*, 54 (4), 1095–1113.

[130] Koutcher, L., *et al.* (2010) Reirradiation of locally recurrent nasopharynx cancer with external beam radiotherapy with or without brachytherapy. *Int. J. Radiat. Oncol. Biol. Phys.*, 76 (1), 130–137.

[131] Cmelak, A.J., *et al.* (1997) Radiosurgery for skull base malignancies and nasopharyngeal carcinoma. *Int. J. Radiat. Oncol. Biol. Phys.*, 37 (5), 997–1003.

[132] Wu, S.X., *et al.* (2007) Outcome of fractionated stereotactic radiotherapy for 90 patients with locally persistent and recurrent nasopharyngeal carcinoma. *Int. J. Radiat. Oncol. Biol. Phys.*, 69 (3), 761–769.

[133] Unger, K.R., *et al.* (2010) Fractionated stereotactic radiosurgery for reirradiation of head-and-neck cancer. *Int. J.*

Radiat. Oncol. Biol. Phys., 77 (5), 1411–1419.

[134] Chua, D.T., *et al.* (2005) Re-irradiation of nasopharyngeal carcinoma with intensity-modulated radiotherapy. *Radiother. Oncol.*, 77 (3), 290–294.

[135] Lu, T.X., *et al.* (2004) Initial experience using intensity-modulated radiotherapy for recurrent nasopharyngeal carcinoma. *Int. J. Radiat. Oncol. Biol. Phys.*, 58 (3), 682–687.

[136] Hsiung, C.Y., *et al.* (2002) Intensity-modulated radiotherapy versus conventional three-dimensional conformal radiotherapy for boost or salvage treatment of nasopharyngeal carcinoma. *Int. J. Radiat. Oncol. Biol. Phys.*, 53 (3), 638–647.

[137] Eisbruch, A., *et al.* (1996) Parotid gland sparing in patients undergoing bilateral head and neck irradiation: techniques and early results. *Int. J. Radiat. Oncol. Biol. Phys.*, 36 (2), 469–480.

[138] Chao, K.S., *et al.* (2001) A prospective study of salivary function sparing in patients with head-and-neck cancers receiving intensity-modulated or three-dimensional radiation therapy: initial results. *Int. J. Radiat. Oncol. Biol. Phys.*, 49 (4), 907–916.

[139] Blanco, A.I., *et al.* (2005) Dose-volume modeling of salivary function in patients with head-and-neck cancer receiving radiotherapy. *Int. J. Radiat. Oncol. Biol. Phys.*, 62 (4), 1055–1069.

[140] Pan, C.C., *et al.* (2005) Prospective study of inner ear radiation dose and hearing loss in head-and-neck cancer patients. *Int. J. Radiat. Oncol. Biol. Phys.*, 61 (5), 1393–1402.

[141] Chen, W.C., *et al.* (2006) Sensorineural hearing loss in combined modality treatment of nasopharyngeal carcinoma. *Cancer*, 106 (4), 820–829.

[142] Eisbruch, A., *et al.* (2004) Dysphagia and aspiration after chemoradiotherapy for head-and-neck cancer: which anatomic structures are affected and can they be spared by IMRT? *Int. J. Radiat. Oncol. Biol. Phys.*, 60 (5), 1425–1439.

[143] Fua, T.F., *et al.* (2007) Intensity-modulated radiotherapy for nasopharyngeal carcinoma: clinical correlation of dose to the pharyngo-esophageal axis and dysphagia. *Int. J. Radiat. Oncol. Biol. Phys.*, 67 (4), 976–981.

[144] Lee, A.W., *et al.* (2002) Factors affecting risk of symptomatic temporal lobe necrosis: significance of fractional dose and treatment time. *Int. J. Radiat. Oncol. Biol. Phys.*, 53 (1), 75–85.

[145] Peng, G., *et al.* (2012) A prospective, randomized study comparing outcomes and toxicities of intensity-modulated radiotherapy vs. conventional two-dimensional radiotherapy for the treatment of nasopharyngeal carcinoma. *Radiat. Oncol.*, 104 (3), 286–293.

[146] Sanguineti, G., *et al.* (1997) Carcinoma of the nasopharynx treated by radiotherapy alone: determinants of local and regional control. *Int. J. Radiat. Oncol. Biol. Phys.*, 37 (5), 985–996.

[147] Lin, J.C., *et al.* (2003) Phase III study of concurrent chemoradiotherapy versus radiotherapy alone for advanced nasopharyngeal carcinoma: positive effect on overall and progression-free survival. *J. Clin. Oncol.*, 21 (4), 631–637.

[148] Chan, A.T., *et al.* (2005) Overall survival after concurrent cisplatin-radiotherapy compared with radiotherapy alone in locoregionally advanced nasopharyngeal carcinoma. *J. Natl Cancer Inst.*, 97 (7), 536–539.

[149] Zhang, L., *et al.* (2005) Phase III study comparing standard radiotherapy with or without weekly oxaliplatin in treatment of locoregionally advanced nasopharyngeal carcinoma: preliminary results. *J. Clin. Oncol.*, 23 (33), 8461–8468.

[150] Lee, A.W., *et al.* (2005) Preliminary results of a randomized study on therapeutic gain by concurrent chemotherapy for regionally-advanced nasopharyngeal carcinoma: NPC-9901 Trial by the Hong Kong Nasopharyngeal Cancer Study Group. *J. Clin. Oncol.*, 23 (28), 6966–6975.

[151] Pai, P.C., *et al.* (2002) Stereotactic radiosurgery for locally recurrent nasopharyngeal carcinoma. *Head Neck*, 24 (8), 748–753.

第 13 章　鼻腔及鼻窦癌
Carcinoma of the Paranasal Sinuses and Nasal Cavity

Farzan Siddiqui　Nicholas Galanopoulos　Min Yao　著

付　艳　陈雪松　易俊林　译

一、概述

鼻窦恶性肿瘤比较少见，占头颈部肿瘤的3%～5%，占全身恶性肿瘤的1%[1-3]。通常早期没有症状，发现时多为局部晚期。由于其发病率低和组织学多样性，对于这些肿瘤的最佳治疗方法，可参考的文献数据有限。

鼻旁窦由上颌窦、筛窦、蝶窦、额窦组成。其中，肿瘤最好发于上颌窦，其次是筛窦。发生在蝶窦及额窦者少见。

主要的病理类型为鳞状细胞癌，占鼻窦肿瘤的80%[1, 2]。其他病理类型包括腺癌、腺样囊性癌、嗅神经母细胞瘤、淋巴瘤、黑色素瘤、肉瘤、鼻腔鼻窦未分化癌、神经内分泌肿瘤。

二、解剖

鼻腔及鼻窦的解剖详见图13-1。鼻中隔将鼻腔分为左右两侧。鼻腔上壁毗邻颅骨底（额窦和筛板），下部由软腭和硬腭组成，两侧毗邻上颌窦，向前到鼻前庭，向后位丁鼻咽。

鼻窦均为各自独立的含气空腔，肿瘤早期在空腔内潜伏生长，无明显临床表现。直到局部晚期，肿瘤侵犯周围组织才出现相应症状。晚期可侵犯眼眶、血管、脑实质。

上颌窦是四对鼻窦中最大的一对。顶壁为眼眶的底壁，内壁即鼻腔外侧壁，外侧壁至颧突，底壁为上颌骨牙槽突。上颌窦前壁构成面颊前部骨性结构，后壁与外壁分别与翼腭窝颞下窝相邻。上颌窦通常被人为地分为后上和前下两部分，其分界线为Ohngren线，即眼内眦到下颌角的连线。位于上颌窦后上部肿瘤预后较差，因为此区域肿瘤易早期侵犯邻近重要结构，包括翼腭窝、眼眶、颞下窝、颅底，手术难以切除。

筛窦贴邻颅底及两侧眼眶，由一些小气房组成。上壁邻近额窦及颅底，毗邻鼻腔，外侧壁临近眼眶，下至上颌窦。筛窦与眼眶的分隔为极薄的骨板，称纸样板，向两侧贴邻视神经，向后邻近视交叉。

蝶窦是中线结构，其上方有垂体、视交叉，下方为鼻咽，两侧为海绵窦，后方有筛窦和鼻腔。

三、肿瘤侵犯模式

（一）上颌窦

对于上颌窦癌，肿瘤原发部位与肿瘤的局部浸润有很大关系。原发部位位于Ohngren线上

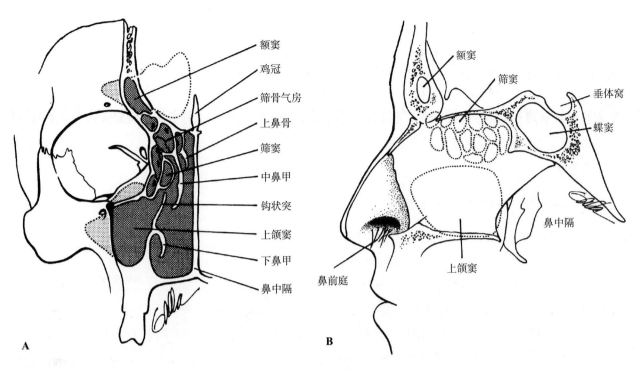

▲ 图 13-1　鼻腔、鼻前庭和鼻旁窦的（A）正位和（B）侧位观

方的肿瘤更容易侵犯鼻腔、筛窦、眼眶、翼腭窝、颞下窝和颅底，位于 Ohngren 线下方更容易侵犯软腭、下颌骨、颊黏膜、鼻腔和翼腭间隙，后者与前者相比，发病率更低，更容易被手术切除，故预后更好。在局部晚期肿瘤中，原发上颌窦上部的肿瘤容易侵犯眼眶，导致突眼、复视和视力改变。原发上颌窦下部的肿瘤容易侵犯到翼腭窝、颞下窝，导致张口困难、颜面肿胀、牙疼。

　　鼻旁窦恶性肿瘤在诊断时，较少发现淋巴结转移。但是分化差的上颌窦鳞癌中，肉眼及镜下可见的淋巴结转移率可以达到 30%。来自安德森肿瘤医院的数据，在没有行择区性颈部淋巴结清扫的 24 个分化差的鳞癌患者中，9 例（38%）发生了局部复发[4]。最常见受累淋巴结区域为同侧 II 区及 I B 区。对侧淋巴结转移罕见。Le 等报道上颌窦鳞癌发生淋巴结转移的总风险为 28%[5]，淋巴结转移率与 T 分期相关，所有发生淋巴结转移的患者均为 T_{3-4} 分期，T_2 分期患者未见淋巴结转移。

（二）鼻腔筛窦复合体

　　鼻腔筛窦复合体指彼此贴邻的鼻腔和筛窦结构。鼻腔被鼻中隔分为左右两个部分。肿瘤原发部位决定肿瘤生长侵犯的方式。例如：鼻腔上部的肿瘤可以通过纸样板侵犯眼眶、通过筛板侵犯颅前窝，下部的肿瘤可以侵犯上颌窦及硬腭。向前可侵犯皮下组织及皮肤。筛窦由充气小房构成，仅由一层极薄的骨片即纸样板与眼眶隔开。因此局部晚期肿瘤很容易突破纸样板侵入眼眶，出现复视及眼球突出。亦可通过筛板侵犯颅前窝。筛窦肿瘤常侵犯邻近上颌窦。

　　淋巴结转移少见。有研究结果发现，原发鼻腔肿瘤，没有接受择区性颈部淋巴结清扫的患者颈部淋巴结失败率仅为 7%[6]。

四、临床表现

　　鼻窦恶性肿瘤早期临床表现常为非特异或类似鼻窦炎的症状。常见症状如鼻塞、流涕、面部不适，需高度警惕鼻窦肿瘤发生，避免漏诊[7]。

对于晚期肿瘤，如侵及邻近组织和器官可出现不同临床表现。例如：肿瘤向前侵犯至皮下组织，可出现面部肿胀和疼痛。当肿瘤侵犯眼眶，患者可出现突眼、复视、眼眶疼痛。侵犯上颌底壁的肿瘤，患者常出现牙疼、拔牙后伤口不愈合，或者上牙龈肿物。

（一）患者病情评估和疗前准备

需要进行完整的病史采集及查体，重点检查脑神经的功能。电子鼻咽镜检查可评估肿瘤局部的侵犯范围，尤其是侵犯鼻腔及鼻咽病例。影像学检查包括鼻窦 CT 及 MRI。CT 在观察骨受侵上有优势，然而 MRI 在观察软组织、神经、颅底、脑的侵犯范围和区分液体囊性和实性肿瘤有优势。应行组织活检明确病理诊断。

（二）分期

美国抗癌协会（AJCC）第 8 版上颌窦及鼻腔筛窦肿瘤分期详见表 13-1。每个部位肿瘤都包括独立的 T 分期，但是 N 分期跟其他头颈部肿瘤相同（除了鼻咽癌）。临床分期基于对患者的评估信息。病理分期根据临床分期及外科手术切除标本的组织学评估。

五、治疗原则

综合治疗是鼻腔鼻窦癌的主要治疗模式。手术切除对于早期可切除肿瘤是金标准，根据术后病理危险因素加或不加辅助放射治疗。术后放射治疗适应证：切缘阳性或近切缘，低分化肿瘤，神经侵犯，分块切除，或者安全界不够[8-12]。

就诊时大多数患者已为晚期。对于可切除局部晚期肿瘤的治疗，可以选择手术联合放射治疗。在这种情况下，先行根治性手术，术后行辅助放射治疗，放射治疗靶区包括瘤床、术腔、残留病灶，以及任何微小转移的高风险区域。对于

表 13-1 鼻腔鼻旁窦肿瘤分期

AJCC 第 8 版分期	上颌窦
T_1	肿瘤局限在上颌窦的黏膜，无骨受侵或骨质破坏
T_2	肿瘤侵犯骨或有骨质破坏，包括侵犯硬腭和（或）中鼻道，未侵犯至上颌窦后壁及翼板
T_3	肿瘤侵犯以下任何一个组织结构：上颌窦后壁骨质、皮下组织、眼眶底壁或内侧壁、翼腭窝、筛窦
T_{4a}	中晚期局部病变 肿瘤侵犯前部眶内容、颊部皮肤、翼板、颞下窝、筛板、蝶窦或额窦
T_{4b}	晚期局部病变 肿瘤侵犯以下任何一个组织结构：眶尖、硬脑膜、脑组织、颅中窝、脑神经（除外三叉神经上颌支）、鼻咽或斜坡

AJCC 第 8 版分期	鼻腔、筛窦
T_1	肿瘤局限在任何一个亚区，有或无骨质破坏
T_2	肿瘤侵犯一个区域内的两个亚区或侵犯至鼻筛复合体内的一个相邻区域，伴或不伴骨质破坏
T_3	肿瘤侵犯眼眶的底壁或内侧壁、上颌窦、腭或筛板
T_{4a}	中晚期局部病变 肿瘤侵犯以下任何一个组织结构：前部眶内容、鼻部或颊部皮肤、前颅窝微小侵犯、翼板、蝶窦或额窦
T_{4b}	晚期局部病变 肿瘤侵犯以下任何一个组织结构：肿瘤侵犯以下任何一个部位：眶尖、硬脑膜、脑组织、颅中窝、脑神经（除外三叉神经上颌支）、鼻咽或斜坡

N 分期

- N_X– 区域淋巴结不能评估
- N_0– 无区域淋巴结转移
- N_1– 同侧单个淋巴结转移，最大径 ≤ 3cm，无包膜侵犯
- N_2
  - N_{2a}– 同侧单个淋巴结转移，3cm <最大径≤ 6cm 和无包膜侵犯
  - N_{2b}– 同侧多个淋巴结转移，最大径≤ 6cm 和无包膜侵犯
  - N_{2c}– 双侧或对侧淋巴结转移，最大径≤ 6cm 和无包膜侵犯
- N_3
  - N_{3a}– 转移淋巴结最大径> 6cm，无包膜侵犯
  - N_{3b}– 任何淋巴结，有包膜侵犯

分期

- I 期 – T_1N_0
- II 期 – T_2N_0
- III 期 – T_3N_0，$T_{1-3}N_1$
- IV A 期 – $T_{4a}N_{0-1}$，$T_{1-4a}N_2$
- IV B 期 – $T_{4b}N_3$
- IV C 期 – M_1

引自 AJCC Cancer Staging Manual, Eighth Edition (2017), Springer, New York, Inc.

高复发风险的患者可考虑使用术后放化疗，比如：切缘阳性、淋巴结包膜外受侵。然而，关于这些治疗方法数据有限，大部分是基于其他部位头颈部肿瘤资料的推断[13, 14]。

对于肿瘤较晚但接近可切除的患者，可以选择术前新辅助化学治疗加手术及术后放射治疗，或者术前新辅助放化疗＋手术治疗。新辅助放化疗肿瘤可以降低肿瘤的分期，使手术更容易切除肿瘤。这种治疗方法同时增加了眼眶保护率。Le 等报道了芝加哥大学 19 例行诱导化学治疗的患者[15]，化学治疗缓解率为 87%，这些患者的 50% 在手术时达到病理完全缓解。5 年和 10 年的局部控制率均为 76%。5 年和 10 年的总生存率分别是 73% 和 54%。5 年和 10 年的无病生存率均为 67%。

关于根治性同步放化疗联合诱导化学治疗对器官功能保存的作用目前正在研究中。Hanna 等报道了安德森肿瘤中心对于 46 名诱导化学治疗的患者的结果[16]，这些患者中，31 名（67%）诱导化学治疗后肿瘤部分缩小，随后，14 名患者接受了根治性放射治疗，5 名接受了放化疗，8 名接受了放化疗及计划性手术切除残余病灶。残留者行手术切除，通常联合术后放射治疗。所有患者的两年总生存率是 67%，对化学治疗后有部分缓解的这些患者 2 年总生存率显著高于化学治疗后进展的患者（77% vs 36%，P=0.05）。详见图 13-4，诱导化学治疗后若肿瘤缩小，放射治疗靶区缩小可以接受较高的放射治疗剂量（70Gy），以增加肿瘤局部控制率同时避免损伤视力。

对于不可手术切除或拒绝手术的患者，可首选放射治疗。但是，疗效差于手术联合辅助放射治疗。为了提高疗效，人们正在尝试增加诱导化学治疗或者同步放化疗。从其他部位的头颈肿瘤临床研究中推论：使用以铂类为主的化学治疗常常是有效的[13, 14]。立体定向放射治疗可用来行放射治疗后残存病灶的局部推量。但是，这种治疗方法需要谨慎，其可能导致严重的晚期并发症，比如脑坏死[17]（详见图 13-5）。

六、颈部淋巴结的治疗

是否行选择性颈部淋巴结照射在临床分期 N_0 的鼻腔鼻窦肿瘤的患者中还是有争议的。关于未行选择性颈部淋巴结照射导致局部区域失败风险的报道结论各异。Dirix 等报道 122 个原发 N_0 的患者中仅有 4 个患者（3%）发生颈部区域失败[18]。也有其他报道发生转移率较高，10%～30%[4, 5]。通常，对于 N_0 期患者没有必要行常规选择性颈部淋巴结照射。但是，对于 T_3、T_4 晚期肿瘤的患者，组织学分化差的上颌窦鳞癌，选择性颈部淋巴结照射可提高局部控制率，降低远处转移率，增加总生存率[4, 5, 13]。

Le 等描述了旧金山的斯坦福大学和加利福尼亚大学的 97 名上颌窦癌的患者，报道未行选择性颈部淋巴结照射患者的 5 年淋巴结复发率是 20%，而进行选择性颈部淋巴结照射的患者 5 年淋巴结复发率是 0%[5]。颈部淋巴结复发的患者有较高的远处转移的风险。颈部控制失败的患者 5 年的远处转移率是 81%，而颈部控制良好的患者仅有 29%（P=0.02）。这里有颈部淋巴结控制失败降低总生存率的趋势。颈部淋巴结控制良好的患者 5 年总生存率是 81%，而颈部失败的患者为 0。Jiang 等回顾性分析了 1969—1985 年安德森肿瘤中心 73 名上颌窦癌的患者[4]，在这些患者中，T_3/T_4N_0 的患者 49 例，36 例组织学为鳞状细胞癌和未分化癌的患者。对于未行选择性颈部淋巴结照射的鳞状细胞癌和未分化癌患者，总区域复发率为 33%。16 位接受了选择性颈部淋巴结照射的患者无颈部淋巴结失败。根据这个报道结果，作者改进了他们的放射治疗方法，对 T_{2-4} 上颌窦鳞状细胞癌和未分化癌的患者进行选择性颈部淋巴结照射。Bristol 等比较了放射治疗改进前和改进后的结果[19]：在鳞状细胞癌和未分化癌的患者中，36 例未行选择性颈部淋巴结照射的患者中有 13 位患者（36%）区域淋巴结复发，相比 45 例行选择性颈部淋巴结照射的患者中只有 3 位（7%）区域淋巴结复发（$P < 0.001$）。那些接受了选择性颈部淋巴结照射的患者远处转移率显著减少：接受、未接受选择性颈部淋巴结照射者 5 年的远处转移率分别为 3%、20%（$P=0.045$），无复发生存率也有显著增加（接受了选择性颈部淋巴结照射的为 67% 对比未接受的为 45%，$P=0.025$）。然而，总生存率没有显著性差异。

对于 N_0 期未接受选择性颈部淋巴结照射的患者，颈部淋巴结失败常发生在同侧 Ⅱ 区及 Ib 区。所以，同侧颈部淋巴结选择性照射还是有必要的。

七、放射治疗技术

邻近鼻腔鼻窦有许多剂量限制结构，包括眼眶、视神经、视交叉、垂体、腮腺、脑、脑干。因此，推荐应用调强放射治疗（IMRT）保证肿瘤靶区高剂量，保护危及器官。

（一）患者摆位和模拟定位

根据患者情况选用合适的头枕及热塑面罩固定。当需要行颈部淋巴结照射时，需要把头肩面罩拉至上胸部。可以使用口含器压舌，以降低放射治疗中口腔受量。CT 连续扫描从头顶到上纵隔，层厚 3mm，传至电脑用于治疗计划。MRI 图像可与定位 CT 图像融合，尤其是术后或者新辅助化学治疗后肿瘤残留者。此外，治疗前的图像比如 CT、MRI、氟脱氧葡萄糖正电子发射断层扫描（FDG-PET）与定位 CT 图像配准能够帮助提高靶区勾画的准确性。

（二）靶区勾画

靶区勾画和放射治疗计划应根据临床查体和治疗前影像学检查（术前和新辅助化学治疗前的影像学检查），术中所见，术后病理，治疗后的影像学检查。所以，多学科综合会诊非常必要。在勾画靶区前所有的资料都必须由肿瘤多学科小组包括外科医师、神经放射专家、病理专家仔细地讨论，常规复阅治疗计划 CT 并指出需要关注的区域，尤其是存在切缘阳性的时候。

通常，在定位 CT 的每一层需要定义并勾画 3 个临床靶区（CTV）。对于根治性放射治疗，CTV1 为肿瘤区（GTV）外扩 3 ~ 5mm。CTV2 为镜下病变高危区，通常包括整个受累的鼻窦。如果肿瘤穿透骨质侵犯软组织，需要包括受累区域外扩 0.5 ~ 1.0cm。CTV3 是选择性淋巴照射区域。对于有阳性淋巴结的患者，阳性淋巴结外扩 5mm 同样定义为 CTV1，高危淋巴结区域为 CTV2。对于有术后高危的患者，CTV1 定义为残余肿瘤加上 3 ~ 5mm 的边界，CTV2 包括瘤床和周围邻近软组织的边缘，与根治性放射治疗 CTV2 定义相同。CTV3 是淋巴结选择性照射区域。对于术后中等风险的患者，即切缘阴性、淋巴结无包膜外侵犯，通常情况下 2 个 CTV 足够了。

需要定义的危及器官包括：眼眶、晶体、视网膜、视神经、视交叉、脑干、脊髓、脑、腮腺和下颌骨。视神经、视交叉、脑干外扩 3mm，脊髓外扩 5mm，形成计划危及器官区（POAR）。

CTV 外扩 3 ~ 5mm 即 PTV。如果 PTV 任何部位与 POAR 重叠，PTV 减去 POAR 得到计划 -PTV，以进行剂量计算。然而，最后治疗计划还是应该使用原始的 PTV 来评估。

（三）处方剂量

根治性放射治疗，PTV1 总剂量 70Gy，分次剂量 2.0Gy，PTV2 总剂量 63Gy，分次剂量 1.8Gy，PTV3 总剂量 56Gy，分次剂量 1.6Gy。共 35 次，3 个靶区同步治疗。对于高风险者的术后放射治疗，PTV1 总剂量 66Gy，分次剂量

2.0Gy，PTV2 总剂量 60Gy，分次剂量 1.82Gy，PTV3 总剂量 56Gy，分次剂量 1.7Gy。共 33 次，同步加量。对于中度风险者的术后放射治疗，PTV1 总剂量 60Gy，分次剂量 2.0Gy，PTV2 总剂量 54Gy，分次剂量 1.8Gy。共 30 次，同步加量。处方剂量为 95%PTV 剂量。

对于接受序贯加量放射治疗的患者，第一阶段：所有靶区均为 50Gy，25 次，接下来对中等风险的部位或者切缘阳性的区域局部推量达 60 ~ 66Gy。最后，大体肿瘤部位接受 70Gy 照射。各正常组织推荐限量参考表 13-2。

表 13-2　正常组织结构推荐限量

组织结构	剂量体积	耐受剂量（Gy）	
		每次 1.8Gy	每次 2.0Gy
视神经	100%	< 56.8	< 54
视交叉	100%	< 56.8	< 54
双眼	100%	< 21.1	< 20
脑干	100%	< 56.8	< 54
耳蜗	平均剂量	< 46.9	< 45
内耳	100%	< 41.7	< 40
晶体	100%	< 3.2	< 3
脊髓	100%	< 47.4	< 45
脊髓 +0.5cm	100%	< 52.6	< 50
腮腺（单侧）	平均剂量	< 27.1	< 26
	< 50%	< 31.3	< 30
腮腺（双侧）	平均剂量	< 26	< 25

八、案例分析

（一）病例 1

62 岁老年女性，主诉左侧面部疼痛，左侧上牙龈出血。左侧上牙龈可见一溃疡型肿物，活检提示中分化鳞状细胞癌。鼻窦 MRI 提示左侧上颌窦及左侧咀嚼肌间隙可见一大块肿物，侵犯左侧眶底。CT 显示左侧上颌窦和上颌骨牙槽突广泛骨质破坏。患者行左侧上颌骨扩大切除术及左侧眶内容物剜除术、游离皮瓣修复术。病理提示多个部位切缘阳性。该患者接受了术后同步

放化疗，顺铂：每周 1 次，剂量 40mg/m^2。融合术前的 MRI 与定位 CT，CTV1 包括瘤床和手术区域，CTV2 为邻近鼻窦和软组织以及左侧 I b、II 区淋巴结区。应用同步加量放射治疗技术，CTV1：66Gy，每次 2Gy；CTV2：59.4Gy，每次 1.8Gy，共 33 次。等剂量线见图 13-2A，危及器官的剂量 – 体积直方图（DVH）见图 13-2B。

（二）病例 2

对于治疗残存和高风险的区域，可行序贯局部推量放射治疗。75 岁老年女性，晚期右上颌窦鳞癌，手术切除肿瘤大小：4.9cm × 4.6cm × 2.6cm，侵犯右侧上颌骨和邻近的软组织，包括：眶底和软组织、颅中窝、上腭、颧骨、皮下组织（图 13-3）。因为侵犯眶底及内侧壁，她还接受了右侧眶内容物剜除术和右颈选择性 I—IV 区的淋巴结清扫术。该患者的病理分期为 pT$_{4a}$ N$_0$。她接受了辅助的外照射治疗（EBRT），使用同步加量放射治疗技术，原发肿瘤部位（瘤床）剂量 60Gy，同侧 I b 和 II 区淋巴结区域 54Gy，总共 30 次，随后予术前 GTV 及阳性切缘以 6Gy/3F 的局部推量。

（三）病例 3

诱导化学治疗可以减少肿瘤的负荷，使得化学治疗后缩小的肿瘤可以耐受高剂量放射治疗。57 岁男性，右侧颜面部肿胀，右上磨牙拔除后伤口经久不愈。发现右上颌窦一大肿块，浸透上颌窦壁，侵及软组织和右侧眼眶。FDG-PET 扫描显示肿瘤 FDG 浓集。肿物活检病理示为中分化鳞状细胞癌。患者拒绝行眼眶内容物，遂接受了 TPF 方案的诱导化学治疗（多西他赛、顺铂和氟尿嘧啶）。经过 3 个周期 TPF 化学治疗后，疗效较好，肿瘤显著缩小。然后患者接受根治性放射治疗和同期化学治疗。靶区勾画时参考定位 CT 同时与化学治疗前的 MRI（图 13-4A）及化学治疗后 MRI（图 13-4B）融合。CTV1，包括

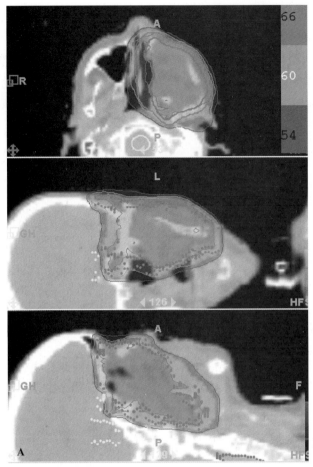

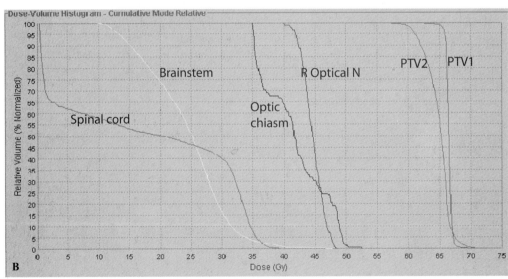

▲ 图 13-2　左侧上颌窦鳞状细胞癌 $T_{4a}N_0$ 的患者，术后放射治疗

A. 治疗计划的等剂量分布曲线；B. 危及器官的剂量－体积直方图（此图的彩色版本见书中彩图页）

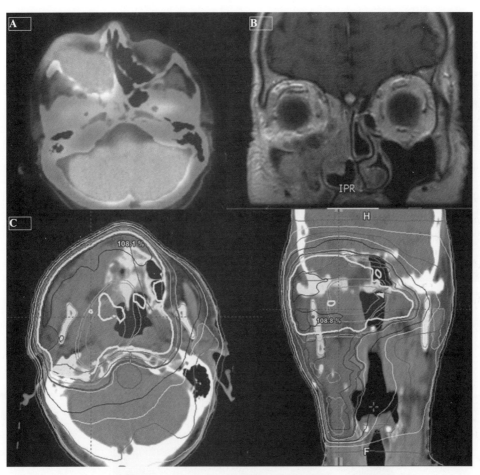

▲ 图 13-3　T$_{4a}$N$_0$ 的右上颌窦鳞状细胞癌患者术后放射治疗

A. 手术前的 PET 扫描显示 FDG 高摄取区域，位于右上颌窦，侵犯眼眶，破坏骨质；B. MRI 冠状位显示右上颌窦的肿瘤，破坏了眶底；C. 定位 CT 的轴向和冠状图分别显示剂量分布；绿线，66Gy 等剂量线；黄线，60Gy 等剂量；蓝线，54Gy 等剂量（此图的彩色版本见书中彩图页）

化学治疗后残存肿瘤（化学治疗后肿瘤区）及切缘，剂量 70Gy。CTV2，包括化学治疗前肿瘤的范围及切缘旁相邻软组织，剂量 63Gy。CTV3，包括有肿瘤侵犯风险的邻近鼻窦及软组织，剂量 56Gy（图 13-4C），同步加量放射治疗。放射治疗 3 个月后复查 PET-CT，上颌窦有轻度的 FDG 摄取，考虑炎症可能。4 个月后复查 PET-CT，上颌窦无 FDG 摄取。

（四）病例 4

SBRT 可用于残存肿瘤的放射治疗推量治疗，但是要慎重应用，避免严重的晚期并发症[17]。49 岁男性，不可切除的蝶窦和鼻腔鳞癌

（图 13-5A）。患者行 IMRT 放射治疗技术，总剂量 50.4Gy，每次 1.8Gy，共 28 次（图 13-5B）。由于眼球耐受剂量的限制，肿瘤局部无法给予更高剂量放射治疗。他接受了每周 1 次的同步化学治疗，方案是卡铂 + 紫杉醇。肿瘤退缩显著（图 13-5C），但活检病理示蝶窦仍有肿瘤残存。患者接受了射波刀 SBRT 治疗，加量 18Gy，每次 6Gy，共 3 次（图 13-5D）。首次治疗后大约 4 年，MRI 显示右侧额叶和双侧颞叶有强化，2 年来没有无变化，考虑放射治疗后脑坏死可能性大。目前，患者没有任何症状，密切观察，定期复查 MRI。

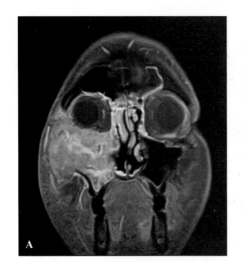
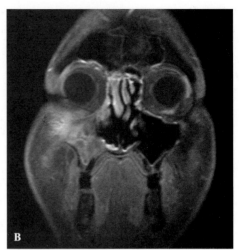
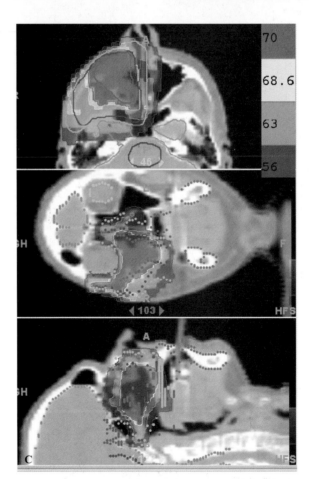

▲ 图 13-4　$T_{4a}N_0$ 右上颌窦鳞状细胞癌患者接受诱导化学治疗 + 根治性同步化学治疗

A. 诊断时 MRI；B. 诱导化学治疗后 MRI；C. 治疗计划的等剂量分布图；注意化学治疗后肿瘤接受放射治疗剂量为 70Gy（此图的彩色版本见书中彩图页）

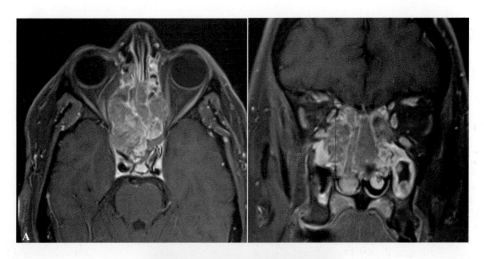

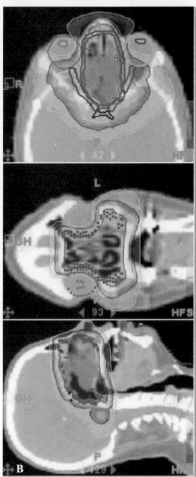

▲ 图 13-5 蝶窦和鼻腔不可切除的鳞状细胞癌病例

A. 诊断时 MRI; B. IMRT 计划: 50.4Gy, 每次 1.8Gy

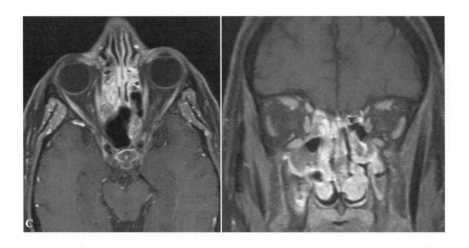

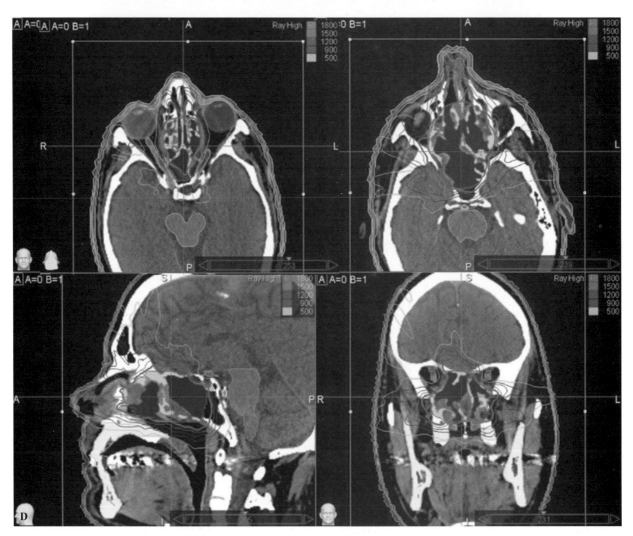

▲ 图 13-5（续） 蝶窦和鼻腔不可切除的鳞状细胞癌病例

C. IMRT 治疗后 1 个月的 MRI；D. 使用射波刀行 SBRT 推量 18Gy，每次 6Gy

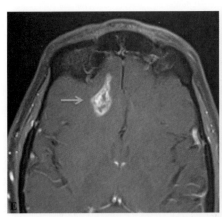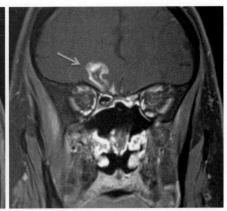

▲ 图 13-5（续）　蝶窦和鼻腔不可切除的鳞状细胞癌病例

E. 治疗后 3 年的 MRI；在右颞叶中发现了增强（箭），高度可疑为脑坏死（此图的彩色版本见书中彩图页）

九、治疗结果及预后

鼻腔鼻旁窦肿瘤治疗的挑战如下：①缺少大量前瞻性或者随机对照研究；②多个亚区和组织学分型多样；③邻近重要组织器官，比如视神经、视交叉、眼睛、垂体、脑干和颞叶。大多数肿瘤发现于晚期，常见骨质破坏，侵犯以上重要结构。这使得手术很难切除或者不可切除，导致切缘阳性。

因为此类肿瘤相对较少见，缺乏大的随机对照研究来指导治疗，肿瘤治疗推荐大多来自回顾性分析。不幸的是，这些报道往往混杂了不同的部位、不同的组织学分型及不同的放射治疗技术和剂量。因此，对于特定的部位特定的组织学分型很难确定最优的治疗方案。

Blanco 等报道了一项病例数最大的 206 例上颌窦和筛窦肿瘤治疗研究结果[20]，多数患者采用传统外照射放射治疗，中位剂量 60Gy（30～81Gy）。术前放射治疗占 26.4%，术后放射治疗占 38.7%，单纯放射治疗（28.3%），中位随访时间为 60 个月，82% 患者死亡，58% 患者复发或者原发肿瘤未控。5 年无病生存率是33%，总生存率 27%。预后影响因素分析发现：诊断时存在颅内受侵、肿瘤高分级、淋巴结转移、仅行单纯放射治疗，为预后不良因素。

根特大学医院的研究者应用 IMRT 治疗了105 例鼻腔、鼻窦恶性肿瘤患者，报道了其中 84例腺癌、鳞癌、嗅神经母细胞瘤、腺样囊性癌的患者研究结果[21]。依据 CT- 和 MRI- 勾画靶区：给予 70Gy（42～70Gy）。中位随访时间是 40个月，5 年局部控制率和总生存率分别是 70.7%和 58.5%。限制视神经、视交叉剂量：60Gy 区域＜ 5%。限制视网膜 55Gy 区域＜ 5%。泪腺50% 区域的剂量低于 30Gy。在这些剂量限制下，只有 1 位患者出现 3 度放射治疗性视力损伤。在长期随访中，有 3 位患者出现颞叶坏死。

Chen 等完成了一项非常有趣的研究[22]，分析了 1960—2005 年 127 名患者的结果。放射治疗技术包括常规放射治疗、3D 适形放射治疗、IMRT，以上技术分别有 59、45、23 位患者。然而结果发现随着近 10 年来放射治疗技术的进步，总生存率没有提高，但 3 度及 4 度毒性反应显著减少，更好地保护了正常器官。

由于解剖的复杂性、邻近危及组织器官、诊断时通常已经是晚期肿瘤，导致很难完全切除肿瘤。Resto 等评估了 102 名组织学各异的患者外科切除程度的影响[11]。患者分为完整切除且切缘阴性（20%）、部分切除切缘阳性（49%）、只取活检（31%）3 组。使用光子和质子混合放射治疗，大约有半数剂量是由质子进行照射。完整切除预后更好。尽管对于切缘阳性者给予更高的放射治疗剂量（75Gy vs 阴性切缘 68Gy），仍然是切除越彻底局部控制越好。统计学分析结果显示：完整切除显著提高了患者的无病生存率和总生存率。完整切除、部分切除、活检这 3 组的 5 年无病生存率分别是 90%、49% 和 39%（P=0.009）；5 年总生存率分别是 90%、53% 和 49%，对于完整切除、部分切除和活检（P=0.02）。

评估不可切除的局部晚期（Ⅳ 期）鼻腔鼻窦肿瘤同期放化学治疗的疗效，Hoppe 等报道了 39 例患者的治疗结果（因为并发症 4 例患者只行单纯放射治疗）[23]。这些患者接受中位放射治疗剂量 70Gy 联合铂类为基础的化学治疗（诱导化学治疗，或同步化学治疗，或辅助化学治疗），其中大部分患者（n = 32；82%）接受了同步放化疗。不幸的是，即便在这么强的治疗方案下，22 个患者仍发生放射治疗野内肿瘤复发。5 年局部无进展生存率是 21%，5 年总生存率是 15%。

一种新的放化疗方法是通过动脉内通道直接将顺铂灌注入肿瘤瘤床，这种方法被称为 RADPLAT 方案。日本的一个单中心治疗结果显示非常有前景[24]。放射治疗应用常规放射治疗楔形板对穿照射技术，剂量为 65 ～ 70Gy。所有患者接受动脉内灌注顺铂化学治疗药物的同步化学治疗，剂量为每周 100 ～ 120mg/m²，共 4 周，与放射治疗同步。总共治疗 47 例患者，5 年局部无进展生存期是 78.4%（69% 的不可切除患者和 83.2% 的可切除患者）。同样的，5 年总生存率是 69.3%，分别是 61.1% 和 71.1% 的不可切除患者和可切除患者。慎重处理急性毒性反应，无治疗相关死亡。晚期毒性包括骨坏死（n = 7）和脑坏死（n = 2）。不幸的是，2 年随访期间，38 例患者中有 16 例发生了严重的视力损伤。RADPLAT 方案的局部控制率和总生存率的确优于其他报道。运用 IMRT 技术很有可能会减

少晚期放射治疗相关的毒性。这种方法值得更进一步大样本的研究证明其优越性。

质子束在剂量分布上有优势，可以实现在边缘处剂量骤降，这种现象叫作"布拉格峰"。质子束也具有尖锐侧半影的特性[25]。这两个特性使得在靶区外区域剂量骤降，保护正常组织。有学者做过关于鼻窦肿瘤光子和质子放射治疗剂量学比较的研究：两个放射治疗技术的靶区体积覆盖相似，但是质子的剂量分布更均匀，正常组织保护更好[26, 27]。质子治疗肿瘤的临床研究还在初始阶段。然而，2 个来自日本的最新的研究报道运用质子，可以在毒性可耐受前提下，将剂量推高超过 80GyE。Zenda 等报道不可切除的鼻腔鼻窦肿瘤的研究，5 年生存率达 55%[28]。然而在另一个研究结果中，对于不可切除肿瘤生存率结果并不理想。Fukumitsu 等报道质子治疗的 5 年生存率只有 16%，5 年局部控制率只有 17.5%[29]。

表 13-3 总结了不同研究中鼻腔鼻窦肿瘤运用不同的放射治疗技术的治疗结果。回顾过去几十年来的文献，总结对于这类不常见的肿瘤的一些重要的发现和普遍的观点。

(1) 手术切除提高疗效。多个研究表明手术联合辅助放射治疗优于单纯放射治疗[8, 20, 30, 31]，阴性切缘比阳性切缘预后好[16]。尽管回顾性分析存在内在的选择偏差，选择单纯放射治疗的患者分期较晚，一般情况较差，但是如果手术可行，应该尽力完整切除肿瘤并尽可能保证切缘阴性。手术切除的另一个优势在于，术后可以降低放射剂量，减少并发症。而且术后能准确分期，可以更好地勾画靶区。近切缘或者阳性切缘可以局部推量。

(2) 放射治疗技术的进步降低了放射治疗引发的毒性反应发生率。文献表明：IMRT 与 2D 或者 3D 技术比较，显著降低放射治疗晚期毒性反应发生率（表 13-3）。严重的不良反应包括失明、脑坏死和骨坏死。2D 放射治疗技术视力损伤的发生率是 15% ～ 50%，IMRT 很少发生。更

表 13-3 鼻窦和鼻腔癌的治疗结果

作者/参考文献	病例数	部位	治疗	放射治疗剂量	5年局部控制率	5年总生存率	毒性作用/不良反应
2D/3D 适形放射治疗							
Karim 等[36]	45	鼻腔、筛窦	Sx→RT / RT+brachy boost	65~82Gy	无病生存率-68%		视力减退:16%
Allen 等[6]	68	鼻腔+鼻中隔	Sx→RT / RT±brachy	58~70Gy	86%	82%	视力障碍:7%; 溢泪:15%; 鼻出血:10%, 牙齿问题:7%
Jiang 等[4]	73	上颌窦	Sx→RT	42~66Gy	78%	48%	视力障碍:60%; 脑坏死; 骨坏死; 软组织坏死; 破伤风
Jiang 等[37]	34	筛窦	Sx→RT / 单独RT	50~70Gy 1984之前2D, 之后3D	71%	55%	所有并发症都发生在1984年之前, 视通路损伤:12%; 脑损伤:6%; 骨坏死:6%; 垂体功能减弱:9%
Jansen 等[31]	73	鼻旁窦	Sx→RT / 单纯RT	39~70Gy	65% / 47%	60% / 9%	严重并发症:35%; 视力丧失:20%
Katz 等[30]	78	鼻腔/鼻旁窦	Sx→RT / 单纯RT	55~72.6Gy / 55.8~77.2 Gy	79% / 49%	68% / 48%	失明:41%; 骨坏死/暴露:17%; 垂体功能减退:5%
Blanco 等[20]	106	上颌窦/筛窦	RT / Sx→RT / RT→Sx	61.7Gy±8.9Gy / 60.9Gy±8.2Gy / 55.7Gy±9.6Gy	58%	27%	脑坏死; 结膜炎; 角膜炎; 晚期黏膜炎; 视网膜病变; 破伤风
IMRT							
Daly 等[38]	36	鼻旁窦/鼻腔	Sx→RT	63~72Gy	58%	45%	眼干燥症(n=1); 泪狭窄(n=1); 白内障患者(1)
Dirix 等[39]	40	鼻旁窦/鼻腔	Sx→RT	60~66Gy	70%	70%	眼干燥症:8%; 没有视力损害
Madani 等[21]	84	鼻旁窦/鼻腔	Sx→RT	70Gy	71%	59%	没有失明
Wiegner 等[40]	52	鼻旁窦/鼻腔	Sx→RT	66Gy	64%@2年	66%@2年	1级 3级与带状疱疹有关神经病变
质子							
Chera 等[41]	1	上颌窦	Sx→RT	74.4CGE	个案		与光子相比, 质子剂量在 IMRT 中更低
Resto 等[11]	120	鼻旁窦/鼻腔	RT / Sx→RT	55.4~79.4Gy 质子+光子	95%-完整切除; 82%-部分切除; 87%-活检	90%-完整切除; 53%-部分切除; 49%-活检	眼干燥症:8%; 没有视力损害
Fukumitsu 等[29]	17	不可切除的鼻旁窦/鼻腔	RT	70~89.6GyE	17.5%	15.7%	脑坏死(n=1); 骨折(n=1); 单侧眼盲(n=1)
Zenda 等[28]	39	不可切除的鼻旁窦/鼻腔	RT	60~70GyE	39%	55%	一个与放射治疗相关的死亡原因是 CSF 渗出; 第II和VI对脑神经损伤–各一

CGE. 钴 Gy 当量; DFS. 无病生存; GyE. Gy 等效; RT. 放射治疗; Sx. 手术

合理的剂量分割与剂量体积参数[32]有助于减少视觉远期并发症发生率。C12 联合 IMRT 的实验正在进行中[33]。

(3) 化学治疗作用不明确。在鼻腔鼻窦肿瘤治疗中应用同步放化疗，但是化学治疗的作用并不确定，缺少随机对照研究。顺铂为基础的化学治疗经常运用于不可手术切除的、阳性切缘、淋巴结包膜侵犯的肿瘤，基于其他头颈部肿瘤的随机对照研究[13, 14, 34, 35]。

(4) 除 T_{3-4} 鳞癌和分化差的癌以外，N_0 的患者没有必要行选择性颈部淋巴结照射。

十、罕见的组织学类型

（一）嗅神经母细胞瘤

嗅神经母细胞瘤是一个罕见的病理类型，好发于鼻腔上部及筛板附近的前颅底[42, 43]。确切的原发部位不清，一般认为来源于嗅上皮的基底神经细胞。肿瘤好发于 60 岁。临床表现通常与鼻腔肿物相似包括：鼻塞、鼻出血、头痛、面部疼痛、视力改变。有一个独特的症状是嗅觉丧失，一般先于诊断前几个月出现。CT 或者 MRI 检查可以初步诊断，鼻内镜取活检确诊。

嗅神经母细胞瘤采用 Kadish 分期系统[44]，分为 A 组（肿瘤局限于鼻腔），B 组（肿瘤局限于鼻腔及鼻旁窦）和 C 组（肿瘤超出鼻腔及鼻窦，包括颅底、脑室、眼眶，以及远处转移）。Patel 等研究 151 个患者中大多数患者（超过 77%）是 Kadish C 分期[45]。

此种实体肿瘤的治疗原则与之前所述治疗原则相似。手术治疗仍然扮演一个主要角色，很多治疗中心选择先手术切除肿瘤，然后行 EBRT。手术可以选择内镜下手术或者开放性手术。一项对 361 例经过 16 年治疗随访的患者进行的 Meta 分析比较了这两种治疗方法，并得出结论：对嗅神经母细胞瘤进行内镜手术是一种可行的治疗

方案，其存活率可与开放式手术相媲美[46]。一篇综述也对这个问题进行了研究，并得出结论认为，现有的证据均表明：只要切除是完整的，无论采用何种手术方法，短期结果也能获得相同的结果[47]。美国弗吉尼亚大学的研究者报道术前放射治疗[48]或者同期放化疗[49]，目的在于缩小肿瘤使之易于被手术切除。术前放射治疗所需剂量较低（50Gy，25 次），相比术后放射治疗根据切缘情况经常需要高剂量照射（60～70Gy），术前放射治疗能更好地保护周围危及器官。此外，术前放射治疗后，肿瘤边界在 MRI 及 CT 上显示更清楚。

选择性颈部淋巴结照射及化学治疗的作用不确切。一项研究报道：77 例没有颈部淋巴结治疗的 N_0 患者中只有一个颈部淋巴结控制失败，发生率仅为 7%（68 例初诊 N_0 的患者中有 11 例局部和淋巴结复发）[50]，然而另外一项报道显示选择性颈部淋巴结照射明显降低颈部淋巴结复发（从 44% 下降到 0%）[51]。Zanation 等[52]对这一问题进行了综述，但对于初诊 N_0 病变的治疗方案还没有得到明确的共识。化学治疗的作用也不是很明确。顺铂常与依托泊苷、长春新碱、异环磷酰胺或者其他药物联合使用[49, 53]。

（二）鼻腔鼻窦未分化癌

鼻腔鼻窦未分化癌（SNUC）是另一个罕见的实体肿瘤，大约有 200 例报道[54]。男性为主，发病年龄跨度大，中位发病年龄 60 岁。大部分发生于筛窦和上颌窦[55]。患者症状和体征与其他鼻腔鼻窦恶性肿瘤相似，包括鼻塞、鼻出血、突眼、脑神经侵犯和面部疼痛[56]，这些症状在较短时间出现。影像学常常表现为大块肿物侵犯到眼眶和颅内。Ejaz 和 Wenig 描述了该病的病理学、组织学、免疫组化的表现[56]。由于 SNUC 罕见，没有特有的分期系统，很多研究使用的是 Kadish 分期系统。因为研究报道的样本量太少，预后因素不明确。Chen 等分析了多个疾病和治

疗相关的因素，包括 T 分期、年龄、原发肿瘤部位、硬脑膜受侵、眼眶受侵、脑神经受侵、放射治疗剂量和技术、是否用化学治疗，并没有发现对总生存有预测价值的因素。

最近发表的一项 Meta 分析对之前的 30 篇文章共 167 位患者进行了研究[58]，患者的中位年龄是 53 岁（12—84 岁），73% 为男性，60% 的患者肿瘤侵犯超出鼻窦，8%～9% 患者有颈部淋巴结转移，Kadish 分期 C 期患者中 25% 的患者有远处转移。53% 的患者行手术切除，单一手术或者加术后辅助放射治疗，加或不加化学治疗。超过 80% 的患者接受了放射治疗。与其他组织病理学亚型一样，手术切除有生存获益，颈部淋巴结转移和 Kadish C 期的转移是不良预后因素。总的来说，三联治疗是最佳选择。选择性颈部淋巴结照射在 SNUC 的作用不确切。佛罗里达大学报道了 13 例临床 N₀ 的患者，7 例接受了选择性颈部淋巴结照射，6 例没有接受，7 例接受了选择性颈部淋巴结照射者无颈部淋巴结复发，6 例没有接受者有 2 例复发[59]。另一项研究，19 例患者中 15 例接受了选择性颈部淋巴结照射，在随访期间没有发生颈部淋巴结转移[57]。

十一、结论

鼻窦和鼻腔癌无论是在解剖学上还是在组织学上，都是非常多样化的恶性肿瘤。具有发现时分期晚，难以外科切除、邻近重要器官、放射治疗并发症风险高等特征。缺乏随机对照研究难以给出确切的治疗推荐。可以从过去的回顾性分析总结和的头颈部其他部位癌的随机研究中推测其有效的治疗方案。一般来说，手术联合 IMRT，在局部控制和减少治疗相关并发症方面提供了最好的治疗效果。对于不可切除肿瘤、切缘阳性或近切缘、淋巴结包膜外侵犯的病例，推荐同期放化疗。

目前，有关于质子治疗等较新放射治疗技术的报道数据，证明其可以减少与治疗相关并发症。诱导化学治疗后同步放疗对于器官功能保存仍在研究。如果肿瘤对化学治疗敏感，化学治疗后肿瘤体积缩小从而能降低放射治疗剂量。然而，还需要进一步的研究来改善局部控制和整体生存，以及提高患者的生活质量。

参考文献

[1] Goldenberg, D., Golz, A., Fradis, M., Martu, D., Netzer, A., Joachims, H.Z. (2001) Malignant tumors of the nose and paranasal sinuses: a retrospective review of 291 cases. *Ear NoseThroat J.*, 80, 272–277.

[2] Roush, G.C. (1979) Epidemiology of cancer of the nose and paranasal sinuses: current concepts. *Head Neck Surg.*, 2, 3–11.

[3] Ansa, B., Goodman, M.,Ward, K., *et al.* (2013) Paranasal sinus squamous cell carcinoma incidence and survival based on Surveillance, Epidemiology, and End Results data, 1973 to 2009. *Cancer*, 119, 2602–2610.

[4] Jiang, G.L., Ang, K.K., Peters, L.J.,Wendt, C.D., Oswald, M.J., Goepfert, H. (1991) Maxillary sinus carcinomas: natural history and results of postoperative radiotherapy. *Radiother. Oncol.*, 21, 193–200.

[5] Le, Q.T., Fu, K.K., Kaplan, M.J., Terris, D.J., Fee,W.E., Goffinet, D.R. (2000) Lymph node metastasis in maxillary sinus carcinoma. *Int. J. Radiat. Oncol. Biol. Phys.*, 46, 541–549.

[6] Allen, M.W., Schwartz, D.L., Rana, V., *et al.* (2008) Long-term radiotherapy outcomes for nasal cavity and septal cancers. *Int. J. Radiat. Oncol. Biol. Phys.*, 71, 401–406.

[7] Ang, K.K., Jiang, G.L., Frankenthaler, R.A., *et al.* (1992) Carcinomas of the nasal cavity. *Radiother. Oncol.*, 24, 163–168.

[8] Mendenhall,W.M., Amdur, R.J., Morris, C.G., *et al.* (2009) Carcinoma of the nasal cavity and paranasal sinuses. *Laryngoscope*, 119, 899–906.

[9] Dulguerov, P., Jacobsen, M.S., Allal, A.S., Lehmann,W., Calcaterra, T. (2001) Nasal and paranasal sinus carcinoma: are we making progress? A series of 220 patients and a systematic review. *Cancer*, 92, 3012–3129.

[10] Guntinas-Lichius, O., Kreppel, M.P., Stuetzer, H., Semrau, R., Eckel, H.E., Mueller, R.P. (2007) Single modality and multimodality treatment of nasal and paranasal sinuses cancer: a single institution experience of 229 patients. *Eur. J. Surg. Oncol.*, 33, 222–228.

[11] Resto, V.A., Chan, A.W., Deschler, D.G., Lin, D.T. (2008) Extent of surgery in the management of locally advanced sinonasal malignancies. *Head Neck*, 30, 222–229.

[12] Choussy, O., Ferron, C., Vedrine, P.O., *et al.* (2008) Adenocarcinoma of ethmoid: a GETTEC retrospective multicenter study of 418 cases. *Laryngoscope*, 118, 437–443.

[13] Bernier, J., Domenge, C., Ozsahin, M., *et al.* (2004) Postoperative irradiation with or without concomitant chemotherapy for locally advanced head and neck cancer.*N. Engl. J. Med.*, 350, 1945–1952.

[14] Cooper, J.S., Pajak, T.F., Forastiere, A.A., *et al.* (2004) Postoperative concurrent radiotherapy and chemotherapy for high-risk squamous-cell carcinoma of the head and neck.*N. Engl. J. Med.*, 350, 1937–1944.

[15] Lee, M.M., Vokes, E.E., Rosen, A.,Witt, M.E., Weichselbaum,

R.R., Haraf, D.J. (1999) Multimodality therapy in advanced paranasal sinus carcinoma: superior long-term results. *Cancer J. Sci. Am.*, 5, 219–223.

[16] Hanna, E.Y., Cardenas, A.D., DeMonte, F., *et al.* (2011) Induction chemotherapy for advanced squamous cell carcinoma of the paranasal sinuses. *Arch. Otolaryngol. Head Neck Surg.*, 137, 78–81.

[17] Lee, D.S., Kim, Y.S., Cheon, J.S., *et al.* (2012) Long-term outcome and toxicity of hypofractionated stereotactic body radiotherapy as a boost treatment for head and neck cancer: the importance of boost volume assessment. *Radiat. Oncol.*, 7, 85

[18] Dirix, P., Nuyts, S., Geussens, Y., *et al.* (2007) Malignancies of the nasal cavity and paranasal sinuses: long-term outcome with conventional or three-dimensional conformal radiotherapy. *Int. J. Radiat. Oncol. Biol. Phys.*, 69, 1042–1050.

[19] Bristol, I.J., Ahamad, A., Garden, A.S., *et al.* (2007) Postoperative radiotherapy for maxillary sinus cancer: long-term outcomes and toxicities of treatment. *Int. J. Radiat. Oncol. Biol. Phys.*, 68, 719–730.

[20] Blanco, A.I., Chao, K.S., Ozyigit, G., *et al.* (2004) Carcinoma of paranasal sinuses: long-term outcomes with radiotherapy. *Int. J. Radiat. Oncol. Biol. Phys.*, 59, 51–58.

[21] Madani, I., Bonte, K., Vakaet, L., Boterberg, T., De Neve, W. (2009) Intensity-modulated radiotherapy for sinonasal tumors: Ghent University Hospital update. *Int. J. Radiat. Oncol. Biol. Phys.*, 73, 424–432.

[22] Chen, A.M., Daly, M.E., Bucci, M.K., *et al.* (2007) Carcinomas of the paranasal sinuses and nasal cavity treated with radiotherapy at a single institution over five decades: are we making improvement? *Int. J. Radiat. Oncol. Biol. Phys.*, 69, 141–147.

[23] Hoppe, B.S., Nelson, C.J., Gomez, D.R., *et al.* (2008) Unresectable carcinoma of the paranasal sinuses: outcomes and toxicities. *Int. J. Radiat. Oncol. Biol. Phys.*, 72, 763–769.

[24] Homma, A., Oridate, N., Suzuki, F., *et al.* (2009) Superselective high-dose cisplatin infusion with concomitant radiotherapy in patients with advanced cancer of the nasal cavity and paranasal sinuses: a single institution experience. *Cancer*, 115, 4705–4714.

[25] Urie, M.M., Sisterson, J.M., Koehler, A.M., Goitein, M., Zoesman, J. (1986) Proton beam penumbra: effects of separation between patient and beam modifying devices. *Med. Phys.*, 13, 734–741.

[26] Lomax, A.J., Goitein, M., Adams, J. (2003) Intensity modulation in radiotherapy: photons versus protons in the paranasal sinus. *Radiother. Oncol.*, 66, 11–18.

[27] Mock, U., Georg, D., Bogner, J., Auberger, T., Potter, R. (2004) Treatment planning comparison of conventional, 3D conformal, and intensity-modulated photon (IMRT) and proton therapy for paranasal sinus carcinoma. *Int. J. Radiat. Oncol. Biol. Phys.*, 58, 147–154.

[28] Zenda, S., Kohno, R., Kawashima, M., *et al.* (2011) Proton beam therapy for unresectable malignancies of the nasal cavity and paranasal sinuses. *Int. J. Radiat. Oncol. Biol. Phys.*, 81, 1473–1478.

[29] Fukumitsu, N., Okumura, T., Mizumoto, M., *et al.* (2011) Outcome of T4 (International Union Against Cancer Staging System, 7th edition) or Recurrent Nasal Cavity and Paranasal Sinus Carcinoma Treated with Proton Beam. *Int. J. Radiat. Oncol. Biol. Phys.*, 83, (2), 704–711.

[30] Katz, T.S., Mendenhall, W.M., Morris, C.G., Amdur, R.J., Hinerman, R.W., Villaret, D.B. (2002) Malignant tumors of the nasal cavity and paranasal sinuses. *Head Neck*, 24, 821–829.

[31] Jansen, E.P., Keus, R.B., Hilgers, F.J., Haas, R.L., Tan, I.B., Bartelink, H. (2000) Does the combination of radiotherapy and debulking surgery favor survival in paranasal sinus carcinoma? *Int. J. Radiat. Oncol. Biol. Phys.*, 48, 27–35.

[32] Mayo, C., Martel, M.K., Marks, L.B., Flickinger, J., Nam, J., Kirkpatrick, J. (2010) Radiation dose-volume effects of optic nerves and chiasm. *Int. J. Radiat. Oncol. Biol. Phys.*, 76, S28–S35.

[33] Jensen, A.D., Nikoghosyan, A.V., Windemuth- Kieselbach, C., Debus, J., Munter, M.W. (2011) Treatment of malignant sinonasal tumours with intensity-modulated radiotherapy (IMRT) and carbon ion boost (C12). *BMC Cancer*, 11, 190.

[34] Adelstein, D.J., Li, Y., Adams, G.L., *et al.* (2003) An intergroup phase III comparison of standard radiation therapy and two schedules of concurrent chemoradiotherapy in patients with unresectable squamous cell head and neck cancer. *J. Clin. Oncol.*, 21, 92–98.

[35] Forastiere, A.A., Goepfert, H., Maor, M., *et al.* (2003) Concurrent chemotherapy and radiotherapy for organ preservation in advanced laryngeal cancer. *N. Engl. J. Med.*, 349, 2091–2098.

[36] Karim, A.B., Kralendonk, J.H., Njo, K.H., Tabak, J.M., Elsenaar, W.H., van Balen, A.T. (1990) Ethmoid and upper nasal cavity carcinoma: treatment, results and complications. *Radiother. Oncol.*, 19, 109–120.

[37] Jiang, G.L., Morrison, W.H., Garden, A.S., *et al.* (1998) Ethmoid sinus carcinomas: natural history and treatment results. *Radiother. Oncol.*, 49, 21–27.

[38] Daly, M.E., Chen, A.M., Bucci, M.K., *et al.* (2007) Intensity-modulated radiation therapy for malignancies of the nasal cavity and paranasal sinuses. *Int. J. Radiat. Oncol. Biol. Phys.*, 67, 151–157.

[39] Dirix, P., Vanstraelen, B., Jorissen, M., Vander Poorten, V., Nuyts, S. (2010) Intensity-modulated radiotherapy for sinonasal cancer: improved outcome compared to conventional radiotherapy. *Int. J. Radiat. Oncol. Biol. Phys.*, 78, 998–1004.

[40] Wiegner, E.A., Daly, M.E., Murphy, J.D., *et al.* (2011) Intensity-modulated radiotherapy for tumors of the nasal cavity and paranasal sinuses: Clinical outcomes and patterns of failure. *Int. J. Radiat. Oncol. Biol. Phys.*, 83 (1), 243–251.

[41] Chera, B.S., Malyapa, R., Louis, D., *et al.* (2009) Proton therapy for maxillary sinus carcinoma. *Am. J. Clin. Oncol.*, 32, 296–303.

[42] Faragalla, H., Weinreb, I. (2009) Olfactory neuroblastoma: a review and update. *Adv. Anat. Pathol.*, 16, 322–331.

[43] Ow, T.J., Bell, D., Kupferman, M.E., Demonte, F., Hanna, E.Y. (2013) Esthesioneuroblastoma. *Neurosurg. Clin. North Am.*, 24, 51–65.

[44] Kadish, S., Goodman, M., Wang, C.C. (1976) Olfactory neuroblastoma. A clinical analysis of 17 cases. *Cancer*, 37, 1571–1576.

[45] Patel, S.G., Singh, B., Stambuk, H.E., *et al.* (2012) Craniofacial surgery for esthesioneuroblastoma: report of an international collaborative study. *J. Neurol. Surg. B Skull Base*, 73, 208–220.

[46] Devaiah, A.K., Andreoli, M.T. (1009) Treatment of esthesioneuroblastoma: a 16-year meta-analysis of 361 patients. *Laryngoscope*, 119, 1412–1416.

[47] Soler, Z.M., Smith, T.L. (2012) Endoscopic versus open craniofacial resection of esthesioneuroblastoma: what is the evidence? *Laryngoscope*, 122, 244–245.

[48] Polin, R.S., Sheehan, J.P., Chenelle, A.G., *et al.* (1998) The role of preoperative adjuvant treatment in the management of esthesioneuroblastoma: the University of Virginia experience. *Neurosurgery*, 42, 1029–1037.

[49] Sohrabi, S., Drabick, J.J., Crist, H., Goldenberg, D., Sheehan, J.M., Mackley, H.B. (2011) Neoadjuvant concurrent chemoradiation for advanced esthesioneuroblastoma: a case series and review of the literature. *J. Clin. Oncol.*, 29, e358–e361.

[50] Ozsahin, M., Gruber, G., Olszyk, O., *et al.* (2010) Outcome

and prognostic factors in olfactory neuroblastoma: a rare cancer network study. *Int. J. Radiat. Oncol. Biol. Phys.*, 78, 992–997.

[51] Monroe, A.T., Hinerman, R.W., Amdur, R.J., Morris, C.G., Mendenhall,W.M. (2003) Radiation therapy for esthesioneuroblastoma: rationale for elective neck irradiation. *Head Neck*, 25, 529–534.

[52] Zanation, A.M., Ferlito, A., Rinaldo, A., *et al.* (2010) When, how and why to treat the neck in patients with esthesioneuroblastoma: a review. *Eur. Arch. Otorhinolaryngol.*, 267, 1667–1671.

[53] Resto, V.A., Eisele, D.W., Forastiere, A., Zahurak, M., Lee, D.J.,Westra,W.H. (2000) Esthesioneuroblastoma: the Johns Hopkins experience. *Head Neck*, 22, 550–558.

[54] Frierson, H.F., Jr, Mills, S.E., Fechner, R.E., Taxy, J.B., Levine, P.A. (1986) Sinonasal undifferentiated carcinoma. An aggressive neoplasm derived from schneiderian epithelium and distinct from olfactory neuroblastoma. *Am. J. Surg. Pathol.*, 10, 771–779.

[55] Al-Mamgani, A., van Rooij, P., Mehilal, R., Tans, L., Levendag, P.C. (2013) Combined-modality treatment improved outcome in sinonasal undifferentiated carcinoma: single-institutional experience of 21 patients and review of the literature. *Eur. Arch. Otorhinolaryngol.*, 270, 293–299.

[56] Ejaz, A.,Wenig, B.M. (2005) Sinonasal undifferentiated carcinoma: clinical and pathologic features and a discussion on classification, cellular differentiation, and differential diagnosis. *Adv. Anat. Pathol.*, 12, 134–143.

[57] Chen, A.M., Daly, M.E., El-Sayed, I., *et al.* (2008) Patterns of failure after combined-modality approaches incorporating radiotherapy for sinonasal undifferentiated carcinoma of the head and neck. *Int. J. Radiat. Oncol. Biol. Phys.*, 70, 338–343.

[58] Reiersen, D.A., Pahilan, M.E., Devaiah, A.K. (2012) Meta-analysis of treatment outcomes for sinonasal undifferentiated carcinoma. *Otolaryngol. Head Neck Surg.*, 147, 7–14.

[59] Tanzler, E.D., Morris, C.G., Orlando, C.A.,Werning, J.W., Mendenhall,W.M. (2008) Management of sinonasal undifferentiated carcinoma. *Head Neck*, 30, 595–599.

第 14 章　涎腺肿瘤
Salivary Gland Carcinomas

Allen M. Chen　著

付　艳　陈雪松　易俊林　译

一、概述

涎腺恶性肿瘤占头颈肿瘤的很小部分。习惯上，我们把这些肿瘤分成大涎腺和小涎腺，大涎腺包括腮腺、颌下腺和舌下腺，小涎腺数以百计，广泛分布于上呼吸、消化道黏膜的黏膜下。尽管涎腺肿瘤相对少见，但无论在原发部位还是组织学都有显著异质性。世界卫生组织定义了近40 种腮腺肿瘤的亚型，大部分是良性[1]。常见的恶性肿瘤包括：黏液表皮样癌、腺样囊性癌、多形性腺瘤癌变和腺癌。鉴于这些肿瘤的组织学多样性，导致其临床表现和病理表现各不相同，涎腺肿瘤的治疗存在挑战。这些恶性肿瘤常常隐匿生长、噬神经性、可多年后复发的特性，对诊断、治疗及随访有显著影响。

二、解剖

大部分涎腺肿瘤发生在腮腺，少数发生在颌下腺和小涎腺。舌下腺癌罕见，占所有涎腺肿瘤不到 1%。有趣的是，在唾液腺的解剖大小和恶性、良性肿瘤的比率之间存在着相反的关系。腮腺肿瘤中只有大约 20% 是恶性肿瘤，而舌下腺和小涎腺肿瘤中接近 90% 是恶性。

涎腺癌可以有各种各样的表现，这反映了这些肿瘤在原发部位和组织学特征上的相当大的异质性。大唾液腺肿瘤的患者通常以发现肿大的肿块来就医（图 14-1）。局部化脓或出血形成肿块或局部浸润到邻近组织而引起的阵发性疼痛，无论在良性和恶性肿瘤中都相对少见。然而，腮腺肿物的患者中有一小部分人会出现面瘫，通常表明伴有面神经受侵（脑神经，CN Ⅶ）[2]，更晚期的病变可能会侵犯咽旁间隙和（或）颅底，可

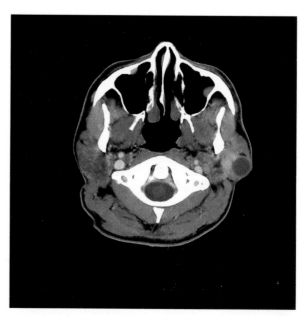

▲ 图 14-1　CT 扫描显示，50 岁男性，左腮腺癌，无痛的、逐渐增大的肿块；随后的检查显示低级别的黏液表皮样癌

能侵犯舌咽神经、迷走神经、副神经和舌下神经（第Ⅸ—Ⅻ对脑神经），并产生相应的症状：吞咽困难，咽痛，耳痛，牙关紧闭，麻痹和头痛。对于颌下腺肿瘤的患者，局部可能侵犯三叉神经，较少侵犯第Ⅶ对脑神经和第Ⅻ对脑神经。舌下腺肿瘤常常表现为口底明显可以摸到的肿物。小涎腺肿瘤可能有各种各样的临床表现，因为可以发生在上消化道的任何部位，大多数发生在口腔（大部分发生在硬腭）或者口咽，位于黏膜下，无痛缓慢地生长。发生在鼻腔鼻窦的涎腺肿瘤，可表现为面部疼痛、鼻塞或鼻出血。喉的涎腺肿瘤不常见，可以引起声音和（或）吞咽的改变。

涎腺肿瘤的自然病程与其特定的病理学亚型相关。大体上来说，低分级肿瘤与良性肿瘤的特征相似。高分级肿瘤倾向于侵袭性生长，包括局部侵犯和远处转移。局部生长的特点是：浸润腺体和邻近的软组织，比如皮肤、肌肉、骨。一旦神经受侵，涎腺肿瘤以噬神经隐匿性生长为特点，常常能沿神经鞘爬行很远而没有临床症状[2]。也有关于涎腺肿瘤侵犯颅底和颅内的报道[3]。无论大小涎腺肿瘤，血行播散比淋巴结转移更常见。远处转移率与组织学类型相关，远处转移率最高者为：腺样囊性癌、腺癌和多形性腺瘤癌变。一般来说，涎腺肿瘤远处转移比头颈部鳞状细胞癌更常见，常转移至肺、骨、肝[4]。然而，有几项研究已经表明，有远处转移的涎腺肿瘤患者，尤其是腺样囊性癌的患者，由于肿瘤生长缓慢，也可能会长期存活[5]。

整体来说，涎腺肿瘤相比头颈鳞癌淋巴结转移率低。纪念斯隆·凯特琳癌症中心的数据显示，在 474 名患者中有 14 名（14%）临床淋巴结阳性：腺癌占 22%，鳞癌占 21%，多形性腺癌占 16%[6]。这些作者报道：407 位临床分期 N_0 的涎腺肿瘤患者，行颈部淋巴结清扫后，病理阳性淋巴结的发生率为 12%。多因素分析结果显示：原发肿瘤 > 4cm 和组织学分级是淋巴结隐匿性转移的预测因素。也有研究证实淋巴结转移

率因组织学特征、原发肿瘤分期、原发部位和肿瘤分级相关。通常，淋巴结转移率高的最常见因素为：局部晚期（T_3–T_4），高级别肿瘤，肿瘤生长在淋巴引流丰富的区域。

了解淋巴结引流模式对于淋巴结转移风险高的患者治疗的选择很关键。腮腺淋巴结引流到腮腺内、腮腺外、颌下、上颈内静脉、二腹肌、中颈内静脉、下颈内静脉、颈后三角淋巴结。颌下腺淋巴结引流到颌下、上/中颈内静脉淋巴结。舌下腺淋巴引流到颏下和颌下淋巴结，再引流至颈深淋巴结。大涎腺肿瘤淋巴引流至对侧颈部比较少见，但是对于小涎腺肿瘤比较常见，根据原发部位引流到不同区域[7]。

三、分期

恶性涎腺肿瘤患者的评估包括完整的病史和体格检查，并详细询问症状，明确肿瘤局部侵犯范围、有无淋巴结转移和远处转移。必须进行认真的颅神经检查。对于可触及病灶，需要记载肿瘤的大小、移动度、边界。尽管对于临床可疑恶性涎腺肿瘤，细针穿刺明确病理是诊断的第一步，但是对于腮腺和舌下腺肿物[8]，很多医生对是否需要细针穿刺有争议，因为细针穿刺的结果基本不影响手术方式的选择，也可能他们认为细针穿刺有较高的假阴性率。而对于颌下腺的肿块，细针穿刺对于鉴别原发和继发恶性肿瘤或者不需要外科手术的反应性增生非常有必要。粗针穿刺代替细针穿刺，结果可能更准确。但是存在肿瘤种植等风险。切开或切除活检在诊断上几乎无用，会增加肿瘤播散和神经损伤的风险。小涎腺肿瘤因为发病率低、发病部位多变，经常是因为可疑局部鳞癌，做检查时偶然被发现。

头颈部 CT 和 MRI 用来评估肿瘤侵犯范围和淋巴结状态。MRI 对于评估亚临床神经及神经周围侵犯更有优势，对手术及放疗方式选择有指导作用。越来越多的研究表明，MRI 在区分

良恶性肿瘤方面有优势[9]。PET 的应用目前正在研究中。宾夕法尼亚大学的一个研究团队报道了 48 例涎腺肿瘤患者，PET 检查对于评价原发灶和区域淋巴结分期优于 CT 和（或）MRI[10]。此外，PET 在发现远处转移病灶的敏感度、特异度、阳性和阴性的预测值分别是 93%、96%、82% 和 99%，而 CT 的敏感度、特异度、阳性和阴性的预测价值分别是 80%、95%、75% 和 96%。涎腺肿瘤最常见远处转移部位是肺，所以应该常规行胸部 X 线片检查。

恶性涎腺肿瘤精准分期对预后评估、指导治疗及治疗效果的比较非常有意义。2017 年的 AJCC 分期系统中，根据肿瘤大小、淋巴结和远处转移，进行大涎腺肿瘤的分期[11]。特别是 T_4 期通过评估手术切除状况来划分标准：T_{4a} 指可能完整切除且切缘干净，然而 T_{4b} 指不可能完整切除，包括病变侵犯颅底、翼突内侧板和（或）者颈动脉。恶性小涎腺肿瘤的分期使用同部位鳞状细胞癌的分期标准。

四、预后

有很多关于涎腺肿瘤的潜在预后因素的研究[12-14]。其中大多数已经证实 AJCC 系统 TNM 分期在预测预后方面的效用。这种分期方法实际上是基于 Spiro 等报道的长期生存数据，纪念斯隆·凯特琳癌症中心的 Spiro 等发表了 10 年生存率数据：Ⅰ 期 83%，Ⅱ 期 76% 和 Ⅲ 期 32%[13]。佛罗里达大学报道，181 例局部涎腺肿瘤患者，分析其 10 年生存率：T_1 期 80%，T_2 期 71%，T_3 期 59% 和 T_4 期 22%，证明 T 分期是影响预后的因素[14]。

目前 AJCC 分期系统最大的局限性是没有考虑组织学分型，组织学类型可能是涎腺肿瘤中最重要的预后因素。此外，由于这种疾病相对罕见，可以用来直接评估组织学的潜在影响的数据很少，因为它还与传统的 AJCC 分期系统预测临床结果有关。因此，在预后的分层研究中，不能确定肿瘤分期和组织学亚型哪项对预测预后更有价值。

诊断时是否有颈部淋巴结转移，是涎腺肿瘤预后的一个重要因素[15]。来自 SEER 数据库的分析：903 例涎腺肿瘤患者，淋巴结转移是最有效的预测因素[16]。然而，正如之前提到的，必须认识到，在涎腺癌患者中，N 分期、T 分期和组织学亚型之间存在很强的相关性，而这些因素中哪些因素对决定整体预后的影响最大仍不清楚。

五、放射治疗的作用

如果可能的话，手术切除应该是局部涎腺肿瘤治疗的第一步。对于那些无法手术的患者，可以行放射治疗。放射治疗作为综合治疗的一部分，需要根据术前、术中、术后的情况，决定是否行辅助放射治疗。术后放射治疗或者根治性放射治疗，在治疗涎腺肿瘤中的作用非常局限，普遍认为涎腺肿瘤存在放射治疗抵抗。由于其相对较长的细胞周期和较高的非有丝分裂和非活性阶段细胞的比例，涎腺肿瘤拥有对常规光子辐射造成的致命伤害进行内在修复的能力[17]。直到 20 世纪 70 年代报道了几篇文章，结果显示：术后放射治疗可以改善患者的局部控制率，对涎腺癌的治疗观点开始改变[18-20]。

安德森癌症中心的调查人员在 1971 和 1972 年发表了他们的初步经验，在接受术后放射治疗的唾液腺癌患者中，局部控制率超过 90%[19, 20]。尽管非随机数据，这些研究结果与作者机构中单独接受单纯手术治疗的历史对照数据相比，有明显优势。重要的是，他们的经验挑战了既往认为涎腺肿瘤放射抗拒的概念，开始引起了全国其他机构的临床试验。

Fu 等在 1977 年发表了加利福尼亚大学、旧金山（UCSF）治疗的 100 例涎腺肿瘤，结果证实，对于术后近切缘或阳性切缘的患者，术后放射治疗将局部复发率从 54% 降低到 14%[21]。而且，在腺样囊性癌和其他高级别肿瘤中，术后放射治疗的受益最大。1978 年的另一篇报道证实了这一研究结果，拉什医学院中 52 例患者接受了唾液腺癌手术治疗[22]。在 17 例接受术后放射治疗的患者中，只有 1 例（6%）出现局部复发，而单纯手术治疗的患者有 30% ～ 50%（不同组织学亚型）出现局部复发。

尽管这些早期的回顾分析因为样本量较小和潜在的重要预后变量分布不平衡受到质疑，但它们有助于改变涎腺肿瘤的治疗模式。术后放射治疗确切的适应证仍不清楚，不同的机构标准不一样，越来越多的患者选择综合治疗。

最近发表的更长期随访数据进一步证实，对于某些高选择性患者，术后放射治疗可提高疗效[23-25]。这些研究结果虽然是非随机的，但特别值得重视，因为这些接受术后放射治疗的患者存在明显的选择偏移。通常情况下，这些患者往往肿瘤分期更晚，有更多的预后不良因素，如切缘阳性、高分级肿瘤、神经侵犯、淋巴结转移。1990 年，纪念斯隆·凯特林癌症中心进行一项配对分析，评估涎腺肿瘤术后放射治疗与单纯的手术治疗的疗效比较[26]。结果发现，术后放射治疗将局部晚期（Ⅲ期和Ⅳ期）患者的局部控制率从 17% 提高到 51%，有淋巴结转移患者的局部控制率从 40% 提高到 69%，高级别肿瘤患者的局部控制率从 44% 提高到 63%。

最近，加州大学关于涎腺肿瘤组织学亚型的研究有了数据的更新，对 140 例手术治疗的腺样囊性癌患者进行了回顾分析，发现术后放射治疗是局部复发的独立预测因子[27]。尽管接受综合治疗的患者肿瘤分期更晚、更高的阳性手术切缘率和神经侵犯率，但术后放射治疗的局部控制率明显优于单纯手术治疗（10 年：84% vs 61%）。最后，在 63 例多形性腺瘤恶变患者中，术后放射治疗使 5 年局部控制率从 49% 提高到 75%，并与无淋巴结转移证据的患者相比，存在显著的生存优势（5 年总体生存率：71% vs 52%）[28]。这些发现与当时的某一单中心研究（表 14-1）相一致，显示了对涎腺肿瘤患者进行手术和术后放射治疗的疗效。在回顾这些研究时，重要的是要认识到，选择标准的差异在重要的预后变量方面有所不同，例如手术程度、临床表现（原发与复发肿瘤）、肿瘤组织学类型和放射治疗剂量。

虽然缺乏前瞻性的数据，综合以上研究结果，总体上有力地表明，术后局部复发高危的患者有必要接受术后放射治疗。包括：根据术中所见及术后病理，不确定手术切除的完整性或充分性者。术后放射治疗适应证见表 14-2。最近，加州大学的癌症研究所进行了一项有意思的研

表 14-1　选择单一机构系列报道涎腺肿瘤的手术和术后放射治疗

参考文献	部位	患者数	中位剂量（Gy）	控制率	终点
Harrison 等[25]	大涎腺	46	60	73%	LC，5 年
Garden 等[23]	腮腺	166	60	90%	LC，15 年
Spiro 等[52]	腮腺	62	58	84%	LC，10 年
Garden 等[53]	小涎腺	160	60	86%	LC，10 年
Storey 等[54]	下颌下腺	83	60	88%	LRC，10 年
Mendenhall 等[14]	大 / 小涎腺	160	66	81%	LRC，10 年
Le 等[7]	小涎腺	54	60	88%	LC，10 年
Terhaard 等[12]	大 / 小涎腺	538	62	91%	LC，10 年
Cianchetti 等[51]	小涎腺	76	70	76%	LRC，10 年

LC. 局部控制；LRC. 局部区域控制

究[29]，有 207 名大涎腺肿瘤患者接受了单纯手术治疗。多因素分析结果显示：T_3、T_4 期、手术切缘阳性、低分化肿瘤或区域淋巴结转移的患者术后局部复发率过高，可以从术后放射治疗中受益。这些研究结果是非常重要的，因为考虑到涎腺肿瘤发病率低、病例数少，随机试验可能永远不会进行。

表 14-2 常见的术后放射治疗的适应证

- 近切缘或阳性切缘
- 淋巴结转移
- 淋巴脉管癌栓
- 神经周围受累
- 软组织受侵
- $T_{3\sim4}$ 期
- 高度恶性组织学分型
- 复发肿瘤

尽管有大量证据证明了术后放射治疗在改善局部控制方面的有效性，但很少有研究显示它能提高总体的生存率。由于涎腺肿瘤远处转移率较高，需要先提高全身系统治疗的疗效，才有可能体现出术后放射治疗的生存优势。目前作者所在中心，对 T_3、T_4 期、切缘阳性或近切缘、低分化肿瘤（包括腺样囊性癌）和（或）侵犯区域淋巴结，常规推荐行术后放射治疗。

六、首程放射治疗

新诊断为涎腺癌的患者中，有一部分由于与原发肿瘤的范围和（或）位置有关的技术问题而被认为是无法手术，或者是因为先前的医疗并发症使他们处于手术并发症的高风险。虽然根治性放射治疗在这种情况下是作为一种替代手术的治疗，但它一度被认为仅能达到姑息效果，但现在越来越多研究证明，选择适当的患者，放射治疗也有治愈的可能[30-33]。这些发现可能是最有力的证据，证明涎腺肿瘤并不像人们曾经相信的那样，抗拒传统的光子治疗。

加州大学一项对 45 名新诊断的涎腺肿瘤患者的分析中，首程放射治疗后 5 年和 10 年的局部控制率分别为 70% 和 57%[30]。在多因素分析中，T_3、T_4 期和放射治疗剂量 < 66Gy 与局部控制率降低相关。其他的研究人员也同样证实了接受单纯放射治疗患者的剂量效应关系[14, 31]。一个来自于佛罗里达大学报告：$T_{1\sim3}$ 涎腺肿瘤患者接受单纯放射治疗后局部控制率为 75%，并证明 70Gy 的剂量可以得到更好的结果。

在表 14-3 中列出了几个回顾性研究的结果。在分析这些数据的过程中，重要的是要认识到，接受放射治疗的患者与标准的外科手术方法相比，有选择偏差，并不是特别合理。这是因为，接受放射治疗的患者通常一般情况较差、病理高分级、病期较晚，伴随并发症多。最后，尽管有些研究结果显示：一些技术如改变分割模式、粒子治疗、热疗、立体定向放射外科和近距离放射治疗，可以提高放射治疗患者效果，但是这些经验都是局限于单中心的数据，这些数据需要进一步验证[34-40]。

表 14-3 用光子行单纯放射治疗涎腺肿瘤的文献报道

参考文献	患者数	部位	中位剂量	局部控制率	终点
Mendenhall 等[14]	64	大 / 小涎腺	74Gy	42%	LC, 10 年
Chen 等[30]	45	大 / 小涎腺	66Gy	57%	LC, 10 年
Cianchetti 等[51]	64	小涎腺	74Gy	46%	LC, 10 年
Wang 等[34]	24	大 / 小涎腺	68Gy	85%	LC, 5 年
Laramore 等[50]	15	大 / 小涎腺	55 ~ 70Gy	17%	LC, 10 年

LC. 局部控制

七、中子治疗

长期以来，中子一直被认为是一种可以提高患者接受放射治疗后疗效的方法，因为中子治疗的生物有效性（RBE）更高。因为相对于常规的 X 射线，中子更少依赖于靶元素的细胞周期时相，许多人猜测，中子非常适合克服亚致死损伤的修复，这被认为是导致生长缓慢的肿瘤如唾液腺癌的对放射线抗拒的原因[41-44]。中子的使用追溯到二战，加州大学伯克利分校的劳伦斯在短期内开始临床试验，直到该设备的重心转移到战争上。直到 20 世纪 60 年代晚期，美国和欧洲的研究重新开始，临床前的研究表明，在临床中，我们可以利用中子独特的生物特性。在一个简单的实验中，丹麦的研究人员通过记录治疗后的生长延迟，测量了肺转移瘤中子的 RBE[45]。他们观察到，转移性腺样囊性癌的 RBE 为 8，而大多数其他肿瘤为 2.5 ～ 4，激发了对大家使用中子治疗局限性涎腺癌的极大热情，并促进了临床试验的开展。

一些单中心的研究显示，使用中子来治疗涎腺肿瘤，无论在根治还是术后放射治疗中的结果都是令人鼓舞的[46-49]。接受放射治疗的患者的局部控制率为 45% ～ 67%，此差异可能与各个研究不同的选择标准有关。在表 14-4 中列出了关于中子的研究结果。

在 20 世纪 80 年代末，肿瘤放射治疗组（RTOG）和医学研究委员会（MRC）共同完成了唯一一项随机试验研究涎腺肿瘤放射治疗的疗效，常规放射治疗治疗不可切除的原发性和复发性肿瘤，比较中子和光子治疗疗效[50]。

尽管中子治疗的局部控制优势（56% vs 17%）得到了验证，但可评估的患者例数太少（分别为中子和光子组的 13 和 12 例患者），且在组间重要的预后变量分布上存在显著的不平衡，因此很难得出结论。例如，在光子治疗组有 33% 的患者为涎腺鳞状细胞癌，这是一种少见且有侵袭性很强的癌症，相比之下，在中子治疗组只有 8% 的鳞状细胞癌。同样的，在接受光子治疗的患者中，无腺泡细胞癌病例，而使用了中子治疗的患者中有 23% 的患者是腺泡细胞癌。此外，接受光子治疗的患者的肿瘤大小中位数为 7.0cm，其中一名患者的肿瘤为 16.0cm，而在接受中子治疗的患者为 4.0cm。最后，在接受光子治疗的患者中，有相当比例的人接受了总剂量 55Gy 的治疗，这可能并不是最佳的剂量选择。尽管中子治疗显示出局部控制优势，但没有发现任何生存差异，而中子组的毒性明显更高。

尽管 RTOG/MRC 试验的结果被一些人称赞为在涎腺肿瘤治疗中中子优越性的直接证据，但必须重视以上关于试验设计和执行中的细节分析。这一分析的有效性应该引起大家的关注，而且还需要进一步的前瞻性研究，才能说明中子是

表 14-4　用中子治疗涎腺肿瘤的文献报道 *

参考文献	组织学类型	患者数	控制率	终点
Douglas 等[46]	所有	279	59%	LRC，6 年
Potter 等[48]	ACC	72	73%	LC，3 年
Krull 等[47]	所有	33	43%	LRC，3 年
Laramore 等[50]	所有	17	67%	LRC，2 年
Douglas 等[55]	ACC	151	57%	LRC，5 年
Huber 等[56]	ACC	29	75%	LC，2 年

ACC. 腺癌；LC. 局部控制；LRC. 局部区域控制

*. 大多数的研究包括对不同部位肿瘤进行根治性和术后放射治疗的患者

放射治疗的首选形式。目前，还没有令人信服的临床证据表明，治疗涎腺恶性肿瘤中子优于常规的光子放射治疗。

八、放射治疗技术

放射治疗在外科手术后的辅助治疗中扮演着重要的角色，通常在手术后进行，尽管根治性的放射治疗一般治疗不可手术的病例。对于腮腺的肿瘤，治疗范围最小要包括手术床，包括所有银夹。一般来说，定义靶区范围：上界为颧弓，前界是咬肌、翼外肌和下颌骨升支；后界是乳突；下界是在二腹肌的后腹（图 14-2）。有颈部淋巴结转移者，可行同侧颈部选择性区域淋巴结照射。对于具有广泛的噬神经性侵犯和（或）神经侵犯的肿瘤，如腺样囊性癌中经常可见，可以考虑沿受侵神经通路照射到颅底的相应孔道。

虽然调强放射治疗（IMRT）越来越多地用于腮腺和下颌腺肿瘤，但习惯上一直由三种非 IMRT 外照射治疗。其中一种技术包括一对楔形板，射野的上下边界遮挡眼眶和口腔，前后边界使射线低于眼睛的水平。后一种技术更容易匹配下颈野和原发灶野，更为推荐。配对楔形板技术可以以一种均匀的方式治疗大部分的颅底区域，并且在出现或怀疑神经侵犯时尤其有用，如腺样囊性癌。电子线常用于补表面剂量缺损（图 14-3）。在模拟 CT 和治疗计划的帮助下设计最好的治疗设计。第二种基本技术使用患侧射野与靶区适形。使用光子和高能电子结合的治疗方案，得到较均匀的剂量分布，并限制对侧的唾液腺受量 < 30Gy。该技术的优点是能够很容易适形和减小治疗野，并且可以轻松地将同侧下颈与原发灶同时治疗。对于腺样囊性癌患者来说，其缺点是，由于在致密骨中电子线穿透能力不足，所以可能会出现沿神经侵犯到颞骨深处肿瘤的剂量低。由于电子容易受到组织不均匀性的干扰，所以必须牢记深处靶区被漏掉的风险。当肿瘤侵犯较深，或在中线附近扩展时，可能有必要使用第三种技术——权重在患侧的平行对穿光子射野。

图 14-4 所示，IMRT 越来越多地用于腮腺肿瘤的治疗。Dosimetric 的研究表明，与传统的

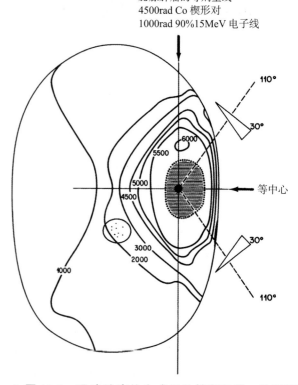

腮腺肿瘤的等剂量线
4500rad Co 楔形对
1000rad 90%15MeV 电子线

▲ 图 14-3 腮腺肿瘤的合成后的等剂量线，使用了 45Gy 对侧斜向楔形板和 10Gy 同侧 15MeV 的电子线加量（90% 的等剂量线）

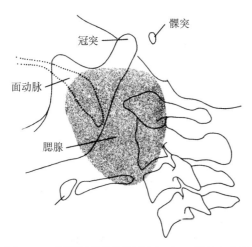

▲ 图 14-2 正常腮腺的解剖位置，与下颌骨和颅底骨的骨性标识有关
在照射时，应尽量避免对侧腮腺照射

技术相比，IMRT 可以显著减少正常结构的剂量。需要治疗神经通路至颅底诸孔时，或有广泛的神经侵犯 IMRT 也有优势。不管选择哪种放射治疗技术，一定要小心谨慎地控制颞叶、眼部结构、中 / 内耳、吞咽结构（收缩肌）、喉部和对侧腮腺的剂量。对前黏膜结构，包括口腔、嘴唇和硬腭的黏膜结构进行限制和细致的监测，可能有助于减少急性毒性反应。最后，在可能的情况下，对侧结构（如果临床允许，同侧颌下腺）应被勾画并尽量避免照射。

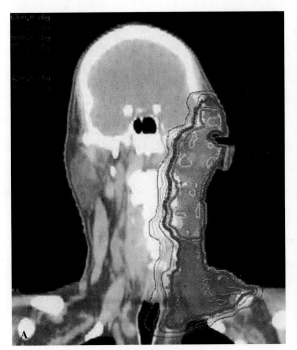
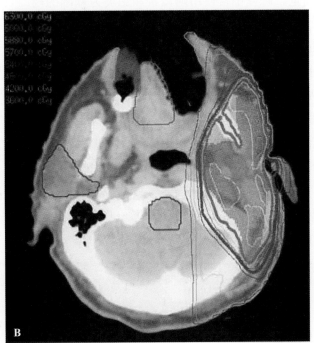
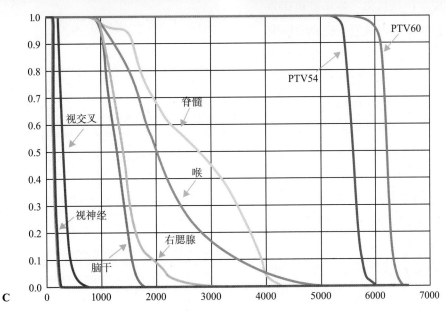

▲ 图 14-4　70 岁男性，行左侧腮腺浅叶切除术和同侧颈部淋巴结清扫术，分期 T_2N_1，高级别黏液表皮样癌

A. 冠状位 IMRT 计划；B. 矢状位 IMRT 计划；使用同时联合推量技术，腮腺瘤床和 II / III 区颈部剂量为 6000cGy，同侧锁骨上窝剂量为 5400cGy；尽量避开的结构包括口腔（绿）、对侧右侧腮腺（浅绿）、脑干（紫）和下颌骨（橙）；C. 剂量—体积直方图可证明 IMRT 能最大限度地增加到 6000cGy 和 5400cGy 计划靶区（PTV）的能力，同时尽量减少正常结构的受量（此图的彩色版本见书中彩图页）

九、化学治疗的作用

一般来说，涎腺肿瘤对化学治疗的反应欠佳，目前除姑息治疗外，化学治疗的作用还没有确定。研究中常使用阿霉素和铂类为基础的药物，几乎所有可用的有限数据只适用于治疗复发或转移性病例。来自北加利福尼亚肿瘤组的一项前瞻性研究显示，使用顺铂、阿霉素和氟尿嘧啶，化学治疗的反应率为 35%[57]。来自梅奥诊所的另一组数据显示，使用以铂类为基础的化学治疗对复发性和局部晚期涎腺肿瘤患者的反应率为 38%[58]。值得注意的是，放射治疗肿瘤组（RTOG）目前正在进行的一项试验，对病理高风险病例行手术 + 术后放射治疗、同步顺铂化学治疗[59]。这一实验的结果备受期待。

十、毒性

放射治疗对腮腺区域的不良反应，分为急性和晚期的皮肤反应：包括耳郭、外耳道和耳旁区域。急性反应，包括红斑、脱屑、皮肤溃疡少见，可以用护肤霜和抗感染治疗。中耳炎和外耳炎经常需要使用抗生素。晚期的皮肤反应包括萎缩、纤维化和外耳道狭窄。颞骨坏死罕见，是放射治疗后一个严重并发症。为了尽量减少这种并发症，建议尽可能减少骨头受量在 70Gy 以上的体积。

听力和平衡的问题是腮腺区域放射治疗最严重的不良反应。鉴于最近发表的几项研究确定了内中耳和中耳的剂量反应关系，在接受头颈癌治疗的患者中，尽可能减少对这些器官的剂量[60-64]。在人类语音频率（0.5 ～ 4.0kHz）中，感觉神经的听力减退是临床上骨传导阈值显著升高，接受了包括内耳在内的根治性放射治疗，大约有 1/3 的患者出现[65, 66]。在一项对 40 名患者的前瞻性研究中，Pan 等的研究表明，当耳蜗接受超过 45Gy 剂量的治疗时候，临床明显的听力减退超过了 10dB[60]。Honore 等也开发出了一种基于接受放射治疗的 20 名患者的临床结果数据，得到接受治疗的前治疗方法和临床结果的预测。值得注意的是，当这个模型根据年龄和治疗前的听力水平进行调整时，在接近 40Gy 处，可见一个很陡的剂量 - 效应曲线。虽然在放射治疗后听力下降的时间、过程中仍存在问题，以及是否对听觉结构的毒性剂量反应关系是线性或 S 形，但普遍的共识是应该对内耳和中耳的剂量进行严密的监控[62-65]。在 2010 年发表的临床（ QUANTEC ）综述中，对正常组织效应的定量分析建议将平均耳蜗的剂量限制在 45Gy 以内，以尽量减少感觉性听力损失的风险[66]。来自意大利的一项前瞻性研究的结果是，患者接受了包括纯音度测量和鼓室导抗测试的声音评估，在三维适形放射治疗之前的 3、6 个月和 24 个月之后[67]。在被登记的 17 名患者中，耳蜗的平均剂量为 19Gy，没有一个患者有永久性听力损伤的证据。

参考文献

[1] Seifert, G., Sobin, L.H. (1992) Histological typing of salivary gland tumors, in *World Health Organization International classification of tumors* (2nd edition). Springer-Verlag, New York.

[2] Kumar, P.P., Patil, A.A., Ogren, F.P., *et al.* (1993) Intracranial skip metastasis from parotid and facial skin tumors: mechanism, diagnosis, and treatment. *J. Natl. Med. Assoc.*, 85, 369–374.

[3] Eneroth, C.M., Hamberger, C.A. (1974) Principles of treatment of different types of parotid tumors. *Laryngoscope*, 84, 1732–1740.

[4] Vrielinck, L.J., Ostyn, F., van Damme, B., *et al.* (1988) The significance of perineural spread in adenoid cystic carcinoma of the major and minor salivary glands. *Int. J. Oral Maxillofac. Surg.*, 17, 190–193.

[5] van derWal, J.E., Becking, A.G., Snow, G.B., *et al.* (2002) Distant metastases of adenoid cystic carcinoma of the salivary glands and the value of diagnostic examinations during follow-up. *Head Neck*, 24, 779–783.

[6] Armstrong, J.G., Harrison, L.B.,Thaler, H.T., *et al.* (1992) The indications for elective treatment of the neck in cancer of the major salivary glands. *Cancer*, 69, 615–619.

[7] Le, Q.T., Birdwell, S., Terris, D.J., *et al.* (1999) Postoperative irradiation of minor salivary gland malignancies of the head and neck. *Radiother. Oncol.*, 52, 165–171.

[8] Bartels, S., Talbot, J.M., DiTomasso, J., *et al.* (2000) The relative value of fine-needle aspiration and imaging in the

preoperative evaluation of parotid masses. *Head Neck*, 22, 781–786.

[9] Freling, N.J., Molenaar,W.M., Vermey, A., *et al.* (1992) Malignant parotid tumors: clinical use of MR imaging and histologic correlation. *Radiology*, 185, 691–696.

[10] Cermik, T.F., Mayi, A., Acikgoz, G., *et al.* (2009) FDG PET in detecting primary and recurrent malignant salivary gland tumors. *Clin. Nucl. Med.*, 32, 286–291.

[11] Amin, M.B., *et al.* (2017) *AJCC Cancer Staging Manual*, 8th edition. Springer-Verlag, New York.

[12] Terhaard, C.H., Lubsen, H., Van der Tweel, I., *et al.* (2004) Salivary gland carcinoma: independent prognostic factors for locoregional control, distant metastases, and overall survival: results of the Dutch head and neck oncology cooperative group. *Head Neck*, 26, 681–692.

[13] Spiro, R.H. (1986) Salivary neoplasms: Overview of a 35-year experience with 2807 patients. *Head Neck Surg.*, 8, 177–184.

[14] Mendenhall,W.M., Morris, C.G., Amdur, R.J., *et al.* (2005) Radiotherapy alone or combined with surgery for salivary gland carcinoma. *Cancer*, 103, 2544–2550.

[15] Lima, R.A., Tavares, M.R., Dias, F.L., *et al.* (2005) Clinical prognostic factors in malignant parotid gland tumors. *Otolaryngol. Head Neck Surg.*, 133, 702–708.

[16] Bhattacharrya, N., Fried, M.P. (2005) Determinants of survival in parotid gland carcinoma: a populationbased study. *Am. J. Otolaryngol.*, 26, 39–44.

[17] Gibson, T. (1964) Locally malignant and radioresistant tumors of the face. *Plast. Reconstr. Surg.*, 34, 491–500.

[18] Tapley, N.D. (1977) Irradiation treatment of malignant tumors of the salivary glands. *Ear NoseThroat J.*, 56, 110–114.

[19] Guillamondegui, O.M., Byers, R.M., Luna, M.A., *et al.* (1975) Aggressive surgery in treatment for parotid cancer: the role of adjunctive postoperative radiotherapy. *Am. J. Roentgenol. RadiumTher.Nucl. Med.*, 123, 49–54.

[20] King, J.J., Fletcher, G.H. (1971) Malignant tumors of the major salivary glands. *Radiology*, 100, 381–384.

[21] Fu, K.K., Leibel, S.A., Levine, M.L., *et al.* (1977) Carcinoma of the major and minor salivary glands. *Cancer*, 40, 2882–2890.

[22] Elkon, D., Colman, M., Hendrickson, F.R. (1978) Radiation therapy in the treatment of malignant salivary gland tumors. *Cancer*, 41, 502–506.

[23] Garden, A.S., El-Naggar, A.K., Morrison,W.H., *et al.* (1997) Postoperative radiotherapy for malignant tumors of the parotid gland. *Int. J. Radiat. Oncol. Biol. Phys.*, 37, 79–85.

[24] North, C.A., Lee, D.J., Piantadosi, S., *et al.* (1990) Carcinoma of the major salivary glands treated by surgery or surgery plus postoperative radiotherapy. *Int. J. Radiat. Oncol. Biol. Phys.*, 18, 1319–1326.

[25] Harrison, L.B., Armstrong, J.G., Spiro, R.H., *et al.* (1990) Postoperative radiation therapy for major salivary gland malignancies. *J. Surg. Oncol.*, 45, 52–55.

[26] Armstrong, J.G., Harrison, L.B., Spiro, R.H., *et al.* (1990) Malignant tumors of major salivary gland origin. A matched-pair analysis of the role of combined surgery and postoperative radiotherapy. *Arch. Otolaryngol. Head Neck Surg.*, 116, 290–293.

[27] Chen, A.M., Bucci, M.K.,Weinberg, V., *et al.* (2006) Adenoid cystic carcinoma of the head and neck treated by surgery with or without postoperative radiation therapy: prognostic features of recurrence. *Int. J. Radiat. Oncol. Biol. Phys.*, 66, 152–159.

[28] Chen, A.M., Garcia, J., Bucci, M.K., *et al.* (2007) The role of postoperative radiation therapy in carcinoma ex pleomorphic adenoma of the parotid gland. *Int. J. Radiat. Oncol. Biol. Phys.*, 67, 138–143.

[29] Chen, A.M., Granchi, P.J., Garcia, J., *et al.* (2007) Local-regional recurrence after surgery without postoperative

irradiation for carcinomas of the major salivary glands: implications for adjuvant therapy. *Int. J. Radiat. Oncol. Biol. Phys.*, 67, 982–987.

[30] Chen, A.M., Bucci, M.K., Quivey, J.M., *et al.* (2006) Long-term outcome of patients treated by radiation therapy alone for salivary gland carcinomas. *Int. J. Radiat. Oncol. Biol. Phys.*, 66, 1044–1050.

[31] Terhaard, C.H., Lubsen, H., Rasch, C.R., *et al.* (2005) The role of radiotherapy in the treatment of malignant salivary gland tumors. *Int. J. Radiat. Oncol. Biol. Phys.*, 61, 103–111.

[32] Huber, P.E., Debus, J., Latz, D., *et al.* (2001) Radiotherapy for advanced adenoid cystic carcinoma: neutrons, photons, or mixed beam? *Radiother. Oncol.*, 59, 161–167.

[33] Hosokawa, Y., Ohomori, K., Kaneko, M., *et al.* (1992) Analysis of adenoid cystic carcinoma treated by radiotherapy. *Oral Surg. Oral Med. Oral Path.*, 74, 251–255.

[34] Wang, C.C., Goodman, M. (1991) Photon irradiation of unresectable carcinomas of the salivary glands. *Int. J. Radiat. Oncol. Biol. Phys.*, 21, 569–576.

[35] Douglas, J.G., Sibergeld, D.L., Laramore, G.E. (2004) Gamma knife stereotactic radiosurgical boost for patients treated primarily with neutron radiotherapy for salivary gland neoplasms. *Stereotact. Funct. Neurosurg.*, 82, 84–85.

[36] Barnett, T.A., Kapp, D.S., Goffinet, D.R. (1990) Adenoid cystic carcinoma of the salivary glands: management of recurrent, advanced, or persistent disease with hyperthermia and radiation therapy. *Cancer*, 65, 2648–2656.

[37] Douglas, J.G., Goodkin, R., Laramore, G.E. (2008) Gamma knife stereotactic radiosurgery for salivary gland neoplasms with base of skull invasion following neutron radiotherapy. *Head Neck*, 30, 492–496.

[38] Jensen, A.D., Nikoghosyan, A.,Windemuth-Kieselbach, C., *et al.* (2010) Combined treatment of malignant salivary gland tumors with intensity-modulated radiation therapy and carbon ions: COSMIC. *BMC Cancer*, 10, 546.

[39] Zhang, J., Zhang, J.G., Song, T.L., *et al.* (2008) 125I seed implant brachytherapy-assisted surgery with preservation of the facial nerve for treatment of malignant parotid gland tumors. *Int. J. Oral Maxillofac. Surg.*, 37, 515–520.

[40] Schulz-Ertner, D., Nikoghosyan, A., J¨akel, O., *et al.* (2003) Feasibility and toxicity of combined photon and carbon ion radiotherapy for locally advanced adenoid cystic carcinomas. *Int. J. Radiat. Oncol. Biol. Phys.*, 56, 391–398.

[41] Jereczek-Fossa, B.A., Krengli, M., Orecchia, R. (2006) Particle beam radiotherapy for head and neck tumors: radiobiological basis and clinical experience. *Head Neck*, 28, 750–760.

[42] Laramore, G.E. (1997) The use of neutrons in cancer therapy: a historical perspective through the modern era. *Semin. Oncol.*, 24, 672–685.

[43] Wamersie, A., Richard, F., Breteau, N. (1994) Development of fast neutron therapy worldwide. Radiobiological, clinical and technical aspects. *Acta Oncol.*, 33, 261–264.

[44] Catterall, M., Errington, R.D. (1987) The implications of improved treatment of malignant salivary gland tumors by fast neutron radiotherapy. *Int. J. Radiat. Oncol. Biol. Phys.*, 13, 1313–1318.

[45] Battermann, J.J., Breuer, K., Hart, G.A., *et al.* (1981) Observations on pulmonary metastases in patients after single doses andmultiple fractions of fast neutrons and cobalt-60 gamma rays. *Eur. J. Cancer*, 17, 539–548.

[46] Douglas, J.G., Koh,W.J., Auston-Seymour, M., *et al.* (2003) Treatment of salivary gland neoplasms with fast neutron radiotherapy. *Arch. Otolaryngol. Head Neck Surg.*, 129, 944–948.

[47] Krull, A., Schwarz, R., Brackrock, S., *et al.* (1998) Neutron therapy in malignant salivary gland tumors: results at European centers. *Recent Results Cancer Res.*, 150, 88–99.

[48] Potter, R., Prott, F.J., Micke, O., *et al.* (1999) Results of fast neutron therapy of adenoid cystic carcinoma of the salivary glands. *Strahlenther. Onkol.*, 175S, 65–68.

[49] Saroja, K.R., Mansell, J., Hendrickson, F.R., *et al.* (1987) An update on malignant salivary gland tumors treated with neutrons at Fermilab. *Int. J. Radiat. Oncol. Biol. Phys.*, 13, 1319–1325.

[50] Laramore, G.E., Krall, J.M., Griffin, T.W., *et al.* (1993) Neutron versus photon irradiation for unresectable salivary gland tumors: final report of an RTOG-MRC randomized clinical trial. RadiationTherapy Oncology Group. Medical Research Council. *Int. J. Radiat. Oncol. Biol. Phys.*, 27, 235–240.

[51] Cianchetti, M., Sandow, P.S., Scarborough, L.D., *et al.* (2009) Radiation therapy for minor salivary gland carcinoma. *Laryngoscope*, 119, 1334–1338.

[52] Spiro, I.J.,Wang, C.C., Montgomery,W.W. (1993) Carcinoma of the parotid gland: Analysis of treatment results and patterns of failure after combined surgery and radiation therapy. *Cancer*, 71, 2699– 2705.

[53] Garden, A.S.,Weber, R.S., Ang, K.K., *et al.* (1994) Postoperative radiation therapy for malignant tumors of minor salivary glands. Outcome and patterns of failure. *Cancer*, 73, 2563–2569.

[54] Storey, M.R., Garden, A.S., Morrison,W.H., *et al.* (2001) Postoperative radiotherapy for malignant tumors of the submandibular gland. *Int. J. Radiat. Oncol. Biol. Phys.*, 51, 952–958.

[55] Douglas, J.G., Laramore, G.E., Austin-Seymour, M., *et al.* (2000) Treatment of locally advanced adenoid cystic carcinoma of the head and neck with neutron radiotherapy. *Int. J. Radiat. Oncol. Biol. Phys.*, 46, 551–557.

[56] Huber, P.E., Debus, J., Latz, D., *et al.* (2001) Radiotherapy for advanced adenoid cystic carcinoma: neutrons, photons or mixed beam? *Radiother. Oncol.*, 59, 161–167.

[57] Venook, A.P., Tseng, A., Jr, Meyers, F.J., *et al.* (1987) Cisplatin, doxorubicin, and 5-fluorouracil chemotherapy for salivary gland malignancies: a pilot study of the Northern California Oncology Group. *J. Clin. Oncol.*, 5, 951–955.

[58] Creagan, E.T.,Woods, J.E., Rubin, J., *et al.* (1988) Cisplatin-based chemotherapy for neoplasms arising from salivary glands and contiguous structures in the head and neck. *Cancer*, 62, 2313–2319.

[59] RTOG 1008. A randomized phase II study of adjuvant concurrent radiation and chemotherapy versus radiation alone in resected high-risk malignant salivary gland tumors. http://www.rtog.org/ClinicalTrials/ ProtocolTable/StudyDetails.aspx?study = 1008.

[60] Pan, C.C., Eisbruch,A., Lee, J.S., *et al.* (2005) Prospective study of inner ear radiation dose and hearing loss in head-and-neck cancer patients. *Int. J. Radiat. Oncol. Biol. Phys.*, 61, 1393–1402.

[61] Honore, H.B., Bentzen, S.M., Moller, K., *et al.* (2002) Sensorineural hearing loss after radiotherapy for nasopharyngeal carcinoma: individualized risk estimation. *Radiother. Oncol.*, 65, 9–16.

[62] Chen,W.C., Jackson, A., Budnick, A.S., *et al.* (2006) Sensorineural hearing loss in combined modality treatment of nasopharyngeal carcinoma. *Cancer*, 106, 820–829.

[63] Ho,W.K.,Wei,W.I., Kwong, D.L., *et al.* (1996) Long-term sensorineural hearing loss in patients treated for nasopharyngeal carcinoma: a prospective study of the effect of radiation and cisplatin treatment. *Int. J. Radiat. Oncol. Biol. Phys.*, 36, 281–289.

[64] Ondrey, F.G., Greig, J.R., Herscher, L. (2000) Radiation dose to otologic structures during head and neck cancer radiation therapy. *Laryngoscope*, 110, 217– 221.

[65] Kwong, D.,Wei,W., Sham, J., *et al.* (1996) Sensorineural hearing loss in patients treated for nasopharyngeal cancer: a prospective study of the effect of radiation and cisplatin treatment. *Int. J. Radiat. Oncol. Biol. Phys.*, 36, 281–289.

[66] Bhandare, N., Jackson, A., Eisbruch, A., *et al.* (2010) Radiation therapy and hearing loss. *Int. J. Radiat. Oncol. Biol. Phys.*, 76, S50–S57.

[67] Jereczek-Fossa, B.A., Rondi, E., Zarowski, A., *et al.* (2011) Prospective study on dose distribution to the acoustic structures during postoperative 3D conformal radiotherapy for parotid tumors: dosimetric and audiometric aspects. *Strahlenther. Onkol.*, 187, 350–356.

第 15 章　原发灶不明的颈部淋巴结转移癌

Cervical Nodes with Unknown Primary Carcinomas

Min Yao　Pierre Lavertu　Mitchell Machtay　著

付　艳　陈雪松　易俊林　译

一、概述

原发灶不明的颈部淋巴结转移癌，也称为原发灶不明的头颈部癌（HNCUP），不常见。组织病理学证实颈部转移癌，但是影像学及临床检查未发现肿瘤，HNCUP 发病率范围为 3% ~ 7%[1, 2]。大多数患者为分化差的鳞状细胞癌。腺癌少见，一旦发现，常常来自唾液腺或者锁骨下。最常见的淋巴结转移区域是 Ⅱ 区，其次是 Ⅲ 区[1]。1975—1995 年，丹麦头颈肿瘤协会进行了一项全国性的调查，研究显示 352 例淋巴结转移性低分化鳞癌的分布（图 15-1）[1]。如果转移淋巴结仅在下颈和锁骨上窝，原发灶要考虑是锁骨下来源。

二、诊断检查

当一个患者颈部淋巴结肿大，采集完整的病史和进行体格检查是必要的。皮肤和头皮应该仔细检查，排除皮肤鳞癌，也可能会表现为淋巴结转移。纤维鼻咽喉镜对鼻咽、口咽、喉、下咽进行直接检查。对于大的淋巴结进行细针穿

刺（FNA）可提供病理诊断。出现鳞状细胞癌或者分化差的癌时，需要检查人乳头状瘤病毒（HPV）。用免疫组化检测 P16、HPV 感染的分子标记物检测。HPV 阳性提示原发灶通常在扁桃体或舌根[3, 4]。在鼻咽癌高发区，转移淋巴结通过原位杂交和聚合链的方法检测 EB 病毒 DNA，可提示原发灶是否在鼻咽[5, 6]。如果 FNA 没有诊断出，并且针对原发灶的内镜下活检是阴性（行或未行扁桃体摘除术），应做淋巴结的活检。最后推荐淋巴结的活检，因为这会延迟治疗。同样可以考虑行淋巴结清扫。

利用计算机断层扫描（CT）对比头颈部的

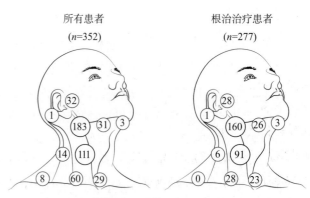

▲ 图 15-1　颈部淋巴结分区

所有患者（左），根治治疗的患者（右）；引自 Grau 2000[1]，经 Elsevier 许可后使用

磁共振成像（MRI）来评估原发肿瘤。在 CT/MRI 扫描中发现的可疑区域可以指导活组织检查。CT/MRI 也可以确定淋巴结的范围和大小。胸部 CT 可以排除原发性肺癌或肺转移，尤其是在颈部较低区域的淋巴结和有 N2B 或更高分期的患者。

在 HNCUP 诊断中，氟脱氧葡萄糖正电子发射断层扫描（FDG–PET）的有效性一直存在争议。最近的研究证实了 FDG–PET 在识别原发性肿瘤和远处转移方面的作用。Rusthoven[7] 等收集整理了在 HNCUP 中使用 FDG–PET 的 16 个回顾性研究，总共 302 名患者，在 CT/MRI 内镜都未发现原发灶的患者中，FDG–PET 检出率是 24.5%。其中四项研究共 107 名患者，发现 17 名患者有新的颈部淋巴结转移（15.9%）和 12 名患者有远处转移（11.2%）。由于 FDG–PET 发现了 24.7% 通过常规检查未发现的原发肿瘤或远处肿瘤的患者，后续治疗方法也做出相应变化[8]。丹麦头颈外科协会发表了一项前瞻性研究系列[8]，60 例患者中有 18 例能够通过 FDG–PET 检测出原发肿瘤或远处转移肿瘤，检出率达到 30%。检出 18 例当中有 15 例修正了治疗方案，查到原发肿瘤可以减少放射治疗的体积，如果患者存在远处转移采用姑息治疗。最近 Rudmik 等[9] 进行一项临床试验，招募了 20 例患者，均为通过常规检查方法未能找到原发肿瘤。在实施内镜检查、活检外科医师也不能预判肿瘤原发灶，在广视野内镜检查和直接切除前 7 天行 FDG–PET/CT 检查。PET/CT 结果与内镜结果比较，如果 PET/CT 结果为阳性，需行活检。作者报道传统检查阳性率为 25%，PET/CT 为 55%，其结果较传统高 30%。PET/CT 发现阳性结果后活检较传统方法获得阳性结果高。

应在内镜检查前进行 FDG–PET 检查。并指导活检以避免活组织检查引起的假阴性结果。在 DAHANCA–13 研究中，60 例患者中，在内镜检查之前 PET 检查发现原发灶者 19 例，结合内镜检查后 PET 检查能够确诊 41 例；未行内镜组的，8 例中有 1 例为假阳性，行内镜组中，22 例中有 11 例是假阳性[8]。PET 指导下活检优于常规内镜下活检[9]。

在麻醉和内镜检查下指导活检，从检查和（或）影像检查发现的可疑区域取样。如果没有可疑区域，应该从鼻咽和口咽活检。因为扁桃体是原发肿瘤的常见部位，身体的同侧扁桃体切除术也应该是完整切除[10, 11]。扁桃体切除术用于检测隐匿性扁桃体肿瘤相比深部扁桃体活组织检查准确率更高[12]。Koch 等[13] 注意到隐匿性扁桃体癌对侧淋巴结转移率接近 10%，并提倡 HNCUP 者，常规行双侧扁桃体及完整腭扁桃体切除术，但是目前这样做是有争议的。

最近，关于这个问题已经有了几份关于使用经口激光显微外科（TLM）或经口、机器人手术（TORS），以确定原发肿瘤的报道[14–17]。Nagel 等[14] 描述了 52 例患者经过完整的头颈部检查，包括纤维内镜检查没有明显的原发灶的患者的经验。在 36 例中采用了经口激光显微外科手术。在这些患者中，有 31 例的原发肿瘤被发现，成功率为 86.1%。在这个研究中，使用 Carl Zeiss 显微镜（Oberkochen，德国）。改进的氙气光源，对显微镜黏膜检查可以发现细微的黏膜变化。Patel 等[15] 报道了多中心研究的经验：在 47 例患者中使用 TORS 手术来识别原发肿瘤。值得注意的是，其中一些患者体格检查有可疑结果或影像学检查异常，在 34 例患者中发现 72.3% 的原发肿瘤小至 0.2cm 原发肿瘤。图 15–2 总结了 HNCUP 的诊断方法。

对于所有头颈癌患者，牙科、听力学、言语病理学与吞咽评价，以及营养评估是必要的，特别是对那些将接受放射治疗的患者。

三、治疗原则

目前对 HNCUP 还没有确定最优治疗方案。

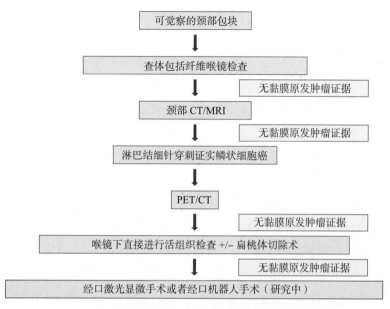

▲ 图 15-2　头颈部原发灶不明的颈部淋巴结转移癌诊治流程

因为病变的发生率较低，缺少随机临床试验的数据供参考。所有已发表的研究都是回顾性分析，患者群体和治疗方法存在异质性。尽管主要的治疗模式为手术和放疗，最新研究表明化学治疗可用来增加放射治疗敏感性。最近，Demiroz 等[18]总结了密歇根大学 41 例患者的治疗数据，结果显示颈部清扫加辅助放射治疗（n=22）与放射治疗 ± 化学治疗（n=19）患者在总生存、无进展生存、局部控制或远处转移上两组之间无差异。

（一）手术

选择性或改良根治性颈清扫术取决于疾病的进展程度。可以在放射治疗之前完成，也可以作为根治性放射治疗后疾病仍然进展的姑息治疗。对选择 N₁ 的患者来说，同时没有颈淋巴结外转移和开放活检[19]，单独颈部淋巴结清扫可能就足够的。开放性活检，包括切取活检和切除活检，可能导致癌细胞的种植播散，还需行术后放射治疗[20, 21]。

（二）化学治疗

以顺铂为基础的化学治疗药物既可以用于同

步放射治疗，也可用于颈部淋巴结清扫术后的同步放射治疗，也可用于根治性放射治疗后的高危群体如：有淋巴结包膜侵犯、软组织受侵、切缘阳性者[22-24]。仍然没有随机研究来支持化学治疗在 HNCUP 中有效。同步放化疗疗效主要来源于头颈部其他已知原发肿瘤的推断[25-27]。

（三）放射治疗

放射治疗是 HNCUP 的重要治疗方法。Grau 等[1] 报道丹麦五个癌症中心 352 名 HNCUP 患者的详细治疗过程。277 人实施了根治性治疗，23 人仅实施了颈清扫。仅实施了颈清扫这些患者较单纯放射治疗的患者黏膜控制更差，肿瘤特异生存率和总体生存率更低。仅行颈清扫患者中的黏膜控制率为 46%，放射治疗组为 84%，放射治疗 + 手术组为 95%（P=0.000 01）。

目前争议较大的就是放射治疗与手术的顺序。部分作者[28]认为先行放射治疗，再行颈清扫，原因如下：①肿瘤组织富氧供，先行放射治疗效果更好；②如果术后行放射治疗可能带来更多并发症；③如果患者术前已发现黏膜病灶，颈清扫手术可同时清除病变。然而，部分作者[29, 30]

认为这种顺序可能出现更多术后并发症及生存率更差。这些研究均来源于回顾性研究，可能有选择偏移。因这部分接受化学治疗患者常常为进展期患者，不能手术完整切除患者。最好的治疗方案应该是结合患者个体情况，行综合治疗。而疾病的进展程度，患者一般状态，患者选择，治疗团队经验亦需考虑。对于分期为 N_1 或 N_{2a} 临床分期较低的分期患者，可实行穿刺活检，然后行放射治疗或切除活检[31]。对于进展期患者如果化学治疗敏感有效，化学治疗后复查 CT 或 PET/CT 未见肿瘤残留，化学治疗就足够[32-34]。

另一争议较大的为放射治疗范围界定。部分学者认为仅行同侧放射治疗足够，然而其他学者认为应行双侧颈部及喉放射治疗。Grau 等[1]总结了一项接受根治性放射治疗的研究，总 250人，其中 224 人接受了双侧颈部放射治疗，26人仅接受同侧放射治疗，接受双侧颈部放射治疗可获得更好的肿瘤特异生存率。Nieder 等[35]研究发现接受同侧及双侧颈部放射治疗的患者在黏膜原发肿瘤复发率没有统计学差异（8% vs 9.5%）。然而，单侧放射治疗较双侧放射治疗的颈部复发率中位数更高（51.5% vs 19%）。远处转移率中位数也是在单侧放射治疗的患者中高（38% vs 19%）。单侧放射治疗 5 年总生存率中位数较双侧的更低（36.5% vs 50%）。在最近发表研究中，大部分均为双侧颈部放射治疗。而单侧放射治疗仅应用于高龄、并发其他基础疾病的不能耐受双侧治疗的患者。

图 15-3 为 HNCUP 患者行双侧颈及咽部轴线放射治疗入路的示意图。由于大部分肿瘤隐匿在口咽，Mendenhall 等[36]提出在放射野中不照射喉，仅包括颈部、口咽和鼻咽部。上颈部接受平行对穿野照射，剂量 64.8Gy，分次剂量为 1.8Gy，脊髓限量 45Gy。此入路包括鼻咽、口咽和颈静脉及颅底的脊副链淋巴结，下界位于甲状软骨下缘。下颈部治疗是采用前后野中间挡铅保护喉，剂量 50Gy，分次剂量为 2.0Gy。局部肿瘤高危区 10 ～ 20Gy 的推量。此治疗技术显著降低了喉部和下咽的辐射剂量。从而减少特别是那些与言语和吞咽有关的急性和晚期的毒性。在另一项研究

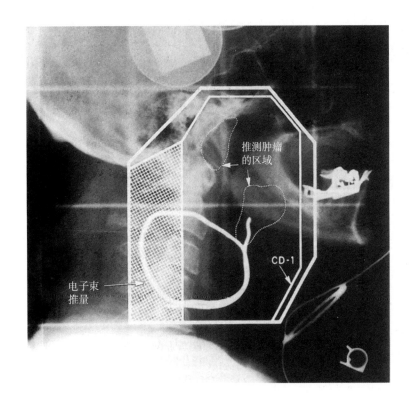

◀ 图 15-3　隐匿原发灶，大的颈部淋巴结患者的模拟定位影像

中，报道 17 名患者通过这样的方式达到治疗目的[37]。没有患者在原发性黏膜部位复发或远处转移，然而 1 名患者在治疗后 1 年有颈部复发，1 名患者有持续性的结节病，治疗后 4 个月死亡。5 年的特异生存率和总体生存率分别为 88% 和 82%。

（四）调强放射治疗

由于头颈部放射治疗包括颈部和整个咽轴，所以可引起严重的急性和晚期毒性。即使是 Mendenhall 提出的喉部保留技术，采用全剂量照射腮腺也可能导致长期口干舌燥。而调强放射治疗主要就是在保护唾液腺体的基础上、保护腮腺功能。调强放射治疗主要就是靶区高量，正常危及器官低量。这种风险调整的个性化放射治疗方案应该被采用以达到肿瘤最大化控制且保证生活质量。

（五）调强放射治疗个体化的目标治疗

头颈癌具有可预测的淋巴转移模式[38]。因此，可根据淋巴结转移区域推测出潜在的原发病灶。例如，Ⅰ区淋巴结转移原发灶主要位于口腔，而Ⅱ区淋巴结转移提示原发灶可能为口咽，特别是当 HPV 是阳性的时候。Ⅴ区淋巴结转移通常为鼻咽或来源皮肤病变。为此，根据淋巴受累程度及是否感染 HPV，可以制定特殊放射治疗范围，从而避免正常黏膜照射造成不必要的损害和相关黏膜疾病。以下作者针对 HNCUP 运用调强放射治疗技术制定治疗方案。

1. 针对Ⅱ区淋巴结转移的调强放射治疗　图 15-4 定义了 3 个靶区。作者定义阳性淋巴结为 GTV，外扩 5 ～ 10mm 的区域定义为 CTV1，CTV2 包括淋巴结高危区域。也就是说同侧Ⅱ / Ⅲ区淋巴结，通常口咽或鼻咽原发灶的可能性大。当 HPV 阳性时，鼻咽部可排除。CTV3 包括同侧下颈及对侧颈部淋巴结，以及咽后淋巴结。CTV 外扩 3 ～ 5mm 的区域定义为 PTV。腮腺、喉部、下咽和颈段食管和脊髓和脑干一样均

为危及器官。

运用局部推量的技术，PTV1 总剂量为 70Gy，分次剂量 2.0Gy。PTV2 总剂量 60 ～ 64Gy，PTV3 总剂量 54 ～ 56Gy。序贯推量也可用。患者也可以用分野调强放射治疗，上颈部放射治疗、可疑黏膜部位（口咽或鼻咽）和带有前后对穿野与调强放射治疗配合，用于甲状软骨部位。喉位于颈部下方区域。这种技术可以减少喉部和下咽部的剂量[39, 40]。

同步化学治疗主要针对 N_2 或 N_3 疾病能够忍受化学治疗的患者。在放射治疗后，对残留病灶进行颈清扫。

2. 对于Ⅱ区淋巴结转移术后调强放射治疗　图 15-5 定义了三个肿瘤区域。CTV1 是切除淋巴结的肿瘤床。CTV2 包括高危淋巴区域（同侧Ⅱ、Ⅲ区）和可疑原发部位口咽（和鼻咽癌）。当肿瘤 HPV 阳性时，鼻咽除外。CTV3 包括同侧下颈、对侧颈、咽后淋巴结。CTV 外扩 3 ～ 5mm 为 PTV。腮腺、喉部、下咽和颈段食管和脊髓和脑干一样均为危及器官。

对无淋巴结包膜外侵犯的患者。PTV1 和 PTV2 总剂量 60Gy，分次剂量 2.0Gy，PTV3 总剂量 54Gy，分次剂量为 1.8Gy。对于有淋巴结包膜外侵犯的患者，PTV1 总剂量 60 ～ 66Gy，分次剂量 2.0Gy，PTV2 为 60 ～ 64Gy，PTV3 为 54 ～ 56Gy（PTV1 和 PTV2 在相同的剂量时可以合并）。淋巴结包膜外侵犯，软组织受侵或切缘阳性可考虑同步化学治疗。

3. 对多个区域淋巴结转移的患者进行调强放射治疗　对于在Ⅱ区到Ⅳ区淋巴结转移的患者，喉头和下咽不能避免受照射，并且应该被纳入 CTV2 作为潜在原发灶部位，特别是与颈部淋巴结转移相关的喉部和下咽的一侧（图 15-6）。再次，阳性淋巴结外扩 5 ～ 10mm 为 CTV1，CTV2 包括同侧颈部和同侧咽轴，而对侧颈部、对侧咽轴、锁骨上窝和咽后淋巴结被定义为 CTV3。

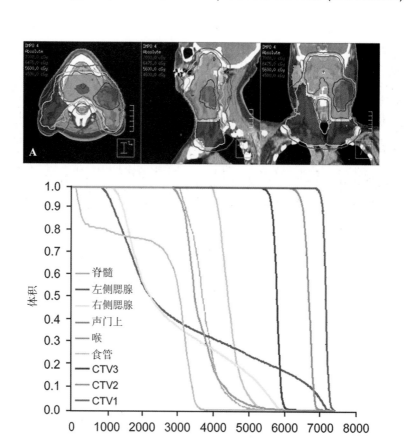

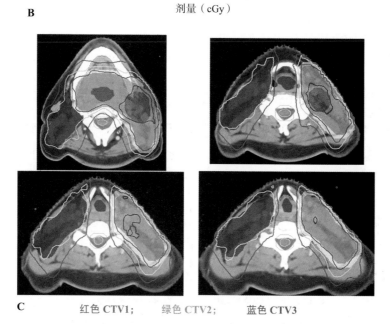

▲ 图 15-4 患者接受根治性放射治疗同步化学治疗

A. CTV1 包括阳性淋巴结及边界，剂量 70Gy；CTV2 包括鼻咽、口咽和高危淋巴结区域，剂量 63Gy；CTV3 剂量 56Gy；一次计划，同时进行，采用局部推量技术，分 35 次；食管作为限量器官予以保护；B. 剂量 - 体积直方图；腮腺、喉和声门上喉剂量可接受；引自 Lu，Yao and Tan 2009[43]，经 Elsevier 的允许转载；C. IMRT 计划的代表性层面（此图的彩色版本见书中彩图页）

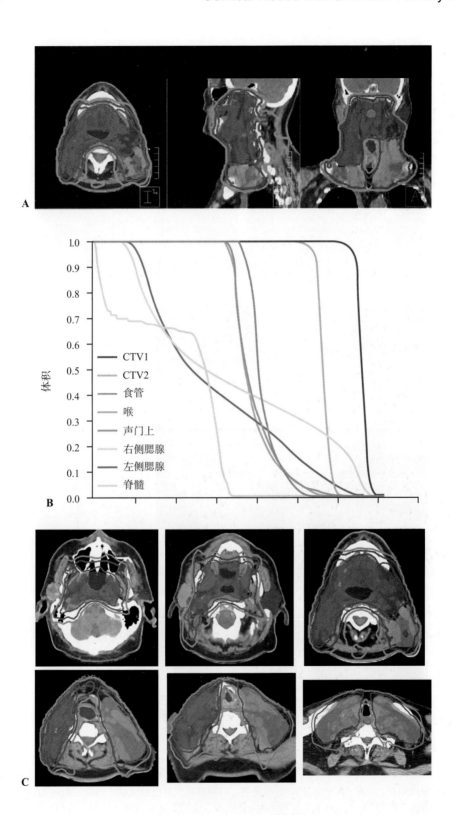

▲ 图 15-5　患者 Ⅱ 区大的淋巴结转移，淋巴结包膜外侵犯，颈部淋巴结清扫术后，接受术后 IMRT 放射治疗同步化学治疗

A. CTV1 包括外科手术区域，高风险的淋巴结区域，口咽和鼻咽；CTV2 包括低风险的颈部淋巴结区域；总剂量分别是 64Gy（每次 2Gy）和 54.4Gy（每次 1.7Gy），分 32 次，使用整体推量技术一次完成；食管作为剂量限定器官排除在外；B. 剂量 - 体积直方图；腮腺、喉、声门上喉剂量可接受；引自 Lu，Yao，and Tan 2009[43]，经 Elsevier 允许转载；C. 该患者 IMRT 计划的代表性层面（此图的彩色版本见书中彩图页）

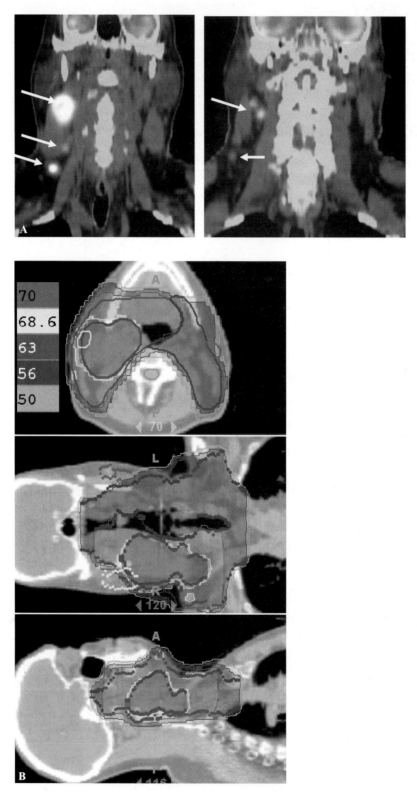

▲ 图 15-6　患者右颈 Ⅱ ~ Ⅳ 区多个淋巴结转移

A. 患者 FDG-PET 扫描；B. IMRT 计划，CTV1 包括所有的阳性淋巴结及边缘，剂量 70Gy，CTV2 包括鼻咽、口咽、同侧喉和下咽和高风险的淋巴结区域，剂量 63Gy，CTV3 剂量 56Gy；一次计划，同时进行，采用局部推量技术，分 35 次；食管作为限量器官予以保护

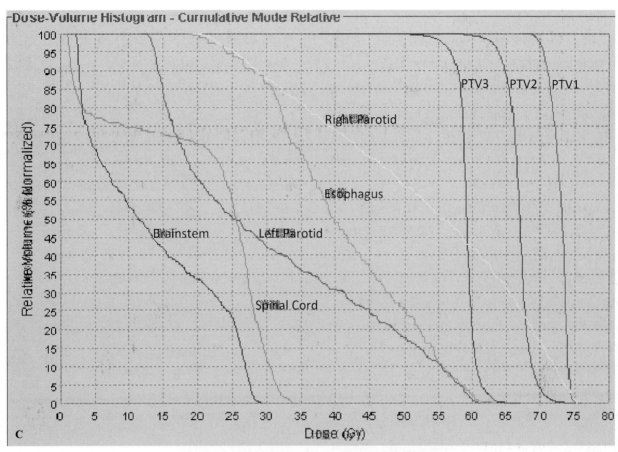

▲ 图 15-6（续）　患者右颈 Ⅱ－Ⅳ区多个淋巴结转移

C. 剂量－体积直方图（此图的彩色版本见书中彩图页）

PTV1 总剂量 70Gy，分次剂量 2.0Gy，PTV2 为 60～64Gy，PTV3 为 54～56Gy。常行同步化学治疗。

4. 低位颈部转移淋巴结调强放射治疗　Ⅲ区和Ⅳ区淋巴结转移患者靶区与多区域淋巴结转移患者一样。同侧喉、下咽部应该包括在 CTV2 中。

5. 对于 Ⅰ区淋巴结转移患者调强放射治疗　这是不常见的。隐匿原发灶可能在口腔，尤其是当只涉及 Ⅰ A 区的时候。作为由国家综合癌症网络指南[41] 的建议，辐射应照射到口腔、Waldeyer 环、口咽，以及双侧颈部。喉和下咽可以不用照射。

6. 对于Ⅴ区淋巴结转移患者调强放射治疗　这也不常见。对于一个只有Ⅴ区的患者，有必要先排除皮肤癌。对于来自特殊地理区域的患者，如鼻咽癌高发区（如中国），辐射需要包括鼻咽。

（六）调强放射治疗的结局

几项单中心回顾研究的结果已经发表（表15-1）。Klem 等[42] 总结了在纪念斯隆·凯特琳癌症中心 21 例患者的资料，其中 16 例手术后接受 IMRT 治疗、5 例接受根治性调强放射治疗。在这些患者中，双侧颈部淋巴结区域和黏膜部位包括口咽、喉部、下咽，90% 的病例包括了鼻咽。3 个患者局部失败，有 2 例远处转移。最常见的急性毒性是：黏膜炎、皮炎、疲劳、口干、恶心。随访时未见 3 级或 4 级口腔干燥症。3 例患者食管狭窄。

Lu 等[43] 报道了在爱荷华大学 18 例患者的

资料，放射治疗前其中 8 人行颈清扫，4 人行切除活检。6 名患者接受了根治的调强放射治疗，大多数患者都实施了喉部保留的调强放射治疗。仅行根治性放射治疗有 2 名患者淋巴结持续存在。其中 1 名患者进行了挽救性淋巴结清扫术，另一名患者有肺转移接受了化学治疗。2 年总体生存率，无复发生存率。远处转移的存活率分别为 74.2%、88.8% 和 88.2%。

Frank 等 [44] 报道了他们在安德森癌症中心的治疗经验。在接受治疗的 52 名患者中，在放射治疗或与同步放化疗进行之前，有 13 人实施了颈清扫，14 人在放射治疗前进行了切除活检，14 人也接受了化学治疗。1 例患者有黏膜复发，有 3 例患者颈部复发，5 例患者远处转移。5 年无病生存率和总生存率分别为 88% 和 81%。1 级口干是最常见的并发症。未发现 4 级并发症，2 例为 3 级食管毒性。

Chen 等 [45] 比较了 27 例接受调强放射治疗治疗的患者与 24 例常规放射治疗患者。颈部和黏膜轴，包括鼻咽、口咽、喉部和下咽均在照射范围内，与常规放射治疗局部控制率（87%）和调强放射治疗局部控制率（92%）相似。接受调强放射治疗的患者比常规放射治疗（12%）的患者有更多的 3 级以上的急性黏膜炎（28%）。然而，IMRT 患者的 3 级以上的晚期毒性（29%）明显低于常规放射治疗患者（63%）（$P < 0.001$）。在调强放射治疗（IMRT）和常规放射治疗的患者中，3 级 + 晚期吞咽困难发生率分别为 17% 和 42%。在 IMRT 和常规放射治疗的患者中，3

级 + 晚期口干症发生率分别为 11% 和 58%。与 IMRT 组相比，在常规放射治疗组中，G-tube 相关的患者明显增多（6 个月分别为 42% 和 11%，治疗后 1 年为 33% 和 0%）。

Madani 等 [46] 比较了 23 例 IMRT 患者和 18 例常规放射治疗患者进行治疗。总体生存和远离疾病的生存没有发现组间差异。尽管如此，接受常规放射治疗的患者有与 IMRT 组相比，急性吞咽困难的发生率和严重程度明显增高。常规放射治疗的患者更易出现吞咽困难、口腔干燥和皮肤并发症。

最近，Mourad 等 [47] 描述了 68 个 HNCUP 患者用放射技术治疗的患者。只包括双侧颈和口咽。这些患者中，40% 采用 IMRT 技术治疗，与上述对 2 级淋巴结病患者的描述技术相似；56% 的患者同时接受了化学治疗。在 3.5 年的中值随访中，局部控制率为 95.5%。1 名患者出现原发性肿瘤，2 名患者颈部治疗失败。据报道，3 年的总生存率为 100%。

四、未来展望

在过去的 10 年中，HPV 相关的口咽癌发病率显著增加 [48]。这些患者中有许多都有明显的颈部淋巴结肿大，但口咽的原发灶很小，这是很难检测到的，由于口咽的淋巴组织丰富，因此被归类为原发灶不明的颈部淋巴结转移癌。在 Patel 的系列文章中，在 HNCUP[15] 中使用了 TORS，许多检测到的肿瘤都小于 1.0cm，有些

表 15-1 头颈原发灶不明的颈部淋巴结转移癌应用 IMRT 技术放射治疗研究汇总

研究	患者数	LRFS（%）	RRFS（%）	LRRFS（%）	DDFS（%）	OS（%）
Klem 等 [42]	21	–	90	–	90	85
Madani 等 [46]	23	–	–	–	76.3	74.8
Lu 等 [43]	18	–	88.5	–	88.2	74.2
Frank 等 [44]	52	98	94	–	–	89
Chen 等 [45]	27	–	–	92	84	87

DDFS. 无远处转移生存；LRFS. 无局部复发生存；LRRFS. 无局部区域复发生存；OS. 总生存；RRFS. 无区域复发生存

小至 0.2cm。

据报道，HPV 相关的 HNCUP 的患者的治疗效果较好[49, 50]。HPV 相关的口咽癌临床试验目前正在进行中，治疗的临床试验逐步增加[51]。这种方法可能适用于 HPV 相关 HNCUP。采用经口手术和颈部分开治疗，并以有限的范围进行治疗。采用局部放射治疗[52]，但这种方法，应该在临床试验中证实。

五、结论

原发灶不明的颈部淋巴结转移癌的原发灶不确定并不少见。诊断评估这些患者应集中于确定原发肿瘤和确定疾病范围，包括是否存在远处转移。包括影像学研究，如 CT 和 FDG–PET，以及麻醉下的内镜检查和活检。所有头颈患者应经多学科讨论治疗进行个体化治疗。手术、放射治疗和化学治疗的序列和组合应进行讨论。全面的放射治疗包括双颈部和咽部轴线提供较同侧颈部放射治疗相比有更好局部控制，但是往往会导致更大的毒性和不良反应。放射治疗方案可以根据淋巴结分区进行个性化对腮腺的保留。辐射技术应被认为作为 HNCUP 治疗的一种方法。目前，与 HPV 相关的 HNCUP 发病率呈上升趋势，此部分患者预后较好，在提出这些治疗方案中并希望特别是从长远来看能提高肿瘤控制和生存并减少毒性。然而，在 HNCUP 患者中应用较少因为这种方法目前正处于调查和多中心的前瞻性临床试验。

参考文献

[1] Grau, C., Johansen, L.V., Jakobsen, J., *et al.* (2000) Cervical lymph node metastases from unknown primary tumors. Results from a national survey by the Danish Society of Head and Neck Oncology. *Radiother. Oncol.*, 55, 121–129.

[2] Jereczek-Fossa, B.A., Jassem, J., Orecchia, R. (2004) Cervical lymph node metastases of squamous cell carcinoma from an unknown primary. *Cancer Treat. Rev.*, 30, 153–164.

[3] Weiss, D., Koopmann, M., Rudack, C. (2011) Prevalence and impact on clinicopathological characteristics of human papillomavirus-16 DNA in cervical lymph node metastases of head and neck squamous cell carcinoma. *Head Neck*, 33, 856–862.

[4] Zhang, M.Q., El-Mofty, S.K., Davila, R.M. (2008) Detection of human papillomavirus-related squamous cell carcinoma cytologically and by in situ hybridization in fine-needle aspiration biopsies of cervical metastasis: a tool for identifying the site of an occult head and neck primary. *Cancer*, 114, 118–123.

[5] Macdonald, M.R., Freeman, J.L., Hui, M.F., *et al.* (1995) Role of Epstein–Barr virus in fine-needle aspirates of metastatic neck nodes in the diagnosis of nasopharyngeal carcinoma. *Head Neck*, 17, 487–493.

[6] Lee,W.Y., Hsiao, J.R., Jin, Y.T., *et al.* (2000) Epstein–Barr virus detection in neck metastases by in-situ hybridization in fine-needle aspiration cytologic studies: An aid differentiating the primary site. *Head Neck*, 22, 336–340.

[7] Rusthoven, K.E., Koshy, M., Paulino, A.C. (2004) The role of fluorodeoxyglucose positron emission tomography in cervical lymph node metastases from an unknown primary. *Cancer*, 101, 2641–2649.

[8] Johansen, J., Buus, S., Loft, A., *et al.* (2008) Prospective study of 18FDG-PET in the detection and management of patients with lymph node metastases to the neck from an unknown primary tumor. Results from the DAHANCA-13 study. *Head Neck*, 30, 471–478.

[9] Rudmik, L., Lau, H.Y., Matthews, T.W., *et al.* (2011) Clinical utility of PET/CT in the evaluation of head and neck squamous cell carcinoma with an unknown primary: A prospective clinical trial. *Head Neck*, 33, 935–940.

[10] Randall, D.A., Johnstone, P.A., Foss, R.D., *et al.* (2000) Tonsillectomy in diagnosis of the unknown primary tumor of the head and neck. *Otolaryngol. Head Neck Surg.*, 122, 52–55.

[11] Lapeyre, M., Malissard, L., Peiffert, D., *et al.* (1997) Cervical lymph node metastasis from an unknown primary: is a tonsillectomy necessary? *Int. J. Radiat. Oncol. Biol. Phys.*, 39, 291–296.

[12] Waltonen, J.D., Ozer, E., Schuller, D.E., *et al.* (2009) Tonsillectomy vs. deep tonsil biopsies in detecting occult tonsil tumors. *Laryngoscope*, 119, 102–106.

[13] Koch,W.M., Bhatti, N.,Williams, M.F., *et al.* (2001) Oncologic rationale for bilateral tonsillectomy in head and neck squamous cell carcinoma of unknown primary source. *Otolaryngol. Head Neck Surg.*, 124, 331–333.

[14] Nagel, T.H., Hinni, M.L., Hayden, R.E., *et al.* (2014) Transoral laser microsurgery for the unknown primary: Role for the lingual tonsillectomy. *Head Neck*, 36, 942–946.

[15] Patel, S.A., Magnuson, J.S., Holsinger, F.C., *et al.* (2013) Robotic surgery for the primary head and neck squamous cell carcinoma of unknown site. *JAMA Otolaryngol. Head Neck Surg.*, 139, 1203–1211.

[16] Durmus, K., Rangarajan, S.V., Old, M.O., *et al.* (2014) Transoral robotic approach to carcinoma of unknown primary. *Head Neck*, 36, 848–852.

[17] Mehta, V., Johnson, P., Tassler, A., *et al.* (2013) A new paradigm for the diagnosis and management of unknown primary tumors of the head and neck: A role for transoral robotic surgery. *Laryngoscope*, 123, 146–151.

[18] Demiroz, C., Vainshtein, J.M., Koukourakis, G.V., *et al.* (2014) Head and neck squamous cell carcinoma of unknown primary: neck dissection and radiotherapy or definitive radiotherapy. *Head Neck*, 36, 1589–1595.

[19] Coster, J.R., Foote, R.L., Olsen, K.D., *et al.* (1992) Cervical nodal metastasis of squamous cell carcinoma of unknown origin: Indications for withholding radiation therapy. *Int. J.*

Radiat. Oncol. Biol. Phys., 23, 743–749.

[20] Ellis, E.R., Mendenhall,W.M., Rao, P.V., et al. (1991) Incisional or excisional neck-node biopsy before definitive radiotherapy. Head Neck, 13, 177–183.

[21] Mack, Y., Parsons, J.T., Mendenhall,W.M., et al. (1993) Squamous cell carcinoma of the head-and-neck: Management after excisional biopsy of a solitary metastatic neck node. Int. J. Radiat. Oncol. Biol. Phys., 25, 619–622.

[22] Argiris, A., Smith, S.M., Stenson, K., et al. (2003) Concurrent chemoradiotherapy for N2 or N3 squamous cell carcinoma of the head and neck from an occult primary. Ann. Oncol., 14, 1306–1311.

[23] Shehadeh, N.J., Ensley, J.F., Kucuk, O., et al. (2006) Benefit of postoperative chemoradiotherapy for patients with unknown primary squamous cell carcinoma of the head and neck. Head Neck, 28, 1090–1098.

[24] Chen, A.M., Farwell, D.G., Lau, D.H., et al. (2011) Radiation therapy in the management of head-and-neck cancer of unknown primary origin: How does the addition of concurrent chemotherapy affect the therapeutic ration? Int. J. Radiat. Oncol. Biol. Phys., 81, 346–352.

[25] Pignon, J.P., le Maitre, A., Maillard, E., et al. MACH-NC Collaborative Group (2009) Meta-analysis of chemotherapy in head and neck cancer (MACH-NC): An update on 93 randomized trials and 17,346 patients. Radiother. Oncol., 92, 4–14.

[26] Cooper, J.S., Pajak, T.F., Forastiere, A.A., et al. (2004) Postoperative concurrent radiotherapy and chemotherapy for high-risk squamous-cell carcinoma of the head and neck.N. Engl. J. Med., 350, 1937–1944.

[27] Bernier, J., Domenge, C., Ozsahin, M., et al. (2004) Postoperative irradiation with or without concomitant chemotherapy for locally advanced head and neck cancer.N. Engl. J. Med., 350, 1945–1952.

[28] Chepeha, D., Koch,W., Pitman, K. (2003) Management of unknown primary. Head Neck, 25, 499–504.

[29] Friesland, S., Lind, M.G., Lundgren, J., et al. (2001) Outcome of ipsilateral treatment for patients with metastases to neck nodes of unknown origin. Acta Oncol., 40, 24–28.

[30] Erkal, H.S., Mendenhall,W.M., Amdur, R.J., et al. (2001) Squamous cell carcinoma metastatic to cervical lymph nodes from an unknown head-and-neck mucosal site treated with radiation therapy alone or in combination with neck dissection. Int. J. Radiat. Oncol. Biol. Phys., 50, 55–63.

[31] Aslani, M., Sultanem, K., Voung, T., et al. (2007) Metastatic carcinoma to the cervical nodes from unknown head and neck primary site: Is there a need for neck dissection? Head Neck, 29, 585–590.

[32] Yao, M., Smith, R.B., Graham, M.M., et al. (2005) The role of FDG PET in management of neck metastasis from head-and-neck cancer after definitive radiation treatment. Int. J. Radiat. Oncol. Biol. Phys., 63, 991–999.

[33] Porceddu, S.V., Pryor, D.I., Burmeister, E., et al. (2011) Results of a prospective study of positron emission tomography-directed management of residual nodal abnormalities in node-positive head and neck cancer after definitive radiotherapy with or without systemic therapy. Head Neck, 33, 1675–1682.

[34] Liauw, S.L., Mancuso, A.A., Amdur, R.J., et al. (2006) Postradiotherapy neck dissection for lymph node-positive head and neck cancer:The use of computed tomography to manage the neck. J. Clin. Oncol., 24, 1421–1427.

[35] Nieder, C., Gregoire, V., Ang, K.K. (2001) Cervical lymph node metastases from occult squamous cell carcinoma: Cut down a tree to get an apple? Int. J. Radiat. Oncol. Biol. Phys., 50, 727–733.

[36] Mendenhall,W.M., Mancuso, A.A., Amdur, R.J., et al. (2001) Squamous cell carcinoma metastatic to the neck from an

unknown head and neck primary site. Am. J. Otolaryngol., 22, 261–267.

[37] Barker, C.A., Morris, C.G., Mendenhall,W.M. (2005) Larynx-sparing radiotherapy for squamous cell carcinoma from an unknown head and neck primary site. Am. J. Clin. Oncol., 28, 445–448.

[38] Werner, J.A., Dunne, A.A., Myers, J.N. (2003) Functional anatomy of the lymphatic drainage system of the upper aerodigestive tract and its role in metastasis of squamous cell carcinoma. Head Neck, 25, 322–332.

[39] Lee, N., Mechalakos, J., Puri, D.R., et al. (2007) Choosing an intensity-modulated radiation therapy technique in the treatment of head-and-neck cancer. Int. J. Radiat. Oncol. Biol. Phys., 68, 1299–1309.

[40] Dabaja, B., Salehpour, M.R., Rosen, I., et al. (2005) Intensity-modulated radiation therapy (IMRT) of cancers of the head and neck: Comparison of split-field and whole-field techniques. Int. J. Radiat. Oncol. Biol. Phys., 63, 1000–1005.

[41] http://www.nccn.org/professionals/physician gls/pdf/ head-and-neck.pdf.

[42] Klem, M.L., Mechalakos, J.G.,Wolden, S.L., et al. (2008) Intensity-modulated radiotherapy for head and neck cancer of unknown primary: Toxicity and preliminary efficacy. Int. J. Radiat. Oncol. Biol. Phys., 70, 1100–1107.

[43] Lu, H., Yao, M., Tan, H. (2009) Unknown primary head and neck cancer treated with intensity-modulated radiation therapy: To what extent the volume should be irradiated. Oral Oncol., 45, 474–479.

[44] Frank, S.J., Rosenthal,D.I., Petsuksiri, J., et al. (2010) Intensity-modulated radiotherapy for cervical node squamous cell carcinoma metastases from unknown head-and-neck primary site: M.D. Anderson Cancer Center outcomes and patterns of failure. Int. J. Radiat. Oncol. Biol. Phys., 78, 1005–1010.

[45] Chen, A.M., Li, B.Q., Farwell, D.G., et al. (2011) Improved dosimetric and clinical outcomes with intensity-modulated radiotherapy for head-and-neck cancer of unknown primary origin. Int. J. Radiat. Oncol. Biol. Phys., 79, 756–762.

[46] Madani, I., Vakaet, L., Bonte, K., et al. (2008) Intensity-modulated radiotherapy for cervical lymph node metastases from unknown primary cancer. Int. J. Radiat. Oncol. Biol. Phys., 71, 1158–1166.

[47] Mourad,W.F., Hu, K., Shasha, D., et al. (2014) Initial experience with oropharynx-targeted radiation therapy for metastatic squamous cell carcinoma of unknown primary of the head and neck. Anticancer Res., 34, 243–248.

[48] Chaturvedi, A.K., Engels, E.A., Pfeiffer, R.M., et al. (2011) Human papillomavirus and rising oropharyngeal cancer incidence in the united states. J. Clin. Oncol., 29, 4294–4301.

[49] Keller, L.M., Galloway, T.J., Holdbrook, T., et al. (2014) P16 status, pathologic and clinical characteristics, biomolecular signature, and long-term outcomes in head and neck squamous cell carcinoma of unknown primary. Head Neck, 36, 1677–1684.

[50] Fotopoulos, G., Pavlidis, N. (2015) The role of human papilloma virus and p16 in occult primary of the head and neck: A comprehensive review of the literature. Oral Oncol., 51, 119–123.

[51] Mirghani, H., Amen, F., Blanchard, P. et al. (2015) Treatment de-escalation in HPV-positive oropharyngeal carcinoma: ongoing trials, critical issues and perspectives. Int. J. Cancer, 136, 1494–1503.

[52] Graboyes, E.M., Sinha, P.,Thorstad,W.L., et al. (2015) Management of human papilloma-related unknown primaries of the head and neck with a transoral surgical approach. Head Neck, 37, 1603–1611.

第 16 章　颞骨肿瘤
Temporal Bone Tumors

Allen M. Chen　著

付　艳　陈雪松　易俊林　译

一、概述

颞骨位于颅骨的两侧和底部，在大脑颞叶的侧面。支撑着面部，每一个颞骨由五个部分组成：颞鳞、岩部、鼓部、乳突部和茎突。颞骨与形成耳朵的结构密切相关，包括外耳道、耳蜗和内耳。

由颞骨引起的恶性肿瘤（即外耳道、中耳或乳突）是非常罕见的。据估计，他们的发病率为 1/10 万～ 20 万 [1]。值得注意的是，慢性中耳炎和耳漏常与外耳道癌有关。另外，大约 1/4 的中耳和乳突的癌与胆脂瘤形成重叠 [2]。可以是各种组织学类型，包括鳞状细胞癌、基底细胞癌、腺样囊性癌、肌上皮瘤、腺癌和未分化癌。鳞状细胞癌是外耳道（EAC）中最常见的恶性肿瘤。邻近颞区的良性肿瘤也很常见，包括副神经节瘤、神经鞘瘤、脑膜瘤和血管瘤。

二、淋巴引流

由颞骨或耳结构引起的肿瘤的淋巴引流至颈 Ⅱ 区淋巴结，腮腺前淋巴结和面部淋巴结，耳前和耳后淋巴结，较少引流至乳突区和下颈部淋巴结（Ⅲ 和 Ⅳ 水平）。

据报道，在 EAC 的鳞状细胞癌中，淋巴结转移的发生率为 10%～ 23% [3-5]。一旦出现淋巴结转移的患者因肿瘤具有侵袭性故预后差。

三、诊断和分期

最常见的临床症状是耳漏、疼痛和出血 [5]。患者往往被误诊为患有慢性外耳道感染或慢性耳炎，通常平均可出现延误诊断 6 个月。因此，长时间的外耳炎经常规措施治疗未见好转者，需高度怀疑此病。患者可能在外耳道中有息肉样病变或溃疡性病变，由于外耳道阻塞常常会使听力较差。明确诊断首先需完善系统的头颈部检查，包括评估脑神经功能和触诊颈部淋巴结。鼻咽镜检查应特别关注鼻咽部有无病变侵犯。头部和颈部的计算机断层扫描（CT）和磁共振成像（MRI）有助于充分评估肿瘤侵犯范围和区域淋巴结的状况。此外，专用的薄层颞骨 CT 因软组织和骨良好的对比可以进一步明确肿瘤的侵袭范围。

美国癌症联合委员会（AJCC）分期系统不包括颞骨肿瘤，经常使用皮肤癌的分期标准 [6]。然而，参考皮肤癌的 AJCC 分期系统局限性，绝大多数颞骨肿瘤患者将被归类为 T4。因此，现今使用了各种其他的分期系统，比较常用的 Stell–McCormick 和 Arriaga 系统 [3, 7]。表 16-1 和表 16-2 所示，以上两种分期系统可以反映局部肿瘤的浸润程度，并与肿瘤切除所需的手术切除范围大致相关。

表 16-1 Stell–McCormick 分期系统

T 分期	描　述
T_1	肿瘤局限在原发部位（即没有面神经麻痹，影像学上没有骨质破坏）
T_2	肿瘤浸润到原发部位之外，有面神经麻痹，影像学上有骨质破坏，但没有超出原发器官
T_3	临床或影像学证据表明超出了周围组织（即硬脑膜，颅底，腮腺，颞下颌关节）
T_X	患者分期证据不足，包括在其他地方已行治疗

引自 Moody, Hirsch and Myers[4]，经 Elsevier 许可转载

表 16-2 Arriaga 分期系统

T 分期	描　述
T_1	肿瘤局限在外耳道（即没有骨侵蚀或软组织受侵的证据）
T_2	肿瘤局限在外耳道软骨（不到全层）或者影像学发现（< 0.5cm）软组织受侵
T_3	肿瘤侵犯外耳道软骨（全层）局限（< 0.5cm）软组织受侵，或者肿瘤侵犯中耳和（或）乳突或者患者表现为面神经麻痹
T_4	肿瘤侵蚀耳蜗、岩尖、中耳内侧壁、颈动脉管、颈静脉孔或者硬脑膜，侵犯周围软组织（> 0.5cm）

引自 Moffat, Wagstaff and Hardy 2005[5]，经 John Wiley & Sons, Inc 许可转载

四、治疗方案选择

由于这些肿瘤罕见，各中心之间治疗方法各异。例如，根治手术和放射治疗，单独或联合使用。虽然数据大多局限于相对较小的单一中心，但大部分公布的数据表明，大多数恶性病变可从综合治疗（手术结合术后放射治疗）获益。除了早期的病灶，没有骨破坏的情况证据以外，放射治疗一般不建议作为一线治疗。手术方式主要取决肿瘤浸润程度，T_1 病变通常可以接受部分颞骨切除，而更破坏广泛的病变需要行颞骨次全切除术或全切除术。一些作者也提出了腮腺浅叶切除术作为完整切除术的组成部分。由于肿瘤扩散至耳前软组织（通过 Santorini 裂隙），腮腺周围淋巴结，颞下颌关节[8-10] 扩散可能性大。Moffat 等[5] 提倡包括对所有的鳞状细胞癌治疗，实施肩胛舌骨肌上淋巴结清扫，皮瓣重建，以及术后放射治疗。不管选择哪种手术方式，都是为了肿瘤完整切除以改善预后[11-13]。

然而，由于许多肿瘤位于颞骨中，完整切除常难以实现。即使是良性肿瘤，如副神经节瘤仅限于中耳，手术切除也许是可能的，但是局部复发或残存的病变，往往不能完整切除[14]。此外，延伸至颅内的大肿瘤很少可通过外科手术切除治疗。对于有残存或复发的患者，在根治性乳突切除术和（或）颞骨切除术后，根治的放射治疗可能是一个较好的选择。

五、放射治疗技术

由于颞骨邻近头部和颈部数个关键结构，包括眼睛、耳朵和脑部，放射治疗需要精确的技术。二维采用患侧楔形野或前后位（AP）—后前侧（PA）照射，使用调强放射治疗（IMRT）由于其可以达到优越的剂量分布，并降低危及器官的风险在很大程度上取代了这种技术。当用电子线照射外耳道时，可使用水囊降低由于耳郭表面不规则导致的剂量不均性[15]。

不管选择的技术是什么，必须注意照射范围应该充分覆盖所有肿瘤扩散可能的路径。CTV 须包括颞骨岩部、腮腺周围淋巴结，耳后淋巴结，颈静脉和脊副链淋巴结。如果肿瘤有嗜神经特性，照射野还应包括面神经至茎乳孔。对于术后患者，要仔细检查所有术前影像、手术记录和病理报告以此确保放射治疗能够覆盖靶组织。强烈推荐使用 MRI 融合技术来观察具有高危复发因素的颅骨基底结构。

选择调强放射治疗时，评估放射治疗靶区体积，包括所有的肿瘤区域（或术后患者的术床），并考虑到疾病的亚临床侵犯，同时应该每日校正摆位误差（图 16-1 和图 16-2）。同侧上颈部淋

巴结（Ⅱ区）和周围腮腺区域通常包括在靶区内。某些选择的病例（如阳性的颈部淋巴结），靶区应该扩展到同侧颈部至锁骨上窝。危及器官结构应包括脑干、颞叶、脊髓、视觉器官、口腔、喉部和臂丛神经。需要特别注意避免照射对侧腮腺和耳结构。使用图像引导放射治疗（IGRT）可能对颞骨肿瘤尤其有用，因为它能在治疗过程中通过软组织图像确认，确保放射剂量的精准[16]。

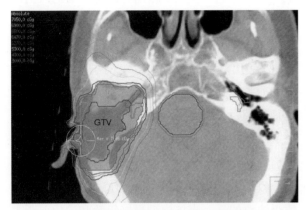

▲ 图 16-1　75 岁男性患者，颞骨鳞状细胞癌侵犯右侧颞部皮肤的调强放射治疗计划

值得注意的是，患者 4 年前因口部鳞状细胞癌的鳞状细胞癌接受过 70Gy 的放射治疗及同期顺铂同期化学治疗；对于新的原发灶他拒绝外科治疗，接受放射治疗，95% PTV 的剂量是 66Gy；可见的危及器官包括同侧的听力结构（在高剂量的 PTV 中），对侧的听力结构和脑干（此图的彩色版本见书中彩图页）

对于术后患者，推荐使用剂量为 60Gy（切缘阴性）～ 66Gy（显微镜下切缘阳性）～ 70Gy（大体肿瘤残留）。对于根治性放射治疗的患者，最低剂量 70Gy。然而，必须平衡放射线治疗的潜在益处和可能的毒性。

在没有远处转移情况下是否需要化学治疗需要进一步研究。最近发表的前瞻性 Ⅱ 期结果，来自法国的试验证明了西妥昔单抗在治疗不可切除皮肤鳞状细胞的疗效[17]。36 例患者用西妥昔单抗治疗，令人鼓舞结果是 69% 的患者的病情在 6 周内得到控制。该结果提示西妥昔单抗与放射治疗相结合，可能是很有价值的治疗，需将来进一步进行验证。

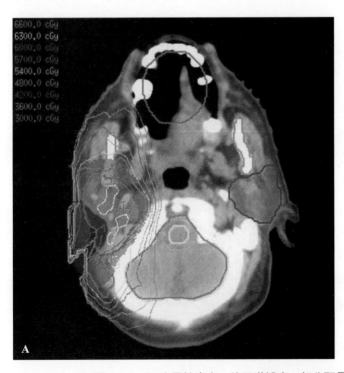

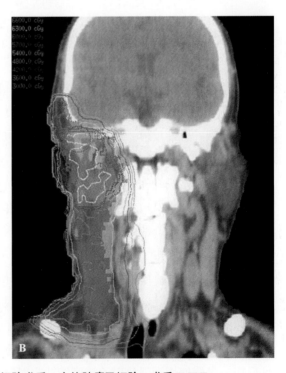

▲ 图 16-2　55 岁男性患者，外耳道鳞癌，部分颞骨切除术后，大体肿瘤已切除，术后 IMRT

术后放射治疗瘤床剂量 60Gy，同侧颈高危区剂量 54Gy，运用同时整合推量技术；用水丸来填补手术的缺损。A. 可视危及器官包括口腔、脊髓、脑、脑干，以及对侧的腮腺；B. IMRT 冠状视图（此图的彩色版本见书中彩图页）

六、结果

Prabhu 等报道了在 1976—2003 年，单独使用放射治疗或联合手术切除的外耳道鳞状细胞癌 30 例患者[18]，所有患者均使用楔形野治疗，平均剂量为 70Gy。晚期肿瘤患者接受同侧选择性颈部淋巴结照射，5 年的局部控制率是 48%，并发症包括两例患者颞骨放射性骨坏死。在另一项对 87 例接受放射治疗的患者的分析中，Ogawa 等报道了手术切缘呈阴性、切缘呈阳性，以及有肉眼可见残留的患者 5 年的疾病生存率分别为 83%、55% 和 38%[19]。最近，Chen 等报道了 11 例术后 IMRT 失败的外耳道鳞状细胞癌的患者[20]。虽然 2 年局部控制率为 71%，但由于临床靶区勾画不充分，导致 3 例肿瘤边缘复发，复发分布在耳前间隙和颞下颌关节的关节窝附近。靠近耳郭的上端、颞下颌关节的关节窝，耳后皮下区域和同侧腮腺淋巴结易出现局部复发。

七、并发症

急性和迟发型的皮肤反应，主要涉及耳郭、外耳道和耳周区域，通常被认为放射治疗不良反应波及区域。急性反应，包括红疹、脱屑，以及少见的皮肤溃疡，通常可涂用皮肤润肤露，抗炎药缓解。中耳炎及外耳道炎通常需要使用抗生素。迟发型皮肤反应包括皮肤萎缩、纤维化和外耳道狭窄亦有报道。颞骨坏死是放射治疗后严重并发症，较少见。由于颞骨的位置位于颅底，坏死很少能接受外科手术修复，此并发症通常导致患者死亡[21]。为了减少这种并发症，建议限制骨受照射的总剂量不超过 70Gy。

听力和平衡的问题是颞骨放射治疗最严重不良反应。尽管使用调强放射治疗可能减少对听觉和前庭结构的剂量，但是这些区域受到照射通常是不可避免的（图 16-1）。然而，最近发表的几篇研究发现了内耳和中耳的剂量 – 反应关系，在接受放射治疗头颈癌的患者中，越来越多的人认识到降低这些器官剂量的重要性[22-25]。感音神经性听力减退，传统上被定义为在关键的人类语言频率（0.5 ～ 4.0kHz）的骨传导阈值显著增加，接受了包括内耳在内的放射治疗治疗的患者大约有 1/3 会出现听力减退[26, 27]。有一项对 40 名患者的前瞻性研究中，Pan 等发现，当耳蜗接受平均剂量超过 45Gy 时，临床上出现明显的听力损失 > 10dB[22]。Honore 等同样开发了一种基于治疗前剂量和临床的感音神经性听力下降的预测模型，收集 20 例鼻咽癌放射治疗患者临床数据[23]，值得注意的是，当该模型根据年龄和治疗前听力水平进行调整，在阈值约为 40Gy 出现了一个陡峭的剂量 – 效应曲线。尽管放射治疗后导致的听力下降的相关问题和是否存在对听觉结构的毒性线性或非线性剂量 – 反应关系尚未明确，目前大家一致认为，应该严格限制内耳和中耳照射剂量[24-27]。在 2010 年发表的临床（QUANTEC）综述中，正常组织效应的定量分析结果建议将耳蜗平均剂量限制在 45Gy 以内，以尽量减少感音神经性听力降低的风险[28]。

参考文献

[1] Lewis, J.S. (1981) Cancer of the external auditory canal, middle ear, and mastoid, in *Cancer of the Head and Neck* (eds J.Y. Suen, E.N. Myers). Churchill-Livingstone, New York, pp. 561–562.

[2] Lewis, J.S. (1972) Squamous cell carcinoma of the ear. *Arch. Otolaryngol.*, 97, 41–42.

[3] Stell, P.M., McCormick, M.S. (1985) Carcinoma of the external auditory meatus and middle ear. Prognostic factors and a suggested staging system. *J. Laryngol. Otol.*, 99, 847–850.

[4] Moody, S.A., Hirsch, B.E., Myers, E.N. (2000) Squamous cell carcinoma of the external auditory canal: an evaluation of a staging system. *Am. J. Otol.*, 21, 582–588.

[5] Moffat, D.A.,Wagstaff, S.A., Hardy, D.G. (2005) The outcome of radical surgery and postoperative radiotherapy for squamous carcinoma of the temporal bone. *Laryngoscope*, 115, 341–347.

[6] Edge, S.B., Byrd, D.R., Compton, C.C., *et al.* (2010) *AJCC Cancer Staging Manual*, 7th edition. Springer-Verlag, New York.

[7] Arriaga, M., Curtin, H., Takahashi, H., *et al.* (1990) Staging proposal for external auditory meatus carcinoma based on

preoperative clinical examination and computed tomography findings. *Ann. Otol. Rhinol. Laryngol.*, 99, 714–721.

[8] Choi, J.Y., Choi, E.C., Lee, H.K., *et al.* (2003) Mode of parotid involvement in external auditory canal carcinoma. *J. Laryngol. Otol.*, 117, 951–954.

[9] Leonetti, J.P., Smith, P.G., Kletzker, G.R., *et al.* (1996) Invasion patterns of advanced temporal bone malignancies. *Am. J. Otol.*, 17, 438–442.

[10] Gacek, R.R., Goodman, M. (1977) Management of malignancy of the temporal bone. *Laryngoscope*, 87, 1622–1634.

[11] Pfreundner, L., Schwager, K., Willner, J., *et al.* (1999) Carcinoma of the external auditory canal and middle ear. *Int. J. Radiat. Oncol. Biol. Phys.*, 44, 777–788.

[12] Chang, C., Shu, M., Lee, J., *et al.* (2009) Treatments and outcomes of malignant tumors of external auditory canal. *Am. J. Otol.*, 30, 44–48.

[13] Nyrop, M., Grontved, A. (2002) Cancer of the external auditory canal. *Arch. Otolaryngol. Head Neck Surg.*, 128, 834–847.

[14] Simko, T.G., Griffin, T.W., Gerdes, A.J., *et al.* (1978) The role of radiation therapy in the treatment of glomus jugulares tumors. *Cancer*, 42, 104–106.

[15] Morrison, W.H., Wong, P.F., Starkschall, G., *et al.* (1995) Water bolus for electron irradiation of the ear. *Int. J. Radiat. Oncol. Biol. Phys.*, 33, 479–483.

[16] Chen, A.M., Cheng, S., Farwell, D.G., *et al.* (2012) Utility of daily image guidance with intensitymodulated radiotherapy for tumors of the base of skull. *Head Neck*, 34, 763–770.

[17] Maubec, E., Petrow, S., Scheer-Senyarich, I., *et al.* (2011) Phase II study of cetuximab as first-line single drug therapy in patients with unresectable squamous cell carcinoma of the skin. *J. Clin. Oncol.*, 29, 3419–3426.

[18] Prabhu, R., Hinerman, R.W., Indelicato, D.J., *et al.* (2009) Squamous cell carcinoma of the external auditory canal: Long term clinical outcomes using surgery and external-beam radiotherapy. *Am. J. Clin. Oncol.*, 32, 401–404.

[19] Ogawa, K., Nakamura, K., Hatano, K., *et al.* (2007) Treatment and prognosis of squamous cell carcinoma of the external auditory canal and middle ear: A multi-institutional retrospective review of 87 patients. *Int. J. Radiat. Oncol. Biol. Phys.*, 68, 1326–1334.

[20] Chen, W.Y., Kuo, S.H., Chen, Y.H., *et al.* (2012) Postoperative intensity-modulated radiotherapy for squamous cell carcinoma of the external auditory canal and middle ear: Treatment outcomes, marginal misses, and perspective on target delineation. *Int. J. Radiat. Oncol. Biol. Phys.*, 15, 1485–1493.

[21] Wang, C.C., Doppke, K. (1976) Osteoradionecrosis of the temporal bone: Consideration of nominal standard dose. *Int. J. Radiat. Oncol. Biol. Phys.*, 1, 881–883.

[22] Pan, C.C., Eisbruch, A., Lee, J.S., *et al.* (2005) Prospective study of inner ear radiation dose and hearing loss in head-and-neck cancer patients. *Int. J. Radiat. Oncol. Biol. Phys.*, 61, 1393–1402.

[23] Honore, H.B., Bentzen, S.M., Moller, K., *et al.* (2002) Sensorineural hearing loss after radiotherapy for nasopharyngeal carcinoma: individualized risk estimation. *Radiother. Oncol.*, 65, 9–16.

[24] Chen, W.C., Jackson, A., Budnick, A.S., *et al.* (2006) Sensorineural hearing loss in combined modality treatment of nasopharyngeal carcinoma. *Cancer*, 106, 820–829.

[25] Ho, W.K., Wei, W.I., Kwong, D.L., *et al.* (1999) Long-term sensorineural hearing loss in patients treated for nasopharyngeal carcinoma: a prospective study of the effect of radiation and cisplatin treatment. *Int. J. Radiat. Oncol. Biol. Phys.*, 21, 547–553.

[26] Ondrey, F.G., Greig, J.R., Herscher, L. (2000) Radiation dose to otologic structures during head and neck cancer radiation therapy. *Laryngoscope*, 110, 217–221.

[27] Kwong, D., Wei, W., Sham, J., *et al.* (1996) Sensorineural hearing loss in patients treated for nasopharyngeal cancer: a prospective study of the effect of radiation and cisplatin treatment. *Int. J. Radiat. Oncol. Biol. Phys.*, 36, 281–289.

[28] Bhandare, N., Jackson, A., Eisbruch, A., *et al.* (2010) Radiation therapy and hearing loss. *Int. J. Radiat. Oncol. Biol. Phys.*, 76, S50–S57.

第 17 章　甲状腺癌
Thyroid Cancer

Roi Dagan　Robert J. Amdur　著

刘彦伟　张　烨　易俊林　译

一、概述

甲状腺癌是最常见的内分泌恶性肿瘤，2017年美国估计新发 56 870 例，死亡 2010 例[1]，总体发病率在 7.7 人 /10 万人[2]。甲状腺癌在女性恶性肿瘤中占第 5 位，占到女性新发肿瘤的 5%[3]。甲状腺癌的发生率从 1973 年的 3.6 人 /10 万人上升到 2002 年的 8.6 人 /10 万人，主要是由于小的乳头状甲状腺癌（1 ～ 2cm）增加的原因[4]。据统计，人群中 3% ～ 4% 的个体会有甲状腺结节，而这也是甲状腺癌最常见的临床表现，尸检发现甲状腺结节高达 50%[5-7]。甲状腺结节包括许多良性和恶性病变，包括良性囊肿、淋巴瘤、腺癌及转移瘤等。本文主要讲述甲状腺癌。

二、甲状腺的解剖和生理

（一）解剖

成人甲状腺大概 5cm × 5cm 大小，10 ～ 20g。它由两个并列的两侧腺叶和峡部组成，人群中50% 甲状腺腺叶呈现锥形，甲状腺向上到甲状软骨 1/2 处，向下到第 6 气管环，包绕气管的75%，甚至可以到食管，外侧紧邻颈动脉。喉返神经、交感神经、迷走神经和膈神经从腺体后方走行，腺体前方是带状肌。甲状旁腺位于甲状腺后方，但位置和数目差异较大。甲状腺位置和毗邻关系见图 17-1。

（二）显微解剖

正常甲状腺由大量的滤泡组成，它是甲状腺的基本结构和功能单元。滤泡表面是由腺上皮细胞围绕形成，细胞能够产生甲状腺激素和甲状腺球蛋白（Tg）。这些物质以胶原的形式贮存在滤泡的中心腔内。95% 甲状腺癌起源于滤泡的腺上皮细胞。滤泡旁细胞，或称为 C 细胞，是来源于神经脊细胞，胞内有降钙素颗粒，甲状腺髓样癌起源这些细胞。

（三）淋巴引流

甲状腺淋巴引流丰富，常引流至中央组和侧方淋巴结。甲状腺癌第一站淋巴结是Ⅵ区，位于舌骨和胸腔入口处，包括喉旁、气管旁和喉前淋巴结（Delphian）。第二站淋巴结是中下颈（Ⅲ区和Ⅳ区）、锁骨上、纵隔前上和纵隔后上淋巴结。较少转移至上颈部（Ⅱ区）的淋巴结。咽后淋巴结是很少受累，见于晚期的颈部转移病变。Ⅰ区淋巴结（颏下和颌下淋巴结）转移罕见[8]。

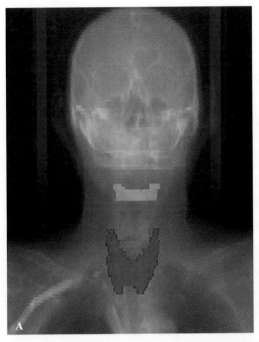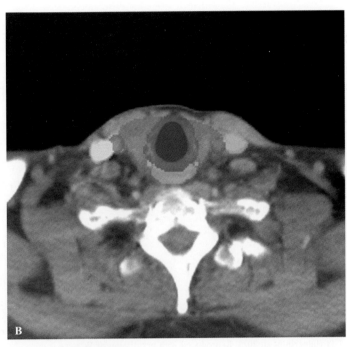

▲ 图 17-1 甲状腺的解剖结构

A. 一名患者的头颈数字重建图像显示甲状腺的位置（蓝）、舌骨（绿）和环状软骨（紫）；B. 环状软骨水平层面，增强 CT 显示甲状腺的位置（蓝），食管（橘），颈动脉（红），颈静脉（淡紫）和邻近的喉返神经（黄绿）（引自 Halperin et al. 2013，经 Wolters Kluwer Health 允许再版；此图的彩色版本见书中彩图页）

（四）生理

甲状腺是一个重要的内分泌器官，参与代谢和钙的调节，主要通过分泌甲状腺激素，另外一个功能是分泌降钙素，动态调节钙的平衡。甲状腺滤泡腺上皮细胞合成和分泌甲状腺激素和甲状腺球蛋白，前者能够作用于人体所有细胞，影响细胞的基础代谢率、蛋白质合成、儿茶酚胺效应、骨的生长等，而且在蛋白质、脂肪和葡萄糖代谢中起到重要作用。

碘是甲状腺激素的重要组成成分。滤泡上皮细胞能够通过钠 - 碘同向转运机制特异性地摄取并浓缩碘。垂体前叶合成和分泌促甲状腺激素（TSH）刺激钠 - 碘同向转运机制。在大多数已经分化的甲状腺癌中钠 - 碘同向转运功能同样保留在恶性滤泡细胞中，这一机制使得放射性碘（RAI）能够成为治疗甲状腺癌的重要工具。钠 - 碘同向转运机制也同样存在于腮腺、乳腺、胃黏膜及鼻泪管，放射性碘治疗时也会损伤这些器官。

甲状腺滤泡腺上皮细胞产生的甲状腺球蛋白，是一个分子量为 660kD 的糖蛋白，它的功能是结合和贮存碘。分化的甲状腺癌仍保留着分泌甲状腺球蛋白的能力，所以血清中它的水平成为一个有价值的肿瘤标志物。

三、甲状腺癌分类

精确的病理分类是治疗甲状腺癌的基础。各种分类方法都是依据肿瘤生物学特征、自然病程和预后这些能够影响治疗策略的因素而制定的。表 17-1 的分类方法是基于恶性细胞的起源、细胞学特征和生长形态制定的。

（一）分化型甲状腺癌

分化型甲状腺癌（DTC）根据组织结构和细胞学特点分为甲状腺乳头状癌（PTC）和滤泡状癌（FC）。

表 17-1　甲状腺癌病理分类

I. 滤泡上皮细胞起源
　A. 分化型
　　1. 乳头状 / 混合乳头状
　　　a. 经典乳头状癌
　　　b. 乳头状微小癌
　　　c. 包膜样亚型
　　　d. 滤泡样亚型
　　　e. 侵袭型：弥漫硬化、高细胞样、柱状细胞样
　　2. 滤泡状
　　　a. 经典型
　　　b. Hurthle 细胞亚型
　B. 分化差
　　胰岛细胞癌
　C. 未分化型（间变癌）
II. 滤泡旁细胞起源
　髓样癌

引自 Halperin et al. 2013. Reproduced with permission of Wolters Kluwer Health.

1. 甲状腺乳头状癌　PTC 是最常见的甲状腺肿瘤，占 80%～90%[9]。PTC 的诊断依据细胞学特点，包括增大的细胞核，染色体的浅着色、细胞核内出现假包涵体等。所有的 PTC 对甲状腺球蛋白和碘染色程度极强[9-12]。

乳头状微小癌被认为是临床上偶然发现的直径 < 1.0cm 病灶，预后最好。滤泡状亚型乳头状癌的生长方式不同于经典型乳头状癌，是以滤泡的形式生长，但它也同样保持乳头状甲状腺癌的病理特点，而且同样有良好的预后，但伴有弥漫硬化、高柱状细胞的甲状腺乳头状癌预后较差。

2. 滤泡状癌　FC 的预后比较好，但由于缺乏乳头状癌的细胞学特点，难以和良性滤泡腺瘤区分，诊断比较困难，主要依靠肿瘤细胞包膜外侵或者肿瘤周围血管受到侵犯。

3. Hurthle 细胞癌　这类肿瘤是一类嗜酸性肿瘤，来源于滤泡上皮，胞质充满了嗜酸性颗粒。良性甲状腺疾病或非 Hurthle 细胞肿瘤也能发现 Hurthle 细胞。确诊 Hurthle 细胞肿瘤需要至少 75% 的肿瘤成分是由 Hurthle 细胞组成。Hurthle 细胞肿瘤被认为是滤泡状癌的一种，经

常包含有滤泡和乳头的两种细胞成分。这类肿瘤的预后相对较差，肿瘤体积一般较大，呈侵袭性生长，容易发生局部和远处转移，而且聚集浓缩放射性碘的能力很弱。

（二）分化差的甲状腺癌

分化差的甲状腺癌也起源于滤泡上皮细胞，与 DTC 相比，肿瘤更具有侵袭性，但预后又好于间变性甲状腺癌。肿瘤细胞聚集成不相连的巢状，被纤维基质分割。这类肿瘤往往由滤泡形成实体成分，并向腺体外侵犯，细胞有丝分裂相和坏死常见。

（三）未分化甲状腺癌（间变甲状腺癌）

间变甲状腺癌发病率低，占甲状腺癌 5% 不到，常见于 65 岁以上患者，该肿瘤恶性度最高，占整个甲状腺肿瘤死亡的 50%[13]。间变甲状腺癌同样起源于滤泡上皮细胞，但很少甚至不分化。大体病理表现为肿瘤细胞广泛浸润，伴有坏死和肿瘤内出血，显微镜下细胞间差异性很大，有小细胞、梭形细胞、大细胞、鳞状或多形性腺样细胞等。这类肿瘤呈现弥漫的浸润性生长，肿瘤组织代替了大部分正常腺体，甚至侵犯到腺体周围正常组织。初诊时常伴有肿大的转移淋巴结和远处转移灶。

（四）髓样癌

髓样癌（MTC）起源于滤泡旁 C 细胞，占甲状腺恶性肿瘤的 5%～10%。该类型肿瘤多为散发（80%），其他常见于家族遗传的伴有多发内分泌肿瘤综合征（MEN Ⅱa、Ⅱb 和纯的 MTC）。组织学表现肿瘤多有包膜，镜下肿瘤呈实性和巢样聚集生长，有时会有淀粉样变性。降钙素染色通常是阳性而被作为特异性标记用于 MTC 的诊断，但 20% 的患者降钙素染色阴性。在这样的肿瘤中，其他内分泌的标志物像嗜铬蛋白可能对诊断有所帮助。

（五）基于浓缩放射性碘能力的分类

由于 RAI 在治疗甲状腺癌的重要作用，基于不同类型甲状腺癌摄碘能力的分类至关重要（表 17-2）。

表 17-2　甲状腺癌摄碘功能分类

A. 摄碘能力强
　Ⅰ. 经典乳头状癌
　Ⅱ. 包膜样亚型乳头状癌
　Ⅲ. 滤泡样亚型和混合滤泡乳头状癌
　Ⅳ. 滤泡状癌
B. 惰性摄碘
　Ⅰ. 高细胞和柱状细胞亚型乳头状癌
　Ⅱ. Hurthle 细胞癌
　Ⅲ. 分化差的癌
C. 不摄碘
　Ⅰ. 间变癌
　Ⅱ. 髓样癌

引自 Halperin et al. 2013. Reproduced with permission of Wolters Kluwer Health.

四、甲状腺癌诊断

（一）实验室检查

所有甲状腺结节患者检测血清 TSH，血清 Tg、T_3、T_4 通常用于病情监测，很少在初诊时使用。降钙素不仅可用于监测，在髓样癌初诊也适用。另外，所有的患者在疗前应该行基础代谢和血细胞计数检测。

（二）影像学检查

1. 甲状腺和颈部超声　多普勒超声和超声引导下穿刺活检是评估甲状腺结节的有效方法。直径 > 1cm、圆形低回声、微小钙化灶、边界不清或不规则、周围组织受侵，或有可疑淋巴结等特征预示着恶性可能，逐渐增大的结节即使没有这些特征也应该活检。详细的探讨超声在甲状腺中的诊断价值，可参考超声放射科医师协会，以及最近美国甲状腺协会制定的相关指南[14, 15]。

超声引导下穿刺活检是诊断甲状腺结节是否恶性的主要手段，敏感性和特异性在 87% ～ 100% 和 67% ～ 98%[16, 17]。穿刺活检的不足之处主要是不能区分滤泡癌和良性腺瘤。穿刺活检的细胞学诊断分为 4 类：①诊断恶性证据不足；②良性；③恶性；④可疑恶性。15% ～ 20% 的穿刺活检诊断为"可疑"或无法确定，这些患者中 20% 将在术后最终诊断为滤泡癌或 Hurthle 细胞癌[18]。

颈部超声能够根据颈部淋巴结大小、钙化及结节内不规则血流诊断淋巴结是否转移[19, 20]。大样本的回顾性分析显示 33% ～ 39% 的临床淋巴结阴性患者行颈部超声检查能够发现颈部淋巴结转移，从而使 14% ～ 24% 的患者手术方式发生改变[21, 22]。

2. CT 和 MRI　甲状腺结节患者出现嘶哑、憋气、吞咽困难时，建议行颈部 CT 和 MRI，同样，超声也被推荐用于发现局部晚期病变。在这种情况下，CT 和 MRI 能够帮助制定手术计划，确定肿瘤和淋巴结侵犯范围。MRI 能够更好地显示食管和气管侵犯，而 CT 检查欠佳[23]。CT 增强使用的碘剂会影响后续的 RAI 治疗，因此尽量避免行 CT 检查，但当怀疑纵隔或肺部有转移时可以行胸部 CT 平扫检查。

3. 核医学检查　甲状腺癌的诊治中应用到多种类型的核医学药物。放射性同位素——^{131}I 和 ^{123}I 被当作放射性碘剂应用，而 ^{18}F- 去氧葡萄糖被应用在 PET 检查中。表 17-3 列出了这些研究的摘要、使用的同位素及试验的目的。

（三）预后因素

病理分类和分期是最重要的预后因素。如上所述甲状腺癌分类中，弥漫硬化、高柱状细胞和 Hurthle 细胞癌等较经典型甲状腺乳头状癌预后要差。其他和预后相关的因素见表 17-4。

（四）肿瘤分期

第 8 版 AJCC 甲状腺肿瘤分期见表 17-5[8]。

临床放射肿瘤学：适应证、技术与疗效（原书第3版）
Clinical Radiation Oncology: Indications, Techniques and Results (3rd Edition)

表 17-3　分化型甲状腺癌核医学检查的作用总结

研究	同位素	诊断	结果	目的	评价
放射活性摄取研究	[123]I 或 [131]I*	注射后 2～24h 计算下颈 SUV 值	仅提供数字而不是图像。甲状腺近全切后正常在 0.5%～5%	正常甲状腺浓缩碘能力和计算术后剩余甲状腺为门诊患者 [131]I 治疗进行评估	最好限制食物碘摄取 2 周，提高血清 TSH > 30U/ml，停止使用左旋甲状腺素片或使用人源重组 TSH
甲状腺扫描	[123]I、[131]I 或 [99m]Tc	和 RAIU 同样的常规操作，但甲状腺需要伽马相机摄像	以图像形式显示结果	应用在评估甲状腺结节是否功能性（如"冷"或"热"）	对于常规评价甲状腺结节性质的作用有限[71]，在抑制 TSH 时热结节很少是恶性，细胞学不是必要的[72]
全身诊断扫描（DxWBS）	通常 [131]I（2～5mCi）	RAI 注射 3d 后伽马相机进行全身拍照（RAI 从人体正常组织清除有延迟）	以图像形式记录全身 RAI 的分布	检测残余肿瘤情况	患者低碘饮食，TSH 升高；有些专家不使用本检查
治疗后全身扫描（RxWBS）	[131]I，30～250mCi（治疗剂量范围）	按 DxWBS 执行，但 RAI 注射后需要在 7d 后执行	按 DxWBS 执行	评估残余甲状腺消融治疗情况和检测转移	假阳性是该研究唯一缺点，对解释临床问题的影响是小的

*. 当前这些研究者使用 [123]I 剂量在 200～300μCi（引自 Halperin et al.2013.Reproduced with permission of Wolters Kluwer Health.）

表 17-4　分化型甲状腺癌预后因素

变量	预后良好	预后不良	评论
年龄	15—44 岁	＜15 或≥45 岁	AJCC 分期考虑大龄问题，但＜15 岁青少年有 30%～40% 复发风险
性别	女性	男性	远处转移风险增加 2 倍[73]
家族史	无	有	一级亲属 DTC 的患者，多灶肿瘤，以及侵袭性风险高[66]
肿瘤大小	≤4cm	>4cm	肿瘤大小与死亡率呈线性关系
单多灶 / 单双侧	单灶 / 单侧	多灶 / 双侧	多灶肿瘤的淋巴结转移增加 2 倍，远处转移增加 3 倍[26]
腺体外侵	局限腺体内	腺体外侵	10 年复发增加 1.5 倍，死亡增加 5 倍
组织分级	低分级	高分级	坏死、核异形性和血管侵犯预后差
淋巴结转移	无	有	–
远处转移	无	有	出现远处转移增加 50% 死亡
碘摄取	浓集	吸碘能力低 / 无	–

AJCC.美国癌症联合委员会；DTC.分化型甲状腺癌（引自 Halperin et al. 2013. Reproduced with permission of Wolters Kluwer Health.）

分期内容包括肿瘤侵犯范围、患者年龄、组织病理。分化性癌、髓样癌和间变癌分期不同。

五、甲状腺癌的治疗

甲状腺癌的临床治疗包括手术、药物抑制 TSH、RAI 治疗和外照射放疗。应用大量的 T4 能够将 TSH 降到可检测的水平之下（＜0.1mU/L），由此降低 TSH 刺激残余良性或恶性腺细胞[24-26]。传统的细胞毒性药物在甲状腺癌作用有限，仅用于转移或复发并且对 RAI 治疗无效的患者。一般常用阿霉素或联合其他化学治疗药物，报道的反应率为 25%～40%[27]。能够抑制肿瘤细胞增殖和血管生成的靶向药物（如阿西替尼、莫特塞尼、索拉非尼和舒尼替尼），这些药物正处于探索阶段，早期结果显示了一定效果[28]。

表 17–5　第 8 版 AJCC 甲状腺恶性肿瘤分期

（续表）

原发肿瘤（T）

T_X	原发肿瘤无法评价
T_0	无原发肿瘤证据
T_1	肿瘤≤ 2cm，并局限在腺体内
T_{1a}	肿瘤≤ 1cm，并局限在腺体内
T_{1b}	1cm ＜肿瘤≤ 2cm，并局限在腺体内
T_2	2cm ＜肿瘤≤ 4cm，并局限在腺体内
T_3	肿瘤＞ 4cm 并局限在腺体内，或腺体外仅侵犯带状肌
T_{3a}	肿瘤＞ 4cm 并局限在腺体内
T_{3b}	腺体外仅侵犯带状肌
T_4	腺体外广泛侵犯
T_{4a}	肿瘤侵犯皮下软组织、喉、气管、食管或喉返神经
T_{4b}	肿瘤侵犯椎前筋膜，包绕颈动脉或纵隔血管

所有间变性癌为 T_4 病变

T_{4a}	局限腺体内
T_{4b}	腺体外侵犯

区域淋巴结（N）

N_X	区域淋巴结无法评价
N_0	无区域淋巴结转移
N_{0a}	1 个或以上细胞或组织学证实的良性淋巴结
N_{0b}	无影像学或临床证据的区域淋巴结转移
N_1	区域淋巴结转移
N_{1a}	Ⅵ或Ⅶ区淋巴结转移（气管前、气管旁、喉前或上纵隔淋巴结）
N_{1b}	单侧、对侧、双侧颈部（Ⅰ–Ⅴ区）或咽后淋巴结

远处转移（M）

M_0	无远处转移
M_1	有远处转移

总体分级

乳头状或滤泡状癌

55 岁以下

Ⅰ期	任何 T	任何 N	M_0
Ⅱ期	任何 T	任何 N	M_1

55 岁及以上

Ⅰ期	T_1	N_0/N_X	M_0
	T_2	N_0/N_X	M_0
Ⅱ期	T_1	N_1	M_0
	T_2	N_1	M_0
	$T_{3a/b}$	任何 N	M_0
Ⅲ期	T_{4a}	任何 N	M_0
ⅣA 期	T_{4b}	任何 N	M_0
ⅣB 期	任何 T	任何 N	M_1

髓样癌分期（全年龄组）

Ⅰ期	T_1	N_0	M_0
Ⅱ期	T_2	N_0	M_0
	T_3	N_0	M_0
Ⅲ期	T_1	N_{1a}	M_0
	T_2	N_{1a}	M_0
	T_3	N_{1a}	M_0
ⅣA 期	T_{4a}	任何 N	M_0
	T_1	N_{1b}	M_0
	T_2	N_{1b}	M_0
	T_3	N_{1b}	M_0
	T_{4a}	N_{1b}	M_0
ⅣB 期	T_{4b}	任何 N	M_0
ⅣC 期	任何 T	任何 N	M_1

间变性癌（全为Ⅳ期）

ⅣA 期	T_{1-3a}	N_0/N_X	M_0
ⅣB 期	T_{1-3a}	N_1	M_0
	T_{3b}	任何 N	M_0
	T_4	任何 N	M_0
ⅣC 期	任何 T	任何 N	M_1

引自 AJCC Cancer Staging Manual, Eighth Edition (2017), Springer, New York, Inc.

（一）甲状腺癌手术治疗

甲状腺全切加或不加颈清扫是甲状腺癌最重要的治疗方法。需要注意的是，即使甲状腺全切也是有可能会残余甲状腺组织的，但有甲状腺组织残留并不意味着不是全切手术，更彻底的手术可能会损伤到气管或喉返神经。甲状腺全切术最常见的并发症是喉返神经的损伤（暂时性占 30%，永久性占 2%）和甲状旁腺功能减退（暂时性占 5%，永久性占 0.5%）[29]。其他还包括迷走神经、副神经、喉上神经、气管、食管、胸导管和颈动脉等的损伤[30]。

甲状腺全切被认为是所有可切除甲状腺癌标准的治疗方法，腺叶切除在某些情况也可以。2011 年 NCCN 指南中建议如果有下列情形的甲状腺乳头状癌可以考虑腺叶切除：①年龄在 15—45 岁；②未行放射治疗；③没有远处转移证据；④没有颈部淋巴结转移证据；⑤没有腺体外侵犯；⑥肿瘤大小＜ 4cm；⑦非侵袭性病理类型[31]。2009 年 ATA 指南中腺叶切除需具备以上条件外，还需要肿瘤＜ 1cm[15]。主张腺叶切除的理由是手术并发症比全甲状腺切除要少[32]。总的来说，甲状腺全切术对大多数局部甲状腺癌更合适，因为全切术增加 RAI 辅助治疗疗效，减少隐性肿瘤残留的同时能够作为基线增加随访影像和血清 Tg 监测的敏感性。

转移的淋巴结应该手术切除，但选择性颈部清扫争议很大。尽管小的甲状腺乳头状癌也有很高的亚临床淋巴结转移，但选择性颈清扫并非常规执行，因为选择性颈清扫并不能降低复发、改善生存，同时手术并发症也会增加 [33-36]。近期一项包括 1200 例患者的 Meta 分析显示预防性中央颈部淋巴结清扫并没有降低复发率 [37]。

根据 2009 年 ATA 指南，临床淋巴结阳性的患者建议行中央区清扫（Ⅵ区）。

但是，对于 T_1 或 T_2、无临床和病理高风险因素的患者可不行Ⅵ区淋巴结清扫。但对于 T_3 或 T_4 并且淋巴结阴性的患者还是推荐行Ⅵ区淋巴结清扫。颈部淋巴结有明确转移的患者，推荐行单侧Ⅱ—Ⅳ区颈淋巴结清扫 [15]。行单侧颈清扫时，建议行整块切除而非淋巴结摘除 [38-40]。除非临床怀疑受侵，Ⅰ区、Ⅴ区和Ⅶ区不建议行清扫。对于散发或家族病史特点的 MTC 推荐行中央和侧颈清扫 [41, 42]

（二）分化性甲状腺癌放射性碘治疗

良性或恶性甲状腺组织富集碘的功能使得几乎所有甲状腺癌都能使用放射性碘进行治疗。RAI 治疗的目的包括：①能够清除剩余的甲状腺组织，继而能够通过血清 Tg 进行肿瘤监测；②辅助杀灭残余的恶性细胞；③能够全身扫描提供分期和预后信息。

^{131}I 能够被甲状腺组织包括滤泡腺上皮来源的甲状腺肿瘤组织摄取，是人体其他部位组织的 6.6 倍 [43]。^{131}I 在治疗甲状腺癌时有 2 个作用：首先，通过 β 衰减成氙（^{131}Xe），并释放 β 粒子，同时释放 250 ~ 800keV 的能量，这些能量能够集中释放在周围毫米范围的组织上，因此能够高度靶向于摄碘的肿瘤细胞。其次，^{131}I 放射

性衰变后，不稳定的 ^{131}Xe 同时释放能量相当于 364keV 的光子变成稳定的氙元素，尽管这些能量不能达到治疗的目的，单光子穿透人体后能够形成影像，这能够对 RAI 治疗后的患者提供预后信息。

大部分甲状腺癌患者甲状腺切除后应该行 RAI 治疗。尽管目前还没有随机对照研究证实 RAI 能够使患者受益，但几个大型的回顾性研究已经证实 RAI 能够降低复发，并在一定程度上能提高生存率 [26, 44-47]。2009 年 ATA 指南中建议有以下情形时推荐行 RAI 治疗：①确定发生了远处转移；②不论肿瘤体积大小，已经侵犯腺叶以外的组织；③无论有无高危因素，原发肿瘤＞ 4cm。对于肿瘤在 1 ~ 4cm 的患者，伴有淋巴结转移或其他的高危因素，如年龄大于 45 岁、腺体内血管侵犯、多灶或侵袭性病理类型（高柱状细胞亚型、分化差亚型）等，这些患者均推荐行 RAI 治疗。滤泡癌或 Hurthle 细胞癌等被认为是高危因素，几乎所有病例都需要 RAI 治疗，除非是单病灶滤泡癌仅仅侵犯包膜的患者可以不行 RAI 治疗。所谓的微小癌手术能够有效地被切除，一般不需要 RAI 治疗。如果没有其他高危因素，RAI 不推荐应用于直径＜ 1cm 的甲状腺乳头状癌，即使多发病灶，相加后总和小于 1cm 也不推荐使用 [15]。

RAI 治疗时有三种方法可供选择：①凭经验用药；②剂量学引导；③肿瘤部位剂量引导。具体何种方法更合适并没有形成统一的共识，经验性治疗由于简单而被广泛应用。对于该问题的详细讨论读者可参考 "*Essentials of thyroid cancer management*" [48]。

如果患者在甲状腺全切后第一次给予 RAI 治疗，推荐如下剂量。对于低危患者（年龄在 15—45 岁，$T_1N_0M_0$，手术切缘阴性、非侵袭性病理），建议 50mCi。高危患者（T_4，M_1，淋巴结阳性或腺叶外受侵）建议 200mCi。而其他患者可考虑给予 150mCi。

RAI 治疗为了获得最大受益，患者应做好充分准备。目的是最大化地升高 TSH 水平，从而激活钠 – 碘同向转运，使甲状腺组织能够充分摄碘。RAI 治疗前准备有 2 个方法：①去除甲状腺激素；②应用人重组 TSH。所有的患者予以低碘饮食。需要强调的是患者治疗前 6 个月内不能使用增强 CT 碘剂、心脏支架等影响 RAI 治疗的医学干预。24h 监测尿碘的排泄，可能是评估患者是否在行 RAI 治疗前处于碘缺乏的一种方法。最后，在允许的情况下使用锂盐能够增加 RAI 的治疗效果。

RAI 治疗的不良反应包括急性恶心、味觉改变、唾液腺炎症和月经周期紊乱。当剂量达到 200mCi 以上时出现暂时性骨髓抑制、面麻和口腔炎等。少见的永久性损伤包括继发肿瘤、口干、牙齿脱落、绝经和脱发等。当需要多个疗程 RAI 治疗复发的患者时，总剂量达到 500mCi，会出现其他的晚期毒性，包括持续的骨髓抑制、鼻泪管堵塞和慢性干眼症等。

RAI 治疗后，肿瘤患者应该每 6 个月接受至少一次临床检查随访，包括血清 Tg 和颈部超声，不需要常规行 RAI 诊断性影像随访。当肿瘤复发时，首先应该考虑手术切除，必要时可考虑 RAI 重复治疗。

（三）甲状腺癌外照射治疗

姑息性外照射治疗（EBRT）适合于已经发生转移并伴有相应症状的患者。然而，非转移的甲状腺癌中 EBRT 是否获益是有争议的，一项欧洲随机对照研究（multicentre study on differentiated thyroid cancer）对手术和 RAI 治疗高危局部复发的患者评价 EBRT 疗效。入组条件是 T_4 伴或不伴淋巴结转移、不确定有无远处转移，行全甲状腺切除、RAI 治疗后和 TSH 抑制后的患者，随机分为 EBRT 组和观察组。这个试验仅有 16% 的患者同意接受 EBRT 而被过早地关闭了。后续该试验更改为单组的前瞻性试验，最终结果没有

证明 EBRT 在这些人中获益[49-51]。由于缺乏 I 类证据，EBRT 的建议是基于回顾性经验和临床指南，详见表 17-6。EBRT 治疗伴有高危因素局限的甲状腺癌的研究总结在表 17-7。

姑息 EBRT 治疗需要哪种技术根据肿瘤位置、肿瘤负荷和临床状态时有所不同。本章只讨论用于治疗局部或区域性肿瘤的放射治疗技术。当 RAI 和 EBRT 都需要应用时，建议首先给予 RAI，因为 EBRT 能够使甲状腺变得质韧，会降低摄碘影响 RAI 治疗的效果。

以往，患者的治疗计划在模拟影像上制作，大多数采用简单的前野权重的前后：后前对穿野。侧野时需要加一个常规的补偿（bolus）处理同水平的肩部组织。射野上部包括上颈部的淋巴引流区，射野下部包括上纵隔的淋巴引流区（胸骨角水平）。当脊髓限量达到时，射野缩至肿瘤累及区域和淋巴结侵及区域。依据个体参考临床状况和解剖结构，使用前部楔形成对野或其他简单的射束。随着 3D-CRT 和 IMRT 使用，常规技术已基本淘汰。

目前，放射治疗计划采用模拟 CT 定位，患者仰卧，双手置于身体两侧，颈部自然延伸。采用头颈肩面罩固定，补偿覆盖在颈部瘢痕处。CT 增强扫描对识别靶区和鉴别正常组织是有帮助的，但患者在接下来 6 个月中接受 RAI 治疗时，不建议采用 CT 增强。CT 扫描范围应包括从颅底到整个胸部。作者所在单位多采用 7 ～ 9 个共面 IMRT 射束。物理师采用逆向调强技术选择最佳的多叶光栅、跳数和射束权重配比参数，以其满足靶区覆盖、符合剂量限值，从而达到剂量均匀和正常组织的保护。

1. 靶区和剂量　靶区定义是根据国际放射委员会（ICRU）的标准。肿瘤区（GTV）是指残留肿瘤，设置 2 个临床靶区（CTV），高危 CTV 指具有高危的肿瘤残余，包括阳性切缘、腺叶外侵、伴包膜侵犯的淋巴结转移区域或任何其他残余肿瘤区域。标准的 CTV 分为高危 CTV 和中

表 17-6　EBRT 适应证

年龄	佛罗里达大学	2009 ATA 指南	2011 NCCN 指南
18 岁及以下	伴疼痛转移、进行性侵犯的肿瘤或不适合其他治疗的患者	伴症状的转移或不适合其他治疗	无青少年相关指南，建议对 T_4 不摄碘的患者行 EBRT，或伴高危因素（T_4、切缘阳性、包膜外侵）的患者
19—45 岁	影像学上肿瘤无法切除病情对 ^{131}I 抵抗患者；治疗性 RAI 或者仅仅 Tg 升高不建议行 EBRT	伴症状的转移或不适合其他治疗	
> 45 岁	全切术后高危复发患者辅助治疗：T_4、广泛包膜侵犯的淋巴结转移、大体肿瘤残留　全切术和 RAI 后复发的挽救治疗：影像学上肿瘤无法切除病情对 ^{131}I 抵抗患者；不建议对治疗性 RAI 或者仅仅 Tg 升高行 EBRT	大体甲状腺包膜侵犯；不适合扩大手术的镜下高度残留患者	

RAI. 放射性碘；EBRT. 姑息性外照射治疗；Tg. 甲状腺球蛋白（引自 Halperin et al. 2013. Reproduced with permission of Wolters Kluwer Health.）

表 17-7　分化型甲状腺癌 RAI 后 EBRT 获益的研究总结

研究	病例数	EBRT 比例 %	EBRT 获益	EBRT 获益人群
Farahati 等[67]	169	59	局部区域控制，远处转移	乳头状癌，淋巴结阳性
Chow 等[68]	842	12	局部区域控制	R2 术后
Kim[70]	91	25	局部区域控制	T_4，淋巴结阳性
Phlips 等[72]	94	40	局部控制	甲状腺包膜侵犯、R1/R2 术后
Brierley 等[69]	729	44	局部区域控制，癌症特异性生存	R1 术后，甲状腺包膜外侵　年龄 > 60 岁，R1 术后，甲状腺包膜外侵

RAI. 放射性碘；EBRT. 姑息性外照射治疗（引自 Halperin et al. 2013. Reproduced with permission of Wolters Kluwer Health.）

危 CTV，指颈部和上纵隔淋巴引流区域。标准的 CTV 包括双颈 Ⅱ—Ⅴ 区、Ⅵ 区（中央区），以及 Ⅶ 区的上纵隔淋巴引流区。其他淋巴结引流区根据病例不同适当调整，包括 ⅠB 区、咽后和茎突后淋巴结引流区，颈部巨大淋巴结时 ⅠB 区应该被包括，Ⅱ 区淋巴结受累时包括茎突后淋巴引流区。考虑摆位误差和器官动度，同时还要参考具体单位的情况，在 CTV 基础上三维外扩形成 PTV，一般是外扩 3 ~ 5mm。95% 高危 PTV 予以 66 ~ 70Gy，95% 标准 PTV 予以 54 ~ 56Gy，分割一般为 33 ~ 35 次，使用 IMRT 同步加量技术。

危及器官结构应该包括脊髓、脑干、气管、食管、腮腺、下颌骨、口腔、耳蜗、咽缩肌、臂丛神经和肺。需要每天图像引导以确定靶区范围和减少下颈部的摆位误差。

2. 外照射治疗效果　许多回顾性研究报道

了采用 EBRT 治疗甲状腺癌的临床结果，这些结果需要谨慎解读。因为大部分研究入组的患者都是复发风险高，或者具有侵袭性强的病理，或者本身就是复发病灶，或者对 RAI 治疗反应差或根本没反应，或者是不可完全切除的病灶。Schwartz 等报道了 MD Anderson 癌症中心（休斯敦）1996—2005 年接受 EBRT 治疗的 131 例患者[52]。96% 的患者初诊有腺叶外侵犯，47% 的患者阳性切缘，高危 PTV 给予中位剂量 60Gy（38 ~ 72Gy）[53]。近几年患者采用 IMRT 技术，中位随访 38 个月，4 年局部控制率和总生存率分别是 79% 和 73%。纪念斯隆·凯特琳癌症中心（纽约）Terezakis 等分析在 1989—2006 年接受 EBRT 的 86 例甲状腺癌患者，79% 的患者腺叶外受侵，53% 阳性切缘，中位随访 35 个月，4 年局部控制率和总生存率分别是 72% 和 55%。佛罗里达大学 Meadows 等[54] 报道在 1962—2003

年接受 EBRT 的 42 名患者，使用常规照射技术，近一半是复发或者残留的患者，中位剂量为 64.9Gy。随访 49 个月，结果显示 5 年局部控制率和总生存率分别是 89% 和 60%。

3. 外照射治疗的毒性　对于全切术后 RAI 的患者尽量避免采用 EBRT，特别是年轻患者。EBRT 的急性毒性反应包括黏膜炎、味觉改变、口干、咽炎、吞咽困难、嘶哑、放射性皮炎、体重减轻和营养不良等。一项研究报道需要急性或亚急性胃管置入肠内营养占到 29%[53]。晚期并发症包括皮肤纤维化和萎缩、肺炎、颈部肌肉纤维化、气管和食管狭窄。后者是最常见的严重晚期并发症，但一般发生率 < 5%[52]。

（四）甲状腺髓样癌的治疗

不论甲状腺髓样癌是散发的，与多重内分泌肿瘤综合征相关，还是与家族髓样癌综合征相关，治疗模式是相同的。所有的甲状腺髓样癌患者都应该检测 RET 基因的突变，以及进行遗传学筛查。所有局限期的髓样癌行甲状腺全切术和预防性中央区淋巴结清扫，当区域淋巴结受累是需要行区域颈清扫的。RAI 在甲状腺髓样癌中无效。EBRT 适用于病灶不可完全切除的成年患者，也推荐在术后具有高危患者包括肿瘤残留、阳性切缘、T4、淋巴结受累伴广泛的腺叶外侵。EBRT 的模拟定位、计划设计和执行与 DTC 相同。血清降钙素对肿瘤残余具有很高的特异性和敏感性，所有患者治疗后都应该进行监测。对于难治性或转移的患者，临床研究显示 RET 酪氨酸激酶受体抑制药显示了很好的亚临床结果[55-59]。

（五）间变性甲状腺癌的治疗

大部分间变性甲状腺癌患者诊断时已是局部晚期或远处转移。这类患者不论哪种治疗生存都很差，最佳支持治疗应该是主要治疗模式。在很少情况下，手术能够全切，加上后续化学治疗和放射治疗是可能达到根治的。基于肿瘤的侵袭性生长导致生存期极短，如果手术不能全切建议避免手术治疗，因为减瘤手术不能提高生存。间变性甲状腺癌不能富集放射性碘，不适合 RAI。对于不可切除的局部病变，EBRT 联合化学治疗是标准的治疗方案。一些研究报道了间变性甲状腺癌治疗结果，这些患者采用每天一次或超分割的放射治疗，同步给予多西他赛、紫杉醇、长春新碱、顺铂或阿霉素等进行化学治疗[60-65]。尽管使用多种积极的治疗方法，但很少患者（9% ～ 44%）生存期超过两年[66-70]。

参考文献

[1] Siegel, R.L., Miller, K.D., Jemal, A. (2017) Cancer statistics, 2017. *CA: Cancer J. Clin.*, 67, 7–30.

[2] Aschebrook-Kilfoy, B., Ward, M.H., Sabra, M.M., *et al.* (2011) Thyroid cancer incidence patterns in the United States by histologic type, 1992–2006. *Thyroid*, 21, 125–134.

[3] Siegel, R., Ward, E., Brawley, O., *et al.* (2011) Cancer statistics, 2011: the impact of eliminating socioeconomic and racial disparities on premature cancer deaths. *CA Cancer J. Clin.*, 61, 212–236.

[4] Davies, L., Welch, H.G. (2006) Increasing incidence of thyroid cancer in the United States, 1973–2002. *JAMA*, 295, 2164–2167.

[5] Mortensen, J.D., Woolner, L.B., Bennett, W.A. (1055) Gross and microscopic findings in clinically normal thyroid glands. *J. Clin. Endocrinol. Metab.*, 15, 1270–1280.

[6] Vander, J.B., Gaston, E.A., Dawber, T.R. (1968) The significance of nontoxic thyroid nodules. Final report of a 15-year study of the incidence of thyroid malignancy. *Ann. Intern. Med.*, 69, 537–540.

[7] Nixon, I.J., Ganly, I., Hann, L.E., *et al.* (2010) Nomogram for predicting malignancy in thyroid nodules using clinical, biochemical, ultrasonographic, and cytologic features. *Surgery*, 148, 1120–1127; discussion 1127–1128.

[8] American Joint Committee on Cancer (2017) *AJCC Cancer Staging Handbook*, 8th edition. Springer, New York.

[9] Boone, R.T., Fan, C.Y., Hanna, E.Y. (2003) Well-differentiated carcinoma of the thyroid. *Otolaryngol. Clin. North Am.*, 36, 73–90, viii.

[10] Hay, I.D. (1990) Papillary thyroid carcinoma. *Endocrinol. Metab. Clin. North Am.*, 19, 545–576.

[11] Pacini, F., Elisei, R., Capezzone, M., *et al.* (2001) Contralateral papillary thyroid cancer is frequent at completion thyroidectomy with no difference in low and high-risk patients. *Thyroid*, 11, 877–881.

[12] Kawaura, M., Pathak, I., Gullane, P.J., *et al.* (2001) Multicentricity in papillary thyroid carcinoma: analysis of predictive factors. *J. Otolaryngol.*, 30, 102–105.

[13] Nagaiah, G., Hossain, A., Mooney, C.J., *et al.* (2011) Anaplastic thyroid cancer: a review of epidemiology, pathogenesis, and treatment. *J. Oncol.*, 2011, 542358.

[14] Frates, M.C., Benson, C.B., Charboneau, J.W., et al. (2005) Management of thyroid nodules detected at US: Society of Radiologists in Ultrasound consensus conference statement. *Radiology*, 237, 794–800.

[15] Cooper, D.S., Doherty, G.M., Haugen, B.R., et al. (2009) Revised AmericanThyroid Association management guidelines for patients with thyroid nodules and differentiated thyroid cancer.*Thyroid*, 19, 1167– 1214.

[16] Yang, G.C., Liebeskind, D., Messina, A.V. (2001) Ultrasound-guided fine-needle aspiration of the thyroid assessed by Ultrafast Papanicolaou stain: data from 1135 biopsies with a two- to six-year follow-up. *Thyroid*, 11, 581–589.

[17] Ko, H.M., Jhu, I.K., Yang, S.H., et al. (2003) Clinicopathologic analysis of fine needle aspiration cytology of the thyroid. A review of 1,613 cases and correlation with histopathologic diagnoses. *Acta Cytol.*, 47, 727–732.

[18] Mazzaferri, E.L. (2005) The Diagnosis ofThyroid Cancer, in *Essentials ofThyroid Cancer Management (Cancer Treatment and Research)* (eds R.J. Amdur, E.L. Mazzaferri), 1st edition. Springer, New York, pp. 39–48.

[19] Gomez, N.R., Kouniavsky, G., Tsai, H.L., et al. (2011) Tumor size and presence of calcifications on ultrasonography are pre-operative predictors of lymph node metastasis in patients with papillary thyroid cancer. *J. Surg. Oncol.*, 104, 613–616.

[20] Mazzaferri, E.L. (2005) Neck Ultrasonography in Patients withThyroid Cancer, in *Essentials ofThyroid Cancer Management (Cancer Treatment and Research)* (eds R.J. Amdur, E.L. Mazzaferri), 1st edition. Springer, New York, pp. 101–120.

[21] Kouvaraki, M.A., Shapiro, S.E., Fornage, B.D., et al. (2003) Role of preoperative ultrasonography in the surgical management of patients with thyroid cancer. *Surgery*, 134, 946–954; discussion 954–945.

[22] Stulak, J.M., Grant, C.S., Farley, D.R., et al. (2006) Value of preoperative ultrasonography in the surgical management of initial and reoperative papillary thyroid cancer. *Arch. Surg.*, 141, 489–494; discussion 494– 486.

[23] Mancuso, A.A., Mendenhall,W.M., Vaysberg, M. (2010) Thyroid: Nodules and Malignant Tumors, in *Head and Neck Radiology* (ed. A.A.Mancuso), Vol. 1. LippincottWilliams &Wilkins, Philadelphia, PA, pp. 1457–1481.

[24] Pujol, P., Daures, J.P., Nsakala, N., et al. (1996) Degree of thyrotropin suppression as a prognostic determinant in differentiated thyroid cancer. *J. Clin. Endocrinol. Metab.*, 81, 4318–4323.

[25] Ludgate,M., Gire, V., Crisp, M., et al. (1999) Contrasting effects of activating mutations of GalphaS and the thyrotropin receptor on proliferation and differentiation of thyroid follicular cells. *Oncogene*, 18, 4798–4807.

[26] Mazzaferri, E.L., Jhiang, S.M. (1994) Long-term impact of initial surgical and medical therapy on papillary and follicular thyroid cancer. *Am. J. Med.*, 97, 418–428.

[27] Haugen, B.R. (1999) Management of the patient with progressive radioiodine non-responsive disease. *Semin. Surg. Oncol.*, 16, 34–41.

[28] Romagnoli, S., Moretti, S., Voce, P., et al. (2009) Targeted molecular therapies in thyroid carcinoma. *Arq. Bras. Endocrinol. Metab.*, 53, 1061–1073.

[29] Mazzaferri, E.L. (2005) Potential Complications of Thyroid Cancer Surgery, in *Essentials ofThyroid Cancer Management (Cancer Treatment and Research)* (eds R.J. Amdur, E.L. Mazzaferri), 1st edition. Springer, New York, pp.153–160.

[30] Sosa, J.A., Udelsman, R. (2006) Total thyroidectomy for differentiated thyroid cancer. *J. Surg. Oncol.*, 94, 701–707.

[31] National Comprehensive Cancer Network (2011) NCCN Guidelines forThyroid Carcinoma.

[32] Udelsman, R., Lakatos, E., Ladenson, P. (1996) Optimal surgery for papillary thyroid carcinoma. *World J. Surg.*, 20, 88–93.

[33] Dionigi, G., Dionigi, R., Bartalena, L., et al. (2006) Surgery of lymph nodes in papillary thyroid cancer. *Expert Rev. Anticancer.Ther.*, 6, 1217–1229.

[34] Shah, M.D., Hall, F.T., Eski, S.J., et al. (2003) Clinical course of thyroid carcinoma after neck dissection. *Laryngoscope*, 113, 2102–2107.

[35] Zuniga, S., Sanabria, A. (2009) Prophylactic central neck dissection in stage N0 papillary thyroid carcinoma. *Arch. Otolaryngol. Head Neck Surg.*, 135, 1087–1091.

[36] Rosenbaum, M.A., McHenry, C.R. (2009) Central neck dissection for papillary thyroid cancer. *Arch. Otolaryngol. Head Neck Surg.*, 135, 1092–1097.

[37] Zetoune, T., Keutgen, X., Buitrago, D., et al. (2010) Prophylactic central neck dissection and local recurrence in papillary thyroid cancer: a meta-analysis. *Ann. Surg. Oncol.*, 17, 3287–3293.

[38] Fritze, D., Doherty, G.M. (2010) Surgical management of cervical lymph nodes in differentiated thyroid cancer. *Otolaryngol. Clin. North Am.*, 43, 285–300, viii.

[39] Bardet, S., Malville, E., Rame, J.P., et al. (2008) Macroscopic lymph-node involvement and neck dissection predict lymph-node recurrence in papillary thyroid carcinoma. *Eur. J. Endocrinol.*, 158, 551– 560.

[40] Noguchi, S., Murakami, N., Yamashita, H., et al. (1998) Papillary thyroid carcinoma: modified radical neck dissection improves prognosis. *Arch. Surg.*, 133, 276–280.

[41] Moley, J.F., DeBenedetti, M.K. (1999) Patterns of nodal metastases in palpable medullary thyroid carcinoma: recommendations for extent of node dissection. *Ann. Surg.*, 229, 880–887; discussion 887–888.

[42] Oskam, I.M., Hoebers, F., Balm, A.J., et al. (2008) Neck management in medullary thyroid carcinoma. *Eur. J. Surg. Oncol.*, 34, 71–76.

[43] Amdur, R.J., Mazzaferri, E.L. (2005) Half-life and Emission Products of I-131, in *Essentials ofThyroid Cancer Management (Cancer Treatment and Research)* (eds R.J. Amdur, E.L. Mazzaferri), 1st edition. Springer, New York, pp. 165–198.

[44] Samaan, N.A., Schultz, P.N., Hickey, R.C., et al. (1992) The results of various modalities of treatment of well differentiated thyroid carcinomas: a retrospective review of 1599 patients. *J. Clin. Endocrinol. Metab.*, 75, 714–720.

[45] DeGroot, L.J., Kaplan, E.L., McCormick, M., et al. (1990) Natural history, treatment, and course of papillary thyroid carcinoma. *J. Clin. Endocrinol.Metab.*, 71, 414–424.

[46] Tsang, R.W., Brierley, J.D., Simpson,W.J., et al. (1998) The effects of surgery, radioiodine, and external radiation therapy on the clinical outcome of patients with differentiated thyroid carcinoma. *Cancer*, 82, 375–388.

[47] Taylor, T., Specker, B., Robbins, J., et al. (1998) Outcome after treatment of high-risk papillary and non-Hurthle-cell follicular thyroid carcinoma. *Ann. Intern. Med.*, 129, 622–627.

[48] Amdur, R.J., Mazzaferri, E.L. (2005) Choosing the Activity of I-131 forTherapy, in *Essentials ofThyroid Cancer Management (Cancer Treatment and Research)* (eds R.J. Amdur, E.L. Mazzaferri), 1st edition. Springer, New York, pp. 169–176.

[49] Biermann, M., Pixberg, M.K., Schuck, A., et al. (2003) Multicenter study differentiated thyroid carcinoma (MSDS). Diminished acceptance of adjuvant external beam radiotherapy. *Nuklearmedizin*, 42, 244–250.

[50] Biermann, M., Pixberg, M., Riemann, B., et al. (2009) Clinical outcomes of adjuvant external-beam radiotherapy for differentiated thyroid cancer – results after 874 patient-years of follow-up in the MSDS-trial. *Nuklearmedizin*, 48, 89–98; quiz N15.

[51] Powell, C., Newbold, K., Harrington, K.J., et al. (2010)

External beam radiotherapy for differentiated thyroid cancer. *Clin. Oncol. (R. Coll. Radiol.)*, 22, 456–463.

[52] Schwartz, D.L., Lobo, M.J., Ang, K.K., *et al.* (2009) Postoperative external beam radiotherapy for differentiated thyroid cancer: outcomes and morbidity with conformal treatment. *Int. J. Radiat. Oncol. Biol. Phys.*, 74, 1083–1091.

[53] Terezakis, S.A., Lee, K.S., Ghossein, R.A., *et al.* (2009) Role of external beam radiotherapy in patients with advanced or recurrent nonanaplastic thyroid cancer: Memorial Sloan-Kettering Cancer Center experience. *Int. J. Radiat. Oncol. Biol. Phys.*, 73, 795–801.

[54] Meadows, K.M., Amdur, R.J., Morris, C.G., *et al.* (2006) External beam radiotherapy for differentiated thyroid cancer. *Am. J. Otolaryngol.*, 27, 24–28.

[55] Lam, E.T., Ringel, M.D., Kloos, R.T., *et al.* (2010) Phase II clinical trial of sorafenib in metastatic medullary thyroid cancer. *J. Clin. Oncol.*, 28, 2323–2330.

[56] Wells, S.A., Jr, Gosnell, J.E., Gagel, R.F., *et al.* (2010) Vandetanib for the treatment of patients with locally advanced or metastatic hereditary medullary thyroid cancer. *J. Clin. Oncol.*, 28, 767–772.

[57] Ye, L., Santarpia, L., Gagel, R.F. (2009) Targeted therapy for endocrine cancer: the medullary thyroid carcinoma paradigm. *Endocr. Pract.*, 15, 597–604.

[58] Torino, F., Paragliola, R.M., Barnabei, A., *et al.* (2010) Medullary thyroid cancer: a promising model for targeted therapy. *Curr. Mol. Med.*, 10, 608–625.

[59] Schlumberger, M.J., Elisei, R., Bastholt, L., *et al.* (2009) Phase II study of safety and efficacy of motesanib in patients with progressive or symptomatic, advanced or metastatic medullary thyroid cancer. *J. Clin. Oncol.*, 27, 3794–3801.

[60] Tennvall, J., Lundell, G.,Wahlberg, P., *et al.* (2002) Anaplastic thyroid carcinoma: three protocols combining doxorubicin, hyperfractionated radiotherapy and surgery. *Br. J. Cancer*, 86, 1848–1853.

[61] De Crevoisier, R., Baudin, E., Bachelot, A., *et al.* (2004) Combined treatment of anaplastic thyroid carcinoma with surgery, chemotherapy, and hyperfractionated accelerated external radiotherapy. *Int. J. Radiat. Oncol. Biol. Phys.*, 60, 1137–1143.

[62] Haigh, P.I., Ituarte, P.H.,Wu, H.S., *et al.* (2001) Completely resected anaplastic thyroid carcinoma combined with adjuvant chemotherapy and irradiation is associated with prolonged survival. *Cancer*, 91, 2335–2342.

[63] Sherman, E.J., Lim, S.H., Ho, A.L., *et al.* (2011) Concurrent doxorubicin and radiotherapy for anaplastic thyroid cancer: A critical re-evaluation including uniform pathologic review. *Radiother. Oncol.*, 101, 425–430.

[64] Troch, M., Koperek, O., Scheuba, C., *et al.* (2010) High efficacy of concomitant treatment of undifferentiated (anaplastic) thyroid cancer with radiation and docetaxel. *J. Clin. Endocrinol. Metab.*, 95, E54–E57.

[65] Heron, D.E., Karimpour, S., Grigsby, P.W. (2002) Anaplastic thyroid carcinoma: comparison of conventional radiotherapy and hyperfractionation chemoradiotherapy in two groups. *Am. J. Clin. Oncol.*, 25, 442–446.

[66] Xu, L., Li, G.,Wei,Q., *et al.* (2012) Family history of cancer and risk of sporadic differentiated thyroid carcinoma. *Cancer*, 118, 1228–1235.

[67] Farahati, J., Parlowsky, T., Mader, U., *et al.* (1998) Differentiated thyroid cancer in children and adolescents. *Langenbecks Arch. Surg.*, 383, 235–239.

[68] Chow, S.M., Law, S.C., Mendenhall,W.M., *et al.* (2002) Papillary thyroid carcinoma: prognostic factors and the role of radioiodine and external radiotherapy. *Int. J. Radiat. Oncol. Biol. Phys.*, 52, 784–795.

[69] Brierley, J., Tsang, R., Panzarella, T., *et al.* (2005) Prognostic factors and the effect of treatment with radioactive iodine and external beam radiation on patients with differentiated thyroid cancer seen at a single institution over 40 years. *Clin. Endocrinol. (Oxf)*, 63, 418–427.

[70] Kim, T.H., Yang, D.S., Jung, K.Y., *et al.* (2003) Value of external irradiation for locally advanced papillary thyroid cancer. *Int. J. Radiat. Oncol. Biol. Phys.*, 55, 1006–1012.

第 18 章 头颈部放射治疗后遗症、远期并发症和 IMRT 价值

Head and Neck Radiation Therapy Sequelae and Late Complications and the Role of IMRT

Xiaoshen Wang　Avraham Eisbruch　著

刘彦伟　张　烨　易俊林　译

一、概述

头颈部肿瘤（HNC）是一类常见的肿瘤，在美国每年有近 50 000 人发病和 10 000 人死亡[1]。因为头颈部位复杂的解剖结构，正常组织受损对生活质量影响巨大，选择积极强化治疗时需要平衡治疗毒性。放射治疗是头颈部肿瘤的主要治疗手段，尽管近年来全身化学治疗和靶向治疗取得一定进展[2-10]。比起传统的放射治疗，调强放射治疗技术显著提高了局部晚期 HNC 局部控制率和生存率[3-10]。然而，这些获益多是伴随着毒性反应的增加[8-10]。

当前，除了提高肿瘤局部控制率，另外一个治疗目的是减少放射治疗导致的并发症，提高患者的生活质量。3D-CRT 或 IMRT 技术显著优于二维技术。靶区和危及器官在计划 CT 上进行勾画，在三维层面上能较好展示两者之间的关系。IMRT 技术能够给以特定的靶区最佳高剂量，并能够减少邻近危及器官的受量。IMRT 治疗头颈部肿瘤有独到的优势，特别适合处理凸凹不平、形状不规则的靶区，并能保护邻近未被肿瘤累及的组织器官，同时没有呼吸动度的影响。

因为 IMRT 具有高度的适形性，将剂量精准地分布到任何形状的靶区中，所以精确勾画靶区和正常组织至关重要[11]。过去几十年，许多团队针对原发肿瘤和颈部淋巴结已经出版了 CTV 的勾画指南或共识[12-16]。除了勾画正常器官，还需要对正常器官进行限量才能得到更好的保护。目前，关于正常组织限量的大部分数据是来自于回顾性分析和专家意见[17, 18]。头颈部的危及器官结构包括脑干、脊髓、唾液腺、视神经、视交叉、吞咽结构、内耳、下颌骨和双侧颞叶，这些器官结构超出限量可能导致严重的晚期并发症。

口干和吞咽困难是放射治疗中或放射治疗后最主要的急性期和晚期并发症，显著影响患者的生活质量。放射性脑坏死、放射性脑神经麻痹、听力受损和放射性骨坏死等并发症对长期存活患者造成严重影响。在本章，主要讨论应用最新的放射治疗技术预防以上放射治疗相关并发症的发生。

二、放射治疗和放化疗相关并发症

（一）口干

口干（xerostomia）是最常见的头颈部肿瘤放射治疗相关并发症，放射治疗能够导致唾液分泌量、分泌时间和 pH 的改变[19]。唾液腺的损伤与照射剂量和受照体积有关，目前唾液腺保护的研究在于避免不必要的照射[20]。

1. 腮腺　限制腮腺受照剂量已被证实能够减少口干的严重程度。对于大多数头颈部肿瘤，特别是鳞癌，对穿野照射治疗双颈 Ⅱ 区难以保护腮腺功能。使用 3D-CRT 或 IMRT 技术能够至少对一侧腮腺进行很好的保护，使邻近靶区的部分腮腺接受高剂量照射，对侧和剩下的部分腮腺接受低剂量或不受到照射[20, 21]。因此，腮腺分泌功能能够被部分保护，随着时间延长剩下的腮腺功能能够起到逐渐代偿作用[20, 22]。

过去的 10 年间，众多研究通过唾液流量监测或者扫描评价腮腺功能，结果表明 3D-CRT 和 IMRT 技术能够达到保护腮腺功能的目的（表18-1）。一系列的前瞻性研究证实，对于鼻咽癌患者，应用腮腺保护的 IMRT 技术在不降低肿瘤局部控制率情况下，能够充分保护腮腺，减少长期的口干症状（表 18-2）。来自多个单中心的数据显示 IMRT 治疗 HNC 不仅仅保护腮腺功能，而且肿瘤的局部控制也很好。近来，几个随机对照研究也表明相较传统放射治疗技术，IMRT 能够在不降低肿瘤局部控制的情况下减少口干症状[39, 43, 44]。在 2 个前瞻性多中心的口咽肿瘤临床研究中，IMRT 技术已经显示了保护腮腺的优势[32, 45]。

因为过分强调腮腺保护可能导致靶区的遗漏或治疗的失败，应该制定临床实践指南，恰当保护腮腺功能。近年来，逐渐开始有关于腮腺保护的 3D-CRT 或 IMRT 治疗后出现局部失败的报道。颈部淋巴结阴性的患者，至少保护一侧腮腺（通常是两侧都能受到保护）。原发于一侧的肿瘤，对侧腮腺保护后不会导致靶区边缘失败[46, 47]。然而，特别是颈部 Ⅱ 区淋巴结受累时，同侧的腮腺是否能保护应该慎重考虑[14, 20, 48]。对于双侧淋巴结广泛受累的患者不应该以牺牲靶区为代价来保护腮腺功能，因为局部区域失败是最大的治疗失败。由于涉及腮腺能否得到最大保

表 18-1　腮腺保护性放射治疗前瞻性研究汇总

作者 / 文献	例数	位置	分级	RT 技术	平均剂量（Gy）	主观终点	客观终点
Eisbruch (1996)[21]	15	All	Ⅰ—Ⅳ	3D	21+8	SF	XQ
Eisbruch (1999)[33]	88	All	Ⅰ—Ⅳ	3D	≤26（刺激） ≤24（不刺激）	SF	NS
Chao (2001)[23]	41	All	Ⅱ—Ⅳ	3D/IMRT	≤32	SF	XQ
Eisbruch (2001)[24]	84	All	Ⅰ—Ⅳ	3D/IMRT	≤26	SF	XQ
Henson (2001)[25]	20	All	Ⅱ—Ⅳ	3D	≤26	SF	NS
Maes(2002)[26]	39	All	Ⅰ—Ⅳ	3D	≤20	SGS	VAS
Munter (2004)[27]	18	All	Ⅰ—Ⅳ	IMRT	≤26	SGS	NS
Parliament (2004)[28]	23	All	Ⅰ—Ⅳ	IMRT	≤26	SF	XQ
Saarilahti (2005)[29]	17	OP/NP	Ⅱ—Ⅳ	IMRT	≤25.5	SF	NS
Blanco (2005)[30]	65	All	Ⅰ—Ⅳ	3D/IMRT	≤25.8	SF	NS
Scrimger (2007)[31]	47	All	Ⅰ—Ⅳ	IMRT	≤26	SF	XQ
Eisbruch (2010)[32]	69	OP	Ⅰ—Ⅱ	IMRT	≤26	SF	XQ

IMRT. 调强放射治疗；All. 所有位置；NP. 鼻咽；NS. 未涉及；OP. 口咽；RT.放射治疗；SF.唾液分泌流量；SGS.腮腺扫描；VAS.视距；XQ.口干问卷调查

表 18-2　IMRT 治疗鼻咽癌的非随机研究结果

作者 / 文献	例数	分级 Ⅲ + Ⅳ (%)	CT (%)	随访 （月）	LRC/RC	OS	DMFS	口干 (%)
Sultanem(2000)[34]	35	72	91	21.8	100(4 年)	94（4 年）	57（4 年）	（2 年） 0 级：50 1 级：50
Lee (2002)[35]	67	70	75	31	98（4 年）	88（4 年）	66（4 年）	（2 年） 0 级：66 1 级：32 2 级：2
Kam (2004)[36]	63	57	30	29	92（3 年）	90（3 年）	79（3 年）	（2 年） 1 ～ 2 级：23
Wu (2006)[37]	75	56	NA	23.8	87（2 年）	87（2 年）	82（2 年）	（39 个月） 1 级：24 2 级：18.6 3 级：1
Wolden (2006)[38]	74	77	93	35	91（3 年）	83（3 年）	78（3 年）	（1 年） 0 级：25 1 级：42 2 级：32
Lee (2009)[39]	68	59	84	31	93（2 年）	80（2 年）	85（2 年）	（1 年） 2 级：13.5 3 级：3.1
Tham (2009)[40]	195	63	57	36.5	93（3 年）	94.3（3 年）	89.2（3 年）	0 ～ 2 级：97 3 级：3
Lin (2009)[41]	323	80.5	91.3	30	95（3 年）	90（3 年）	90（3 年）	（24 个月） 0 级：5.4 1 级：86.8 2 级：7.8
Lin (2009)[42]	370	83.2	90.3	31	95（3 年）	86（3 年）	89（3 年）	（24 个月） 可见口干：7.8%， 3 ～ 4 级：0

CT. 化学治疗；DMFS. 无远处转移生存；LRC/RC. 局部控制；NA. 不适用；OS. 总生存

护，关于颈部Ⅱ区的边界有详细的规定[49]。对于淋巴结阴性患者，Ⅱ区上界在第 1 颈椎横突下缘，对于淋巴结阳性患者，Ⅱ区上界需要延伸到颅底包括茎突后间隙[50]。

目前，根据既往研究明确了腮腺剂量体积限制，推荐腮腺的平均剂量低于 26 ～ 30Gy 时能够显著减少口干发生[51]。至少减少一侧腮腺平均剂量，腮腺功能被部分的保护，随着时间的延长功能还能有一定的恢复。几项研究报道[25, 28, 37, 43]，通过唾液流量监测客观评价腮腺功能与患者自我评价口干并不一致[28, 31, 44]。一个研究显示观察者报道口干分级明显低于患者自我评价的口干分级[52]。因此，在评估口干时不仅仅依靠客观的腮腺功能检查，还需要参考患者主观感受评分。因为口干主要还是生活质量的范畴，考虑患者自诉的症状也许更能够反映它的严重程度。

2. 颌下腺　在腺体受到刺激的情况下，60% ～ 65% 的唾液是由腮腺分泌的，20% ～ 30% 是由颌下腺分泌，2% ～ 5% 由舌下腺分泌。然而在静息状态下唾液的 90% 是由颌下腺贡献的[53]。更重要的是腮腺分泌的唾液是纯的浆液，而颌下腺分泌的唾液除了浆液还有黏液，黏液是患者主观感受湿润的主要原因[20]。因此，放射治疗过程中保护颌下腺也是非常重要的。

在一项研究中，使用手术在放射治疗前将

颌下腺转移到颏下避免被照射，能够显著地预防口干的发生，这也证明了颌下腺对口干发生的重要性[54]。然而，这个外科的技术因为明显缺陷无法被广泛推广应用。而减少颌下腺照射能降低口干严重程度是可行的方法。一项非随机的前瞻性研究揭示保护颌下腺后并未降低肿瘤的局部控制率[55]。

Tsujii 等[56]利用 ^{99m}Tc 扫描检测唾液的分泌功能时发现，10～30Gy 照射后颌下腺分泌功能会逐渐恢复，而 50Gy 照射后恢复能力显著下降，而且他们的数据也显示剂量在 20～70Gy 照射后的 0～3 个月腮腺比颌下腺更加敏感。近来，基于患者在放射治疗前后检测 Wharton 管的分泌功能，颌下腺的剂量 – 反应关系被确定，颌下腺的功能主要依赖于所受的平均剂量，平均剂量在 39Gy 以下，随着时间的延长颌下腺功能逐渐恢复[57]。近期的一项研究显示了保护对侧颌下腺有临床获益[57a]。

减少颌下腺的受量对于邻近舌、扁桃体和 Ⅱa 区淋巴结的病变存在复发的潜在危险。因此，在尽量保护颌下腺的同时应该认真考虑肿瘤局部复发风险。目前，关于使用 IMRT 技术保护颌下腺的可靠性和安全性的数据很少。

3. 口腔和小分泌腺　许多小的分泌腺散布在整个口腔中，它们贡献了 70% 的黏液分泌[55]。因此，对这些腺体受照剂量进行限制并加以保护能够减少患者口干的发生。同时，口腔避免不必要的照射还能够预防黏膜炎和味觉缺失[58]。因此，没有被肿瘤累及的口腔应该被当作危及器官勾画保护，并且在 IMRT 计划设计时给予剂量限值。在密歇根大学（university of Michigan）放射肿瘤中心，未被累及的口腔剂量被限制在小于 30Gy，尽管在设计 IMRT 计划时权重比较低。

（二）吞咽困难

吞咽困难（dysphagia）对患者日常生活有严重影响，甚至能够导致吸入性肺炎等威胁生命的并发症[59]。然而，头颈部放射治疗时一些控制吞咽的关键组织结构，如舌、软腭、咽和喉部肌肉等会接受一定剂量的照射，导致不可避免的黏膜炎和吞咽困难[8-10]。

吞咽困难能通过主观和客观的方法进行评估。与口干评估类似，一项研究显示患者自我评价的症状与客观评估不一致[60]。目前，许多研究团队在分析受照组织结构和吞咽困难关系后已经得出一致的结果（表 18-3）。咽缩肌和喉部接受平均剂量 50～60Gy 照射的体积与吞咽功能显著相关的[60-69]。这些研究提示限制控制吞咽结构的剂量可能降低放射治疗导致吞咽困难的发生率和严重程度。

定义和勾画与吞咽和呼吸相关的结构（DARS）是重要的。Eisbruch 等首次报道了放射治疗损伤咽缩肌和声门 / 声门上喉是与放射治疗后吞咽困难相关[69]，降低对 DARS 的放射治疗剂量能够改善患者的吞咽功能。后续一系列临床研究显示，通过 IMRT 技术减少 DARS 受量改善吞咽功能，研究认为增加咽缩肌照射剂量和增加照射体积将导致更差的吞咽功能[60-70]。许多研究建立了剂量 – 风险关系，Levendag 等[62]报道对中上咽缩肌每增加 10Gy 照射将增加 19% 的吞咽损伤，Li 等[70]认为为减少胃管置入时间，下咽缩肌的平均剂量应该低于 55Gy，食管入口最大剂量不能超过 60Gy。

当前对剂量 / 体积的限量没有确切的数据，最好的方法就是尽量降低照射剂量和体积。需要前瞻性长期的研究，包括基线和不同随访时间点评估，从而来评价剂量 / 体积与吞咽的关系。Feng 等报道了误吸和咽缩肌和声门 / 声门上喉的平均剂量，以及 50～65Gy 剂量照射的体积显著相关[61]。一项前瞻性的临床研究中 IMRT 计划应用这些剂量 / 体积参数，证实能够减少口咽癌患者的吞咽困难发生[68]。目前，密歇根大学尝试将未受累的与吞咽功能相关结构的平均剂量限制在 50Gy 以内，需要注意的是避免危及器官

表 18-3　晚期吞咽困难关键结构评估研究汇总

作者 / 文献	例数	位置	吞咽终点	吞咽困难相关剂量因素
Feng (2007)[61]	36	OP/NP	VF, UW QOL	PCM（平均剂量，V50，V60，V65）和喉（平均剂量，V50）
Levendag (2007)[62]	56	OP	H&N35	上中 PCM（平均剂量）
Jensen (2007)[60]	25	咽	H&N35	声门上喉（平均剂量，中位剂量，V60，V65）
Teguh (2008)[63]	81	OP/NP	H&N35	中上 PCM（平均剂量）
Teguh (2008)[64]	20	OP	FEES	上 PCM（平均剂量）
Caglar (2008)[65]	96	All	VF	下 PCM（平均剂量，V50，D60）和喉（平均剂量，V50，D60）
Caudell (2009)[66]	83	All	VF	下 PCM（V60，V65）和喉（平均剂量，V55，V60，V65，V70）
Dirix (2009)[67]	53	All	H&N35	中 PCM（平均剂量，V50）和声门上喉（平均剂量）
Feng (2010)[68]	73	OP	VF, UW QOL	PCM（平均剂量，V50，V60，V65）和喉（平均剂量，V50）
Eisbruch (2004)[69]	26	All	VF	PCM（V50）和声门或声门上喉（V50）

OP. 口咽；NP. 鼻咽；VF. 透视检查；UW QOL. 华盛顿大学生活治疗评分系统；PCM. 咽缩肌；V50. > 50Gy 的体积；V60. > 60Gy 的体积；V65. > 65Gy 的体积；H&N35. EORTC 头颈 35 吞咽症状评分；FEES. 内镜评估吞咽；D60. 60% 结构组织的最小剂量；V70. > 70Gy 的体积

周围靶区内出现低剂量区是 IMRT 计划最应该优先考虑的。

另外一个保护吞咽功能的方法是缩小淋巴结的照射范围，尤其是咽后中央组淋巴结，这些淋巴结位于咽缩肌和椎前筋膜之间，不照射该组淋巴结对咽缩肌的保护起到积极作用[20, 61]。

一项多中心前瞻性研究显示放射治疗联合西妥昔单抗能够提高肿瘤控制率，而且不增加放射治疗相关毒性作用，如吞咽困难，患者的生活质量并不比单纯放射治疗差[4, 71]。因此，西妥昔单抗有可能取代毒性更大的化学治疗而不降低患者的生存率。然而，目前尚缺乏 Ⅲ 期临床试验直接比较西妥昔单抗联合放射治疗与化学治疗联合放射治疗，而且西妥昔单抗并不是没有毒性作用，一项回顾性研究证实，与常规顺铂化学治疗相比，IMRT 联合西妥昔单抗增加 10 倍的 3/4 级暂时性皮炎的发生（34% vs 3%）[72]。所以，当前的数据对于将西妥昔单抗联合放射治疗方案作为标准方案取代同步放化疗方案还不充分。

三、放射性脑坏死

两侧对穿野照射是鼻咽癌传统治疗技术，由于肿瘤侵犯颅底和海绵窦，照射野常包括了颞叶的中下部。而且肿瘤根治剂量常常超过 66Gy，这一剂量也超过了颞叶的限制剂量，导致放射性脑坏死。放射性脑坏死发生与剂量分割模式、总剂量和放射治疗后的时间相关。高的单次剂量和高的总剂量导致更早出现脑坏死[73]。放射性脑坏死无法逆转，除了降低剂量预防外没有特殊的治疗方法。在 IMRT 出现以前，放射性脑坏死发生率大概在 1.6% ~ 22%[74, 75]。Lee 等报道了 2Gy 常规分割剂量下给予 64Gy 的 10 年脑坏死发生率在 5%[76]。20 世纪中叶，Sultanem 等最先开始在鼻咽癌中使用 IMRT，没有发现放射性脑坏死的出现[34]。得益于颞叶剂量保护优势，IMRT 治疗鼻咽癌局部区域控制率高，也尚未有放射性脑坏死的报道[35-42, 77, 78]。Hunt 等[79] 比较 IMRT 和传统放射治疗在剂量学上的优劣，结果显示 IMRT 计划中颞叶最大剂量为 58.7Gy，而常规放射治疗技术是 67.0Gy。当前，对颞叶的剂量限值推荐小于 60Gy，超过 65Gy 的体积不能超过 1%。

四、听力受损

听力受损是头颈部放射治疗常见的并发症。据报道经过听力评估后放射治疗后听力受损发生率在 0% ~ 54%[80-83]。听力受损的发生率是和耳蜗受到的照射量显著相关的，而且顺铂为基础的化学治疗会进一步加重听力受损[84]。听力受损和剂量的关系见表 18-4。Pan 等开展了一项 3D-CRT 治疗技术下长期的听力受损和内耳接受剂量关系的前瞻性研究[85]。结果显示内耳的平均受量是和高频率（＞ 2000Hz）的听力受损显著相关的，＞ 45Gy 听力会明显受损。所以，临床上建议只要肿瘤靶区不亏量，内耳受量应该＜ 45Gy[85, 93]。

IMRT 的应用能够更进一步地降低内耳受量。已经有大量数据显示在非鼻咽癌中应用 IMRT 较传统放射治疗技术能够减少听力受损。一个包括 26 例髓母细胞瘤的回顾性分析显示，IMRT 能够在肿瘤靶区剂量不减的情况下内耳受照剂量是传统放射治疗技术的 68%，而 3 或 4 级的听力受损 IMRT 发生率仅有 13%，而传统技术达到了 64%[94]。尽管大多数鼻咽癌患者接受顺铂同步放化疗，但 IMRT 发生听力受损少见[34, 38]。Oh 等观察到使用 3D-CRT 技术将内耳受量从 69.6Gy 降到 63.4Gy 后听力受损从 68.2% 下降到 0%[89]。

精确地勾画中耳和内耳能够对这些结构进行限量。然而，由于内耳体积较小，而且靠近肿瘤靶区，所以一些小的变化对 IMRT 计划和放射治疗后遗症产生较明显的影响。Pacholke 等撰写了中耳和内耳勾画指南[95]，该指南在临床实践中能够帮助放射治疗科医生制定放射治疗计划。

五、放射性神经麻痹

通常认为脑神经是放射线不敏感的组织，放射治疗后发生脑神经麻痹也很少见。据报道脑神经损伤依赖放射治疗的分割剂量、总剂量及放射治疗后的时间，一般发生率在 0% ～ 5%[96, 97]。然而，Kong 等报道的 317 例鼻咽癌放射治疗后的 11.4 年随访结果中，30.9% 的患者出现了放射性神经麻痹[98]。损伤的中位发生时间在放射治疗后的 7.6 年，平均每年的发生率在 2.2%。理论上说，每一根脑神经都会受到放射治疗损伤。接下来着重介绍视通路和臂丛神经损伤。

（一）放射性视通路损伤

放射性视通路损伤表现为放射治疗后突然的、明显的不可逆视力缺损，是由于射线对视神经或视交叉产生损伤[99]。常规外照射头颈部肿瘤引起的放射性视神经损伤发生率没有详细统计

表 18-4　放射性耳蜗损伤剂量汇总

作者 / 文献	例数	技术	分隔剂量（Gy）	临床耳蜗损伤
Pan (2005)[85]	31	RT	45	≥ 2000Hz
Merchant (2004)[86]	72	RT 或 CRT	32	低和中频（＜ 32Gy） 高频（＞ 32Gy）
Johannesen (2002)[87]	33	RT 或 CRT	54	＞ 4000Hz
Grau (1991)[88]	22	RT	50	SNHL(2 ～ 4kHz)
Oh (2004)[89]	24	CRT	63.4±9.1	高频
Honore (2002)[90]	20	RT	15	听力受损 0.3dB/Gy 和 15Gy 有 15% 的 SNHL
Chen (1999)[82]	21	RT	60	SNHL
Anteunis (1994)[91]	18	RT	50	传导性或（和）SNHL
Herrmann (2006)[92]	32	RT	20 ～ 25	ED_{50} (20 ～ 25Gy)
Hitchcock (2009)[84]	62	RT 或 CRT	40: RT 10: CRT	SNHL 高频 SNHL

CRT. 放化疗；RT. 放射治疗；SNHL. 感觉神经性听力受损；ED_{50}. 50% 的个体发生的剂量

数据。视损伤潜伏期与放射治疗剂量相关，剂量越高，潜伏期越短[100]。最大不超过 50Gy 被认为能够使损伤风险显著降低[101-103]。一个包括 219 例鼻窦和鼻旁窦部位的肿瘤患者的回顾性分析，低于 50Gy 照射未发现放射性视通路损伤。在 50 ～ 60Gy 和 61 ～ 78Gy 放射性视通路损伤的 10 年发生概率为 5% 和 30%[104]。

比起传统放射治疗技术，IMRT 能够明显保护视通路结构[105, 106]。目前，还未见鼻咽癌和鼻旁窦肿瘤经过 IMRT 后导致视通路损伤的报道[34-42, 107-109]。通常视神经或视交叉的最大限制剂量为 54Gy，1% 的体积不能超过 60Gy。

（二）放射性臂丛神经损伤

放射性臂丛神经损伤是乳腺癌手术和放射治疗后相对常见的晚期并发症，经 45 ～ 54Gy 照射后的 5 年发生率在 1% ～ 6%[110-112]。因为臂丛神经邻近转移的颈部和锁骨上淋巴结，传统放射治疗技术下不可避免地受到照射。在 HNC 放射治疗中，照射剂量为 54 ～ 70Gy 时，臂丛神经损伤是潜在的并发症。因此，RTOG 在许多指南或共识中将臂丛神经列为危及器官。

放射性臂丛神经损伤与总剂量、分割剂量、治疗技术、放射治疗照射臂丛体积，以及手术或化学治疗相关[113]。鉴于 IMRT 明显优势，在总剂量、分割剂量和臂丛照射体积均下降，对于长期生存的患者这一并发症是大大减少的。目前，臂丛神经在头颈部肿瘤放射治疗中并未被认为是危及器官，未见关于使用 IMRT 导致臂丛神经损伤的报道。随着臂丛神经损伤对生活质量的影响越来越受到关注，指南多建议在制订计划时在轴位 CT 或 MRI 将臂丛神经勾画并加以限量[114-115]。目前 RTOG 推荐臂丛神经的受量在 60 ～ 66Gy[116]。近来，Platteaux 等回顾性报道了 43 例头颈部肿瘤经过 IMRT 治疗的结果，臂丛神经的平均和最大剂量分别为 44.1Gy 和 64.2Gy，24 个月的中位随访未发现臂丛神经损伤[117]。然而，是否将臂丛勾画减少受量能够提高头颈部肿瘤的控制率，同时减少长期的臂丛神经毒性作用，这一课题仍需要大规模前瞻性的临床试验。

六、下颌骨放射性骨坏死

下颌骨放射性骨坏死是头颈部肿瘤中研究比较多的放射治疗晚期并发症[118, 119]。通常骨是放射治疗耐受性组织，附着的软组织保持完整能够减少骨的应激和创伤[120]。年龄、健康状况、牙齿状态、口腔卫生、肿瘤侵犯情况、治疗模式、放射治疗总剂量、相关的外伤，以及放射治疗前后拔牙等因素是和下颌骨放射性坏死相关[118]。

尽管近年来治疗更加积极，但下颌骨放射性坏死的发生率在下降。一项包括 176 例头颈部肿瘤接受 IMRT 的研究显示，随访 35 个月未发现放射性下颌骨坏死[120]。在这项研究中，下颌骨 D_{max} < 72Gy，腮腺平均剂量< 26Gy，非受累的口腔评价剂量< 30Gy。患者放射治疗前拔除残根等口腔护理，放射治疗后使用氟化剂处理，并在放射治疗中使用保护剂。放射性下颌骨坏死发生率降低的两个直接因素是：①应用 IMRT 使剂量分布更加适形，避免了传统技术下颌骨受到过多照射；②放射治疗前后更好的口腔护理[120]。至于何种因素起更加重要的作用，目前还不清楚。但总体来说，减少唾液腺和下颌骨的照射能降低口干和骨坏死[121-124]。目前，大型临床试验和发表的研究中，下颌骨的最大推荐限制剂量为 70Gy。

七、结论

IMRT 的应用能够在不降低肿瘤控制的情况下提高患者的生活质量。当使用 IMRT 或 3D-CRT 治疗头颈部肿瘤时，精确地勾画靶区和相关危机器官是至关重要的，同时必须考量恰当的剂量限制（表 18-5）。当前，口干能够通过限制至少一侧腮腺的平均剂量在 26Gy 以下就能够很好地被预防。晚期吞咽困难能够通过限制未累及咽缩肌或喉的平均剂量＜ 50Gy。放射性视通路损伤能够通过限制视神经或视交叉的剂量不超过 54Gy 从而毒性作用降到最低。进一步降低内耳、颞叶、下颌骨的剂量，来减少听力受损、脑坏死和下颌骨坏死发生。然而，为了得到更精准的剂量 – 效应曲线，前瞻性地收集剂量学数据和对应的临床功能显得尤为重要。

表 18–5　建议危及器官的剂量限值

器　官	平均剂量（Gy）	最大剂量（Gy）
腮腺	＜ 26[a]	–
下颌下腺	＜ 39[a]	–
未累及口腔	≤ 30	–
视神经 / 视交叉	＜ 54	＜ 54
臂丛	＜ 70	＜ 70
喉	＜ 20[b]	–
咽缩	＜ 50[c]	–
上段食管	＜ 20[b]	–

a. 没有合适的低限，更低的剂量可能导致更好的唾液分泌；b. 下颈部病例为低危组，颈部使用全野照射技术（IMRT 剂量和对穿野给喉和食管剂量相当）；c. 下颈病例的下咽缩肌限制在 20Gy 以下是低危险的，剂量同样和 IMRT 技术对穿野照射

参考文献

[1] Siegel, R., Miller, K., Jemal, A. (2017) Cancer statistics, 2017. *CA Cancer J. Clin.*, 67 (1), 7–30.

[2] Argiris, A., Karamouzis, M.V., Raben, D., Ferris, R.L. (2008) Head and neck cancer. *Lancet*, 371, 1695–1709.

[3] Pignon, J.P., le Maîtra, A., Maillard, E., Bourhis, J. (2009) (Meta-analysis of chemotherapy in head and neck cancer (MACH-NC): an update on 93 randomised trials and 17,346 patients. *Radiother. Oncol.*, 92 (1), 4–14.

[4] Bonner, J.A., Harari, P.M., Giralt, J., *et al.* (2006) Radiotherapy plus cetuximab for squamous-cell carcinoma of the head and neck.*N. Engl. J. Med.*, 354, 567–578.

[5] Cohen, E.E., Haraf, D.J., Kunnavakkam, R., *et al.* (2010) Epidermal growth factor receptor inhibitor gefitinib added to chemoradiotherapy in locally advanced head and neck cancer. *J. Clin. Oncol.*, 28 (20), 3336–3343.

[6] Brizel, D.M., Esclamado, R. (2006) Concurrent chemoradiotherapy for locally advanced, nonmetastatic, squamous carcinoma of the head and neck: consensus, controversy, and conundrum. *J. Clin. Oncol.*, 24 (17), 2612–2617.

[7] Posner, M.R., Hershock, D.M., Blajman, C.R., *et al.* (2007) Cisplatin and fluorouracil alone or with docetaxel in head and neck cancer.*N. Engl. J. Med.*, 357 (17), 1705–1715.

[8] Nuyts, S., Dirix, P., Clement, P.M., *et al.* (2009) Impact of adding concomitant chemotherapy to hyperfractionated accelerated radiotherapy for advanced head and neck squamous cell carcinoma. *Int. J. Radiat. Oncol. Biol. Phys.*, 73, 1088–1095.

[9] Garden, A.S., Harris, J., Trotti, A., *et al.* (2008) Long-term results of concomitant boost radiation plus concurrent cisplatin for advanced head and neck carcinomas: a phase II trial of the radiation therapy oncology group (RTOG 99-14). *Int. J. Radiat. Oncol. Biol. Phys.*, 71 (5), 1351–1355.

[10] Manikantan, K., Khode, S., Sayed, S.I., *et al.* (2009) Dysphagia in head and neck cancer. *Cancer Treat. Rev.*, 35 (8), 724–732.

[11] Harari, P.M. (2008) Beware the swing and a miss: baseball precautions for conformal radiotherapy. *Int. J. Radiat. Oncol. Biol. Phys.*, 70, 657–659.

[12] Cannon, D.M., Lee, N.Y. (2008) Recurrence in region of spared parotid gland after definitive intensitymodulated radiotherapy for head and neck cancer. *Int. J. Radiat. Oncol. Biol. Phys.*, 70, 660–665.

[13] Chao, K.S.,Wippold, F.J., Ozyigit, G., Tran, B.N., Dempsey, J.F. (2002) Determination and delineation of nodal target volumes for head-and-neck cancer based on patterns of failure in patients receiving definitive and postoperative IMRT. *Int. J. Radiat. Oncol. Biol. Phys.*, 53, 1174–1184.

[14] Eisbruch, A., Marsh, L.H., Dawson, L.A., *et al.* (2004) Recurrences near base of skull after IMRT for head-and-neck cancer: Implications for target delineation in high neck and for parotid gland sparing. *Int. J. Radiat. Oncol. Biol. Phys.*, 59, 28–42.

[15] Eisbruch, A., Foote, R.L., O'Sullivan, B., Beitler, J.J., Vikram, B. (2002) Intensity-modulated radiation therapy for head and neck cancer: Emphasis on the selection and delineation of the targets. *Semin. Radiat. Oncol.*, 12, 238–249.

[16] Grégoire, V., Levendag, P., Ang, K.K., *et al.* (2003) CT-based delineation of lymph node levels and related CTVs in the node negative neck: AHANCA, EORTC, GORTEC, RTOG consensus guidelines. *Radiother. Oncol.*, 69, 227–236.

[17] Marks, L.B., Yorke, E.D., Jackson, A., *et al.* (2010) Use of normal tissue complication probability models in the clinic. *Int. J. Radiat. Oncol. Biol. Phys.*, 76, S10–S19.

[18] Emami, B., Lyman, J., Brown, A., *et al.* (1991) Tolerance of normal tissue to therapeutic irradiation. *Int. J. Radiat. Oncol. Biol. Phys.*, 21 (1), 109–122.

[19] Dirix, P., Nuyts, S., Van den Bogaert,W. (2006) Radiation-induced xerostomia in patients with head and neck cancer: a literature review. *Cancer*, 107, 2525–2534.

[20] Dirix, P., Nuyts, S. (2010) Evidence-based organ-sparing radiotherapy in head and neck cancer. *Lancet Oncol.*, 11 (1), 85–91.

[21] Eisbruch, A., Ship, J.A., Martel, M.K., *et al.* (1996) Parotid gland sparing in patients undergoing bilateral head and neck irradiation: techniques and early results. *Int. J. Radiat. Oncol. Biol. Phys.*, 36, 469–480.

[22] Li, Y., Taylor, J.M., Ten Haken, R.K., Eisbruch, A. (2007) The impact of dose on parotid salivary recovery in head and neck cancer patients treated with radiation therapy. *Int. J. Radiat. Oncol. Biol. Phys.*, 67, 660–669.

[23] Chao, K.S., Deasy, J.O., Markman, J., *et al.* (2001) A prospective study of salivary function sparing in patients with head-and-neck cancers receiving intensity-modulated or three-dimensional radiation therapy: initial results. *Int. J. Radiat. Oncol. Biol. Phys.*, 49, 907–916.

[24] Eisbruch, A., Kim, H.M., Terrell, J.E., *et al.* (2001) Xerostomia and its predictors following parotid-sparing irradiation of head-and-neck cancer. *Int. J. Radiat. Oncol. Biol. Phys.*, 50, 695–704.

[25] Henson, B.S., Inglehart, M.R., Eisbruch, A., Ship, J.A. (2001) Preserved salivary output and xerostomia-related quality of life in head and neck cancer patients receiving parotid-sparing

radiotherapy. *Oral Oncol.*, 37, 84–93.

[26] Maes, A.,Weltens, C., Flamen, P., *et al.* (2002) Preservation of parotid function with uncomplicated conformal radiotherapy. *Radiother. Oncol.*, 63, 203–211.

[27] Münter, M.W., Karger, C.P., Hoffner, S.G., *et al.* (2004) Evaluation of salivary gland function after treatment of head-and-neck tumors with intensity-modulated radiotherapy by quantitative pertechnetate scintigraphy. *Int. J. Radiat. Oncol. Biol. Phys.*, 58, 175–184.

[28] Parliament, M.B., Scrimger, R.A., Anderson, S.G., *et al.* (2004) Preservation of oral health-related quality of life and salivary flow rates after inverse-planned intensity-modulated radiotherapy (IMRT) for head-and-neck cancer. *Int. J. Radiat. Oncol. Biol. Phys.*, 58, 663–673.

[29] Saarilahti, K., Kouri, M., Collan, J., *et al.* (2005) Intensity modulated radiotherapy for head and neck cancer: evidence for preserved salivary gland function. *Radiother. Oncol.*, 74, 251–258.

[30] Blanco, A.I., Chao, K.S., El Naqa, I., *et al.* (2005) Dose-volume modelling of salivary function in patients with head-and-neck cancer receiving radiotherapy. *Int. J. Radiat. Oncol. Biol. Phys.*, 62, 1055–1069.

[31] Scrimger, R., Kanji, A., Parliament, M., *et al.* (2007) Correlation between saliva production and quality of life measurements in head and neck cancer patients treated with intensity-modulated radiotherapy. *Am. J. Clin. Oncol.*, 30, 271–277.

[32] Eisbruch, A., Harris, J., Garden, A.S., *et al.* (2010) Multi-institutional trial of accelerated hypofractionated intensity-modulated radiation therapy for early-stage oropharyngeal cancer (RTOG 00-22). *Int. J. Radiat. Oncol. Biol. Phys.*, 76 (5), 1333–1338.

[33] Eisbruch, A., Ten Haken, R.K., Kim, H.M., *et al.* (1999) Dose, volume, and function relationships in parotid salivary glands following conformal and intensity-modulated irradiation of head and neck cancer. *Int. J. Radiat. Oncol. Biol. Phys.*, 45 (3), 577–587.

[34] Sultanem, K., Shu, H.K., Xia, P., *et al.* (2000) Three-dimensional intensity-modulated radiotherapy in the treatment of nasopharyngeal carcinoma: the University of California-San Francisco experience. *Int. J. Radiat. Oncol. Biol. Phys.*, 48, 711–722.

[35] Lee, N., Xia, P., Quivey, J.M., *et al.* (2002) Intensity-modulated radiotherapy in the treatment of nasopharyngeal carcinoma: An update of the USCF experience. *Int. J. Radiat. Oncol. Biol. Phys.*, 53, 12–22.

[36] Kam, M.K., Teo, P.M., Chau, R.M., *et al.* (2004) Treatment of nasopharyngeal carcinoma with intensity-modulated radiotherapy: the Hong Kong experience. *Int. J. Radiat. Oncol. Biol. Phys.*, 60, 1440–1450.

[37] Wu, S., Xie, C.Y., Jin, X., Zhang, P. (2006) Simultaneous modulated accelerated radiation therapy in the treatment of nasopharyngeal cancer: a local center's experience. *Int. J. Radiat. Oncol. Biol. Phys.*, 66, S40–S46.

[38] Wolden, S.L., Chen,W.C., Pfister, D.G., Kraus, D.H., Berry, S.L., Zelefsky, M.J. (2006) Intensity-modulated radiation therapy (IMRT) for nasopharyngeal cancer: update of the Memorial Sloan-Kettering experience. *Int. J. Radiat. Oncol. Biol. Phys.*, 64, 57–62.

[39] Lee, N., Harris, J., Garden, A.S., *et al.* (2009) Intensity-modulated radiation therapy with or without chemotherapy for nasopharyngeal carcinoma: radiation therapy oncology group phase II trial 0225. *J. Clin. Oncol.*, 27 (22), 3684–3690.

[40] Tham, I.W., Hee, S.W., Yeo, R.M., *et al.* (2009) Treatment of nasopharyngeal carcinoma using intensity-modulated radiotherapy – the National Cancer Centre Singapore experience. *Int. J. Radiat. Oncol. Biol. Phys.*, 75 (5), 1481–1486.

[41] Lin, S., Pan, J., Han, L., Zhang, X., Liao, X., Lu, J.J. (2009) Nasopharyngeal carcinoma treated with reduced-volume intensity-modulated radiation therapy: report on the 3-year outcome of a prospective series. *Int. J. Radiat. Oncol. Biol. Phys.*, 75 (4), 1071–1078.

[42] Lin, S., Lu, J.J., Han, L., Chen, Q., Pan, J. (2010) Sequential chemotherapy and intensity-modulated radiation therapy in the management of locoregionally advanced nasopharyngeal carcinoma: experience of 370 consecutive cases. *BMC Cancer*, 10, 39.

[43] Pow, E.H., Kwong, D.L., McMillan, A.S., *et al.* (2006) Xerostomia and quality of life after intensitymodulated radiotherapy vs. conventional radiotherapy for early-stage nasopharyngeal carcinoma: initial report on a randomized controlled clinical trial. *Int. J. Radiat. Oncol. Biol. Phys.*, 66 (4), 981–991.

[44] Kam,M.K., Leung, S.F., Zee, B., *et al.* (2007) Prospective randomized study of intensity-modulated radiotherapy on salivary gland function in early-stage nasopharyngeal carcinoma patients. *J. Clin. Oncol.*, 25, 4873–4879.

[45] Braam, P.M., Terhaard, C.H., Roesink, J.M., Raaijmakers, C.P. (2006) Intensity-modulated radiotherapy significantly reduces xerostomia compared with conventional radiotherapy. *Int. J. Radiat. Oncol. Biol. Phys.*, 66, 975–980.

[46] Feng, M., Jabbari, S., Lin, A., *et al.* (2005) Predictive factors of local-regional recurrences following parotid sparing intensity modulated or 3D conformal radiotherapy for head and neck cancer. *Radiother. Oncol.*, 77, 32–38.

[47] Daly, M.E., Lieskovsky, Y., Pawlicki, T., *et al.* (2007) Evaluation of patterns of failure and subjective salivary function in patients treated with intensity modulated radiotherapy for head and neck squamous cell carcinoma. *Head Neck*, 29, 211–220.

[48] David, M.B., Eisbruch, A. (2007) Delineating neck targets for intensity-modulated radiation therapy of head and neck cancer. What have we learned from marginal recurrences? *Front. Radiat.Ther. Oncol.*, 40, 193–207.

[49] Astreinidou, E., Dehnad, H., Terhaard, C.H., Raaijmakers, C.P. (2004) Level II lymph nodes and radiation-induced xerostomia. *Int. J. Radiat. Oncol. Biol. Phys.*, 58, 124–131.

[50] Grégoire, V., Eisbruch, A., Hamoir, M., Levendag, P. (2006) Proposal for the delineation of the nodal CTV in the node-positive and the post-operative neck. *Radiother. Oncol.*, 79, 15–20.

[51] Chambers, M.S., Garden, A.S., Rosenthal, D., *et al.* Intensity-modulated radiotherapy: is xerostomia still prevalent? *Curr. Oncol. Rep.*, 7 (2), 131–136.

[52] Meirovitz, A., Murdoch-Kinch, C.A., Schipper, M., Pan, C., Eisbruch, A. (2006) Grading xerostomia by physicians or by patients after intensity-modulated radiotherapy of head-and-neck cancer. *Int. J. Radiat. Oncol. Biol. Phys.*, 66 (2), 445–453.

[53] Eisbruch, A., Rhodus, N., Rosenthal, D., *et al.* (2003) How should we measure and report radiotherapyinduced xerostomia? *Semin. Radiat. Oncol.*, 13, 226–234.

[54] Jha, N., Seikaly, H., McGaw, T., Coulter, L. (2000) Submandibular salivary gland transfer prevents radiation-induced xerostomia. *Int. J. Radiat. Oncol. Biol. Phys.*, 46, 7–11.

[55] Saarilahti, K., Kouri, M., Collan, J., *et al.* (2006) Sparing of the submandibular glands by intensity modulated radiotherapy in the treatment of head and neck cancer. *Radiother. Oncol.*, 78, 270–275.

[56] Tsujii, H. (1985) Quantitative dose-response analysis of salivary function following radiotherapy using sequential RI-sialography. *Int. J. Radiat. Oncol. Biol. Phys.*, 11, 1603–1612.

[57] Murdoch-Kinch, C.A., Kim, H.M., Vineberg, K.A., Ship, J.A., Eisbruch, A. (2008) Dose-effect relationships for the submandibular glands and implications for their sparing by

intensity modulated radiotherapy. *Int. J. Radiat. Oncol. Biol. Phys.*, 72, 373–382.

[57a] Wang, Z.H., Yan, C., Zhang, Z.Y., *et al.* (2011) Impact of salivary gland dosimetry on post-IMRT recovery of saliva output and xerostomia grade for head and neck cancer patients treated with or without contralateral submandibular gland sparing. *Int. J. Radiat. Oncol. Biol. Phys.*, 81, 1479–1487.

[58] Sciubba, J.J., Goldenberg, D. (2006) Oral complications of radiotherapy. *Lancet Oncol.*, 7, 175–183.

[59] Eisbruch, A., Lyden, T., Bradford, C.R., *et al.* (2002) Objective assessment of swallowing dysfunction and aspiration after radiation concurrent with chemotherapy for head and neck cancer. *Int. J. Radiat. Oncol. Biol. Phys.*, 53, 23–28.

[60] Jensen, K., Lambertsen, K., Grau, C. (2007) Late swallowing dysfunction and dysphagia after radiotherapy for pharynx cancer: frequency, intensity and correlation with dose and volume parameters. *Radiother. Oncol.*, 85 (1), 74–82.

[61] Feng, F.Y., Kim, H.M., Lyden, T.H., *et al.* (2007) Intensity-modulated radiotherapy of head and neck cancer aiming to reduce dysphagia: early-dose effect relationships for the swallowing structures. *Int. J. Radiat. Oncol. Biol. Phys.*, 68, 1289–1298.

[62] Levendag, P.C., Teguh, D.N., Voet, P., *et al.* (2007) Dysphagia disorders in patients with cancer of the oropharynx are significantly affected by the radiation therapy dose to the superior and middle constrictor muscle: a dose-effect relationship. *Radiother. Oncol.*, 85, 64–73.

[63] Teguh, D.N., Levendag, P.C., Noever, I., *et al.* (2008) Treatment techniques and site considerations regarding dysphagia-related quality of life in cancer of the oropharynx and nasopharynx. *Int. J. Radiat. Oncol. Biol. Phys.*, 72, 1119–1127.

[64] Teguh, D.N., Levendag, P.C., Sewnaik, A., *et al.* (2008) Results of fiberoptic endoscopic evaluation of swallowing vs radiation dose in the swallowing muscles after radiotherapy of cancer in the oropharynx. *Radiother. Oncol.*, 89, 57–64.

[65] Caglar, H.B., Tishler, R.B., Othus, M., *et al.* (2008) Dose to larynx predicts for swallowing complications after intensity-modulated radiotherapy. *Int. J. Radiat. Oncol. Biol. Phys.*, 72, 1110–1118.

[66] Caudell, J.J., Schaner, P.E., Desmond, R.A., *et al.* (2010) Dosimetric factors associated with long-term dysphagia after radiotherapy for squamous cell carcinoma of the head and neck. *Int. J. Radiat. Oncol. Biol. Phys.*, 76 (2), 403–409.

[67] Dirix, P., Abbeel, S., Vanstraelen, B., Hermans, R., Nuyts, S. (2009) Dysphagia after chemoradiotherapy for head-and-neck squamous cell carcinoma: dose-effect relationships for the swallowing structures. *Int. J. Radiat. Oncol. Biol. Phys.*, 75 (2), 385–392.

[68] Feng, F.Y., Kim, H.M., Lyden, T.H., *et al.* (2010) Intensity-modulated chemoradiotherapy aiming to reduce dysphagia in patients with oropharyngeal cancer: clinical and functional results. *J. Clin. Oncol.*, 28 (16), 2732–2738.

[69] Eisbruch, A., Schwartz, M., Rasch, C., *et al.* (2004) Dysphagia and aspiration after chemoradiotherapy for head-and-neck cancer: which anatomic structures are affected and can they be spared by IMRT? *Int. J. Radiat. Oncol. Biol. Phys.*, 60 (5), 1425–1439.

[70] Li, B., Li, D., Lau, D.H., *et al.* (2009) Clinicaldosimetric analysis of measures of dysphagia including gastrostomy-tube dependence among head and neck cancer patients treated definitively by intensity-modulated radiotherapy with concurrent chemotherapy. *Radiat. Oncol.*, 4, 52.

[71] Bonner, J.A., Harari, P.M., Giralt, J., *et al.* (2010) Radiotherapy plus cetuximab for locoregionally advanced head and neck cancer: 5-year survival data from a phase 3 randomised trial, and relation between cetuximab-induced rash and survival. *Lancet Oncol.*, 11 (1), 21–28.

[72] Studer, G., Brown, M., Salgueiro, E.B., *et al.* (2011) Grade 3/4 dermatitis in head and neck cancer patients treated with concurrent cetuximab and IMRT. *Int. J. Radiat. Oncol. Biol. Phys.*, 81 (1), 110–117.

[73] Marks, J.E., Wong, J. (1985) The risk of cerebral radiation necrosis in relation to dose, time, and fractionation. *Prog. Exp. Tumor Res.*, 29, 210–218.

[74] Lee, A.W., Ng, S.H., Ho, J.H., Tse, V.K., *et al.* (1988) Clinical diagnosis of late temporal lobe necrosis following radiation therapy for nasopharyngeal carcinoma. *Cancer*, 61, 1535–1542.

[75] Leung, S.F., Kreel, L., Tsao, S.Y. (1992) Asymptomatic temporal lobe injury after radiotherapy for nasopharyngeal carcinoma: incidence and determinants. *Br. J. Radiol.*, 65, 710–714.

[76] Lee, A.W., Foo, W., Chappell, R., *et al.* (1998) Effect of time, dose, and fractionation on temporal lobe necrosis following radiotherapy for nasopharyngeal carcinoma. *Int. J. Radiat. Oncol. Biol. Phys.*, 40, 35–42.

[77] Ng, W.T., Lee, M.C., Hung, W.M., *et al.* (2011) Clinical outcomes and patterns of failure after intensitymodulated radiotherapy for nasopharyngeal carcinoma. *Int. J. Radiat. Oncol. Biol. Phys.*, 79 (2), 420–428.

[78] Lai, S.Z., Li, W.F., Chen, L., *et al.* (2011) How does intensity-modulated radiotherapy versus conventional two-dimensional radiotherapy influence the treatment results in nasopharyngeal carcinoma patients? *Int. J. Radiat. Oncol. Biol. Phys.*, 80 (3) 661–668.

[79] Hunt, M.A., Zelefsky, M.J., Wolden, S., *et al.* (2001) Treatment planning and delivery of intensity-modulated radiation therapy for primary nasopharynx cancer. *Int. J. Radiat. Oncol. Biol. Phys.*, 49 (3), 623–632.

[80] Ho, W.K., Wei, W.I., Kwong, D.L., *et al.* (1999) Long-term sensorineural hearing deficit following radiotherapy in patients suffering from nasopharyngeal carcinoma: a prospective study. *Head Neck*, 21, 547–553.

[81] Kwong, D.L., Wei, W.I., Sham, J.S., *et al.* (1996) Sensorineural hearing loss in patients treated for nasopharyngeal carcinoma: a prospective study of the effect of radiation and cisplatin treatment. *Int. J. Radiat. Oncol. Biol. Phys.*, 36 (2), 281–289.

[82] Raaijmakers, E., Engelen, A.M. (2002) Is sensorineural hearing-loss a possible side effect of nasopharyngeal and parotid irradiation? A systematic review of the literature. *Radiother. Oncol.*, 65, 1–7.

[83] Yeh, S.A., Tang, Y., Lui, C.C., Huang, Y.J., Huang, E.Y. (2005) Treatment outcomes and late complications of 849 patients with nasopharyngeal carcinoma treated with radiotherapy alone. *Int. J. Radiat. Oncol. Biol. Phys.*, 62 (3), 672–679.

[84] Hitchcock, Y.J., Tward, J.D., Szabo, A., Bentz, B.G., Shrieve, D.C. (2009) Relative contributions of radiation and cisplatin-based chemotherapy to sensorineural hearing loss in head-and-neck cancer patients. *Int. J. Radiat. Oncol. Biol. Phys.*, 73 (3), 779–788.

[85] Pan, C.C., Eisbruch, A., Lee, J.S., *et al.* (2005) Prospective study of inner ear radiation dose and hearing loss in head-and-neck cancer patients. *Int. J. Radiat. Oncol. Biol. Phys.*, 61, 1393–1402.

[86] Merchant, T.E., Gould, C.J., Xiong, X., *et al.* (2004) Early neuro-otologic effects of three-dimensional irradiation in children with primary brain tumors. *Int. J. Radiat. Oncol. Biol. Phys.*, 58, 1194–1207.

[87] Johannesen, T.B., Rasmussen, K., Winther, F.?., Halvorsen, U., Lote, K. (2002) Late radiation effects on hearing, vestibular function, and taste in brain tumor patients. *Int. J. Radiat. Oncol. Biol. Phys.*, 53, 86–90.

[88] Grau, C., Møller, K., Overgaard, M., Overgaard, J., Elbrønd, O. (1991) Sensorineural hearing loss in patients treated with irradiation for nasopharyngeal carcinoma. *Int. J. Radiat.*

Oncol. Biol. Phys., 21, 723–728.

[89] Oh, Y.T., Kim, C.H., Choi, J.H., *et al.* (2004) Sensory neural hearing loss after concurrent cisplatin and radiation therapy for nasopharyngeal carcinoma. *Radiother. Oncol.*, 72, 79–82.

[90] Honoré, H.B., Bentzen, S.M., Møller, K., Grau, C. (2002) Sensori-neural hearing loss after radiotherapy for nasopharyngeal carcinoma: Individualized risk estimation. *Radiother. Oncol.*, 65, 9–16.

[91] Anteunis, L.J.,Wanders, S.L., Hendriks, J.J., *et al.* (1994) A prospective longitudinal study on radiation-induced hearing loss. *Am. J. Surg.*, 168, 408–411.

[92] Herrmann, F., Dörr,W., Müller, R., Herrmann, T. (2006) A prospective study on radiation-induced changes in hearing function. *Int. J. Radiat. Oncol. Biol. Phys.*, 65, 1338–1344.

[93] Chen,W.C., Jackson, A., Budnick, A.S., *et al.* (2006) Sensorineural hearing loss in combined modality treatment of nasopharyngeal carcinoma. *Cancer*, 106, 820–829.

[94] Huang, E.,The, B.S., Strother, D.R., *et al.* (2002) Intensity-modulated radiation therapy for pediatric medulloblastoma: early report on the reduction of ototoxicity. *Int. J. Radiat. Oncol. Biol. Phys.*, 52 (3), 599–605.

[95] Pacholke, H.D., Amdur, R.J., Schmalfuss, I.M., Louis, D., Mendenhall,W.M. (2005) Contouring the middle and inner ear on radiotherapy planning scans. *Am. J. Clin. Oncol.*, 28 (2), 143–147.

[96] Lee, A.W.M., Law, S.C.K, Ng, S.H., *et al.* (1992) Retrospective analysis of nasopharyngeal carcinoma treated during 1976–1985: late complications following megavoltage irradiation. *Br. J. Radiol.*, 65, 918–928.

[97] Qin, D.X., Hu, Y.H., Yan, J.H., *et al.* (1988) Analysis of 1379 patients with nasopharyngeal carcinoma treated by radiation. *Cancer*, 61, 1117–1124.

[98] Kong, L., Lu, J.J., Liss, A.L., *et al.* (2011) Radiation-induced cranial nerve palsy: a cross-sectional study of nasopharyngeal cancer patients after definitive radiotherapy. *Int. J. Radiat. Oncol. Biol. Phys.*, 79 (5), 1421–1427.

[99] van den Bergh, A.C., Schoorl, M.A., Dullaart, R.P., *et al.* (2004) Lack of radiation optic neuropathy in 72 patients treated for pituitary adenoma. *J. Neuroophthalmol.*, 24 (3), 200–205.

[100] Borruat, F.-X., Schatz, N.J., Glaser, J.S., *et al.* (1996) Radiation optic neuropathy: Report of cases, role of hyperbaric oxygen therapy and literature review. *Neuroophthalmology*, 16, 255–266.

[101] Parsons, J.T., Fitzgerald, C.R., Hood, C.I., *et al.* (1983) The effects of irradiation on the eye and optic nerve. *Int. J. Radiat. Oncol. Biol. Phys.*, 9 (5), 609–622.

[102] Mayo, C., Martel, M.K., Marks, L.B., *et al.* (2010) Radiation dose-volume effects of optic nerves and chiasm. *Int. J. Radiat. Oncol. Biol. Phys.*, 76 (3 Suppl.), S28–S35.

[103] Lessell, S. (2004) Friendly fire: neurogenic visual loss from radiation therapy. *J. Neuroophthalmol.*, 24 (3), 243–250.

[104] Jiang, G.L., Tucker, S.L., Guttenberger, R., *et al.* (1994) Radiation-induced injury to the visual pathway. *Radiother. Oncol.*, 30, 17–25.

[105] Mock, U., Georg, D., Bogner, J., *et al.* (2004) Treatment planning comparison of conventional, 3D conformal, and intensity-modulated photon (IMRT) and proton therapy for paranasal sinus carcinoma. *Int. J. Radiat. Oncol. Biol. Phys.*, 58, 147–154.

[106] Kam, M.K., Chau, R.M., Suen, J., *et al.* (2003) Intensity-modulated radiotherapy in nasopharyngeal carcinoma: Dosimetric advantage over conventional plans and feasibility of dose escalation. *Int. J. Radiat. Oncol. Biol. Phys.*, 56, 145–157.

[107] Madani, I., Bonte, K., Vakaet, L., *et al.* (2009) Intensity-modulated radiotherapy for sinonasal tumors: Ghent University Hospital update. *Int. J. Radiat. Oncol. Biol. Phys.*,

73 (2), 424–432.

[108] Dirix, P., Vanstraelen, B., Jorissen, M., *et al.* (2010) Intensity-modulated radiotherapy for sinonasal cancer: improved outcome compared to conventional radiotherapy. *Int. J. Radiat. Oncol. Biol. Phys.*, 78 (4), 998–1004.

[109] Hoppe, B.S.,Wolden, S.L., Zelefsky, M.J., *et al.* (2008) Postoperative intensity-modulated radiation therapy for cancers of the paranasal sinuses, nasal cavity, and lacrimal glands: technique, early outcomes, and toxicity. *Head Neck*, 30 (7), 925–932.

[110] Powell, S., Cooke, J., Parsons, C. (1990) Radiation-induced brachial plexus injury: follow-up of two different fractionation schedules. *Radiother. Oncol.*, 18 (3), 213–220.

[111] Bowen, B.C., Verma, A., Brandon, A.H., Fiedler, J.A. (1996) Radiation-induced brachial plexopathy: MR and clinical findings. *Am. J. Neuroradiol.*, 17 (10), 1932–1936.

[112] Johansson, S., Svensson, H., Denekamp, J. (2002) Dose response and latency for radiation-induced fibrosis, edema, and neuropathy in breast cancer patients. *Int. J. Radiat. Oncol. Biol. Phys.*, 52 (5), 1207–1219.

[113] Gosk, J., Rutowski, R., Reichert, P., Rabczy′nski, J. (2007) Radiation-induced brachial plexus neuropathy - aetiopathogenesis, risk factors, differential diagnostics, symptoms and treatment. *Folia Neuropathol.*, 45 (1), 26–30.

[114] Hall,W.H., Guiou, M., Lee, N.Y., *et al.* (2008) Development and validation of a standardized method for contouring the brachial plexus: preliminary dosimetric analysis among patients treated with IMRT for head-and-neck cancer. *Int. J. Radiat. Oncol. Biol. Phys.*, 72 (5), 1362– 1367.

[115] Truong, M.T., Nadgir, R.N., Hirsch, A.E., *et al.* (2010) Brachial plexus contouring with CT and MR imaging in radiation therapy planning for head and neck cancer. *Radiographics*, 30 (4), 1095–1103.

[116] McGary, J.E., Grant,W.H., The, B.S., *et al.* Dosimetric evaluation of the brachial plexus in the treatment of head and neck cancer. *Int. J. Radiat. Oncol. Biol. Phys.*, 69, S464–S465.

[117] Platteaux, N., Dirix, P., Hermans, R., Nuyts, S. (2010) Brachial plexopathy after chemoradiotherapy for head and neck squamous cell carcinoma. *Strahlenther. Onkol.*, 186 (9), 517–520.

[118] Mendenhall,W.M. (2004) Mandibular osteoradionecrosis. *J. Clin. Oncol.*, 22, 4867–4868.

[119] Sciubba, J.J., Goldenberg, D. (2006) Oral complications of radiotherapy. *Lancet Oncol.*, 7 (2), 175–183.

[120] Ben-David, M.A., Diamante, M., Radawski, J.D., *et al.* (2007) Lack of osteoradionecrosis of the mandible after intensity-modulated radiotherapy for head and neck cancer: likely contributions of both dental care and improved dose distributions. *Int. J. Radiat. Oncol. Biol. Phys.*, 68 (2), 396–402.

[121] Parliament, M., Alidrisi, M., Munroe, M., *et al.* (2005) Implications of radiation dosimetry of the mandible in patients with carcinomas of the oral cavity and nasopharynx treated with intensity modulated radiation therapy. *Int. J. Oral Maxillofac. Surg.*, 34, 114–121.

[122] Kielbassa, A.M., Hinkelbein,W., Hellwig, E., *et al.* (2006) Radiation-related damage to dentition. *Lancet Oncol.*, 7, 326–335.

[123] Studer, G., Studer, S.P., Zwahlen, R.A., *et al.* (2006) Osteoradionecrosis of the mandible: Minimized risk profile following intensity-modulated radiation therapy (IMRT). *Strahlenther. Onkol.*, 182, 283–288.

[124] de Arruda, F.F., Puri, D.R., Zhung, J., *et al.* (2006) Intensity-modulated radiation therapy for the treatment of oropharyngeal carcinoma:The Memorial Sloan-Kettering Cancer Center experience. *Int. J. Radiat. Oncol. Biol. Phys.*, 64, 363–373.

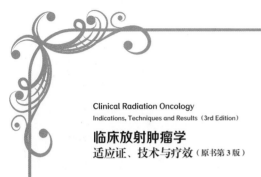

Clinical Radiation Oncology
Indications, Techniques and Results（3rd Edition）

临床放射肿瘤学
适应证、技术与疗效（原书第3版）

第三部分

胸部肿瘤

Cancer of the Intrathorax

第 19 章　肺癌

Lung Cancer

Deepak Khuntia　Pranshu Mohindra　Minesh P. Mehta　著

门　玉　张　涛　周宗玫　译

一、概述

肺癌在全球范围内备受瞩目。近年来，在肺癌诊断和治疗的诸多方面，均有进步，例如肺癌筛查、新化学治疗药物、免疫检查点抑制药、微创手术技术及放射治疗技术等，但肺癌的生存并未显著改善。本章主要从放射治疗的视角，对非小细胞肺癌及小细胞肺癌进行阐述。

（一）流行病学

肺癌是发病率及死亡率均居首位的恶性肿瘤。全球每年新发病例约 160 万例，死亡病例 140 万例[1]。据美国癌症协会估计，在美国每年约有 222 500 例肺癌和支气管癌新发患者，预计 2017 年将有近 156 000 患者死亡。其中 80% 为非小细胞肺癌（NSCLC）[2, 3]。美国烟草消耗的降低使得肺癌发病率稍有降低，但是发展中国家的烟草消耗却在增加。目前，中国已有近 3 亿吸烟者。由于发展成肺癌的潜伏期为 20～30 年，故推测不久的将来，会迎来肺癌发病的增加。

由于 CT 筛查仍未完全普及，（直至 NCI 最近关于 CT 筛查的大型数据[4]），肺癌在发现时常常分期较晚。对于 NSCLC，Ⅰ期和Ⅱ期占 30%，而Ⅲ期和Ⅳ期分别占 30% 和 40%。

小细胞肺癌（SCLC）为肺癌中侵袭性最强的病理类型，具有很高的有丝分裂和增殖指数，快速的肿瘤倍增时间，具有全身转移倾向，同时对化学治疗和放射治疗敏感性较高，占所有支气管源性肿瘤的比例＜ 15%[5]。SEER 数据库分析显示 SCLC 所占比例从 1986 年的＞ 17% 降至 2002 年的 13%[6]。但女性比例升高，从 1973 年占 SCLC 的 28% 升至 2002 年的 50%。这一趋势不仅反映了吸烟比例的改变，也反映了男女吸烟构成的改变[7, 8]。SCLC 的生存一直较差，未接受治疗的患者，中位生存仅 2～4 个月[9]。分期是最主要的预后因素[10]。在过去的 30 年间，生存情况稍有提高[6]。基于 SEER 数据库分析，1973 年广泛期 SCLC 的 2 年生存为 1.5%，2000 年升至 4.6%。相比之下，局限期 SCLC 的 5 年生存率从 1973 年的 4.9% 上升到 1998 年的 10%。一般来说，女性生存更好。局限期 SCLC，接受同步放化疗后，中位生存可达 18～26 个月，5 年生存为 23%～26%[11-14]。

（二）危险因素

吸烟是导致肺癌的首要危险因素，90% 的病例与吸烟相关。烟草中的致癌物会导致许多遗传和表观遗传的改变，这些改变是 DNA 复合物形成的结果，会导致致癌事件和肿瘤抑制基因的缺失。吸烟与肿瘤呈现剂量相关性，但戒烟后其相关性也不可能恢复到基线水平。事实上，大量基于性别和可能基于种族的易感因素正在被确定，很大程度地改变了这种剂量 – 反应关系。氡暴露是美国肺癌的第二大常见危险因素。其他危险因素包括石棉、双氯甲醚、多环芳烃、铬和砷。类胡萝卜素和番茄红素的缺乏也可能与肺癌相关。

二、临床表现

肺癌患者常常表现出慢性阻塞性肺部症状，这与长期吸烟有关。呼吸困难、咳嗽、咳痰、咯血、胸痛和胸闷亦是常见的症状，此外，可表现为局部压迫症状，如上腔静脉压迫综合征（表现为头面部肿胀、颈部及胸壁静脉扩张充血、发绀）、霍纳综合征（下交感神经节或下颈星状神经节压迫，表现为同侧上睑下垂、瞳孔缩小、面部无汗、眼球内陷和同侧面部潮红）、Pancoast 综合征（C_8、T_{1-2} 神经根侵犯，表现为肩胛内侧和上肢疼痛，C_8、T_{1-2} 支配的手部固有肌肉萎缩）、声音嘶哑（喉返神经受侵）、脊髓压迫症（椎体或神经孔受累，表现为胸壁和下肢运动和感觉障碍、大便失禁、步态变化）、反射性交感神经营养障碍（reflex sympathetic dystrophy）。淋巴结转移可导致颈部或腋下肿块。患者还可能出现远处转移（脑、骨、肝脏等）的相关症状；或者全身症状，如体重下降和全面性衰竭。

除了肺癌常常出现的呼吸系统症状、局部或全身症状之外，SCLC 患者常伴有副肿瘤综合征，包括抗利尿激素分泌异常综合征（SIADH）、库欣综合征、小脑变性、Lambert-Eaton 综合征等[10]。这些是由异位产生的激素或血清对自身抗原的免疫反应介导的。DNA 结合蛋白的 Hu 家族和 SOX 蛋白的是 SCLC 中已知的免疫原性抗原[15, 16]。副肿瘤综合征对生存的影响尚不明确，除了某些神经退行性疾病，它们会随着疾病的治疗反应而消退。伴有有症状的抗体介导

的 Lambert-Eaton 综合征患者，生存率较高[17]。在无症状的患者中，各种抗体和（或）激素滴度增加的患者其生存率与无抗体的患者相似。一些皮肤病也特别描述了与 SCLC 的关系[18]。NSCLC 患者可出现恶性高钙血症（HHM），这也是肺癌高钙血症的主要原因（占 80%）。绝大多数 HHM 是由肿瘤产生的甲状旁腺激素相关蛋白引起的，其次是会产生 1, 25- 二羟基维生素 D 和甲状旁腺激素的罕见肿瘤引起的。剩余 20% 的高钙血症肺癌患者，病因与晚期骨转移有关[19]。

在 SCLC 中，血清学标志物已有研究，包括神经元特异性烯醇化酶（NSE）、嗜铬粒蛋白 A（ChA）、胃泌素释放肽（GRP）、胃泌素释放肽前体（pro-GRP）和阿片黑素细胞皮质激素前体（POMC）[20]。80% 以上的 SCLC 可以查见循环肿瘤细胞（CTC），其与预后呈负相关，与远处转移负荷呈正相关[21]。同时，CTC 能形成肿瘤微栓子，这种微栓子负责组织的浸润，实际上可能是转移负荷的更特异的标志物[22]。

（一）分期和疗前检查

肺癌首先需要进行病史采集和体格检查，涉及体重减轻、副肿瘤综合征、以颈部和腋窝淋巴结为重点的全面胸部检查、呼吸情况和肌肉骨骼异常。因有些患者存在脑转移，故神经系统检查也需重视。对于临床怀疑的肺癌患者，需进行实验室检查，包括血常规、乳酸脱氢酶（LDH）和肝肾功能等。病理检查是最重要的确诊手段，病理亚型是疗前检查的必不可少的部分（详见"病理"章节）。怀疑为早期肺癌并且可手术的患者，在进行最终手术前，通过针吸活检、楔形切除或支气管镜活检获得术中组织病理诊断。

对于不适宜手术的晚期患者，需在治疗前通过活检获取组织进行病理诊断。活检技术的选择受多种因素影响，包括患者的一般状况、病期、

易获取组织的部位，以及机构的实践和专业水平。作为一种常规的方法，活检在确定分期时需要选择侵入性最小的病灶和远处转移灶。在靶向治疗时代，需获取充足的组织进行分子病理学检测以指导靶向药物的选择。作为肺癌治疗多学科协作的一部分，需要与介入放射学或肺部疾病团队进行有效的沟通。胸腔穿刺进行胸腔积液细胞学检查是确定恶性胸腔积液的关键。SCLC 患者只有在血液学检查发现血细胞减少或有核红细胞减少，但并未发现明确转移灶时，需要进行骨髓活检。基础肺功能检测有助于手术和放射治疗的决策。有吸烟史的患者需建议其戒烟、劝导或进行适当治疗。

（二）影像学检查

影像学检查在肺癌的诊断和治疗中具有重要地位。影像学检查不但用于最初的诊断、分期，也可以对疗效进行评价，还可以监测复发转移。最初的筛查手段为胸片。但是直径＜ 1cm 的肿块无法通过胸部 X 线片诊出。已有很多研究表明，通过胸部 X 线片检查对较小的肺癌的检出率低。其中一项重要的研究为男性胸部 X 线片肺癌筛查项目，该项目显示，在回顾分析时，50 例周围型肺癌患者，有 45 例漏诊，16 例中心型肺癌患者，有 12 例漏诊[23]。基于此，需要敏感性更强的放射学手段进行检查，近期 NCI 报道，胸部低剂量 CT 检查可以筛查出更小的肿块，做到早期诊断，提高治疗效果[4]。在这项研究中，入组 5 万例肺癌高危患者（55—74 岁无肺癌病史的吸烟者或 15 年前戒烟但既往有 30 年吸烟史者），每年进行低剂量 CT 检查和标准胸部 X 线片对比。低剂量 CT 组死亡率相对降低 20%，这种差异随时间持续而增加（95% CI，$6.8 \sim 26.7$；$P=0.004$）。

目前最常用的分期检查手段为增强 CT，其具有快速、侵入性小和可辨别小病灶的优点。CT 上肿块的特征可以帮助判断是否为恶性，这些特征包括肿物是否持续增大（倍增时间＜ 400d[24]）、结节形态（毛刺与腺癌相关，病变处多发毛刺提示恶性程度高）、钙化（存在于 10% 的肿瘤，形态多样更倾向恶性）、肺血管受侵、坏死、空洞等。腺癌多为周围型病变，而鳞癌和小细胞癌更多为中心型病变。此外，所有患者需要进行系统检查，如上腹部增强 CT（肝脏、肾上腺）、脑磁共振和骨扫描，PET-CT 可以替代骨扫描。

磨玻璃病变（GGO）是目前影像诊断的一大挑战。磨玻璃成分＞ 50% 的 3cm 以下的结节，发生血管和淋巴结受累的概率较小。与实体成分＞ 50% 的结节相比，这组患者的预后更好[25]。GGO 在 PET 上常为低代谢病灶。

纵隔分期对于拟行手术的早期肺癌患者尤为重要。现如今，超声内镜检查是评估淋巴结的敏感度较高的检查手段。经气管超声内镜（EBUS）可以用于评估纵隔 2R/2L、4R/4L、7 区和 10 区淋巴结的情况。经食管超声内镜可对 4、7、8、9 区进行评估或取样[26]。纵隔镜检查随着 PET-CT 和 EBUS 的应用逐渐减少。值得注意的是，因 SCLC 病变通常位于黏膜下，支气管镜需要深度活检。根据 2016 年 NCCN 指南，对于早期肺癌手术患者，侵入性纵隔分期最好在手术前分期时同时进行，这样可以最大限度地减少延误、患者不便、手术风险和治疗成本。

PET-CT 是最新纳入的肺癌常规分期的检查，最常用的示踪剂是 FDG，最先聚集在代谢活跃的肿瘤细胞中。由于 PET 是一种功能性检查手段，它可以独立于解剖而进行病变的识别，由于 FDG 非肿瘤特异性亲和，存在假阳性可能，这就使得组织学的确诊至关重要。其他实验性的示踪剂包括评估增殖的 FLT-PET 和测量缺氧的 Cu-ATSM。这些模式和用于测量灌注的动态对比增强图像序列，可以识别潜在的放射治疗抗拒或放射治疗敏感性区域，可据此进行放射治疗剂量和（或）分割次数的调整。

（三）分期

肺癌主要根据原发灶（T）、区域淋巴结（N）和远处转移（M）进行分期，目前刚刚更新了 AJCC 第 8 版分期[27]。新分期系统的主要变化是根据组织学类型对原位癌进行定义为 T_{1mi}，将 T_1 分成 T_{1a}、T_{1b} 和 T_{1c}，T_2 包括全肺不张（以前归为 T_3），区分 T_{2a} 和 T_{2b} 肿瘤最大径的界值改变，病变距隆突的距离不再作为分期依据，而是只要隆突未受侵均归为 T_2（以前若病变距隆突 ≥ 2cm 才为 T_2），膈肌受侵归为 T_4，心包结节为 M_{1a}，原 M_{1b} 现分为 M_{1b} 和 M_{1c}。这些 T 分期的改变导致了整体分期的变化。此外，逐渐认识到恶性胸腔积液作为转移性病变，导致疾病预后不良，具体见表 19-1 和表 19-2。

SCLC 一直沿用 VALSG 的二分法进行分期[28]，其主要基于是否可以由一个放射治疗野覆盖来分为局限期 SCLC（LS-SCLC）和广泛期 SCLC（ES-SCLC）。半胸野包括双侧纵隔、同侧肺门、锁骨上和（或）斜角肌淋巴结。在该系统中没有明确胸腔积液、对侧肺门和锁骨上淋巴结的意义，但在国际肺癌研究协会（IASLC）共识报告中对局限期进行了分析[29]。IASLC TNM 分期基于对 8088 名患者的分析[30]。TNM 第 6 版分期系统中，临床 T 和 N 分期的提高与生存率降低相关，但 cN_0 和 cN_1 的生存差异不显著。临床 Ⅰ-Ⅱ期患者的生存率明显高于 N_2 或 N_3 的 Ⅲ期患者。有胸腔积液的 LS-SCLC 患者，不管胸水细胞学结果如何，其预后介于无胸腔积液的 LS-SCLC 和 ES-SCLCL 之间。该分析仍不能明确锁骨上淋巴结受侵或心包积液的对生存的影响。目前建议同侧或对侧锁骨上淋巴结转移的患者仍应归为 LS-SCLC，但通常不建议对这些部位进行预防性照射。目前推荐 AJCC 分期系统用于 SCLC。

三、病理

（一）组织学

肺癌是一类异质性很强的肿瘤。有证据表明，肺癌可能来源于能够表达多种表型的多能

表 19-1　肺癌分期（变化加粗显示）

T_{is}	原位癌；鳞状 –SCIS 或腺癌 –AIS（单纯鳞状腺癌，最大直径 ≤ 30cm）		
T_1	肿瘤最大径 ≤ 3cm，周围围绕肺组织及脏层胸膜；支气管镜见肿瘤侵及叶支气管，未侵及主支气管 **T_{1mi} 微浸润性腺癌 ≤ 3cm 并且浸润 ≤ 5mm** **T_{1a} ≤ 1cm** **T_{1b} > 1cm，≤ 2cm** **T_{1c} > 2cm，≤ 3cm**	N_1	同侧支气管周围或同侧肺门或肺内淋巴结转移，包括肿瘤直接侵犯累及
T_2	3cm <肿瘤最大径 ≤ 5cm；侵及主支气管，但未侵犯隆突；侵及脏层胸膜；有阻塞性肺炎，部分或全肺不张 **T_{2a} > 3cm，≤ 4cm** **T_{2b} > 4cm，≤ 5cm**	N_2	同侧纵隔或隆突下淋巴结转移
T_3	**5cm <肿瘤最大径 ≤ 7cm 或侵犯以下任意一项：壁层胸膜、胸壁、膈神经、壁层心包**；同一肺叶肺转移	N_3	对侧纵隔，对侧肺门，同侧或对侧斜角肌或锁骨上淋巴结转移
T_4	> 7cm 或无论大小，侵犯以下任一器官：膈肌、纵隔、心脏、大血管、气管、喉返神经、食管、椎体或隆突；同侧不同肺叶内的肺转移	M_{1a}	对侧肺出现转移灶；胸膜转移；恶性胸腔积液或心包积液
		M_{1b}	远处单个器官单发转移
		M_{1c}	远处单个或多个器官多发转移

引自 AJCC Cancer Staging Manual, Eighth Edition (2017), Springer, New York, Inc.

表 19-2　基于预后的分期

分期	T 分期	N 分期	M 分期	5 年 OS
I A1	T_{1mi}–T_{1a}	N_0	M_0	92%
I A2	T_{1b}	N_0	M_0	83%
I A3	T_{1c}	N_0	M_0	77%
I B	T_{2a}	N_0	M_0	68%
II A	T_{2b}	N_0	M_0	60%
II B	T_{1a-c}, T_{2a-b}	N_1	M_0	53%
	T_3	N_0	M_0	
III A	T_{1a-c}, T_{2a-b}	N_2	M_0	36%
	T_3	N_1	M_0	
	T_4	N_{0-1}	M_0	
III B	T_{1a-c}, T_{2a-b}	N_3	M_0	26%
	T_{3-4}	N_2	M_0	
III C	T_{3-4}	N_3	M_0	13%
IV A	任何 T	任何 N	M_{1a-b}	1%
IV B	任何 T	任何 N	M1c	0%

引自 AJCC Cancer Staging Manual, Eighth Edition (2017), Springer, New York, Inc.

干细胞。肺癌从病理上可分为 NSCLC 和 SCLC。鳞状癌、腺癌和大细胞癌作为 NSCLC 的三大亚型，占肺癌总体的 90%。

鳞状细胞癌通常起源于近端支气管，由鳞状上皮化生、原位癌和浸润性癌发展而来。分化好的肿瘤由角蛋白珠形成。低分化鳞状细胞癌也常有角蛋白染色阳性。在美国，腺癌是最常见的肿瘤，约占所有肺癌的 40%。这些肿瘤大多为周围型病变，由表面上皮或支气管黏膜腺产生。近年来，"腺癌"组织学特异性逐渐被意识到。因此国际肺癌研究协会（IASLC）/ 美国胸科学会（ATS）/ 欧洲呼吸学会（ERS）共同发起了"国际肺腺癌多学科分类"[31]。在众多重要变化中，一种由 II 型肺泡上皮细胞引起的腺癌 – 支气管肺泡癌，由原位腺癌（AIS，≤ 3cm 的结节，纯沿肺泡壁生长）和微小腺癌（MIA，≤ 3cm 的结节，主要沿肺泡壁生长，有 ≤ 5mm 的浸润）等术语替代。这些病变很少有结缔组织增生性腺体改变，可以表现为一系列疾病，如孤立性周围结节（最常见）、多灶性疾病，或一种肺叶间扩散最终至双肺的进行性肺炎。这些肿瘤通常呈惰

性。大细胞癌最不常见，约占肺癌的 15%。大细胞癌发生率的降低主要与免疫组化和电子显微镜使用的增多导致病变更易归类相关。因此，许多大细胞癌被重新分类为低分化腺癌或鳞状细胞癌。

在小标本和低分化肿瘤中，病理学家需基于 HE 染色，结合免疫组化染色（腺癌的 TTF-1、Napsin A，鳞癌的 p63、p40、CK5/6）、组化染色（如腺癌的黏蛋白染色）和分子检测给出正确诊断。低分化癌进行由腺癌和鳞状细胞癌标记物（核和细胞质标记物混合）组成的免疫组化混合物染色以期区分出病理亚型。新的分类系统强烈反对使用 NSCLC 未分类或 NOS。

在组织病理学上，小细胞肺癌的特点是小的圆形细胞、细胞质少，核成型、边界不规则。这些细胞 Ki-67 指数高。SCLC 特异性的免疫组化标志物为神经内分泌分子，如嗜铬粒蛋白、突触素、神经元特异性烯醇化酶（NSE）和神经细胞黏附分子（NCAM）/CD56。TTF-1 在几乎所有 SCLC 均为阳性。CK 有助于区分非支气管源性小圆细胞肿瘤[10]。

（二）分子生物学

肺腺癌是一类具有多样化癌基因相关体细胞突变的疾病。近年来，一些 NSCLC 的分子亚型被阐明，目前至少提出了两种不同的肺癌发生的分子途径：①吸烟相关的 KRAS 通路的激活（Kirsten 大鼠肉瘤）；②不吸烟相关的表皮生长因子受体（EGFR）敏感突变相关的途径。此外，KRAS 突变和 EGFR 酪氨酸激酶突变相互排斥。尽管 EGFR 敏感突变常常发生于无吸烟史的女性细支气管肺泡癌患者，对于主要成分是细支气管肺泡癌的侵袭性腺癌也常具有这种突变，另外在腺泡和乳头状变异体的腺癌中也有高比例的突变。所有的腺癌、大细胞癌、非特异性 NSCLC 和具有腺癌成分的 NSCLC 均应进行 KRAS 和 EGFR 检测。＜ 1% 的肺癌同时具有 EGFR 和

KRAS 突变，KRAS 突变往往提示对 EGFR TKI 治疗敏感性较差[32]。KRAS 和 EGFR 均阴性的患者，应进行 ALK 易位的检测，对指导治疗有所帮助。尽管 ALK 突变和 EGFR 突变是相互排斥的，但 ALK 突变阳性患者的临床特征与 EGFR 突变患者相似。此外，在转移性 NSCLC 中使用免疫检查点抑制药不需进行 PD-L1 检测。与 NSCLC 不同，目前 SCLC 尚未发现体细胞突变的驱动基因[33]。然而，某些遗传异常是非常常见的[34]，包括视网膜母细胞瘤肿瘤抑制因子 RB1、TP53 和 FHIT 的缺失等。包括 KRAS 突变和 EGFR 突变在内的酪氨酸激酶信号基因突变却很少鉴定出来。目前肺癌基因检测已司空见惯，基于这些研究，患者的治疗发生重大变化。尽管这些讨论超出了本章节的范围，但仍在表 19-3 中进行了总结。

四、NSCLC 治疗

（一）早期 NSCLC

早期 NSCLC 仍以手术治疗为主。手术既可以对原发灶进行病理确诊，还可以判断淋巴状态，以指导局部放射治疗和全身治疗的选择。以往 I 期行根治性放射治疗的局部控制率低，所以手术成为优选的治疗方案。现如今，常规外照射和近距离放射治疗技术均有所提高，在早期 NSCLC 的治疗方面也进行了临床研究。

早期 NSCLC 在现代的临床实践中往往是偶然发现的肺部结节，并非所有患者都有病理诊断。对于 < 1cm 的肺部结节，可以选择观察或密切随诊。也可以进行 PET 检查，若为高代谢结节，则应进行手术切除（根据病史、CT 表现、FDG-PET 摄取和变化，怀疑为非恶性的患者除外）[35]。

肺叶切除是标准的手术治疗模式，其生存与全肺切除相当，比局部切除的局部控制好（局部复发率 6% vs 17%，$P=0.008$）[36, 37]。一般说来，手术患者都要 $FEV_1 > 1.2L$，或预测术后 $FEV_1 > 0.8L$ 并且 DLCO > 50% ~ 60%。$FEV_1/FVC < 0.50$ 的患者，术后并发症显著升高。电视辅助胸腔镜手术（video-assisted thoracoscopic surgery，VATS）能够减轻术后疼痛，恢复时间快，能够尽早接受全身治疗，并为增加化学治疗强度创造条件[38]。如上所述，根治性手术要进入纵隔以获得纵隔分期并获取原发肿瘤的病理诊断。对于 $T_{1-2}N_0$ 或非肺门淋巴结转移的 N_1 患者，如果进行了充分的多站淋巴结取样，是否进行彻

表 19-3　肺癌基因检测

标志物	描　述
RAS 致癌基因	三大致癌基因家族（HRAS、KRAS、NRAS）；吸烟者多见；SCLC 中少见；编码参与信号转导的膜相关蛋白
MYC 基因	主要在小细胞肺癌和大细胞神经内分泌肿瘤中过度表达的核转录因子；扩增通常与化学治疗抵抗有关
TP53	90% 的小细胞肺癌和 50% 的非小细胞肺癌中存在 TP53 突变；正常的 TP53 在细胞对遗传损伤的反应中起着重要作用；这可能影响对化学治疗的反应性
RB1	RB 是编码中的一种核蛋白，在细胞周期 G_1 期，进行磷酸化和去磷酸化；RB 产物调节 E2F1 转录因子激活；这在大多数小细胞肺癌中很常见，但非小细胞肺癌中仅不到 10% 的病例会发生
CDKN2A	以前称为 p16；通过转录调节 RB1 蛋白的磷酸化；在非小细胞肺癌中很常见，小细胞肺癌中少见
EGFR	在微环境中，调节几种对生长和生存至关重要的信号通路；应激包括放射治疗和化学治疗；一般与预后差和放射治疗抗拒有关；是多种单克隆抗体的靶点；见于 10% 的非小细胞肺癌；一般发生于非吸烟患者，尤其是亚洲女性；常见于腺癌和鳞癌
ERBB2	以前称为 Her2；常见于腺癌；与生存率低有关；野生型 ERBB2 过表达的患者可能受益于针对 ERBB2 介导信号的靶向治疗
EML4-ALK	EML4-ALK 融合基因偶尔见于年轻的非吸烟或少量吸烟患者，这些患者可能受益于 ALK 激酶抑制药

底的纵隔淋巴结清扫对生存并无影响（ACOSOG Z0030 研究）[39]。对于 N$_2$ 淋巴引流区应充分进行评估（至少 3 个相关位置）[40]。

（二）近距离放射治疗

对于肺功能差的患者，肺叶切除术会导致患者氧气依赖或呼吸机依赖，需要采用其他治疗方法。一项新技术诞生，其将放射性碘（^{125}I）或铯（^{131}Cs）嵌入楔形切除钉线上的 Vicryl 网内。该方法可以获取肿瘤病理和淋巴结分期，同时可以尽可能地保存肺功能储备；在疗效方面，可能与肺叶切除术或全肺切除术相当。比外照射治疗引起的肺损伤也要小。这些可以由 da Vinci 机器人完成，该技术由 Khuntia 和 Dunnington 得以推广[41]。

近距离放射治疗采用网孔或双缝线技术。操作前，放射肿瘤学家和胸外科医师估计植入物的表面积，以确保手术切除的切缘均被覆盖，并至少有 2cm 的外扩。通常使用 10cm 的 ^{125}I 或 ^{131}Cs。每个 ^{125}I 的活性一般为 0.4 ～ 0.6mCi，^{131}CS 为 1.8 ～ 2.0mCi。放射源位于聚乙醇酸缝合线内，两个放射源之间的间距为 1cm。这些缝合线以特定的距离缝在网格内，以达到预期剂量 100 ～ 120Gy（^{125}I）或 85Gy（^{131}Cs）（图 19-1 ～图 19-3）[42]。

采用双缝合技术，在切除边缘两侧各放置两行，每行通常含有 10 个放射粒子，并用多条缝合线固定，缝合线两侧相距 1 ～ 2cm。这种双重缝合技术的活性大约比网孔技术高 50%。放射物理学家或放射肿瘤学家在患者手术完成后和出院前，在表面和 1m 处进行适当测量，以确保患者符合法定的放射暴露要求。

Santos 等的一项配对研究显示，亚肺叶切除联合网孔技术近距离照射较单纯亚肺叶切除的局部控制率高（18.6% vs 2%，$P < 0.0001$）[43]。ACOSOG Z4032 是一项对比楔形切除和楔形切除联合网孔技术近距离照射的三期随机分组研究[44]。中位随访时间近 4 年，222 例患者的结果并未显示生存时间和局部复发类型的差异。虽然该研究的结果是阴性的，但其明确了亚肺叶切除局部复发率，即 3 年局部复发只有不到 13%。这可能与手术切缘情况相关，本研究中虽然采用的是亚肺叶切除手术，但近 60% 的患者的手术切缘大于 1cm，这也导致了低事件率，从而导致生存或局部复发的差异难以检测出。在亚组分析中，缝合线细胞学阳性的患者局部复发率明显降低（n=14）。术中近距离放射治疗联合亚肺叶切除手术并未导致肺功能的明显恶化，围术期肺并发症也没有增加。但是，发现 22% 的下叶肿瘤患者和 9% 的上叶肿瘤患者的 FEV$_1$ 下降了 10%

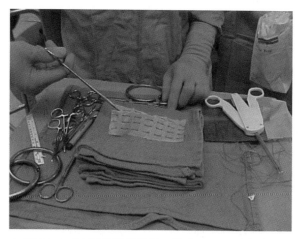

▲ 图 19-1　网状近距离照射，嵌在 Vicryl 网内的 4 行粒子（每行 10 个粒子）

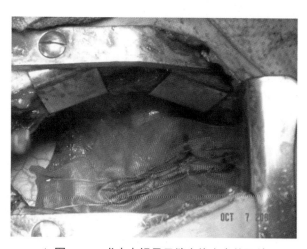

▲ 图 19-2　术中电视显示缝合线上方的网片

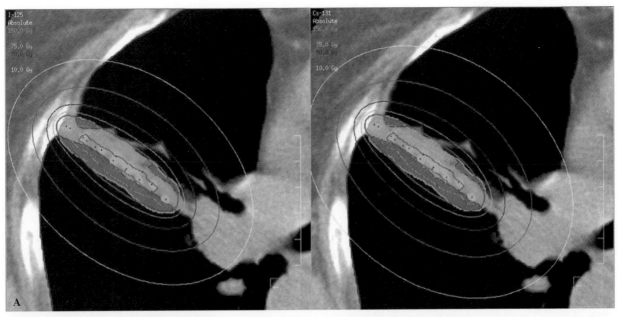

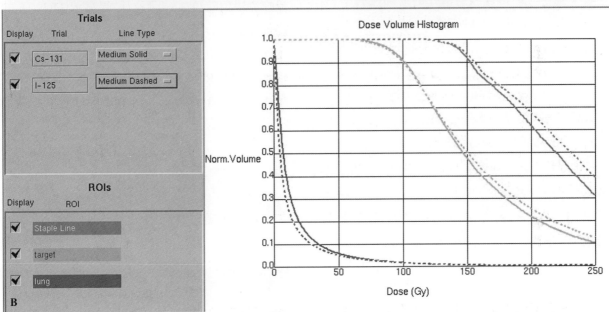

▲ 图 19-3　永久性植入 ^{125}I 和 ^{131}Cs 的剂量分布情况

A. 永久性植入 ^{125}I（左侧）和 ^{131}Cs（右侧）的等剂量线，两者剂量分布相似；B. 永久植入 ^{125}I 和 ^{131}Cs 的肺、靶区和钉线的剂量 - 体积直方图；100% 的钉线接受处方剂量；两种放射源在钉线外 5mm 达 90% 的处方剂量，且 DVH 相似（此图的彩色版本见书中彩图页）

（OR=2.79；95%CI 1.07 ～ 7.25；P=0.04）。

亚肺叶切除患者要求 FEV$_1$ 和（或）DLCO ≤ 50%。其他可接受的患者为年龄 > 75 岁且 FEV$_1$ 和（或）DLCO 51% ～ 60%。肺动脉高压、射血分数 ≤ 40%、PO$_2$ ≤ 55mmHg 或 SpO$_2$ ≤ 80%、PCO$_2$ > 45mmHg、呼吸困难

评分 ≥ 3 为相对适应证（表 19-4）。根据上述 ACOSOG Z4032 研究结果，可能不需要进行网孔技术近距离照射，特别是手术切缘充足或肺段切除的患者 [45]。对于不符合适应证的患者，还可以考虑行 SBRT[46]。

表 19-4　呼吸困难评分

分　数	描　述
0	除剧烈运动外，无呼吸困难
1	轻微运动或爬坡时呼吸困难
2	由呼吸困难造成的比同龄人走得慢，或在平地以平常速度行走时需休息以调整呼吸
3	步行 100m 或几分钟后即呼吸困难，需调整呼吸
4	呼吸困难导致不能离家，或穿脱衣时呼吸困难

（三）立体定向放射治疗和三维适形放射治疗

在过去，不可手术切除的早期 NSCLC 常常采用三维适形放射治疗，3 年生存率仅仅为 30%[47]。分期匹配结果显示，常规放射治疗较手术切除效果差[48, 49]。常规放射治疗的局部控制率和生存率均较低，主要与肿瘤接受的放射治疗剂量不足有关。立体定向放射治疗（stereotactic body radiotherapy，SBRT）可以显著提高局部控制率，与手术治疗相媲美。SBRT 的四项关键技术包括：充分固定减少运动并确保每日体位的准确性，四维 CT（4D-CT）定位评估肿瘤移动，图像引导放射治疗技术验证体位准确性，调强放射治疗等精确放射治疗技术。2000 年，SBRT 在临床中的应用比例小于 5%，至 2010 年，SBRT 的使用升至 60%[50]。

安全和成功的 SBRT 至少需要以下内容：多学科团队能够很好合作，具有完善的工作流程，可以非常警觉地发现治疗中的误差，团队之间需要能够良好沟通，不会相互责备和推诿，4D-CT 成像技术，固定装置限制患者在放射治疗过程中的活动（图 19-4），精确的剂量计算法，图像引导技术确认患者摆位准确且治疗靶区正确。目前可以实施 SBRT 的设备有 Cyberknife、Novalis、Synergy、Trilogy、Tomotherapy、TrueBeam。随着 MR 放射治疗系统的加入，由于能够进行真正的 4D 肿瘤运动评估，SBRT 将更加精准。正确使用放射治疗技术和医师的专业知识更加重要。SBRT 规范和指南已由美国医学物理学家协会（AAPM）101 任务组和 ASTRO 审查，可直接阅读这些报告[51, 52]。这些报告中提到的最重要的就是，需对计划的各个方面进行严格的双重检查以确保计划质量。

大多数的早期 SBRT 研究都在 21 世纪早期（表 19-5）。在放射治疗剂量方面，45Gy/3F 或更高剂量可以使局部控制率达到 90% 以上。日本的一项多中心研究显示，BED ≥ 100Gy 可以降低局部复发率（8.1% vs 26.4%，$P < 0.05$），提高 3 年总生存率（88.4% vs 69.4%，$P < 0.05$）[53]。RTOG 0915 研究是一项随机 II 期临床研究，对比两种不同分割模式，即针对 ≤ 2cm 的非中央型早期 NSCLC 给予 34Gy/1F 或 48Gy/4F 的 SBRT 治疗。中位随访 2.5 年后，结果显示 34Gy/1F 的局部控制好，并不增加毒性作用[54]。既往研究发现，对于中央型肺癌，SBRT 的毒性及死亡率较高。目前 RTOG 正在进行相关研究，以确定合适的放射治疗剂量[55]。RTOG0813 的初始剂量

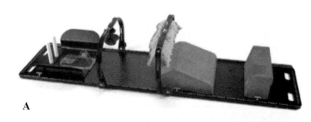

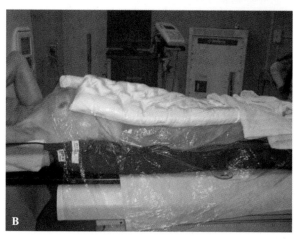

▲ 图 19-4　体位固定装置

A. Civco 的 Body Pro-Lok 系统，该技术利用固定装置来压缩膈肌以减少胸部运动，插图由 Alonso Gutierrez 提供；B. Elekta 的 Bodyfix 系统，真空袋固定胸腹部以减少肿瘤运动

为 50Gy/10F，之后爬坡到 60Gy/5F。总剂量 50、52.5、55、57.5 和 60Gy，均为 5 次分割次数的 DLT 分别为 2%、2.7%、4.3%、5.7% 和 7.2%，均低于研究设计的阈值。其他应用的分割模式有 60Gy/8F[56]、70Gy/10F[57]。2015 年 ASTRO 会议，Park 等报道了基于 NCDB 数据库的 2004—2011 年的 4950 例 cT$_{1-2a}$ NSCLC 行 SBRT 的患者，其中 2325 例采用 3 次分割（大多数总剂量为 54 或 60Gy），2625 例患者采用 4 或 5 次分割（大多数为 48 ～ 50Gy/4F 或 50Gy/5F）。配对后显示每组间生存无差异[58]。

SBRT 已成为不可手术切除患者的标准治疗，那么需要进一步研究的问题就是其在可手术切除患者治疗中与手术治疗的比较。RTOG1021/ACOPSOG Z4099 是一项在高危 I 期 NSCLC 患者中对比亚肺叶切除 ± 近距离照射与 SBRT 的 III 期随机分组研究。研究拟入组 420 例患者，但仅仅入组 10 例就关闭了。造成这一结果的部分原因为随机为两种治疗方式的难度。作为一个重复尝试，由业界资助的 Joint Lung Cancer Trialist's Coalition 发起了一项多中心试验，对同样的两个队列进行评估。但是，本研究采用前随机方法，诊治前进行随机分组，诊治时提供给患者结果。在可手术切除的早期 NSCLC 患者中，也进行了 SBRT 与手术治疗的对比研究。一项基于两项随机分组研究（STARS 和 ROSEL）的汇总分析显示，SBRT 可以显著提高 3 年总生存（95% vs 79%，P =0.037）[59]。在回顾性分析、基于人群的分析和配对研究中，与三维适形放射治疗相比，SBRT 具有更好的生存，但缺乏随机研究的证实。Hallqvist 等在 2015 年 IASLC 报道了随机分组研究 SPACE（stereotactic precision and conventional radiotherapy evaluation）的结果[60]。SBRT 和常规分割的三维放射治疗的 1、2、3 年生存率相当，两组的 1 年、2 年、3 年总生存分别为 85% vs 89%，71% vs 72%，57% vs 59%，这让学者重新思考 SBRT 是否具有独特之处。

（四）放射治疗计划

SBRT 中剂量限制非常重要。SBRT 旨在保证靶区剂量最大化，同时靶区外剂量快速跌落。为了实现这一点，必须增加靶区内的异质性

表 19-5 肺 SBRT 结果（加粗部分来自前瞻性研究）

研究 / 文献	病例数	剂量（Gy）	分割次数	局部控制率	生 存
RTOG[108]	**55**	**54**	**3**	**98%（3 年）**	**56%（3 年）**
Indiana[109]	**70**	**60 ～ 66**	**3**	**88%（3 年）**	**43%（3 年）**
Nordic Group[110]	**57**	**45**	**3**	**92%（3 年）**	**60%（3 年）**
Torino[111]	**62**	**45**	**3**	**88%（3 年）**	**57%（3 年）**
Kyoto[112]	**45**	**48**	**4**	**94%（3 年）**	**83%（3 年）**
Beijing[113]	**43**	**50**	**10**	**95%（3 年）**	**91%（3 年）**
Tohoku U[114]	**31**	**45**	**3**	**T$_1$=78%** **T$_2$=40%**	**T$_1$=72%** **T$_2$=84%**
U Marburg[115]	40	30	1	81%（3 年）	53%（3 年）
Sweden[116]	45	45	3	80%（3 年）	55%（3 年）
Heidelberg[117]	42	19 ～ 30	1	68%（3 年）	37.4%（3 年）
UPMC[118]	100	20 ～ 60	1 ～ 3	75%（粗略）	50%（2 年）
Tokyo[119]	59（包括 mets）	30 ～ 34	1	78%（2 年）	41%（2 年）
Japan(多中心)[119]	257	18 ～ 75	1 ～ 22	BED > 100=92% BED < 100=43%	71%（5 年） 30%（5 年）

BED. 等效生物剂量

（通常 60% 和 90% 等剂量面剂量），许多剂量参数为了保证肿瘤局部控制的同时，降低毒性反应。比如在 3～5 次分割次数时，将肺周围接受 30Gy 的胸壁组织体积减少到 30cm³ 以下[61]。

SBRT 要求摆位的一致性和可重复性。目前有许多商业性可用系统可以达到此目的。其中一些需要由表面基准来跟踪运动，而另一些系统则利用 KV 或 MVCT 成像，或连续的正交 X 线图像。一种特殊的技术利用了胸腔内嵌入的电磁信号发射器，这种发射器可以在不使患者暴露于成像设备辐射的情况下，每秒对肿瘤进行多次外部追踪[62]。

使用超过纵隔和胸部所有正常器官耐受的消融剂量，有必要特别注意正常器官肿瘤相关的运动，以尽量减少对这些正常关键结构的剂量。

由于 SBRT 给予靶区剂量高，高于周围器官组织（如心脏、肺、膈肌、臂丛和气管 – 支气管树）的耐受，所以摆位准确和控制肿瘤移动尤为重要。运动幅度与肿瘤所在的位置密切相关；位于卜叶的肿瘤，运动范围 ≥ 2cm；而位于上叶的肿瘤运动范围则相对要小。目前推荐 4D CT 或慢速 CT 来进行肿瘤运动的评价。使用快速螺旋 CT，为了真正捕获肿瘤的运动轨迹，则需要多套图像集。这可以通过 4D CT 扫描来实现，其图像与患者的呼吸相关。此外，PET/CT 因扫描时间长，会自动编码运动。根据标准化摄取值（SUV）评估 PET 显示的靶目标仍然具有挑战性。

GTV 在 CT 肺窗进行勾画，PET 有助于合并肺不张患者靶区的勾画，MRI 有助于邻近臂丛的胸壁肿瘤的靶区勾画。SBRT 的靶区边界尤为重要，使用上述关于肿瘤运动的技术综合进行 ITV 勾画。尽管有研究提出外放 6～8mm 边界形成的 CTV 可以覆盖 90% 以上的亚临床病灶，但在临床实践和研究中，SBRT 进行 CTV 勾画时，常为 GTV 外放 0～3mm。高剂量分割使得边缘区域亦获得高剂量，而这些边缘区域足以覆盖亚临床病灶。PTV 为考虑摆位误差的计划靶区，根据不同中心各自的摆位误差数据进行外扩。在

没有 4D CT 的治疗中心，常常在四周外扩 5mm，头脚方向外扩 1cm；在有 4D CT 的治疗中心，常常外扩 3～5mm。推荐性 SBRT 时使用 4D CT 设计计划。呼吸屏气、肿瘤追踪以及呼吸门控系统均有助于减小 PTV 边界。

为了理想的剂量分布，通常需要多个射野方向进行放射治疗。尽管在某些技术中，使用的射野要多得多，而且往往是共面的，但 SBRT 时射野通常都是非对称性和非共面的。在计划正式实施前，所有射野都需要在治疗机或适当的机器软件上进行验证。如果使用的射野少于 10 个，则表面不应重叠。对于使用基于 ARC 的技术治疗的患者，最少使用 340°。美国 RTOG 推荐 60%～90% 的剂量线覆盖 PTV，从而使 95% 的 PTV 接受处方剂量，99% 的 PTV 接受最少 90% 的处方剂量。但日本 JCOG 则将处方剂量给予在等中心上，85%～95% 的 PTV 接受处方剂量[63,64]。

消融不仅发生在 GTV，而且也发生在接受高剂量的周围正常组织中，最终导致其纤维化，伴或不伴远端肺不张。任何超过处方剂量 105% 的剂量应在 PTV 内，而不应出现在 PTV 外的正常组织中。接受处方剂量大于 105% 的 PTV 外所有组织的累积体积不应超过 PTV 体积的 15%。理想情况下，均一性指数应小于 1.2。均一性指数是指处方剂量的等剂量线的体积与 PTV 体积的比率。其他有关低剂量的参数包括 D2cm（距 PTV ≥ 2cm 的剂量）和 R50%（50% 处方剂量的体积与 PTV 体积的比值）。对于危及器官的剂量限制见图 19-5A。表 19-6 列出了 ACOSOG Z4099 研究中使用的标准。这是基于总剂量 54Gy/3F 的方案。

（五）局部晚期 NSCLC

在美国，局部晚期和晚期 NSCLC 占肺癌的 60%～70%，其中Ⅲ期肺癌为异质性较强的一组疾病（表 19-1）。因 T3N1 与Ⅱ期肿瘤生

表 19-6　54Gy/3F SBRT 危及器官限量

串行器官	体积（ml）	体积最大量（Gy）	最大点剂量（Gy）	终点（≥ 3 度）
脊髓、骨髓	< 0.35	18Gy（6Gy/F）	21.9Gy（7.3Gy/F）	脊髓炎
	< 1.2	12.3Gy（4.1Gy/F）		
食管	< 5	17.7Gy（5.9Gy/F）	25.2Gy（8.4Gy/F）	狭窄 / 瘘
臂丛	< 3	20.4Gy（6.8Gy/F）	24Gy（8Gy/F）	神经损伤
心脏 / 心包	< 15	24Gy（8Gy/F）	30Gy（10Gy/F）	心包炎
大血管	< 10	39Gy（13Gy/F）	45Gy（15Gy/F）	动脉瘤
气管、大气道	< 4	15Gy（5Gy/F）	30Gy（10Gy/F）	狭窄 / 瘘
肋骨	< 1	28.8Gy（9.6Gy/F）	36.9Gy（12.3Gy/F）	疼痛 / 骨折
皮肤	< 10	30Gy（10Gy/F）	33Gy（11Gy/F）	溃疡
胃	< 10	16.5Gy（5.5Gy/F）	22.2Gy（7.4Gy/F）	溃疡 / 瘘
结肠	< 20	24Gy（8Gy/F）	28.2Gy（9.4Gy/F）	肠炎 / 瘘

并行器官	关键容积（ml）	关键体积最大量（Gy）		终点（≥ 3 度）
肺（左右）	1500	10.5Gy（3.5Gy/F）		基础肺功能
肺（左右）	1000	11.4Gy（3.8Gy/F）		肺炎
肝	700	17.1Gy（5.7Gy/F）		基础肝功能
肾皮质	200	14.4Gy（4.8Gy/F）		基础肾功能

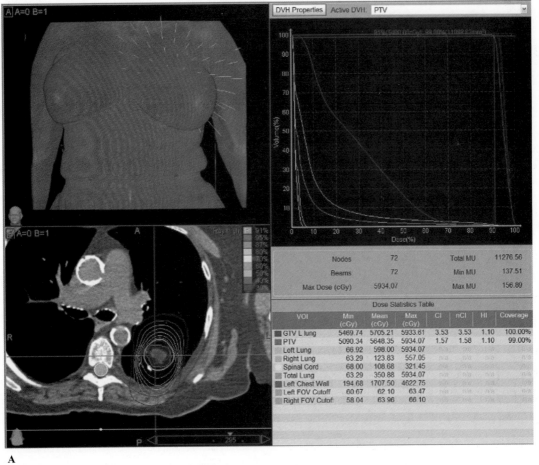

▲ 图 19-5　肺癌的放射治疗计划

A. 不能手术的肺癌患者行 SBRT 治疗，注意靶区外剂量的快速跌落

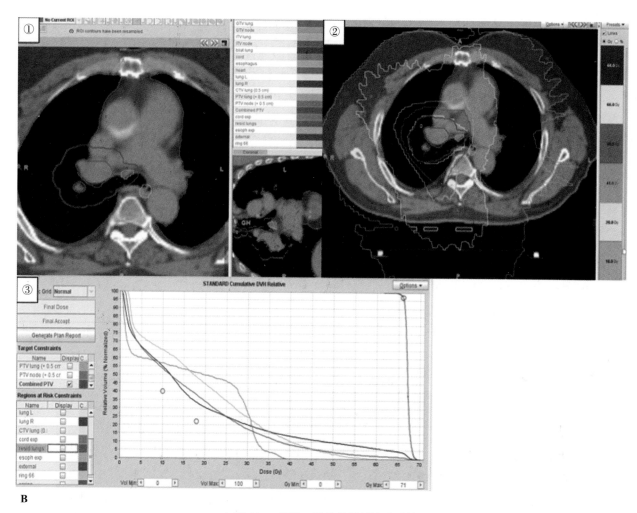

B

▲ 图 19-5（续） 肺癌的放射治疗计划

B. 局部晚期非小细胞肺癌患者行 IMRT，剂量为 66Gy/33F，每周 5 次；① CT 扫描图像显示靶区和危及器官；②等剂量分布显示高等剂量的高适形分布与低等剂量的相对扩散；③剂量 – 体积直方图：右侧曲线显示靶区达处方剂量后快速跌落，左侧曲线显示正常组织受量明显减少（引自 Dr George Cannon University of Wisconsin. 此图的彩色版本见书中彩图页）

物学行为相似，所以治疗以手术切除 + 辅助治疗为主。但是一项前瞻性随机分组研究结果显示纵隔淋巴结清扫术（右肺癌）并未显示生存获益[65, 66]。

对于ⅢA1 级Ⅲ A2 的肺癌（表 19-7），推荐采用手术切除 + 辅助治疗的模式。辅助化学治疗推荐以铂类为基础的化学治疗方案，其与未接受辅助化学治疗的患者相比，可以提高总生存5%[67]。一般而言，辅助放射治疗仅应用于多站淋巴结转移、包膜外受侵、切缘近或切缘阳性、N_2 的患者。

表 19-7 Ⅲ期肺癌的亚组

分　期	描　述
Ⅲ A1	术后病理发现的隐匿淋巴结转移
Ⅲ A2	术中偶然发现的单组淋巴结转移
Ⅲ A3	术前发现的潜在可切除的单组或多组淋巴结转移
Ⅲ A4	大块或多组融合固定的淋巴结转移

对于潜在可切除ⅢA3 NSCLC，新辅助化学治疗或放化疗可能提高手术切除率。INT0139 研究对比新辅助治疗 + 手术治疗对比同步放化疗在N_2 患者中的价值，结果显示前者可使 PFS 提高10%，但并未改善生存[68]。

对于可手术、不可手术和潜在可手术的定义一直是学者们争论的话题。对于新辅助化学治疗与新辅助化放疗的优劣性也存在争议。最近一项纳入 15 项随机研究的 Meta 分析显示，对于 IB- IIIA 期 NSCLC 患者，新辅助化学治疗提高 5 年生存（45% vs 40%），死亡风险降低 13%（P=0.007）[69]。另一项 NCDB 的研究，对于 IIIA 期患者，新辅助化学治疗较新辅助放化疗并未改善生存[70]。Pless 等[71] 报道一项多中心 III 期研究，2001—2012 年共 232 例 III/N_2 期 NSCLC，随机为新辅助放化疗组（3 个周期顺铂 + 多西他赛化学治疗、44Gy/22F 放射治疗、21 ~ 28d 后手术）和新辅助化学治疗组（21d 后手术），对于术后 R1/2 的患者，术后再随机为放射治疗组和观察组。结果显示放射治疗的加入并未使生存获益。综上，新辅助化放疗可获得更高的治疗反应率，但是两者生存无差异。同时，对于新辅助序贯化放疗与新辅助同步放化疗的对比及使用更高放射治疗剂量（60Gy）均没有定论。所以，目前对于局部晚期肺癌推荐多学科讨论以获取最佳治疗模式。

对于 IIIA4 NSCLC 推荐采取根治性同步放化疗，如果不能耐受同步放化疗者，可采用序贯放化疗。一项关于局部晚期 NSCLC 同步放化疗与序贯放化疗的 Meta 分析结果显示，前者可提高 5 年生存 4.5%，提高局部控制率 6%[72]。两组远处转移无差异，同步放化疗组 3 ~ 4 级放射性食管炎发生率高（18% vs 4%，P < 0.001）。

对于接受放射治疗或化学治疗的不可切除且伴有淋巴结转移的患者，预后相关因素中最重要的是 KPS 评分，其他因素包括年龄（< 70 岁）、非大细胞癌和无恶性胸腔积液[73]。

在过去的 20 年间，放射治疗技术和射野、剂量有所改变。老的放射治疗靶区为选择性淋巴区域照射（ENI），包括双侧锁骨上、纵隔及双侧肺门淋巴引流区，这也导致放射治疗剂量的提高受到限制。目前，放射治疗选择受累野放射治疗（IFRT），靶区仅仅包括局部肿瘤和局部受累淋巴引流区域，不再照射对侧肺门和双侧锁骨上区域。RTOG9311 显示若不做 ENI，在照射区外 ENI 范围内的失败仅为 8%[74]。另一项对比 IFRT 和 ENI 的随机分组研究显示 IFRT 的局部复发仅 7%，且总生存显著高于 ENI 组，这可能与毒性反应的降低相关。此外，IFRT 组局部控制更优（49% vs 41%）[75]。目前在研的临床研究已不推荐 ENI。现代放射治疗计划的另一重大进展是 3D 计划的应用，可以直观获得剂量 - 体积直方图（DVH），有助于正常组织的风险预测。调强放射治疗（IMRT）的使用越来越广泛，进一步减少正常组织剂量，并使得靶区内剂量得到优化。NCCN 为常规分割放射治疗时正常组织限量提供了参考[76, 77]。图 19-5 显示的是一例使用断层旋转调强放射治疗的局部晚期非远处转移的肺癌患者的计划情况。

对于不可切除局部晚期 NSCLC，适合的放射治疗剂量仍存在争议。最初单纯放射治疗的剂量推荐为 60Gy[78]。RTOG 8311 提出 69.6Gy/1.2Gy 每日 2 次的分割模式优于 60Gy/2Gy[79]。一项来自 Intergroup 的一项三臂前瞻性研究，对比单纯放射治疗（60Gy）、超分割放射治疗（XRT：69.6Gy）和诱导化学治疗 + 放射治疗（60Gy），中位生存分别为 11.6 个月、12.3 个月和 13.8 个月，自此，诱导化学治疗 + 放射治疗成为标准治疗[80]。RTOG 9410 结果显示 II ~ III 期 NSCLC 同步放化疗优于序贯放化疗（17 个月 vs 14.6 个月），且每日 1 次常规分割模式优于超分割模式（17 个月 vs 15.6 个月）[81]。虽 RTOG9410 显示常规分割模式的同步放化疗较超分割模式同步放化疗的生存优势并无统计学差异，但在 CHART 研究中，超分割模式（57Gy/1.5Gy，每日 3 次）的 2 年总生存显著优于常规分割模式（60Gy/2Gy，每日 1 次）（29% vs 20%，P=0.004），此外在局部区域控制及远处转移控制方面亦显示出优势，但超分割组的3度吞咽困难发生率更高（19% vs 3%）[82, 83]。ECOG 2597同样对比常规分割与超分割同步放化疗的疗效差异，可惜的是，这项Ⅲ期随机分组研究提前关闭，但其结果亦显示超分割模式有提高生存的趋势（20.3个月 vs 14.9个月），3度放射性食管炎更多，但放射性肺炎更少[84]。此外，除了分割模式的争议外，常规分割同步放化疗的剂量也存在争议[74, 85-88]。RTOG 0617对比常规剂量（60Gy/2Gy）与高剂量（74Gy/2Gy）放射治疗，结果显示高剂量组的生存更差（中位生存时间：20.3个月 vs 28.7个月，*P*=0.004）[89]。

University of Wiscensin提出提高剂量的新理念[90]。NSCLC的细胞倍增时间小于4d，研究者猜想25次分割模式，提高单次剂量，但不增加放射性肺炎风险，却提高局部控制率（图19-6）。这种模式在一项Ⅰ期研究中应用[91, 92]。这项研究总分割次数为25次，单次剂量为2.28～3.22Gy。中位随访17个月，结果显示最大耐受剂量为63.25Gy。

为了降低正常组织照射，同时提高放射治疗剂量，质子放射治疗成为研究热点。在RTOG 0617分析中显示心脏剂量是生存的预测因素，而质子放射治疗恰恰可以降低心脏剂量。质子治疗使高剂量放射治疗更安全，严重的放射性肺炎和食管炎发生率低[93, 94]。RTOG 1308就是对比70Gy质子放射治疗与光子放射治疗的研究，目前正在进行中。

对于术后的患者，辅助治疗的选择有赖于术后病理情况。LACE荟萃分析显示，对于Ⅱ～Ⅲ期NSCLC患者，以铂类为基础的辅助化学治疗可以提高5年生存5.4%，降低死亡风险11%[95]。这一生存获益主要针对Ⅱ期（HR 0.83, 95% CI 0.73～0.95）和Ⅲ期（HR 0.83, 95%CI 0.72～0.94）。而对早期患者可能不利于生存（ⅠA期：HR 1.4, 95%CI 0.95～2.06；ⅠB期：HR 0.93, 95%CI 0.78～1.10）。辅助化学治疗推荐用于所有N+患者及高风险患者（低分化、脉

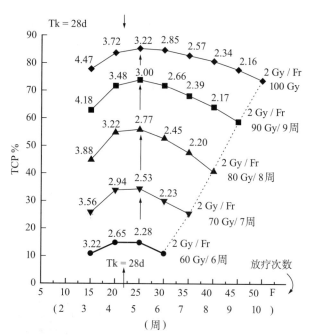

▲ 图 19-6　25 次分割（2.28～3.22Gy/F）的最佳剂量递增[65]

Tk. 第一次照射到加速再增殖开始的时间；TCP. 肿瘤控制概率

管瘤栓、亚肺叶切除、肿瘤＞4cm、脏层胸膜受侵）。术后放射治疗适应证仍然存在争议。最早的PORT荟萃分析显示PORT与生存负相关[96]。在其亚组分析中，仅N₂患者接受PORT无生存负影响。一项基于SEER数据库的研究显示，对于术后N₂患者行术后放射治疗可使5年生存率提高7%（20% vs 27%, *P*=0.0036），而对于N₁和N₀的患者，行术后放射治疗使5年生存率分别降低4%和10%[97]。ANITA研究同样显示术后放射治疗有益于N₂患者生存[98]。在现代放射治疗背景下，使用直线加速器进行术后放射治疗同样可以提高N₂患者生存[99]。术后放射治疗的靶区常为ENI，放射治疗剂量为50～54Gy。

肺上沟瘤是具有独特表现的NSCLC，其治疗选择异于NSCLC。这类肿瘤在1838年首次被描述，1924年被Pancoast进行临床特化。单一治疗手段疗效较差，其标准治疗模式为新辅助同步放化疗+手术治疗。SWOG 9416纳入110例T₃₋₄N₀₋₁ NSCLC（肺上沟瘤），治疗方式为术前

EP 方案化学治疗同步放射治疗（45Gy/25F，靶区包括原发灶及同侧锁骨上），治疗结束 5 周内行手术，术后行 2 周期辅助化学治疗。这种治疗模式耐受性好，95% 患者完成术前治疗。术前评估有 9 例患者进展。88 例接受术后，93% 为 R0 切除，36%pCR。R0 切除患者的中位生存 94 个月，5 年总生存为 54%，全组患者的 5 年总生存为 44%[100]。另一项单中心研究，同步放射治疗给予高剂量（56.9Gy），pCR 率 40.5%，中位生存 7.8 年[101]。

对于不可手术切除的肺上沟瘤，推荐进行根治性同步放化疗。放射治疗剂量常常受限于周围重要正常器官，如脊髓、臂丛等（图 19-7）。

有些局部晚期肺癌患者因并发症原因而不能接受同步 / 序贯化学治疗。GALGB 8433 对比序贯放化疗与单纯放射治疗，结果显示单纯放射治疗组的中位生存为 9.6 个月，5 年 OS 为 6%[102]。自此认为对于局部晚期肺癌单纯放射治疗不能达到根治目的。但这些研究均未使用新分期和现代放射治疗技术。最近的一项 Ⅲ 期随机研究 JCOG 0301 评估局部晚期 NSCLC 老年患者放射治疗同步低剂量卡铂的疗效，结果显示中位生存 16.9 个月，2 年生存 35.1%[103]。

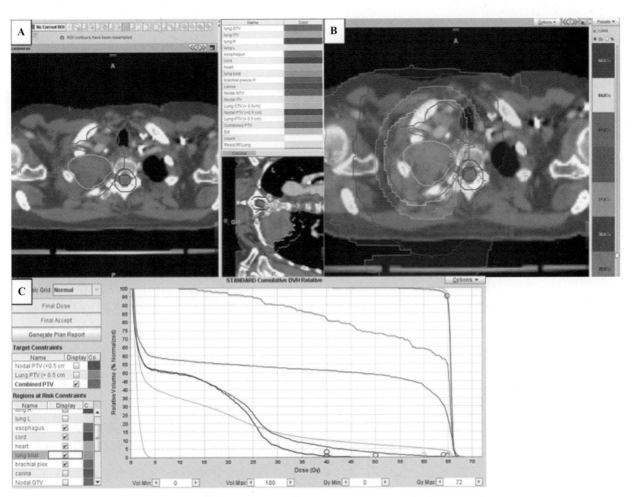

▲ 图 19-7　1 例 NSCLC 肺上沟瘤使用 IMRT 治疗，剂量为 64.8Gy/36F，每周 5 次；处方剂量受到靶区与脊髓（紫）之间距离的限制

A. CT 扫描图像显示靶区和危及器官的 3 个层面；B. 等剂量分布显示高等剂量的高适形分布与低等剂量的相对扩散；C. 剂量 - 体积直方图：右侧曲线显示靶区达处方剂量后快速跌落，并对正常组织进行保护；由于靶区离臂丛和食管较近，所以臂丛（绿）和食管（粉红）剂量较高（引自 Dr George Cannon University of Wisconsin. 此图的彩色版本见书中彩图页）

五、局限期 SCLC

（一）手术

手术在局限期 SCLC 的治疗中地位甚微，化学治疗联合放射治疗是局限期 SCLC 的主要治疗手段。在 20 世纪 60 年代，一项Ⅲ期研究显示对于可手术切除的 SCLC，放射治疗较手术生存更优（4% vs 0%）[104, 105]。另一项针对 328 例局限期 SCLC 患者的研究，先接受 4 周期化学治疗，之后随机为手术组和非手术组，两组均接受放射治疗。在手术组，83% 患者可手术切除，但两组生存无差异[106]。

Schereiber 等[107] 分析 1988—2002 年 SEER 中的局限期 SCLC 患者，6%（863/14179）的患者接受手术切除，生存结果较好，接受肺叶切除术的生存更优。该研究亦对 PORT 进行分析（241 例患者），结果与 NSCLC 相似，全组患者中，接受术后放射治疗有提高生存的趋势（中位生存：26 个月 vs 31 个月，P=0.06）。亚组分析中，仅对于 N_2 患者 PORT 可显著提高生存（中位生存：22 个月 vs 16 个月，P=0.011），N_0 或 N_1 是否接受 PORT 无生存差异（N0：41 个月 vs 40 个月，P=0.44；N1：22 个月 vs 35 个月，P=0.179）。一项基于 SEER 的针对Ⅰ期 SCLC 的研究显示，接受单纯手术（肺叶切除术，n=205）的患者 3 年和 5 年生存分别为 58.1% 和 50.3%，接受手术 + PORT 的患者 3 年和 5 年生存分别为 64.9% 和 57.1%，但两组差异无统计学意义[108]。一项类似的日本研究，临床 / 病理Ⅰ A 和Ⅰ B 期 SCLC 的 5 年生存分别为 58.8%（n=161，临床Ⅰ A 期）/ 58.3%（n=127，病理Ⅰ A 期）和 58.0%（n=77，临床Ⅰ A 期）/60.2%（n=79，病理Ⅰ A 期）[109]。

（二）同步放化疗

20 世纪 70 年代，随着多药联合化学治疗的出现，局限期 SCLC 的中位生存从单纯放射治疗的 5 ～ 6 个月提高到放化疗或单纯化学治疗的 10 ～ 14 个月[110, 111]。最初化学治疗方案为环磷酰胺、依托泊苷、长春新碱和阿霉素，后来由铂类为基础的双药化学治疗方案所替代。CALGB 将 426 例患者随机分组为早放射治疗 + 化学治疗、延迟放射治疗 + 化学治疗和单纯化学治疗组。放射治疗剂量为 50Gy（40Gy+10Gy 原发灶加量），靶区包括原发灶、同侧肺门、纵隔和双侧锁骨上区[112]。所有患者均行脑预防照射（PCI）。有放射治疗的两组具有更好的 CR 率、局部失败率（20% vs 80%）、无失败生存（FFS，20% vs 8%）、总生存。早放射治疗和晚放射治疗无生存差异。NCI 的一项小型研究，96 例局限期 SCLC 随机分组到同步放化疗和单纯化学治疗组[113]。同样的，同步放化疗组虽具有更高的急性毒性反应，但其具有更高的 CR 率（81%）、胸内控制率和总生存（15 个月 vs 11.6 个月，P=0.035）。

SWOG 研究评估诱导化学治疗后 CR 的患者巩固放射治疗的价值[114]。所有诱导化学治疗后 PR 和 SD 的患者给予放射治疗（方案为：包括锁骨上区域给予 18Gy/10F，残留肿瘤给予 30Gy/12F），且患者给予随机到不同治疗靶区范围（靶区为诱导化学治疗前肿瘤或诱导化学治疗后肿瘤）。诱导化学治疗后 CR 的患者给予放射治疗可以降低局部复发率（56% vs 90%），但并未转化为生存获益。同样，对于诱导化学治疗后 PR/SD 的患者，不同治疗靶区范围之间无生存差异。

两项荟萃分析对局限期 SCLC 巩固放射治疗的价值进行研究。Warde 等纳入 11 项随机研究，评估局限期 SCLC 同步放化疗的意义[115]。结果显示 2 年 OS 的 OR 为 1.53（95% CI 1.3 ～ 1.8，P < 0.001），绝对生存获益为 5.4%。其中 9 项研究可对局部控制率进行分析，结果显示局部控制的 OR 为 3.02（P < 0.0001），胸

内控制率提高 25%。有意思的是，放射治疗的加入同时也增加了治疗相关死亡（OR 2.54，P < 0.01）。Pignon 等纳入 13 项研究，共 2140 例患者，荟萃分析结果显示同步放化疗使得死亡风险降低 14%，3 年总生存提高 5.4% ± 1.4%，同样发现早放射治疗和晚放射治疗无生存差异。对于年轻患者（< 55 岁）生存更好，而化学治疗方案多为环磷酰胺或阿霉素为基础的方案[116]。

（三）放射治疗剂量和分割模式

局部区域未控仍是 SCLC 的主要失败模式。放射治疗分割模式从分段分割、每日分割到加速超分割不断演变，以期抵消肿瘤再增殖。INT0096 最终确定了超分割放射治疗的标准治疗模式[12]。417 例患者接受 EP 方案同步放化疗，随机分组到超分割组（45Gy/1.5Gy，每日 2 次，共 3 周）和常规分割组（45Gy/1.8Gy，每日 1 次，共 5 周），从第 1 周期化学治疗开始同步放射治疗。中位随访 8 年，超分割组的 2 年和 5 年生存均显著优于常规分割组（2 年：47% vs 41%；5 年：26% vs 16%，P =0.04）。但超分割组的放射性食管炎发生率更高（27% vs 11%，P < 0.001）。图 19-8 为 1 例 IMRT 放射治疗的病例。对 INT0096 研究的质疑主要来源于常规分割组的剂量不合理。每日 2 次分段放射治疗和放射治疗在化学治疗完成多周期后加入均导致更高的毒性且没有生存获益[117]。目前强调放射治疗尽早介入以抵消肿瘤再群体化。RTOG 97-12 为一项 I 期前瞻性研究，共入组 64 例患者，在 EP 方案化学治疗的第一天加入放射治疗[118]。放射治疗先进行 4 周的常规分割，即前 4 周 1.8Gy/d，之后进行原发灶加量，使用每日 2 次分割，分别为 3d、5d、7d、9d、11d，对应总放射治疗剂量分别为 50.4Gy、54.0Gy、57.6Gy、61.2Gy 和 64.8Gy。结果显示最大耐受剂量为 61.2Gy，其 18 个月生存为 82%，而 50.4Gy 组为 25%。RTOG 0239 重复这一分割方式，中位生存 19 个月，2 年 OS 为 36.6%，重度急性放射性食管炎发生率 18%[119]。CALGB 39808 使用紫杉醇联合拓扑替康方案化学治疗，在 2 周期化学治疗后进行同步放化疗（同步化学治疗为卡铂 / 顺铂为基础的方案），放射治疗靶区包括化学治疗后的原发灶和化学治疗前受侵的淋巴结区域，放射治疗剂量 70Gy[120]。90% 的患者接受放射治疗，中位生存 22.4 个月，其中 1 例发生治疗相关性死亡（64Gy 时致命性出血）。基于这些临床研究和现代放射治疗技术，对于局限期 SCLC 的放射治疗剂量和分割模式再次引起关注。在近期两项大规模临床研究（CONVERT 和 CALGB 30610）对放射治疗分割模式及剂量进行研究，结果尚未正式发表。但在 2016 年 ASCO 会议上公布了 CONVERT 的初步结果，共入组 547 例患者，中位随访 45 个月，每日 2 次分割和每日 1 次分割组的 2 年生存（56% vs 51%）和中位生存（30 个月 vs25 个月）无差异（P =0.15）[121]。

（四）放射治疗和化学治疗的时序

局限期 SCLC 放射治疗的介入时机一直是研究和争论的热点。多项 III 期随机分组研究及荟萃分析进行了相关方面的研究（表 19-8）。总共 5 项荟萃分析，其中 3 项建议放射治疗早期介入（第 3 周期化学治疗之前）。

（五）放射治疗靶区范围

在常规放射治疗年代，Intergroup 研究靶区包括肿瘤、双侧纵隔和同侧肺门外扩 1 ～ 1.5cm，下界位于隆突下 5cm 或包全同侧肺门区域，36Gy 后为避开脊髓给予斜野照射。

DeRuysscher 等报道的前瞻性研究，27 例局限期 SCLC 接受卡铂联合依托泊苷的同步放化疗，根据 CT 进行分期，放射治疗靶区不进行 ENI，单纯淋巴结失败占 11%，均位于锁骨上区，而这一区域也并未包括在 Intergroup 0096

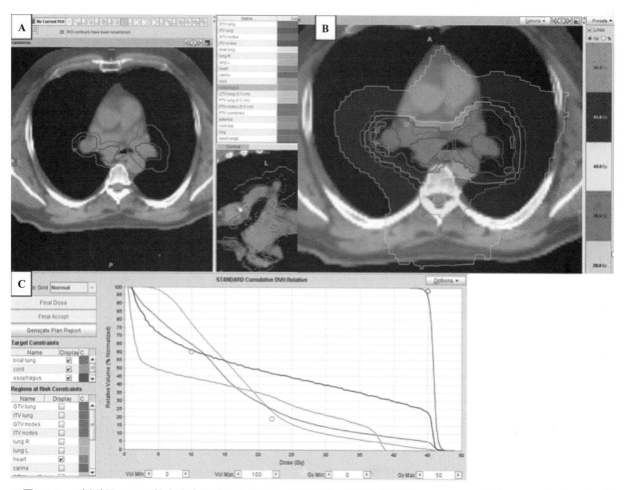

▲ 图 19-8　1 例采用 IMRT 技术治疗的局部晚期 SCLC 的病例，放射治疗剂量 45Gy/30F，每日 1.5Gy，每日 2 次，根据 Turrisi 的方案，每周照射 10 次

A. CT 扫描图像显示靶区和危及器官的 3 个层面；B. 等剂量分布显示高等剂量的高适形分布与低等剂量的相对扩散；C. 剂量 - 体积直方图：右侧曲线显示靶区达处方剂量后快速跌落，并对正常组织进行保护（引自 Dr George Cannon University of Wisconsin. 此图的彩色版本见书中彩图页）

研究的靶区范围内 [122]。接下来，该研究组报道另一项 Ⅱ 期随机研究，60 例局限期 SCLC 放射治疗靶区仅包括疗前 PET 显示的原发灶和转移纵隔淋巴结。仅 2 例患者（3%）发生单纯淋巴结失败，提示利用 PET 指导非 ENI 放射治疗靶区勾画的可行性 [123]。但需注意的是有 5 例患者（9%）同时存在淋巴结失败和远处转移失败。国际原子能机构（IAEA）指出根据现有证据无法确定是否可行忽略 ENI 的放射治疗，建议根据临床情况进行判断 [124]。RTOG 0239 使用 3D-CRT 技术，CTV 包括 GTV 外放 1cm，如果同侧锁骨上淋巴结受侵，则包括在靶区内，对侧肺门和锁

骨上区域不做预防性照射。对于上中叶病变，第一程放射治疗的大野下界为隆突下 3cm，第二程加量放射治疗区域为 GTV 外 1cm 范围。若隆突下淋巴结受侵，CTV 大野和加量区均包括受侵淋巴结周围 1cm 范围。CTV 边界应超过任何纵隔淋巴结的 1.5cm 范围。PTV 根据肿瘤位置进行 0.5 ～ 1.5cm 的外放。不允许进行异质性校正。作为正常组织限制的一部分，要求对侧全肺 ≤ 15Gy，脊髓 V36 ≤ 100%、V40 ≤ 50%、达 45Gy 的脊髓长度 ≤ 10cm，达 50Gy 的脊髓长度 ≤ 5cm，全食管 ≤ 45Gy，达 60Gy 的食管长度 ≤ 10cm，达 65Gy 的食管长度 ≤ 5cm。强烈

表 19-8 局限期 SCLC 根治性放化疗时序的荟萃分析

荟萃分析	No./研究类型	入组研究	病例数	结 果	亚组分析
Huncharek 等，2004	8/RCT	Jeremic 等；Murray 等；Perry 等；Skarlos 等；Takada 等；Work 等；Goto 等；Lebeau 等	1575 例 局限期 SCLC 早放射治疗（第 1－2 周期化学治疗加入）	2 年生存的 OR 1.60（95% CI 1.3～2.0）-SS 3 年生存的 OR 1.49（95% CI 1.2～1.9）-SS 结果：早放射治疗生存好	3 项使用 EP 方案的 2 年生存的 ORp 1.81-SS 结果：早放射治疗生存好
Fried 等，2004	7/RCT	Jeremic 等；Murray 等；Perry 等；Skarlos 等；Takada 等；Work 等；Gregor 等	1524 例 局限期 SCLC 早放射治疗（化学治疗开始 9 周内、第 3 周期化学治疗前）	2 年生存 RR 1.17（95% CI 1.02～1.35）-SS 结果：早放射治疗生存好	超分割放射治疗 2 年生存的 RR 1.44，铂类为基础的化学治疗的 RR 1.3-SS 结果：早放射治疗生存好
Spiro 等，2006	8/RCT	Jeremic 等；Murray 等；Perry 等；Skarlos 等；Takada 等；Work 等；Gregor 等；Spiro 等	1849 例 局限期 SCLC	2 年生存 RR 1.11（95%CI 0.92～1.34）-NS	对于有相同化学治疗比例的早放射治疗和晚放射治疗研究，2 年生存 1.35-SS 结果：早放射治疗生存好
De Ruysscher 等，2006	7/RCT	Jeremic 等；Murray 等；Perry 等；Skarlos 等；Takada 等；Work 等；James 等	1514 例 局限期 SCLC 早放射治疗（化学治疗开始 30 天内）	2～3 年生存的 OR 0.84（95% CI 0.56～1.28）-NS 5 年生存的 OR 0.80（95% CI 0.47～1.38）-NS 结果：死亡	接受铂类为基础的化学治疗：5 年生存的 OR 0.64-SS RT 总治疗时间＜30d：5 年 OR 0.56-SS 结果：死亡 早放射治疗生存好
De Ruysscher 等，2006	4/RCT	Jeremic 等；Murray 等；Takada 等；Turrisi 等	1056 例 局限期 SCLC 治疗时长（SER）的影响	5 年生存的 RR 0.62（95% CI 0.49～0.80）-SS	SER 每增加 1 周，5 年总生存绝对值降低 1.83%

ORp. 总优势比；RCT. 随机分组研究；RT. 放射治疗；SS. 统计学差异

建议在每日 2 次分割模式时，不要照射脊髓。

在化学治疗后的患者，根据化学治疗后的肿瘤范围及化学治疗前的淋巴结区域进行靶区勾画。在之前提到的 SWOG 研究，对于达 PR/SD 的患者，放射治疗靶区根据化学治疗前还是化学治疗后的范围进行勾画，并无生存差异 [114]。CALGB 39808 定义 GTV 为化学治疗后残留的原发灶和受侵淋巴结区域 [120]。左肺病变 CTV 包括同侧肺门、3、4、7 纵隔淋巴引流区和 5、6 纵隔淋巴引流区。加量区在肿瘤剂量达

44Gy 后，仅包括 GTV 和同侧肺门淋巴结。以 1cm 进行 PTV 外放。脊髓最大量≤50Gy、全肺 V25≤50%，心脏 D100%≤25Gy。近期的一项来自中国的 Ⅲ 期研究显示对于局限期 SCLC 根据化学治疗前原发灶或化学治疗后原发灶进行非 ENI 靶区放射治疗在局部区域失败率方面无差异（28.6% vs 31.6%，P=0.81）[125]。两组淋巴结区域均根据化学治疗前情况进行定义，两组单纯野外区域复发均＜3%，野外区域复发＋远处转移率分别为 2.4% 和 5.3%。所有野外区域复发均为

同侧锁骨上区。N$_3$ 是单纯区域失败的唯一预测因素。FDG-PET/CT 在定义靶区时的价值亦在研究中。

近年来，肺癌根据 PET/CT 进行靶区定义逐渐增加。PET/CT 有助于区分肿瘤与肺不张，亦有助于发现亚临床结节或区域病变。Kamel 等对 42 例 SCLC 进行回顾性分析以研究 FDG-PET 的价值。12 例患者（29%）根据 PET 情况，从而改变治疗策略；5 例患者根据 PET 结果有放射治疗靶区的调整[126]。另外一项回顾性研究，Van Loon 等指出 PET 的应用使得 24% 的患者的靶区调整[127]。该研究组进一步设计了一项前瞻性研究，入组 60 例局限期 SCLC，结果发现 PET 使得近 1/3 的患者放射治疗靶区改变（受侵淋巴结区域）[123]。5% 的患者 CT 显示锁骨上淋巴结阴性，而 PET 显示存在锁骨上淋巴结转移。一项来自华盛顿大学的小型前瞻性研究显示，CT 阴性淋巴结有 1/4 具有 FDG 摄取[128]。这导致了放射治疗计划的改变，以便给予这些淋巴结高剂量。在这些研究中，摄取增加部位并未得到组织学确认，从这个角度，目前 FDG-PET 在 SCLC 治疗中的具体应用尚不清楚[129]。CONVERT 研究忽略 ENI 放射治疗的最优分割模式，研究者建议将放射治疗靶区局限于 PET-CT 检查显示的 FDG 病变，外加合适的边界形成 CTV。忽略 ENI 可以降低放射性食管炎和骨髓抑制的发生率，有利于完成治疗。对于先接受化学治疗的患者，虽 CTV 需包括化学治疗前受侵淋巴结区域，但仅包括化学治疗后残留原发灶范围即可。总剂量 45Gy，每日 2 次分割模式仍为标准剂量模式，但是对于无条件进行每日 2 次分割的机构，可采纳每日 1 次分割，总剂量 60 ～ 70Gy 的放射治疗模式。

六、广泛期 SCLC

广泛期 SCLC 首选治疗为化学治疗，EP 方案为首选方案[130-132]。对于一般状况不佳的患者，卡铂可替代顺铂[11]。伊立替康为基础或紫杉醇为基础的联合化学治疗方案疗效可能优于 EP 方案[133]。但是由于与伊立替康代谢相关的等位基因的变异，毒性可能因种族而异[10]。在 EP 方案基础上增加紫杉醇，使得非血液学毒性和治疗相关死亡增加，但并未提高生存[134, 135]。

广泛期 SCLC 化学治疗敏感性高，可很快达到治疗缓解，改善症状，目前推荐 4 ～ 6 周期化学治疗，可获得 20% ～ 25% 的 CR 率及 80% ～ 90% 的客观缓解率（ORR）[10, 136]。维持化学治疗与挽救性二线化学治疗相比并未获益[11]。

广泛期 SCLC 由于很快出现远处转移，所以进行大野放射治疗的疗效较差。对于全身化学治疗后达到 CR 的患者，通过对原发灶及区域淋巴结进行放射治疗可获得较好生存。Jeremic 等报道的 III 期临床研究首次提出对于广泛期 SCLC 化学治疗后远处转移达 CR、胸部病变达 PR 或 CR 的患者，进行胸部放射治疗可以改善生存（5 年生存提高 5.4%）[136]。后续的 CREST 研究得到同样结论[137]，但 RTOG 0937 则为阴性结果。CREST 研究和 RTOG 0937 两组研究相悖的结论，使得广泛期 SCLC 胸部放射治疗再次成为争议问题，多学科讨论显得尤为重要。

七、脑预防照射

脑是 SCLC 最常见的远处转移部位，50% ～ 70% 的患者在整个病程中会出现脑转移。脑预防照射（PCI）通过治疗亚临床病灶降低脑转移风险。Arriagada 等将 294 例治疗后达 CR 的 SCLC 患者随机分为 PCI 组（24Gy/8F）和观察组，PCI 可降低首要脑转移失败率（45% vs 19%，$P < 0.05$），2 年脑转移发生率降低 27%，生存率提高绝对值为 7.5%，但无统计学差异（29% vs 21.5%，RR 0.83）[138]。荟萃分析结果

显示，SCLC 行 PCI 可以使 3 年生存提高 5.4%（15.3% vs 20.7%，$P = 0.01$），降低脑转移发生率（58.6% vs 33.3%，$P < 0.001$）[139]。一项 III 期随机研究（PCI 99-01/EORTV 22003-080004/RTOG 0212/IFCT 99-01）纳入 720 例局限期 SCLC CR 患者，随机至不同 PCI 剂量组（25Gy/10F 组和 36Gy/18F 或 36Gy/24F 每日 2 次组），结果显示两组间生存无差异，毒性反应包括乏力（30% vs 34%）、头痛（24% vs 28%）、恶心呕吐（23% vs 28%）[140]。后续报道两组在生活质量、神经认知功能方面亦无差异[141]。PCI 后有轻度沟通障碍、腿部无力、智力减退和记忆力下降（$P < 0.005$）。

对于广泛期 SCLC PCI 的价值，Slotman 等将 4～6 周期化学治疗后有反应的患者进行随机，结果显示 PCI 组脑转移率显著降低（40.4% vs 14.6%，$P < 0.001$），1 年生存率观察组和 PCI 组分别为 13.3% 和 27.1%[142]。

随着脑磁共振的不断应用，脑转移的诊断率较 CT 时代有所增高（24% vs 10%）[143]。另外，由于可以早期发现脑转移，在 MRI 时代患者的生存率优于 CT 时代。然而，这也务必对适宜做 PCI 的患者造成影响。近期有研究在 PCI 前进行 MRI 进行入组评估，结果显示 PCI 组较未 PCI 组生存更差。尽管这项研究后续需要严格的 MRI 评估以便早期发现脑转移病变，但其结果确实引发 MRI 时代 PCI 是否获益的思考。此外，有脑转移时，颅内控制无疑会影响神经认知功能和生存[144-146]。给予 PCI 时不能与化学治疗进行同步[147]。在研的 NRG CC003 对局限期和广泛期 SCLC 行 PCI 是否进行海马保护进行研究。

在 NSCLC 中，同样对 PCI 进行了研究[148]。RTOG 0214 由于入组慢而关闭，虽 PCI 组脑转移发生率显著降低（7.7% vs 18%，$P = 0.004$），但 1 年 OS 和 DFS 均无差异[149]。目前对于 NSCLC，PCI 不被常规推荐。

参考文献

[1] Brady, L., Heilmann, H.P., Molls, M., Nieder, C. (2011) *Advances in Radiation Oncology in Lung Cancer*, 2nd edition (ed. B. Jeremic). Springer, Heidelberg.

[2] Surmont, V., Aerts, J.G., Pouw, E., *et al.* (2009) Oral UFT, etoposide and leucovorin in recurrent non-small cell lung cancer: a non-randomized phase II study. *Lung Cancer*, 66 (3), 333–337.

[3] Siegel, R., Miller, K., Jemal, A. (2017) Cancer Statistics 2017. *CA Cancer J. Clin.*, 67, 7–30.

[4] Aberle, D.R., Adams, A.M., Berg, C.D., *et al.* (2011) Reduced lung-cancer mortality with low-dose computed tomographic screening. *N. Engl. J. Med.*, 365 (5), 395–409.

[5] National Cancer Institute (2012) Small Cell Lung Cancer Treatment PDQ Bethesda: National Cancer Institute 2012 [updated 1/20/2012; cited 2012 2/8/2012]. Available at: http://www.cancer.gov/ cancertopics/pdq/treatment/small-cell-lung/healthprofessional.

[6] Govindan, R., Page, N., Morgensztern, D., *et al.* (2006) Changing epidemiology of small-cell lung cancer in the United States over the last 30 years: analysis of the surveillance, epidemiologic, and end results database. *J. Clin. Oncol.*, 24 (28), 4539–4544.

[7] Hoffmann, D., Hoffmann, I., El-Bayoumy, K. (2001) The less harmful cigarette: a controversial issue. A tribute to Ernst L.Wynder. *Chem. Res. Toxicol.*, 14 (7), 767–790.

[8] Wynder, E.L., Muscat, J.E. (1995) The changing epidemiology of smoking and lung cancer histology. *Environ. Health Perspect.*, 103 (Suppl. 8), 143–148.

[9] Kato, Y., Ferguson, T.B., Bennett, D.E., Burford, T.H. (1969) Oat cell carcinoma of the lung. A review of 138 cases. *Cancer*, 23 (3), 517–524.

[10] van Meerbeeck, J.P., Fennell, D.A., De Ruysscher, D.K. (2011) Small-cell lung cancer. *Lancet*, 378 (9804), 1741–1755.

[11] Sorensen, M., Pijls-Johannesma, M., Felip, E. (2010) Small-cell lung cancer: ESMO Clinical Practice Guidelines for diagnosis, treatment and follow-up. *Ann. Oncol.*, 21 (Suppl. 5), v120–v125.

[12] Turrisi, A.T., 3rd, Kim, K., Blum, R., *et al.* (1999) Twice-daily compared with once-daily thoracic radiotherapy in limited small-cell lung cancer treated concurrently with cisplatin and etoposide. *N. Engl. J. Med.*, 340 (4), 265–271.

[13] Takada, M., Fukuoka, M., Kawahara, M., *et al.* (2002) Phase III study of concurrent versus sequential thoracic radiotherapy in combination with cisplatin and etoposide for limited-stage small-cell lung cancer: results of the Japan Clinical Oncology Group Study 9104. *J. Clin. Oncol.*, 20 (14), 3054–3060.

[14] Bayman, N.A., Sheikh, H., Kularatne, B., *et al.* (2009) Radiotherapy for small-cell lung cancer –Where are we heading? *Lung Cancer*, 63 (3), 307–314.

[15] Gultekin, S.H., Rosenfeld, M.R., Voltz, R., Eichen, J., Posner, J.B., Dalmau, J. (2000) Paraneoplastic limbic encephalitis: neurological symptoms, immunological findings and tumour association in 50 patients. *Brain*, 123 (Pt 7), 1481–1494.

[16] Gure, A.O., Stockert, E., Scanlan, M.J., *et al.* (2000) Serological identification of embryonic neural proteins as highly immunogenic tumor antigens in small cell lung cancer. *Proc. Natl Acad. Sci. USA*, 97 (8), 4198–4203.

[17] Maddison, P., Lang, B. (2008) Paraneoplastic neurological autoimmunity and survival in smallcell lung cancer. *J. Neuroimmunol.*, 201–202, 159–162.

[18] Masters, G.A. (2010) *Clinical Presentation of Small Cell Lung Cancer*, 4th edition (eds H.I. Pass, D.P. Carbone, D.H. Johnson, J.D. Minna, G.V. Scagliotti, A.T. Turrisi).

LippincottWilliams &Wilkins, Philadelphia, PA.

[19] Clines, G.A. (2011) Mechanisms and treatment of hypercalcemia of malignancy. *Curr. Opin. Endocrinol. Diabetes Obes.*, 18 (6), 339–346.

[20] Stovold, R., Blackhall, F., Meredith, S., Hou, J., Dive, C.,White, A. (2012) Biomarkers for small cell lung cancer: Neuroendocrine, epithelial and circulating tumour cells. *Lung Cancer*, 76 (3), 263–268.

[21] Hou, J.M., Greystoke, A., Lancashire, L., et al. (2009) Evaluation of circulating tumor cells and serological cell death biomarkers in small cell lung cancer patients undergoing chemotherapy. *Am. J. Pathol.*, 175 (2), 808–816.

[22] Frisch, S.M., Francis, H. (1994) Disruption of epithelial cell-matrix interactions induces apoptosis. *J. Cell Biol.*, 124 (4), 619–626.

[23] Muhm, J.R., Miller,W.E., Fontana, R.S., Sanderson, D.R., Uhlenhopp, M.A. (1983) Lung cancer detected during a screening program using four-month chest radiographs. *Radiology*, 148 (3), 609–615.

[24] van Klaveren, R.J., Oudkerk,M., Prokop, M., et al. (2009) Management of lung nodules detected by volume CT scanning. *N. Engl. J. Med.*, 361 (23), 2221–2229.

[25] Aoki, T., Tomoda, Y.,Watanabe, H., et al. (2001) Peripheral lung adenocarcinoma: correlation of thin-section CT findings with histologic prognostic factors and survival. *Radiology*, 220 (3), 803–809.

[26] Gu, P., Zhao, Y.Z., Jiang, L.Y., Zhang,W., Xin, Y., Han, B.H. (2009) Endobronchial ultrasound-guided transbronchial needle aspiration for staging of lung cancer: a systematic review and meta-analysis. *Eur. J. Cancer*, 45 (8), 1389–1396.

[27] Amin, M.B. (2017) *AJCC Cancer Staging Manual*, 8th edition. Springer, New York.

[28] Zelen, M. (1973) Keynote address on biostatistics and data retrieval. *Cancer Chemother. Rep.*, 4 (2), 31–42.

[29] Stahel, R.A., Ginsberg, R., Havermann, K., et al. (1989) Staging and prognostic factors in small cell lung cancer: a consensus report. *Lung Cancer*, 5 (4-6), 119–126.

[30] Shepherd, F.A., Crowley, J., Van Houtte, P., et al. (2007) The International Association for the Study of Lung Cancer lung cancer staging project: proposals regarding the clinical staging of small cell lung cancer in the forthcoming (seventh) edition of the tumor, node, metastasis classification for lung cancer. *J.Thorac. Oncol.*, 2 (12), 1067–1077.

[31] Travis,W.D., Brambilla, E., Noguchi, M., et al., American Thoracic Society (2011) International Association for the Study of Lung Cancer/American Thoracic Society/ European Respiratory Society: international multidisciplinary classification of lung adenocarcinoma: executive summary. *Proc. Am. Thorac. Soc.*, 8 (5), 381–385.

[32] Riely, G.J., Politi, K.A., Miller, V.A., Pao,W. (2006) Update on epidermal growth factor receptor mutations in non-small cell lung cancer. *Clin Cancer Res.*, 12 (24), 7232–7241.

[33] Rudin, C.M., Avila-Tang, E., Harris, C.C., et al. (2009) Lung cancer in never smokers: molecular profiles and therapeutic implications. *Clin. Cancer Res.*, 15 (18), 5646–5661.

[34] Franklin,W.F., Noguchi, M., Gonzalez, A. (2010) *Molecular and Cellular Pathology of Lung Cancer*, 4th edition (eds H.I. Pass, D.P. Carbone, D.H. Johnson, J.D. Minna, G.V. Scagliotti, A.T. Turrisi). Lippincott Williams &Wilkins, Philadelphia, PA.

[35] McGarry, R.C., Song, G., des Rosiers, P., Timmerman, R. (2002) Observation-only management of early stage, medically inoperable lung cancer: poor outcome. *Chest*, 121 (4), 1155–1158.

[36] Ginsberg, R.J., Rubinstein, L.V. (1995) Randomized trial of lobectomy versus limited resection for T1 N0 non-small cell lung cancer. Lung Cancer Study Group. *Ann.Thorac. Surg.*, 60 (3), 615–622; discussion 622–623.

[37] Ginsberg, R.J., Rubinstein, L.V. and the Lung Cancer Study Group (1995) Randomized trial of lobectomy versus limited resection for T1 N0 non-small cell lung cancer. *Ann.Thorac. Surg.*, 60 (3), 615–622.

[38] Swanson, S.J., Herndon, J.E., 2nd, D'Amico, T.A., et al. (2007) Video-assisted thoracic surgery lobectomy: report of CALGB 39802 – a prospective, multiinstitution feasibility study. *J. Clin. Oncol.*, 25 (31), 4993–4997.

[39] Darling, G.E., Allen, M.S., Decker, P.A., et al. (2011) Randomized trial of mediastinal lymph node sampling versus complete lymphadenectomy during pulmonary resection in the patient with N0 or N1 (less than hilar) non-small cell carcinoma: results of the American College of Surgery Oncology Group Z0030 Trial. *J.Thorac. Cardiovasc. Surg.*, 141 (3), 662–670.

[40] Darling, G.E., Allen, M.S., Decker, P.A., et al. (2011) Number of lymph nodes harvested from a mediastinal lymphadenectomy: results of the randomized, prospective American College of Surgeons Oncology Group Z0030 trial. *Chest*, 139 (5), 1124–1129.

[41] Schultz, S. (2011) Combination of Landmark Internal RadiationTherapy and da Vinci Robotics Represents Paradigm Shift in Early Stage Lung Cancer Treatment 2011 [11/12/2011]. Available at: http://www.business wire.com/ news/home/20110712005558/en/IsoRay- Announces-Worlds-Cesium-131-Treatment-Lung- Cancer.

[42] Thomas, S.R., Odau, H., Das, R.K., Bentzen, S.M., Patel, R.R., Khuntia, D. (eds) (2007) Feasibility of Cs-131 for intraoperative brachytherapy for patients undergoing sublobar resections for early stage nonsmall cell lung cancer (NSCLC): A dosimetric comparison with I-125 and Cs-131. American Brachytherapy Society, April 29–May 2, 2007, Chicago.

[43] Santos, R., Colonias, A., Parda, D., et al. (2003) Comparison between sublobar resection and 125Iodine brachytherapy after sublobar resection in high-risk patients with Stage I non-small-cell lung cancer. *Surgery*, 134 (4), 691–697; discussion 697.

[44] Fernando, H.C., Landreneau, R.J., Mandrekar, S.J., et al. (2011) The impact of adjuvant brachytherapy with sublobar resection on pulmonary function and dyspnea in high-risk patients with operable disease: preliminary results from the American College of Surgeons Oncology Group Z4032 trial. *J.Thorac Cardiovasc Surg.*, 142 (3), 554–562.

[45] Landreneau, J.P., Schuchert, M.J.,Weyant, R., et al. (2014) Anatomic segmentectomy and brachytherapy mesh implantation for clinical stage I non-small cell lung cancer (NSCLC). *Surgery*, 155 (2), 340–346.

[46] Gill, B.S., Clump, D.A., Burton, S.A., Christie, N.A., Schuchert, M.J., Heron, D.E. (2015) Salvage stereotactic body radiotherapy for locally recurrent non-small cell lung cancer after sublobar resection and i(125) vicryl mesh brachytherapy. *Front. Oncol.*, 5, 109.

[47] Wisnivesky, J.P., Bonomi, M., Henschke, C., Iannuzzi, M., McGinn, T. (2005) Radiation therapy for the treatment of unresected stage I-II non-small cell lung cancer. *Chest*, 128 (3), 1461–1467.

[48] Timmerman, R., Papiez, L., McGarry, R., Likes, L., DesRosiers, C., Frost, S.,Williams, M. (2003) Extracranial stereotactic radioablation: results of a phase I study in medically inoperable stage I non-small cell lung cancer. *Chest*, 124 (5), 1946–1955.

[49] Uematsu, M., Shioda, A., Suda, A., Fukui, T., Ozeki, Y., Hama, Y.,Wong, J.R., Kusano, S. (2001) Computed tomography-guided frameless stereotactic radiotherapy for stage I non-small cell lung cancer: a 5-year experience. *Int. J. Radiat. Oncol. Biol. Phys.*, 51 (3), 666–670.

[50] Pan, H., Simpson, D.R., Mell, L.K., Mundt, A.J., Lawson, J.D. (2011) A survey of stereotactic body radiotherapy use in the

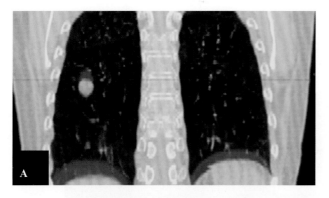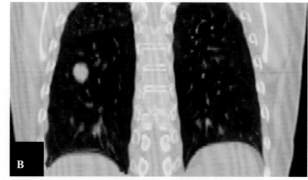

▲ 图 3-5　A. 在吸气和呼气时的图像显示肿瘤和膈肌的不同位置；B. 在可变形的图像配准后，将器官在 3D 中对齐；注意经过优化的 DIR 对准后，血管和气道显示的残余差异

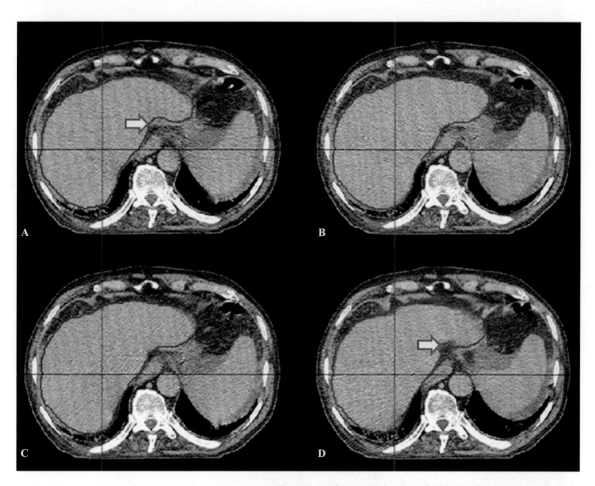

▲ 图 3-6　（A-D）从人工绘制轮廓阶段（图 B）向其他阶段传输的肝脏轮廓
箭表示高曲率区域的不完全配准

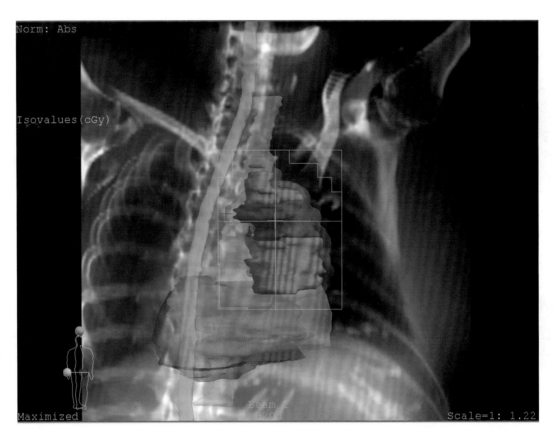

▲ 图 3-7　商业治疗计划系统的光束射野视图（BEV）

右前斜视图显示靶区（紫、红）和脊髓（绿）的各种 CTV 的分离；心脏的下部分显示为金黄色

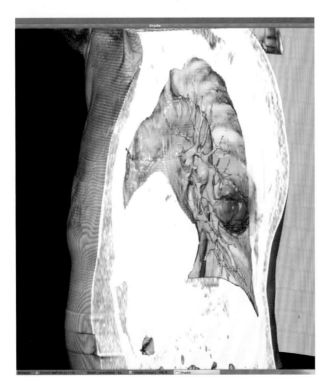

◀ 图 3-8　肺肿瘤的体积渲染

从患者的左侧开始切割平面；肿瘤、血管和气道是可视化的，但没有图像分割；颜色编码从皮肤表面到结构放射路径变化

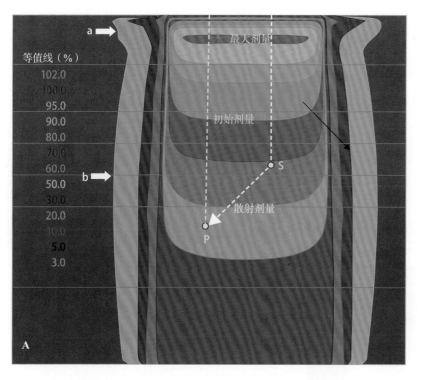

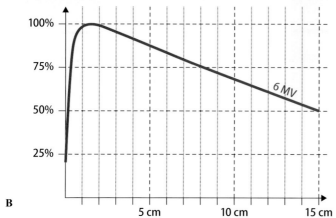

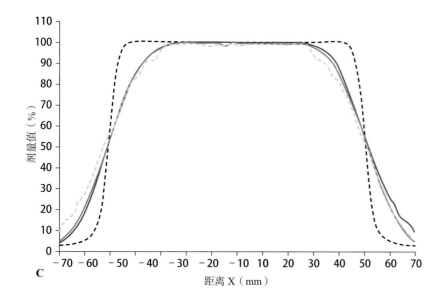

◀ 图 3-9　**A.** 示意性指示点 **P** 处的
单野剂量测定是来自放射源的初始
剂量和来自点 **S** 的二次散射剂量的
总和；**B.** 沿着中心轴的深度剂量；
C. 不同深度的横向剖面表明半影随
深度增加而增大

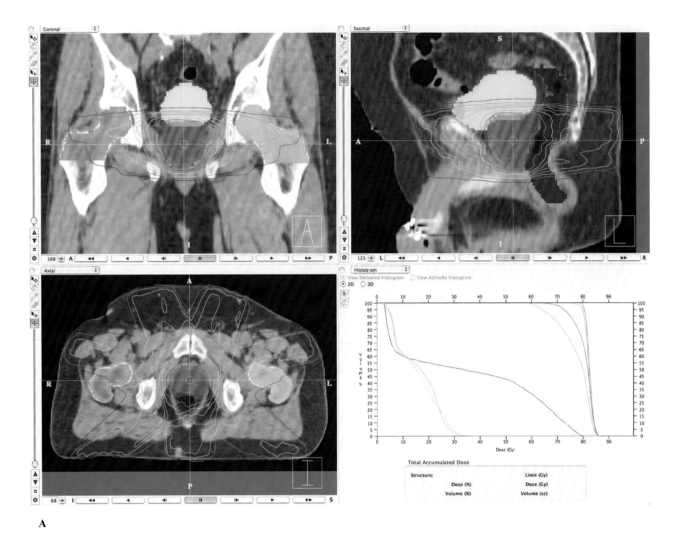

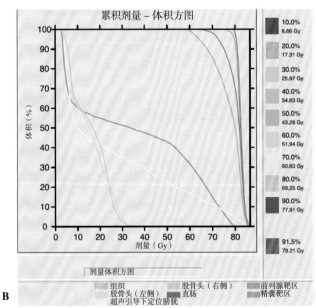

▲ 图 3-11　A. 冠状面、矢状面和横向面的剂量分布；靶区是红色的；**OARs**：膀胱（黄）；股骨头（浅蓝，深蓝）；**B.** 前列腺计划累积 DVH 的放大视图

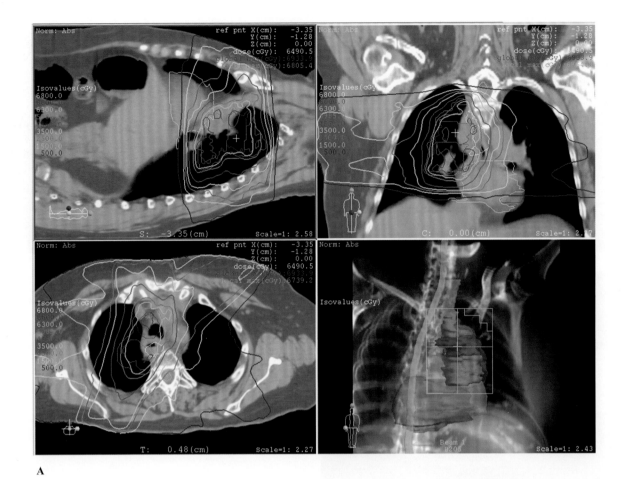

A

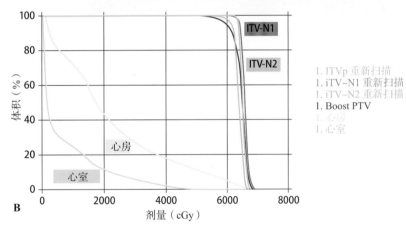

1. ITVp 重新扫描
1. iTV–N1 重新扫描
1. iTV–N2 重新扫描
1. Boost PTV
1. 心房
1. 心室

B

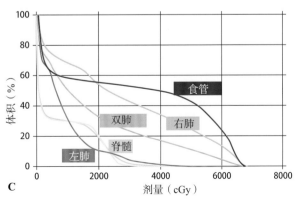

1. S+4–9–7–11
1. 左肺
1. 右肺
1. 食管
1. 脊髓
1. 脊髓 +0.5

C

▶ 图 3–12　**A.** 在矢状面、冠状面和轴面上的肺剂量分布，还包括右前斜视野的 **BEV** 视野；**B，C.** 剂量－体积直方图的肺实例（复合平面图）；累积的 **DVH** 采用颜色编码，以匹配图中的结构标签（左上角）

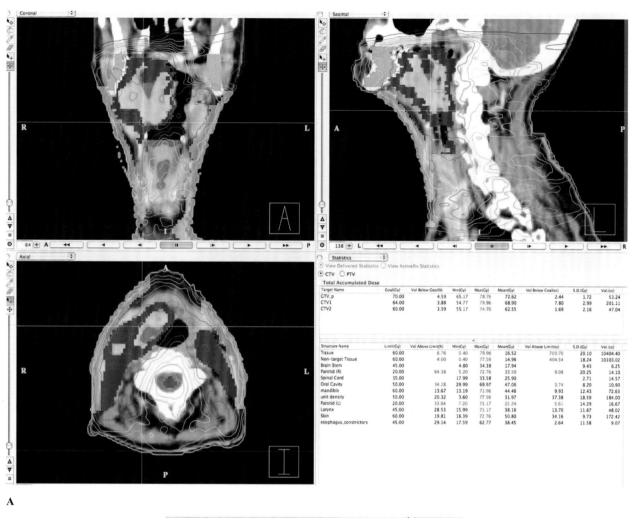

A

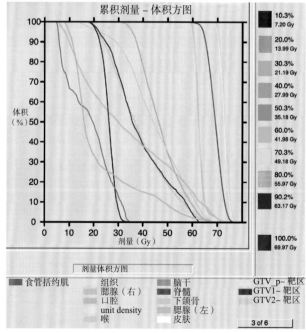

B

▲ 图 3-13　A. 头颈部计划的剂量分布，靶区以红色 / 金色显示；OAR：下颌骨用蓝色编码；B. 靶区和多个 OAR 的相应累积 DVH

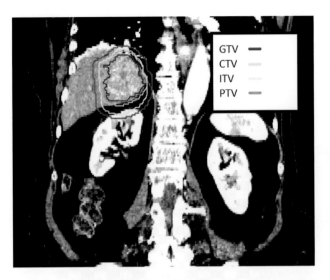

GTV
CTV
ITV
PTV

▲ 图 4-2 肿瘤区（GTV）、临床靶区（CTV）和内靶区（ITV），以说明由于呼吸引起的不对称运动（患者在呼气屏气中摆位），以及计划靶区（PTV）

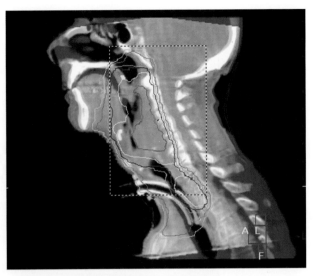

▲ 图 4-3 计划 CT 扫描图像和锥形束 CT 验证图像在咽后壁肿瘤放射治疗过程中重叠

灰色表示很好地对齐，而紫色（参考 CT）和绿色（CBCT）表示由于变形而不能很好地对齐的区域；虚线框所示，图像配准集中在原发肿瘤和与肿瘤相邻的颈椎椎体上；该区域被配准到计划 CT 数据集

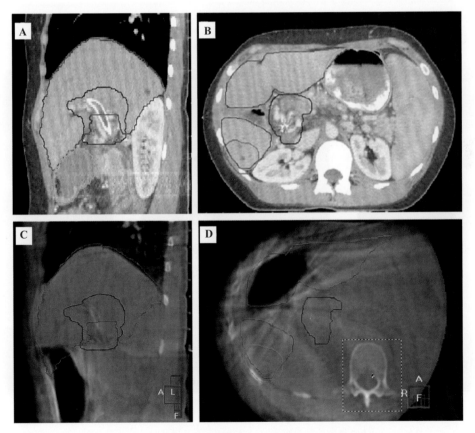

▲ 图 4-4 立体定向放射治疗，33Gy/6F，治疗胆管癌

A, B. 来自计划 CT 的图像，在计划 CT 和 CBCT 上覆盖 PTV（原发性肿瘤 PTV = 深蓝，肝转移 PTV = 浅蓝）和肝脏（粉红）；C, D. 在治疗中的一天，CBCT 显示胃气增加，导致肝脏变形，并使胃接近原发性肿瘤的 PTV，这一天没有进行照射，并建议在后续的治疗中使用抗气体制剂

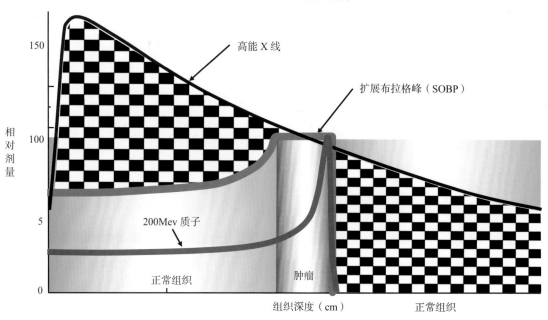

不同治疗方式的深度剂量曲线

▲ 图 6-1 质子和光子的深度剂量曲线

单个布拉格峰（红线）无法完全覆盖肿瘤靶区，通过数个峰集成在一起形成扩展布拉格峰（蓝线）；格形区域代表了光子沉积的部位

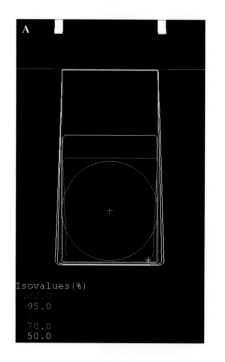
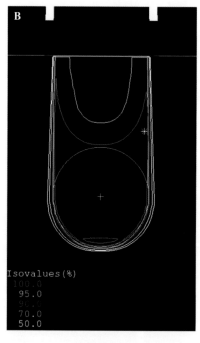
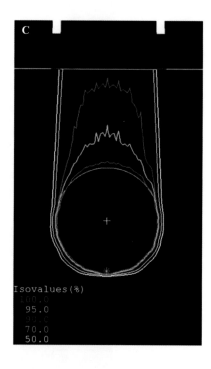

▲ 图 6-3 上部入射质子单野照射球体

A. 开放的 SOBP；B. 带有补偿器的 SOBP 能够改善射野远端的适形性，有补偿器时远端剂量分布从远到近颠倒分布；C. 笔形波束扫描（PBS），PBS 能够同时改善远端和近端的剂量分布形状

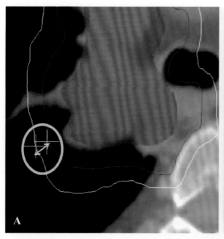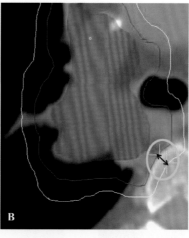

◀ 图 6-4　GTV（红）和 CTV（蓝）；PTV（黄）是通过将 CTV 扩展 **0.5cm** 而产生的；外扩 **0.5cm** 可以避免几何上的靶区遗漏；但在考虑到射程不确定性，外扩边界取决于水中等效厚度（**water equivalent thicknesses，WET**），不同的射野角度将产生不同的 **WET**

在计划 A 中由于肺组织密度低，0.5cm 的物理距离仅相当于 0.12cm 的 WET；在计划 B 中由于骨密度高，WET 为 0.57cm，却比物理边界 0.5cm 还大

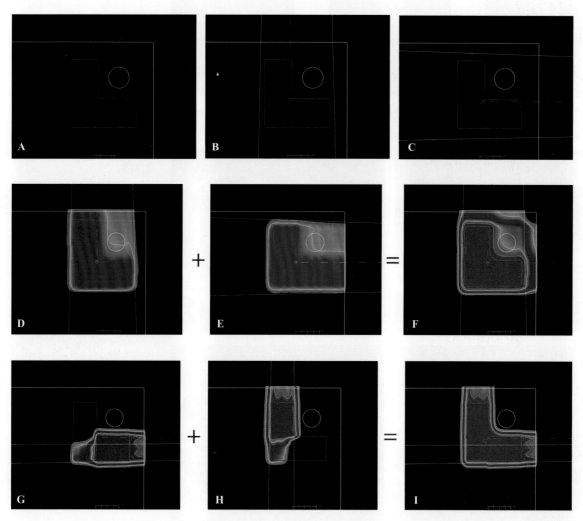

▲ 图 6-5　**A.** 邻近 **OAR**（黄）的 **L** 形靶区（蓝）；**B.** 单前野；**C.** 单侧野；**D-F. SFUD** 优化，每个方向的射野都与靶区一致的剂量，**SFUD** 不易受摆位不确定性的影响；**G-I. MFO** 优化，每个射野的优化都受其他射野的剂量学信息的影响，能够更好地避开 **OAR**，但是更容易受摆位不确定性和射程不确定性的影响

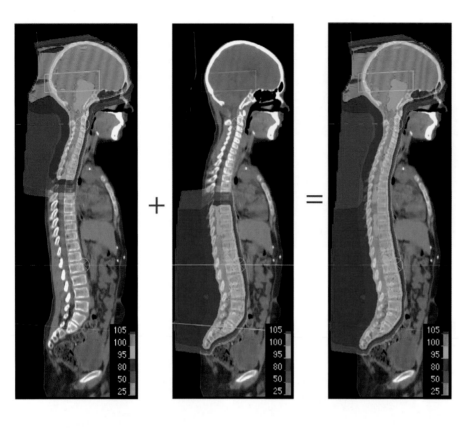

◀ 图 6-6 笔形波束照射儿童行全脑全脊髓放射治疗

平滑的剂量线分布避免了出现任何高剂量重叠的可能性

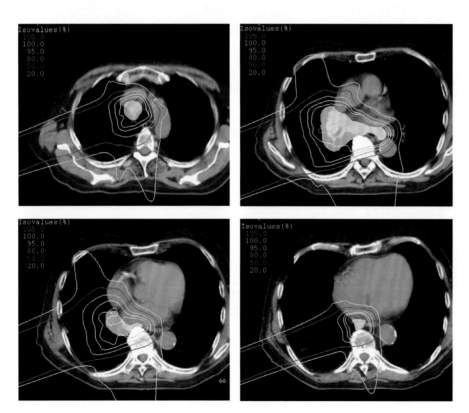

◀ 图 6-7 右肺门鳞状细胞癌的剂量分布

后斜野是用来保证脊髓受量低于耐受剂量，同时保留了大部分的心和肺

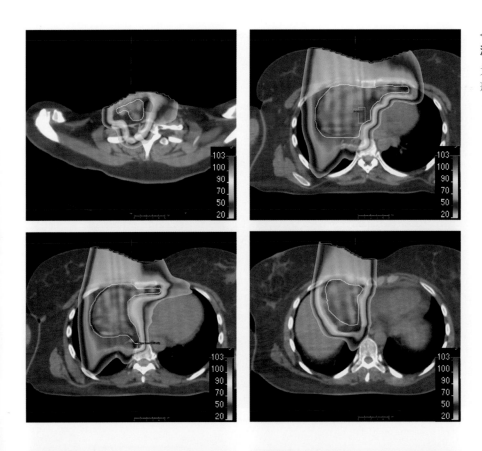

◀ 图 6-8　一位 40 岁女性霍奇金淋巴瘤患者的 PBS 剂量分布

为尽可能减小对心脏、肺和乳腺的剂量，采用了质子治疗

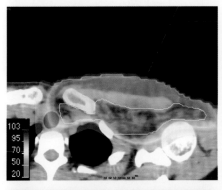

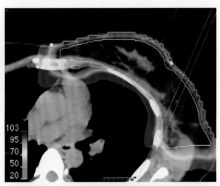

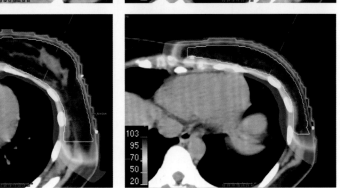

◀ 图 6-9　1 例左侧乳腺伴广泛淋巴引流区照射的 PBS 剂量分布

该计划采用了一个单前 PBS 射野

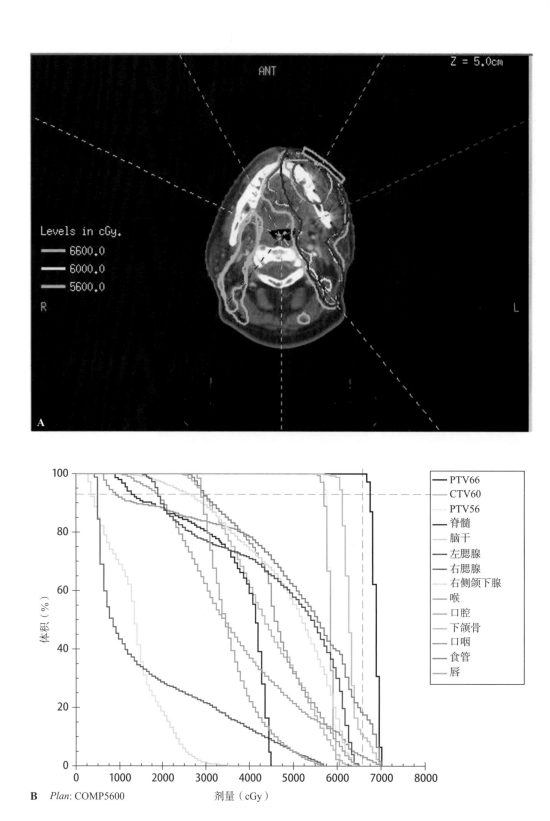

▲ 图 9-10 A. 牙龈鳞癌，病理分期为 T_4N_{2b}，调强放射治疗计划（IMRT）横断面；B. 相关结构的剂量 - 体积直方图；患者手术瘢痕区域放置了组织补偿

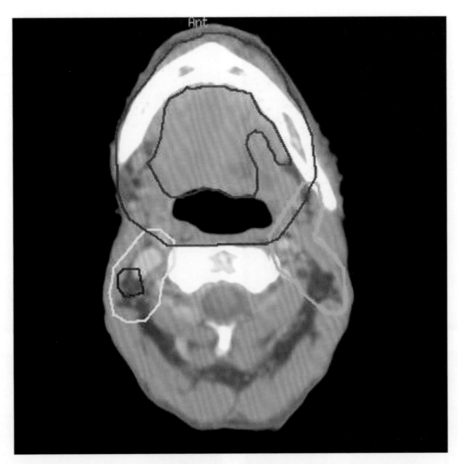

▲ 图 9-11　一例不可手术切除的 T_3N_{2b} 舌鳞癌患者调强放射治疗的靶区勾画

剂量线如下：红（内测线条），GTV；红（外侧线条），PTV 70Gy；蓝，PTV 70Gy；黄，PTV 59.4Gy；绿，PTV 54Gy；考虑亚临床病灶剂量线包括了舌根

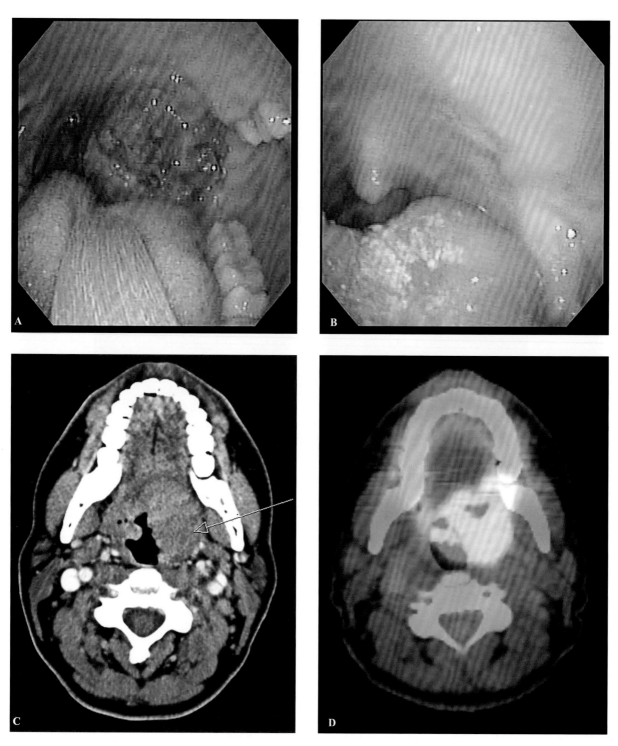

▲ 图 10-6　一例分期为 $T_{4b}N_{2b}M_0$ 扁桃体癌患者使用 IMRT（Tomotherapy）联合顺铂同步化学治疗
A. 治疗前；B. 治疗后 3 个月；C. 治疗前 CT；D. 治疗前 PET/CT

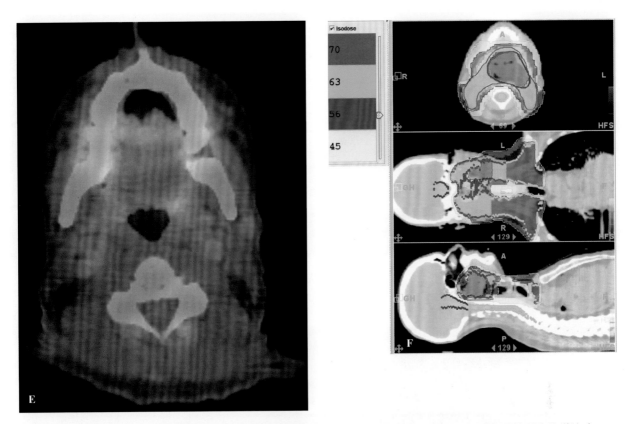

▲ 图 10-6（续）　一例分期为 $T_{4b}N_{2b}M_0$ 扁桃体癌患者使用 IMRT（Tomotherapy）联合顺铂同步化学治疗

E. 治疗后 3 个月 PET/CT 显示异常 FDG 摄取降低；F. IMRT 计划（Tomotherapy）70Gy（红），63Gy（绿）和 56Gy（蓝）

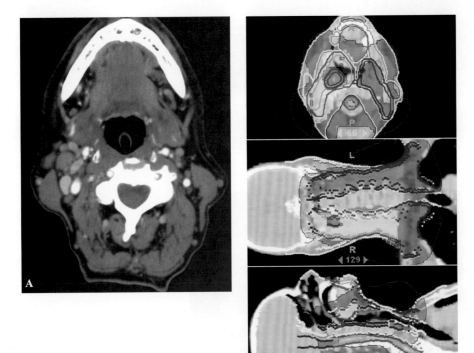

◀ 图 10-7　一例分期 $T_1N_{2a}M_0$ 扁桃体癌患者在口内激光切除和右侧颈部淋巴结清扫后根据 **RTOG0920** 方案行术后 IMRT（**Tomotherapy**）

A. 术前 CT 显示右侧 Ⅱ 区淋巴结肿大；B. IMRT 计划（Tomotherapy）66Gy（红），60Gy（黄）和 56Gy（蓝）

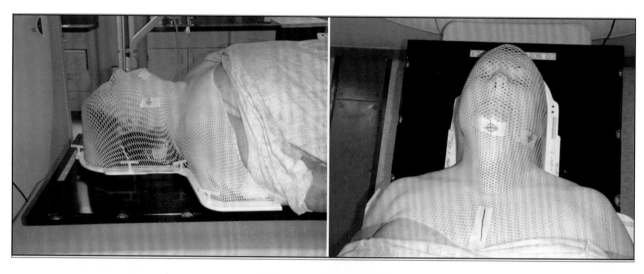

▲ 图 11-3　头颈固定面罩

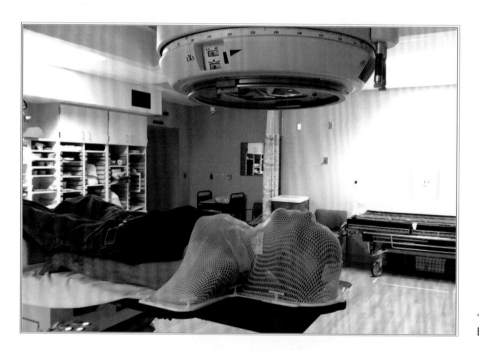

◀ 图 11-4　患者使用面罩固定时的治疗体位

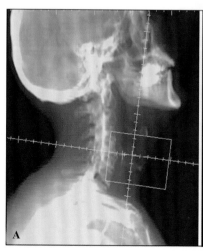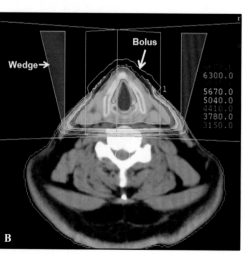

◀ 图 11-5　**A. DRR** 影 像 显 示 T_1 喉癌照射野侧面观；**B.** 展示使用楔形对（**Wedge**）和团注（**Bolus**）优化剂量分布

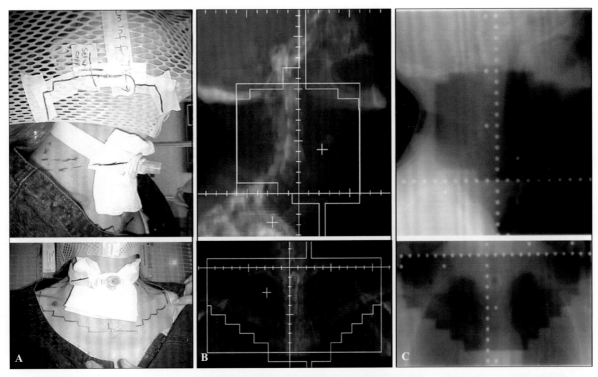

▲ 图 11-6　上颈左右对穿野及下颈前后对穿野

A. 患者照片；B. 数字重建片；C. X 线片

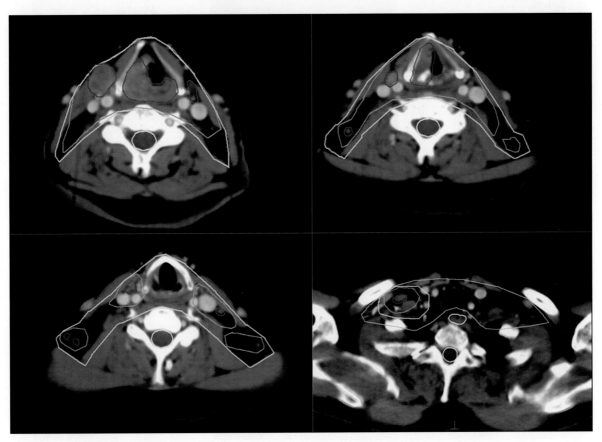

▲ 图 11-7　靶区勾画，轴向角度，肿瘤区（GTV 红）包括原发肿瘤和阳性淋巴结，临床靶区（淡红）、CTV1、CTV2（浅绿）和 CTV3（浅蓝）

同时勾画了脊髓和食管

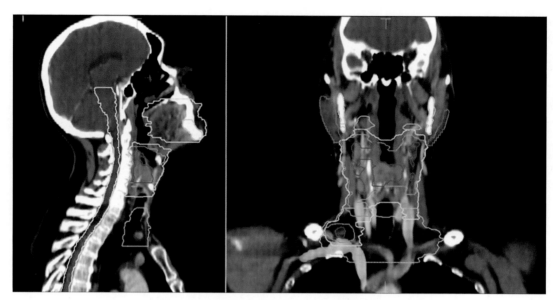

▲ 图 11-8　靶区勾画：矢状位（**A**）及冠状位（**B**）

腮腺、口腔、脊髓和食道也有轮廓

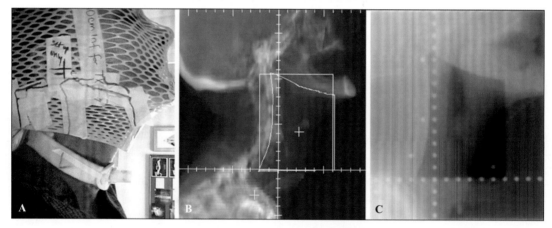

▲ 图 11-9　在 45 ～ 46Gy 时缩小上颈左右对穿野的照射范围从而降低脊髓受量

A. 患者定位片；B. 数字重建片；C. X 线片

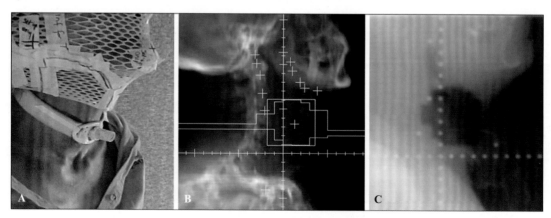

▲ 图 11-10　3D 技术末段加速，显示右斜野

A. 患者定位片；B. 数字重建片；C. X 线片

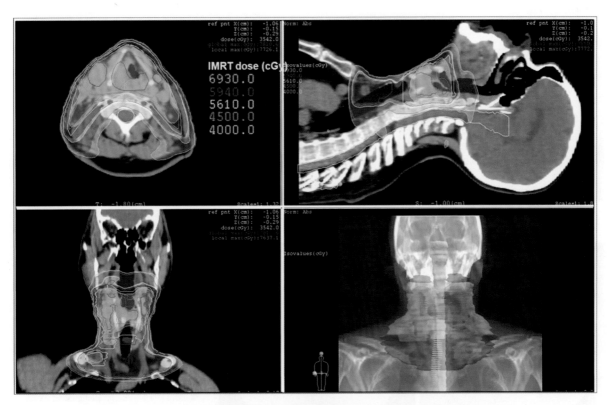

▲ 图 11-11　$T_3 N_{2c} M_0$ 声门鳞癌患者的 IMRT 计划

PTV1 6930cGy（绿），PTV2 5940cGy（蓝），PTV3 5610cGy（浅绿）

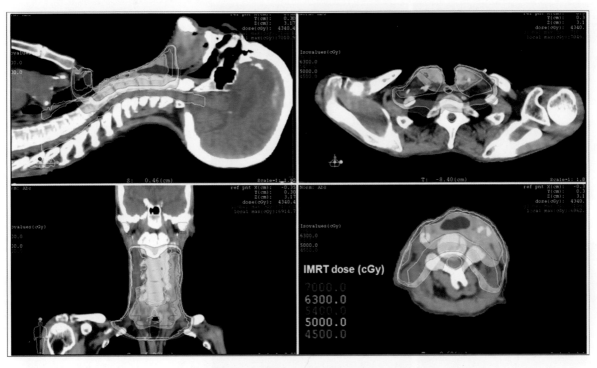

▲ 图 11-12　声门鳞癌 $T_4 N_{2b} M_0$ 喉切除加双侧颈清扫术后 IMRT 剂量分布

PTV1 6300cGy（绿），PTV2 5400cGy（蓝）

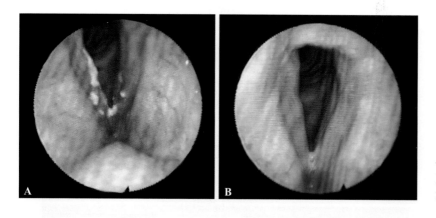

◀ 图 11-13　**A.** 声门区原位癌累及双侧声带；**B.** 总剂量 **63Gy/** 单次 **2.25Gy** 放射治疗 **5** 个月后

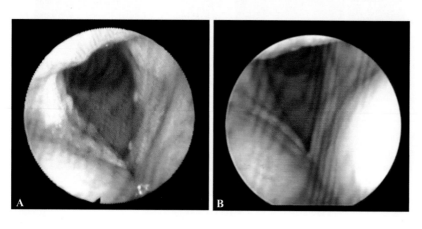

◀ 图 11-14　**A.** 原位癌侵犯双侧声带；**B.** 右侧为经总剂量 **63Gy** 单次剂量 **2.25Gy** 治疗后 **6** 个月时纤维喉镜的情况

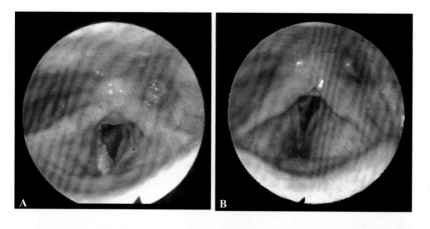

◀ 图 11-15　**A.** T_2 喉鳞癌侵犯左侧真声带及前联合；**B.** 放射治疗 **65.25Gy/** 每次 **2.25Gy** 后 **5** 个月复查

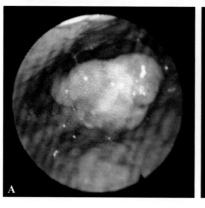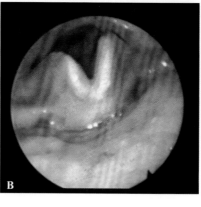

◀ 图 11-16　**A.** 患者会厌 $T_1 N_0$ 病变；**B.** 总剂量 **66Gy** 单次 **2.2Gy** 放射治疗 **3** 个月后复查

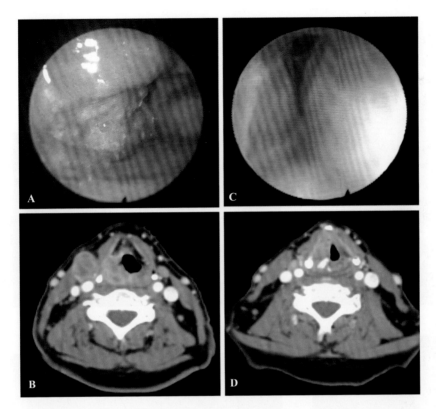

◀ 图 11-17　A，B. 患者患有 T_3 N_{2a} M_0 期声门上型喉鳞癌；C，D. 放射治疗总剂量 **69.3Gy**，单次剂量 **2.1Gy** 且同步顺铂化学治疗后 **3 个月**复查

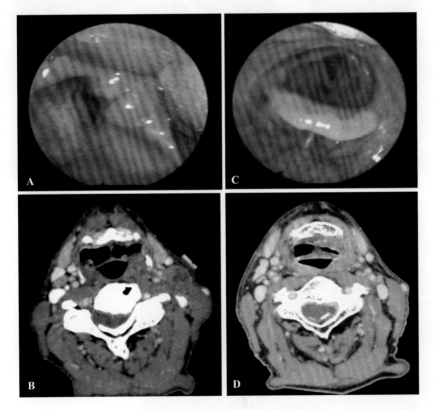

◀ 图 11-18　A、B. T_3 N_{2b} M_0 的下咽癌患者累及左杓会厌、杓状软骨；C、D. 行 **69.3Gy/2.1Gy** 调强放射治疗后 **3 个月**

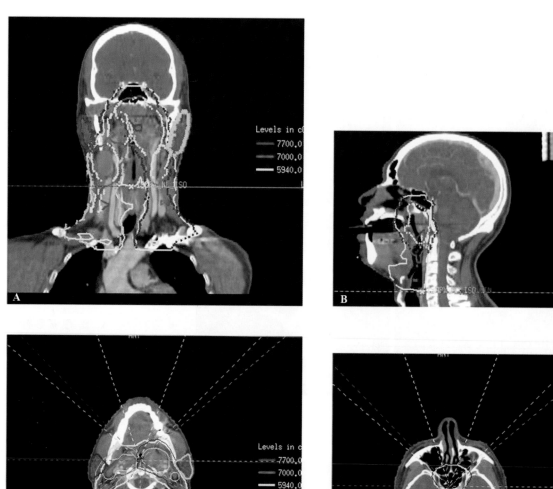

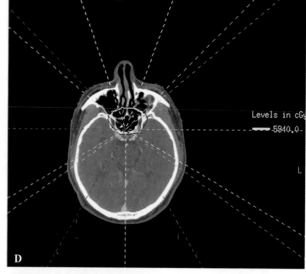

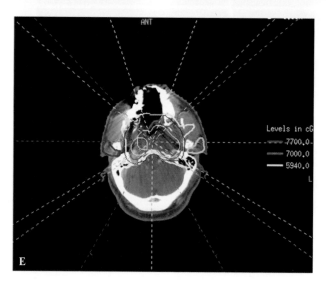

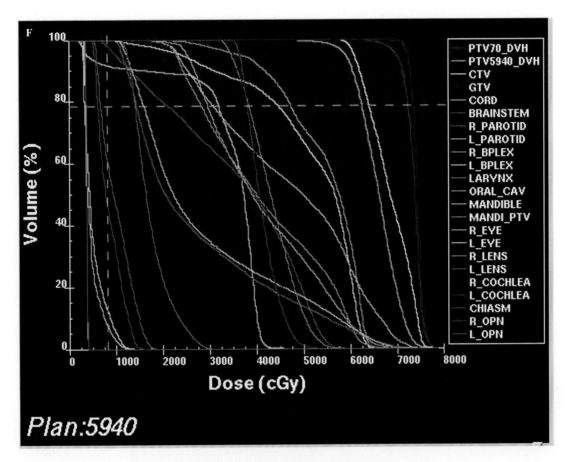

▲ 图 12-5　T₂N₂ 期鼻咽癌 IMRT 计划

A. 冠状面位；B. 矢状位；C–D. 轴位；E. 轴位；F. 剂量 – 体积直方图（DVH）

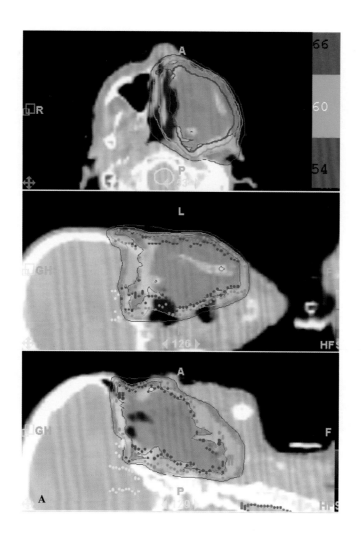

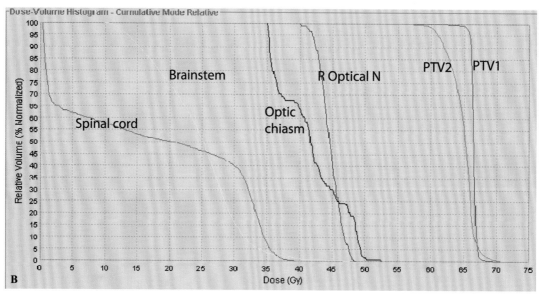

▲ 图 13-2　左侧上颌窦鳞状细胞癌 $T_{4a}N_0$ 的患者，术后放射治疗

A. 治疗计划的等剂量分布曲线；B. 危及器官的剂量 – 体积直方图

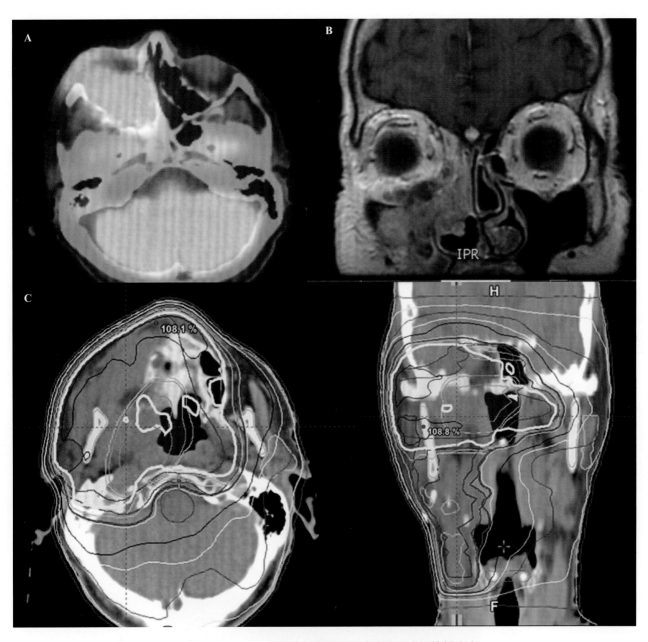

▲ 图 13-3　$T_{4a}N_0$ 的右上颌窦鳞状细胞癌患者术后放射治疗

A. 手术前的 PET 扫描显示 FDG 高摄取区域，位于右上颌窦，侵犯眼眶，破坏骨质；B. MRI 冠状位显示右上颌窦的肿瘤，破坏了眶底；C. 定位 CT 的轴向和冠状图分别显示剂量分布；绿线，66Gy 等剂量线；黄线，60Gy 等剂量；蓝线，54Gy 等剂量

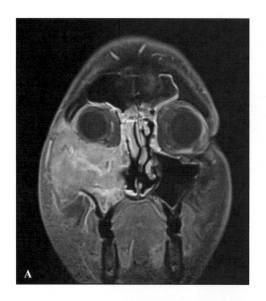
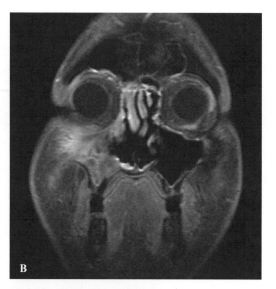
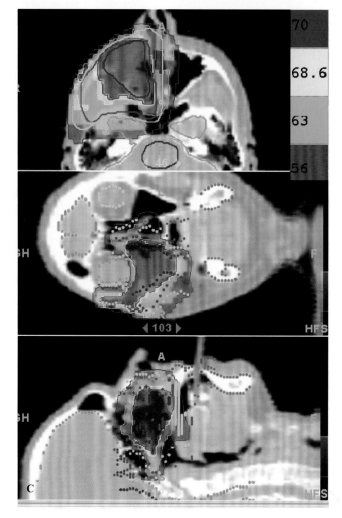

▲ 图 13-4　$T_{4a}N_0$ 右上颌窦鳞状细胞癌患者接受诱导化学治疗 + 根治性同步化学治疗

A. 诊断时 MRI；B. 诱导化学治疗后 MRI；C. 治疗计划的等剂量分布图；注意化学治疗后肿瘤接受放射治疗剂量为 70Gy

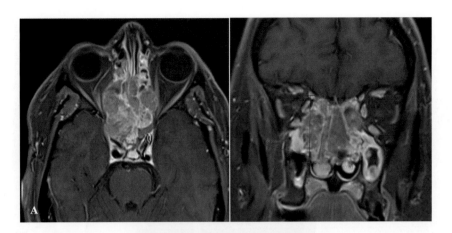

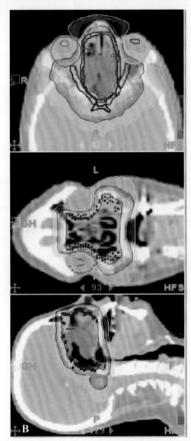

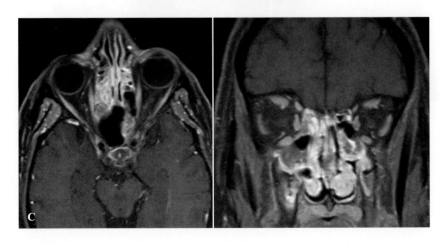

◀ 图 13-5　蝶窦和鼻腔不可切除的鳞状细胞癌病例

A. 诊断时 MRI；B. IMRT 计划：50.4Gy，每次 1.8Gy；C. IMRT 治疗后 1 个月 MRI

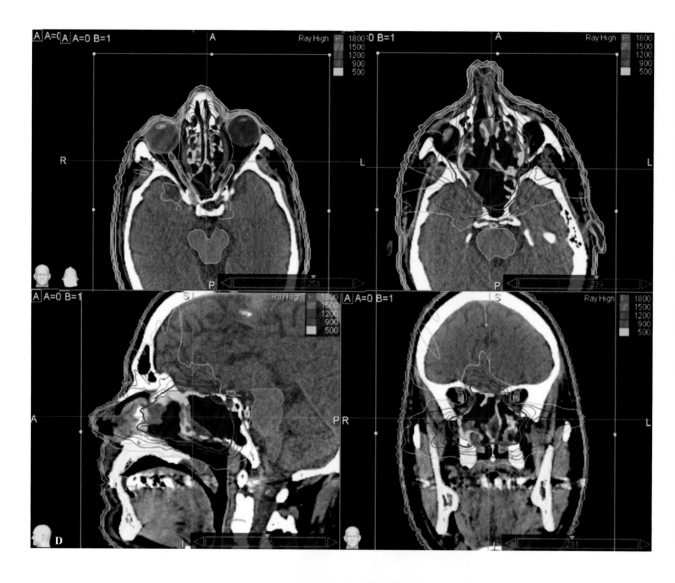

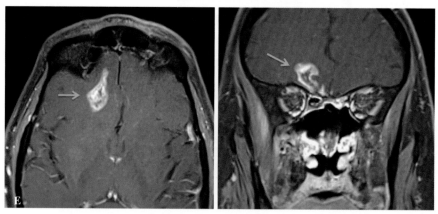

▲ 图 13-5（续） 蝶窦和鼻腔不可切除的鳞状细胞癌病例

D. 使用射波刀行 SBRT 推量 18Gy，每次 6Gy；E. 治疗后 3 年的 MRI；在右颞叶中发现了增强（箭），高度可疑为脑坏死

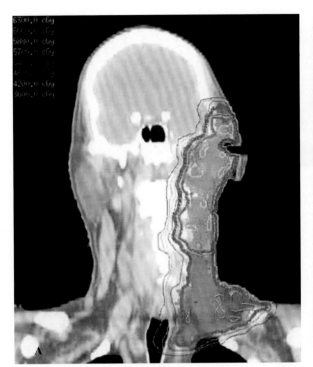

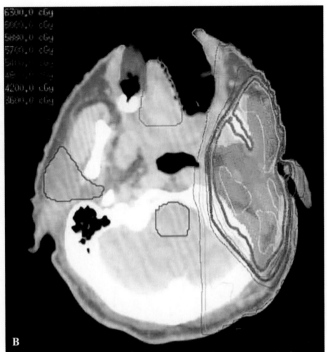

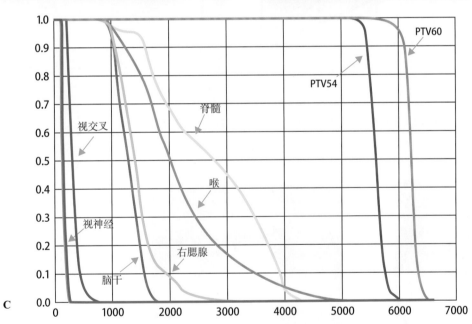

▲ 图 14-4　**70 岁男性，行左侧腮腺浅叶切除术和同侧颈部淋巴结清扫术，分期 T_2N_1，高级别黏液表皮样癌**

A. 冠状位 IMRT 计划；B. 矢状位 IMRT 计划；使用同时联合推量技术，腮腺瘤床和Ⅱ/Ⅲ区颈部剂量为 6000cGy，同侧锁骨上窝剂量为 5400cGy；尽量避开的结构包括口腔（绿）、对侧右侧腮腺（浅绿）、脑干（紫）和下颌骨（橙）；C. 剂量—体积直方图可证明 IMRT 能最大限度地增加到 6000cGy 和 5400cGy 计划靶区（PTV）的能力，同时尽量减少正常结构的受量

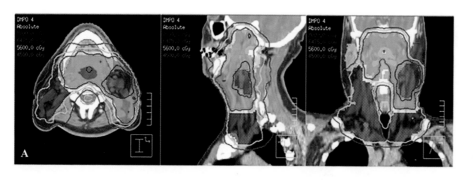

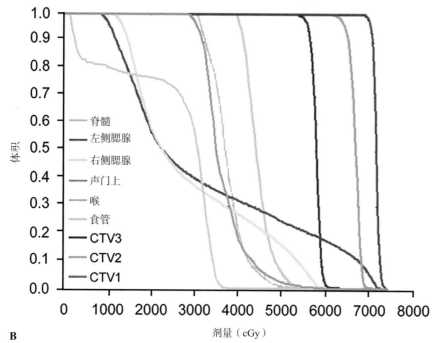

B

脊髓
左侧腮腺
右侧腮腺
声门上
喉
食管
CTV3
CTV2
CTV1

（纵轴）体积
（横轴）剂量（cGy）

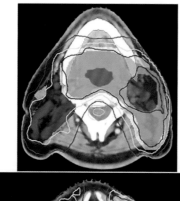
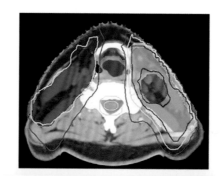
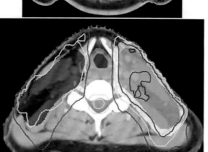
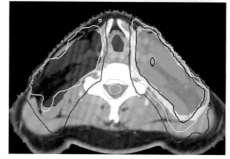

C　　　　红色 CTV1；　绿色 CTV2；　蓝色 CTV3

◀ 图 15-4　患者接受根治性放射治疗同步化学治疗

A. CTV1 包括阳性淋巴结及边界，剂量 70Gy；CTV2 包括鼻咽、口咽和高危淋巴结区域，剂量 63Gy；CTV3 剂量 56Gy；一次计划，同时进行，采用局部推量技术，分 35 次；食管作为限量器官予以保护；B. 剂量－体积直方图；腮腺、喉和声门上喉剂量可接受；引自 Lu，Yao and Tan 2009[43]，经 Elsevier 的允许转载；C. IMRT 计划的代表性层面

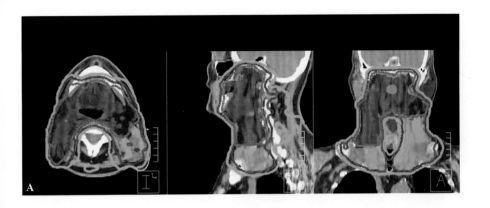

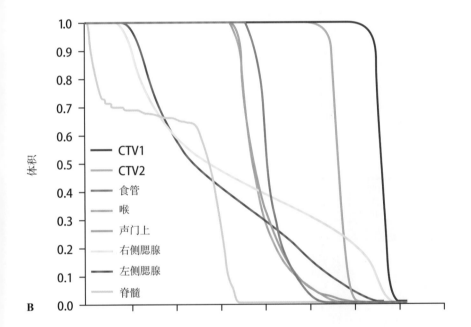

体积

- CTV1
- CTV2
- 食管
- 喉
- 声门上
- 右侧腮腺
- 左侧腮腺
- 脊髓

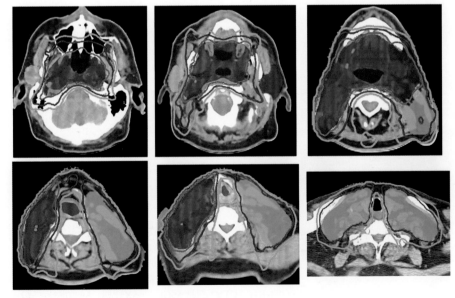

红色 CTV1 和 CTV2；绿色 CTV3

◀ 图 15-5　患者 II 区大的淋巴结转移，淋巴结包膜外侵犯，颈部淋巴结清扫术后，接受术后 IMRT 放射治疗同步化学治疗

A. CTV1 包括外科手术区域，高风险的淋巴结区域，口咽和鼻咽；CTV2 包括低风险的颈部淋巴结区域；总剂量分别是 64Gy（每次 2Gy）和 54.4Gy（每次 1.7Gy），分 32 次，使用整体推量技术一次完成；食管作为剂量限定器官排除在外；B. 剂量-体积直方图；腮腺、喉、声门上喉剂量可接受；引自 Lu，Yao，and Tan 2009[43]，经 Elsevier 允许转载；C. 该患者 IMRT 计划的代表性层面

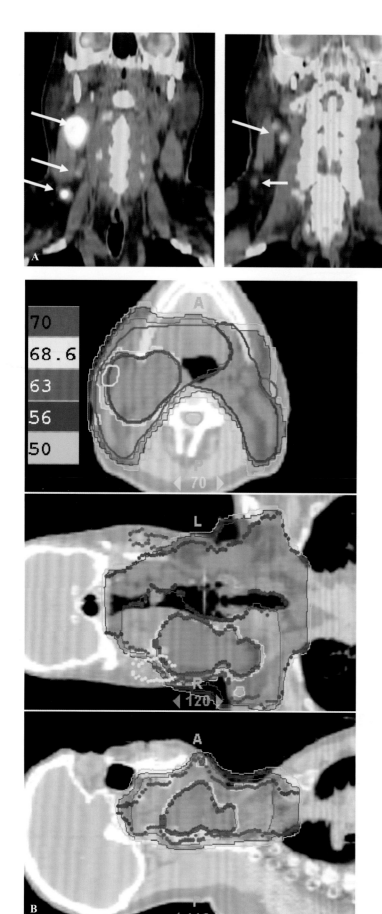

◀图 15-6　**患者右颈 Ⅱ～Ⅳ区多个淋巴结转移**

A. 患者 FDG-PET 扫描；B. IMRT 计划，CTV1 包括所有的阳性淋巴结及边缘，剂量 70Gy，CTV2 包括鼻咽、口咽、同侧喉和下咽和高风险的淋巴结区域，剂量 63Gy，CTV3 剂量 56Gy；一次计划，同时进行，采用局部推量技术，分 35 次；食管作为限量器官予以保护

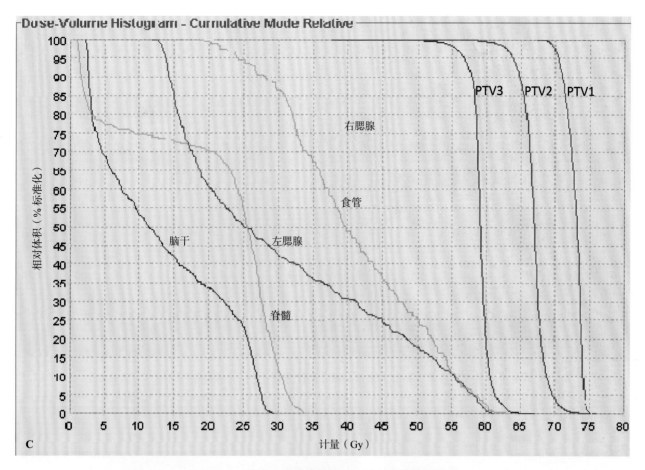

▲ 图 15-6（续） 患者右颈Ⅱ～Ⅳ区多个淋巴结转移

C. 剂量-体积直方图

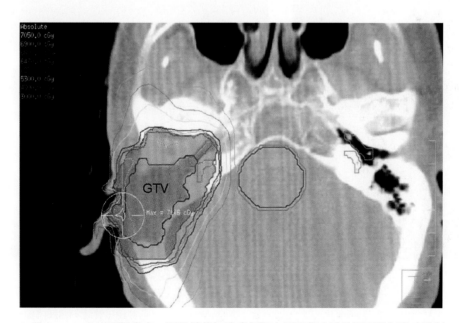

▲ 图 16-1 75岁男性患者，颞骨鳞状细胞癌侵犯右侧颞部皮肤的调强放射治疗计划

值得注意的是，患者4年前因口部鳞状细胞癌的鳞状细胞癌接受过70Gy的放射治疗及同期顺铂同期化学治疗；对于新的原发灶他拒绝外科治疗，接受放射治疗，95% PTV的剂量是66Gy；可见的危及器官包括同侧的听力结构（在高剂量的PTV中），对侧的听力结构和脑干

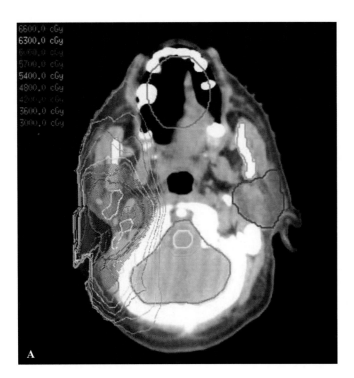
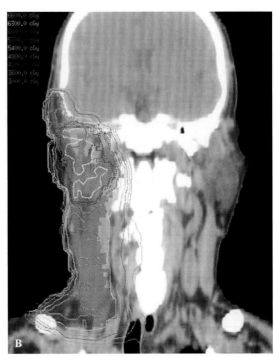

▲ 图 16-2　**55 岁男性患者，外耳道鳞癌，部分颞骨切除术后，大体肿瘤已切除，术后 IMRT**

术后放射治疗瘤床剂量 60Gy，同侧颈高危区剂量 54Gy，运用同时整合推量技术；用水丸来填补手术的缺损。A. 可视危及器官包括口腔、脊髓、脑、脑干，以及对侧的腮腺；B. IMRT 冠状视图

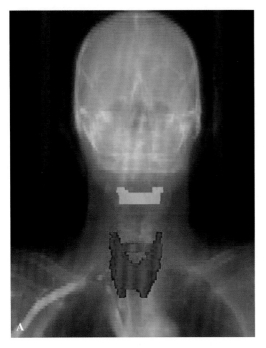
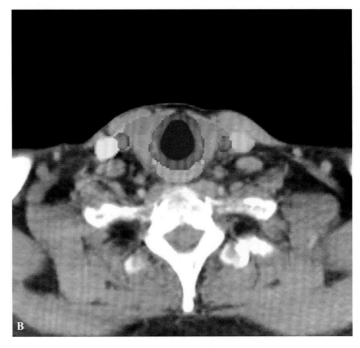

▲ 图 17-1　**甲状腺的解剖结构**

A. 一名患者的头颈数字重建图像显示甲状腺的位置（蓝）、舌骨（绿）和环状软骨（紫）；B. 环状软骨水平层面，增强 CT 显示甲状腺的位置（蓝），食管（橘），颈动脉（红），颈静脉（淡紫）和邻近的喉返神经（黄绿）（引自 Halperin et al. 2013，经 Wolters Kluwer Health 允许再版）

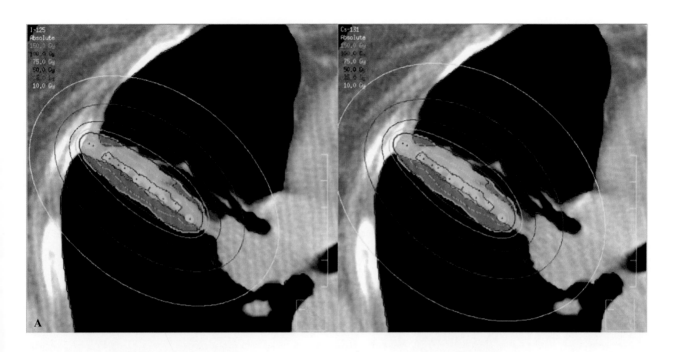

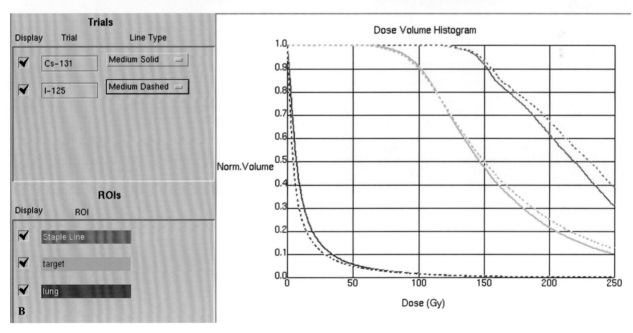

▲ 图 19-3 永久性植入 ^{125}I 和 ^{131}Cs 的剂量分布情况

A. 永久性植入 ^{125}I（左侧）和 ^{131}Cs（右侧）的等剂量线，两者剂量分布相似；B. 永久植入 ^{125}I 和 ^{131}Cs 的肺、靶区和钉线的剂量-体积直方图；100% 的钉线接受处方剂量；两种放射源在钉线外 5mm 达 90% 的处方剂量，且 DVH 相似

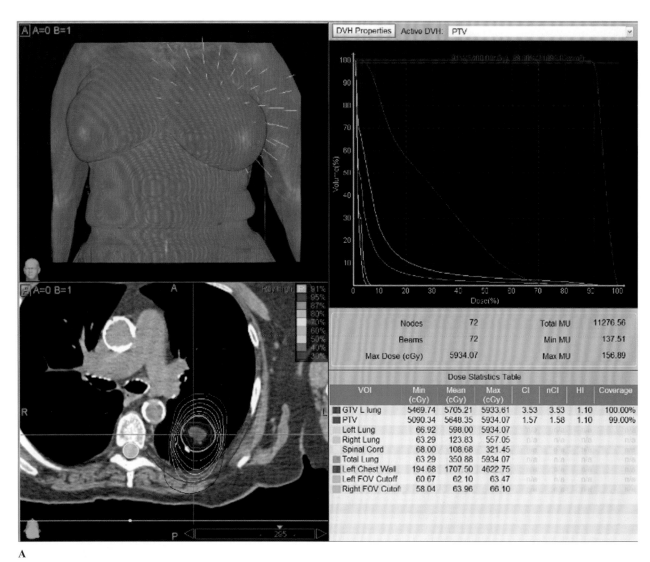

▲ 图 19-5　肺癌的放射治疗计划

A. 不能手术的肺癌患者行 SBRT 治疗，注意靶区外剂量的快速跌落

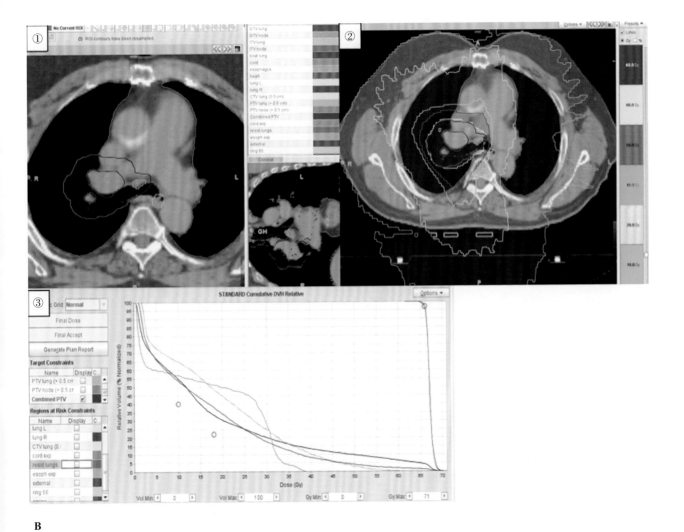

B

▲ 图 19-5（续） 肺癌的放射治疗计划

B. 局部晚期非小细胞肺癌患者行 IMRT，剂量为 66Gy/33F，每周 5 次；① CT 扫描图像显示靶区和危及器官；②等剂量分布显示高等剂量的高适形分布与低等剂量的相对扩散；③剂量 - 体积直方图：右侧曲线显示靶区达处方剂量后快速跌落，左侧曲线显示正常组织受量明显减少（引自 Dr George Cannon University of Wisconsin.）

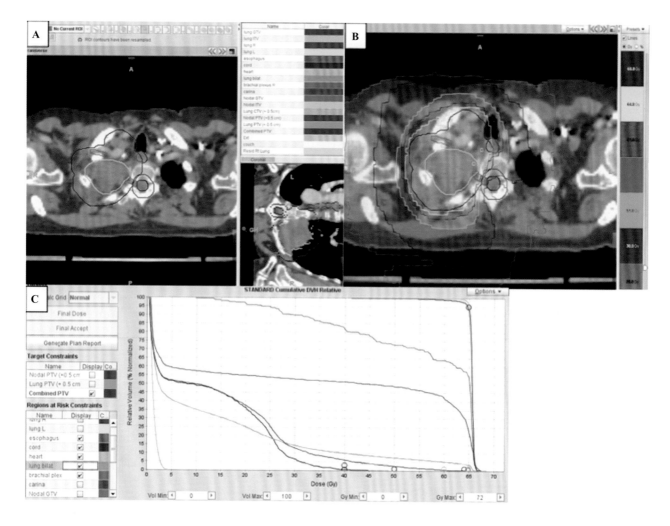

▲ 图 19-7　**1 例 NSCLC 肺上沟瘤使用 IMRT 治疗，剂量为 64.8Gy/36F，每周 5 次；处方剂量受到靶区与脊髓（紫）之间距离的限制**

A. CT 扫描图像显示靶区和危及器官的 3 个层面；B. 等剂量分布显示高等剂量的高适形分布与低等剂量的相对扩散；C. 剂量 - 体积直方图：右侧曲线显示靶区达处方剂量后快速跌落，并对正常组织进行保护；由于靶区离臂丛和食管较近，所以臂丛（绿）和食管（粉红）剂量较高（引自 Dr George Cannon University of Wisconsin.）

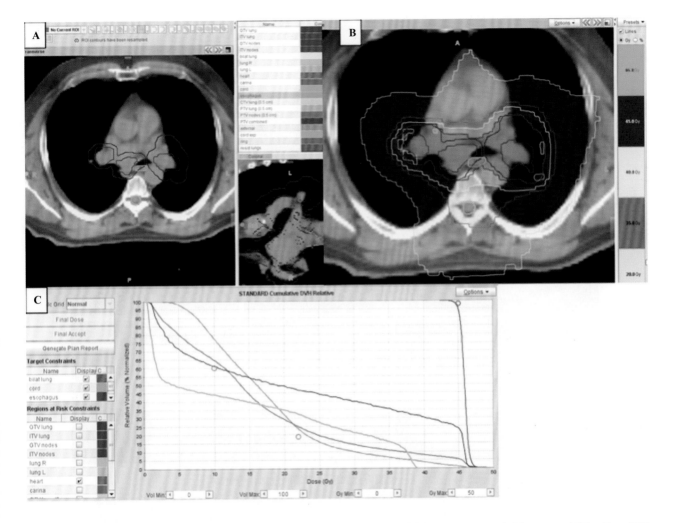

▲ 图 19-8　1 例采用 IMRT 技术治疗的局部晚期 SCLC 的病例，放射治疗剂量 45Gy/30F，每日 1.5Gy，每日 2 次，根据 Turrisi 的方案，每周照射 10 次

A. CT 扫描图像显示靶区和危及器官的 3 个层面；B. 等剂量分布显示高等剂量的高适形分布与低等剂量的相对扩散；C. 剂量 - 体积直方图：右侧曲线显示靶区达处方剂量后快速跌落，并对正常组织进行保护（引自 Dr George Cannon University of Wisconsin.）

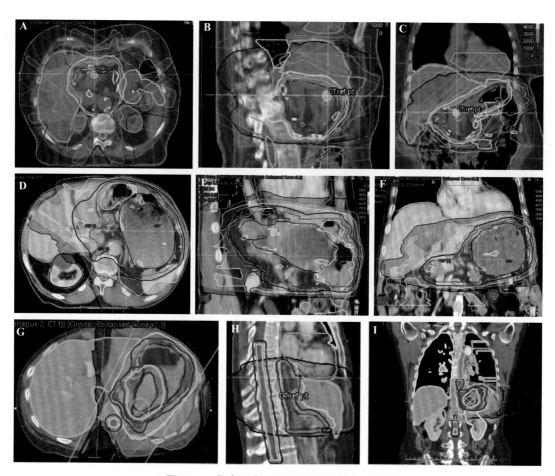

▲ 图 21-1　代表胃癌术后和新辅助放射治疗计划

橙色线显示处方剂量 45Gy；A-C. IMRT 计划对于行胃次全切除术和 D1+ 淋巴结清扫术后，Roux-en-Y 胃空肠吻合术和辅助化学治疗的 pT_3N_2 胃体肿瘤；D-F. IMRT 计划对于行远端胃切除和 D0 淋巴结清扫，Billroth Ⅱ 胃空肠吻合和辅助化学治疗的胃小弯 $pT_{4a}N_0$ 肿瘤，注意射野范围大是因为剩余胃体积大和没有淋巴结清扫；G-I. T_3N_1 胃结合肿瘤的新辅助放射治疗计划，原发灶为红色线勾画，蓝色 X 标记，总剂量 50.4Gy 基础上加量 5.4Gy

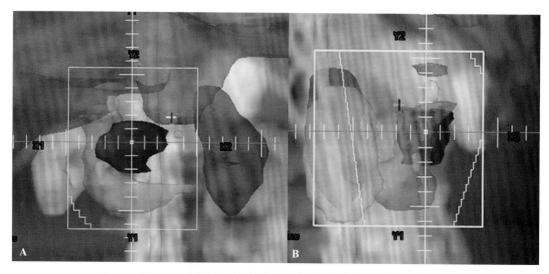

▲ 图 22-2　胰头癌患者治疗射野前后及侧位数字影像重建

A. 前后位 / 后前位（AP/PA）野，包括肉眼肿瘤（红），十二指肠（粉红）[加右侧肾脏大约 50%（浅绿）]，肝脏（棕）和高危淋巴结区域（肝门，橙；SMA，绿，腹腔 - 品红），大部分左肾（蓝）在 AP/PA 射野外；B. 右侧射野前界超过肉眼肿瘤，后界在椎体前缘后，为了显示其他结构，肝脏轮廓（棕）已从侧野中移除

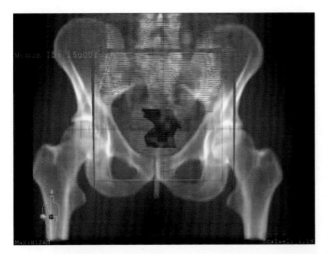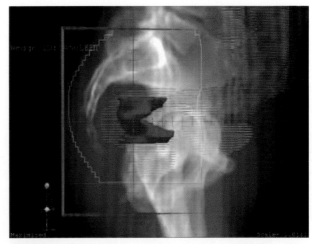

▲ 图 24-1　直肠癌正侧位照射野

直肠癌标准照射野，由 Theodore Hong 慷慨提供

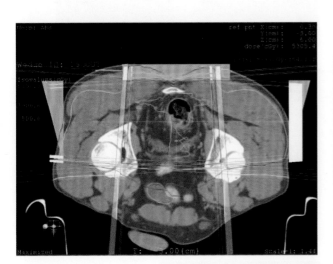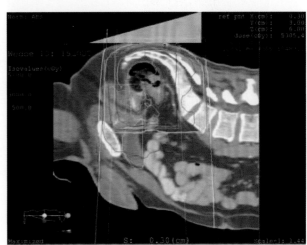

▲ 图 24-2　直肠癌 3 野照射计划

直肠癌标准 3 野照射计划，由 Theodore Hong 慷慨提供

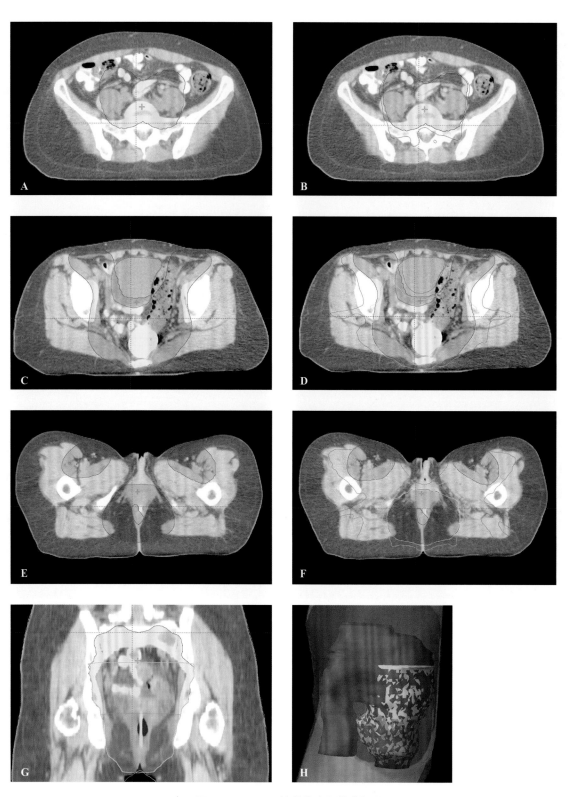

▲ 图 25-1　**IMRT 技术治疗肛管癌靶区**

48 岁，女性，肛管近端鳞癌，临床分期 T_2N_0；接受同步氟尿嘧啶 + 丝裂霉素基础同步放化疗，放射治疗采用 IMRT，缩野照射；A. 患者轴位 CT；PTV 3060 用红色显示；B. 相应层面的等剂量线（粉线 =3060cGy）；C. 更靠下的轴位层面；PTV 3060 以红色显示，膀胱边缘以绿色线显示；D. 相应的等剂量线，注意对前方膀胱和侧方股骨头的保护；粉线 =3060cGy，蓝线 =4500cGy；E. 更低层面的 PTV 3060，注意中心位置的 GTV 邻近直肠管；F. 显示等剂量线的同样层面，患者接受连续缩野照射，注意对前方会阴和侧方股骨头的保护；粉线 =3060cGy；蓝线 =4500cGy；黄线 =5400cGy；G. 序贯的缩野 PTV；PTV 3060 以红色显示；PTV 4500 以绿色显示；PTV 5400 以蓝色显示；H. 缩野 PTV 的侧位视图；PTV 3060 以红色显示；PTV 4500 以绿色显示；PTV 5400 以蓝色显示

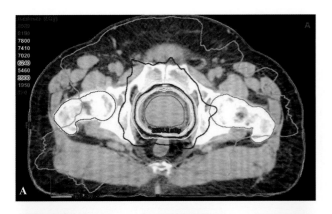

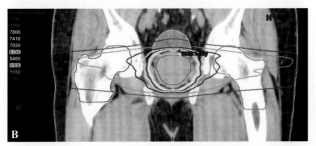

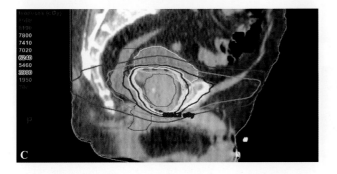

◀ 图 27-2 中危前列腺癌 VMAT 放射治疗计划，处方剂量 78Gy

轴位（A）、冠状面（B）和矢状面（C）图像显示，临床靶体积（CTV）为红色，计划靶体积（PTV）为绿色

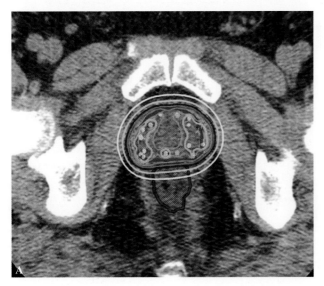

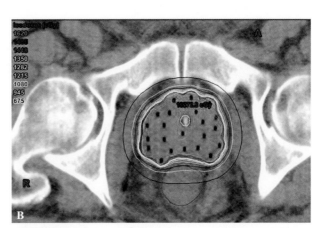

▲ 图 27-3 典型的剂量分布

使用 LDR（A）和 HDR 近距离放疗（B）的典型剂量分布图

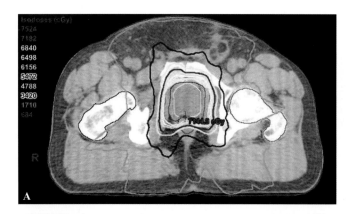

◀ 图 27-4　A- C. 术后放射治疗等剂量曲线（VMAT 技术）示例

红色线为 CTV，绿色线是 PTV；A. 轴位图像；B. 矢状位图像；C. 冠状位图像

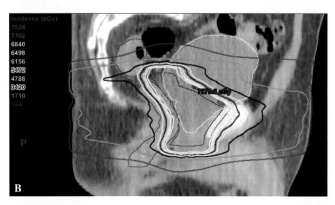

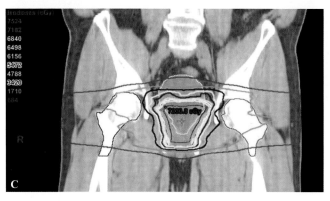

◀ 图 28-2　肾细胞癌的分期和 5 年生存率

引自 Cohen, H.T., McGovern, F.J.（2005）Survival statistics.N.Engl. J.Med.，353，2477-2490. 由 The NCCN Clinical Practice Guide-lines in Oncology for Kidney Cancer V.2.2012. 提供

Ⅰ 期
肿瘤局限于肾内，最大直径 ≤ 7cm，5 年生存率 96%

Ⅱ 期
肿瘤局限于肾内，最大直径 > 7cm，5 年生存率 82%

Ⅲ 期
肿瘤侵犯大静脉或肾周组织，但未侵及同侧肾上腺或浸透肾被膜，区域淋巴结未受累，5 年生存率 64%

Ⅳ 期
肿瘤侵透肾被膜或者远处转移，5 年生存率 23%

肾筋膜　肾上腺　肾脏　主动脉　下腔静脉　淋巴结

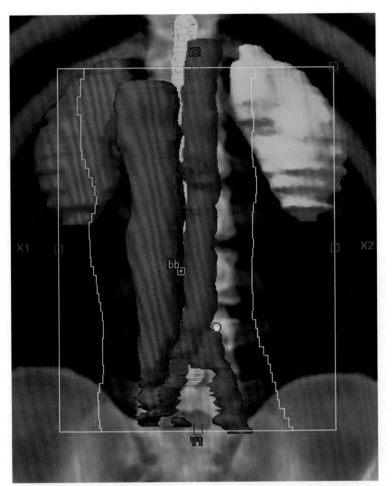

◀ 图 29-1　适用于临床 I 期精原细胞瘤的基于血管解剖的标准主动脉旁照射野

由 Clair Beard，MD. 提供

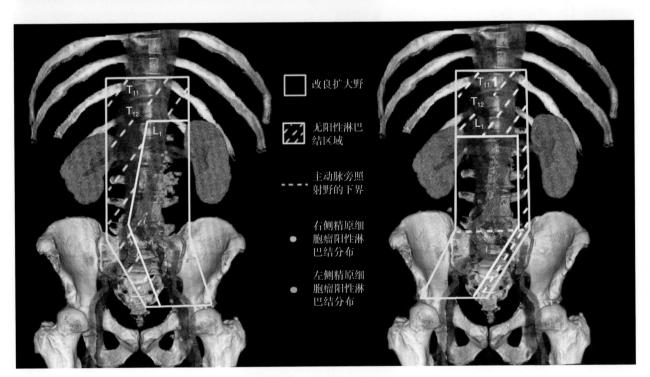

▲ 图 29-2　"狗腿"野的勾画

90 例 II A/B 期和复发性 I 期精原细胞瘤患者的阳性淋巴结分布，传统靶区范围及修改后区域见图示 [29]

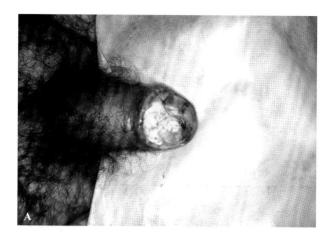

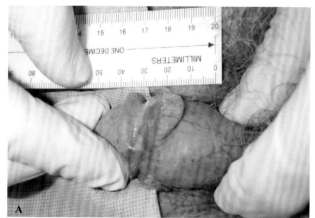

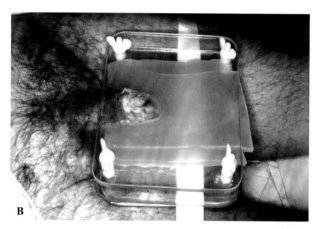

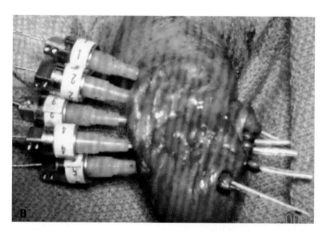

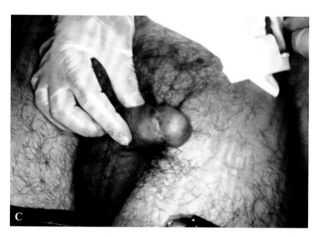

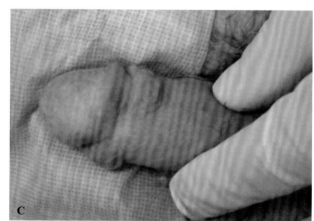

▲ 图 30-1　阴茎癌放射治疗方式及治疗前后的表现

A. 龟头的原发灶病变；B. 外照射治疗的患者阴茎置于合成树脂材质的"三明治"装置内，并在龟头周围包裹额外的材料进行剂量补偿，铅块置于下方防止睾丸受照射；C. 外照射治疗1年后，原发灶处变为愈合良好的发白瘢痕

▲ 图 30-2　阴茎癌放射治疗方式及治疗前后的表现

A. 冠状沟的原发灶病变；B. 组织间插植近距离放射治疗，导管垂直于阴茎长轴放置，插管时注意避开尿道；C. 近距离放射治疗后1年

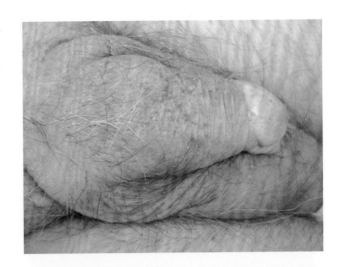

▶ 图 30-3 治疗后不良反应包括毛细血管扩张症和阴茎肿胀

可能是由于阴茎淋巴管或腹股沟淋巴结受到照射所致

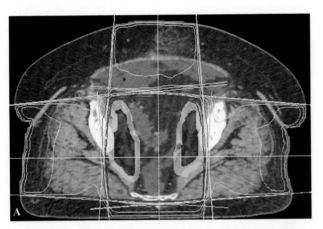
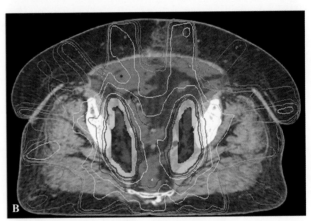

▲ 图 31-3 标准的三维适形放射治疗

A. 受到照射的小肠（呈褐色轮廓）；B. 而在 IMRT 中可以避开

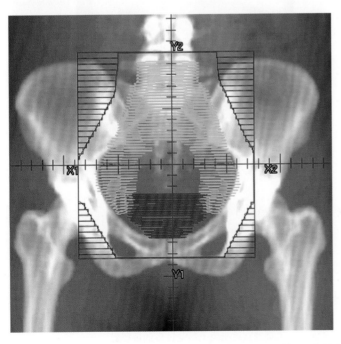
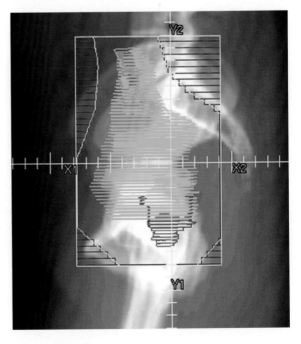

▲ 图 31-4 常规盆腔放射治疗 AP 和侧面观

用于 IMRT 计划的轮廓在 DRR 上显示为线框；绿色轮廓代表盆腔淋巴结 CTV，红色体积代表阴道 CTV

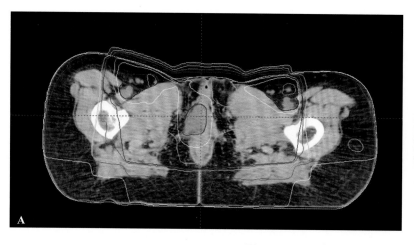
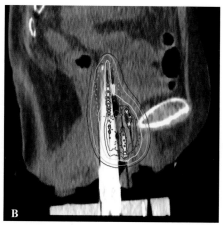

▲ 图 32-2　外阴癌患者的剂量分布

IMRT（A）和组织间插植放射治疗（B）治疗阴道病变；体外放射治疗靶体积包括腹股沟淋巴结的选择性治疗，组织补偿垫覆盖外阴和腹股沟区域。对于累及阴道的原发性肿瘤，使用组织间插植近距离放射治疗增加剂量

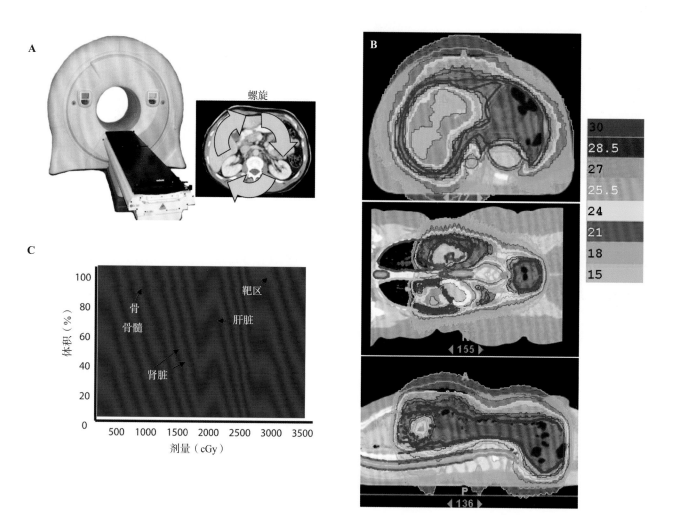

▲ 图 33-4　卵巢癌螺旋断层放射治疗

A. 螺旋断层放射治疗系统由螺旋 CT 和直线加速器构成；B. 识别重要器官（除肝外缘 1cm 外的中央肝实质、除肾外缘 1cm 的肾中心），避免接受剂量照射；这样，腹膜表面接受足够照射剂量，而潜在风险器官就避免了接受过多剂量照射

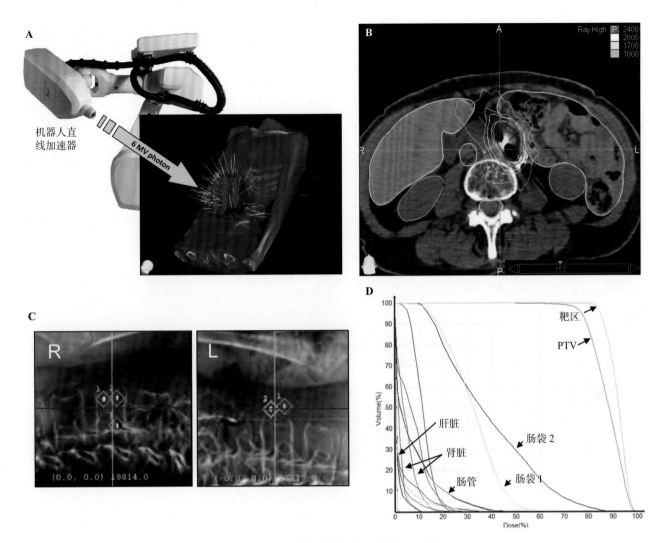

▲ 图 33-5　卵巢癌立体定向放射外科治疗

A. 为一机器人立体定向放射外科（射波刀）系统，该系统能聚焦不同方位角度的射线，使局部病灶靶区达到高剂量照射；B. 机器人立体放射外科系统精度可达亚毫米级，高度适形放射治疗可以避免正常组织接受的剂量过高，所示为一例卵巢癌腹主动脉旁淋巴结复发患者的放射外科设计方案，靶区内可见一金属标记物；C. 治疗室相机拍摄的正侧位左右透视图像，能够实时追踪植入的参照物（绿钻石样形状）；D. 剂量 – 体积曲线显示，红色曲线表示高比例靶区剂量覆盖率，与此同时重要器官接受的剂量较低，如肠道、肝脏和肾脏

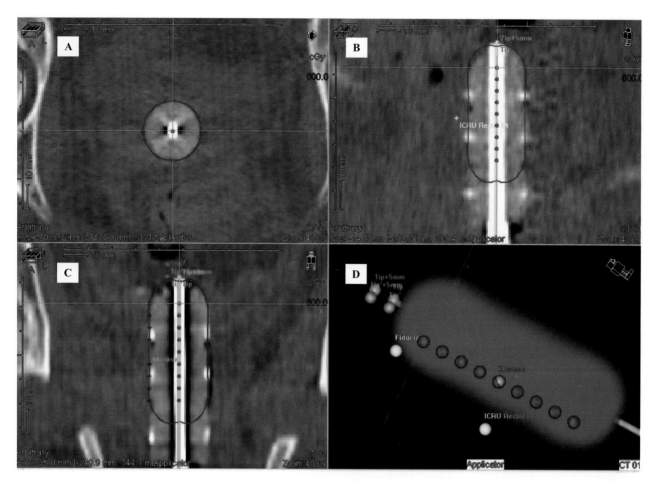

▲ 图 34-1　阴道腔内近距离放射治疗

A-C. 使用高剂量率 ^{192}Ir 阴道腔内近距离放射，给予 5 个分次共 3000cGy（每分次阴道黏膜表面 600cGy）治疗女性阴道癌的三维视野剂量分布；D. 阴道表面（蓝圈）和阴道顶点（绿圈）的剂量最佳优化点，ICRU 的直肠参考点（黄圈），将剂量测定点（黄圈）放置在治疗前的右侧近端阴道顶端，以确保在剂量测定过程中放射治疗装置处于正确的位置

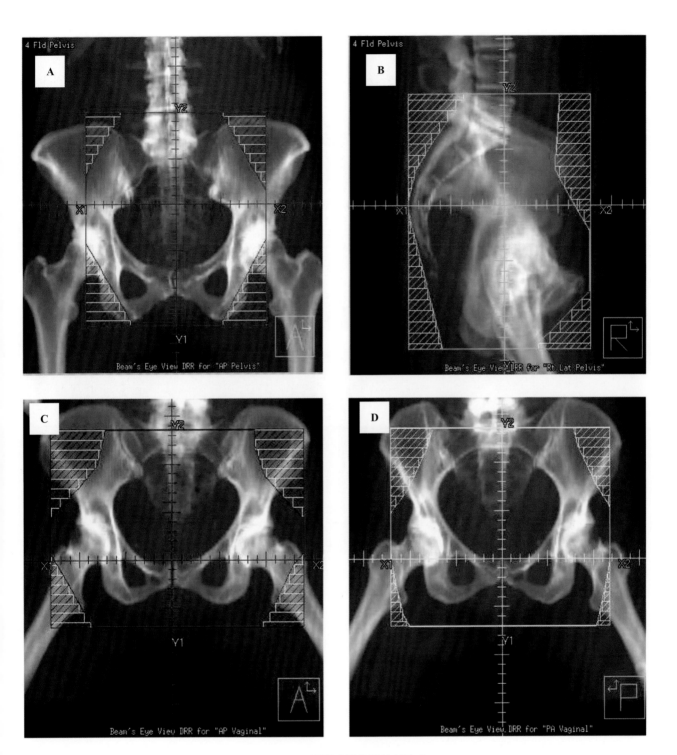

▲ 图 34-2　阴道癌的盆腔放射治疗

A，B. 用于治疗阴道和盆腔淋巴结的常规四野照射的前后位和右侧位图像显示；C，D. 阴道、盆腔淋巴结和腹股沟淋巴结的前后野照射治疗的前后位和后前位的图像；必须注意确保腹股沟淋巴结（通常将腹股沟区域下 3cm 或更深处作为参考点）被充分覆盖；可能需要补充照射野来增加对腹股沟的辐射剂量

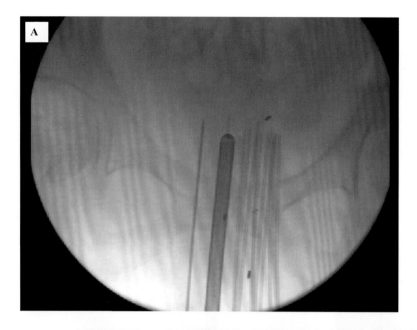
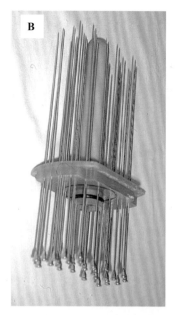
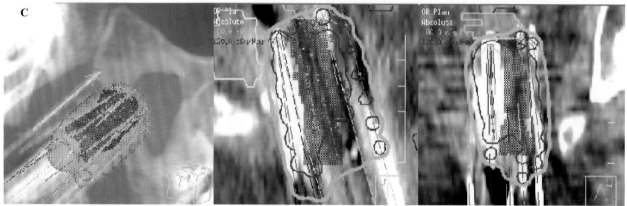

▲ 图 34-3　阴道组织间近距离放射治疗

A. ^{192}Ir 源插植针和 ^{137}Cs 源阴道柱形施源器串联植入 II 期鳞状细胞癌患者女性患者阴道内的组织间插植治疗的术中前后位片，此患者癌灶位于上段到中段阴道的左侧壁，患者已接受过盆腔放射治疗（4500cGy）；在病灶周围植入四枚金标以引导针定位；B. 位于中心的 ^{137}Cs 源的柱形施源器放置在阴道内；根据术前 CT/MRI 计划，采用 Syed-Neblett 多孔模板经皮插入十根 ^{192}Ir 源插植针；C. 组织间植入方案，在 10 个针中布源了 6 个 ^{192}Ir 源插置针，间隔 1cm，另外的剂量由 5 个 ^{137}Cs 源的作为补充，在 50 多个小时的治疗中共给予 4000cGy（80cGy/h 等剂量线，绿色曲线）

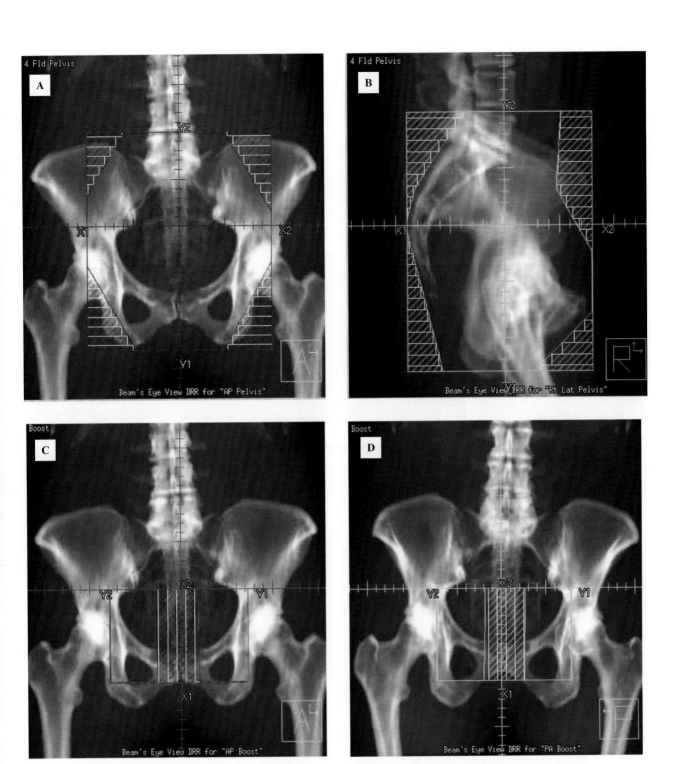

▲ 图 35-2　宫颈癌盆腔放射治疗

A，B. 传统四野放射治疗的正位和右侧位图像；C，D. 前后野对穿进行宫旁加量照射，中央遮挡保护膀胱和直肠，中央遮挡导致的肿瘤缺量则由近距离放射治疗补充

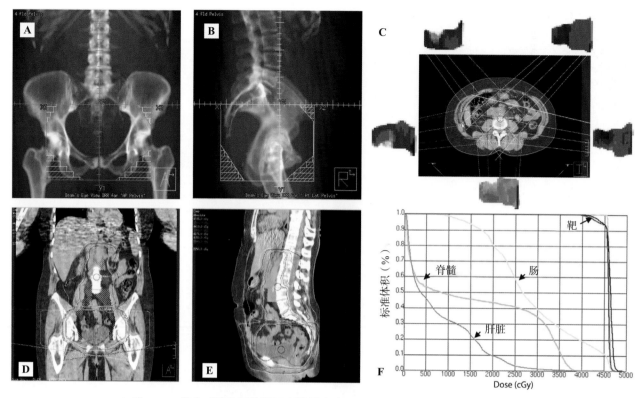

▲ 图 35-3　腹主动脉旁延伸野调强放射治疗（IMRT）与盆腔四野放射治疗结合

A，B. 采用半野照射宫颈和盆腔淋巴结的四野放射治疗正位和右侧位相；C. 与 5 野 IMRT 结合，开放密度矩阵模型描述了每个射野对于每点剂量强度的调节；D. 盆腔联合腹主动脉旁 IMRT 的冠状位剂量分布；E. 矢状剂量分布，红色为 4500cGy 等剂量线，常规分割每日 180cGy×15F；F. 肿瘤和危及器官的剂量－体积直方图

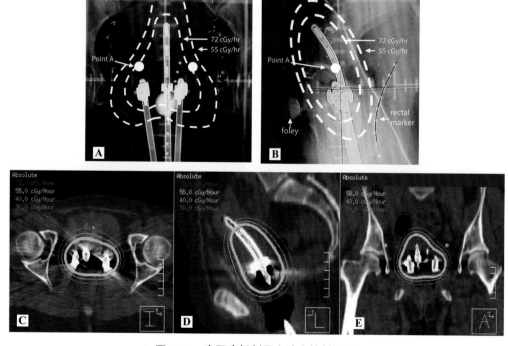

▲ 图 35-4　宫颈癌低剂量率腔内放射治疗

A、B. 为 ^{137}Cs 低剂量率放射治疗 Henschke 装置置入后的正位和左侧位相，宫腔管内装 5 个卵圆施源器，等剂量线以虚线标记，确定 A 点处方剂量；C、D、E. 低剂量率放射治疗给予 4000cGy 剂量的 CT 断层图像，宫腔管头端不布源以降低肠道剂量，A 点（红细线）和 B 点处方剂量（绿细线）的剂量率为 55cGy/h（绿粗线）

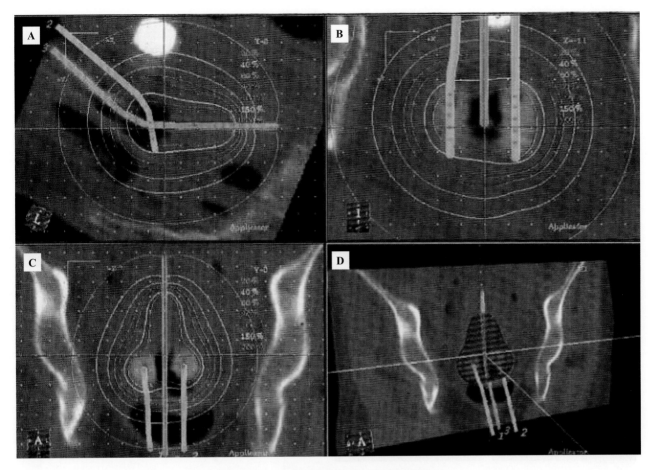

▲ 图 35-5　宫颈癌高剂量率近距离放射治疗

A、B、C. Henschke 装置 ^{192}Ir 源高剂量率近距离放射治疗的数字断层重建 CT 横切面的剂量分布，等剂量线显示驻留点剂量计算结果；D. 3D-CT 图像显示 600cGy×5F 放射治疗的等剂量线

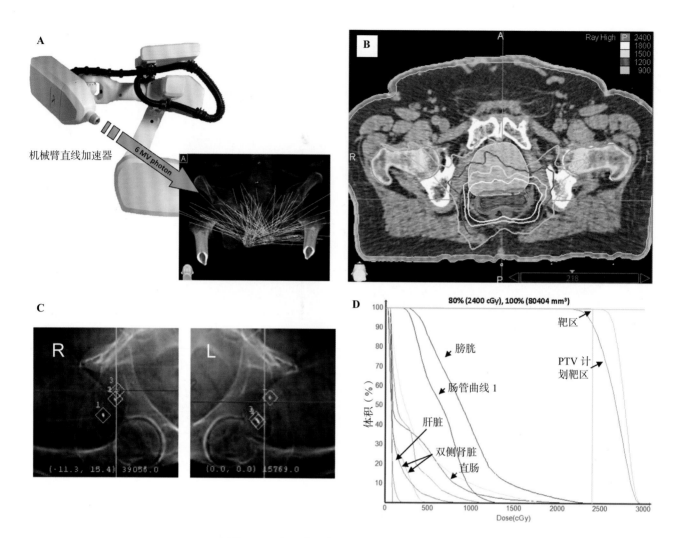

▲ 图 35-7　宫颈癌的立体定向放射外科手术治疗

A. 为机器人立体定向体放射外科手术系统（CyberKnife®；Accuray，Sunnyvale，CA），机器人系统增加了非共面治疗野的数量和角度（蓝向量），以将剂量聚集在需要照射区域；B. 机器人系统具有亚毫米级的精确度，因此可以实现高度适形放射治疗，保护正常组织。图为宫颈癌阴道复发的放射外科治疗计划；C. 治疗室内摄像头显示的正交右侧和左侧位相，可根据金标（绿菱形）进行实时追踪；D. 剂量—体积直方图显示靶区（浅蓝）剂量高，危机器官（如直肠、膀胱、小肠、肝脏和肾脏）剂量低

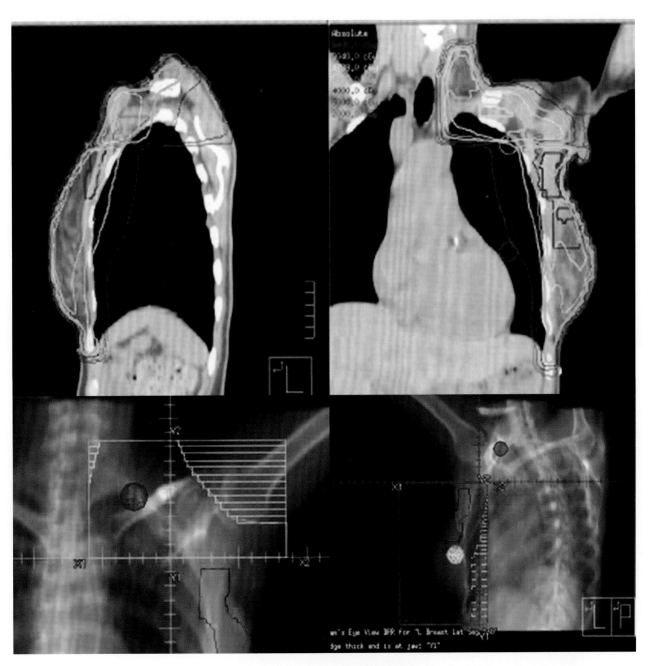

▲ 图 37-2　等中心半野照射方式

在胸壁和淋巴结区域间形成了完美的几何吻合

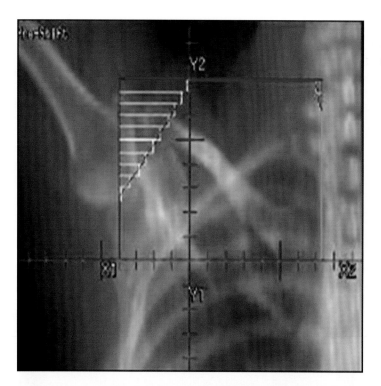

◀ 图 37-3　淋巴结区域

包括了锁骨上区和未清扫的腋尖部
（根据 CT 图像上的钛夹标记定义）

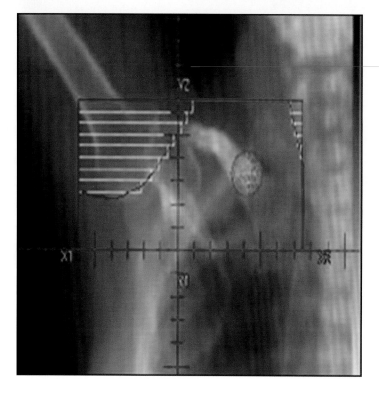

◀ 图 37-4　淋巴结区域

包括锁骨上区和全腋窝

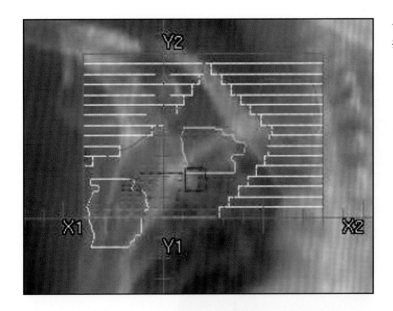

◀ 图 37-5　后野腋窝补量
提高了外侧腋窝的剂量覆盖度

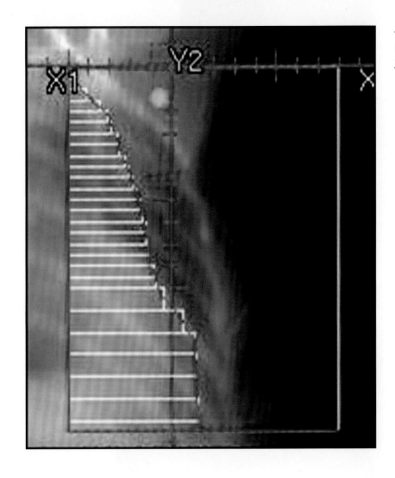

◀ 图 37-6　包括了内乳淋巴结的部分宽切线照射野正面观

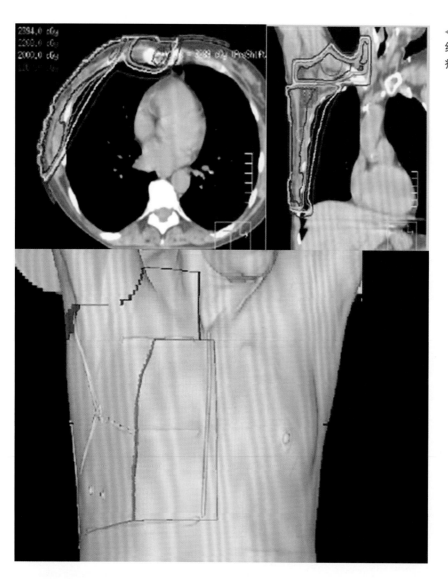

◀ 图 37-7　改良根治术后内侧电子线联合窄切线野照射胸壁的放射治疗技术

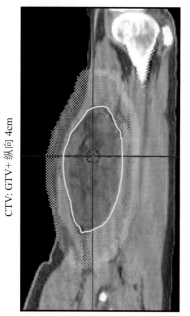

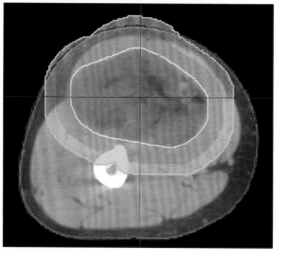

CTV: GTV+ 横断面方向 1 ~ 1.5cm

CTV: GTV+ 纵向 4cm

PTV: CTV 各方向外扩 1cm

◀ 图 38-4　由 GTV 外扩形成的 CTV 和 PTV

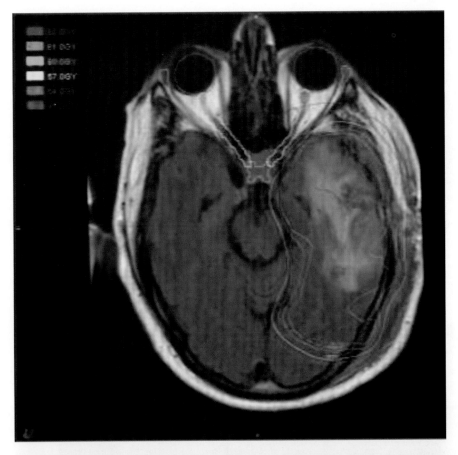

◀ 图 39-1　5 野 IMRT 治疗一胶质母细胞瘤

给予 60Gy，高剂量 GTV 为红色，CTV 为粉红色；此为叠加的融合 FLAIR-MRI 图像

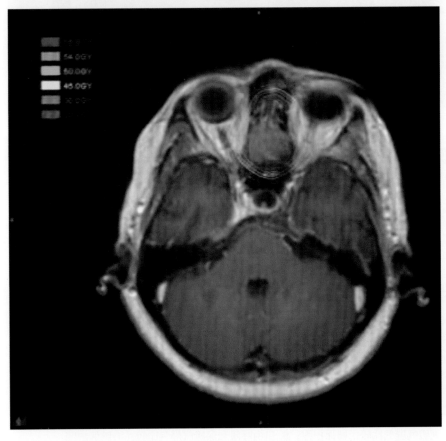

◀ 图 39-2　分割模式质子刀治疗一例脑膜瘤

GTV 为红色

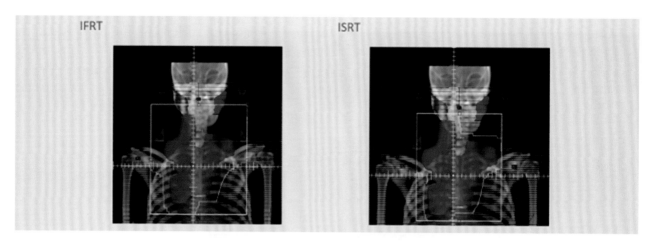

▲ 图 40-1　ⅡAX 期结节硬化型霍奇金淋巴瘤

左：IFRT（前后野）；右：ISRT（前后野）

自由呼吸 VS 深吸气屏气
肺

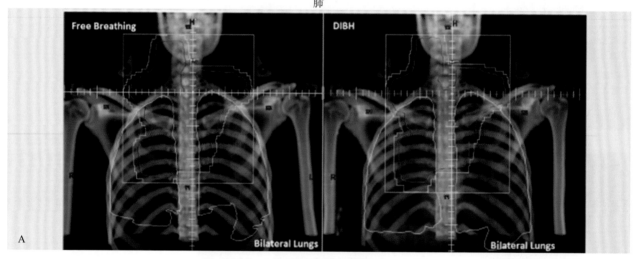

自由呼吸 VS 深吸气屏气
心脏

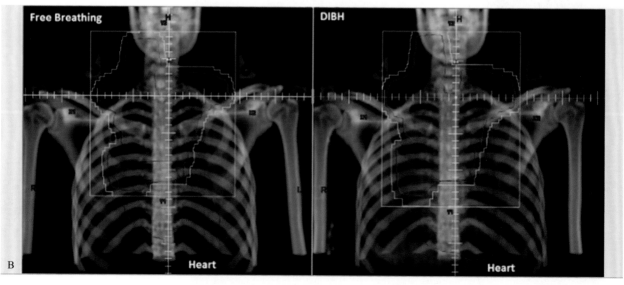

▲ 图 40-6　A. 自由呼吸和深吸气屏气比较，肺保护图；B. 自由呼吸和深吸气屏气比较，心脏保护图

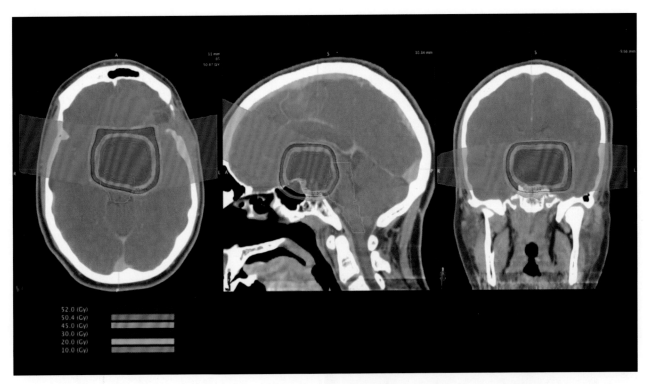

▲ 图 41-2　累及视交叉 / 下丘脑区域的低级别胶质瘤的被动散射质子放射治疗计划

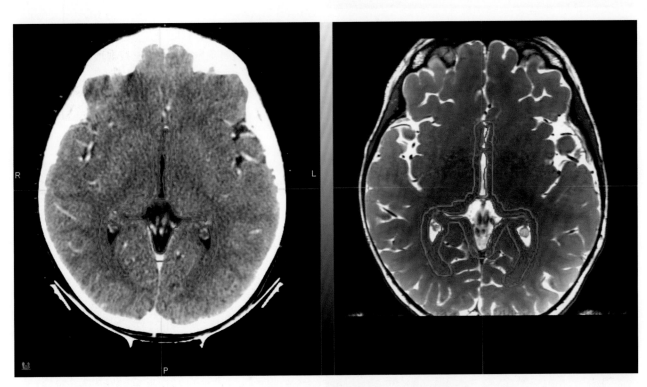

▲ 图 41-3　生殖细胞瘤患者松果体池水平处脑室勾画

左图：CT 扫描；右图：T₂ 磁共振

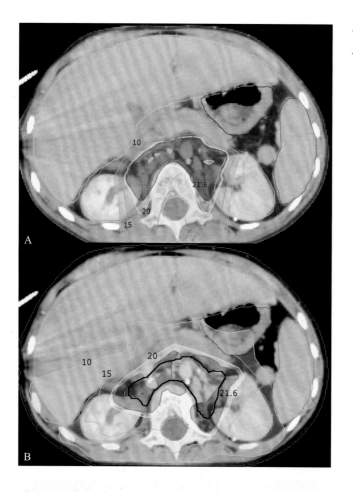

◀ 图 41-4 椎旁神经母细胞瘤的治疗

A. 扫描质子束治疗；B. IMRT（等剂量线单位 Gy）

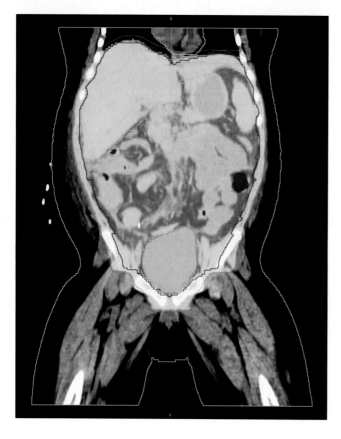

◀ 图 41-5 肾母细胞瘤患者的全腹部放射治疗（WART）野

该治疗野包括整个腹腔，股骨头和心脏应予以屏蔽

United States. *Cancer*, 117 (19), 4566–4572.

[51] Benedict, S.H., Yenice, K.M., Followill, D., *et al.* (2010) Stereotactic body radiation therapy: the report of AAPM Task Group 101. *Med. Phys.*, 37 (8), 4078–4101.

[52] Soldberg, T.D., Balter, J.M., Benedict, S. (2011) Quality and safety considerations in stereotactic radiosurgery and stereotactic body radiation therapy executive summary. *Pract. Radiat. Oncol.*, 2 (1), 2–9.

[53] Onishi, H., Araki, T., Shirato, H., *et al.* (2004) Stereotactic hypofractionated high-dose irradiation for stage I nonsmall cell lung carcinoma: clinical outcomes in 245 subjects in a Japanese multiinstitutional study. *Cancer*, 101 (7), 1623–1631.

[54] Videtic, G.M., Hu, C., Singh, A.K., *et al.* (2015) A randomized Phase 2 study comparing 2 stereotactic body radiation therapy schedules for medically inoperable patients with Stage I peripheral non-small cell lung cancer: NRG Oncology RTOG 0915 (NCCTG N0927). *Int. J. Radiat. Oncol. Biol. Phys.*, 93 (4), 757–764.

[55] Timmerman, R., McGarry, R., Yiannoutsos, C., *et al.* (2006) Excessive toxicity when treating central tumors in a phase II study of stereotactic body radiation therapy for medically inoperable early-stage lung cancer. *J. Clin. Oncol.*, 24 (30), 4833–4839.

[56] Haasbeek, C.J., Lagerwaard, F.J., Slotman, B.J., Senan, S. (2011) Outcomes of stereotactic ablative radiotherapy for centrally located early-stage lung cancer. *J.Thorac. Oncol.*, 6 (12), 2036–2043.

[57] Li, Q., Swanick, C.W., Allen, P.K., *et al.* (2014) Stereotactic ablative radiotherapy (SABR) using 70 Gy in 10 fractions for non-small cell lung cancer: exploration of clinical indications. *Radiother. Oncol.*, 112 (2), 256–261.

[58] Park, H.S., Corso, C.D., Rutter, C.E., Kim, A.W., Yu, J.B., Husain, Z.A., Decker, R.H. (2015) Survival comparison of 3 versus 4-5 fractions for stereotactic body radiation therapy in Stage I non-small cell lung cancer. ASTRO 2015, 1st November 2015, San Antonio, p. s100.

[59] Chang, J.Y., Senan, S., Paul, M.A., *et al.* (2015) Stereotactic ablative radiotherapy versus lobectomy for operable stage I non-small-cell lung cancer: a pooled analysis of two randomised trials. *Lancet Oncol.*, 16 (6), 630–637.

[60] Hallvqist, A. (2015) The SPACE Study: A Randomized Phase II Trial Comparing SBRT and 3DCRT in Stage I NSCLC Patients; Final Analysis including HRQL. IASLCWorld Congress, 8th September 2015, Denver, CO.

[61] Dunlap, N.E., Cai, J., Biedermann, G.B., *et al.* (2010) Chest wall volume receiving >30 Gy predicts risk of severe pain and/ or rib fracture after lung stereotactic body radiotherapy. *Int. J. Radiat. Oncol. Biol. Phys.*, 76 (3), 796–801.

[62] Balter, J.M.,Wright, J.N., Newell, L.J., *et al.* (2005) Accuracy of a wireless localization system for radiotherapy. *Int. J. Radiat. Oncol. Biol. Phys.*, 61 (3), 933–937.

[63] Onishi, H., Shirato, H., Nagata, Y., *et al.* (2011) Stereotactic body radiotherapy (SBRT) for operable stage I non-small-cell lung cancer: can SBRT be comparable to surgery? *Int. J. Radiat. Oncol. Biol. Phys.*, 81 (5), 1352–1358.

[64] Nagata, Y., Hiraoka, M., Shibata, T., *et al.* (2015) Prospective trial of stereotactic body radiation therapy for both operable and inoperable T1N0M0 non-small cell lung cancer: Japan Clinical Oncology Group Study JCOG0403. *Int. J. Radiat. Oncol. Biol. Phys.*, 93 (5), 989–996.

[65] Izbicki, J.R.,Thetter, O., Habekost, M., *et al.* (1994) Radical systematic mediastinal lymphadenectomy in non-small cell lung cancer: a randomized controlled trial. *Br. J. Surg.*, 81 (2), 229–235.

[66] Keller, S.M., Adak, S.,Wagner, H., *et al.* (2000) A randomized trial of postoperative adjuvant therapy in patients with completely resected stage II or IIIA non-small-cell lung cancer.

Eastern Cooperative Oncology Group.*N. Engl. J. Med.*, 343 (17), 1217–1222.

[67] Berghmans, T., Paesmans, M., Meert, A.P., Mascaux, C., Lothaire, P., Lafitte, J.J., Sculier, J.P. (2005) Survival improvement in resectable non-small cell lung cancer with (neo)adjuvant chemotherapy: results of a meta-analysis of the literature. *Lung Cancer*, 49 (1), 13–23.

[68] Albain, K.S., Swann, R.S., Rusch, V.W., *et al.* (2009) Radiotherapy plus chemotherapy with or without surgical resection for stage III non-small-cell lung cancer: a phase III randomised controlled trial. *Lancet*, 374 (9687), 379–386.

[69] NSCLC Meta-analysis Collaborative Group (2014) Preoperative chemotherapy for non-small-cell lung cancer: a systematic review and meta-analysis of individual participant data. *Lancet*, 383 (9928), 1561–1571.

[70] Sher, D.J., Fidler, M.J., Liptay, M.J., Koshy, M. (2015) Comparative effectiveness of neoadjuvant chemoradiotherapy versus chemotherapy alone followed by surgery for patients with stage IIIA non-small cell lung cancer. *Lung Cancer*, 88 (3), 267–274.

[71] Pless, M., Stupp, R., Ris, H.B., *et al.* and Group SLCP (2015) Induction chemoradiation in stage IIIA/N2 non-small-cell lung cancer: a phase 3 randomised trial. *Lancet*, 386 (9998), 1049–1056.

[72] Auperin, A., Le Pechoux, C., Rolland, E., *et al.* (2010) Meta-analysis of concomitant versus sequential radiochemotherapy in locally advanced non-small-cell lung cancer. *J. Clin. Oncol.*, 28 (13), 2181–2190.

[73] Werner-Wasik, M., Scott, C., Cox, J.D., *et al.* (2000) Recursive partitioning analysis of 1999 Radiation Therapy Oncology Group (RTOG) patients with locally-advanced non-small-cell lung cancer (LA-NSCLC): identification of five groups with different survival. *Int. J. Radiat. Oncol. Biol. Phys.*, 48 (5), 1475–1482.

[74] Bradley, J., Graham, M.V.,Winter, K., *et al.* (2005) Toxicity and outcome results of RTOG 9311: a phase I-II dose-escalation study using three-dimensional conformal radiotherapy in patients with inoperable non-small-cell lung carcinoma. *Int. J. Radiat. Oncol. Biol. Phys.*, 61 (2), 318–328.

[75] Yuan, S., Sun, X., Li, M., *et al.* (2007) A randomized study of involved-field irradiation versus elective nodal irradiation in combination with concurrent chemotherapy for inoperable stage III nonsmall cell lung cancer. *Am. J. Clin.Oncol.*, 30 (3), 239–244.

[76] National Comprehensive Cancer Network. Non-small cell lung cancer 2012 [cited 2012]; 2.2012:[

[77] National Comprehensive Cancer Network. Non-small cell lung cancer 2016 [1/19/2016]. Available at: http://www.nccn.org/ professionals/physician'gls/pdf/ nscl.pdf.

[78] Perez, C.A., Pajak, T.F., Rubin, P., *et al.* (1987) Long-term observations of the patterns of failure in patients with unresectable non-oat cell carcinoma of the lung treated with definitive radiotherapy. Report by the Radiation Therapy Oncology Group. *Cancer*, 59 (11), 1874–1881.

[79] Cox, J.D., Pajak, T.F., Herskovic, A., Urtasun, R., Podolsky,W.J., Seydel, H.G. (1991) Five-year survival after hyperfractionated radiation therapy for non-small-cell carcinoma of the lung (NSCCL): results of RTOG protocol 81-08. *Am. J. Clin. Oncol.*, 14 (4), 280–284.

[80] Sause,W.T., Scott, C., Taylor, S., *et al.* (1995) Radiation Therapy Oncology Group (RTOG) 88-08 and Eastern Cooperative Oncology Group (ECOG) 4588: preliminary results of a phase III trial in regionally advanced, unresectable non-small-cell lung cancer. *J. Natl Cancer Inst.*, 87 (3), 198–205.

[81] Curran,W.J., Jr, Paulus, R., Langer, C.J., *et al.* (2011) Sequential vs. concurrent chemoradiation for stage III non-

small cell lung cancer: randomized phase III trial RTOG 9410. *J. Natl Cancer Inst.*, 103 (19), 1452–1460.

[82] Saunders, M., Dische, S., Barrett, A., Harvey, A., Griffiths, G., Palmar, M. (1999) Continuous, hyperfractionated, accelerated radiotherapy (CHART) versus conventional radiotherapy in non-small cell lung cancer: mature data from the randomised multicentre trial. CHART Steering committee. *Radiother. Oncol.*, 52 (2), 137–148.

[83] Saunders, M., Dische, S., Barrett, A., Harvey, A., Gibson, D., Parmar, M. (1997) Continuous hyperfractionated accelerated radiotherapy (CHART) versus conventional radiotherapy in non-small-cell lung cancer: a randomised multicentre trial. CHART Steering Committee. *Lancet*, 350 (9072), 161–165.

[84] Belani, C.P., Wang, W., Johnson, D.H., Wagner, H., Schiller, J., Veeder, M., Mehta, M. (2005) Phase III study of the Eastern Cooperative Oncology Group (ECOG 2597): induction chemotherapy followed by either standard thoracic radiotherapy or hyperfractionated accelerated radiotherapy for patients with unresectable stage IIIA and B non-small-cell lung cancer. *J. Clin. Oncol.*, 23 (16), 3760–3767.

[85] Bradley, J.D., Moughan, J., Graham, M.V., *et al.* (2010) A phase I/II radiation dose escalation study with concurrent chemotherapy for patients with inoperable stages I to III non-small-cell lung cancer: phase I results of RTOG 0117. *Int. J. Radiat. Oncol. Biol. Phys.*, 77 (2), 367–372.

[86] Rosenzweig, K.E., Sura, S., Jackson, A., Yorke, E. (2007) Involved-field radiation therapy for inoperable non small-cell lung cancer. *J. Clin. Oncol.*, 25 (35), 5557–5561.

[87] Fried, D.B., Morris, D.E., Poole, C., *et al.* (2004) Systematic review evaluating the timing of thoracic radiation therapy in combined modality therapy for limited-stage small cell lung cancer. *J. Clin. Oncol.*, 22 (23), 4837–4845.

[88] Jeremic, B. (2011) *Advances in Radiation Oncology in Lung Cancer*, 2nd edition. Springer, New York.

[89] Bradley, J.D., Paulus, R., Komaki, R., Masters, G., Blumenschein, G., Schild, S., Bogart, J., Hu, C., Forster, K., Magliocco, A., Kavadi, V., Garces, Y.I., Narayan, S., Iyengar, P., Robinson, C., Wynn, R.B., Koprowski, C., Meng, J., Beitler, J., Gaur, R., Curran, W., Jr, Choy, H. (2015) Standard-dose versus high-dose conformal radiotherapy with concurrent and consolidation carboplatin plus paclitaxel with or without cetuximab for patients with stage IIIA or IIIB non-small-cell lung cancer (RTOG 0617): a randomised, two-by-two factorial phase 3 study. *Lancet Oncol.*, 16 (2), 187–199.

[90] Mehta, M., Scrimger, R., Mackie, R., Paliwal, B., Chappell, R., Fowler, J. (2001) A new approach to dose escalation in non-small-cell lung cancer. *Int. J. Radiat. Oncol. Biol. Phys.*, 49 (1), 23–33.

[91] Adkison, J.B., Khuntia, D., Bentzen, S.M., *et al.* (2008) Dose escalated, hypofractionated radiotherapy using helical tomotherapy for inoperable non-small cell lung cancer: preliminary results of a risk-stratified phase I dose escalation study. *Technol. Cancer Res. Treat.*, 7 (6), 441–447.

[92] Cannon, D.M., Mehta, M.P., Adkison, J.B., *et al.* (2013) Dose-limiting toxicity after hypofractionated dose-escalated radiotherapy in non-small-cell lung cancer. *J. Clin. Oncol.*, 31 (34), 4343–4348.

[93] Sejpal, S., Komaki, R., Tsao, A., *et al.* (2011) Early findings on toxicity of proton beam therapy with concurrent chemotherapy for nonsmall cell lung cancer. *Cancer*, 117 (13), 3004–3013.

[94] Chang, J.Y., Komaki, R., Lu, C., *et al.* (2011) Phase 2 study of high-dose proton therapy with concurrent chemotherapy for unresectable stage III nonsmall cell lung cancer. *Cancer*, 117 (20), 4707–4713.

[95] Pignon, J.P., Tribodet, H., Scagliotti, G.V., *et al.*, Group LC (2008) Lung adjuvant cisplatin evaluation: a pooled analysis by the LACE Collaborative Group. *J. Clin. Oncol.*, 26 (21),

3552–3559.

[96] PORT Meta-analysis Trialists Group (1998) Postoperative radiotherapy in non-small-cell lung cancer: systematic review and metaanalysis of individual patient data from nine randomised controlled trials. *Lancet*, 352 (9124), 257–263.

[97] Lally, B.E., Zelterman, D., Colasanto, J.M., Haffty, B.G., Detterbeck, F.C., Wilson, L.D. (2006) Postoperative radiotherapy for stage II or III non-small-cell lung cancer using the surveillance, epidemiology, and end results database. *J. Clin. Oncol.*, 24 (19), 2998–3006.

[98] Douillard, J.Y., Rosell, R., De Lena, M., Riggi, M., Hurteloup, P., Mahe, M.A., Adjuvant Navelbine International Trialist Association (2008) Impact of postoperative radiation therapy on survival in patients with complete resection and stage I, II, or IIIA non-small-cell lung cancer treated with adjuvant chemotherapy: the adjuvant Navelbine International Trialist Association (ANITA) Randomized Trial. *Int. J. Radiat. Oncol. Biol. Phys.*, 72 (3), 695–701.

[99] Billiet, C., Decaluwe, H., Peeters, S., *et al.* (2014) Modern post-operative radiotherapy for stage III non-small cell lung cancer may improve local control and survival: a meta-analysis. *Radiother. Oncol.*, 110 (1), 3–8.

[100] Rusch, V.W., Giroux, D.J., Kraut, M.J., *et al.* (2007) Induction chemoradiation and surgical resection for superior sulcus non-small-cell lung carcinomas: long-term results of Southwest Oncology Group Trial 9416 (Intergroup Trial 0160). *J. Clin. Oncol.*, 25 (3), 313–318.

[101] Kwong, K.F., Edelman, M.J., Suntharalingam, M., *et al.* (2005) High-dose radiotherapy in trimodality treatment of Pancoast tumors results in high pathologic complete response rates and excellent long-term survival. *J. Thorac. Cardiovasc. Surg.*, 129 (6), 1250–1257.

[102] Dillman, R.O., Herndon, J., Seagren, S.L., Eaton, W.L., Jr, Green, M.R. (1996) Improved survival in stage III non-small-cell lung cancer: seven-year follow-up of cancer and leukemia group B (CALGB) 8433 trial. *J. Natl Cancer Inst.*, 88 (17), 1210–1215.

[103] Atagi, S., Kawahara, M., Yokoyama, A., *et al.*, Japan Clinical Oncology Group Lung Cancer Study Group (2012) Thoracic radiotherapy with or without daily low-dose carboplatin in elderly patients with non-small-cell lung cancer: a randomised, controlled, phase 3 trial by the Japan Clinical Oncology Group (JCOG0301). *Lancet Oncol.*, 13 (7), 671–678.

[104] Scadding, J.G., *et al.* (1966) Comparative trial of surgery and radiotherapy for the primary treatment of small-celled or oat-celled carcinoma of the bronchus. First report to the Medical Research Council by the working-party on the evaluation of different methods of therapy in carcinoma of the bronchus. *Lancet*, 2 (7471), 979–986.

[105] Fox, W., Scadding, J.G. (1973) Medical Research Council comparative trial of surgery and radiotherapy for primary treatment of small-celled or oat-celled carcinoma of bronchus. Ten-year follow-up. *Lancet*, 2 (7820), 63–65.

[106] Lad, T., Piantadosi, S., Thomas, P., Payne, D., Ruckdeschel, J., Giaccone, G. (1994) A prospective randomized trial to determine the benefit of surgical resection of residual disease following response of small cell lung cancer to combination chemotherapy. *Chest*, 106 (6 Suppl.), 320S–323S.

[107] Schreiber, D., Rineer, J., Weedon, J., *et al.* (2010) Survival outcomes with the use of surgery in limited-stage small cell lung cancer: should its role be re-evaluated? *Cancer*, 116 (5), 1350–1357.

[108] Yu, J.B., Decker, R.H., Detterbeck, F.C., Wilson, L.D. (2010) Surveillance epidemiology and end results evaluation of the role of surgery for stage I small cell lung cancer. *J. Thorac. Oncol.*, 5 (2), 215–219.

[109] Asamura, H., Goya, T., Koshiishi, Y., *et al.* (2008) A Japanese Lung Cancer Registry study: prognosis of 13,010 resected lung cancers. *J.Thorac. Oncol.*, 3 (1), 46–52.

[110] Medical Research Council Lung CancerWorking Party (1979) Radiotherapy alone or with chemotherapy in the treatment of small-cell carcinoma of the lung. *Br. J. Cancer*, 40 (1), 1–10.

[111] Livingston, R.B., Moore, T.N., Heilbrun, L., Bottomley, R., Lehane, D., Rivkin, S.E.,Thigpen, T. (1978) Small-cell carcinoma of the lung: combined chemotherapy and radiation: a Southwest Oncology Group study. *Ann. Intern. Med.*, 88 (2), 194–199.

[112] Perry, M.C., Eaton,W.L., Propert, K.J., *et al.* (1987) Chemotherapy with or without radiation therapy in limited small-cell carcinoma of the lung. *N. Engl. J. Med.*, 316 (15), 912–918.

[113] Bunn, P.A., Jr, Lichter, A.S., Makuch, R.W., *et al.* (1987) Chemotherapy alone or chemotherapy with chest radiation therapy in limited stage small cell lung cancer. A prospective, randomized trial. *Ann. Intern. Med.*, 106 (5), 655–662.

[114] Kies, M.S., Mira, J.G., Crowley, J.J., *et al.* (1987) Multimodal therapy for limited small-cell lung cancer: a randomized study of induction combination chemotherapy with or without thoracic radiation in complete responders; and with wide-field versus reduced-field radiation in partial responders: a Southwest Oncology Group Study. *J. Clin. Oncol.*, 5 (4), 592–600.

[115] Warde, P., Payne, D. (1992) Does thoracic irradiation improve survival and local control in limited-stage small-cell carcinoma of the lung? A meta-analysis. *J. Clin. Oncol.*, 10 (6), 890–895.

[116] Pignon, J.P., Arriagada, R., Ihde, D.C., *et al.* (1992) A meta-analysis of thoracic radiotherapy for small-cell lung cancer. *N. Engl. J. Med.*, 327 (23), 1618–1624.

[117] Schild, S.E., Bonner, J.A., Shanahan, T.G., *et al.* (2004) Long-term results of a phase III trial comparing once-daily radiotherapy with twice-daily radiotherapy in limited-stage small-cell lung cancer. *Int. J. Radiat. Oncol. Biol. Phys.*, 59 (4), 943–951.

[118] Komaki, R., Swann, R.S., Ettinger, D.S., *et al.* (2005) Phase I study of thoracic radiation dose escalation with concurrent chemotherapy for patients with limited small-cell lung cancer: Report of Radiation Therapy Oncology Group (RTOG) protocol 97-12. *Int. J. Radiat. Oncol. Biol. Phys.*, 62 (2), 342–350.

[119] Komaki, R., Paulus, R., Ettinger, D.S., *et al.* (2012) Phase II study of accelerated high-dose radiotherapy with concurrent chemotherapy for patients with limited small-cell lung cancer: Radiation Therapy Oncology Group protocol 0239. *Int. J. Radiat. Oncol. Biol. Phys.*, 83 (4), e531–e536.

[120] Bogart, J.A., Herndon, J.E., 2nd, Lyss, A.P., *et al.* (2004) 70 Gy thoracic radiotherapy is feasible concurrent with chemotherapy for limited-stage small-cell lung cancer: analysis of Cancer and Leukemia Group B study 39808. *Int. J. Radiat. Oncol. Biol. Phys.*, 59 (2), 460–468.

[121] Faivre-Finn, C., Snee, M., Ashcroft, L., Appel,W., Barlesi, F., Bhatnagar, A., Bezjak, A., Cardenal, F., Fournel, P., Harden, S., Le Pechoux, C., McMenemin, R.M., Mohammed, N., O'Brien, M.E.R., Pantarotto, J.R., Surmont, V., Van Meerbeeck, J.,Woll, P.J., Lorigan, P., Blackhall, F.H. (2016) CONVERT: An international randomised trial of concurrent chemo-radiotherapy (cCTRT) comparing twice-daily (BD) and once-daily (OD) radiotherapy schedules in patients with limited stage small cell lung cancer (LS-SCLC) and good performance status (PS). *J. Clin. Oncol.*, 34, (suppl; abstr 8504).

[122] De Ruysscher, D., Bremer, R.H., Koppe, F., *et al.* (2006) Omission of elective node irradiation on basis of CT-scans in patients with limited disease small cell lung cancer: a phase II trial. *Radiother. Oncol.*, 80 (3), 307–312.

[123] van Loon, J., De Ruysscher, D.,Wanders, R., *et al.* (2010) Selective nodal irradiation on basis of (18)FDG-PET scans in limited-disease small-cell lung cancer: a prospective study. *Int. J. Radiat. Oncol. Biol. Phys.*, 77 (2), 329–336.

[124] Videtic, G.M., Belderbos, J.S., Spring Kong, F.M., Kepka, L., Martel, M.K., Jeremic, B. (2008) Report from the International Atomic Energy Agency (IAEA) consultants' meeting on elective nodal irradiation in lung cancer: small-cell lung cancer (SCLC). *Int. J. Radiat. Oncol. Biol. Phys.*, 72 (2), 327–334.

[125] Hu, X., Bao, Y., Zhang, L., *et al.* (2012) Omitting elective nodal irradiation and irradiating postinduction versus preinduction chemotherapy tumor extent for limited-stage small cell lung cancer: interim analysis of a prospective randomized noninferiority trial. *Cancer*, 118 (1), 278–287.

[126] Kamel, E.M., Zwahlen, D.,Wyss, M.T., Stumpe, K.D., von Schulthess, G.K., Steinert, H.C. (2003) Whole-body (18) F-FDG PET improves the management of patients with small cell lung cancer. *J. Nucl. Med.*, 44 (12), 1911–1917.

[127] van Loon, J., Offermann, C., Bosmans, G., *et al.* (2008) 18FDG-PET based radiation planning of mediastinal lymph nodes in limited disease small cell lung cancer changes radiotherapy fields: a planning study. *Radiother. Oncol.*, 87 (1), 49–54.

[128] Bradley, J.D., Dehdashti, F., Mintun, M.A., Govindan, R., Trinkaus, K., Siegel, B.A. (2004) Positron emission tomography in limited-stage small-cell lung cancer: a prospective study. *J. Clin. Oncol.*, 22 (16), 3248–3254.

[129] Thomson, D., Hulse, P., Lorigan, P., Faivre-Finn, C. (2011) The role of positron emission tomography in management of small cell lung cancer. *Lung Cancer*, 73 (2), 121–126.

[130] Pujol, J.L., Carestia, L., Daures, J.P. (2000) Is there a case for cisplatin in the treatment of small-cell lung cancer? A meta-analysis of randomized trials of a cisplatin-containing regimen versus a regimen without this alkylating agent. *Br. J. Cancer*, 83 (1), 8–15.

[131] Mascaux, C., Paesmans, M., Berghmans, T., *et al.* (2000) A systematic review of the role of etoposide and cisplatin in the chemotherapy of small cell lung cancer with methodology assessment and meta-analysis. *Lung Cancer*, 30 (1), 23–36.

[132] Amarasena, I.U.,Walters, J.A.,Wood-Baker, R., Fong, K. (2008) Platinum versus non-platinum chemotherapy regimens for small cell lung cancer. *Cochrane Database Syst. Rev.* 2008 (4): CD006849.

[133] Shao, N., Jin, S., Zhu,W. (2012) An updated meta-analysis of randomized controlled trials comparing irinotecan/platinum with etoposide/platinum in patients with previously untreated extensive-stage small cell lung cancer. *J.Thorac. Oncol.*, 7 (2), 470–472.

[134] Niell, H.B., Herndon, J.E., 2nd, Miller, A.A., *et al.* (2005) Randomized phase III intergroup trial of etoposide and cisplatin with or without paclitaxel and granulocyte colony-stimulating factor in patients with extensive-stage small-cell lung cancer: Cancer and Leukemia Group B Trial 9732. *J. Clin. Oncol.*, 23 (16), 3752–3759.

[135] Mavroudis, D., Papadakis, E., Veslemes, M., *et al.* (2001) A multicenter randomized clinical trial comparing paclitaxel-cisplatin-etoposide versus cisplatin-etoposide as first-line treatment in patients with small-cell lung cancer. *Ann. Oncol.*, 12 (4), 463–470.

[136] Jeremic, B., Shibamoto, Y., Nikolic, N., *et al.* (1991) Role of radiation therapy in the combined-modality treatment of patients with extensive disease small-cell lung cancer: A randomized study. *J. Clin. Oncol.*, 17 (7), 2092–2099.

[137] Slotman, B.J., van Tinteren, H., Praag, J.O., *et al.* (2015) Use

of thoracic radiotherapy for extensive stage small-cell lung cancer: a phase 3 randomised controlled trial. *Lancet*, 385 (9962), 36–42.

[138] Arriagada, R., Le Chevalier, T., Borie, F., *et al.* (1995) Prophylactic cranial irradiation for patients with small-cell lung cancer in complete remission. *J. Natl Cancer Inst.*, 87 (3), 183–190.

[139] Auperin, A., Arriagada, R., Pignon, J.P., *et al.* (1999) Prophylactic cranial irradiation for patients with small-cell lung cancer in complete remission. Prophylactic Cranial Irradiation Overview Collaborative Group. *N. Engl. J. Med.*, 341 (7), 476–484.

[140] Le Pechoux, C., Dunant, A., Senan, S., *et al.* (2009) Standard-dose versus higher-dose prophylactic cranial irradiation (PCI) in patients with limited-stage small-cell lung cancer in complete remission after chemotherapy and thoracic radiotherapy (PCI 99-01, EORTC 22003-08004, RTOG 0212, and IFCT 99-01): a randomised clinical trial. *Lancet Oncol.*, 10 (5), 467–474.

[141] Le Pechoux, C., Laplanche, A., Faivre-Finn, C., *et al.*, Prophylactic Cranial Irradiation Collaborative Group (2011) Clinical neurological outcome and quality of life among patients with limited small-cell cancer treated with two different doses of prophylactic cranial irradiation in the intergroup phase III trial (PCI99-01, EORTC 22003-08004, RTOG 0212 and IFCT 99-01). *Ann. Oncol.*, 22 (5), 1154–1163.

[142] Slotman, B., Faivre-Finn, C., Kramer, G., *et al.* (2007) Prophylactic cranial irradiation in extensive small-cell lung cancer.*N. Engl. J. Med.*, 357 (7), 664–672.

[143] Seute, T., Leffers, P., ten Velde, G.P., Twijnstra, A. (2008) Detection of brain metastases from small cell lung cancer: consequences of changing imaging techniques (CT versus MRI). *Cancer*, 112 (8), 1827–1834.

[144] Li, J., Bentzen, S.M., Renschler,M., Mehta, M.P. (2007) Regression after whole-brain radiation therapy for brain metastases correlates with survival and improved neurocognitive function. *J. Clin. Oncol.*, 25 (10), 1260–1266.

[145] Scott, C., Suh, J., Stea, B.,Nabid,A., Hackman, J. (2007) Improved survival, quality of life, and quality-adjusted survival in breast cancer patients treated with efaproxiral (Efaproxyn) plus whole-brain radiation therapy for brain metastases. *Am. J. Clin. Oncol.*, 30 (6), 580–587.

[146] Meyers, C.A., Smith, J.A., Bezjak, A., *et al.* (2004) Neurocognitive function and progression in patients with brain metastases treated with whole-brain radiation and motexafin gadolinium: results of a randomized phase III trial. *J. Clin. Oncol.*, 22 (1), 157–165.

[147] Wolfson, A.H., Bae, K., Komaki, R., *et al.* (2011) Primary analysis of a phase II randomized trial RadiationTherapy Oncology Group (RTOG) 0212: impact of different total doses and schedules of prophylactic cranial irradiation on chronic neurotoxicity and quality of life for patients with limited-disease small-cell lung cancer. *Int. J. Radiat. Oncol. Biol. Phys.*, 81 (1), 77–84.

[148] Lester, J.F., MacBeth, F.R., Coles, B. (2005) Prophylactic cranial irradiation for preventing brain metastases in patients undergoing radical treatment for non-small-cell lung cancer: a Cochrane Review. *Int. J. Radiat. Oncol. Biol. Phys.*, 63 (3), 690–694.

[149] Gore, E.M., Bae, K.,Wong, S.J., *et al.* (2011) Phase III comparison of prophylactic cranial irradiation versus observation in patients with locally advanced non-small-cell lung cancer: primary analysis of radiation therapy oncology group study RTOG 0214. *J. Clin. Oncol.*, 29 (3), 272–278.

第 20 章 食管癌
Carcinoma of the Esophagus

Grace J. Kim　Mohan Suntharalingam　著

戚昕蕊　王　鑫　梁　军　译

一、概述

在过去一个世纪里，尽管癌症的诊断和治疗有了显著进步，但食管癌的治疗仍然是医学上的重大挑战。2017 年，美国各州食管癌新发病例 16 940 例，死亡病例 15 690 例[1]。食管癌侵袭性极高，大多数患者一经发现就是局部晚期，40% 的患者就诊时已发生转移[2]。局部晚期食管癌的局部复发和远处转移概率都很高，为了解决这些问题需要多学科综合治疗。本章将着重介绍食管癌的诊断和治疗，包括根治性同步放化疗在内的综合治疗，以及新型治疗技术包括调强放射治疗（IMRT）和生物学疗法。

二、病因

食管癌的诱因和危险因素取决于不同的病理类型。对于鳞癌来说，危险因素包括酒精、烟草、辐射、Plummer–Vinson 综合征，以及职业暴露（石棉和四氯乙烯）。鳞癌占食管癌的 90% 以上。而近年来 Barrett 食管相关的腺癌发病率增加，约占所有腺癌的 50%[3–6]。1975 年和 2004 年美国的大数据分析显示，白人女性中食管腺癌发病率增加了 335%，男性增加了 463%，在不同种族和性别的分组中鳞癌的发病率都有所降低。腺癌的发病率增加原因暂不明确，比较公认的是与肥胖和食管反流有关[7, 8]。

三、特征

食管癌可表现为：菜花状、溃疡型、浸润型。最常见的肿瘤是上述类型的混合表现。菜花状肿瘤向腔内生长，可形成溃疡，侵犯食管壁，导致管腔偏心性狭窄。肿瘤侵袭范围十分广泛，沿黏膜下淋巴管发生的跳跃转移，可以距原发肿瘤 8cm[9]。肿瘤侵及外膜后容易迅速侵及周围组织。超过 50% 的患者初诊就是局部晚期或者已发生转移。

食管癌的分期几经更新（图 20–1）。病理类型已纳入分期系统，鳞癌和腺癌因为其不同的生物学特性和预后，分期有所不同。病变位置也作为分期的标准之一，上段、中段的食管癌分期高于下段。此外，N 分期从强调淋巴结位置更改为淋巴结数目。以前腹腔和锁骨上的淋巴结被认为是 M1，但更新后这些都按照病变区域重新定义[10–12]。

T 分期

T_1– 侵犯黏膜固有层、黏膜肌层、黏膜下层

T_{1a}– 侵犯黏膜固有层、黏膜肌层

T_{1b}– 侵犯黏膜下层

T_2– 侵犯固有肌层

T_3– 侵犯外膜

T_4– 侵犯其他邻近结构

T_{4a}– 侵犯相邻结构，例如胸膜、心包膜、奇静脉、膈肌、腹膜

T_{4b}– 侵入主要相邻结构，例如主动脉、椎体、气管

N 分期

N_0– 没有淋巴结转移

N_1– 有 1～2 枚淋巴结转移

N_2– 有 3～6 枚淋巴结转移

N_3– 有 7 枚及以上淋巴结转移

M 分期

M_0– 没有远处转移

M_1– 有远处转移

鳞癌

• Ⅰ A– 任何部位的 $T_{1a}N_0 G_1$（或 G 不明）

• Ⅰ B– 任何部位的 $T_{1a}N_0 G_{2-3}$

• Ⅰ B– 任何部位的 $T_2N_0 G_1$

• Ⅱ A– 上、中段 $T_3N_0 G_1$

• Ⅱ A– 下段或位置无法评估 T_3N_0 任意 G 分级

• Ⅱ A– 任何部位的 $T_2N_0 G_1$，G_{2-3}（或 G 不明）

• Ⅱ B– 上、中段 $T_{2-3}N_0$ 或 G_{2-3}

• Ⅱ B– 任何部位 T_1N_1，或 T_3N_0，G 不明

以下分期鳞癌和腺癌相同

• Ⅲ A– 任何部位的 T_1N_2，T_2N_1

• Ⅲ B– 任何部位的 T_2N_2，T_3N_1，$T_{4a}N_{0-1}$

• Ⅳ A– 任何部位的 $T_{4a}N_2$，T_{4b}，N_{0-2}，任意 T N_3

• Ⅳ – M_1

腺癌

• Ⅰ A– $T_{1a}N_0 G_1$（或 G 不明）

• Ⅰ B– $T_{1a}N_0 G_2$，$T_{1b}N_0 G_{1-2}$

• Ⅰ C– $T_1N_0 G_3$，$T_2N_0 G_{1-2}$

• Ⅱ A– $T_2N_0 G_3$（或 G 不明）

• Ⅱ B– T_3N_0，T_1N_1

以下分期腺癌与鳞癌相同

• Ⅲ A– T_1N_2，T_2N_1

• Ⅲ B– T_2N_2，T_3N_1，$T_{4a}N_{0-1}$

• Ⅳ A– $T_{4a}N_2$，T_{4b}，N_{0-2}，任意 T N_3

• Ⅳ B– M_1

▲ 图 20-1　食管癌分期 AJCC 第 8 版

四、解剖

食管分为三段[13]。颈段食管癌从环咽括约肌至胸廓入口，大概位于距门齿 18cm 处。上、中段食管是从胸廓入口至胃食管交界上约 10cm，约距门齿 31cm。在食管上 2/3 的区域里，食管与气管支气管、大动脉、奇静脉、脊柱毗邻。下 1/3 的食管是从食管胃交界上方 10cm 到贲门，距门齿约 40cm。远端食管与左心房、心包、下腔静脉、降主动脉密切相邻。上、中段食管癌多为鳞癌，而腺癌通常见于下段食管。

五、检查

目前胃镜是最主要的检查方法，用于确诊食管癌和确定肿瘤部位。若肿瘤侵及气管，可应用气管镜检查，CT 可检查局部及远处转移情况。超声内镜（EUS）是最可靠的明确肿瘤侵犯深度的检查，同时可以明确肿瘤与周围正常组织的关系及周围淋巴结的转移情况[13-15]。EUS 在明确 T_{3-4} 的病变中准确率可达到 82% 左右[16-17]，但对于 T_1 的病变准确率下降到 67%。通常情况下，EUS 判断肿瘤局部侵犯优于 CT、PET-CT 和 MRI[18]。另外 EUS 同时还可以取活检和判断局部淋巴结情况。

对于远处转移，PET 最为敏感[19]，尤其对于Ⅳ期的食管癌，其准确率甚至高于 CT 与 EUS 的结合（82% vs 64%），对区域和远地淋巴结转移的特异性高达 98% vs 90%。较高的 SUV 值提示预后不良[20]。

PET 可用于新辅助同步放化疗后肿瘤残存情况进行评估，从而为是否进行挽救手术提供重要参考，但是 PET 目前还不能预测病理结果[21]。新辅助化学治疗后用 PET 评估肿瘤有效者生存期高于无效者[22]。

六、综合治疗

放射治疗在食管癌中的地位：①局部晚期

食管癌的根治性同步放化疗；②可手术或潜在可手术食管癌的术前同步放化疗；③缓解症状的姑息性放射治疗。食管癌的早期报道中，只有不到10%的患者可长期生存[23, 24]，Earlam 等对比了单纯手术和单纯放射治疗的疗效，5 年 OS 分别为12% 和 6%。单纯放射治疗的患者即使达到 50Gy以上的剂量，局部控制和远处转移率也仅为 66%左右[25]。后来在放射治疗基础上增加了同步化学治疗。研究表明，同步放化疗可以有效提高生存率，但增加了毒性反应且局部控制率并无提高。毒性反应主要是血液学毒性和食管炎的发生率增加[26, 27]。部分以铂类化学治疗药物为基础的临床Ⅱ期研究结果见表 20-1。化学治疗方案多种多样，以铂类为主。在放射治疗剂量方面，RTOG 85-01 得到结果是剂量增加会增加急性毒性反应，超过 50Gy 死亡率增加，并没有生存获益[29]。

RTOG 85-01 是关于食管癌同步放化疗对比单纯放射治疗的随机Ⅲ期研究。同步放化疗组放射治疗剂量 50Gy，同步顺铂和氟尿嘧啶化学治疗，单纯放射治疗组 64Gy。共 202 例患者入组（90% 为鳞癌），该研究在中期分析时关闭。两组中位生存期分别为 14.1 个月和 9.3 个月，同步放化疗组生存期明显延长，5 年生存率分别为 26% 和0%。两组不良反应发生率分别为 44% 和 20%[27]。部分随机对照研究结果见表 20-2，所有研究均证实同步放化疗效果优于单纯放射治疗。

尽管同步放化疗是有效的治疗，但肿瘤局部控制率仅为 50% ～ 70%。因此 INT 0123 研究进行了进一步的研究[29]。缩小肿瘤照射野后对比50.4Gy 同步放化疗和 64.8Gy 同步放化疗的疗效，结果显示高剂量组无生存获益，局部区域控制率类似，且不良反应发生率较高。因此 50.4Gy 的

表 20-1　食管癌根治性同步放化疗的临床 Ⅱ 期研究结果

作　者	病例数	放射治疗剂量（Gy）	同步化学治疗药物	中为生存期（月）	2 年生存（%）
Herskovic 等[27]	39	30.0	顺铂，5-FU	9.8	20
	22	50.0	顺铂，5-FU	19.5	36
Coia 等[28]	30	60.0	顺铂，丝裂霉素 C	18.0	47
Keane 等[60]	20	22.5 ～ 25.0	5-FU，丝裂霉素 C	–	12
	15	45.0 ～ 50.0		–	48
John 等[61]	30	41.4 ～ 50.4	顺铂，5-FU，丝裂霉素 C	11.0	29

5-FU. 氟尿嘧啶

表 20-2　食管癌单纯放射治疗与同步放化疗随机研究结果

作　者	病例数	放射治疗剂量（Gy）	同步化学治疗药物	2 年生存（%）
Araujo 等[62]	28	50.0	无	22
	31	50.0	5-FU，丝裂霉素 C	38
Smith 等[63]	62	40.0	无	12*
	65	40.0	5-FU，丝裂霉素 C	27*
Wobbes 等[64]	111	40.0*	无	15*
	110	40.0*	顺铂	20*
		*超分割		
Cooper 等[65]	62	64.0	无	0*
	61	50.0	顺铂，5-FU	26*
				*3 年生存

*. 有统计学意义；5-FU. 氟尿嘧啶

同步放化疗方案成为目前标准的治疗方案。

七、根治性同步放化疗对比综合治疗

为了提高肿瘤的局部控制率，两个前瞻性研究进行了放射治疗与手术的综合治疗。FFCD 9102 研究都比较了新辅助放化疗 + 手术和根治性放化疗的疗效，将对新辅助同步放化疗有效的患者随机分为根治性放射治疗组和手术组。最终结果发现因为综合治疗增加了与治疗相关的毒性反应（术后并发症增加）而使两组生存并没有获益[30]。但是对新辅助放化学治疗无效的患者，手术可以提高生存率[30]。另一项研究对比了新辅助化学治疗序贯同步放化疗和手术，对比仅序贯同步化学治疗的疗效，发现手术组在局部区域控制率和无病生存率有所提高，但是 3 年总生存率两组无差异。分析结果显示三联疗法的并发症明显升高，这可能抵消了一部分生存获益[31]。

以上两个研究中大部分患者的病理都是鳞癌，虽然结论并不适用于所有食管癌，但研究者都强调了应该将根治性同步放化疗作为局部晚期食管鳞癌的标准治疗方案[30-31]。应筛选合适的患者接受手术联合放化疗的治疗模式以获得最好的效果。因食管鳞癌的病理反应率好于腺癌[32]，因此对于可能获得完全病理缓解的病例，应避免手术。

表 20-3 列出了一些新辅助同步放化疗联合手术对比单纯手术的研究。Walsh 等随机研究入组 113 例食管腺癌患者，Urba 等的随机研究入组 100 例患者（75% 为腺癌），两项研究均分为新辅助放化疗 + 手术和单纯手术组。结论认为术前同步放化疗可降低局部区域复发率，延长生存期；病理完全缓解患者预后明显改善[33-34]。

CROSS 研究是一个大型的临床Ⅲ期随机对照研究，入组了 364 例食管癌患者。结果与上述研究基本一致，术前同步放化疗提高了 R0 手术切除率和生存期，并且未明显增加术后并发症发生率[36]。

表 20-3 三联治疗与单一手术治疗的研究结果

作　者	病例数	放射治疗剂量（Gy）	同步化学治疗药物	3 年生存（%）
Bosset 等[66]	139	无	无	37
	143	37	顺铂	38
Urba 等[34]	50	无	无	16
	50	45	5-FU，顺铂，长春新碱	30
Burmeister 等[67]	128	无	无	33
	128	35	顺铂，5-FU	36
Mariette 等（实验中仅包含 I 期Ⅱ期患者）[68]	98	无	无	43.8 个月
	97	45	顺铂，5-FU	31.8 个月
Walsh 等[33]	58	无	无	6*
	50	40	顺铂，5-FU	32*
Tepper 等[35]	26	无	无	20*
	30	50.4	顺铂，5-FU	65*
Shapiro 等[36]	162	无	无	48*
	158	41.4	顺铂，紫杉醇	59*

*. 有统计学意义；5-FU. 氟尿嘧啶

八、放射治疗技术

放射治疗相关因素是治疗成功的决定因素，精确的靶区定义、最佳的放射治疗剂量和分割方式、适当的照射野设计，这些可以保证靶区接受合适的放射治疗剂量，同时最大限度地保护周围正常组织。

（一）靶区

靶区包括临床靶区（CTV）和肿瘤区（GTV）。使用食管胃十二指肠镜（EGD）、EUS、CT 和 PET/CT 的方法确定 GTV。CTV 通常包括距肿瘤近端和远端 4cm 以内及周围 1cm 以内区域。根据原发肿瘤部位，包括相应的区域淋巴引流区。对于颈段食管癌（距门齿的 10～15cm），应包括锁骨上淋巴引流区；胸中段食管癌（距门齿处 15～30cm 处）应包括食管旁淋巴引流区；胸下段食管癌（距门齿＞30cm），应包括腹腔干淋巴引流区。计划靶区（PTV）可以通过 CTV 外扩 1～2cm 的形成。

（二）剂量和分割模式

不同的分割方式对肿瘤组织和正常组织的生物学效应都相似。通常较低的单次剂量 1.8～2.0Gy 可以减少胸腔内正常组织的晚期反应[37-38]。术前同步放化疗，一般给予 45～50.4Gy，每周 5 天，每天 1.8Gy[39]。在食管癌的综合治疗中，经 CROSS 研究证明，41.4Gy 同步卡铂、紫杉醇化学治疗，是合理的剂量模式，不会产生严重不良反应[40]。以下分割方式也被证明在肿瘤反应率、生存预后、耐受性等方面可以被临床接受，包括：1.5Gy/F，每日 2 次的超分割模式（总剂量 45Gy/1.5Gy/30F）联合同步化学治疗，或者每日 1 次，5 周内分 34 次完成总剂量 58.5Gy 照射。

一般情况差或已存在远处转移的患者，可考虑快速地分割模式，如单次剂量 2.2～2.5Gy，每周 5 次，总剂量 40～45Gy，可有效缓解吞咽困难的症状。

九、新进展

（一）靶向治疗

随着生长因子、细胞表面受体，以及由此产生的信号传导通路的发现，人们对肿瘤的理解也进一步加深。血管的生成、炎症反应、细胞周期紊乱、细胞增殖和迁移的失常，都是肿瘤转化的重要组成部分，此外肿瘤转化中还包括了生长因子和细胞表面受体的结合。针对细胞蛋白受体和下游信号通路的一种新的治疗方法在提高肿瘤疗效方面崭露头角。表皮生长因子受体（EGFR，ErbB-1）是酪氨酸激酶受体 ErbB 家族成员。这些受体结合到细胞外的结合区域，激活细胞内的酪氨酸激酶后引发细胞信号级联反应。在癌细胞中激活这些受体会导致一些下游效应，包括刺激自分泌、突变和（或）过表达。大约 90% 的食管癌已被证明过度表达 EGFR，这与患者预后不良相关[41-44]。几种分子靶向药物已经出现，其中包括与细胞外配体结合的抗体或阻断受体酪氨酸激酶活性的小分子抑制药。表 20-4 列出了若干治疗靶点及其作用机制。

西妥昔单抗是一种针对 EGFR 细胞胞外区域的单克隆抗体（IgG1），与放射治疗联合已有相关研究。基础研究表明，在头颈部鳞癌中加入西妥昔单抗对放射治疗具有协同作用[45]。放射增敏机制包括：阻止细胞进入 G_1 期；抑制细胞增殖；促进辐射诱导的细胞凋亡；抑制辐射损伤修复；抑制肿瘤血管生成。西妥昔单抗在头颈鳞癌中已被证实可提高肿瘤局部控制率和整体生存，且没有增加治疗相关毒性[46]。但在这种治疗模式基础上是否还需要加入化学治疗，仍需进一步研究。

表 20-4　选择有针对性的生物制剂

药　物	靶　点	作用机制
西妥昔单抗	EGFR	细胞外结构域抗体，阻止配体与受体结合和激活
厄洛替尼	EGFR	小分子的酪氨酸激酶抑制药，抑制激酶活性，防止下游级联反应的启动
曲妥珠单抗	HER-2	防止配体胞外区的 HER-2 抗体与受体的结合，阻碍其激活
拉帕替尼	EGFR/HER-2	小分子的酪氨酸激酶抑制药，抑制激酶活性，防止下游级联反应的启动
贝伐珠单抗	VEGF	抑制 VEGF 与受体结合和激活
索拉非尼	PDGFR/VEGFR/Flt-3/c-Kit/Raf	小分子的酪氨酸激酶抑制药，抑制激酶活性，防止下游级联反应的启动

EGFR. 表皮生长因子受体；PDGFR. 血小板生长因子受体；VEGF. 血管内皮生长因子；VEGFR. 血管内皮生长因子受体

两个联合西妥昔单抗和放化疗治疗食管癌的 Ⅱ 期研究，结果并不一致。术前 50.4Gy 照射的同时，给予顺铂、伊立替康和西妥昔单抗（第 1、2、4、5 周给药），结果显示西妥昔单抗的加入反而降低了肿瘤反应率并加大了毒性反应[47]。但另外一个研究却得到了完全相反的结果：肿瘤反应率提高，毒性反应可接受[48]。RTOG 在进行了 Ⅲ 期随机对照研究后，最初结果并未发现西妥昔单抗的加入可带来生存获益[49]。

HER-2（ErbB2）是 ErbB 受体家族成员之一，一些研究证实食管癌存在过度表达[50-52]。HER-2 过表达与肿瘤侵袭性、淋巴结转移和化学抗拒有关。曲妥珠单抗是一种针对 HER-2 受体的人源化 IgG1 抗体。抗体发挥作用的机制似乎多种多样，其中包括：G_1 细胞周期阻滞；HER-2 受体的下调；下游信号级联中断；抑制血管生成；促进细胞凋亡。Safran 等进行了西妥昔单抗同步放化疗治疗食管腺癌的临床 Ⅰ / Ⅱ 期研究，33% 的患者存在 HER-2 过表达，中位生存期 18 个月，2 年生存率 42%[53]。ToGA 研究结果显示对于胃和胃食管交界癌，加入西妥昔单抗的化学治疗使得生存期从单纯化学治疗的 11.1 个月提升至 13.8 个月。目前 RTOG10-10 正在进一步验证西妥昔单抗联合术前同步放化疗在 HER-2 阳性患者中的作用。

以血管内皮生长因子（VEGF）为靶点的药物在癌症治疗中应用广泛。VEGF 参与血管通透性和细胞增殖的调控，并有诱导细胞凋亡作用。贝伐珠单抗是一种抗 VEGF 的抗体，在食管癌的临床前期研究中证实其有放射增敏作用[54]。一些研究正在评估贝伐珠单抗联合同步放化疗的作用，但由于贝伐珠单抗可能增加气管食管瘘发生率，因此其应用可能比较有限。

（二）调强放射治疗

调强放射治疗（IMRT）在前列腺、头颈部等肿瘤治疗中有较高的应用价值，在提高靶区剂量的同时还降低了周围正常组织受量，从而减少心脏和肺损伤。几个研究证实，IMRT 在食管癌的治疗中有可能减少肺、心脏及脊髓的剂量，明显优于三维适行计划[55-57]。此外，由于颈段食管周围解剖结构的特殊性，IMRT 在治疗颈段食管方面更有优势[58]。斯坦福大学的研究者使用 IMRT 作为一种根治性或术前放射治疗技术，2 年局部控制率、无病生存率和生存率分别 64%、38% 和 35%[59]。当然还需要更多的研究进一步证实 IMRT 优于三维适形放射治疗。

十、中国医学科学院肿瘤医院放射治疗科的食管癌术后放射治疗研究

根据 2017 年美国 NCCN 指南推荐，食管

鳞癌的任何分期根治手术后均不做任何辅助治疗，无论是否接受新辅助治疗，都是观察。但是，根据中国医学科学院 1986—1997 年完成的食管癌根治术后预防性放射治疗的前瞻性随机对照研究结果显示，$pT_{2-3}N_0M_0$ 食管癌根治术后行辅助放射治疗比单纯手术的 3 年生存率提高 8%，而 5 年生存率没有提高 [69]。因此，作者提出将术后 Ⅱ 期与 Ⅲ 期（根据 AJCC 第 6 版分期），特别是有或无淋巴结转移患者的靶区范围进行分层研究，并于 2004—2009 年在临床上应用，同时开展了 IMRT 技术 [70]。根据中国医学科学院回顾性分析结果，581 例根治术后分期为 $pT_{2-3}N_0M_0$ 的食管鳞癌，全组手术后总复发率为 38.6%，其中手术组为 40.3%，术后放射治疗组 15.8%，差异有显著性（$P=0.003$），术后放射治疗组 5 年 DFS 率高于单纯手术组（65.3% vs 50.8%，$P=0.044$），5 年 OS 率未达统计学意义（72.3% vs 59.2%，$P=0.157$）。分析方法失败部位时发现单纯手术组术后总复发转移率 T_2、T_3 期分别为 43.6% 和 39.0%，其中纵隔淋巴结复发率最高，T_2 20.3%，T_3 17.8%，其次为锁骨上淋巴结 T_2 13.3%，T_3 9.7%，血行转移 T_2 8.4%，T_3 11.7%，腹腔淋巴结和吻合口复发率均较低 [71]。杨劲松等的分析将病例扩展到 2011 年，使病例数达到 916 例，其中手术组 820 例，术后放射治疗组 96 例。两组的 5 年总生存率分别为 59.9% 和 74.3%（$P=0.010$），5 年无病生存率分别为 51.7% 和 71.0%（$P=0.003$）。术后放射治疗组和单纯手术组总复发率、局部区域复发率、远处转移率分别为 22.9% 和 42.6%（$P=0.000$）、18.8% 和 34.7%（$P=0.002$）、11.5% 和 21.2%（$P=0.025$），进一步显示术后放射治疗降低复发率并提高生存率 [72, 73]。但还需要前瞻性随机研究的结果以获得 Ⅰ 类证据。根据临床结果促使实验者第三次提出修改照射范围和放射治疗剂量。目前中国医学科学院启动了相应的临床 Ⅱ / Ⅲ 期研究，其疗效如何有待研究结果的证实 [74]。

2010 年报道淋巴结转移的食管癌术后 5 年生存率为 20%，复发转移率高达 50%～70% 以上。早在 20 世纪 90 年代中国医学科学院完成了食管癌手术与术后放射治疗比较的前瞻性随机研究，并获得了术后放射治疗提高 Ⅲ 期和淋巴结转移患者的生存率等重要结果，淋巴结阳性的手术和术后放射治疗组的 5 年生存率分别为 17.6% 和 34.1%（$P=0.0378$）。术后放射治疗组的胸内淋巴结转移及锁骨上淋巴结转移失败的发生率（分别为 21.5% 和 4.6%）均明显低于手术组（分别为 35.9% 和 19.7%，$P<0.012$）[75]。中国其他研究单位包括台湾地区，以及美国等回顾性研究获得的结果与本院研究结果类似 [76, 77]。但迄今为止，国际上对 Ⅱ b- Ⅲ 食管癌术后辅助治疗仍然缺乏前瞻研究的 Ⅰ 类证据。2004 年以后中国医学科学院采用 IMRT 新技术后，与常规放射治疗技术比较，纵隔复发率从 21.5% 进一步下降到 13.4%，也进一步提高了生存率。但血行转移仍然是主要失败模式，发生率为 30.7% [78]。因此，术后 IMRT 同步化学治疗的研究显得尤为重要。2007 年起，实验者开展了 Ⅱ b- Ⅲ 期食管癌术后 IMRT 同步化学治疗包括靶区的改进、放射治疗剂量等一系列研究，结果令人期待。

十一、总结

过去的 50 年，局部晚期食管癌的治疗从单一疗法发展到多学科联合治疗。在放射治疗中加入化学治疗后，整体存活率显著提高，虽然 5 年生存率仅为 20%～25%，但仍有可提高的空间。在过去的 20 年里，远处转移的增加很可能是局部控制率增加后患者生存延长后观察到的，因此进一步的治疗策略应主要针对远处转移失败。对于同步放化疗后是否还需要手术治疗目前仍有争议，需要更多的研究结果来确定放化疗联合手术治疗的适应人群。根据中国医学科学院前瞻性研究和回顾性资料配对的结果，对 Ⅱ～Ⅲ 期食管癌根治手术的研究结果显示，术后放射治疗降低了复发率，提高生存率，但还需要更高级别的研究证据推荐。近年来，分子生物学的研究结果使得靶向治疗蓬勃发展，放化疗的治疗方案中加入靶向治疗与标准顺铂和氟尿嘧啶的 III 期临床研究仍在进行中。目前随着对食管癌生物学认识的提高，针对不同患者的个体化治疗将会使生存率得到进一步提高。

参考文献

[1] Siegel, R.L., Miller, K.D., Jemal, A. (2017) Cancer statistics, 2017. *CA Cancer J. Clin.*, 67 (1), 7–30.

[2] Jemal, A., Siegel, R.,Ward, E., Murray, T., Xu, J., Smigal, C., *et al.* (2006) Cancer statistics, 2006. *CA Cancer J. Clin.*, 56 (2), 106–130.

[3] Naef, A.P., Savary, M., Ozzello, L. (1975) Columnar-lined lower esophagus: an acquired lesion with malignant predisposition. Report on 140 cases of Barrett's esophagus with 12 adenocarcinomas. *J.Thorac. Cardiovasc. Surg.*, 70 (5), 826–835.

[4] Poleynard, G.D., Marty, A.T., Birnbaum,W.B., Nelson, L.E., O'Reilly, R.R. (1977) Adenocarcinoma in the columnar-lined (Barrett) esophagus. Case report and review of the literature. *Arch. Surg.*, 112 (8), 997–1000.

[5] Cameron, A.J., Ott, B.J., Payne,W.S. (1985) The incidence of adenocarcinoma in columnar-lined (Barrett's) esophagus. *N. Engl. J. Med.*, 313 (14), 857–859.

[6] Blot,W.J., Devesa, S.S., Fraumeni, J.F., Jr. (1993) Continuing climb in rates of esophageal adenocarcinoma: an update. *JAMA*, 270 (11), 1320.

[7] Brown, L.M., Devesa, S.S. (2002) Epidemiologic trends in esophageal and gastric cancer in the United States. *Surg. Oncol. Clin.North Am.*, 11 (2), 235–256.

[8] Brown, L.M., Devesa, S.S., Chow,W.H. (2008) Incidence of adenocarcinoma of the esophagus among white Americans by sex, stage, and age. *J. Natl Cancer Inst.*, 100 (16), 1184–1187.

[9] Goodner, J.T., Miller, T.P., Pack, G.T.,Watson,W.L. (1956) Torek esophagectomy; the case against segmental resection for esophageal cancer. *J.Thorac. Surg.*, 32 (3), 347–359.

[10] Rizk, N., Venkatraman, E., Park, B., *et al.* (2006) The prognostic importance of the number of involved lymph nodes in esophageal cancer: implications for revisions of the American Joint Committee on Cancer staging system. *J.Thorac. Cardiovasc. Surg.*, 132 (6), 1374–1381.

[11] Peyre, C.G., Hagen, J.A., DeMeester, S.R., *et al.* (2008) Predicting systemic disease in patients with esophageal cancer after esophagectomy: a multinational study on the significance of the number of involved lymph nodes. *Ann. Surg.*, 248 (6), 979–985.

[12] Edge, S.B., Byrd, D.R., Compton, C.C., Fritz, A.G., Greene, F.L., Trotti, A. (2002) *AJCC Cancer Staging Manual*. Springer.

[13] Leichman, L., Herskovic, A., Leichman, C.G., *et al.* (1987) Nonoperative therapy for squamous-cell cancer of the esophagus. *J. Clin. Oncol.*, 5 (3), 365–370.

[14] Leichman, L., Steiger, Z., Seydel, H.G., *et al.* (1984) Preoperative chemotherapy and radiation therapy for patients with cancer of the esophagus: a potentially curative approach. *J. Clin. Oncol.*, 2 (2), 75–79.

[15] Douple, E.B., Richmond, R.C. (1982) Enhancement of the potentiation of radiotherapy by platinum drugs in a mouse tumor. *Int. J. Radiat. Oncol. Biol. Phys.*, 8 (3-4), 501–503.

[16] Natsugoe, S., Yoshinaka, H., Morinaga, T., *et al.* (1996) Ultrasonographic detection of lymph-node metastases in superficial carcinoma of the esophagus. *Endoscopy*, 28 (8), 674–679.

[17] Hiele, M., De Leyn, P., Schurmans, P., *et al.* (1997) Relation between endoscopic ultrasound findings and outcome of patients with tumors of the esophagus or esophagogastric junction. *Gastrointest. Endosc.*, 45 (5), 381–386.

[18] van Vliet, E.P., Heijenbrok-Kal, M.H., Hunink, M.G., Kuipers, E.J., Siersema, P.D. (2008) Staging investigations for oesophageal cancer: a meta-analysis. *Br. J. Cancer*, 98 (3), 547–557.

[19] Flanagan, F.L., Dehdashti, F., Siegel, B.A., *et al.* (1997) Staging of esophageal cancer with 18F-fluorodeoxyglucose positron emission tomography. *Am. J. Roentgenol.*, 168 (2), 417–424.

[20] Pan, L., Gu, P., Huang, G., Xue, H.,Wu, S. (2009) Prognostic significance of SUV on PET/CT in patients with esophageal cancer: a systematic review and meta-analysis. *Eur. J. Gastroenterol. Hepatol.*, 21 (9), 1008–1015.

[21] Bruzzi, J.F., Swisher, S.G., Truong, M.T., *et al.* (2007) Detection of interval distant metastases: clinical utility of integrated CT-PET imaging in patients with esophageal carcinoma after neoadjuvant therapy. *Cancer*, 109 (1), 125–134.

[22] Lordick, F., Ott, K., Krause, B.J., *et al.* (2007) PET to assess early metabolic response and to guide treatment of adenocarcinoma of the oesophagogastric junction: the MUNICONphase II trial. *Lancet Oncol.*, 8 (9), 797–805.

[23] Adams,W., Phemister, D. (1933) Carcinoma of the lower thoracic esophagus: report of successful resection and esophagogastrostomy. *J.Thorac. Surg.*, 7, 621–632.

[24] Torek, F. (1913) The first successful case of resection of the thoracic portion of the oesophagus for carcinoma. *Surg. Gynecol.*, 16, 614–617.

[25] Aisner, J., Forastiere, A., Aroney, R. (1983) Patterns of recurrence for cancer of the lung and esophagus, in *Cancer Treatment Symposia: Proceedings of the Workshop on Patterns of Failure After Cancer Treatment*, Vol. 2 (ed. R.E.Wittes), US Department of Health and Human Services,Washington, DC.

[26] Fujimake, M., Soga, J., Kawaguchi, M., Maeda, M., Sasaki, K. (1975) Role of preoperative administration of bleomycin and radiation in the treatment of esophageal cancer. *Jpn. J. Surg.*, 5 (1), 48–55.

[27] Herskovic, A., Martz, K., al-Sarraf, M., *et al.* (1992) Combined chemotherapy and radiotherapy compared with radiotherapy alone in patients with cancer of the esophagus. *N. Engl. J. Med.*, 326 (24), 1593–1598.

[28] Coia, L.R., Engstrom, P.F., Paul, A.R., Stafford, P.M., Hanks, G.E. (1991) Long-term results of infusional 5-FU, mitomycin-C and radiation as primary management of esophageal carcinoma. *Int. J. Radiat. Oncol. Biol. Phys.*, 20 (1), 29–36.

[29] Minsky, B.D., Pajak, T.F., Ginsberg, R.J., *et al.* (2002) INT 0123 (Radiation Therapy Oncology Group 94-05) phase III trial of combined-modality therapy for esophageal cancer: high-dose versus standard-dose radiation therapy. *J. Clin. Oncol.*, 20 (5), 1167–1174.

[30] Jouve, J., Michel, P., Mariette, C., *et al.* (2008) Outcome of the nonrandomized patients in the FFCD 9102 trial: Chemoradiation followed by surgery compared with chemoradiation alone in squamous cancer of the esophagus. *J.*

Clin. Oncol., 26 (20s), 4555.

[31] Stahl, M., Stuschke, M., Lehmann, N., *et al.* (2005) Chemoradiation with and without surgery in patients with locally advanced squamous cell carcinoma of the esophagus. *J. Clin. Oncol.*, 23 (10), 2310–2317.

[32] Cheedella, N.K., Suzuki, A., Fau-Xiao, L., *et al.* (2013) Association between clinical complete response and pathological complete response after preoperative chemoradiation in patients with gastroesophageal cancer: analysis in a large cohort. *Ann. Oncol.*, 24 (5), 1262–1266.

[33] Walsh, T.N., Noonan, N., Hollywood, D., Kelly, A., Keeling, N., Hennessy, T.P. (1996) A comparison of multimodal therapy and surgery for esophageal adenocarcinoma. *N. Engl. J. Med.*, 335 (7), 462–467.

[34] Urba, S.G., Orringer, M.B., Turrisi, A., Iannettoni, M., Forastiere, A., Strawderman, M. (2001) Randomized trial of preoperative chemoradiation versus surgery alone in patients with locoregional esophageal carcinoma. *J. Clin. Oncol.*, 19 (2), 305–313.

[35] Tepper, J., Krasna, M.J., Niedzwiecki, D., *et al.* (2008) Phase III trial of trimodality therapy with cisplatin, fluorouracil, radiotherapy, and surgery compared with surgery alone for esophageal cancer: CALGB 9781. *J. Clin. Oncol.*, 26 (7), 1086–1092.

[36] Shapiro, J., van Lanschot, J.J., Hulshof, M.C., *et al.* and the CROSS study group (2015) Neoadjuvant chemoradiotherapy plus surgery versus surgery alone for oesophageal or junctional cancer (CROSS): long-term results of a randomised controlled trial. *Lancet Oncol.*, 16 (9), 1090–1098.

[37] Thames, H.D., Jr, Peters, L.J., Withers, H.R., Fletcher, G.H. (1983) Accelerated fractionation vs hyperfractionation: rationales for several treatments per day. *Int. J. Radiat. Oncol. Biol. Phys.*, 9 (2), 127–138.

[38] Withers, H.R. (1985) Biologic basis for altered fractionation schemes. *Cancer*, 55 (9 Suppl.), 2086–2095.

[39] Forastiere, A.A., Heitmiller, R.F., Lee, D.J., *et al.* (1997) Intensive chemoradiation followed by esophagectomy for squamous cell and adenocarcinoma of the esophagus. *Cancer J. Sci. Am.*, 3 (3), 144–152.

[40] van Hagen, P., Hulshof Mc Fau, van Lanschot, J.J.B., *et al.* (2012) Preoperative chemoradiotherapy for esophageal or junctional cancer. *N. Engl. J. Med.*, 366 (22), 2074–2084.

[41] Kitagawa, Y., Ueda, M., Ando, N., Ozawa, S., Shimizu, N., Kitajima, M. (1996) Further evidence for prognostic significance of epidermal growth factor receptor gene amplification in patients with esophageal squamous cell carcinoma. *Clin. Cancer Res.*, 2 (5), 909–914.

[42] Ozawa, S., Ueda, M., Ando, N., Shimizu, N., Abe, O. (1989) Prognostic significance of epidermal growth factor receptor in esophageal squamous cell carcinomas. *Cancer*, 63 (11), 2169–2173.

[43] Itakura, Y., Sasano, H., Shiga, C., *et al.* (1994) Epidermal growth factor receptor overexpression in esophageal carcinoma. An immunohistochemical study correlated with clinicopathologic findings and DNA amplification. *Cancer*, 74 (3), 795–804.

[44] Yoshida, K., Kuniyasu, H., Yasui, W., Kitadai, Y., Toge, T., Tahara, E. (1993) Expression of growth factors and their receptors in human esophageal carcinomas: regulation of expression by epidermal growth factor and transforming growth factor alpha. *J. Cancer Res. Clin. Oncol.*, 119, 401–407.

[45] Gibson, M.K., Abraham, S.C., Wu, T.T., *et al.* (2003) Epidermal growth factor receptor, p53 mutation, and pathological response predict survival in patients with locally advanced esophageal cancer treated with preoperative chemoradiotherapy. *Clin. Cancer Res.*, 9 (17), 6461–6468.

[46] Bonner, J.A., Harari, P.M., Giralt, J., *et al.* (2006) Radiotherapy plus cetuximab for squamous-cell carcinoma of the head and neck. *N. Engl. J. Med.*, 354 (6), 567–578.

[47] Enzinger, P.C., Yock, T., Suh, W., *et al.* (2006) Phase II cisplatin, irinotecan, cetuximab and concurrent radiation therapy followed by surgery for locally advanced esophageal cancer. *J. Clin. Oncol.*, 24 (18s), 4064.

[48] Suntharalingam, M., Dipetrillo, T., Akerman, P., *et al.* (2006) Cetuximab, paclitaxel, carboplatin, and radiation for esophageal and gastric cancer. *J. Clin. Oncol.*, 24 (18S), 4029.

[49] Suntharalingam, M., Winter, K., Ilson, D., *et al.* (2014) The initial report of local control on RTOG 0436: A Phase 3 trial evaluating the addition of cetuximab to paclitaxel, cisplatin, and radiation for patients with esophageal cancer treated without surgery. *Int. J. Radiat. Oncol. Biol. Phys.*, 90, S3.

[50] al-Kasspooles, M., Moore, J.H., Orringer, M.B., Beer, D.G. (1993) Amplification and over-expression of the EGFR and erbB-2 genes in human esophageal adenocarcinomas. *Int. J. Cancer*, 54 (2), 213–219.

[51] Dahlberg, P.S., Jacobson, B.A., Dahal, G., *et al.* (2004) ERBB2 amplifications in esophageal adenocarcinoma. *Ann. Thorac. Surg.*, 78 (5), 1790–1800.

[52] Shiga, K., Shiga, C., Sasano, H., *et al.* Expression of c-erbB-2 in human esophageal carcinoma cells: overexpression correlated with gene amplification or with GATA-3 transcription factor expression. *Anticancer Res.*, 13 (5A), 1293–1301.

[53] Bang, Y.J., Van Cutsem, E., Feyereislova, A., *et al.* (2010) Trastuzumab in combination with chemotherapy versus chemotherapy alone for treatment of HER2-positive advanced gastric or gastro-oesophageal junction cancer (ToGA): a phase 3, open-label, randomised controlled trial. *Lancet*, 376 (9742), 687–697.

[54] Gorski, D.H., Beckett, M.A., Jaskowiak, N.T., *et al.* (1999) Blockage of the vascular endothelial growth factor stress response increases the antitumor effects of ionizing radiation. *Cancer Res.*, 59 (14), 3374–3378.

[55] Chandra, A., Guerrero, T.M., Liu, H.H., *et al.* (2005) Feasibility of using intensity-modulated radiotherapy to improve lung sparing in treatment planning for distal esophageal cancer. *Radiother. Oncol.*, 77 (3), 247–253.

[56] Nutting, C.M., Bedford, J.L., Cosgrove, V.P., Tait, D.M., Dearnaley, D.P., Webb, S. (2002) Intensity-modulated radiotherapy reduces lung irradiation in patients with carcinoma of the oesophagus. *Front. Radiat. Ther. Oncol.*, 37, 128–131.

[57] Wu, V.W., Sham, J.S., Kwong, D.L. (2004) Inverse planning in three-dimensional conformal and intensity-modulated radiotherapy of mid-thoracic oesophageal cancer. *Br. J. Radiol.*, 77 (919), 568–572.

[58] Wang, S.L., Liao, Z., Liu, H., *et al.* (2006) Intensity-modulated radiation therapy with concurrent chemotherapy for locally advanced cervical and upper thoracic esophageal cancer. *World J. Gastroenterol.*, 12 (34), 5501–5508.

[59] La, T.H., Minn, A.Y., Su, Z., *et al.* (2010) Multimodality treatment with intensity modulated radiation therapy for esophageal cancer. *Dis. Esoph.*, 23 (4), 300–388.

[60] Keane, T.J., Harwood, A.R., Elhakim, T., *et al.* (1985) Radical radiation therapy with 5-fluorouracil infusion and mitomycin C for oesophageal squamous carcinoma. *Radiother. Oncol.*, 4 (3), 205–210.

[61] John, M.J., Flam, M.S., Mowry, P.A., *et al.* Radiotherapy alone and chemoradiation for nonmetastatic esophageal carcinoma. A critical review of chemoradiation. *Cancer*, 63 (12), 2397–2403.

[62] Araujo, C.M., Souhami, L., Gil, R.A., *et al.* (1991) A randomized trial comparing radiation therapy versus

concomitant radiation therapy and chemotherapy in carcinoma of the thoracic esophagus. *Cancer*, 67 (9), 2258–2261.

[63] Smith, T.J., Ryan, L.M., Douglass, H.O., Jr, *et al.* (1998) Combined chemoradiotherapy vs. radiotherapy alone for early stage squamous cell carcinoma of the esophagus: a study of the Eastern Cooperative Oncology Group. *Int. J. Radiat. Oncol. Biol. Phys.*, 42 (2), 269–276.

[64] Wobbes, T., Baron, B., Paillot, B., *et al.* (2001) Prospective randomised study of split-course radiotherapy versus cisplatin plus split-course radiotherapy in inoperable squamous cell carcinoma of the oesophagus. *Eur. J. Cancer*, 37 (4), 470–477.

[65] Cooper, J.S., Guo, M.D., Herskovic, A., *et al.* (1999) Chemoradiotherapy of locally advanced esophageal cancer: long-term follow-up of a prospective randomized trial (RTOG 85-01). Radiation Therapy Oncology Group. *JAMA*, 281 (17), 1623–1627.

[66] Bosset, J.F., Gignoux, M., Triboulet, J.P., *et al.* (1997) Chemoradiotherapy followed by surgery compared with surgery alone in squamous-cell cancer of the esophagus.*N. Engl. J. Med.*, 337 (3), 161–167.

[67] Burmeister, B.H., Smithers, B.M., Gebski, V., *et al.* (2005) Surgery alone versus chemoradiotherapy followed by surgery for resectable cancer of the oesophagus: a randomised controlled phase III trial. *Lancet Oncol.*, 6 (9), 659–668.

[68] Mariette, C., Dahan, L., Mornex, F., *et al.* (2014) Surgery alone versus chemoradiotherapy followed by surgery for stage I and II esophageal cancer: final analysis of randomized controlled phase III trial FFCD 9901. *J. Clin. Oncol.*, 32 (23), 2416–2422.

[69] Xiao ZF, Yang ZY, Liang J, et al. (2003) Value of radiotherapy after radical surgery for esophageal carcinoma: a report of 495 patients. Ann Thorac Surg., 75, 331-336.

[70] Zhang W, Liu X, Xiao Z, et al. (2015) Postoperative intensity-modulated radiotherapy improved survival in lymph node-positive or stage Ⅲ thoracic esophageal squamous cell carcinoma. Oncol Res Treat.,38, 97-102.

[71] 刘晓, 章文成, 于舒飞 等. T2-3N0M0 期食管癌 R_0 术后失败模式分析——术后放疗潜在价值与意义. 中华放射肿瘤学杂志 2015;24:19-24.

[72] Yang J, Zhang W, Xiao Z, et al. (2017) The Impact of Postoperative Conformal Radiotherapy after Radical Surgery on Survival and Recurrence in Pathologic T3N0M0 Esophageal Carcinoma: A Propensity Score-Matched Analysis. J Thorac Oncol., 12, 1143-1151.

[73] 杨劲松, 章文成, 肖泽芬 等. 术后辅助 3DRT 改善 $pT_3N_0M_0$ 期食管癌患者长期生存. 中华放射肿瘤学杂志 2015;24:101-105.

[74] 杨劲松, 刘晓, 肖泽芬 等. $pT_{2-3}N_0M_0$ 期食管癌根治术后 3DRT 前瞻性 Ⅱ 期临床研究. 中华放射肿瘤学杂志 2015;24:29-32.

[75] Xiao ZF, Yang ZY, Miao YJ, et al. (2005) Influence of number of metastatic lymph nodes on survival of curative resected thoracic esophageal cancer patients and value of radiotherapy: report of 549 cases. Int J Radiat Oncol Biol Phys., 62,82-90.

[76] Chen J, Pan J, Zheng X, et al. (2012) Number and location of positive nodes, postoperative radiotherapy, and survival after esophagectomy with three-field lymph node dissection for thoracic esophageal squamous cell carcinoma. Int J Radiat Oncol Biol Phys., 82,475-482.

[77] Schreiber D, Rineer J, Vongtama D, et al. (2010) Impact of postoperative radiation after esophagectomy for esophageal cancer. J Thorac Oncol., 5, 244-250.

[78] 于舒飞, 章文成, 肖泽芬 等. 胸中段淋巴结阳性食管癌术后放疗的临床意义. 中华放射肿瘤学杂志 2016;25.

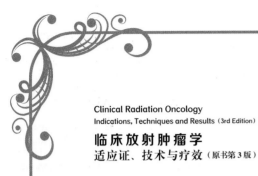

Clinical Radiation Oncology
Indications, Techniques and Results（3rd Edition）

临床放射肿瘤学
适应证、技术与疗效（原书第 3 版）

第四部分

胃肠道恶性肿瘤

Gastrointestinal Malignancies

第21章 胃癌
Gastric Cancer

Joanna Y. Chin　Theodore S. Hong　著

隆榴花　李　宁(男)　金　晶　译

一、概述

尽管美国胃癌的发病率逐渐下降，2017年预计新发病例数仍达28 000例，而在一些亚洲国家，东欧及南美的年发病率大约是美国的10倍[1-3]。全球范围内，发展中国家胃癌发病率约占70%以上，男女比例为2∶1。2012年胃癌位列癌症死亡率第3位。对于早期病变单纯手术治疗即可，但大多初诊即为局部进展或转移的患者，5年总生存率分别为30%和4.5%[1]。因此，辅助治疗对于改善预后仍是胃癌研究的热点。

二、临床表现和诊断

常见的症状是体重下降和持续性上腹部疼痛，其他症状有恶心、厌食、早期饱腹感、黑粪和（或）吞咽困难，后者常见于胃食管（GE）结合部肿瘤。在美国，早期胃癌仅有10%～20%可有症状。早期饱腹感可能由于胃排空障碍或弥漫型胃癌病变导致胃失去扩张性，称为"皮革胃"。大约25%的胃癌患者有胃溃疡病史，其他危险因素包括：胃幽门螺杆菌感染、高龄、男性、低纤维饮食、高盐饮食或腌制食物、慢性萎缩性胃炎、肠上皮化生、恶性贫血、胃腺瘤性息肉、胃癌家族史及吸烟[4]。晚期病变可表现为腹部包块。淋巴结评估包括左锁骨上区域（Virchow淋巴结）、脐周（Sister Mary Joseph淋巴结）及左腋下（Irish淋巴结）。

食管镜用于明确肿瘤位置及大小，并可行活检获得组织学诊断。内镜超声用于明确侵犯深度，有助于分期。胸腹盆CT用于评估是否远地转移，远处转移常见于肝脏、腹膜和远处淋巴结。不常见的远处转移包括卵巢（Krukenberg瘤）、中枢神经系统、骨、肺及软组织。临床不确定的器官脏器转移应行活检证实。PET-CT有助于评估远处转移，但大部分弥漫型胃癌并不摄取FDG，并且PET-CT检出腹膜转移敏感性仅50%[5]。因此，PET-CT并不作为胃癌分期的常规检查手段。

一些临床中心应用术前腹腔镜探查评估腹膜、肝脏表面和局部区域淋巴结，尤其是对术前非侵袭性检查手段可疑有淋巴结转移、腹膜转移的病例[6]。术前腹腔镜腹腔冲洗液也可以获得细胞学样本，从而选择可能从新辅助治疗中获益的患者。术前CT检查阴性的病例中，20%～30%可在开腹探查或手术时发现腹腔内转移，所以一些学者主张腹腔镜探查以区别一些不能从手术中获益的患者[6, 7]。

三、解剖

胃包括贲门、胃底、胃体（分为小弯、大弯）和幽门。区域淋巴结受累取决于原发肿瘤的部位，位于胃大弯肿瘤的区域淋巴结包括胃大弯、大网膜、胃十二指肠、胃网膜、幽门前、胰十二指肠淋巴结。位于胃小弯肿瘤的区域淋巴结包括胃小弯、小网膜、胃左、食管、肝脏、腹腔和肝十二指肠淋巴结。无论小弯大弯，胰腺和脾动脉区域都是高危区域。肝十二指肠、胰腺后方、肝门、肠系膜和腹主动脉旁淋巴结定义为远地转移。

20 世纪 90 年代开始，胃食管结合部肿瘤和近端胃肿瘤发生率上升[1]。外科方面 GE 结合部肿瘤疗效要比远端胃肿瘤差，虽然有关于 GE 肿瘤相关研究，但还没有明确结论。第 7 版 AJCC 分期系统明确了 GE 结合部 5cm 以内发生的肿瘤为 GE 肿瘤，按胃癌分期，而第 8 版 AJCC 分期提出食管和胃交界下 2cm 以内按食管分期[8]。

四、组织病理学

Lauren 分型将胃癌分为两种组织学类型：肠型和弥漫型。肠型表现为腺样结构，弥漫型是黏膜下弥漫浸润[9]。肠型胃癌占 70%～80%，男性更常见，在高危人群中更普遍，可能与环境因素相关。弥漫型胃癌更年轻，预后更差。

小部分胃癌（＜10%）是遗传性的[9]，3%～5% 与遗传的癌症倾向综合征有关，如 Lynch 综合征、Peutz-Jeghers 综合征，家族性腺瘤性息肉病，遗传性乳腺和卵巢癌及 Li-Fraumeni 综合征。一种称为遗传性弥漫型胃癌（hereditary diffuse gastric cancer，HDGC）与年轻和弥漫型组织学相关。50% 的 HDGC 病例是由于 CDH-1（E- 钙黏素基因）潜在缺陷，存在这种缺陷一生中发生胃癌的风险 40%～60%[10]。7%～34%

胃癌与 Her-2 受体过表达和 ERBB2 基因密码子扩增有关，但是，过表达与临床疗效是否相关目前仍有争议[11-18a]。而且，ToGA 研究中晚期胃癌化疗中加入 HER-2 靶向药物曲妥珠单抗显示出生存获益[19]，然而，在 ARTIST 的 III 期随机对照研究的最终更新结果中，胃癌术后同步放化疗与单纯化学治疗对比显示 HER-2 过表达的患者中 DFS 并没有区别[20]。其他一些正在研究的胃癌的分子靶点包括 EGFR 过表达、VEGFA、VEGFR[20a]、HGFR、mTOR 等。

癌症基因组图谱根据 25 个常见突变的基因将胃癌分成 4 种主要类型：EB 病毒相关、微卫星不稳定、基因稳定型肿瘤和染色体不稳定肿瘤[21]。从分子层面设计研究和治疗，例如，SWOG1201 研究采用蛋白表达水平包括核苷酸剪切修复，ERCC1，以区分对不同化学治疗方案有效的胃癌。

五、分期

常用的分期系统是 AJCC/UICC TNM 分期，肿瘤大小和淋巴结受累部位并不在分期之内，T 分期与食管癌和直肠癌一致，N 分期取决于区域淋巴结受累数目，第 8 版 AJCC 分期系统不仅考虑了病理分期还加入了临床预后因素。新分期系统提高了 60% 病例的分期，但不影响预后[22,23]。例如：AJCC 第 7 版的 IIA 期包括 pT_3pN_0，pT_2pN_1 和 $pT_{1b}pN_2$，其中位生存时间在一个中心的回顾性分析中分别为 35.8 个月、21.9 个月和 16 个月[22]，有研究者提出采用 N 的比例强调淋巴结清扫范围的重要性[24,25]。

六、治疗策略

原发灶切除是胃癌治疗的基础，手术目的是需达到 R0 切除及扩大淋巴结清扫术及网膜切除，手术范围基于原发灶部位。并不是所有病例需要接受全胃切除，尤其是远端胃病变，部分胃切除可以达到相似的疗效并且并发症更少[26, 27]，对于肠型胃癌的部分胃切除的切缘需要5cm，弥漫型胃癌需要更大的切缘[28]。对于近端1/3或胃体的肿瘤需全胃切除，以及脾切除，因为这个部位的肿瘤常转移到脾门，部分近端胃切除常引起反流，因此不建议尝试。

（一）淋巴结清扫范围

越来越多的证据支持更大范围的淋巴结清扫，可改善生存。1985—1999年在MSKCC一系列胃切除术的患者，Karpeh等[29]发现15个及以上淋巴结清扫提高了Ⅱ期患者5年生存率（54%），而淋巴结清扫数目少于15个的5年生存率30%。

日本与欧洲/美国相比，其5年生存率更高，手术死亡率低，日本胃癌发病率高，外科医师从中获得更多的手术经验，常规使用D2淋巴结清扫从而提高生存，所谓D1清扫仅是胃周及附着的大网膜和小网膜淋巴结。而D2手术除了D1切除还包括腹腔干淋巴结，肝门、脾脏、腹腔动脉的淋巴结。

扩大淋巴结清扫需要丰富的手术经验。在荷兰的Ⅲ期多中心胃癌研究中，711例患者接受原发灶切除随机分成D1淋巴结清扫和D2淋巴结清扫[30-32]。两组之间并不完全匹配，D2清扫组37%接受脾切除、30%胰尾切除，D1清扫组11%接受脾切除，3%胰尾切除，D2切除的术后并发症更高（43% vs 25%，$P=0.001$），术后死亡率更高（10% vs 4%，$P=0.004$），两组之间15年总生存率没有差别，D1清扫组15年复发率更高（49% vs 40%）。一项meta分析包括8个随机试验、2044例患者，也得出了类似的结果[33]。

随着手术技术的进步，质量控制的改进，降低了脾脏和胰腺的切除率。意大利胃癌研究组表明训练有素的外科医师做胃切除和D2淋巴结清扫术后并发症及死亡率与D1术后相似[34]。随后

的Ⅲ期随机研究显示D1术后和D2术后的并发症及死亡率相等。而且，两组之间的5年生存率并没有区别（66.5% vs 64.2%），但明显高于以往西方的研究。亚组分析中，pT_{2-4}和淋巴结阳性的患者可以从D2手术获益[35]。尽管D2清扫可能更适合于局部进展期病变，扩大淋巴结清扫在美国和欧洲并不是常规治疗。

（二）辅助放化疗

单纯手术后局部复发率高提示辅助治疗在整个胃癌治疗的重要性（表21-1），Intergroup0116研究中，MacDonald等[36]将原发灶术后的患者随机分为观察或氟尿嘧啶化学治疗联合放化疗[36, 37]，氟尿嘧啶化学治疗1周期后，给予瘤床边界外扩2cm和区域淋巴结放射治疗45Gy，同步氟尿嘧啶增敏。放射治疗1个月后，再行2个周期氟尿嘧啶化学治疗，共3个周期辅助化学治疗，接受辅助化学治疗和放化疗的患者比单纯手术组3年总生存高（50% vs 41%）。放化疗组随访10年后仍可见获益（HR 1.32，95% CI 1.10～1.60，$P=0.0046$），中位生存时间和无复发生存也有提高（35个月 vs 27个月，27个月 vs 19个月）。这个研究的主要缺陷是超过一半的患者接受了D0切除（即比D1切除更少的淋巴结），辅助化学治疗和放化疗在这个研究中可能补偿了不规范的手术。

在MacDonald的Ⅰ/Ⅱ期临床试验的回顾性分析中提到这个问题[38]，27%患者接受了D0切除，39% D1切除，25% D2切除，显示术后辅助放化疗降低局部复发（2年，5% vs 17%），但是区域复发或远处转移两组并没有区别。尤其是D1术后同步放化疗的局部复发差异更大（2年，2% vs 18%），然而D2术后同步放化疗并没有获益。

最近ARTIST的Ⅲ期研究结果显示辅助化学治疗加入同步放化疗能够使接受D2手术的局部晚期患者获益，该研究随机入组了458例患者，

表 21-1　胃癌术后辅助治疗的主要临床研究

研　究	辅助治疗组	病例数	总生存	其他研究终点	评　论
Intergroup0116 Macdonald 等，2001 1991—1998	氟尿嘧啶 + RT vs 无	556	3 年：50% vs 41% （P=0.005）	3 年 RFS：48% vs 31% （P > 0.001）	84% 的患者淋巴结阳性； 54% 未达到 N₁ 水平淋巴结 完全清扫
ARTIST Lee 等，2012 2004—2008	卡培他滨 / 顺 铂 + RT vs 卡培他滨 / 顺铂	458	–	3 年 DFS：78.2% vs 74.2%（P=0.0862）	亚组分析 LN+ 的患者 （n=396），DFS 放射治疗组 优于单纯化学治疗（77.5% vs 72.3%，P=0.0365）
MAGIC Cunningham 等，2006 1994—2002	表阿霉素 / 顺 铂 / 氟尿嘧 啶 vs 无	503	5 年：36.3% vs 23%（P=0.009）	5 年 PFS：30% vs 18% （P > 0.001）	包括食管和 GE 结合部肿瘤， 围术期化学治疗组 41.6% 没有完成化学治疗
ACTS-GC Sasako 等，2011 2001—2004	S-1 vs 无	1059	5 年：71.7% vs 61.1% （HR 0.669，95% CI 0.540 ~ 0.828）	5 年 RFS：65.4% vs 53.1%（HR 0.635， 95% CI 0.537 ~ 0.793）	单纯手术组的 OS 优于其他 研究，Ⅱ期患者 S-1 辅助 治疗中获益更明显
CLASSIC Bang 等，2012 2006—2009	卡培他滨 / 奥 沙利铂 vs 无	1035	3 年：83% vs 78% （P=0.0493）	3 年 DFS：74% vs 59%（HR 0.56，95% CI 0.44 ~ 0.72）	单纯手术组的 OS 优于其他 研究

RFS. 无复发生存期；PFS. 无进展生存期；DFS. 无病生存

术后行 6 周期卡培他滨 + 顺铂化学治疗或者行相同方案化学治疗 4 个周期加同步放化疗[20, 39]。放射治疗针对瘤床及区域淋巴结照射 45Gy，卡培他滨 825mg/m² 每日 2 次，在这个研究中，两组的 5 年总生存并没有区别（75% 辅助化学治疗 + 同步放化疗组 vs 73% 单纯辅助化学治疗）。然而，亚组分析中显示淋巴结阳性的患者（辅助化学治疗组占 84.6%、联合组占 88.3%）3 年的 DFS 联合治疗组优于辅助化学治疗组（76% vs 72%，P=0.04）。也就是说局部进展期的病例可以从术后辅助同步放化疗中获益。其实，在单纯辅助化学治疗组局部区域复发率更高（13% vs 7%，P=0.0033），然而远处转移率两组没有区别（27% vs 24%，P=0.5568）。但是这个研究的适用性需谨慎，因为其研究人群 60% 为 I B 或 Ⅱ 期，60% 是弥漫型胃癌。在这个研究中早期和弥漫型比例较高，可能低估了同步放化疗的益处。

Intergroup 0116 和 ARTIST 研究均是对比单纯辅助化学治疗和辅助化学治疗联合同步放化疗。另外两个研究在辅助同步放化疗基础上对比辅助化学治疗方案。CALGB 80101 研究对比两个常用的化学治疗方案 [氟尿嘧啶 / 亚叶酸钙 vs 表阿霉素 + 顺铂 + 持续输注氟尿嘧啶（ECF）]，两组都做了辅助同步放化疗，结果显示两组 3 年 OS 及 DFS 没有区别（3 年 OS：氟尿嘧啶组 50% vs ECF 组 52%）[40]。荷兰 CRITICS 研究对比辅助化学治疗 ECX（表阿霉素，顺铂 / 奥沙利铂，卡培他滨）和辅助放化疗（放射治疗剂量 45Gy，顺铂 / 奥沙利铂同步化学治疗），两组都接受新辅助 ECX 化学治疗和胃 D1+ 清扫术[41]。这个研究主要是针对术后系统治疗对比局部治疗，通过有效的化学治疗方案组合尽量将辅助治疗的毒性最小化。

（三）围术期和辅助化学治疗

几个重要的随机研究显示围术期或术后辅助化学治疗可以获益，这些研究使用了多种化学治疗方案。MAGIC 实验中，入组了 503 例患者，随机分为单纯手术或术前及术后各 3 个周期 ECF 方案化学治疗，共 6 个周期[42]。中位随访时间 4 年，结果显示围术期化学治疗改善了 OS 和 PFS（3 年生存 36.3% vs 23% 单纯手术）。值得注意的是，这个研究还包括了下段食管癌（14%）和胃食管结合部肿瘤（12%），可能与胃癌生物学特性有区别。另外，围术期化学治疗组仅有41%的患者真正完成了化学治疗。围术期化学治疗组与单纯手术组的术后 T 分期（T_{1-2} 51.7% vs 36.8%）和 N 分期（0～6个淋巴结 84.1% vs 70.5%）相比，前者更低，意味着新辅助化学治疗虽然没有达到 PCR，但对肿瘤降期还是有效的。

最近，亚洲两个大型研究报道以氟尿嘧啶为基础的辅助化学治疗在胃癌 D2 术后的地位。日本的 ACTS-GC 研究中[43]，术后使用 S-1（一种口服形式的氟尿嘧啶）持续 1 年，与单纯手术切除相比，辅助 S-1 治疗可以改善 5 年 OS（71.1% vs 61.1%）和降低复发率（25.1% vs 35.5%）。CLASSIC 研究也得出类似的结果，研究显示术后辅助卡培他滨 / 奥沙利铂化学治疗对比单纯手术治疗改善了 5 年 DFS（68% vs 53%，$P < 0.0001$），和 5 年 OS（78% vs 69%，$P=0.0015$）[44, 45]，而治疗相关毒性方面，辅助化学治疗组要高于单纯手术组，仅有 1/3 的患者按计划完成了 8 周期化学治疗。值得注意的是这两个研究中接受单纯手术的患者总生存要比欧洲或美国研究中的高。所以，可能由于组织学类型、手术经验和分期偏早，亚洲胃癌不同于西方国家。

辅助化学治疗无论是用于系统治疗还是放射增敏是目前的研究热点，卡培他滨口服简便有效，奥沙利铂取代了肾毒性大的顺铂，随着观念的转变，REAL2 入组了 1002 例进展期胃癌处治的患者，对比表阿霉素 / 顺铂联合氟尿嘧啶或卡培他滨，或者表阿霉素 / 奥沙利铂联合氟尿嘧啶或卡培他滨[46]，结果显示在 OS 和 PFS 方面卡培他滨并不劣于氟尿嘧啶，奥沙利铂并不劣于顺铂，二次分析中，EOX（表阿霉素 / 奥沙利铂 / 卡培他滨）1 年 OS 优于 ECF 方案（46.8% vs 37.7%，$P=0.02$），EOX 组中位生存时间几乎提高了 2 个月。这就证明了更方便、更安全、更有效的化学治疗方案是可行的，可提高化学治疗完成率。卡培他滨尽管没有直接应用于同步放化疗中，但有望取代持续氟尿嘧啶静脉注射成为有效

的放射治疗增敏剂。另外，紫杉醇及蒽环类药物正在研究中，包括荷兰的 II / III 期研究对比氟尿嘧啶，奥沙利铂和多西他赛（FLOT）和 ECF 方案辅助治疗（NCT01216644）。

最后，因为各种随机研究中包括了胃食管结合部肿瘤及食管癌，所以关于新辅助治疗的疗效争议较大。一项新辅助治疗的荟萃分析中显示新辅助化学治疗可以获益，但是胃癌与食管癌相比获益有限[47]。一项综合了 12 个随机研究的荟萃分析中显示加入新辅助化学治疗能达到 12% 的绝对生存获益[48]。新辅助化学治疗和新辅助放化疗哪个治疗方式更有效？目前正在进行的澳大利亚 II / III 期 TORGEAR 实验正在进行中，研究对象包括食管胃结合部腺癌和胃腺癌，术前接受 ECF 或 ECX 化学治疗或者术前接受 45Gy 放射治疗联合氟尿嘧啶或卡培他滨同步化学治疗，研究终点为病理完全缓解率和总生存率。

七、放射治疗技术

胃癌术后放射治疗靶区一般包括瘤床和相关的淋巴引流区，靶区体积可能较大，尤其是胃食管结合部肿瘤，满足靶区覆盖度及限制周围组织器官剂量，需要采用 IMRT 或三维适形放射治疗。胃食管结合部附近的肿瘤通常 CTV 较大，因为要包括位于胸腔内的吻合口。

CTV 是由术前、术后影像检查及内镜检查一起决定，静脉及口服对比剂有助于靶区的确定，考虑到器官运动，近端胃肿瘤适合 4D-CT 定位。对于胃食管结合部肿瘤，CTV 包括近端食管 4～5cm；有淋巴结侵犯者，CTV 需包括剩余的残胃；淋巴结照射范围基于原发病变的位置，对于胃食管结合部肿瘤，需要包括胃周、食管周、腹腔淋巴结区域；胃贲门病变除了以上三组淋巴结区域，还要包括脾门、胰十二指肠和肝门淋巴结区域；对于胃体病变，则需要包括胃周、腹腔、脾门、胰腺上、胰十二指肠和肝门淋

巴结区；胃窦及幽门病变需包括除了脾门的其他区域。PTV 在 CTV 基础上外扩 0.5 ～ 1cm，辅助放射治疗剂量为 45 ～ 50.4Gy/1.8Gy。典型的治疗计划见图 21-1，根据肿瘤位置，手术范围，是否适合术前或术后的治疗，强调治疗计划个体化。

八、结论

胃癌的治疗在全球范围仍颇具挑战，相当

多的研究探讨了放射治疗的益处，优化了治疗顺序，选择有效的治疗方案，明确全身治疗和局部治疗的价值。由于地域人种不同可能会影响生物学特点、发病机制及分期，因此，应酌情选择不同的治疗模式。多学科讨论是非常好的方案确定个体化治疗方案。目前 MAGIC 研究中作者的观点是推荐围术期化学治疗，因为肿瘤有潜在降期可能，减少术后治疗反应的担忧，明显降低远处转移的风险。CROSS 研究中胃食管结合部肿瘤推荐新辅助放化疗。T$_2$ 及以上病变、N+ 病变

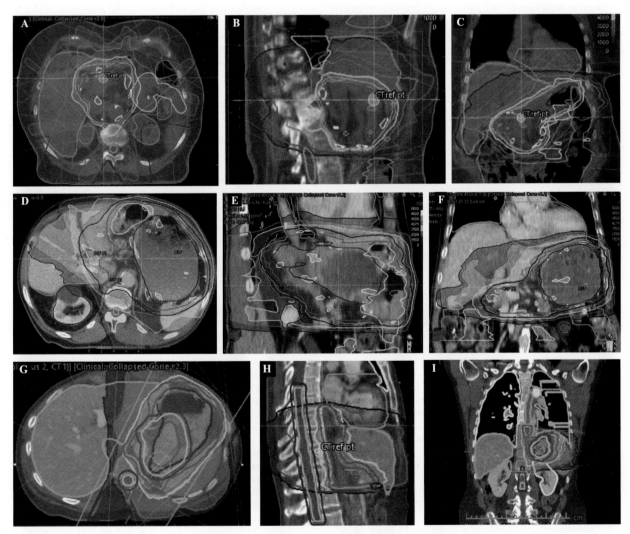

▲ 图 21-1 代表胃癌术后和新辅助放射治疗计划

橙色线显示处方剂量 45Gy；A-C. IMRT 计划对于行胃次全切除术和 D1+ 淋巴结清扫术后，Roux-en-Y 胃空肠吻合术和辅助化学治疗的 pT$_3$N$_2$ 胃体肿瘤；D-F. IMRT 计划对于行远端胃切除和 D0 淋巴结清扫，Billroth II 胃空肠吻合和辅助化学治疗的胃小弯 pT$_{4a}$N$_0$ 肿瘤，注意射野范围大是因为剩余胃体积大和没有淋巴结清扫；G-I. T$_3$N$_1$ 胃结合部肿瘤的新辅助放射治疗计划，原发灶为红色线勾画，蓝色 X 标记，总剂量 50.4Gy 基础上加量 5.4Gy（此图的彩色版本见书中彩图页）

的建议新辅助放化疗。期待目前正在进行中的CRITICS 和 TOPGEAR 研究能够进一步明确同步放化疗的价值和合适的化学治疗方案。

参考文献

[1] Howlader, N., Noone, A.M., Krapcho, M., *et al.* (eds) (2015) SEER Cancer Statistics Review, 1975–2012, National Cancer Institute, Bethesda, MD. Available at: http://seer.cancer.gov/csr/1975 2012/, based on November 2014 SEER data submission, posted to the SEER web site, April 2015.

[2] Ferlay, J., Soerjomataram, I., Ervik, M., *et al.* GLOBOCAN 2012 v1.0, Cancer Incidence and MortalityWorldwide: IARC CancerBase No. 11 [Internet]. Lyon, France: International Agency for Research on Cancer; 2013. Available at: http://globocan.iarc.fr, accessed on 5/8/2015.

[3] Siegel, R., Miller, K., Jemal, A. (2017) Cancer Statistics 2017. *CA Cancer J. Clin.*, 67, 7–30.

[4] Buas, M.F., Vaughan, T.L. (2013) Epidemiology and risk factors for gastroesophageal junction tumors: understanding the rising incidence of this disease. *Semin. Radiat. Oncol.*, 23 (1), 3–9.

[5] Yoshioka, T., Yamaguchi, K, Kubota, K., *et al.* (2003) Evaluation of 18F-FDG PET in patients with advanced, metastatic, or recurrent gastric cancer. *J. Nucl. Med.*, 44 (5), 690–699.

[6] Sarela, A.I., Lefkowitz, R., Brennan, M.F., Karpeh, M.S. (2006) Selection of patients with gastric adenocarcinoma for laparoscopic staging. *Am. J. Surg.*, 191 (1), 134–138.

[7] Power, D.G., Schattner, M.A., Gerdes, H., *et al.* (2009) Endoscopic ultrasound can improve the selection for laparoscopy in patients with localized gastric cancer. *J. Am. Coll. Surg.*, 208 (2), 173–178.

[8] AJCC (2017) Stomach, in *AJCC Cancer Staging Manual*, 8th edition (ed M.B. Amin), Springer, New York, pp. 203–213.

[9] Stoffel, E.M. (2015) Screening in GI cancers: The role of genetics. *J. Clin. Oncol.*, 33, 1721–1728.

[10] Fitzgerald, R.C., Hardwick, R., Huntsman, D., *et al.* (2010) Hereditary diffuse gastric cancer: updated consensus guidelines for clinical management and directions for future research. *J. Med. Genet.*, 47 (7), 436–444.

[11] Gravalos, C., Jimeno, A. (2008) HER2 in gastric cancer: a new prognostic factor and a novel therapeutic target. *Ann. Oncol.*, 19 (9), 1523–1529.

[12] Hofmann, M., Stoss, O., Shi, D., *et al.* (2008) Assessment of a HER2 scoring system for gastric cancer: results from a validation study. *Histopathology*, 52 (7), 797–805.

[13] Tanner, M., Hollmen, M., Junttila, T.T., *et al.* (2005) Amplification of HER-2 in gastric carcinoma: association with Topoisomerase IIalpha gene amplification, intestinal type, poor prognosis and sensitivity to trastuzumab. *Ann. Oncol.*, 16 (2), 273–278.

[14] Bar-Sela, G., Hershkovitz, D., Haim, N., *et al.* (2013) The incidence and prognostic value of HER2 overexpression and cyclin D1 expression in patients with gastric or gastroesophageal junction adenocarcinoma in Israel. *Oncol. Lett.*, 5 (2), 559–563.

[15] Barros-Silva, J.D., Leitao, D., Afonso, L., *et al.* (2009) Association of ERBB2 gene status with histopathological parameters and disease-specific survival in gastric carcinoma patients. *Br. J. Cancer*, 100 (3), 487–493.

[16] Gordon, M.A., Gundacker, H.M., Benedetti, J., *et al.* (2013) Assessment of HER2 gene amplification in adenocarcinomas of the stomach or gastroesophageal junction in the INT-0116/SWOG9008 clinical trial. *Ann. Oncol.*, 24 (7), 1754–1761.

[17] Grabsch, H., Sivakumar, S., Gray, S., Gabbert, H.E., Muller, W. (2010) HER2 expression in gastric cancer: Rare, heterogeneous and of no prognostic value – conclusions from 924 cases of two independent series. *Cell Oncol.*, 32 (1-2), 57–65.

[18] Okines, A.F., Thompson, L.C., Cunningham, D., *et al.* (2013) Effect of HER2 on prognosis and benefit from peri-operative chemotherapy in early oesophagogastric adenocarcinoma in the MAGIC trial. *Ann. Oncol.*, 24 (5), 1253–1261.

[18a] Aizawa, M., Nagatsuma, A.K., Kitada, K., Kuwata, T., Fujii, S., Kinoshita, T., Ochiai, A. (2014) Evaluation of HER2-based biology in 1,006 cases of gastric cancer in a Japanese population. *Gastric Cancer*, 17 (1), 34–42.

[19] Bang, Y.J., Van Cutsem, E., Feyereislova, A., *et al.*, and ToGA Trial Investigators (2010) Trastuzumab in combination with chemotherapy versus chemotherapy alone for treatment of HER2-positive advanced gastric or gastro-oesophageal junction cancer (ToGA): a phase 3, open-label, randomised controlled trial. *Lancet*, 376 (9742), 687–697.

[20] Park, S.H., Sohn, T.S., Lee, J., *et al.* (2015) Phase III trial to compare adjuvant chemotherapy with capecitabine and cisplatin versus concurrent chemoradiotherapy in gastric cancer: Final Report of the Adjuvant Chemoradiotherapy in Stomach Tumors Trial, Including Survival and Subset Analyses. *J. Clin. Oncol.*, 33, 3130–3136.

[20a] Fuchs, C.S., Tomasek, J., Yong, C.J., *et al.* and the REGARD Trial Investigators (2014) Ramucirumab monotherapy for previously treated advanced gastric or gastro-oesophageal junction adenocarcinoma (REGARD): an international, randomised, multicentre, placebo-controlled, phase 3 trial. *Lancet*, 383 (9911), 31–39.

[21] Cancer Genome Atlas Research (2014) Comprehensive molecular characterization of gastric adenocarcinoma. *Nature*, 513 (7517), 202–209.

[22] Warneke, V.S., Behrens, H.M., Hartmann, J.T., *et al.* (2011) Cohort study based on the seventh edition of the TNM classification for gastric cancer: proposal of a new staging system. *J. Clin. Oncol.*, 29 (17), 2364–2371.

[23] Rocken, C., Behrens, H.M. (2015) Validating the prognostic and discriminating value of the TNM-classification for gastric cancer – a critical appraisal. *Eur. J. Cancer*, 51 (5), 577–586.

[24] Marchet, A., Mocellin, S., Ambrosi, A., *et al.* and Italian Research Group for Gastric Cancer (2008) The prognostic value of N-ratio in patients with gastric cancer: validation in a large, multicenter series. *Eur. J. Surg. Oncol.*, 34 (2), 159–165.

[25] Kutlu, O.C., Watchell, M., Dissanaike, S. (2015) Metastatic lymph node ratio successfully predicts prognosis in western gastric cancer patients. *Surg. Oncol.*, 24, 84–88.

[26] Gouzi, J.L., Huguier, M., Fagniez, P.L., *et al.* (1999) Total versus subtotal gastrectomy for adenocarcinoma of the gastric antrum. A French prospective controlled study. *Ann. Surg.*, 209 (2), 162–166.

[27] Bozzetti, F., Marubini, E., Bonfanti, G., Miceli, R., Piano, C., Gennari, L. (1999) Subtotal versus total gastrectomy for gastric cancer: five-year survival rates in a multicenter randomized Italian trial. Italian Gastrointestinal Tumor Study Group. *Ann. Surg.*, 230 (2), 170–178.

[28] Schwarz, R.E. (2015) Current status of management of malignant disease: current management of gastric cancer. *J. Gastrointest. Surg.*, 19 (4), 782–788.

[29] Karpeh, M.S., Leon, L., Klimstra, D., Brennan, M.F. (2000) Lymph node staging in gastric cancer: is location more important than number? An analysis of 1,038 patients. *Ann. Surg.*, 232 (3), 362–371.

[30] Bonenkamp, J.J., Sasako, M., Hermans, J., *et al.* and the Dutch

Gastric Cancer Group (1999) Extended lymph-node dissection for gastric cancer. *N. Engl. J. Med.*, 340, 908–914.

[31] Hartgrink, H.H., van de Helde, C.J., Putter, H., *et al.* (2004) Extended lymph node dissection for gastric cancer: who may benefit? Final results of the randomized Dutch Gastric Cancer Group trial. *J. Clin. Oncol.*, 22, 2069–2077.

[32] Songun, I., Putter, H., Meershoek-Klein Kranenbarg, E., Sasako, M., van de Helde, J.H. (2010) Surgical treatment of gastric cancer: 15-year follow-up results of the randomized nationwide D1D2 trial. *Lancet*, ii, 439–449.

[33] Jiang, L., Yang, K.H., Chen, Y., Guan, Q.L., Zhao, P., Tian, J.H.,Wang, Q. (2014) Systematic review and meta-analysis of the effectiveness and safety of extended lymphadenectomy in patients with resectable gastric cancer. *Br. J. Surg.*, 101 (6), 595–604.

[34] Degiuli, M., Sasako, M., Ponti, A., Calvo, F. (2004) Survival results of a multicenter phase II study to evaluate D2 gastrectomy for gastric cancer. *Br. J. Cancer*, 90 (9), 1727–1732.

[35] Degiuli, M., Sasako, M., Ponti, A., *et al.* and Italian Gastric Cancer Study Group (2014) Randomized clinical trial comparing survival after D1 or D2 gastrectomy for gastric cancer. *Br. J. Surg.*, 101 (2), 23–31.

[36] Macdonald, J.S., Smalley, S.R., Benedetti, J., *et al.* (2001) Chemoradiotherapy after surgery compared with surgery alone for adenocarcinoma of the stomach or gastroesophageal junction. *N. Engl. J. Med.*, 345 (10), 725–730.

[37] Smalley, S.R., Benedetti, J.K., Haller, D.G., *et al.* (2012) Updated analysis of SWOG-directed intergroup study 0116: a phase III trial of adjuvant radiochemotherapy versus observation after curative gastric cancer resection. *J. Clin. Oncol.*, 30 (19), 2327–2333.

[38] Dikken, J.L., Jansen, E.P.M., Cats, A., *et al.* (2010) Impact of the extent of surgery and postoperative chemoradiotherapy on recurrence patterns in gastric cancer. *J. Clin. Oncol.*, 28, 2430–2436.

[39] Lee, J., Lim, D.H., Kim, S., *et al.* (2011) Phase III trial comparing capecitabine plus cisplatin versus capecitabine radiotherapy in completely resected gastric cancer with D2 lymph node dissection: the ARTIST trial. *J. Clin. Oncol.*, 30, 268–273.

[40] Fuchs, C.S., Tepper, J.E., Niedzwiecki, D., *et al.* (2011) Postoperative adjuvant chemoradiation for gastric or gastroesophageal junction (GEJ) adenocarcinoma using epirubicin, cisplatin, and infusional (CI) 5-FU (ECF) before and after CI 5-FU and radiotherapy (CRT) compared with bolus 5-FU/LV before and after CRT: Intergroup trial CALGB 80101. Oral Abstract Session, 2011 ASCO Annual Meeting. *J. Clin. Oncol.*, 29 (Suppl.; abstract 4003).

[41] Dikken, J.L., van Sandick, J.W., Maurits Swellengrebel, H.A., *et al.* (2011) Neo-adjuvant chemotherapy followed by surgery and chemotherapy or by surgery and chemoradiotherapy for patients with resectable gastric cancer (CRITICS). *BMC Cancer*, 11, 329.

[42] Cunningham, D., Allum,W.H., Stenning, S.P., *et al.* (2006) Perioperative chemotherapy versus surgery alone for resectable gastroesophageal cancer. *N. Engl. J. Med.*, 355 (1), 11–20.

[43] Sasako, M., Sakuramoto, S., Katai, H., *et al.* (2011) Five-year outcomes of a randomized phase III trial comparing adjuvant chemotherapy with S-1 versus surgery alone in stage II or stage III gastric cancer. *J. Clin. Oncol.*, 29, 4387–4393.

[44] Bang, Y.J., Kim, Y.W., Yang, H.K., *et al.* (2012) Adjuvant capecitabine and oxaliplatin for gastric cancer after D2 gastrectomy (CLASSIC): a phase 3 open-label, randomized controlled trial. *Lancet*, 379, 315–321.

[45] Noh, S.H., Park, S.R., Yang H.K., *et al.* (2014) Adjuvant capecitabine plus oxaliplatin for gastric cancer after D2 gastrectomy (CLASSIC): 5-year follow-up of an open-label, randomised phase 3 trial. *Lancet Oncol.*, 15, 1389–1396.

[46] Cunningham, D., Starling, N., Rao, S., *et al.* (2008) Capecitabine and oxaliplatin for advanced esophogastric cancer.*N. Engl. J. Med.*, 358, 36–46.

[47] Ronellenfitsch, U., Schwarzbach, M., Hofheinz, R., *et al.* (2013) Preoperative chemo(radio)therapy versus primary surgery for gastroesophageal adenocarcinoma: systematic review with meta-analysis combining individual patient and aggregate data. *Eur. J. Cancer*, 49 (15), 3149–3158.

[48] Jiang, L., Yang, K.H., Guan, Q.L., Chen, Y., Zhao, P., Tian, J.H. (2015) Survival benefit of neoadjuvant chemotherapy for resectable cancer of the gastric and gastroesophageal junction: a meta-analysis. *J. Clin. Gastroenterol.*, 49 (5), 387–394.

第22章 胰腺癌

Pancreatic Cancer

Manisha Palta　Christopher G.Willett　Brian G. Czito　著

隆榴花　李　宁（男）金　晶　译

一、概述

美国胰腺癌位列癌症相关死亡率排序第 4 位，每年大约有 43 000 例患者死亡[1]。目前，手术是唯一可以治愈的手段，但不幸的是只有 10%～20% 的患者可以手术。病变局限的病例 5 年总生存率也仅 20% 左右，中位生存时间 13～20 个月[2]。近年研究报道 R_0 切除和 N_0 病例的预后有所改善[3-5]。而局部进展期和不可切除的胰腺癌，其中位生存大概只有 16 个月，长期生存罕见。近 60% 的患者伴有远处转移，中位生存时间小于 1 年[6]。

二、评估

近年胰腺癌的影像学及分期方面有很大进展[7]。目前，常规的诊断工具是螺旋 CT 扫描，内镜超声和腹腔镜检查，MRI 和 PET 是评估胰腺恶性肿瘤比较新的影像技术，这些设备的使用有利于进一步发现原发肿瘤特点（可切除，临界可切除或不可切除），也有利于远处转移的诊断，所以通过检查可以明确是否可以接受手术治疗。

最常用的检查方法是腹部 CT 扫描，新一代、多探头、高速螺旋的 CT 检查通过增强对比和薄层扫描，可以看到不同增强时相的高分辨率、清晰图像。通过检查判断原发灶与周围血管的关系，同时可以评估是否有腹腔内其他器官（如肝脏）转移[8]。90% 以上 CT 诊断的血管受侵不可手术切除[9]。然而 CT 诊断在淋巴结侵犯和腹膜侵犯方面具有一定局限性。另外，胰腺癌治疗前需要的病理诊断,CT 则可以引导针吸穿刺(FNA) 获取病理。

另一种检查手段是内镜下超声（EUS），就是将超声安置在内镜末端通过胃、十二指肠，观察胰腺和周围血管的关系，EUS 可以联合内镜下逆行胰胆管造影（ERCP），有助于分期，胆总管支架植入，引导针吸取瘤细胞，避免 CT 引导活检可能导致的肿瘤腹膜播散。EUS 的敏感性与 CT 类似，据报道，肿瘤检出率高达 97%[10]。与 CT 相比，EUS 的优势是可以发现横断面上发现不了的小病灶[11]，然而 EUS 诊断的准确性高度依赖操作者[10, 12]。

目前的影像技术发现不了肝脏和腹膜的小种植灶（1～2mm），腹腔镜探查主要用于术前分期排除腹膜转移。最近一项 meta 分析显示腹腔镜分期探查和腹腔镜下超声检查的使用可以发现隐藏的病变，从而使 50% 的患者接受不必要的开腹手术[13]。局部进展期的患者中腹腔冲洗或腹膜活检阳性，其预后与远处转移一致，均需要全身系统治疗[14]。

近年 MRI 技术得到发展，包括高分辨率成像、高速、3D 重建、功能成像和磁共振胰胆管造影（MRCP），这些手段可以指导 MRI 在胰腺癌的诊断和分期。MRI 还可以用于肾功能不全的患者。尽管有些研究认为 MRI 的敏感性不如 EUS 或 CT[15]，但 MRI 可以发现 CT 发现不了或明确不了的肝脏小转移灶[16]。

早期研究显示 PET 检查在胰腺癌诊断中与 CT 检查相比敏感性、特异性、准确性更高[17-19]。最近更多的研究显示 PET-CT 与单纯 PET 或单纯 CT 相比，肿瘤检出率的敏感性更高[17]。PET 在鉴别良恶性肿瘤和发现转移灶方面很有帮助。尽管 PET-CT 有助于初始诊断，但由于 PET-CT 是由低分辨率 CT 成像和胰周高代谢区的结合，并不能很好地判断可否手术[20]。

虽然有很多评估胰腺肿瘤的影像技术，但所有影像技术不适合评价淋巴结侵犯，对于诊断、分期和治疗决策的判断仍需影像技术的进一步完善。

三、可切除病变的治疗

胰腺癌单纯手术后，局部复发率 50%～90%，远处转移率 40%～90%，最常见的远处转移部位为肝脏和（或）腹膜[21-27]，这为放射治疗、化学治疗和放化疗这些辅助治疗提供了理论依据，辅助治疗可能改善疗效。但是，多个随机研究显示辅助治疗在切除后的胰腺癌中的地位并不明确。

（一）早期辅助治疗研究

美国胃肠肿瘤研究组（GITSG）的一项早期对照随机研究评估了可切除胰腺癌同步放化疗的可行性（表 22-1），在研究中，43 例患者入组，分为单纯手术或辅助放化疗，所有患者接受根治性手术，明确没有腹膜转移，术后 2 周后给予放射治疗，放射治疗总剂量 40Gy，放射治疗期间前 3 天给予静脉快速注射氟尿嘧啶（500mg/m²），放射治疗后每周计划性化学治疗持续 2 年或直到病变进展。中期分析显示，同步放化疗组中位 DFS 及 OS 明显改善（11 个月 vs 9 个月；20 个月 vs 11 个月），放化疗组 2 年 OS 为 42%，单纯手术组为 15%[28]，之后另外有 30 例患者入了辅助放化疗组，中位生存 18 个月，2 年生存 46%，证实了辅助放化疗的疗效[29]。

GITSG 研究计划入组 100 例，由于研究开展 8 年来入组缓慢，在入组了 43 例患者时研究提前关闭，研究中采用当代标准放射治疗方案，靶区包括全部胰腺 / 胰腺瘤床，腹腔干、胰脾、胰周和腹膜后区域淋巴结[30]。辅助治疗组采用了放射治疗和化学治疗两种模式，因此难以判断从哪两种治疗模式中获益。放化疗组主要问题是患者的依从性，放化疗组 32% 的患者接受不规范的放射治疗，25% 的患者没有在术后 10 周内开始治疗，只有 9% 的患者完成了 2 年的维持性化学治疗。而且观察组的生存率要低于以往的观察组生存。虽然有这些问题存在，GITSG 研究确实显示了放化疗可获益，而且在美国已成为标准的辅助治疗方案。

欧洲 EORTC 对辅助放化疗作进一步评估，一共 218 例切除的胰腺癌（114 例）或壶腹癌（104 例）随机分为辅助放化疗组和单纯手术组，放射治疗方案同 GITSG 研究，40Gy/2 周，化学治疗采用持续静脉滴注（放射治疗期间前 5 天 25mg/kg），不做后续化学治疗[31]。长期随访结果显示两组间 5 年 OS 没有差别（25% CRT vs. 22% 单纯手术）。回顾分析数据结果显示胰头癌也不能从辅助放化疗中获益，中位 OS 在放化疗组和单纯手术组分别为 1.3 年和 1 年[32]。

该研究设计存在缺陷，入组人群不统一，包括了胰腺癌和预后较好的壶腹癌，可能影响辅助放化疗的结果[33]。而且与 GITSG 研究一样，放射治疗技术和放射治疗剂量受到限制，放化疗组

表 22-1　辅助治疗的随机研究

研究 / 参考	年份	病例数	治疗组	生存		
				DFS（月）	中位（月）	OS
GITSG[30]	1985	43	观察	9	11	2 年 15%
			5-FU CRT 后 5-FU	11	20	2 年 42%
EORTC[31, 32]	1999	114	观察	–	19.2	5 年 22%
			5-FU CRT	–	21.6	5 年 25%
ESPAC-1[35]	2004	289	无 CT vs CT	–	15.5 vs 20.1	5 年 8% vs 21%
			无 CRT vs CRT	–	17.9 vs 15.9	5 年 20% vs 10%
CONKO[37]	2007	368	观察	6.9	20.2	5 年 9%
			Gem	13.4	22.8	5 年 21%
RTOG9704[113]	2008	388	5-FU, 5-FU CRT, 5-FU	–	17.2	5 年 18%
			Gem, 5-FU CRT, Gem	–	20.5	5 年 22%
ESPAC-3[39]	2010	1088	5-FU	14.1	23	5 年 48%
			Gem	14.3	23.6	5 年 49%

CRT. 放化疗；CT. 化学治疗；5-FU. 氟尿嘧啶；Gem. 吉西他滨

有 20% 患者由于术后并发症 / 患者拒绝而没有接受计划治疗，而且一小部分接受非根治手术的患者入了研究。EORTC 和 GITSG 两个研究结果不一致，一些研究人员认为 OS 获益源于化学治疗而非放射治疗。

另外由欧洲胰腺癌研究组（ESPAC）发起的一项研究进一步探索胰腺癌术后合适的辅助治疗。ESPAC-1 研究入组 541 例胰腺癌患者，术后分别进行放化疗，化学治疗，放化疗后加化学治疗，或观察。尽管计划 2×2 随机设计，但只有 285 例进入了上述治疗组，为了提高入组速度，其余因患者或医师对治疗的倾向性，随机分为做或不做同步放化疗，做或不做化学治疗。放射治疗与 GITSG 及 EORTC 研究方式类似，放射治疗剂量 40Gy，联合静脉快速注射氟尿嘧啶（425mg/m²）及亚叶酸钙（20mg/m²）。初步分析三组（2×2 组，化学治疗 vs 不化学治疗组，放化疗 vs 不放化疗组）可以全面、明确进行评估。是否接受同步放化疗之间生存并没有差别。而是否接受化学治疗组中，化学治疗能使死亡率下降 35%，中位生存时间分别为 19.7 个月和 14 个月[34]。只有随机入 2×2 模式的有长期随访结果

的后续报道，分析显示同步放化疗降低了生存，5 年 OS 分别为 10% 和 20%，而化学治疗与不化学治疗相比，化学治疗改善了 OS，5 年 OS 分别为 21% 和 8%[35]。

由于患者或医生可能对治疗选择有倾向性，因此这样一个复杂的研究设计有潜在的偏倚。该研究中，采用的放射治疗技术落后且剂量低，没有交代放射治疗的细节、放射治疗质控、手术或病理情况。大多数治疗不规范，因为只有 62% 接受了完整的放化疗，42% 患者完成了预计的化学治疗方案。很多人试图从更新结果中得出结论，但 2×2 研究 OS 并没有达到差异。ESPAC 研究中接受 CRT 的患者生存率比其他研究报道中的差，推测可能是因为系统治疗的延迟使放化疗组受到影响。

其他一些辅助治疗的早期研究普遍问题是缺乏术后再分期及辅助治疗前远处转移的评估，初始分期和开始辅助治疗间隔时间可长达 3~4 个月，这段时间一小部分患者可能会发生影像可见的远处转移，不适合再接受放化疗。尽管这三个研究都有其缺点，但是为可切除胰腺癌术后辅助治疗方案建立了基础，目前就最合适治疗仍未达

成一致，在美国更倾向于辅助同步放化疗，而在部分欧洲地区则更倾向于辅助化学治疗。

（二）吉西他滨为基础的辅助化学治疗研究

在部分欧洲地区，EORTC 和 ESPAC-1 研究证实支持辅助化学治疗。德国的 CONKO 随机研究入组了 368 例 R0 或 R1 切除的胰腺癌患者，分为两组，一组接受 6 周期吉西他滨（1000mg/m²）辅助化学治疗（注射 3 周，休息 1 周），另一组观察。研究排除了 CA199 或 CEA 超过正常上限 2.5 倍的患者，吉西他滨组 3～4 级毒性反应发生率较低，主要是血液毒性反应。主要研究终点 DFS 明显改善（吉西他滨 14.2 个月 vs 单纯手术 7.5 个月），而且不论 R0 和 R1 切除均有改善[36]。初期结果未发现 OS 有差别，但经过长期随访后，中位生存和 5 年 OS 均有改善（23 个月 vs 20 个月；21% vs 9%）[37]，该研究推荐吉西他滨作为辅助治疗方案选择，这个结果同样受到日本小型随机研究的证实，证明吉西他滨的辅助化学治疗能改善 DFS[38]。

同时期大型随机对照研究 ESPAC-3 入组了 1088 例 R0/R1 切除术后胰腺癌患者，随机分为两组，一组接受 6 周期吉西他滨辅助化学治疗（1000mg/m² 三周方案），另一组接受 6 周期氟尿嘧啶 / 亚叶酸钙化学治疗（氟尿嘧啶 425mg/m²，亚叶酸钙 20mg/m²）。氟尿嘧啶 / 亚叶酸钙组出现 3～4 级胃痛和腹泻毒性反应发生率更高，吉西他滨组则出现 3～4 级血液学毒性发生率更高。研究中位随访时间 34.2 个月，主要终点 OS 两组之间没有差别。考虑到毒性反应，在大多数欧洲地区，吉西他滨被认为是胰腺癌术后标准的辅助治疗方案[39]。欧洲未来的重点就是寻找胰腺癌术后理想的联合治疗方案，正在进行的 ESPAC-4 研究就是将胰腺癌术后患者随机分为吉西他滨或吉西他滨联合卡培他滨进行对比。

与欧洲相反，美国辅助治疗的重心放在辅助放化疗上，RTOG 9704 随机研究中将氟尿嘧啶为基础的放化疗和吉西他滨为基础的放化疗进行对比，一共入组 451 例患者，随机分为两组，一组接受持续性氟尿嘧啶静脉滴注（每天 250mg/m²），另一组放射治疗前、放射治疗后 12 周分别给予吉西他滨（每周 1000mg/m²，持续 3 周），两组放射治疗剂量均为 50.4Gy。要求所有放射治疗计划有质控。这个研究有力地证明了胰腺癌及胰头癌亚组的生存获益。初期分析显示，吉西他滨组在胰头癌亚组分析中中位生存及 3 年 OS 有获益倾向，但没有统计学差异，分别为 20.5 个月 vs 16.9 个月；31% vs 22%。吉西他滨组 3 级以上的血液学毒性发生率更高，而其他严重的非血液学毒性发生率没有差异[40]。更新结果显示胰头癌的中位生存及 5 年 OS 在吉西他滨组为 20.5 个月和 22%，氟尿嘧啶组为 17.2 个月和 18%。多因素分析显示胰头癌接受吉西他滨化学治疗 OS 有改善倾向，但没有统计学差异（P=0.08）[41]。

RTOG 9704 研究的次要研究终点是评估术后 CA199 对生存的预测价值，385 例患者中根据 CA199 值不同分开分析（＜ 180U/ml vs ≥ 180U/ml，≤ 90U/ml vs ＞ 90U/ml），发现 CA199 ＜ 180U/ml 的患者能改善生存，死亡风险下降 72%[42]。随访分析显示接受吉西他滨放化疗的胰头癌 CA199 水平＜ 90U/ml，其生存要优于 CONKO 研究报道的结果（中位生存和 5 年 OS 分别为 2 个月和 34% vs 22 个月和 21%）[42a]。

与其他随机对照研究的放射治疗质控不同，RTOG 研究对放射治疗技术及执行方面的质控更加严格，采用三野或四野外照射现代技术，最新分析显示严格按照指导原则的患者生存能获益，说明检查和治疗技术的重要性[43]。

在这个研究中，28% 的患者出现原发灶部位的首次复发，比以往的随机研究报道及接受单纯化学治疗方案的结果要低。而 73% 出现远处转移失败。远处转移的失败需要更有效的系统治疗，同时 CRT 在术后治疗的也存争议，从而开展了多中心 RTOG 0848/EORTC 研究。

RTOG 0848/EORTC 研究将胰头癌术后随机分为两组（根据 CA199，淋巴结和切缘情况分层），一组接受单纯吉西他滨化学治疗，另一组接受吉西他滨联合厄洛替尼治疗 5 周期。后来进行修改，第一次随机入组的患者在完成全部治疗后检查没有发现病变进展，则进行下一步随机入组，再分为两组，一组接受原方案化学治疗完成总共 6 周期，另一组接受 CRT（50.4Gy），放化疗采用严格质控的现代放射治疗技术联合氟尿嘧啶或卡培他滨（图 22-1）。这个研究主要回答了两个问题：① EGFR 抑制药厄洛替尼在胰腺癌辅助治疗中的价值；②现代化学治疗时代，同步放化疗的价值，尤其是对于没有进展的患者。这是当代唯一一个评估同步放化疗在辅助治疗中地位的随机临床研究。

（三）单中心 / 大型回顾性研究

除了以上随机研究外，还有一些大型单中心的研究显示辅助 CRT 能获益。Mayo 的回顾性研究中包括了 1975—2005 年 472 例 R0 切除的患者，接受 CRT 的患者有更多的不良预后因素（组织学高分级、淋巴结侵犯），但研究结果显示中位生存、2 年 OS 和 5 年 OS 在 CRT 组明显改善，分别为 25.2 个月 vs 19.2 个月，50% vs 39%，28% vs 17%[44]。约翰•霍普金斯大学发起的一项类似的研究，研究纳入了 1993—2005 年 908 例接受胰十二指肠切除的患者，比较单纯手术和 CRT 治疗，接受 CRT 治疗的患者中位生存、2 年和 5 年 OS 明显改善，分别为 21.2 个月 vs 14.4 个月，43.9% vs 31.9%，20.1% vs 15.4%[45]。一项来自两个中心的包括 1100 例患者的回顾性分析，结果认为辅助放化疗获益[46]。尽管非随机回顾性研究有偏倚，但是这些数据包括以上的随机研究都能证实部分患者可以从术后同步放化疗中获益。

胰腺癌辅助治疗后生存率最高的一组数据来自于弗吉尼亚梅森医院的 II 期研究。研究计划入组的 53 例患者中 43 例接受了放射治疗 50Gy 联合每天氟尿嘧啶（200mg/m²）、每周顺铂（30mg/m²）及干扰素 -α（3×10⁶U）隔日皮下注射。治疗结束后，每天氟尿嘧啶（200mg/m²）持续静脉滴注[47]。2 年、5 年 OS 分别为 64% 和

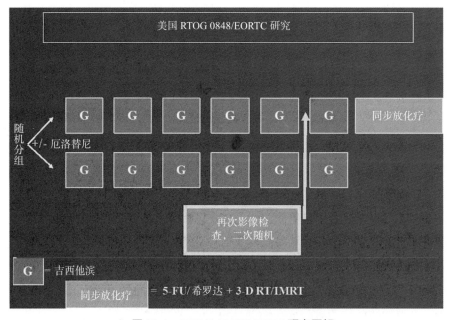

▲ 图 22-1　RTOG 0848/EORTC 研究图解
引自 Palta 2011，经 UBM 媒体责任有限公司许可复制

55%。在初次发表时还没有达到中位生存，但治疗的毒性反应很大，70% 的患者出现 3～4 级毒性反应，42% 需要住院治疗。随后 ACOSOG 开展了一项多中心 Ⅱ 期研究评估弗吉尼亚梅森辅助治疗方案，尽管疗效令人鼓舞（中位生存 25 个月），但因为毒性反应发生率高，95% 的患者出现 3 级以上毒性反应，50% 没有完成治疗，因此在入组 89 例时研究提前关闭[48]。

四、新辅助放化疗

在其他胃肠道肿瘤中（直肠、食管）新辅助放化疗已成为标准治疗。考虑到术后至少 1/3 患者延误了辅助治疗，或许新辅助治疗有潜在的生存获益[49]。术前治疗潜在优点是肿瘤血管未切断，改善化学治疗药物通透和放射治疗增敏及氧合[50, 51]，降期以达到可手术目的，减少手术过程中肿瘤播散。术前治疗避免了因为术后恢复而导致辅助治疗的延迟，同时避免了快速进展病变的非正常切除。研究报道，一部分患者在新辅助治疗期间会出现明显的远处转移[52-54]。最后，新辅助放化疗可以降低胰瘘的发生率，以及胰瘘相关死亡率[50]。

目前还没有新辅助放化疗的 Ⅲ 期随机研究，大量数据来自单中心或多中心 Ⅱ 期研究，以及回顾性研究（表 22-2）。MD Anderson 癌症中心报道了大量以氟尿嘧啶为基础的新辅助放化疗的研究。最早的研究包括 28 例胰腺癌，接受氟尿嘧啶（每天 300mg/m^2）联合外照射 50.4Gy/5.5 周，可手术的患者接受术中放射治疗。25% 患者术前发现远处转移，其中 15% 是通过腹腔镜发现，对于接受手术的患者，中位生存 18 个月，病理 PR 率为 41%。但是，研究中 33% 患者治疗期间因胃肠道反应而住院治疗[55]。为了降低住院率，研究后续采用大分割放射治疗，35 例患者接受外照射 30Gy（3Gy×10F）联合氟尿嘧啶（每天

表 22-2　可切除病变新辅助治疗的研究

研究 / 参考	年 份	病例数	治疗组	完整切除	生存（全组）中位 OS	生存（切除患者）中位 OS
Pisters 等[56]	1998	35	5-FU CRT（30Gy）+IORT	20（57%）	–	25 个月 3 年 23%
Hoffman 等[114]	1998	53	MMC/5-FU CRT（50.4Gy）	24（45%）	9.7 个月	15.7 个月 2 年 27%
Pisters 等[57]	2002	37	紫杉醇 CRT（30Gy）+IORT	20（54%）	12 个月 3 年 14%	19 个月 3 年 28%
Evans 等[59]	2008	86	Gem CRT（30Gy）	64（74%）	22.7 个月，5 年 27%	34 个月，5 年 36%
Varadhachary 等[60]	2008	90	Gem/CDDP CT，Gem CRT（30Gy）	52（58%）	17.4 个月	31 个月
Le Scodan 等[58]	2009	41	Gem/CDDP CRT（50Gy）	26（63%）	9.4 个月	12 个月 2 年 32%
Talamonti 等[61]	2006	20	Gem CRT（36Gy）	16（80%）	26 个月	
Small 等[62]	2008	41	Gem CRT（36Gy）	1 年 73%	2 年 61%	
Golcher 等[63]	2015	73	手术	48%	14.4 个月	18.9 个月
			Gem/CDDP CRT（50～54Gy）+ 手术	52%	17.4 个月	25 个月

5-FU. 氟尿嘧啶；CDDP. 顺铂；CRT. 放化疗；CT. 化学治疗；Gem. 吉西他滨；IORT. 术中放射治疗；MMC. 丝裂霉素；OS. 总生存

$300mg/m^2$），3 级恶心和呕吐的发生率只有 9%，未发生 4 级毒性反应。其中 27 例患者接受手术，20 例接受手术和术中放射治疗 10～15Gy 中仅 2 例复发，中位生存 25 个月，3 年生存率为 23%[56]。

MD Anderson 癌症中心开展了紫杉醇增敏的新辅助放化疗相关的研究。研究中 35 例患者接受紫杉醇每周方案（$60mg/m^2$）联合外照射 30Gy，其中 80% 接受手术，21% 患者病理显示肿瘤消退超过 50%，接受术前治疗和手术的患者 3 年生存 28%，因为毒性反应住院的占 11%，主要毒性反应是恶心和呕吐。初步结果显示高毒性反应并没有换来病理反应率和生存的改善[57]。

法国的 SFRO-FFCD 9704 研究采用了联合化学治疗方案与放射治疗同步，41 例患者接受放射治疗 50Gy 及氟尿嘧啶（每天 $300mg/m^2$）联合顺铂（$20mg/m^2$），如无进展再接受手术。63% 的患者接受根治为目的的手术，80% 达到 R0 切除，50% 显示大部分病理缓解，根治目的的手术患者中位生存 11.7 个月，2 年 OS 为 32%[58]。

随着辅助治疗发展为吉西他滨为基础的方案，新辅助治疗也随之变化，2008 年，由 MD Anderson 发起的 II 期研究，研究将吉西他滨作为新辅助放化疗的方案，入组 86 例患者，接受吉西他滨每周方案（$400mg/m^2$）及放射治疗 30Gy，治疗接受 4～6 周后重新分期，73 例（85%）患者接受手术，64 例（74%）完成切除，手术切除与未切除的患者中位生存分别 34 个月 vs 7 个月，5 年 OS 分别为 36% 和 0%。胰十二指肠切除术后的患者中 11% 出现局部失败，远处转移是死亡的主要原因[59]。

鉴于远处失败发生率高，一项 II 期研究在同步放化疗前先给予顺铂及吉西他滨的联合化学治疗，诱导化学治疗方案是顺铂（$30mg/m^2$）+ 吉西他滨（$750mg/m^2$）/2 周 ×4 个周期，随后 4 个周吉西他滨（$400mg/m^2$）联合放射治疗 30Gy。

62 例（78%）患者接受手术，52 例（66%）患者成功切除，切除与未切除中位生存分别 31 个月和 10.5 个月[60]。

另外有一些 MD Anderson 小样本、多中心研究评估新辅助治疗的意义。一项研究入组 20 例患者，接受三周期吉西他滨化学治疗（$1000mg/m^2$）联合放射治疗（36Gy/2.4Gy），17 例（85%）患者接受手术，R0 切除率 94%[61]。另一项研究 39 例非转移性胰腺癌接受足剂量吉西他滨联合 3D-CRT 放射治疗 36Gy/2.4Gy，17 例患者接受手术，耐受性好[62]。

一项德国的多中心随机 II 期研究入组 73 例可切除胰腺癌，随机分为两组，一组接受手术，另一组接受新辅助放化疗（吉西他滨/顺铂 50.4～55.8Gy）然后手术。手术组有 23 例患者手术切除，放化疗组有 19 例，R0 切除率分别为 48% 和 52%。术后并发症两组没有差别，全部患者中位生存没有区别（手术组 14.4 个月 vs. 放化疗组 17.4 个月）[63]。但是，这个 II 期研究由于 III 期研究的开展，提前关闭了。

SEER 数据库的回顾性研究支持新辅助治疗，研究纳入了 3885 例可切除胰腺癌患者：70 例（2%）接受新辅助放射治疗，1478 例（38%）辅助放射治疗，2337 例（60%）单纯手术。中位 OS 在新辅助放射治疗组为 23 个月，辅助放射治疗组 17 个月，单纯手术组 12 个月[64]。

尽管新辅助放化疗有潜在获益，但目前没有对比新辅助和辅助治疗的随机研究结果。除了之前提到的欧洲的 III 期研究，还有另一个多中心研究正在进行，以评估可切除胰腺癌中吉西他滨辅助化学治疗对比新辅助吉西他滨/奥沙利铂（无放射治疗）+ 吉西他滨辅助化学治疗的长期结果[65]。

五、临界可切除胰腺癌

手术是胰腺癌唯一有效治疗手段，新辅助

治疗被认为可以使不可切除胰腺癌转变为可切除。尽管临界可切除定义有争议，但 NCCN 定义被大部分中心认可（表 22-3），其中 30% 以上的临界可切除患者在新辅助治疗后转变成可切除 [66, 67]，而且局部控制率、R0 切除率、N0 概率更高 [68-71]。

许多单中心回顾性研究分析显示 160 例临界可切除胰腺癌患者，接受放射治疗 50.4Gy/28F 或 30Gy/10F 联合氟尿嘧啶 / 紫杉醇 / 吉西他滨或卡培他滨治疗，其中 41% 的患者接受切除，94% 切缘阴性，66 例完成新辅助治疗及手术的患者中位生存 44 个月，与初治可切的患者生存相似 [69]。

Fox 回顾性研究中纳入 109 例患者，接受胰腺癌切除术，CT 表现不同程度侵犯门静脉或肠系膜上静脉。其中 74 例患者术前接受氟尿嘧啶或吉西他滨为基础的放化疗，中位生存 23 个月，优于单纯手术组 15 个月。术前放化疗组 R0 切除及 N0 病变概率更高 [70]。

弗吉尼亚回顾性研究纳入 40 例临界可切除患者，接受放射治疗 50.4Gy/28F 或 50Gy/20F 联合卡培他滨治疗。这些患者中 46% 接受手术，75% 达到 R0 切除。结果显示做新辅助治疗与不做新辅助治疗中位生存没有差别 [71]。

ECOG 发起一项 II 期随机研究，在潜在可切除胰腺癌中对比两种吉西他滨为基础的不同治疗方案，一组接受外照射 50.4Gy 联合每周吉西他滨（500mg/m^2），另一组接受诱导化学治疗吉西他滨（175mg/m^2）+ 顺铂（20mg/m^2）+ 氟尿嘧啶（600mg/m^2），然后放射治疗联合氟尿嘧啶（225mg/m^2）同步化学治疗。两组均接受吉西他滨辅助化学治疗（1000mg/m^2）。这是唯一一个关于临界可切除胰腺癌的随机研究，但因为入组太慢研究提前终止，全组共入组 21 例 [72]。所以对于临界可切除胰腺癌新辅助治疗是否可能获益，目前尚无证据，仍需进一步研究证实。

六、局部进展期病变的治疗

约 30% 胰腺癌属于局部晚期，其预后介于可切除病变与转移性病变之间。这部分患者手术不可切除（表 22-3），但没有远处转移的证据。但随着外科技术的发展，使部分肠系膜上静脉侵犯（SMV）的胰腺癌变为可切除，取决于侵犯程度 [73, 74]。放化疗联合的综合治疗将局部晚期胰腺癌的中位生存提高至 9 ～ 14 个月，但仍然罕有长期生存。综合治疗模式包括放射治疗联合氟尿嘧啶化学治疗，术中放射治疗，以及放射治疗联合新化学治疗方案及靶向治疗。单纯姑息性胃或胆道短路手术的患者中位生存时间仅 3 ～ 6 个月 [75]。

前瞻性研究

前瞻性研究主要对比放射治疗和放化疗，放化疗不同方案，放化疗和单纯化学治疗。很多研究结果有争议，目前对局部晚期病变最合理治疗还没有共识，大多数方案都被认为是合理的。大部分研究认为传统放射治疗联合氟尿嘧啶与单纯放射治疗或化学治疗相比能改善局部晚期胰腺癌的生存（表 22-4）。Mayo 开展了一项早期的随机研究，收集 20 世纪 60 年代期间 64 例局部不可切除、无转移的胃癌，大肠癌和胰腺腺癌，接受 35 ～ 40Gy 放射治疗联合氟尿嘧啶对比放射治疗联合安慰剂，放化疗组明显生存获益（10.4 个月 vs 6.3 个月）[76]。

GITSG 随后开展相似的研究，共纳入 194 例不可切除、无转移的胰腺癌，随机分成三组，第一组接受单纯放射治疗 60Gy，第二组接受放射治疗 40Gy 联合 2 ～ 3 周期氟尿嘧啶化学治疗（500mg/m^2），第三组接受放射治疗 60Gy 联合 2 ～ 3 周期氟尿嘧啶化学治疗（500mg/m^2），后两组在放射治疗结束后继续接受 2 年氟尿嘧啶化学治疗。单纯放射治疗组因为生存太差而提前关

表 22-3　可切除病变的定义标准

可切除状态	动　脉	静　脉
可切除	肿瘤未累及动脉 [腹腔干（CA），肠系膜上动脉（SMA），或肝总动脉（CHA）]	肿瘤未累及肠系膜上静脉（SMV）或门静脉（PV）或非不规则包绕静脉≤ 180°
临界可切除	胰头 / 钩突 • 肿瘤累及 CHA，未累及腹腔干或肝动脉分支，可安全完整切除并重建 • 肿瘤累及 SMA ≤ 180° • 存在动脉解剖变异（如：副右肝动脉，取代有肝动脉，取代 CHA，取代或副动脉的源头），如影响手术计划，应注意肿瘤累及的程度 胰体 / 尾 • 肿瘤累及 CA ≤ 180° • 肿瘤累及 CHA ≤ 180°，未累及主动脉或胃十二指肠动脉完整未累及（有些人认为这是不可切除类型）	• 肿瘤累及 SMV 或 PV ＞ 180°，不规则包绕静脉≤ 180°，或静脉血栓形成，但有合适的近端及远端血管允许安全完整切除和静脉重建 • 肿瘤累及下腔静脉（IVC）
不可切除	• 远处转移（包括无区域淋巴结转移） 胰头 / 钩突 • 肿瘤累及 SMA ＞ 180° • 肿瘤累及 CA ＞ 180° • 肿瘤累及 SMA 的第一空肠分支 胰体 / 尾 • 肿瘤累及 SMA 或 CA ＞ 180° • 肿瘤累及 CA 和大动脉	胰头 / 钩突 • 因肿瘤侵犯或闭塞（可由于肿瘤或分支栓塞），SMV/PV 不可重建 • 肿瘤累及大部分 SMV 近端空肠分支 胰体 / 尾 • 因肿瘤侵犯或闭塞（可由于肿瘤或分支栓塞），SMV/PV 不可重建

引自 NCCN（美国国家综合癌症网络），版本 2.2016

闭，联合治疗组的 1 年 OS 分别为 38% 和 36%，而单纯放射治疗组则为 11%[77]。

ECOG 8282 随机研究纳入 114 例患者，分为两组，一组接受单纯放射治疗组，另一组接受放射治疗联合持续氟尿嘧啶静脉滴注（1000mg/m²，放射治疗第 2 ～ 5 天和第 28 ～ 31 天）+ 丝裂霉素（10mg/m²，放射治疗第 2 天），两组之间疗效，DFS 和 OS 没有差别，联合治疗组毒性反应发生率更高，主要是血液学的毒性[78]。

另一项 GITSG 研究试图确定更有效的放化疗方案，研究纳入 157 例不可切除胰腺癌患者，接受放射治疗 60Gy 联合同步及维持氟尿嘧啶化学治疗，或者接受 40Gy 持续性放射治疗联合多西他赛化学治疗（10mg/m²）及维持性多西他赛 + 氟尿嘧啶化学治疗，多西他赛组治疗相关的毒性反应更高，但是两组之间生存没有差异（中位生存 37 周 vs 33 周），多西他赛联合氟尿嘧啶没有临床获益[79]。

研究显示吉西他滨化学治疗能显著改善转移性胰腺癌的生存，因此吉西他滨也用来联合放射治疗治疗局部晚期病变。台湾一项随机研究纳入 34 例患者，接受放射治疗（50.4 ～ 61.2Gy）联合氟尿嘧啶（每天 500mg/m²，持续 3 天，每 2 周 1 次，持续 6 周）或者吉西他滨（每周 600mg/m²，持续 6 周），放化疗结束后接受吉西他滨维持化学治疗（1000mg/m²）。吉西他滨组中位 OS 和 PFS 较氟尿嘧啶组更优，分别为 14.5 个月和 7.1 个月（吉西他滨组）vs. 6.7 个月和 2.7 个月（氟尿嘧啶组），3 ～ 4 级毒性反应发生率及住院天数两组之间没有区别。此研究的不足之处是样本量小，氟尿嘧啶组与既往数据相比疗效差[80]。

数个研究对比了放化疗与单纯化学治疗，GITSG 研究纳入了 43 例不可手术的患者，随机分为两组，一组接受链佐星 + 丝裂霉素 + 氟尿嘧啶（SMF）化学治疗，另一组接受 54Gy 放射

表 22-4　局部晚期，不可切除胰腺癌的前瞻性随机研究

研究 / 参考	病例数	中位生存	局部失败（%）	1 年（%）	18 个月（评估 %）
EBRT vs CRT					
Mayo Clinic[76]					
单纯 EBRT（35～40Gy/3～4 周）	32	6.3	NA	6	6
EBRT（35～40Gy/3～4 周）+5-FU	32	10.4	NA	22	13
GITSG[77]					
单纯 EBRT（60Gy/10 周）	25	5.3	24	10	5
EBRT（40Gy/6 周）+5-FU	83	9.7	26	35	20
EBRT（60Gy/10 周）+5-FU	86	9.3	27	46	20
ECOG[78]					
单纯 EBRT（59.4Gy）	49	7.1	NA	NA	NA
EBRT（59.5Gy）+ 5-FU/MMC	55	8.4	NA	NA	NA
CRT 不同方案					
GITSG[79]					
EBRT（60Gy/10 周）+5-FU	73	8.5	58（首次）	33	15
EBRT（40Gy/4 周）+ 多西他赛	70	7.6	51（首次）	27	17
Taipei[80]					
EBRT（50.4～61.2Gy）+5-FU	16	6.7	56	31	0（2 年）
EBRT（50.4～61.2Gy）+ 吉西他滨	18	14.5	34	56	15（2 年）
CRT vs 化学治疗					
GITSG[81, 115]					
EBRT（54Gy/6 周）+5-FU 和 SMF	22	9.7	45（首次）	41	18
单纯 SMF	21	7.4	48（首次）	19	0
ECOG[82]					
EBRT（40Gy/4 周）+5-FU	47	8.3	32	26	11
单纯 5-FU	44	8.2	32	32	21
FFCD/SFRO[83]					
EBRT（60Gy）+5-FU/CDDP	59	8.6	NA	32	NA
单纯吉西他滨	60	13	NA	53	NA
ECOG[84]					
EBRT（50.4Gy）+ 吉西他滨	34	11.1	12（首次）	50	29
单纯吉西他滨	37	9.2	30（首次）	32	11

EBRT. 外照射；CRT. 放化疗；NA. 不确定；5-FU. 氟尿嘧啶；GITSG. 胃肠肿瘤研究组；ECOG. 东部肿瘤协作组；MMC. 丝裂霉素；SMF. 链佐星 + 丝裂霉素 + 氟尿嘧啶；FFCD/SFRO. 法国消化道放射肿瘤学会

治疗联合 2 周期氟尿嘧啶化学治疗，随后接受 SMF 辅助化学治疗。放化疗组与单纯化学治疗组相比生存明显获益（1 年生存 41% vs 19%）[81]。

但 ECOG 研究报道结果相反，放化疗组与单纯化学治疗组相比并没有获益，研究入组了 191 例不可切除、非转移性胰腺癌或胃癌患者，随机分为两组，一组接受氟尿嘧啶单纯化学治疗（600mg/m²），另一组接受放射治疗 40Gy 联合氟尿嘧啶（600mg/m²）同步及维持性化学治疗，局部复发的患者和手术残存的患者也纳入了此研究。最后可分析患者 91 例，结果显示两组之间生存没有差别（中位生存 8.2 个月 vs 8.3 个月）[82]。

FFCD/SFRO 研究纳入 119 例患者，随机分为两组，一组接受放射治疗 60Gy 联合氟尿嘧啶（每天 300mg/m²，第 1～5 天 /6 周）及顺铂（每

天 20mg/m²，第 1～5 天 / 第 1、5 周），然后吉西他滨维持性化学治疗（1000mg/m²）；另一组接受吉西他滨单纯化学治疗（1000mg/m²）。放化疗组与单纯化学治疗组生存分别是 8.6 个月、13 个月，放化疗组 3～4 级毒性反应发生率更高（放化疗期间 36% vs 22%；维持期间 32% vs 18%），此研究因为入组慢而提前终止，尽管采用持续化学治疗和现代放射治疗技术，但放化疗组疗效与早期 GITSG 研究一样差，并且毒性反应重[83]。

ECOG 的一项随机研究报道了放化疗（50.4Gy 联合吉西他滨 600mg/m² 每周，第 1～5 周）对比单纯吉西他滨化学治疗（1000mg/m²），研究因入组慢提前关闭了，分析的 74 例患者中两组之间 PFS 没有区别，而放射治疗组生存有获益（11.1 个月 vs 9.2 个月）。同时，也发生了 4～5 级毒性反应（主要是血液学毒性），但长期生活质量没有区别[84]。

目前，对于局部晚期患者的治疗还没有达成共识，一项 meta 分析显示放化疗对比单纯放射治疗，放化疗能使生存获益，但是放化疗与单纯化学治疗相比没有差别。很多学者认为前期单纯化学治疗评估疗效可以指导放化疗。法国 GERCOR 开展一项多中心随机 III 期研究，研究对象是局部晚期胰腺癌，吉西他滨化学治疗 ± 厄洛替尼治疗，评估疗效后将没有进展的患者随机分为放化疗组和进行单纯化学治疗组，初步结果显示两组之间生存没有区别，但是吉西他滨化学治疗后没有进展的患者接受放化疗显示其局部控制率更高，因进展再接受治疗间隔时间更长[85a]。

局部晚期胰腺癌患者常伴有包括疼痛、梗阻、出血等局部症状。放射治疗是改善症状的有效手段。目前，同步放化疗（联合氟尿嘧啶 / 卡培他滨或吉西他滨）或者吉西他滨为基础的单纯化学治疗被认为是局部晚期病变的合理治疗方案。

七、放射治疗剂量

考虑到常规同步放化疗局部控制率低，许多技术试图提高放射治疗剂量以达到改善疗效的目的。采用放射治疗手段包括术中放射治疗（IORT），三维适形调强放射治疗（IMRT）和立体定向放射治疗（SBRT）。

IORT 是能提高放射治疗剂量的一种手段，单次剂量可以很高，而且能有效地将正常组织避开。有研究报道肿瘤切除后加 IORT 能降低局部复发率，但生存方面没有区别[86-89]。IORT 也可用于不可切除肿瘤中[90, 91]。麻省总医院的一项研究纳入 150 例不可切除胰腺癌患者，接受 IORT、EBRT 和化学治疗，此研究持续了 25 年，但结果显示不可切除胰腺癌是有可能获得长期生存的。而且术后及晚期并发症是可耐受的[91]。与外照射相比，局部复发率较低，有些还能改善生存，但不确定是因为治疗本身的优势还是病例选择问题[92]。

随着放射治疗技术的发展，如 IMRT 和 SBRT，能使处方剂量提高同时减少正常组织剂量，IMRT 是一种小野束放射治疗技术，通过动态 IMRT（治疗过程中，准直器会移动）或"步进"方式（射线束关闭从而改变射野）实现。累积效应指靶区达到处方剂量，邻近正常组织减少剂量。IMRT 越来越多地应用到大多数胃肠道肿瘤中，包括胰腺癌。早期临床数据支持 IMRT 的可行性及减少急性胃肠反应的发生[93-95]。马里兰大学一项研究纳入了 46 例患者，采用 IMRT 联合氟尿嘧啶为基础的同步化学治疗，急性反应与 RTOG 9704 研究中 3D 适形放射治疗相比，结果显示采用 IMRT 技术 3～4 级胃肠道毒性反应明显下降，正常组织的照射剂量也明显下降，包括肝脏、肾脏、胃、小肠[94]，使放射治疗同步联合选择新的全身治疗方案成为可能[93]。

胰腺癌的 SBRT 正在研究中，SBRT 单次剂量高，次数少（一般 1～5 次），采用高度适形放射治疗外照射技术，SBRT 的优点是通过提高局部剂量改善局部控制率，同时尽量减少相关副作用。一些中心公布相关研究的数据，这些数据大多数来源于局部晚期病变[96, 97]。最近一项 Ⅱ 期多中心研究纳入了 49 例局部晚期胰腺癌患者，接受吉西他滨（1000mg/m²）随后 SBRT（33Gy/5F），出现≥ 2 级胃炎、瘘、肠炎或溃疡的急性或晚期毒性反应的发生率分别为 2%、11%。中位 OS 为 13.9 个月，1 年无局部进展生存率为 78%。4 例（8%）患者术后切缘及淋巴结阴性[98]。

SBRT 在胰腺癌治疗中仍是前瞻性研究的热点。然而，提高剂量获益并不明显，并且局部和远处失败率仍居高不下，因此仍需进一步研究局部和系统治疗的方法。

八、转移性病变的放化疗及生活质量的影响

尽管放化疗有潜在获益，但获益小，除了可切除的患者，几乎所有患者最终死于此疾病。但放化疗可以有效缓解症状。疼痛、厌食、疲劳和恶病质是最常见的症状，严重影响患者的生活质量。通过单纯放射治疗或放化疗，35%～65% 的患者能够改善疼痛、消瘦和梗阻症状[79, 99, 100]。但放射治疗对一般状态和厌食可有改善但并不明显[99, 100]。姑息放射治疗后需要数周才能达到最大程度的缓解，其他一些治疗如胆道和十二指肠支架可以迅速缓解梗阻症状。考虑胰腺癌相关死亡率较高，生活治疗应该作为研究设计的一个研究终点。

九、放射治疗技术

切除术后靶区需要根据术前 CT 原发肿瘤大小，术前十二指肠位置，手术夹的位置和术后 CT 淋巴引流区确定，放射治疗技术采用前后（AP）/ 后前（PA）加侧野是常用方案。前界参考术前 CT 影像，为脉管或者淋巴引流区的分界（肝门，肠系膜上和腹腔干）。

患者采用仰卧体位进行模拟定位和治疗，20 世纪 90 年代中期以前，一般采用常规模拟定位。常规模拟前给予肾造影剂以确定肾脏位置以及银夹，然后进行 AP/PA 和侧野射野影像。肿瘤未切除患者可以通过胃肠造影剂显影分辨胃和十二指肠。

3D-CRT 代表了放射肿瘤治疗计划模式的转变，能更好地看清内部器官及和靶区设计，CT 为基础的治疗计划能建立正常组织体积 – 剂量直方图，优化治疗计划保证肿瘤剂量同时保护重要的正常组织。多野、分次、外照射技术利用高能光子束给予处方剂量 45～50Gy/1.8Gy，靶区包括瘤床、不可切除或残存肿瘤、高危淋巴引流区。未切除或肉眼残存肿瘤区再给予加量，可以降低大部分胃和小肠照射剂量。

对于胰头癌，高危淋巴引流区包括胰十二指肠、胰腺上、腹腔干和肝门淋巴引流区。由于右侧肾脏通常都在射野内，因此靶区要求大约 2/3 的左侧肾脏必须在 AP/PA 射野外。因为胰头癌可能侵犯十二指肠内壁，所以一定要包括全部十二指肠和胰十二指肠淋巴引流区。射野范围的上界通常在 T_{11} 椎体中间或以上，以充分包括腹腔干的边界（T_{12}，L_1），下界在 L_{2-3} 以包括肠系膜上淋巴结区和十二指肠水平部。侧野前界为大体肿瘤外扩 1.5～2.0cm，后界为椎体前缘后 1.5cm 以包全主动脉淋巴引流区。由于肾脏和肝脏一部分体积在射野内，侧野通常限制在 15～18Gy。如果要减轻梗阻症状，胆道支架范围应包括胆总管及任何肿瘤侵犯的部位（图 22-2），对于局限晚期胰腺癌，很多临床医师建议靶区单纯包括肉眼肿瘤（GTV），外放适当边界，不做淋巴引流区预防。

对于胰体、胰尾病变，需要扩大靶区上界

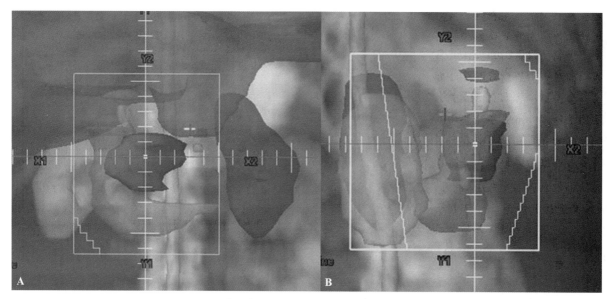

▲ 图 22-2　胰头癌患者治疗射野前后及侧位数字影像重建

A. 前后位 / 后前位（AP/PA）野，包括肉眼肿瘤（红），十二指肠（粉红）[加右侧肾脏大约 50%（浅绿）]，肝脏（棕）和高危淋巴结区域（肝门，橙；SMA，绿，腹腔 - 品红），大部分左肾（蓝）在 AP/PA 射野外；B. 右侧射野前界超过肉眼肿瘤，后界在椎体前缘后，为了显示其他结构，肝脏轮廓（棕）已从侧野中移除（此图的彩色版本见书中彩图页）

及左侧界，以包全胰腺上方、脾动脉、脾门淋巴结。但这样会使左侧肾脏照射范围增大。而因为肿瘤少见侵犯十二指肠，所以右肾照射减少。通过多叶准直器（MLC）可实现胰十二指肠和肝门淋巴结区域照射。

4D-CT 模拟或 X 线透视下监测评估胰腺随呼吸运动情况。屏气技术可以减小呼吸运动的影响。放射治疗计划适形度逐渐改善，定位和治疗时都建议空腹。

十、未来方向 / 靶向治疗

在转移性胰腺癌中，两项最近的随机研究显示采用新的联合化学治疗方案能使生存获益。胰腺癌在诊断和治疗提升方面还有很大的空间。通过新的影像技术或血清标记在高危人群中的筛查可能发现更多的早期病变[101, 102]。癌症特异性生物学标记可以有效用于开发新靶向药物，预测胰腺癌治疗反应。

有一些靶向药物（如 EGFR 和 VEGF）联合化学治疗和放射治疗的协同作用已明确，这些靶向药物在转移性病变中的研究先于局部晚期和可切除病变。目前，只有一种靶向药物个厄洛替尼在转移性病变中与单纯化学治疗相比有生存获益。厄洛替尼是一种抗 EGFR 络氨酸激酶抑制药，加入化学治疗后，中位生存从 5.9 个月延长至 6.2 个月，1 年生存从 17% 改善至 24%[103]。厄洛替尼带来的生存获益很小，该结果受到研究人员及临床医师的质疑。

另一种 EGFR/HER-1 抑制药——西妥昔单抗，最初在局部晚期头颈部鳞癌治疗中联合外照射发现有效，后续进行了 III 期临床研究[104]。但在局部晚期，不可切除或转移性胰腺癌中，一项 III 期随机研究对比一线治疗采用吉西他滨联合西妥昔单抗或吉西他滨联合安慰剂。研究纳入 700 例患者，显示两组之间没有生存差异（6.3 个月 vs 5.9 个月）。几乎所有患者检测 EGFR 表达（90% 显示表达阳性），但在这个研究中没有发现西妥昔单抗的优势[105]。另一项 II 期研究评估化学治疗联合西妥昔单抗的疗效及安全性，研究纳入 69 例局部晚期胰腺癌，接受西妥昔单抗，吉西他滨及奥沙利铂，随后行西妥昔单抗，卡培他滨和放射治疗。中位 OS 为 19.2 个月，细胞学显示 Smad4 表达的患者失败模式主要是原发灶失败[106]。因此，EGFR 抑制药用于局限期病变目前正在进行更多的 I/II 期研究。

VEGF 抑制药通过与血管生成受体结合阻止肿瘤生长，前期数据显示 VEGF 抑制药有放射增敏作用。最初希望对转移性胰腺癌有效，但研究显示化学治疗加入抗 VEGF 并没有获益。一项 II 期研究中纳入 52 例晚期胰腺癌，给予吉西他滨联合贝伐珠单抗治疗，结果显示有效率 21%，中位 PFS 为 5.4 个月，中位 OS 为 8.8 个月[107]。随后开展的 III 期随机研究（CALGB 80303），对比了吉西他滨联合贝伐珠单抗或安慰剂治疗，但结果显示 OS 及 PFS 没有差别[108]。数个研究也对贝伐珠单抗联合放射治疗进行了探讨。最初对放射治疗联合卡培他滨及贝伐珠单抗进行了 I 期研究，随后开展的局部晚期胰腺癌 II 期研究（RTOG 0411）[109] 中纳入 82 例患者，接受大体肿瘤放射治疗同步卡培他滨（825mg/m²），贝伐珠单抗（5mg/kg，第 1、15、29 天），随后吉西他滨辅助化学治疗（1000mg/m²）。中位生存和 1 年生存率分别为 11.9 个月和 47%。这些结果与之前 RTOG 的研究结果相似[110]。另外一项 II 期研究中，对于未切除、无进展的胰腺癌给予吉西他滨（1000mg/m²）、贝伐珠单抗（10mg/kg）和放射治疗 36Gy（2.4Gy/F），随后吉西他滨和贝伐珠单抗维持。中位 PFS 和 OS 分别为 9.9 个月和 11.8 个月[111]。所以，贝伐珠单抗和放射治疗的联合治疗与氟尿嘧啶联合放射治疗相比并没有改善疗效。

尽管靶向治疗作用有限，但还有其他通路机制还在不断涌现。BRCA 修复通路有缺陷的胰腺细胞对 ADP- 核糖核酸聚合酶（PARP）抑制剂敏感。PARP 抑制药已用于卵巢癌和乳腺癌中，有效率 40%，PARP 抑制药治疗胰腺癌的临床试验正在进行中[6]。一些其他药物也正在研究

中，包括 hedgehog 通路抑制药、多靶点抑制药（索拉菲尼）、针对靶点 SRC、γ 分泌素、干细胞因子受体（c-kit）、分泌蛋白酸和富含半胱氨酸（SPARC）、有丝分裂相关的酶（MEK）、间皮素、RAS、前列腺干细胞抗原（PSCA）、肿瘤坏死因子（TNF）、黏素 -1、雷帕霉素靶点（mTOR）、肿瘤坏死因子超家族成员 10（TNFSF10）及 1 型胰岛素样生长因子受体（IGF1）等[6, 112]。

十一、结论

关于胰腺癌术后辅助治疗，包括放化疗、化学治疗还是单纯手术，以前的研究有很多缺陷，尽管如此，在多数欧洲国家，单纯辅助化学治疗逐渐成为可切除胰腺癌辅助治疗的标准。在美国，放化疗的地位被重新认识，最近 RTOG 0848/EORTC 研究不仅进一步明确辅助放化疗的作用，而且还评估小分子 EGFR 治疗在胰腺癌中的价值。新辅助放化疗有望改善可切除胰腺癌局部控制和生存，但目前缺乏随机研究证实。有些前瞻性研究对比放射治疗和放化疗，不同放化疗方案，对比放化疗和单纯化学治疗。这些研究结果仍存争议，对于局部晚期患者的治疗仍难以达成一致。尽管目前影像学检查（如 EUS、CT）、外科技术、围术期护理、全身化学治疗药物和放射治疗技术等检查和治疗手段有很大进展，但是可切除胰腺癌患者的 5 年 OS 仍只有 20% 左右。对于预后如此差的疾病，急需进一步研究发现早期诊断、综合治疗的最佳方案。

参考文献

[1] Siegel, R., Miller, K., Jemal, A. (2017) Cancer statistics, 2017. *CA Cancer J. Clin.*, 67, 7–30.

[2] Geer, R.J., Brennan, M.F. (1993) Prognostic indicators for survival after resection of pancreatic adenocarcinoma. *Am. J. Surg.*, 165, 68–72; discussion 73.

[3] Yeo, C.J., Cameron, J.L., Lillemoe, K.D., *et al.* (1995) Pancreaticoduodenectomy for cancer of the head of the

pancreas. 201 patients. *Ann. Surg.*, 221, 721–731; discussion 731–733.

[4] Wagner, M., Redaelli, C., Lietz, M., Seiler, C.A., Friess, H., Buchler, M.W. (2004) Curative resection is the single most important factor determining outcome in patients with pancreatic adenocarcinoma. *Br. J. Surg.*, 91, 586–594.

[5] Lim, J.E., Chien, M.W., Earle, C.C. (2003) Prognostic factors following curative resection for pancreatic adenocarcinoma: a population-based, linked database analysis of 396 patients. *Ann. Surg.*, 237, 74–85.

[6] Vincent, A., Herman, J., Schulick, R., Hruban, R.H., Goggins, M. (2011) Pancreatic cancer. *Lancet*, 378, 607–620.

[7] Willett, C.G., Czito, B.G., Bendell, J.C., Ryan, D.P. (2005) Locally advanced pancreatic cancer. *J. Clin. Oncol.*, 23, 4538–4544.

[8] Kinney, T. (2010) Evidence-based imaging of pancreatic malignancies. *Surg. Clin. North Am.*, 90, 235–249.

[9] Karmazanovsky, G., Fedorov, V., Kubyshkin, V., Kotchatkov, A. (2005) Pancreatic head cancer: accuracy of CT in determination of resectability. *Abdom. Imag.*, 30, 488–500.

[10] Hunt, G.C., Faigel, D.O. (2002) Assessment of EUS for diagnosing, staging, and determining resectability of pancreatic cancer: a review. *Gastroint. Endosc.*, 55, 232–237.

[11] Rosch, T., Lorenz, R., Braig, C., *et al.* (1991) Endoscopic ultrasound in pancreatic tumor diagnosis. *Gastroint. Endosc.*, 37, 347–352.

[12] Meyenberger, C., Huch Boni, R.A., Bertschinger, P., Zala, G.F., Klotz, H.P., Krestin, G.P. (1995) Endoscopic ultrasound and endorectal magnetic resonance imaging: a prospective, comparative study for preoperative staging and follow-up of rectal cancer. *Endoscopy*, 27, 469–479.

[13] Hariharan, D., Constantinides, V.A., Froeling, F.E., Tekkis, P.P., Kocher, H.M. (2010) The role of laparoscopy and laparoscopic ultrasound in the preoperative staging of pancreatico-biliary cancers – A meta-analysis. *Eur. J. Surg. Oncol.*, 36, 941–948.

[14] Fernandez-del Castillo, C., Rattner, D.W., Warshaw, A.L. (1995) Further experience with laparoscopy and peritoneal cytology in the staging of pancreatic cancer. *Br. J. Surg.*, 82, 1127–1129.

[15] Bipat, S., Phoa, S.S., van Delden, O.M., *et al.* (2005) Ultrasonography, computed tomography and magnetic resonance imaging for diagnosis and determining resectability of pancreatic adenocarcinoma: a meta-analysis. *J. Comput. Assist. Tomogr.*, 29, 438–445.

[16] Sica, G.T., Ji, H., Ros, P.R. (2002) Computed tomography and magnetic resonance imaging of hepatic metastases. *Clin. Liver Dis.*, 6, 165–179, vii.

[17] Lemke, A.J., Niehues, S.M., Hosten, N., *et al.* (2004) Retrospective digital image fusion of multidetector CT and 18F-FDG PET: clinical value in pancreatic lesions – a prospective study with 104 patients. *J. Nucl. Med.*, 45, 1279–1286.

[18] Sachelarie, I., Kerr, K., Ghesani, M., Blum, R.H. (2005) Integrated PET-CT: evidence-based review of oncology indications. *Oncology*, 19, 481–490; discussion 490–492, 495–496.

[19] Rose, D.M., Delbeke, D., Beauchamp, R.D., *et al.* (1999) 18Fluorodeoxyglucose-positron emission tomography in the management of patients with suspected pancreatic cancer. *Ann. Surg.*, 229, 729–737; discussion 737–738.

[20] Grassetto, G., Rubello, D. (2011) Role of FDG-PET/CT in diagnosis, staging, response to treatment, and prognosis of pancreatic cancer. *Am. J. Clin. Oncol.*, 34, 111–114.

[21] Raut, C.P., Tseng, J.F., Sun, C.C., *et al.* (2007) Impact of resection status on pattern of failure and survival after pancreaticoduodenectomy for pancreatic adenocarcinoma. *Ann. Surg.*, 246, 52–60.

[22] Willett, C.G., Lewandrowski, K., Warshaw, A.L., Efird, J., Compton, C.C. (1993) Resection margins in carcinoma of the head of the pancreas. Implications for radiation therapy. *Ann. Surg.*, 217, 144–148.

[23] Tepper, J., Nardi, G., Suit, H. (1976) Carcinoma of the pancreas: review of MGH experience from 1963 to 1973. Analysis of surgical failure and implications for radiation therapy. *Cancer*, 37, 1519–1524.

[24] Griffin, J.F., Smalley, S.R., Jewell, W., *et al.* (1990) Patterns of failure after curative resection of pancreatic carcinoma. *Cancer*, 66, 56–61.

[25] Ozaki, H. (1992) Improvement of pancreatic cancer treatment from the Japanese experience in the 1980s. *Int. J. Pancreatol.*, 12, 5–9.

[26] Westerdahl, J., Andren-Sandberg, A., Ihse, I. (1993) Recurrence of exocrine pancreatic cancer – local or hepatic? *Hepato-gastroenterology*, 40, 384–387.

[27] Allema, J.H., Reinders, M.E., van Gulik, T.M., *et al.* (1995) Prognostic factors for survival after pancreaticoduodenectomy for patients with carcinoma of the pancreatic head region. *Cancer*, 75, 2069–2076.

[28] Kalser, M.H., Ellenberg, S.S. (1985) Pancreatic cancer. Adjuvant combined radiation and chemotherapy following curative resection. *Arch. Surg.*, 120, 899–903.

[29] Gastrointestinal Tumor Study Group (1987) Further evidence of effective adjuvant combined radiation and chemotherapy following curative resection of pancreatic cancer. *Cancer*, 59, 2006–2010.

[30] Kalser, M.H., Barkin, J., MacIntyre, J.M. (1985) Pancreatic cancer. Assessment of prognosis by clinical presentation. *Cancer*, 56, 397–402.

[31] Klinkenbijl, J.H., Jeekel, J., Sahmoud, T., *et al.* (1999) Adjuvant radiotherapy and 5-fluorouracil after curative resection of cancer of the pancreas and periampullary region: phase III trial of the EORTC gastrointestinal tract cancer cooperative group. *Ann. Surg.*, 230, 776–782; discussion 782–784.

[32] Smeenk, H.G., van Eijck, C.H., Hop, W.C., *et al.* (2007) Long-term survival and metastatic pattern of pancreatic and periampullary cancer after adjuvant chemoradiation or observation: long-term results of EORTC trial 40891. *Ann. Surg.*, 246, 734–740.

[33] Mehta, V.K., Fisher, G.A., Ford, J.M., *et al.* (2001) Adjuvant chemoradiotherapy for "unfavorable" carcinoma of the ampulla of Vater. *Arch. Surg.*, 136, 65–69.

[34] Neoptolemos, J.P., Dunn, J.A., Stocken, D.D., *et al.* (2001) Adjuvant chemoradiotherapy and chemotherapy in resectable pancreatic cancer: a randomised controlled trial. *Lancet*, 358, 1576–1585.

[35] Neoptolemos, J.P., Stocken, D.D., Friess, H., *et al.* (2004) A randomized trial of chemoradiotherapy and chemotherapy after resection of pancreatic cancer. *N. Engl. J. Med.*, 350, 1200–1210.

[36] Oettle, H., Post, S., Neuhaus, P., *et al.* (2007) Adjuvant chemotherapy with gemcitabine vs observation in patients undergoing curative-intent resection of pancreatic cancer: a randomized controlled trial. *JAMA*, 297, 267–277.

[37] Oettle, H., Neuhaus, P., Hochous, A. *et al.* (2013) CONKO-001: Adjuvant chemotherapy with gemcitabine and long-term outcomes among patients with resected pancreatic cancer. *JAMA*, 310, 1473–1481.

[38] Ueno, H., Kosuge, T., Matsuyama, Y., *et al.* (2009) A randomised phase III trial comparing gemcitabine with surgery-only in patients with resected pancreatic cancer: Japanese Study Group of Adjuvant Therapy for Pancreatic Cancer. *Br. J. Cancer*, 101, 908–915.

[39] Neoptolemos, J.P., Stocken, D.D., Bassi, C., *et al.* (2010)

Adjuvant chemotherapy with fluorouracil plus folinic acid vs gemcitabine following pancreatic cancer resection: a randomized controlled trial. *JAMA*, 304, 1073–1081.

[40] Regine,W.F.,Winter, K.A., Abrams, R.A., *et al.* (2008) Fluorouracil vs gemcitabine chemotherapy before and after fluorouracil-based chemoradiation following resection of pancreatic adenocarcinoma: a randomized controlled trial. *JAMA*, 299, 1019–1026.

[41] Regine,W.F.,Winter, K.A., Abrams, R., *et al.* (2011) Fluorouracil-based chemoradiation with either gemcitabine or fluorouracil chemotherapy after resection of pancreatic adenocarcinoma: 5-year analysis of the U.S. Intergroup/RTOG 9704 Phase III Trial. *Ann. Surg. Oncol.*, 18, 1319–1326.

[42] Berger, A.C., Garcia, M., Jr, Hoffman, J.P., *et al.* (2008) Postresection CA 19-9 predicts overall survival in patients with pancreatic cancer treated with adjuvant chemoradiation: a prospective validation by RTOG 9704. *J. Clin. Oncol.*, 26, 5918–5922.

[42a] Berger, A.C.,Winter, K., Hoffman, J.P., *et al.* (2012) Five year results of US intergroup/RTOG 9704 with postoperative CA 19-9 ≤ 90 U/mL and comparison to the CONKO-001 trial. *Int. J. Radiat. Oncol. Biol. Phys.*, 84, e291–e297.

[43] Abrams, R.A.,Winter, K.A., Regine,W.F., *et al.* (2012) Failure to adhere to protocol specified radiation therapy guidelines was associated with decreased survival in RTOG 9704-A Phase III trial of adjuvant chemotherapy and chemoradiotherapy for patients with resected adenocarcinoma of the pancreas. *Int. J. Radiat. Oncol. Biol. Phys.*, 82 (2), 809–816.

[44] Corsini, M.M., Miller, R.C., Haddock, M.G., *et al.* (2008) Adjuvant radiotherapy and chemotherapy for pancreatic carcinoma: the Mayo Clinic experience (1975–2005). *J. Clin. Oncol.*, 26, 3511–3516.

[45] Herman, J.M., Swartz, M.J., Hsu, C.C., *et al.* (2008) Analysis of fluorouracil-based adjuvant chemotherapy and radiation after pancreaticoduodenectomy for ductal adenocarcinoma of the pancreas: results of a large, prospectively collected database at the Johns Hopkins Hospital. *J. Clin. Oncol.*, 26, 3503–3510.

[46] Hsu, C.C., Herman, J.M., Corsini, M.M., *et al.* (2010) Adjuvant chemoradiation for pancreatic adenocarcinoma: the Johns Hopkins Hospital–Mayo Clinic collaborative study. *Ann. Surg. Oncol.*, 17, 981–990.

[47] Picozzi, V.J., Kozarek, R.A., Traverso, L.W. (2003) Interferon-based adjuvant chemoradiation therapy after pancreaticoduodenectomy for pancreatic adenocarcinoma. *Am. J. Surg.*, 185, 476–480.

[48] Picozzi, V.J., Abrams, R.A., Decker, P.A., *et al.* (2011) Multicenter phase II trial of adjuvant therapy for resected pancreatic cancer using cisplatin, 5-fluorouracil, and interferon-alfa-2b-based chemoradiation: ACOSOG Trial Z05031. *Ann. Oncol.*, 22, 348–354.

[49] Aloia, T.A., Lee, J.E., Vauthey, J.N., *et al.* (2007) Delayed recovery after pancreaticoduodenectomy: a major factor impairing the delivery of adjuvant therapy? *J. Am. Coll. Surg.*, 204, 347–355.

[50] Cheng, T.Y., Sheth, K., White, R.R., *et al.* (2006) Effect of neoadjuvant chemoradiation on operative mortality and morbidity for pancreaticoduodenectomy. *Ann. Surg. Oncol.*, 13, 66–74.

[51] White, R.R., Tyler, D.S. (2004) Neoadjuvant therapy for pancreatic cancer: the Duke experience. *Surg. Oncol. Clin. North Am.*, 13, 675–684, ix–x.

[52] Evans, D.B., Pisters, P.W., Lee, J.E., *et al.* (1998) Preoperative chemoradiation strategies for localized adenocarcinoma of the pancreas. *J. Hepatobiliary Pancreatic Surg.*, 5, 242–250.

[53] Raut, C.P., Evans, D.B., Crane, C.H., Pisters, P.W., Wolff, R.A. (2004) Neoadjuvant therapy for resectable pancreatic cancer. *Surg. Oncol. Clin.North Am.*, 13, 639–661, ix.

[54] Wayne, J.D., Abdalla, E.K.,Wolff, R.A., Crane, C.H., Pisters, P.W., Evans, D.B. (2002) Localized adenocarcinoma of the pancreas: the rationale for preoperative chemoradiation. *Oncologist*, 7, 34–45.

[55] Evans,D.B., Rich, T.A., Byrd,D.R., *et al.* (1992) Preoperative chemoradiation and pancreaticoduodenectomy for adenocarcinoma of the pancreas. *Arch. Surg.*, 127, 1335–1339.

[56] Pisters, P.W., Abbruzzese, J.L., Janjan, N.A., *et al.* (1998) Rapid-fractionation preoperative chemoradiation, pancreaticoduodenectomy, and intraoperative radiation therapy for resectable pancreatic adenocarcinoma. *J. Clin. Oncol.*, 16, 3843–3850.

[57] Pisters, P.W.,Wolff, R.A., Janjan, N.A., *et al.* (2002) Preoperative paclitaxel and concurrent rapid-fractionation radiation for resectable pancreatic adenocarcinoma: toxicities, histologic response rates, and event-free outcome. *J. Clin. Oncol.*, 20, 2537–2544.

[58] Le Scodan, R., Mornex, F., Girard, N., *et al.* (2009) Preoperative chemoradiation in potentially resectable pancreatic adenocarcinoma: feasibility, treatment effect evaluation and prognostic factors, analysis of the SFRO-FFCD 9704 trial and literature review. *Ann. Oncol.*, 20, 1387–1396.

[59] Evans, D.B., Varadhachary, G.R., Crane, C.H., *et al.* (2008) Preoperative gemcitabine-based chemoradiation for patients with resectable adenocarcinoma of the pancreatic head. *J. Clin. Oncol.*, 26, 3496–3502.

[60] Varadhachary, G.R.,Wolff, R.A., Crane, C.H., *et al.* (2008) Preoperative gemcitabine and cisplatin followed by gemcitabine-based chemoradiation for resectable adenocarcinoma of the pancreatic head. *J. Clin. Oncol.*, 26, 3487–3495.

[61] Talamonti, M.S., Small,W., Jr, Mulcahy, M.F., *et al.* (2006) A multi-institutional phase II trial of preoperative full-dose gemcitabine and concurrent radiation for patients with potentially resectable pancreatic carcinoma. *Ann. Surg. Oncol.*, 13, 150–158.

[62] Small,W., Berlin, J., Freedman, G.M., *et al.* (2008) Full-dose gemcitabine with concurrent radiation therapy in patients with nonmetastatic pancreatic cancer: A multicenter phase II trial. *J. Clin. Oncol.*, 26, 942–947.

[63] Golcher, H., Brunner, T.B.,Witzigmann, H., *et al.* (2015) Neoadjuvant chemoradiation therapy with gemcitabine/cisplatin and surgery versus immediate surgery in resectable pancreatic cancer. *Strahlenther. Onkol.*, 191, 7–16.

[64] Stessin, A.M., Meyer, J.E., Sherr, D.L. (2008) Neoadjuvant radiation is associated with improved survival in patients with resectable pancreatic cancer: an analysis of data from the surveillance, epidemiology, and end results (SEER) registry. *Int. J. Radiat. Oncol. Biol. Phys.*, 72, 1128–1133.

[65] Heinrich, S., Pestalozzi, B., Lesurtel, M., *et al.* (2011) Adjuvant gemcitabine versus NEOadjuvant gemcitabine/oxaliplatin plus adjuvant gemcitabine in resectable pancreatic cancer: a randomized multicenter phase III study (NEOPAC study). *BMC Cancer*, 11, 346.

[66] Gillen, S., Schuster, T., Meyer Zum Buschenfelde, C., Friess, H., Kleeff, J. (2010) Preoperative/neoadjuvant therapy in pancreatic cancer: a systematic review and meta-analysis of response and resection percentages. *PLoS Med.*, 7, e1000267.

[67] Massucco, P., Capussotti, L., Magnino, A., *et al.* (2006) Pancreatic resections after chemoradiotherapy for locally advanced ductal adenocarcinoma: analysis of perioperative outcome and survival. *Ann. Surg. Oncol.*, 13, 1201–1208.

[68] Greer, S.E., Pipas, J.M., Sutton, J.E., *et al.* (2008) Effect of neoadjuvant therapy on local recurrence after resection of pancreatic adenocarcinoma. *J. Am. Coll. Surg.*, 206, 451–457.

[69] Katz, M.H., Pisters, P.W., Evans, D.B., *et al.* (2008) Borderline

resectable pancreatic cancer: the importance of this emerging stage of disease. *J. Am. Coll. Surg.*, 206, 833–846; discussion 846–848.

[70] Chun, Y.S., Milestone, B.N.,Watson, J.C., *et al.* (2010) Defining venous involvement in borderline resectable pancreatic cancer. *Ann. Surg. Oncol.*, 17, 2832–2838.

[71] Stokes, J.B., Nolan, N.J., Stelow, E.B., *et al.* (2011) Preoperative capecitabine and concurrent radiation for borderline resectable pancreatic cancer. *Ann. Surg. Oncol.*, 18, 619–627.

[72] Landry, J., Catalano, P.J., Staley, C., *et al.* (2010) Randomized phase II study of gemcitabine plus radiotherapy versus gemcitabine, 5-fluorouracil, and cisplatin followed by radiotherapy and 5-fluorouracil for patients with locally advanced, potentially resectable pancreatic adenocarcinoma. *J. Surg. Oncol.*, 101, 587–592.

[73] Tseng, J.F., Tamm, E.P., Lee, J.E., Pisters, P.W., Evans, D.B. (2006) Venous resection in pancreatic cancer surgery. *Best Pract. Res. Clin. Gastroenterol.*, 20, 349–364.

[74] Leach, S.D., Lee, J.E., Charnsangavej, C., *et al.* (1998) Survival following pancreaticoduodenectomy with resection of the superior mesenteric-portal vein confluence for adenocarcinoma of the pancreatic head. *Br. J. Surg.*, 85, 611–617.

[75] Gunderson, L.L., Haddock, M.G., Burch, P., Nagorney, D., Foo, M.L., Todoroki, T. (1999) Future role of radiotherapy as a component of treatment in biliopancreatic cancers. *Ann. Oncol.*, 10 (Suppl. 4), 291–295.

[76] Moertel, C.G., Childs, D.S., Jr, Reitemeier, R.J., Colby, M.Y., Jr, Holbrook, M.A. (1969) Combined 5-fluorouracil and supervoltage radiation therapy of locally unresectable gastrointestinal cancer. *Lancet*, 2, 865–867.

[77] Moertel, C.G., Frytak, S., Hahn, R.G., *et al.* (1981) Therapy of locally unresectable pancreatic carcinoma: a randomized comparison of high dose (6000 rads) radiation alone, moderate dose radiation (4000 rads + 5-fluorouracil), and high dose radiation + 5-fluorouracil: The Gastrointestinal Tumor Study Group. *Cancer*, 48, 1705–1710.

[78] Cohen, S.J., Dobelbower, R., Jr, Lipsitz, S., *et al.* (2005) A randomized phase III study of radiotherapy alone or with 5-fluorouracil and mitomycin-C in patients with locally advanced adenocarcinoma of the pancreas: Eastern Cooperative Oncology Group study E8282. *Int. J. Radiat. Oncol. Biol. Phys.*, 62, 1345–1350.

[79] Gastrointestinal Tumor Study Group (1985) Radiation therapy combined with adriamycin or 5-fluorouracil for the treatment of locally unresectable pancreatic carcinoma. *Cancer*, 56, 2563–2568.

[80] Li, C.P., Chao, Y., Chi, K.H., *et al.* (2003) Concurrent chemoradiotherapy treatment of locally advanced pancreatic cancer: gemcitabine versus 5-fluorouracil, a randomized controlled study. *Int. J. Radiat. Oncol. Biol. Phys.*, 57, 98–104.

[81] Gastrointestinal Tumor Study Group (1988) Treatment of locally unresectable carcinoma of the pancreas: comparison of combined-modality therapy (chemotherapy plus radiotherapy) to chemotherapy alone. *J. Natl Cancer Inst.*, 80, 751–755.

[82] Klaassen, D.J., MacIntyre, J.M., Catton, G.E., Engstrom, P.F., Moertel, C.G. (1985) Treatment of locally unresectable cancer of the stomach and pancreas: a randomized comparison of 5-fluorouracil alone with radiation plus concurrent and maintenance 5-fluorouracil–an Eastern Cooperative Oncology Group study. *J. Clin. Oncol.*, 3, 373–378.

[83] Chauffert, B., Mornex, F., Bonnetain, F., *et al.* (2008) Phase III trial comparing intensive induction chemoradiotherapy (60 Gy, infusional 5-FU and intermittent cisplatin) followed by maintenance gemcitabine with gemcitabine alone for locally advanced unresectable pancreatic cancer. Definitive results of the 2000-01 FFCD/SFRO study. *Ann. Oncol.*, 19, 1592–1599.

[84] Loehrer, P.J., Sr, Feng, Y., Cardenes, H., *et al.* (2011) Gemcitabine alone versus gemcitabine plus radiotherapy in patients with locally advanced pancreatic cancer: an eastern cooperative oncology group trial. *J. Clin. Oncol.*, 29, 4105–4112.

[85] Huguet, F., Andre, T., Hammel, P., *et al.* (2007) Impact of chemoradiotherapy after disease control with chemotherapy in locally advanced pancreatic adenocarcinoma in GERCOR phase II and III studies. *J. Clin. Oncol.*, 25, 326–331.

[85a] Huguet, F., Hammel, P., Vernerey, D., *et al.* (2014) Impact of chemoradiotherapy (CRT) on local control and time without treatment in patients with locally advanced pancreatic cancer (LAPC) included in the international phase III LAP 07 study. *J. Clin. Oncol.*, 32 (5S), abstract number 4001.

[86] Hiraoka, T.,Watanabe, E., Mochinaga, M., *et al.* (1984) Intraoperative irradiation combined with radical resection for cancer of the head of the pancreas.*World J. Surg.*, 8, 766–771.

[87] Sindelar,W.F., Kinsella, T.J. (1999) Studies of intraoperative radiotherapy in carcinoma of the pancreas. *Ann. Oncol.*, 10 (Suppl. 4), 226–230.

[88] Showalter, T.N., Rao, A.S., Rani Anne, P., *et al.* (2009) Does intraoperative radiation therapy improve local tumor control in patients undergoing pancreaticoduodenectomy for pancreatic adenocarcinoma? A propensity score analysis. *Ann. Surg. Oncol.*, 16, 2116–2122.

[89] Ogawa, K., Karasawa, K., Ito, Y., *et al.* Intraoperative radiotherapy for resected pancreatic cancer: a multi-institutional retrospective analysis of 210 patients. *Int. J. Radiat. Oncol. Biol. Phys.*, 77, 734–742.

[90] Ogawa, K., Karasawa, K., Ito, Y., *et al.* Intraoperative radiotherapy for unresectable pancreatic cancer: a multi-institutional retrospective analysis of 144 patients. *Int. J. Radiat. Oncol. Biol. Phys.*, 80, 111–118.

[91] Willett, C.G., Del Castillo, C.F., Shih, H.A., *et al.* (2005) Long-term results of intraoperative electron beam irradiation (IOERT) for patients with unresectable pancreatic cancer. *Ann. Surg.*, 241, 295–299.

[92] Roldan, G.E., Gunderson, L.L., Nagorney, D.M., *et al.* (1988) External beam versus intraoperative and external beam irradiation for locally advanced pancreatic cancer. *Cancer*, 61, 1110–1116.

[93] Ben-Josef, E., Shields, A.F., Vaishampayan, U., *et al.* (2004) Intensity-modulated radiotherapy (IMRT) and concurrent capecitabine for pancreatic cancer. *Int. J. Radiat. Oncol. Biol. Phys.*, 59, 454–459.

[94] Milano, M.T., Chmura, S.J., Garofalo, M.C., *et al.* (2004) Intensity-modulated radiotherapy in treatment of pancreatic and bile duct malignancies: toxicity and clinical outcome. *Int. J. Radiat. Oncol. Biol. Phys.*, 59, 445–453.

[95] Yovino, S., Poppe, M., Jabbour, S., *et al.* (2011) Intensity-modulated radiation therapy significantly improves acute gastrointestinal toxicity in pancreatic and ampullary cancers. *Int. J. Radiat. Oncol. Biol. Phys.*, 79, 158–162.

[96] Rwigema, J.C., Parikh, S.D., Heron, D.E., *et al.* (2011) Stereotactic body radiotherapy in the treatment of advanced adenocarcinoma of the pancreas. *Am. J. Clin. Oncol.*, 34, 63–69.

[97] Chang, D.T., Schellenberg, D., Shen, J., *et al.* (2009) Stereotactic radiotherapy for unresectable adenocarcinoma of the pancreas. *Cancer*, 115, 665–672.

[98] Herman, J.M., Chang, D.T., Goodman, K.A., *et al.* (2015) Phase 2 multi-institutional trial evaluating gemcitabine and stereotactic body radiotherapy for patients with locally advanced unresectable pancreatic adenocarcinoma. *Cancer*, 121, 1128–1137.

[99] Haslam, J.B., Cavanaugh, P.J., Stroup, S.L. (1973) Radiation

therapy in the treatment of irresectable adenocarcinoma of the pancreas. *Cancer*, 32, 1341–1345.

[100] Dobelbower, R.R., Jr, Borgelt, B.B., Strubler, K.A., Kutcher, G.J., Suntharalingam, N. (1980) Precision radiotherapy for cancer of the pancreas: technique and results. *Int. J. Radiat. Oncol. Biol. Phys.*, 6, 1127–1133.

[101] Larghi, A., Verna, E.C., Lecca, P.G., Costamagna, G. (2009) Screening for pancreatic cancer in high-risk individuals: a call for endoscopic ultrasound. *Clin. Cancer Res.*, 15, 1907–1914.

[102] Greenhalf,W., Grocock, C., Harcus,M., Neoptolemos, J. (2009) Screening of high-risk families for pancreatic cancer. *Pancreatology*, 9, 215–222.

[103] Moore, M.J., Goldstein, D., Hamm, J., *et al.* (2007) Erlotinib plus gemcitabine compared with gemcitabine alone in patients with advanced pancreatic cancer: a phase III trial of the National Cancer Institute of Canada Clinical Trials Group. *J. Clin. Oncol.*, 25, 1960–1966.

[104] Bonner, J.A., Harari, P.M., Giralt, J., *et al.* (2010) Radiotherapy plus cetuximab for locoregionally advanced head and neck cancer: 5-year survival data from a phase 3 randomised trial, and relation between cetuximab-induced rash and survival. *Lancet Oncol.*, 11, 21–28.

[105] Philip, P.A., Benedetti, J., Corless, C.L., *et al.* (2010) Phase III study comparing gemcitabine plus cetuximab versus gemcitabine in patients with advanced pancreatic adenocarcinoma: Southwest Oncology Group-directed intergroup trial S0205. *J. Clin. Oncol.*, 28, 3605–3610.

[106] Crane, C.H., Varadhachary, G.R., Yordy, J.S., *et al.* (2011) Phase II trial of cetuximab, gemcitabine, and oxaliplatin followed by chemoradiation with cetuximab for locally advanced (T4) pancreatic adenocarcinoma: correlation of Smad4(Dpc4) immunostaining with pattern of disease progression. *J. Clin. Oncol.*, 29, 3037–3043.

[107] Kindler, H.L., Friberg, G., Singh, D.A., *et al.* (2005) Phase II trial of bevacizumab plus gemcitabine in patients with advanced pancreatic cancer. *J. Clin. Oncol.*, 23, 8033–8040.

[108] Kindler, H.L., Niedzwiecki, D., Hollis, D., *et al.* (2010) Gemcitabine plus bevacizumab compared with gemcitabine plus placebo in patients with advanced pancreatic cancer: phase III trial of the Cancer and Leukemia Group B (CALGB 80303). *J. Clin. Oncol.*, 28, 3617–3622.

[109] Crane, C.H., Ellis, L.M., Abbruzzese, J.L., *et al.* (2006) Phase I trial evaluating the safety of bevacizumab with concurrent radiotherapy and capecitabine in locally advanced pancreatic cancer. *J. Clin. Oncol.*, 24, 1145–1151.

[110] Crane, C.H.,Winter, K., Regine,W.F., *et al.* (2009) Phase II study of bevacizumab with concurrent capecitabine and radiation followed by maintenance gemcitabine and bevacizumab for locally advanced pancreatic cancer: Radiation Therapy Oncology Group RTOG 0411. *J. Clin. Oncol.*, 27, 4096–4102.

[111] Small,W., Jr, Mulcahy, M.F., Rademaker, A., *et al.* (2011) Phase II trial of full-dose gemcitabine and bevacizumab in combination with attenuated three-dimensional conformal radiotherapy in patients with localized pancreatic cancer. *Int. J. Radiat. Oncol. Biol. Phys.*, 80, 476–482.

[112] Hidalgo, M. (2010) Pancreatic cancer. *N. Engl. J. Med.*, 362, 1605–1617.

[113] Regine,W.F. (2009) Five-year results of the Phase III Intergroup Trial (RTOG 97-04) of adjuvant pre- and postchemoradiation (CRT) 5-FU vs. gemcitabine (G) for resected pancreatic adenocarcinoma: Implications for Future International Trial Design. *Int. J. Radiat. Oncol. Biol. Phys.*, 75, S55–S56.

[114] Hoffman, J.P., Lipsitz, S., Pisansky, T.,Weese, J.L., Solin, L., Benson, A.B., 3rd (1998) Phase II trial of preoperative radiation therapy and chemotherapy for patients with localized, resectable adenocarcinoma of the pancreas: an Eastern Cooperative Oncology Group Study. *J. Clin. Oncol.*, 16, 317–323.

[115] The Gastrointestinal Tumor Study Group (1986) Phase II studies of drug combinations in advanced pancreatic carcinoma: fluorouracil plus doxorubicin plus mitomycin C and two regimens of streptozotocin plus mitomycin C plus fluorouracil. *J. Clin. Oncol.*, 4, 1794–1798.

第 23 章 结肠癌
Colon Cancer

Jennifer Y. Wo 著

隆榴花 李 宁（男）金 晶 译

一、概述

　　全世界每年有结直肠癌新发病例 120 万，发病率在男性中占第 3 位，女性中占第 2 位[1]。在美国每年新诊断的结直肠癌大约有 135 400 例，癌症相关死亡有 50 300 例[2]。手术切除是主要的根治性治疗手段，对于 Ⅱ 期和 Ⅲ 期的结肠癌 5 年 OS 为 30%～70%[3]，大量研究证实术后辅助治疗可以降低疾病复发风险。

　　20 世纪 70 年代的研究探讨了结直肠癌手术后疗效和失败方式来判断局部或全身复发风险（解剖部位）。这些研究复发解剖位置和频率的结果奠定了辅助和新辅助治疗的发展。20 世纪七八十年代，外照射治疗、氟尿嘧啶为基础的化疗和联合治疗方案的应用减少了微转移，大大提高了无病生存率（DFS）和总生存（OS）。这些初期的研究指出这些治疗可能获益，随后大量多中心随机前瞻性研究确认了其疗效。对于结肠癌术后的高危患者，研究证实辅助化学治疗的价值；目前，已明确了 Ⅲ 期患者可以从辅助化学治疗中获益[4-6]。而辅助化学治疗在 Ⅱ 期患者中仍有争议，NCCN 指南没有推荐 Ⅱ 期的结肠癌常规使用辅助化学治疗[7]。尽管有一个单中心的回顾性研究支持局部进展期结肠癌使用辅助放射治疗

联合氟尿嘧啶为基础的化学治疗，但是唯一一个随机前瞻性研究结果发现辅助放射治疗并没有获益。这一章节主要介绍结肠癌治疗中放射治疗联合氟尿嘧啶为基础的化学治疗模式的合理性。结肠癌的 Dukes 分期系统和最新 AJCC 2017 分期系统见表 23-1。

二、辅助化学治疗的地位

　　多个前瞻性随机研究证实了辅助化学治疗在结肠癌术后高危患者中的疗效。有三个主要的临床研究显示接受氟尿嘧啶 / 亚叶酸钙化学治疗的患者比没有接受辅助治疗或单纯左旋咪唑的患者在生存方面有明显改善，因此氟尿嘧啶 + 亚叶酸钙一度被认为是 Ⅲ 期结肠癌标准的辅助治疗方案[8-10]。最近，奥沙利铂加入氟尿嘧啶和亚叶酸钙的疗效也得到了确认[5, 6]。2004 年，Andre 等公布了 MOSAIC 研究，2246 例 Ⅱ 或 Ⅲ 期的患者随机分组，接受氟尿嘧啶 + 亚叶酸钙方案（亚叶酸钙 200mg/m² 持续 2h，随后氟尿嘧啶 400mg/m²，随后氟尿嘧啶 600mg/m² 持续静脉滴注 22h，每 2 周 1 次），一组加奥沙利铂，另一组不加奥沙利铂[5]。中位随访时间 82 个月，奥沙利铂组（FOLFOX4 方案）5 年 DFS 明显获益（73% vs 67%，HR 0.80，P=0.003），6 年 OS 从

表 23-1　结肠癌分期系统

原发灶（T 分期）

T_{is}	原位癌，上皮内或侵犯黏膜内癌
T_1	肿瘤侵及黏膜下层
T_2	肿瘤侵及固有肌层
T_3	肿瘤浸透固有肌层并达结直肠周围组织
T_{4a}	肿瘤浸透脏腹膜
T_{4b}	肿瘤直接侵犯邻近其他器官或结构

区域淋巴结（N 分期）

N_0	没有区域淋巴结转移
N_1	1～3 个淋巴结转移
N_{1a}	1 个淋巴结转移
N_{1b}	2～3 个淋巴结转移
N_{1c}	没有阳性淋巴结，但浆膜下、肠系膜、无腹膜覆盖的结肠 / 直肠周围组织内肿瘤种植
N_2	4 个及以上淋巴结转移
N_{2a}	4～6 个淋巴结转移
N_{2b}	7 个以上区域淋巴结转移

远处转移（M）

M_0	没有远处转移
M_1	有远处转移
M_{1a}	局限于单个器官的远处转移
M_{1b}	1 个以上器官 / 部位远处转移或腹膜转移
M_{1c}	单纯腹膜表面转移或伴有其他器官转移

AJCC 分期	TNM	Dukes 分期	Astler-Coller 修正
I	T_1N_0	A	A
	T_2N_0		B1
II A	T_3N_0	B	B2
II B	$T_{4a}N_0$		B2
II C	$T_{4b}N_0$		B3
III A	$T_{1-2}N_1$，N_{1c}	C	C1
	T_1N_{2a}		C1
III B	$T_3-T_{4a}N_1$，N_{1c}		C2
	T_{2-3}，N_{2a}		C1/C2
	T_{1-2}，N_{2b}		C1
III C	$T_{4a}N_{2a}$		C2
	T_3-T_{4a}，N_{2b}		C2
	T_{4b}，N_{1-2}		C3
IV A	M_{1a}	−	−
IV B	M_{1b}	−	−
IV C	M_{1c}	−	−

76% 提高到 78.5%（HR 0.84，$P=0.046$）。分层分析显示，只有 III 期患者的 6 年 OS 才有统计学差异（73% vs 69%，HR 0.80，$P=0.02$）。奥沙利铂组主要的毒性反应是 3 级神经毒性，但大部分患者可以缓解，治疗结束 12 个月后发生 3 级以上外周感觉神经毒性的概率只有 1.3%[11]。

美国 NSABP C-07 同样也做了类似的研究[6]，共有 2409 例 II 期或 III 期结肠癌术后患者入组，随机分为两组，一组接受大剂量氟尿嘧啶 / 亚叶酸钙（氟尿嘧啶 500mg/m², 亚叶酸钙 500mg/m²，每周持续 6 周，8 周一周期）加奥沙利铂，另一组不加奥沙利铂。中位随访时间 8 年，奥沙利铂组（FLOX）5 年 DFS 明显改善（69% vs 64%，HR 0.82，$P=0.002$），但 5 年 OS 并没有显著差异（80% vs 78%，HR 0.88，$P=0.08$），亚组分析中，显示奥沙利铂在年龄小于 70 岁的患者中有生存获益，而在年龄＞ 70 岁的患者中没有阳性结果[12]。毒性方面结果与 MOSAIC 研究类似，奥沙利铂的方案有明显的神经毒性和腹泻。对比 MOSAIC 研究（FOLFOX4 方案）及 NSABP C-07 研究（FLOX 方案）中的毒性反应，后者有更高的 3 级和 4 级毒性反应（38% vs 10%）。基于这两个研究的阳性结果，且静脉滴注氟尿嘧啶比每周静脉注射氟尿嘧啶毒性更低，因此 FOLFOX 方案作为目前完全切除 III 期结肠癌的辅助治疗的标准方案。

（一）卡培他滨

最近，卡培他滨，一种口服型的氟尿嘧啶，有望取代结肠癌辅助治疗的药物。NO16968 随机研究纳入了 1886 例结肠癌 III 期的患者接受辅助治疗，一组接受卡培他滨联合奥沙利铂（XELOX），一组静脉注射氟尿嘧啶联合亚叶酸（FA），随访时间 57 个月，发现 XELOX 方案与 FA 方案相比，DFS 明显改善（3 年 DFS 71% vs 67%，HR 0.80，$P=0.0045$），OS 有改善趋势，但没有统计学差异（5 年 OS 78% vs 74%，HR

0.87，P=0.15）[13]。

另外，X-ACT 研究探讨了卡培他滨对比氟尿嘧啶/亚叶酸钙在结肠癌Ⅲ期患者中的疗效和安全性。这是个国际多中心前瞻性Ⅲ期随机研究入组了 1987 例患者，一组接受卡培他滨 1250mg/m²，每天 2 次，第 1～14 天给药，每 3 周为一周期，持续 24 周，另一组接受氟尿嘧啶/亚叶酸钙，中位随访时间 6.9 年，发现卡培他滨组在 DFS（HR 0.88）和 OS（HR 0.86）方面至少等同于氟尿嘧啶/亚叶酸钙组，而且研究计划中的多因素分析显示卡培他滨组在 DFS（P=0.021）和 OS（P=0.020）有明显获益。同时，卡培他滨 3 或 4 级毒性反应发生率（P＜0.01）更低，减少了住院时间。因此，X-ACT 研究认为卡培他滨在结肠癌Ⅲ期辅助治疗中至少能获得相同的临床疗效，更小的不良反应，而且更经济[14]。

（二）伊立替康

在转移性结肠癌的治疗中，与单纯氟尿嘧啶/亚叶酸钙相比，研究认为伊立替康的加入可以提高有效率，延长中位生存时间[15]，但多个随机研究评估辅助治疗中加入伊立替康并没有在生存上有获益。CALGB89803 研究入组了 1264 例患者，随机分为两组，一组接受标准的静脉推注氟尿嘧啶/亚叶酸钙每周方案，另一组伊立替康＋氟尿嘧啶/亚叶酸钙每周方案，中位随访时间 4.8 年，两组之间 DFS 和 OS 没有差异。中性粒细胞减少性发热及中性粒细胞减少在伊立替康组发生率更高，治疗相关的死亡发生率伊立替康组更高（2.8% vs 1.0%，P=0.008）[16]。随后，PRTACC-3 研究确认了伊立替康加入并没有提高疗效，研究入组了 2094 例Ⅲ期患者，随机分成两组，伊立替康加入组在 5 年 DFS 和 OS 方面并没有明显改善[17]。基于这些研究，伊立替康在转移性结肠癌中的有效性并没有在辅助治疗中

体现，需要进一步进行前瞻性的随机研究[16]。

三、靶向治疗

（一）贝伐珠单抗

贝伐珠单抗（Avastin）是人源化的单克隆抗体，直接对抗血管内皮生长因子（VEGF），在转移癌的治疗方案中与氟尿嘧啶为基础的方案联合可以改善生存[18]。最近，NSABP 研究评估了贝伐珠单抗在辅助治疗中的疗效和安全性，研究入组了 2672 例Ⅱ/Ⅲ期结肠癌患者，随机分为两组，接受 FOLFOX 加或不加贝伐珠单抗，维持用药 6 个月，贝伐珠单抗组再单药维持 6 个月[19, 20]。该研究中位随访时间 35.6 个月，3 年 DFS 并没有获益。另外，贝伐珠单抗组有明显的高血压、手术伤口并发症、疼痛、蛋白尿和神经损伤[19]。与 NSABP 研究同时开展的 AVANT 研究于 2007 年结束入组，评估了贝伐珠单抗在 FOLFOX 或 XELOX 方案中的地位，2011 年得出初步结果认为贝伐珠单抗联合这两种化学治疗方案在辅助治疗方面均没有获益[21]。基于这些研究，贝伐珠单抗在辅助治疗中的地位并不被认可。

（二）西妥昔单抗

西妥昔单抗是人/鼠嵌合单克隆抗体直接对抗表皮生长因子（EGFR），在转移性结肠癌中作了大范围的评估，据报道，有一项Ⅲ期随机前瞻性研究评估西妥昔单抗在辅助治疗中的疗效，NO147 研究入组 2418 例Ⅲ期结肠癌术后患者（1760 例 K-ras 野生型，658 例 K-ras 突变型），随机分为两组，接受 FOLFOX 方案加或不加西妥昔单抗。中期分析结果显示任何接受西妥昔单抗治疗的亚组都没有获益，因此研究提前关闭[22, 23]。所以目前西妥昔单抗并不在辅助治疗中推荐。

四、辅助放射治疗的地位

因为辅助化学治疗确切的疗效，而且与直肠癌相比多数肿瘤学家在结肠癌方面更倾向系统治疗，而非局部治疗，术后放射治疗在结肠癌辅助治疗中并没有很好地被认可。术后放射治疗潜在的适应证源于手术后失败模式[24, 25]。对于结肠癌，原发灶的分期和原发部位都非常重要，原发灶位于升结肠和降结肠，解剖位置相对固定，如病变侵犯腹膜后，无法扩大手术切除范围，使得根治性切除切缘不够，局部复发的风险可能升高。因为乙状结肠和横结肠是活动性肠段，如未侵犯邻近器官大都能达到扩大切除，所以病变局部失败少见。肿瘤位于盲肠、弯曲肠段或乙状结肠的近端或末端，根据肠系膜范围及达到足够环周切缘的可能性，发生局部失败可能性不一致。结肠病灶靠近邻近组织（有或无淋巴结受累），局部失败率在 30% 以上。总之，结肠癌的局部复发风险与根治性手术切缘范围与肿瘤局部侵犯情况相关。

关于结肠癌术后瘤床放射治疗的报道（不加化学治疗）只局限于单中心的回顾性分析[26-28]，这些回顾性研究显示接受术后瘤床放射治疗潜在降低了局部失败率。1993 年，Willett 等公布了麻省总医院对于高危完全切除的结肠癌术后放射治疗的回顾性分析结果。1976—1989 年总共有 171 例高危结肠癌患者入组，包括 B3 期、C3 期及部分近切缘的 B2 期，其中 C3 期不包括乙状结肠和横结肠肿瘤，放射治疗技术采用高能直线加速器下对穿野或多野技术，靶区包括瘤床外扩 3～5cm，处方剂量 45Gy/1.8Gy，瘤床局部补量至 50.4Gy，只有当小肠在射野内时允许低于 50.4Gy。在这 171 例患者中，53 例接受了辅助化学治疗，化学治疗方案是放射治疗期间第 1 周和最后一周分别给予氟尿嘧啶连续静脉滴注 3 天（每天 500mg/m²）。麻省总医院 1970—1977 年分期相似的 395 例单纯手术患者进行对比，5 年局部控制和无复发生存率见表 23-2，在这些 B3 和 C3 期患者中，术后放射治疗明显改善局部控制（93% vs 72%，B3 期；69% vs 47%，C3 期）。B3 和 C3 期接受术后放射治疗与单纯手术相比 DFS 可以分别提高 16% 和 15%。相反，B2 和 C2 期术后放射治疗并没有获益。由于入组包括了切缘近的病例，因此不能完全说明问题[26]。作者认为 T_4 病变，肿瘤伴脓肿 / 瘘，或切缘阳性可能从术后放射治疗中获益。其他一些研究也显示结肠癌高危患者术后放射治疗可以改善局部控制[27, 28]。Mayo 中心对 103 例局部进展期结肠癌术后放射治疗进行了分析，根据修订版 Astler-Coller 分期，90% 以上的患者是 B3 和 C3 期病变，中位随访时间 5.8 年，无残存肿瘤者 5 年局部失败率 10%，镜下残存者 5 年局部失败率 54%，肉眼残存者 5 年局部失败率 79%（$P < 0.001$）[27]。5 年实际生存率则分别为 66%、47% 和 23%（$P=0.0009$）[27]。

1996 年，佛罗里达大学关于 78 例局部进展期结肠癌完全切除术后放射治疗的结果[28]，这

表 23-2　MGH 研究：辅助放射治疗对比单纯手术的 5 年局部控制率和无复发生存

分期	手术 + 放射治疗			单纯手术		
	病例数	局部控制（%）	无复发生存（%）	病例数	局部控制（%）	无复发生存（%）
B2	23	91	72	163	90	78
B3	54	93	79	83	69	63
C2	55	70	47	100	64	48
C3	39	72	53	49	47	38

个研究报道的局部控制率是 88%，与 Mayo 报道的 90% 类似，另外，可以发现放射治疗剂量与局部控制率相关，放射治疗剂量 50～55Gy 的 5 年局部控制率 96%，而剂量低于 50Gy 的局部控制率仅 76%（P=0.0095）。

鲜少有研究评估氟尿嘧啶联合放射治疗在结肠癌中的疗效，在 MGH 辅助系列研究中，53 例患者放射治疗期间第一周和最后一周分别给予氟尿嘧啶连续静脉滴注 3 天（每天 500mg/m²），局部控制率和无复发生存率见表 23-3，然而加入氟尿嘧啶为基础的化学治疗后局部控制率或无复发生存并没有显著改善，但是局部控制有改善的倾向。急性肠炎发生率在氟尿嘧啶联合放射治疗组是 16%，而放射治疗组是 4%，小肠远期并发症的发生率两组并没有明显区别[26]，急性肠炎的发生率与其他直肠癌氟尿嘧啶联合放射治疗的研究中发生率一样高。MGH 目前对于结肠癌的治疗策略是术后放射治疗联合持续静脉滴注氟尿嘧啶（每大 225mg/m²）或卡培他滨 825mg/m² 每天 2 次，放射治疗期间每周 5 天。

到目前为止，只有一个前瞻性随机对照研究——美国 INT 0130，评估术后放射治疗在高危结肠癌中的疗效。最初计划入组 700 例患者，此研究因为入组太慢而提前关闭了，最后，1992—1996 年一共 222 例完全切除且伴有高危因素的结肠癌患者，高危因素定义为：①肿瘤邻近或侵犯周围组织；②肿瘤位于升结肠 / 降结肠浸透肠壁，伴有区域淋巴结转移（T₃，N₁₋₂）。所有患者接受辅助左旋咪唑和氟尿嘧啶化学治疗加或不

加辅助放射治疗，放射治疗剂量 45Gy/1.8Gy/5 周，瘤床选择性补量 5.4Gy。中位随访时间 6.6 年，单纯化学治疗与同步放化疗的 5 年 OS（62% vs 58%，P > 0.5）或 5 年 DFS（51% vs 51%，P > 0.5）没有显著差异，每组有 18 例局部复发，同步放化疗组 3 级毒性反应更高（54% vs 42%，P=0.04）（表 23-4）。但由于这个研究的限制，结果值得推敲，首先入组慢限制了检测临床疗效的力度；其次，只有一小部分患者在手术区域放置了金标以指导放射治疗范围；最后，CT 并没有作为随访的必要手段，限制了局部复发的检出率[29]。

（一）肝脏或全腹放射治疗的地位

由于局部晚期结肠癌的肝转移和腹膜转移发生率较高，一些临床研究报道了肝脏放射治疗和全腹放射治疗的疗效。其中只有一个由胃肠肿瘤研究组发起的关于肝脏放射治疗的Ⅲ期前瞻性随机研究报道[30]，研究入组了 300 例患者，术后随机分为两个治疗组：①观察；②肝脏放射治疗 21Gy/1.5Gy/14F，放射治疗开始的前三天持续静脉滴注氟尿嘧啶，结果显示在生存、无复发生存或肝脏复发在两组之间并没有区别。

有些研究报道了对于肝脏和腹膜转移高危患者全腹放射治疗的结果和毒性反应[31-33]，但是没有一个是同期对照。Wong 等报道玛格丽特公主医院 30 例患者接受了全腹放射治疗，放射治疗剂量 14～25Gy，3～5 周完成，加或不加局部肿瘤补量[31]，5 年生存率为 55%。有

表 23-3　放射治疗联合氟尿嘧啶为基础的化学治疗方案的 5 年局部控制率和无复发生存

分期	不联合氟尿嘧啶			联合氟尿嘧啶		
	病例数	局部控制（%）	无复发生存（%）	病例数	局部控制（%）	无复发生存（%）
B2	16	87	69	7	100	80
B3	37	94	78	16	100	83
C2	41	69	48	14	70	43
C3	24	67	53	15	79	52

表 23-4　Intergroup 0130 结果

参数	单纯化学治疗	放化疗	P
5 年 DFS	52%	51%	0.85
5 年 OS	62%	58%	0.60
3+ 毒性反应	42	54	0.04

DFS, 无病生存；OS, 总生存

或无区域淋巴结转移患者生存率分别为 41% 和 72%。治疗后有 4 例患者发生腹膜转移，12 例出现肝脏和腹腔外转移。Brenner 等报道了 21 例 Duke C 期结肠癌高危患者，接受全腹放射治疗 20 ～ 30Gy/3 周，联合氟尿嘧啶 350mg/m² 每周同步化学治疗 [32]。结果显示，与单纯手术相比，研究组的无疾病生存率明显改善（55% vs. 12%）。

1995 年，Ⅰ/Ⅱ 期研究 SWOG 8572 研究入组 41 例 T_3N_{1-2} 结肠癌患者，采用全腹放射治疗 30Gy（1Gy/F，每天 1 次），局部瘤床补量 16Gy，联合氟尿嘧啶持续性静脉滴注（200mg/m² 持续 24h）[33]，由于早期耐受性问题，放射治疗中增加 1 周间歇。5 年 DFS 和 OS 分别为 58% 和 67%，对于 19 例阳性淋巴结个数 ≤ 4 个的患者，5 年 OS 和 DFS 均是 61%，对于 20 例阳性淋巴结个数 > 4 个的患者，5 年 DFS 和 OS 分别为 55% 和 74%，明显高于氟尿嘧啶和左旋咪唑研究组的 DFS（35%）和 OS（39%）。

Estes 等 [34] 比较了几个研究中的 MAC C2 患者的复发模式，包括 SWOG 8591 研究（分单纯手术、手术联合氟尿嘧啶/左旋咪唑），SWOG8572（全腹放射治疗联合瘤床补量组及氟尿嘧啶输注）和 Willet MGH 研究（单纯手术）。在 SWOG 8591 研究中，氟尿嘧啶/左旋咪唑的加入与单纯手术相比肺转移发生率从 34% 降至 21%，但是辅助化学治疗对局部区域复发并没有影响（单纯手术 20%，氟尿嘧啶/左旋咪唑 27%），与 MGH 分析中的发生率类似（32%）。SWOG 8572 研究中同步放化疗组（全腹放射治疗并瘤床补量联合氟尿嘧啶输注）瘤床淋巴结复发率仅为 12%，且肝脏和腹膜的复发率也下降（同步放化疗肝脏复发率 22% vs SWOG 8591 的两个治疗组分别 54% 和 57%，腹膜复发率 SWOG 8572 15% vs SWOG 8591 分别 37% 和 40%）。

（二）结肠癌放射治疗技术

结肠腺癌的术后治疗应慎重，放射治疗的照射范围根据原发灶位置而不同，包括局部复发高危的区域。尽管无法给予准确的射野推荐，但是一些原则性的建议可行。

靶区范围包括原发灶部位远端和近端扩 4 ～ 5cm 边界，旁侧扩 3 ～ 4cm 边界，以充分的包括局部肿瘤范围。一般来说，在手术切除范围之外的肠系膜淋巴结不需要照射。肿瘤侵犯邻近组织的淋巴引流区需要治疗，如腹膜后侵犯则需处理腹主动脉旁淋巴结。标准的淋巴结清扫通常会包括足够肠系膜及系膜区淋巴结。在少数情况下，靶区需要包括手术区域附近淋巴引流区，但是长期生存获益很小。

患者放射治疗时建议左侧卧位或者右侧卧位，因为一侧卧位时，大部分小肠受重力影响会偏离放射野，放射治疗剂量可根据照射野内小肠受量进行调整。

结肠放射治疗时，单侧肾脏部分或全部通常会在照射野内。一般来说，单侧肾脏大部分被照射后引起长期功能损伤是可以接受的，但是需要保证另一侧肾脏功能完好，血尿素氮和肌酐水平正常。疗前可通过肾脏扫描评估对侧肾脏功能。MGH 研究中单侧肾脏放射治疗出现长期的后遗症概率很低。

对于结肠癌，靶区给予 45Gy/1.8Gy，每天 1 次，瘤床范围尽量避开小肠，小肠限量 50Gy。瘤床确切的剂量需根据分期，切除的程度和肿瘤的位置。所有患者需接受以氟尿嘧啶为基础的同步化学治疗。术中放射治疗相关的数据还不成熟，目前术中放射治疗可用于 T_4、切缘阳性或者复发的患者。

五、结论

辅助放射治疗在结肠癌术后的应用仍然证据不足。一些单中心的回顾性研究显示辅助放射治疗有潜在获益，唯一一项随机研究也认为证据不足，无法证明可以改善 DFS 和 OS。高危亚组人群分析显示局部复发可达 30%，T_4 或切缘阳性可以考虑术后放射治疗。然而基于现有的数据，治疗推荐级别仅是个案报道。放射治疗的风险、益处及潜在影响需进一步探讨。目前认为辅助放化疗适用于手术切缘阳性或近切缘，和（或）肿瘤与周围组织器官粘连无法达到足够切缘的患者。

参考文献

[1] Jemal, A., Bray, F., Center, M.M., Ferlay, J.,Ward, E., Forman, D. (2011) Global cancer statistics. *CA Cancer J. Clin.*, 61 (2), 69–90.

[2] Siegel, R., Miller, K., Jemal, A. (2017) Cancer Statistics 2017. *CA Cancer J. Clin.*, 67, 7–30.

[3] Amin, M.B. (ed) (2017) *American Joint Committee on Cancer (AJCC) Cancer StagingManual*, 8th edition. Springer, New York.

[4] Wolmark, N., Rockette, H., Fisher, B., *et al.* (1993) The benefit of leucovorin-modulated fluorouracil as postoperative adjuvant therapy for primary colon cancer: results from National Surgical Adjuvant Breast and Bowel Project protocol C-03. *J. Clin. Oncol.*, 11 (10), 1879–1887.

[5] Andre, T., Boni, C., Mounedji-Boudiaf, L., *et al.* (2004) Oxaliplatin, fluorouracil, and leucovorin as adjuvant treatment for colon cancer. *N. Engl. J. Med.*, 350 (23), 2343–2351.

[6] Kuebler, J.P.,Wieand, H.S., O'Connell, M.J., *et al.* (2007) Oxaliplatin combined with weekly bolus fluorouracil and leucovorin as surgical adjuvant chemotherapy for stage II and III colon cancer: results from NSABP C-07. *J. Clin. Oncol.*, 25 (16), 2198–2204.

[7] www.nccn.org

[8] Moertel, C.G., Fleming, T.R., Macdonald, J.S., *et al.* (1990) Levamisole and fluorouracil for adjuvant therapy of resected colon carcinoma. *N. Engl. J. Med.*, 322 (6), 352–358.

[9] International Multicentre Pooled Analysis of Colon Cancer Trials (IMPACT) Investigators (1995) Efficacy of adjuvant fluorouracil and folinic acid in colon cancer. *Lancet*, 345 (8955), 939–944.

[10] O'Connell, M.J., Mailliard, J.A., Kahn, M.J., *et al.* (1997) Controlled trial of fluorouracil and low-dose leucovorin given for 6 months as postoperative adjuvant therapy for colon cancer. *J. Clin. Oncol.*, 15 (1), 246–250.

[11] Andre, T., Boni, C., Navarro, M., *et al.* (2009) Improved overall survival with oxaliplatin, fluorouracil, and leucovorin as adjuvant treatment in stage II or III colon cancer in the MOSAIC trial. *J. Clin. Oncol.*, 27 (19), 3109–3116.

[12] Yothers, G., O'Connell, M.J., Allegra, C.J., *et al.* (2011) Oxaliplatin as adjuvant therapy for colon cancer: Updated results of NSABP C-07 trial, including survival and subset analyses. *J. Clin. Oncol.*, 29 (28), 3768–3774.

[13] Haller, D.G., Tabernero, J., Maroun, J., *et al.* (2011) Capecitabine plus oxaliplatin compared with fluorouracil and folinic acid as adjuvant therapy for stage III colon cancer. *J. Clin. Oncol.*, 29 (11), 1465–1471.

[14] Twelves, C., Scheithauer,W., McKendrick, J., *et al.* (2012) Capecitabine versus 5-fluorouracil/folinic acid as adjuvant therapy for stage III colon cancer: final results from the X-ACT trial with analysis by age and preliminary evidence of a pharmacodynamic marker of efficacy. *Ann. Oncol.*, 23 (5), 1190–1197.

[15] Saltz, L.B., Cox, J.V., Blanke, C., *et al.* (2000) Irinotecan plus fluorouracil and leucovorin for metastatic colorectal cancer. Irinotecan Study Group. *N. Engl. J. Med.*, 343 (13), 905–914.

[16] Saltz, L.B., Niedzwiecki, D., Hollis, D., *et al.* (2007) Irinotecan fluorouracil plus leucovorin is not superior to fluorouracil plus leucovorin alone as adjuvant treatment for stage III colon cancer: results of CALGB 89803. *J. Clin. Oncol.*, 25 (23), 3456–3461.

[17] Van Cutsem, E., Labianca, R., Bodoky, G., *et al.* (2009) Randomized phase III trial comparing biweekly infusional fluorouracil/leucovorin alone or with irinotecan in the adjuvant treatment of stage III colon cancer: PETACC-3. *J. Clin. Oncol.*, 27 (19), 3117–3125.

[18] Hurwitz, H., Fehrenbacher, L., Novotny,W., *et al.* (2004) Bevacizumab plus irinotecan, fluorouracil, and leucovorin for metastatic colorectal cancer. *N. Engl. J. Med.*, 350 (23), 2335–2342.

[19] Allegra, C.J., Yothers, G., O'Connell, M.J., *et al.* (2009) Initial safety report of NSABP C-08: A randomized phase III study of modified FOLFOX6 with or without bevacizumab for the adjuvant treatment of patients with stage II or III colon cancer. *J. Clin. Oncol.*, 27 (20), 3385–3390.

[20] Allegra, C.J., Yothers, G., O'Connell, M.J., *et al.* (2011) Phase III trial assessing bevacizumab in stages II and III carcinoma of the colon: results of NSABP protocol C-08. *J. Clin. Oncol.*, 29 (1), 11–16.

[21] De Gramont, A., van Cutsem, E., Tabernero, J., *et al.* (2011) AVANT: Results from a randomized, three-arm multinational phase III study to investigate bevacizumab with either XELOX or FOLFOX 4 versus FOLFOX alone as adjuvant treatment for colon cancer. Paper presented at GI ASCO GI Cancers Symposium, 20–22 January 2011, San Francisco, California.

[22] Alberts, S.R., Sargent, D.J., Smyrk, T.C., *et al.* (2010) Adjuvant mFOLFOX6 with and without cetuximab (Cmab) in KRAS wild-type (WT) patients with resected stage III colon cancer: Results from NCCTG Intergroup Phase III Trial N0147.2010. *J. Clin. Oncol.* (Suppl.), abstract CRA3507.

[23] Goldberg, R.M., Sargent, D.J.,Thibodeau, S.N., *et al.* (2010) Adjuvant mFOLFOX6 plus or minus cetuximab in patients with KRAS-mutant resected stage III colon cancer: NCCTG Intergroup Phase III Trial N0147. *J. Clin. Oncol.* (Suppl.), abstract CRA3507.

[24] Willett, C.G., Tepper, J.E., Cohen, A.M., Orlow, E., Welch, C.E. (1984) Failure patterns following curative resection of colonic carcinoma. *Ann. Surg.*, 200 (6), 685–690.

[25] Gunderson, L.L., Sosin, H., Levitt, S. (1985) Extrapelvic colon – areas of failure in a reoperation series: implications

for adjuvant therapy. *Int. J. Radiat. Oncol. Biol. Phys.*, 11 (4), 731–741.

[26] Willett, C.G., Fung, C.Y., Kaufman, D.S., Efird, J., Shellito, P.C. (1993) Postoperative radiation therapy for high-risk colon carcinoma. *J. Clin. Oncol.*, 11 (6), 1112–1117.

[27] Schild, S.E., Gunderson, L.L., Haddock, M.G.,Wong, W.W., Nelson, H. (1997) The treatment of locally advanced colon cancer. *Int. J. Radiat. Oncol. Biol. Phys.*, 37 (1), 51–58.

[28] Amos, E.H., Mendenhall,W.M., McCarty, P.J., *et al.* (1996) Postoperative radiotherapy for locally advanced colon cancer. *Ann. Surg. Oncol.*, 3 (5), 431–436.

[29] Martenson, J.A., Jr,Willett, C.G., Sargent, D.J., *et al.* (2004) Phase III study of adjuvant chemotherapy and radiation therapy compared with chemotherapy alone in the surgical adjuvant treatment of colon cancer: results of intergroup protocol 0130. *J. Clin. Oncol.*, 22 (16), 3277–3283.

[30] The Gastrointestinal Tumor Study Group (1991) Adjuvant therapy with hepatic irradiation plus fluorouracil in colon carcinoma. *Int. J. Radiat. Oncol. Biol. Phys.*, 21 (5), 1151–1156.

[31] Wong, C.S., Harwood, A.R., Cummings, B.J., Keane, T.J.,Thomas, G.M., Rider,W.D. (1984) Total abdominal irradiation for cancer of the colon. *Radiother. Oncol.*, 2 (3), 209–214.

[32] Brenner, H.J., Bibi, C., Chaitchik, S. (1983) Adjuvant therapy for Dukes C adenocarcinoma of colon. *Int. J. Radiat. Oncol. Biol. Phys.*, 9 (12), 1789–1792.

[33] Fabian, C., Giri, S., Estes, N., *et al.* (1995) Adjuvant continuous infusion 5-FU, whole-abdominal radiation, and tumor bed boost in high-risk stage III colon carcinoma: a Southwest Oncology Group Pilot study. *Int. J. Radiat. Oncol. Biol. Phys.*, 32 (2), 457–464.

[34] Estes, N.C., Giri, S., Fabian, C. (1996) Patterns of recurrence for advanced colon cancer modified by whole abdominal radiation and chemotherapy. *Am. Surg.*, 62 (7), 546–549; discussion 549–550.

第 24 章　直肠癌
Rectal Cancer

Jennifer Y. Wo　著

李威　唐源　金晶　译

一、概述

　　直肠癌是一种异质性肿瘤。从临床特征来区分，少部分患者肿瘤侵犯表浅、恶性程度低，可采用局部切除或腔内照射等手段治疗。然而绝大多数患者的肿瘤虽然活动度好但浸润更加深入，需要采用根治性外科切除，如低位前切除或腹会阴联合切除。预后不佳的是另外一部分局部晚期的患者，因肿瘤紧邻或侵犯邻近组织结构，如骶骨、盆腔侧壁、前列腺或膀胱等，手术无法切除肿瘤。按照以上谈到的不同临床特点，直肠癌可分为三类：①预后良好的直肠癌；②活动、可切除的直肠癌；③局部晚期不可切除的直肠癌。以下就从这三方面进行阐述。

二、预后良好的直肠癌

　　腹会阴联合切除术由 Miles 引进，这种切除肿瘤及其邻近组织的手术方法已获得较高的局部控制和存活率。然而腹会阴联合切除术的缺点同样明显，主要是丧失肛门直肠功能、永久性结肠造口，以及导致性功能和泌尿生殖系统功能障碍。为弥补这些缺点，手术方式已经不断改进，在选择适当患者的前提下，改进的手术方式取得了与腹会阴切除术相似的局部控制率，更重要的是患者得以保留肛门括约肌。随着经验的增加，患者的选择标准，以及如何与放射治疗、化学治疗结合，将会有更明确的定义。

　　决定直肠癌患者能否保留括约肌的一个重要因素是直肠肿瘤的位置。直肠上段癌通常可以做保留括约肌的吻合，随着端端吻合器的出现，对于直肠中段癌，即使是在一个狭窄的骨盆中，也可以通过低位前切除术的低位吻合实现保留肛门括约肌。虽然低位吻合在一定程度上可导致性功能障碍，且肛门直肠功能欠完美，但患者认为避免了永久性结肠造口已是足够幸运。与直肠中上段癌相反，远端直肠癌的治疗仍然对外科医师和肿瘤科医师带来了巨大挑战，决定其治疗选择的一个重要因素是原发肿瘤的局部范围。

　　对于远端直肠的小癌灶，作为腹会阴切除术的替代方案，局部切除手术引起人们关注。最常用的局部手术治疗方案是经肛门肿瘤切除，可以通过传统的经肛门切除（TAE）技术或通过经肛门内镜显微手术（TEM）技术来完成。其他潜在的方法包括 1885 年首次描述的后骶旁入路（Kraske），或者 Mason 的后方经括约肌入路。

（一）临床和影像学证据

适用于全层扩大局部切除的直肠癌病变，通常标准如下：活动度好，肿瘤大小 < 4cm，距肛缘 ≤ 8cm，组织学良好或中等分化，侵犯直肠环周 < 40%，无溃疡，无淋巴脉管浸润，无可疑直肠周围淋巴结[1]。尝试这种切除方法，应选择肿瘤局限在直肠壁且淋巴结转移概率较低的患者。

虽然直肠癌的影像技术取得了巨大进步，但经验丰富人员做的直肠指检仍是确定原发肿瘤穿透深度的最可靠（且便宜）的方法之一，据报道原发肿瘤分期准确性约为 80%[2]，但是对直肠周围淋巴结转移的判断不敏感。

除直肠指诊外，内镜超声检查（EUS）已被用作评估局部肿瘤范围及淋巴结受累的分期工具。最近的一项荟萃分析报道了 EUS 在确定直肠周围组织浸润的敏感性和特异性分别为 90% 和 75%。为达到较高的准确率（≥ 90%），EUS 必须由有经验的操作员来执行，在明尼苏达大学的一项研究中，EUS 的准确率从研究初期的 59% 上升到后期的 88%[3]。在评估直肠周围淋巴结受累时，EUS 一般作用有限，据报道灵敏度和特异度分别为 67% 和 78%[4]。需要注意的是，在判断直肠癌局部肿瘤分期时，EUS 通常被认为是直肠指诊的补充，并且比轴位电子计算机断层扫描（CT）和盆腔磁共振成像（MRI）更准确[4]，尽管越来越多证据表明使用更新的 MRI 技术可能会提高肿瘤分期的准确性[5]。

与 EUS 相比，盆腔 MRI 有几个潜在的优势，包括与 EUS 相比更大的视野，更少依赖操作者的经验和技术，以及更好评估狭窄性肿瘤的能力[3, 6]。另外，与 EUS 相比，MRI 扫描更好地评估直肠周围淋巴结的大小和轮廓，据报道其准确性高达 95%[7]。最近一项前瞻性多中心欧洲 MERCURY 研究显示，高分辨率 MRI 是预测切除时直肠系膜筋膜受累的最佳方法[8]。但是需要关注的是，与 EUS 类似，MRI 的评估依赖于成像技术和读片者的经验，因此目前 EUS 和高分辨率 MRI 是评估术前肿瘤和淋巴结分期的可接受的方法。

（二）手术和病理评估

两种最常用的局部切除方法包括传统 TAE 和 TEM。对于常规的 TAE，将患者置于全身麻醉下，在折叠刀位（用于前部和外侧病变）或背侧截石位（用于后部病变）操作。TAE 的目标是以切除肠壁全层来完整切除肿瘤，切除后可见直肠系膜脂肪，所有手术切缘应包括至少环周 1cm 的正常组织在内。病理科医师应使用墨汁标记边缘，仔细确定新鲜组织和切片中最窄的边缘。TEM 是一种微创技术，用于克服 TAE 的一些技术限制，通过结合二氧化碳气腹和直肠镜光源，可观察上段直肠肿瘤并可放大显示肿瘤。然而，对直肠高前位病变做肠壁全层切除，可能伴有腹膜穿孔的风险，应谨慎行事[9, 10]；而且这些操作都无法去除直肠系膜中的淋巴结组织。相比之下，全直肠系膜切除术（TME）要求在盆腔脏层和壁层筋膜之间的无血管平面进行锐性分离，以整块（en bloc）方式切除原发肿瘤、引流淋巴组织，以及其他受累的盆腔结构，提供可靠的近端、远端和放射状切缘。迄今为止，还没有前瞻性随机临床研究比较局部扩大切除如 TAE 或 TEM，对比根治性切除的疗效。然而许多回顾性多中心队列研究表明，与根治性切除相比，局部切除的局部控制效果较差，尽管目前尚不清楚这是否会导致总体生存率下降[11-14]。

局部扩大切除手术的缺点是无法采样或切除直肠周围淋巴结。随着肿瘤从黏膜下层穿过固有肌层到达脂肪，直肠周围淋巴结转移的发生率逐渐增加[15, 16]。有报道 T_1 病变淋巴结转移率有 5% ～ 12%，T_2 病变有 10% ～ 35%，而 T_3 病变则高达 70%[1, 15-17]。除 T 分期外，组织学分级和血管受累是淋巴结转移的独立预测因素。

一项分析报道 T_1 和 T_2 肿瘤患者，伴有组织

学分化差或淋巴管 / 血管受累，直肠周围淋巴结转移风险为 29% ～ 50%[16]。原发肿瘤 T 分期及组织学特征相应的直肠周围淋巴结转移发生率总结于表 24-1。

表 24-1　基于原发肿瘤病理的直肠周围
淋巴结转移风险

低风险 < 10%

　　分化良好

　　侵犯黏膜下或固有肌层内面

中风险 10% ～ 20%

　　中、高分化

　　侵犯固有肌层

高风险 > 30%

　　分化差或低分化

　　固有肌层或直肠周围脂肪的侵入

　　侵犯淋巴管或静脉

由于许多 T_1 和 T_2 肿瘤患者合并高危病理因素出现直肠周围淋巴结转移，单独局部切除手术是不够的。已有研究显示，接受局部切除的患者其局部失败与由原发肿瘤病理评估的肠周淋巴结转移风险明显相关。在一项来自德国埃朗根的研究中，病理 "低风险" 肿瘤患者局部失败率不到10%，而病理 "高危" 者发生局部失败的可能性超过 30%[18]。为了改善 "高风险" 肿瘤患者的结局，已经研究了在局部切除后进行术后同步氟尿嘧啶的盆腔放射治疗方案。

（三）局部切除后的治疗推荐和结果

治疗建议应取决于切除肠壁全层的局部扩大切除手术的术中所见及病理发现。对于小肿瘤侵犯黏膜和黏膜下层的患者，全层局部扩大切除是足够的，因为其病理标本包含整个固有肌层和肠周脂肪。在无不良病理特征的 pT_1 肿瘤中，局部失败或淋巴结阳性的风险可能低于 10%，患者不需要辅助放射治疗。然而对于存在不良病理特征的情况，如更大的肿瘤、淋巴脉管浸润或高分级，局部复发和（或）淋巴结阳性的风险可能更高 [17, 19]。对于这部分患者，应考虑行根治性手术切除或术后治疗。几项单中心的回顾性系列研究（表 24-2）表明，局部扩大切除术联合术后放射治疗的局部控制率为 73% ～ 92%[20-25]。尽管局部失败后可以采用挽救性腹部会阴切除术（APR），但多数报道仅有一半以上的患者能够成功挽救 [20-23]。

体积稍大或浸润直肠壁较深的肿瘤中，一些研究表明局部切除术后同步氟尿嘧啶的放射治疗可能会改善预后。引自 MD Anderson 癌症中心发表的一项研究报道，15 例 T_2 期肿瘤局部切除术后放化疗的局部控制率为 93%[26]。马萨诸塞州总医院报道了类似的结果 [27]。唯一的前瞻性资料来自 CALGB 8984 研究，纳入了 51 例 T_2 期肿瘤患者，均接受经肛门切除术后放化疗（54Gy/30F，同步氟尿嘧啶），10 年局部复发率为 18%，10 年总生存率（OS）为 66%[28]。尽管术后放化疗可能会使一些高危 T_1 或 T_2 肿瘤患者获益，主要的复发部位仍然是局部。迄今为止，还没有发表的随机研究将这种方法与根治性手术切除进行比较，因此其局部控制或长期疗效是否

表 24-2　已发表的扩大切除联合放射治疗的研究总结

机构 / 参考文献	病例数	随访时间（月）	局部控制率	保肛率	挽救性手术（APR）成功率
Massachusetts General Hospital[21]	47	51	90%	NA	56%
Memorial Sloan Kettering[22]	39	41	73%	87%	62.5%
M.D. Anderson[25]	46	36	92%	NA	NA
Fox Chase[20]	21	56	91%	NA	75%
University of Florida[144]	67	65	86%	85%	80%

NA: 未提供

与根治性手术相当仍然存在争议。

对于肿瘤侵犯直肠周围脂肪（T_3）的患者，建议行根治性手术切除，因为局部切除对完整切除肿瘤的风险较高且无法清扫淋巴结。对此类患者，局部切除联合术后化放疗的经验有限，现有资料提示局部失败率较高。MD Anderson 癌症中心的经验，15 例 T_3 分期的肿瘤患者中有 3 例（20%）发生局部失败[26]。而在麻省总医院的一项研究中，4 名 T_3 肿瘤患者有 3 名（75%）在局部切除和术后照射后出现局部复发[27]。除非有医疗禁忌或患者拒绝，对于所有 T_3 肿瘤患者，强烈建议行根治性切除。

目前，有少量发表的数据针对有保留肛门需求的患者，采用术前放射治疗联合或不联合辅助化学治疗，结合局部扩大切除的疗效。为了尽量减少局部复发，需要准确的术前影像学评估以选择适当的肿瘤降期明显的患者，同时保证彻底的术中切缘也很重要。由于术前治疗后选择合适的局部扩大切除的患者很困难，大多数已发表的术前放射治疗研究限制了放化疗后局部扩大切除术的使用，包括那些临床 T_3 肿瘤患者（肿瘤无法手术或患者拒绝手术）[29, 30]。Schell 等最近的一项研究表明，只有 15% 患者在术前放化疗后降期显著，接受经肛门局部切除[29]。除肿瘤降期程度外，肿瘤浸润的深度和肿瘤大小可能预示单纯局部扩大切除后的局部复发率[30]。

虽然一些外科医师建议在术前放化疗后肿瘤消退明显的情况下，仅行单纯的局部扩大切除而不行淋巴结清扫术就足够了[29, 31, 32]，但另一些研究表明，原发肿瘤即使放化疗后出现病理完全退缩，淋巴结阳性率仍可高达 10%[33]。此外，尽管目前的指南要求至少清扫 12 枚淋巴结以进行精确分期[34]，但术前放化疗可能会减少清扫的淋巴结数目[35]。因此，无论术前治疗反应如何，仍建议采用可彻底淋巴结清扫的 TME 原则根治性手术作为标准治疗。

最近，一项前瞻性研究对 70 例 T_2N_0 低级别直肠癌（距离肛缘 < 6cm，大小 < 3cm）患者进行术前放化疗，之后随机分为 TEM 或 TME 组，中位随访 84 个月后 TEM（5.7%）和 TME（2.8%）的局部失败率均较低[36]。但是，该研究入组患者数量仍较少，且临床特征不平衡。另外，由美国外科肿瘤学会主办的一项前瞻性 II 期临床研究（ACOSOG Z6041）招募了 90 例 T_2 期直肠癌患者，分期由 EUS 或盆腔 MRI 确认。所有患者均接受新辅助放射治疗，同步卡培他滨和奥沙利铂化学治疗，随后进行局部扩大切除。初步结果显示，81% 的患者完成了新辅助放化疗，而病理完全缓解率达 44%[37]。将来的前瞻性研究可能有助于阐明临床预后因素，用以选择局部失败风险最小的患者行局部扩大切除。此外，应进行更大型的多中心随机研究来评估 TEM 在治疗 T_2N_0 患者中的作用。

用于治疗早期直肠癌的另一种非标准、可选择的方法是腔内放射治疗。首先由 Papillon 描述，接触 X 线治疗和间质近距离治疗已被考虑为潜在治愈性的非手术治疗技术。在对 312 例病例的回顾中，Papillon 报道了 5 年的局部失败率为 4.5%[37a]。最近，高剂量率近距离放射治疗已被建议为潜在的非手术治疗技术，但是目前这种方法应该是研究性的。

（四）小结

局部切除术及术后放化疗具有令人满意的局部疗效，特别是对于有保留括约肌需求的远端直肠癌患者。对于组织学分化好的病理 T_1 直肠癌患者，单纯的局部切除可能就足够了，但迄今为止还没有对比根治性手术的随机研究。虽然局部切除术后放化疗可能使一些高危 T_1 或 T_2 肿瘤患者获益，但失败的主要部位仍然在局部，其疗效是否与根治性手术相当仍然存在争议。目前，局部扩大切除只能作为临床研究，或者在患者无法或拒绝手术切除的情况。

尽管局部切除术后放化疗可能会使一些高危

T_1 或 T_2 肿瘤患者获益，但目前还没有随机对照研究比较该方法与根治性手术的疗效。尽管增加了放射治疗，高危 T_1 或 T_2 患者局部切除术后局部复发仍是主要失败模式，麻省总医院的数据显示根治性切除术后疗效更优。然而对于拒绝根治性手术者，且存在不良分化的 T_1 或 T_2 肿瘤者，需要强烈推荐术后放射治疗和化学治疗。对于 T_3 肿瘤该种局部切除的数据有限，单中心数据表明局部复发率高无法接受，因此强烈建议进行根治性切除。

三、活动、可切除的直肠癌

放射治疗在活动 T_{3-4} 或淋巴结阳性直肠癌治疗中的作用，在过去几十年中逐渐演变。尽管手术仍然是直肠癌根治性治疗的主要手段，但联合放射治疗可降低局部复发的风险，局部复发导致了明显生活质量下降[38-40]。几项随机对照研究已完成，着眼于放射治疗不同的层面，包括：①应用放射治疗的最佳时机和顺序，术前和术后放射治疗的比较；②放射治疗最佳分割方案，术前短程放射治疗与标准分割放射治疗的比较；③化学治疗联合放射治疗。现有证据已经确立了放射治疗的地位，以下章节将全面阐述。

（一）可活动直肠癌术后放射治疗

基于一些非随机、异质性大的研究结果，1990 年以前，美国的局部晚期直肠癌手术后根据病理特点采用或不采用辅助放射治疗[41-43]。1977 年，美国启动了 NSABPR-01 研究来确认术后辅助化学治疗和放射治疗的作用。共有 555 例手术后 Ⅱ 期或 Ⅲ 期直肠癌患者随机进入三组，分别为术后无治疗组、术后化学治疗组或术后放射治疗组；经过中位随访 64 个月，术后放射治疗组较无治疗组局部复发率（LRR）低（5 年：24.5% vs 16.3%，$P=0.06$），无病生存（disease-free survival，DFS）或总生存（overall survival，OS）

无明显改善[44]；术后化学治疗组与无治疗组比较，提高了 DFS（5 年：42% vs 30%，$P=0.006$）和 OS（5 年：53% vs 43%，$P=0.05$）。

其他一些前瞻性随机研究评估了术后同步放化疗相较单纯化学治疗或单纯放射治疗的潜在优势。最早研究之一是胃肠道研究组（GITSG）71-75 研究，将手术后 Ⅱ / Ⅲ 期直肠癌患者随机分配至 4 个治疗组，每组 227 人，①无进一步治疗；②术后单纯化学治疗；③术后单纯放射治疗；或④术后化学治疗后联合氟尿嘧啶基础同步放化疗。该研究入组最初的 520 名患者后即终止，因为同步放化疗组明显的优势。中位随访 80 个月，术后同步放化疗与单纯手术相比复发率显著下降（33% vs 55%，$P < 0.009$），7 年 OS 有改善趋势（56% vs 36%，$P < 0.07$），随访时间延长趋势愈显著。同步放化疗体现优势的原因在于放射治疗减少局部失败率（16% vs 25%，$P=0.06$）和化学治疗减少远处转移率（20% vs 30%，$P=0.06$）。因此，GITSG 71-75 显示术后同步放化疗有总生存的优势。然而这项研究被学者诟病的方面，在于缺乏足够的效力检测到单纯放射治疗或单纯化学治疗的优势和随机不均匀[40]。

NCCTG79-47-51 研究也证实术后同步放化疗的优势，该研究将 204 例 T_{3-4} 或淋巴结阳性的直肠癌患者随机进入：①单纯辅助放射治疗（50.4Gy）；或②辅助化学治疗后联合同步放化疗。中位随访 7 年，与单纯放射治疗组相比较，术后同步放化疗进一步降低 5 年疾病复发 34%（$P=0.002$），减少癌症相关死亡率 36%（$P=0.07$），降低总体死亡风险 29%（$P=0.025$）[45]。基于 NCCTG 79-47-51 和 GITSG 71-75 的结果，在 20 世纪 90 年代美国推荐术后同步放化疗作为根治切除术后 Ⅱ 或 Ⅲ 期直肠癌患者的标准治疗方案[40, 45, 46]。

NCCTG 79-47-51 和 GITSG 71-75 研究均没有评估术后同步放化疗相较于术后单纯化学治

疗的优劣，为了进一步解决这个问题，1987—1992 年，NSABP R-02 研究纳入 694 例 Duke B 或 C 直肠癌患者，随机进入到：①单纯术后辅助化学治疗（氟尿嘧啶基础）；或②术后同步快速注射氟尿嘧啶的放化疗。经过中位 93 个月随访，术后同步放化疗未能提高 DFS（P=0.90）或 OS（P=0.89），但 5 年 LRR 从 13% 降至 8%（P=0.02）[47]。

早期化学治疗方案大多数包括司莫司汀，该药物有导致非淋巴细胞白血病的风险。重要的是，后来的术后研究 GITSG 和 NCCTG 显示司莫司汀的加入不会提高氟尿嘧啶基础放射治疗的疗效[48,49]，因此，司莫司汀不再用于结直肠癌术后辅助化学治疗。

已发表的评估局部晚期直肠癌术后放射治疗疗效的前瞻性随机研究总结在表 24-3 中。总的说来，相比较术后无进一步治疗，术后单纯化学治疗[44]和术后同步放化疗[40]可以提高 OS；相比较术后无治疗或术后单纯化学治疗，术后单纯放射治疗可以降低局部复发风险[40,44,47]，对 DFS 或 OS 无明显影响[40,44,45,47]。尽管如此，很多专家认为降低局部复发仍具意义，因为局部复发是非常重要的指标，往往显著影响患者生活质量。

尽管 20 世纪 90 年代美国推荐所有术后病理 T_3 及其以上或淋巴结阳性的直肠癌患者接受同步放化疗[46]，几项回顾性研究发现其中一部分患者似乎不需要。一些单中心回顾研究提出 pT_3N_0 患者可能不需要辅助放射治疗[50,51]。近期一项汇总分析通过对 5 项 Ⅲ 期研究的总结，发现术后 $pT_{1-2}N_1$ 和 pT_3N_0 患者可能具有"中等"复发风险，其 5 年 LRR 分别为 7% 和 9%[52]。这些"中等"风险患者，"手术 + 化学治疗 + 放射治疗"与"手术 + 化学治疗"的 5 年 OS 相似，提示并非所有 $pT_{1-2}N_1$ 和 pT_3N_0 患者都需要术后放射治疗。汇总分析也发现对于没有放射治疗的 pT_3N_0 患者，5 年 DFS 和 LRR 分别为 69% 和 11%。基于这些数据，结合分析中包括的不同研究的患者

和治疗异质性，很难得出肯定性的结论关于哪些患者不需要术后放射治疗[52]。目前仍建议所有病理 T_3—T_4 和淋巴结阳性的直肠癌患者接受术后放射治疗，未来的前瞻性或回顾性研究将会更精准筛选复发风险最小的患者群，这部分患者不需要术后放射治疗。

（二）局部晚期直肠癌的术前放射治疗

过去 10 年来，无论是单独放射治疗或联合方案的术前治疗逐步被接受，术前较术后放射治疗具有独特的优势，提倡术前放射治疗的学者认为其优点如下：肿瘤评估准确、潜在降期可能、增加肿瘤可切除性、提高括约肌保留概率、减少术中肿瘤播散，正常组织照射少从而降低了远期放射治疗毒性，同时可检测药物或放射治疗的有效性。

然而术前放射治疗亦有缺点，最明显的是有潜在风险对早期、淋巴结阴性患者的过度治疗，或对不需要放射治疗的直肠癌患者行放射治疗（实际存在未检测出的远处转移病灶）。术前同步放化疗可以明显使淋巴结降期，初始淋巴结阳性的患者可能在放化疗后病理完全缓解。因此存在这种情况，淋巴结阳性患者接受同步放化疗后转化为病理淋巴结阴性者，由于很难筛出初始实际淋巴结阴性者，因此所有初始淋巴结阳性者术后都需要进行 4～6 个月的辅助化学治疗，一部分患者接受了过度治疗。最近一项研究用 CT 和经直肠超声给患者做临床分期，结果发现 18% 的患者被过高分期，接受了不必要的术前治疗[53]。此外，术前同步放化疗可能会增加手术的并发症，导致提示疾病预后信息（如淋巴结受累等）的丢失。表 24-4 总结了术后与术前放射治疗的优缺点。

鉴于术前放射治疗许多潜在的优势，几项大型多中心研究试图证实术前放射治疗在直肠癌治疗中的作用，表 24-5 提供了评估术前放射治疗作用的前瞻性随机研究的总结。在这些研究中，

表 24-3 术后放射治疗的 III 期研究总结

研究名称/参考文献	病例数	分期	分组	放射治疗剂量/分次	化学治疗	5年LF(%)	P	5年DFS(%)	P	5年OS(%)	P
术后放疗与单纯手术											
GITSG7175[40]	227	II/III	单纯手术	N	N	24	NA	34	<0.01	36	0.07
			手术+术后化学治疗	N	5-FU/司莫司汀	27		30		46	
			手术+术后放射治疗	40~48Gy	N	20		27		44	
			手术+术后放化学治疗	40~44Gy	快速注射 5-FU/司莫司汀	11		26		56	
NSABP R-01[44]	555	II/III	单纯手术	N	N	25§	0.06*	30#	0.4*	43#	0.7*
			手术+术后放射治疗	46.8Gy/26F	N	16§		33#		42#	
			手术+术后化学治疗	N	MOF	22§	NS	42#	<0.01*	53#	0.05*
NSABP R-02[47]	694	II/III	手术+术后化学治疗	N	MOF 或 5-FU/LV	8（5）	0.02	55#	0.90	65#	0.89
			手术+术后放化学治疗	50.4Gy/28F	快速注射 5-FU	13（5）		55#		65#	
NCCTG 794751[45]	204	II/III	手术+术后放射治疗	45~50.4Gy	N	25	0.04	37	0.002	48	0.03
			手术+术后放化学治疗	45~50.4Gy	快速注射 5-FU	13		59		58	

N. 不适用；NA. 未提供；MOF. 氟尿嘧啶+司莫司汀+长春新碱；LV. 亚叶酸钙；5-FU. 氟尿嘧啶；§. 粗略比例；*. 与单纯手术比较；#. 基于 Kaplan-Meier 曲线

表 24-4　术前放射治疗与术后放射治疗
理论上优劣对比

	术前放射治疗	术后放射治疗
肿瘤范围确定	好	差
受照射正常组织体积	小	大
肿瘤 / 淋巴结降期	潜在优势	无
可切除性	增加	不变
括约肌功能保留	增加	不变
试用新药物能力	好	差
过度治疗可能	有	无
与预后相关的淋巴结状态评估	无	有
基于影像学分期	是	否

展示了两种主要的剂量分割模式：标准分割模式（45 ～ 50.4Gy/25 ～ 28F），一般同时给予化学治疗[53, 54]；以及大剂量"短程"模式（25Gy/5F），无同步化学治疗[38, 54-56]。目前两项前瞻性随机对照研究比较了两种模式的括约肌保留率和局部控制率[54, 57]。此外，最近发表的两个 TME 阶段的随机Ⅲ期研究，比较了术前和术后同步放化疗在局部控制和 DFS 方面的疗效，确立了将术前同步放化疗作为目前的标准治疗[53, 58]。此外最近一项汇总了 14 个随机研究的荟萃分析，比较术前放射治疗联合手术对比单纯手术的疗效，结果发现术前放射治疗降低了 5 年总体死亡率（OR 0.84，P=0.03）、癌症相关死亡率（OR 0.71，P < 0.001）和 LRR（OR 0.49，P < 0.001），未观察到远处转移率降低（OR 0.93，P=0.54）[59]。当今奠定术前放射治疗在局部晚期直肠癌中作用的主要随机Ⅲ期研究，将在下一节进行介绍。

（三）术前标准分割放射治疗和化学治疗的作用

在 20 世纪 90 年代早期，虽然术后辅助同步放化疗是美国推荐的标准治疗[46]，但许多欧洲国家试图证实术前放射治疗联合或不联合化学治疗在局部晚期、可切除直肠癌中的作用[60, 61]。因同步放化疗在其他肿瘤已被证明可

改善预后[62-64]，欧洲开展了几项随机对照研究，以评估同期化学治疗能否给局部晚期直肠癌带来获益。

1993 年，法国 FFCD 9203 研究纳入 733 名 T_3/T_4、直肠中下段癌患者，随机进入术前 45Gy 的单纯放射治疗组或同步放化疗组（化学治疗：氟尿嘧啶 + 亚叶酸钙），所有患者均接受术后四个周期的辅助化学治疗[65]，术前治疗后 3 ～ 10 周内推荐 TME 手术，但没有相应手术的训练或手术质量评估。主要研究终点是总生存，经过 81 个月的中位随访，两组患者 5 年总生存率无明显差异；然而与术前放射治疗相比，术前同步放化疗的 5 年局部复发率显著降低（8.1% vs 16.5%，P < 0.05），其局部复发的相对风险为 0.5（95% CI 0.31 ～ 0.80）。非计划性的随机后亚组分析显示同步放化疗可以达到较好的局部控制，即使在近年来接受治疗的患者中，也被认为是 TME 手术的替代疗法。

相较术前单纯放射治疗，同步放化疗在保留括约肌方面无显著优势，但病理的完全缓解率明显高（11.4% vs 3.6%，P < 0.05）；如预期那样患者的 3 级或 4 级毒性反应更为频繁（14.6% vs 2.7%，P < 0.05）。作者得出结论：尽管急性毒性反应中度增加并且对 OS 没有影响，术前同步放化疗改善了局部控制，因此应该考虑应用于所有局部晚期直肠癌患者。虽然这项研究受限于不完美的化学治疗方案氟尿嘧啶快速输注[66, 67]，TME 手术缺乏标准化[68]，而且手术标本病理分析缺乏标准化，但研究结果还是巩固了术前同步放化疗的地位。

欧洲癌症研究与治疗协作组（EORTC）启动了一项类似 FFCD 9203 的研究[69]，EORTC 22921 纳入 1011 例可切除、T_3/T_4N_0 直肠癌患者，通过 2×2 随机分别进入以下 4 个治疗组：①单纯术前放射治疗；②术前同步放化疗；③术前放射治疗 + 术后化学治疗；或④术前同步放化疗 + 术后化学治疗。放射治疗剂量 45Gy/25F，化学

表 24-5 术前放射治疗 III 期临床研究文献汇总

研究名称 / 参考文献	病例数	分期	研究分组	放射治疗剂量	同步放化疗方案	5 年局部失败率 (%)	P	5 年无病生存率 (%)	P	5 年总生存率 (%)	P
术前短程放射治疗 vs 单纯手术											
Swedish 研究 *[38]	1168	可切除	单纯手术			26	< 0.01	NA	NA	30	0.008
			术前放射治疗	25Gy/5F	N	9		NA		38	
Dutch CKVO 研究 [39]	1861	可切除	单纯手术			10.9	< 0.01	NA	NA	63.5	0.90
			术前放射治疗	25Gy/5F	N	5.6		NA		64.2	
Stockholm I [145]§	849	可切除	单纯手术			28	< 0.01	72	NS	69	NS
			术前放射治疗	25Gy/5F	N	14		70		70	
术前标准分割放射治疗 vs 术前同步放化疗											
FFCD 9203 [65]	733	T₃₋₄	术前放射治疗	45Gy/25F	N	16.5	< 0.05	55.5	NA	67.9	0.68
			术前放化疗	45Gy/25F	Bolus5-FU	8.1		59.4		67.4	
EORTC 22921 [69]	1011	T₃₋₄	术前放射治疗	45Gy/25F		17.1	< 0.01	54.4	0.52	64.8	0.43
			术后放射治疗 + 术后化学治疗	45Gy/25F		9.6					
			术前放疗	45Gy/25F	Bolus5-FU	8.7		56.1		65.8	
			术前放化疗 + 术后化学治疗	45Gy/25F	Bolus5-FU	7.6					
术前 vs 术后同步放化疗											
Uppsala 研究 [78]	471	可切除	术前放射治疗	25.5Gy/5F	N	14.3	0.02	NA	NA	NA	0.42
			术后放射治疗	60Gy/30F	N	26.8		NA		NA	
German Rectal 研究 [53]	823	cT₃₋₄, N+	术前放化疗	50.4Gy/28F	CI 5-FU	6	0.006	68	0.32	76	0.80
			术后放化疗	55.8Gy/31F	CI 5-FU	13		65		74	
NSABP R-03 [58]	267	cT₃₋₄, N+	术前放化疗	50.4Gy/28F	CI 5-FU	10.7	0.69	64.7	0.01	74.5	0.065
			术后放化疗	50.4Gy/28F	CI 5-FU	10.7		53.4		65.6	

*. 13 年随访；§. 中位随访 107 个月，粗略比率；Bolus. 快速注射；CI. 持续静脉输注，其余简写同表 24-3

治疗包括氟尿嘧啶 + 亚叶酸钙，术后化学治疗给予四个周期（方案：氟尿嘧啶 + 亚叶酸钙），1999 年以后所有患者都被推荐 TME[69]。OS 为该研究主要终点，经过中位 5.4 年随访，术前或术后接受化学治疗的患者 OS 无明显获益（P=0.12）；然而术前或术后接受化学治疗的患者局部复发率明显低于未接受化学治疗者（P=0.002）；术前、术后或手术前后化学治疗组的局部复发率分别为 8.7%、9.6% 和 7.6%，而单纯放射治疗组为 17.1%。单纯术前放射治疗组患者 17.1% 的局部失败率远远高于其他研究，可能由于大多数手术切除不充分，接受 TME 者仅 35%[69]。有趣的是不论术前或术后治疗加入化学治疗，远处转移发生率无明显降低（分别是 P=0.14 和 P=0.62）；随后的探索性亚组分析显示，只有 ypT_{0-2}（新辅助治疗后的病理分期）患者可以在 DFS 和 OS 方面从辅助化学治疗中获益（P=0.011）；此外括约肌保留率也没有显著差异（50.5% vs 52.8%，P=0.47）。然而与术前单纯放射治疗相比，术前同步放化疗患者新辅助治疗后的病理分期更早，病理 N 分期更早，淋巴结检出数目减少，淋巴管、静脉及周围神经浸润更少[69]。

因此与 FFCD 9203 的结果类似，该研究还是表明：在术前放射治疗中加入化学治疗并没有改善总生存，但肿瘤降期更显著且局部控制更好[65]；不论在术前还是术后加入化学治疗，可以提高局部控制但无法降低远处转移。

此外一项对 4 个随机研究的荟萃分析显示，同步化学治疗加入术前放射治疗显著增加了病理完全反应率（P < 0.001）、改善了局部控制（P < 0.001），但对括约肌保留（P=0.29）、DFS（P=0.27）或 OS（P=0.58）没有显著影响。术前化学治疗的加入会增加 3 ~ 4 级毒性（P=0.002），但未增加术后并发症或死亡率的发生[70]。

目前在直肠癌辅助治疗中的一个主要问题是如何优化放射治疗和氟尿嘧啶的组合。氟尿嘧啶持续静脉输注（每天 225mg/m²）和氟尿嘧啶联合亚叶酸钙，这两种用法在转移性直肠癌治疗中显示比常规快速注射氟尿嘧啶有更高的肿瘤反应率。GI Intergroup 开展的一项研究检测放射治疗联合氟尿嘧啶持续静脉输注对比联合氟尿嘧啶快速注射[49]，两组患者均在放射治疗前后接受相应的氟尿嘧啶化学治疗。结果显示持续静脉输注的方式远处转移率更低，有较好的 OS。

总之，与已被证明可改善总体生存率的术后化学治疗[44] 相比，尚未有研究证实术前同步化学治疗加入术前放射治疗可改善生存率。因此加入术前同步化学治疗的建议是来自术后放射治疗研究结论[40,44] 和德国直肠研究结论[53]（见下文）的外推。

1. 术前与术后标准分割同步放化疗

针对临床可切除直肠癌，目前有三项随机对照研究对比术前和术后标准分割同步放化疗，所有研究均纳入了 T_{3-4} 期患者，放射治疗采用常规分割剂量，采用氟尿嘧啶基础同步化学治疗，要求外科医师进行术前临床评估并规定手术类型。在美国进行的两项研究（RTOG 9401/INT 0147，NSABP R-03）由于入组太慢而中止，德国直肠研究（CAO/ARO/AIO-94）和 NSABP R-03 的结果已经发布，下面将进行阐述。

CAO/ARO/AIO-94 研究 在 1995—2002 年间招募了 823 名临床分期为 T_3/T_4 或淋巴结转移的直肠癌患者，比较术前同步氟尿嘧啶放化疗（n=421）和术后同步放化疗（n=402）。所有患者均接受 EUS 检查以确定 T/N 分期，并行腹部 / 盆腔 CT 评估远处转移。术前放射治疗针对原发肿瘤和盆腔淋巴引流区，共 50.4Gy 在 28 天内执行，术后放射治疗推量 5.4Gy。同步化学治疗采用氟尿嘧啶，在第 1 周和第 5 周放射治疗期间持续静脉输注，每天 1000mg/m²，术后所有患者接受另外 4 个周期的氟尿嘧啶（每天 500mg/m²）辅助化学治疗。在随机分组之前，外科医师评估是否可以保留括约肌，在放化疗完成后 6 周内患者接受 TME 手术[53]。

中位随访 134 个月后，与术后治疗组相比，术前同步放化疗患者的 10 年盆腔复发率显著下降 [10 年局部失败率（local failure，LF）：7.1% vs 10.1%，$P=0.048$]，但两组之间 DFS（10 年：68.1% vs 67.8%，$P=0.65$）或 OS（5 年：59.6% vs 59.9%，$P=0.85$）无明显差异。术前同步放化疗使肿瘤明显降期（$P < 0.001$），病理完全缓解率为 8%，淋巴结转移率绝对值下降 15%（25% vs 40%）。在初始外科医师认为需要 APR 的 194 例患者中，接受术前放化疗者实际接受保留肛门手术的比例是未接受术前治疗者的两倍（39% vs 19%），但 APR 的比率在两组的实际数值差异不显著。两组在术后并发症发生率、术后死亡率和吻合口瘘发生率方面均无明显差异。然而术前治疗组急性 3/4 级毒性（27% vs 40%，$P=0.001$）和慢性 3/4 级毒性（14% vs 24%，$P=0.01$）发生率低，特别是急慢性腹泻和吻合口狭窄。

鉴于局部控制和括约肌保留的优势，以及急性和晚期毒性的较低发生率，对 T_3 或以上及淋巴结转移的直肠癌患者，本研究证实术前同步放化疗优于术后。值得注意的是，随机至接受术后放化疗的患者有 18% 在手术时发现病理 I 期，这些患者在标准术前化放疗时代被视为过度治疗。尽管治疗前详细评估肿瘤和淋巴结分期，会有益于减少过度治疗，但目前盆腔 MRI、腹部 / 盆腔 CT 或经直肠超声都无法准确识别淋巴结阳性患者 [71]。

CAO/ARO/AIO-94 研究在德国进行的同时，NSABP R-03 研究在美国展开 [58]，该研究旨在比较术前与术后同步放化疗的疗效，DFS 和 OS 为主要研究终点。研究最初拟招募 900 名患者，由于入组缓慢提前关闭，1993—1999 年共有 256 例 T_3/T_4 或淋巴结阳性的直肠癌患者随机进入术前同步放化疗组（$n=123$）或术后同步放化学治疗组（$n=131$）。术前治疗组患者接受 1 个周期的化学治疗（氟尿嘧啶 + 亚叶酸钙），然后接受同步放化疗（氟尿嘧啶 + 亚叶酸钙），盆腔照射等中心剂量为 45Gy/25F，四野盒子野照射技术，序贯推量 5.4Gy。术后治疗组的患者接受相同的治疗方案。两组均需接受另外 4 个周期的基于氟尿嘧啶的辅助化学治疗。

中位随访 8.4 年，与术后同步放化疗相比，术前治疗组改善了 5 年的 DFS（64.7% vs 53.4%，$P=0.011$），并有提高 5 年 OS 的趋势（74.5% vs 65.6%，$P=0.065$）。约 15% 的术前放化疗患者出现病理完全缓解，并且这些患者中没有 1 例局部复发。术前放化疗致 N 降期，术后病理淋巴结转移概率更低（pN_0：66.7% vs 52.5%，$P=0.04$）。但是与德国 CAO/ARO/AIO-94 研究结果不一致，NSABP R-03 研究中术前和术后治疗组之间的局部复发率（10.7% vs 10.7%，$P=0.69$）和肛门括约肌保留率（47.8% vs 39.2%，$P=0.227$）无明显差异 [53, 58]。因此，作者得出的结论是术前与术后同步放化疗相比，显著改善了 DFS，并有改善 OS 的趋势。研究的主要缺陷是病例数少，无足够的统计学效力检测局部复发的差异；此外并非所有 NSABP R-03 患者都接受 TME 手术，而这是目前直肠癌标准术式。

最近对 22 项随机研究（包括 8507 名患者）进行的荟萃分析评估了术前放射治疗或术后放射治疗对比单纯手术的疗效。与单项随机对照研究结果一致，放射治疗与 OS 的显著改善无关，但术前放射治疗和术后放射治疗分别降低局部复发风险 46%（$P=0.0001$）和 37%（$P=0.002$）[72]。与上述讨论的研究一致，当术前放射治疗的生物有效剂量 ≥ 30Gy 时，可最大程度降低局部复发。

总之与术后同步放化疗相比，术前同步放化疗可以降低局部复发率，减少急性和晚期治疗相关毒性，保留括约肌的比例更高，并改善 DFS [53, 58]。目前局部晚期直肠癌的标准治疗模式是术前的持续静脉输注氟尿嘧啶的同步放化疗，45 ～ 50.4Gy 放射治疗剂量在 5 ～ 6 周完成，新辅助治疗后 4 ～ 7 周完成 TME 手术，术后建议 4 个月的氟尿嘧啶基础辅助化学治疗。

2. 术前短程放射治疗

目前几项大型随机研究已经证实术前短程放射治疗联合手术可降低局部复发概率[38, 39]。瑞典直肠癌研究是早期研究之一，该研究在 1987—1990 年纳入Ⅰ～Ⅲ期的直肠癌患者 908 例，随机进入单纯根治性手术组（n=454）或短程放射治疗（25Gy/5F；n=454）联合 1 周内根治性手术组[55]。中位随访 13 年，与单纯手术相比，术前短程放射治疗联合手术显著降低局部复发率（9% vs 26%，P < 0.001），增加癌症特异性生存率（72% vs 62%，P=0.03）和 OS（38% vs 30%，P=0.008），但对远处转移无影响[38]。治疗相关毒性反应方面，短程放射治疗增加了术后 6 个月内因为肠梗阻（RR 1.88，P=0.02）、腹痛（RR 1.92，P=0.01）和恶心（RR 4.04，P=0.03）再次住院的风险，但上述风险在 6 个月以后降低[73]。该研究结果受限于过时的、非适形的放射治疗技术，可能导致了更多的术后并发症。

目前为止该研究是唯一证实术前放射治疗能够提高 OS 的研究，但有很多因素共同影响了这一结果。首先，两个治疗组的患者构成并不均衡，有更多的Ⅰ期患者被随机到了放射治疗 + 手术组；其次，当时 TME 尚未成为直肠癌标准术式，因此所报道的局部复发率高于之后研究的报道[39, 53, 58]；因此术前放射治疗可能弥补了手术的不充分，从而显著降低了局部复发且潜在有益于 OS。

由于认识到 TME 在无放射治疗的情况下能够显著降低局部复发，荷兰结直肠癌研究组（Dutch Colorectal Cancer Group）开展了前瞻性、多中心随机研究比较了单纯 TME 与短程放射治疗联合即刻 TME 的疗效。1996—1999 年，共 1861 例可切除的直肠癌患者随机进入术前放射治疗（5Gy × 5 次；n=924）联合 TME 组，或单纯 TME 组（n=937），研究对手术技术、放射治疗及病理进行标准化质控[56]。中位随访 6 年，术前放射治疗组局部复发率明显降低（5 年：5.6%

vs 10.9%，P < 0.001），相对风险降低 49%。OS（5 年：64.2% vs 63.5%，P=0.90）或远处转移（5 年：25.8% vs 28.3%，P=0.39）两组间无显著差异[39]。多因素分析显示：单纯手术治疗（HR 2.18，P < 0.001），肿瘤距肛缘 < 10cm（P=0.03），更高的 TNM 分期（P < 0.001）以及环切缘阳性（HR 2.16，P < 0.001）与局部复发率增加有关[39]。术前放射治疗的患者失血量轻度增加（1000ml vs 900ml，P < 0.001），会阴并发症增加（26% vs 18%，P=0.05），其他术后并发症无明显差异[74]。因此在 TME 的前提下，作者的结论是术前短期放射治疗减少了可切除直肠癌局部复发的风险，但与瑞典研究结果相反，没有 OS 的获益。另外单纯 TME 组 10 年的局部复发率仅为 10.9%，这与非 TME 时代的局部复发率（15% ～ 45%）相比显著改善[75-77]。

瑞典研究[38]和荷兰研究[39]均显示术前短程放射治疗改善了肿瘤学结局，但均未涉及到与术后放射治疗的比较。1980—1985 年，Uppsala 研究对 471 例可切除直肠癌患者进行了术前短程放射治疗（25.5Gy/5F）与术后放射治疗（60Gy/30F）的对比[78]，中位随访 6 年，术前放射治疗组具有更好的局部控制率（13% vs 21%，P=0.02），OS（43% vs 37%）[78]与治疗相关毒性反应[79]方面无明显差异。虽然这项研究有许多不足，包括放射治疗和手术技术落后，以及术后放射治疗缺乏同步化学治疗，但其结果仍表明术前比术后放射治疗进一步改善了预后。

最近，MRC CR07/NCIC-CTG C016 研究比较了术前短程放射治疗与选择性术后标准分割同步放化疗的疗效。在瑞典研究[55]发表后，术前短程放射治疗在英国大部分地区成为标准，但选择性术后同步放化疗是否疗效相当于术前放射治疗尚未可知。MRC CR07/NCIC-CTG C016 研究纳入可手术切除、距肛缘距离 ≤ 15cm 的直肠腺癌患者 1350 例，随机进入术前放射治疗（25Gy/5F）（n=674）组，或根治术后环切缘阳性者行术后同步放化疗组（45Gy/28F，同步氟尿嘧啶化学治疗）（n=676）[80]，根据研究要求，环切缘阴性者不接受任何形式术后放化疗；辅助化学治疗参考环切缘和淋巴结情况，根据各医疗中心的政策执行。

进入选择性术后放化疗组中的患者有88%环切缘阴性，只有12%（n=77）的患者环切缘阳性。中位随访4年，术前放射治疗较选择性术后放化疗相比，显著改善了5年局部复发率（5% vs 17%，P < 0.001），局部复发的相对风险降低61%（HR 0.39，95% CI 0.27 ～ 0.58，P < 0.0001），3年绝对风险降低6.2%（95% CI 5.3 ～ 7.1）；此外，术前放射治疗可以使DFS相对提高达24%（HR 0.76，95% CI 0.62 ～ 0.94，P= 0.013），3年绝对死亡率下降6.0%（95% CI 5.3 ～ 6.8）。然而，两组之间OS无显著差异[80]。值得注意的是，两组患者病理学评估的Ⅲ期患者比例相当，表明术前放射治疗没有明显的降期[80]。

这项研究有几个限制：首先，最值得注意的是，尽管93%的外科医师宣称手术达到TME标准，但在参与中心中没有TME的培训；其次，本研究纳入了部分Ⅰ期患者，因此降低了高风险患者中检测差异的统计学效能[80]；最后，研究允许各中心自行决定是否给予辅助化学治疗，所以这方面存在显著的异质性，使得最终结果难以解释[80]。

尽管术前短程放射治疗可以降低局部复发风险，但由于对分次剂量高导致晚期毒性风险增加的担忧，短程放射治疗一直未被列入标准治疗模式。分次剂量高于常规1.8 ～ 2.0Gy，例如在术前短程放射治疗中每次5.0Gy可能降低治疗比，特别是对于正常组织晚期并发症。此外，短程放射治疗未达到肿瘤降期，这可以解释为什么短程放射治疗未能改善括约肌保存率。因此，术前短程放射治疗并不是常规推荐用于局部进展期直肠癌患者，目的是保留括约肌[81]。然而对于年龄较大的患者或有重度并发症患者，其预期寿命有限，晚期治疗反应不着重考虑，应使用术前短程放射治疗缩短治疗时间。

3. 术前短程放射治疗与术前标准分割同步放化疗

迄今为止，有两项已发表的Ⅲ期随机对照研究旨在比较术前短程放射治疗和术前标准分割同步放化疗[54]。波兰直肠研究在1999—2002年入组了316名患者，随机进入分组接受术前25Gy/5F放射治疗；或术前50.4Gy/28F放射治疗并同步氟尿嘧啶＋亚叶酸钙化学治疗，4 ～ 6周后接受手术。与其他直肠癌研究[53, 58]不同的是，该研究的主要终点是保肛率，因此外科医师需要在完成术前治疗后根据肿瘤情况决定手术的类型。术前标准分割放化疗组临床完全缓解率（13% vs 2%，P < 0.001）和病理完全缓解率（16% vs 1%，P < 0.001）明显更高，环切缘阳性比例更低（4% vs 13%，P=0.017）；另外，平均肿瘤大小更小约1.9cm（P < 0.001）。但是尽管术前标准分割放化疗组降期明显，但两组的括约肌保留率相似（61% vs 58%，P=0.57）。

波兰研究受到了严重的质疑，首先，主要在于由外科医师主观决定能否保留括约肌和参考治疗前的肿瘤体积做决策，28%（5/18）的患者在术前同步放化疗后达到临床完全缓解仍接受APR手术治疗。其次，缺乏临床分期标准化，导致高达40%的患者过高分期；也没有外科TME技术的标准化。此外，研究缺乏对外科手术、病理检查和放射治疗执行的中央审查。最后，波兰研究对局部控制和生存的差异检测能力不足，而且随访时间短和缺乏标准化患者评估，导致无法对治疗相关毒性的全面评估[54]。

最近，Trans-Tasman Radiation Oncology Group Trial 01.04 研究纳入326例 cT_3N_{0-2} 直肠癌患者随机进入短程放射治疗或长疗程同步放化疗组（50.4Gy，每次1.8Gy；同步连续输注氟尿嘧啶225mg/m² ），术后4 ～ 6周给予每月一周期的6个周期辅助化学治疗（氟尿嘧啶＋亚叶酸钙）。

中位随访 5.9 年，短程放射治疗组和同步放化疗组的 3 年 LRR 为 7.5% vs 4.4%（P=0.24），远处转移率（27% vs 30%，P=0.92），OS（74% vs 70%，P=0.62），以及 G3-4 毒性反应（5.8% vs 8.2%，P=0.53），两组无明显差异[57]。

4. 术前放射治疗在括约肌保留中的作用

对于接近齿状线的远端直肠肿瘤，术前放射治疗可能导致肿瘤降期，从而手术方式从计划性的 APR 转变到放射治疗后的保留括约肌的低位前切除。对于直接侵犯肛门括约肌的肿瘤，保留肛门的手术基本无法实施，即使放射治疗后达到临床完全缓解也无法实施。几项 Ⅱ 期研究报道[82-85]，同步放化疗后术式从初始判断的 APR 转换到保留括约肌手术的转换率为 30% ～ 89%，但这几项研究均是单中心的，仍缺乏有说服力的证据。

在术前治疗后等待更长时间再行手术，可能提高肿瘤退缩的比例，并因此提高保肛率[86, 87]。对于以肛门括约肌保留为目标的治疗，应选择术前标准分次剂量的放射治疗，结束后 4 ～ 7 周进行手术。延迟手术可以使患者获得更多的时间从放化疗反应中恢复，并且肿瘤的退缩达最大化。尽管唯一的 Ⅲ 期研究（波兰研究）未能证实短程放射治疗与长程放化疗在保肛率方面的差异，但提示了长程组在肿瘤降期方面的优势，当然之前也提到，该研究由于外科医生在判断肛门括约肌保留方面存在主观性而被诟病[54]。

5. 肿瘤对术前放化疗的反应：病理评价和预后

随着术前同步放化疗成为标准治疗[53, 58]，如何评估肿瘤降期效果及探索其潜在对预测长期疗效的作用变得越来越重要。大量研究表明，术前化学治疗和放射治疗可能会改变病理 TN 分期，主要通过减少肿瘤浸润深度和完全杀灭直肠壁及肠周区域转移淋巴结[53, 65]。尽管可以在术前通过 EUS、CT 扫描或 MRI 评估降期效果，但这些手段在判断病理 TN 分期上在灵敏度和特异性方面是有局限的[88]。或者，术前的治疗反应可以通过对手术标本彻底的病理评估来进行判断，包括细胞质的改变和基质的纤维化等等方面[89-91]。

Rodel 及同事通过分析德国直肠研究中接受术前同步放化疗患者，证实了肿瘤退缩程度是重要的预后因素[33, 53]。在这个探索性分析中，385 例接受同步放化疗的直肠癌患者被纳入，在手术标本上进行肿瘤退缩分级（TRG）分析，原发肿瘤的退缩程度用存活肿瘤量和纤维化量之间的关系进行描述：0 级，无退缩；1 级，轻度退缩（纤维化占 ≤ 25% 肿瘤体积）；2 级，中度退缩（纤维化占 26% ～ 50% 肿瘤体积）；3 级，重度退缩（纤维化占 > 50% 肿瘤体积）；4 级，完全退缩（无可见肿瘤细胞，只有纤维化）[90]。

从病理角度回顾分析，分别有 10.4% 和 8.3% 的患者可达到 TRG4 和 TRG0。与 TRG4 者比较，TRG2/TRG3 和 TRG 0/TRG 1 的患者 5 年的 DFS 明显更低，三组分别为 86%，75% 和 63%（P=0.006）。在该研究中，没有发现治疗前因素能预测 TRG 的可能；在其他研究[92, 93]中，治疗前肿瘤大小可能是预测完全病理缓解发生率的指标。另外，更高的 TRG 分级预示着治疗后更低的阳性淋巴结风险（$P < 0.001$）和更高的 R_0 切除率（P=0.012）。由于事件数量少，TRG 分级与局部失败率增高无明显关系，但 TRG 4 级患者中没有一个复发，相比之下 TRG 2+3 和 0+1 的患者分别有 4% 和 6% 的复发率（P=0.33）。相反，TRG 分级被发现与 DFS 和无远处转移生存显著相关，在多因素分析中同步放化疗后的病理 T 和 N 分期是 DFS 最重要的预后因素，因此肿瘤消退的程度越高 DFS 越好[33]。

此外，一些研究表明术前同步放化疗后的病理分期是 OS 的预后因素[94, 95]。然而肿瘤消退的程度与治疗相关因素是密不可分的，包括放射治疗剂量[54]，是否使用同步化学治疗[65, 69]，还有术前治疗和手术之间的时间间隔[54]。如之前所提到的：波兰研究表明与术前短程放射治疗相比，术前标准分割长程放化疗患者的临床和病理完全缓解率更高[54]。法国 FFCD 9203 研究发现术前同步放化疗与单纯术前放射治疗相比，加入同步化学治疗的病理完全缓解率更好（11.4% vs 3.6%，$P < 0.05$）。同样 EORTC 22921 研究显示，与术前单纯放射治疗患者相比，接受术前同步放化疗的患者病理 TN 分期更早[69]。

关于手术时机，由于直肠癌通常退缩缓慢，术前治疗完成和手术之间的间隔更长可能增加肿瘤消退的机会，因此更有可能保留肛门括约肌[86, 87]，Lyon R90-01 研究对此进行了分析[96]，该研究纳入 201 例接受术前放射治疗（39Gy/13F）的直肠癌患者，随机进入 2 周内手术切除组（短间隔，SI 组）或 6 ~ 8 周内手术组（长间隔，LI 组）。LI 组显示了更高的临床肿瘤退缩率（SI 为 53.1%，LI 为 71.7%，$P=0.007$）和病理降期率（SI 为 10.3%，LI 为 26%，$P=0.005$）。中位随访 33 个月，LI 组增加的肿瘤退缩率没有转化为更好的局部控制或短期总体生存，有轻微的增加保留括约肌的趋势（76% vs 68%，$P =0.27$），但差异不显著[96]。

为什么术前放化疗后的肿瘤退缩情况会与较好的预后相关？一个假设是更大的肿瘤消退提示更小的肿瘤体积和病理分期[92, 93]。第二个假设是肿瘤消退的程度代表着肿瘤对氟尿嘧啶化学治疗或放射治疗的反应性。假设的潜在规律就是对治疗有反应患者最终会比对治疗耐受的患者预后好。

四、局部晚期不可切除的直肠癌

在被归类为"局部晚期"直肠癌的患者中，肿瘤情况差异也非常大，在可切除性方面没有统一的标准。局部晚期病变的范围可以从活动受限的或边缘可切除肿瘤，到沿着某方向侵犯相邻器官或结构的固定肿瘤。可切除性的评估也分情况，是在临床上判断的，还是在手术时判断的，如在某些情况下，在临床或影像学检查时被认为无法切除的肿瘤在麻醉下进行检查时可能是活动的。了解了这些注意事项，一个局部晚期、不可切除的肿瘤的比较好的定义是"……因为肿瘤与周围组织附着或固定连接，无法保证其切除后在显微镜下无瘤或者无大体残存情况下被切除"。这类肿瘤单纯手术治疗效果不佳，放射治疗、化学治疗和手术联合治疗方案才能改善疗效；对于存在转移性疾病的患者，全身治疗仍然是治疗的标准，放射治疗通常用于症状缓解；对于具有手术可切除寡转移病灶且有根治性治疗目标的患者，应将其提交至多学科会诊以考虑是否行术前盆腔放射治疗。

（一）外照射治疗

在过去，局部晚期、不可切除直肠癌的治疗是不统一的。部分患者行单纯不完全手术切除，一些患者单纯放射治疗，一些手术联合术后或术前放射治疗。高剂量外照射作为主要根治性治疗手段的结果并不令人满意，局部失败率达到 90% 或更高，5 年存活率低于 10%。Wang 和 Schulz 报道，58 例复发、不能手术或残余的直肠乙状结肠癌，在 4 ~ 5 周内接受 35 ~ 50Gy 的放射治疗，只有 6 名患者无疾病状态下存活[97]。O'Connell 等报道 44 例局部不能切除或复发的直肠癌患者，在 7 周时间接受 50Gy 分段放射治疗，联合或不联合辅助免疫治疗，最终 37 例患者均出现疾病进展[98]，在其中 31 例可评估肿瘤进展部位的患者中，17 例仅有局部进展，11 例有局部进展和远处转移，3 例仅发生远处转移。Brierley 等报道 4 年内 77 例临床肿瘤固定患者，接受 50Gy/20F 放射治疗，局部控制率为 3%，生存率仅为 4%。因此，这类患者除非不适合手术，否则外照射不作为根治性治疗手段[99]。

（二）外照射和手术

外照射和手术切除的组合已被用于改善局部控制和生存。相较于大体残余病变，次全切除后的放射治疗显微镜残留病变，可获得更好的局部控制率和生存率。Allee 等报道了 31 例显微镜残留患者的放射治疗结果，在小肠可以安全避开的前提下，照射 45Gy 后再进行推量至高达 60 ～ 70Gy[100]，局部控制率和 5 年 DFS 率分别为 70% 和 45%。相比之下，对 25 例大体残存患者放射治疗的相应数据分别为 43% 和 11%。对微小残留病灶放射治疗，可能出现剂量 - 效应关系：60Gy 或更高剂量时局部失败的风险为 11%（1/9）；如果推量剂量不足 60Gy，局部失败的风险则为 40%（8/20）；大体残存病灶没有明确的剂量 - 效应关系。Schild 等[101] 报道 17 例患者全切除后再次接受外照射，微小残余者局部控制率为 30%（10 例患者 3 例控制），大体残存者局部控制率为 14%（7 例患者 1 例控制），达到局部控制的 4 例（24%）患者在超过 5 年的时间内保持无病状态。Ghossein 等报道接受放射治疗 46Gy/1.8Gy，之后缩野至持续病变放射治疗至 60Gy 的一组患者[102]。显微镜下残留患者，局部控制和生存率分别为 16% 和 84%，而对于大体残存患者分别为 50% 和 39%。

对于局部晚期、不能手术切除的患者，术前大剂量照射（45 ～ 50Gy）已被用于缩小肿瘤体积和有利切除。Emami 等报道接受术前足量照射的 28 例患者的切除率为 50%[103]。Dosoretz 等[104] 报道 25 例不可切除直肠乙状结肠肿瘤患者，接受 40 ～ 52Gy 术前放射治疗后，16 例行根治性切除，6 年生存率为 26%（其中 3 例术后死亡），根治性术后盆腔总失败率为 39%（13 例中 5 例失败）。Mendenhall 等[105] 回顾分析了 23 例局部晚期、不能切除的肿瘤患者，术前接受了 35 ～ 60Gy 的照射，11 例患者最终接受了根治切除术，5 年的绝对生存率为 18%，局部失败率为 55%。在 Whiting 等[106] 报道的 20 例不能切除的直肠癌术前照射 43 ～ 55.8Gy 的患者中，13 例（65%）接受了根治性手术切除，其中 13 人中有 3 人（23%）局部失败，5 年存活率为 40%。

一项前瞻性随机研究对局部晚期、不能切除直肠癌患者进行术前放射治疗的疗效进行了分析。284 例肿瘤固定的直肠癌患者于 1982—1986 年进入前瞻性随机研究，以评估手术前一周放射治疗的效果[107]。在这些患者中，141 例进入单纯手术组，143 例进入 20Gy/4F 的术前放射治疗组。结果显示放射治疗组局部复发率显著降低（12.8% vs 36.5%），OS 或癌症相关死亡率在两组间无明显差异。

小结 大多数报道显示：在足量术前放射治疗后，这部分患者中有 1/2 ～ 2/3 可转换为可切除状态。然而，尽管获得完整切除和阴性切缘，但根据肿瘤固定的程度不同，局部失败率为 23% ～ 55%。

（三）术前放化学治疗和手术

德国直肠研究组和 NSABP R-03 研究结果具有里程碑意义，奠定了术前同步放化疗作为 T_{3-4} 或淋巴结阳性直肠癌患者标准治疗的基础，这些结果同样适用于术前同步放化疗应用在局部晚期、不可切除病变上。此外，针对不可切除的原发性或局部复发性直肠癌，术前放化疗相较单纯术前放射治疗的优势在一项随机 III 期研究中被证实：共有 207 例患者被随机分配至接受放射治疗（50Gy），联合或不联合氟尿嘧啶 + 亚叶酸钙同步化学治疗。化学治疗的加入显著提高了 R_0 切除率（84% vs 68%，$P=0.009$），并且改善了 5 年局部控制率（82% vs 67%，$P=0.03$）、DFS（63% vs 44%，$P=0.003$）和疾病特异性生存率（72% vs 55%，$P=0.02$）[108]，当然化学治疗的加入增加了急性毒性反应发生率（29% vs 6%，$P=0.03$），但没有增加晚期毒性发生率。

（四）术中电子束放射治疗

尽管初始不能切除的直肠癌经过术前足量照射，并被完整切除后，仍至少 1/3 的患者可能发生局部失败，接受次全切除的患者局部失败率更高。当有大体肿瘤残存、肿瘤位于或接近切缘，或有肿瘤黏附的情况，术中电子束放射治疗（IOERT）常与术前放射治疗（联合或不联合氟尿嘧啶）和外科手术结合使用。IOERT是将电子束在手术时，向开放的手术空腔进行单次集中剂量的照射，IOERT可直接照射瘤床，避免周围正常的组织。IOERT要求手术团队和放射肿瘤专家密切协调，以便确定所有高风险区域，并在手术室墙壁内设置辅助屏蔽以保护辐射安全。虽然大多数直肠癌IOERT治疗是经过腹部的，偶尔也经会阴口治疗尾骨低位肿瘤或远端骨盆侧壁肿瘤。如果有大体残余病变或肿瘤粘连到盆腔侧壁，推荐IOERT与术前化放射治疗和手术一起使用[109-112]。

在麻省总医院（MGH），所有局部晚期直肠癌患者均接受足量术前同步放化疗（氟尿嘧啶持续静脉滴注），4~6周后进行手术探查，术中仔细评估肝脏情况和腹膜转移。如果发现转移，则不进行术中照射并治疗中止或单纯给予IOERT。如果没有发现转移，根据肿瘤的范围和位置，患者接受腹会阴联合切除、低位前切除或盆腔切除，尽可能多切除肿瘤，即使有残留的病灶；对手术标本和瘤床进行病理检查以确定可能的残留病灶、镜下阳性切缘或大体残余肿瘤，准确找出所有高风险区域以确定IOERT范围至关重要。如果没有肿瘤粘连和有足够的软组织放射状切缘（> 1cm），通常不使用IOERT；但如果有残存灶，或存在切缘阳性或近切缘（< 5mm），应评估是否使用IOERT。

外科医师和放射治疗科医师定义了肿瘤局部复发高危区。为更好运用IOERT，限光筒的内径为4~8cm，有的限光筒的截面设计成斜坡的角度，使之与骨盆中的倾斜面良好对齐，选择限光筒大小以完全覆盖骶骨或骨盆侧壁上的高风险区域。限光筒必须邻近治疗区，如果高危区位于解剖受限部位如骨盆，则IOERT很困难。肿瘤被完全覆盖是非常重要的，没有敏感的正常组织被包括在内，并且没有液体聚集在治疗区域。在治疗过程中，吸引管应放置正确以减少液体聚集；如有必要，可用铅块遮挡无法从照射路径上移除的敏感正常组织；进一步拉开和包裹正常组织是术中放射治疗保护正常组织所必需的。直肠癌的IOERT通常通过腹部来实施的，有时因为极低位直肠癌侵犯尾骨、远端骨盆侧壁、前列腺和膀胱的尖端无法行整块切除，IOERT也可以从会阴部进行照射。

典型的术中放射剂量为10~20Gy，较低的剂量用于微小残留疾病，而大体残余病灶的剂量较高。对于接受完整切除且切缘阴性的患者，IOERT剂量通常为10~12.5Gy，而对于接受次全切除后有微残留的患者，剂量为12.5~15Gy，对于切除后肉眼可见的肿瘤，剂量为17.5~20Gy。电子能量为9~15MeV，取决于残余肿瘤的厚度，一般参考90%等剂量线。

最近的研究表明，IOERT对于降低局部失败的风险非常有效，特别是对于T_4[111]或局部复发的肿瘤。Nakfoor等报道了MGH经验[113]，73例局部晚期直肠癌患者接受术前放化疗后，联合手术切除和IOERT，结果显示R_0切除术后患者的5年局部控制率和疾病特异性生存率分别为89%和63%；然而对于R_2切除患者，分别为57%和14%。约11%的患者发生IOERT相关并发症，其中两名患者发生骶骨放射性骨坏死，需要手术干预。梅奥医院报道了他们采用术前放射治疗与手术、IOERT联合治疗146例患者的经验，报道了85%的5年局部无复发生存率和43%的5年DFS，此外围术期并发症发生率为8%，远期并发症发生率为53%，其中最常见的是周围神经病变（19%），肠梗阻（14%）和输尿管梗阻（12%）[114]。

Krempien等最近报道了海德堡大学210例接受TME、IOERT，以及术前或术后化学治疗的局部晚期直肠癌患者的长期疗效。中位随访61个月，患者5年OS为69%、无病生存率为

66%、局部控制率为 93%；分别有 17% 和 13% 的患者出现 3 级以上的急性和晚期并发症[115]。随后有关失败模式的研究（来自同一组患者）发现，在 TME 后使用 IOERT、外照射治疗（EBRT）（87%）的 243 例患者中，野内骶前复发 7 例，其余局部复发位于膀胱后 / 前列腺后（n=5）、吻合口（n=2）、骶岬（n=1）、回盲部（n=1）和会阴（n=1）；急性和晚期毒性发生率为 8%～53%，最常见是周围神经病变、肠梗阻和输尿管梗阻[113, 114]。

高剂量率术中放射治疗（HDR-IORT）可能同样具有良好的应用价值。来自 Memorial Sloan Kettering 癌症中心的 66 例患者数据表明，中位随访 17.5 个月，2 年的局部控制率为 81%，而并发症发生率为 38%，但大部分均可控制可恢复。

因此，使用 TME、IOERT 联合术前或术后放化疗的多模式治疗是可行的，并且在中、高危局部晚期直肠癌患者中获得了不错的局部控制率。

五、单纯化学治疗的作用

尽管 Ⅱ～Ⅲ 期直肠癌目前的治疗标准是先进行术前同步放化疗，然后进行手术和术后化学治疗，但在手术技巧和化学治疗方案取得进步的前提下，一些专家对盆腔放射治疗的长期不良反应表示担忧。为了评估省略放射治疗的可行性，Memorial-Sloan Kettering 癌症中心的研究人员在 Ⅱ～Ⅲ 期直肠癌患者中探索了术前氟尿嘧啶 / 亚叶酸钙 / 奥沙利铂（FOLFOX）联合贝伐珠单抗（Bevacizumab）的可行性，其主要终点是 R_0 切除率。结果显示所有 29 例完成术前化学治疗的患者均 R_0 切除，27%（8/29）有病理完全缓解（pCR），在较短的随访时间内，无局部复发患者，但 3 例出现远处转移（均为肺部）。这促使 Preoperative Radiation Or Selective Preoperative Radiation and Evaluation before Chemotherapy and

Total Mesorectal Excision（PROSPECT）研究的开展，其目的是减少那些可能不需要的盆腔放射治疗，该 Ⅱ / Ⅲ 期研究有两个术前治疗组：新辅助 FOLFOX 和选择性同步放化疗组，以及标准术前同步放化疗组，研究的主要终点是 R_0 切除率，DFS 和局部复发时间。

六、放射治疗技术

放射治疗野设计的目标是包括单纯手术后局部区域高危复发区域。对于局部晚期肿瘤，复发区域可能包括吻合口、盆腔侧壁，骶前区或盆腔淋巴结区[116, 117]。在需要 APR 的患者中，会阴复发的风险较高，应考虑包括[117]。通常情况，大盆腔野应该包含原发性肿瘤 / 术床和主要的高危淋巴结区域。美国肿瘤放射治疗协作组（RTOG）发表了针对直肠癌临床靶区勾画的共识。

传统上患者采用俯卧位治疗，放射治疗野设计可采用三野照射（2 个侧野 +1 个后前野 PA）或四野照射（成对的后斜野或增加 1 个前后野 AP）。三野照射的优点是可以更好地避开骨盆前位器官，包括小肠和膀胱。对位于前壁的局部侵袭性肿瘤，为保证肿瘤的剂量覆盖，可考虑增加 AP 野。对于 AP/PA 野，典型照射野边界如下：上界 – 骶岬（L_5/S_1 交界）；下界 – 低位前切除后位于闭孔的下缘，或 APR 后需包括会阴部瘢痕；外侧界 – 超出骨盆边缘外 1～2cm。侧野设计要考虑给予骶前区足够的剂量，其后界包括骶骨及其后方 1cm 区域，射野前界应包含肿瘤前至少 2cm 的范围，通常使用铅挡保护部分股骨颈。

采用常规分割放射治疗时，处方剂量通常给予整个盆腔 45～50.4Gy/25～28F，随后给予原发肿瘤和直肠系膜加量 5.4Gy/3F。在 5.5 周的放射治疗过程中，患者接受每周持续静脉滴注氟尿嘧啶（每天 225mg/m^2），或者每天给予 2 次卡培他滨 825mg/m^2。根据 NSABP R-04 的最终结果，氟尿嘧啶和卡培他滨疗效相当。

三维适形放射治疗（3D-CRT）已经成为直肠癌治疗的标准技术，可以基于 CT 图像对靶区和正常组织定位。此外基于定位 CT 图像的 3D 重建，可以生成剂量 – 体积直方图（DVH），以界面友好、2D 的图形，反映靶区和正常组织所接受剂量的 3D 分布。

建议患者放射治疗时充盈膀胱，将部分小肠推出放射治疗区。治疗区小肠剂量应该尽可能减少至 45Gy，特别要注意确保小肠不在推量区内。对于术后治疗的患者，外科医师（在最初手术时）可将小肠移出骨盆，对保护小肠也有帮助，有一些方法可以尝试。这对腹会阴切除术后的患者最为最重要，因为术后剩余的直肠和结肠经常粘连一些小肠在骨盆深处。图 24-1 和图 24-2 显示了直肠癌放射治疗的标准射野。此外在 APR 术后患者中，应在会阴瘢痕上加建成，以确保瘢痕受到足够剂量的照射，如果会阴区反应大，可考虑去除建成物，通常会阴部反应不是主要的症状。

七、放射治疗新技术和放射增敏剂

放射治疗技术的进步，人们往往关心肿瘤剂量最大化和正常组织剂量最小化。调强放射治疗（IMRT）是基于逆向计划和计算机模拟的新技术，可最大程度保护正常组织。IMRT 和 3D-CRT 的剂量比较研究表明，IMRT 可减少接受 45Gy 照射的小肠体积 63%[118]。一项 II 期研究 RTOG 0822 旨在评估卡培他滨 + 奥沙利铂联合 IMRT 的疗效，该研究最近完成了入组，最终结果值得期待。

IMRT 能够创建多个目标靶区和多个受保护器官，以更高的精度实现放射治疗从而提高治疗剂量，同时将治疗相关并发症发生率降至最低，可以改善某些疾病的局部控制[119]。同样 IMRT 也探索剂量递增的可能性，最近一项 I 期研究评估了 IMRT 技术执行术前大分割放射治疗

及推量，并联合卡培他滨治疗局部晚期直肠癌的安全性[120]。光子 IMRT 给予整个盆腔 45Gy 照射，大体肿瘤外扩 2cm 给予放射治疗 55Gy/25F，最初 8 名患者完成 55Gy 放射治疗，但由于 3 级毒性过高（38%），研究终止，所有患者都进行了外科手术切除，但没有患者出现病理完全缓解[120]。因此，目前常规放射治疗仍然是标准，进一步的研究有助于阐明 IMRT 是否改善临床结果且减少放射治疗相关毒性。

最近的研究试图找出新的化学治疗和生物靶向药物，期望这些药物与放射治疗联合使用，改善目前的术前化放疗方案。我们已经从辅助化学治疗和转移性疾病化学治疗中看到了卡培他滨[121, 122]、奥沙利铂[123]、伊立替康[124]、西妥昔

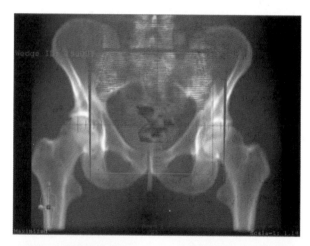

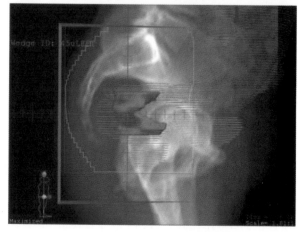

▲ 图 24-1　直肠癌正侧位照射野

直肠癌标准照射野，由 Theodore Hong 慷慨提供（此图的彩色版本见书中彩图页）

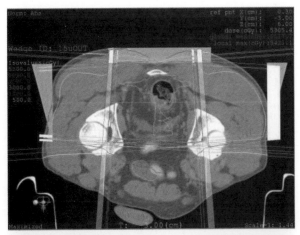

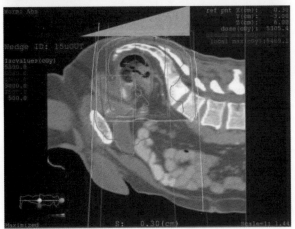

▲ 图 24-2 直肠癌 3 野照射计划

直肠癌标准 3 野照射计划，由 Theodore Hong 慷慨提供（此图的彩色版本见书中彩图页）

单抗 [125] 和贝伐珠单抗 [126] 的潜在疗效，目前正探索如何与术前放射治疗结合。随着研究证实氟尿嘧啶与卡培他滨（一种口服的、有活性的氟尿嘧啶前体药物）疗效相当，人们越来越倾向将这种口服药物结合到术前治疗方案中 [127]。最近的一项 II 期随机研究 RTOG 02-47 评估采用卡培他滨联合伊立替康或奥沙利铂的术前同步放化疗的潜在有效性，但由于 3～4 级毒性反应出人意料的高，所以这项研究暂时中止。III 期临床研究 ACCORD 12/0405-Prodige 2 纳入 $T_{3-4}M_0$ 直肠癌患者，评估奥沙利铂加入术前卡培他滨同步放化疗的疗效，结论是未增加疗效并且急性 3～4 级毒性增多（10.9% vs 25.4%，$P < 0.001$）[128]。这项研究的结果也支持了最近的 STAR-01 研究

的初步结论，类似的设计 STAR-01 研究随机 747 例 T_{3-4} 直肠肿瘤患者至术前持续静脉滴注氟尿嘧啶同步放化疗或再进一步联合奥沙利铂，在两组中，APR、病理完全缓解、病理淋巴结阳性或 pT_3 及阳性切缘的比率均相似。然而，加入奥沙利铂组的 3～4 级不良事件发生率更高（24% vs 8%，$P < 0.0001$）[129]。鉴于这些证据，在术前同步放化疗中加入奥沙利铂似乎没有增益。

目前正在进行研究的其他策略包括联合生物靶向药物，如贝伐珠单抗和西妥昔单抗。最近的研究证实了西妥昔单抗在转移性直肠癌中的疗效，并且已经清楚地证明了仅对于 KRAS 野生型患者有效 [125]。正在进行的 I/II 期研究评估了西妥昔单抗联合术前同步放化学治疗的效果。Willett 等 [130] 最近发表了一项 II 期前瞻性研究的结果，评估了术前贝伐珠单抗联合标准同步放化疗在局部晚期直肠癌中的作用。32 例患者被纳入，接受 50.4Gy/28F 放射治疗，同步贝伐珠单抗，以及氟尿嘧啶输注，获得 5 年局部控制和 OS 为 100% 的终点。所有患者组织学检查发现原发部位纤维化病灶中均未见肿瘤或散在的不同数量的癌细胞。这个单臂研究的结果令人鼓舞，应该在更大样本的 III 期研究证实这些新型药物加入术前同步放化疗的作用。

八、放射治疗的胃肠毒性

盆腔照射可能导致急性和晚期治疗相关毒性反应。毒性反应的严重程度取决于总剂量、分次剂量，以及受照射正常器官体积。对于给定的总剂量，分次剂量高可能更大风险导致急性和晚期正常组织毒性。急性放射治疗反应在放射治疗过程中是累积的，在放射治疗期间或放射治疗完成后不久发生，可能包括疲劳，排尿困难，尿频，痉挛和腹泻，少见的也可发生恶心。相反，晚期反应可能在放射治疗完成后的几个月至几年内发生，包括性功能障碍 [131]，长期的肠和膀胱损

伤[132-134]，APR 后会阴伤口愈合延迟[74]，以及继发恶性肿瘤的风险[135]。

已经发现许多患者相关的及治疗相关的因素增加了发生急性和晚期放射治疗毒性的风险。例如，既往有腹部或盆腔手术史的患者接受超过 50Gy 的盆腔照射，其发生小肠梗阻的风险增加[136]，并可能导致粘连，限制肠道活动[137, 138]。此外，伴有胶原血管疾病或炎性肠病的患者发生急性和晚期放射治疗毒性的风险可能更高[139-141]。对于接受腹盆腔放射治疗的炎性肠病患者，一项研究报道 45% 的严重毒性反应发生率，21% 的患者需要中断治疗；然而，用更现代的放射治疗技术患者的毒性反应明显降低[140]。最后，同时接受化学治疗或生物靶向药物治疗的患者可能会增加发生放射治疗毒性的风险。最近几项 I/II 期临床研究表明，使用奥沙利铂和伊立替康等药物与基于氟尿嘧啶同步放化疗方案相结合可增加胃肠道毒性[128, 142]。

成像技术和计划系统的改进已经促进更精确的放射治疗计划和放射治疗实施，并因此降低正常组织受照射剂量。近来已经采用许多放射治疗技术来使正常组织受照射剂量和体积最低，如采用多个野照射避免明显的剂量不均匀性，患者俯卧位时使用"腹板"，或充盈膀胱使小肠的位置更佳，避免照射[143]。

九、结论

尽管手术仍然是直肠癌根治性治疗的主要手段，但是术前或术后给予辅助放射治疗可以降低局部失败的风险。两项比较术前和术后放化疗的 III 期临床研究已经证明，术前治疗在局部控制、急性和晚期治疗相关反应、肛门括约肌保留、DFS 方面显示出优势。因此局部晚期直肠癌目前标准治疗推荐术前氟尿嘧啶基础同步放化疗（45～50.4Gy/5～6 周），4～7 周后接受 TME 手术，术后接受 4 个月的氟尿嘧啶基础化学治疗。术前短程放射治疗在降低局部复发风险上有作用，但由于担心晚期毒性过高而被慎重推荐。但对于高龄或伴有严重并发症患者，预期寿命短，其晚期治疗相关毒性不太受关注，而术前短程放射治疗缩短了疗程，应予以积极考虑。最后，计划系统及放射治疗实施的技术进步，以及放射治疗增敏剂的探索，最终改善肿瘤剂量覆盖率并减少正常组织的照射剂量。

参考文献

[1] Billingham, R.P. (1992) Conservative treatment of rectal cancer. Extending the indications. *Cancer*, 70 (5 Suppl.), 1355–1363.

[2] Nicholls, R.J., Mason, A.Y., Morson, B.C., Dixon, A.K., Fry, I.K. (1982) The clinical staging of rectal cancer. *Br. J. Surg.*, 69 (7), 404–409.

[3] Orrom, W.J., Wong, W.D., Rothenberger, D.A., Jensen, L.L., Goldberg, S.M. (1990) Endorectal ultrasound in the preoperative staging of rectal tumors. A learning experience. *Dis. Colon Rectum*, 33 (8), 654–659.

[4] Bipat, S., Glas, A.S., Slors, F.J., Zwinderman, A.H., Bossuyt, P.M., Stoker, J. (2004) Rectal cancer: local staging and assessment of lymph node involvement with endoluminal US, CT, and MR imaging – a meta-analysis. *Radiology*, 232 (3), 773–783.

[5] Lahaye, M.J., Engelen, S.M., Nelemans, P.J., *et al.* (2005) Imaging for predicting the risk factors – the circumferential resection margin and nodal disease – of local recurrence in rectal cancer: a meta-analysis. *Semin. Ultrasound CT MR*, 26 (4), 259–268.

[6] Ng, A.K., Recht, A., Busse, P.M. (1997) Sphincter preservation therapy for distal rectal carcinoma: a review. *Cancer*, 79 (4), 671–683.

[7] Brown, G., Richards, C.J., Bourne, M.W., *et al.* (2003) Morphologic predictors of lymph node status in rectal cancer with use of high-spatial-resolution MR imaging with histopathologic comparison. *Radiology*, 227 (2), 371–377.

[8] MERCURY Study Group (2006) Diagnostic accuracy of preoperative magnetic resonance imaging in predicting curative resection of rectal cancer: prospective observational study. *Br. Med. J.*, 333 (7572), 779.

[9] Touzios, J., Ludwig, K.A. (2008) Local management of rectal neoplasia. *Clin. Colon Rectal Surg.*, 21 (4), 291–299.

[10] Tytherleigh, M.G., Warren, B.F., Mortensen, N.J. (2008) Management of early rectal cancer. *Br. J. Surg.*, 95 (4), 409–423.

[11] You, Y.N., Baxter, N.N., Stewart, A., Nelson, H. (2007) Is the increasing rate of local excision for stage I rectal cancer in the United States justified?: a nationwide cohort study from the National Cancer Database. *Ann. Surg.*, 245 (5), 726–733.

[12] Ptok, H., Marusch, F., Meyer, F., *et al.* (2007) Oncological outcome of local vs radical resection of low-risk pT1 rectal cancer. *Arch. Surg.*, 142 (7), 649–655; discussion 656.

[13] Endreseth, B.H., Myrvold, H.E., Romundstad, P., Hestvik, U.E., Bjerkeset, T., Wibe, A. (2005) Transanal excision vs. major surgery for T1 rectal cancer. *Dis. Colon Rectum*, 48 (7),

1380–1388.

[14] Folkesson, J., Johansson, R., Pahlman, L., Gunnarsson, U. (2007) Population-based study of local surgery for rectal cancer. *Br. J. Surg.*, 94 (11), 1421–1426.

[15] Minsky, B.D., Rich, T., Recht, A., Harvey,W., Mies, C. (1989) Selection criteria for local excision with or without adjuvant radiation therapy for rectal cancer. *Cancer*, 63 (7), 1421–1429.

[16] Brodsky, J.T., Richard, G.K., Cohen, A.M., Minsky, B.D. (1992) Variables correlated with the risk of lymph node metastasis in early rectal cancer. *Cancer*, 69 (2), 322–326.

[17] Willett, C.G., Tepper, J.E., Donnelly, S., *et al.* (1989) Patterns of failure following local excision and local excision and postoperative radiation therapy for invasive rectal adenocarcinoma. *J. Clin. Oncol.*, 7 (8), 1003–1008.

[18] Gall, F., Hermanek, P. (1992) Update of the German experience with local excision of rectal cancer. *Surg. Oncol. Clin. North Am.*, 1, 99–109.

[19] Minsky, B.D., Mies, C., Rich, T.A., Recht, A. (1989) Lymphatic vessel invasion is an independent prognostic factor for survival in colorectal cancer. *Int. J. Radiat. Oncol. Biol. Phys.*, 17 (2), 311–318.

[20] Fortunato, L., Ahmad, N.R., Yeung, R.S., *et al.* (1995) Long-term follow-up of local excision and radiation therapy for invasive rectal cancer. *Dis. Colon Rectum*, 38 (11), 1193–1199.

[21] Chakravarti, A., Compton, C.C., Shellito, P.C., *et al.* (1999) Long-term follow-up of patients with rectal cancer managed by local excision with and without adjuvant irradiation. *Ann. Surg.*, 230 (1), 49–54.

[22] Wagman, R., Minsky, B.D., Cohen, A.M., Saltz, L., Paty, P.B., Guillem, J.G. (1999) Conservative management of rectal cancer with local excision and postoperative adjuvant therapy. *Int. J. Radiat. Oncol. Biol. Phys.*, 44 (4), 841–846.

[23] Vauthey, J.N.,Marsh, R.W., Zlotecki, R.A., *et al.* (1999) Recent advances in the treatment and outcome of locally advanced rectal cancer. *Ann. Surg.*, 229 (5), 745–752; discussion 752–754.

[24] Steele, G.D., Jr, Herndon, J.E., Bleday, R., *et al.* (1999) Sphincter-sparing treatment for distal rectal adenocarcinoma. *Ann. Surg. Oncol.*, 6 (5), 433–441.

[25] Bleday, R., Breen, E., Jessup, J.M., Burgess, A., Sentovich, S.M., Steele, G., Jr (1997) Prospective evaluation of local excision for small rectal cancers. *Dis. Colon Rectum*, 40 (4), 388–392.

[26] Ota, D.M., Skibber, J., Rich, T.A., *et al.* (1992) MD Anderson Cancer Center experience with local excision and multimodality therapy for rectal cancer. *Surg. Oncol. Clin. North Am.*, 1, 147–152.

[27] Wood,W.C. (1992) Update of the Massachusetts General Hospital experience of combined local excision and radiotherapy for rectal cancer. *Surg. Oncol. Clin. North Am.*, 1, 131–136.

[28] Greenberg, J.A., Shibata, D., Herndon, J.E., 2nd, Steele, G.D., Jr, Mayer, R., Bleday, R. (2008) Local excision of distal rectal cancer: an update of cancer and leukemia group B 8984. *Dis. Colon Rectum*, 51 (8), 1185–1191; discussion 1191–1194.

[29] Schell, S.R., Zlotecki, R.A., Mendenhall,W.M., Marsh, R.W., Vauthey, J.N., Copeland, E.M., 3rd (2002) Transanal excision of locally advanced rectal cancers downstaged using neoadjuvant chemoradiotherapy. *J. Am. Coll. Surg.*, 194 (5), 584–590; discussion 590–591.

[30] Mohiuddin, M., Marks, G., Bannon, J. (1994) High-dose preoperative radiation and full thickness local excision: a new option for selected T3 distal rectal cancers. *Int. J. Radiat. Oncol. Biol. Phys.*, 30 (4), 845–849.

[31] Kim, C.J., Yeatman, T.J., Coppola, D., *et al.* Local excision of T2 and T3 rectal cancers after downstaging chemoradiation. *Ann. Surg.*, 234 (3), 352–358; discussion 358–359.

[32] Bonnen, M., Crane, C., Vauthey, J.N., *et al.* (2004) Long-term results using local excision after preoperative chemoradiation among selected T3 rectal cancer patients. *Int. J. Radiat. Oncol. Biol. Phys.*, 60 (4), 1098–1105.

[33] Rodel, C., Martus, P., Papadoupolos, T., *et al.* (2005) Prognostic significance of tumor regression after preoperative chemoradiotherapy for rectal cancer. *J. Clin. Oncol.*, 23 (34), 8688–8696.

[34] Stocchi, L., Nelson, H., Sargent, D.J., *et al.* (2001) Impact of surgical and pathologic variables in rectal cancer: a United States community and cooperative group report. *J. Clin. Oncol.*, 19 (18), 3895– 3902.

[35] Turner, R.R., Nora, D.T., Trocha, S.D., Bilchik, A.J. (2003) Colorectal carcinoma nodal staging. Frequency and nature of cytokeratin-positive cells in sentinel and nonsentinel lymph nodes. *Arch. Pathol. Lab. Med.*, 127 (6), 673–679.

[36] Lezoche, G., Baldarelli, M., Guerrieri, M., *et al.* (2008) A prospective randomized study with a 5-year minimum follow-up evaluation of transanal endoscopic microsurgery versus laparoscopic total mesorectal excision after neoadjuvant therapy. *Surg. Endosc.*, 22 (2), 352–358.

[37] Garcia-Aguilar, J., Shi, Q., Thomas, C.R., *et al.* (2010) Pathologic complete response to neoadjuvant chemoradiation of uT2N0 rectal cancer treated by local excision. *J. Clin. Oncol.* (Suppl.), abstract 3510.

[37a] Papillon, J., Berard, P. (1992) Endocavitary irradiation in the conservative treatment of adenocarcinoma of the low rectum. *World J. Surg.*, 16 (3), 451–457.

[38] Folkesson, J., Birgisson, H., Pahlman, L., Cedermark, B., Glimelius, B., Gunnarsson, U. (2005) Swedish Rectal Cancer Trial: long lasting benefits from radiotherapy on survival and local recurrence rate. *J. Clin. Oncol.*, 23 (24), 5644–5650.

[39] Peeters, K.C., Marijnen, C.A., Nagtegaal, I.D., *et al.* (2007) The TME trial after a median follow-up of 6 years: increased local control but no survival benefit in irradiated patients with resectable rectal carcinoma. *Ann. Surg.*, 246 (5), 693–701.

[40] Gastrointestinal Tumor Study Group (1985) Prolongation of the disease-free interval in surgically treated rectal carcinoma. *N. Engl. J. Med.*, 312 (23), 1465–1472.

[41] Withers, H.R., Romsdahl, M.M. (1977) Post-operative radiotherapy for adenocarcinoma of the rectum and rectosigmoid. *Int. J. Radiat. Oncol. Biol. Phys.*, 2 (11-12), 1069–1074.

[42] Turner, S.S., Vieira, E.F., Ager, P.J., *et al.* (1977) Elective postoperative radiotherapy for locally advanced colorectal cancer. A preliminary report. *Cancer*, 40 (1), 105–108.

[43] Hoskins, R.B., Gunderson, L.L., Dosoretz, D.E., *et al.* (1985) Adjuvant postoperative radiotherapy in carcinoma of the rectum and rectosigmoid. *Cancer*, 55 (1), 61–71.

[44] Fisher, B.,Wolmark, N., Rockette, H., *et al.* (1988) Postoperative adjuvant chemotherapy or radiation therapy for rectal cancer: results from NSABP protocol R-01. *J. Natl Cancer Inst.*, 80 (1), 21–29.

[45] Krook, J.E., Moertel, C.G., Gunderson, L.L., *et al.* (1991) Effective surgical adjuvant therapy for high-risk rectal carcinoma.*N. Engl. J. Med.*, 324 (11), 709–715.

[46] NIH Consensus Conference (1990) Adjuvant therapy for patients with colon and rectal cancer. *JAMA*, 264 (11), 1444–1450.

[47] Wolmark, N.,Wieand, H.S., Hyams, D.M., *et al.* (2000) Randomized trial of postoperative adjuvant chemotherapy with or without radiotherapy for carcinoma of the rectum: National Surgical Adjuvant Breast and Bowel Project Protocol R-02. *J. Natl Cancer Inst.*, 92 (5), 388–396.

[48] Gastrointestinal Tumor Study Group (1992) Radiation therapy and fluorouracil with or without semustine for the treatment of patients with surgical adjuvant adenocarcinoma of the rectum.

J. Clin. Oncol., 10 (4), 549–557.

[49] O'Connell, M.J., Martenson, J.A.,Wieand, H.S., *et al.* (1994) Improving adjuvant therapy for rectal cancer by combining protracted-infusion fluorouracil with radiation therapy after curative surgery. *N. Engl. J. Med.*, 331 (8), 502–507.

[50] Willett, C.G., Badizadegan, K., Ancukiewicz, M., Shellito, P.C. (1999) Prognostic factors in stage T3N0 rectal cancer: do all patients require postoperative pelvic irradiation and chemotherapy? *Dis. Colon Rectum*, 42 (2), 167–173.

[51] Merchant, N.B., Guillem, J.G., Paty, P.B., *et al.* (1999) T3N0 rectal cancer: results following sharp mesorectal excision and no adjuvant therapy. *J. Gastrointest. Surg.*, 3 (6), 642–647.

[52] Gunderson, L.L., Sargent, D.J., Tepper, J.E., *et al.* (2004) Impact of T and N stage and treatment on survival and relapse in adjuvant rectal cancer: a pooled analysis. *J. Clin. Oncol.*, 22 (10), 1785–1796.

[53] Sauer, R., Becker, H., Hohenberger,W., *et al.* (2004) Preoperative versus postoperative chemoradiotherapy for rectal cancer. *N. Engl. J. Med.*, 351 (17), 1731–1740.

[54] Bujko, K., Nowacki, M.P., Nasierowska-Guttmejer, A., *et al.* (2004) Sphincter preservation following preoperative radiotherapy for rectal cancer: report of a randomised trial comparing short-term radiotherapy vs. conventionally fractionated radiochemotherapy. *Radiother. Oncol.*, 72 (1), 15–24.

[55] Anonymous (1997) Improved survival with preoperative radiotherapy in resectable rectal cancer. Swedish Rectal Cancer Trial.*N. Engl. J. Med.*, 336 (14), 980–987.

[56] Kapiteijn, E., Marijnen, C.A., Nagtegaal, I.D., *et al.* (2001) Preoperative radiotherapy combined with total mesorectal excision for resectable rectal cancer. *N. Engl. J. Med.*, 345 (9), 638–646.

[57] Ngan, S.Y., Burmeister, B., Fisher, R.J., *et al.* (2012) Randomized trial of short-course radiotherapy versus long-course chemoradiation comparing rates of local recurrence in patients with T3 rectal cancer: Trans-Tasman Radiation Oncology Group Trial 01.04. *J. Clin. Oncol.*, 30 (31), 3827–3832.

[58] Roh, M.S., Colangelo, L.H., O'Connell, M.J., *et al.* (2009) Preoperative multimodality therapy improves disease-free survival in patients with carcinoma of the rectum: NSABP R-03. *J. Clin. Oncol.*, 27 (31), 5124–5130.

[59] Camma, C., Giunta, M., Fiorica, F., Pagliaro, L., Craxi, A., Cottone, M. (2000) Preoperative radiotherapy for resectable rectal cancer: A meta-analysis. *JAMA*, 284 (8), 1008–1015.

[60] Gerard, A., Buyse, M., Nordlinger, B., *et al.* (1988) Preoperative radiotherapy as adjuvant treatment in rectal cancer. Final results of a randomized study of the European Organization for Research and Treatment of Cancer (EORTC). *Ann. Surg.*, 208 (5), 606–614.

[61] Pahlman, L., Glimelius, B. (1990) Radiotherapy additional to surgery in the management of primary rectal carcinoma. *Acta Chir. Scand.*, 156 (6-7), 475–485.

[62] UKCCCR Anal Cancer TrialWorking Party. UK Co-ordinating Committee on Cancer Research (1996) Epidermoid anal cancer: results from the UKCCCR randomised trial of radiotherapy alone versus radiotherapy, 5-fluorouracil, and mitomycin. *Lancet*, 348 (9034), 1049–1054.

[63] Bartelink, H., Roelofsen, F., Eschwege, F., *et al.* (1997) Concomitant radiotherapy and chemotherapy is superior to radiotherapy alone in the treatment of locally advanced anal cancer: results of a phase III randomized trial of the European Organization for Research and Treatment of Cancer Radiotherapy and Gastrointestinal Cooperative Groups. *J. Clin. Oncol.*, 15 (5), 2040–2049.

[64] Morris,M., Eifel, P.J., Lu, J., *et al.* (1999) Pelvic radiation with concurrent chemotherapy compared with pelvic and para-aortic radiation for high-risk cervical cancer.*N. Engl. J. Med.*, 340 (15), 1137–1143.

[65] Gerard, J.P., Conroy, T., Bonnetain, F., *et al.* (2006) Preoperative radiotherapy with or without concurrent fluorouracil and leucovorin in T3-4 rectal cancers: results of FFCD 9203. *J. Clin. Oncol.*, 24 (28), 4620–4625.

[66] O'Connell, M.J., Mailliard, J.A., Kahn, M.J., *et al.* (1997) Controlled trial of fluorouracil and low-dose leucovorin given for 6 months as postoperative adjuvant therapy for colon cancer. *J. Clin. Oncol.*, 15 (1), 246–250.

[67] James, R.D., Donaldson, D., Gray, R., Northover, J.M., Stenning, S.P., Taylor, I. (2003) Randomized clinical trial of adjuvant radiotherapy and 5-fluorouracil infusion in colorectal cancer (AXIS). *Br. J. Surg.*, 90 (10), 1200–1212.

[68] Heald, R.J., Moran, B.J., Ryall, R.D., Sexton, R., MacFarlane, J.K. (1998) Rectal cancer: the Basingstoke experience of total mesorectal excision, 1978-1997. *Arch. Surg.*, 133 (8), 894–899.

[69] Bosset, J.F., Collette, L., Calais, G., *et al.* (2006) Chemotherapy with preoperative radiotherapy in rectal cancer. *N. Engl. J. Med.*, 355 (11), 1114–1123.

[70] Ceelen,W.P., Van Nieuwenhove, Y., Fierens, K. (2009) Preoperative chemoradiation versus radiation alone for stage II and III resectable rectal cancer. *Cochrane Database Syst. Rev.*, 2009(1):CD006041.

[71] Kim, J.H., Beets, G.L., Kim, M.J., Kessels, A.G., Beets-Tan, R.G. (2004) High-resolution MR imaging for nodal staging in rectal cancer: are there any criteria in addition to the size? *Eur. J. Radiol.*, 52 (1), 78–83.

[72] Colorectal Cancer Collaborative Group (2001) Adjuvant radiotherapy for rectal cancer: a systematic overview of 8,507 patients from 22 randomised trials. *Lancet*, 358 (9290), 1291–1304.

[73] Birgisson, H., Pahlman, L., Gunnarsson, U., Glimelius, B. (2005) Adverse effects of preoperative radiation therapy for rectal cancer: long-term follow-up of the Swedish Rectal Cancer Trial. *J. Clin. Oncol.*, 23 (34), 8697–8705.

[74] Marijnen, C.A., Kapiteijn, E., van de Velde, C.J., *et al.* (2002) Acute side effects and complications after short-term preoperative radiotherapy combined with total mesorectal excision in primary rectal cancer: report of a multicenter randomized trial. *J. Clin. Oncol.*, 20 (3), 817–825.

[75] Harnsberger, J.R., Vernava, V.M., Longo,W.E. (1994) Radical abdominopelvic lymphadenectomy: historic perspective and current role in the surgical management of rectal cancer. *Dis. Colon Rectum*, 37, 73–87.

[76] Phillips, R.K., Hittinger, R., Blesovsky, L., Fry, J.S., Fielding, L.P. (1984) Local recurrence following 'curative' surgery for large bowel cancer: I. The overall picture. *Br. J. Surg.*, 71 (1), 12–16.

[77] Kapiteijn, E., Marijnen, C.A., Colenbrander, A.C., *et al.* (1998) Local recurrence in patients with rectal cancer diagnosed between 1988 and 1992: a population-based study in the west Netherlands. *Eur. J. Surg. Oncol.*, 24 (6), 528–535.

[78] Pahlman, L., Glimelius, B. (1990) Pre- or postoperative radiotherapy in rectal and rectosigmoid carcinoma. Report from a randomized multicenter trial. *Ann. Surg.*, 211 (2), 187–195.

[79] Frykholm, G.J., Glimelius, B., Pahlman, L. (1993) Preoperative or postoperative irradiation in adenocarcinoma of the rectum: final treatment results of a randomized trial and an evaluation of late secondary effects. *Dis. Colon Rectum*, 36 (6), 564–572.

[80] Sebag-Montefiore, D., Stephens, R.J., Steele, R., *et al.* (2009) Preoperative radiotherapy versus selective postoperative chemoradiotherapy in patients with rectal cancer (MRC CR07 and NCIC-CTG C016): a multicentre, randomised trial. *Lancet*, 373 (9666), 811–820.

[81] Bujko, K., Nowacki, M.P., Nasierowska-Guttmejer, A., Michalski,W., Bebenek, M., Kryj, M. (2006) Long-term results of a randomized trial comparing preoperative short-course radiotherapy with preoperative conventionally fractionated chemoradiation for rectal cancer. *Br. J. Surg.*, 93 (10), 1215–1223.

[82] Grann, A., Feng, C.,Wong, D., *et al.* (2001) Preoperative combined modality therapy for clinically resectable uT3 rectal adenocarcinoma. *Int. J. Radiat. Oncol. Biol. Phys.*, 49 (4), 987–995.

[83] Bozzetti, F., Baratti, D., Andreola, S., *et al.* (1999) Preoperative radiation therapy for patients with T2-T3 carcinoma of the middle-to-lower rectum. *Cancer*, 86 (3), 398–404.

[84] Mehta, V.K., Poen, J., Ford, J., *et al.* (2001) Radiotherapy, concomitant protracted-venousinfusion 5-fluorouracil, and surgery for ultrasound-staged T3 or T4 rectal cancer. *Dis. Colon Rectum*, 44 (1), 52–58.

[85] Wagman, R., Minsky, B.D., Cohen, A.M., Guillem, J.G., Paty, P.P. (1998) Sphincter preservation in rectal cancer with preoperative radiation therapy and coloanal anastomosis: long term follow-up. *Int. J. Radiat. Oncol. Biol. Phys.*, 42 (1), 51–57.

[86] Marijnen, C.A., Nagtegaal, I.D., Klein Kranenbarg, E., *et al.* (2001) No downstaging after short-term preoperative radiotherapy in rectal cancer patients. *J. Clin. Oncol.*, 19 (7), 1976–1984.

[87] Graf,W., Dahlberg, M., Osman, M.M., Holmberg, L., Pahlman, L., Glimelius, B. (1997) Short-term preoperative radiotherapy results in down-staging of rectal cancer: a study of 1316 patients. *Radiother. Oncol.*, 43 (2), 133–137.

[88] Kwok, H., Bissett, I.P., Hill, G.L. (2000) Preoperative staging of rectal cancer. *Int. J. Colorectal Dis.*, 15 (1), 9–20.

[89] Shia, J., Guillem, J.G., Moore, H.G., *et al.* (2004) Patterns of morphologic alteration in residual rectal carcinoma following preoperative chemoradiation and their association with long-term outcome. *Am. J. Surg. Pathol.*, 28 (2), 215–223.

[90] Dworak, O., Keilholz, L., Hoffmann, A. (1997) Pathological features of rectal cancer after preoperative radiochemotherapy. *Int. J. Colorectal Dis.*, 12 (1), 19–23.

[91] Wheeler, J.M.,Warren, B.F., Mortensen, N.J., *et al.* (2002) Quantification of histologic regression of rectal cancer after irradiation: a proposal for a modified staging system. *Dis. Colon Rectum*, 45 (8), 1051–1056.

[92] Janjan, N.A., Khoo, V.S., Abbruzzese, J., *et al.* (1999) Tumor downstaging and sphincter preservation with preoperative chemoradiation in locally advanced rectal cancer: the M. D. Anderson Cancer Center experience. *Int. J. Radiat. Oncol. Biol. Phys.*, 44 (5), 1027–1038.

[93] Willett, C.G.,Warland, G., Coen, J., Shellito, P.C., Compton, C.C. (1995) Rectal cancer: the influence of tumor proliferation on response to preoperative irradiation. *Int. J. Radiat. Oncol. Biol. Phys.*, 32 (1), 57–61.

[94] Quah, H.M., Chou, J.F., Gonen, M., *et al.* (2008) Pathologic stage is most prognostic of disease-free survival in locally advanced rectal cancer patients after preoperative chemoradiation. *Cancer*, 113 (1), 57–64.

[95] Ruo, L., Tickoo, S., Klimstra, D.S., *et al.* (2002) Long-term prognostic significance of extent of rectal cancer response to preoperative radiation and chemotherapy. *Ann. Surg.*, 236 (1), 75–81.

[96] Francois, Y., Nemoz, C.J., Baulieux, J., *et al.* (1999) Influence of the interval between preoperative radiation therapy and surgery on downstaging and on the rate of sphincter-sparing surgery for rectal cancer: the Lyon R90-01 randomized trial. *J. Clin. Oncol.*, 17 (8), 2396.

[97] Wang, C.C., Schulz, M.D. (1962) The role of radiation therapy in the management of carcinoma of the sigmoid, rectosigmoid, and rectum. *Radiology*, 79, 1–5.

[98] O'Connell, M.J., Childs, D.S., Moertel, C.G., *et al.* (1982) A prospective controlled evaluation of combined pelvic radiotherapy and methanol extraction residue of BCG (MER) for locally unresectable or recurrent rectal carcinoma. *Int. J. Radiat. Oncol. Biol. Phys.*, 8 (7), 1115–1119.

[99] Brierley, J.D., Cummings, B.J.,Wong, C.S., *et al.* 91995) Adenocarcinoma of the rectum treated by radical external radiation therapy. *Int. J. Radiat. Oncol. Biol. Phys.*, 31 (2), 255–259.

[100] Allee, P.E., Tepper, J.E., Gunderson, L.L., Munzenrider, J.E. (1989) Postoperative radiation therapy for incompletely resected colorectal carcinoma. *Int. J. Radiat. Oncol. Biol. Phys.*, 17 (6), 1171–1176.

[101] Schild, S.E., Martenson, J.A., Jr, Gunderson, L.L., Dozois, R.R. (1989) Long-term survival and patterns of failure after postoperative radiation therapy for subtotally resected rectal adenocarcinoma. *Int. J. Radiat. Oncol. Biol. Phys.*, 16 (2), 459–463.

[102] Ghossein, N.A., Samala, E.C., Alpert, S., *et al.* (1981) Elective postoperative radiotherapy after incomplete resection of colorectal cancer. *Dis. Colon Rectum*, 24 (4), 252–256.

[103] Emami, B., Pilepich, M.,Willett, C., Munzenrider, J.E., Miller, H.H. (1982) Effect of preoperative irradiation on resectability of colorectal carcinomas. *Int. J. Radiat. Oncol. Biol. Phys.*, 8 (8), 1295–1299.

[104] Dosoretz, D.E., Gunderson, L.L., Hedberg, S., *et al.* (1983) Preoperative irradiation for unresectable rectal and rectosigmoid carcinomas. *Cancer*, 52 (5), 814–818.

[105] Mendenhall,W.M., Million, R.R., Bland, K.I., Pfaff, W.W., Copeland, E.M., 3rd (1987) Initially unresectable rectal adenocarcinoma treated with preoperative irradiation and surgery. *Ann. Surg.*, 205 (1), 41–44.

[106] Whiting, J.F., Howes, A., Osteen, R.T. (1993) Preoperative irradiation for unresectable carcinoma of the rectum. *Surg. Gynecol. Obstet.*, 176 (3), 203–207.

[107] Marsh, P.J., James, R.D., Schofield, P.F. (1994) Adjuvant preoperative radiotherapy for locally advanced rectal carcinoma. Results of a prospective, randomized trial. *Dis. Colon Rectum*, 37 (12), 1205–1214.

[108] Braendengen, M., Tveit, K.M., Berglund, A., *et al.* (2008) Randomized phase III study comparing preoperative radiotherapy with chemoradiotherapy in nonresectable rectal cancer. *J. Clin. Oncol.*, 26 (22), 3687–3694.

[109] Valentini, V., Coco, C., Rizzo, G., *et al.* (2009) Outcomes of clinical T4M0 extra-peritoneal rectal cancer treated with preoperative radiochemotherapy and surgery: a prospective evaluation of a single institutional experience. *Surgery*, 145 (5), 486–494.

[110] Kim, H.K., Jessup, J.M., Beard, C.J., *et al.* (1997) Locally advanced rectal carcinoma: pelvic control and morbidity following preoperative radiation therapy, resection, and intraoperative radiation therapy. *Int. J. Radiat. Oncol. Biol. Phys.*, 38 (4), 777–783.

[111] Roeder, F., Treiber, M., Oertel, S., *et al.* (2007) Patterns of failure and local control after intraoperative electron boost radiotherapy to the presacral space in combination with total mesorectal excision in patients with locally advanced rectal cancer. *Int. J. Radiat. Oncol. Biol. Phys.*, 67 (5), 1381–1388.

[112] Kusters, M., Holman, F.A., Martijn, H., *et al.* (2009) Patterns of local recurrence in locally advanced rectal cancer after intra-operative radiotherapy containing multimodality treatment. *Radiother. Oncol.*, 92 (2), 221–225.

[113] Nakfoor, B.M.,Willett, C.G., Shellito, P.C., Kaufman, D.S., Daly,W.J. (1998) The impact of 5-fluorouracil and intraoperative electron beam radiation therapy on the

outcome of patients with locally advanced primary rectal and rectosigmoid cancer. *Ann. Surg.*, 228 (2), 194–200.

[114] Mathis, K.L., Nelson, H., Pemberton, J.H., Haddock, M.G., Gunderson, L.L. (2008) Unresectable colorectal cancer can be cured with multimodality therapy. *Ann. Surg.*, 248 (4), 592–598.

[115] Krempien, R., Roeder, F., Oertel, S., *et al.* (2006) Long-term results of intraoperative presacral electron boost radiotherapy (IOERT) in combination with total mesorectal excision (TME) and chemoradiation in patients with locally advanced rectal cancer. *Int. J. Radiat. Oncol. Biol. Phys.*, 66 (4), 1143–1151.

[116] Gunderson, L.L., Sosin, H. (1974) Areas of failure found at reoperation (second or symptomatic look) following 'curative surgery' for adenocarcinoma of the rectum. Clinicopathologic correlation and implications for adjuvant therapy. *Cancer*, 34 (4), 1278–1292.

[117] Hruby, G., Barton, M., Miles, S., Carroll, S., Nasser, E., Stevens, G. (2003) Sites of local recurrence after surgery, with or without chemotherapy, for rectal cancer: implications for radiotherapy field design. *Int. J. Radiat. Oncol. Biol. Phys.*, 55 (1), 138–143.

[118] Guerrero Urbano, M.T., Henrys, A.J., Adams, E.J., *et al.* (2006) Intensity-modulated radiotherapy in patients with locally advanced rectal cancer reduces volume of bowel treated to high dose levels. *Int. J. Radiat. Oncol. Biol. Phys.*, 65 (3), 907–916.

[119] Zietman, A.L., DeSilvio, M.L., Slater, J.D., *et al.* (2005) Comparison of conventional-dose vs high-dose conformal radiation therapy in clinically localized adenocarcinoma of the prostate: a randomized controlled trial. *JAMA*, 294 (10), 1233–1239.

[120] Freedman, G.M., Meropol, N.J., Sigurdson, E.R., *et al.* (2007) Phase I trial of preoperative hypofractionated intensity-modulated radiotherapy with incorporated boost and oral capecitabine in locally advanced rectal cancer. *Int. J. Radiat. Oncol. Biol. Phys.*, 67 (5), 1389–1393.

[121] Twelves, C., Wong, A., Nowacki, M.P., *et al.* (2005) Capecitabine as adjuvant treatment for stage III colon cancer. *N. Engl. J. Med.*, 352 (26), 2696–2704.

[122] Twelves, C., Gollins, S., Grieve, R., Samuel, L. (2006) A randomised cross-over trial comparing patient preference for oral capecitabine and 5-fluorouracil/leucovorin regimens in patients with advanced colorectal cancer. *Ann. Oncol.*, 17 (2), 239–245.

[123] Andre, T., Boni, C., Mounedji-Boudiaf, L., *et al.* (2004) Oxaliplatin, fluorouracil, and leucovorin as adjuvant treatment for colon cancer. *N. Engl. J. Med.*, 350 (23), 2343–2351.

[124] Saltz, L.B., Cox, J.V., Blanke, C., *et al.* (2000) Irinotecan plus fluorouracil and leucovorin for metastatic colorectal cancer. Irinotecan Study Group. *N. Engl. J. Med.*, 343 (13), 905–914.

[125] Van Cutsem, E., Kohne, C.H., Hitre, E., *et al.* (2009) Cetuximab and chemotherapy as initial treatment for metastatic colorectal cancer. *N. Engl. J. Med.*, 360 (14), 1408–1417.

[126] Hurwitz, H., Fehrenbacher, L., Novotny, W., *et al.* (2004) Bevacizumab plus irinotecan, fluorouracil, and leucovorin for metastatic colorectal cancer. *N. Engl. J. Med.*, 350 (23), 2335–2342.

[127] Das, P., Lin, E.H., Bhatia, S., *et al.* (2006) Preoperative chemoradiotherapy with capecitabine versus protracted infusion 5-fluorouracil for rectal cancer: a matched-pair analysis. *Int. J. Radiat. Oncol. Biol. Phys.*, 66 (5), 1378–1383.

[128] Gerard, J.P., Azria, D., Gourgou-Bourgade, S., *et al.* (2010)

Comparison of two neoadjuvant chemoradiotherapy regimens for locally advanced rectal cancer: results of the phase III trial ACCORD 12/0405-Prodige 2. *J. Clin. Oncol.*, 28 (10), 1638–1644.

[129] Aschele, C., Cionini, L., Lonardi, S., *et al.* (2011) Primary tumor response to preoperative chemoradiation with or without oxaliplatin in locally advanced rectal cancer: pathologic results of the STAR-01 randomized phase III trial. *J. Clin. Oncol.*, 29 (20), 2773–2780.

[130] Willett, C.G., Duda, D.G., di Tomaso, E., *et al.* (2009) Efficacy, safety, and biomarkers of neoadjuvant bevacizumab, radiation therapy, and fluorouracil in rectal cancer: a multidisciplinary phase II study. *J. Clin. Oncol.*, 27 (18), 3020–3026.

[131] Marijnen, C.A., van de Velde, C.J., Putter, H., *et al.* (2005) Impact of short-term preoperative radiotherapy on health-related quality of life and sexual functioning in primary rectal cancer: report of a multicenter randomized trial. *J. Clin. Oncol.*, 23 (9), 1847–1858.

[132] Peeters, K.C., van de Velde, C.J., Leer, J.W., *et al.* (2005) Late side effects of short-course preoperative radiotherapy combined with total mesorectal excision for rectal cancer: increased bowel dysfunction in irradiated patients – a Dutch colorectal cancer group study. *J. Clin. Oncol.*, 23 (25), 6199–6206.

[133] Kollmorgen, C.F., Meagher, A.P., Wolff, B.G., Pemberton, J.H., Martenson, J.A., Illstrup, D.M. (1994) The long-term effect of adjuvant postoperative chemoradiotherapy for rectal carcinoma on bowel function. *Ann. Surg.*, 220 (5), 676–682.

[134] Dahlberg, M., Glimelius, B., Graf, W., Pahlman, L. (1998) Preoperative irradiation affects functional results after surgery for rectal cancer: results from a randomized study. *Dis. Colon Rectum*, 41 (5), 543–549; discussion 549–551.

[135] Birgisson, H., Pahlman, L., Gunnarsson, U., Glimelius, B. (2005) Occurrence of second cancers in patients treated with radiotherapy for rectal cancer. *J. Clin. Oncol.*, 23 (25), 6126–6131.

[136] Letschert, J.G., Lebesque, J.V., Aleman, B.M., *et al.* (1994) The volume effect in radiation-related late small bowel complications: results of a clinical study of the EORTC Radiotherapy Cooperative Group in patients treated for rectal carcinoma. *Radiother. Oncol.*, 32 (2), 116–123.

[137] Green, N. (1983) The avoidance of small intestine injury in gynecologic cancer. *Int. J. Radiat. Oncol. Biol. Phys.*, 9 (9), 1385–1390.

[138] Eifel, P.J., Levenback, C., Wharton, J.T., Oswald, M.J. (1995) Time course and incidence of late complications in patients treated with radiation therapy for FIGO stage IB carcinoma of the uterine cervix. *Int. J. Radiat. Oncol. Biol. Phys.*, 32 (5), 1289–1300.

[139] Song, D.Y., Lawrie, W.T., Abrams, R.A., *et al.* (2001) Acute and late radiotherapy toxicity in patients with inflammatory bowel disease. *Int. J. Radiat. Oncol. Biol. Phys.*, 51 (2), 455–459.

[140] Willett, C.G., Ooi, C.J., Zietman, A.L., *et al.* (2000) Acute and late toxicity of patients with inflammatory bowel disease undergoing irradiation for abdominal and pelvic neoplasms. *Int. J. Radiat. Oncol. Biol. Phys.*, 46 (4), 995–998.

[141] Lin, A., Abu-Isa, E., Griffith, K.A., Ben-Josef, E. (2008) Toxicity of radiotherapy in patients with collagen vascular disease. *Cancer*, 113 (3), 648 653.

[142] Aschele, A., Pinto, C., Cordio, S., *et al.* (2009) Preoperative fluorouracil (FU)-based chemoradiation with and without weekly oxaliplatin in locally advanced rectal cancer: pathologic response analysis of the Studio Terapia Adiuvante Retto (STAR)-01 randomized phase III trial. *J. Clin. Oncol.*, 27 (170 Suppl.), abstract CRA4008.

[143] Gallagher, M.J., Brereton, H.D., Rostock, R.A., *et al.* (1986) A prospective study of treatment techniques to minimize the volume of pelvic small bowel with reduction of acute and late effects associated with pelvic irradiation. *Int. J. Radiat. Oncol. Biol. Phys.*, 12 (9), 1565–1573.

[144] Mendenhall,W.M., Morris, C.G., Rout,W.R., *et al.* (2001) Local excision and postoperative radiation therapy for rectal adenocarcinoma. *Int. J. Cancer*, 96 (Suppl.), 89–96.

[145] Cedermark, B., Johansson, H., Rutqvist, L.E.,Wilking, N. (1995) The Stockholm I trial of preoperative short term radiotherapy in operable rectal carcinoma. A prospective randomized trial. Stockholm Colorectal Cancer Study Group. *Cancer*, 75 (9), 2269–2275.

第 25 章　肛门癌
Anal Cancer

Brian G. Czito　Manisha Palta　Christopher G.Willett　著

李　威　唐　源　金　晶　译

一、解剖、组织学及流行病学

解剖学上肛管上界为肛直肠环（由耻骨直肠肌，远端纵行直肠，内括约肌上部，以及外括约肌深部构成明显的肌束），下界为肛门缘（皮肤黏膜交界处）。肛门缘向四周皮肤放射 5cm 的范围通常被称为肛周，被认为是肛管远端，在文献中两个部位通常放在一起讨论。肛管在大部分人群中只有 4 ～ 5cm 长，但却是一个复合体，通常以位于肛管长度一半附近的齿状线分为两部分。齿状线并非实际存在的一条线，而是显微镜下的上皮细胞移行带，肛管内的腺体在这里向腔内进行分泌。齿状线以上，移行带逐渐转化为腺体样直肠黏膜。

发生在肛管内的恶性病变可分为鳞癌和非鳞癌两类。鳞癌是最为常见的类型，而基底细胞样 / 泄殖腔来源 / 移行细胞等病理类型由于在临床应用上差异不大，因此未列在 WHO 关于肛门癌病理分类中。发生在移行带的肿瘤通常为非角化鳞癌，而发生在齿状线以下的肿瘤则多为角化鳞癌。非鳞癌肿瘤细胞少见，包括腺癌、恶性黑色素瘤、淋巴瘤、肉瘤。肛管部位的腺癌经常是低位直肠腺癌的延伸。真正的肛管腺癌具有和鳞癌不同的临床生物学行为，并通常参照直肠腺癌进行治疗。发生在肛管内的肿瘤，其病理类型比位置重要。解剖上，齿状线以上的血液、淋巴是经直肠上、中静脉及相应淋巴系统回流，最终至主动脉周围 / 门静脉系统。相反，齿状线以下的通常经腹股沟脉管或淋巴系统回流，最终至全身系统。肛管内有丰富的淋巴交通支，可出现交叉回流。

肛管鳞癌并非常见肿瘤，在美国每年新发病例大约 8200 例[1]，但近年来发病率稳步上升。流行病研究已经证实了与肛门肿瘤发病相关的高危因素。在一项大型的病例对照研究中，性伴侣数增多对于男性或女性均增加发生肛门癌的可能（对于性伴侣数≥ 10 人，女性发病率增加 4.5 倍，男性增加 2.5 倍）[2]。肛管扁平疣病史，女性经肛性交史也是肛门癌发病高危因素[3]，同样的，高危因素还包括既往宫颈或生殖系统恶性肿瘤病史[4, 5]。这些强有力的证据说明肛门癌发病与性行为的相关性。人乳头瘤状病毒（HPV）特定亚型感染与浸润前或浸润性鳞癌肛管细胞 DNA 进展有明确相关性[2, 6, 7]。与宫颈癌类似，16/18 型 HPV 常可在肛管癌细胞中找到。高危型 HPV 感染与宫颈鳞癌的关系已被深入研究，而罹患宫颈癌的女性较普通人群往往有更高的患肛门癌的风险[4]，HPV 能够导致包括肛管上皮内瘤变（AIN）到侵袭性肿瘤间的一系列过程[8]。

其他独立危险因素包括，非人类免疫缺陷病毒（HIV）介导的免疫抑制状态、吸烟[9-11]。接受肾移植后免疫抑制治疗的患者，有更高的肛门癌发病率。一项研究表明，接受肾移植的患者对比普通人群，肛管及生殖道肿瘤发病率升高约100倍。其他一些研究也显示，长期使用激素治疗的患者也有更高 HPV 相关肛管、生殖道肿瘤发生率。免疫抑制状态可能影响对 HPV 的清除，降低机体对肿瘤细胞的免疫抑制作用。吸烟也是肛门癌发生高危因素[12]，其机制尚不清楚，可能是辅助 HPV 感染起诱发肿瘤作用[13]。

HIV 感染与肛门癌发生的关系尚存争议。但有研究表明，HIV 能够提高 HPV 阳性患者发生肛门癌的风险[8, 14]。另一项研究发现，同时感染 HIV 及 HPV 的人群，对比仅感染 HPV 的人群，AIN 及肛门癌发生率升高。也有分析表明，伴有较低 CD4$^+$ 细胞计数的人群更有可能发生 AIN，以及从 AIN 向侵袭性疾病的转变。

二、诊断

肿瘤活检标本的组织病理学检查是任何治疗前的必要条件。分期依据包括对局部侵犯范围、淋巴结转移情况及远处转移情况的评估。对肛门及直肠的指诊、内镜检查，包括腹股沟区域触诊以评估大体肿瘤情况是必要的。正电子发射计算机断层显像（PET-CT）在合适的情况下也逐渐作为常规分期手段被推荐应用[15-17]。有研究表明，PET-CT 对比常规使用的电子计算机断层扫描（CT）或磁共振成像（MRI），对区域转移淋巴结的检有更好的敏感性（89% vs 62%），尽管实际上无法对所有淋巴结进行活检以测算真实的特异性及敏感性数值。另外 PET 图像会导致13% 的患者修正放疗治疗范围，因此被推荐用于分期检查[17]。然而 HIV 阳性的患者在 PET 图像上会出现氟脱氧葡萄糖（FDG）浓聚淋巴结的假阳性，这种情况淋巴结活检是有必要的。

三、历史上的肛管鳞癌治疗模式

传统上肛管癌治疗主要是腹会阴切除术（APR），将肛管直肠一并切除，并永久性结肠造口。APR 导致高发生率的尿道 / 性功能障碍，伤口相关并发症，以及围术期并发症及死亡。研究表明，单纯 APR 治疗的 5 年生存率在 30% ~ 71%，局部复发率在 19% ~ 60%。来自梅奥医学中心的数据显示，APR 术后局部复发率大约为 30%[18]。

APR 治疗效果不能令人满意，Nigro 医生及合作者在 3 名肛管癌患者尝试 30Gy 术前放射治疗联合持续静脉滴注氟尿嘧啶及丝裂霉素化学治疗，之后再计划接受手术的治疗方案。结果发现 2 名手术的患者在标本中未见到残存肿瘤，另一名患者拒绝手术但无病存活[19]。该研究的后续数据及其他研究，采用术前同步放化疗联合手术，也证实了较高的临床和病理完全缓解率[20-24]。这些结果促使进一步的研究，评估单纯放射治疗或同步放化疗作为"根治性"非手术治疗的可能性。

四、现代的肛管鳞癌治疗模式

肛门癌现代治疗模式的依据来自多项随机研究的结果。由于单纯放射治疗可以达到很好的局部控制和无病生存，化学治疗在这种根治性治疗方式当中的价值并不清楚。为此，英国癌症研究协作委员会（UKC-CCR）的肛管癌研究组开展了 ACT Ⅰ研究，将 585 名肛门癌患者随机进入单纯放射治疗组（45Gy）或同步放化疗组（45Gy+第 1、5 周持续氟尿嘧啶输注 + 第 1 周丝裂霉素），间隔 6 周后临床上治疗反应好的患者接受加量放射治疗，而无反应者接受挽救性手术[25]。局部控制率在同步放化疗组显著提高（64% vs 41%，$P < 0.0001$），肿瘤相关死亡率也有改善（28%

vs 39%，$P=0.02$），但 3 年总体生存率未见明确提高（65% vs 58%，$P=0.25$），作者据此下结论：对于肛管鳞癌可采用同步放化疗，手术作为挽救性治疗手段。该研究 13 年的随访结果表明，同步放化疗组较单纯放射治疗组在长期随访的死亡率方面无差异，尽管在最初 10 年非肛管癌相关的死亡增多（心血管疾病、治疗相关、肺部疾病、第二原发肿瘤）；局部区域失败率仍然在同步放化疗组明显下降（12 年时绝对下降 25%），也提高了无复发生存率（12 年时绝对提高 12%）；尽管未达到显著统计学差异，但同步放化疗提高了 12 年的绝对生存率 5.6%[25a]。

欧洲癌症研究与治疗协作组（EORTC）开展了相似的研究，将 110 名患者随机分配至单纯放射治疗 45Gy+ 推量（推量的剂量取决于治疗反应）或相同模式联合氟尿嘧啶（第 1、5 周）+ 丝裂霉素（第 1 周）化学治疗。与 ACT I 类似，接受同步化学治疗的患者，在局部控制率、无结肠造口生存率、无进展生存方面具有明显优势，但在 3 年总生存率方面无显著差别（72% vs 65%，$P=0.17$）[26]。

第三个随机研究来自美国肿瘤放射治疗协作组（RTOG）和东部肿瘤协作组（ECOG），该研究评估了丝裂霉素在同步放化疗中的价值。丝裂霉素潜在严重的毒性（血小板降低，白细胞降低，肺毒性，肾毒性，溶血性尿毒症综合征）。该研究随机将 310 例患者分别进入两个治疗组，一组接受 45～50.4Gy 放射治疗联合氟尿嘧啶化学治疗（第 1 周），另一组接受相同的方案再联合同步丝裂霉素化学治疗（第 1、5 周），对于联合治疗后经活检证实仍有肿瘤残存者，进行局部加量放射治疗（9Gy）并同步氟尿嘧啶和顺铂化学治疗。联合丝裂霉素组的 4 年无结肠造口生存率及无病生存率均优于同步单纯氟尿嘧啶组，OS 未见显著差异，但 G4/5 级毒性反应更高（主要为中性粒细胞减少及败血症）。24 例联合治疗后仍有残存者，加量放射治疗后一半患者最终达到

无疾病存活[27]，上述结论在 5 年的随访后仍然一致[27a]。

上述研究隐含着重要的问题，肛门癌同步放化疗后可能需要较长的时间（长至 1 年）才能充分退缩。有报道表明，许多同步放化疗后经活检证实阳性的肛管癌患者，在无进一步治疗的前提下仍可以获得长期的无病生存。过去在无明显疾病进展的情况下，通常建议患者至少要在治疗结束 3 个月后再行活检。最近的 ACT II 研究，选取的评价肿瘤治疗反应的观察时间点为第 11、18 周，CT 复查时间点为第 24 周，初步的结果表明在第 11 周进行肿瘤评估可以区分患者是否达到临床完全缓解，并以此判断无进展生存（PFS）和总生存（OS）[27b]。风险比（HR）结果显示在 26 周评估可以预测结局，因此也是重要的肿瘤评估时间点。支持以上结论的证据是，265 例患者中仅有 83 例在第 11 周评价时未达到临床完全缓解，最终出现肿瘤残存或进展。

丝裂霉素的剂量及用法尚无明确结论，之前提到 RTOG/ECOG 研究采用 $10mg/m^2$ 在第 1 周和第 5 周使用，而欧洲研究采用第一天的单次使用 12～$15mg/m^2$。回顾性研究未能发现两种给药方案的临床结果有差异，但两周方案的急性血液反应和皮肤反应更严重[27c]。

总结来说，上述随机研究结果证实放射治疗同步氟尿嘧啶和丝裂霉素的联合方案在肛门癌治疗中可以使大部分患者获得长期的无病生存和肛门括约肌保留，其临床结果优于单纯放射治疗或放射治疗联合单纯氟尿嘧啶，尽管治疗相关并发症发生率更高一些。

由于丝裂霉素的明显毒性，以及顺铂基础同步放化疗在其他部位鳞癌（头颈部、食管、宫颈）中的良好效果，在肛门癌中有研究尝试顺铂替代丝裂霉素的联合方案。几项来自美国和欧洲的 I、II 期研究发现顺铂基础同步放化疗在肛门癌也可以获得较高的局部控制率及无病生存率，毒性反应可接受。RTOG9811 研究对比了氟

尿嘧啶同步放化疗基础上分别加入顺铂或丝裂霉素的优劣。一共 682 例患者随机进入放射治疗（45～59Gy）+ 持续氟尿嘧啶输注 + 丝裂霉素（第 1、5 周）组，或持续氟尿嘧啶输注 + 顺铂（第 1、5、9、13 周）+ 放射治疗（45～59Gy，第 9 周开始，之前化学治疗属于诱导化学治疗）组。结果表明 G3 级以上的血液毒性在丝裂霉素组明显增多（61% vs 42%，$P < 0.001$），在最初的报道中，5 年 DFS（60% vs 54%，$P=0.17$）、OS（75% vs 70%，$P=0.10$）以及局部区域复发率（25% vs 33%，$P=0.02$）两组未见差异，但丝裂霉素组结肠造口率较低（10% vs 19%，$P=0.02$）[28-30]。但该研究随后的更新报道显示，DFS（67.7% vs 57.6%，$P=0.005$）、OS（78.2% vs 70.5%，$P=0.02$）及无结肠造口生存率（71.8% vs 64.9%，$P=0.05$），均是丝裂霉素组明显优于顺铂组[31]。

UKCCR 开展Ⅲ期临床研究（ACT Ⅱ），直接对比了放射治疗同步丝裂霉素或顺铂的疗效[32]。在这项最大宗的肛门癌随机研究中，共入组 950 名患者，分别接受放射治疗（50.4Gy/1.8Gy）+ 氟尿嘧啶 + 顺铂同步化学治疗或相同放射治疗方案 + 氟尿嘧啶 + 丝裂霉素同步化学治疗，之后进入第二次随机分配至接受 2 周期氟尿嘧啶 / 顺铂化学治疗或无进一步治疗。结果显示，G3 级以上非血液学毒性二组基本一致（60% vs 65%，$P=0.17$），而 G3 级以上血液学毒性在丝裂霉素组更多（25% vs 13%，$P < 0.001$），研究的主要终点（6 个月时临床完全缓解率）在二组无显著差异。经过 5.1 年中位随访，26 周时临床完全缓解率两组无差异（91% vs 90%），3 年结肠造口率也类似（14% vs 11%）。另外，同步放化疗后加入氟尿嘧啶 / 顺铂巩固化学治疗同样不能获益，结果显示在 3 年无复发生存率（两组均为 75%）及总生存率（85% vs 84%）方面两组无明显差异。研究者据此得出结论：虽然两组有相似的疗效和毒性反应，但与顺铂相比，丝裂霉素组化学治疗周期数少、非化学治疗药物使用少、化学治疗期

时间短、花费少，以及无神经病理病变风险，放射治疗联合氟尿嘧啶 + 丝裂霉素同步化学治疗的联合方案仍为肛门癌标准治疗方案，巩固化学治疗无进一步获益。

总的来说，目前已发表随机研究的结果显示，丝裂霉素联合氟尿嘧啶同步放化疗仍为肛门癌治疗标准方案，随机研究的总结请见表 25-1 和表 25-2。放射治疗技术的进步及探索低毒高效的化学治疗方案是今后的研究方向。

五、肛周皮肤肿瘤

肛周皮肤肿瘤的治疗可参考皮肤肿瘤，对于肛周皮肤鳞癌的治疗方法包括局部切除联合或不联合辅助放射治疗，或放射治疗加或不加化学治疗。Chapet 等对 26 例肛周皮肤肿瘤的患者进行回顾性分析（其中 5 例累及了肛管），有 21 例肿瘤直径 < 5cm；14 例患者接受了根治性放射治疗（加或不加化学治疗），12 例在局部切除后接受了放射治疗。初始局部控制率为 61.4%（16/26），但挽救性手术后达到 80.8%，5 年肿瘤特异生存率为 88.3%[33]。Khanfir 等在 45 例患者中报道了类似的结果，其中 29 例患者接受了局部切除 + 术后放射治疗，总体 5 年局部区域控制率为 78%，无病生存率为 86%[34]。Balamucki 等更新了佛罗里达大学在 26 例肛周鳞癌患者中的治疗经验，全部患者接受了根治性放射治疗和放化疗；结果显示有 2 例局部复发，2 例淋巴结复发，10 年肿瘤特异生存率为 92%；2 例患者因临床检查淋巴结阴性而未行预防性腹股沟区照射，最终出现腹股沟区域淋巴结复发[35]。

尽管小的肛周皮肤肿瘤（且无高危组织学因素），可以仅进行局部切除或放射治疗。但对于肿瘤较大和（或）具有高危组织学因素（如存在较高淋巴结转移风险）的情况，仍然推荐同步放化疗，类似于肛管癌。

表 25-1　肛门癌放射、化学治疗的 Ⅲ 期随机研究总结

研究 / 参考文献	研究分组 *	局部区域失败 **	无复发生存 **	无结肠造口生存 **	总生存 **
UKCCCR/ACT Ⅰ [25a]	①单纯放射治疗	57%	34%	37%	53%
	②放射治疗＋氟尿嘧啶＋丝裂霉素	32%	47%	47%	58% P =NS
EORTC[26]	①单纯放射治疗	50%	估计有约18%的无复发生存改善	40%	54%
	②放射治疗＋氟尿嘧啶＋丝裂霉素	32%		72%	58% P =0.17
RTOG/ECOG[27, 27a]	①放射治疗＋氟尿嘧啶	34%	51%（4 年 DFS）	59%（4 年）	71%（4 年）
	②放射治疗＋氟尿嘧啶＋丝裂霉素	16%	73%（4 年 DFS）	71%（4 年）	78%（4 年） P =NS
RTOG 98-11[31]	①放射治疗＋氟尿嘧啶＋丝裂霉素	20%	68%（5 年 DFS）	12%（累积结肠造口率）	78%（5 年）
	②顺铂＋氟尿嘧啶→放射治疗＋氟尿嘧啶＋顺铂	26% P =0.09	58%（5 年 DFS）	17%（累积结肠造口率） P =0.08	71%（5 年）
UKCCCR/ACT Ⅱ [32]	①放射治疗＋氟尿嘧啶＋丝裂霉素	NS	69%MMC 69% 顺铂 P =0.63	75%（3 年）	86%（3 年）
	②放射治疗＋氟尿嘧啶＋顺铂			72%（3 年）	84%（3 年）
	③放射治疗＋氟尿嘧啶＋丝裂霉素→顺铂／氟尿嘧啶		70% 维持治疗 69% 无维持治疗 P =0.7	73%（3 年）	82%（3 年）
	④放射治疗＋氟尿嘧啶＋顺铂→顺铂／氟尿嘧啶			75%（3 年） P =NS	83%（3 年） P =NS
ACCORD 3[48]	①氟尿嘧啶＋顺铂→放射治疗＋氟尿嘧啶＋顺铂	28%	64%（5 年无瘤生存）	70%	分析表明诱导化学治疗或高剂量放射治疗无显著获益
	②氟尿嘧啶＋顺铂→高剂量放射治疗＋氟尿嘧啶＋顺铂	12%	78%（5 年无瘤生存）	82%	
	③放射治疗＋氟尿嘧啶＋顺铂	16%	67%（5 年无瘤生存）	77%	
	④高剂量放射治疗＋氟尿嘧啶＋顺铂	22% P =NS	62%（5 年无瘤生存） P =NS	73% P =NS	

*. 细节见文字部分；**. 除非单独说明，否则 P 值均具有显著性

影像

PET 的引进及之后的 PET-CT 已经大大改善了肛门癌患者的分期和治疗。17%～24% 临床 CT 判断淋巴结未受累的患者通过 PET-CT 检出淋巴结转移[15, 16]，如果没有 PET 辅助，这些部位通常仅会接受亚临床照射剂量（较照射肿瘤区的剂量明显减少），因此导致剂量不足和潜在盆腔复发的可能。最近研究显示，基于 PET-CT 的直肠肛管癌放射治疗计划，有 1/4 存在 PET 检测转移灶从而导致整体治疗的变化和照射范围的修改[36]。同样来自 Hamburg 等的报道，增强 PET/CT 相较于单纯 CT 或 PET，23% 的肛门癌患者需要修改照射范围[37]。另一项研究来源于居里医院，发现强化 PET/CT 对比其他研究会导致 36% 的分期变化，建议将其补充进分期手段[38]。因此目前作者在实际工作中，将增强 PET/CT 作为对肛门癌初始分期的评估手段。

在评估治疗反应方面，居里医院的研究者发现，PET 在检出残留或复发病灶方面的敏感性

表 25-2　肛门癌摘选随机研究结果总结

研究（参考文献）	研究分组	结果
UKCCCR[25, 25a] EORTC[26]	①单纯放射治疗 ②放射治疗 + 氟尿嘧啶 +MMC	在单纯放射治疗的基础上加入化学治疗增加了局部控制率，无复发，以及无结肠造口生存率
RTOG/ECOG[27, 27a]	①放射治疗 + 氟尿嘧啶 ②放射治疗 + 氟尿嘧啶 +MMC	尽管会引起更多的毒性，但 MMC 的加入可以提高局部控制率，无复发，以及无结肠造口生存率
RTOG98-11[31]	①顺铂 / 氟尿嘧啶 序贯放射治疗 + 氟尿嘧啶 + 顺铂 ②放射治疗 + 氟尿嘧啶 +MMC	顺铂 / 氟尿嘧啶诱导化学治疗导致更低的总生存率，无病生存和无结肠造口生存率
ACT Ⅱ [32]	①放射治疗 + 氟尿嘧啶 +MMC ②放射治疗 + 氟尿嘧啶 + 顺铂 进一步随机至无进一步治疗或维持氟尿嘧啶 + 顺铂	在肿瘤控制方面等效；毒性不同；维持治疗未获益
ACCORD 03[48]	①氟尿嘧啶 + 顺铂序贯放射治疗 + 氟尿嘧啶 + 顺铂 ②氟尿嘧啶 + 顺铂序贯高剂量放射治疗 + 氟尿嘧啶 + 顺铂 ③与①相同但无诱导化学治疗 ④与②相同但无诱导化学治疗	诱导化学治疗及更高剂量的放射治疗对肿瘤相关结局无增益
EORTC 22011-40014 （提前关闭）[47]	放射治疗 +MMC+ 氟尿嘧啶 放射治疗 +MMC+ 顺铂	MMC+ 顺铂组有更高的反应率，尽管耐受性更低

MMC: 丝裂霉素

与特异性分别为 93% 和 81%，改变了 20% 患者的治疗策略[38]。其他研究也发现，联合治疗后 PET-CT 检测未达到完全代谢反应（无代谢）者，其预后可能较差[39, 40]。PET 在肛管癌领域的作用仍然是研究的热点。

六、时间因素和新化学治疗方案

如前所述，RTOG 98-11 研究的结果不支持使用"诱导"化学治疗，这可能是由于治疗持续时间的延长。在许多肿瘤中，治疗的总体持续时间影响临床结果。在肛门癌中，由 RTOG 进行的剂量递增Ⅱ期研究要求为期 2 周的治疗间歇，结果显示疗效较既往研究差[41]。同样，其他机构的研究报告提示，延长治疗时间的患者更可能治疗失败[42]。对 RTOG 两个随机研究的分析显示，整体治疗时间与结肠造口，局部失败，区域失败有显著相关性。多因素分析显示，总体治疗时间与局部失败有显著相关性，与结肠造口的相关性接近统计学差异。作者得出的结论是，延长治疗时间可能会对肛门癌患者的局部失败率和结

肠造口率产生不利影响[43]。诱导化学治疗效果不佳可能是由于在治疗中发生肿瘤克隆源"加速再增殖"，而新辅助化学治疗导致肿瘤放射治疗耐受性增加的机制尚不明确[44-46]。

与之前讨论的评估顺铂作为丝裂霉素替代物的 RTOG 和 ACT Ⅱ 研究相反，有研究尝试顺铂作为氟尿嘧啶的替代物，将丝裂霉素保留在治疗方案中。EORTC 提前关闭一项随机Ⅱ / Ⅲ期研究（EORTC 22001/400014），该研究比较放射治疗同时给予丝裂霉素 + 每周顺铂或同时给予丝裂霉素 + 持续氟尿嘧啶输注（整个放射治疗期间），放射治疗包括最初 4 周 36Gy 的照射，随后休息 2 周，然后在接下来的 2.5 周内再照射 23.4Gy[47]。该Ⅱ期临床研究结果显示丝裂霉素 + 顺铂组的严重血液学毒性反应率升高，治疗依从性下降，尽管整体反应率（治疗完成后 8 周）较高。英联邦 ACT Ⅱ探索研究尝试了更强的三药联合方案（丝裂霉素、氟尿嘧啶和顺铂）同步放射治疗，结果患者耐受性差并有明显的并发症，因此该研究未进入接下来的随机Ⅲ期阶段[47a]。

在法国国家癌症研究中心 ACCORD 03 研

究[48]中，患者被随机分配到以下四个研究组之一。

(1) 新辅助化学治疗（氟尿嘧啶＋顺铂），序贯放射治疗（45Gy）同步氟尿嘧啶＋顺铂化学治疗，计划性治疗间隔后给予 15Gy 推量。

(2) 与 (1) 类似，但根据治疗反应，推量剂量调整为 20～25Gy。

(3) 与 (1) 类似，但无新辅助化学治疗。

(4) 与 (2) 类似，但无新辅助化学治疗。

中位随访 50 个月后，四组的 5 年无结肠造口生存率（CFS）分别为 69.6%、82.4%、77.1% 和 72.7%；第 1、2 组与第 3、4 组分别为 76.5% vs 75.0%（P=0.37），即是否有新辅助化学治疗对疗效的影响；第 1、3 组与第 2、4 组分别为 73.7% vs 77.8%（P=0.067），即是否给予更高剂量的推量对疗效的影响。作者得出结论：无论是新辅助化学治疗还是高剂量推量都不能改善 CFS，尽管高剂量推量有改善 CFS 的趋势，最终推荐第 2 组进行进一步研究（表 25–1 和表 25–2）。

若干其他临床研究探索了氟尿嘧啶、顺铂和丝裂霉素以外的化学治疗药物的作用。英国的一项 II 期研究探索了卡培他滨联合丝裂霉素的化学治疗方案。18/31 例患者完成了计划中的治疗，并未出现严重的腹泻和白细胞减低；1 个月后 24 例患者达到临床完全缓解，经过 14 个月的中位随访发生了 3 例局部区域复发。作者的结论是卡培他滨、丝裂霉素和放射治疗联合在肛门癌患者中耐受性良好，将来应开展 III 期研究评估该方案[49]。MD Anderson 癌症中心的研究人员对 II～III 期肛门癌患者进行了卡培他滨和奥沙利铂联合放射治疗的 II 期研究。放射治疗剂量是根据肿瘤的 T 分期来设计，放射治疗每日 2 次给予卡培他滨，每周给予 1 次奥沙利铂。当 11 例患者中 5 例发生严重腹泻后，同步化学治疗方案进行调整，在第 3 周和 6 周时未行同步化学治疗。进入修正方案的 9 名患者中，1 例发生 G3 腹泻；

中位随访 19 个月时无局部复发，1 例患者出现远处转移[50]。

法国国家癌症研究中心还在局部晚期肛门癌患者中进行了一项放化疗（65Gy＋顺铂＋氟尿嘧啶）联合西妥昔单抗的多中心 II 期研究，其初步报告详细描述了研究终止是由于初始入组患者发生治疗后严重不良事件的比例较高。这促进了氟尿嘧啶/顺铂剂量降低（优化）和调强放射治疗（IMRT）技术的实施。研究中有部分患者出现了显著的毒性，包括中性粒细胞减少，腹泻，疲劳，皮疹和血小板减少，3 例患者出现严重的晚期毒性，包括放射性坏死和结肠造口处瘘形成，这项研究后来由于毒性高和疗效不佳[51]而被关闭。艾滋病相关的恶性肿瘤临床研究联盟正在进行 II 期临床研究，将顺铂、氟尿嘧啶和抗表皮生长因子受体单克隆抗体西妥昔单抗与放射治疗联合应用于 HIV 阳性肛门癌患者。同样，ECOG 也在非 HIV 患者中使用类似的方案进行 II 期研究。初步的安全性和有效性结果在免疫活性（ECOG 3205，n=28）和 HIV 阳性 AMC045，n=45）非转移性肛管鳞癌患者中展示[51a]。HIV 阳性患者 2 年 PFS 和总生存率分别为 80% 和 89%，而 HIV 阴性患者分别为 92% 和 93%。西班牙正在进行 II 期临床研究，以评估氟尿嘧啶、丝裂霉素和抗表皮生长因子受体单克隆抗体帕尼单抗放化疗的疗效和安全性。同样，来自瑞士的 II 期临床研究正在招募患者，以评估帕尼单抗/卡培他滨/丝裂霉素联合 IMRT 的疗效和毒性反应。这些研究和其他研究的结果可能会进一步探明最佳化学治疗方案、毒性发生率和治疗顺序等问题，特别是对于更晚期的病变。

七、放射治疗

尽管加入化学治疗增加了急性反应，主要还是放射治疗导致了明显的急性和晚期反应。由于对肛周/生殖器皮肤、盆骨，盆腔骨髓、膀胱及肠道的照射，患者经常在同步放化疗期间发生皮肤、血液学、生殖泌尿道和胃肠道的不良反应。严重的急性毒性会导致治疗中断、延长治疗时间，影响放化疗抗肿瘤疗效[41, 42]。如上所述，对两项随机 RTOG 研究的分析表明，持续时间更短、强度更大的放射治疗与结肠造口率降低有关[43]。

早期研究中的放射治疗基于二维（2D）的计划，用已知的解剖边界（骨）作指导，在正交 X 线图像上进行照射野设计。然而自 20 世纪 80 年代后期以来，适形（CT 引导或三维，3D）放射治疗为基础的治疗使放射肿瘤医师能够定义轴位 CT 图像上的靶区及正常结构，从而有助于提高治疗的准确性。这些技术使用"适形"的放射治疗野，包括一定体积的肛周 / 生殖器皮肤，骨盆骨 / 骨髓，膀胱和肠。从 20 世纪 90 年代末开始，IMRT 被引入，可以 3D 定义盆腔正常器官和靶区，包括原发灶和淋巴引流区。在基于 3D 的计划中，物理师设计照射野是根据靶区和正常器官的"射野角度视图"（就像从机头看向患者方向）完成。在基于 IMRT 的计划中，建立了对正常器官的严格剂量限制，针对不同靶区的剂量，计算机软件采用"逆向计划"算法来设计计划。重要的是，IMRT 涉及将一个给定的照射野划分成多个子野，这些子野可在动态 IMRT 或步进式 IMRT 中出现，这些方法的最终结果是对每一个照射野而言，其内的射线强度能够被调节。同样，容积旋转调强（VMAT）方法可在连续机架旋转过程中，实现照射强度调节。当这些 IMRT 射野合成起来，其累积效应是一种适形的照射剂量分布，紧密贴合靶区形状同时显著降低周围正常组织的剂量。图 25-1 显示了肛管癌 IMRT 治疗的例子。IMRT 技术的优势在于减少正常组织照射，从而减少晚期放射相关毒性。

以 IMRT 为基础的肛门癌临床研究报告显示，急性治疗相关毒性明显降低（主要是肠道和皮肤相关），而肿瘤相关临床结果相似[52, 53]。

RTOG 研究者开展了前瞻性 II 期研究（RTOG 0529），结合了氟尿嘧啶、丝裂霉素，以及基于 IMRT 的放射治疗。值得注意的是该研究（与一些更早的报道相反）采用了"dose-painting"的方法，即主要的 / 选择性的淋巴结计划靶区（PTV）和受累淋巴结接受了不同的剂量（同步）。这项研究的主要目的是确定这种联合治疗在参与中心中应用的可行性，以及确定这些患者的治疗相关毒性和初步肿瘤治疗结局。与 RTOG 9811 研究（采用常规放射治疗技术）比较，IMRT 的 ≥ 3 级皮肤毒性发生率低（23% vs 49%，P < 0.001），≥ 3 级胃肠道和泌尿生殖系统毒性发生率也低（21% vs 37%，P=0.0052）。尽管 77% 的 IMRT 患者发生 ≥ 2 级的胃肠 / 泌尿生殖系统不良事件，但相对于 RTOG 9811 中的丝裂霉素治疗组，≥ 2 级血液学毒性、≥ 3 级胃肠道毒性和 ≥ 3 级皮肤毒性显著降低。作者的结论是，该 IMRT 研究虽然 ≥ 2 级急性胃肠 / 泌尿生殖系统不良事件下降的主要终点未达到，但 IMRT 可显著减轻毒性[54]。本研究的更新结果显示，与 RTOG 9811 相比，IMRT 可达类似的 2 年肿瘤相关结局[55, 55a]。

实施 IMRT 最具挑战性的方面之一是如何准确定义靶区。在 IMRT 中存在非常精确和适形的高剂量区域，其周围剂量梯度陡峭。如果靶区没有准确定义，那将存在靶区剂量不足而导致临床治疗失败的风险[56]，当然有关失败模式和转移途径的知识和经验很重要。RTOG 0529 对患者做了实时质量保证，其次要终点就是 IMRT 是否可以在更广泛的多个治疗中心执行。结果发现在最初的治疗前评估中，81% 的患者需重做放射治疗计划。因此这说明了在多中心去实施这种新的、复杂的治疗技术所面临的挑战，以及在使用 IMRT 时需要掌握比较深的定义靶区的知识。

放射治疗计划

尽管肛门癌的治疗中有许多技术可使用，但

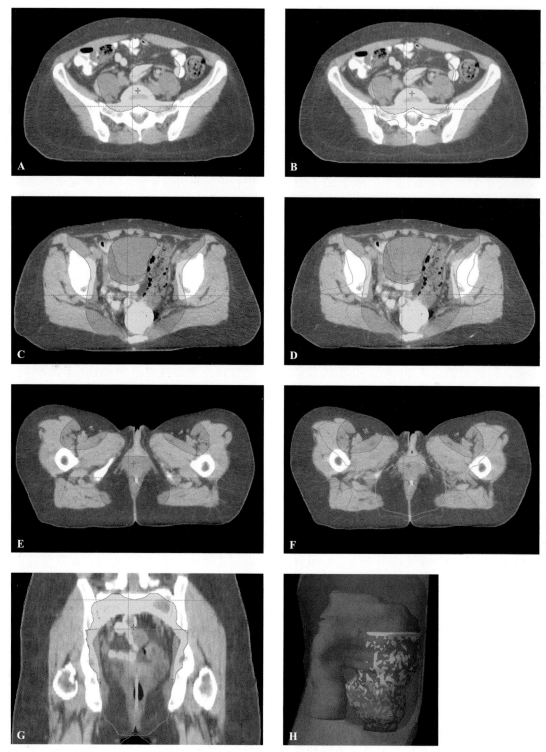

▲ 图 25-1　IMRT 技术治疗肛管癌靶区

48 岁，女性，肛管近端鳞癌，临床分期 T_2N_0；接受同步氟尿嘧啶 + 丝裂霉素基础同步放化疗，放射治疗采用 IMRT，缩野照射；A. 患者轴位 CT；PTV 3060 用红色显示；B. 相应层面的等剂量线（粉线 =3060cGy）；C. 更靠下的轴位层面；PTV 3060 以红色显示，膀胱边缘以绿色线显示；D. 相应的等剂量线，注意对前方膀胱和侧方股骨头的保护；粉线 =3060cGy，蓝线 =4500cGy；E. 更低层面的 PTV 3060，注意中心位置的 GTV 邻近直肠管；F. 显示等剂量线的同样层面，患者接受连续缩野照射，注意对前方会阴和侧方股骨头的保护；粉线 =3060cGy；蓝线 =4500cGy；黄线 =5400cGy；G. 序贯的缩野 PTV；PTV 3060 以红色显示；PTV 4500 以绿色显示；PTV 5400 以蓝色显示；H. 缩野 PTV 的侧位视图；PTV 3060 以红色显示；PTV 4500 以绿色显示；PTV 5400 以蓝色显示（此图的彩色版本见书中彩图页）

是作者在治疗肛管和肛周皮肤鳞癌方面一般使用 IMRT。通常患者在"充盈膀胱"状态下进行 CT 模拟定位和之后的放射治疗；或者患者可以进行膀胱充盈和膀胱排空的 CT 模拟，随后进行图像融合。患者通常在特定的装置中采用仰卧位固定，尽管一些专家主张采用俯卧位以利于小肠保护，患者经常在 CT 孔径允许的情况下使用双侧"蛙腿"位置。任何可触及的肿大淋巴结均使用不透射线物（如铅丝）进行标记，查体可见的延伸到肛门外的任何病变也要标记。另外，需要在肛门缘放置标记物，向肛门插入直肠管以用来进行肛管直肠对比造影；或者患者可以进行直肠对比和不对比的 CT 模拟，随后进行图像融合。类似的，推荐使用静脉造影剂，优选在动脉期进行 CT 扫描。基于对患者定位前图像的阅读，如果存在腹股沟淋巴结剂量不足的问题，则可以在 CT 扫描时将"建成物"放置在腹股沟区域上（使用 IMRT 技术可能不需要加建成物）。尽管"建成物"也可以考虑放在肛周皮肤病变上，但是上述的患者固定技术通常已形成建成，不需额外再加建成物。男性患者 CT 模拟时外生殖器放在中线位置。女性患者 CT 模拟时可使用不透射线的阴道圆筒，尽管这使得阴道后壁直接邻近肛管，改变了该区域的正常解剖位置；或者可以使用更小的不透射线物来标记阴道以减少解剖位移。来自 MD Anderson 癌症中心的研究者评估了患者模拟定位和放射治疗时阴道扩张器的位置，显示扩张器在治疗过程中比模拟时更靠下，但这不会影响肿瘤的剂量覆盖，并潜在更有利于保护生殖器[56a]。CT 扫描通常使用 2.5 ～ 5mm 层厚。

危及器官包括股骨头、会阴、大肠、小肠和膀胱。肿瘤区（GTV）根据体格检查、内镜和影像检查确定，这包括原发灶，以及通过查体、影像和活检判断的局部区域淋巴结转移灶。临床靶区（CTV）包括 GTV 及高风险存在隐匿转移、微转移区域。在肛门癌中，CTV 包括直肠系膜区、骶前间隙、髂内（闭孔）区、髂外区，延伸

至腹股沟区。计划靶区（PTV）包括 CTV 并考虑患者体位的不确定性，器官位置变化等等。应该注意的是，PTV 根据病情程度、个体患者解剖特点、肿瘤与邻近正常组织的关系、成像频率等进行个体化对待。应该再次强调的是，使用 IMRT 技术时靶区定义是非常重要的。这些靶区应通过上述固定装置固定后具有可重复性，经常性使用图像引导技术（KV 成像，锥形束 CT）在放射治疗前确定治疗的准确性。此外，在某些情况下，如肿瘤范围广泛、靶区有不确定性等，这些可能不利于 IMRT 的剂量分布优势。

尽管存在多种技术，但是本文作者最推荐的技术是：首先创建初始 PTV（包括以上提到的包含肿瘤和高危区域的靶区，上界大约在 L_5/S_1 水平）；随后创建第二个 PTV，通常仅涉及真骨盆淋巴区（骶髂关节下缘以下），当然也要考虑淋巴结受侵的范围。在临床淋巴结阴性患者中，作者一般给予初始 PTV 剂量为 30.6Gy（尽管其他专家已将剂量提高至 45Gy）；此后，将第二个 PTV（上界下移）给予剂量至 45Gy，通常不包括腹股沟淋巴结区（如果该区域淋巴结阴性）；最后，给予第三个 PTV（包括大体肿瘤并外放一定边界）剂量至 54Gy。

在完成靶区、危及器官勾画（包括小肠、大肠、股骨头、会阴和膀胱），并对靶区给出处方剂量、危及器官进行剂量限制后，即可进行 IMRT 计划制定。是否给予腹股沟区（或肛周）加建成物，是根据具体情况确定的。尽管经常采用固定野 IMRT 技术，但有些情况下使用 VMAT 技术可以减少治疗时间且计划质量与之相当。计划完成后，对靶区剂量覆盖程度、危及器官剂量（包括剂量 – 体积直方图分析）和剂量均匀性进行充分评估。计划通过后开始实施放射治疗，即开始同步氟尿嘧啶和丝裂霉素化学治疗。如上所述，患者必须接受准确的日常摆位和固定，包括使用图像引导确认治疗精准。

由于联合治疗中常存在显著的治疗相关毒

性，对治疗期间患者的临床状况进行密切监测是至关重要的，患者至少每周进行一次血细胞计数评估。此外，应密切监测与血细胞计数相关的症状，以及皮肤、泌尿和胃肠道症状。出现治疗反应立即采取积极的治疗/支持措施，包括使用膳食调整、镇痛药、适当的皮肤护理和化学治疗剂量调整等措施来缓解症状。目前作者主张积极对症处理，尽可能避免治疗中断。

参考文献

[1] Siegel, R., Miller, K., Jemal, A. (2017) Cancer Statistics 2017. *CA Cancer J. Clin.*, 67, 7–30.

[2] Frisch, M., Glimelius, B., van den Brule, A.J., *et al.* (1997) Sexually transmitted infection as a cause of anal cancer. *N. Engl. J. Med.*, 337, 1350–1358.

[3] Daling, J.R., Weiss, N.S., Hislop, T.G., *et al.* (1987) Sexual practices, sexually transmitted diseases, and the incidence of anal cancer. *N. Engl. J. Med.*, 317, 973– 977.

[4] Melbye, M., Sprogel, P. (1991) Aetiological parallel between anal cancer and cervical cancer. *Lancet*, 338, 657–659.

[5] Rabkin, C.S., Biggar, R.J., Melbye, M., Curtis, R.E. (1992) Second primary cancers following anal and cervical carcinoma: evidence of shared etiologic factors. *Am. J. Epidemiol.*, 136, 54–58.

[6] Bjorge, T., Engeland, A., Luostarinen, T., *et al.* (2002) Human papillomavirus infection as a risk factor for anal and perianal skin cancer in a prospective study. *Br. J. Cancer*, 87, 61–64.

[7] Daling, J.R., Madeleine, M.M., Johnson, L.G., *et al.* (2004) Human papillomavirus, smoking, and sexual practices in the etiology of anal cancer. *Cancer*, 101, 270–280.

[8] Palefsky, J.M., Holly, E.A., Ralston, M.L., Jay, N. (1998) Prevalence and risk factors for human papillomavirus infection of the anal canal in human immunodeficiency virus (HIV)-positive and HIV-negative homosexual men. *J. Infect. Dis.*, 177, 361–367.

[9] Penn, I. (1986) Cancers of the anogenital region in renal transplant recipients. Analysis of 65 cases. *Cancer*, 58, 611–616.

[10] Arends, M.J., Benton, E.C., McLaren, K.M., *et al.* (1997) Renal allograft recipients with high susceptibility to cutaneous malignancy have an increased prevalence of human papillomavirus DNA in skin tumours and a greater risk of anogenital malignancy. *Br. J. Cancer*, 75, 722–728.

[11] Sillman, F.H., Sedlis, A. (1991) Anogenital papillomavirus infection and neoplasia in immunodeficient women: an update. *Dermatol. Clin.*, 9, 353–369.

[12] Holly, E.A., Whittemore, A.S., Aston, D.A., *et al.* (1989) Anal cancer incidence: genital warts, anal fissure or fistula, hemorrhoids, and smoking. *J. Natl Cancer Inst.*, 81, 1726–1731.

[13] Sood, A.K. (1991) Cigarette smoking and cervical cancer: meta-analysis and critical review of recent studies. *Am. J. Prev. Med.*, 7, 208–213.

[14] Sobhani, I., Vuagnat, A., Walker, F., *et al.* (2001) Prevalence of high-grade dysplasia and cancer in the anal canal in human papillomavirus-infected individuals. *Gastroenterology*, 120,

857–866.

[15] Trautmann, T.G., Zuger, J.H. (2005) Positron emission tomography for pretreatment staging and posttreatment evaluation in cancer of the anal canal. *Mol. Imaging Biol.*, 7, 309–313.

[16] Cotter, S.E., Grigsby, P.W., Siegel, B.A., *et al.* (2006) FDG-PET/CT in the evaluation of anal carcinoma. *Int. J. Radiat. Oncol. Biol. Phys.*, 65, 720–725.

[17] Winton, E., Heriot, A.G., Ng, M., *et al.* (2009) The impact of 18-fluorodeoxyglucose positron emission tomography on the staging, management and outcome of anal cancer. *Br. J. Cancer*, 100, 693–700.

[18] Boman, B.M., Moertel, C.G., O'Connell, M.J., *et al.* (1984) Carcinoma of the anal canal. A clinical and pathologic study of 188 cases. *Cancer*, 54, 114–125.

[19] Nigro, N.D., Vaitkevicius, V.K., Considine, B., Jr (1974) Combined therapy for cancer of the anal canal: a preliminary report. *Dis. Colon Rectum*, 17, 354–356.

[20] Buroker, T.R., Nigro, N., Bradley, G., *et al.* (1977) Combined therapy for cancer of the anal canal: a follow-up report. *Dis. Colon Rectum*, 20, 677–678.

[21] Michaelson, R.A., Magill, G.B., Quan, S.H., *et al.* (1983) Preoperative chemotherapy and radiation therapy in the management of anal epidermoid carcinoma. *Cancer*, 51, 390–395.

[22] Nigro, N.D., Seydel, H.G., Considine, B., *et al.* (1983) Combined preoperative radiation and chemotherapy for squamous cell carcinoma of the anal canal. *Cancer*, 51, 1826–1829.

[23] Leichman, L., Nigro, N., Vaitkevicius, V.K., *et al.* (1985) Cancer of the anal canal. Model for preoperative adjuvant combined modality therapy. *Am. J. Med.*, 78, 211–215.

[24] Meeker, W.R., Jr, Sickle-Santanello, B.J., Philpott, G., *et al.* (1986) Combined chemotherapy, radiation, and surgery for epithelial cancer of the anal canal. *Cancer*, 57, 525–529.

[25] UK Co-ordinating Committee on Cancer Research (1996) Epidermoid anal cancer: results from the UKCCCR randomised trial of radiotherapy alone versus radiotherapy, 5-fluorouracil, and mitomycin. UKCCCR Anal Cancer Trial Working Party. *Lancet*, 348, 1049–1054.

[25a] Northover, J., Glynne-Jones, R., Sebag-Montefiore, D., *et al.* (2010) Chemoradiation for the treatment of epidermoid anal cancer: 13-year follow-up of the first randomised UKCCCR Anal Cancer Trial (ACT I). *Br. J. Cancer*, 103, 1123–1128.

[26] Bartelink, H., Roelofsen, F., Eschwege, F., *et al.* (1997) Concomitant radiotherapy and chemotherapy is superior to radiotherapy alone in the treatment of locally advanced anal cancer: results of a phase III randomized trial of the European Organization for Research and Treatment of Cancer Radiotherapy and Gastrointestinal Cooperative Groups. *J. Clin. Oncol.*, 15, 2040–2049.

[27] Flam, M., John, M., Pajak, T.F., *et al.* (1996) Role of mitomycin in combination with fluorouracil and radiotherapy, and of salvage chemoradiation in the definitive nonsurgical treatment of epidermoid carcinoma of the anal canal: results of a phase III randomized intergroup study. *J. Clin. Oncol.*, 14, 2527–2539.

[27a] John, M., Flam, M., Berkley, B., *et al.* (1998) Five year results and analyses of a phase III randomised RTOG/ECOG chemoradiation protocol for anal cancer. *Proc. Am. Soc. Clin. Oncol.*, 17, abstract 989.

[27b] Glynne-Jones, R., James, R., Meadows, H., *et al.* (2012) Optimum time to assess complete clinical response (CR) following chemoradiation (CRT) using mitomycin (MMC) or cisplatin (CisP), with or without maintenance CisP/5FU in squamous cell carcinoma of the anus: Results of ACT II. *J.*

Clin. Oncol., 30 (Suppl.), abstract 4004.

[27c] Yeung, R., McConnell, Y., Roxin, G., et al. (2012) One versus 2 cycles of mitomycin C in concurrent chemoradiation for treatment of anal canal carcinoma: an analysis of outcomes and toxicity. Int. J. Radiat. Oncol. Biol. Phys., 84 (3S), S351, abstract 2355.

[28] Ajani, J.A.,Winter, K.A., Gunderson, L.L., et al. (2008) Fluorouracil, mitomycin, and radiotherapy vs fluorouracil, cisplatin, and radiotherapy for carcinoma of the anal canal: a randomized controlled trial. JAMA, 299, 1914–1921.

[29] Ajani, J.A.,Winter, K.A., Gunderson, L.L., et al. (2006) Intergroup RTOG 98-11: a phase III randomized study of 5-fluorouracil (5-FU), mitomycin, and radiotherapy versus 5-fluorouracil, cisplatin and radiotherapy in carcinoma of the anal canal. J. Clin. Oncol., 24, 180s.

[30] Gunderson, L.L.,Winter, K.A., Ajani, J.A., et al. (2006) Intergroup RTOG 9811 phase III comparison of chemoradiation with 5-FU and mitomycin vs 5-FU and cisplatin for anal canal carcinoma: impact of disease-free, overall and colostomy-free survival. Int. J. Radiat. Oncol. Biol. Phys., 66, S24 (abstract).

[31] Gunderson, L.L.,Winter, K.A., Ajani, J.A., et al. (2012) Long-term update of U.S. GI Intergroup RTOG 98-11 phase III trial for anal carcinoma: Comparison of concurrent chemoradiation with 5FU mitomycin versus 5FU cisplatin for disease free and overall survival. J. Clin. Oncol., 30 (35), 4344–4351.

[32] James, R.D., Glynne-Jones, R., Meadows, H.M., et al. (2013) Mitomycin or cisplatin chemoradiation with or without maintenance chemotherapy for treatment of squamous-cell carcinoma of the anus (ACT II): a randomised, phase 3, open-label, 2 × 2 factorial trial. Lancet Oncol., 14 (6), 516–524.

[33] Chapet, O., Gerard, J.P., Mornex, F., et al. (2007) Prognostic factors of squamous cell carcinoma of the anal margin treated by radiotherapy: the Lyon experience. Int. J. Colorectal Dis., 22, 191–199.

[34] Khanfir, K., Ozsahin, M., Bieri, S., et al. (2008) Patterns of failure and outcome in patients with carcinoma of the anal margin. Ann. Surg. Oncol., 15, 1092–1098.

[35] Balamucki, C.J., Zlotecki, R.A., Rout,W.R., et al. (2011) Squamous cell carcinoma of the anal margin: the university of Florida experience. Am. J. Clin. Oncol., 34, 406–410.

[36] Anderson, C., Koshy, M., Staley, C., et al. (2007) PET-CT fusion in radiation management of patients with anorectal tumors. Int. J. Radiat. Oncol. Biol. Phys., 69, 155–162.

[37] Bannas, P.,Weber, C., Adam, G., et al. (2011) Contrast-enhanced [(18)F]fluorodeoxyglucosepositron emission tomography/computed tomography for staging and radiotherapy planning in patients with anal cancer. Int. J. Radiat. Oncol. Biol. Phys., 81 (2), 445–451.

[38] Vercellino, L., Montravers, F., de Parades, V., et al. (2011) Impact of FDG PET/CT in the staging and the follow-up of anal carcinoma. Int. J. Colorectal Dis., 26, 201–210.

[39] Schwarz, J.K., Siegel, B.A., Dehdashti, F., et al. (2008) Tumor response and survival predicted by post-therapy FDG-PET/CT in anal cancer. Int. J. Radiat. Oncol. Biol. Phys., 71, 180–186.

[40] Day, F.L., Link, E., Ngan, S., et al. (2011) FDG-PET metabolic response predicts outcomes in anal cancer managed with chemoradiotherapy. Br. J. Cancer, 105 (4), 498–504.

[41] John, M., Pajak, T., Flam, M., et al. (1996) Dose escalation in chemoradiation for anal cancer: preliminary results of RTOG 92-08. Cancer J. Sci. Am., 2, 205–211.

[42] Roohipour, R., Patil, S., Goodman, K.A., et al. (2008) Squamous-cell carcinoma of the anal canal: predictors of treatment outcome. Dis. Colon Rectum, 51, 147–153.

[43] Ben-Josef, E., Moughan, J., Ajani, J.A., et al. (2010) Impact of overall treatment time on survival and local control in patients with anal cancer: a pooled data analysis of Radiation Therapy

Oncology Group trials 87-04 and 98-11. J. Clin. Oncol., 28, 5061–5066.

[44] Glynne-Jones, R., Hoskin, P. (2007) Neoadjuvant cisplatin chemotherapy before chemoradiation: a flawed paradigm? J. Clin. Oncol., 25, 5281–5286.

[45] De Ruysscher, D., Pijls-Johannesma, M., Bentzen, S.M., et al. (2006) Time between the first day of chemotherapy and the last day of chest radiation is the most important predictor of survival in limited-disease small-cell lung cancer. J. Clin. Oncol., 24, 1057–1063.

[46] Brade, A.M., Tannock, I.F. (2006) Scheduling of radiation and chemotherapy for limited-stage small-cell lung cancer: repopulation as a cause of treatment failure? J. Clin. Oncol., 24, 1020–1022.

[47] Matzinger, O., Roelofsen, F., Mineur, L., et al. (2009) Mitomycin C with continuous fluorouracil or with cisplatin in combination with radiotherapy for locally advanced anal cancer (European Organisation for Research and Treatment of Cancer phase II study 22011-40014). Eur. J. Cancer, 45, 2782–2791.

[47a] Sebag-Montefiore, D., Meadows, H.M., Cunningham, D., et al. (2012) Three cytotoxic drugs combined with pelvic radiation and as maintenance chemotherapy for patients with squamous cell carcinoma of the anus (SCCA): long-term follow-up of a phase II pilot study using 5-fluorouracil, mitomycin C and cisplatin. Radiother. Oncol., 104 (2), 155–160.

[48] Peiffert, D., Tournier-Rangeard, L., G'erard, J.P., et al. (2012) Induction chemotherapy and dose intensification of the radiation boost in locally advanced anal canal carcinoma: Final analysis of the randomized UNICANCER ACCORD 03 Trial. J. Clin. Oncol., 30 (16), 1941–1948.

[49] Glynne-Jones, R., Meadows, H.,Wan, S., et al. (2008) EXTRA– a multicenter phase II study of chemoradiation using a 5 day per week oral regimen of capecitabine and intravenous mitomycin C in anal cancer. Int. J. Radiat. Oncol. Biol. Phys., 72, 119–126.

[50] Eng, C., Chang, G., Das, P., et al. (2009) Phase II study of capecitabine and oxaliplatin with concurrent radiation therapy (XELOX-XRT) for squamous cell carcinoma of the anal canal. J. Clin. Oncol., 15 (Suppl.), abstract 4116.

[51] Deutsch, E., Lemanski, C., Paris, E., et al. (2011) Cetuximab plus radiochemotherapy in locally advanced anal cancer: Interim results of the French multicenter phase II trial ACCORD16. J. Clin. Oncol., 29 (Suppl.), abstract 4098.

[51a] Garg, M., Lee, J.Y., Kachnic, L., et al. (2012) Phase II trials of cetuximab (CX) plus cisplatin (CDDP), 5-fluorouracil (5-FU) and radiation (RT) in immunocompetent (ECOG 3205) and HIV-positive (AMC045) patients with squamous cell carcinoma of the anal canal (SCAC): Safety and preliminary efficacy results. J. Clin. Oncol., 30 (Suppl.), abstract 4030.

[52] Salama, J.K., Mell, L.K., Schomas, D.A., et al. (2007) Concurrent chemotherapy and intensity-modulated radiation therapy for anal canal cancer patients: a multicenter experience. J. Clin. Oncol., 25, 4581–4586.

[53] Pepek, J.M.,Willett, C.G.,Wu, Q.J., et al. (2010) Intensity-modulated radiation therapy for anal malignancies: a preliminary toxicity and disease outcomes analysis. Int. J. Radiat. Oncol. Biol. Phys., 78, 1413–1419.

[54] Kachnic, L.A., Tsai, H.K., Coen, J.J., et al. (2012) Dose-painted intensity-modulated radiation therapy for anal cancer: a multi-institutional report of acute toxicity and response to therapy. Int. J. Radiat. Oncol. Biol. Phys., 82 (1), 153–158.

[55] Kachnic, L.,Winter, K.A., Myerson, R., et al. (2011) Two-year outcomes of RTOG 0529: A phase II evaluation of dose-painted IMRT in combination with 5-fluorouracil and mitomycin-C for the reduction of acute morbidity in carcinoma

of the anal canal. *J. Clin. Oncol.*, 29 (Suppl.), abstract 368.

[55a] Kachnic, L.,Winter, K.A., Myerson, R., *et al.* (2013) RTOG 0529: a phase 2 evaluation of dose-painted intensity modulated radiation therapy in combination with 5-fluorouracil and mitomycin-C for the reduction of acute morbidity in carcinoma of the anal canal. *Int. J. Radiat. Oncol. Biol. Phys.*, 82 (1), 153– 158.

[56] Wright, J.L., Patil, S.M., Temple, L.K., *et al.* (2010) Squamous cell carcinoma of the anal canal: patterns and predictors of failure and implications for intensity-modulated radiation treatment planning. *Int. J. Radiat. Oncol. Biol. Phys.*, 86 (1), 27-33.

[56a] Briere, T., Crane, C., Beddar, S., *et al.* (2012) Reproducibility and genital sparing with vaginal dilator used for female anal cancer patients. *Radiother. Oncol.*, 104, 161–166.

第五部分

泌尿生殖系统恶性肿瘤

Genitourinary Malignancies

第 26 章 膀胱癌
Bladder Cancer

Phillip J. Gray   William U. Shipley   Jason A. Efstathiou   著
马茗微   王建仰   译

一、流行病学与病理

　　膀胱癌在美国男性中发病率为第 4 位，女性占第 11 位[1]。在东欧及亚洲地区发病率较低[2]。其发病率随年龄增长而升高，发病高峰为 70 岁，40 岁以下发病率低于 1%，男性发病率为女性的 4 倍，该病初诊时常为进展期。苯胺染料、亚硝酸盐、丙烯醛、芳香胺、煤和砷等有毒物质与膀胱癌发病相关，而吸烟与膀胱癌发病率相关性最高[3-5]。膀胱癌可分为非肌层浸润性、肌层浸润性及转移性膀胱癌三类。

　　在美国 90% 以上的膀胱癌为尿路上皮癌（也称为移行细胞癌）。鳞癌是第二大病理类型，在美国约占 6%，而在埃及由于埃及血吸虫病导致的鳞癌可占 70%[6]。其他不常见的病理类型包括腺癌、小细胞癌、大细胞癌和淋巴上皮样癌[7-9]。在镜下约 80% 的尿路细胞癌表现出乳头状生长模式，其余 20% 呈肿块样生长，常为高级别的肌壁浸润性膀胱癌。肿瘤分级是非肌层浸润性膀胱癌的重要预后因素。对于肌层浸润性膀胱癌，几乎所有的肿瘤都是高级别，因此其预后最相关因素主要为侵犯肌层的深度及是否浸透浆膜层。孤立的原位癌（CIS）仅占所有膀胱癌的 2% 以下，但一半以上的肌层浸润的病灶旁存在

CIS[10]。膀胱癌最先通过淋巴途径转移，第一站淋巴结为膀胱周围、髂内和髂外淋巴结，第二站为髂总、主动脉旁及腔静脉旁淋巴结。直接侵犯盆壁、前列腺、阴道和直肠也较常见。血行转移器官多见于肺和骨。

二、临床评估

　　80% 的膀胱癌患者表现为无痛性血尿。尿频、尿急、尿痛及膀胱出口梗阻者也有必要行全面筛查。初始的检查包括尿液实验室检查、尿细胞学检查及膀胱镜活检[11]。

　　需记录的肿瘤特点有大小、数目、形态、位置，以及任何可疑的 CIS。一旦确诊膀胱癌，则需行盆腔 CT 及上尿路系统 B 超、CT 或 MRI 检查。若有肌层浸润，还需行胸部影像学检查，当碱性磷酸酶升高时或有临床症状时应行骨扫描。

　　内镜检查是膀胱癌初诊必要的检查，而双合诊有助于诊断较大肿瘤的大小及活动度。膀胱镜检查时应对所有可疑的病灶进行活检，切除时应包含固有肌层，尤其是固有层受侵或肿瘤为高分级时。如活检标本上未见肌肉组织，强烈建议重新电切以防残存[12, 13]。内镜检查后应有详细的图解记录包括切除的肿瘤的位置、可见的残存肿瘤，以及 TURBT 后双合诊的结果。图 26-1 为

一例男性患者膀胱镜检示例。膀胱癌分期与肿瘤侵犯深度密切相关，同时侵犯深度也与淋巴结转移及远处转移相关[14]。

AJCC2017 版 TNM 分期见表 26-1[15]。

临床上，膀胱镜检查所示的浸润深度与病理所示浸润深度符合度在 50% 以下[16-18]。

TURBT 很难区分表浅型病灶及肌层浸润型病灶，同时，TURBT 几乎无法诊断 T_3 肿瘤。因此，在较早的 UICC 分期系统中，TUBRT 后有微小残留者定义为 T_2，明显残留者则为 T_3[19]。

A. TURB 前肿瘤位置

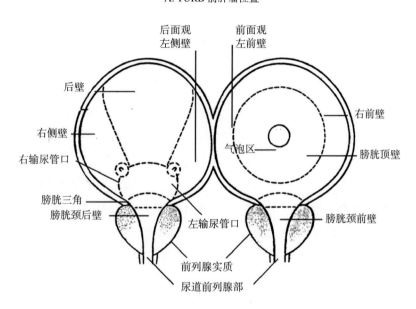

B. TURB 后：如镜下肿瘤残留，标记其位置，如无残留，选择无

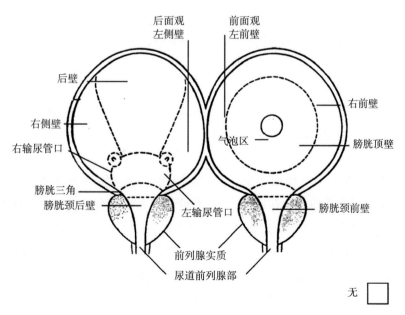

无 ☐

▲ 图 26-1　膀胱肿瘤经尿道切除范围的示意图

表 26-1　膀胱癌分期

原发性肿瘤（T）
T_a– 非侵袭性乳头状癌
T_{is}– 扁平瘤
T_1– 侵入上皮下结缔组织
T_2– 侵犯固有肌层
T_{2a}– 侵犯浅表肌（内半部）
T_{2b}– 侵入深部肌肉（外半部）
T_3– 侵入膀胱周围组织
T_{3a}– 显微镜下
T_{3b}– 大体可见（膀胱外肿块）
T_4– 侵入其他器官
T_{4a}– 侵入前列腺基质、子宫、阴道
T_{4b}– 侵犯盆腔壁、腹壁
区域淋巴结（N）
N_x– 无法确定是否淋巴结转移
N_0– 无淋巴结转移
N_1– 真骨盆内单个淋巴结转移（髂总动脉以下）
N_2– 真骨盆内多个淋巴结转移（髂总动脉以下）
N_3– 髂总淋巴转移
远处转移（M）
M_x– 无法确定是否远处转移
M_0– 无转移
M_1– 远处转移
M_{1a}– 髂总动脉以上淋巴结转移
M_{1b}– 非淋巴结的远处转移

引自 AJCC Cancer Staging Manual, Eighth Edition (2017), Springer, New York, Inc.

三、治疗选择

（一）非肌层浸润性膀胱癌

初诊的非肌层浸润性膀胱癌（NMIBC）中，70% ～ 80% 为 T_1 或 T_{is}。这类肿瘤常可被多种保留膀胱的治疗手段治愈。然而 TUBRT 术后复发较常见，50% ～ 70% 的患者将出现复发，复发率与肿瘤分级、大小、多灶性及 CIS 有关[20-22]。基于 nomogram 各种列线图（nomogram）预测的不同复发及进展风险，可考虑膀胱灌注治疗[23, 24]。卡介苗是有效的膀胱灌注药物，在多个头对头的临床研究中，其疗效优于化学治疗[25-27]。术后单药（常用丝裂霉素）灌注化学治疗是最常用的辅助治疗，可降低复发，但无益于提高 PFS[28]。

外照射放射治疗在非肌层浸润性膀胱癌中的作用尚不明确，可能对大部分患者无益。但对于这类患者若未行合适的监测和膀胱灌注治疗，将很有可能进展为肌层浸润性肿瘤[21]。对于难治性肿瘤，二线治疗推荐膀胱全切术[29]；然而，近期的来自德国的研究显示，对于 T_1 期高危的膀胱癌，化学治疗联合放射治疗可使 10 年 DFS 达到 70%[30]。回顾性研究显示对于 T_1、膀胱灌注无效的膀胱癌，这种联合治疗方式颇有前景，预后与上述数据一致[31]。此外，组织间照射似乎也有一定效果。一项来自荷兰的研究显示，对于 T_1G_3 的膀胱癌，TURBT 联合外照射放射治疗（3×3.5Gy 或 10×2Gy）及组织间照射，局部控制率可达 70%，10 年 DFS 为 66%[32]。

（二）肌层浸润性肿瘤

20% ～ 50% 的膀胱肿瘤浸润至肌层。肌层浸润性膀胱癌（MIBC）最常用的治疗手段为膀胱前列腺根治性切除术（男性），以及前入路膀胱、尿道、腹侧阴道壁及子宫全切术（女性）。尽管这一手段一直是很多医学中心的标准治疗手段，但多种形式的器官保留手段也在崭露头角。任何治疗手段的终极目标都是最大限度地提高治疗后生活质量，同时获得肿瘤的最大控制。但保留膀胱手术与根治性膀胱切除术的随机对照研究极少，唯一一项来自英国的随机研究因为入组患者太慢而终止[33, 34]，因此目前仅有回顾性研究数据。这种回顾性研究由于种种原因存在问题，但的确显示了相似的生存结果（表 26-2）。

（三）手术

根治性膀胱全切术后必须行尿路改道。最常见和最简单的方法是回肠代膀胱术。另外还有一些更复杂的术式，相关并发症包括高氯代谢性酸中毒、菌血症、肾功能下降、营养吸收不良等[41, 43]。这类可控性尿道改道术的相对禁忌证包括高龄、并发症、肾功能受损、无法耐受 2h 以上手术、输尿管积水、炎性肠病等。对某些患

表 26-2 关于肌层浸润性膀胱癌根治性切除 vs 同步放化疗的大型研究

研究	分期	病例数	研究时间	中位随访时间	5 年 OS	10 年 OS
根治性						
USC[36]	pT$_{2-4a}$	633	1971—2001	14.3 年	48%	32%
MSKCC[37]	pT$_{2-4a}$	300	1990—1993	5.4 年	45%	—
SWOG[38]	cT$_{2-4a}$	317	1987—1998	8.7 年	49%	34%
同步放化疗						
Erlangen[39]	cT$_{2-4}$	326	1982—2000	5.0 年	45%	29%
MGH[40]	cT$_{2-4a}$	348	1986—2006	7.7 年	52%	35%
BC2001[41]	cT$_{2-4a}$	182	2001—2008	5.8 年	48%	—
RTOG[42]	cT$_{2-4a}$	468	1988—2007	4.3 年	57%	36%

者，根治性膀胱切除术可能因为年龄、一般情况差及并发症等而导致较高的手术并发症。因此在部分情况下，患者可接受部分膀胱切除术。部分膀胱切除术适用于膀胱某一区域的孤立性肿瘤，并且可以保证 2cm 以上阴性切缘，同时需要保留足够的术后膀胱容量[44]。部分膀胱切除术的禁忌证有：多灶性肿瘤、侵犯膀胱三角、膀胱颈，以及广泛 CIS。因此，MIBC 中只有低于 5% 的患者可行部分膀胱切除，而且有研究显示其局部复发率高达 75% 以上[42]。由于远处转移率高，新辅助及辅助化学治疗联合膀胱切除术也逐渐成为研究热点（表 26-3）。

辅助治疗较新辅助治疗理论上存在优势，最

表 26-3 近期关于膀胱癌新辅助化学治疗研究

研究	化学治疗方案	病例数	是否获益
SWOG[38]	MVAC	307	是
BA06[45]	CMV	976	是
Italy（Guone）[46]	MVAC	206	否
Italy（GISTV）[47]	MVEC	171	否
Nordic 2[48]	MC	317	否

C. 顺铂；M. 甲氨蝶呤；V. 长春碱；A. 阿霉素；E. 表阿霉素

大的优势在于术后可提供基于风险评估的治疗。多项研究显示出了辅助化学治疗的生存获益[47]。临床中多采用 GC 方案（吉西他滨 + 顺铂）。

（四）辅助放射治疗

术后病理提示膀胱壁外广泛受侵或切缘阳性时，盆腔复发率明显上升[48]。加拿大的一项回顾性研究显示 T$_{3-4}$ 疾病的盆腔失败风险高达 51%[49]。对于术后放射治疗，目前的随机研究仅有一项来自埃及的单中心研究。236 例患者随机分组至术后 37.5Gy（1.25Gy/F，每日 3 次）、术后 50Gy（2.5Gy/F）及观察组，5 年局部控制率分别为 87%、93% 和 50%。其中 68% 的患者为鳞癌。由于辅助放射治疗的毒性较高，需严格选择患者，同时注意尽可能缩减放射治疗范围以降低小肠受量。近期一个回顾性研究数据显示 T$_3$ 及以上的膀胱癌是盆腔淋巴结复发的高危因素，而瘤床的复发预测因子仅有切缘阳性[50]。

（五）单纯放射治疗 vs. 术前放射治疗 + 膀胱癌根治术

目前有 4 项Ⅲ期随机对照研究比较了术前放射治疗 + 根治术与单纯放射治疗（± 挽救性手术）

（表 26-4）。

这些研究中，仅 MDACC 的研究显示放射治疗后行计划性根治术有益。但这些研究仅纳入了大肿块 T_3 肿瘤，这类肿瘤很难被单纯放射治疗治愈。其他三项研究未显示两种治疗疗效的差异。但这些研究的生存情况均低于全膀胱切除术或保留膀胱的多学科综合治疗。

（六）保留膀胱术的综合治疗模式

对于膀胱癌，单纯的化学治疗仅能使 25%～37% 的患者获得临床完全缓解（cCR），且主要针对低分级、小肿瘤（5cm 以下）患者[54-60]。单纯化学治疗的 2 年 OS 仅 30%。即使对化学治疗敏感，仅 10%～20% 患者可保留膀胱、因此认为仅化学治疗不足以根治膀胱癌。

对于合适的患者，TURPT 联合同步放化疗与失败后膀胱切除术均可带来较高的长期生存（5 年 OS40%～60%）。同时，TURBT 联合同步放化疗使得长期生存患者中的 80% 保留正常膀胱功能[60-66]。同步放化疗联合的益处在于：①一些化学治疗药物如顺铂、氟尿嘧啶和吉西他滨是潜在的放射治疗增敏药物；② 50% 的 MIBC 患者在初诊时即出现远处转移。因此仅针对局部肿物的切除及放射治疗不足以治愈这些患者。

MGH 近年来开展了多项 II 期及 III 期同步放化疗联合或不联合新辅助或辅助化学治疗的研究，同时德国及法国也开展了同步放化疗的研究。化学治疗方案主要是顺铂及氟尿嘧啶的联合。近期密歇根大学也研究了小剂量吉西他滨的疗效并取得了较好的结果[67]。具体总结见表 26-5。

一项荟萃分析将 RTOG 8802、8903、9506、9706、9906 和 02336 的数据进行合并分析[40]，其中 60.6% 的患者为 T_2 期，29.1% 为 T_{3a}，6.2% 为 T_{3b}，3.9% 为 T_4，同步放化疗后 72% 的患者获得了 pCR。随访 4.3 年后，5 年 OS 和 DFS 为

表 26-4 术前放射治疗 vs 根治性放射治疗 + 挽救性手术 III 期临床研究

研究	病例数	年代	5 年 OS	
			RT+RC	RT+ 挽救性 RC
M.D. Anderson[55]	67	1964—1970	46	22
Denmark[56]	183	1970—1977	29	23
Royal Marsden[57]	189	1965—1976	40	28
NBCG	72	1983—1986	27	40

RC. 根治性膀胱切除术；RT. 放射治疗

表 26-5 保膀胱同步放化疗研究

研究	年代	治疗方式	n	5 年 OS	5 年保留膀胱生存
RTOG 8512	1993	EBRT+ 顺铂	42	52	42
RTOG 8802	1996	TURBT, MCV, EBRT+ 顺铂	91	51	44（4 年）
RTOG 8903	1998	TURBT ± MCV, EBRT+ 顺铂	123	49	38
U. Paris	1997	TURBT, 5-FU, EBRT+ 顺铂	120	63	NR
U. Erlangen	2002	TURBT, EBRT, 顺铂 / 卡铂, 5-FU	415	50	42
RTOG 9506	2000	TURBT, EBRT+ 顺铂 /5-FU	34	83%（3 年）	83%（3 年）
RTOG 9706	2003	TURBT, EBRT+ 顺铂, MCV	52	61%（3 年）	48%（3 年）
RTOG 9906	2008	TURBT, EBRT+ 紫杉醇 / 顺铂, 吉西他滨	80	56	47
RTOG 0233	2010	TURBT, EBRT+ 紫杉醇 / 顺铂 /5-FU, 吉西他滨	93	73（4 年）	69（4 年）
MGH	2012	TURBT ± MCV, EBRT+ 顺铂 ±5-FU/ 紫杉醇	348	52	45

MCV. 甲氨蝶呤 + 顺铂 + 长春碱；5-FU. 氟尿嘧啶；NR. 未报道；MGH. 麻省总医院

57% 和 71%。这项研究中 94% 患者为尿路上皮癌。而其他病理类型患者的 5 年 OS 和 DFS 则分别为 41% 和 66%，提示对于非尿路上皮癌患者的多学科综合治疗模式值得探索。

近来 MGH 更新了保留膀胱研究的长期随访数据[38]。共 348 例患者，123 例接受了新辅助化学治疗。54% 为 T_2，38% 为 T_3，余为 T_4。72% 患者在辅助化学治疗后获得了 CR（其中 78% 为 T_2）。中位随访 7.7 年后，5 年和 10 年 DFS 为 64% 和 59%。单因素分析显示分期、TUBRT 是否彻底、肾盂积水及化学治疗后反应为 OS 的独立预后因素。多因素分析显示仅分期及化学治疗后反应为预后因素。具体可参考关于治疗反应及生存的列线图模型[68]。

在英国，膀胱保留术研究中多应用顺铂，其可增加肿瘤的放射敏感性，但老年及 PS 评分较低限制其应用，同时还要保证肾功能良好。BC2001 研究分析了同步放化疗及单纯放射治疗的对比，以及标准范围放射治疗及缩小范围的放射治疗。BC2001 是唯一的两个关于联合治疗优于单纯放射治疗的随机分组研究之一（另一个为 NCIC 研究，该研究使用顺铂作为同步化学治疗药物）[69]。在此研究中氟尿嘧啶及丝裂霉素在肾功能较差及 PS 评分较低的患者中耐受性良好。事实上，该研究中患者的中位年龄明显高于 NCIC 研究（72 岁 vs 65 岁）。因此，该化学治疗方案可使得更多的综合治疗方案得以进行。

（七）结论

对于 MIBC，保留膀胱的综合治疗在合适的患者中可获得较好的长期生存。但并不适用于局部晚期尤其是出现肿瘤相关的肾盂积水患者。此外，20%～30%MICC 在保留膀胱后会出现新的 NMIBC。这种浅表型肿瘤对 TUBRT 联合膀胱灌注反应较好。所有患者应进行严密的泌尿系统随访。保留膀胱的综合治疗可较好地保留膀胱功能，复发后行挽救性膀胱根治术并未增加远处转移率。对于需要挽救性膀胱全切术者，MGH 的回顾性研究显示挽救性膀胱全切并未增加并发症的发生[70]。理想的保膀胱手术的适应证为 T_2、无输尿管梗阻及预期可以行完整 TUBRT，同时需要多学科的密切合作。然而，这种治疗模式在美国应用率低，尤其是对于老年患者，他们常接受非根治性治疗[71]。

四、放射治疗技术

美国的标准放射治疗范围包括了第一站淋巴引流区，这需要 IMRT 技术才可保证正常器官的安全限量。传统的放射治疗范围是小盆腔：上述提到的淋巴结引流区、全膀胱及肿瘤，尿道前列腺部，剂量为 40～50Gy，常规分割。膀胱肿瘤加量至 64～70Gy（常规分割）。定位前排空膀胱，可插导尿管检测排空后残余尿量。如果容许可注入 20～30ml 对比剂及空气以协助靶区的勾画，但应保证膀胱内液体量低于残余尿量，以尽量减小分次间膀胱大小的改变。没有必要使用直肠造影，但直肠应保证充分的排空。同时在治疗前告知患者排空膀胱。

（一）小盆腔野

CTV 包括膀胱、膀胱肿物、邻近的尿道（男性为尿道前列腺部）、邻近的淋巴结引流区如髂内远端、髂外血管淋巴结和闭孔淋巴结。具体见图 26-2。

危及器官限量：股骨头 D_{max} ＜ 45Gy，直肠 V55 ＜ 50%（肛门至直肠乙状结肠交界处）。

使用两侧野的高能（＞ 6MV）光子线可有效降低高量的发生及提高适形度。IMRT 更适合于小肠坠积在盆腔的情况。但使用该技术需特别注意足够的 CTV 以及 PTV 外界以防止膀胱及肿瘤因摆位及充盈程度的不同而导致剂量误差，有条件的单位应行 CBCT 验证。

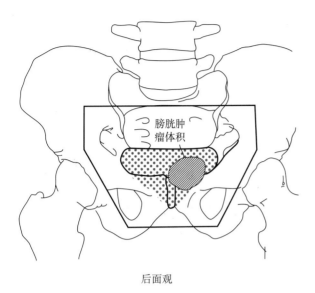

后面观

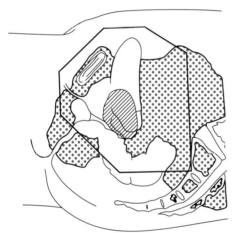

▲ 图 26-2　膀胱癌小盆腔照射示例

（二）膀胱肿瘤加量区

参考 CT 图像、膀胱镜、活检及双合诊结果后，加量区需包括整个膀胱黏膜，肿瘤区（GTV）以外 2cm 或两者均包括。如果照射局部肿瘤，需充盈膀胱，CTV 为肿瘤及其周围 1.5cm。加量区的剂量为 14.4 ～ 18.0Gy，1.8 ～ 2Gy/F，同步化学治疗。如为每日 2 次的放射治疗，膀胱总剂量在 64 ～ 65Gy。

（三）放射治疗策略

非转移性 MIBC 的评估及保留膀胱的治疗流程见图 26-3。

（四）特殊情况的处理

1. 全膀胱切除术后盆腔广泛的复发患者的处理　放射治疗可以根治全膀胱切除术后孤立的尿道口复发病灶，但对于盆壁复发，放射治疗很难治愈[72]。根治性膀胱切除 + 回肠代膀胱术后尿道复发者可给予 65 ～ 70Gy 的外照射，同步顺铂增敏。使用 3D-CRT 或 IMRT 技术均安全有效。对于盆壁复发伴疼痛者，外照射治疗（常为 50 ～ 56Gy）联合 1 周期的顺铂化学治疗，之后则行全身的联合化学治疗。

2. MIBC 合并肾盂积水的处理　对于肿瘤引起的肾盂积水，在评价肿瘤可切除时应立即行全膀胱切除术，术后可考虑辅助化学治疗或放射治疗。盆腔放射治疗仅在切缘阳性者进行，推荐的剂量为 40 ～ 45Gy，常规分割，同步顺铂化学治疗。考虑这种情况下可能存在隐匿性转移病灶，同步放化疗之后行多药联合化学治疗。

对于存在肾盂积水，但肿瘤不易切除时，可行同步放化疗及经皮上尿路造瘘术，患者一般情况好且肿瘤降期后可行根治性膀胱全切术。

3. 穿刺证实的局部淋巴结转移性膀胱癌的处理　推荐行 3 ～ 4 周期的多药联合化学治疗，化学治疗后行全身 CT 及膀胱镜检查。对化学治疗有效病例，若同时未出现远处转移，可行同步放化疗。给予膀胱及转移淋巴结照射 45 ～ 50Gy，肿瘤区加量至 65 ～ 70Gy。

4. 部分膀胱切除后切缘阳性者的处理　如膀胱容量足够，分期为 pT_2-T_3 者可行同步放化疗。盆腔淋巴结阴性时予全膀胱 45Gy 放射治疗，残存肿瘤及高度怀疑镜下残存区域加量 20Gy。

5. 原发肿瘤或转移病灶出血的处理　有明显出血的患者一般就诊时带有三通灌洗引流管。对于存在明确转移灶的患者，给予出血的原发灶姑息性 30Gy/10F 的放射治疗可止血。澳大利亚的一项小样本随机分组研究显示，21Gy/3F 与长 30Gy/10F 疗效和不良反应相似[73]。无临床转

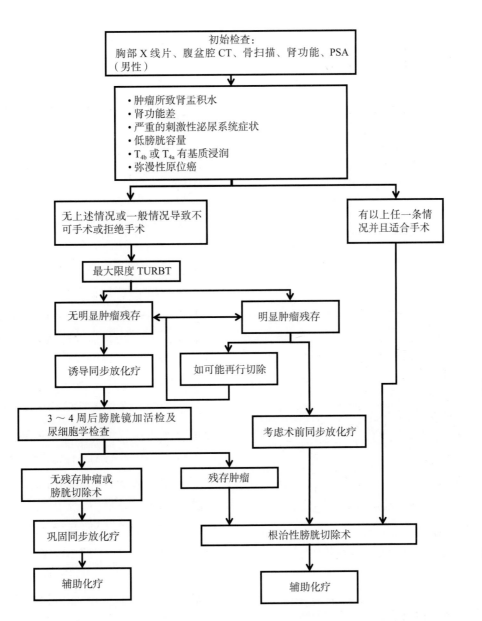

▲ 图 26-3 非转移性 MIBC 的评估及保留膀胱的治疗流程

移灶但患者一般情况较差时，50Gy/25F 的放射治疗联合低剂量化学治疗如单药紫杉醇耐受性较好。

（五）组织间近距离放射治疗

近距离治疗在美国常用于治疗前列腺癌、妇科肿瘤等，在膀胱癌中应用较少。其适应证为小于 5cm 的孤立性移行性尿路上皮癌，T_1G_3–T_{3a} 者。术前剂量多采用 8.5Gy×1F，3.5Gy×3F，或 5Gy×2F。在有经验的治疗中心，局部控制率可达 70%～90%，DFS 在 70%～90%，膀胱保留率高，且毒性反应往往较低[74-78]。有研究显示高剂量率近距离治疗毒性高于低剂量率近距离放射治疗[79, 80]。但目前仍缺乏近距离治疗与外放射治疗的随机对照研究。

参考文献

[1] Siegel, R.L., Miller, K.D., Jemal, A. (2017) Cancer statistics, 2017. *CA Cancer J. Clin.*, 67 (1), 7–30.

[2] Curado, M.P., Edwards, B., Shin, H.R., *et al.* (2007) *Cancer Incidence Five Continents*, vol. IX. IARC Scientific Publications, No. 160, IARC, Lyon.

[3] Kaufman, D.S., Shipley,W.U., Feldman, A.S. (2009) Bladder cancer. *Lancet*, 374 (9685), 239–249.

[4] Lamm, S.H., Engel, A., Penn, C.A., Chen, R., Feinleib, M. (2006) Arsenic cancer risk confounder in southwest Taiwan data set. *Environ. Health Perspect.*, 114 (7), 1077–1082.

[5] Messing, E.M. (2004) Urothelial tumors of the urinary tract, in *Campbell's Urology*, 8th edition (eds P.C. Walsh, A.B. Retik, E.D. Vaughan, A.J.Wein), Saunders, Philadelphia.

[6] Fried, B., Reddy, A., Mayer, D. (2011) Helminths in human carcinogenesis. *Cancer Lett.*, 305 (2), 239–249.

[7] Montironi, R., Lopez-Beltran, A. (2005) The 2004 WHO classification of bladder tumors: a summary and commentary. *Int. J. Surg. Pathol.*, 13 (2), 143–153.

[8] Young, R.H. (2000) Pathology of carcinomas of the urinary bladder, in *Comprehensive Textbook of Genitourinary Oncology*, 2nd edition (eds N.J. Vogelzang, P.T. Scardino,W.U. Shipley, D.S. Coffey), LippincottWilliams &Wilkins, Philadelphia.

[9] Eble, J.N., Sauter, G., Epstein, J.I., Sesterhenn, I.A. (2004) Pathology and genetics of tumors of the urinary system and male genital organs, in*World Health Organization Classification of Tumors*. IARC Press, Lyon.

[10] Farrow, G.M. (1992) Pathology of carcinoma in situ of the urinary bladder and related lesions. *J. Cell. Biochem. Suppl.*, 161, 39–43.

[11] Harving, N.,Wolf, H.,Melsen, F. (1988) Positive urinary cytology after tumor resection: an indicator for concomitant carcinoma in situ. *J. Urol.*, 140 (3), 495–497.

[12] Herr, H.W., Donat, S.M., Dalbagni, G. (2007) Can restaging transurethral resection of T1 bladder cancer select patients for immediate cystectomy? *J. Urol.*, 177 (1), 75–79; discussion 79.

[13] Schwaibold, H.E., Sivalingam, S., May, F., Hartung, R. (2006) The value of a second transurethral resection for T1 bladder cancer. *Br. J. Urol. Int.*, 97 (6), 1199– 1201.

[14] Jewett, H.J., Strong, G.H. (1946) Infiltrating carcinoma of the bladder; relation of depth of penetration of the bladder wall to incidence of local extension and metastases.*J. Urol.*, 55, 366–372.

[15] Amin, M.B. (2017) *AJCC Cancer Staging Manual*, 8th edition. Springer, New York.

[16] Svatek, R.S., Shariat, S.F., Novara, G., *et al.* (2011) Discrepancy between clinical and pathological stage: external validation of the impact on prognosis in an international radical cystectomy cohort. *Br. J. Urol. Int.*, 107 (6), 898–904.

[17] Turker, P., Bostrom, P.J.,Wroclawski, M.L., *et al.* (2012) Upstaging of urothelial cancer at the time of radical cystectomy: factors associated with upstaging and its effect on outcome. *Br. J. Urol. Int.*, 110 (6), 804– 811.

[18] Gray, P.J., Lin, C.C., Jemal, A., *et al.* (2014) Clinical-pathologic stage discrepancy in bladder cancer patients treated with radical cystectomy: results from the national cancer data base. *Int. J. Radiat. Oncol. Biol. Phys.*, 88 (5), 1048–1056.

[19] Union Internationale Contre Cancer (UICC) (1978) *TNM classification of malignant tumors*. UICC, Geneva.

[20] Herr, H.W. (2000) Tumor progression and survival of patients with high grade, noninvasive papillary (TaG3) bladder tumors: 15-year outcome. *J. Urol.*, 163 (1), 60–61; discussion 61–62.

[21] Heney, N.M., Ahmed, S., Flanagan, M.J., *et al.* (1983) Superficial bladder cancer: progression and recurrence. *J. Urol.*, 130 (6), 1083–1086.

[22] Althausen, A.F., Prout, G.R., Jr, Daly, J.J. (1976) Non-invasive papillary carcinoma of the bladder associated with carcinoma in situ. *J. Urol.*, 116 (5), 575–580.

[23] Sylvester, R.J., van der Meijden, A.P., Oosterlinck,W., *et al.* (2006) Predicting recurrence and progression in individual patients with stage Ta T1 bladder cancer using EORTC risk tables: a combined analysis of 2596 patients from seven EORTC trials. *Eur. Urol.*, 49 (3), 466–475; discussion 475–477.

[24] Shariat, S.F., Zippe, C., Ludecke, G., *et al.* (2005) Nomograms including nuclear matrix protein 22 for prediction of disease recurrence and progression in patients with Ta, T1 or CIS transitional cell carcinoma of the bladder. *J. Urol.*, 173 (5), 1518–1525.

[25] Bohle, A., Jocham, D., Bock, P.R. (2003) Intravesical bacillus Calmette-Guerin versus mitomycin C for superficial bladder cancer: a formal meta-analysis of comparative studies on recurrence and toxicity. *J. Urol.*, 169 (1), 90–95.

[26] Sylvester, R.J., van der Meijden, A., Lamm, D.L. (2002) Intravesical bacillus Calmette-Guerin reduces the risk of progression in patients with superficial bladder cancer: a meta-analysis of the published results of randomized clinical trials. *J. Urol.*, 168 (5), 1964– 1970.

[27] Lamm, D.L., Blumenstein, B.A., Crawford, E.D., *et al.* (1991) A randomized trial of intravesical doxorubicin and immunotherapy with bacille Calmette-Guerin for transitionalcell carcinoma of the bladder. *N. Engl. J. Med.*, 325 (17), 1205–1209.

[28] Sylvester, R.J., Oosterlinck,W., van der Meijden, A.P. (2004) A single immediate postoperative instillation of chemotherapy decreases the risk of recurrence in patients with stage Ta T1 bladder cancer: a meta-analysis of published results of randomized clinical trials. *J. Urol.*, 171 (6 Pt 1), 2186–2190, quiz 2435.

[29] Harland, S.J., Kynaston, H., Grigor, K., *et al.* (2007) A randomized trial of radical radiotherapy for the management of pT1G3 NXM0 transitional cell carcinoma of the bladder. *J. Urol.*, 178 (3 Pt 1), 807–813; discussion 813.

[30] Bianco, F.J., Jr, Justa, D., Grignon, D.J., Sakr,W.A., Pontes, J.E.,Wood, D.P., Jr (2004) Management of clinical T1 bladder transitional cell carcinoma by radical cystectomy. *Urol. Oncol.*, 22 (4), 290– 294.

[31] Weiss, C.,Wolze, C., Engehausen, D.G., *et al.* (2006) Radiochemotherapy after transurethral resection for high-risk T1 bladder cancer: an alternative to intravesical therapy or early cystectomy? *J. Clin. Oncol.*, 24 (15), 2318–2324.

[32] Wo, J.Y., Shipley,W.U., Dahl, D.M., *et al.* (2009) The results of concurrent chemo-radiotherapy for recurrence after treatment with bacillus Calmette-Guerin for non-muscle-invasive bladder cancer: is immediate cystectomy always necessary? *Br. J. Urol. Int.*, 104 (2), 179–183.

[33] Gray, P.J., Shipley,W.U., Efstathiou, J.A. (2013) T1 high-grade bladder cancer recurring after BCG therapy: a curative alternative to radical cystectomy exists. *Oncology (Williston Park)*, 27 (9), 873, 921.

[34] Blank, L.E., Koedooder, K., van Os, R., van de Kar, M., van der Veen, J.H., Koning, C.C. (2007) Results of bladder-conserving treatment, consisting of brachytherapy combined with limited surgery and external beam radiotherapy, for patients with solitary T1-T3 bladder tumors less than 5 cm in diameter. *Int. J. Radiat. Oncol. Biol. Phys.*, 69 (2), 454–458.

[35] Huddart, R.A., Hall, E., Lewis, R., Birtl, *et al.* (2011) Life and death of spare (selective bladder preservation against radical excision): reflections on why the spare trial closed. *Br. J. Urol. Int.*, 106 (6), 753–755.

[36] Yu, R.J., Stein, J.P., Cai, J., Miranda, G., Groshen, S., Skinner, D.G. (2006) Superficial (pT2a) and deep (pT2b) muscle invasion in pathological staging of bladder cancer following radical cystectomy. *J. Urol.*, 176 (2), 493–498; discussion 498–499.

[37] Dalbagni, G., Genega, E., Hashibe, M., *et al.* (2001) Cystectomy for bladder cancer: a contemporary series. *J. Urol.*, 165 (4), 1111–1116.

[38] Grossman, H.B., Natale, R.B., Tangen, C.M., *et al.* (2003)

Neoadjuvant chemotherapy plus cystectomy compared with cystectomy alone for locally advanced bladder cancer.*N. Engl. J. Med.*, 349 (9), 859– 866.

[39] Rodel, C., Grabenbauer, G.G., Kuhn, R., *et al.* (2002) Combined-modality treatment and selective organ preservation in invasive bladder cancer: long-term results. *J. Clin. Oncol.*, 20 (14), 3061–3071.

[40] Efstathiou, J.A., Spiegel, D.Y., Shipley,W.U., *et al.* (2012) Long-term outcomes of selective bladder preservation by combined-modality therapy for invasive bladder cancer: The MGH experience. *Eur. Urol.*, 61 (4), 705–711.

[41] James, N.D., Hussain, S.A., Hall, E., *et al.* (2012) Radiotherapy with or without chemotherapy in muscle-invasive bladder cancer. *N. Engl. J. Med.*, 366 (16), 1477–1488.

[42] Mak, R.H., Hunt, D., Shipley,W.U., *et al.* (2014) Long-term outcomes in patients with muscle-invasive bladder cancer after selective bladder-preserving combined-modality therapy: a pooled analysis of RadiationTherapy Oncology Group protocols 8802, 8903, 9506, 9706, 9906, and 0233. *J. Clin. Oncol.*, 32 (34), 3801–3809.

[43] Tanrikut, C., McDougal,W.S. (2005) Metabolic implications and electrolyte disturbances, in *Urinary Diversion: Scientific Foundation in Clinical Practice*, 2nd edition (eds K.J. Kreder, A. Stone), Isis Media Medical, Oxford.

[44] Sweeney, P., Kursh, E.D., Resnick, M.I. (1992) Partial cystectomy. *Urol. Clin. North Am.*, 19 (4), 701– 711.

[45] International Collaboration of Trialists, Medical Research Council Advanced Bladder Cancer Working Party, European Organisation for Research and Treatment of Cancer Genito-Urinary Tract Cancer Group, *et al.* (2011) International Phase III trial assessing neoadjuvant cisplatin, methotrexate, and vinblastine chemotherapy for muscle-invasive bladder cancer: long-term results of the BA06 30894 trial. *J. Clin. Oncol.*, 29 (16), 2171–2177.

[46] Bassi, P., Pagano, F., Pappagallo, G. (1998) Neo-adjuvant M-VAC of invasive bladder cancer: The GUONE multicenter phase III trial. *Eur. Urol.*, 33 (Suppl.1), 142.

[47] GISTV (Italian Bladder Cancer Study Group) (1996) Neoadjuvant treatment for locally advanced bladder cancer: a randomized prospective clinical trial. *J. Chemother.*, 8 (Suppl. 4), 345–346.

[48] Sherif, A., Rintala, E., Mestad, O., *et al.* (2002) Neoadjuvant cisplatin-methotrexate chemotherapy for invasive bladder cancer – Nordic cystectomy trial 2. *Scand. J. Urol. Nephrol.*, 36 (6), 419–425.

[49] Advanced Bladder Cancer (ABC) Meta-analysis Collaboration (2005) Adjuvant chemotherapy in invasive bladder cancer: a systematic review and meta-analysis of individual patient data. *Eur. Urol.*, 48 (2), 189–199; discussion 199–201.

[50] Ruggeri, E.M., Giannarelli, D., Bria, E., *et al.* (2006) Adjuvant chemotherapy in muscle-invasive bladder carcinoma: a pooled analysis from phase III studies. *Cancer*, 106 (4), 783–788.

[51] von der Maase, H., Hansen, S.W., Roberts, J.T., *et al.* (2000) Gemcitabine and cisplatin versus methotrexate, vinblastine, doxorubicin, and cisplatin in advanced or metastatic bladder cancer: results of a large, randomized, multinational, multi-center, phase III study. *J. Clin. Oncol.*, 18 (17), 3068–3077.

[52] Herr, H.W., Faulkner, J.R., Grossman, H.B., *et al.* (2004) Surgical factors influence bladder cancer outcomes: a cooperative group report. *J. Clin. Oncol.*, 22 (14), 2781–2789.

[53] Eapen, L. (2012) Substantial pelvic recurrence (PR) rates after contemporary radical cystectomy (RC) for pT3/4 N0-2 transitional bladder cancer (TBC): A multi-institutional Canadian study. American Urologic Association Annual Meeting, 2012, Atlanta, GA.

[54] Baumann, B.C., Guzzo, T., Vaughn, D., *et al.* (2011) Bladder cancer patterns of pelvic failure: implications for adjuvant

radiation therapy. *Int. J. Radiat. Oncol. Biol. Phys.*, 81 (2), S72–S73.

[55] Miller, L.S. (1977) Bladder cancer: superiority of preoperative irradiation and cystectomy in clinical stages B2 and C. *Cancer*, 39 (2 Suppl.), 973–980.

[56] Sell, A., Jakobsen, A., Nerstrom, B., Sorensen, B.L., Steven, K., Barlebo, H. (1991) Treatment of advanced bladder cancer category T2 T3 and T4a. A randomized multicenter study of preoperative irradiation and cystectomy versus radical irradiation and early salvage cystectomy for residual tumor. DAVECA protocol 8201. Danish Vesical Cancer Group. Scand. *J. Urol. Nephrol. Suppl.*, 138, 193–201.

[57] Horwich, A., Pendlebury, S., Dearnaley, D.P. (1995) Organ conservation in bladder cancer. *Eur. J. Cancer*, 31, S208–S209.

[58] Nigro, N.D., Vaitkevicius, V.K., Considine, B., Jr (1974) Combined therapy for cancer of the anal canal: a preliminary report. *Dis. Colon Rectum*, 17 (3), 354– 356.

[59] Angulo, J.C., Sanchez-Chapado, M., Lopez, J.I., Flores, N. (1996) Primary cisplatin, methotrexate and vinblastine aiming at bladder preservation in invasive bladder cancer: multivariate analysis on prognostic factors. *J. Urol.*, 155 (6), 1897–1902.

[60] Sternberg, C.N., Arena, M.G., Calabresi, F., *et al.* (1993) Neoadjuvant M-VAC (methotrexate, vinblastine, doxorubicin, and cisplatin) for infiltrating transitional cell carcinoma of the bladder. *Cancer*, 72 (6), 1975–1982.

[61] Splinter, T.A., Pavone-Macaluso, M., Jacqmin, D., *et al.* (1992) A European Organization for Research and Treatment of Cancer – Genitourinary Group phase 2 study of chemotherapy in stage T3-4N0-XM0 transitional cell cancer of the bladder: evaluation of clinical response. *J. Urol.*, 148 (6), 1793–1796.

[62] Roberts, J.T., Fossa, S.D., Richards, B., *et al.* (1991) Results of Medical Research Council phase II study of low dose cisplatin and methotrexate in the primary treatment of locally advanced (T3 and T4) transitional cell carcinoma of the bladder. *Br. J. Urol.*, 68 (2), 162–168.

[63] Farah, R., Chodak, G.W., Vogelzang, N.J., *et al.* (1991) Curative radiotherapy following chemotherapy for invasive bladder carcinoma (a preliminary report). *Int. J. Radiat. Oncol. Biol. Phys.*, 20 (3), 413–417.

[64] Dreicer, R., Messing, E.M., Loehrer, P.J., Trump, D.L. (1990) Perioperative methotrexate, vinblastine, doxorubicin and cisplatin (M-VAC) for poor risk transitional cell carcinoma of the bladder: an Eastern Cooperative Oncology Group pilot study. *J. Urol.*, 144 (5), 1123–1126; discussion 1126–1127.

[65] Efstathiou, J.A., Bae, K., Shipley,W.U., *et al.* (2009) Late pelvic toxicity after bladder-sparing therapy in patients with invasive bladder cancer: RTOG 89-03, 95-06, 97-06, 99-06. *J. Clin. Oncol.*, 27 (25), 4055–4061.

[66] Shipley,W.U., Prout, G.R., Jr, Einstein, A.B., *et al.* (1987) Treatment of invasive bladder cancer by cisplatin and radiation in patients unsuited for surgery. *JAMA*, 258 (7), 931–935.

[67] Weiss, C., Engehausen, D.G., Krause, F.S., *et al.* (2007) Radiochemotherapy with cisplatin and 5-fluorouracil after transurethral surgery in patients with bladder cancer. *Int. J. Radiat. Oncol. Biol. Phys.*, 68 (4), 1072–1080.

[68] Zietman, A.L., Sacco, D., Skowronski, U., *et al.* (2003) Organ conservation in invasive bladder cancer by transurethral resection, chemotherapy and radiation: results of a urodynamic and quality of life study on long-term survivors. *J. Urol.*, 170 (5), 1772– 1776.

[69] Kachnic, L.A., Kaufman, D.S., Heney, N.M., *et al.* (1997) Bladder preservation by combined modality therapy for invasive bladder cancer. *J. Clin. Oncol.*, 15 (3), 1022–1029.

[70] Dunst, J., Sauer, R., Schrott, K.M., Kuhn, R.,Wittekind, C., Altendorf-Hofmann, A. (1994) Organ-sparing treatment of advanced bladder cancer: a 10-year experience. *Int. J. Radiat. Oncol. Biol. Phys.*, 30 (2), 261–266.

[71] Tester, W., Porter, A., Asbell, S., *et al.* (1993) Combined modality program with possible organ preservation for invasive bladder carcinoma: results of RTOG protocol 85-12. *Int. J. Radiat. Oncol. Biol. Phys.*, 25 (5), 783–790.

[72] Kent, E., Sandler, H., Montie, J., *et al.* (2004) Combined-modality therapy with gemcitabine and radiotherapy as a bladder preservation strategy: results of a phase I trial. *J. Clin. Oncol.*, 22 (13), 2540–2545.

[73] Coen, J.J., Paly, J.J., Niemierko, A., *et al.* (2013) Nomograms predicting response to therapy and outcomes after bladder-preserving trimodality therapy for muscle-invasive bladder cancer. *Int. J. Radiat. Oncol. Biol. Phys.*, 86 (2), 311–316.

[74] Coppin, C.M., Gospodarowicz, M.K., James, K., *et al.* (1996) Improved local control of invasive bladder cancer by concurrent cisplatin and preoperative or definitive radiation. The National Cancer Institute of Canada Clinical Trials Group. *J. Clin. Oncol.*, 14 (11), 2901–2907.

[75] Eswara, J.R., Efstathiou, J.A., Heney, N.M., *et al.* (2012) Complications and long-term results of salvage cystectomy after failed bladder sparing therapy for muscle invasive bladder cancer. *J. Urol.*, 187 (2), 463–468.

[76] Gray, P.J., Fedewa, S.A., Shipley, W.U., *et al.* (2013) Use of potentially curative therapies for muscle-invasive bladder cancer in the United States: results from the National Cancer Data Base. *Eur. Urol.*, 63 (5), 823–829.

[77] Dhar, N.B., Jones, J.S., Reuther, A.M., *et al.* (2008) Presentation, location and overall survival of pelvic recurrence after radical cystectomy for transitional cell carcinoma of the bladder. *Br. J. Urol. Int.*, 101 (8), 969–972.

[78] Duchesne, G.M., Bolger, J.J., Griffiths, G.O., *et al.* (2000) A randomized trial of hypofractionated schedules of palliative radiotherapy in the management of bladder carcinoma: results of medical research council trial BA09. *Int. J. Radiat. Oncol. Biol. Phys.*, 47 (2), 379–388.

[79] van derWerf-Messing, B. (1969) Carcinoma of the bladder treated by suprapubic radium implants. The value of additional external irradiation. *Eur. J. Cancer*, 5 (3), 277–285.

[80] Pos, F.J., Horenblas, S., Lebesque, J., *et al.* (2004) Low-dose-rate brachytherapy is superior to high-dose-rate brachytherapy for bladder cancer. *Int. J. Radiat. Oncol. Biol. Phys.*, 59 (3), 696–705.

第 27 章　前列腺癌
Prostate Cancer

Abhishek A. Solanki　Rebecca I. Hartman　Phillip J. Gray　Brent S. Rose　Jonathan J. Paly　KentW.Mouw
Jason A. Efstathiou　著

马茗微　王建仰　译

一、概述

前列腺癌位居美国恶性肿瘤第一位，死亡率居第二位 [1]。

放射治疗现是目前前列腺癌的主要治疗手段，先进的放射治疗技术主要包括 IGRT 和 IMRT，以及质子治疗。这些治疗技术使前列腺癌的治疗更加精确，但也更加复杂，花费更高。此外，由于前列腺癌是一个惰性的肿瘤，因此并非所有的男性都需要治疗，治疗相关的毒性就显得尤为重要。由于目前尚无随机分组研究比较各种治疗方式的作用，因此选择观察还是根治性治疗仍比较困难。本章针对前列腺癌的诊断多学科治疗，放射治疗技术，以及疗效和不良反应，进行详细的探讨。

二、流行病学

前列腺癌的发病率在美国及全球都因为前列腺癌特异性抗原（PSA）的筛查而明显上升。1986 年，PSA 由 FDA 批准作为前列腺癌根治性手术或放射治疗后的生化复发的检测手段，主要针对已确诊前列腺癌的患者。然而，之后的临床广泛使用导致前列腺癌在 1992 年出现了发病高峰，1994 年 FDA 正式批准 PSA 检测和直肠指诊作为前列腺癌的筛查手段。前列腺癌是发达国家的主要疾病，如澳大利亚、新西兰、北美洲及欧洲等，但在亚洲地区及非洲地区发病率低 [2]。这种地域性的差异可能是因为基因或者环境因素所导致 [3]。移民到美国的日本男性，前列腺癌发病率升高提示该疾病与环境因素有一定关系 [4]。种族是另外一个前列腺癌发生发展的重要因素，非裔的美国男性，发病率更高，同时确诊时为进展期者较多，不良病理预后因素也高，死亡率也较高 [5, 6]，该现象尚未有明确原因。

年龄是另一个前列腺癌的高危因素，50 岁以下的男性很少诊断前列腺癌，而 85% 确诊患者都在 65 岁以上。活检病理数据显示对于 50 岁左右的男性，约 50% 都有隐匿性的前列腺癌，在 85 岁以上的男性则超过 75%[3]。有趣的是，尽管确诊的前列腺癌发病率在世界范围内差异很大，潜在的前列腺癌的发病率在世界范围内却没有明确差异 [7]。该现象提示不同地域患者的前列腺癌从隐匿发展到临床明确的病灶，其过程机制可能不同。

10% ～ 15% 的前列腺癌患者，具有家族遗传性 [8]。前列腺癌患者的一级亲属发生前列腺癌的风险是普通人群的两倍。全基因组测序的结果显示，前列腺癌的进展与基因相关，BRCA 抑癌基因的突变，导致了前列腺癌的发生发展，尤其在年轻的患者中表现明显。

　　生活方式在前列腺癌的发生发展中的作用目前还不明确，与其他肿瘤相比，吸烟、饮酒、性传播疾病与前列腺癌的发展并无明确关系[9]，有研究显示吸烟与进展期前列腺癌有关[10]，高盐及咖啡可能是保护性因素[11-12]。维生素 D 缺乏可能与发病相关，该说法尚有争议[13-14]。补充硒和维生素 E 并没有降低前列腺癌的发病风险[24]。还有证据显示西红柿的抗氧化成分番茄红素可降低前列腺癌的发病率，但该证据级别不高。肥胖同样可导致前列腺癌的发生发展。内源性的雄激素与前列腺癌的发生并无关联，外源性雄激素的补充与之关系目前尚无证据。

　　一些药物的使用也可能是发病危险因素，但目前尚有争议[15]。很多研究显示，他丁类的使用可降低前列腺癌的发生率。降血压药及阿司匹林的使用，对降低前列腺癌的发病风险也有相关研究报道。

　　综上所述，前列腺癌的病因较为复杂。可能与多项因素的综合作用有关。

三、解剖

　　前列腺体积 20 ～ 30cm³，但随着年龄等因素而变化很大。前列腺分为三个区域：外周带、中央带及移行带。移行带体积最小，包绕着尿道前列腺部。该区域的增大与年龄增长有关，常表现为前列腺增生。射精管在中央带中。外周带的体积最大，包绕着移行带和中央带。80% 的前列腺癌发生在外周带，中央带受侵多为外周带直接侵犯所致。移行带肿瘤发病率低，前列腺的包膜由一层纤维肌束组成，前侧常缺如。

　　前列腺的神经包括支配勃起功能的交感神经。髂内血管为主要的供血血管，回流静脉主要汇入前列腺丛，至髂内静脉。淋巴引流主要包括前列腺周的淋巴管网汇入髂内、髂外、闭孔，以及骶前淋巴结引流区。

　　前列腺癌的影像图像解读，对于临床医师尤为重要。在超声图像上，外周带及中央带常为灰色，移行带回声更低。在 CT 图像上前列腺可相对清楚的显示，但是其前界、尖部和底部常较难分辨。

　　MRI 图像上可清楚地辨认前列腺不同区域的边界以及包膜。T_2WI 序列是观察前列腺癌最重要的序列。在该序列上，外周带常表现为高信号，移行带常由于前列腺增生表现为不均匀的信号。中央带常表现为低信号，精囊为高信号。具体示例见图 27-1。

四、组织学与病理

　　前列腺癌的诊断需包括组织学及病理学两个标准。年老者常表现为典型的腺瘤样增生，这与癌很容易鉴别。前列腺上皮内瘤变不易辨别，需与原位癌区别。

　　95% 以上的前列腺癌为腺癌，另外还有肉瘤、基底细胞癌、腺样囊性癌及小细胞癌，这些病理类型虽然罕见，但应重点鉴别，因为这些病理类型的前列腺癌对于内分泌治疗不敏感，小细胞癌可能同时伴有副癌综合征。

　　Donald Gleason 在 1966 年创建了 Gleason 评分系统。根据腺体的分化程度及排列的不同，将主要生长方式分为 1 ～ 5 分，与次要生长方式相加，6 ～ 10 分者为前列腺癌。主要生长方式评分加次要生长方式评分的报告，已经成为当今病理报告的标准，而不应只报总分。例如 Gleason 评分为 3+4 与 4+3 的肿瘤的预后不同[16]。前列腺癌的死亡率随着评分的增加而增加，最高评分也逐渐成为重要的预后因素[17]。如最高评分 5 分，其作为第三位生长方式，也提示预后较差。

　　活检 Gleason 评分与手术切除前列腺癌的病理评分有 50% 的符合度，但常为低估，而非高估。关于该评分系统诟病，主要集中在对细胞学

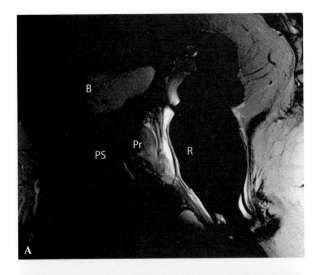

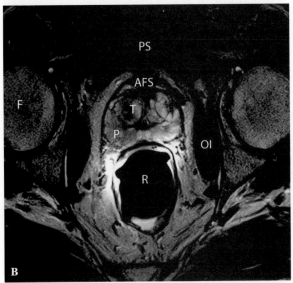

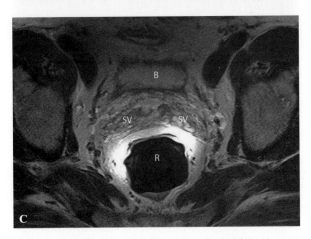

▲ 图 27-1　前列腺 T₂WI MRI 图像

A. 矢状位前列腺图像；B、C. 轴位图像；本图像使用了直肠内线圈；Pr. 前列腺；PS. 耻骨联合；B. 膀胱；R. 直肠；F. 股骨头；AFS. 前侧纤维基质；OI. 闭孔内肌；T. 移行带；P. 外周带

特征的忽略，以及不同观察者之间可重复性差[17]。关于 Gleason 的分组目前尚无明确标准。分子标志物逐渐开始应用于选择主动监测的前列腺癌患者。包含 22 个基因的表达谱被证实对于根治性治疗后前列腺癌的远处转移有一定的早期预测作用。

前列腺癌局部的扩散主要沿神经束及淋巴管。因此包膜外侵最常见于血管神经束及前列腺尖部。一项病理学研究显示 90% 以上的包膜外侵距离小于包膜外 5mm。精囊的侵犯主要沿射精管直接侵犯，也可通过血行转移至精囊。90%以上的精囊侵犯长度 < 1cm。而精囊受侵者，90% 以上的侵犯长度在 2cm 内[18]。

五、筛查与预防

前列腺癌患者的预后与初诊分期密切相关，局限于前列腺的早期前列腺癌患者 5 年 DFS 可达 100%，而转移性前列腺癌只有 28.7%。因此前列腺癌的筛查手段直肠指诊和 PSA 检测显得尤为重要。

直肠指诊主要针对前列腺外周带的肿瘤，异常体征主要包括不对称结节以及硬化。meta 研究显示，直肠指诊的敏感性、特异性和阳性预测值分别为 53%、84% 和 18%[19]。通过直肠指诊发现的前列腺癌通常已为局部晚期或转移性前列腺。

相反，PSA 的检测使得前列腺癌在形成明显肿块前即可诊断，良性和恶性的前列腺细胞均可产生 PSA，PSA 具有丝氨酸蛋白酶活性，主要用于溶解精液。正常的 PSA 水平在 0 ～ 4.0ng/ml，随着年龄的增长，可有一定的上升。用该界值作为前列腺癌的诊断标准，其敏感性为 20%，特异性为 91%，阳性预测值为 30%。需要注意的是，低分化或者未分化的肿瘤，使用 5α- 还原酶抑制药的患者，PSA 值可以很低。

PSA 随着年龄的增长而增长，PSA 密度是

PSA 与腺体体积的比值，该值将前列腺增生考虑入内。PSA 包括游离 PSA 和与细胞外蛋白酶抑制药结合的 PSA。与增生不同的是，肿瘤的游离 PSA 占总 PSA 的比例常低于 25%[20]。此外 PSA 升高速率（年增长值）也可作为良恶性鉴别的指标，但其价值有限。另外还有前列腺癌抗原 3（PCA3）评分等指标，目前临床应用价值不明确。

前列腺癌的预防研究主要聚焦于 5α- 还原酶的应用，既抑制睾酮转化为活性最高的双氢睾酮，PCPT 研究及 REDUC 研究应用非那雄胺及度他雄胺预防前列腺癌，结果显示药物的使用降低了前列腺癌 25% ～ 33% 的发病率。PCPT 研究建议对于高级别瘤变使用该药物。硒和维生素 E 同样被推荐用于预防，但是 SELECT 研究结果并未显示其有临床获益。

六、症状与诊断

由于 PSA 筛查的广泛应用，初诊前列腺癌可无临床症状。1990 年以来，低危前列腺癌的发病率明显升高，但是约 80% 的患者，直肠指诊并未发现异常，2/3 的患者 PSA 的水平在 2 ～ 4ng/ml[21]。

尽管如此，需详细询问病史，包括目前的泌尿系、肠道和性功能方面的症状，可参考 IPSS 评分及 EPUC 评分系统，以及 IIEF-5 指数。血尿和会阴部的疼痛常预示着膀胱颈或者肛门外括约肌的侵犯。尽管在美国 PSA 的筛查广泛应用，仍有部分患者诊断为局部晚期的前列腺癌或转移性的前列腺癌，可出现骨痛、难以解释的疲劳等症状，这时应马上行 PSA 的检查和直肠指诊，随后行活检或影像学检查，NCCN 指南推荐 PSA > 3ng/ml 时应行活检。

前列腺的活检常在经直肠超声引导下进行，通常行 12 针活检，但位置靠前的前列腺癌常较难通过经直肠超声活检获得，该区域较难诊断。

磁共振成像可以帮助诊断前列腺癌，PI-RADS 评分系统 1 ～ 5 分用于量化诊断前列腺癌的可能性，目前正在临床逐渐推广[22]。一项前瞻性研究显示，磁共振成像引导穿刺活检可提高 13% 的诊断率，对于评分为 1 ～ 2 分的患者可免于活检。另一项研究显示，磁共振引导的穿刺活检可提高高危患者的诊断率。然而，芬兰的一项随机对照研究显示，穿刺活检前行 MRI 无助于肿瘤的诊断。MRI 与超声的融合，有助于提高活检的阳性率，目前在很多中心已有应用。然而，当前的标准仍然为六区活检穿刺。尽管如此，随着经验的提升及危险分层的合理化，磁共振成像将在前列腺癌诊断中扮演更加重要的角色。

七、分期／危险分层

肿瘤广为接受的分期系统为 AJCC 的 TNM 系统（表 27-1）。该分期系统在 2017 年最重要的更新是去除 pT_2 的亚分期，即 $pT_{2a、b、c}$，原因是该亚分期与预后无关。此外，应同时报道 Gleason 评分以便综合分期（表 27-2 和表 27-3）。其他预后相关因素包括穿刺的阳性针数，以及神经侵犯，但并未包括在此分期系统。NCCN 指南同时推荐复发风险分层（表 27-4）[23]。根据低、中、高危分层选择治疗。

直肠指诊、穿刺活检及常规的影像学检查常无法判断包膜受侵及精囊受侵。前列腺癌在 CT 上往往较难诊断，除非肿瘤明显外侵至周围器官。多参数 MRI 可协助诊断前列腺癌，如 DWI、动态增强及光谱等，可提高诊断准确性[24]。前列腺癌在 T_2WI 序列上表现为低信号，与外周带的高信号对比明显。包膜模糊提示包膜受侵，精囊根部的低信号提示精囊受侵。正常的前列腺增强后与肿瘤信号类似，因此 T_1WI 增强相往往不明显。

转移淋巴结或远处转移的进一步诊断依赖于 T 分期、PSA 水平及 Gleason 评分。对于骨扫描

表 27–1 TNM 分期

临床（cT）

T_x	原发肿瘤不能评价
T_0	无原发肿瘤证据
T_1	不能被影像发现和扪及的临床隐匿肿瘤
T_{1a}	偶发肿瘤体积<所切除组织体积的 5%
T_{1b}	偶发肿瘤体积>所切除组织体积的 5%
T_{1c}	穿刺活检发现的肿瘤（如由于 PSA 升高）
T_2	局限于前列腺内的肿瘤
T_{2a}	肿瘤限于单叶的 1/2（< 1/2）
T_{2b}	肿瘤超过单叶的 1/2 但限于该单叶（1/2～1）
T_{2c}	肿瘤侵犯两叶
T_3	肿瘤突破前列腺包膜
T_{3a}	肿瘤侵犯包膜（单侧或双侧）
T_{3b}	肿瘤侵犯精囊
T_4	肿瘤固定或侵犯除精囊外的其他邻近组织结构，如膀胱颈、尿道外括约肌、直肠、肛提肌和（或盆壁）病理（pT）

病理（pT）

T_2	局限于前列腺
T_3	突破前列腺包膜
T_{3a}	突破前列腺包膜或膀胱颈微浸润
T_{3b}	侵犯精囊
pT_4	肿瘤固定或侵袭除精囊外的邻近结构，如外括约肌、直肠、膀胱、肛提肌和（或）盆腔壁

区域淋巴结（N）

临床

N_x	区域淋巴结不能评价
N_0	无区域淋巴结转移
N_1	区域淋巴结转移

病理

pN_x	无区域淋巴结取材标本
pN_0	无区域淋巴结转移
pN_1	区域淋巴结转移

远处转移（M）

M_0	未转移
M_1	远处转移
M_{1a}	有区域淋巴结以外的淋巴结转移
M_{1b}	骨转移
M_{1c}	其他器官组织转移

引自 AJCC Cancer Staging Manual, Eighth Edition (2017), Springer, New York, Inc.

表 27–2 AJCC 预后分组

T	N	M	PSA	病理预后分组	分期
cT_{1a-c}, cT_{2a}	N_0	M_0	< 10	1	I
pT_2	N_0	M_0	< 10	1	I
cT_{1a-c}, cT_{2a}	N_0	M_0	≥ 10, < 20	1	II$_A$
cT_{2b-c}	N_0	M_0	< 20	1	II$_A$
T_{1-2}	N_0	M_0	< 20	2	II$_B$
T_{1-2}	N_0	M_0	< 20	3	II$_C$
T_{1-2}	N_0	M_0	< 20	4	II$_C$
T_{1-2}	N_0	M_0	≥ 20	1～4	III$_A$
T_{3-4}	N_0	M_0	任何	1～4	III$_B$
任何 T	N_0	M_0	任何	5	III$_C$
任何 T	N_1	M_0	任何	任何	IV$_A$
任何 T	N_0	M_1	任何	任何	IV$_B$

如 PSA 或分组未知，由 T 分期决定总分期和（或）PSA 或病理预后分组中已知者；引自 AJCC Cancer Staging Manual, Eighth Edition (2017), Springer, New York, Inc.

表 27-3　病理预后分组

病理预后分组	总分	相加分
1	≤ 6	≤ 3+3
2	7	3+4
3	7	4+3
4	8	4+4
5	9 或 10	4+5、5+4 或 5+5

引自 AJCC Cancer Staging Manual, Eighth Edition (2017), Springer, New York, Inc.

表 27-4　危险分层

分层	临床分期	Gleason 评分	PSA
极低危*	T_{1c}	Gleason ≤ 6	< 10ng/ml
低危	$T_1 \sim T_{2a}$	Gleason 2 ～ 6	< 10ng/ml
中危**	$T_{2b} \sim T_{2c}$	Gleason 7	10 ～ 20ng/ml
高危**	T_{3a}	Gleason 8 ～ 10	> 20ng/ml
极高危	$T_{3b} \,^{\sim} T_4$	任何	任何

*. 极低危除以上之外，还必须同时满足以下条件：小于 3 针穿刺阳性，每针阳性比例 ≤ 50%，PSA 密度 < 0.15ng/（ml·g）；**. 中、高危人群的确定只需 3 个标准中的一个：临床分期、前列腺癌特异性抗原、Gleason 评分系统。引自 NCCN 指南 http://www.nccn.org.

检查指征，NCCN 指南有以下推荐：T_{3-4} 前列腺癌；T_1 期前列腺癌，PSA > 20ng/ml；T_2 期肿瘤 PSA > 10ng/ml，Gleason 评分 > 7；以及有临床症状者。对于 T_{3-4} 期前列腺癌推荐行盆腔 CT 或 MRI 以评估淋巴结情况。T_{1-2} 期前列腺癌在列线图淋巴结转移评分 > 10% 者可考虑行盆腔检查。研究显示对于 PSA < 20ng/ml 者骨扫描检查中阳性者 < 1/120，而骨扫描阳性者 70% 以上患者有转移相关症状[25]。

根据前列腺癌手术结果，临床分期为 T_{1-2} 者中有 10% 以上术后病理证实为 T_{3-4} 期。临床分期、PSA 和 Gleason 评分可较准确的预测包膜受侵和精囊受侵。相关的列线图模型见文献。

八、治疗决策

（一）主动监测

在对前列腺癌症患者进行评估时，需重点评估 T 分期、PSA 和 Gleason 评分、年龄、基线的泌尿系和肠道功能，以及伴随疾病和预期寿命，后两个因素是评估患者进行根治性治疗是否获益的重要因素。流行病学数据显示，大约一半的前列腺癌患者确诊时年龄在 60 岁以上，并在 10 年内死于非前列腺癌疾病。此外，在目前医疗条件下，T_{1-2} 期前列腺癌患者，10 年内死于前列腺癌的风险小于 10%。同时治疗本身所带来的相关不良反应如疲劳、胃肠道反应和泌尿系反应，对患者无益。因此 NCCN 指南推荐，对于合适的患者可选择观察。对于预期寿命小于 10 年，并且为极低危、低危和中危的前列腺癌患者可选择仅观察（具体见表 27-4）。

与观察不同，主动监测相比消极的观察等待会更加积极一些。主动监测包括一系列严格的随访手段，每半年检测一次 PSA，每年进行一次直肠指诊和前列腺活检。患者应被充分告知随访的重要性，并需要具有一定的依从性。对于严格选择的患者，一些随机分组研究已经证实主动监测的手段的安全性。来自于多伦多大学的长期随访数据显示，在主动监测的条件下，高选择的前列腺癌患者的 15 年远处转移率为 2.8%，前列腺癌特异性死亡风险为 1.5%。当前核磁检查正在越来越多的应用于主动监测的过程中 [26]。

目前从主动监测转为根治性治疗的指征仍有争议。常有的指征包括 Gleason 评分增高、活检阳性率增高、新发的直肠指诊可触及结节、持续 PSA 升高及患者的意愿。在主动监测的过程中，大约有 1/3 的患者，因为以上一条或多条原因进行了根治性治疗。

英国的 ProtecT 随机对照研究比较了主动监测、根治性手术及根治性放射治疗联合 3～6 个月的内分泌治疗三种治疗方式，患者的中位年龄为 62 岁，90% 的患者 PSA < 10ng/ml，77% 的患者 Gleason 评分 =6，76% 的患者为 T_1 期肿瘤。主动监测的方案是每 3 个月监测 PSA，持续 1 年后，每半年检测 1 次，当 PSA 升高大于 50% 则复测，并考虑行活检或治疗。10 年的随访数据显示，在无生化复发生存和总生存上，三者无明显差异，但主动监测组临床进展率是余两组的 2 倍，然而主动监测组绝对风险仍然相对较低，提示主动监测可能是很多前列腺癌患者的合理选择。这项研究的结果不适合具有不良预后因素的中危或者高危前列腺癌患者。

当前对于低危前列腺癌主动监测的研究很多，但对于中危前列腺癌相关研究较少。尽管一些单中心的前瞻性研究纳入了中危患者，但多数的中心并不推荐对这些患者采用主动监测的方式。关于中危前列腺癌患者主动监测的一项研究显示，选择主动监测后疾病特异性生存和总生存明显低于低危前列腺癌患者，因此对于中危前列腺癌选择主动监测时应谨慎 [27]。

最新 NCCN 指南推荐主动监测用于预期寿命小于 10 年的极低危患者（表 27-4）。对于预计寿命达到 10 年的低危患者主动监测和根治性治疗都作为合理的推荐。然而只有 10% 的低危前列腺癌患者会选择主动监测的手段。此外，经过多学科讨论后的患者选择主动监测的概率是单学科就诊患者的 2 倍。

（二）前列腺癌根治术

标准的前列腺癌根治术，包括完整切除前列腺和精囊 + 膀胱尿道吻合术。近几十年来，微创的前列腺癌根治术（如腹腔镜前列腺癌根治术或机器人辅助前列腺癌根治术）正在广泛的应用，但关于两者对比的研究相对较少 [28]。由于可能存在淋巴结转移，前列腺癌根治术常联合盆腔淋巴结清扫，清扫范围通常为闭孔淋巴结和髂外淋巴结。可根据列线图推测淋巴结转移风险。

前列腺癌根治术是有效的治疗手段，由于肿瘤的多原发性，往往需要切除整个前列腺。手术也可以提供相关的预后信息，指导辅助治疗。包膜外侵、切缘阳性、精囊侵犯者局部复发率高。根据三个经典随机对照研究，以上危险因素提示需要术后放射治疗。有淋巴结转移的前列腺癌，常提示存在微转移病灶，因此这些患者通常需要长程内分泌治疗。然而，多个回顾性的研究提示对于这些患者行挽救性放射治疗亦可获益，并且在长程内分泌治疗的基础上加盆腔放射治疗越来越被接受。术后 PSA 应降低到测不出，术后分期、PSA 及 Gleason 评分可预测生化失败率。

虽然根治术是局限期前列腺癌的主要治疗手段，但近些年来用于低危的前列腺癌的比例逐渐下降，而对于中高危前列腺癌的应用有所上升 [29]。手术会具有一定创伤，仅 50%～60% 的患者在接受保留自主神经的根治术后可恢复控制小便能力。30% 的患者则在术后 5 年仍存在漏尿或没有恢复控制小便能力，在经验丰富的医学中心，以上发生率能降低到 10%。1/3 以上有明确病灶的患者术后病理显示有包膜受侵，因此很难用手术根治。

有两项随机分组研究比较了前列腺癌根治术与观察的预后。这两项研究入组的患者年龄及分期均不同，结论也不同。

关于治疗方式的选择，既往一些回顾性或单臂的前瞻性的研究显示，尽管手术的预后优于其他治疗，但系统性分析的结果显示根治性手术和根治性放射治疗的疗效是一样的。前面提到的 ProtecT 研究即显示对于低危和无不良预后因素的高危前列腺癌，根治术和根治性放射治疗在 10 年的临床进展率、前列腺癌特异性死亡率及总生存率上无差异。

（三）放射治疗

外照射治疗和近距离放射治疗都是前列腺癌的放射治疗手段，外照射的常用技术是光子放射治疗，目前也有越来越多的中心开始使用质子放射治疗。近距离放射治疗则主要为永久性植入放射性粒子，也有一些中心使用高剂量率的后装放射治疗。

目前对于不同的放射治疗方式没有对比研究，回顾性数据显示，这些治疗手段疗效相同。

根治性外照射治疗的剂量为 64 ～ 70Gy，之后的一些剂量提升的随机分组研究数据显示，放射治疗剂量从 74Gy 提高到 80Gy，PSA 控制率可提高 10% ～ 15%。然而基于目前一类水平的研究数据，目前外照射的根治性剂量为 75.6Gy，1.8 ～ 2Gy/F。关于调强放射治疗和三维适形放射治疗的比较目前没有随机分组研究。图像引导的放射治疗使得放射治疗更加精确，摆位可重复性强，有助于提高疗效。

目前关于中等分割和大分割放射治疗的研究数据越来越多。中等分割放射治疗的有利点在于：方便患者、降低治疗成本、提高放射生物学效应[30]。在非剂量提升年代，2 项随机分组研究显示中等剂量分割模式带来较高的急性不良反应。然而这两项研究的缺点在于中等分割和常规分割组的 BED 均较低，同时多使用 2D 治疗技术。随后的几项随机分组研究证明了这两种分割模式在疗效和不良反应上无明显差异。这些研究采用了较高的等效生物学剂量，以及比较复杂的治疗方式。RTOG 0415 研究比较了低危前列腺癌接受 73.8Gy/1.8Gy 及 70Gy/2.5Gy

方案放射治疗的疗效及不良反应情况，中位随访 5.9 年后结果显示，中等剂量分割组在无病生存和 3 级胃肠道、泌尿系不良反应方面不劣于常规分割组。CHHiP trial（CRUK/06/016）研究采用了 60Gy/3Gy、57Gy/3Gy 及 74Gy/2Gy，入组患者为低危 – 高危前列腺癌患者。结果显示 60Gy/3Gy 组不劣于 74Gy/2Gy 组。≥ 2 级以上的急性期胃肠道反应前者较高，但晚期不良反应两组无差异。类似的研究还有加拿大的 PROFIT 研究[31] 及 HYPO 研究[32] 等。因此中等分割模式的放射治疗应用越来越多。根治术后中等分割放射治疗相关研究正在进行。

大分割放射治疗（SBRT）次数常为 1 ～ 5 次。多数研究采用的是 4 ～ 5 次，总剂量 33 ～ 50Gy 的方案，应用最多的是 36.25Gy/5F。早期的随访数据显示，其疾病控制和毒性在可接受范围，但最佳的剂量分割模式仍待探讨。此外，基于美国联邦医疗保险协会的研究，SBRT 在泌尿系毒性方面相对于普通 IMRT 可能较高。这项研究同时也表明 SBRT 在花费上明显低于 IMRT。RTOG 0938 研究比较了 36.25Gy/5F vs 51.6Gy/12F 两种分割模式，结果显示在生活质量及毒性反应方面两者无差异。总之，最优大分割治疗模式仍待进一步研究。

（四）近距离放射治疗

近距离放射治疗目前有两种方式，永久性粒子植入低剂量率放射治疗及 ^{192}Ir 后装放射治疗。美国近距离治疗学会推荐近距离放射治疗的指征为：IPSS 评分 ≤ 20，前列腺体积 ≤ 60cm^3，预期寿命长，未行 TRUP 手术、以往未行放射治疗、无肠炎病史。低危前列腺癌及高选择的中危前列腺癌患者可考虑单纯近距离治疗，具有不良病理因素的中危前列腺癌及高危前列腺癌患者则需联合外照射。

低剂量率放射治疗在高选择的患者疗效佳。长期随访的数据显示单纯的近距离治疗 15

年无生化失败生存低危者为 85.9%，高危者为 79.9%。与外照射联合时，12 年的无生化失败生存，中危者为 99%，高危者为 95%。^{125}I、^{103}Pd 和 ^{131}Cs 均可用于低剂量率近距离治疗（LDR）。植入的质量至关重要，常用 D_{90}（即 90% 腺体接受的最低剂量）来评价。一项多中心研究显示 $D_{90} < 130$Gy 及 ≥ 130Gy 时 8 年无生化失败生存率分别为 76% 和 93%。

以往高剂量率的近距离放射治疗，通常用于外照射的补量，RTOG 0321 研究采用外照射 45Gy 后高剂量率近距离治疗（HDR）19Gy/2F 补量，急性毒性在可接受范围。

目前尚无关于两种近距离治疗模式的随机对照研究。回顾性研究显示两者在疗效和不良反应上相似。无论哪种治疗方式，患者选择、治疗的质量、术者的专业水平同样影响预后。

（五）随访

根治性放射治疗后应 3 ～ 4 个月检测 PSA，一年后每半年检测 1 次直到满 5 年，后每年 1 次。直肠指诊也应每年 1 次。RTOG- 主动监测 TRO Phoenix 共识推荐生化复发的定义为：PSA 降低到最低值后升高 2ng/ml 以上[33]。这是目前的标准定义。对于近距离治疗，生化失败的定义仍为该定义，而其 48 个月时的水平与长期前列腺癌特异性死亡率密切相关。

根治性治疗后未发生生化失败者没有必要行重复的活检。生化失败后，符合以下条件的患者可考虑行挽救性局部治疗：$T_1 \sim T_2$，预期寿命＞10 年；当前 PSA ＜ 10ng/ml。这些患者应行活检、腹盆腔 CT/MRI、骨扫描及前列腺 MRI 检查。^{11}C- 胆碱 PET-CT 等检查可提高隐匿性转移灶的检出率，但目前这些新型的检查方式尚未成为标准的检查手段。当活检阳性而无远处转移征象时可考虑局部治疗，包括挽救性近距离治疗（如外照射为初始治疗手段）、挽救性前列腺切除术或冷冻手术，但相应的不良反应较大。

九、不同分层前列腺癌的治疗策略

（一）低危前列腺癌

几乎所有的前列腺癌治疗手段均适用于低危患者。可选择局部治疗，如根治性前列腺切除术、内照射、高剂量外照射，同时也可考虑积极监测，但应在充分考虑患者的预期寿命和治疗相关毒性反应对生活质量的影响后，与患者共同决定[34]。ProtecT 研究对疾病控制和毒性的结果有助于为该类患者提供治疗建议。内分泌治疗的缩瘤作用对提高内照射治疗的可能性并无帮助。仅行内分泌治疗而无局部治疗，也对低危者无临床获益。前列腺的放射治疗剂量可显著影响结局，生物等效剂量（BED）达 200Gy 可获得最佳结局。

（二）中危前列腺癌

中危前列腺癌患者的治疗方式选择差异较大（表 27-4）。部分高选择的预期寿命＜ 10 年的患者可考虑积极监测或等待观察。预期寿命较长者可选择根治性前列腺切除术、内照射或外照射放射治疗。单纯内照射治疗不应该常规推荐，但对无不良危险因素的中危患者可考虑。RTOG 0232 比较了 LDR 单纯内照射与 LDR 联合外照射，随访 6.7 年发现，联合外照射组的无进展生存并无明显提高，提示某些中危患者，可能不会从联合外照射中获益。相反地，CENDE-RT 试验比较了外照射联合内照射补量与单纯外照射，两组都接受了 12 个月内分泌治疗。结果表明，联合照射组 7 年生化控制率优于单纯外照射组。该结果与一些回顾性研究一致，但总生存率并无明显改善，且泌尿系毒性增加。

中危患者常在外照射基础上联合应用短程（4 ～ 6 个月）新辅助或同步内分泌治疗（促性腺激素释放激素类似物（GnRHa），尤其是有不良预后因素的中危患者。在非高剂量放射治疗时代，有三项随机研究表明辅以 4 ～ 6 个月内分泌治疗可提高生存5%～13%。目前规模最大的临床试验（RTOG 9408），共随机纳入1979名患者（55%中危，35%低危，10%高危），予单纯外照射（66.6Gy）对比外照射联合4个月内分泌治疗。结果表明，联合短疗程内分泌治疗组生存明显提高，该结果在中危患者组中更加显著。RTOG 9910对比了非高剂量放射治疗联合4个月或9个月内分泌治疗，结果表明，延长内分泌治疗时间并无明显获益[35]。

在高剂量放射治疗时代，内分泌治疗的作用尚不清楚。近期一项前列腺癌研究（prostate cancer study，PCS）发现剂量递增放射治疗联合短疗程内分泌治疗可提高PSA控制率和无病生存率，但总生存率无明显改善（结果尚未发表）。TROG 03.04 RADAR试验表明，高剂量放射治疗时代，将内分泌疗程由6个月延长到18个月可获益；但DART 01/05研究对比了放射治疗（≥76Gy，中位剂量78Gy）联合4个月或24个月内分泌治疗，尽管PSA控制率可明显提高，但两者总生存率并无改善。RTOG 0815（NCT00936390）目前正在评估短程内分泌治疗是否获益。在目前进行的一些临床试验结果发表之前，可参考穿刺活检阳性率和主要Gleason评分对中危者进行危险分层。激素抑制治疗可有效减小90%以上前列腺癌患者的前列腺体积。放射治疗前行肿瘤缩瘤治疗可有效提高局部控制的可能，并减小放射治疗剂量。此外，2年的活检数据显示，相比单纯行外照射者，联合内分泌治疗可显著降低穿刺阳性率[36]。

有流行病学研究表明，应用内分泌治疗与心肌梗死发生有关。也有一些研究表明，联合内分泌治疗会提高糖尿病事件风险及心血管疾病发病率/死亡率，但RTOG 9408研究亚组分析显示，心脏相关死亡率并无明显提高。RTOG 0815根据ACE-27并发症评分将患者进行分层，我们期待将会获得更明确的答案（NCT00936390）。

（三）高危前列腺癌

相较于低危与中危患者，高危者预后较差。幸运的是，其中仅有约5%的患者为T_3或T_4期。高危或局部进展期患者推荐根治性手术治疗（有选择的病例）或外照射（表27-4）。

有较强的证据表明，高危患者应选择外照射联合内分泌治疗。非剂量递增时代，多项临床研究表明，28～36个月内分泌治疗优于短疗程治疗。DART 01/05试验表明，高危患者接受放射治疗剂量≥76Gy（中位剂量78Gy）的前提下，行28个月内分泌治疗较4个月者可有生存获益。

鉴于高危患者转移风险较高，一些研究正在评估局部进展期患者局部治疗的作用。两项随机试验对比了单纯长程内分泌治疗或联合外照射放射治疗，结果显示，联合放射治疗组可有8%～10%的生存获益。因此，对高危局部进展期患者，随机研究证据支持放射治疗联合长程（28～36个月）内分泌治疗可有明显生存优势。

PCS Ⅳ研究对比了非高剂量放射治疗时代应用36个月或18个月内分泌治疗，中位随访6.5年后发现，延长内分泌治疗时间在生化控制、前列腺癌特异死亡率及总生存率方面无明显差异[37]。在该研究的后续随访中，也可能会发现在高危患者中内分泌治疗的作用会有所改变。此外，对高危前列腺癌患者中预后较好组，如T_{3-4}期或Gleason评分8～10分者，可能需要的长程内分泌治疗持续时间不同。

高危患者除前列腺及精囊部位放射治疗外，盆腔淋巴引流区是否放射治疗仍存在争议。由于患者放射治疗时淋巴结的病理状态未知（NX），因此一些研究推荐在盆腔淋巴结转移风险＞15%时可考虑放射治疗。然而，三项随机研究表明行全盆腔放射治疗无明显获益，但这些研究也存在局限性，如放射治疗技术老旧、放射治疗野设计问题、前列腺放射治疗剂量偏低、数据分析的说服力差等。目前笔者的经验是，高危前列腺癌患者淋巴结区是否放射治疗应考虑高危因素的个数、并发症及患者年龄。RTOG 0924（NCT02673190）正在对比长程内分泌治疗联合高剂量放射治疗（前列腺 + 精囊）中，行或不行盆腔淋巴结照射以评估前列腺癌治疗中盆腔放射治疗的作用。

高危前列腺癌患者的主要治疗中化疗的作用在不断演变。一项随机试验（RTOG 0521）评估了长程内分泌治疗联合 75.6Gy 的外照射后，加或不加 6 周期多西他赛化学治疗的作用。中位随访 5.5 年后，化学治疗组患者 4 年总生存率更高（93% vs 89%）。随着随访时间的延长，这些研究结论可能极大地改变高危患者的治疗方式。此外，目前也有一些临床试验评估其他内分泌治疗药物的作用，如恩杂鲁胺（Enzalutamide）及阿比特龙（Abiraterone）。

尽管存在高危因素，一些患者仍会选择手术。若无周围器官的粘连、固定，可考虑行根治性前列腺切除联合淋巴结清扫术，但大多数患者不再适合行保留自主神经手术，因此可能有严重的勃起功能障碍。此外，该组患者术后仍应行放射治疗，因此将会使得患者的手术及放射治疗的毒性作用叠加。

（四）辅助 / 挽救性放射治疗

辅助放射治疗适应证为 T_3 以上、切缘阳性。3 项大型随机分组研究显示 60 ～ 65Gy 的术后辅助放射治疗可提高无生化失败生存及潜在的影响总生存。SWOG8794 研究纳入了 pT_3 及切缘阳性的患者，长期随访结果显示可提高总生存及无远处转移生存。EORTC22911 和 ARO 96-02/AUO AP 09/95 研究有相同的结论。基于以上几项研究，ASTRO/AUA 指南给出了术后辅助放射治疗的明确推荐[38]。但有趣的是，NCDB 数据库的数据显示前列腺癌根治术后放射治疗的比例由 2005 年的 9.1% 降到了 2011 年的 7.3%。

然而 ARO 96-02 研究中规定术后 PSA 应为测不出，而 SWOG 和 EORTC 研究术后 PSA > 0.2ng/ml。同时 SWOG 研究中，在观察组中，41% 的患者做了挽救性的放射治疗。提示挽救性放射治疗开始较晚。在临床实践中，不立即行术后辅助放射治疗者应行密切的 PSA 的检测，即使绝对值在较低水平，当 PSA 上升时应立即治疗（成为早期挽救性治疗）。目前，尚无关于辅助放射治疗和早期挽救性放射治疗的随机研究结果公布，作者期待针对此类问题的 RAVES 和 RADICALS（NCT00860652、NCT00541047）研究结果。

术后挽救性放射治疗证据充分。该部分患者有机会临床治愈，但有赖于分期、术后切缘情况和 PSA 水平。目前有一些列表图预测术后哪些患者适合行挽救性放射治疗。挽救性放射治疗的患者，PSA 每升高 0.1ng/ml，其生化控制率下降 2.6%。放射治疗剂量每提高 1Gy（60 ～ 70Gy），生化控制率提高 2%。同时，术后挽救性放射治疗的非常规分割模式研究正在进行。

对于术后放射治疗的盆腔照射联合内分泌治疗的作用尚不明确。回顾性数据显示高危患者行盆腔放射治疗可获益。RTOG8531 研究的亚组分析显示挽救性放射治疗中部分患者使用内分泌治疗可获益。RTOG9601 的数据显示部分患者挽救性放射治疗联合 2 年比卡鲁胺治疗可降低远处转移率，提高生存。亚组分析显示获益最大的是挽救性放射治疗前 PSA 在 0.7 ～ 4ng/ml 者、切缘阳性者、Gleason 评分 ≥ 7 者。目前的临床实践多使用 4 ～ 6 个月的 GnRH 拮抗药（亮丙瑞林、戈舍瑞林），一些机构也使用较长时间的内分泌治疗。GETUG-AFU16 研究分析了术后 PSA < 0.1ng/ml 且升高至 0.2 ～ 2ng/ml 者，使用或不使用 6 个月的戈舍瑞林治疗。5 年的随访数据显示使用戈舍瑞林提高了无生化复发生存，不良反应并未提高[39]，但需要更长时间的随访。RTOG0534 研究对比了挽救性放射治疗照射前列腺床加或不加盆腔淋巴引流区的疗效，以及使用

或不使用内分泌治疗的疗效，期待研究结果的发表（NCT00567580）。

（五）淋巴结转移性前列腺癌

以往对于淋巴结转移的前列腺癌其预后往往较差，这种情况在目前 PSA 筛查的普及（降低瘤负荷）、放射治疗技术进步及放射治疗剂量提高、多学科治疗的应用而有所改善[40]。即使淋巴结转移后，盆腔放射治疗和长程的内分泌治疗仍有可能根治这部分患者。目前尚无随机分组研究比较淋巴结转移性前列腺癌外照射联合或不联合内分泌治疗的结果。亚组分析显示 N1 者在放射治疗的基础上联合内分泌治疗可获益。目前也尚无内分泌治疗联合或不联合放射治疗的结果。SEER 数据库和 NCDB 数据库均显示加放射治疗可获益。目前外照射（包括转移淋巴结的放射治疗）联合长程的内分泌治疗是标准治疗手段。一项意大利的研究显示，病理淋巴结转移者，内分泌治疗的基础上加放射治疗可使患者获益。

（六）转移性前列腺癌

内分泌治疗是转移性前列腺癌的主要治疗方式。内分泌治疗后 90% 的患者症状可改善，PSA 常可降低至正常水平并持续 18～24 个月。然而几乎所有患者都会发展为去势抵抗性前列腺癌（CRPC），随后改为效果更强的内分泌治疗药物如阿比特龙或恩杂鲁胺，或使用化学治疗药物（卡巴他赛或多西他赛）或免疫治疗等。一项关于间歇性内分泌治疗的随机对照研究显示间歇性内分泌治疗可改善患者生活质量，但该研究未能证明间歇性内分泌治疗的非劣效性[40]。相反的 CHAARTED 研究显示新诊断转移性前列腺癌并且肿瘤负荷较大的患者立即使用多西他赛化学治疗可提高 14 个月的总生存。STAMPEDE 研究也有相似的结论。因此，早期使用化学治疗可能使该类患者获益，相似的研究正在进行中。

骨转移者骨髓受侵所导致的骨痛和贫血引起的疲劳较为常见。单次 8Gy 的外照射可使 2/3 的非椎体转移的骨转移患者疼痛缓解，多数研究显示进一步增加放射治疗剂量无益。ASTRO 推荐给予不超过 10 次的放射治疗，如果允许则给予单次 8Gy 方案。

如骨转移数目较多，疼痛弥散，止疼药物无法控制患者疼痛时，可考虑使用放射性核素如 ^{89}Sr、^{153}Sm 或者目前使用较多的 ^{223}Ra 进行全身性治疗。研究显示使用 ^{89}Sr 的患者中 1/3 的患者的疼痛可获得客观缓解，中位缓解时间是 4～5 个月。而使用该治疗手段后，骨髓抑制尤其是血细胞减少常较严重。因此对于弥漫性的骨髓受侵且血细胞下降的患者，不适宜使用全身性的放射性核素治疗。由于 ^{89}Sr 在尿液中浓聚，因此不适于尿失禁的患者。

ALSYMPCA 研究比较了 CRPC 患者使用 ^{223}Ra 二氯化物（商品名 Xofigo）和安慰剂的疗效。该研究由于明显的生存获益以及延长了骨事件发生时间而提前终止。而且对于使用过 ^{223}Ra 治疗后的患者，局部再接受外照射安全性好。血液学毒性是 ^{223}Ra 的主要毒性反应。

外照射也可以用于缓解肿大淋巴结所致的各种压迫症状。如盆腔或主动脉旁淋巴结转移所致下肢水肿时，使用 40～44Gy，单次 2Gy 的外照射治疗可缓解。

（七）寡转移前列腺癌

目前认为较为激进的局部治疗可以提高寡转移患者的总生存并且可能治愈高选择的患者[41]。类似的病例见于肉瘤肺转移切除及结直肠癌肝转移切除术后的患者。一些研究显示前列腺癌患者骨转移、淋巴结转移及内脏转移灶接受 SBRT 治疗后疗效较好。目前 SBRT 的最佳剂量及分割模式还未明确。多数给予 25～60Gy，3～5 次的照射。

因此，较为激进的局部治疗如手术切除或 SBRT，正在转移性前列腺癌患者中逐渐应用。

然而至今还没有随机分组研究显示局部治疗是否可获益。NRG Oncology BR001（NCT02206334）I 期研究正在进行，该研究旨在评估乳腺癌、肺癌、前列腺癌转移者使用 2～4 次 SBRT 治疗的疗效。比利时的 STOMP 研究（NCT01558427）为随机分组研究，比较根治性治疗后采用手术或放射治疗 ≤ 3 个转移灶，以及观察的疗效差别。

（八）根治性放射治疗后生化复发的前列腺癌

根治性外照射或近距离治疗后生化复发患者的治疗具有一定的挑战性。生化复发后至前列腺癌相关死亡的中位时间为 8～10 年，如此长的生存时间内，一些患者可能因为其他原因死亡。因此预期寿命、伴随疾病、PSA 倍增时间及 PSA 绝对值、胃肠道及泌尿系功能，以及患者的意愿是决定姑息或挽救性放射治疗的重要因素。

标准的姑息性治疗手段为内分泌治疗。目的是延缓肿瘤引起的并发症 / 死亡，同时需要考虑内分泌治疗对生活质量的影响。以往患者姑息性的采用连续性的内分泌治疗。一项随机分组研究比较了外照射后生化复发患者采用连续的内分泌治疗及间歇性内分泌治疗的效果，结果显示尽管间歇性内分泌治疗不劣于持续性内分泌治疗，对于 Gleason 评分 8～10 的亚组，间歇性内分泌治疗可能导致生存期下降[42]。

对于泌尿系功能较好、预期寿命长、初诊和复发后预后相对较好的患者可考虑行挽救性的根治性局部治疗手段。但需要注意挽救性治疗的治愈性相对较低且带来较大的毒性反应发生率。挽救性的治疗手段包括前列腺根治术、近距离治疗、高强度聚焦超声（HIFU）或冷冻治疗。

十、放射治疗技术

根治性治疗所采用的放射治疗技术主要有：高能 X 线的外照射治疗、低剂量率（LDR）或高剂量率（HDR）近距离治疗。放射治疗计划和放射治疗技术的进步使得高剂量放射治疗成为可能。术后放射治疗或肿瘤侵出前列腺时，最常用外照射治疗。

（一）根治性外照射

在前列腺癌的放射治疗方面 IMRT 技术已经取代了 3DCRT 技术。IGRT 技术的应用使得前列腺癌的治疗更加精准，并进一步提高了疗效。关于保证摆位准确性的方式较多，目前尚无最佳的方法。一些中心使用植入金标的方式，放射治疗时采用 kV 级正交 X 线或者 CBCT 对金标进行配准。也有中心直接使用 CBCT。另外还有使用电磁发射器检测分次间和分次内器官运动。

对于金标的植入，一般采用经会阴或经直肠的方式。目前还有一些中心在直肠和前列腺之间植入可吸收的水凝胶用于隔开前列腺和直肠，以降低直肠受量。有多中心随机分组研究显示植入该水凝胶可降低晚期直肠不良反应。但由于现代放射治疗技术已达到降低直肠晚期毒性发生率的效果，因此也有很多中心不使用该凝胶。

模拟定位时患者为仰卧位，一些中心使用内含 40～60ml 的直肠水球来保证直肠和前列腺的相对位置的稳定性，或使用灌肠剂等。一些中心会要求患者充盈膀胱，旨在将肠道隔离，并使得前列腺位置固定。还有中心在 CT 模拟定位时采用逆行尿路造影以协助辨别前列腺尖部。

靶区勾画需勾画前列腺、精囊、膀胱、直肠和股骨头。MRI 图像可协助靶区勾画。勾画时需特别注意前列腺尖部、前壁、底部，这些位置在 CT 上不容易辨别。盆腔淋巴结引流区在需要照射时也应勾画。

IMRT 是目前标准的放射治疗技术。目前有两种模式：静态调强及动态旋转调强（VMAT）。VMAT 治疗时间短、更少的跳数、剂量分布好，因此逐渐在前列腺中广泛应用。VMAT 计划见图 27-2。需注意避免设计后方照射野，因治疗床的补偿作用可导致皮肤受累增高。

目前对于根治性放射治疗的最佳剂量和分割模式尚无标准，多数采用高剂量放射治疗，即 ≥ 74Gy。常规分割时给予 79.2Gy/1.8Gy 或 78Gy/2Gy。中等分割通常为 70Gy/2.5Gy 或 60Gy/3Gy。

一些中心对于低危前列腺癌患者仅照射前列腺而不照射精囊。精囊的照射可参考病理学精囊腺的长度，多数中心对于中高危前列腺癌要照射 1 ~ 2cm 的精囊，也有中心对于高危患者照射全部精囊。

PTV 外放距离应基于各个中心的 IGRT 数据。通常前列腺及精囊三维方向外放 5 ~ 10mm。也有中心采用更小的外扩边界。对于一般情况差、胃肠道及泌尿系功能差的患者应缩小照射范围。

（二）SBRT

SBRT 计划设计的流程与常规的 EBRT 相同。放射治疗靶区往往也相同。但 SBRT 常不照射盆腔淋巴引流区。需使用 IGRT 和较小的 PTV 外放边界。每次治疗通常间隔 72 ~ 96h。

（三）粒子线治疗

带电粒子如质子和 ^{12}C 粒子在 1970 年即开始用于治疗局限期前列腺癌，由于其剂量学分布好而具有明显优势。光子线通常表面剂量较高，且在入射途径上释放能量，粒子线进入体内时剂量较低，在特定的深度释放其能量。目前有两种技术：被动散射技术和笔形波束扫描技术。以往多数采用的是被动散射技术，而笔形波束技术则可实现质子调强治疗（intensity-modulated proton therapy，IMPT），目前在临床上逐渐推广。

研究显示使用光子线和质子线联合治疗以提高放射治疗剂量带来了生化控制的获益。质子治疗在模拟定位上与 IMRT 类似，常需使用 kV 级图像及金标引导。隔日进行左右两侧野照射，侧野照射使得膀胱和直肠剂量降低。一些中心已经开始探索术后行质子治疗。

目前，质子治疗前列腺癌的长期疗效尚有争议。多数前瞻性研究数据都来自于单中心，随访时间短。这些研究结果显示在疾病控制和毒性反应上，质子治疗和光子治疗相比并无明显优势。一项关于 3DCRT、IMRT 和质子治疗的研究显示，IMRT 和 3DCRT 在早期急性肠道不良反应方面劣于质子治疗，但长时间随访后，两者在胃肠道和泌尿系不良反应方面未显示差异。SEER 数据库的研究显示，质子治疗的胃肠道并发症反而高

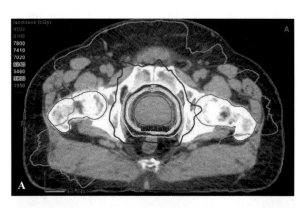
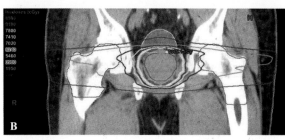
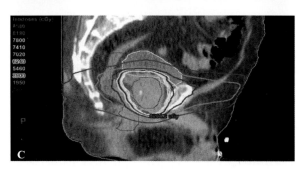

▲ 图 27-2 中危前列腺癌 VMAT 放射治疗计划，处方剂量 78Gy

轴位（A）、冠状面（B）和矢状面（C）图像显示，临床靶体积（CTV）为红色，计划靶体积（PTV）为绿色（此图的彩色版本见书中彩图页）

于 3DCRT 和 IMRT。另一项研究显示质子治疗在 6 个月的泌尿系不良反应方面优于 IMRT，但一年后两者无差异[43]。

以上研究多使用的是被动散射技术，期待未来 IMPT 数据。PARTIQoL 研究比较了局限期前列腺癌高剂量 IMRT 和质子治疗疗效，希望得出更多信息。

碳离子治疗在欧洲和日本局限期前列腺癌中也有所应用，但尚需长时间的随访数据

（四）前列腺癌近距离治疗

近距离治疗对于前列腺癌是另一个选择，可行单纯近距离治疗，也可为外照射补量。高剂量率（HDR）和低剂量率（LDR）技术都有应用，HDR 技术在美国应用率有所增长，但目前尚无随机对照研究对比单纯 HDR 近距离放射治疗及其他治疗手段的数据。

LDR 近距离治疗通常采用 125I 放射性粒子。在低危及预后较好的中危前列腺癌患者中，可作为单一治疗手段。但由于临床不良中危和高危前列腺癌可能存在病理上的包膜受侵或精囊受侵，因此未常规推荐。对于这类患者，近距离治疗常作为外照射后的补量。125I 为低能（28keV）同位素，半衰期是 59.4d。103Pd 半衰期为 17d，131Cs 在一些中心也有应用。125I 的处方剂量常为 145Gy，103Pd 为 125Gy。当用于外照射 45 ～ 50.5Gy 后的补量时，则分别为 110Gy 和 100Gy。通常在外照射几周后行粒子植入补量。

计划设计有两种方式：放射治疗前计划设计及术中计划设计。计划图像用于计算最佳粒子分布及实现的处方剂量。多数计划使用 50 ～ 100 个粒子，20 ～ 30 针，每针含 1 ～ 5 个粒子。典型的剂量分布见图 27-3。

近距离治疗在手术室实施，需行全身麻醉或腰麻。患者体位与计划设计前的体位一致，会阴区需要消毒。超声探头伸入直肠采集图像，之后固定探头，将含有 125I 粒子的针通过会阴插入前

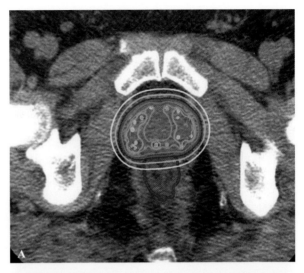

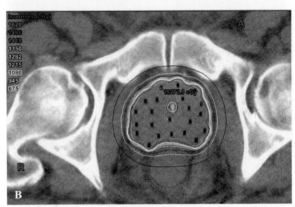

▲ 图 27-3　典型的剂量分布

使用 LDR（A）和 HDR 近距离放疗（B）的典型剂量分布图（此图的彩色版本见书中彩图页）

列腺，粒子从前列腺底部到尖部纵向植入。术后 1 个月行 CT 评估最终的剂量。

术中计划的最大不同是术前不需要评估前列腺的大小。在术中进行评估，随后获取经直肠超声（TRUS）图像并生成计划。

HDR 近距离治疗与 LDR 有些类似的方面，但也有本质的不同。一般不需要做前列腺体积评估，同时也不需要做治疗前的计划，而是经直肠超声引导下插入 14 ～ 22 根左右施源针至整个前列腺。行膀胱镜检查可评估施源针是否误插入膀胱。施源器插入后，进行基于超声或 CT 图像的计划，由医师确认放射治疗靶区，通常为前列

腺 ± 精囊。一些中心将 CTV 外扩几毫米作为 PTV（图 27-3）。

计划完成后接通 ^{192}Ir 治疗机进行后装治疗，治疗结束后将施源针移除。在剂量方面，有多种处方剂量、分割模式及后装模式。加量多数采用 5.5 ～ 6.3Gy×3F，9 ～ 10Gy×2F，15Gy×1F。单纯后装治疗时采用 6.5 ～ 7.25Gy×6F，9.5Gy×4F，13 ～ 13.5Gy×2F。当作为联合外照射的补量时，可在外照射前后 2 周左右实施。

（五）术后放射治疗

前列腺癌根治术后放射治疗有辅助放射治疗和挽救放射治疗两种。最佳治疗时机目前尚无定论。当存在不良病理因素如精囊受侵、包膜外侵或切缘阳性时，可考虑行辅助放射治疗，以消灭瘤床区残余病灶。无不良病理因素时则可随访至出现复发时再行放射治疗。

辅助放射治疗往往在术后 4 个月后进行，以待排尿功能恢复。定位方式同根治性放射治疗。一些中心使用尿道造影、金属标记及直肠水囊辅助定位，但并非必须。靶区包括膀胱尿道吻合口、残余精囊、膀胱颈、膀胱后壁及直肠前组织。危及器官包括直肠、膀胱、股骨头。剂量通常为：辅助放射治疗 64 ～ 66Gy，挽救性放射治疗 66 ～ 70Gy，使用 IMRT 技术（图 27-4），术后放射治疗靶区及正常器官有相关图谱可参考。盆腔淋巴结转移风险较高时，给予盆腔 45 ～ 50.4Gy 的照射。关于照射盆腔，仅一个研究显示对于高危患者照射盆腔可改善其无生化复发生存。

RTOG 9601 研究显示挽救性放射治疗联合 2 年比卡鲁胺可带来生存获益，GETUG-AFU 16 研究显示联合 6 个月内分泌治疗可提高 PFS。通常挽救性放射治疗联合内分泌治疗 6 个月戈那瑞林（GnRH）。目前尚无明确的获益患者亚组群体，在 RTOG 9601 研究中，放射治疗前 PSA 为 0.7 ～ 4ng/ml、切缘阳性、Gleason 评分 7 ～ 10

的亚组因联合 ADT 获益。

RTOG 0534 将研究照射前列腺床 ± 盆腔照射 ±4 ～ 6 个月 ADT 在挽救性放射治疗中的疗效差异，期待其结果的发表。

十一、放射治疗相关不良反应

外照射治疗的不良反应包括疲劳、尿频、尿流变细、排尿困难、腹泻、直肠出血。有一半的

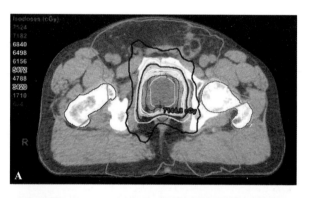

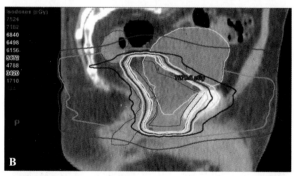

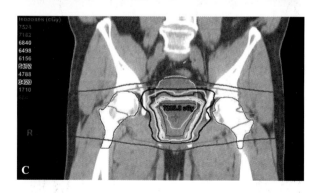

▲ 图 27-4 A~C. 术后放射治疗等剂量曲线（VMAT 技术）示例

红色线为 CTV，绿色线是 PTV；A. 轴位图像；B. 矢状位图像；C. 冠状位图像（此图的彩色版本见书中彩图页）

前列腺癌患者可出现以上症状，但均可缓解，如改善饮食增加营养，使用抗胆碱能药物减少膀胱刺激和增加容量，α受体拮抗药或 5α- 还原酶抑制药改善尿路梗阻症状，抗炎药治疗前列腺炎，类固醇类栓剂肛塞治疗等。

PROST-QA 前瞻性研究通过患者自我报告的生活质量数据，报道了外照射、近距离放射治疗及根治术后的急性和晚期不良反应。该研究中位随访 2.5 年，外照射和近距离放射治疗 2 年后出现尿流变细的发生率分别为 10% 和 11%；血尿发生率分别为 1% 和 5%；需要使用尿垫的患者比例为 5% 和 8%；胃肠道反应发生率为 11% 和 8%；大便带血发生率为 < 1% 和 3%。外照射及近距离放射治疗组中 1% 的患者出现了血尿。接受外照射和近距离放射治疗的患者基线勃起功能差（52% 和 30%），2 年后其发生率分别为 60% 和 51%。放射治疗前前列腺体积大与治疗后较差的泌尿系不良反应相关。PCOS 研究是一项基于人群的队列研究，自 20 世纪 90 年代起随访 15 年。接受手术的患者 2 年及 5 年时发生泌尿系不良反应及勃起功能障碍者较放射治疗组多。但 15 年后两组无差异。同样，放射治疗组患者肠道不良反应发生率高，但 15 年后两组无差异。

ProtecT 研究也报道了接受主动监测、根治术和外照射的患者 6 年生活质量数据。与主动监测和外照射相比，手术组的泌尿系不良反应发生率在任何一个时间点均高，主动监测组和外照射组无差异。6 个月时 46% 的手术组患者、4% 主动监测组患者和 5% 外照射组患者需使用尿垫。6 年后其发生率分别为 17%、8% 和 4%。6 个月时外照射组下尿路症状较重，但 1 年及以后三组无差异。胃肠道功能方面，手术组及主动监测组无胃肠道功能下降。外照射组胃肠道评分略差，尤其是在 6 个月时。此外，外照射组 2 年后大便带血发生率高。由于该研究中使用的是 3DCRT 技术，使用 IMRT 技术后以上情况可能可以得到

改善。总体生活质量数据在三组中无差异。这些数据有助于患者及医生选择合适的治疗方式。

其他不良反应包括骨盆骨折，这种情况并不常见。放射治疗导致的第二原发肿瘤发生情况目前尚存在争议，该情况非常罕见，绝对风险增加不超过 1%。

外照射剂量提升是否导致毒性增加也存在争议。一项关于 70Gy 及 78Gy 剂量对比的研究显示，78Gy 组患者 6 年时 2 级及以上的直肠毒性发生率由 12% 增加到 26%[44]。膀胱并发症发生率两组无差异。另一项患者自我报告的生活质量数据显示提高放射治疗剂量并未增加胃肠道、泌尿系及性功能副作用的风险。

IMRT 和 IGRT 使得治疗的精确性提高，直肠与膀胱的受量降低。现代技术条件下，直肠危及器官限量常为 V70 < 15% ～ 20%，直肠毒性得到了有效降低。在前列腺直肠之间注入可吸收聚乙二醇凝胶的随机对照研究显示，该凝胶的注入可有效降低直肠毒性。

有研究显示患者自身因素如糖尿病、吸烟，以及抗凝血药的使用也增加不良反应。活动性肠炎者发生胃肠道不良反应比例高。磷酸二酯酶抑制药（西地那非和他达拉非）可在一定程度上改善外照射引起的勃起功能障碍。然而，RTOG 0831 研究评估了使用 24 个月他达拉非药物的疗效，并未发现该药物可以改善勃起功能障碍。

组织间插植近距离治疗者具有其独特的不良反应。第一周时，多数患者会发生排尿困难、尿频、血尿，以及尿流变细。2 ～ 3 周时将出现放射治疗导致的前列腺炎，同样可造成尿频和排尿困难。如果前列腺进一步肿大，则可能发生尿路梗阻。一些患者可能发生急性尿潴留。必要时可留置尿管。通常近距离治疗导致的不良反应发生率低于根治术[45]。

IPSS 评分、大体积前列腺、较高的 D_{90}、年龄及严重的急性不良反应与晚期不良反应相关。HDR 研究的随访时间比 LDR 短，目前来看两者

毒性反应无差异。外照射联合近距离治疗补量
（LDR 或 HDR）后泌尿系毒性升高。CENDE-RT 研究比较了单纯的外照射或外照射联合近距离补量的毒性反应，后者尿道狭窄发生率高。关于 HDR 补量的回顾性研究也有同样结果。

前瞻性研究的汇总分析显示采用 SBRT 技术与近距离放射治疗技术毒性反应相同。关于 SBRT 客观真实的毒性反应需长期随机分组研究来发现，期待 RTOG 0938 研究来证实。目前关于质子治疗在长期不良反应的优势尚无数据。单中心的数据显示急性胃肠道反应降低，但晚期不良反应未见明显改善。SEER 数据库分析显示晚期的胃肠道毒性反而升高[46]。另一项研究显示泌尿系急性反应降低，但晚期反应未改善[47]。PARTIQoL 研究将报道相关数据（NCT01617161）。

根治术后放射治疗方面，在剂量为 64～70Gy 时，长期的并发症相对较低。SWOG 8794 研究显示术后辅助放射治疗组肠道功能障碍发生率高于术后观察组，但随着时间的延长该反应降低。然而，术后辅助放射治疗增加了短期和长期的泌尿系不良反应。有趣的是，术后辅助放射治疗者总体的健康相关的生活质量下降，而 5 年后其生活质量评分反而高于单纯手术组，可能与焦虑及复发率增高及挽救性内分泌治疗使用的增加有关[48]。该研究中术后辅助放射治疗未增加勃起功能障碍发生率。

十二、结论

前列腺癌对于放射治疗医师来说是一类非常复杂的肿瘤，同时也是最需要放射治疗医师参与的一类肿瘤。本章节列举了目前前列腺癌在筛查、诊断、影像学、治疗及生活质量方面的最新进展，着重讨论了放射治疗的有关内容。

近年来前列腺癌的进展主要体现在剂量提升、图像学引导、精确计划和治疗等方面。目前最合适的剂量和分割模式尚未确定，根治性放射治疗和术后放射治疗采用中等分割剂量还是大分割剂量方案也在研究中。近距离治疗的疗效也在深入研究。LDR 和 HDR 在前列腺癌根治性治疗的作用及补量作用也将逐渐被阐明。当前正在招募的及即将完成的临床研究将进一步对患者进行危险分层，明确内分泌治疗适应证和使用时间。放射治疗在转移或寡转移前列腺癌患者中的作用有待进一步明确。

参考文献

[1] Siegel, R., Miller, K., Jemal, A. (2017) Cancer Statistics 2017. *CA Cancer J. Clin.*, 67, 7–30.

[2] Howlader, N., Noone, A.M., Krapcho, M., *et al.* SEER Cancer Statistics Review, 1975–2012. Available at: http://seer.cancer.gov/csr/1975 2012/, based on November 2014 SEER data submission, posted on the SEER web site, April 2015.

[3] Hoffman, R.M. (2011) Screening for prostate cancer. *N. Engl. J. Med.*, 365 (21), 2013–2019.

[4] Hayes, J.H., Barry, M.J. (2014) Screening for prostate cancer with the prostate specific antigen test. *JAMA*, 311 (11), 1143.

[5] Cooperberg, M.R., Broering, J.M., Carroll, P.R. (2010) Time trends and local variation in primary treatment of localized prostate cancer. *J. Clin. Oncol.*, 28 (7), 1117–1123.

[6] Torre, L., Bray, F., Siegel, R.L., Ferlay, J., Lortet-tieulent, J., Jemal, A. (2015) Global Cancer Statistics. CA Cancer *J. Clin.*, 65 (2), 87–108.

[7] Grönberg, H. (2003) Prostate cancer epidemiology. *Lancet*, 361 (9360), 859–864.

[8] Shimizu, H., Ross, R.K., Bernstein, L., Yatani, R., Henderson, B.E., Mack, T.M. (1991) Cancers of the prostate and breast among Japanese and white immigrants in Los Angeles County. *Br. J Cancer*, 63 (6), 963–966.

[9] Sundi, D., Ross, A.E., Humphreys, E.B., *et al.* (2013) African American men with very low-risk prostate cancer exhibit adverse oncologic outcomes after radical prostatectomy: should active surveillance still be an option for them? *J. Clin. Oncol.*, 31 (24), 2991–2997.

[10] Sakr, W.A., Haas, G.P., Cassin, B.F., Pontes, J.E., Crissman, J.D. (1993) The frequency of carcinoma and intraepithelial neoplasia of the prostate in young male patients. *J Urol.*, 150 (2 Pt 1), 379–385.

[11] Wynder, E.L., Mabuchi, K., Whitmore, W.F. (1971) Epidemiology of cancer of the prostate. *Cancer*, 28 (2), 344–360.

[12] Gronberg, H., Isaacs, S.D., Smith, J.R., *et al.* (1997) Characteristics of prostate cancer in families potentially linked to the hereditary prostate cancer 1 (HPC1) locus. *JAMA*, 278 (15), 1251–1255.

[13] Bruner, D.W., Moore, D., Parlanti, A., Dorgan, J., Engstrom, P. (2003) Relative risk of prostate cancer for men with affected relatives: systematic review and meta-analysis. *Int. J. Cancer*, 107 (5), 797–803.

[14] Steinberg, G.D., Carter, B.S., Beaty, T.H., Childs, B., Walsh, P.C. (1990) Family history and the risk of prostate cancer. *Prostate*, 17 (4), 337–347.

[15] Zheng, S.L., Sun, J.,Wiklund, F., *et al.* (2008) Cumulative association of five genetic variants with prostate cancer.*N. Engl. J. Med.*, 358 (9), 910–919.

[16] Leongamornlert, D., Mahmud, N., Tymrakiewicz, M., *et al.* (2012) Germline BRCA1 mutations increase prostate cancer risk. *Br. J Cancer*, 106 (10), 1697–1701.

[17] Hickey, K., Do, K.A., Green, A. (2001) Smoking and prostate cancer. *Epidemiol. Rev.*, 23 (1), 115–125.

[18] Rota, M., Scotti, L., Turati, F., *et al.* (2012) Alcohol consumption and prostate cancer risk: a meta-analysis of the dose–risk relation. *Eur. J. Cancer Prev.*, 21 (4), 350–359.

[19] Kenfield, S.A., Meir, J., Stampfer, P.H., Chan, J.M., Giovannucci, E. (2011) Smoking and prostate cancer survival and recurrence. *JAMA*, 305 (24), 2548–2555.

[20] Wilson, K.M., Kasperzyk, J.L., Rider, J.R., *et al.* (2011) Coffee consumption and prostate cancer risk and progression in the Health Professionals Follow-up Study. *J. Natl Cancer Inst.*, 103 (11), 876–884.

[21] van Die, M.D., Bone, K.M.,Williams, S.G., Pirotta, M.V. (2014) Soy and soy isoflavones in prostate cancer: a systematic review and meta-analysis of randomized controlled trials. *Br. J. Urol. Int.*, 113 (5b), E119–E130.

[22] Ahonen, M.H., Tenkanen, L., Teppo, L., Hakama, M., Tuohimaa, P. (2000) Prostate cancer risk and prediagnostic serum 25-hydroxyvitamin D levels (Finland). *Cancer Causes Control*, 11 (9), 847–852.

[23] Ahn, J., Peters, U., Albanes, D., *et al.* (2008) Serum vitamin D concentration and prostate cancer risk: a nested case-control study. *J. Natl Cancer Inst.*, 100 (11), 796–804.

[24] Lippman, S.M., Klein, E.A., Goodman, P.J., *et al.* (2009) Effect of selenium and vitamin E on risk of prostate cancer and other cancers: The selenium and vitamin E cancer prevention trial (select). *JAMA*, 301 (1), 39–51.

[25] Kavanaugh, C.J., Trumbo, P.R., Ellwood, K.C. (2007) The U.S. Food and Drug Administration's evidence-based review for qualified health claims: tomatoes, lycopene, and cancer. *J. Natl Cancer Inst.*, 99 (14), 1074–1085.

[26] Sporn, M.B., Liby, K.T. (2013) Is lycopene an effective agent for preventing prostate cancer? *Cancer Prev. Res.*, 6 (5), 384–386.

[27] MacInnis, R.J., English, D.R. (2006) Body size and composition and prostate cancer risk: systematic review and meta-regression analysis. *Cancer Causes Control*, 17 (8), 989–1003.

[28] Calle, E.E., Rodriguez, C.,Walker-Thurmond, K., Thun, M.J. (2003) Overweight, obesity, and mortality from cancer in a prospectively studied cohort of U.S. adults.*N. Engl. J. Med.*, 348 (17), 1625–1638.

[29] Wright, M.E., Chang, S.C., Schatzkin, A., *et al.* (2007) Prospective study of adiposity and weight change in relation to prost-ate cancer incidence and mortality. *Cancer*, 109 (4), 675–684.

[30] Stroup, S.P., Cullen, J., Auge, B.K., L'Esperance, J.O., Kang, S.K. (2007) Effect of obesity on prostate-specific antigen recurrence after radiation therapy for localized prostate cancer as measured by the 2006 RadiationTherapy Oncology Group-American Society for Therapeutic Radiation and Oncology (RTOG-ASTRO) Phoenix consensus. *Cancer*, 110 (5), 1003–1009.

[31] Roddam, A.W., Allen, N.E., Appleby, P., Key, T.J. (2008) Endogenous Sex Hormones and Prostate Cancer: A Collaborative Analysis of 18 Prospective Studies. *J. Natl Cancer Inst.*, 100 (3), 170–183.

[32] Fernández-Balsells, M.M., Murad, M.H., Lane, M., *et al.* (2010) Adverse effects of testosterone therapy in adult men: a systematic review and meta-analysis. *J. Clin. Endocrinol. Metab.*, 95 (6), 2560–2575.

[33] Nordström, T., Clements, M., Karlsson, R., Adolfsson, J., Grönberg, H. (2015) The risk of prostate cancer for men on aspirin, statin or antidiabetic medications. *Eur. J. Cancer*, 51 (6), 725–733.

[34] Farwell,W.R., D'Avolio, L.W., Scranton, R.E., Lawler, E.V., Gaziano, J.M. (2011) Statins and prostate cancer diagnosis and grade in a veterans population. *J. Natl Cancer Inst.*, 103 (11), 885–892.

[35] Bansal, D., Undela, K., D'Cruz, S., Schifano, F. (2012) Statin use and risk of prostate cancer: a meta-analysis of observational studies. *PLoS One*, 7 (10), 1–11.

[36] Pai, P.-Y., Hsieh, V.C.-R.,Wang, C.-B., *et al.* (2015) Long term antihypertensive drug use and prostate cancer risk: A 9-year population-based cohort analysis. *Int. J. Cardiol.*, 193, 1–7.

[37] Veitonmäki, T., Tammela, T.L.J, Auvinen, A., Murtola, T.J. (2013) Use of aspirin, but not other non-steroidal antiinflammatory drugs is associated with decreased prostate cancer risk at the population level. *Eur. J. Cancer*, 49 (4), 938–945.

[38] McNeal, J.E., Redwine, E.A., Freiha, F.S., Stamey, T.A. (1988) Zonal distribution of prostatic adenocarcinoma. Correlation with histologic pattern and direction of spread. *Am. J. Surg. Pathol.*, 12 (12), 897–906.

[39] Raychaudhuri, B., Cahill, D. (2008) Pelvic fasciae in urology. *Ann. R. Coll. Surg. Engl.*, 90 (8), 633–637.

[40] Montironi, R., Qian, J., Ma, J. (2008) Prostatic intraepithelial neoplasia. *Pathol. Case Rev.*, 13 (4). Available at: http://www.nature.com/modpathol/journal/v17/n3/abs/ 3800053a.html.

[41] Epstein, J.I., Herawi, M. (2015) Prostate needle biopsies containing prostatic intraepithelial neoplasia or atypical foci suspicious for carcinoma: implications for patient care. *J. Urol.*, 175 (3), 820–834.

[42] Bjartell, A. (2006)Words of wisdom. The 2005 International Society of Urological Pathology (ISUP) Consensus Conference on Gleason Grading of Prostatic Carcinoma. *Eur. Urol.*, 49 (4), 758–759.

[43] Stark, J.R., Perner, S., Stampfer, M.J., *et al.* (2009) Gleason score and lethal prostate cancer: does 3 + 4 = 4 +3? *J. Clin. Oncol.*, 27 (21), 3459–3464.

[44] Montironi, R., Mazzuccheli, R., Scarpelli, M., Lopez-Beltran, A., Fellegara, G., Algaba, F. (2005) Gleason grading of prostate cancer in needle biopsies or radical prostatectomy specimens: contemporary approach, current clinical significance and sources of pathology discrepancies. *Br. J. Urol. Int.*, 95 (8), 1146–1152.

[45] Mosse, C.A., Magi-Galluzzi, C., Tsuzuki, T., Epstein, J.I. (2004) The prognostic significance of tertiary Gleason pattern 5 in radical prostatectomy specimens. *Am. J. Surg. Pathol.*, 28 (3), 394–398.

[46] Isariyawongse, B.K., Sun, L., Banez, L.L., *et al.* (2008) Significant discrepancies between diagnostic and pathologic Gleason sums in prostate cancer: the predictive role of age and prostate-specific antigen. *Urology*, 72 (4), 882–886.

[47] Epstein, J.I., Zelefsky, M.J., Sjoberg, D.D., *et al.* (2016) A contemporary prostate cancer grading system: a validated alternative to the Gleason score. *Eur. Urol.*, 69 (3), 428–435.

[48] Boström, P.J., Bjartell, A.S., Catto, J.W.F., *et al.* (2015) Genomic predictors of outcome in prostate cancer. *Eur. Urol.*, 68 (6), 1033–1044.

[49] Erho, N., Crisan, A., Vergara, I.A., *et al.* (2013) Discovery and validation of a prostate cancer genomic classifier that predicts early metastasis following radical prostatectomy. *PLoS One*, 8 (6), e66855.

[50] Den, R.B., Feng, F.Y., Showalter, T.N., *et al.* (2014) Genomic prostate cancer classifier predicts biochemical failure and metastases in patients after postoperative radiation therapy. *Radiat. Oncol. Biol.*, 89 (5), 1038–1046.

[51] Den, R.B., Yousefi, K., Trabulsi, E.J., *et al.* (2015) Genomic classifier identifies men with adverse pathology after radical

prostatectomy who benefit from adjuvant radiation therapy. *J. Clin. Oncol.*, 33 (8), 944–951.

[52] Chao, K.K., Goldstein, N.S., Yan, D., *et al.* (2006) Clinico-pathologic analysis of extracapsular extension in prostate cancer: Should the clinical target volume be expanded posterolaterally to account for microscopic extension? *Int. J. Radiat. Oncol. Biol. Phys.*, 65 (4), 999–1007.

[53] Kestin, L.L., Goldstein, N.S., Vicini, F.A., Yan, D., Korman, H.J., Martinez, A. (2002) Treatment of prostate cancer with radiotherapy: Should the entire seminal vesicles be included in the clinical target volume? *Int. J. Radiat. Oncol. Biol. Phys.*, 54 (3), 686–697.

[54] Howlader, N., Noone, A.M., Krapcho, M., *et al.* SEER Cancer Statistics Review, 1975–2012. Available at: http://seer.cancer.gov/csr/1975 2012/, based on November 2014 SEER data submission, posted on the SEER web site, April 2015.

[55] Mistry, K., Cable, G. (2003) Meta-analysis of prostate-specific antigen and digital rectal examination as screening tests for prostate carcinoma. *J. Am. Board Fam. Pract.*, 16 (2), 95–101.

[56] Chodak, G.W., Keller, P., Schoenberg, H.W. (1989) Assessment of screening for prostate cancer using the digital rectal examination. *J. Urol.*, 141 (5), 1136–1138.

[57] Wolf, A.M.,Wender, R.C., Etzioni, R.B., *et al.* (2010) American Cancer Society guideline for the early detection of prostate cancer: update 2010. *CA Cancer J. Clin.*, 60 (2), 70–98.

[58] Catalona,W.J., Partin, A.W., Slawin, K.M., *et al.* (1998) Use of the percentage of free prostate-specific antigen to enhance differentiation of prostate cancer from benign prostatic disease: A prospective multicenter clinical trial. *JAMA*, 279 (19), 1542–1547.

[59] Roobol, M.J., Kranse, R., de Koning, H.J., Schroder, F.H. (2004) Prostate-specific antigen velocity at low prostate-specific antigen levels as screening tool for prostate cancer: results of second screening round of ERSPC (ROTTERDAM). *Urology*, 63 (2), 305– 309.

[60] Vickers, A.J., Till, C., Tangen, C.M., Lilja, H., Thompson, I.M. (2011) An empirical evaluation of guidelines on prostate-specific antigen velocity in prostate cancer detection. *J. Natl Cancer Inst.*, 103 (6), 462–469.

[61] Roobol, M.J., Schröder, F.H., van Leeuwen, P., *et al.* (2010) Performance of the Prostate Cancer Antigen 3 (PCA3) gene and prostate-specific antigen in prescreened men: exploring the value of PCA3 for a first-line diagnostic test. *Eur. Urol.*, 58 (4), 475–481.

[62] Andriole, G.L., Crawford, E.D., Grubb, R.L., *et al.* (2012) Prostate cancer screening in the randomized prostate, lung, colorectal, and ovarian cancer screening trial: Mortality results after 13 years of follow-up. *J. Natl Cancer Inst.*, 104 (2), 125–132.

[63] Schröder, F.H., Hugosson, J., Roobol, M.J., *et al.* (2012) Prostate-cancer mortality at 11 years of follow-up. *N. Engl. J. Med.*, 366 (11), 981–990.

[64] Hugosson, J., Carlsson, S., Aus, G., *et al.* (2010) Mortality results from the Goteborg randomised populationbased prostate-cancer screening trial. *Lancet Oncol.*, 11 (8), 725–732.

[65] Moyer, V.A. (2012) Screening for Prostate Cancer: U.S. Preventive Services Task Force Recommendation Statement. *Ann. Intern. Med.*, 157 (2), 120–134.

[66] National Comprehensive Cancer Network (NCCN) (0000) Clinical Practice Guidelines in Oncology (NCCN Guidelines): Prostate Cancer Early Detection. Version 1.2015. Available at: www.nccn.org. Accessed on September 19 2015. NCCN Prostate Cancer Early Detection.

[67] Andriole, G.L., Bostwick, D.G., Brawley, O.W., *et al.* (2010) Effect of dutasteride on the risk of prostate cancer. *N. Engl. J. Med.*, 362 (13), 1192–1202.

[68] Thompson, I.M., Goodman, P.J., Tangen, C.M., *et al.* (2003) The influence of finasteride on the development of prostate cancer. *N. Engl. J. Med.*, 349 (3), 215– 224.

[69] Thompson, I.M., Goodman, P.J., Tangen, C.M., *et al.* (2013) Long-term survival of participants in the prostate cancer prevention trial. *N. Engl. J. Med.*, 369 (7), 603–610.

[70] Cohen, Y.C., Liu, K.S., Heyden, N.L., *et al.* (2007) Detection bias due to the effect of finasteride on prostate volume: a modeling approach for analysis of the Prostate Cancer Prevention Trial. *J. Natl Cancer Inst.*, 99 (18), 1366–1374.

[71] Cooperberg, M.R., Broering, J.M., Kantoff, P.W., Carroll, P.R. (2007) Contemporary trends in low risk prostate cancer: risk assessment and treatment. *J. Urol.*, 178 (3 Suppl.), S14–S19.

[72] Barentsz, J., Richenberg, J., Clements, R., *et al.* (2012) ESUR prostate MR guidelines 2012. *Eur. Radiol.*, 22 (4), 746–757.

[73] Pokorny, M.R., de Rooij, M., Duncan, E., *et al.* (2014) Prospective study of diagnostic accuracy comparing prostate cancer detection by transrectal ultrasound-guided biopsy versus magnetic resonance (MR) imaging with subsequent MR-guided biopsy in men without previous prostate biopsies. *Eur. Urol.*, 66 (1), 22–29.

[74] Siddiqui, M., Rais-Bahrami, S., Turkbey, B., *et al.* (2015) Comparison of MR/ultrasound fusion-guided biopsy with ultrasound-guided biopsy for the diagnosis of prostate cancer. *JAMA*, 313 (4), 390– 397.

[75] Tonttila, P.P., Lantto, J., Pääkkö, E., *et al.* (2016) Prebiopsy multiparametric magnetic resonance imaging for prostate cancer diagnosis in biopsy-naive men with suspected prostate cancer based on elevated prostate-specific antigen values: results from a randomized prospective blinded controlled trial. *Eur. Urol.*, 69 (3), 419–425.

[76] Zumsteg, Z.S., Spratt, D.E., Pei, I., *et al.* (2013) A new risk classification system for therapeutic decision making with intermediaterisk prostate cancer patients undergoing dose-escalated external-beam radiation therapy. *Eur. Urol.*, 64 (6), 895–902.

[77] DeLancey, J.O.,Wood, D.P, Jr, He, C., *et al.* (2013) Evidence of perineural invasion on prostate biopsy specimen and survival after radical prostatectomy. *Urology*, 81 (2), 354–357.

[78] National Comprehensive Cancer Network (NCCN) Clinical Practice Guidelines in Oncology (NCCN Guidelines): Prostate Cancer. Version 1.2015., Available at: www.nccn.org (Accessed on 19 September 2015).

[79] Reese, A.C., Pierorazio, P.M., Han, M., Partin, A.W. (2012) Contemporary evaluation of the national comprehensive cancer network prostate cancer risk classification system. *Urology*, 80 (5), 1075–1079.

[80] Muralidhar, V., Chen, M.-H., Reznor, G., *et al.* (2015) Definition and validation of 'favorable high-risk prostate cancer': implications for personalizing treatment of radiation-managed patients. *Int. J. Radiat. Oncol. Biol. Phys.*, 93 (4), 828–835.

[81] Thompson, J., Lawrentschuk, N., Frydenberg, M., Thompson, L., Stricker, P. (2013) The role of magnetic resonance imaging in the diagnosis and management of prostate cancer. *Br. J. Urol. Int.*, 112 (Suppl. 2), 6–20.

[82] Boonsirikamchai, P., Choi, S., Frank, S.J., *et al.* (2013) MR imaging of prostate cancer in radiation oncology: what radiologists need to know. *RadioGraphics*, 33 (3). 741–761.

[83] Oesterling, J.E., Martin, S.K., Bergstralh, E.J., Lowe, F.C. (1993) The use of prostate-specific antigen in staging patients with newly diagnosed prostate cancer. *JAMA*, 269 (1), 57–60.

[84] Dall'Era, M.A., Cowan, J.E., Simko, J., *et al.* (2011) Surgical management after active surveillance for low-risk prostate cancer: pathological outcomes compared with men undergoing immediate treatment. *Br. J. Urol. Int.*, 107 (8), 1232–1237.

[85] Eifler, J.B., Feng, Z., Lin, B.M., *et al.* (2013) An updated prostate cancer staging nomogram (Partin tables) based on

cases from 2006 to 2011. *Br. J. Urol. Int.*, 111 (1), 22–29.

[86] Briganti, A., Larcher, A., Abdollah, F., *et al.* (2012) Updated nomogram predicting lymph node invasion in patients with prostate cancer undergoing extended pelvic lymph node dissection: The essential importance of percentage of positive cores. *Eur. Urol.*, 61 (3), 480–487.

[87] Williams, S.G., Zietman, A.L. (2008) Does radical treatment have a role in the management of low-risk prostate cancer?The place for brachytherapy and external beam radiotherapy.*World J. Urol.*, 26 (5), 447–456.

[88] Tward, J.D., Lee, C.M., Pappas, L.M., Szabo, A., Gaffney, D.K., Shrieve, D.C. (2006) Survival of men with clinically localized prostate cancer treated with prostatectomy, brachytherapy, or no definitive treatment: impact of age at diagnosis. *Cancer*, 107 (10), 2392–2400.

[89] Lu-Yao, G.L., Albertsen, P.C., Moore, D.F., *et al.* (2009) Outcomes of localized prostate cancer following conservative management. *JAMA*, 302 (11), 1202–1209.

[90] Tosoian, J.J., Trock, B.J., Landis, P., *et al.* (2011) Active surveillance program for prostate cancer: an update of the Johns Hopkins experience. *J. Clin. Oncol.*, 29 (16), 2185–2190.

[91] Klotz, L., Vesprini, D., Sethukavalan, P., *et al.* (2015) Long-term follow-up of a large active surveillance cohort of patients with prostate cancer. *J. Clin. Oncol.*, 33 (3), 272–277.

[92] Bangma, C.H., Valdagni, R., Carroll, P.R., *et al.* (2015) Platinum Priority – Review. Prostate cancer magnetic resonance imaging in active surveillance of prostate cancer : a systematic review. *Eur. Urol.*, 67 (4), 627–636.

[93] Cooperberg, M.R., Cowan, J.E., Hilton, J.F., *et al.* (2011) Outcomes of active surveillance for men with intermediate-risk prostate cancer. *J. Clin. Oncol.*, 29 (2), 228–234.

[93a] Hamdy, F.C., Donovan, J.L., Lane, J.A., *et al.* (2016) 10-Year outcomes after monitoring, surgery, or radiotherapy for localized prostate cancer. *N. Engl. J. Med* [Internet]. NEJMoa1606220. Available at: http://www.nejm.org/doi/10.1056/NEJMoa1606220

[94] Aizer, A., Paly, J.J., Zietman, A.L., *et al.* (2012) Multidisciplinary care and pursuit of active surveillance in low-risk prostate cancer. *J. Clin. Oncol.*, 30 (25), 3071–3076.

[95] Musunuru, H., Klotz, L., Vespirini, D., *et al.* (2015) Cautionary tale of active surveillance in intermediate-risk patients: Overall and cause-specific survival in the Sunnybrook experience. *J. Clin. Oncol.*, Suppl. 7, abstract 163.

[96] Hu, J.C., Gu, X., Lipsitz, S.R., *et al.* (2009) Comparative effectiveness of minimally invasive vs open radical prostatectomy. *JAMA*, 302 (14), 1557–1564.

[97] Katz,M.S., Efstathiou, J.A., D'Amico, A.V., *et al.* (2010) The 'CaP Calculator': an online decision support tool for clinically localized prostate cancer. *Br. J. Urol. Int.*, 105 (10), 1417–1422.

[98] Karakiewicz, P.I., Eastham, J.A., Graefen, M., *et al.* (2005) Prognostic impact of positive surgical margins in surgically treated prostate cancer: Multi-institutional assessment of 5831 patients. *Urology*, 66 (6), 1245–1250.

[99] Bolla, M., Van Poppel, H., Tombal, B., *et al.* (2012) Postoperative radiotherapy after radical prostatectomy for high-risk prostate cancer: Long-term results of a randomised controlled trial (EORTC trial 22911). *Lancet*, 380 (9858), 2018– 2027.

[100] Wiegel, T., Bartkowiak, D., Bottke, D., *et al.* (2014) Adjuvant radiotherapy versus wait-and-see after radical prostatectomy: 10-year follow-up of the ARO 96-02/AUO AP 09/95 trial. *Eur. Urol.*, 66 (2), 243– 250.

[101] Thompson, I.M., Tangen, C.M., Paradelo, J., *et al.* (2009) Adjuvant radiotherapy for pathological T3N0M0 prostate cancer significantly reduces risk of metastases and improves survival: long-term followup of a randomized clinical trial. *J. Urol.*, 181 (3), 956–962.

[102] Messing, E.M., Manola, J., Yao, J., *et al.* (2006) Immediate versus deferred androgen deprivation treatment in patients with node-positive prostate cancer after radical prostatectomy and pelvic lymphadenectomy. *Lancet Oncol.*, 7 (6), 472–479.

[103] Abdollah, F., Karnes, R.J., Suardi, N., *et al.* (2014) Impact of adjuvant radiotherapy on survival of patients with node-positive prostate cancer. *J. Clin. Oncol.*, 32 (35), 3939–3947.

[104] Briganti, A., Karnes, R.J., Da Pozzo, L.F., *et al.* (2011) Combination of adjuvant hormonal and radiation therapy significantly prolongs survival of patients with pT2-4 pN+ prostate cancer: results of a matched analysis. *Eur. Urol.*, 59 (5), 832–840.

[105] Da, L.F., Cozzarini, C., Briganti, A., *et al.* (2009) Long-term follow-up of patients with prostate cancer and nodal metastases treated by pelvic lymphadenectomy and radical prostatectomy: the positive impact of adjuvant radiotherapy. *Eur. Urol.*, 55 (5), 1003–1011.

[106] Stephenson, A.J., Scardino, P.T., Eastham, J.A., *et al.* (2006) Preoperative nomogram predicting the 10-year probability of prostate cancer recurrence after radical prostatectomy. *J. Natl Cancer Inst.*, 98 (10), 715–717.

[107] Cooperberg, M.R., Carroll, P.R. (2015) Trends in management for patients with localized prostate cancer, 1990–2013. *JAMA*, 314 (1), 80–82.

[108] Saranchuk, J.W., Kattan, M.W., Elkin, E., Touijer, A.K., Scardino, P.T., Eastham, J.A. (2005) Achieving optimal outcomes after radical prostatectomy. *J. Clin. Oncol.*, 23 (18), 4146–4151.

[109] Resnick, M.J., Koyama, T., Fan, K.-H., *et al.* (2013) Long-term functional outcomes after treatment for localized prostate cancer. *N. Engl. J. Med.*, 368 (5), 436–445.

[110] Ohori, M., Kattan, M.W., Koh, H., *et al.* (2004) Predicting the presence and side of extracapsular extension: a nomogram for staging prostate cancer. *J Urol.*, 171 (5), 1844–1849; discussion 1849.

[111] Satake, N., Ohori, M., Yu, C., *et al.* (2010) Development and internal validation of a nomogram predicting extracapsular extension in radical prostatectomy specimens. *Int. J. Urol.*, 17 (3), 267–272.

[112] Bill-Axelson, A., Holmberg, L., Ruutu, M., *et al.* (2011) Radical prostatectomy versus watchful waiting in early prostate cancer. *N. Engl. J. Med.*, 364 (18), 1708–1717.

[113] Wilt, T.J., Brawer, M.K., Jones, K.M., *et al.* (2012) Radical prostatectomy versus observation for localized prostate cancer.*N. Engl. J. Med.*, 367 (3), 203–213.

[114] Zelefsky, M.J., Eastham, J., Cronin, A.M., *et al.* (2010) Metastasis after radical prostatectomy or external beam radio-therapy for patients with clinically localized prostate cancer: a comparison of clinical cohorts adjusted for case mix. *J. Clin. Oncol.*, 28 (9), 1508–1513.

[115] Grimm, P., Billiet, I., Bostwick, D., *et al.* (2012) Comparative analysis of prostate-specific antigen free survival outcomes for patients with low, intermediate and high risk prostate cancer treatment by radical therapy. Results from the Prostate Cancer Results Study Group. *Br. J. Urol. Int.*, 109 (Suppl.), 22–29.

[116] Nepple, K.G., Stephenson, A.J., Kallogjeri, D., *et al.* (2013) Mortality after prostate cancer treatment with radical prostate-ctomy, external-beam radiation therapy, or brachytherapy in men without comorbidity. *Eur. Urol.*, 64 (3), 372–378.

[117] Dearnaley, D.P., Jovic, G., Syndikus, I., *et al.* (2014) Escalated-dose versus control-dose conformal radiotherapy for prostate cancer: Long-term results from the MRC RT01 randomised controlled trial. *Lancet Oncol.*, 15 (4), 464–473.

[118] Kuban, D., Levy, L.B., Cheung, M.R., *et al.* (2011) Long-term failure patterns and survival in a randomized dose-

escalation trial for prostate cancer. Who dies of disease? *Int. J. Radiat. Oncol. Biol. Phys.*, 79 (5), 1310–1317.

[119] Zietman, A.L., Bae, K., Slater, J.D., *et al.* (2010) Randomized trial comparing conventional-dose with high-dose conformal radiation therapy in early-stage adenocarcinoma of the prostate: Long-term results from Proton Radiation Oncology Group/ American College Of Radiology 95-09. *J. Clin. Oncol.*, 28 (7), 1106–1111.

[120] Heemsbergen,W.D., Al-Mamgani, A., Slot, A., Dielwart, M.F.H., Lebesque, J.V. (2014) Long-term results of the Dutch randomized prostate cancer trial: Impact of dose-escalation on local, biochemical, clinical failure, and survival. *Radiother. Oncol.*, 110 (1), 104–109.

[121] Michalski, J.M., Moughan, J., Purdy, J., *et al.* (2015) A randomized trial of 79.2 Gy versus 70.2 Gy radiation therapy (RT) for localized prostate cancer. *J. Clin. Oncol.*, 33 (Suppl. 7), abstract 4.

[122] Michalski, J.M., Yan, Y.,Watkins-Bruner, D., *et al.* (2013) Preliminary toxicity analysis of 3-dimensional conformal radiation therapy versus intensity modulated radiation therapy on the high-dose arm of the Radiation Therapy Oncology Group 0126 prostate cancer trial. *Int. J. Radiat. Oncol. Biol. Phys.*, 87 (5), 932–938.

[123] Zelefsky, M.J., Kollmeier, M., Cox, B., *et al.* (2012) Improved clinical outcomes with high-dose image guided radiotherapy compared with non-IGRT for the treatment of clinically localized prostate cancer. *Int. J. Radiat. Oncol. Biol. Phys.*, 84 (1), 125–129.

[124] Miralbell, R., Roberts, S.A., Zubizarreta, E., Hendry, J.H. (2012) Dose-fractionation sensitivity of prostate cancer deduced from radiotherapy outcomes of 5,969 patients in seven interna-tional institutional datasets: $\alpha/\beta = 1.4$ (0.9–2.2) Gy. *Int. J. Radiat. Oncol. Biol. Phys.*, 82 (1), e17–e24.

[125] Lukka, H., Hayter, C., Julian, J.A., *et al.* (2005) Randomized trial comparing two fractionation schedules for patients with localized prostate cancer. *J. Clin. Oncol.*, 23 (25), 6132–6138.

[126] Yeoh, E.E., Holloway, R.H., Fraser, R.J., *et al.* (2006) Hypofr-actionated versus conventionally fractionated radiation therapy for prostate carcinoma: updated results of a phase III random-ized trial. *Int. J. Radiat. Oncol. Biol. Phys.*, 66 (4), 1072–1083.

[127] Arcangeli, S., Strigari, L., Gomellini, S., *et al.* (2012) Updated results and patterns of failure in a randomized hypofraction trial for high-risk prostate cancer. *Int. J. Radiat. Oncol. Biol. Phys.*, 84 (5), 1172–1178.

[128] Dearnaley, D., Syndikus, I., Sumo, G., *et al.* (2012) Conventional versus hypofractionated high-dose intensity-modulated radiotherapy for prostate cancer: Preliminary safety results from the CHHiP randomised controlled trial. *Lancet Oncol.*, 13 (1), 43–54.

[129] Pollack, A.,Walker, G., Horwitz, E.M., *et al.* (2013) Rando-mized trial of hypofractionated external-beam radiotherapy for prostate cancer. *J. Clin. Oncol.*, 31 (31), 3860–3868.

[130] Hoffman, K.E., Voong, K.R., Pugh, T.J., *et al.* (2014) Risk of late toxicity in men receiving dose-escalated hypofractionated intensity modulated prostate radiation therapy: Results from a randomized trial. *Int. J. Radiat. Oncol. Biol. Phys.*, 88 (5), 1074–1084.

[131] Aluwini, S., Pos, F., Schimmel, E., *et al.* (2015) Hypofra-ctionated versus conventionally fractionated radiotherapy for patients with prostate cancer (HYPRO): acute toxicity results from a randomised non-inferiority phase 3 trial. *Lancet Oncol.*, 16 (3), 274–283.

[132] Lee,W.R., Dignam, J.J., Amin, M., *et al.* (2016) NRG Oncology RTOG 0415: A randomized phase III non-inferiority study comparing two fractionation schedules in patients with low-risk prostate cancer. *J. Clin. Oncol.*, 34

(Suppl.2S), abstract 1.

[133] Lee,W.R., Dignam, J.J., Amin, M., *et al.* (2016) NRG Oncology RTOG 0415: A randomized phase 3 noninferiority study comparing 2 fractionation schedules in patients with low-risk prostate cancer. *Int. J. Radiat. Oncol. Biol. Phys.*, 94 (1), 3–4.

[134] Dearnaley, D., Syndikus, I., Mossop, H., *et al.* (2016) Conve-ntional versus hypofractionated high-dose intensity-modulated radiotherapy for prostate cancer: 5-year outcomes of the randomised, non-inferiority, phase 3 CHHiP trial. *Lancet Oncol*, 17 (8), 1047–1060.

[135] Dearnaley, D., Syndikus, I., Mossop, H., *et al.* LATE BREAKING ABSTRACT: 5 year outcomes of a phase III randomised trial of conventional or hypofractionated high dose intensity modulated radiotherapy for prostate cancer (CRUK/06/016): report from the CHHiP Trial Investigators Group. Presentation at the European Cancer Congress 2015.

[135a] Catton, C.N., Lukka, H., Julian, J.A., *et al.* (2016) A randomized trial of a shorter radiation fractionation schedule for the treatment of localized prostate cancer. *J. Clin. Oncol.*, 2 (Suppl.), abstract 5003.

[135b] Incrocci, L.,Wortel, R.C., Alemayehu,W.G., *et al.* (2016) Hypofractionated versus conventionally fractionated radiotherapy for patients with localised prostate cancer (HYPRO): final efficacy results from a randomised, multicentre, open-label, phase 3 trial. *Lancet Oncol.* [Internet], 17 (8), 1061–10699. Available at: http://www.ncbi.nlm.nih.gov/ pubmed/ 27339116\nhttp://linkinghub.elsevier.com/retrieve/pii/ S1470204516300705

[135c] Aluwini, S., Pos, F., Schimmel, E., *et al.* (2015) Hypofrac-tionated versus conventionally fractionated radiotherapy for patients with prostate cancer (HYPRO): acute toxicity results from a randomised non-inferiority phase 3 trial. *Lancet Oncol.* [Internet], 16 (3), 274–283. Available at: http://www. science direct.com/science/article/pii/S1470204514704826

[136] Yu, J.B., Cramer, L.D., Herrin, J., Soulos, P.R., Potosky, A.L., Gross, C.P. (2014) Stereotactic body radiation therapy versus intensity-modulated radiation therapy for prostate cancer: comparison of toxicity. *J. Clin. Oncol.*, 32 (12), 1195–1201.

[137] Lukka, H., Pugh, S.L., Bruner, D., *et al.* (2016) Patient reported outcomes in NRG Oncology/RTOG 0938, evaluating two ultrahypofractionated regimens (UHR) for prostate cancer (CaP). *J. Clin. Oncol.*, 34 (Suppl. S2), abstract 27.

[138] Davis, B.J., Horwitz, E.M., Lee,W.R., *et al.* (2012) American Brachytherapy Society consensus guidelines for transrectal ultrasound-guided permanent prostate brachytherapy. *Brachy-therapy*, 11 (1), 6–19.

[139] Sylvester, J.E., Grimm, P.D.,Wong, J., Galbreath, R.W., Merrick, G., Blasko, J.C. (2011) Fifteen-year biochemical relapse-free survival, cause-specific survival, and overall survival following I(125) prostate brachytherapy in clinically localized prostate cancer: Seattle experience. *Int. J. Radiat. Oncol. Biol. Phys.*, 81 (2), 376–381.

[140] Taira, A.V., Merrick, G.S., Butler,W.M., *et al.* (2011) Long-term outcome for clinically localized prostate cancer treated with permanent interstitial brachytherapy. *Int. J. Radiat. Oncol. Biol. Phys.*, 79 (5), 1336–1342.

[141] Taira, A.V., Merrick, G.S., Galbreath, R.W., *et al.* (2012) Distant metastases following permanent interstitial brachyth-erapy for patients with clinically localized prostate cancer. *Int. J. Radiat. Oncol. Biol. Phys.*, 82 (2), 225–232.

[142] Zelefsky, M.J., Kuban, D., Levy, L.B., *et al.* (2007) Multi-institutional analysis of long-term outcome for stages T1-T2 prostate cancer treated with permanent seed implantation. *Int. J. Radiat. Oncol. Biol. Phys.*, 67 (2), 327–333.

[143] Hsu, I.C., Bae, K., Shinohara, K., *et al.* (2010) Phase II trial of combined high-dose-rate brachytherapy and external beam

radiotherapy for adenocarcinoma of the prostate: Preliminary results of RTOG 0321. *Int. J. Radiat. Oncol. Biol. Phys.*, 78 (3), 751–758.

[144] Keyes, M., Spadinger, I., Liu, M., *et al.* (2012) Rectal toxicity and rectal dosimetry in low-dose-rate 125I permanent prostate implants: A long-term study in 1006 patients. *Brachytherapy*, 11 (3), 199–208.

[145] Keyes, M., Miller, S., Pickles, T., *et al.* (2014) Late urinary side effects 10 years after low-dose-rate prostate brachytherapy: population-based results from a multiphysician practice treating with a standardized protocol and uniform dosimetric goals. *Int. J. Radiat. Oncol. Biol. Phys.*, 90 (3), 570–578.

[146] Hauswald, H., Kamrava, M., Fallon, J.M., *et al.* (2015) High-dose-rate (HDR) monotherapy for localized prostate cancer: 10 year results. *Int. J. Radiat. Oncol. Biol. Phys.*, 94 (4), 667–674.

[147] Rogers, C.L., Alder, S.C., Rogers, R.L., *et al.* (2012) High dose brachytherapy as monotherapy for intermediate risk prostate cancer. *J. Urol.*, 187 (1), 109–116.

[148] Demanes, D.J., Martinez, A., Ghilezan, M., *et al.* (2011) High-dose-rate monotherapy: Safe and effective brachytherapy for patients with localized prostate cancer. *Int. J. Radiat. Oncol. Biol. Phys.*, 81 (5), 1286–1292.

[149] Ghilezan, M., Martinez, A., Gustason, G., *et al.* (2012) High-dose-rate brachytherapy as monotherapy delivered in two fractions within one day for favorable/intermediate-risk prostate cancer: Preliminary toxicity data. *Int. J. Radiat. Oncol. Biol. Phys.*, 83 (3), 927–932.

[150] Roach, M., 3rd, Hanks, G., Thames, H., Jr, *et al.* (2006) Defining biochemical failure following radiotherapy with or without hormonal therapy in men with clinically localized prostate cancer: recommendations of the RTOG-ASTRO Phoenix Consensus Conference. *Int. J. Radiat. Oncol. Biol. Phys.*, 65 (4), 965–974.

[151] Lo, A.C., Morris, W.J., Lapointe, V., *et al.* (2014) Prostate-specific antigen at 4 to 5 years after low-dose-rate prostate brachytherapy is a strong predictor of disease-free survival. *Int. J. Radiat. Oncol. Biol. Phys.*, 88 (1), 87–93.

[152] Parekh, A., Graham, P.L., Nguyen, P.L. (2013) Cancer control and complications of salvage local therapy after failure of radiotherapy for prostate cancer: A systematic review. *Semin. Radiat. Oncol.*, 23 (3), 222–234.

[153] Sanda, M.G., Dunn, R.L., Michalski, J., *et al.* (2008) Quality of life and satisfaction with outcome among prostate-cancer survivors. *N. Engl. J. Med.*, 358 (12), 1250–1261.

[154] Jones, C.U., Hunt, D., McGowan, D.G., *et al.* (2011) Radioth-erapy and short-term androgen deprivation for localized prostate cancer. *N. Engl. J. Med.*, 365 (2), 107–118.

[155] Potosky, A.L., Haque, R., Cassidy-Bushrow, A.E., *et al.* (2014) Effectiveness of primary androgen-deprivation therapy for clinically localized prostate cancer. *J. Clin. Oncol.*, 32 (13), 1324–1330.

[156] Zaorsky, N.G., Palmer, J.D., Hurwitz, M.D., Keith, S.W., Dicker, A.P., Den, R.B. (2015) What is the ideal radiotherapy dose to treat prostate cancer? A meta-analysis of biologically equivalent dose escalation. *Radiother. Oncol.*, 115 (3), 295–300.

[156a] Prestidge, B.R., Winter, K., Sanda, M.G., *et al.* (2016) Initial Report of NRG Oncology/RTOG 0232: A Phase 3 study comparing combined external beam radiation and transperineal interstitial permanent brachytherapy with brachytherapy alone for selected patients with intermediate-risk prostatic carcin-oma. *Int. J. Radiat. Oncol. Biol. Phys.* [Internet], 96 (2), Suppl. S4. Available at: http://dx.doi.org/10.1016/ j.ijrobp.2016.06.026

[157] Morris, W.J., Tyldesley, S., Pai, H.H., *et al.* (2015)

ASCENDE- RT: A multicenter, randomized trial of dose-escalated external beam radiotherapy (EBRT-B) versus low-dose-rate brachy-therapy (LDR-B) for men with unfavorable-risk localized prostate cancer. *J. Clin. Oncol.*, 33 (Suppl. 7), abstract 3.

[158] Khor, R., Duchesne, G., Tai, K.H., *et al.* (2013) Direct 2-arm comparison shows benefit of high-dose-rate brachytherapy boost vs external beam radiation therapy alone for prostate cancer. *Int. J. Radiat. Oncol. Biol. Phys.*, 85 (3), 679–685.

[159] Spratt, D.E., Zumsteg, Z.S., Ghadjar, P., *et al.* (2014) Compar-ison of high-dose (86.4Gy) IMRT vs combined brachytherapy plus IMRT for intermediate-risk prostate cancer. *Br. J. Urol. Int.*, 1140 (3), 360–367.

[160] Denham, J.W., Steigler, A., Lamb, D.S., *et al.* (2011) Short-term neoadjuvant androgen deprivation and radiotherapy for locally advanced prostate cancer: 10-year data from the TROG 96.01 randomised trial. *Lancet Oncol.*, 12 (5), 451–459.

[161] D'Amico, A.V., Chen, M.H., Renshaw, A.A., Loffredo, M., Kantoff, P.W. (2008) Androgen suppression and radiation vs radiation alone for prostate cancer: a randomized trial. *JAMA*, 299 (3), 289–295.

[162] Pisansky, T.M., Hunt, D., Gomella, L.G., *et al.* (2014) Duration of androgen suppression before radiotherapy for localized prostate cancer: Radiation Therapy Oncology Group Randomized Clinical Trial 9910. *J. Clin. Oncol.*, 33 (4), 332–339.

[163] Nabid, A., Carrier, N., Vigneault, E., *et al.* (2015) A Phase III trial of short-term androgen deprivation therapy in intermediate-risk prostate cancer treated with radiotherapy. *J. Clin. Oncol.*, 33 (Suppl.), abstract 5019.

[164] Zapatero, A., Alvarez, A., Gonzalez San Segundo, C., *et al.* (2015) High-dose radiotherapy with short-term or long-term androgen deprivation in localised prostate cancer (DART01/05 GICOR): a randomised, controlled, phase 3 trial. *Lancet Oncol.*, 16 (16), 320–327.

[165] Keane, F.K., Chen, M.H., Zhang, D., *et al.* (2014) The likeli-hood of death from prostate cancer in men with favorable or unfavorable intermediate-risk disease. *Cancer*, 120 (12), 1787–1793.

[166] Zietman, A.L., Prince, E.A., Nakfoor, B.M., Park, J.J. (1997) Androgen deprivation and radiation therapy: sequencing studies using the Shionogi in vivo tumor system. *Int. J. Radiat. Oncol. Biol. Phys.*, 38 (5), 1067–1070.

[167] Keating, N.L., O'Malley, A.J., Smith, M.R. (2006) Diabetes and cardiovascular disease during androgen deprivation therapy for prostate cancer. *J. Clin. Oncol.*, 24 (27), 4448–4456.

[168] Saigal, C.S., Gore, J.L., Krupski, T.L., Hanley, J., Schonlau, M., Litwin, M.S. (2007) Androgen deprivation therapy increases cardiovascular morbidity in men with prostate cancer. *Cancer*, 110 (7), 1493–1500.

[169] Voog, J.C., Paulus, R., Shipley, W.U., *et al.* (2016) Cardiova-scular mortality following short-term androgen deprivation in clinically localized prostate cancer: an analysis of RTOG 94-08. *Eur. Urol.*, 69 (2), 204–210.

[170] Efstathiou, J.A., Bae, K., Shipley, W.U., *et al.* (2008) Cardio-ascular mortality and duration of androgen deprivation for locally advanced prostate cancer: analysis of RTOG 92-02. *Eur. Urol.*, 54 (4), 816–823.

[171] Efstathiou, J.A., Bae, K., Shipley, W.U., *et al.* (2009) Cardiovascular mortality after androgen deprivation therapy for locally advanced prostate cancer: RTOG 85-31. *J. Clin. Oncol.*, 27 (1), 92–99.

[172] Shao, Y.H., Demissie, K., Shih, W., *et al.* (2009) Contemporary risk profile of prostate cancer in the United States. *J. Natl Cancer Inst.*, 101 (18) 1280–1283.

[173] Bolla, M., de Reijke, T.M., Van Tienhoven, G., *et al.* (2009) Duration of androgen suppression in the treatment of prostate

cancer. *N. Engl. J. Med.*, 360 (24), 2516–2527.

[174] Horwitz, E.M., Bae, K., Hanks, G.E., *et al.* (2008) Ten-year follow-up of radiation therapy oncology group protocol 92-02: A phase III trial of the duration of elective androgen deprivation in locally advanced prostate cancer. *J. Clin. Oncol.*, 26 (15), 2497–2504.

[175] Horwitz, E.M., Bae, K., Hanks, G.E., *et al.* (2008) Ten-year follow-up of radiation therapy oncology group protocol 92-02: a phase III trial of the duration of elective androgen deprivation in locally advanced prostate cancer. *J. Clin. Oncol.*, 26 (15), 2497–2504.

[176] Warde, P.,Mason,M., Ding, K., *et al.* (2011) Combined androgen deprivation therapy and radiation therapy for locally advanced prostate cancer: a randomised, phase 3 trial. *Lancet*, 378 (9809), 2104–2111.

[177] Widmark, A., Klepp, O., Solberg, A., *et al.* (2009) Endocrine treatment, with or without radiotherapy, in locally advanced prostate cancer (SPCG-7/SFUO-3): an open randomised phase III trial. *Lancet*, 373 (9660), 301–308.

[178] Nabid, A., Carrier, N., Martin, A.-G., *et al.* (2013) Duration of androgen deprivation therapy in high-risk prostate cancer: A randomized trial. *J. Clin. Oncol.*, 31 (Suppl.), abstract LBA4510.

[179] Roach, M., 3rd (2008) Targeting pelvic lymph nodes in men with intermediate and high-risk prostate cancer, and confusion about the results of the randomized trials. *J. Clin. Oncol.*, 26 (22), 3816–3818.

[180] Lawton, C., DeSilvio, M., Roach, M., *et al.* (2007) An update of the Phase III trial comparing whole pelvic to prostate only radiotherapy and neoadjuvant to adjuvant total androgen suppression: updated analysis of RTOG 94-13, with emphasis on unexpected hormone/radiation interactions. *Int. J. Radiat. Oncol. Biol. Phys.*, 69 (3), 646–655.

[181] Pommier, P., Chabaud, S., Lagrange, J.L., *et al.* (2007) Is there a role for pelvic irradiation in localized prostate adenocarc-inoma? Preliminary results of GETUG-01. *J. Clin. Oncol.*, 25 (34), 5366–5373.

[182] Asbell, S.O., Krall, J.M., Pilepich, M.V., *et al.* (1988) Elective pelvic irradiation in stage A2, B carcinoma of the prostate: analysis of RTOG 77-06. *Int. J. Radiat. Oncol. Biol. Phys.*, 15 (6), 1307–1316.

[183] Sandler, H.M., Rosenthal, S.A., Sartor, O., *et al.* (2015) A phase III protocol of androgen suppression (AS) and 3DCRT/IMRT versus AS and 3DCRT/IMRT followed by chemotherapy (CT) with docetaxel and prednisone for localized, high-risk prostate cancer (RTOG 0521). *J. Clin. Oncol.*, 33 (Suppl.), abstract LBA5002.

[184] Alemozaffar, M., Regan, M.M., Cooperberg, M.R., *et al.* (2011) Prediction of erectile function following treatment for prostate cancer. *N. Engl. J. Med.*, 306 (11), 1205–1214.

[185] Valicenti, R.K.,Thompson, I., Albertsen, P., *et al.* (2013) Adjuvant and salvage radiation therapy after prostatectomy: American Society for Radiation Oncology/American Urological Association guidelines. *Int. J. Radiat. Oncol. Biol. Phys.*, 86 (5), 822–828.

[186] Sineshaw, H.M., Gray, P.J., Td, J.A., Efstathiou, I.F., Jemal, A. (2015) Platinum Priority – Prostate cancer declining use of radiotherapy for adverse features after radical prostatectomy : results from the National Cancer Data Base. *Eur. Urol.*, 68 (5), 768–774.

[187] Thompson, I.M., Tangcn, C.M., Paradelo, J., *et al.* (2006) Adjuvant radiotherapy for pathologically advanced prostate cancer. *JAMA*, 296 (19), 2329–2335.

[188] Stephenson, A.J., Shariat, S.F., Zelefsky, M.J., *et al.* (2004) Salvage radiotherapy for recurrent prostate cancer after radical prostatectomy. *JAMA*, 291 (11), 1325–1332.

[189] Stephenson, A.J., Scardino, P.T., Kattan, M.W., *et al.* (2007) Predicting the outcome of salvage radiation therapy for recurrent prostate cancer after radical prostatectomy. *J. Clin. Oncol.*, 25 (15), 2035–2041.

[190] Trock, B.J., Han, M., Freedland, S.J., *et al.* (2008) Prostate cancer-specific survival following salvage radiotherapy vs observation in men with biochemical recurrence after radical prostatectomy. *JAMA*, 299 (23), 2760–2769.

[191] King, C.R. (2012) The timing of salvage radiotherapy after radical prostatectomy: A systematic review. *Int. J. Radiat. Oncol. Biol. Phys.*, 84 (1), 104–111.

[192] Spiotto, M.T., Hancock, S.L., King, C.R. (2007) Radiotherapy after prostatectomy: improved biochemical relapse-free survival with whole pelvic compared with prostate bed only for high-risk patients. *Int. J. Radiat. Oncol. Biol. Phys.*, 69 (1), 54–61.

[193] Corn, B.W.,Winter, K., Pilepich, M.V. (1999) Does androgen suppression enhance the efficacy of postoperative irradiation? A secondary analysis of RTOG 85-31. *Urology*, 54 (3), 495–502.

[194] Shipley,W.U., Seiferheld,W., Lukka, H., *et al.* (2016) Report of NRG Oncology/RTOG 9601, A Phase 3 trial in prostate cancer: Anti-androgen therapy (AAT) with bicalutamide during and after radiation therapy (RT) in patients following radical prostatectomy (RP) with pT2-3pN0 disease and an elevated PSA. *Int. J. Radiat. Oncol. Biol. Phys.*, 94 (1), 3.

[195] Shipley,W.U., Seiferheld,W., Lukka, H.R., Major, P.P., Heney, N.M., Grignon, D.J., *et al.* (2017) Radiation with or without Antiandrogen Therapy in Recurrent Prostate Cancer. *N. Engl. J. Med.*, 376, 417–428. Doi:10.1056/NEJMoa1607529.

[195a] Carrie,C., Hasbini, A., de Laroche, G., *et al.* (2016) Salvage radiotherapy with or without short-term hormone therapy for rising prostate-specific antigen concentration after radical prostatectomy (GETUG-AFU 16): a randomised, multicentre, open-label phase 3 trial. *Lancet Oncol.*, 17 (6), 747–756.

[195b] Donovan,J.L., Hamdy, F.C., Lane, J.A., *et al.* (2016) Patient-reported outcomes after monitoring, surgery, or radiotherapy for prostate cancer. Massachusetts Medical Society, *N. Engl. J. Med.* [Internet], 375 (15), 1425–1437. Available at: http://dx.doi.org/10.1056/ NEJMoa1606221

[196] Nguyen, O., Klein, E.A. (2012) Management of prostate cancer patients with positive regional lymph nodes, in *UpToDate* (ed. D.S. Basow), UpToDate, Waltham, MA.

[197] Buskirk, S.J., Pisansky, T.M., Atkinson, E.J., *et al.* (2001) Lymph node-positive prostate cancer: evaluation of the results of the combination of androgen deprivation therapy and radiation therapy. *Mayo Clin. Proc.*, 76 (7), 702–706.

[198] Granfors, T., Modig, H., Damber, J.E., Tomic, R. (1998) Combined orchiectomy and external radiotherapy versus radi-otherapy alone for nonmetastatic prostate cancer with or without pelvic lymph node involvement: a prospective rando-mized study. *J. Urol.*, 159 (6), 2030–2034.

[199] Lin, C.C., Gray, P.J., Jemal, A., Efstathiou, J. (2015) Androgen DeprivationWith orWithout Radiation Therapy for Clinically Node-Positive Prostate Cancer. *J. Natl Cancer Inst.*, 107 (7), pii:djv119. Doi:10.1093jnci/djv119.

[200] Tward, J.D., Kokeny, K.E., Shrieve, D.C. (2013) Radiation therapy for clinically node-positive prostate adenocarcinoma is correlated with improved overall and prostate cancer-spec-ific survival. *Pract. Radiat. Oncol.*, 3 (3), 234–240.

[201] Hussain, M., Tangen, C.M., Berry, D.L., *et al.* (2013) Intermittent versus continuous androgen deprivation in prostate cancer.*N. Engl. J. Med.*, 368 (14), 1314–1325.

[202] Sweeney, C.J., Chen, Y.-H., Carducci, M., *et al.* (2015) Chemohormonal therapy in metastatic hormonesensitive prostate cancer.*N. Engl. J. Med.*, 373 (8), 737–746.

[203] James, N.D., Sydes, M.R., Mason, M.D., *et al.* (2015) Docetaxel and/or zoledronic acid for hormone-naive prostate

cancer: First overall survival results from STAMPEDE. *J. Clin. Oncol.*, 33 (Suppl.), abstract 5001.

[204] Harstell,W.F., Scott, C.B., Bruner, D.W., *et al.* (2005) Randomized trial of short-versus long-course radiotherapy for palliation of painful bone metastases. *J. Natl Cancer Inst.*, 97 (11), 798–804.

[205] Hahn, C., Kavanagh, B., Bhatnagar, A., *et al.* (2014) Choosing wisely:The American Society for Radiation Oncology's Top 5 list. *Pract. Radiat. Oncol.*, 4 (6), 349–355.

[206] Oosterhof, G.O.N., Roberts, J.T., de Reijke, T.M., *et al.* (2003) Strontium-89 chloride versus palliative local field radiotherapy in patients with hormonal escaped prostate cancer: A Phase III study of the European Organisation for Research and Treatment of Cancer Genitourinary Group. *Eur. Urol.*, 44 (5), 519–526.

[207] Powsner, R.A., Zietman, A.L., Foss, F.M. (1997) Bone marrow suppression after strontium-89 therapy and local radiation therapy in patients with diffuse marrow involvement. *Clin. Nucl. Med.*, 22 (3), 147–150.

[208] Parker, C., Nilsson, S., Heinrich, D., *et al.* (2013) Alpha emitter radium-223 and survival in metastatic prostate cancer. *N. Engl. J. Med.*, 369 (3), 213–223.

[209] Sartor, O., Coleman, R., Nilsson, S., *et al.* (2016) Effect of radium-223 dichloride on symptomatic skeletal events in patients with castration-resistant prostate cancer and bone metastases: results from a phase 3, double-blind, randomised trial. *Lancet Oncol.*, 15 (7), 738–746.

[210] Finkelstein, S.E., Michalski, J.M., O'Sullivan, J., Parker, C., Garcia-Vargas, J., Sartor, O. (2016) External beam radiation therapy (EBRT) use and safety with radium-223 dichloride (Ra-223) in patients with castration-resistant prostate cancer (CRPC) and symptomatic bone metastases (mets) from the ALSYMPCA Trial. *Int. J. Radiat. Oncol. Biol. Phys.*, 93 (3), S201.

[211] Hellman, S.,Weichselbaum, R.R. (1995) Oligometastases. *J. Clin. Oncol.*, 13 (1), 8–10.

[212] Ost, P., Jereczek-Fossa, B.A., Van As, N., *et al.* (2016) Progression-free survival following stereotactic body radiotherapy for oligometastatic prostate cancer treatment-naive recurrence: a multi-institutional analysis. *Eur. Urol.*, 69 (1), 9–12.

[213] Ost, P., Bossi, A.,Decaestecker, K., *et al.* (2015) Metastasis-directed therapy of regional and distant recurrences after curative treatment of prostate cancer: a systematic review of the literature. *Eur. Urol.*, 67 (5), 852–863.

[214] Zumsteg, Z.S., Spratt, D.E., Romesser, P.B., *et al.* (2015) The natural history and predictors of outcome following biochemical relapse in the dose escalation era for prostate cancer patients undergoing definitive external beam radiotherapy. *Eur. Urol.*, 67 (6), 1009–1016.

[215] Crook, J.M., O'Callaghan, C.J., Duncan, G., *et al.* (2012) Intermittent androgen suppression for rising PSA level after radiotherapy.*N. Engl. J. Med.*, 367 (10), 895–903.

[216] Hatiboglu, G., Pinkawa, M., Vallée, J.-P., Hadaschik, B., Hohenfellner, M. (2012) Application technique: placement of a prostate–rectum spacer in men undergoing prostate radiation therapy. *Br. J. Urol. Int.*, 110 (11b), E647–E652.

[217] Mariados, N., Sylvester, J., Shah, D., *et al.* (2015) Hydrogel spacer prospective multicenter randomized controlled pivotal trial: dosimetric and clinical effects of perirectal spacer application in men undergoing prostate image guided intensity modulated radiation therapy. *Int. J. Radiat. Oncol. Biol. Phys.*, 92 (5), 971–977.

[218] McLaughlin, P.W., Evans, C., Feng, M., Narayana, V. (2010) Radiographic and anatomic basis for prostate contouring errors and methods to improve prostate contouring accuracy. *Int. J. Radiat. Oncol. Biol. Phys.*, 76 (2), 369–378.

[219] Trofimov, A., Nguyen, P.L., Efstathiou, J.A., *et al.* (2011) Interfractional variations in the setup of pelvic bony anatomy and soft tissue, and their implications on the delivery of proton therapy for localized prostate cancer. *Int. J. Radiat. Oncol. Biol. Phys.*, 80 (3), 928–937.

[220] Sheets, N.C., Goldin, G.H., Meyer, A.M., *et al.* (2012) Intensity-modulated radiation therapy, proton therapy, or conformal radiation therapy and morbidity and disease control in localized prostate cancer. *JAMA*, 307 (15), 1611–1620.

[221] Lawrence, T.S., Feng, M. (2013) Protons for prostate cancer: The dream versus the reality. *J. Natl Cancer Inst.*, 105 (1), 7–8.

[222] Mendenhall, N.P., Hoppe, B.S., Nichols, R.C., *et al.* (2014) Five-year outcomes from 3 prospective trials of image-guided proton therapy for prostate cancer. *Int. J. Radiat. Oncol. Biol. Phys.*, 88 (3), 596–602.

[223] Slater, J.D., Rossi, C.J., Yonemoto, L.T., *et al.* (2004) Proton therapy for prostate cancer:The initial Loma Linda University experience. *Int. J. Radiat. Oncol. Biol. Phys.*, 59 (2), 348–352.

[224] Gray, P.J., Paly, J.J., Yeap, B.Y., *et al.* (2013) Patient-reported outcomes after 3-dimensional conformal, intensity-modulated, or proton beam radiotherapy for localized prostate cancer. *Cancer*, 119 (9), 1729–1735.

[225] Yu, J.B., Soulos, P.R., Herrin, J., *et al.* (2013) Proton versus intensity-modulated radiotherapy for prostate cancer: Patterns of care and early toxicity. *J. Natl Cancer Inst.*, 105 (1), 25–32.

[226] Ishikawa, H., Tsuji, H., Kamada, T., *et al.* (2012) Carbon-ion radiation therapy for prostate cancer. *Int. J. Urol.*, 19 (4), 296–305.

[227] Valerio, M., Ahmed, H.U., Emberton, M., *et al.* (2014) The role of focal therapy in the management of localised prostate cancer: a systematic review. *Eur. Urol.*, 66 (4), 732–751.

[228] Spratt, D.E., Zelefsky, M.J. (2013) Point: There is a need for supplemental XRT with brachytherapy in the treatment of intermediate-risk prostate cancer patients. *Brachytherapy*, 12 (5), 389–392.

[229] Stone, N.N. (2013) Counterpoint: Is there a need for supplemental XRT in intermediate-risk prostate cancer patients? *Brachytherapy*, 12 (5), 393–397.

[230] Yamada, Y., Rogers, L., Demanes, D.J., *et al.* (2012) American Brachytherapy Society consensus guidelines for high-dose-rate prostate brachytherapy. *Brachytherapy*, 11 (1), 20–32.

[231] Hsu, I.J., Yamada, Y., Assimos, D.G., *et al.* (2014) ACR Appropriateness Criteria high-dose-rate brachytherapy for prostate cancer. *Brachytherapy*, 13 (1), 27–31.

[232] Iğdem, S., Alço, G., Ercan, T., *et al.* (2010) Insufficiency fractures after pelvic radiotherapy in patients with prostate cancer. *Int. J. Radiat. Oncol. Biol. Phys.*, 77 (3), 818–823.

[233] Hamilton, S.N., Tyldesley, S., Hamm, J., *et al.* (2014) Incidence of second malignancies in prostate cancer patients treated with low-dose-rate brachytherapy and radical prostatectomy. *Int. J. Radiat. Oncol. Biol. Phys.*, 90 (4), 934–941.

[234] Nam, R.K., Cheung, P., Herschorn, S., *et al.* (2014) Incidence of complications other than urinary incontinence or erectile dysfunction after radical prostatectomy or radiotherapy for prostate cancer: a population-based cohort study. *Lancet Oncol.*, 15 (2), 223–231.

[235] Berrington de Gonzalez, A.,Wong, J., Kleinerman, R., Kim, C., Morton, L., Bekelman, J.E. (2015) Risk of second cancers according to radiation therapy technique and modality in prostate cancer survivors. *Int. J. Radiat. Oncol. Biol. Phys.*, 91 (2), 295–302.

[236] Zelefsky, M.J., Pei, X., Teslova, T., *et al.* (2012) Secondary

cancers after intensity-modulated radiotherapy, brachytherapy and radical prostatectomy for the treatment of prostate cancer: incidence and cause-specific survival outcomes according to the initial treatment intervention. *Br. J. Urol. Int.*, 110 (11), 1696–1701.

[237] Pollack, A., Zagars, G.K., Starkschall, G., *et al.* (2002) Prostate cancer radiation dose response: results of the M. D. Anderson phase III randomized trial. *Int. J. Radiat. Oncol. Biol. Phys.*, 53 (5), 1097–1105.

[238] Talcott, J.A., Rossi, C., Shipley,W.U., *et al.* (2010) Patient-reported long-term outcomes after conventional and high-dose combined proton and photon radiation for early prostate cancer. *JAMA*, 303 (11), 1046–1053.

[239] Hamstra, D., Conlon, A.S.C., Daignault, S., *et al.* (2013) Multi-institutional prospective evaluation of bowel quality of life after prostate external beam radiation therapy identifies patient and treatment factors associated with patient-reported outcomes: The PROSTQA experience. *Int. J. Radiat. Oncol. Biol. Phys.*, 86 (3), 546–553.

[240] Michalski, J.M., Gay, H., Jackson, A., Tucker, S.L., Deasy, J.O. (2010) Radiation dose–volume effects in radiation-induced rectal injury. *Int. J. Radiat. Oncol. Biol. Phys.*, 76 (3 Suppl.), 123–129.

[241] Solanki, A.A., Liauw, S.L. (2013) Tobacco use and external beam radiation therapy for prostate cancer: Influence on biochemical control and late toxicity. *Cancer*, 119 (15), 2807–2814.

[242] Choe, K.S., Jani, A.B., Liauw, S.L. (2010) External beam radiotherapy for prostate cancer patients on anticoagulation therapy: How significant is the bleeding toxicity? *Int. J. Radiat. Oncol. Biol. Phys.*, 76 (3), 755–760.

[243] Kalakota, K., Liauw, S.L. (2015) Toxicity after external beam radiotherapy for prostate cancer: an analysis of late morbidity in men with diabetes mellitus. *Urology*, 81 (6), 1196–1201.

[244] Murphy, C.T., Heller, S., Ruth, K., *et al.* (2015) Evaluating toxicity from definitive radiation therapy for prostate cancer in men with inflammatory bowel disease: Patient selection and dosimetric parameters with modern treatment techniques. *Pract. Radiat. Oncol.*, 5 (3), e215–e222.

[245] Zelefsky, M.J., Shasha, D., Branco, R.D., *et al.* (2014) Tadalafil for prevention of erectile dysfunction after radiotherapy for prostate cancer. *J. Urol.*, 311 (3), 1300.

[246] Pisansky, T.M., Pugh, S.L., Greenberg, R.E., *et al.* (2014) Tadalafil for prevention of erectile dysfunction after radiotherapy for prostate cancer:The Radiation Therapy Oncology Group [0831] randomized clinical trial. *JAMA*, 311 (13), 1300–1307.

[247] Seymour, Z., Chang, A.J., Zhang, L., *et al.* (2015) Dose–volume analysis and the temporal nature of toxicity with stereotactic body radiation therapy for prostate cancer. *Pract. Radiat. Oncol.*, 5 (5), e465–e472.

[248] King, C.R., Collins, S., Fuller, D., *et al.* (2013) Health-related quality of life after stereotactic body radiation therapy for localized prostate cancer: results from a multi-institutional consortium of prospective trials. *Int. J. Radiat. Oncol. Biol. Phys.*, 87 (5), 939–945.

[249] Moinpour, C.M., Hayden, K., Unger, J.M., *et al.* (2008) Health-related quality of life results in pathologic stage C prostate cancer from a Southwest Oncology Group trial comparing radical prostatectomy alone with radical prostatectomy plus radiation therapy. *J. Clin. Oncol.*, 26 (1), 112–120.

[250] Corbin, K.S., Kunnavakkam, R., Eggener, S.E., Liauw, S.L. (2013) Intensity modulated radiation therapy after radical prostatectomy: Early results show no decline in urinary continence, gastrointestinal, or sexual quality of life. *Pract. Radiat. Oncol.*, 3 (2), 138–144.

第28章 上尿路癌
Carcinoma of the Upper Urinary Tract

Anthony L. Zietman　Jonathan J. Paly　Jason A. Efstathiou　著
蓝玉玲　刘文扬　刘跃平　译

一、肾细胞癌

在美国，肾脏肿瘤每年导致 3% 的新发肿瘤病例和 3% 的肿瘤相关死亡，其中超过 90% 的成人肾脏肿瘤为肾细胞癌（RCC）[1]。在过去 30 年间，美国的 RCC 发病率每年增长 2%。其中的主要原因而非全部原因是日常医疗实践中腹部影像学检查增加 [2, 3]。该疾病发病的中位年龄为 65 岁，男性比女性常见，发生率基本无种族差异，但在发达国家更为常见 [4]。

RCC 目前分为三种主要的组织学亚型：透明细胞、嫌色细胞和乳头状细胞。与乳头状或嫌色细胞相比，透明细胞预后更差，并可通过 Fuhrman 核分级进一步分层。具有肉瘤样分化者预后非常差。

RCC 可通过局部浸透肾被膜侵犯肾周脂肪或肾上腺 [5]，直接通过侵犯肾静脉进入下腔静脉（偶尔到达右心房）[6]（图 28-1）。淋巴引流至肾门，腹主动脉旁和腔静脉旁淋巴结 [5]。RCC 也可通过血行转移至肺 [6]，或通过逆行静脉引流到卵巢或睾丸 [5]。和所有的肿瘤一样，根据局部、区域和远处转移状况进行分期（图 28-2）。肿瘤局部侵犯的典型症状包括血尿、腹痛和腰部肿块，但由于早期发现，现在比较少见 [7]。

初始治疗

1. **手术治疗** 根治性手术切除是局限性（Ⅰ～Ⅲ期）RCC 的唯一根治手段和标准治疗。切除方式：将肾脏与肾周脂肪、局部淋巴结一并切除，对于上极病灶需要切除同侧肾上腺 [8]。由于患者术后恢复迅速，现在腹腔镜技术得到了广泛使用。对于＜ 4cm 的小病灶，局部复发率低（＜ 10%），目前常采用部分肾切除术或保留肾单位的手术（NSS）。对于目前大量偶然发现的小肿瘤，正在开展其他微创消融治疗手段，包括射频消融，高能聚焦超声和冷冻手术 [9, 10]。

2. **原发肾细胞癌的放疗** 关于局部晚期原发性 RCC 的新辅助放射治疗或术后放射治疗，仅有非常早期的数据，现在已很少使用放射治疗。研究显示术前放射治疗使肿瘤缩小并增加了包膜化 [11]。在分期更晚的肿瘤中，似乎更能取得完整切除。更加规范的研究表明，术前放射治疗并无生存优势，甚至有一项研究显示患者的生存更差。

多项回顾性和前瞻性研究评价了术后放射治疗的作用（5 项回顾性研究和 2 项随机研究）。对 7 项研究进行荟萃分析，回顾性研究显示没有或几乎没有益处 [12]。尽管一项随机试验显示没有优势 [13]，而另一项试验显示放射治疗组的生存率较低 [14]，主要是由于当时使用的技术造成

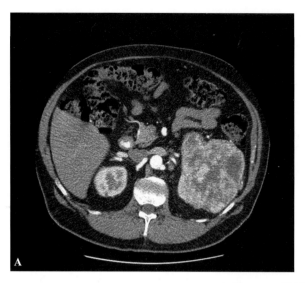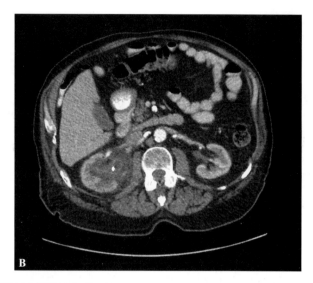

▲ 图 28-1　肾细胞癌周围侵犯的方式

A. 整个左肾被伴有坏死的巨大肾细胞癌所代替，患者伴有发热和血尿；B. 右侧肾盂移行细胞癌，浸透肾被膜并向肾周脂肪侵犯，肾盂扩张，患者伴腹痛和血尿

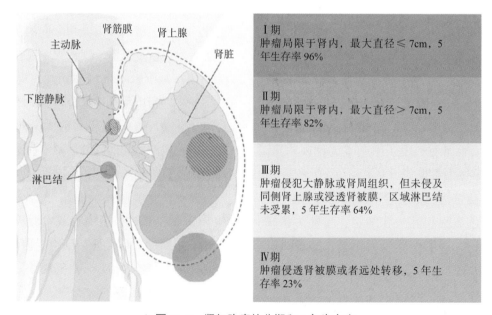

▲ 图 28-2　肾细胞癌的分期和 5 年生存率

引自 Cohen, H.T., McGovern, F.J.（2005）Survival statistics.N.Engl. J.Med., 353, 2477–2490. 由 The NCCN Clinical Practice Guidelines in Oncology for Kidney Cancer V.2.2012. 提供（此图的彩色版本见书中彩图页）

显著的肠道或肝脏毒性。值得注意的是，所有这些研究都是在现代靶向治疗及三维适形放射治疗和调强放射治疗应用之前进行的。因此有学者呼吁应基于这些技术的进步重新评价 RCC 术后放射治疗的作用[12]。

在不能手术的原发性肾细胞癌中对立体定向放射治疗（SBRT）进行了探索[15]。少数研究显示局部控制疗效显著。尽管如此，SBRT 需要与疗效更为确切的高能聚焦超声（HIFU）进行比较，后者有更强的文献支撑。

术中放射治疗（IORT）对于小部分肾脏切除术后肾窝复发的患者可能具有一定疗效。数项单中心回顾性研究评价了局部复发 RCC 手术期间进行 IORT 的作用，结果显示 IORT 可降低局部复发。加入该治疗后并发症可接受。一项大型多中心队列的回顾性分析表明（ n =98），IORT 与单纯手术比较能够提高晚期或局部复发 RCC 的肿瘤专项生存和无疾病生存[16]。IORT 剂量 10 ～ 20Gy 90% 等剂量曲线。将宽度最大为 10cm 的锥形或椭圆形的准直器 / 限光筒覆盖瘤床和肿瘤边缘，以便提高局部控制（图 28-3）。采用补偿和挡铅技术，电子线能量采用 4 ～ 20MeV。

二、转移性肾细胞癌

（一）化学治疗

RCC 对目前的化学治疗不敏感，透明细胞疾病的客观反应率低于 7%。在非透明细胞癌中，卡铂 / 紫杉醇，顺铂 / 吉西他滨或阿霉素的客观反应率为 10% ～ 15%。因此，全身治疗以免疫治疗为主，近期则以分子靶向治疗为主。

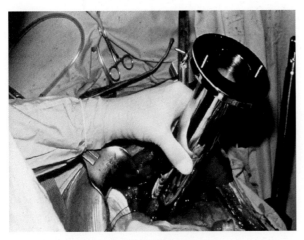

▲ 图 28-3　术中放射治疗

该图中的电子线限光筒对准的是右侧肾脏瘤床

（二）免疫治疗

RCC 是一种免疫反应性疾病，有自发缓解的罕见报道。免疫治疗有 IL-2 和干扰素，IFN-α 的总反应率约为 15%，无长期缓解[17]。IL-2 的客观缓解稍微更加常见，少数人达到长期存活，但是不良反应较重。

（三）分子靶向治疗

分子靶向治疗目前已成为治疗转移性 RCC 的主要手段。这些药物包括酪氨酸激酶抑制药（TKI）索拉非尼和舒尼替尼，mTOR 抑制药依维莫司，VEGF 通路抑制药贝伐珠单抗。每种药物均在随机研究中显示出优于 IL-2 的疗效，且毒性反应更低。目前的研究热点在于优化用药的剂量，联合方式和顺序，以及作为辅助治疗的作用。

（四）放射治疗

远处转移的患者中约有 1/3 为肾脏以外的孤立性转移，这些患者的 3 年生存率明显优于多发转移者，而同时转移比异时转移的生存差[18, 19]。选择性的文献表明，积极治疗转移灶能够使 1/3 ～ 1/2 的患者长期生存。肾切除术与第一次转移间隔较长时间是非常重要的预后因素。

骨转移在 RCC 最常见，常为溶骨性，如果适合应该用复杂的骨科手术治疗[20]。部分患者需选择性地进行术后放射治疗。不能手术的病例应给予比标准姑息治疗更高的放射治疗剂量。多项回顾性研究表明，骨转移灶的长期局部控制需要较高剂量（> 50Gy）的放射治疗，这对于病程较长的疾病是必要的。不过，较低剂量的放射治疗作为简单的姑息缓解疼痛仍然有效。Nguyen 等的研究表明，24Gy/1F，27Gy/3F 或 30Gy/5F 的立体定向放射治疗能够有效缓解脊椎转移所致疼痛，但目前尚不清楚 SBRT 是否优于常规的外照射放射治疗[21]。

脑转移的患者，尤其是多发性脑转移者，即使行全脑放射治疗预后仍然很差。情况允许，则首选手术切除，或立体放射外科[22]。许多回顾性研究表明，单纯立体放射外科或者联合全脑放射治疗，肿瘤局部控制率超过 90%[23-26]。Kano 等报道大型队列研究，治疗脑转移病灶超过 500 多，92% 的患者直到死亡（中位生存 8.2 个月）经治疗的转移灶均得到有效控制，70% 的神经症状等到改善或保持稳定[27]。多项研究报道，立体定向放射外科联合全脑放射治疗似乎未能改善生存，但是能够提高局部控制，减少脑部远处转移[24, 28]。近期的报道提示放射治疗可同步联合舒尼替尼靶向治疗并不增加额外毒性[29]。

目前有关于软组织转移灶对放射治疗反应的数据较少，尽管众所周知放射治疗能够缓解疼痛和出血症状。Zelefsky 等的研究表明，SRS 对治疗颅外转移灶可能具有重要作用，并且证明单次高剂量（> 24Gy）比单次剂量低剂量（< 24Gy）或大分割治疗模式具有更好的局部控制[30]。

（五）手术

对于一般状况良好的年轻患者，如果颅内转移灶易于切除，首选手术治疗。手术具有快速缓解神经症状，明确病理，并可能长期控制远处转移病灶的优势。

三、输尿管和肾盂癌

美国每年约有 3000 例上尿路上皮癌（UC，以前称为移行细胞癌）新发病例。尽管多年来发病率一直保持不变，但近期早期肿瘤比例增加[31]。患有原发性肾盂和（或）尿路 UC 的患者同时或异时膀胱癌的发生率为 20% ～ 40%。与此相反，膀胱癌患者同时或异时上尿路移行细胞癌发生率为 1% ～ 4%[32, 33]。

肾盂部位原发性肿瘤的发生率是尿道的 2 倍（图 28-4）。男性更多见，发病高峰年龄 70—

80 岁[34]。上尿路 UC 的危险因素与所有尿路上皮癌一样：①化学暴露（如苯胺染料，镇痛药，吸烟）。②导尿管或支架的慢性刺激。③地理因素，如居住在中国台湾地区，以及患有巴尔干肾病者。

高达 90% 的患者出现肉眼血尿，如果肿瘤或血块导致上尿路梗阻，则可伴有腰痛，肾积水。诊断手段包括 CT 或 MR 的尿路造影，尿液脱落细胞学检查（在高度恶性肿瘤者中敏感性高达 70%），膀胱镜检查（用于逆行检查上尿路并对可见病灶取组织活检标本）[35, 36]。

完整的分期检查还应包括胸、腹、盆 CT 评估肺，肝或腹膜后淋巴结转移。目前 AJCC 上尿路肿瘤的 TNM 分期是基于原发肿瘤侵犯范围和镜下评价区域淋巴结转移的病理分期[37]。

初始治疗：手术

无论分级或分期，肾输尿管根治性切除术是上尿路移行细胞癌的标准外科治疗，包括肾脏与肾筋膜内的肾周脂肪一并切除，整块切除输尿管至膀胱输尿管部分[38]。尤其是对高级别和侵袭性癌，为了获得更完整的手术分期，沿同侧大血管（腔静脉或主动脉）进行腹膜后淋巴结清扫。UC 可种植于腹腔或者伤口，因此部分外科医生对腹腔镜术式有所顾虑。不过实际上很少有

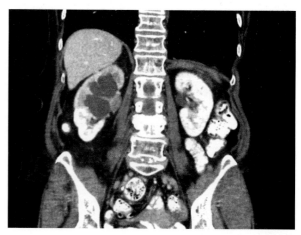

▲ 图 28-4 右侧肾盂尿路上皮癌
肿瘤后方的肾盏扩张

Trocar 部位种植的报道[39]。

如果根治性肾切除术会造成严重肾功能不全需要透析，则会考虑其他手术方式。尽管由于该疾病多中心生长的特点以及常并发原位癌，局部切除术的成功率有限，但输尿管中的小肿瘤，特别是低级别的肿瘤，可以通过输尿管镜电灼术或输尿管镜下切除[40]。

按照分期匹配后，位于输尿管较低位的肿瘤预后好于较高位者[41]。长期随访资料显示，非浸润性肿瘤（T_a 和 T_{is}）的 5 年 DSS 接近 100%，$pT_1 > 90\%$，$pT_2 > 70\%$，pT_3 约为 40%。T_4 肿瘤患者长期生存率很低。

四、局部晚期输尿管和肾盂癌

局部晚期肿瘤

多学科治疗 T_3、T_4 和淋巴结阳性患者的治愈率仍然较低，转移性复发是治疗失败的主要原因。以顺铂为基础的全身化学治疗方案是基于局部晚期膀胱癌的经验。现有数据显示总体局部失败率为 2% ~ 27%，但是此类数据比较陈旧，实际可能更高[42-44]。Cozad 等报道，T_3 期病变的局部失败率为 50%，高级别肿瘤达 60%[45]。Brookland 和 Richter 等报道的局部复发率分别为 45% 和 62%[46]。多数报道局部失败与远处转移密切相关，由于均为小样本量研究，证据尚不足。

放射治疗已作为辅助治疗应用，文献报道的结果不尽相同。一些小型的 Ⅱ 期研究显示，辅助放射治疗提高了局部控制率，并可能转化为生存获益[47-51]，然而仍有研究显示辅助放射治疗未能获益，这些研究有的纳入了 30% 的早期患者，有的放射治疗剂量不足，有的增加了化学治疗，因此难以确定辅助放射治疗是否真正具有益处。近期 Chen 等的回顾性研究表明，133 例患者接受辅助放射治疗，肿瘤区中位剂量 50Gy，其中 67 例有生存获益[52]。

MGH 过去 20 年采取了更为积极的治疗模式，对于高风险的患者，首先采用单纯辅助放射治疗，最近采用放射治疗同步化学治疗增敏，如果患者耐受则进一步联合化学治疗[47]。尽管是非随机的小队列研究（31 例患者），放射治疗联合化学治疗后局部失败率更低（22% vs 45%），而 5 年生存率更高（67% vs 27%）。Kwak 等针对 43 例患者的非随机队列研究也显示，联合使用以顺铂为基础的辅助化学治疗可能会降低 5 年疾病的复发率和死亡率[48]。上述两项研究病例数少，且存在回顾性研究固有的偏倚问题，因此难以得出可靠结论。

目前，鲜有报道指导医生如何处理肾输尿管切除术后局部复发的患者。如果肿瘤复发体积较大，转移部位较多，最合理的是采用化学治疗进行姑息治疗。如果为单个复发病灶，且患者一般情况良好，可考虑积极治疗以便创造治愈的机会。比如首先采取局部中等剂量的外照射放射治疗 30 ～ 45Gy，同步化学治疗增敏，肿瘤缩小后增加切除率。然后尝试切除或者减瘤，如果技术允许，对于瘤床和不可切除的肿瘤也可以采用术中放射治疗，实现单次大剂量照射并避开肠道和其他危及器官，从而避免单独采用外照射治疗时出现的肠道损伤。这样的治疗模式在腹膜后肉瘤和局部晚期直肠癌的治疗中已经取得显著的成功。这种病例并不多见，需要依据从其他部位肿瘤发展得出的肿瘤治疗原则进行个体化的治疗，并需要多学科的参与，尤其是生殖泌尿肿瘤团队。该疾病并不常见，尚无随机研究评价辅助化学治疗是否能减少复发。

一般认为上尿路 UC 的生物学行为与膀胱 UC 相似。因此推荐晚期或转移性上尿路 UC 采用膀胱癌的化学治疗方案，即以顺铂为基础，联合吉西他滨或甲氨蝶呤、长春碱、阿霉素为标准方案。与膀胱癌相似，上尿路 UC 对化学治疗反应高度敏感，但中位缓解时间短。

参考文献

[1] Eble, J.N., Sauter, G., Epstein, J.I., Sesterhenn, I.A. (2004) *World Health Organization Classification of Tumors: pathology and genetics of tumors of the urinary system and male genital organs*. IARC Press, Lyon, France.

[2] Chow,W.H., Devesa, S.S.,Warren, J.L., Fraumeni, J.F., Jr (1999) Rising incidence of renal cell cancer in the United States. *JAMA*, 281 (17), 1628–1631.

[3] Pantuck, A.J., Zisman, A., Belldegrun, A.S. (2001) The changing natural history of renal cell carcinoma. *J. Urol.*, 166 (5), 1611–1623.

[4] Parkin, D.M., Pisani, P., Ferlay, J. (1993) Estimates of the worldwide incidence of eighteen major cancers in 1985. Int. *J.* Cancer, 54 (4), 594–606.

[5] Lai, P.P. (1992) Kidney, renal, pelvis and ureter, in *Principles and Practice of Radiation Oncology*, 2nd edition (eds C.A. Perez, L.W. Brady), J.B. Lippincott, Philadelphia, pp. 1025–1035.

[6] Motzer, R.J., Bander, N.H., Nanus, D.M. (1996) Renal-cell carcinoma. N. Engl. *J. Med.*, 335 (12), 865–875.

[7] Sokoloff, M.H., de Kernion, J.B., Figlin, R.A., Belldegrun, A. (1996) Current management of renal cell carcinoma. *CA Cancer J. Clin.*, 46 (5), 284–302.

[8] Robson, C.J. (1963) Radical nephrectomy for renal cell carcinoma. *J. Urol.*, 89, 37–42.

[9] Harmon, J., Parulkar, B., Doble, A. (2004) Critical assessment of cancer recurrence following renal cryoablation: a multi-center review. *J. Urol.*, (Suppl. 4), 469; abstract 1775.

[10] Shingleton, B., Sewell, P. (2004) Percutaneous renal tumor cryoablation: results in the first 90 patients. *J. Urol.*, (Suppl. 4), 463; abstract 1751.

[11] Malkin, R.B. (1975) Regression of renal carcinoma following radiation therapy. *J. Urol.*, 114 (5), 782–783.

[12] Tunio, M.A., Hashmi, A., Rafi, M. (2010) Need for a new trial to evaluate postoperative radiotherapy in renal cell carcinoma: a meta-analysis of randomized controlled trials. *Ann. Oncol.*, 21 (9), 1839–1845.

[13] Kjaer, M., Iversen, P., Hvidt, V., *et al.* (1987) A randomized trial of postoperative radiotherapy versus observation in stage II and III renal adenocarcinoma. A study by the Copenhagen Renal Cancer Study Group. Scand. *J. Urol. Nephrol.*, 21 (4), 285–289.

[14] Finney, R. (1973) The value of radiotherapy in the treatment of hypernephroma – a clinical trial. *Br. J. Urol.*, 45 (3), 258–269.

[15] Siva, S., Pham, D., Gill, S., Corcoran, N.M., Foroudi, F. (2012) A systematic review of stereotactic radiotherapy ablation for primary renal cell carcinoma. *Br. J. Urol. Int.*, 110, E737–E743

[16] Paly, J.J., Hallemeier, C.L., Biggs, P.J., *et al.* (2014) Outcomes in a multi-institutional cohort of patients treated with intraoperative radiation therapy for advanced or recurrent renal cell carcinoma. *Int. J. Radiat. Oncol. Biol. Phys.*, 88 (3), 618–623

[17] Motzer, R.J., Bacik, J., Murphy, B.A., Russo, P., Mazumdar, M. (2002) Interferon-alfa as a comparative treatment for clinical trials of new therapies against advanced renal cell carcinoma. *J. Clin. Oncol.*, 20 (1), 289–296.

[18] O'Dea, M.J., Zincke, H., Utz, D.C., Bernatz, P.E. (1978) The treatment of renal cell carcinoma with solitary metastasis. *J. Urol.*, 120 (5), 540–542.

[19] Kjaer, M. (1987) The treatment and prognosis of patients with renal adenocarcinoma with solitary metastasis. 10 year survival results. *Int. J. Radiat. Oncol. Biol. Phys.*, 13 (4), 619–621.

[20] Althausen, P., Althausen, A., Jennings, L.C., Mankin, H.J. (1997) Prognostic factors and surgical treatment of osseous metastases secondary to renal cell carcinoma. *Cancer*, 80 (6), 1103–1109.

[21] Nguyen, Q.N., Shiu, A.S., Rhines, L.D., *et al.* (2010) Management of spinal metastases from renal cell carcinoma using stereotactic body radiotherapy. *Int. J. Radiat. Oncol. Biol. Phys.*, 76 (4), 1185–1192.

[22] Wronski, M., Arbit, E., Russo, P., Galicich, J.H. (1996) Surgical resection of brain metastases from renal cell carcinoma in 50 patients. *Urology*, 47 (2), 187–193.

[23] Sheehan, J.P., Sun, M.H., Kondziolka, D., Flickinger, J., Lunsford, L.D. (2003) Radiosurgery in patients with renal cell carcinoma metastasis to the brain: long-term outcomes and prognostic factors influencing survival and local tumor control. *J. Neurosurg.*, 98 (2), 342–349.

[24] Brown, P.D., Brown, C.A., Pollock, B.E., Gorman, D.A., Foote, R.L. (2002) Stereotactic radiosurgery for patients with 'radioresistant' brain metastases. *Neurosurgery*, 51 (3), 656–665; discussion 665–657.

[25] Amendola, B.E.,Wolf, A.L., Coy, S.R., Amendola, M., Bloch, L. (2000) Brain metastases in renal cell carcinoma: management with gamma knife radiosurgery. *Cancer J.*, 6 (6), 372–376.

[26] Shuto, T., Matsunaga, S., Suenaga, J., Inomori, S., Fujino, H. (2010) Treatment strategy for metastatic brain tumors from renal cell carcinoma: selection of gamma knife surgery or craniotomy for control of growth and peritumoral edema. *J. Neurooncol.*, 98, 169–175.

[27] Kano, H., Iyer, A., Kondziolka, D., Niranjan, A., Flickinger, J.C., Lunsford, L.D. (2011) Outcome predictors of gamma knife radiosurgery for renal cell carcinoma metastases. *Neurosurgery*, 69 (6), 1232–1239.

[28] Fokas, E., Henzel,M., Hamm, K., Surber,G., Kleinert, G., Engenhart-Cabillic, R. (2010) Radiotherapy for brain metastases from renal cell cancer: should whole-brain radiotherapy be added to stereotactic radiosurgery?: analysis of 88 patients. *Strahlenther. Onkol.*, 186 (4), 210–217.

[29] Staehler, M., Haseke, N., Nuhn, P., *et al.* (2011) Simultaneous anti-angiogenic therapy and single-fraction radiosurgery in clinically relevant metastases from renal cell carcinoma. *Br. J. Urol. Int.*, 108 (5), 673–678.

[30] Zelefsky, M.J., Greco, C., Motzer, R., *et al.* (2012) Tumor control outcomes after hypofractionated and single-dose stereotactic image-guided intensity-modulated radiotherapy for extracranial metastases from renal cell carcinoma. *Int. J. Radiat. Oncol. Biol. Phys.*, 82 (5), 1744–1748.

[31] David, K.A., Mallin, K., Milowsky, M.I., Ritchey, J., Carroll, P.R., Nanus, D.M. (2009) Surveillance of urothelial carcinoma: stage and grade migration, 1993–2005 and survival trends, 1993–2000. *Cancer*, 115 (7), 1435–1447.

[32] Oldbring, J., Glifberg, I., Mikulowski, P., Hellsten, S. (1989) Carcinoma of the renal pelvis and ureter following bladder carcinoma: frequency, risk factors and clinicopathological findings. *J. Urol.*, 141 (6), 1311–1313.

[33] Rabbani, F., Perrotti, M., Russo, P., Herr, H.W. (2001) Upper-tract tumors after an initial diagnosis of bladder cancer: argument for long-term surveillance. *J. Clin. Oncol.*, 19 (1), 94–100.

[34] Chahal, R., Taylor, K., Eardley, I., Lloyd, S.N., Spencer, J.A. (2005) Patients at high risk for upper tract urothelial cancer: evaluation of hydronephrosis using high resolution magnetic resonance urography. *J. Urol.*, 174 (2), 478–482.

[35] Walsh, I.K., Keane, P.F., Ishak, L.M., Flessland, K.A. (2001) The BTA stat test: a tumor marker for the detection of upper tract transitional cell carcinoma. *Urology*, 58 (4), 532–535.

[36] Skacel, M., Fahmy, M., Brainard, J.A., *et al.* (2003) Multitarget fluorescence in situ hybridization assay detects transitional cell carcinoma in the majority of patients with bladder cancer and

atypical or negative urine cytology. *J. Urol.*, 169 (6), 2101–2105.

[37] Amin, M.B. (ed) American Joint Committee on Cancer (2017) *Cancer StagingManual*, 8th edition, Springer, New York.

[38] Heney, N.M., Nocks, B.N. (1982) The influence of perinephric fat involvement on survival in patients with renal cell carcinoma extending into the inferior vena cava. *J. Urol.*, 128 (1), 18–20.

[39] Ong, A.M., Bhayani, S.B., Pavlovich, C.P. (2003) Trocar site recurrence after laparoscopic nephroureterectomy. *J. Urol.*, 170 (4 Pt 1), 1301.

[40] Okubo, K., Ichioka, K., Terada, N., Matsuta, Y., Yoshimura, K., Arai, Y. (2001) Intrarenal bacillus Calmette–Guerin therapy for carcinoma in situ of the upper urinary tract: long-term follow-up and natural course in cases of failure. *Br. J. Urol. Int.*, 88 (4), 343–347.

[41] van der Poel, H.G., Antonini, N., van Tinteren, H., Horenblas, S. (2005) Upper urinary tract cancer: location is correlated with prognosis. *Eur. Urol.*, 48 (3), 438–444.

[42] Mufti, G.R., Gove, J.R., Badenoch, D.F., *et al.* (1989) Transitional cell carcinoma of the renal pelvis and ureter. *Br. J. Urol.*, 63 (2), 135–140.

[43] Das, A.K., Carson, C.C., Bolick, D., Paulson, D.F. (1990) Primary carcinoma of the upper urinary tract. Effect of primary and secondary therapy on survival. *Cancer*, 66 (9), 1919–1923.

[44] Vahlensieck,W., Jr, Sommerkamp, H. (1989) Therapy and prognosis of carcinoma of the renal pelvis. *Eur. Urol.*, 16 (4), 286–290.

[45] Cozad, S.C., Smalley, S.R., Austenfeld, M., Noble, M., Jennings, S., Raymond, R. (1995) Transitional cell carcinoma of the renal pelvis or ureter: patterns of failure. *Urology*, 46 (6), 796–800.

[46] Brookland, R.K., Richter, M.P. (1985) The postoperative irradiation of transitional cell carcinoma of the renal pelvis and ureter. *J. Urol.*, 133 (6), 952–955.

[47] Czito, B., Zietman, A., Kaufman, D., Skowronski, U., Shipley,W. (2004) Adjuvant radiotherapy with and without concurrent chemotherapy for locally advanced transitional cell carcinoma of the renal pelvis and ureter. *J. Urol.*, 172 (4 Pt 1), 1271–1275.

[48] Kwak, C., Lee, S.E., Jeong, I.G., Ku, J.H. (2006) Adjuvant systemic chemotherapy in the treatment of patients with invasive transitional cell carcinoma of the upper urinary tract. *Urology*, 68 (1), 53–57.

[49] Ozsahin, M., Zouhair, A., Villa, S., *et al.* (1999) Prognostic factors in urothelial renal pelvis and ureter tumours: a multicentre Rare Cancer Network study. *Eur. J. Cancer*, 35 (5), 738–743.

[50] Maulard-Durdux, C., Dufour, B., Hennequin, C., *et al.* (1996) Postoperative radiation therapy in 26 patients with invasive transitional cell carcinoma of the upper urinary tract: no impact on survival? *J. Urol.*, 155 (1), 115–117.

[51] Catton, C.N.,Warde, P., Gospodarowicz, M.K., *et al.* (1996) Transitional cell carcinoma of the renal pelvis and ureter: Outcome and patterns of relapse in patients treated with postoperative radiation. *Urol. Oncol.*, 2 (6), 171–176.

[52] Chen, B., Zeng, Z.C.,Wang, G.M., *et al.* (2011) Radiotherapy may improve overall survival of patients with T3/T4 transitional cell carcinoma of the renal pelvis or ureter and delay bladder tumour relapse. *BMC Cancer*, 11, 297.

第 29 章　睾丸癌
Testicular Cancer

Jonathan J. Paly　Jason A. Efstathiou　著
蓝玉玲　刘文扬　刘跃平　译

一、背景

睾丸癌是 15—44 岁男性最常见的实体恶性肿瘤，且发病率正在上升 [1-4]，美国每年新诊断的病例约 8850 例，全球约超过 52 000 例。睾丸癌是治愈率较高的恶性肿瘤，美国 2006—2012 年确诊病例的 5 年疾病特异生存率（DSS）为 96.8% [2]，尽管占男性恶性肿瘤的 1%，但近年来随着治疗的进步，死亡率约 0.1% [4]。

睾丸癌中约 97% 为生殖细胞肿瘤（GCT），其余为性索间质细胞瘤和淋巴瘤。GCT 大致分为精原细胞性生殖细胞肿瘤和非精原细胞性生殖细胞肿瘤（NSGCT）。性索间质肿瘤起源于支持组织，包括滋养细胞瘤（sertoli cell）、间质细胞瘤（leydig cell）和颗粒细胞瘤（granulosa cell）。淋巴瘤绝大多数为非霍奇金弥漫大 B 细胞淋巴瘤（DLBCL）。

睾丸生殖细胞瘤的危险因素包括隐睾，Klinefelter 综合征，HIV 阳性状态，母亲雌激素暴露，高龄产妇，聚氯乙烯暴露，对侧睾丸肿瘤，睾丸癌家族史，性腺发育不全和睾丸微石症 [5]。DLBCL 唯一的危险因素为非霍奇金淋巴瘤家族史 [6]。性索间质细胞肿瘤则没有 [7]。

睾丸癌的常见症状为无痛性的阴囊内肿块，质地硬。术前诊断需通过查体，并行生化和肿瘤标记物 AFP、β-hCG、LDH，超声检查，以及精子水平、雄激素水平等检查，并对精子保存问题进行讨论 [8]。经腹股沟高位睾丸切除术是睾丸癌的标准治疗，而非睾丸穿刺，除非睾丸切除术后患者出现继发异时性睾丸肿瘤需要明确诊断 [9]。术后根据组织学分型制定下一步诊疗方案。AFP、β-hCG、LDH 是常规检查项目，但不能单独用于确诊。ASCO 指南推荐睾丸切除术前检查 AFP 和 β-hCG 协助诊断和术后结果的解释，但反对用这些标记物指导手术决策 [10]。因为不到 60% 的 GCT 会出现肿瘤标志物的升高，DLBCL 中的 LDH 水平可能升高，性索间质肿瘤中 AFP、β-hCG 和 LDH 不会升高。睾丸间质细胞肿瘤可伴有雄激素或雌激素升高，但对于该组患者进行激素监测并未形成共识 [7]。

二、精原细胞瘤

约占 GCT 60% 以上，过去 40 年间西方国家的发病率在增加 [3, 5, 11]。85% 的精原细胞瘤为局限期，但精原细胞瘤的治愈率较高，DSS 率接近 100%。因此制定治疗策略时非常重视治疗相关的短期和长期并发症 [12]。

ASCO 建议纯精原细胞瘤和睾丸切除术前血

清肿瘤标记物升高的患者，术后继续监测血清 β-hCG 和 LDH 水平。但不推荐 β-hCG 或 LDH 的水平作为术后分期，或者用于预测淋巴结转移及远处转移[10]。玛格丽特公主医院的数据也表明血清肿瘤标记物的水平无助于监测 I 期精原细胞瘤患者复发[13]。如果 STM 升高则应在睾丸切除术后复查，IS 期肿瘤术后 STM 会升高。精原细胞瘤的 AFP 不高，15% ～ 20% 的患者 β-hCG 升高，40% ～ 60% 的患者 LDH 升高[10]。另外，睾丸侵犯或肿瘤 > 4cm 不作为影响预后的高危因素进行管理[14, 15]。

AJCC 的 TNM 分期（表 29-1），将肿瘤标记物 AFP、β-hCG 和 LDH 升高定义为 S。临床分期中阳性淋巴结定义为短径 > 1cm 的淋巴结[16]。

睾丸精原细胞瘤切除术后的治疗包括观察，辅助放射治疗和化学治疗。辅助放射治疗或化学治疗后的毒性包括胃肠道反应等急性毒性，对生育能力的影响，以及继发性恶性肿瘤的发生率显著增加[12, 17]。在 10 534 例接受辅助放射治疗的精原细胞瘤患者中，继发性恶性肿瘤的总体相对风险（RR）为 2.5，射野内器官的平均 RR 为 3.4。而单纯辅助化学治疗的患者的继发恶性肿瘤的 RR 为 1.8[18]。美国 SEER 数据库的统计数据显示，精原细胞瘤放射治疗后继发恶性肿瘤的校正 RR 为 1.43[19]。其他研究则显示辅助放射治疗组患者的总体死亡率显著高于观察组患者[20]。鉴于目前尚无长期随访结果，辅助化学治疗者也需考虑

卡铂的晚期毒性反应[12, 21]。

（一）临床 I 期精原细胞瘤

1. 观察　临床 I 期精原细胞瘤根治术后观察为首选策略。其术后复发率 12% ～ 19%，近期数据显示复发的中位时间 14 个月，92% 发生在 3 年内[22]，复发后挽救治疗效果良好，因而辅助治疗产生的晚期不良反应超过了避免复发的获益[22-24]。NCCN 建议采取非增强的腹部 CT 和 STM 定期复查，临床考虑必要时加做胸部 X 线片检查[8]。NCDB 的数据显示，临床 I A/B 期的患者 54% 术后采取观察，28.8% 行术后放射治疗，16% 行辅助化学治疗[25]。MGH 也推荐观察，除非肿瘤巨大或者睾丸浸润广泛。

2. 放射治疗　精原细胞瘤对放射治疗非常敏感。临床 I 期精原细胞瘤放射治疗靶区范围由包括膈肌上淋巴结及同侧盆腔淋巴结缩小到腹主动脉旁，下腔静脉旁和腹膜后淋巴引流区。Fossa 等的研究表明，上下界分别为 T_{10}/T_{11} 间隙到 L_5/S_1 间隙，两侧界为横突，不降低疗效[26]。对于左侧病变，可使用小的肾脏挡块，并向侧方扩大放射治疗野包括左肾门[8]（图 29-1）。尽管无随机研究证实，改良的腹主动脉旁放射治疗野上至 T_{11}/T_{12}[27] 或者 T_{12}/L_1[28] 在保护正常组织的同时，未见局部控制下降。近期一项研究对 CS II A/B 期精原细胞瘤的淋巴结转移位置进行了研究，提示基于血管而非骨骼作为解剖标记可以

表 29-1　AJCC 临床分期标准

I A/B/S 期	肿瘤局限于睾丸内*
II A 期	阳性淋巴结最大径 > 1cm，但 ≤ 2cm
II B 期	阳性淋巴结最大径 > 2cm，但 < 5cm
II C 期	阳性淋巴结最大径 > 5cm
III 期	远处转移，包括纵隔和锁骨上等非区域性淋巴结转移，肺或骨等脏器转移；淋巴结阳性同时伴有肿瘤标记物显著升高提示病变可能为 III 期

*. I B 期表示较高的肿瘤病理分级，I S 表示存在肿瘤标记物升高 [引自 AJCC Cancer Staging Manual, Eighth Edition (2017), Springer, New York, Inc.]

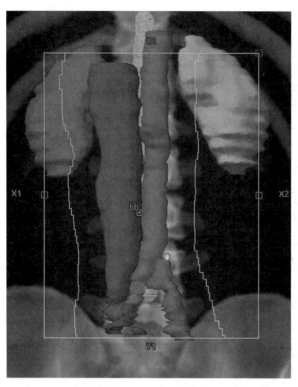

▲ 图 29-1　适用于临床 I 期精原细胞瘤的基于血管解剖的标准主动脉旁照射野

由 Clair Beard，MD. 提供（此图的彩色版本见书中彩图页）

更加个体化地设计放射治疗范围，进一步保护正常组织（图 29-2）[29]。NCCN 指南推荐基于血管进行靶区设计，下腔静脉和腹主动脉旁外放 1.2 ~ 1.9cm，外加摆位误差和半影区，替代长方野照射。上界 T_{11} 下缘，下界 L_5 下缘[8]。此外，如果患者既往有阴囊或者腹股沟手术，则盆腔、髂外和腹股沟淋巴引流区应考虑在内[16]。因此，既往有盆腔手术的患者预计盆腔复发率较高[30]。NCCN 指南推荐和作者的临床实践是推荐 CS I S 期患者行术后放射治疗[8]。尽管目前的趋势是鼓励全部 CS 期患者行观察，但对于原发肿瘤（> 4cm）较大的 CS I 期患者可考虑辅助治疗[15, 31, 32]。I 期患者是否需要根据肿瘤大小和睾丸侵犯情况进行放射治疗目前仍有争议[14, 15]。

　　NCCN 和欧洲睾丸癌组织建议术后放射治疗于手术切口愈合后开始，剂量 20Gy/2Gy/10F，共两周[8, 23]。部分学者采用 25.5Gy/1.5Gy/17F 的剂量分割方式，可以达到相同的放射生物学效

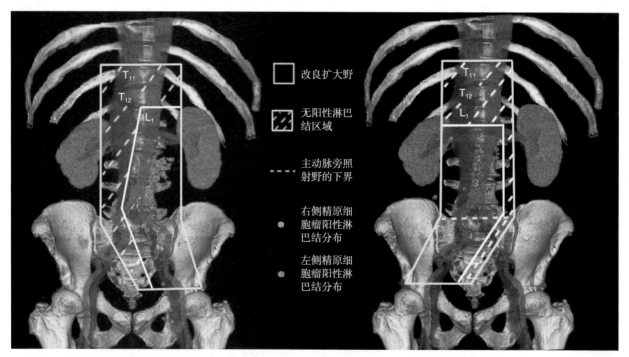

▲ 图 29-2　"狗腿"野的勾画

90 例 Ⅱ A/B 期和复发性 I 期精原细胞瘤患者的阳性淋巴结分布，传统靶区范围及修改后区域见图示[29]（此图的彩色版本见书中彩图页）

应，并可能减轻相关的远期反应。不推荐剂量低于 20Gy[33]。临床应用首选三维适形技术。定位和放射治疗时采用壳式保护阴茎和健侧睾丸被对侧剂量照射，以避免对生育能力的影响。疗前应与患者讨论沟通治疗或肿瘤可能带来的生育能力丧失问题[34]。治疗前强烈建议进行精液分析和精子保存。接受辅助放射治疗的患者复发率 3%～5%[35]。不同治疗策略的生存和复发数据参见表 29-2 和图 29-3。

3. 化学治疗　与单纯术后放射治疗相比，单药卡铂的辅助化学治疗方案可以获得非劣效的 DFS[38]，但卡铂的晚期毒性仍需要进一步的长期观察[12, 21]。辅助治疗后，应按图 29-4 进行 CT 和 STM 采集[8]。

（二）临床 II 期精原细胞瘤

II A-B 期以及在术后密切随诊期间如出现淋巴结转移或复发的 I 期精原细胞瘤，放射治疗或化学治疗仍是治疗的有效手段（见表 29-1）。

1. 放射治疗　CS II A-B 期的照射野为包括主动脉旁淋巴引流区和同侧髂血管淋巴引流区的"狗腿野"扩大野。狗腿野范围：T_{11} 上缘以下的腹主动脉区，L_5/S_1 向下扩大至同侧髂臼外侧上缘。放射治疗野下部侧界从 L_5 同侧横突至同侧髂臼的最外上侧。然后至闭孔水平转向中线，在此处做对角线连接对侧 L_5 横突尖部（见图 29-2）[39]。既往多项研究显示照射野大小与晚期不良反应相关[18, 40]。

除了标准狗腿野，患者也可采用更加个体化的基于血管解剖的放射治疗靶区进行治疗。该靶区范围未经验证，患者应按方案治疗，并增加随访影像。该范围类似 NSGCT 的腹膜后淋巴结清扫（RPLND）范围[29]（图 29-5），CTV 从肾动脉上方 1.5cm 到髂臼水平，血管前方外扩 2.1cm，横向外扩 2.5cm，可以更好地覆盖微转移灶，同

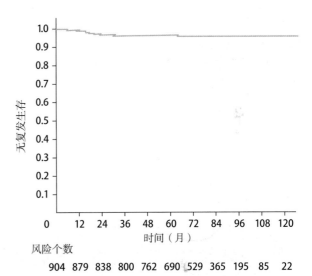

▲ 图 29-3　904 例 I 期患者接受辅助放射治疗后的无复发生存率曲线（Kaplan-Meier）

引自 Oliver et al. 2011[38]，由美国临床肿瘤学会提供

表 29-2　I 期精原细胞瘤的生存率和复发率

研究 / 参考	治 疗	例 数	5 年 RFS	DSS
Cummins 等[36]	观察	164	87%	98.7%，中位随访时间 13.5 年
Warde 等[37]	观察	421	85.5%	99.7%，中位随访时间 9.2 年
Kollmannsberger 等[22]	观察	1344	87%，中位随访时间 4.3 年	100%，中位随访时间 4.3 年
TE10[35]	主动脉旁引流区放射治疗 vs "狗腿"野放射治疗	478	96.1% vs 96.2%	主动脉旁引流区放射治疗组 1 例死亡，中位随访时间 12 年
TE18[35]	30Gy/15F vs 20Gy/10F	1094	95.1% vs 96.8%	30Gy/15F 组 2 例死亡，20Gy/10F 组 1 例死亡，中位随访时间 7 年
TE19[35]	放射治疗 vs 卡铂化学治疗	1477	96.0% vs 94.7%	放射治疗组 1 例死亡，中位随访时间 6.4 年

CS Ⅰ期精原细胞瘤睾丸切除术后的监测

	第1年	第2年	第3年	第4年	第5年
问诊查体 [a,b]	每3～6个月	每6～12个月	每6～12个月	每年	每年
腹盆 CT [c]	第3、6、12个月	每6～12个月	每6～12个月	每12～24个月	
胸部 X 线	根据临床需要，对有症状的患者考虑行胸部增强 CT 检查				

CS Ⅰ期精原细胞瘤辅助治疗后的监测（化学治疗或放射治疗）

	第1年	第2年	第3年	第4年	第5年
问诊查体 [a,b]	每6～12个月	每6～12个月	每年	每年	每年
腹盆 CT [c]	每年	每年	每年	—	
胸部 X 线	根据临床需要，对有症状的患者考虑行胸部增强 CT 检查				

CS Ⅱ A 或非大肿块型 Ⅱ B 期精原细胞瘤放射治疗后或化学治疗后的监测 [d]

	第1年	第2年	第3年	第4年	第5年
问诊查体 [a,b]	每3个月	每6个月	每6个月	每6个月	每6个月
腹盆 CT [e]	第3个月，然后6～12个月间	每年	每年	根据临床需要	
胸部 X 线 [f]	每6个月	每6个月	—		

a. 血清肿瘤标记物可选；

b. 可疑患者行睾丸超声检查；

c. 不增强；

d. 假设无残留肿瘤或残余肿瘤＜3cm 并且肿瘤标记物正常；

e. 不增强；

f. 一般情况下随访使用胸部 X 线，有胸部症状者使用胸部增强 CT 检查

▲ 图 29-4　精原细胞瘤的随访指南

临床 Ⅰ 期和 Ⅱ A/B 期患者影像学和血清肿瘤标志物随访推荐（引自 The NCCN Clinical Practice Guidelines in Oncology for Testicular Cancer V.2.2017[8]）

时满足正常组织的剂量限制（见图 29-2）。

　　MGH 在临床实践中予狗腿野或者 PTV 20Gy 剂量，Ⅱ A 期者转移淋巴结局部加量 10Gy/2Gy/5F，Ⅱ B 期者加量 16Gy/2Gy/8F，加量 CTV 为累及淋巴结外放外扩 7～8mm，再适当外放形成加量 PTV[41, 42, 43]。

　　Ⅱ B 期患者 "狗腿野" 放射治疗后的复发率 5%～11%[24, 39, 44]。腹部 CT 和 STM 随访方式请见图 29-4。

　　2. 化学治疗　CS Ⅱ A/B 精原细胞瘤也可采用化学治疗。一般对于 CS Ⅱ B 或者 ART 后复发或者 CS Ⅱ C 或者Ⅲ期患者采用化学治疗。MGH 对于 Ⅱ A 期患者一般不行辅助化学治疗，除非患者辅助放射治疗后复发。化学治疗方案为顺铂＋依托泊苷 4 个周期方案或顺铂＋依托泊苷＋博来霉素（BEP）3 个周期方案疗效较好，尽管此类治疗不能避免放射治疗的多数晚期损伤[45]。Ⅱ C 或Ⅲ期患者，如果仅存在淋巴管或者肺部转移，可以采用 4 个周期顺铂＋依托泊苷（EP）方案或 3 个周期的顺铂＋依托泊苷＋博来霉素

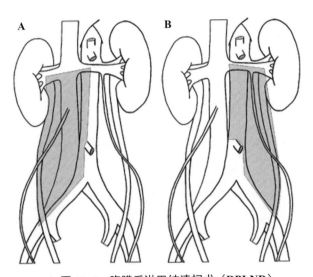

▲ 图 29-5 腹膜后淋巴结清扫术（RPLND）

A 和 B 的淋巴结清扫范围，引自 Jacobson and Foster 2007[48]，由 Elsevier 提供

（BEP）方案。对于Ⅲ期复发高风险较高的患者应采用 4 个周期的 BEP 方案，似乎可以有效减少复发[46]。以上方案的不良反应主要是血液学毒性。Garciadel-Muro 等，采用 3 个周期的 BEP 或 4 个周期的 EP 治疗 72 例ⅡA/B 期精原细胞瘤患者，13% 出现 3、4 度粒细胞减少，11% 出现粒细胞缺乏伴发热，约一半的患者出现呕吐，但肺毒性很少[45]。对于淋巴结阳性的患者中 60%～80% 化学治疗后阳性淋巴结仍然存在，若 PET 检查显示代谢摄取的肿块推荐手术切除，经病理证实为转移灶内存在活性成分，则需 4 个周期的 VIP（长春碱 + 美司钠 + 异环磷酰胺 + 顺铂）或 TIP（紫杉醇 + 异环磷酰胺 + 美司钠 + 顺铂）方案化学治疗。不推荐对残余肿瘤进行放射治疗[23, 47]。

三、非精原细胞性生殖细胞肿瘤

约占生殖细胞肿瘤的 40%，放射敏感性不如精原细胞瘤，处理上采取观察、化学治疗和 RPLND。如果挽救治疗恰当，其生存率与精原细胞瘤相当。10%～60% 的患者 AFP 升高，10%～40% 有 β-hCG 升高，40%～60%

有 LDH 水平升高。ASCO 小组建议在睾丸切除术后使用肿瘤标记物进行风险分层，并帮助治疗决策[10]。

（一）观察

对于 CS Ⅰ期 NSGCT，睾丸切除术后可观察，定期随访并行腹部 CT、胸部 X 线片等影像学检查。约 1/4 的患者出现复发，但如果密切监测，复发后采取挽救性 RPLND 和（或）化学治疗，其 DSS 并不亚于接受辅助治疗者[8]。

（二）RPLND

CS Ⅰ期 NSGCT 行辅助腹膜后淋巴结清扫可降低复发风险[8]。淋巴结阳性者可采取观察策略或行 2 个周期的 VP 或 BEP 方案辅助化学治疗。睾丸切除术后出现持续性肿瘤标记物升高的 CS ⅠS 期患者，应被视为Ⅱ期患者进行化学治疗。CS Ⅱ期患者可行 RPLND 或者一线化学治疗。二线治疗与精原细胞瘤的二线治疗相似，不推荐残留肿块行放射治疗（图 29-5）。

四、性索间质细胞瘤

绝大多数性索间质细胞瘤为良性，可以通过睾丸切除术治愈[7, 49]，约 10% 为恶性的[49]。恶性性索间质细胞瘤对放射治疗抗拒，化学治疗无效，放射治疗仅用于转移性疾病[50]。行腹膜后淋巴结清扫和转移瘤切除术可能对某些患者有益[49]。

五、睾丸原发性淋巴瘤

占所有非霍奇金淋巴瘤的 1%～2%，一般发生在 60 岁以上的男性，是老年男性最常见的睾丸恶性肿瘤。最常见的病理类型是 DLBCL[51]。大多数 DLBCL 患者诊断时为早期，平均年龄 60 岁以上，LDH 水平可能升高。根治性的经腹股沟睾丸切除术是标准治疗。该病双侧睾丸同时发病比例较高，因此对侧睾丸的预防性阴囊放射治疗可降低复发风险[52]。另外中枢神经系统复发率高，鞘内注射甲氨蝶呤可能降低中枢神经复发风险[53]。现代治疗方案为 CHOP 序贯对侧睾丸放射治疗。CHOP 基础上加入利妥昔单抗有生存获益，但需要更长时间的随访[54]。

诱导化学治疗 / 免疫治疗完成并评估疗效后，应行对侧睾丸预防性放射治疗。对侧睾丸的预防性照射剂量为 25 ～ 30Gy。CS Ⅱ 期患者应行整个受累淋巴引流区，或包括相邻淋巴引流区的放射治疗。淋巴结转移较广泛者应接受腹主动脉和双侧盆腔淋巴结的倒 Y 形野照射。接受 R–CHOP 方案诱导治疗后完全缓解的 CS Ⅱ 期患者，应行受累淋巴结区放射治疗 30 ～ 35Gy，未达完全缓解的患者放射治疗剂量为 35 ～ 45Gy[54]。CS Ⅰ / Ⅱ 期 DLBCL 患者接受甲氨蝶呤鞘内注射，R–CHOP 方案化学治疗，以及对侧睾丸预防照射后，5 年 PFS 为 74%，OS 为 85%[54]。但这类患者 5 年之后仍有较高复发率，因此应延长随访时间至 10 年[53]。

参考文献

[1] Ferlay, J., Shin, H.R., Bray, F., *et al.* GLOBOCAN 2008: Cancer incidence and mortality worldwide. IARC CancerBase No. 10 (2010) International Agency for Research on Cancer, Lyon, France.

[2] Howlader, N., Noone, A.M., Krapcho, M., Miller, D., Bishop, K.,Altekruse, S.F., Kosary, C.L., Yu,M., Ruhl, J., Tatalovich, Z., Mariotto, A., Lewis, D.R., Chen, H.S., Feuer, E.J., Cronin, K.A. (eds). *SEER Cancer Statistics Review, 1975–2013*, National Cancer Institute. Bethesda, MD, Available at http://seer.cancer. gov/csr/1975 2013/.

[3] Purdue, M.P., Devesa, S.S., Sigurdson, A.J., McGlynn, K.A. (2005) International patterns and trends in testis cancer incidence. *Int. J. Cancer*, 115 (5), 822–827.

[4] Siegel, R.L., Miller, K.D. and Jemal, A. (2017) Cancer statistics, 2017. *CA Cancer J. Clin.*, 67 (1), 730.

[5] Manecksha, R.P., Fitzpatrick, J.M. (2009) Epidemiology of testicular cancer. *Br. J. Urol. Int.*, 104 (9 Pt B), 1329–1333.

[6] Goldin, L.R., Landgren, O., McMaster, M.L., *et al.* (2005) Familial aggregation and heterogeneity of non-Hodgkin lymphoma in population-based samples. *Cancer Epidemiol. Biomarkers Prev.*, 14 (10), 2402–2406.

[7] Al-Agha, O.M., Axiotis, C.A. (2007) An in-depth look at Leydig cell tumor of the testis. *Arch. Pathol. Lab. Med.*, 131 (2), 311–317.

[8] National Comprehensive Cancer Network. Testicular Cancer (V.2.2017). Available at: http://www.nccn.org/professionals/ physician gls/pdf/testicular.pdf. Accessed February 24, 2017.

[9] Whitmore,W.F., Jr (1979) Surgical treatment of adult germinal testis tumors. *Semin. Oncol.*, 6 (1), 55–68.

[10] Gilligan, T.D., Seidenfeld, J., Basch, E.M., *et al.* (2010) American Society of Clinical Oncology Clinical Practice Guideline on uses of serum tumor markers in adult males with germ cell tumors. *J. Clin. Oncol.*, 28 (20), 3388–3404.

[11] Ruf, C.G., Isbarn, H.,Wagner,W., Fisch, M., Matthies, C., Dieckmann, K.P. (2013) Changes in epidemiologic features of testicular germ cell cancer: age at diagnosis and relative frequency of seminoma are constantly and significantly increasing. *Urol. Oncol.*, 32 (1), e31–e36.

[12] Travis, L.B., Beard, C., Allan, J.M., *et al.* (2010) Testicular cancer survivorship: research strategies and recommendations. *J. Natl Cancer Inst.*, 102 (15), 1114–1130.

[13] Vesprini, D., Chung, P., Tolan, S., *et al.* (2012) Utility of serum tumor markers during surveillance for stage I seminoma. *Cancer*, 118 (21), 5245–5250.

[14] Chung, P.,Warde, P. (2011) Stage I seminoma: adjuvant treatment is effective but is it necessary? *J. Natl Cancer Inst.*, 103 (3). 194–196.

[15] Chung, P.W., Daugaard, G., Tyldesle, S., *et al.* (2010) Prognostic factors for relapse in stage I seminoma managed with surveillance: A validation study. *J. Clin. Oncol.*, 18 (15 Suppl.), abstract 4535.

[16] Amin, M.B. and American Joint Committee on Cancer (2017) *AJCC Cancer Staging Manual*, 8th edition. Springer, New York.

[17] Oliver, R.T., Mason, M.D., Mead, G.M., *et al.* (2005) Radiotherapy versus single-dose carboplatin in adjuvant treatment of stage I seminoma: a randomised trial. *Lancet*, 366 (9482), 293–300.

[18] Travis, L.B., Fossa, S.D., Schonfeld, S.J., *et al.* (2005) Second cancers among 40,576 testicular cancer patients: focus on long-term survivors. *J. Natl Cancer Inst.*, 97 (18), 1354–1365.

[19] de Gonzalez, A.B., Curtis, R.E., Kry, S.F., *et al.* (2011) Proportion of second cancers attributable to radiotherapy treatment in adults: a cohort study in the US SEER cancer registries. *Lancet Oncol.*, 12 (4), 353–360.

[20] Beard, C.J., Travis, L.B., Chen, M.H., *et al.* (2013) Outcomes in stage I testicular seminoma: a population-based study of 9193 patients. *Cancer*, 119 (15), 2771–2777.

[21] Bosl, G.J., Patil, S. (2011) Carboplatin in clinical stage I seminoma: too much and too little at the same time. *J. Clin. Oncol.*, 29 (8), 949–952.

[22] Kollmannsberger, C., Tandstad, T., Bedard, P.L., *et al.* (2014) Patterns of relapse in patients with clinical stage I testicular cancer managed with active surveillance. *J Clin. Oncol.*, 33 (1), 51–57.

[23] Krege, S., Beyer, J., Souchon, R., *et al.* (2008) European consensus conference on diagnosis and treatment of germ cell cancer: a report of the second meeting of the European Germ Cell Cancer Consensus group (EGCCCG): part I. *Eur. Urol.*, 53 (3), 478–496.

[24] Kollmannsberger, C., Tyldesley, S., Moore, C., *et al.* (2011) Evolution in management of testicular seminoma: population-based outcomes with selective utilization of active therapies. *Ann. Oncol.*, 22 (4), 808–814.

[25] Gray, P.J., Lin, C.C., Sineshaw, H., Paly, J.J., Jemal, A., Efstathiou, J.A. (2014) Management trends in stage I testicular seminoma: Impact of race, insurance status, and treatment facility. *Cancer*, 121 (5), 681–687.

[26] Fossa, S.D., Horwich, A., Russell, J.M., *et al.* (1999) Optimal planning target volume for stage I testicular seminoma: A Medical Research Council randomized trial. Medical Research

Council Testicular Tumor Working Group. *J. Clin. Oncol.*, 17 (4), 1146.

[27] Bruns, F., Bremer, M., Meyer, A., Karstens, J.H. (2005) Adjuvant radiotherapy in stage I seminoma: is there a role for further reduction of treatment volume? *Acta Oncol.*, 44 (2), 142–148.

[28] Kiricuta, I.C., Sauer, J., Bohndorf, W. (1996) Omission of the pelvic irradiation in stage I testicular seminoma: a study of postorchiectomy paraaortic radiotherapy. *Int. J. Radiat. Oncol. Biol. Phys.*, 35 (2), 293–298.

[29] Paly, J.J., Efstathiou, J.A., Hedgire, S.S., *et al.* (2013) Mapping patterns of nodal metastases in seminoma: rethinking radiotherapy fields. *Radiother. Oncol.*, 106 (1), 64–68.

[30] Klein, F.A., Whitmore, W.F., Jr, Sogani, P.C., Batata, M., Fisher, H., Herr, H.W. (1984) Inguinal lymph node metastases from germ cell testicular tumors. *J. Urol.*, 131 (3), 497–500.

[31] von der Maase, H., Specht, L., Jacobsen, G.K., *et al.* (1993) Surveillance following orchidectomy for stage I seminoma of the testis. *Eur. J. Cancer.*, 29A (14), 1931–1934.

[32] Warde, P., Specht, L., Horwich, A., *et al.* (2002) Prognostic factors for relapse in stage I seminoma managed by surveillance: a pooled analysis. *J. Clin. Oncol.*, 20 (22), 4448–4452.

[33] Classen, J., Dieckmann, K., Bamberg, M., *et al.* (2003) Radiotherapy with 16 Gy may fail to eradicate testicular intraepithelial neoplasia: preliminary communication of a dose-reduction trial of the German Testicular Cancer Study Group. *Br. J. Cancer*, 88 (6), 828–831.

[34] Huyghe, E., Matsuda, T., Daudin, M., *et al.* (2004) Fertility after testicular cancer treatments: results of a large multicenter study. *Cancer*, 100 (4), 732–737.

[35] Mead, G.M., Fossa, S.D., Oliver, R.T., *et al.* (2011) Randomized trials in 2466 patients with stage I seminoma: patterns of relapse and follow-up. *J. Natl Cancer Inst.*, 103 (3), 241–249.

[36] Cummins, S., Yau, T., Huddart, R., Dearnaley, D., Horwich, A. (2009) Surveillance in Stage I seminoma patients: a long-term assessment. *Eur. Urol.*, 57 (4), 673–678.

[37] Warde, P.R., Chung, P., Sturgeon, J., Panzarella, T., Giuliani, M. (2005) Should surveillance be considered the standard of care in stage I seminoma? *J. Clin. Oncol. (Meeting Abstracts)*, 23 (16 Suppl.), 4520.

[38] Oliver, R.T., Mead, G.M., Rustin, G.J., *et al.* (2011) Randomized trial of carboplatin versus radiotherapy for Stage I seminoma: mature results on relapse and contralateral testis cancer rates in MRC TE19/EORTC 30982 study (ISRCTN27163214). *J. Clin. Oncol.*, 29 (8), 957–962.

[39] Classen, J., Schmidberger, H., Meisner, C., *et al.* (2003) Radiotherapy for stages IIA/B testicular seminoma: final report of a prospective multicenter clinical trial. *J. Clin. Oncol.*, 21 (6), 1101–1106.

[40] van den Belt-Dusebout, A.W., Aleman, B.M., Besseling, G., *et al.* (2009) Roles of radiation dose and chemotherapy in the etiology of stomach cancer as a second malignancy. *Int. J. Radiat. Oncol. Biol. Phys.*, 75 (5), 1420–1429.

[41] Wilder, R.B., Buyyounouski, M.K., Efstathiou, J.A., Beard, C.J. (2012) Radiotherapy treatment planning for testicular seminoma. *Int. J. Radiat. Oncol. Biol. Phys.*, 83 (4), e445–e452.

[42] Schmoll, H.J., Jordan, K., Huddart, R., *et al.* (2010) Testicular seminoma: ESMO Clinical Practice Guidelines for diagnosis, treatment and follow-up. *Ann. Oncol.*, 21 (Suppl. 5), 140–146.

[43] Efstathiou, J.A., Paly, J.J., Lu, H.M., *et al.* (2012) Adjuvant radiation therapy for early stage seminoma: Proton versus photon planning comparison and modeling of second cancer risk. *Radiother. Oncol.*, 103 (1), 12–17.

[44] Chung, P.W., Gospodarowicz, M.K., Panzarella, T., *et al.* (2004) Stage II testicular seminoma: patterns of recurrence and outcome of treatment. *Eur. Urol.*, 45 (6), 754–759; discussion 759–760.

[45] Garcia-del-Muro, X., Maroto, P., Guma, J., *et al.* (2008) Chemotherapy as an alternative to radiotherapy in the treatment of stage IIA and IIB testicular seminoma: a Spanish Germ Cell Cancer Group Study. *J. Clin. Oncol.*, 26 (33), 5416–5421.

[46] de Wit, R., Louwerens, M., de Mulder, P.H., Verweij, J., Roden-huis, S., Schornagel, J. (1999) Management of intermediate-prognosis germ-cell cancer: results of a phase I/II study of Taxol-BEP. *Int. J. Cancer.*, 83 (6), 831–833.

[47] Lavery, H.J., Bahnson, R.R., Sharp, D.S., Pohar, K.S. (2009) Management of the residual post-chemotherapy retroperitoneal mass in germ cell tumors. *Ther. Adv. Urol.*, 1 (4), 199–207.

[48] Jacobsen, N.E., Foster, R.S. (2007) The role of surgery in the management of recurrent or persistent non-seminomatous germ cell tumors. *EAU-EBU Update Series*, 5 (4), 163–176.

[49] Acar, C., Gurocak, S., Sozen, S. (2009) Current treatment of testicular sex cord-stromal tumors: critical review. *Urology*, 73 (6), 1165–1171.

[50] Young, R.H., Koelliker, D.D., Scully, R.E. (1998) Sertoli cell tumors of the testis, not otherwise specified: a clinicopathologic analysis of 60 cases. *Am. J. Surg. Pathol.*, 22 (6), 709–721.

[51] Ahmad, S.S., Idris, S.F., Follows, G.A., Williams, M.V. (2012) Primary Testicular Lymphoma. *Clin. Oncol. (R. Coll. Radiol.)*, 24 (5), 358–365.

[52] Park, B.B., Kim, J.G., Sohn, S.K., *et al.* (2007) Consideration of aggressive therapeutic strategies for primary testicular lymphoma. *Am. J. Hematol.*, 82 (9), 840–845.

[53] Zucca, E., Conconi, A., Mughal, T.I., *et al.* (2003) Patterns of outcome and prognostic factors in primary large-cell lymphoma of the testis in a survey by the International Extranodal Lymphoma Study Group. *J. Clin. Oncol.*, 21 (1), 20–27.

[54] Vitolo, U., Chiappella, A., Ferreri, A.J., *et al.* (2011) First-line treatment for primary testicular diffuse large B-cell lymphoma with rituximab-CHOP, CNS prophylaxis, and contralateral testis irradiation: final results of an international phase II trial. *J. Clin. Oncol.*, 29 (20), 2766–2772.

第30章 阴茎癌
Penile Cancer

Kent W. Mouw　Anthony L. Zietman　Jason A. Efstathiou　著

蓝玉玲　刘文扬　刘跃平　译

阴茎癌在美国和欧洲的发病率为 0.58 ～ 1.3/10 万[1-4]，一些地区发病率可高达男性新发肿瘤的 17%[5, 6]。其发病风险随着年龄而增加，大部分患者在诊断时年龄在 50—70 岁。

阴茎癌发病风险与多种因素相关。在婴儿期常规行包皮环切术的地区阴茎癌发病率明显降低[7-9]。包茎、吸烟和光化学治疗后会增加患病风险[8, 10, 11]。尖锐湿疣、白斑、干燥性闭塞性龟头炎、增殖性红斑和 Bowen 病增加进展为侵袭性病变的风险[12]。有队列研究中阴茎癌患者中 HPV 感染的发生率为 47%，显著高于健康男性[13-15]，其中以 16 和 18 亚型最常见。

95% 以上的阴茎癌是鳞状细胞癌，其他少见类型包括基底细胞癌、淋巴瘤、肉瘤、黑色素瘤和转移瘤[16]。鳞癌存在几种亚型[17, 18]。患者多以可见或可触及的阴茎病变起病，有时伴有瘙痒或灼痛（图 30-1A 和图 30-2A），起病时疼痛较少见。龟头是最常见的发病部位，其次是包皮，阴茎轴最少[19]。

阴茎的主要淋巴引流区为腹股沟淋巴结。多项研究显示临床和病理诊断淋巴结阳性的一致性较差[20-22]，而临床阴性腹股沟淋巴结中却有 20% 经病理证实为转移淋巴结[23, 24]。随着肿瘤分期和分级的增加腹股沟淋巴结受累的风险增加[23]。起病时为晚期者不足 10%，可转移到肺、肝、骨骼和脑等部位。

怀疑阴茎癌的患者应行查体，病灶活检，尿道镜，以及盆腔 CT 和（或）MRI[25]。对于可疑淋巴结应取样，如果阳性，应做胸部 X 线片、腹部 CT 检查排除远处转移。PET 在明确无临床证据的腹股沟淋巴结转移中的价值尚不明确[26-28]。对于腹股沟转移明确者 PET 有助于判断盆腔淋巴结受累[29]。

阴茎癌的手术方式根据肿瘤大小、位置和级别而定[21, 22, 30]。阴茎癌根治术在足够的安全切缘下局部控制率超过 90%，但有可能对生理功能和心理造成较大的损伤[31]。保留阴茎的手术，使术后生理功能和生活质量得到改善，虽然局部复发率升高，但大多数复发可以再次行挽救性手术，对总生存率没有影响[32]。

外照射放射治疗或近距离放射治疗可作为阴茎癌的初始治疗，优点在于可以保留器官的完整性[33]。目前尚无比较手术和放射治疗的随机对照研究。大型队列研究表明患者放射治疗 30 年以后阴茎的保留率为 65%，5 年癌症特异性生存率为 86%。Ⅰ / Ⅱ期患者局部控制率为 65% ～ 90%[34-40]（表 30-1）。

阴茎放射治疗前应先进行包皮环切术。放射治疗剂量为 65 ～ 70Gy，常规分割，整个阴茎轴 40 ～ 50Gy，GTV 加量 10 ～ 20Gy。除非采用千

表 30-1 阴茎保留率

外照射放射治疗

作者	年份	例数	剂量	随访时间（月，范围）	5 年局部控制率	5 年 CSS	阴茎保留率	并发症
Gotsadze 等	2000	155	40～60Gy(2Gy/F)	78	65%	86%	65%	1% 坏死，7% 狭窄
McLean 等	1993	26	35Gy/10F～60Gy/25F	116(84～168)	61.5%	69%	66%（原始数据）	28%（未指明）
Neave 等	1993	20	50～55Gy(20～22F)	≥36	69.7%	58%	60%	10% 狭窄
Sarin 等	1997	59	60Gy/30F	62(2～264)	55%	66%	50%（原始数据）	3% 坏死，14% 狭窄
Zouhair 等	2001	23	45～74Gy/25～37F	12(5～139)	41%	无报道	36%	10% 狭窄

近距离放射治疗

作者	年份	例数	剂量(Gy)	随访时间（月，范围）	局部控制率	5 年 CSS	阴茎保留率	坏死 / 狭窄
Chaudhary 等	1999	23	50	21(4～117)	70%(8 年)	无报道	70%(8 年)	0%/9%
Crook 等	2009	67	60	48(6～194)	87%(5 年)，72%(10 年)	83.6%	88%(5 年)，67%(10 年)	12%/9%
de Crevoisier 等	2009	144	65	68(6～348)	80%(10 年)	92%(10 年)	72%(10)	26%/29%
Delannes 等	1992	51	50～65	65(12～144)	86%（原始数据）	85%	75%	23%/45%
Kiltie 等	2000	31	64	61.5	81%(5 年)	85.4%	75%	8%/44%
Mazeron 等	1984	50	60～70	36～96	78%（原始数据）	无报道	74%	6%/19%
Rozan 等	1995	184	59	139	86%(5 年)	88%	78%	21%/45%
Sarin 等	1997	102	61～70	111	77%(5 年)	72%	72%(6 年)	未报道 / 未报道
Delaunay 等	2013	47	42～70	80(13～190)	60%（原始数据）	87.6%	66%	未报道 (42%)

引自 3rd edition (eds L.L. Gunderson, J.E. Tepper), Elsevier, Philadelphia, PA (2012), and Crook, J.M., et al. (2013) American Brachytherapy Society – Groupe Européen de Curietherapie – European Society of Therapeutic Radiation Oncology (ABS–GEC–ESTRO) Consensus Statement for penile brachytherapy. Brachytherapy, 12, 191–198.

伏级 X 线，通常需要组织补偿达到足够的皮肤剂量（图 30-1B）。急性反应包括疼痛、肿胀和皮肤红斑或脱屑。晚期反应包括毛细血管扩张，尿道狭窄和坏死（图 30-1C 和图 30-3）。

近距离放射治疗在欧洲更常用，包括低剂量率、脉冲剂量率及高剂量率技术[41]。通过配套的阴茎模给予 50 ～ 60Gy 的表面剂量，^{192}Ir 组织间插植更适用于侵袭性肿瘤（图 30-2A），导管垂直于阴茎的长轴插入，处方剂量为 50 ～ 65Gy（图 30-2B）[42]。已发表的一系列研究中报道局部控制率为 60% ～ 90%，阴茎保留率相似[33, 38, 43-48]（表 30-1）。急性尿路症状常见，皮肤反应可能需数月恢复（图 30-2C）。不过，许多男性在近距离放射治疗后性功能得以保持[34, 39]。

病理证实腹股沟淋巴结受累的患者应行双侧腹股沟淋巴结清扫术[49, 50]。辅助放射治疗能够减少淋巴结清扫术后的复发率，尤其多个淋巴结受累或伴有淋巴结外侵者[51-53]。放射野尚无共识，仅包括受累区域或包括双侧腹股沟和盆腔淋巴结区域均有报道。

对于腹股沟临床阴性者，目前处理尚有争议。腹股沟淋巴结转移风险随着 T 分期和分级的增加而增加，已建立有列线图可用于预测[20, 24, 54, 55]。目前认为 pT_2 及以上或 2 ～ 3 级 pT_1 的患者需要行腹股沟淋巴结清扫，近期 SEER 数据库分析提示清扫术的应用有所增加[49]。多项研究显示前哨淋巴结活检创伤更小，特异性和敏感性良好[56-58]。

单纯外照射难以控制无法切除的原发灶或淋巴结。以顺铂为基础的新辅助化学治疗对于伴有大淋巴结的患者可带来显著缓解，然后可采用手术和（或）放射治疗进行根治目的的局部治疗[59, 60]。尽管缺乏直接证据，不过大多数阴茎鳞状细胞癌表皮生长因子受体（EGFR）高表达，抗 EGFR 靶向治疗可能在部分患者中有效[61, 62]。

分期是阴茎癌患者最有效的预后指标。病变局限于阴茎的患者长期存活率达到 80% 以

上[3, 63, 64]。淋巴结转移者预后明显差，5 年生存率约为 50%[65-68]。来自欧洲大型研究的数据显示，脉管侵犯（LVI）和分级是隐匿性转移的独

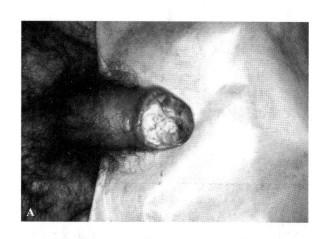

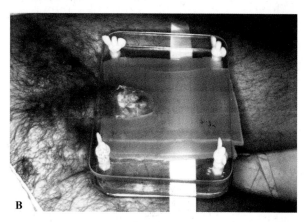

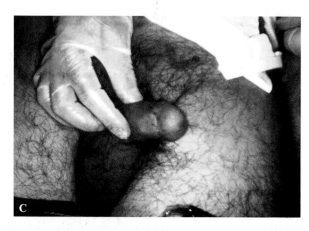

▲ 图 30-1　阴茎癌放射治疗方式及治疗前后的表现

A. 龟头的原发灶病变；B. 外照射治疗的患者阴茎置于合成树脂材质的"三明治"装置内，并在龟头周围包裹额外的材料进行剂量补偿，铅块置于下方防止睾丸受照射；C. 外照射治疗 1 年后，原发灶处变为愈合良好的发白瘢痕（此图的彩色版本见书中彩图页）

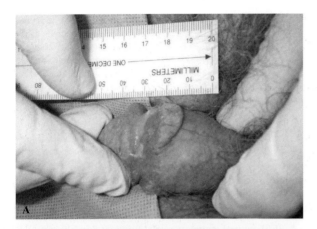

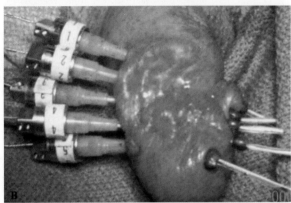

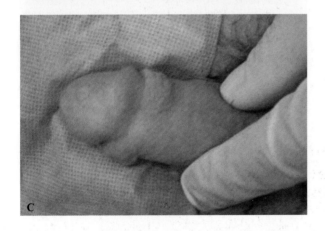

▲ 图 30-2　阴茎癌放射治疗方式及治疗前后的表现

A. 冠状沟的原发灶病变；B. 组织间插植近距离放射治疗，导管垂直于阴茎长轴放置，插管时注意避开尿道；C. 近距离放射治疗后 1 年（此图的彩色版本见书中彩图页）

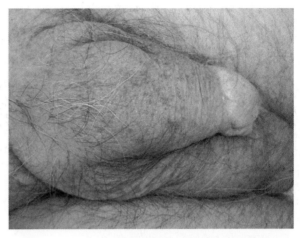

▲ 图 30-3　治疗后不良反应包括毛细血管扩张症和阴茎肿胀

可能是由于阴茎淋巴管或腹股沟淋巴结受到照射所致（此图的彩色版本见书中彩图页）

参考文献

[1] Baldur-Felskov, B., *et al.* (2012) Increased incidence of penile cancer and high-grade penile intraepithelial neoplasia in Denmark 1978–2008: a nationwide population-based study. *Cancer Causes Control*, 23 (2), 273–280.

[2] Barnholtz-Sloan, J.S., *et al.* (2007) Incidence trends in primary malignant penile cancer. *Urol. Oncol.*, 25 (5). 361–367.

[3] Visser, O., *et al.* (2011) Incidence and survival of rare urogenital cancers in Europe. *Eur. J. Cancer*, 48, 456–464.

[4] Graafland, N.M., *et al.* (2011) Incidence trends and survival of penile squamous cell carcinoma in the Netherlands. *Int. J. Cancer*, 128 (2). 426–432.

[5] Ornellas, A.A. (2008) Management of penile cancer. *J. Surg. Oncol.*, 97 (3), 199–200.

[6] Riveros, M., Lebron, R.F. (1963) Geographical pathology of cancer of the penis. *Cancer*, 16, 798–811.

[7] Chaux, A., *et al.* (2011) Epidemiologic profile, sexual history, pathologic features, and human papillomavirus status of 103 patients with penile carcinoma.*World J. Urol.*, 31, 861–867.

[8] Dillner, J., *et al.* (2000) Etiology of squamous cell carcinoma of the penis. *Scand. J. Urol. Nephrol. Suppl.*, 205, 189–193.

[9] Kochen, M., McCurdy, S. (1980) Circumcision and the risk of cancer of the penis. A life-table analysis. *Am. J. Dis. Child.*, 134 (5), 484–486.

[10] Calmon, M.F., *et al.* (2011) Penile carcinoma: risk factors and molecular alterations. *Sci.World J.*, 11, 269–282.

[11] Minhas, S., *et al.* (2010) Penile cancer – prevention and premalignant conditions. *Urology*, 76 (2 Suppl. 1), S24–S35.

[12] Schellhammer, P.F., *et al.* (1992) Premalignant lesions and nonsquamous malignancy of the penis and carcinoma of the scrotum. *Urol. Clin. North. Am.*, 19 (1). 131–142.

[13] Grussendorf-Conen, E.I., *et al.* (1987) Occurrence of HPV genomes in penile smears of healthy men. *Arch. Dermatol. Res.*, 279 (Suppl.), S73–S75.

[14] Hartwig, S., *et al.* (2012) Estimation of the epidemiological burden of human papillomavirus-related cancers and non-malignant diseases in men in Europe: a review. *BMC Cancer*, 12 (1), 30.

[15] Miralles-Guri, C., *et al.* (2009) Human papillomavirus prevalence

立预测因子[24]。肿瘤分级与复发风险和预后相关[69]，且肿瘤分级和 LVI 均被纳入 2017 年的阴茎癌 AJCC 分期系统[70]。p16（INK4A）的过度表达与 HPV 感染高度相关，并且与癌症特异性生存率提高有关[71, 72]。

and type distribution in penile carcinoma. *J. Clin. Pathol.*, 62 (10). 870–878.

[16] Moses, K.A., *et al.* (2013) Non-squamous cell carcinoma of the penis: single-center, 15-year experience.*World J. Urol.*, 32, 1347–1353.

[17] Chaux, A., *et al.* (2011) Distribution and characterization of subtypes of penile intraepithelial neoplasia and their association with invasive carcinomas: a pathological study of 139 lesions in 121 patients. *Hum. Pathol.*, 43, 1020–1027.

[18] Cubilla, A.L., *et al.* (2001) Histologic classification of penile carcinoma and its relation to outcome in 61 patients with primary resection. *Int. J. Surg. Pathol.*, 9 (2), 111–120.

[19] Hernandez, B.Y., *et al.* (2008) Burden of invasive squamous cell carcinoma of the penis in the United States, 1998–2003. *Cancer*, 113 (10 Suppl.), 2883–2891.

[20] Hughes, B.E., *et al.* (2010) Lymph node metastasis in intermediate-risk penile squamous cell cancer: a two-centre experience. *Eur. Urol.*, 57 (4), 688–692.

[21] Guimaraes, G.C., *et al.* (2009) Penile squamous cell carcinoma clinicopathological features, nodal metastasis and outcome in 333 cases. *J. Urol.*, 182 (2), 528–534; discussion 534.

[22] Ornellas, A.A., *et al.* (1994) Surgical treatment of invasive squamous cell carcinoma of the penis: retrospective analysis of 350 cases. *J. Urol.*, 151 (5), 1244–1249.

[23] Solsona, E., *et al.* (2001) Prospective validation of the association of local tumor stage and grade as a predictive factor for occult lymph node micrometastasis in patients with penile carcinoma and clinically negative inguinal lymph nodes. *J. Urol.*, 165 (5), 1506–1509.

[24] Graafland, N.M., *et al.* (2010) Prognostic factors for occult inguinal lymph node involvement in penile carcinoma and assessment of the high-risk EAU subgroup: a two-institution analysis of 342 clinically node-negative patients. *Eur. Urol.*, 58 (5), 742–747.

[25] McDougal,W.S., *et al.* (2014) Case records of the Massachusetts General Hospital. Case 2-2014. A 44-year-old man with a lesion on the penis. *N. Engl. J. Med.*, 370 (3), 263–271.

[26] Schlenker, B., *et al.* (2012) Detection of inguinal lymph node involvement in penile squamous cell carcinoma by 18F-fluorodeoxyglucose PET/CT: A prospective single-center study. *Urol. Oncol.*, 30 (1), 55–59.

[27] Souillac, I., *et al.* (2012) Prospective evaluation of (18)f-fluorodeoxyglucose positron emission tomography-computerized tomography to assess inguinal lymph node status in invasive squamous cell carcinoma of the penis. *J. Urol.*, 187 (2), 493–497.

[28] Leijte, J.A., *et al.* (2009) Prospective evaluation of hybrid 18F-fluorodeoxyglucose positron emission tomography/computed tomography in staging clinically node-negative patients with penile carcinoma. *Br. J. Urol. Int.*, 104 (5), 640–644.

[29] Graafland, N.M., *et al.* (2009) Scanning with 18F-FDG-PET/CT for detection of pelvic nodal involvement in inguinal node-positive penile carcinoma. *Eur. Urol.*, 56 (2), 339–345.

[30] Feldman, A.S., McDougal,W.S. (2011) Long-term outcome of excisional organ sparing surgery for carcinoma of the penis. *J. Urol.*, 186 (4), 1303–1307.

[31] Opjordsmoen, S., Fossa, S.D. (1994) Quality of life in patients treated for penile cancer. A follow-up study. *Br. J. Urol.*, 74 (5), 652–657.

[32] Hegarty, P.K., *et al.* (2013) Penile Cancer: Organ-sparing techniques. *Br. J. Urol. Int.*, 114, 799–805.

[33] Crook, J., Ma, C., Grimard, L. (2009) Radiation therapy in the management of the primary penile tumor: an update.*World J. Urol.*, 27 (2), 189–196.

[34] Gotsadze, D., *et al.* (2000) Is conservative organ-sparing treatment of penile carcinoma justified? *Eur. Urol.*, 38 (3), 306–312.

[35] McLean, M., *et al.* (1993) The results of primary radiation therapy in the management of squamous cell carcinoma of the penis. *Int. J. Radiat. Oncol. Biol. Phys.*, 25 (4), 623–628.

[36] Neave, F., *et al.* (1993) Carcinoma of the penis: a retrospective review of treatment with iridium mould and external beam irradiation. *Clin. Oncol. (R. Coll. Radiol.)*, 5 (4), 207–210.

[37] Ozsahin, M., *et al.* (2006) Treatment of penile carcinoma: to cut or not to cut? *Int. J. Radiat. Oncol. Biol. Phys.*, 66 (3), 674–679.

[38] Sarin, R., *et al.* (1997) Treatment results and prognostic factors in 101 men treated for squamous carcinoma of the penis. *Int. J. Radiat. Oncol. Biol. Phys.*, 38 (4), 713–722.

[39] Zouhair, A., *et al.* (2001) Radiation therapy alone or combined surgery and radiation therapy in squamous-cell carcinoma of the penis? *Eur. J. Cancer*, 37 (2), 198–203.

[40] Delaunay, B., *et al.* (2013) Brachytherapy for penile cancer: Efficacy and impact on sexual function. *Brachytherapy*, 13, 380–387.

[41] Van Poppel, H., *et al.* (2013) Penile cancer: ESMO Clinical Practice Guidelines for diagnosis, treatment and follow-up. *Ann. Oncol.*, 24 (Suppl. 6), 115–124.

[42] Crook, J., Jezioranski, J., Cygler, J.E. (2010) Penile brachytherapy: technical aspects and postimplant issues. *Brachytherapy*, 9 (2), 151–158.

[43] Chaudhary, A.J., *et al.* (1999) Interstitial brachytherapy in carcinoma of the penis. *Strahlenther. Onkol.*, 175 (1), 17–20.

[44] de Crevoisier, R., *et al.* (2009) Long-term results of brachytherapy for carcinoma of the penis confined to the glans (N- or NX). *Int. J. Radiat. Oncol. Biol. Phys.*, 74 (4), 1150–1156.

[45] Delannes, M., *et al.* (1992) Iridium-192 interstitial therapy for squamous cell carcinoma of the penis. *Int. J. Radiat. Oncol. Biol. Phys.*, 24 (3), 479–483.

[46] Kiltie, A.E., *et al.* (2000) Iridium-192 implantation for node-negative carcinoma of the penis: the Cookridge Hospital experience. Clin. *Oncol. (R. Coll. Radiol.)*, 12 (1), 25–31.

[47] Mazeron, J.J., *et al.* (1984) Interstitial radiation therapy for carcinoma of the penis using iridium 192 wires: the Henri Mondor experience (1970–1979). *Int. J. Radiat. Oncol. Biol. Phys.*, 10 (10), 1891–1895.

[48] Rozan, R., *et al.* (1995) Interstitial brachytherapy for penile carcinoma: a multicentric survey (259 patients). *Radiother. Oncol.*, 36 (2), 83–93.

[49] Thuret, R., *et al.* (2011) A contemporary population-based assessment of the rate of lymph node dissection for penile carcinoma. *Ann. Surg. Oncol.*, 18 (2), 439–446.

[50] Graafland, N.M., *et al.* (2011) Inguinal recurrence following therapeutic lymphadenectomy for node positive penile carcinoma: outcome and implications for management. *J. Urol.*, 185 (3), 888–893.

[51] Chen, M.F., *et al.* (2004) Contemporary management of penile cancer including surgery and adjuvant radiotherapy: an experience in Taiwan.*World J. Urol.*, 22 (1), 60–66.

[52] Franks, K.N., *et al.* (2011) Radiotherapy for node positive penile cancer: experience of the Leeds teaching hospitals. *J. Urol.*, 186 (2), 524–529.

[53] Graafland, N.M., *et al.* (2010) Prognostic significance of extranodal extension in patients with pathological node positive penile carcinoma. *J. Urol.*, 184 (4), 1347–1353.

[54] Ficarra, V., *et al.* (2006) Nomogram predictive of pathological inguinal lymph node involvement in patients with squamous cell carcinoma of the penis. *J. Urol.*, 175 (5), 1700–1704; discussion 1704–1705.

[55] Alkatout, I., *et al.* (2011) Squamous cell carcinoma of the penis: predicting nodal metastases by histologic grade, pattern of invasion and clinical examination. *Urol. Oncol.*, 29 (6), 774–781.

[56] Leijte, J.A., *et al.* (2009) Two-center evaluation of dynamic sentinel node biopsy for squamous cell carcinoma of the penis. *J. Clin. Oncol.*, 27 (20), 3325–3329.

[57] Neto, A.S., *et al.* (2011) Dynamic sentinel node biopsy for inguinal lymph node staging in patients with penile cancer: a systematic review and cumulative analysis of the literature. *Ann. Surg. Oncol.*, 18 (7), 2026–2034.

[58] Sadeghi, R., *et al.* (2012) Accuracy of sentinel lymph node biopsy for inguinal lymph node staging of penile squamous cell carcinoma: systematic review and meta-analysis of the literature. *J. Urol.*, 187 (1), 25–31.

[59] Haas, G.P., *et al.* (1999) Cisplatin, methotrexate and bleomycin for the treatment of carcinoma of the penis: a Southwest Oncology Group study. *J. Urol.*, 161 (6), 1823–1825.

[60] Pagliaro, L.C., *et al.* (2010) Neoadjuvant paclitaxel, ifosfamide, and cisplatin chemotherapy for metastatic penile cancer: a phase II study. *J. Clin. Oncol.*, 28 (24), 3851–3857.

[61] Gou, H.F., *et al.* (2013) Epidermal growth factor receptor (EGFR)-RAS signaling pathway in penile squamous cell carcinoma. *PLoS One*, 8 (4), e62175.

[62] Brown, A., *et al.* (2014) Epidermal growth factor receptor-targeted therapy in squamous cell carcinoma of the penis: a report of 3 cases. *Urology*, 83 (1), 159–165.

[63] Ornellas, A.A., *et al.* (2008) Surgical treatment of invasive squamous cell carcinoma of the penis: Brazilian National Cancer Institute long-term experience. *J. Surg. Oncol.*, 97 (6), 487–495.

[64] Rippentrop, J.M., Joslyn, S.A., Konety, B.R. (2004) Squamous cell carcinoma of the penis: evaluation of data from the surveillance, epidemiology, and end results program. *Cancer*, 101 (6), 1357–1363.

[65] Srinivas, V., *et al.* (1987) Penile cancer: relation of extent of nodal metastasis to survival. *J. Urol.*, 137 (5), 880–882.

[66] Pandey, D., Mahajan, V., Kannan, R.R. (2006) Prognostic factors in node-positive carcinoma of the penis. *J. Surg. Oncol.*, 93 (2), 133–138.

[67] Ficarra, V., *et al.* (2011) Prognostic factors in penile cancer. *Urology*, 76 (2 Suppl. 1), S66–S73.

[68] Marconnet, L., Rigaud, J., Bouchot, O. (2010) Long-term followup of penile carcinoma with high risk for lymph node invasion treated with inguinal lymphadenectomy. *J. Urol.*, 183 (6), 2227–2232.

[69] Escudero, R.M., *et al.* (2011) Predictive factors for recurrence in clinically localized squamous cell carcinoma of the penis. Analysis of our case series. *Arch. Esp. Urol.*, 64 (6), 525–532.

[70] Amin, M.B. (ed) (2017) *AJCC Cancer Staging Manual*, 8th edition, Springer, New York.

[71] Cubilla, A.L., *et al.* (2011) Value of p16(INK)(a) in the pathology of invasive penile squamous cell carcinomas: A report of 202 cases. *Am. J. Surg. Pathol.*, 35 (2), 253–261.

[72] Gunia, S., *et al.* (2012) p16(INK4a) is a marker of good prognosis for primary invasive penile squamous cell carcinoma: a multi-institutional study. *J. Urol.*, 187, 899–907.

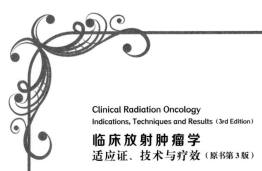

Clinical Radiation Oncology
Indications, Techniques and Results（3rd Edition）

临床放射肿瘤学
适应证、技术与疗效（原书第3版）

第六部分

妇科恶性肿瘤

Gynecological Malignancies

第 31 章　子宫内膜癌
Endometrium

Ann Klopp Patricia Eifel　著
杨 晰 李 宁（女）译

一、流行病学

在美国，子宫体癌是最常见的女性生殖道肿瘤，2016 年受其影响的女性约为 757 190 人[1]。子宫体癌约占新发妇科恶性肿瘤的 50%，占导致死亡的女性生殖道肿瘤的 20%[1]。

子宫内膜癌分为两个独立的生物学实体：Ⅰ型子宫内膜癌，最常见，预后好；Ⅱ型子宫内膜癌，包括子宫浆液性癌、癌肉瘤（恶性混合型苗勒管瘤，MMMT）和透明细胞癌（表 31–1）。Ⅰ型癌症通常发生于子宫内膜增生的过程中，而Ⅱ型癌症通常出现在老年女性的萎缩性子宫内膜中。两种类型的子宫内膜癌在信号传导通路的突变方面也有差异：Ⅰ型通常在 PTEN 通路中发生突变，而Ⅱ型比Ⅰ型更可能发生 p53 突变[2]。

Ⅰ型子宫内膜癌通常为子宫内膜样组织学类型，并与过量的外源性或内源性[3] 雌激素暴露有关。内源性雌激素暴露增加最常见的原因是肥胖。外周脂肪组织中的生化改变导致高血清雌激素和雄激素水平，以及相对较低的黄体酮水平。过多的内脏脂肪也与子宫内膜癌的风险增加有关[4]。肥胖和久坐的生活方式与子宫内膜样子宫内膜癌发病率的增加密切相关[5, 6]。内源性雌激素暴露增加的其他原因包括分泌雌激素的肿瘤、生育少、初潮早和绝经晚[7, 8]。无孕激素拮抗的外源性雌激素（无拮抗雌激素）显然与子宫内膜增生和异常出血发生率增加有关。无拮抗雌激素替代疗法也可能与子宫内膜癌风险增加有关，但目前的研究尚未明确证明其可导致子宫内膜癌死亡率的增加[9, 10]。他莫昔芬是一种选择性雌激素受体调节剂，用于治疗和预防乳腺癌，但其也增加了患子宫内膜癌的风险[11]。目前尚未证实雌孕激素联合治疗能够增加子宫内膜癌的风险，事实上其可能具有保护作用[8]。

Ⅱ型子宫内膜癌包括子宫浆液性癌、透明细胞癌和癌肉瘤。它们通常与雌激素暴露无关，并且预后比Ⅰ型子宫内膜癌更差。与Ⅰ型子宫内膜相比，Ⅱ型癌症中 p53 突变更常见。

癌症基因组图谱（TCGA）项目最近利用 373 例子宫内膜癌的整合基因组分析确定了新的子宫内膜癌分子亚型[12]。具有 DNA 聚合酶 ε 的催化亚单位突变的亚型预后较好。这些预后较好肿瘤通常是具有更多肿瘤浸润 T 细胞和整个基因组高频突变的高级别或浆液性癌[13]。TCGA 分析也鉴定出一个不良预后组，其基因拷贝数具有高频率变化（"拷贝数高"）。该组 p53 突变常见，包括浆液性肿瘤及 25% 的 3 级子宫内膜样癌，并且存活率较低。未来，这些分子亚型可能在子宫内膜癌的治疗中具有临床应用价值。

表 31-1 Ⅰ型和Ⅱ型子宫内膜癌的临床和分子特征

特点	Ⅰ型	Ⅱ型
病例百分比（%）	80～90	10～20
组织学类型	子宫内膜样癌	浆液性、透明细胞癌、癌肉瘤
危险因素	肥胖、雌激素过度暴露	在非裔美国女性中更常见
月经状态	围绝经期	绝经后
子宫内膜环境	来自子宫内膜增生	来自萎缩性子宫内膜
通路效应	PTEN、PIK3CA、KRAS 和 β- 联蛋白突变更常见。	p53、HER-2/neu、p16 和 E- 钙黏着蛋白突变

黑人女性子宫内膜癌的发病率低于非西班牙裔白人。自 1992 年以来白人妇女的发病率一直保持稳定，而黑人妇女的发病率每年增加约 1.7%[1]。黑人妇女的子宫体癌死亡率也明显高于其他人群。这种差距似乎与许多因素有关：黑人妇女更有可能发生不良组织学类型的子宫体癌，并且诊断时倾向为更晚期的疾病。社会差距和常见严重并发症也可能是导致黑人妇女子宫体癌死亡率相对较高的原因[14]。

其他与子宫体癌风险增加相关的临床因素还包括糖尿病、高血压、绝经晚（年龄＞52 岁）和既往放射治疗史。长期使用他莫昔芬可显著增加子宫内膜癌的风险，特别是子宫浆液性癌和癌肉瘤[15]。芳香化酶抑制药与继发子宫体癌风险的相关性显著低于他莫昔芬[16]。

约 5% 的子宫体癌似乎与遗传因素有关。最常见的遗传倾向是 Lynch 综合征或遗传性非息肉性结直肠癌，其特征在于 DNA 错配修复基因存在胚系突变。Lynch 综合征导致癌症的发病风险增加，特别是结肠癌，女性患子宫内膜癌的风险也会增加。据估计，女性突变携带者一生中患子宫内膜癌的风险是 40%～60%[17, 18]。Lynch 相关子宫体癌患者往往比一般的子宫内膜癌患者年轻，肿瘤更可能累及子宫下段。Westin 等在对累及子宫下段肿瘤的回顾性分析中[19]发现 Lynch 综合征占 29%。对 Lynch 综合征的女性实施子宫切除术是降低子宫内膜癌风险的有效手段[20]。

据报道，有乳腺癌病史的妇女比没有者更易发生子宫体癌浆液性癌[21]。尽管他莫昔芬暴露与子宫体癌风险增加有关，但使用他莫昔芬治疗的女性子宫浆液性癌的发生率增加也可能反映了与 BRCA 突变的相关性。现在有几项研究表明，BRCA 突变携带者，即已知患乳腺癌和卵巢癌的高危人群，发生浆液性子宫体癌的风险也可能增加[22]。

有趣的是，吸烟和喝咖啡都与子宫内膜癌风险降低相关。一般情况下，每天至少吸烟 20 支，子宫内膜癌风险降低 28%，肥胖女性的患病风险则减少更多[23]。毋庸置疑，烟草的毒性和致癌作用大于对子宫内膜癌风险的降低。此外，每天喝三四杯以上的咖啡与子宫内膜癌风险降低相关，这也许通过降低循环中雌激素或胰岛素水平来实现的[24, 25]。

二、预后因素

（一）组织学亚型和分级

大约 80% 的子宫体癌为子宫内膜样癌，即肿瘤的组织学表现为正常或增生的子宫内膜腺体组织[26]。典型的子宫内膜样癌由管状腺体组成，构成管状腺体的是具有圆形和不同程度多形性细胞核的复层或假复层柱状细胞。尽管大多数子宫内膜癌符合这种"典型"类型，但仍然存在一些变异类型，是鉴别诊断的重要问题。特别是，绒毛腺型子宫内膜样癌有乳头模式，有时与乳头状浆液性癌混淆，但是绒毛腺癌通常缺乏纤维间质核、高级别细胞核和典型的浆液性肿瘤的高度侵袭行为。

预后与肿瘤级别密切相关。1988 年国际妇产科联盟（FIGO）/ 国际妇科病理学家协会对子宫内膜样肿瘤的分级系统根据模式和核特征对肿瘤进行分级（国际妇产科联盟，1989）。小于 5% 的实性区的肿瘤是 1 级，5%～50% 实性区是 2 级，50% 以上的实性区是 3 级。此分级仅基于腺体成分，不包括鳞状分化区域。具有高级别细胞核特征（例如明显的多形性核、染色质粗糙或核仁明显）的 1 级或 2 级肿瘤的分级应增加 1 级。这个标准可能会有助于对乳头状浆液性癌等特殊变异型进行更真实的分级，但可能会导致分级更加主观。

另外 20% 非子宫内膜样癌的子宫体癌是一些具有不同组织学特征和行为的特殊变异类型[27]。其中最重要的是子宫浆液性癌，最初在 20 世纪 80 年代被确定为一个独特的临床病理类型[27-29]。浆液性癌占子宫体癌的 5%～10%，死亡率较高。浆液性癌更常见于老年女性，中位发病年龄比子宫内膜样癌大 10 岁左右。子宫浆液性肿瘤的组织学特征与高级别卵巢浆液性肿瘤相似。通常，细胞具有高度异型性的细胞核，少量的细胞质和较大的细胞核。一些肿瘤也会发生在内膜息肉中。子宫浆液性癌具有高度侵袭性和转移性（特别是腹腔内转移）。据报道，I 期的复发率高达 50%，在一些报道中认为对患者进行了详细分期和积极治疗能得到更好的结局[30, 31]。尽管浆液性肿瘤通常与其他类型的肿瘤混合发生，但如果浆液性成分超过 10%～25%，则其预后往往与浆液性恶性肿瘤相似[27]。

其他特殊类型较罕见。透明细胞癌通常发生在老年妇女中，并且通常具有乳头状结构。然而，细胞通常具有丰富的细胞质，细胞核特点

往往比浆液性肿瘤级别低[27, 32]。虽然并不十分明确，但其预后似乎好于浆液性癌[32]。据报道，原发性黏液性癌占子宫内膜癌不超过 10%，大多数与子宫内膜样癌混合存在[27]。纯黏液性子宫内膜癌较少，预后良好。其他非常罕见的类型包括鳞状细胞癌、腺肉瘤、移行细胞癌和大细胞或小细胞性未分化癌。

癌肉瘤或 MMMT 的特征在于腺癌（可以是子宫内膜样癌、浆液性或透明细胞癌）和间质肉瘤样组分并存。癌肉瘤被认为是高度恶性的肿瘤，可恶性转化为肉瘤 / 间质细胞瘤[33]。这一理论有分子水平证据的支持，表明大多数但不是所有癌肉瘤是单克隆起源[33]。癌肉瘤通常比子宫内膜样肿瘤的预后更差，腹腔内播散率更高[34, 35]。

（二）子宫肌层和宫颈受侵

子宫肌层浸润的深度是淋巴结受累和预后最重要的预测指标之一。在妇科肿瘤组（GOG）33 号研究中，临床 I 期子宫内膜癌患者接受了经腹全子宫切除术双附件切除术及盆腔和腹主动脉旁淋巴结清扫术。浸润深度是淋巴结受累的独立预测因子[36]。而且还是总生存的独立预测指标[37]。然而，在 II 型子宫内膜癌患者中，微小浸润并不意味着预后良好。子宫浆液性癌在没有明显肌层浸润的情况下可能表现为较强的侵袭性[29]。

累及子宫颈间质的肿瘤被 FIGO 分为 II 期。在更新后的 2009 年 FIGO 分期系统中，仅累及宫颈管内膜腺体的肿瘤不属于 II 期。2009 年对分期系统进行了修改，因为只有宫颈管腺体受累的患者预后相对较好，被认为与具有相似病理级别和浸润深度的宫底肿瘤患者预后相近[3]。宫颈腺体受累而不伴间质侵犯的患者通过其他危险因素决定是否盆腔放射治疗，如肌层受侵深度、分级、是否存在淋巴脉管间隙受侵（LVSI）等。

累及宫颈内膜间质的肿瘤与仅累及宫颈管

内膜腺体的肿瘤相比，宫外受累和疾病复发的可能性更高。据推测，宫颈管内膜间质受累使得肿瘤易于局部扩散，盆腔淋巴结受累的风险相对较高。因此，通常在病理检查示宫颈间质浸润而初始盆腔检查阴性的患者，需要接受盆腔放射治疗。后面将讨论肉眼宫颈受累患者的适宜治疗方案。

（三）淋巴脉管间隙浸润

淋巴脉管间隙浸润是淋巴结受累的强烈的独立预测因素[36]，也是总生存的有效预测因素[38]。Mayo 诊所的研究报道，≤ 50% 肌层浸润、1 或 2 级肿瘤的患者中，无 LVSI 的患者 5 年生存率 98%，而 LVSI 患者为 77%（$P < 0.0001$）[38]。LVSI 的存在可以预测孤立性腹主动脉旁淋巴结转移[39]。此外，GOG99 研究发现"高中危"患者中，LVSI 是判断能否从盆腔放射治疗中获益的关键指标之一[40]。也有一些研究报道 LVSI 的程度具有预后价值，与局灶性 LVSI 相比，广泛的 LVSI 与淋巴结受累的相关性更高[41]。

（四）肿瘤大小

据报道，肿瘤大小是淋巴结转移的独立预测因素。肿瘤 < 2cm、微小浸润、子宫内膜样癌、中低级别的肿瘤患者淋巴结转移率非常低[38]。187 例临床 I 期子宫内膜癌患者行淋巴结清扫术后，具有上述这些病理特征的患者无淋巴结转移[38]。有人提出，这样的患者可以避免淋巴结清扫。

（五）淋巴结受累

淋巴结阳性的患者 5 年存活率（子宫内膜样癌患者为 50% ～ 80%）显著低于肿瘤局限于子宫的患者（80% ～ 95%）。2009 FIGO 分期系统将仅有盆腔淋巴结阳性的患者（Ⅲ C1 期）与主动脉旁淋巴结阳性伴或不伴有盆腔淋巴结阳性（Ⅲ C2 期）的患者区分开来。关于腹主动脉旁淋巴结阳性的预后意义，报道是有争议的[42]，但是根据目前作者的经验，采用了合适的放射治疗的患者中，腹主动脉旁淋巴结转移没有比盆腔淋巴结转移预后更差[43]。

（六）附件受侵和同时性双原发肿瘤

大约有 5% 的子宫内膜癌患者同时发生一侧或者双侧卵巢癌[44, 45]。子宫和输卵管同步受累也会发生，但是非常罕见[46]。子宫内膜癌患者发生卵巢腺癌可能代表子宫内膜转移或同时发生的双原发肿瘤。以下特征提示同时存在卵巢原发肿瘤的可能性更大：子宫内膜癌肌层浸润微小、无 LVSI、存在子宫内膜不典型增生，而卵巢肿瘤则为实质性而不是表面或主要位于卵巢门、存在子宫内膜异位症的背景[45]。子宫局部肿瘤晚期和卵巢门或多结节表面受累提示附件肿物可能为转移性。未来，分子研究也许能够确定两个病灶是独立发生还是转移。

同时出现子宫内膜癌和卵巢子宫内膜样癌的女性往往年轻、无生育史。对于 45 岁以前被诊断患有子宫内膜癌的妇女，同时发生卵巢肿瘤概率可能高达 25%。当患者咨询保留卵巢时，应该考虑这种风险。

子宫内膜和卵巢子宫内膜样双原发癌患者的治疗取决于每个部位肿瘤的特征。同时出现子宫肌层受侵少的 1 级子宫内膜样癌和小的低级别卵巢癌的女性，可能没有任何辅助治疗也会取得很好的结果。而高级别子宫内膜样癌或 2 型子宫内膜癌或卵巢癌有转移征象者通常需要补充化疗和（或）放射治疗。

三、疗前评估

（一）初始症状

阴道出血是子宫内膜癌最常见的症状。其他症状包括贫血和盆腔痉挛。疼痛或尿道或肠道不适的症状提示更晚期别的病变。

（二）诊断技术和诊断后的初步评估

对任何绝经后阴道出血的妇女需要进行活检评估。将管状子宫内膜采集器深入宫腔内，收集子宫内膜组织。这一过程可以在门诊安全地进行。如果子宫内膜活检未见恶性证据，而有持续出血，应扩张颈管行刮宫术，以确保没有由于采样误差而漏诊恶性肿瘤。子宫内膜活检通常同时行宫颈涂片和颈管刮术以评估宫颈是否异常。如果根据细胞学或体格检查怀疑宫颈受累，应进行宫颈活检。

子宫内膜癌患者的评估应包括仔细的询问病史和体格检查、血常规、血生化、肝功能和胸部影像学检查。有时需要检查血清 CA125 水平，特别是对于浆液性癌症患者，因为 CA125 水平可以预测晚期疾病[47]。进一步检查通常仅在盆腔检查或高危组织学类型的患者中进行。使用分期手术方案在子宫切除和腹部探查之后确定肿瘤的分期。

（三）术前影像学检查

对于子宫内膜活检发现子宫内膜样子宫内膜癌的妇女、查体正常、具有典型临床表现，不需要术前影像。经阴道超声检查通常用于评估子宫内膜的厚度，在子宫内膜异常增厚的绝经后妇女中检测子宫内膜癌具有高度敏感性[48]。然而，对绝经后阴道出血的妇女通常因需要行子宫内膜活检，而不需要阴道超声检查。

目前，活检发现子宫内膜癌的妇女标准手术是采用全子宫切除术和双侧输卵管卵巢切除术 ± 淋巴结切除术。对于临床表现可疑有淋巴结转移或远处转移者或组织学高危类型（如子宫浆液性癌）的患者，可通过 CT 检查发现上述情况。MRI 提供比 CT 更多的关于局部肿瘤生长的信息，包括宫颈受累和膀胱或直肠受累。因此，对于体格检查异常的患者，MRI 可能特别有用[49]。对于宫颈有肿块而不能判断来源于子宫内膜或宫颈的患者，MRI 也可能有用[50]。MRI 也可以用来评估子宫肌层浸润的程度[49, 51]。这一信息有可能帮助外科医师决定是否进行淋巴结清扫，因为低级别、微小浸润者可不行淋巴结清扫。然而，由于肌层浸润可以通过术中冰冻切片检查进行准确评估，在大多数医院尚未把 MRI 纳入常规检查。

四、手术治疗和分期

（一）子宫切除术

Ⅰ型筋膜外子宫切除术与双侧附件切除术是子宫内膜癌患者的标准手术方式。通常需要切除卵巢，因为绝大多数妇女是在绝经后或围绝经期确诊，且子宫内膜癌发生卵巢转移或原发卵巢癌的风险增高。根治性子宫切除术很少用，除非肉眼宫颈受累。

目前已经开展腹腔镜子宫切除术和淋巴结清扫术。妇科肿瘤组进行了一项随机研究，比较腹腔镜与开腹的子宫体癌分期手术[52]。因为视野局限或出血但为了满足切除肿瘤的需要，约 25% 计划进行腹腔镜的病例转为开腹手术。腹腔镜手术组中 2 级或更严重的术后并发症发生率较低（14% vs 21%；$P < 0.001$）。这些结果表明，腹腔镜分期手术用于子宫体癌在短期结果方面是可行和安全的，并且并发症较少、住院时间较短。腹腔镜手术对盆腔放射治疗后并发症的影响仍不清楚。

（二）淋巴结的手术评估

目前子宫内膜癌的 FIGO 分期系统需要对腹部和区域淋巴结进行手术评估，但是关于淋巴结切除的上界或者切除的数目尚未达成共识。

大多数临床医生根据活检的病理分级和子宫切除术标本的术中评估确定了一部分局部转移风险可以忽略不计的患者，对于这些患者不需要切除全部淋巴结。Mariani 等[38] 已经确定了预测的淋巴结受累的宫内病变的病理学指标。根据他们的研究结果，认为 FIGO 1 或 2 级、局限于子宫的子宫内膜样癌、其表面最大径 ≤ 2cm、子宫肌层浸润 ≤ 50%、术中无肉眼可见病灶的患者可以省略淋巴结清扫。

任何 I 期子宫内膜癌患者进行淋巴结切除术的治疗益处受到最近报道的两项随机研究的质疑。这两项研究都将临床 I 期子宫内膜癌患者随机分为淋巴结取样组或淋巴结清扫组[53, 54]。两项研究均未发现淋巴结清扫术对局部控制、总生存或无病生存（DFS）方面的获益。这些随机临床试验的结果与回顾性研究中切除的淋巴结数目越多生存越好的结果相悖[55, 56]。前瞻性研究和回顾性研究结果之间的差异可以通过偏倚选择来解释，回顾性研究中并发症和不良预后因素较少的患者清扫了更多的淋巴结。前一种解释得到了 SEER（Surveillance，Epidemiology and End Results）数据分析的支持，证明接受更广泛淋巴结清扫术的患者全因死亡率更低，这表明切除更多淋巴结的患者的健康状态更好[56]。在随机试验中，淋巴结清扫术增加了术后并发症的发生率，包括淋巴水肿和肠梗阻[53, 54]。

尽管对淋巴结清扫术的治疗意义仍存质疑，淋巴结清扫仍然是鉴别淋巴结阳性患者的关键，因为这些患者需要补充治疗。前哨淋巴结活检有可能提供淋巴结转移的诊断信息，且没有淋巴结清扫的不良反应，目前正在进行积极的研究中[57]。

当进行淋巴结清扫以获得诊断信息时，必须评估主动脉旁淋巴结，以便制定合适的放射治疗照射范围。另一种方法是对盆腔淋巴结受侵但未行腹主动脉旁淋巴结清扫的患者，考虑行预防性照射腹主动脉旁淋巴结。

前哨淋巴结的评估有可能确定淋巴结阳性的患者，同时使得淋巴结阴性患者免受淋巴结切除的不良反应。近年来，开始在子宫内膜癌中对前哨淋巴结进行评估[58]。这种方法将示踪剂染料注入宫颈或子宫体，然后通过鉴定含有示踪剂的淋巴结找出子宫淋巴引流的一个或多个淋巴结。前哨淋巴结的方法是基于淋巴转移是可预测的观点，恶性细胞在转移到其他邻近淋巴结之前已经累及了前哨淋巴结。早期子宫内膜癌的经验表明，在 90% 以上的病例中可以找到前哨淋巴结，有经验的外科医师很少出现假阴性[59]。

五、辅助治疗

大多数确诊为子宫体癌的女性为早期、低级别、I 型子宫内膜癌。通常单独行子宫切除术即可获得治愈，大多数不需要辅助治疗。小部分非常晚期的患者发生腹膜表面或远处转移，通常需要联合化学治疗来治疗，但很少能被治愈。

5% ～ 10% 的进行手术分期的患者能发现淋巴结转移。这些患者有很高的复发风险，尽管化学治疗和放射治疗的最佳使用方法仍然存在争议，但大多数临床医师都认为淋巴结转移的患者需要较高强度的辅助治疗。其余 20% ～ 25% 的病变局限于子宫的女性，具有一种或多种高危因素，包括高级别、2 型子宫内膜癌、LVSI 或深肌层或宫颈间质浸润。这些患者具有异质性，表现为复发风险和治疗失败的模式差异很大。分期手术范围的变化增加了这种异质性。尽管几项随机试验都关注这类患者，但他们的最佳治疗方案仍然是一个颇有争议的话题。

（一）低危和中危风险肿瘤

大多数临床医师将 1 级或 2 级的 I 型肿瘤、微小浸润且缺乏 LVSI 或宫颈间质受累等其他高危特征为"低危"。对于这些早期肿瘤患者，子宫切除术后复发风险低于 5% ～ 10%[34, 60]。此外，对于这些低危肿瘤患者，如果确实复发，约 70% 的病例也可以治愈[61, 62]。在低危肿瘤患者中，辅助治疗尤其是盆腔放射治疗的风险通常大于潜在收益。一项随机研究将近距离放射治疗与无辅助治疗在这一人群中进行比较，发现阴道复发率在没有近距离放射治疗的情况下和预计的一样低，因此未发现残端放射治疗的益处[63]。这项研究支持这些患者不进行任何辅助治疗。

更具争议性的是肿瘤明显局限于子宫、但有一个或多个复发风险因素患者的治疗。近年来，包括GOG99[34]、子宫内膜癌手术后放射治疗（PORTEC）试验1和2[64-66]，以及ASTEC试验[67]在内的一些随机试验试图确定辅助盆腔放射治疗在"中危"组患者中的作用。这些试验更加明确了目前对辅助放射治疗在中危患者的作用，导致减少了盆腔外照射的应用。但仍有许多问题存疑，特别是对于高级别肿瘤或具有多项盆腔复发危险因素的患者。

为了从这些试验结果中得出实际的结论，了解它们的局限性是很重要的。可能最大的局限性来自于入组标准的异质性，研究同时包括了许多低风险或处于中等风险范围内相对低风险的患者。

在GOG99研究[40]中，比较了在392名接受全子宫及双侧输卵管卵巢切除术和淋巴结切除的分期手术的患者中，该研究显示辅助放射治疗组盆腔复发减少，但没有显示出总生存的获益。然而，该试验中超过40%的患者肌层浸润厚度不足1/3，超过40%的患者组织学为1级；对于这些患者，盆腔放射治疗改善疗效的程度可能很小。虽然没有预先根据风险进行亚组分层，但作者在研究中（表31-1和图31-1）确定了132例"高中危"患者（占研究人群的1/3），但癌症相关死亡占2/3。本组患者中于无辅助治疗的患者，4年生存率为72%；相比之下，接受盆腔放射治疗组的4年生存率为88%，与低中危组患者相似（图31-1）。低中危组患者无论是否辅助放射治疗的情况下，局部控制率和存活率均很好。

2000年，PORTEC研究者[64]发表了PORTEC-1（2005年更新[66]）的结果，其中704例子宫内膜癌患者术后随机分组，放射治疗组（46Gy）或无治疗组。尽管接受放射治疗者的局部复发率显著降低，但并没有生存获益。该试验的入组标准比GOG 99更为严格：1级或2级的FIGO（1988）IC期患者或2或3级的IB期患者。与GOG99研究不同的是，排除了3级深肌层浸润者和II期的患者，而包括IB期2级的患者；没有系统地进行手术分期。更重要的是，当初步分析发现以往的分级（通常在小型社区医疗机构中进行的）通常是不正确的（图31-2）以后，进行了病理复阅。对569例标本进行病理学复阅后发现，1级的比例从21%上升到69%；24%的病例没有达到试验的入组标准，因为他们为微小浸润、1级。但是浸润深度没有复核，所以这种测量的准确性未知。遗憾的是，该研究中2～3级的中危患者数量很少，因此很难发现辅助治疗在这一亚组中的作用。

2009年发表的第三项研究[67]，对905名患者进行了荟萃分析，他们来自加拿大国家癌症研究所的小型研究，或者通过ASTEC试验招募的一些患者，有些参加了淋巴切除研究，有的则未参加。患者在子宫切除术后随机分为两组：辅助盆腔放射治疗组或观察组。然而，观察组中有一半以上的患者进行了阴道近距离放射治疗。一般来说，入组标准为FIGO（1988）分期IC或

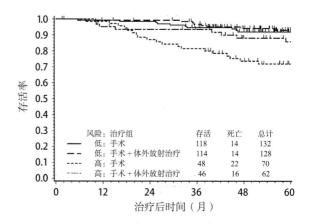

▲ 图31-1　GOG 99研究中不同风险和治疗分组生存率
引自Keys等，2004[40]；经Elsevier许可转载

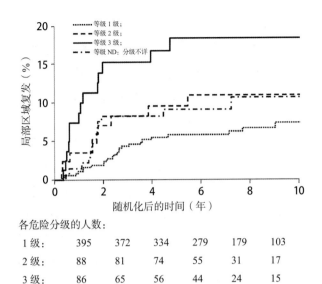

各危险分级的人数：

1 级：	395	372	334	279	179	103
2 级：	88	81	74	55	31	17
3 级：	86	65	56	44	24	15
ND 级：	145	124	115	83	44	19

▲ 图 31-2　组织学分级对局部复发的影响
引自 Ref.[58]，经 Elsevier 许可转载

ⅡA（任何组织学分级）或 ⅠA-B 期 3 级，但手术分期中发现阳性淋巴结或腹腔细胞学阳性的患者未予排除，所以一些Ⅲ期患者被纳入试验。大多数患者没有进行手术分期，与 PORTEC 试验一样，没有集中复核病理。试验结果与 GOG 99 和 PORTEC-1 相似；盆腔放射治疗患者局部复发率降低，但两组之间的总生存率差异无统计学意义。

然后，这三项试验均显示在子宫切除术后辅助盆腔放射治疗时，局部控制方面所改善，但总生存率并无明显获益。在三项试验中，辅助放射治疗患者治疗相关不良反应（特别是肠道不良反应）的发生率显著高[40, 64, 67]。可以肯定的是，对于中低危患者，盆腔放射治疗的好处非常轻微，不能抵消其不良反应。GOG 99 的亚组分析提示，高中危患者可能从放射治疗中获益[40]。遗憾的是，三项试验的入组标准较宽泛、PORTEC 和 ASTEC 试验中缺乏中心病理复阅限制了这些试验评价放射治疗在高中危患者中的作用，特别是那些深肌层浸润、LVSI、高级别或高龄的患者。

在这些试验中，最常见的局部复发部位是阴道。因此，有理由认为阴道残端放射治疗和盆

腔放射治疗相比，局部控制率相当，不良反应较少。挪威镭锭医院在 1980 年发表的一项试验结果回答了这一问题[68]。相比于单纯阴道残端放射治疗，阴道残端放射治疗联合盆腔放射治疗似乎可改善盆腔疾病控制，但生存并无差异。亚组分析结果提示浸润深肌层的 G_3 患者可能获益更多。然而，该试验中大部分患者预后良好，而且患者例数较少，这些因素限制了该试验结果在现代临床实践中的推广。

PORTEC-2 再次就阴道残端放射治疗在局部控制方面是否与盆腔照射效果相当的问题开展了研究。PORTEC-2 研究将具有高 - 中危险因素的子宫内膜癌接受子宫切除术后随机分组，接受盆腔外照射或阴道照射[65]。在 2010 年公布的结果中，阴道复发率这一主要终点在两组患者间无显著差异。单纯阴道残端放射治疗组患者的盆腔复发率仅为 4%，而盆腔放射治疗组低于 1%（$P = 0.02$）。然而，两组患者 5 年预计总体生存率并无显著差异。但是该研究中的患者是否确为"高中危"尚有待商榷。PROTEC-2 中盆腔放射治疗组患者的预后与 PORTEC-1 中同组患者的预后几乎相同。从一开始，PORTEC 研究定义的"高中危"就和 GOG 定义的标准（表 31-2）不同，最显著的差别是 PORTEC 研究排除了深肌层浸润的 G_3 患者。PROTEC 研究在患者入组前没有集中复阅病理。与 PORTEC-1 研究一样，在 PROTEC-2 研究后续病理复阅过程中，复阅病理学家和社区病理医师的诊断一致性较差。特别是经病理复阅后，G_1 患者占比从 48.5% 升高至 78.6%；而 G_2 患者仅占 9%，G_3 患者占 12%。该研究缺乏对肌层浸润深度的准确性评估。PORTEC-2 表明对于多数病例阴道放射治疗和盆腔放射治疗同样有效。但由于 G_2、G_3 患者数量较少，该研究未能明确指导放射治疗在上述患者中的作用。

尽管仍然缺乏有力的一级证据，过去 10 年中完成的研究已经帮助临床医生减少了不必要接

表31-2 妇科肿瘤组（GOG）和 PORTEC 研究中使用的高中危标准

妇科肿瘤组：
- 任何同时具有 G2-3、LVSI 和外 1/3 肌层浸润的患者
- 年龄 ≥ 50 岁，具有以上特征中的两个
- 年龄 ≥ 70 岁，具有以上特征之一

PORTEC-2：
- 年龄 > 60 岁，G3 或外 1/2 肌层浸润 *
- ⅡA 期 †

*. G3 合并深肌层浸润的患者不符合试验条件；

†. 在此试验时 FIGO ⅡA 期的患者现在被归类为 FIGO（2009）Ⅰ期；FIGO（1988）ⅡB 期 [目前分类为 FIGO（2009）Ⅱ期] 的患者不符合 PORTEC-2 入选标准

受放射治疗的患者数量。肌层浸润 ≤ 50% 的 G_1 患者几乎不需要任何形式的放射治疗。G_2 的肌层浸润 ≤ 50% 的患者，可以观察或者采取近距离放射治疗。未接受阴道残端放射治疗的 G_3 患者，即使子宫肌层仅有微小浸润，阴道复发的风险仍可高达 25% ~ 30%[64]。阴道残端放射治疗对于 G_1 且肌层浸润 > 50% 的不合并 LVSI 或其他高危因素的患者也可适用。但对深肌层浸润的 G_2、G_3 患者的最佳治疗方案仍无定论。大部分上述患者应至少接受阴道残端放射治疗；子宫切除标本中不良病理特点的数量和性质，以及分期手术的范围都决定是否行全盆腔照射。鉴于 G_2、G_3 且深肌层浸润患者镜下淋巴结转移风险较高[69]，合并上述危险因素而未行淋巴结清扫的患者通常应接受盆腔放射治疗。这些患者在放射治疗前应该接受腹盆腔 CT 检查，以排除没有可见的淋巴结转移。

化学治疗对高中危患者的作用尚未得到验证。2008 年，日本妇科肿瘤组发表了一项随机试验的结果[70]，该试验比较了辅助性盆腔放射治疗与化学治疗（顺铂、阿霉素和环磷酰胺）在中危或高危子宫内膜癌患者中的疗效。患者人数相对较少（475 名入选患者中有 385 名可进行评估），入组标准较宽（ⅠC ~ ⅢC 期），并且没有集中复阅病理。两组患者的无进展生存期或总生存期无显著差异，但对 101 名高危组患者的亚组分析提示化学治疗可能有益。GOG 0249 比较

了盆腔放射治疗与阴道放射治疗联合卡铂＋紫杉醇化学治疗在高中危患者中的疗效。这项研究的初期结果显示两组之间的结局没有显著差异，但是化学治疗组患者的急性毒性反应发生率更高。

（二）高危肿瘤

各临床试验中采用的高危子宫内膜癌的定义不尽相同。通常包括 FIGO Ⅲ期，以及如浆液性癌和透明细胞癌等分期较早但较为特殊的组织学类型。因此，高危患者是一个高度多样化的群体，盆腔复发的风险不一。这种异质性使得我们很难解释"高危"疾病的试验结果。ⅢA 期是尤为多样的一个群组，它包括卵巢受累和子宫浆膜受累的患者。在 2009 年之前的 FIGO 分期系统中，腹腔冲洗液中存在肿瘤细胞的患者被分为Ⅲ期，而在 2009 年之后，腹腔冲洗液不再参与分期系统；因此，许多已发表的关于Ⅲ期子宫内膜癌的研究中纳入了现行分期系统非Ⅲ期的患者。分期异质性也是高危子宫内膜癌的最佳治疗方案仍未明确的部分原因[36]。

盆腔或腹主动脉旁淋巴结转移是分期为Ⅲ期的子宫内膜癌最常见的原因，约 8% 的子宫内膜癌患者存在淋巴结转移。FIGO 2009 分期系统将ⅢC 期分为ⅢC1 期和ⅢC2 期，ⅢC1 期包括盆腔淋巴结转移而无主动脉旁淋巴结转移的患者；ⅢC2 期包括腹主动脉旁淋巴结转移伴或不伴盆腔淋巴结转移者。无腹主动脉旁淋巴结转移的盆腔淋巴结转移在ⅢC 期中最常见。大约有 25% 的患者同时合并盆腔和腹主动脉旁淋巴结转移，只有不到 1/4 的患者仅有腹主动脉旁淋巴结转移。这种疾病的分布表明手术评估淋巴结时清扫盆腔和腹主动脉旁淋巴结的重要性。与淋巴结转移同时合并其他提示Ⅲ期的病理指标如卵巢或子宫浆膜受累的患者相比，仅有淋巴结转移的患者预后较好。接受最佳治疗患者的 5 年生存率 > 80%，该结果凸显了ⅢC 期患者积极治疗的重要性。

（三）Ⅲ期内膜癌的辅助治疗

虽然关于Ⅲ期内膜癌患者的最佳辅助治疗方案仍有许多争议，但目前最佳证据表明以部位定向放射治疗和化学治疗为基础的辅助综合治疗可为患者提供最好的治疗结果。

GOG122 比较了放射治疗和化学治疗的作用。这项研究将 388 例Ⅲ期或Ⅳ期子宫内膜癌患者随机分为辅助化学治疗组（阿霉素和顺铂）或全腹放射治疗组。全腹放射治疗组接受放射治疗 20 次，总剂量 30Gy，之后对盆腔或腹主动脉旁淋巴结延伸野加量 15Gy。化学治疗组的无进展生存率显著高于全腹放射治疗组（5 年无进展生存率为 50% vs 38%）。化学治疗组中的Ⅳ期比例较高，因此报告的结果是"按分期调整的"，这是在随机Ⅲ期研究中通常避免的事后分析的类型。纳入腹腔转移患者是该研究的主要局限，包括残存肿瘤为 2cm 的患者。这些患者不太可能从放射治疗中受益，因为全腹放射治疗剂量限制在 30Gy，该剂量不足以杀灭镜下的病灶，而对于腹膜内的大肿块病变，想要只杀死肿瘤而不产生毒性反应是非常困难的。这导致许多患者的放射治疗剂量不足。尽管存在一些局限，这项研究确立了化学治疗在子宫内膜癌治疗中的地位。

据这项研究以及其他研究的报道，30% ～ 50% 的淋巴结阳性的子宫内膜癌患者在接受单纯化学治疗后出现盆腔复发[43, 71, 72]。这一结果提示在Ⅲ期患者中应将辅助放射治疗与辅助化学治疗相结合。

另有两项前瞻性随机研究对比了化学治疗和放射治疗在高危子宫内膜癌患者中的作用。Maggi 等[73] 进行了一项比较辅助化学治疗和辅助放射治疗的随机研究。该研究纳入了 345 名深层浸润的 G3 患者和局限于盆腔的Ⅲ期患者。化学治疗包括五周期的顺铂、阿霉素和环磷酰胺。放射治疗组的患者接受 45 ～ 50Gy 的盆腔放射治疗。盆腔放射治疗组与化学治疗组患者总生存

和无进展生存无显著差异，但化学治疗组患者有延迟远处转移的趋势，而放射治疗组患者有延迟盆腔复发的趋势，但差异没有统计学显著性。本研究未纳入子宫浆液性癌或腹腔转移患者，其同质性优于 GOG122。另外，放射治疗与目前标准的盆腔或延伸野放射治疗更为相似。复发模式数据表明，联合治疗可能是最佳的方法，这是正在进行的研究重点。日本开展了另一项比较化学治疗与盆腔放射治疗高危子宫内膜癌的随机研究。在这项研究中，患者被随机分配到环磷酰胺、阿霉素和顺铂方案的化学治疗组或盆腔放射治疗组[74]。该研究纳入了从肌层浸润超过 50% 的ⅠC 期到ⅢC 期的子宫内膜癌患者。绝大多数（77.4%）登记患者为ⅠC 期或Ⅱ期病变，只有 11.9% 为ⅢC 期病变。化学治疗组和放射治疗组患者总生存、无进展生存和复发模式均无显著差异。化学治疗可以改善高危亚组的无进展生存。然而，这项研究未对该亚组进行分层，该亚组分析也并非预先设计，这限制了该研究的应用。

Hogberg 等[75] 报道了序贯应用放射治疗和化学治疗在高危子宫内膜癌患者的作用。研究者进行了两项独立的随机研究：一项在米兰的 Mario Negri 进行，另一项由 EORTC 进行。尽管入选标准和化学治疗方案有所不同，但两项研究均纳入子宫切除术后无残存肿瘤的Ⅰ～Ⅲ期高危子宫内膜癌患者。患者被随机分配到单纯放射治疗组或放化学治疗序贯组。联合治疗组的患者复发率降低 36%，癌症特异性生存率提高。

目前尚不清楚联合治疗的最佳顺序。杜克大学回顾性比较了采用不同化学治疗和放射治疗顺序治疗的患者的结局。在匹配分期、年龄、组织学分级、种族、病理类型和减瘤状态之后，接受化学治疗 + 放射治疗 + 化学治疗（"三明治法"）治疗的患者的总体生存率最高[76]。这种策略的优点是确保放射治疗不会影响辅助化学治疗的效果。缺点是放射治疗延迟，不能术后即刻进行，这可能对局部控制产生负面影响。

RTOG[77] 进行了同步放化疗后辅助化学治疗的 II 期研究，这种治疗的方式可行且毒性反应可耐受。比较高危子宫内膜癌患者联合治疗和单纯化学治疗的 GOG 0258 研究也正在使用该方案。在等待这些研究结果的时候，高危子宫内膜癌患者的最佳辅助治疗模式是个性化的放射治疗，可联合含顺铂的同步化学治疗和辅助化学治疗，化学治疗可以在放射治疗之后或在放射治疗之前和之后进行（"三明治法"）。

六、放射治疗技术

（一）外照射治疗

作为子宫内膜癌辅助治疗的盆腔放射治疗靶区包括阴道上段及盆腔淋巴引流区，通常使用 IMRT 或四野方法，至少 10MV 光子。对于淋巴结阴性或只有盆腔淋巴结受累的患者，上界通常设定为 $L_{4/5}$ 或主动脉分叉处。对于主动脉旁淋巴结阳性的患者中，上界延伸至 T_{12} 的上缘。外侧界通常位于内侧骨盆边缘外侧 2cm 处。下界位于闭孔的下方，这包括 4～6cm 的阴道。前界位于耻骨联合的尖端，后界位于 S_2 的后缘。如果宫颈肉眼受累，后缘至少向 S_3 后下移一个椎体。

（二）盆腔放射治疗的毒性

盆腔放射治疗期间的急性胃肠道症状通常包括不同程度的腹泻、痉挛和腹痛，这可能对患者治疗期间的生活质量产生不良影响。接受标准盆腔放射治疗的患者中有 50%～90% 发生腹泻，需要药物治疗[78]。慢性消化道症状也并不罕见：接受标准盆腔放射治疗的患者中，约有一半患者至少有轻度慢性肠道症状[79]。PORTEC-2 研究的患者随机分为阴道近距离放射治疗组和盆腔放射治疗组，分析了不同治疗对患者生活质量的影响。接受盆腔照射治疗的患者腹泻率较高，限制了患者日常活动，影响放射治疗过程中正常的社交活动能力[80]。

调强放射治疗（IMRT）可能有助于减少盆腔放射治疗的毒性。在照射阴道和盆腔淋巴结时，IMRT 可用于限制膀胱、肠道和骨髓的剂量。与常规四野照射相比，剂量达 30～45Gy 的肠道体积可减少 50%～67%[81-83]。图 31-3 显示了常规计划与 IMRT 的剂量分布比较。靶区体积 CTV 和阴道 PTV 位于盆腔常规放射治疗野内（图 31-4）。临床研究表明，IMRT 减少小肠剂量会降低急性和慢性胃肠道症状的发生率。Mundt 等报道 40 例接受 IMRT 治疗患者的急性 2 级胃肠道不良反应发生率低于在同一研究机构进行常规全盆放射治疗的患者（60% vs 91%，$P = 0.002$）[78]。另外，IMRT 似乎减少了慢性胃肠道症状[79, 84]。

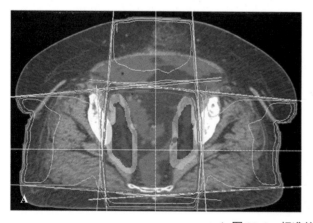
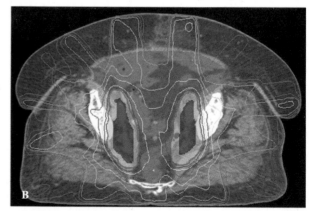

▲ 图 31-3　标准的三维适形放射治疗

A. 受到照射的小肠（呈褐色轮廓）；B. 而在 IMRT 中可以避开（此图的彩色版本见书中彩图页）

IMRT 也可以减轻骨髓受量，这可以降低血液毒性反应[85]。RTOG 0418[86] 研究分析了盆腔 IMRT 的可行性[86]。NRG 1203（TIME-C）研究将子宫内膜癌和宫颈癌有术后辅助放射治疗指征者进行随机分组：IMRT 或标准四野放射治疗。接受 IMRT 的患者与使用标准四野照射的患者相比，其胃肠道和泌尿系统毒性较少[87]。

（三）阴道近距离放射治疗

阴道腔内近距离治疗可用于照射阴道黏膜防止复发。对于复发风险主要在于阴道残端而非盆腔的患者，可单纯行阴道近距离放射治疗。阴道近距离照射联合盆腔外照射治疗时，可增加阴道上段的照射剂量。

主要技术问题是确保阴道容器紧贴阴道顶端并与黏膜表面接触[88, 89]。目前已经开发了几种类型的阴道施源器来实现这一点。术后的阴道容器通常是圆柱形的，用含有单一中心线源的阴道圆柱体进行治疗。阴道圆柱的直径通常在 2～4cm。阴道顶部的大小应该被优化。顶部太

大不能到达顶点，而顶部太小可能会使阴道黏膜塌陷，形成囊袋状，导致照射剂量不足。当切口在阴道顶端的左、右两侧形成囊袋状时，卵圆形容器可以更好地贴合阴道顶端的黏膜。应该拍验证片验证施源器顶端是否靠在阴道顶点上。实现这个目的的方法是在阴道顶端放置一个放射性标记物，并使用前后位拍片检查圆柱体是否与标记物接触。或者，可行 CT 来验证施源器放置位置是否正确。影像学也可用于评估正常组织的剂量并优化放射源驻留位置。CT 计划可优化照射到膀胱和直肠的剂量[88]。

按标准方案实施阴道近距离放射治疗时，对膀胱、直肠和肠道的照射剂量很小，因此出现直肠和肠道并发症的风险较低。在一项随机研究中，针对低危子宫内膜癌，随机分为无治疗或阴道近距离放射治疗组，结果表明阴道近距离放射治疗的不良反应很小[90]。与无治疗的对照组相比，近距离放射治疗组出现轻微的阴道和尿路不良反应，但没有胃肠不良反应。由于这些不良反应的发生率低，通过剂量学优化降低不良反应的

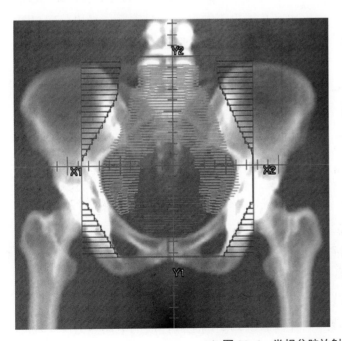
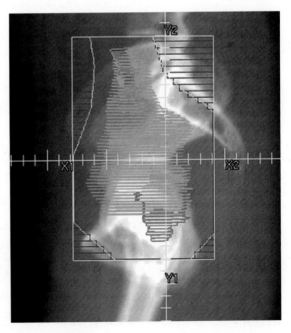

▲ 图 31-4　常规盆腔放射治疗 AP 和侧面观

用于 IMRT 计划的轮廓在 DRR 上显示为线框；绿色轮廓代表盆腔淋巴结 CTV，红色体积代表阴道 CTV（此图的彩色版本见书中彩图页）

可能性很小[89,90]。

已有多种方案被推荐用于预防性阴道顶端近距离放射治疗[89]。美国近距离治疗学会建议以黏膜表面或黏膜下 0.5mm 为参照点记录剂量。常用的处方方案：黏膜下 5mm 剂量为 7Gy/3F 或给予阴道表面剂量 6Gy/5F 的照射，M.D. Anderson 采用此方案。当 7Gy/3F 照射方案时，通常是每周进行一次，而 M.D. Anderson 疗法（6Gy/5F）是第 1、3 天，然后间隔 1.5 周重复。Sorbe 等[90] 已经证明，增高照射剂量增加了治疗的毒性，但对于疾病控制未见明显优势。将 290 例患者随机分到黏膜下 5mm 剂量 5Gy/5F 或 2.5Gy/5F 两组[91]，两组间阴道复发率没有差异。在分次剂量较高组的患者中阴道长度（用电位法测量）显著降低，黏膜萎缩和出血的比率也更高。

至少照射阴道上 1/3 以覆盖切口和周围组织。对于高危患者，如病理 3 级或浆液性癌患者，可以增加对阴道的照射长度。

七、不能手术患者的放射治疗

虽然全子宫切除术后伴或不伴辅助放射治疗是临床 I 期子宫内膜癌的标准治疗方法，但手术并发症发生率高的患者可通过单纯放射治疗获得有效的治疗。据报道，单纯放射治疗的疾病特异性存活率为 80%，子宫局部控制率为 70% ~ 80%[92-95]。预后与临床分期和分级有关，但间发性疾病是这些患者最常见的死亡原因[93]。

在决定是否对子宫内膜癌进行的放射治疗之前，必须考虑手术风险及放射治疗的风险。一般来说，如果手术的主要病死率和死亡风险＞5% ~ 10%，强烈建议单纯放射治疗作为治疗手段。如果放射治疗后子宫复发，应重新考虑手术的利弊。

对于行根治性放射治疗的患者，最常用的方法是盆腔放射治疗联合近距离放射治疗。子宫较小且低级别肿瘤的患者可以仅行近距离放射治疗，不用体外照射放射治疗（EBRT）[93]。然而，由于淋巴结受累的风险很难通过临床分期评估，因此最常见的方法是行 45Gy 的盆腔放射治疗，然后进行近距离放射治疗。子宫内膜癌的近距离放射治疗方法与宫颈癌近距离放射治疗有一些区别。通常在宫底区域需要更宽的照射剂量分布。小子宫的女性可以通过宫腔管顶部不同的驻留时间来实现。子宫较大的女性可以使用两个弯曲、彼此分开的宫腔管伸入子宫角。一系列的 Y 形施源器设计有两个弯曲的宫腔内容器，它们在阴道中固定在一起[94]。此外，子宫可以填充 Heyman 胶囊，填充整个子宫腔内，以提供更广泛的剂量分布，特别是对于子宫腔较大的妇女。然而，这些施源器来源的有限减少了这种方法的应用[94,95]。通常而言，阴道和子宫旁组织受累风险不大，所需照射剂量低于宫颈癌近距离放射治疗所给予的剂量。

目前已经描述了多种不同方法的处方剂量用于子宫内膜癌的根治性放射治疗[12]。如果可行，CT 和 MRI 可用于优化剂量以改善靶区覆盖率，并减少正常组织的剂量[96]。采用分次 HDR 的方法，当 EBRT 联合近距离放射治疗时，包含子宫和阴道上部 1 ~ 2cm 的平均 D_{90} 至 CTV 为 72Gy（EQD2）。这些患者的 GTV D90 EQD2 剂量为（172.3±59.6）Gy，反映了小肿瘤患者 GTV 体积较小，基本位于宫腔内容器周围。该队列的两年局部控制率和生存率分别为 90.6% 和 94.4%。低剂量率照射时，在 40 ~ 45Gy 盆腔照射之后，子宫施源器通常装载 45 ~ 50mg 镭当量用于两个 48h 的治疗。采用这种方法，研究报告的疾病控制率很高，且并发症的发生率较低。另外，一些研究者在放射源旁开 1cm 处给予处方剂量，或者当使用 Y 形施源器时，在两个子宫内施源器尖端之间连线的中间点处[97]。除非宫颈间质受累，子宫内膜癌患者的阴道照射剂量不需要向宫颈癌那样高。对于临床 I 期的肿瘤，

60 ～ 90Gy 的阴道表面剂量应足以防止大多数患者的阴道复发。

参考文献

[1] Miller, K.D., *et al.* (2016) Cancer treatment and survivorship statistics, 2016. *CA Cancer J. Clin.*, 66 (4), 271–289.

[2] Di Cristofano, A., Ellenson, L.H. (2007) Endometrial carcinoma. *Annu. Rev. Pathol.*, 2, 57–85.

[3] Creasman, W. (2009) Revised FIGO staging for carcinoma of the endometrium. *Int. J. Gynaecol. Obstet.*, 105, 109.

[4] Friedenreich, C., Cust, A., Lahmann, P.H., *et al.* (2007) Anthropometric factors and risk of endometrial cancer: the European prospective investigation into cancer and nutrition. *Cancer Causes Control*, 18, 399–413.

[5] Fader, A.N., Arriba, L.N., Frasure, H.E., von Gruenigen, V.E. (2009) Endometrial cancer and obesity: epidemiology, biomarkers, prevention and survivorship. *Gynecol. Oncol.*, 114, 121–127.

[6] Schouten, L.J., Goldbohm, R.A., van den Brandt, P.A. (2004) Anthropometry, physical activity, and endometrial cancer risk: results from the Netherlands Cohort Study. *J. Natl Cancer Inst.*, 96, 1635–1638.

[7] Brinton, L.A., Berman, M.L., Mortel, R., *et al.* (1992) Reproductive, menstrual, and medical risk factors for endometrial cancer: results from a case-control study. *Am. J. Obstet. Gynecol.*, 167, 1317–1325.

[8] Dossus, L., Allen, N., Kaaks, R., *et al.* (2010) Reproductive risk factors and endometrial cancer: the European Prospective Investigation into Cancer and Nutrition. *Int. J. Cancer*, 127, 442–451.

[9] Beral, V., Banks, E., Reeves, G. (2002) Evidence from randomised trials on the long-term effects of hormone replacement therapy. *Lancet*, 360, 942–944.

[10] Nelson, H.D., Humphrey, L.L., Nygren, P., Teutsch, S.M., Allan, J.D. (2002) Postmenopausal hormone replacement therapy: scientific review. *JAMA*, 288, 872–881.

[11] Davies, C., *et al.* (2013) Long-term effects of continuing adjuvant tamoxifen to 10 years versus stopping at 5 years after diagnosis of oestrogen receptor-positive breast cancer: ATLAS, a randomised trial. *Lancet*, 381 (9869), 805–816.

[12] Cancer Genome Atlas Research (2013) Integrated genomic characterization of endometrial carcinoma. *Nature*, 497 (7447), 67–73.

[13] Hussein, Y.R., *et al.* (2015) Clinicopathological analysis of endometrial carcinomas harboring somatic POLE exonuclease domain mutations. *Mod. Pathol.*, 28 (4), 505–514.

[14] Yap, O.W., Matthews, R.P. (2006) Racial and ethnic disparities in cancers of the uterine corpus. *J. Natl Med. Assoc.*, 98, 1930–1933.

[15] Hoogendoorn, W.E., Hollema, H., van Boven, H.H., *et al.* (2008) Prognosis of uterine corpus cancer after tamoxifen treatment for breast cancer. *Breast Cancer Res. Treat.*, 112, 99–108.

[16] Amir, E., Seruga, B., Niraula, S., Carlsson, L., Ocana, A. (2011) Toxicity of adjuvant endocrine therapy in postmenopausal breast cancer patients: a systematic review and meta-analysis. *J. Natl Cancer Inst.*, 103, 1299–1309.

[17] Lu, K.H. (2008) Hereditary gynecologic cancers: differential diagnosis, surveillance, management and surgical prophylaxis. *Fam. Cancer*, 7, 53–58.

[18] Lynch, H.T., Lynch, P.M., Lanspa, S.J., *et al.* (2009) Review of the Lynch syndrome: history, molecular genetics, screening, differential diagnosis, and medicolegal ramifications. *Clin. Genet.*, 76, 1–18.

[19] Westin, S.N., Lacour, R.A., Urbauer, D.L., *et al.* (2008) Carcinoma of the lower uterine segment: a newly described association with Lynch syndrome. *J. Clin. Oncol.*, 26, 5965–5971.

[20] Schmeler, K.M., Lynch, H.T., Chen, L.M., *et al.* (2006) Prophylactic surgery to reduce the risk of gynecologic cancers in the Lynch syndrome. *N. Engl. J. Med.*, 354, 261–269.

[21] Gehrig, P.A., Bae-Jump, V.L., Boggess, J.F., *et al.* (2004) Association between uterine serous carcinoma and breast cancer. *Gynecol. Oncol.*, 94, 208–211.

[22] Lavie, O., Ben-Arie, A., Segev, Y., *et al.* (2010) BRCA germline mutations in women with uterine serous carcinoma – still a debate. *Int. J. Gynecol. Cancer*, 20, 1531–1534.

[23] Polesel, J., Serraino, D., Zucchetto, A., *et al.* (2009) Cigarette smoking and endometrial cancer risk: the modifying effect of obesity. *Eur. J. Cancer Prev.*, 18, 476–481.

[24] Gunter, M.J., Schaub, J.A., Xue, X., *et al.* (2011) A prospective investigation of coffee drinking and endometrial cancer incidence. *Int. J. Cancer*, 15, 530–536.

[25] Je, Y., Hankinson, S.E., Tworoger, S.S., Devivo, I., Giovannucci, E. (2011) A prospective cohort study of coffee consumption and risk of endometrial cancer over a 26-year follow-up. *Cancer Epidemiol. Biomarkers Prev.*, 20, 2487–2495.

[26] Clement, P.B., Young, R.H. (2002) Endometrioid carcinoma of the uterine corpus: a review of its pathology with emphasis on recent advances and problematic aspects. *Adv. Anat. Pathol.*, 9, 145–184.

[27] Clement, P.B., Young, R.H. (2004) Non-endometrioid carcinomas of the uterine corpus: a review of their pathology with emphasis on recent advances and problematic aspects. *Adv. Anat. Pathol.*, 11, 117–142.

[28] Goldberg, H., Miller, R.C., Abdah-Bortnyak, R., *et al.* (2008) Outcome after combined modality treatment for uterine papillary serous carcinoma: a study by the Rare Cancer Network (RCN). *Gynecol. Oncol.*, 108, 298–305.

[29] Hendrickson, M., Ross, M., Eifel, P., Martinez, A., Kempson, R. (1982) Uterine papillary serous carcinoma. A highly malignant form of endometrial adenocarcinoma. *Am. J. Surg. Pathol.*, 6, 93–108.

[30] Bristow, R.E., Asrari, F., Trimble, E.L., Montz, F.J. (2001) Extended surgical staging for uterine papillary serous carcinoma: survival outcome of locoregional (Stage I–III) disease. *Gynecol. Oncol.*, 81, 279–286.

[31] Nguyen, N.P., Sallah, S., Karlsson, U., *et al.* (2001) Prognosis for papillary serous carcinoma of the endometrium after surgical staging. *Int. J. Gynecol. Cancer*, 11, 305–311.

[32] Carcangiu, M.L., Chambers, J.T. (1995) Early pathologic stage clear cell carcinoma and uterine papillary serous carcinoma of the endometrium: comparison of clinicopathologic features and survival. *Int. J. Gynecol. Pathol.*, 14, 30–38.

[33] Wada, H., Enomoto, T., Fujita, M., *et al.* (1997) Molecular evidence that most but not all carcinosarcomas of the uterus are combination tumors. *Cancer Res.*, 57, 5379–5385.

[34] Bansal, N., Herzog, T.J., Seshan, V.E., *et al.* (2008) Uterine carcinosarcomas and grade 3 endometrioid cancers: evidence for distinct tumor behavior. *Obstet. Gynecol.*, 112, 64–70.

[35] Callister, M., Ramondetta, L.M., Jhingran, A., Burke, T.W., Eifel, P.J. (2004) Malignant mixed Mullerian tumors of the uterus: analysis of patterns of failure, prognostic factors, and treatment outcome. *Int. J. Radiat. Oncol. Biol. Phys.*, 58, 786–796.

[36] Creasman, W.T., Morrow, C.P., Bundy, B.N., *et al.* (1987) Surgical pathologic spread patterns of endometrial cancer. A

Gynecologic Oncology Group Study. *Cancer*, 60, 2035–2041.

[37] Zaino, R.J., Kurman, R.J., Diana, K.L., Morrow, C.P. (1996) Pathologic models to predict outcome for women with endometrial adenocarcinoma: the importance of the distinction between surgical stage and clinical stage – a Gynecologic Oncology Group study. *Cancer*, 77, 1115–1121.

[38] Mariani, A.,Webb, M.J., Keeney, G.L., Haddock, M.G., Calori, G., Podratz, K.C. (2000) Low-risk corpus cancer: is lymphadenectomy or radiotherapy necessary? *Am. J. Obstet. Gynecol.*, 182, 1506–1519.

[39] Chang, S.J., Kong, T.W., Kim,W.Y., *et al.* (2011) Lymph-vascular space invasion as a significant risk factor for isolated para-aortic lymph node metastasis in endometrial cancer: a study of 203 consecutive patients. *Ann. Surg. Oncol.*, 18, 58–64.

[40] Keys, H.M., Roberts, J.A., Brunetto, V.L., *et al.* (2004) A phase III trial of surgery with or without adjunctive external pelvic radiation therapy in intermediate risk endometrial adenocarcinoma: a Gynecologic Oncology Group study. *Gynecol. Oncol.*, 92, 744–751.

[41] Hachisuga, T., Kaku, T., Fukuda, K., *et al.* (1999) The grading of lymphovascular space invasion in endometrial carcinoma. *Cancer*, 86, 2090–2097.

[42] Garg, G., Morris, R.T., Solomon, L., *et al.* (2011) Evaluating the significance of location of lymph node metastasis and extranodal disease in women with stage IIIC endometrial cancer. *Gynecol. Oncol.*, 123, 208–213.

[43] Klopp, A.H., Jhingran, A., Ramondetta, L., Lu, K., Gershenson, D.M., Eifel, P.J. (2009) Node-positive adenocarcinoma of the endometrium: outcome and patterns of recurrence with and without external beam irradiation. *Gynecol. Oncol.*, 115, 6–11.

[44] Eifel, P., Hendrickson, M., Ross, J., Ballon, S., Martinez, A., Kempson, R. (1982) Simultaneous presentation of carcinoma involving the ovary and the uterine corpus. *Cancer*, 50, 163–170.

[45] Singh, N. (2010) Synchronous tumours of the female genital tract. *Histopathology*, 56, 277–285.

[46] Culton, L.K., Deavers, M.T., Silva, E.G., Liu, J., Malpica, A. (2006) Endometrioid carcinoma simultaneously involving the uterus and the fallopian tube: a clinicopathologic study of 13 cases. *Am. J. Surg. Pathol.*, 30, 844–849.

[47] Dotters, D.J. (2000) Preoperative CA 125 in endometrial cancer: is it useful? *Am. J. Obstet. Gynecol.*, 182, 1328–1334.

[48] Jacobs, I., Gentry-Maharaj, A., Burnell, M., *et al.* (2011) Sensitivity of transvaginal ultrasound screening for endometrial cancer in postmenopausal women: a case-control study within the UKCTOCS cohort. *Lancet Oncol.*, 12, 38–48.

[49] Shin, K.E., Park, B.K., Kim, C.K., Bae, D.S., Song, S.Y., Kim, B. (2011) MR staging accuracy for endometrial cancer based on the new FIGO stage. *Acta Radiol.*, 52, 818–824.

[50] Ramirez, P.T., Frumovitz, M., Milam, M.R., *et al.* (2010) Limited utility of magnetic resonance imaging in determining the primary site of disease in patients with inconclusive endometrial biopsy. *Int. J. Gynecol. Cancer*, 20, 1344–1349.

[51] Spencer, J.A., Messiou, C., Swift, S.E. (2008) MR staging of endometrial cancer: needed or wanted? *Cancer Imaging*, 8, 1–5.

[52] Walker, J.L., Piedmonte, M.R., Spirtos, N.M., *et al.* (2009) Laparoscopy compared with laparotomy for comprehensive surgical staging of uterine cancer: Gynecologic Oncology Group Study LAP2. *J. Clin. Oncol.*, 27, 5331–5336.

[53] Benedetti Panici, P., Basile, S., Maneschi, F., *et al.* (2008) Systematic pelvic lymphadenectomy vs. no lymphadenectomy in early-stage endometrial carcinoma: randomized clinical trial. *J. Natl Cancer Inst.*, 100, 1707–1716.

[54] Kitchener, H., Swart, A.M., Qian, Q., Amos, C., Parmar, M.K. (2009) Efficacy of systematic pelvic lymphadenectomy in endometrial cancer (MRC ASTEC trial): a randomised study. *Lancet*, 373, 125–136.

[55] Chan, J.K., Urban, R., Cheung, M.K., *et al.* (2007) Lymphad-enectomy in endometrioid uterine cancer staging: how many lymph nodes are enough? A study of 11,443 patients. *Cancer*, 109, 2454–2460.

[56] Smith, D.C., Macdonald, O.K., Lee, C.M., Gaffney, D.K. (2008) Survival impact of lymph node dissection in endometrial adenocarcinoma: a surveillance, epidemiology, and end results analysis. *Int. J. Gynecol. Cancer*, 18, 255–261.

[57] Kang, S., Yoo, H.J., Hwang, J.H., Lim, M.C., Seo, S.S., Park, S.Y. (2011) Sentinel lymph node biopsy in endometrial cancer: meta-analysis of 26 studies. *Gynecol. Oncol.*, 123, 522–527.

[58] Abu-Rustum, N.R. (2014) Update on sentinel node mapping in uterine cancer: 10-year experience at Memorial Sloan-Kettering Cancer Center. *J. Obstet. Gynaecol. Res.*, 40 (2), 327–334.

[59] Khoury-Collado, F., *et al.* (2009) Improving sentinel lymph node detection rates in endometrial cancer: how many cases are needed? *Gynecol. Oncol.*, 115 (3), 453–455.

[60] Morrow, C.P., Bundy, B.N., Kurman, R.J., *et al.* (1991) Relationship between surgical-pathological risk factors and outcome in clinical stage I and II carcinoma of the endometrium: a Gynecologic Oncology Group study. *Gynecol. Oncol.*, 40, 55–65.

[61] Creutzberg, C.L., van Putten,W.L., Koper, P.C., *et al.* (2003) Survival after relapse in patients with endometrial cancer: results from a randomized trial. *Gynecol. Oncol.*, 89, 201–209.

[62] Jhingran, A., Burke, T.W., Eifel, P.J. (2003) Definitive radiotherapy for patients with isolated vaginal recurrence of endometrial carcinoma after hysterectomy. *Int. J. Radiat. Oncol. Biol. Phys.*, 56, 1366–1372.

[63] Sorbe, B., *et al.* (2009) Intravaginal brachytherapy in FIGO stage I low-risk endometrial cancer: a controlled randomized study. *Int. J. Gynecol. Cancer*, 19 (5), 873–878.

[64] Creutzberg, C.L., van Putten,W.L., Koper, P.C., *et al.* (2000) Surgery and postoperative radiotherapy versus surgery alone for patients with stage-1 endometrial carcinoma: multicentre randomised trial. PORTEC Study Group. Post Operative RadiationTherapy in Endometrial Carcinoma. *Lancet*, 355, 1404–1411.

[65] Nout, R.A., Smit, V.T., Putter, H., *et al.* (2010) Vaginal brachytherapy versus pelvic external beam radiotherapy for patients with endometrial cancer of high-intermediate risk (PORTEC-2): an open-label, non-inferiority, randomised trial. *Lancet*, 375, 816–823.

[66] Scholten, A.N., van Putten,W.L., Beerman, H., *et al.* (2005) Postoperative radiotherapy for Stage 1 endometrial carcinoma: Long-term outcome of the randomized PORTEC trial with central pathology review. *Int. J. Radiat. Oncol. Biol. Phys.*, 63, 834–838.

[67] Blake, P., Swart, A.M., Orton, J., *et al.* (2009) Adjuvant external beam radiotherapy in the treatment of endometrial cancer (MRC ASTEC and NCIC CTG EN.5 randomised trials): pooled trial results, systematic review, and meta-analysis. *Lancet*, 373, 137–146.

[68] Aalders, J., Abeler, V., Kolstad, P., Onsrud, M. (1980) Postop-erative external irradiation and prognostic parameters in stage I endometrial carcinoma: clinical and histopathologic study of 540 patients. *Obstet. Gynecol.*, 56, 419–427.

[69] Klopp, A., *et al.* (2014) The role of postoperative radiation therapy for endometrial cancer: Executive summary of an American Society for Radiation Oncology evidence-based guideline. *Pract. Radiat. Oncol.*, 4 (3), 137–144.

[70] Susumu, N., *et al.* (2008) Randomized phase III trial of pelvic radiotherapy versus cisplatin-based combined chemotherapy in patients with intermediate- and high-risk endometrial cancer:

a Japanese Gynecologic Oncology Group study. *Gynecol. Oncol.*, 108 (1), 226–233.

[71] Mundt, A.J., McBride, R., Rotmensch, J.,Waggoner, S.E., Yamada, S.D., Connell, P.P. (2001) Significant pelvic recurrence in high-risk pathologic stage I–IV endometrial carcinoma patients after adjuvant chemotherapy alone: implications for adjuvant radiation therapy. *Int. J. Radiat. Oncol. Biol. Phys.*, 50, 1145–1153.

[72] Randall, M.E., Spirtos, N.M., Dvoretsky, P. (1995) Whole abdominal radiotherapy versus combination chemotherapy with doxorubicin and cisplatin in advanced endometrial carcinoma (phase III): Gynecologic Oncology Group Study No. 122. *J. Natl Cancer Inst. Monogr.*, 13–15.

[73] Maggi, R., Lissoni, A., Spina, F., *et al.* (2006) Adjuvant chemotherapy vs radiotherapy in high-risk endometrial carcinoma: results of a randomised trial. *Br. J. Cancer*, 95, 266–271.

[74] Susumu, N., Sagae, S., Udagawa, Y., Niwa, K., Kuramoto, H., Satoh, S., Kudo, R. (2008) Randomized phase III trial of pelvic radiotherapy versus cisplatin-based combined chemotherapy in patients with intermediate- and high-risk endometrial cancer: a Japanese Gynecologic Oncology Group study. *Gynecol. Oncol.*, 108, 226–233.

[75] Hogberg, T., Signorelli, M., de Oliveira, C.F., *et al.* (2010) Sequential adjuvant chemotherapy and radiotherapy in endometrial cancer – results from two randomised studies. *Eur. J. Cancer*, 46, 2422–2431.

[76] Secord, A.A., Havrilesky, L.J., O'Malley, D.M., *et al.* (2009) A multicenter evaluation of sequential multimodality therapy and clinical outcome for the treatment of advanced endometrial cancer. *Gynecol. Oncol.*, 114, 442–447.

[77] Greven, K.,Winter, K., Underhill, K., Fontenesci, J., Cooper, J., Burke, T. (2004) Preliminary analysis of RTOG 9708: Adjuvant postoperative radiotherapy combined with cisplatin/paclitaxel chemotherapy after surgery for patients with high-risk endometrial cancer. *Int. J. Radiat. Oncol. Biol. Phys.*, 59, 168–173.

[78] Mundt, A.J., Lujan, A.E., Rotmensch, J., *et al.* (2002) Intensity-modulated whole pelvic radiotherapy in women with gynecologic malignancies. *Int. J. Radiat. Oncol. Biol. Phys.*, 52, 1330–1337.

[79] Mundt, A.J., Mell, L.K., Roeske, J.C. (2003) Preliminary analysis of chronic gastrointestinal toxicity in gynecology patients treated with intensity-modulated whole pelvic radiation therapy. *Int. J. Radiat. Oncol. Biol. Phys.*, 56, 1354–1360.

[80] Nout, R.A., Putter, H., Jurgenliemk-Schulz, I.M., *et al.* (2009) Quality of life after pelvic radiotherapy or vaginal brachytherapy for endometrial cancer: first results of the randomized PORTEC-2 trial. *J. Clin. Oncol.*, 27, 3547–3556.

[81] Heron, D.E., Gerszten, K., Selvaraj, R.N., *et al.* (2003) Conventional 3D conformal versus intensity-modulated radiotherapy for the adjuvant treatment of gynecologic malignancies: a comparative dosimetric study of dose-volume histograms small star, filled. *Gynecol. Oncol.*, 91, 39–45.

[82] Portelance, L., Chao, K.S., Grigsby, P.W., Bennet, H., Low, D. (2001) Intensity-modulated radiation therapy (IMRT) reduces small bowel, rectum, and bladder doses in patients with cervical cancer receiving pelvic and para-aortic irradiation. *Int.*

[83] Roeske, J.C., Lujan, A., Rotmensch, J.,Waggoner, S.E., Yamada, D., Mundt, A.J. (2000) Intensity-modulated whole pelvic radiation therapy in patients with gynecologic malignancies. *Int. J. Radiat. Oncol. Biol. Phys.*, 48, 1613–1621.

[84] Hasselle, M.D., *et al.* (2011) Clinical outcomes of intensity-modulated pelvic radiation therapy for carcinoma of the cervix. *Int. J. Radiat. Oncol. Biol. Phys.*, 80 (5), 1436–1445.

[85] Mell, L.K., Schomas, D.A., Salama, J.K., *et al.* (2008) Association between bone marrow dosimetric parameters and acute hematologic toxicity in anal cancer patients treated with concurrent chemotherapy and intensity-modulated radiotherapy. *Int. J. Radiat. Oncol. Biol. Phys.*, 70, 1431–1437.

[86] Klopp, A.H., *et al.* (2013) Hematologic toxicity in RTOG 0418: a phase 2 study of postoperative IMRT for gynecologic cancer. *Int. J. Radiat. Oncol. Biol. Phys.*, 86 (1), 83–90.

[87] Klopp, A.H., Yeung, A.R., Deshmukh, S., *et al.* (2016) A Phase III randomized trial comparing patient-reported toxicity and quality of life (QOL) during pelvic intensity modulated radiation therapy as compared to conventional radiation therapy. *Int. J. Radiat. Oncol. Biol. Phys.*, 96 (2S), S3.

[88] Kim, H., Houser, C., Beriwal, S. (2012) Is there any advantage to three-dimensional planning for vaginal cuff brachytherapy? *Brachytherapy*, 11 (5), 398–401.

[89] Small,W., Jr, Beriwal, S., Demanes, D.J., *et al.* (2012) American Brachytherapy Society consensus guidelines for adjuvant vaginal cuff brachytherapy after hysterectomy. *Brachytherapy*, 11, 58–67.

[90] Sorbe, B., Nordstrom, B., Maenpaa, J., *et al.* (2009) Intravaginal brachytherapy in FIGO stage I low-risk endometrial cancer: a controlled randomized study. *Int. J. Gynecol. Cancer*, 19, 873–878.

[91] Sorbe, B., Straumits, A., Karlsson, L. (2005) Intravaginal high-dose-rate brachytherapy for stage I endometrial cancer: a randomized study of two dose-per-fraction levels. *Int. J. Radiat. Oncol. Biol. Phys.*, 62, 1385–1389.

[92] Inciura, A., Atkocius, V., Juozaityte, E., Vaitkiene, D. (2010) Long-term results of high-dose-rate brachytherapy and external-beam radiotherapy in the primary treatment of endometrial cancer. *J. Radiat. Res. (Tokyo)*, 51, 675–681.

[93] Podzielinski, I., Randall, M.E., Breheny, P.J., *et al.* (2012) Primary radiation therapy for medically inoperable patients with clinical stage I and II endometrial carcinoma. *Gynecol. Oncol.*, 124, 36–41.

[94] Shenfield, C.B., Pearcey, R.G., Ghosh, S., Dundas, G.S. (2009) The management of inoperable Stage I endometrial cancer using intracavitary brachytherapy alone: a 20-year institutional review. *Brachytherapy*, 8, 278–283.

[95] Schwarz, J.K., *et al.* (2015) Consensus statement for brachytherapy for the treatment of medically inoperable endometrial cancer. *Brachytherapy*, 14 (5), 587–599.

[96] Coon, D., Beriwal, S., Heron, D.E., *et al.* (2008) High-dose-rate Rotte 'Y' applicator brachytherapy for definitive treatment of medically inoperable endometrial cancer: 10-year results. *Int. J. Radiat. Oncol. Biol. Phys.*, 71, 779–783.

[97] Beriwal, S., Kim, H., Heron, D.E., Selvaraj, R. (2006) Comparison of 2D vs. 3D dosimetry for Rotte 'Y' applicator high dose rate brachytherapy for medically inoperable endometrial cancer. *Technol. Cancer Res. Treat.*, 5, 521–527.

J. Radiat. Oncol. Biol. Phys., 51, 261–266.

第 32 章　外阴癌
Vulva

Kanokpis Townamchai　Caitlin Newhouse　Akila N. Viswanathan　著
杨　晰　李　宁（女）译

一、病因和流行病学

外阴癌占全部女性生殖系统恶性肿瘤的 2%，是最不常见的类型之一。绝大多数患者为绝经后女性，中位发病年龄 65—70 岁[1, 2]。尽管尚无确定的病因，但是已有研究发现了几个外阴癌的潜在危险因素。其中一个危险因素是生殖道癌或癌前病变的既往史[3, 4]。外阴上皮内瘤变有 2%～5% 可发展为浸润性癌[5]。几种感染源被认为可能是外阴癌的致病因素，包括肉芽肿感染、梅毒、单纯疱疹病毒和人乳头瘤病毒（HPV）[6]。免疫低下者，如人类免疫缺陷病毒（HIV）感染或器官移植患者患外阴癌的风险也增加[7-14]。

最近，有多项研究关注外阴癌相关的 HPV 亚型。一项研究发现常见的与外阴癌相关的 HPV 亚型为 16 和 18[15-18]。约 70% 的上皮内瘤变中检测出 HPV DNA，但在浸润癌中检出率不到 50%[19]。几项研究发现 p53 突变与外阴癌有关，特别是 HPV 阴性的外阴癌[18, 20]。但 p53 突变状态与肿瘤分期无关[21]。吸烟会增加外阴癌的风险，尤其当患者有 HPV、生殖器疣或 HIV 感染史的时候[19, 22]。

慢性外阴炎性病变如外阴营养不良或硬化性苔藓和鳞状上皮内病变已被认为是浸润性鳞状细胞癌的癌前病变[23]。然而，仅不到 5% 的上述病变最终进展为浸润性外阴癌[24]。

二、病理

鳞状细胞癌是外阴癌的主要病理类型，占 90%[25]。鳞状细胞癌的生长模式主要有以下三种[25]。

- 融合生长：以深部浸润性肿瘤为特征，与间质结缔组织形成相关。
- 紧凑生长：以肿瘤界限清楚为特征，通常有微小间质结缔组织形成。
- 喷射状、弥漫状或分化不良生长：特征是小梁外观，在真皮层或黏膜下层有小群分化不良的肿瘤细胞；通常与促结缔组织增生间质反应和淋巴炎细胞浸润有关[26]。

鳞状细胞癌有几种组织病理学亚型，其中非角化型最常见。其他常见的亚型是角化型和基底细胞样癌。湿疣状（尖锐湿疣）癌是与 HPV 相关的亚型，主要与 HPV-16 相关。不常见的亚型是皮肤棘层松解型鳞状细胞癌（具有假性腺体特征的癌），其临床表现可能更具侵袭性[27]。疣状癌是鳞状细胞癌的一种罕见变异体，具有推动性生长模式（肿瘤 – 皮肤交界处的表皮元件间有少量间质）。疣状癌可能与 HPV-6 相关[28]。这些肿瘤通常具有良好的预后，较少出现转移。

外阴恶性黑色素瘤约占外阴全部原发恶性肿瘤的 10%。大多数病例发生在 60—70 岁，50 岁以下的女性仅占 30%[29]。外阴恶性黑色素瘤可以分为三类：表面扩散型、结节型和黏膜雀斑样黑色素瘤。预后与浸润深度和局部淋巴结转移相关[30-33]。

三、转移途径

浸润性外阴癌有三种转移方式：周围组织浸润；淋巴转移；血行转移。外阴部位有丰富的淋巴和血液供应。外阴癌淋巴结转移的第一站包括腹股沟浅淋巴结和股淋巴结。阴蒂的主要淋巴引流是进入股浅部淋巴结、股深部和盆腔（闭孔和髂外）淋巴结[34, 35]。在小的、单侧病变患者中，同侧腹股沟淋巴结无转移而对侧淋巴结转移的情况很少见。然而，晚期病变患者这种转移可高达 15%[36-40]。血行播散常见于腹股沟淋巴结阳性的患者，特别是有 3 个以上阳性淋巴结者。血行播散最常见的转移部位是肺和骨[41, 42]。

四、预后因素

影响外阴癌预后的最主要因素是腹股沟淋巴结转移[43-46]。淋巴结阴性患者的 5 年生存率为 80%～100%，而淋巴结阳性患者为 30%～70%[42, 47-49]。其他与淋巴结转移有关的预后特征包括受累淋巴结中的肿瘤大小、淋巴结包膜受侵，以及阳性淋巴结的数量[50, 51]。浸润深度和肿瘤大小也与区域转移和局部复发有关（表 32-1）。术后肿瘤距离切缘的远近也是预测局部复发的因素；已有几项研究[27, 51, 52]显示局部复发风险与手术切缘宽度明确相关[53]。Heaps 等报道在切缘距肿瘤近（＜8mm）的患者中，观察到局部复发（表 32-2）[27, 51-53]。甲醛溶液固定组织的 8mm 切缘相当于正常组织的 1cm 切缘。

五、临床表现

大多数外阴癌患者表现为外阴肿块或溃疡，可伴有瘙痒或疼痛的病史。根据肿瘤的位置和外侵程度，可能出现的症状包括出血、阴道流液、排尿困难和便秘等。不幸的是，一些晚期患者可能没有任何症状。腹股沟淋巴结受累可能导致的其他症状有腹股沟压痛、溃疡或下肢水肿。

六、患者评估和分期

国际妇产科联盟（FIGO）于 2009 年发表了修改后的外阴癌手术分期系统（表 32-3），是对 1988 年分期系统的修订。根据 FIGO 系统，所有浸润性癌患者都必须接受体格检查，包括完整的盆腔检查，原发肿瘤的测量，以及邻近器官受侵情况的评估。临床检查还应特别注意评估是否存在肿大淋巴结。

表 32-1　腹股沟淋巴结转移的发生率与肿瘤大小和深度有关

大小（cm）	%	深度（mm）	%
0～1	7	＜1	0
1.1～2	22	1.1～2.0	7
2.1～3	27	2.1～3.0	8
3.1～5	34	3.1～5.0	23
超过外阴的任何大小	54	＞5	37

引自参考文献 [36, 37, 91, 156, 202] 的汇总数据

表 32-2　FIGO 分期 2009：外阴癌

分　期		
I		肿瘤局限于外阴
	I A	病变≤ 2cm，局限于外阴或会阴，间质浸润≤ 1.0mm*；无淋巴结转移
	I B	病变＞ 2cm，局限于外阴或会阴，间质浸润＞ 1.0mm*；无淋巴结转移
II		任何大小的肿瘤，伴有或不伴有会阴邻近结构（下 1/3 的尿道，下 1/3 的阴道，肛门）的扩散，且腹股沟淋巴结阴性
III		任何大小的肿瘤，伴有或不伴有会阴邻近结构（下 1/3 的尿道，下 1/3 的阴道，肛门）的扩散，且腹股沟淋巴结阳性
	III A	（i）1～2 个淋巴结转移（＜ 5mm），或
		（ii）有一个淋巴结转移（≥ 5mm）
	III B	（i）3 个或更多的淋巴结转移（＜ 5mm），或
		（ii）有 2 个或更多的淋巴结转移（≥ 5mm）
	III C	阳性淋巴结伴包膜受侵
IV		肿瘤侵犯其他区域（上 2/3 的尿道，上 1/3 的阴道）或远处结构
	IVA	肿瘤侵犯以下任何一个位置：
		（i）上尿道和（或）阴道黏膜，膀胱黏膜，直肠黏膜或固定于骨盆壁，或
		（ii）固定或溃疡的腹股沟淋巴结
	IVB	任何远处转移包括盆腔淋巴结

*. 浸润深度定义为从相邻的最表浅表皮乳头的上皮间质连接处到最深入侵点的肿瘤的测量值 [引自 Pecorelli, S.（2009）Revised FIGO Staging for Carcinoma of the vulva, cervix, and endometrium. Int. J. Gynaecol. Obstet., 105, 103–104. 需经 Elsevier 许可转载]

表 32-3　局部复发与手术切缘有关

研究 / 参考文献	距切缘＜ 8mm		距切缘≥ 8mm	
	数量	（%）	数量	（%）
Heaps 等 [27]	21/44	48	0/91	0
De Hullu 等 [52]	9/40	23	0/39	0
Chan 等 [78]	13/61	21	0/29	0
Viswanathan 等 [53]	39/101	39	5/15	30%

　　外阴癌的诊断需要组织病理学证实。一些病变难以进行活检，例如当存在慢性外阴营养不良或多灶性不典型增生时。在这种情况下，应该进行多处活检，包括表皮病变和其下的间质，以评估侵袭深度。可以使用阴道镜检查来识别不易察觉的异常区域，并可通过定向活检提高准确性[54]。

　　病灶小的患者在行前哨淋巴结活检前，应避免切除活检，否则会影响前哨淋巴结手术的准确性。

　　影像诊断可能有助于评估腹股沟的淋巴结状态，磁共振成像（MRI）或超声检查敏感性为 80% ～ 85%[55-61]。虽然正电子发射断层扫描（PET）不属于标准的诊断流程，但它对评价淋巴结或远处转移有一定作用[62]。单独应用计算机断层扫描（CT）对评估腹股沟淋巴结不太敏感，不管原发灶的情况如何，通常能发现大的淋巴结[63]。3D 成像可以辅助对可疑淋巴结做活检。对于外阴原发病灶，CT 和 PET/CT 能提供的信息有限，MRI 可以发现肿瘤对邻近结构的侵袭。然而，MRI 对于小病变的价值有限[64]。影像诊断不改变 FIGO 分期。

手术可以确定淋巴结的状态。最近，前哨淋巴结活检的应用有所增加；该操作需要在外阴肿瘤中注射蓝色染料和放射性胶体，随后对有摄取的淋巴结进行选择性切除活检[65-69]。肿瘤邻近膀胱或直肠的患者需进行膀胱镜检查或直肠镜检查。

七、治疗

多年来，根治性外阴切除术（整块切除术）及腹股沟淋巴结清扫术是浸润性外阴癌的标准治疗方法。该手术切除外阴和腹股沟区域的组织，包括外阴和腹股沟之间的所有皮肤。成功进行根治性切除患者的 5 年生存率为 80% ～ 90%[47, 70]。然而，这种广泛的手术会导致几种术后并发症，如下肢水肿、伤口裂开、盆腔松弛、器官脱垂和心理性创伤。在过去的几十年中，浸润性外阴癌的手术范围逐渐减小，减少并发症的同时不影响疗效[71, 72]。目前，更局限的切除术如局部扩大切除或部分外阴切除在早期非广泛病变中是可以接受的[34, 40, 73-75]。巨大肿瘤或腹股沟淋巴结阳性的患者单纯采取根治性切除的方法通常效果不佳。综合治疗模式已被用于治疗晚期病变，包括术前或根治性放射治疗（± 同步化学治疗），之后再补充局限性手术，旨在改善患者预后而不增加并发症[76]。

（一）外科治疗

对于早期外阴癌，当可以获取足够的阴性

切缘或全部切除整个外阴时，手术效果较好。局部根治性切除术或切除肿瘤时切缘足够，已成为外阴癌手术更常见的形式，特别是小肿瘤的情况[77-79]。上述手术联合淋巴结清扫是早期病变的治疗选择。采用腹股沟和外阴三切口的术式，可在保证充分的局部控制率的同时减少并发症。没有前瞻性随机对照试验将根治性外阴切除术（整块切除）加腹股沟淋巴结清扫术与三切口术式相比较。然而，几项回顾性研究指出三切口与蝶形切口的整块切除相比预后相当，但并发症较少，皮肤桥复发风险较低[77, 80, 81]。

局部扩大切除作为治疗小病灶的替代方法被广泛接受。首次报道成功地保守性切除术见于肿瘤 < 1cm 且浸润深度 < 5mm 的肿瘤[34]。也有一些报道尝试使用扩大局部切除术治疗更大、浸润更深的病灶[40, 74, 75, 82, 83]。

原发浸润性肿瘤的手术阴性切缘应扩大到至少 1 ～ 2cm。虽然手术切缘的最佳范围不确定，但是一些研究表明，对于标本固定后的手术切缘 > 8mm 的病例，术后局部控制率较高，与术后新鲜组织切缘为 1cm 的病例相当[78, 84]。另一项研究表明，切缘严格不低于 5mm 与较高的局部控制率相关[53]。

根治性淋巴结清扫术：手术清扫腹股沟淋巴结通常被认为是标准治疗。这项操作包括深部和浅部腹股沟淋巴结清扫。根治性淋巴结清扫术的并发症很常见，包括伤口裂开、淋巴管炎或淋巴囊肿形成，以及慢性下肢淋巴水肿[48, 85, 86]。即使采用三切口方法也会出现这些并发症[87, 88]。

腹股沟浅淋巴结是外阴癌的前哨淋巴结，是淋巴结转移评价的第一站。很少有患者在腹股沟浅淋巴结阴性时发现腹股沟深淋巴结转移。同侧的腹股沟浅淋巴结清扫只涉及切除前哨淋巴结，是最保守的手术方式[87, 89]。肿瘤 > 2cm 且浸润深度超过 5mm 的患者，淋巴结转移的发生率可高达 30%，应进行同侧腹股沟淋巴结清扫[90, 91]。无同侧淋巴结转移且肿瘤 < 2cm 时不

需要进行对侧淋巴结清扫，因为对侧淋巴结转移的风险＜1%[92, 93]。然而对于病变近中线的患者，应该进行双侧浅淋巴结清扫[75]。

前哨淋巴结切除是另外一个外科概念，用于确定真正的前哨腹股沟淋巴结[65, 67, 69, 80, 94-96]。常规前哨淋巴结检测可确定转移到深部淋巴结的直接通路，使患者更早地接受治疗，最终降低腹股沟复发风险。前哨淋巴结活检在外阴癌中的检出率非常高，在有些研究中高达100%[96-98]。在几项研究中进行的前哨淋巴结活检后腹股沟及股淋巴结清扫术显示，当使用锝标记的纳米胶体或联合蓝色染料的锝纳米胶体，并且肿瘤＜4cm时，前哨淋巴结的假阴性率较低[97, 99-102]。然而，这些研究通常不包括大肿瘤或多灶性病变。

第一项多中心大型观察性研究，GROINSS-V研究，入组早期外阴癌患者，其肿瘤大小＜4cm[103]。研究通过前哨淋巴结活检结果将患者分为两组：前哨淋巴结活检阴性者不行淋巴结清扫术，而前哨淋巴结活检阳性者接受淋巴结清扫术。中位随访时间35个月，2.3%的患者发生腹股沟复发；这与以往研究中用腹股沟淋巴结清扫治疗的患者的腹股沟复发率相当[104-106]。基于GROINSS-V研究令人信服的结果，肿瘤＜4cm、单病灶和临床腹股沟阴性的患者仅进行前哨淋巴结切除术。最近更新的数据中，中位随访105个月，总的5年局部复发率为27.2%，10年为39.5%。最重要的是，外阴复发的患者最终死于外阴癌的风险约为50%[107]。

妇科肿瘤组（GOG）进行了一项多中心临床研究（GOG 173），评价在直径2～6cm肿瘤中前哨淋巴结活检的诊断准确性。原发肿瘤4～6cm的假阴性率（14%）几乎是肿瘤＜2cm（6.9%）的2倍[66]。由于肿瘤＞4cm前哨淋巴结活检的假阴性结果可能性较高，该研究的结论提示肿瘤＞4cm时不应进行前哨淋巴结显像[101]。由于前哨淋巴结微转移和孤立肿瘤细胞所带来的风险尚不明确，因此在这些情况下应该进行双侧

腹股沟淋巴结切除术。

一项正在进行的研究，GROINSS-V Ⅱ，纳入对象为临床检查和影像学检查确定的单发鳞状细胞癌＜4cm且腹股沟淋巴结阴性的患者[108]。前哨淋巴结阴性者无进一步治疗；前哨淋巴结阳性者给予放化疗或放射治疗。

单纯手术，即使是根治性外阴切除术（整块），对于局部晚期病变的控制效果也不好，需要进行综合治疗。可在放射治疗或放化疗肿瘤体积减小后进行范围相对较小的手术。具有足够切缘的扩大切除和根治性外阴切除术效果相当，但不影响外阴的功能。切除肿大淋巴结的手术联合术后放射治疗±化学治疗可以降低广泛腹股沟淋巴结切除术后并发症的风险。一项回顾性分析报道，肿大淋巴结切除术后放射治疗与完全淋巴结清扫术后放射治疗的预后是相当的[109]。

（二）放射治疗

放射治疗被认为是局部晚期外阴癌综合治疗及早期病变有高危因素者术后治疗的重要组成部分。技术的进步、对分次剂量和器官耐受性认识的提高降低了并发症，改善了局部控制率和生存率。放射治疗也被用于广泛期病变或临床上无法手术的患者[110-113]。

1. 术后辅助放射治疗　术后放射治疗的目的是改善局部复发风险和淋巴结转移风险较高者的局部控制率。外阴原发灶区的放射治疗和腹股沟及盆腔淋巴结区的放射治疗区分开是很重要的。多个淋巴结手术病理特征与淋巴结高复发风险有关。三个预后不良因素包括淋巴结受累、淋巴结包膜外侵犯和较大淋巴结的转移[44, 51]。一项研究报道，淋巴结阴性的患者比淋巴结阳性（即使是无包膜外侵犯的镜下转移）的患者预后好。多个淋巴结转移患者预后更差[114]。对于外阴原发灶而言，切缘近或切缘阳性、脉管瘤栓、肿瘤体积较大、肿瘤浸润深度较大的患者，复发风险增加[115]。对于外阴切缘近的患者，进行≥56Gy

的放射治疗，可降低复发风险 [53]。

GOG 随机研究（GOG 37）显示术后辅助淋巴结放射治疗有获益。通过腹股沟淋巴结切除术检查确定腹股沟淋巴结阳性的患者，将其分为两组：一组接受盆腔和腹股沟放射治疗，另一组接受同侧盆腔淋巴结清扫。接受放射治疗的患者腹股沟复发率显著降低（24% vs 5%），随访 6 年时癌症相关死亡率更低（29% vs 51%）。在该研究中，术后放射治疗组比盆腔淋巴结清扫组的总体预后更好。在有两个或两个以上淋巴结累及、包膜外受侵或肉眼淋巴结转移的患者中可见最大的获益 [116, 117]。另有数据证实，有一个肉眼淋巴结阳性伴包膜外受侵或多个淋巴结转移的患者可以从术后放射治疗中获益 [118, 119]。对于切缘阳性或近切缘（< 8mm）的患者，术后放射治疗可改善局部控制 [87]。

对于超过 1 枚腹股沟淋巴结阳性或淋巴结包膜外侵的患者，建议术后放射治疗。其他外阴复发和腹股沟淋巴结转移的高危因素包括切缘阳性或切缘近（< 8mm）、浸润深度 > 5mm 和脉管瘤栓。具有这些危险因素的患者需要术后放射治疗。对于单一淋巴结转移的患者，术后放射治疗可以提高疾病特异性生存率，但不是总生存率。当切除淋巴结 < 12 个时，辅助放射治疗可能会改善生存 [120]。对于一枚淋巴结阳性的患者，手术后放射治疗的作用须单独进行评估，许多中心通常对一枚淋巴结转移也进行放射治疗，因为患者死于后续淋巴结转移的风险较高。

推荐的辅助放射剂量取决于适应证。一组包含 205 例的外阴癌术后患者的研究中，116 例为切缘近（定义为 ≤ 1cm）；在切缘 ≤ 5mm 的患者中发现复发风险最大，但切缘为 9mm 也有复发 [53]。对于切缘近的患者，建议 ≥ 56Gy [53]。对于术后切缘阳性的患者，建议剂量为 63 ～ 70Gy，同时如能耐受，建议每周同步顺铂化学治疗。

对于腹股沟淋巴结阳性以及具有脉管瘤栓或单个肿瘤较大等非切缘近的高危因素者，考虑到

外阴组织区域有较高风险残留肿瘤细胞，推荐外阴治疗剂量为 45 ～ 50.4Gy。局部晚期患者的术前放射治疗，可尝试剂量为 45 ～ 50.4Gy。如果肿瘤仍不能切除，则应用约 70Gy 的根治剂量，同时每周使用顺铂 40mg/m²。对于已经完全切除且无淋巴结包膜外侵犯的患者，所累及的腹股沟和盆腔区域应该接受 45 ～ 54Gy 的照射。如果有包膜外侵犯，推荐剂量为 63 ～ 65Gy。对于肉眼残存淋巴结病变的患者，应尝试剂量为 65 ～ 70Gy。考虑到对侧淋巴结转移的风险高，对未行淋巴结切除的对侧腹股沟进行放射治疗是合理的，特别是如果病变接近中线或较大，或存在脉管瘤栓的情况下。

2. 术前放射治疗和放化疗 从 20 世纪 70 年代，术前放射治疗开始被认为是一种有效的治疗方法，当时有几项研究报道，在患者接受 30 ～ 55Gy 的术前放射治疗后，在外阴切除标本中未发现残存肿瘤 [121, 122]。然而，尽管这些早期试验成功了，放射治疗仍然不是主要治疗方法。同步放化疗时代的一些研究报道，在局部晚期或局部复发的外阴癌患者保守性切除术前，采用术前放化疗获得了令人满意的结果 [123, 124]。GOG 101 研究标志着放化疗时代的开始，该研究为局部晚期外阴癌的前瞻性 II 期研究，提供了术前同步放化疗的有力数据。在 GOG 101 研究中，III ～ IV 期患者术前放射治疗剂量为 47.6Gy，每天 1 或 2 次，每次 1.7Gy，放射治疗期间氟尿嘧啶（5-FU）和顺铂静脉滴注化学治疗 2 个疗程，然后手术切除残余的原发肿瘤和行双侧腹股沟淋巴结清扫 [125]。手术时，46% 的患者已没有肉眼可见的病灶，36% 的患者病理 CR。这些结果表明，术前放化疗是可行的，并且可以缩小局部晚期外阴癌的手术范围。

GOG 方案还研究了腹股沟淋巴结阳性患者（N_2、N_3）术前放化疗的有效性。46 名患者接受术前放化疗，放化疗剂量方案与 GOG 101 相同，放射治疗范围包括盆腔和腹股沟淋巴结。术前放

化疗完成后，约有 95% 的患者病变可切除。37 例患者接受手术，40%（15/37）淋巴结病理阴性。在这 37 例患者中，有 19 例出现复发或转移，只有 1 例患者有淋巴结复发。该研究认为，在广泛淋巴结受累的患者中，术前放化疗可以增加局部控制率，并提高肿瘤切除率[126]。

GOG 205 是一项前瞻性 II 期临床试验，研究对象是局部晚期外阴癌患者。患者接受术前同步放化疗：每周顺铂 40mg/m^2，与放射治疗同时进行（45Gy，范围包括外阴、腹股沟淋巴结、盆腔淋巴结，上界到骶髂关节下缘；肉眼可见肿瘤区域加量至 57.6Gy，无计划性的中断治疗）。放化疗结束时，58 例患者中有 37 例（64%）临床 CR，29 例（50%）病理 CR。完全缓解患者的局部复发率为 17%（5/29）。该研究认为，高剂量、短时间的同步放化疗是可行的，并且有较高的完全缓解率[127]。该研究的主要缺点是大多数中心常规使用同步放化疗，放射治疗剂量更高（即肉眼肿瘤区域可达 65 ～ 70Gy），这可能会增加完全缓解率。

术前放疗后，应评估手术可切除性，并考虑更保守的治疗方案。如果在初始的术前放化疗之后，患者的疾病仍不能通过保守性手术切除，也可以继续补充局部区域放射治疗和（或）化学治疗残留病变。对于临床淋巴结阳性的患者，在术前放化疗前可以切除肉眼受累的淋巴结。如果没能切除或者放化疗后有残留病灶，则可以进行局部的切除。

术前给予原发灶和淋巴结区的剂量应为 45 ～ 54Gy。无法手术的患者需要将剂量升高至 65 ～ 70Gy。一项研究报道放射治疗 < 54Gy 的患者复发率为 65%，而接受 > 54Gy 放射治疗者的复发率为 15%[128]。

3. 初始放射治疗或放化疗 鉴于其他部位如宫颈癌中同步放化疗为主的治疗取得的成功[129]，一些研究分析了同步放化疗在外阴癌中的应用[130]。几项报道表明接受同步放化疗为主的患者与手术治疗为主的患者相比，无进展生存期无显著差异[131, 132]。还有研究表明，患者可能通过根治性放化疗达到治愈[133, 134]。这种具有明确效果的治疗越来越多地用于中线位置的小病灶，以保护关键结构免受手术损伤；然而，这并不意味着放化疗可以取代综合治疗中的手术治疗。表 32-4[26, 76, 84, 123–125, 134–143] 显示了同步放化疗作为术前治疗或根治性治疗方法在局部晚期病灶中的益处。

已有研究探索多种化学治疗药物联合放射治疗的疗效，大多数研究联合使用氟尿嘧啶和顺铂或丝裂霉素。GOG 205 研究每周顺铂联合根治性放射治疗，最终临床完全缓解率 64%，病理完全缓解率 50%。完全缓解患者的局部复发率为 17%[127]。一项回顾性研究对比了以下两种方案：每周顺铂化学治疗 + 放射治疗与放射治疗联合每 3 或 4 周 1 次的以氟尿嘧啶为基础的化学治疗。

表 32-4　腹股沟淋巴结转移患者的盆腔淋巴结转移情况

研究 / 参考文献	腹股沟淋巴结阳性	盆腔淋巴结阳性	
		数　量	（%）
Collins 等 [202]	31	9	29
Curry 等 [203]	40	9	23
Hacker 等 [106]	31	1	19
Podratz 等 [70]	47	7	15
Homesley 等 [115]	53	15	28

两种方案的反应率、复发率和生存率没有显著差异[130]。每周顺铂化学治疗的胃肠道不良反应更少。也有证据表明单药博来霉素效果良好，但在外阴癌中不常用。

4. 预防性腹股沟放射治疗 预防性腹股沟放射治疗的作用尚未明确[87, 144-150]。一项 GOG 研究评估了预防性腹股沟放射治疗在临床评价淋巴结阴性患者中的潜在作用，能否避免腹股沟淋巴结清扫术。临床评价淋巴结阴性的患者被随机分配到两种治疗方法之一：根治性淋巴结清扫术或腹股沟淋巴结放射治疗。如果在淋巴结清扫术中发现阳性淋巴结，则给予术后辅助放射治疗。不幸的是，3cm 深度的放射治疗不足以覆盖腹股沟区域。中期结果显示放射治疗组患者的腹股沟淋巴结复发率和死亡率明显较高，试验提前终止[87]。然而，GOG 后来批评该研究未能消除可能导致预防性腹股沟放射治疗失败率高的混杂因素。首先，单独接受放射治疗组患者腹股沟区的放射剂量可能不足（腹股沟淋巴结的处方剂量在皮下 3cm 处）。其次，腹股沟淋巴结转移的确诊仅依靠体格检查。最后，远处盆腔淋巴结不包括在放射治疗野内。另一项研究回顾性分析腹股沟淋巴结深度，发现约 30% 的患者腹股沟浅淋巴结深度超过 3cm，所有腹股沟深淋巴结均距离皮肤表面 3cm 以上[151]。Koh 等报道平均腹股沟淋巴结深度为 6.1cm。他们还重新计算了 GOG 研究中 5 名复发患者的剂量；所有 5 个患者的剂量都低于规定的剂量，其中 3 个患者的剂量比规定的剂量要低 30%[152]。淋巴结清扫术患者取得较好效果可能因为本研究中是通过临床评估腹股沟淋巴结转移状态，但肉眼可见的腹股沟深淋巴结转移可能无法仅通过临床查体发现。

影像学检查可用于帮助检测肉眼可见的转移淋巴结，并指导测量腹股沟区域的深度以确定放射治疗处方剂量。Petereit 等对 48 例临床腹股沟淋巴结阴性的外阴鳞状细胞癌患者进行了三年淋巴结控制率和病因特异性生存率分析，结果显示根治性外阴切除术联合腹股沟放射治疗患者（23例）与联合腹股沟淋巴结清扫术患者（25 例）之间无差异。此外，放射治疗组患者淋巴结清扫相关并发症的发病率更低，比如淋巴水肿、血肿、感染和伤口裂开[150]。Katz 等回顾性分析了不同方式腹股沟淋巴结治疗的效果。该研究中，接受淋巴结清扫者腹股沟淋巴结复发率为 16%，而接受放射治疗的患者复发率为 11%[144]。目前，放射治疗计划的制订是基于 CT 影像的，因为可以检测到查体漏诊的受累淋巴结，并可能增加腹股沟区足够的放射治疗范围和剂量。总之，腹股沟淋巴结放射治疗可能是不适合手术患者的一种选择。

GOG 的另一项研究 GOG 37 提出，放射治疗可以控制镜下区域性病变。该观察性研究报道指出，放射治疗对控制临床提示淋巴结阴性患者的镜下病变是有效的：选择接受腹股沟淋巴结放射治疗的患者没有出现腹股沟区复发。放射治疗联合化学治疗可能会增加疗效[136, 153, 154]。一项回顾性研究分析了 23 例临床显示淋巴结阴性的患者，接受放射治疗联合氟尿嘧啶 ± 顺铂的化学治疗，结果显示无腹股沟淋巴结复发[153]。

八、治疗策略和方法

原发性外阴癌患者的治疗决策取决于肿瘤的各项临床特征，包括原发肿瘤外侵和区域性淋巴结转移情况。治疗决策中还需考虑患者年龄、并发症和生活质量。

（一）早期浸润癌

局部扩大切除可用于小的、预后好的非中线原发性肿瘤，不损害尿道、阴蒂、阴道和直肠的功能。这些小病灶的局部扩大切除结果与根治性外阴切除术相似：局部复发率为 6% ~ 7%，DFS 为 98% ~ 99%[34, 40, 74, 83]。保守手术的条件没有绝对的标准，但病灶最好较小（< 2cm）及浸

润深度不超过 5mm[34, 40, 74, 83, 155]。肿瘤 < 2cm 且浸润深度 < 1mm 的患者淋巴结受累的风险非常小，而除此以外的其他患者建议行同侧腹股沟淋巴结清扫术。成功的前哨淋巴结研究证实，至少一个前哨淋巴结且为阴性时，可以不做同侧腹股沟淋巴结清扫[36, 37, 156]。当同侧腹股沟淋巴结清扫阴性时，不需要对侧腹股沟淋巴结清扫。单侧小肿瘤同侧腹股沟淋巴结阴性时对侧腹股沟转移的风险不到 1%[39, 155, 157]。

建议具有近切缘和切缘阳性等高危因素的患者接受术后放射治疗。回顾性研究显示术后放射治疗对于高危人群在局部控制和生存方面有所改善[79]。局部复发的其他危险因素包括深度浸润（> 5mm）和脉管瘤栓，除非同时合并有淋巴结转移，通常不建议对具有这些危险因素的患者进行放射治疗。对于有两个或两个以上淋巴结转移的患者或一个具有包膜外侵犯的肉眼可见转移淋巴结，根据 GOG 37 建议对双侧腹股沟进行术后放射治疗。对于单侧一个阳性淋巴结的患者，是否进行对侧腹股沟放射治疗尚无明确结论。

除了对腹股沟和盆腔淋巴结放射治疗的争议以外，另一个有争议的问题涉及对瘤床的常规放射治疗。一项报道建议腹股沟区放射治疗应覆盖原发灶，原因是仅放射治疗腹股沟区导致原发灶局部复发率增加[158]。鉴于外阴接受 45Gy 放射治疗的远期危及生命的不良反应发生率相对较低，并且在外阴复发后治疗困难，建议在照射腹股沟的同时照射外阴的原发灶区域。图 32-1 显示了早期单侧病灶患者的治疗策略。

（二）术后辅助放射治疗

辅助性术后放射治疗的放射野体积取决于患者辅助治疗的适应证。手术切缘阳性或类似因素导致局部复发风险升高者，放射野可局限于外阴瘢痕和残留的外阴区域。通过这种方式，可以保留未受影响的外阴组织，并防止潜在的放射治疗并发症。此类患者应取截石位针对肿瘤切除区域接受电子束或低能量光子束同体位放射治疗。选择射线能量时应确保完全覆盖从病灶表面到病灶最深处的组织。组织补偿垫（bolus）可用于确保表皮达到肿瘤处方剂量。

GOG 37 研究指出腹股沟淋巴结转移的患者

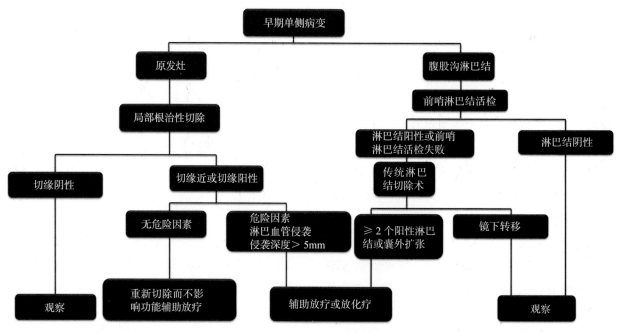

▲ 图 32-1 早期单侧病变的治疗策略

术后需补充盆腔和腹股沟淋巴结放射治疗。体外放射治疗（EBRT）应包括双侧腹股沟区域和盆腔的淋巴结区域。腹股沟淋巴结转移患者更容易发生盆腔淋巴结转移（表 32-5）。扩大放射野到更高位置的淋巴结或对侧淋巴结对于改善生存的作用尚不明确。镜下转移的放射剂量为 45～50Gy，单次剂量为 1.8～2.0Gy。

治疗可采用"蛙状腿"姿势，以最大限度地减少大腿内侧和褶皱处的皮肤反应。盆腔上界应该延伸到 L_5～S_1，覆盖髂外淋巴结区域。下界应该覆盖整个外阴，比腹股沟皮肤褶皱或韧带低 6～8cm。目前尚无关于淋巴结清扫术后瘢痕复发的资料，淋巴结清扫术后瘢痕区域通常包括在放射治疗野内。可以使用组织补偿垫来确保腹股沟获得足够的剂量。

一项关于外阴癌淋巴结阳性患者的研究报道，当中线结构被侵犯时，局部复发率很高[158]。因此，只有当局部复发风险很低时，才不需要照射中线结构。腹股沟淋巴结的处方深度定义为腹股沟韧带下方股动脉通过处。一项研究评估了妇科恶性肿瘤腹股沟淋巴结的深度：29% 的病例腹股沟浅淋巴结深度超过 3cm，所有腹股沟深淋巴结至少位于距表面 3cm 以下[151]。应使用 MRI、CT 或超声等影像学检查来确定淋巴结的体积。

应减少对股骨区域的放射治疗剂量，以减少股骨并发症[159]。多种技术可满足这一要求。一种称为局部挡铅的方法，较大的单前野使用低能量光子线，照射腹股沟和盆腔区域，较窄的后野高能量光子照射盆腔区域[144]。通过增加电子线野对腹股沟区域进行单独照射，并仔细注意位于股骨颈部的照射野交界区。在前野的盆腔和外阴部位放置挡铅，对到达深盆腔淋巴结的射线进行衰减计算，此处从前后野接收均匀的照射剂量。

改良的分段补量技术将较大的前野和较窄的后野相结合，然后对双侧腹股沟区域进行单独补量，双侧腹股沟野的角度与后野的分叉刚好接合。这种技术提供了更均匀的剂量分布[160,161]。

调强放射治疗（IMRT）已被用于治疗外阴癌。使用 IMRT 减少了正常组织（包括直肠、膀胱、小肠和股骨头）的剂量。正常结构的剂量与远期毒性反应有关。Beriwal 等报道了 18 例患者使用 IMRT[143]，CTV 包括整个外阴外扩 1cm，淋巴结外扩 1～2cm，肉眼可见肿瘤外扩 1cm。然后将 CTV 外扩 5～10mm 为计划靶区（PTV），上界在 L_5～S_1。这种技术较为精确，并且具有高重复性，但需要极高的精度，特别是在每日摆位的过程。该技术还需要进一步评估和个性化的决策，以决定是否治疗潜在的风险区域，如皮肤桥（skin bridge）。一个已发表的共识描述了关于外阴癌 IMRT 边界的建议[162]。要点包括淋巴结 CTV 不应该延伸到股骨血管后方；PTV 应该外扩 0.7～1cm。

对于大肿块的阴道受侵病变，可以使用组织间插植作为 EBRT 后的辅助治疗。尚未有随机研究评估其获益和毒性反应，但回顾性分析数据显示该治疗有良好的局部控制率（25%）与可接受的毒性反应率（27%）[163]。图 32-2 显示一位患者接受三维适形第一疗程，随后接受 IMRT 和组织间补量的放射治疗计划。

（三）中线结构原发小肿瘤

中线结构肿瘤可以采用放射治疗或同步放疗。虽然手术切除是早期病变的标准治疗方法，但手术可能会损害外阴的功能，并且会在美容和心理方面产生负面影响。由于中线原发肿瘤根治性手术存在这些潜在的后果，应该在术前放后，评估不影响功能和美容效果的保守手术的可行性。

（四）术前或根治性外阴照射

对于原发外阴癌局部晚期或有腹股沟转移者，靶区应包括外阴、盆腔及双侧腹股沟区域。对皮肤反应严重的患者可以适当中断治疗，在完成全部治疗计划前允许上皮再生。然而，分段放射治疗（split-course radiation）的计划增加了总

表 32-5 局部进展期外阴癌患者的同步放化疗

研究 / 参考文献	患者数量	化学治疗方案	放射治疗剂量（Gy）	完全缓解率（%）	随访时间（月）	复发和病变持续（%）
Levin 等[122]	6	5-FU+Mito-C	18 ～ 60	100	1 ～ 25	0
Thomas 等[123]	9	5-FU+Mito-C	40 ～ 60	67	5 ～ 45	30
Sebag-Montefiore 等[134]	37	5-FU+Mito-C	45 ～ 50	47	6 ～ 36	
Whalen 等[135]	19	5-FU+Mito-C	45 ～ 50	53	34	5
Lupi 等[136]	24	5-FU+Mito-C	36		22 ～ 73	23
Landoni 等[137]	41	5-FU+Mito-C	54	31	4 ～ 48	22
Evans 等[138]	4	5-FU+Mito-C	25 ～ 70	50	5 ～ 43	50
Koh 等[139]	20	5-FU±Mito-C 或 CDDP	30 ～ 54	57	1 ～ 75	30
Han 等[133]	10	5-FU±Mito-C 或 CDDP	40 ～ 62	71	3.5 ～ 273	50
Russell 等[26]	18	5-FU±Mito-C 或 CDDP	47 ～ 56	89	4 ～ 52	24
Berek 等[84]	12	5-FU+ CDDP	45 ～ 54	67	7 ～ 60	25
Eifel 等[140]	12	5-FU+ CDDP	40 ～ 50	42	17 ～ 30	50
Cunningham 等[76]	14	5-FU+ CDDP	50 ～ 65	64	7 ～ 81	29
Moore 等[124]	73	5-FU+ CDDP	47.6	46	22 ～ 72	21
Gerszten 等[141]	18	5-FU+ CDDP	44.6	67	1 ～ 55	16
Beriwal 等[142]	18	5-FU+ CDDP	42.8 ～ 46.4	72	4 ～ 31	33
Mak 等[129]	16	CDDP	22 ～ 75	58.8	31	43
	28	5-FU±Mito-C 或 CDDP		53.8		46
Moore 等[126]	58	CDDP	57.6	64	24	44

5-FU. 氟尿嘧啶；CDDP. 顺铂；Mito-C. 丝裂霉素

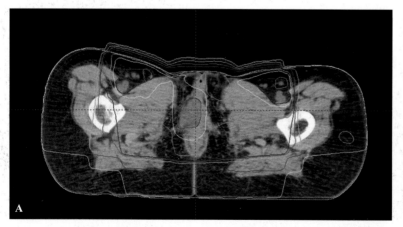
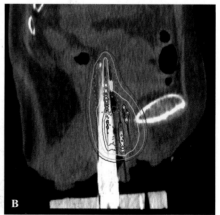

▲ 图 32-2 外阴癌患者的剂量分布

IMRT（A）和组织间插植放射治疗（B）治疗阴道病变；体外放射治疗靶体积包括腹股沟淋巴结的选择性治疗，组织补偿垫覆盖外阴和腹股沟区域。对于累及阴道的原发性肿瘤，使用组织间插植近距离放射治疗增加剂量（此图的彩色版本见书中彩图页）

的治疗时间，放射治疗中断使肿瘤有时间增殖。中断治疗后减少总治疗时间的一种方法是在后期补量过程中每天进行两次放射治疗。

1. 局部晚期病变　除了肛门括约肌受累或广泛的尿道受侵外，应评估局部晚期病变患者（包括广泛期原发肿瘤）根治性切除术的可行性。应该避免切除肛门括约肌或 1cm 以上的尿道，因为可能导致严重的大小便失禁。盆腔脏器廓清术加根治性外阴切除的单纯手术效果不佳。相关的并发症包括心理障碍[164-167]。放射治疗 ± 化学治疗联合手术的综合治疗方法有一定优势，通常用于侵犯邻近器官的肿瘤。

局部晚期淋巴结转移（淋巴结肿大、固定或破溃结节）的患者通常伴有局部晚期原发肿瘤。初始治疗方法一般是放射治疗或化放疗。一项回顾性研究比较了两组患者的预后：一组腹股沟清扫术后接受放射治疗，另一组减瘤手术后进行放射治疗，两组之间的腹股沟复发率并无显著差异。对于至少有一个腹股沟淋巴结阳性的患者而言先行减瘤术切除淋巴结再放射治疗可能是最佳治疗选择[109]。图 32-3 显示了局部晚期外阴癌患者（伴或不伴有腹股沟转移）的治疗策略。

2. 复发和转移　复发性外阴癌患者的治疗结果很大程度上依赖于复发部位，无论患者接受过何种治疗。单纯的外阴复发比其他部位复发预后要好，特别是当复发性肿瘤可以被切除，且切缘阴性时。复发后手术治疗的无复发生存率可达 70%[168, 169]。针对局部复发灶的放射治疗或放化疗也是一种选择，尤其当手术可能影响功能时[26, 124]。在 1997 年的一项研究中，复发后行挽救性放射治疗的 2 年生存率仅为 25%[79]。然而，现代放射治疗的研究显示 5 年存活率为 62.6%[145]。

外阴癌患者的区域淋巴结复发往往是致命的。手术切除大肿瘤联合放射治疗或放化疗可以实现局部控制，但这样的患者很少获得长期生存[169-173]。对于远处转移的患者，采用积极的全身化学治疗，但鳞状细胞癌的化学治疗缓解率低且缓解期短[170, 174]。

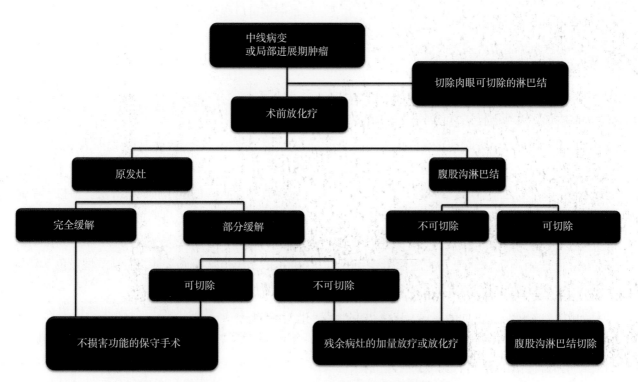

▲ 图 32-3　局部晚期或中线病灶的治疗策略

九、治疗并发症

（一）手术并发症

治疗可能导致急性和（或）慢性并发症。这些不良反应取决于治疗部位和治疗方式。

急性手术伤口不良反应包括积液、血肿、感染、伤口坏死和伤口裂开。更广泛的手术后不良反应会更大。多切口手术后伤口破裂、坏死和感染的总发生率为15%。其他潜在的并发症包括深静脉血栓形成、肺栓塞和股神经损伤导致的大腿麻木。

下肢淋巴水肿是一种常见的慢性并发症，水肿的程度与腹股沟淋巴结切除的程度有关。其他不良反应有慢性蜂窝织炎、腹股沟管狭窄和腹股沟疝。

（二）放射治疗并发症

单纯放射治疗或与化学治疗联合应用时最常见的急性反应是皮肤和黏膜反应，即使术前放射治疗剂量为45～50Gy时也可见到。几乎所有患者在照射区域都有湿性脱皮，包括会阴部和腹股沟部位。脱皮的严重程度可以从斑片状到湿性脱皮，并可能与放射剂量分割方式和化学治疗的具体方案有关。其他急性不良反应包括尿道炎和膀胱炎，表现为尿急、尿频和排尿困难。阴道的并发症包括瘙痒和阴道排液。可能会发生肛门直肠部位的并发症，包括直肠炎和腹泻。应该在治疗过程中尽早建议稀便患者每天口服止泻药，作为预防措施继续使用直到放射治疗结束。

应采取措施预防和管理急性放射治疗不良反应。每天坐浴两次可保持皮肤干净，且有促进愈合的作用。局部使用类固醇药膏/软膏和止痛药物可以缓解脱皮区疼痛症状。治疗痔疮的局部用药可能对某些患者有益。为了治疗和预防阴道真菌感染，应在放射治疗的第二周给予氟康唑

（Diflucan®）等抗真菌药。一些有尿路刺激和不适的患者可以使用非那吡啶类（Pyridium®）等泌尿系统止痛药。湿性脱屑伴排尿困难的患者可能需要置入Foley导尿管。对于毒性反应严重的患者，应暂时停止放射治疗。

（三）远期并发症治疗

可能发生的远期并发症较多，包括色素沉着、毛细血管扩张、纤维化、皮肤萎缩、性功能障碍，包括阴道狭窄和远期的伤口并发症。根治性淋巴结清扫术联合放射治疗后可出现蜂窝织炎和下肢水肿[70, 175]。前哨淋巴结活检手术的并发症明显少于淋巴结清扫术[26]。据报道，放射治疗或同步放化疗可导致股骨头的缺血性坏死[125]。在接受盆腔和腹股沟放射治疗的患者中发生骨盆部位骨折的发生率为9%。髋部骨折最常见（占骨盆骨折的90%）[176]。股骨头骨折偶见于一些研究，其5年骨折率为11%[124, 154, 175]。骨折的风险可能不仅与股骨的照射剂量相关，也与骨质疏松等其他因素有关[159]。但是，限制股骨头的剂量应该可以降低股骨骨折的总风险。

十、少见病理类型

（一）恶性黑色素瘤

恶性外阴黑色素瘤是第二常见的外阴肿瘤[177, 178]，约占所有外阴肿瘤的10%[179]。患者通常伴有无症状的色素性病变或肿块。活检可明确诊断。外阴恶性黑色素瘤的三种生物亚型包括：表面扩散型、恶性雀斑样痣和结节型。其中，表面扩散型黑色素瘤最常见，而结节型黑色素瘤最具侵袭性。

外阴黑色素瘤的预后与皮肤恶性黑色素瘤的预后相似。预后与Clark方法的浸润深度有关，也与Breslow分类的肿瘤厚度或浸润深度有关[31, 180, 181]。外阴黑色素瘤的分期系统使用皮肤

恶性黑色素瘤的 TNM 分期。

外科手术是外阴黑色素瘤的主要治疗手段。根治性外阴切除术 + 双侧腹股沟淋巴结清扫术仍被认为是标准治疗，但是已趋向更为保守的手术方式[182, 183]。在不降低生存率前提下为了减少并发症，建议缩小手术范围。然而，仅在观察性研究中报道了这种方法[183, 184]。对于浸润深度 < 1mm 的病变，淋巴结转移的风险很小，局部扩大切除术可能已足够[30, 185]。前哨淋巴结活检经常用于外阴鳞状细胞癌，用于恶性黑色素瘤的资料不足。

女性外阴黑色素瘤患者的 5 年总生存率约为 50%[183, 186]。放射治疗在外阴黑色素瘤中的作用有限，因为肿瘤对放射治疗不敏感，会阴部皮肤耐受性差，且大部分患者死于远处转移。放射治疗可作为姑息治疗，用于不能切除、有症状的复发或转移灶。

（二）疣状癌

疣状癌生长缓慢，局部侵袭，极少发生转移[187]。患者可能出现"菜花状（cauliflower）"肿块。局部根治性切除可治愈，被认为是标准治疗[188-190]。腹股沟淋巴结转移并不常见，但如果出现转移，即需进行腹股沟淋巴结清扫。然而，可疑的腹股沟淋巴结肿大通常是由炎症引起的。在有可疑淋巴结的情况下，应进行细针穿刺或切除活检。放射治疗通常无效，一些病例报道称可导致间变性转化[191]。虽然手术仍然是一个治疗选择，但是对于不可能进行治愈性手术的患者而言，放射治疗可以发挥有限的作用。

（三）外阴肉瘤

外阴原发性肉瘤占外阴恶性肿瘤的 1% ～ 2%。有许多组织病理类型，包括平滑肌肉瘤、纤维肉瘤、上皮样肉瘤、滑膜肉瘤和横纹肌肉瘤[192]。Nielsen 等报道具有以下 3 项或 3 项以上特征者可能诊断为肉瘤：肿瘤大小至少 5cm；边缘浸润；每 10 个高倍视野有 5 个或更多有丝分裂象；中度至重度的细胞异型性[193]。

广泛的局部切除是一种治疗选择。Ulutin 等报道在他们的研究中，中位随访 127 个月后，没有肿瘤复发[192]。辅助放射治疗可用于高级别肿瘤或局部复发性高级别病灶。

平滑肌肉瘤是最常见的病理类型。通常表现为位于大阴唇或小阴唇的无痛性包块[194]。复发高危因素有肿瘤 > 5cm、边缘浸润、每个高倍视野超过 10 个有丝分裂象和存在肿瘤坏死[195]。平滑肌肉瘤的淋巴结转移并不常见。复发风险高时应考虑放射治疗[196]。

上皮样肉瘤是外阴部非常罕见的肿瘤，多见于年轻女性。这种肿瘤发生在外阴区域比在生殖器外的更具侵袭性[197]。通常进行局部广泛切除或根治性外阴切除术及同侧腹股沟淋巴结清扫[196]。70% ～ 77% 的患者有局部复发，但是可以通过辅助放射治疗来预防。全身治疗是无效的[198]。对于外阴的滑膜肉瘤也有报道采用多模式方法治疗[199]。

（四）淋巴瘤

外阴原发性淋巴瘤患者并不常见，只有少数病例报道。分期采用 Ann Arbor 分期系统。大多数病例是非霍奇金淋巴瘤（NHL），最常见的亚型是弥漫大 B 细胞淋巴瘤，患者通常累及全身。在 MD Anderson 癌症中心的一项报道中，6 例接受化学治疗和放射治疗的外阴局限性 NHL 患者中，有 2 例完全缓解，但两者均在 1 年内复发，并在 2 年内死亡，与之前的报道类似[200, 201]。全身性疾病通常接受化学治疗。

参考文献

[1] Beller, U., Quinn, M.A., Benedet, J.L., *et al.* (2006) Carcinoma of the vulva. FIGO 26th Annual Report on the Results of Treatment in Gynecological Cancer. *Int. J. Gynaecol. Obstet.*, 95 (Suppl. 1), S7–27.

[2] Ries, L.G., Pollack, E.S., Young, J.L., Jr (1983) Cancer patient survival: Surveillance, Epidemiology, and End Results Program, 1973–79. *J. Natl Cancer Inst.*, 70 (4), 693–707.

[3] Marill, J.A.R.N. (1961) Cancer of the vulva. *Cancer*, 1961, 13–20.

[4] Mabuchi, K., Bross, D.S., Kessler, I.I. (1985) Epidemiology of cancer of the vulva. A case-control study. *Cancer*, 55 (8), 1843–1848.

[5] Buscema, J.,Woodruff, J.D., Parmley, T.H., Genadry, R. (1980) Carcinoma in situ of the vulva. *Obstet. Gynecol.*, 55 (2), 225–230.

[6] Franklin, E.W. 3rd, Rutledge, F.D. (1972) Epidemiology of epidermoid carcinoma of the vulva. *Obstet. Gynecol.*, 39 (2), 165–172.

[7] Abercrombie, P.D., Korn, A.P. (1998) Vulvar intraepithelial neoplasia in women with HIV. *AIDS Patient Care STDS*, 12 (4), 251–254.

[8] Caterson, R.J., Furber, J., Murray, J., McCarthy,W., Mahony, J.F., Sheil, A.G. (1984) Carcinoma of the vulva in two young renal allograft recipients. *Transplant Proc.*, 16 (2), 559–561.

[9] Halpert, R., Fruchter, R.G., Sedlis,A., Butt, K., Boyce, J.G., Sillman, F.H. (1986) Human papillomavirus and lower genital neoplasia in renal transplant patients. *Obstet. Gynecol.*, 68 (2), 251–258.

[10] Korn, A.P., Abercrombie, P.D., Foster, A. (1996) Vulvar intraepithelial neoplasia in women infected with human immunodeficiency virus-1. *Gynecol. Oncol.*, 61 (3), 384–386.

[11] Wright, T.C., Koulos, J.P., Liu, P., Sun, X.W. (1996) Invasive vulvar carcinoma in two women infected with human immunodeficiency virus. *Gynecol. Oncol.*, 60 (3), 500–503.

[12] Porreco, R., Penn, I., Droegemueller,W., Greer, B., Makowski, E. (1975) Gynecologic malignancies in immunosuppressed organ homograft recipients. *Obstet. Gynecol.*, 45 (4), 359–364.

[13] Giaquinto, C., Del Mistro, A., De Rossi, A., *et al.* (2000) Vulvar carcinoma in a 12-year-old girl with vertically acquired human immunodeficiency virus infection. *Pediatrics*, 106 (4), E57.

[14] Adami, J., Gabel, H., Lindelof, B., *et al.* (2003) Cancer risk following organ transplantation: a nationwide cohort study in Sweden. *Br. J. Cancer*, 89 (7), 1221–1227.

[15] Sutton, B.C., Allen, R.A.,Moore,W.E., Dunn, S.T. (2008) Distribution of human papillomavirus genotypes in invasive squamous carcinoma of the vulva. *Mod. Pathol.*, 21 (3), 345–354.

[16] Gissmann, L., Schwarz, E. (1986) Persistence and expression of human papillomavirus DNA in genital cancer. *Ciba Found. Symp.*, 120, 190–207.

[17] Buscema, J., Naghashfar, Z., Sawada, E., Daniel, R., Woodruff, J.D., Shah, K. (1988) The predominance of human papillomavirus type 16 in vulvar neoplasia. *Obstet. Gynecol.*, 71 (4), 601–606.

[18] Hording, U., Junge, J., Daugaard, S., Lundvall, F., Poulsen, H., Bock, J.E. (1994) Vulvar squamous cell carcinoma and papillomaviruses: indications for two different etiologies. *Gynecol. Oncol.*, 52 (2), 241–246.

[19] Brinton, L.A., Nasca, P.C., Mallin, K., Baptiste, M.S., Wilbanks, G.D., Richart, R.M. (1990) Case-control study of cancer of the vulva. *Obstet. Gynecol.*, 75 (5), 859–866.

[20] Lee, Y.Y.,Wilczynski, S.P., Chumakov, A., Chih, D., Koeffler, H.P. (1994) Carcinoma of the vulva: HPV and p53 mutations. *Oncogene*, 9 (6), 1655 1659.

[21] Woelber, L., Choschzick, M., Eulenburg, C., *et al.* (2011) Prognostic value of pathological resection margin distance in squamous cell cancer of the vulva. *Ann. Surg. Oncol.*, 18 (13), 3811–3818.

[22] Madeleine, M.M., Daling, J.R., Carter, J.J., *et al.* (1997) Cofactors with human papillomavirus in a population-based study of vulvar cancer. *J. Natl Cancer Inst.*, 89 (20), 1516–1523.

[23] Carli, P., De Magnis, A., Mannone, F., Botti, E., Taddei, G., Cattaneo, A. (2003) Vulvar carcinoma associated with lichen sclerosus. Experience at the Florence, Italy, Vulvar Clinic. *J. Reprod. Med.*, 48 (5), 313–318.

[24] Jones, R.W., Sadler, L., Grant, S., Whineray, J., Exeter, M., Rowan, D. (2004) Clinically identifying women with vulvar lichen sclerosus at increased risk of squamous cell carcinoma: a case-control study. *J. Reprod. Med.*, 49 (10), 808–811.

[25] Hunter, D.J. (1975) Carcinoma of the vulva: a review of 361 patients. *Gynecol. Oncol.*, 3 (2), 117–123.

[26] Russell, A.H.,Mesic, J.B., Scudder, S.A., *et al.* (1992) Synchronous radiation and cytotoxic chemotherapy for locally advanced or recurrent squamous cancer of the vulva. *Gynecol. Oncol.*, 47 (1), 14–20.

[27] Heaps, J.M., Fu, Y.S., Montz, F.J., Hacker, N.F., Berek, J.S. (1990) Surgical-pathologic variables predictive of local recurrence in squamous cell carcinoma of the vulva. *Gynecol. Oncol.*, 38 (3), 309–314.

[28] Rando, R.F., Sedlacek, T.V., Hunt, J., Jenson, A.B., Kurman, R.J., Lancaster,W.D. (1986) Verrucous carcinoma of the vulva associated with an unusual type 6 human papillomavirus. *Obstet. Gynecol.*, 67 (3 Suppl.), 70S–75S.

[29] Panizzon, R.G. (1996) Vulvar melanoma. *Semin. Dermatol.*, 15 (1), 67–70.

[30] Breslow, A. (1978) Tumor thickness in evaluating prognosis of cutaneous melanoma. *Ann. Surg.*, 187 (4), 440.

[31] Breslow, A. (1980) Prognosis in cutaneous melanoma: tumor thickness as a guide to treatment. *Pathol. Ann.*, 15 (Pt 1), 1–22.

[32] McGovern, V.J., Mihm, M.C. Jr, Bailly, C., *et al.* (1973) The classification of malignant melanoma and its histologic reporting. *Cancer*, 32 (6), 1446–1457.

[33] Mihm, M.C. Jr, Lopansri, S. (1979) A review of the classification of malignant melanoma. *J. Dermatol.*, 6 (3), 131–142.

[34] DiSaia, P.J., Creasman,W.T., Rich,W.M. (1979) An alternate approach to early cancer of the vulva. *Am. J. Obstet. Gynecol.*, 133 (7), 825–832.

[35] Plentl, A.A., Friedman, E.A. (1971) Lymphatic system of the female genitalia. The morphologic basis of oncologic diagnosis and therapy. *Major Probl. Obstet. Gynecol.*, 2, 1–223.

[36] Parker, R.T., Duncan, I., Rampone, J., Creasman,W. (1975) Operative management of early invasive epidermoid carcinoma of the vulva. *Am. J. Obstet. Gynecol.*, 123 (4), 349–355.

[37] Hacker, N.F., Berek, J.S., Lagasse, L.D., Nieberg, R.K., Leuchter, R.S. (1984) Individualization of treatment for stage I squamous cell vulvar carcinoma. *Obstet. Gynecol.*, 63 (2), 155–162.

[38] Krupp, P.J., Bohm, J.W. (1978) Lymph gland metastases in invasive squamous cell cancer of the vulva. *Am. J. Obstet. Gynecol.*, 130 (8), 943–952.

[39] Iversen, T., Abeler, V., Aalders, J. (1981) Individualized treatment of stage I carcinoma of the vulva. *Obstet. Gynecol.*, 57 (1), 85–89.

[40] Burke, T.W., Stringer, C.A., Gershenson, D.M., Edwards, C.L., Morris, M.,Wharton, J.T. (1990) Radical wide excision and selective inguinal node dissection for squamous cell carcinoma of the vulva. *Gynecol. Oncol.*, 38 (3), 328–332.

[41] Hacker, N.F. (1990) Current treatment of small vulvar cancers. *Oncology (Williston Park)*, 4 (8), 21–25; discussions 26, 28, 33.

[42] Homesley, H.D., Bundy, B.N., Sedlis, A., *et al.* (1991) Assessment of current International Federation of Gynecology and Obstetrics staging of vulvar carcinoma relative to prognostic factors for survival (a Gynecologic Oncology Group study). *Am. J. Obstet. Gynecol.*, 164 (4), 997–1003, discussion 1003–1004.

[43] Boyce, J., Fruchter, R.G., Kasambilides, E., Nicastri, A.D., Sedlis, A., Remy, J.C. (1985) Prognostic factors in carcinoma

of the vulva. *Gynecol. Oncol.*, 20 (3), 364–377.

[44] Raspagliesi, F., Hanozet, F., Ditto, A., *et al.* (2006) Clinical and pathological prognostic factors in squamous cell carcinoma of the vulva. *Gynecol. Oncol.*, 102 (2), 333–337.

[45] Kurzl, R., Messerer, D. (1989) Prognostic factors in squamous cell carcinoma of the vulva: a multivariate analysis. *Gynecol. Oncol.*, 32 (2), 143–150.

[46] Homesley, H.D., Bundy, B.N., Sedlis, A., *et al.* (1993) Prognostic factors for groin node metastasis in squamous cell carcinoma of the vulva (a Gynecologic Oncology Group study). *Gynecol. Oncol.*, 49 (3), 279–283.

[47] Morley, G.W. (1976) Infiltrative carcinoma of the vulva: results of surgical treatment. *Am. J. Obstet. Gynecol.*, 124 (8), 874–888.

[48] Green, T.H. Jr (1978) Carcinoma of the vulva. A reassessment. *Obstet. Gynecol.*, 52 (4), 462–469.

[49] Benedet, J.L., Turko, M., Fairey, R.N., Boyes, D.A. (1979) Squamous carcinoma of the vulva: results of treatment, 1938 to 1976. *Am. J. Obstet. Gynecol.*, 134 (2), 201–207.

[50] Raspagliesi, F., Ditto, A., Paladini, D., *et al.* (2000) Prognostic indicators in melanoma of the vulva. *Ann. Surg. Oncol.*, 7 (10), 738–742.

[51] van der Velden, J., van Lindert, A.C., Lammes, F.B., *et al.* (1995) Extracapsular growth of lymph node metastases in squamous cell carcinoma of the vulva. The impact on recurrence and survival. *Cancer*, 75 (12), 2885–2890.

[52] De Hullu, J.A., Hollema, H., Lolkema, S., *et al.* (2002) Vulvar carcinoma. The price of less radical surgery. *Cancer*, 95 (11), 2331–2338.

[53] Viswanathan, A.N., Pinto, A.P., Schultz, D., Berkowitz, R., Crum, C.P. (2013) Relationship of margin status and radiation dose to recurrence in post-operative vulvar carcinoma. *Gynecol. Oncol.*, 130 (3), 545–549.

[54] Wo, J.Y., Tanaka, C., Schultz, D., Viswanathan, A.N. (2008) Predictors of vulvar recurrence: The effect of margin status. *Int. J. Radiat. Oncol. Biol. Phys.*, 72 (1), S20.

[55] Singh, K., Orakwue, C.O., Honest, H., Balogun, M., Lopez, C., Luesley, D.M. (2006) Accuracy of magnetic resonance imaging of inguinofemoral lymph nodes in vulval cancer. *Int. J. Gynecol. Cancer*, 16 (3), 1179–1183.

[56] Bipat, S., Fransen, G.A., Spijkerboer, A.M., *et al.* (2006) Is there a role for magnetic resonance imaging in the evaluation of inguinal lymph node metastases in patients with vulva carcinoma? *Gynecol. Oncol.*, 103 (3), 1001–1006.

[57] Montana, G.S. (2004) Carcinoma of the vulva: combined modality treatment. *Curr. Treat. Options Oncol.*, 5 (2), 85–95.

[58] Cohn, D.E., Dehdashti, F., Gibb, R.K., *et al.* (2002) Prospective evaluation of positron emission tomography for the detection of groin node metastases from vulvar cancer. *Gynecol. Oncol.*, 85 (1), 179–184.

[59] Hall, T.B., Barton, D.P., Trott, P.A., *et al.* (2003) The role of ultrasound-guided cytology of groin lymph nodes in the management of squamous cell carcinoma of the vulva: 5-year experience in 44 patients. *Clin. Radiol.*, 58 (5), 367–371.

[60] Sohaib, S.A., Moskovic, E.C. (2003) Imaging in vulval cancer. *Best Pract. Res. Clin. Obstet. Gynaecol.*, 17 (4), 543–556.

[61] Barton, D.P., Moskovic, E., Sohaib, A. (2007) Accuracy of magnetic imaging of inguinofemoral lymph nodes in vulval cancer. *Int. J. Gynecol. Cancer*, 17 (5), 1179; author reply 1180.

[62] Viswanathan, A.N., Tanaka, C.K. (2008) The impact of positron emission tomography on the diagnosis and management of vulvar cancer. *Int. J. Radiat. Oncol. Biol. Phys.*, 72 (1), S360.

[63] Land, R., Herod, J., Moskovic, E., *et al.* (2006) Routine computerized tomography scanning, groin ultrasound with or without fine needle aspiration cytology in the surgical management of primary squamous cell carcinoma of the vulva. *Int. J. Gynecol. Cancer*, 16 (1), 312–317.

[64] Sohaib, S.A., Richards, P.S., Ind, T., *et al.* (2002) MR imaging of carcinoma of the vulva. *Am. J. Roentgenol.*, 178 (2), 373–377.

[65] Rob, L., Robova, H., Pluta, M., *et al.* (2007) Further data on sentinel lymph node mapping in vulvar cancer by blue dye and radiocolloid Tc99. *Int. J. Gynecol. Cancer*, 17 (1), 147–153.

[66] Levenback, C.F. (2008) How safe is sentinel lymph node biopsy in patients with vulvar cancer? *J. Clin. Oncol.*, 26 (6), 828–829.

[67] Decesare, S.L., Fiorica, J.V., Roberts, W.S., *et al.* (1997) A pilot study utilizing intraoperative lymphoscintigraphy for identification of the sentinel lymph nodes in vulvar cancer. *Gynecol. Oncol.*, 66 (3), 425–428.

[68] Ansink, A.C., de Hullu, J.A., van der Zee, A.G. (2003) Re: Further data on the usefulness of sentinel lymph node identification and ultrastaging in vulvar squamous cell carcinoma. *Gynecol. Oncol.*, 88 (1), 29–34; *Gynecol. Oncol.*, 90 (3), 688–689; author reply 689–690.

[69] Terada, K.Y., Shimizu, D.M., Wong, J.H. (2000) Sentinel node dissection and ultrastaging in squamous cell cancer of the vulva. *Gynecol. Oncol.*, 76 (1), 40–44.

[70] Podratz, K.C., Symmonds, R.E., Taylor, W.F., Williams, T.J. (1983) Carcinoma of the vulva: analysis of treatment and survival. *Obstet. Gynecol.*, 61 (1), 63–74.

[71] Magrina, J.F., Gonzalez-Bosquet, J., Weaver, A.L., *et al.* (1998) Primary squamous cell cancer of the vulva: radical versus modified radical vulvar surgery. *Gynecol. Oncol.*, 71 (1), 116–121.

[72] Lin, J.Y., DuBeshter, B., Angel, C., Dvoretsky, P.M. (1992) Morbidity and recurrence with modifications of radical vulvectomy and groin dissection. *Gynecol. Oncol.*, 47 (1), 80–86.

[73] Thomas, G.M., Dembo, A.J., Bryson, S.C., Osborne, R., DePetrillo, A.D. (1991) Changing concepts in the management of vulvar cancer. *Gynecol. Oncol.*, 42 (1), 9–21.

[74] Berman, M.L., Soper, J.T., Creasman, W.T., Olt, G.T., DiSaia, P.J. (1989) Conservative surgical management of superficially invasive stage I vulvar carcinoma. *Gynecol. Oncol.*, 35 (3), 352–357.

[75] Burke, T.W., Levenback, C., Coleman, R.L., Morris, M., Silva, E.G., Gershenson, D.M. (1995) Surgical therapy of T_1 and T_2 vulvar carcinoma: further experience with radical wide excision and selective inguinal lymphadenectomy. *Gynecol. Oncol.*, 57 (2), 215–220.

[76] Cunningham, M.J., Goyer, R.P., Gibbons, S.K., Kredentser, D.C., Malfetano, J.H., Keys, H. (1997) Primary radiation, cisplatin, and 5-fluorouracil for advanced squamous carcinoma of the vulva. *Gynecol. Oncol.*, 66 (2), 258–261.

[77] Hacker, N.F., Leuchter, R.S., Berek, J.S., Castaldo, T.W., Lagasse, L.D. (1981) Radical vulvectomy and bilateral inguinal lymphadenectomy through separate groin incisions. *Obstet. Gynecol.*, 58 (5), 574–579.

[78] Chan, J.K., Sugiyama, V., Pham, H., *et al.* (2007) Margin distance and other clinico-pathologic prognostic factors in vulvar carcinoma: a multivariate analysis. *Gynecol. Oncol.*, 104 (3), 636–641.

[79] Faul, C.M., Mirmow, D., Huang, Q., Gerszten, K., Day, R., Jones, M.W. (1997) Adjuvant radiation for vulvar carcinoma: improved local control. *Int. J. Radiat. Oncol. Biol. Phys.*, 38 (2), 381–389.

[80] Ansink, A., van der Velden, J. (2000) Surgical interventions for early squamous cell carcinoma of the vulva. *Cochrane Database Syst. Rev.* 2000 (2), CD002036.

[81] Siller, B.S., Alvarez, R.D., Conner, W.D., *et al.* (1995) $T_{2/3}$ vulva cancer: a case-control study of triple incision versus en bloc radical vulvectomy and inguinal lymphadenectomy. *Gynecol. Oncol.*, 57 (3), 335–339.

[82] Wharton, J.T., Gallager, S., Rutledge, F.N. (1974) Microinvasive carcinoma of the vulva. *Am. J. Obstet. Gynecol.*, 118

(2), 159–162.

[83] Stehman, F.B., Bundy, B.N., Dvoretsky, P.M., Creasman,W. T. (1992) Early stage I carcinoma of the vulva treated with ipsilateral superficial inguinal lymphadenectomy and modified radical hemivulvectomy: a prospective study of the Gynecologic Oncology Group. *Obstet. Gynecol.*, 79 (4), 490–497.

[84] Berek, J.S., Heaps, J.M., Fu, Y.S., Juillard, G.J., Hacker, N.F. (1991) Concurrent cisplatin and 5-fluorouracil chemotherapy and radiation therapy for advanced-stage squamous carcinoma of the vulva. *Gynecol. Oncol.*, 42 (3), 197–201.

[85] McKelvey, J.L. (1970) Carcinoma of the vulva: classification, treatment and results. *Proc. Natl Cancer Conf.*, 6, 361–364.

[86] Figge, D.C., Gaudenz, R. (1974) Invasive carcinoma of the vulva. *Am. J. Obstet.Gynecol.*, 119 (3), 382–395.

[87] Stehman, F.B., Bundy, B.N., Thomas, G., *et al.* (1992) Groin dissection versus groin radiation in carcinoma of the vulva: a Gynecologic Oncology Group study. *Int. J. Radiat. Oncol. Biol. Phys.*, 24 (2), 389–396.

[88] Petereit, D.G., Mehta, M.P., Buchler, D.A., Kinsella, T.J. (1993) A retrospective review of nodal treatment for vulvar cancer. *Am. J. Clin.Oncol.*, 16 (1), 38–42.

[89] Morris, J.M. (1977) A formula for selective lymphadenectomy. Its application to cancer of the vulva. *Obstet. Gynecol.*, 50 (2), 152–158.

[90] Sedlis, A., Homesley, H., Bundy, B.N., *et al.* (1987) Positive groin lymph nodes in superficial squamous cell vulvar cancer. A Gynecologic Oncology Group Study. *Am. J. Obstet. Gynecol.*, 156 (5), 1159–1164.

[91] Gonzalez Bosquet, J., Kinney,W.K., Russell, A.H., Gaffey, T.A.,Magrina, J.F., Podratz, K.C. (2003) Risk of occult inguino-femoral lymph node metastasis from squamous carcinoma of the vulva. *Int. J. Radiat. Oncol. Biol. Phys.*, 57 (2), 419–424.

[92] DeSimone, C.P., Van Ness, J.S., Cooper, A.L., *et al.* (2007) The treatment of lateral T_1 and T_2 squamous cell carcinomas of the vulva confined to the labium majus or minus. *Gynecol. Oncol.*, 104 (2), 390–395.

[93] Gonzalez Bosquet, J., Magrina, J.F., Magtibay, P.M., *et al.* (2007) Patterns of inguinal groin metastases in squamous cell carcinoma of the vulva. *Gynecol. Oncol.*, 105 (3), 742–746.

[94] Levenback, C., Burke, T.W., Morris, M., Malpica, A., Lucas, K.R., Gershenson, D.M. (1995) Potential applications of intraoperative lymphatic mapping in vulvar cancer. *Gynecol. Oncol.*, 59 (2), 216–220.

[95] Rodier, J.F., Janser, J.C., Routiot, T., *et al.* (1999) Sentinel node biopsy in vulvar malignancies: a preliminary feasibility study. *Oncol. Rep.*, 6 (6), 1249–1252.

[96] Levenback, C.F., Ali, S., Coleman, R.L., *et al.* (2012) Lymphatic mapping and sentinel lymph node biopsy in women with squamous cell carcinoma of the vulva: a gynecologic oncology group study. *J. Clin. Oncol.*, 30 (31), 3786–3791.

[97] Sliutz, G., Reinthaller, A., Lantzsch, T., *et al.* (2002) Lymphatic mapping of sentinel nodes in early vulvar cancer. *Gynecol. Oncol.*, 84 (3), 449–452.

[98] De Cicco, C., Sideri, M., Bartolomei, M., *et al.* (2000) Sentinel node biopsy in early vulvar cancer. *Br. J. Cancer*, 82 (2), 295–299.

[99] Akrivos, N., Rodolakis, A., Vlachos, G., *et al.* (2011) Detection and credibility of sentinel node in vulvar cancer: a single institutional study and short review of literature. *Arch. Gynecol. Obstet.*, 284 (6), 1551–1556.

[100] Devaja, O.,Mehra,G., Coutts,M., *et al.* (2011) A prospective study of sentinel lymph node detection in vulval carcinoma: is it time for a change in clinical practice? *Int. J. Gynecol. Cancer*, 21 (3), 559–564.

[101] Lindell, G., Jonsson, C., Ehrsson, R.J., *et al.* (2010) Evaluation of preoperative lymphoscintigraphy and sentinel

node procedure in vulvar cancer. *Eur. J. Obstet. Gynecol. Reprod. Biol.*, 152 (1), 91–95.

[102] Hampl, M., Hantschmann, P., Michels,W., Hillemanns, P. (2008) Validation of the accuracy of the sentinel lymph node procedure in patients with vulvar cancer: results of a multicenter study in Germany. *Gynecol. Oncol.*, 111 (2), 282–288.

[103] Van der Zee, A.G., Oonk, M.H., De Hullu, J.A., *et al.* (2008) Sentinel node dissection is safe in the treatment of early-stage vulvar cancer. *J. Clin. Oncol.*, 26 (6), 884–889.

[104] Rodolakis, A., Diakomanolis, E., Voulgaris, Z., Akrivos, T., Vlachos, G., Michalas, S. (2000) Squamous vulvar cancer: a clinically based individualization of treatment. *Gynecol. Oncol.*, 78 (3 Pt 1), 346–351.

[105] Bell, J.G., Lea, J.S., Reid, G.C. (2000) Complete groin lymphadenectomy with preservation of the fascia lata in the treatment of vulvar carcinoma. *Gynecol. Oncol.*, 77 (2), 314–318.

[106] Hacker, N.F., Berek, J.S., Lagasse, L.D., Leuchter, R.S., Moore, J.G. (1983) Management of regional lymph nodes and their prognostic influence in vulvar cancer. *Obstet. Gynecol.*, 61 (4), 408–412.

[107] Oonk, M.H., van der Zeee, A.G. (2013) GROINSS-V: GROningen International Study on Sentinel Nodes in Vulvar Cancer. *Ned. Tijdschr. Oncol.*, 10, 77–79.

[108] Hyde, S.E., Valmadre, S., Hacker, N.F., Schilthuis, M.S., Grant, P.T., van der Velden, J. (2007) Squamous cell carcinoma of the vulva with bulky positive groin nodes-nodal debulking versus full groin dissection prior to radiation therapy. *Int. J. Gynecol. Cancer*, 17 (1), 154–158.

[109] Tod, M.C. (1949) Radium implantation treatment of carcinoma vulva. *Br. J. Radiol.*, 22 (261), 508–512.

[110] Frischbier, H.J., Thomsen, K., Schmermund, H.J., Oberheuser, F., Hohne, G., Lohbeck, H.U. (1985) [Radiotherapy of vulvar cancer. Treatment results of electron therapy in 446 patients 1956 to 1978]. *Geburtshilfe Frauenheilkd.*, 45 (1), 1–5.

[111] Backstrom, A., Edsmyr, F.,Wicklund, H. (1972) Radiotherapy of carcinoma of the vulva. *Acta Obstet. Gynecol. Scand.*, 51 (2), 109–115.

[112] Helgason, N.M., Hass, A.C., Latourette, H.B. (1972) Radiation therapy in carcinoma of the vulva. A review of 53 patients. *Cancer*, 30 (4), 997–1000.

[113] Oonk, M.H., de Hullu, J.A., van der Zee, A.G. (2010) Current controversies in the management of patients with early-stage vulvar cancer. *Curr. Opin. Oncol.*, 22 (5), 481–486.

[114] Husseinzadeh, N.,Wesseler, T., Schneider, D., Schellhas, H., Nahhas,W. (1990) Prognostic factors and the significance of cytologic grading in invasive squamous cell carcinoma of the vulva: a clinicopathologic study. *Gynecol. Oncol.*, 36 (2), 192–199.

[115] Homesley, H.D., Bundy, B.N., Sedlis, A., Adcock, L. (1986) Radiation therapy versus pelvic node resection for carcinoma of the vulva with positive groin nodes. *Obstet. Gynecol.*, 68 (6), 733–740.

[116] Kunos, C., Simpkins, F., Gibbons, H., Tian, C., Homesley, H. (2009) Radiation therapy compared with pelvic node resection for node-positive vulvar cancer: a randomized controlled trial. *Obstet. Gynecol.*, 114 (3), 537–546.

[117] Origoni, M., Sideri, M., Garsia, S., Carinelli, S.G., Ferrari, A.G. (1992) Prognostic value of pathological patterns of lymph node positivity in squamous cell carcinoma of the vulva stage III and IVA FIGO. *Gynecol. Oncol.*, 45 (3), 313–316.

[118] Ansink, A.C., van Tinteren, H., Aartsen, E.J., Heintz, A.P. (1991) Outcome, complications and follow-up in surgically treated squamous cell carcinoma of the vulva 1956–1982.

Eur. J. Obstet. Gynecol. Reprod. Biol., 42 (2), 137–143.

[119] Parthasarathy, A., Cheung, M.K., Osann, K., *et al.* (2006) The benefit of adjuvant radiation therapy in single-node-positive squamous cell vulvar carcinoma. *Gynecol. Oncol.*, 103 (3), 1095–1099.

[120] Jafari, K., Magalotti, F., Magalotti, M. (1981) Radiation therapy in carcinoma of the vulva. *Cancer*, 47 (4), 686–691.

[121] Acosta, A.A., Given, F.T., Frazier, A.B., Cordoba, R.B., Luminari, A. (1978) Preoperative radiation therapy in the management of squamous cell carcinoma of the vulva: preliminary report. *Am. J. Obstet.Gynecol.*, 132 (2), 198–206.

[122] Levin, W., Goldberg, G., Altaras, M., Bloch, B., Shelton, M.G. (1986) The use of concomitant chemotherapy and radiotherapy prior to surgery in advanced stage carcinoma of the vulva. *Gynecol. Oncol.*, 25 (1), 20–25.

[123] Thomas, G., Dembo, A., DePetrillo, A., *et al.* (1989) Concurrent radiation and chemotherapy in vulvar carcinoma. *Gynecol. Oncol.*, 34 (3), 263–267.

[124] Moore, D.H., Thomas, G.M., Montana, G.S., Saxer, A., Gallup, D.G., Olt, G. (1998) Preoperative chemoradiation for advanced vulvar cancer: a phase II study of the Gynecologic Oncology Group. *Int. J. Radiat. Oncol. Biol. Phys.*, 42 (1), 79–85.

[125] Montana, G.S., Thomas, G.M., Moore, D.H., *et al.* (2000) Preoperative chemo-radiation for carcinoma of the vulva with N2/N3 nodes: a gynecologic oncology group study. *Int. J. Radiat. Oncol. Biol. Phys.*, 48 (4), 1007–1013.

[126] Moore, D.H., Ali, S., Koh, W.J., *et al.* (2011) A phase II trial of radiation therapy and weekly cisplatin chemotherapy for the treatment of locally-advanced squamous cell carcinoma of the vulva: A gynecologic oncology group study. *Gynecol. Oncol.*, 124 (3), 529–533.

[127] Jhingran, A., Levenback, C., Katz, A., Eifel, P. (2003) Radiation therapy for vulvar carcinoma: predictors of vulvar recurrence. *Int. J. Radiat. Oncol. Biol. Phys.*, 57 (2), S193.

[128] Morris, M., Eifel, P.J., Lu, J., *et al.* (1999) Pelvic radiation with concurrent chemotherapy compared with pelvic and para-aortic radiation for high-risk cervical cancer. *N. Engl. J. Med.*, 340 (15), 1137–1143.

[129] Mak, R.H., Halasz, L.M., Tanaka, C.K., *et al.* (2011) Outcomes after radiation therapy with concurrent weekly platinum-based chemotherapy or every-3-4-week 5-fluorouracil-containing regimens for squamous cell carcinoma of the vulva. *Gynecol. Oncol.*, 120 (1), 101–107.

[130] Landrum, L.M., Skaggs, V., Gould, N., Walker, J.L., McMeekin, D.S. (2008) Comparison of outcome measures in patients with advanced squamous cell carcinoma of the vulva treated with surgery or primary chemoradiation. *Gynecol. Oncol.*, 108 (3), 584–590.

[131] Maneo, A., Landoni, F., Colombo, A. (2003) Randomised study between neoadjuvant chemoradiotherapy and primary surgery for the treatment of advanced vulval cancer. *Int. J. Gynecol. Cancer*, 13 (Suppl. 1), 6.

[132] Perez, C.A., Grigsby, P.W., Chao, C., *et al.* (1998) Irradiation in carcinoma of the vulva: factors affecting outcome. *Int. J. Radiat. Oncol. Biol. Phys.*, 42 (2), 335–344.

[133] Han, S.C., Kim, D.H., Higgins, S.A., Carcangiu, M.L., Kacinski, B.M. (2000) Chemoradiation as primary or adjuvant treatment for locally advanced carcinoma of the vulva. *Int. J. Radiat. Oncol. Biol. Phys.*, 47 (5), 1235–1244.

[134] Sebag-Montefiore, D.J., McLean, C., Arnott, S.J., *et al.* (1994) Treatment of advanced carcinoma of the vulva with chemoradiotherapy – can exenterative surgery be avoided? *Int. J. Gynecol. Cancer*, 4 (3), 150–155.

[135] Wahlen, S.A., Slater, J.D., Wagner, R.J., *et al.* (1995) Concurrent radiation therapy and chemotherapy in the treatment of primary squamous cell carcinoma of the vulva. *Cancer*, 75 (9), 2289–

2294.

[136] Lupi, G., Raspagliesi, F., Zucali, R., *et al.* (1996) Combined preoperative chemoradiotherapy followed by radical surgery in locally advanced vulvar carcinoma. A pilot study. *Cancer*, 77 (8), 1472–1478.

[137] Landoni, F., Maneo, A., Zanetta, G., *et al.* (1996) Concurrent preoperative chemotherapy with 5-fluorouracil and mitomycin C and radiotherapy (FUMIR) followed by limited surgery in locally advanced and recurrent vulvar carcinoma. *Gynecol. Oncol.*, 61 (3), 321–327.

[138] Evans, L.S., Kersh, C.R., Constable, W.C., Taylor, P.T. (1988) Concomitant 5-fluorouracil, mitomycin-C, and radiotherapy for advanced gynecologic malignancies. *Int. J. Radiat. Oncol. Biol. Phys.*, 15 (4), 901–906.

[139] Koh, W.J., Wallace, H.J. 3rd, Greer, B.E., *et al.* (1993) Combined radiotherapy and chemotherapy in the management of local-regionally advanced vulvar cancer. *Int. J. Radiat. Oncol. Biol. Phys.*, 26 (5), 809–816.

[140] Eifel, P.J., Morris, M., Burke, T.W., Levenback, C., Gershenson, D.M. (1995) Prolonged continuous infusion cisplatin and 5-fluorouracil with radiation for locally advanced carcinoma of the vulva. *Gynecol. Oncol.*, 59 (1), 51–56.

[141] Gerszten, K., Selvaraj, R.N., Kelley, J., Faul, C. (2005) Preoperative chemoradiation for locally advanced carcinoma of the vulva. *Gynecol. Oncol.*, 99 (3), 640–644.

[142] Beriwal, S., Coon, D., Heron, D.E., *et al.* (2008) Preoperative intensity-modulated radiotherapy and chemotherapy for locally advanced vulvar carcinoma. *Gynecol. Oncol.*, 109 (2), 291–295.

[143] Katz, A., Eifel, P.J., Jhingran, A., Levenback, C.F. (2003) The role of radiation therapy in preventing regional recurrences of invasive squamous cell carcinoma of the vulva. *Int. J. Radiat. Oncol. Biol. Phys.*, 57 (2), 409–418.

[144] Boronow, R.C., Hickman, B.T., Reagan, M.T., Smith, R.A., Steadham, R.E. (1987) Combined therapy as an alternative to exenteration for locally advanced vulvovaginal cancer. II. Results, complications, and dosimetric and surgical considerations. *Am. J. Clin. Oncol.*, 10 (2), 171–181.

[145] Frankendal, B., Larsson, L.G., Westling, P. (1973) Carcinoma of the vulva. Results of an individualized treatment schedule. *Acta Radiol. Ther. Phys. Biol.*, 12 (2), 165–174.

[146] Lee, W.R., McCollough, W.M., Mendenhall, W.M., Marcus, R.B. Jr, Parsons, J.T., Million, R.R. (1993) Elective inguinal lymph node irradiation for pelvic carcinomas. The University of Florida experience. *Cancer*, 72 (6), 2058–2065.

[147] Manavi, M., Berger, A., Kucera, E., Vavra, N., Kucera, H. (1997) Does T1, N0-1 vulvar cancer treated by vulvectomy but not lymphadenectomy need inguinofemoral radiation? *Int. J. Radiat. Oncol. Biol. Phys.*, 38 (4), 749–753.

[148] Perez, C.A., Grigsby, P.W., Galakatos, A., *et al.* (1993) Radiation therapy in management of carcinoma of the vulva with emphasis on conservation therapy. *Cancer*, 71 (11), 3707–3716.

[149] Petereit, D.G., Mehta, M.P., Buchler, D.A., Kinsella, T.J. (1993) Inguinofemoral radiation of N0,N1 vulvar cancer may be equivalent to lymphadenectomy if proper radiation technique is used. *Int. J. Radiat. Oncol. Biol. Phys.*, 27 (4), 963–967.

[150] Kalidas, H. (1995) Influence of inguinal node anatomy on radiation therapy techniques. *Med. Dosim.*, 20 (4), 295–300.

[151] Koh, W.J., Chiu, M., Stelzer, K.J., *et al.* (1993) Femoral vessel depth and the implications for groin node radiation. *Int. J. Radiat. Oncol. Biol. Phys.*, 27 (4), 969–974.

[152] Leiserowitz, G.S., Russell, A.H., Kinney, W.K., Smith, L.H., Taylor, M.H., Scudder, S.A. (1997) Prophylactic chemoradiation of inguinofemoral lymph nodes in patients with locally extensive vulvar cancer. *Gynecol. Oncol.*, 66 (3),

509–514.

[153] Henderson, R.H., Parsons, J.T., Morgan, L., Million, R.R. (1984) Elective ilioinguinal lymph node irradiation. *Int. J. Radiat. Oncol. Biol. Phys.*, 10 (6), 811–819.

[154] Hacker, N.F., Van der Velden, J. (1993) Conservative management of early vulvar cancer. *Cancer*, 71 (4 Suppl.), 1673–1677.

[155] Magrina, J.F.,Webb, M.J., Gaffey, T.A., Symmonds, R.E. (1979) Stage I squamous cell cancer of the vulva. *Am. J. Obstet.Gynecol.*, 134 (4), 453–459.

[156] Buscema, J., Stern, J.L.,Woodruff, J.D. (1981) Early invasive carcinoma of the vulva. *Am. J. Obstet. Gynecol.*, 140 (5), 563–569.

[157] Dusenbery, K.E., Carlson, J.W., LaPorte, R.M., *et al.* (1994) Radical vulvectomy with postoperative irradiation for vulvar cancer: therapeutic implications of a central block. *Int. J. Radiat. Oncol. Biol. Phys.*, 29 (5), 989–998.

[158] Grigsby, P.W., Roberts, H.L., Perez, C.A. (1995) Femoral neck fracture following groin irradiation. *Int. J. Radiat. Oncol. Biol. Phys.*, 32 (1), 63–67.

[159] Moran, M., Lund, M.W., Ahmad, M., Trumpore, H.S., Haffty, B., Nath, R. (2004) Improved treatment of pelvis and inguinal nodes using modified segmental boost technique: dosimetric evaluation. *Int. J. Radiat. Oncol. Biol. Phys.*, 59 (5), 1523–1530.

[160] Moran, M.S., Castrucci,W.A., Ahmad, M., *et al.* (2010) Clinical utility of the modified segmental boost technique for treatment of the pelvis and inguinal nodes. *Int. J. Radiat. Oncol. Biol. Phys.*, 76 (4), 1026–1036.

[161] De Ieso, P.B., Mullassery, V., Shrimali, R., Lowe, G., Bryant, L., Hoskin, P.J. (2011) Image-guided vulvovaginal interstitial brachytherapy in the treatment of primary and recurrent gynecological malignancies. *Brachytherapy*, 11 (4), 306–310.

[162] Gaffney, D., King, B., Viswanathan, A.N., *et al.* (2016) Consensus recommendations for radiation therapy contouring and treatment of vulvar carcinoma. *Int. J. Radiat. Oncol. Biol. Phys.*, 95 (4), 1191–1200.

[163] Cavanagh, D., Shepherd, J.H. (1982) The place of pelvic exenteration in the primary management of advanced carcinoma of the vulva. *Gynecol. Oncol.*, 13 (3), 318–322.

[164] Gleeson, N., Baile,W., Roberts,W.S., *et al.* (1994) Surgical and psychosexual outcome following vaginal reconstruction with pelvic exenteration. *Eur. J. Gynaecol. Oncol.*, 15 (2), 89–95.

[165] Roberts,W.S., Cavanagh, D., Bryson, S.C., Lyman, G.H., Hewitt, S. (1987) Major morbidity after pelvic exenteration: a seven-year experience. *Obstet. Gynecol.*, 69 (4), 617–621.

[166] Benn, T., Brooks, R.A., Zhang, Q., *et al.* (2011) Pelvic exenteration in gynecologic oncology: a single institution study over 20 years. *Gynecol. Oncol.*, 122 (1), 14–18.

[167] Hopkins, M.P., Reid, G.C., Morley, G.W. (1990) The surgical management of recurrent squamous cell carcinoma of the vulva. *Obstet. Gynecol.*, 75 (6), 1001–1005.

[168] Piura, B., Masotina, A., Murdoch, J., Lopes, A., Morgan, P., Monaghan, J. (1993) Recurrent squamous cell carcinoma of the vulva: a study of 73 cases. *Gynecol. Oncol.*, 48 (2), 189–195.

[169] Podratz, K.C., Symmonds, R.E., Taylor,W.F. (1982) Carcinoma of the vulva: analysis of treatment failures. *Am. J. Obstet. Gynecol.*, 143 (3), 340–351.

[170] Tilmans, A.S., Sutton, G.P., Look, K.Y., Stehman, F.B., Ehrlich, C.E., Hornback, N.B. (1992) Recurrent squamous carcinoma of the vulva. *Am. J. Obstet. Gynecol.*, 167 (5), 1383–1389.

[171] Krupp, P.J., Lee, F.Y., Bohm, J.W., Batson, H.W., Diem, J.E., Lemire, J.E. (1975) Prognostic parameters and clinical staging criteria in the epidermoid carcinoma of the vulva. *Obstet. Gynecol.*, 46 (1), 84–88.

[172] Prempree, T., Amornmarn, R. (1984) Radiation treatment of recurrent carcinoma of the vulva. *Cancer*, 54 (9), 1943–1949.

[173] Srivannaboon, S., Boonyanit, S., Vatananusara, C., Sophak, P. (1973) A clinical trial of bleomycin on carcinoma of the vulva: a preliminary report. *J. Med. Assoc. Thai.*, 56 (2), 101–108.

[174] Hacker, N.F., Berek, J.S., Juillard, G.J., Lagasse, L.D. (1984) Preoperative radiation therapy for locally advanced vulvar cancer. *Cancer*, 54 (10), 2056–2061.

[175] Baxter, N.N., Habermann, E.B., Tepper, J.E., Durham, S.B., Virnig, B.A. (2005) Risk of pelvic fractures in older women following pelvic irradiation. *JAMA*, 294 (20), 2587–2593.

[176] Morrow, C.P., Rutledge, F.N. (1972) Melanoma of the vulva. *Obstet. Gynecol.*, 39 (5), 745–752.

[177] Jaramillo, B.A., Ganjei, P., Averette, H.E., Sevin, B.U., Lovecchio, J.L. (1985) Malignant melanoma of the vulva. *Obstet. Gynecol.*, 66 (3), 398–401.

[178] Verschraegen, C.F., Benjapibal, M., Supakarapongkul, W., *et al.* (2001) Vulvar melanoma at the M. D. Anderson Cancer Center: 25 years later. *Int. J. Gynecol. Cancer*, 11 (5), 359–364.

[179] Clark,W.H., Jr, From, L., Bernardino, E.A., Mihm, M.C. (1969) The histogenesis and biologic behavior of primary human malignant melanomas of the skin. *Cancer Res.*, 29 (3), 705–727.

[180] Breslow, A. (1970) Thickness, cross-sectional areas and depth of invasion in the prognosis of cutaneous melanoma. *Ann. Surg.*, 172 (5), 902–908.

[181] Phillips, G.L., Bundy, B.N., Okagaki, T., Kucera, P.R., Stehman, F.B. (1994) Malignant melanoma of the vulva treated by radical hemivulvectomy. A prospective study of the Gynecologic Oncology Group. *Cancer*, 73 (10), 2626–2632.

[182] Trimble, E.L., Lewis, J.L. Jr,Williams, L.L., *et al.* (1992) Management of vulvar melanoma. *Gynecol. Oncol.*, 45 (3), 254–258.

[183] Davidson, T., Kissin, M.,Westbury, G. (1987) Vulvo-vaginal melanoma–should radical surgery be abandoned? *Br. J. Obstet.Gynaecol.*, 94 (5), 473–476.

[184] Look, K.Y., Roth, L.M., Sutton, G.P. (1993) Vulvar melanoma reconsidered. *Cancer*, 72 (1), 143–146.

[185] Podratz, K.C., Gaffey, T.A., Symmonds, R.E., Johansen, K.L., O'Brien, P.C. (1983) Melanoma of the vulva: an update. *Gynecol. Oncol.*, 16 (2), 153–168.

[186] Gallousis, S. (1972) Verrucous carcinoma. Report of three vulvar cases and review of the literature. *Obstet. Gynecol.*, 40 (4), 502–507.

[187] Japaze, H., Van Dinh, T.,Woodruff, J.D. (1982) Verrucous carcinoma of the vulva: study of 24 cases. *Obstet. Gynecol.*, 60 (4), 462–466.

[188] Foye, G., Marsh, M.R., Minkowitz, S. (1969) Verrucous carcinoma of the vulva. *Obstet. Gynecol.*, 34 (4), 484–488.

[189] Lucas, E.W., Jr, Branton, P., Mecklenburg, F.E., Moawad, G.N. (2009) Ectopic breast fibroadenoma of the vulva. *Obstet. Gynecol.*, 114 (2 Pt 2), 460–462.

[190] Proffitt, S.D., Spooner, T.R., Kosek, J.C. (1970) Origin of undifferentiated neoplasm from verrucous epidermal carcinoma of oral cavity following irradiation. *Cancer*, 26 (2), 389–393.

[191] Ulutin, H.C., Zellars, R.C., Frassica, D. (2003) Soft tissue sarcoma of the vulva: A clinical study. *Int. J. Gynecol. Cancer*, 13 (4), 528–531.

[192] Nielsen, G.P., Rosenberg, A.E., Koerner, F.C., Young, R.H., Scully, R.E. (1996) Smooth-muscle tumors of the vulva. A clinicopathological study of 25 cases and review of the literature. *Am. J. Surg. Pathol.*, 20 (7), 779–793.

[193] Gonzalez-Bugatto, F., Anon-Requena, M.J., Lopez-Guerrero, M.A., Baez-Perea, J.M., Bartha, J.L., Hervias-Vivancos, B. (2009) Vulvar leiomyosarcoma in Bartholin's gland area: a case report and literature review. *Arch. Gynecol. Obstet.*, 279

(2), 171–174.

[194] Tavassoli, F.A., Norris, H.J. (1979) Smooth muscle tumors of the vulva. *Obstet. Gynecol.*, 53 (2), 213–217.

[195] Tjalma,W.A., Hauben, E.I., Deprez, S.M., Van Marck, E.A., van Dam, P.A. (1999) Epithelioid sarcoma of the vulva. *Gynecol. Oncol.*, 73 (1), 160–164.

[196] Ulbright, T.M., Brokaw, S.A., Stehman, F.B., Roth, L.M. (1983) Epithelioid sarcoma of the vulva. Evidence suggesting a more aggressive behavior than extra-genital epithelioid sarcoma. *Cancer*, 52 (8), 1462–1469.

[197] Chiyoda, T., Ishikawa, M., Nakamura, M., Ogawa, M., Takamatsu, K. (2011) Successfully treated case of epithelioid sarcoma of the vulva. *J. Obstet. Gynaecol. Res.*, 37 (12), 1856–1859.

[198] Holloway, C.L., Russell, A.H.,Muto, M., Albert, M., Viswanathan, A.N. (2007) Synovial cell sarcoma of the vulva: multimodality treatment incorporating preoperative external-beam radiation, hemivulvectomy, flap reconstruction, inters-titial brachytherapy, and chemotherapy. *Gynecol. Oncol.*, 104 (1), 253–256.

[199] Vang, R., Medeiros, L.J., Malpica, A., Levenback, C., Deavers, M. (2000) Non-Hodgkin's lymphoma involving the vulva. *Int. J. Gynecol. Pathol.*, 19 (3), 236–242.

[200] Swanson, S., Innes, D.J., Jr, Frierson, H.F., Jr, Hess, C.E. (1987) T-immunoblastic lymphoma mimicking B-immunoblastic lymphoma. *Arch. Pathol. Lab. Med.*, 111 (11), 1077–1080.

[201] Wilkinson, E.J., Rico, M.J., Pierson, K.K. (1982) Microinvasive carcinoma of the vulva. *Int. J. Gynecol. Pathol.*, 1 (1), 29–39.

[202] Collins, C.G., Lee, F.Y., Roman-Lopez, J.J. (1971) Invasive carcinoma of the vulva with lymph node metastasis. *Am. J. Obstet. Gynecol.*, 109 (3), 446–452.

[203] Curry, S.L.,Wharton, J.T., Rutledge, F. (1980) Positive lymph nodes in vulvar squamous carcinoma. *Gynecol. Oncol.*, 9 (1), 63–67.

第33章 卵巢癌

Ovary

Charles A. Kunos　著

王元景　安菊生　译

一、概述

卵巢上皮癌是女性生殖系统肿瘤中首位致死性疾病。据美国肿瘤协会估计，2017年美国新发卵巢癌患者为 22 440 例，其中，14 080 例死于肿瘤疾病进展[1]。卵巢癌发病高峰年龄为 65—69 岁，然而 52% 女性被诊断卵巢癌时的年龄 < 65 岁[2, 3]。

在这里，我们探讨一下有关卵巢癌放射治疗的原理、原则及技术等方面的知识，回顾分析卵巢癌放射治疗的临床预后，并探讨新型放射治疗体系及与放射治疗联合使用的新型抗肿瘤药。

二、流行病学

目前，卵巢癌的发病机制尚不清楚。卵巢癌流行病学涉及环境、饮食、生殖、胚胎、内分泌及遗传等诸多因素。降低排卵次数的因素是卵巢癌的保护因素，而增加排卵次数的因素是卵巢癌的危险因素。针对这些，有学者提出了具有争议的假说——卵巢上皮细胞在排卵损伤与愈合中发生修复错误，从而诱发卵巢癌。例如，随着妊娠次数增加，卵巢癌风险降低[4, 5]。由于抑制了排卵，哺乳和口服避孕药也可降低卵巢癌风险[6, 7]。

排卵性不孕及相关性上皮周期损伤，增加了卵巢癌发生风险[8]。促排卵药的应用也可增加卵巢癌风险[8, 9]。随着分子生物学研究的深入，人们将发现越来越多的卵巢癌及致癌相关的分子通路[10, 11]。

遗传性卵巢癌与遗传性非息肉性结直肠癌综合征有关，5% ~ 10% 的卵巢癌具有家族史[12]。此外，遗传性卵巢——乳腺癌综合征与 DNA 修复基因 BRCA1 和 BRAC2 突变有关[13, 14]。BRCA1 乳腺癌易感基因通过参与 DNA 双链断裂修复抑制肿瘤发生，主要方式包括同源重组修复、核苷酸切除修复及碱基切除修复[15, 16, 17]。BRAC2 抑癌基因产物可促进同源重组修复蛋白 RAD51 与单链 DNA 结合。BRAC2 基因突变会抑制 DNA 修复，从而导致肿瘤发生。当野生型等位基因发生损坏或灭活时，遗传性突变等位基因 BRCA1 或 BRCA2 就会促进肿瘤发生。据认为，野生型等位基因发生二次突变或不可逆修复对于"表型"表达是必需的。散发性卵巢癌发病年龄通常是 60 岁左右，而遗传性卵巢癌发病年龄通常为 40 岁。家族性卵巢癌曾被认为非常罕见，如今却也相对普遍[18]。提高对遗传性卵巢癌综合征的认识，才能更好地进行风险评估。

卵巢癌在初次手术时往往已处于晚期（表33–1），因为卵巢癌通常毫无征兆地发生腹腔播散。预防卵巢癌包括口服避孕药和预防性卵巢切除。与未使用口服避孕药的经产妇相比，初产妇女性口服避孕药 5 年可以显著降低卵巢癌风险[19]。与无卵巢癌家族史和未口服避孕药的女性相比，具有遗传性卵巢癌综合征家族史的女性口服避孕药 10 年可以显著降低卵巢癌发生风险。具有明确卵巢癌家族史的女性，可以建议行预防性卵巢切除术[20, 21, 22]。其实没有这么简单，因为切除正常卵巢组织并无法消除原发性腹膜癌发生风险。原发性腹膜癌卵巢转移与卵巢癌在组织病理学与临床表现方面相似[23]。

无创性影像学检查和肿瘤标记物用于卵巢癌的早期诊断。诊断性阴道超声（无电离辐射）在检测卵巢异常细胞团的敏感性略低[24]。超声造影剂，比如脂质、蛋白质或高分子聚合物包绕的惰性气体微泡（1 ～ 8μm）和纳米气泡（170 ～ 250nm），可以提高早期卵巢癌检测的灵

敏度和特异性。然而，超声造影剂在临床上并没有得到广泛应用[25, 26]。在超声声压作用下，微泡通过振动或弹跳探测卵巢内部病变。宿主组织与气泡造影剂之间的声波阻抗产生超声对比图像。纳米气泡造影剂能够探测肿瘤靶向受体，此发现促进了气泡造影剂的临床应用发展。

也可以考虑采用血清学生物标记物早期诊断卵巢癌。CA125 作为卵巢癌的生物标记物，在一些良性疾病中也会升高，例如：子宫内膜异位症、子宫平滑肌瘤、盆腔炎性疾病等。CA125 > 65U/ml（正常值 0 ～ 35U/ml）时，诊断卵巢癌的敏感性为 97%，特异度为 78%，但对于绝经前女性，CA125 准确性略差[27]。一项临床随机试验，78 216 例女性行卵巢癌筛查，行常规健康体检或常规健康体检联合 CA125 检测和阴道超声检查[28]。其中，CA125 联合阴道超声检查出 212 例卵巢癌患者，常规体检组检查出 176 位

表 33-1 卵巢癌 FIGO 分期和 TNM 分级

FIGO	TNM	描述
Ⅰ期		肿瘤局限于卵巢
ⅠA	T_{1a}	肿瘤局限于一侧卵巢；腹水未找到恶性细胞；卵巢表明无肿瘤；包膜完整
ⅠB	T_{1b}	肿瘤局限于双侧卵巢；腹水未找到恶性细胞；卵巢表明无肿瘤；包膜完整
ⅠC	T_{1c}	肿瘤局限于单侧或双侧卵巢，但伴有以下任何一项：卵巢表面有肿瘤；包膜破裂；腹水或腹腔冲洗液有恶性细胞
Ⅱ期		肿瘤累及一侧或双侧卵巢，伴有盆腔扩散
ⅡA	T_{2a}	扩散和（或）转移至子宫和（或）输卵管；腹水或腹腔冲洗液无恶性细胞
ⅡB	T_{2b}	扩散至其他盆腔脏器；腹水或腹腔冲洗液无恶性细胞
ⅡC	T_{2c}	ⅡA 或ⅡB，伴腹水或腹腔冲洗液有恶性细胞
Ⅲ期		肿瘤侵犯一侧或双侧卵巢，并有显微镜证实盆腔外腹膜转移和（或）局部淋巴结转移；肝脏表面转移属于Ⅲ期；肿瘤局限于真骨盆，但显微镜证实肿瘤扩散至小肠或网膜
ⅢA	T_{3a}	肿瘤局限于真骨盆，伴淋巴结阴性，但显微镜证实腹膜表面微种植灶，或显微镜证实扩散至小肠或肠膜
ⅢB	T_{3b}	肿瘤侵犯一侧或双侧卵巢，肉眼证实盆腔外腹膜转移灶最大径线 ≤ 2cm；无区域淋巴结转移
ⅢC	T_{3c}　N_1	肉眼盆腔外腹膜转移灶最大径线 ≥ 2cm，和（或）区域淋巴结转移
Ⅳ期	M_1	肿瘤侵犯一侧或双侧卵巢，伴远处转移；若伴胸腔积液，需细胞学检测阳性才归属于Ⅳ期；肝实质转移属于Ⅳ期

引自参考文献 [47] 和 [158]

卵巢癌患者，两组无显著差异。CA125 联合超声检测对生存期无明显改善。对于早期卵巢癌的综合筛查，采用 CA125 检测或超声检查，单独或两者联合，尚无达成共识。CA125 在监测病情和潜在复发方面是有用的。然而，卵巢癌初始治疗后，CA125 升高阈值多少作为判断无症状早期复发，目前尚存在争论。研究表明，术后常规监测 CA125 水平并无法改善总生存期[29]。

人附睾分泌蛋白 E4（HE4），是一种诊断卵巢癌的新型血清标记物。与 CA125 及其他血清标记物相比，HE4 在早期卵巢癌检测方面具有较高的敏感性[30-33]。在健康女性中，HE4 和 CA125 两者联合检测，鉴别卵巢癌和正常卵巢的敏感性为 93%，鉴别卵巢癌与子宫内膜异位囊肿的敏感性为 79%[34]。

三、组织学与分子生物学

卵巢癌组织学分类非常复杂。目前，大家最为公认的是 WHO 卵巢癌组织学分类（表 33-2）。卵巢上皮性肿瘤进一步分为浆液性、黏液性、子宫内膜样、透明细胞和移行细胞瘤（勃勒纳瘤）（表 33-3）[35]。其他类型包括混合型肿瘤和未分化癌。每种类型除了未分化癌，肿瘤分为良性和恶性。恶性肿瘤组织学分级为 1～3 级，分级越高，分化越差。上皮性肿瘤和肉瘤也会同时存在。其他肿瘤类型包括同源和异源中胚层（苗勒管）混合瘤、间质肉瘤、生殖细胞和性索间质肿瘤[35]。本章节主要探讨有关卵巢上皮性肿瘤。

在浆液性、黏液性、透明细胞和子宫内膜样卵巢癌分类中，让临床医师认可"交界性"或"低度恶性"这个称谓是非常重要的。诊断交界性肿瘤需要经验丰富的妇产科病理医师综合术中和组织病理发现进行评估。由于交界性肿瘤表现"懒惰"，目前缺乏有力证据证实，除了手术以外的其他治疗方法还可以改善预后。Ⅰ期或Ⅱ期的交界性肿瘤无论是否行辅助治疗，均很少发生死亡[36]。对于Ⅲ期或Ⅳ期卵巢交界性肿瘤，临床医师往往在术后不会袖手旁观，还会继续辅助治疗。术后生存 5 年并不代表此病被永远控制，因为复发有可能发生于 5 年之后，疾病相关死亡率接近 25%～35%[37, 38]。研究表明，DNA 含量可

表 33-2 卵巢癌发生概率*

分 类	概率（%）
上皮性肿瘤	65
生殖细胞肿瘤	20～25
性索间质细胞肿瘤	6
脂质细胞瘤	＜ 0.1
两性母细胞瘤	＜ 0.1
未分类癌	＜ 0.1
转移性卵巢癌	5

*. 世界卫生组织分类

表 33-3 上皮性卵巢肿瘤细胞类型

类型	近似概率	
	全部肿瘤（%）	癌症（%）
浆液性	20～50	35～40
黏液性	15～25	6～10
子宫内膜样	5	15～25
透明细胞（中肾样）	＜ 5	5
移行细胞（勃勒纳）	2～3	＜ 1

引自 Rustin 2010[29]，经 Elsevier 允许转载

以用来区分惰性与侵袭性交界性肿瘤。例如，年龄超过 60 岁的二倍体交界性肿瘤患者的 15 年生存率为 75%，而相同年龄的异倍体患者 15 年生存率仅为 20%[39]。交界性肿瘤的相关分子研究，尚未发现预测生物学行为的可靠生物标记物[40]。越来越多的证据表明，化学治疗可以通过抑制 DNA 损伤修复，进而抑制非整倍体肿瘤的细胞增生[41]。总之，尚需建议进一步研究。

卵巢子宫内膜样癌的治疗面临巨大挑战。高达 25% 的卵巢子宫内膜样癌同时合并子宫内膜癌，病变可以表现为独立原发肿瘤、苗勒管多发恶性病灶或子宫内膜癌转移灶（归类为Ⅲ A 期）[42, 43]。卵巢子宫内膜样癌也可能发生于良性子宫内膜异位症、绝经后女性单用雌激素替代治疗，腹腔肿瘤转移则很罕见[44, 45]。实际上曾认为，局限于卵巢的子宫内膜样癌通过单纯放射治疗达到治愈，采用前后对穿野放射治疗照射卵巢或宫旁肿瘤病灶[46]。

四、手术

除了腹腔外转移（细胞学检查证实恶性胸腔积液），卵巢癌分期主要依据手术病理分期（表 33-1）[47]。术中全面探查盆、腹腔，尽可能切除所有肿瘤病灶。留取腹水进行细胞学检查。腹腔灌洗应包括盆腔、结肠旁沟、肝脏和膈肌表面。术中尽量完整切除并移出卵巢肿物，避免破裂。尽可能切除所有肉眼可见病灶。未发现明显临床病灶时，应全面仔细探查盆腹腔，对可疑区域进行活检。常规行大网膜切除、盆腔及腹主动脉旁淋巴结取样，对结肠旁沟和膈肌表面行活检。行全子宫和双附件切除。经手术病理分期，31% 临床分期为Ⅰ或Ⅱ期患者会升级为Ⅲ期[48]。而且，卵巢癌小病灶（< 1cm）患者的无复发间期和生存期优于大病灶（> 1cm）[49]。曾认为肿瘤细胞减灭术切除< 1.5cm 病灶能够改善术后生存期[50]。如今，术后残存病灶< 1.0cm 为理想肿瘤细胞减

灭术，能够较好地改善预后[51]。

（一）二次探查术

曾经流行采用二次探查术鉴别有无残余肿瘤，判断是否可以停止化学治疗。除了急性毒性反应，长期使用烷化剂类化学治疗药物可以诱发白血病[52, 53]。尽管影像技术的飞速发展，评估化学治疗后肿瘤残余最可靠方法仍然是二次探查术。对于肿瘤标记物阳性患者，即使 CA125 水平降至正常范围，也会有高达 62% 的患者肿瘤持续存在[54, 55]。迄今为止，二次探查术尚未作为改善最终生存期的手段。即使二次探查术阴性的患者，也仍有 50% 病例在含铂化学治疗后复发[56, 57]。肿瘤复发可能与卵巢癌分期晚、组织学分级高及初次手术后残余病灶范围有关[56, 57]。尽管二次探查术可能用于某些一线化学治疗后评估疗效或巩固治疗（腹腔化学治疗、放射磷或放化疗）之前的患者，由于缺乏有力证据证实巩固治疗可以改善患者生存或复发率，所以二次探查术的益处尚未得到认可。

二次探查术阴性的复发患者，尤其无复发间期超过 12 个月的患者对二线化学治疗方案有效的可能性很大。同样，复发患者经二次探查术证实一线化学治疗取得临床完全缓解，再次化学治疗也依然敏感。二次探查术或影像学检查证实病灶持续存在的患者，可以给予系统化学治疗，可能包括新型生物制剂、剂量密集型化学治疗或放化疗。针对此类患者，国际上尚无统一治疗标准。

（二）机器人辅助手术

机器人辅助手术是否有助于提高卵巢癌肿瘤细胞减灭术的能力，是一个值得思考的问题。虽然机器人手术可能对根治术有所帮助，但机器人平台也存在自身缺陷——无法同时进行盆腹腔手术。这已然成为机器人手术的一大劣势。

机器人手术应用于卵巢癌治疗的尚未经过广泛验证。迄今为止，机器人手术发生术中出血、

术后肠道损伤并发症及伤口裂开非常少见。在早期研究中，切口复发的情况很少报道。一篇文献比较了机器人手术与传统卵巢癌分期术[58]。在这项病例对照研究中，25 例卵巢上皮癌患者行机器人手术，对照组行腹腔镜或开腹手术。研究者认为，对于不需要行广泛肠道切除或上腹手术的卵巢癌分期术患者，腹腔镜手术或机器人手术能够最大限度地安全切除肿瘤。需要强调的是，入组患者均经过严格挑选，研究结论不一定适用于所有卵巢癌患者。尽管机器人手术能够减少术后并发症和缩短恢复时间（所以能尽快开始术后化学治疗），但机器人手术可能会限制术者探查和切除肿瘤的能力。此外，机器人手术器械可能会导致种植转移。这些局限性尚未进行充分研究。因此，在研究结果确证之前尚不推荐机器人手术应用于卵巢癌治疗。

五、化学治疗

卵巢癌患者开腹手术后，常规进行术后化学治疗。组织学分级为 1 或 2，Ⅰ A 或 Ⅰ B 期卵巢癌患者经过积极的分期手术，生存率可以达到 90% 以上[59]。组织学 3 级或 Ⅰ C 期以上患者，推荐系统性化学治疗联合分子靶向治疗（表 33-4）。

卵巢癌标准治疗方案为手术联合铂类 + 紫杉醇化学治疗（3 周方案，共 6 个周期）[60]。近 20 年来，铂类（顺铂、卡铂）联合紫杉醇静脉化学治疗一直是卵巢癌术后标准化学治疗方案[61]。铂类和紫杉醇化学治疗会引起并发症，而且并发症可能非常严重[62]。这些并发症可能使化学治疗无法完成，导致远期预后较差。拓扑替康、吉西他滨及贝伐珠单抗已经应用于晚期卵巢癌治疗。然而，肿瘤细胞减灭术联合全身化学治疗的远期疾病控制率依然为 20% 左右[62]。抗血管生成药贝伐珠单抗联合化学治疗可能延长复发卵巢癌的生存期[63]。首个 Ⅲ 期临床研究结果表明，卡铂 + 紫杉醇化学治疗联合贝伐珠单抗治疗 6 个周期，后续行单药贝伐珠单抗每 3 周 1 次共 12 个周期，中位无疾病进展时间延长 2 个月[64]。另一项 Ⅲ 期临床研究（OCEANS）表明：对于铂敏感的复发性卵巢癌、腹膜癌或输卵管癌患者，卡铂及吉西他滨化学治疗联合贝伐珠单抗治疗 6 ~ 10 个周期，随后行贝伐珠单抗单药治疗，中位无疾病进展时间延长 4 个月[65]。化学

表 33-4　抗肿瘤药在铂敏感和铂耐药卵巢癌中的疗效

药　物	铂敏感反应率（%）	铂耐药反应率（%）	无疾病进展时间（周）	作用靶点	主要毒性反应
紫杉醇	20 ~ 41	14 ~ 26	28	有丝分裂纺锤体	骨髓抑制
多西他赛	28 ~ 38	22 ~ 25	20	有丝分裂纺锤体	骨髓抑制
长春瑞滨	15 ~ 29	15 ~ 21	16	有丝分裂纺锤体	骨髓抑制
脂质体阿霉素	19 ~ 28	14 ~ 26	22	DNA	黏膜炎，手掌足底燥热
六甲蜜胺	10 ~ 27	10 ~ 18	16	DNA	恶心、呕吐
异环磷酰胺	12 ~ 15	12 ~ 15	17	DNA	出血性膀胱炎、神经毒性
吉西他滨	16 ~ 22	13 ~ 22	19	核糖核苷酸还原酶	骨髓抑制
拓扑替康	24 ~ 33	14 ~ 18	23	拓扑异构酶	骨髓抑制
依托泊苷	27 ~ 35	16 ~ 27	17	拓扑异构酶	骨髓抑制
他莫昔芬	10 ~ 15	10 ~ 15	16	孕激素受体阻断药	潮热，血栓栓塞
阿那曲唑	10 ~ 15	10 ~ 15	16	孕激素受体阻断药	骨质疏松，肌肉疼痛

治疗联合贝伐珠单抗对持续存在或复发性卵巢癌可能有效。

为了延长生存期，降低复发风险，提高生活质量，减少治疗相关并发症，国家癌症中心提出腹腔灌注化学治疗 [66]。目前，妇科肿瘤医师术中常规植入一个腹腔药物引流管，该操作仅增加 15 ～ 30min 的手术时间 [67]。Ⅰ期 [68, 69] 和Ⅱ期 [70-72] 临床研究表明，腹腔灌注化学治疗能够有效抑制卵巢癌细胞。三项相关的Ⅲ期随机临床研究如下：腹腔顺铂 + 静脉环磷酰胺化学治疗（SWOG8501/GOG0104）[73]，腹腔顺铂 + 静脉紫杉醇化学治疗（GOG0114）[74]，腹腔顺铂 + 静脉紫杉醇 + 腹腔紫杉醇化学治疗（GOG0172）[75]。三项研究结果显示，腹腔灌注化学治疗患者中位总体生存期分别为 8 个月、11 个月及 16 个月。腹腔灌注化学治疗会增加多种毒性反应。基于上述研究，2006 年 1 月国家癌症研究发表一项临床声明：对于获得满意切除术的Ⅲ期卵巢癌患者可以考虑静脉联合腹腔灌注化学治疗 [76]。

新型抗卵巢癌药不断出现。烷化剂联合脂质体阿霉素对于部分铂敏感性复发卵巢癌有效 [77]。烷化剂结合于 DNA 小沟区，使鸟嘌呤 N_2 氨基酸基团发生烷化，并结合在 DNA 大沟区 [78]。一项随机研究中，672 例一线含铂化学治疗方案治疗失败后复发的卵巢癌患者，烷化剂 + 脂质体阿霉素 vs 单药脂质体阿霉素，前者中位无疾病进展时间较后者改善 1.5 个月（HR 0.79，95% CI 0.65 ～ 0.96，P=0.019）[77]。对于铂敏感的卵巢癌患者，烷化剂联合脂质体阿霉素比单药脂质体阿霉素更有效（反应率 35% vs 23%，P=0.004）[77]。毒性反应为暂时性、非累积性，提示毒性可以耐受 [77]。无铂化学治疗方案可能成为含铂化学治疗失败后晚期卵巢癌的新型治疗方案选择之一，尤其适用于复发时间 < 12 个月 [79]。

现已证实，核糖核苷酸还原酶（RNR）对于细胞毒性化学治疗药物引起的细胞内 DNA 损伤反应至关重要 [80-81]。吉西他滨通过阻断 RNR 亚基 M_1 使 RNR 失活 [82]；3- 氨基吡啶 -2- 吡咯甲醛缩氨基硫脲（3-AP）通过阻断 RNR 亚基 M_2 或 M_{2b}（p53R2）使 RNR 失活 [81]。卵巢癌细胞 RNR 呈高水平表达 [83]。实际上通过卵巢癌铂耐药细胞模型已证实，3- 氨基吡啶 -2- 吡咯甲醛缩氨基硫脲（3-AP）可以通过阻断卵巢癌 RNR 逆转铂耐药 [84]。因此，阐明细胞内 RNR 活性的调控机制，能够更好地抑制细胞毒性化学治疗所致的 DNA 损伤修复。

在细胞有丝分裂 G_2-M 过渡期，染色体发生装配与包装。此时，细胞不仅易发生细胞毒性化学治疗引起的致死性 DNA 损伤，也对有丝分裂纺锤体毒性药物比较敏感。植物生物碱，如长春瑞滨和长春新碱，能够阻断微管蛋白装配，引起有丝分裂纺锤体细胞毒性破坏。紫杉醇（它合成类似物多西紫杉醇）从太平洋红豆杉树皮中提取获得，抑制有丝分裂后期微管蛋白解聚。紫杉烷类药物卡巴他赛促进微管蛋白聚合，抑制微管解聚，与紫杉醇作用机制相似。经证实，卡巴他赛能够增加卵巢癌细胞对放射治疗的敏感性。它能够使细胞周期重新分布，放射治疗前 24h 使用效果最佳 [85]。表鬼臼毒素——依托泊苷在 DNA 超螺旋中能够稳定拓扑异构酶 2 所致的 DNA 链断裂。喜树碱（半合成衍生物拓扑替康和伊立替康）提取自西藏落叶树，能够阻断拓扑异构酶Ⅰ，该酶通过促进单链断裂来减低 DNA 结构张力。最后，连接有丝分裂纺锤体两极至染色体着丝粒的过程，由极光 A-C 丝氨酸 / 苏氨酸激酶调控 [86]。目前，正在进一步研究极光激酶靶向药的抗肿瘤机制。

对于初始无法耐受手术、Ⅳ期及无法手术切除的卵巢癌患者，经新辅助化学治疗可能临床获益。新辅助化学治疗的益处包括：降低手术难度及术后严重并发症风险，尽快术后恢复及获得最佳手术效果。在一项新辅助化学治疗肿瘤细胞减灭术配对研究中，共纳入 60 例卵巢癌患者，理想肿瘤细胞减灭组与新辅助化学治疗组治疗效果相仿（76% vs 60%），尽管新辅助化学治疗组年龄较大且更虚弱[87]。在该研究中，无疾病进展时间和总生存期也相似。目前，尽管尚缺乏长期研究结果证实新辅助化学治疗在晚期卵巢癌治疗中的确定作用[88]，但其不失为某些患者的临床治疗选择之一。

重要的是，长期无病生存是卵巢癌患者最理想状态。在临床研究中，总生存期代表远期预后改善的指标，作为主要的研究终点（图33-1）。5年生存期作为研究终点，便于统计和解释，且更具临床意义。5年生存率作为研究终点的缺点是随访时间长。判断卵巢癌治疗成功的标准是铂敏感与否：肿瘤持续存在或含铂方案治疗后6个月内复发——铂耐药；6～18个月复发——部分铂敏感；18个月以上复发——铂敏感（图33-1）。卵巢癌对放射治疗是敏感的，原发、早期或晚期化学治疗耐药的卵巢癌中均可能从放射治疗中获益[89-92]。现有研究开始关注卵巢癌患者的放射治疗。

六、放射治疗

放射治疗应用于卵巢癌具有很长历史。卵巢及相关肿瘤对放射治疗非常敏感[89-92]。在过去，放射治疗应用于以下情况：①手术诊断明确后，无论是否行肿瘤细胞减灭术；②手术和化学治疗完全缓解后的巩固治疗；③持续存在或复发肿瘤的化学治疗增敏剂；④手术和化学治疗后持续存在肿瘤的二线治疗方案。外照射治疗靶区为全盆腔、骨盆及其他腹腔肿瘤转移灶。腹腔同位素放射治疗用于治疗全腹膜表面病灶。显然，放射治疗对于卵巢癌是有效治疗手段的。然而，临床上在何种情况下采用放射治疗、是否具有临床受益尚不清楚。

（一）放射性磷

采用放射性同位素金（^{198}Au）和磷（^{32}P）混悬液进行腹腔热灌注治疗，在理论上治疗卵巢

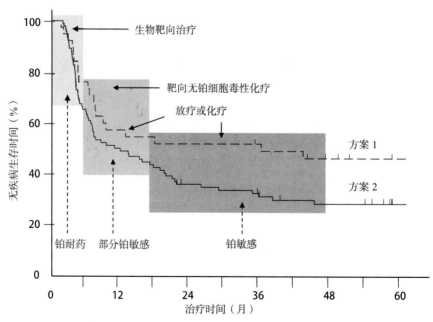

▲ 图 33-1　两种含铂化学治疗方案治疗卵巢癌，评估无疾病生存时间，评估时间间隔为入组日期至初次复发日期、死亡日期或失访日期

三种卵巢癌分类概念及疾病反应出现：①铂耐药（治疗 6 个月以内复发或死亡）；②部分敏感（治疗 6～18 个月复发或死亡）；③铂敏感（治疗 18 个月以后复发或死亡）；针对 3 种类型的卵巢癌，治疗方案分别为生物靶向治疗、细胞毒性化学治疗及放射治疗

癌患者是可行的。卵巢癌可以发生腹腔播散，扩散至整个腹膜表面，晚期还会发生腹腔外转移。腹腔同位素放射治疗可以覆盖所有腹膜表面，保证足够的照射剂量杀死肿瘤细胞，无严重的胃肠道毒性、造血抑制和骨髓损伤，另外不像全腹盆腔体外分次照射那样有治疗时间的限制。

由于 ^{198}Au 释放 γ 射线，可以造成其他人的射线暴露，^{198}Au 已经不常规用于腹腔灌注治疗。^{32}P 仅释放 β 射线，可以作为腹腔放射同位素治疗的选择。放射性磷治疗已应用于卵巢癌术后治疗，见于以下几种情况：①术中肿瘤破裂；②卵巢表面有肿瘤；③恶性腹水；④局限于卵巢的高级别肿瘤。然而，GOG 的一项临床随机研究表明，比较 ^{32}P 与美法仑治疗 I 期或 II 期具有上述特征的卵巢癌，两组的 5 年生存率无明显差异[59]。与系统化学治疗相比，^{32}P 辅助治疗可造成更严重的肠道并发症[93]。

挪威开展的一项前瞻性随机对照研究，比较放射性同位素磷与顺铂单药化学治疗 6 个周期治疗 I 期、II 期和 III 期卵巢上皮癌术后患者[94]。研究结果表明，无疾病生存期无明显差异，但 ^{32}P 组需行外科手术干预的肠梗阻并发症发生率为 5%，顺铂组的肠梗阻发生率仅为 1%。GOG 开展的一项前瞻性随机对照研究，比较 ^{32}P 与 3 周期顺铂联合环磷酰胺治疗那些一般状况较差的 I A 期和 I B 期卵巢癌，或 I B，II A-II C 患者[95]。放射性同位 ^{32}P 组小肠穿孔发生率为 3%。^{32}P 组与化学治疗组的 10 年复发率分别为 35% 和 28%，无统计学差异（$P=0.15$）。研究者认为，铂类为基础的联合化学治疗作为早期卵巢癌的术后辅助治疗，毒性反应相对较少。另外一项意大利开展的随机对照研究，采用 6 个周期顺铂或 ^{32}P 腹腔灌注治疗 I C 期卵巢癌，也得到了类似的结果[96]。III 期卵巢癌患者化学治疗后，二次腹腔探查结果阴性，给予放射性同位素 ^{32}P 治疗，结果并没有降低复发率和延长生存时间[97]。

放射性同位素 ^{32}P 在临床抗肿瘤方面未得

到广泛应用。由于技术所限，^{32}P 禁用于早期卵巢癌或卵巢癌完全切除术后。放射性 ^{32}P 释放的 β 粒子，平均能量为 0.695MeV，可穿透腹膜下 3mm 的组织。可想而知，对于浸润深度超过 5mm 的卵巢癌或腹膜后淋巴结转移的患者，^{32}P 治疗是无效的。术后数天，腹腔炎症粘连也会限制放射性 ^{32}P 悬液的流动。因此，术后数小时内置入腹腔灌注管，尽快完成放射性 ^{32}P 治疗。^{32}P 腹腔灌注治疗常规流程为：①经灌注管注入 250ml 生理盐水，确保管道通畅；②注射造影剂 ^{99}Tc，行正、侧位腹盆腔 CT 扫描，保证灌注管位置无移位；③经腹腔管灌入含 15mCi 磷酸铬混悬液的生理盐水 500ml；④给予 250ml 生理盐水冲管（生理盐水总量为 1000ml）；⑤移出灌注管，避免磷酸铬悬液外渗。为了保证放射性同位素均匀分布，患者需要认真做一套活动以改变体位利于 ^{32}P 分布。每 10 分钟进行一套动作：转向左侧，复位，特伦德伦伯格位，反特伦德伦伯格位，转向右侧，总时间为 2h（图 33-2）。倘若无上述预防措施，通常会导致：腹膜表面剂量不足、放射性同位素包裹积液相关性软组织损伤（常表现为肠梗阻）及治疗效果不佳[98,99]。^{32}P 联合盆腔放射治疗会导致严重的毒性反应，应尽量避免[100]。

综上所述，放射性同位素 ^{32}P 应用于卵巢癌治疗中巩固二次腹腔探查的化学治疗效果[97] 或治疗持续存在的小病灶[101]。总的来讲，临床结果存在争议，治疗的弊大于益。^{32}P 给药途径及治疗深度限制（< 3mm），所以其未来广泛应用于临床抗肿瘤面临巨大挑战。

（二）体外照射

全腹或部分腹部外照射曾经是 I 期、II 期或 III 期卵巢癌术后的一线治疗方案[102]。然而，目前大部分患者术后采用化学治疗，因为化学治疗能够明显延长生存期，且无明显的肠道损伤或梗阻等晚期并发症。联合放化疗实际上是不可行

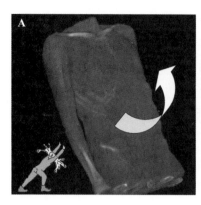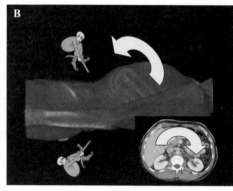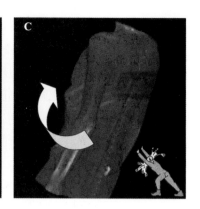

▲ 图 33-2　^{32}P 放射治疗体位设计

为保证放射性同位素（15mCi）均匀分布，患者需要每 10min 变换一次体位；一套动作通常包括：A. 转向左侧 10min；B. 复位，特伦德伦伯格位或反特伦德伦伯格位；C. 转向右侧；总时间为 2h

的，因为严重影响造血干细胞再生。因此，卵巢癌术后首选治疗方案是化学治疗，放射治疗仅适用于孤立复发灶或姑息治疗。

过去尝试通过盆腔放射治疗降低卵巢癌复发率。尽管放射治疗能够降低盆腔复发，但盆腔外或上腹的复发限制了放射治疗的广泛应用。经过严格分析治疗和复发情况得出结论：卵巢癌术后一线放射治疗合适的放射治疗靶区是全盆腹腔[103, 104]。

由于放射治疗敏感器官限制了放射治疗剂量，例如肾脏、肝脏和小肠（100 ～ 150cGy），因此巨大卵巢肿瘤仅可达到非致死性的放射 DNA 损伤，无法消灭。为了克服这一治疗障碍，盆腹腔放射治疗采用移动式条形照射或从膈肌顶部至盆底的全野治疗。当治疗机无法实现连续照射全腹，可以采用条形照射技术。假设肿瘤靶区在各分割区间不移动，剂量 225cGy 的条形照射理论上可减少治疗时间和增强局部治疗效果。移动条形照射和开放技术的肿瘤控制效果相当，但移动条形照射技术的晚期并发症较多[105, 106]。放射野、剂量和分割指南见图 33-3。

盆腹腔放射治疗作为卵巢癌术后一线方案的循证医学证据来源于加拿大[103]和澳大利亚[107, 108]。一贯认为，与术后残余病灶总直径超过 2cm 患者相比，术后无病灶残留者的复发率低和生存

时间长。因此，关于全盆腹腔放射治疗的广泛共识——盆腔残余病灶 ≥ 2cm 或上腹腔存在肉眼可见残余病灶是不适合采用全盆腹腔放射治疗。同样地，不适合化学治疗的 Ⅲ 期高分化卵巢癌患者才可采用全腹腔放射治疗。参照上述指南，盆腹腔放射治疗的效果也未必不如化学治疗[109-113]。尝试开展一些前瞻性临床研究均未成功，可能原因是患者和研究者存在偏见，无法获得足够的入组例数。相关回顾性研究也面临困难，因为大量有关卵巢癌放射治疗的研究资料缺乏严格的手术分期。与开腹行最大限度的肿瘤细胞减灭术相比，未行肿瘤细胞减灭术的患者残余病灶体积大，可能出现不同的预后。而且，存在一种错误概念认为，全盆腹腔放射治疗的晚期并发症发生率较高。肠梗阻是全盆腹腔放射治疗的一种并发症，但其也是复发性卵巢癌常见的并发症。除外肿瘤复发，全盆腹腔放射治疗后肠梗阻并不常见。600 例卵巢癌患者，术后给予全腹盆腔放射治疗，需手术干预的肠道并发症发生率仅为 2% ～ 4%[106, 107]。放射治疗作为卵巢癌术后一线治疗方案的优点还是值得进一步商榷的。

（三）全腹腔放射治疗技术

采用常规 X 线模拟机或四维 CT 模拟机定位能更好地设计全腹放射治疗，确保在整个呼

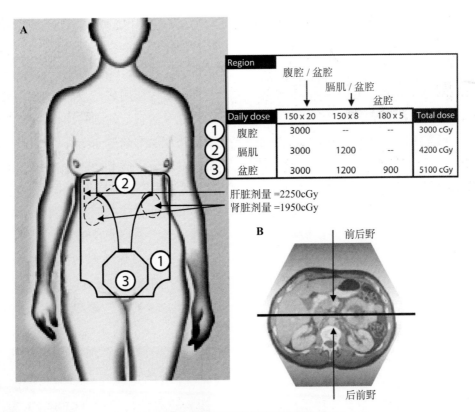

Region	腹腔 / 盆腔	膈肌 / 盆腔	盆腔	
Daily dose	150 × 20	150 × 8	180 × 5	Total dose
腹腔	3000	--	--	3000 cGy
膈肌	3000	1200	--	4200 cGy
盆腔	3000	1200	900	5100 cGy

肝脏剂量 =2250cGy
肾脏剂量 =1950cGy

前后野
后前野

▲ 图 33-3　卵巢癌盆腹腔放射治疗

A. 肿瘤区①靶区覆盖全腹腔，包括阴道和盆底，呼吸门控技术借助于 X 线或 CT 模拟机，保证随呼吸运动的双侧膈肌处于照射野中；侧腹部透视技术可以覆盖腹腔，但并非每次均成功；处方剂量通常为 3000cGy；T 形照射野② + 盆腔照射③，覆盖了左右膈脚的腹膜淋巴结，腹主动脉旁淋巴结和盆腔淋巴结照射区额外增加剂量 1200cGy；真骨盆可能接收到锥形束剂量补量 900cGy；推荐每日剂量 150cGy；肝右缘挡铅，保证接受照射最大剂量不超过 2250cGy；左右肾脏区域挡铅，肾脏最大耐受剂量为 1950cGy；B. 照射计划通常为前后野和后前野轮照

吸周期中照射野均能覆盖靶区直到膈肌。四维 CT 模拟机是目前最先进的模拟定位技术，将呼吸运动整合于腹盆腔放射治疗计划中[114, 115]。照射野必须包含全腹膜，上界为膈肌上 1.5cm，下界为坐骨结节下 1.5cm（图 33-3）。通常情况下，采用二级准直技术为了避开非重要正常组织，但存在放射治疗野边缘遗漏的风险，尤其是患者进行仰卧位和俯卧位治疗野范围较大时。因为腹膜腔两侧无重要组织，照射野大小和总剂量合适，即便没有准直技术（所谓的体表"校野"），腹腔照射也无明显禁忌证。侧野照射剂量降低，保证包含全腹膜。当腹部照射剂量较高时，采用肾后挡铅（5 个半价层厚）将双肾的照射剂量控制在 1800 ~ 2200cGy。根据全腹盆腔照射剂量原则，如果每日分割剂量

为 150cGy，部分肝脏区域可能需要挡铅，将肝脏剂量限制于 2500 ~ 2700cGy。如果全盆腹腔剂量为 2250 ~ 2500cGy、每日分割剂量为 100 ~ 125cGy 时，肝脏区域就没必要挡铅。局部靶区需要提高剂量的情况包括：①淋巴管聚集的膈肌中叶；②腹主动脉旁淋巴结转移；③盆腔。这些部位某些靶区照射的累积剂量可能高达 5100cGy，单次照射分割剂量高达 180 ~ 200cGy。

盆腹腔照射导致严重的骨髓抑制和胃肠道并发症。白细胞计数低影响患者化学治疗[116, 117]。如果中性粒细胞计数低于 500×10^6/L 或血小板计数低于 35×10^9/L，应该暂停放射治疗[118]。常见并发症为胃肠炎（20%）、肠梗阻（9% ~ 14%）及肝炎（肝静脉闭塞症）[119]。肺底部瘢痕伴罕

见肺炎发生率为1%。若正确遮挡铅保护，通常不会发生肾损伤[120]。

（四）调强和螺旋断层放射治疗技术

为了进一步降低盆腹腔放射治疗相关并发症，联合应用新型精准放射治疗系统。早期盆腹腔放射治疗时采用天然辐射屏蔽和收缩门控技术，现在逐渐被光束准直控制的精准放射治疗技术取代[111-113]，剂量给予更加适形，放射野可以很大但是与肿瘤高度吻合如螺旋断层放射治疗系统[121,122]。

第一种技术是调强放射治疗（IMRT）。调强放射治疗通过调节多角度射线束，使相对高剂量集中在治疗靶区组织内，周围正常组织暴露在低剂量的体积更多[111,113]。目前的技术给予腹部靶器官适当剂量，可明显降低胃肠道、泌尿生殖道及骨髓毒性作用[123]。关于盆腔调强放射治疗靶区和危及器官的勾画共识正逐渐达成[124]。延伸野的长度通常超过40cm，采用腹盆腔等中心多野照射，治疗技术复杂，限制了全腹盆腔IMRT照射技术的广泛应用[111,113]。

第二种方法是联合计算机引导和先进光束准直技术，根据靶区形状调整射线波束[121,122]。该系统将直线加速器与螺旋CT扫描机结合起来，进行图像引导下放射治疗，称为螺旋断层技术（图33-4）[125]。螺旋断层放射治疗技术能够

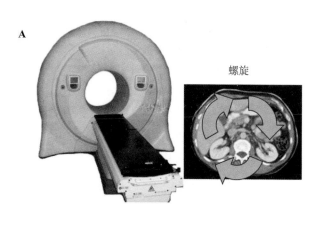

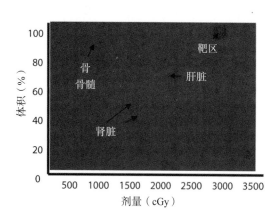

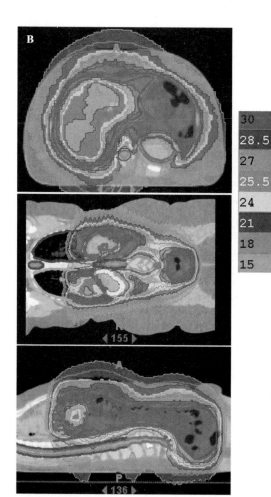

▲ 图33-4　卵巢癌螺旋断层放射治疗

A. 螺旋断层放射治疗系统由螺旋CT和直线加速器构成；B. 识别重要器官（除肝外缘1cm外的中央肝实质、除肾外缘1cm的肾中心），避免接受剂量照射；这样，腹膜表面接受足够照射剂量，而潜在风险器官就避免了接受过多剂量照射（此图的彩色版本见书中彩图页）

对肿瘤靶区进行 360° 全方位治疗。盆腹腔断层放射治疗的剂量均匀，同时也可以避免损伤重要器官。传统盆腹腔放射治疗会造成肠道高剂量集中，螺旋断层放射治疗就可以降低远期严重肠道并发症。

目前，尚缺乏有关比较传统盆腹腔放射治疗与调强放射治疗或螺旋断层放射治疗的临床研究。尽管进行了许多剂量对比的研究，但这些技术相关证据仍然很少 [126-128]。显然，未来需要进一步开展有关新型盆腹腔放射治疗技术的研究，验证其降低放射治疗并发症及控制卵巢癌方面的优势。

（五）放化疗

1. 术后辅助放射治疗　放化疗作为卵巢癌的主要治疗方法仍然存在争议。一项 Ⅱ 期临床研究中，Ⅱ 期或 Ⅲ 期卵巢癌患者经理想肿瘤细胞减灭术和 6 个周期含铂化学治疗后，给予盆腹腔放射治疗 [129]。放化疗组与单纯盆腹腔放射治疗组相比，中位生存周期为 5.7 年 vs 2.4 年，5 年无复发生存率为 43% vs 22%，表明放化疗更有优势。在其他临床试验中，很少有患者观察到巩固性常规腹盆静脉放射治疗的益处或做出益处 [130, 131-133]。GOG 开展了一项 Ⅱ 期临床研究，Ⅲ 期卵巢癌患者手术和化学治疗后，给予超分割盆腔放射治疗 [134]。纳入研究的 37 例卵巢癌患者行术后化学治疗及二次开腹探查术，21 例为肉眼持续病灶，4 例为镜下病灶，12 例未见病灶。35 例患者经盆腹腔放射治疗，其中 8 例明显有效。多项研究一致表明，由于存在血液学毒性反应，很难在术后化学治疗后再实行盆腹腔放射治疗。将近 1/3 的患者无法完成计划治疗方案 [132, 134, 135]。对于手术化学治疗后仍残留 1 或 2 个持续存在的孤立病灶的患者，由于靶区体积不大，放射治疗相关的急性和远期并发症也会很少，腹腔局部放射治疗才具有意义。

2. 放射治疗作为化学治疗增敏剂　卵巢癌依然是导致女性肿瘤相关死亡的主要原因之一，部分原因是 65% 的患者病灶持续存在或铂类化学治疗后很快复发时间 < 6 个月 [75, 136]。为了克服铂耐药问题，化学治疗方案采用铂类联合紫杉醇或多西他赛 [60, 74, 137]。放射治疗能否增加铂耐药型卵巢癌的化学治疗敏感性尚不清楚。经二次剖腹探查术证实肉眼可见病灶的患者，即使经再次减瘤术仅剩下镜下可见病灶，治疗效果也不如仅有镜下持续性病灶的患者 [138]。对于首次手术和化学治疗后仍有肉眼可见病灶的患者，放化疗有可能临床获益。

研究证实，与单分割照射（200cGy）相比，低剂量超分割（每次 50cGy，4 次）能够增加 p53 突变结直肠癌细胞的凋亡 [139]。据猜测，首剂量分割照射使细胞停留于放射敏感的细胞有丝分裂 G_2/M 期，随后的低剂量分割杀伤效果增强 [140]。低剂量超分割放射治疗可能增强卵巢癌细胞对 G_2/M 期细胞毒性药物多西他赛的化学治疗敏感性 [141]。在 GOG 的一项临床 Ⅰ 期研究中，140 例持续性或复发性高级别卵巢癌、腹膜癌或输卵管癌患者，给予多西紫杉醇周疗（20mg/m²）联合每日 2 次低剂量全腹盆腔放射治疗（2 次 / 周），共计 6 周。13 例患者发生了血液学毒性反应（主要是 1 或 2 级），主要是血小板减少症（77%）。研究显示，30% 患者 6 个月内未发生疾病进展。由此判断，放化疗可能具有化学治疗增敏作用。尽管该方案具有合理性，但是关于单药化学治疗联合低剂量照射需要进一步研究以证实其是否具有放射治疗增敏的作用。

（六）立体定向放射外科

对于手术和一线化学治疗后持续存在的卵巢癌耐药小病灶，立体定向放射外科是一种有效的放射治疗手段 [141]。立体定向放射外科系统采用安装机器人手臂（射波刀）的直线加速器，其优势在于非共面照射野数目及角度可灵活调整，将不同维度的射线聚集于局部，同时使重要器官接受照射的剂量较低（图 33-5）。采用端对端放射剂量模型证实放射治疗外科可以达到亚毫米级精度 [142-144]。一项 II 期临床研究，纳入 16 例化学治疗耐药的卵巢癌患者，采用立体定向放射外科手术（每次 800cGy，3 次）治疗盆腹腔病灶 [145]。中位随访时间为 12 个月，仅 1 例患者行放射外科手术治疗卵巢癌肝转移灶时，发生了高胆红素血症但治疗后可以控制。而且立体定向放射外科具有良好的安全性和耐受性。初步数据证实，卵巢癌靶区经放射外科治疗的有效率达 94%。尚

未完成的随访数据表明，超 50% 的未行放射外科的病灶发生了进展。在一项初步开展的 I 期临床研究中，卡铂＋吉西他滨化学治疗联合立体定向放射外科手术治疗隐匿性转移性卵巢癌耐药病灶。尚需进一步证实立体定向放射治疗技术在卵巢癌治疗中的地位。

（七）少见卵巢肿瘤的放射治疗

1. 无性细胞瘤　无性细胞瘤对放射治疗非常敏感，与男性睾丸母细胞瘤的放射敏感性相当。

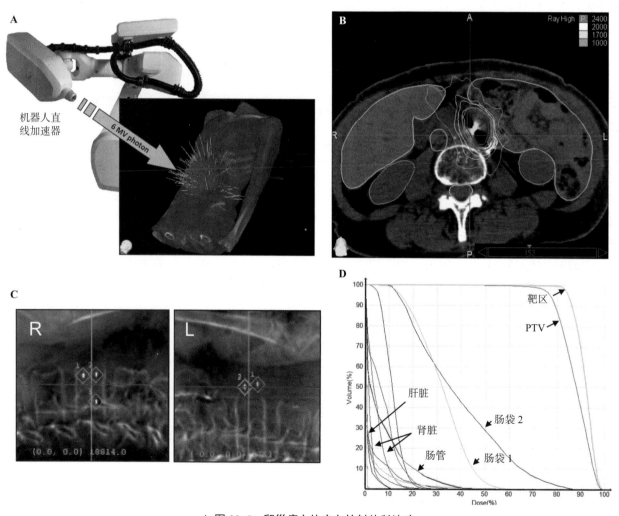

▲ 图 33-5　卵巢癌立体定向放射外科治疗

A. 为一机器人立体定向放射外科（射波刀）系统，该系统能聚焦不同方位角度的射线，使局部病灶靶区达到高剂量照射；B. 机器人立体放射外科系统精度可达亚毫米级，高度适形放射治疗可以避免正常组织接受的剂量过高，所示为一例卵巢癌腹主动脉旁淋巴结复发患者的放射外科设计方案，靶区内可见一金属标记物；C. 治疗室相机拍摄的正侧位左右透视图像，能够实时追踪植入的参照物（绿钻石样形状）；D. 剂量-体积曲线显示，红色曲线表示高比例靶区剂量覆盖率，与此同时重要器官接受的剂量较低，如肠道、肝脏和肾脏（此图的彩色版本见书中彩图页）

无性细胞瘤发生于 20 岁女性，双侧发生率为20%。对于 I 期巨大肿瘤的患者，放射治疗非常有效 [146, 147]。放射治疗常用于原发卵巢无性细胞瘤伴腹主动脉旁淋巴结转移（可给予纵隔和锁骨上窝预防照射）。近些年，由于放射治疗会导致不育症，BEP 化学治疗已取代了放射治疗 [148, 149]。

2. 皮样囊肿　皮样囊肿又称成熟囊性畸胎瘤，由表皮和皮肤附属器组成。成熟畸胎瘤组织成分可能同时存在来源于三胚层的成分，其中原始神经和鳞状细胞可能发生恶变。这些少见肿瘤局部侵袭，早期发生区域淋巴结转移。尽管此类肿瘤具有异质性，不能采用常规放射治疗的靶区体积、剂量或分割方法，但放射治疗对 II 期或 III 期患者（局部扩散、区域淋巴结转移不伴腹膜广泛扩散）是有益的。其他产生于皮样囊肿的肿瘤包括恶性神经肿瘤、恶性甲状腺肿瘤、黑色素瘤、类癌及基底细胞癌。

3. 颗粒细胞瘤　颗粒细胞瘤是卵巢恶性性索间质肿瘤，可发生于女婴、儿童、青少年及成人。成人颗粒细胞瘤组织学特点与儿童不同，常发生于 50 岁女性，占卵巢肿瘤的 5%。成人颗粒细胞瘤具有激素活性，能够产生雌激素，导致月经周期紊乱，同时亦可产生孕激素。肿瘤还可产生雄激素，患者可能表现为多毛症、男性化和月经稀发。超过 50% 的颗粒细胞瘤患者，因长期暴露于无拮抗性雌激素，子宫病变发生率升高，如内膜增生或内膜癌 [150, 151]。颗粒细胞瘤低度恶性，初次手术多年后才会发生复发或转移 [150-152]。性激素相关症状出现的时间早于临床肿瘤的复发或转移。I 期颗粒细胞瘤患者行根治术后 5 年无疾病生存率达 90%，不需要行辅助治疗。坦率来讲，辅助放射治疗应用于颗粒细胞瘤治疗尚存在模棱两可 [150, 153, 154]。因此，放射治疗仅适用于肿瘤无法治愈的姑息治疗。

4. 卵巢透明细胞癌　卵巢透明细胞癌占卵巢肿瘤的 4% ～ 14%，日本女性发生率较高 [155]。透明细胞癌发生于年轻女性，主要位于盆腔，与子宫内膜异位症相关，预后不良 [156]。I C 或 II 期卵巢透明细胞癌患者，先行 3 周期紫杉醇（ $175mg/m^2$ ）联合卡铂（AUC 5-6）化学治疗（每 3 ～ 4 周为 1 个周期），后续给予盆腔放射治疗（盆腔放射治疗：22.5Gy/10F/2 周；全盆腹放射治疗：22.5Gy/22F/4.1 周）。结果表明，与历史对照组相比，20% 的患者 5 年无疾病生存时间是延长的 [155]。基于此，卵巢透明细胞癌是否均行放射治疗尚需进一步研究。

高钙小细胞型或鳞状细胞型卵巢癌，因其组织学类型对放射治疗敏感，所以可以考虑放射治疗 [156, 157]。

七、放化疗未来的方向

卵巢癌行理想肿瘤细胞减灭术，术后给予细胞毒性药物联合抗血管生成药物治疗，临床治疗效果令人振奋。未来 5 年，随着放射治疗技术的快速发展，卵巢癌耐药的微小病灶的治疗效果将得到改善。未来，采用调强放射治疗、螺旋断层放射治疗技术的全盆腹腔照射和立体定向放射外科技术的前瞻性研究和临床试验研究结果，将可能为术后化学治疗耐药患者提供以下可能性：①患者希望通过单纯靶向放射治疗获得长期无疾病生存；②患者可能需要靶向放化疗。核糖核苷酸还原酶、聚腺苷二磷酸核糖聚合酶及信号通路激酶的新型小分子抑制药应用于放射治疗的安全性研究，未来几十年将可能引领未来放化疗的研究方向。未来 5 ～ 10 年的临床研究结果值得热切期盼。

参考文献

[1] Siegel, R., Miller, K., Jemal, A. (2017) Cancer Statistics 2017. *CA Cancer J. Clin.*, 67, 7–30.

[2] Yancik, R., Ries, L., Yates, J. (1986) Ovarian cancer in the elderly: An analysis of Surveillance, Epidemiology, and End Results program data. *Am. J. Obstet.Gynecol.*, 154 (3), 639–647.

[3] Yancik, R. (2005) Population aging and cancer: a cross-national concern. *Cancer J.*, 11 (6), 427–441.

[4] Greene, M., Clark, J., Blayney, D. (1984) The epidemiology of ovarian cancer. *Semin. Oncol.*, 11 (3), 209–226.

[5] Braem, M., Onland-Moret, N., van den Brandt, P., *et al.* (2010) Reproductive and hormonal factors in association with ovarian cancer in the Netherlands cohort study. *Am. J. Epidemiol.*, 172 (10), 1181–1189.

[6] The Cancer and Steroid Hormone Study of the Centers for Disease Control and the National Institute for Child Health and Human Development (1987) The reduction in risk of ovarian cancer associated with oral-contraceptive use. *N. Engl. J. Med.*, 316, 650–655.

[7] Rosenblatt, K., Thomas, D., Noonan, E. (1992) High-dose and low-dose combined oral contraceptives: Protection against epithelial ovarian cancer and the length of the protective effect. The WHO Collaborative Study of Neoplasia and Steroid Contraceptives. *Eur. J. Cancer*, 28A, 1872–1976.

[8] Devesa, M., Barri, P., Coroleu, B. (2010) Assisted reproductive technology and ovarian cancer. *Minerva Endocrinol.*, 35 (4), 247–257.

[9] Rossing, M., Daling, J.,Weiss, N.,Moore, D., Self, S. 91994 Ovarian tumors in a cohort of infertile women. *N. Engl. J. Med.*, 331 (12), 771–776.

[10] Wiegand, K., Shah, S., Al-Agha, O., *et al.* (2010) ARID1A mutations in endometriosis-associated ovarian carcinomas. *N. Engl. J. Med.*, 363 (16), 1532–1543.

[11] Sato, N., Tsunoda, H., Nishida, M., *et al.* (2000) Loss of heterozygosity on 10q23.3 and mutation of the tumor suppressor gene PTEN in benign endometrial cyst of the ovary: possible sequence progression from benign endometrial cyst to endometrioid carcinoma and clear cell carcinoma of the ovary. *Cancer Res.*, 60 (24), 7052–7056.

[12] Watson, P., Lynch, H. (1993) Extracolonic cancer in hereditary nonpolyposis colorectal cancer. *Cancer*, 71 (3), 677–685.

[13] Ford, D., Easton, D., Bishop, D., Narod, S., Goldgar, D., Breast Cancer Linkage Consortium (1994) Risks of cancer in *BRCA1*-mutation carriers. *Lancet*, 343 (8899), 692–695.

[14] Wooster, R., Neuhausen, S., Mangion, J., *et al.* (1994) Localization of a breast cancer susceptibility gene, *BRCA2*, to chromosome 13q12-13. *Science*, 265 (5181), 2088–2090.

[15] Zhang, J., Powell, S. (2005) The role of the *BRCA1* tumor suppressor in DNA double-strand break repair. *Mol. Cancer Res.*, 3 (10), 531–539.

[16] Hartman, A., Ford, J. (2002) *BRCA1* induces DNA damage recognition factors and enhances nucleotide excision repair. *Nat. Genet.*, 32 (1), 180–184.

[17] Alli, E., Sharma, V., Sunderesakumar, P., Ford, J. (2009) Defective repair of oxidative DNA damage in triple-negative breast cancer confers sensitivity to inhibition of poly(ADP-ribose) polymerase. *Cancer Res.*, 69 (8), 3589–3596.

[18] Hemminki, K., Sundquist, J., Brandt, A. (2011) Incidence and mortality in epithelial ovarian cancer by family history of any cancer. *Cancer*, 117 (17), 3972–3980.

[19] Gross, T., Schlesselman, J. (1994) The estimated effect of oral contraceptive use on the cumulative risk of epithelial ovarian cancer. *Obstet. Gynecol.*, 83 (3), 419–424.

[20] Struewing, J.,Watson, P., Easton, D., Ponder, B., Lynch, H., Tucker, M. (1995) Prophylactic oophorectomy in inherited breast/ovarian cancer families. *J. Natl Cancer Inst. Monogr.*, 17, 33–35.

[21] Finch, A., Beiner, M., Lubinski, J., *et al.* (2006) Salpingo-oophorectomy and the risk of ovarian, fallopian tube, and peritoneal cancers in women with a *BRCA1* or *BRCA2* mutation. *J. Am. Med. Assoc.*, 296 (2), 185–192.

[22] Salhab, M., Bismohun, S., Mokbel, K. (2010) Risk-reducing strategies for women carrying *BRCA1/2* mutations with a focus on prophylactic surgery. *BMCWomens Health*, 10, 28.

[23] Piver, M., Jishi, M., Tsukada, Y., Nava, G. (1993) Primary peritoneal carcinoma after prophylactic oophorectomy in women with a family history of ovarian cancer. *Cancer*, 71 (9), 2751–2755.

[24] Buys, S., Partridge, E., Black, A., *et al.* (2011) Effect of screening on ovarian cancer mortality: the Prostate, Lung, Colorectal, and Ovarian (PLCO) cancer screening randomized control trial. *J. Am. Med. Assoc.*, 305 (22), 2295–2303.

[25] Fleischer, A., Lyshchik, A., Jones, H.J., *et al.* (2008) Contrast-enhanced transvaginal sonography of benign versus malignant ovarian masses: preliminary findings. *J. Ultrasound Med.*, 27 (7), 1019–1021.

[26] Gao, Z., Kennedy, A., Christensen, D., Rapoport, N. (2008) Drug-loaded nano/microbubbles for combining ultrasonography and targeted chemotherapy. *Ultrasonics*, 48 (4), 260–270.

[27] Malkasian, G.J., Knapp, R., Lavin, P., *et al.* (1988) Preoperative evaluation of serum CA-125 levels in premenopausal and postmenopausal patients with pelvic masses: Description of benign from malignant disease. *Am. J. Obstet. Gynecol.*, 159 (2), 341–346.

[28] Prat, A., Parera, M., Adamo, B., *et al.* (2009) Risk of recurrence during follow-up for optimally treated advanced epithelial ovarian cancer (EOC) with a low-level increase of serum CA-125 levels. *Ann. Oncol.*, 20 (2), 294–297.

[29] Rustin, G., van der Burg, M., Griffin, C., *et al.* (2010) Early versus delayed treatment of relapse ovarian cancer (MRC OV05/EORTC 55955): a randomised trial. *Lancet*, 376 (9747), 1155–1163.

[30] Havrilesky, L., Whitehead, C., Rubatt, J., *et al.* (2008) Evaluation of biomarker panels for early stage ovarian cancer detection and monitoring for disease recurrence. *Gynecol. Oncol.*, 10, 374–382.

[31] Moore, R., Brown, A.,Miller,M., *et al.* (2008) The use of multiple novel tumor biomarkers for the detection of ovarian carcinoma with a pelvic mass. *Gynecol. Oncol.*, 108, 402–408.

[32] Drapkin, R., von Horstein, H., Lin, Y., *et al.* (2005) Human epididymis protein 4 (HE4) is a secreted glycoprotein that is overexpressed by serous and endometrioid ovarian carcinomas. *Cancer Res.*, 65, 2162–2169.

[33] Galgano, M., Hampton, G., Frierson, H. (2006) Comprehensive analysis of HE4 expression in normal and malignant human tissues. *Mod. Pathol.*, 19, 847–853.

[34] Huhtinen, K., Suvitie, P., Hiissa, J., *et al.* (2009) Serum HE4 concentration differentiates malignant ovarian tumours from ovarian endometriotic cysts. *Br. J. Cancer*, 100 (8), 1315–1319.

[35] Scully, R., Young, R., Clemens, P. (1998) Tumors of the ovary, maldeveloped gonads, fallopian tube, and broad ligament, in *Atlas of Tumor Pathology*. Vol. 23, series 3. Armed Forces Institute of Pathology,Washington, DC.

[36] Creasman,W., Park, R., Norris, H., Disaia, P., Morrow, C., Hreshchyshyn, M. (1982) Stage 1 borderline ovarian tumors. *Obstet. Gynecol.*, 59 (1), 93–96.

[37] Chambers, J., Merino, M., Kohom, E., Schwartz, P. (1988) Borderline ovarian tumors. *Am. J. Obstet. Gynecol.*, 159 (5), 1088–1094.

[38] Silva, E., Gershenson, D., Malpica, A., Deavers, M. (2006) The recurrence and the overall survival rates of ovarian serous borderline neoplasms with noninvasive implants is time dependent. *Am. J. Surg. Pathol.*, 30 (11), 1367–1371.

[39] Kaern, J., Trope, C., Kjorstad, K., Abeler, V., Petersen, E. (1990) Cellular DNA content as a new prognosis tool in patients with borderline tumors of the ovary. *Gynecol. Oncol.*, 38 (3), 452–457.

[40] Trope, C., Davidson, B., Paulsen, T., Abeler, V., Kaern,

J. (2009) Diagnosis and treatment of borderline ovarian neoplasms – 'the state of the art'. *Eur. J. Gynaecol. Oncol.*, 30 (5), 471–482.

[41] Kusumbe, A., Bapat, S. (2009) Cancer stem cells and aneuploid populations within developing tumors are the major determinants of tumor dormancy. *Cancer Res.*, 69 (24), 9245–9253.

[42] Pearl, M., Johnston, C., Frank, T., Roberts, J. (1993) Synchronous dual primary ovarian and endometrial carcinomas. *Int. J. Gynaecol. Oncol.*, 43 (3), 305–312.

[43] Soliman, P., Slomovitz, B., Broaddus, R., *et al.* (2004) Synchronous primary cancers of the endometrium and ovary: a single institution review of 84 cases. *Gynecol. Oncol.*, 94 (2), 456–462.

[44] Heaps, J., Neiberg, R., Berek, J. (1990) Malignant neoplasms arising in endometriosis. *Obstet. Gynecol.*, 75 (6), 1023–1028.

[45] Leiserowitz, G., Gumbs, J., Oi, R., *et al.* (2003) Endometriosis-related malignancies. *Int. J. Gynaecol. Oncol.*, 13 (4), 466–471.

[46] Martinez, A., Schray, M., Howes, A., Bagshaw, M. (1985) Postoperative radiation therapy for epithelial ovarian cancer: the curative role based on a 24-year experience. *J. Clin. Oncol.*, 3 (7), 901–911.

[47] FIGO Committee on Gynecologic Oncology. (2009) Current FIGO staging for cancer of the vagina, fallopian tube, ovary, and gestational trophoblastic neoplasia. *Int. J. Gynaecol. Obstet.*, 105 (1), 3–4.

[48] Young, R., Decker, D.,Wharton, J., *et al.* (1983) Staging laparotomy in early ovarian cancer. *J. Am. Med. Assoc.*, 250 (22), 3072–3076.

[49] Hoskins,W., Bundy, B., Thigpen, J., Omura, G. (1992) The influence of cytoreductive surgery on recurrence-free interval and survival in small-volume stage III epithelial ovarian cancer: a Gynecologic Oncology Group study. *Gynecol. Oncol.*, 47 (2), 159–166.

[50] Griffiths, C. (1975) Surgical resection of tumor bulk in the primary treatment of ovarian carcinoma. *J. Natl Cancer Inst. Monogr.*, 42, 101–104.

[51] Bristow, R., Tomacruz, R., Armstrong, D., Trimble, E., Montz, F. (2002) Survival effect of maximal cytoreductive surgery for advanced ovarian carcinoma during the platinum era: a meta-analysis. *J. Clin. Oncol.*, 20 (5), 1248–1259.

[52] Reimer, R., Hoover, R., Faumeni, J.J., Young, R. (1977) Acute leukemia after alkylating agent therapy for ovarian cancer.*N. Engl. J. Med.*, 297 (4), 177–181.

[53] Kaldor, J., Day, N., Pettersson, F., *et al.* (1990) Leukemia following chemotherapy for ovarian cancer. *N. Engl. J. Med.*, 322 (1), 1–6.

[54] Rubin, S., Hoskins,W., Hakes, T., *et al.* (1989) Serum CA-125 levels and surgical findings in patients undergoing second operations for epithelial ovarian cancer. *Am. J. Obstet. Gynecol.*, 160 (3), 667–671.

[55] Berek, J., Knapp, R., Malkasian, G.J., *et al.* (1986) CA-125 serum levels correlated with second-look operations among ovarian cancer patients. *Obstet. Gynecol.*, 67 (5), 685–689.

[56] Rubin, S., Hoskins,W., Hakes, T., Markman, M., Cain, J., Lewis, J.J. (1988) Recurrence after negative second-look laparotomy for ovarian cancer: Analysis of risk factors. *Am. J. Obstet.Gynecol.*, 159 (5), 1094–1098.

[57] Rubin, S., Randall, T., Armstrong, K., Chi, D., Hoskins, W. (1999) Ten-year follow-up of ovarian cancer patients after second-look laparotomy with negative findings. *Obstet. Gynecol.*, 93 (1), 21–24.

[58] Magrina, J., Zanagnolo, V., Noble, B., Kho, R., Magitbay, P. (2011) Robotic approach for ovarian cancer: perioperative and survival results and comparison with laparoscopy and laparotomy. *Gynecol. Oncol.*, 121 (1), 100–105.

[59] Young, R.,Walton, L., Ellenberg, S., *et al.* (1990) Adjuvant therapy in stage 1 or 2 epithelial ovarian cancer. Results of two prospective randomized trials. *N. Engl. J. Med.*, 322 (15), 1021–1027.

[60] Ozols, R., Bundy, B., Greer, B., *et al.* (2003) Phase 3 trial of carboplatin and paclitaxel compared with cisplatin and paclitaxel in patients with optimally resected stage 3 ovarian cancer: a Gynecologic Oncology Group study. *J. Clin. Oncol.*, 21 (17), 3194–3200.

[61] McGuire,W., Hoskins,W., Brady, M., *et al.* (1996) Cyclophosphamide and cisplatin compared with paclitaxel and cisplatin in patients with stage 3 and stage 4 ovarian cancer.*N. Engl. J. Med.*, 334 (1), 1–6.

[62] Alberts, D. (2006) Intraperitoneal chemotherapy: Changing the paradigm for the management of ovarian cancer. Introduction. *Semin. Oncol.*, 33 (6, Suppl. 12), S1–S2.

[63] Burger, R., Sill, M., Monk, B., Greer, B., Sorosky, J. (2007) Phase II trial of bevacizumab in persistent or recurrent epithelial ovarian cancer or primary peritoneal cancer: a Gynecologic Oncology Group study. *J. Clin. Oncol.*, 25 (33), 5165–5171.

[64] London, S. (2011) Bevacizumab shows promise for high-risk and recurrent ovarian cancer. *Commun. Oncol.*, 8 (7), 332–333.

[65] Aghajanian, C., Blank, S., Goff, B., *et al.* (2012) OCEANS: a randomized, double-blind, placebo-controlled phase III trial of chemotherapy with or without bevacizumab in patients with platinum-sensitive recurrent epithelial ovarian, peritoneal, or fallopian-tube cancer. *J. Clin. Oncol.*, 30 (17), 2039–2045.

[66] Dedrick, R., Myers, C., Bungay, P., DeVita, V. (1978) Pharmacokinetic rationale for peritoneal drug administration in the treatment of ovarian cancer. *Cancer Treat. Rep.*, 62 (1), 1–11.

[67] Alberts, D., Delforge, A. (2006) Maximizing the delivery of intraperitoneal therapy while minimizing drug toxicity and maintaining quality of life. *Semin. Oncol.*, 33 (6, Suppl. 12), S8–S17.

[68] Francis, P., Rowinsky, E., Schneider, J., Hakes, T., Hoskins,W., Markman, M. (1995) Phase 1 feasibility and pharmacologic study of weekly intraperitoneal paclitaxel: a Gynecologic Oncology Group pilot study. *J. Clin. Oncol.*, 13 (12), 2961–2967.

[69] Markman, M., Rowinsky, E., Hakes, T., *et al.* (1992) Phase 1 trial of intraperitoneal taxol: a Gynecologic Oncology Group study. *J. Clin. Oncol.*, 10 (9), 1485–1491.

[70] Barakat, R., Almadrones, L., Venkatraman, E., *et al.* (1998) A phase 2 trial of intraperitoneal cisplatin and etoposide as consolidation therapy in patients with stage 2-4 epithelial ovarian cancer following surgical assessment. *Gynecol. Oncol.*, 69 (1), 17–22.

[71] Markman, M., George, M., Hakes, T., *et al.* (1990) Phase 2 trial of intraperitoneal mitoxantrone in the management of refractory ovarian cancer. *J. Clin. Oncol.*, 8 (1), 146–150.

[72] Markman, M., Brady, M., Spirtos, N., Hanjani, P., Rubin, S. (1998) Phase 2 trial of intraperitoneal paclitaxel in carcinoma of the ovary, tube, and peritoneum: a Gynecologic Oncology Group study. *J. Clin. Oncol.*, 16 (8), 2620–2624.

[73] Alberts, D., Liu, P., Hannigan, E., *et al.* (1996) Intraperitoneal cisplatin plus intravenous cyclophosphamide versus intravenous cisplatin plus intravenous cyclophosphamide for stage 3 ovarian cancer. *N. Engl. J. Med.*, 335 (26), 1950–1955.

[74] Markman, M., Bundy, M., Alberts, D., *et al.* (2001) Phase 3 trial of standard-dose intravenous cisplatin plus paclitaxel versus moderately high-dose carboplatin followed by intravenous paclitaxel and intraperitoneal cisplatin in small-volume stage 3 ovarian carcinoma: an intergroup study of the Gynecologic Oncology Group, Southwestern Oncology Group, and Eastern Cooperative Oncology Group. *J. Clin. Oncol.*, 19 (4), 1001–1007.

[75] Armstrong, D., Bundy, B.,Wenzel, L., *et al.* (2006) Intraperitoneal cisplatin and paclitaxel in ovarian cancer. *N. Engl. J. Med.*, 354 (1), 34–43.

[76] Trimble, E. (2006) Concluding remarks: Optimal treatment for

women with ovarian cancer. *Semin. Oncol.*, 33 (6, Suppl. 12), S25–S26.

[77] Monk, B., Herzog, T., Kaye, S., *et al.* (2010) Trabectedin plus pegylated liposomal Doxorubicin in recurrent ovarian cancer. *J. Clin. Oncol.*, 28 (19), 3107–3114.

[78] D'Incalci, M., Galmarini, C. (2010) A review of trabectedin (ET-743): a unique mechanism of interaction. *Mol. Cancer-Ther.*, 9, 2157–2163.

[79] Poveda, A., Vergote, I., Tjulandin, S., *et al.* (2011) Trabectedin plus pegylated liposomal doxorubicin in relapsed ovarian cancer: outcomes in the partially platinum-sensitive (platinum-free interval 6–12 months) subpopulation of OVA-301 phase III randomized trial. *Ann. Oncol.*, 22 (1), 39–48.

[80] Kolberg, M., Strand, K.R., Graff, P., Andersson, K.K. (2004) Structure, function, and mechanism of ribonucleotide reductases. *Biochim. Biophys. Acta*, 1699 (1–2), 1–34.

[81] Kunos, C., Radivoyevitch, T., Pink, J., *et al.* (2010) Ribonucleotide reductase inhibition enhances chemoradiosensitivity of human cervical cancers. *Radiation Res.*, 174 (5), 574–581.

[82] Wang, J., Lohman, G., Stubbe, J. (2009) Mechanism of inactivation of human ribonucleotide reductase with p53R2 by gemcitabine 5'-diphosphate. *Biochemistry*, 48 (49), 11612–11621.

[83] Ferrandina, G., Mey, V., Nannizzi, S., *et al.* (2010) Expression of nucleoside transporters, deoxycytidine kinase, ribonucleotide reductase regulatory subunits, and gemcitabine enzymes in primary ovarian cancer. *Cancer Chemother. Pharmacol.*, 65 (4), 679–686.

[84] Kunos, C., Radivoyevitch, T., Abdul-Karim, F., *et al.* (2012) Ribonucleotide reductase inhibition restores platinum-sensitivity in platinum-resistant ovarian cancer: a Gynecologic Oncology Group study. *J. Transl. Med.*, 10 (1), 79.

[85] Kunos, C., Stefan, T., Jacobberger, J. (2013) Cabazitaxel-induced stabilization of microtubules enhances radiosensitivity in ovarian cancer cells. *Front. Oncol.*, 3, 226.

[86] Kamei, H., Jackson, R., Zheleva, D., Davidson, F. (2010) An integrated pharmacokinetic-pharmacodynamic model for an Aurora kinase inhibitor. *J. Pharmacokinet. Pharmacodyn.*, 37, 407–434.

[87] Loizzi, V., Cormio, G., Resta, L., *et al.* (2005) Neoadjuvant chemotherapy in advanced ovarian cancer: a case-control study. *Int. J. Gynecol. Cancer*, 15 (2), 217–223.

[88] Schwartz, P., Rutherford, T., Chambers, J., Kohorn, E., Thiel, R. (1999) Neoadjuvant chemotherapy for advanced ovarian cancer: long-term survival. *Gynecol. Oncol.*, 72 (1), 93–99.

[89] Fuller, L., Painter, R. (1988) A Chinese hamster ovary cell line hypersensitive to ionizing radiation and deficient in repair replication. *Mutat. Res.*, 193 (2), 109–121.

[90] Baker, T. (1971) Radiosensitivity of mammalian oocytes with particular reference to the human female. *Am. J. Obstet. Gynecol.*, 110 (5), 746–761.

[91] Wallace, W., Thomson, A., Kelsey, T. (2003) The radiosensitivity of the human oocyte. *Hum. Reprod.*, 18 (1), 117–121.

[92] Adriaens, I., Smitz, J., Jacquet, P. (2009) The current knowledge on radiosensitivity of ovarian follicle development stages. *Hum. Reprod. Update.*, 15 (3), 359–377.

[93] Condra, K., Mendenhall, W., Morgan, L., Marcus, R.J. (1997) Adjuvant 32P in the treatment of ovarian carcinoma. *Radiat. Oncol. Invest.*, 5 (6), 300–304.

[94] Vergote, I., Vergote-DeVos, L., Abeler, V., *et al.* (1992) Randomized trial comparing cisplatin with radioactive phosphorus or whole abdominal irradiation as adjuvant treatment of ovarian cancer. *Cancer*, 69 (3), 741–749.

[95] Young, R., Brady, M., Nieberg, R., *et al.* (2003) Adjuvant treatment for early ovarian cancer: a randomized phase III trial of intraperitoneal 32P or intravenous cyclophosphamide and cisplatin – a Gynecologic Oncology Group study. *J. Clin. Oncol.*, 21 (23), 4350–4355.

[96] Bolis, G., Colombo, N., Pecorelli, S., *et al.* (1995) Adjuvant treatment for early epithelial ovarian cancer: results of two randomised clinical trials comparing cisplatin to no further treatment or chromic phosphate (32P). Gruppo Interregionale Collaborativo in Ginecologia Oncologica. *Ann. Oncol.*, 6 (9), 887–893.

[97] Varia, M., Stehman, F., Bundy, B., *et al.* (2003) Intraperitoneal radioactive phosphorus (32P) versus observation after negative second-look laparotomy for stage III ovarian carcinoma: a randomized trial of the Gynecologic Oncology Group. *J. Clin. Oncol.*, 21 (15), 2849–2855.

[98] Spanos, W.J., Day, T., Abner, A., Jose, B., Paris, K., Pursell, S. (1992) Complications in the use of intra-abdominal 32P for ovarian carcinoma. *Gynecol. Oncol.*, 45 (3), 243–247.

[99] Walton, L., Yadusky, A., Rubinstein, L. (1991) Intraperitoneal radioactive phosphate in early ovarian carcinoma: An analysis of complications. *Int. J. Radiat. Oncol. Biol. Phys.*, 20 (5), 939–944.

[100] Klaassen, D., Starreveld, A., Shelly, W., *et al.* (1985) External beam pelvic radiotherapy plus intraperitoneal radioactive chromic phosphate in early stage ovarian cancer: a toxic combination. A National Cancer Institute of Canada Clinical Trials Group report. *Int. J. Radiat. Oncol. Biol. Phys.*, 11 (10), 1804–1804.

[101] Soper, J., Wilkinson, R.J., Bandy, L., Clarke-Pearson, D., Creasman, W. (1987) Intraperitoneal chromic phosphate P-32 as salvage therapy for persistent carcinoma of the ovary after surgical restaging. *Am. J. Obstet. Gynecol.*, 156 (5), 1153–1158.

[102] Thomas, G. 91994 Radiotherapy for early ovarian cancer. *Gynecol. Oncol.*, 55 (3 Pt 2), S73–S79.

[103] Dembo, A., Bush, R., Beale, F., *et al.* (1979) Ovarian carcinoma: Improved survival following abdominopelvic irradiation in patients with a completed pelvic operation. *Am. J. Obstet. Gynecol.*, 134, 793–800.

[104] Dembo, A. (1992) Epithelial ovarian cancer: The role of radiotherapy. *Int. J. Radiat. Oncol. Biol. Phys.*, 22 (5), 835–845.

[105] Fyles, A., Dembo, A., Bush, R., *et al.* Analysis of complications in patients treated with abdominopelvic radiation therapy for ovarian carcinoma. *Int. J. Radiat. Oncol. Biol. Phys.*, 22 (5), 867–871.

[106] Fazekas, J., Maier, J. (1974) Irradiation of ovarian carcinomas. A prospective comparison of the open-field and moving-strip techniques. *Am. J. Roentgenol. Radium Ther. Nucl. Med.*, 120 (1), 118–123.

[107] Hruby, G., Bull, C., Langlands, A., Gebski, V. (1997) WART revisited: The treatment of epithelial ovarian cancer by whole abdominal radiotherapy. *Australas. Radiol.*, 41 (3), 276–280.

[108] MacGibbon, A., Bucci, J., MacLeod, C., *et al.* (1999) Whole abdominal radiotherapy following second-look laparotomy for ovarian carcinoma. *Gynecol. Oncol.*, 75, 62–67.

[109] Thomas, G. (1994) Radiotherapy in early ovarian cancer. *Gynecol. Oncol.*, 55 (3 Pt 2), S73–S79.

[110] Rochet, N., Kieser, M., Sterzing, F., *et al.* (2011) Phase II study evaluating consolidation whole abdomen intensity-modulated radiotherapy (IMRT) in patients with advanced ovarian cancer stage FIGO III – the OVAR-IMRT-02 study. *BMC Cancer*, 11, 41.

[111] Rochet, N., Sterzing, F., Jensen, A., *et al.* (2010) Intensity-modulated whole abdominal radiotherapy after surgery and carboplatin/taxane chemotherapy for advanced ovarian cancer: Phase 1 study. *Int. J. Radiat. Oncol. Biol. Phys.*, 76 (5), 1382–1389.

[112] Garsa, A., Andrade, R., Heron, D., *et al.* (2007) Four-dimensional computed tomography-based respiratory-gated whole-abdominal intensity-modulated radiation therapy for

ovarian cancer: a feasibility study. *Int. J. Gynecol. Cancer.*, 17, 55–60.

[113] Hong, L., Alektiar, K., Chui, C., *et al.* (2002) IMRT of large fields:Whole-abdomen irradiation. *Int. J. Radiat. Oncol. Biol. Phys.*, 54 (1), 278–289.

[114] Yang,D., Lu,W., Low, D.,Deasy, J., Hope,A., El Naga, I. (2008) 4D-CT motion estimation using deformable image registration and 5D respiratory motion modeling. *Med. Phys.*, 35 (10), 4577–4590.

[115] Li, G., Citrin, D., Camphausen, K., *et al.* (2008) Advances in 4D medical imaging and 4D radiation therapy. *Technol. Cancer Res. Treat.*, 7 (1), 67–81.

[116] Schray, M., Martinez, A., Howes, A. (1989) Toxicity of open-field whole abdominal irradiation as primary postoperative treatment in gynecologic malignancy. *Int. J. Radiat. Oncol. Biol. Phys.*, 16 (2), 397–403.

[117] Firat, S., Murray, K., Erickson, B. (2003) High-dose whole abdominal and pelvic irradiation for treatment of ovarian carcinoma: long-term toxicity and outcomes. *Int. J. Radiat. Oncol. Biol. Phys.*, 57 (1), 201–207.

[118] Schray, M., Martinez, A., Howes, A., *et al.* (1986) Advanced epithelial ovarian cancer: toxicity of whole abdominal irradiation after operation, combination chemotherapy, and reoperation. *Gynecol. Oncol.*, 24 (1), 68–80.

[119] Whelan, T., Dembo, A., Bush, R., *et al.* (1992) Complications of whole abdominal and pelvic radiotherapy following chemotherapy for advanced ovarian cancer. *Int. J. Radiat. Oncol. Biol. Phys.*, 22 (5), 853–858.

[120] Irwin, C., Fyles, A.,Wong, C., Cheung, C., Zhu, Y. (1996) Late renal function following whole abdominal irradiation. *Radiother. Oncol.*, 38 (3), 257–261.

[121] Rochet, N., Sterzing, F., Jensen, A., *et al.* (2008) Helical tomotherapy as a new treatment technique for whole abdominal irradiation. *Strahlenther. Onkol.*, 184 (3), 145–149.

[122] Swamidas, V., Mahantshetty, U., Goel, V., *et al.* (2009) Treatment planning of epithelial ovarian cancers using helical tomotherapy. *J. Appl. Clin. Med. Phys.*, 10 (4), 96–105.

[123] Mell, L., Roeske, J., Mehta, N., Mundt, A. (2005) Gynecologic Cancer: Overview, in *Intensity-Modulated Radiation Therapy: A Clinical Perspective*, Vol. 1 (edsA. Mundt, J. Roeske), BC Decker Inc., London, pp. 492–505.

[124] Small,W.J., Mell, L., Anderson, P., *et al.* (2008) Consensus guidelines for delineation of clinical target volume for intensity-modulated pelvic radiotherapy in postoperative treatment of endometrial and cervical cancer. *Int. J. Radiat. Oncol. Biol. Phys.*, 71 (2), 428–434.

[125] Mackie, T., Holmes, T., Swerdloff, S., *et al.* (1993) Tomotherapy: a new concept for the delivery of dynamic conformal radiotherapy. *Med. Phys.*, 20 (6), 1709–1719.

[126] Sterzing, F., Schubert, K., Sroka-Perez, G., Kalz, J., Debus, J., Herfarth, K. (2008) Helical tomotherapy: experiences of the first 150 patients in Heidelberg. *Strahlenther. Onkol.*, 184 (1), 8–14.

[127] Kim, Y., Kim, J., Jeong, K., Seong, J., Suh, C., Kim, G. (2009) Dosimetric comparisons of three-dimensional conformal radiotherapy, intensity-modulated radiotherapy, and helical tomotherapy in whole abdominopelvic radiotherapy for gynecologic malignancy. *Technol. Cancer Res. Treat.*, 8 (5), 369–377.

[128] Soisson, E., Hoban, P., Kammeyer, T., *et al.* (2011) A technique for stereotactic radiosurgery treatment planning with helical tomotherapy. *Med. Dosim.*, 36 (1), 46–56.

[129] Ledermann, J., Dembo, A., Sturgeon, J., *et al.* (1991) Outcome of patients with unfavorable optimally cytoreduced ovarian cancer treated with chemotherapy and whole abdomen radiation. *Gynecol. Oncol.*, 41 (1), 30–35.

[130] Fuks, Z., Rizel, S., Biran, S. (1988) Chemotherapeutic and surgical induction of pathologic complete remission and whole abdominal irradiation for consolidation does not enhance the cure of stage III ovarian cancer. *J. Clin. Oncol.*, 6 (3), 509–516.

[131] Goldhirsch, A., Greiner, R., Deher, E., *et al.* (1988) Treatment of advanced ovarian cancer with surgery, chemotherapy, and consolidation of response by whole-abdomen radiotherapy. *Cancer*, 62 (1), 40–47.

[132] Petit, T., Velten, M., d'Hombres, A., *et al.* (2007) Long-term survival of 106 stage III ovarian cancer patients with minimal residual disease after second-look laparotomy and consolidation radiotherapy. *Gynecol. Oncol.*, 104 (1), 104–108.

[133] Sorbe, B., Swedish-Norwegian Ovarian Cancer Study Group (2003) Consolidation treatment of advanced (FIGO sage III) ovarian carcinoma in complete surgical remission after induction chemotherapy: A randomized, controlled clinical trial comparing whole abdominal radiotherapy, chemotherapy, and no further treatment. *Int. J. Gynecol. Cancer*, 13, 278–286.

[134] Randall, M., Barrett, R., Spirtos, N., *et al.* (1996) Chemotherapy, early surgical reassessment, and hyperfractionated abdominal radiotherapy in stage III ovarian cancer: results of a Gynecologic Oncology Group study. *Int. J. Radiat. Oncol. Biol. Phys.*, 34 (1), 139–147.

[135] Buser, K., Bacchi, M., Goldhirsch, A., *et al.* (1996) Treatment of ovarian cancer with surgery, short-course chemotherapy and whole abdominal radiation. *Ann. Oncol.*, 7 (1), 65–70.

[136] Thigpen, J., Vance, R., McGuire,W., Hoskins,W., Brady, M. (1995) The role of paclitaxel in the management of coelomic epithelial carcinoma of the ovary: a review with emphasis on the Gynecologic Oncology Group experience. *Semin. Oncol.*, 22 (6 Suppl. 14), 23–31.

[137] du Bois, A., Luck, H., Meier,W., *et al.* (2003) A randomized clinical trial of cisplatin/paclitaxel versus carboplatin/paclitaxel as first-line treatment of ovarian cancer. *J. Natl Cancer Inst.*, 95 (17), 1329–1329.

[138] Schray, M., Martinez, A., Howes, A., *et al.* (1988) Advanced epithelial ovarian cancer: Salvage whole abdominal irradiation for patients with recurrent or persistent disease after combination chemotherapy. *J. Clin. Oncol.*, 6 (9), 1433–1439.

[139] Chendil, D., Oakes, R., Alcock, R., *et al.* (2000) Low dose fractionated radiation enhances the radiosensitization effect of paclitaxel in colorectal tumor cells with mutant p53. *Cancer*, 89 (9), 1893–1900.

[140] Kunos, C., Sill,M., Buekers, T., *et al.* (2011) Low-dose abdominal radiation as a docetaxel chemosensitizer for recurrent epithelial ovarian cancer: a phase 1 study of the Gynecologic Oncology Group. *Gynecol. Oncol.*, 120 (2), 224–228.

[141] Mayr, N., Huang, Z., Sohn, J., *et al.* (2011) Emerging application of stereotactic body radiation therapy for gynecologic malignancies. *Expert Rev. Anticancer Ther.*, 11 (7), 1071–1077.

[142] Hoogeman, M., Prévost, J.-B., Nuyttens, J., Pöll, J., Levandag, P., Heijmen, B. (2009) Clinical accuracy of the respiratory tumor tracking system of the Cyberknife: Assessment by analysis of log files. *Int. J. Radiat. Oncol. Biol. Phys.*, 74 (1), 297–303.

[143] Antypas, C., Pantelis, E. (2008) Performance evaluation of a CyberKnife® G4 image-guided robotic stereotactic radiosurgery system. *Phys. Med. Biol.*, 53, 4697–4718.

[144] Wilcox, E., Daskalov, G. (2007) Evaluation of GAFCHROMIC EBT film for Cyberknife® dosimetry. *Med. Phys.*, 34 (6), 1967–1974.

[145] Kunos, C., Brindle, J.,Waggoner, S., *et al.* (2012) Phase II clinical trial of robotic stereotactic body radiosurgery for metastatic gynecologic malignancies. *Front. Oncol.*, 2012

(2), 181.

[146] Lawson, A., Adler, G. (1988) Radiotherapy in the treatment of ovarian dysgerminoma. *Int. J. Radiat. Oncol. Biol. Phys.*, 14 (3), 431–434.

[147] Krepart, G., Smith, J., Rutledge, F., Delclos, L. (1978) The treatment of dysgerminoma of the ovary. *Cancer*, 41 (3), 986–990.

[148] Williams, S., Blessing, J., Hatch, K., Homesley, H. (1991) Chemotherapy of advanced germinoma: Trials of the Gynecologic Oncology Group. *J. Clin. Oncol.*, 9 (11), 1950–1955.

[149] Gershenson, D., Morris, M., Cangir, A., *et al.* (1990) Treatment of malignant germ cell tumors of the ovary with bleomycin, etoposide, and cisplatin. *J. Clin. Oncol.*, 8 (4), 715–720.

[150] Evans, A., Gaffey, T., Malkasian, G.J., Anegers, J. (1980) Clinicopathologic review of 118 granulosa and 82 theca cell tumors. *Obstet. Gynecol.*, 55 (2), 231–238.

[151] Gusberg, S., Kardon, P. (1971) Proliferative endometrial response to theca-granulosa-cell tumors. *Am. J. Obstet. Gynecol.*, 111 (5), 633–643.

[152] Bjorkholm, E., Silfversward, C. (1981) Prognostic factors in granulosa-cell tumors. *Gynecol. Oncol.*, 11 (3), 261–274.

[153] Ohel, G., Kaneti, H., Schenker, J. (1983) Granulosa-cell tumors in Israel: a study of 172 cases. *Gynecol. Oncol.*, 15 (2), 278–286.

[154] Wolf, J., Mullen, J., Eifel, P., Burke, T., Levenback, C., Gershenson, D. (1999) Radiation treatment of advanced or recurrent granulosa cell tumor of the ovary. *Gynecol. Oncol.*, 73 (1), 35–41.

[155] Hoskins, P., Le, N., Gilks, B., *et al.* (2012) Low-stage ovarian clear cell carcinoma: Population-based outcomes in British Columbia, with evidence for a survival benefit as a result of irradiation. *J. Clin. Oncol.*, 30 (14), 1656–1662.

[156] Stephens, B., Anthony, S., Han, H., *et al.* (2012) Molecular characterization of a patient's small cell carcinoma of the ovary of hypercalcemic type. *J. Cancer*, 3, 58–66.

[157] Hackethal, A., Brueggmann, D., Bohlmann, M., Franke, F., Tinneberg, H., Münstedt, K. (2008) Squamous-cell carcinoma in mature cystic teratoma of the ovary: systematic review and analysis of published data. *Lancet Oncol.*, 9 (12), 1173–1180.

[158] Edge, S.B., Byrd, D.R., Compton, C.C. (eds) (2010) *AJCC Cancer Staging Manual*, 7th edition. Springer, New York.

第34章 阴道癌
Vagina

Charles A. Kunos 著

杨 晰 安菊生 译

一、概述

阴道恶性肿瘤并不常见。美国癌症学会（ACS）预测在 2017 年将有 4810 名美国女性被诊断为阴道癌（占 852 630 例新发现癌症患者的 0.5%）[1]。此外，美国癌症协会预测，其中将会有 1240 名患者（26%）死于阴道癌进展[1]。阴道癌分期（表 34-1）中规定宫颈受侵者定义为宫颈癌。外阴任何部分受侵者定义为外阴癌[2]。这些分期不可避免地将大部分近端阴道肿瘤划分到了 II 期或更晚期别的宫颈癌[2]。同样的，阴道远端肿瘤侵及外阴被划分为 III 期或更晚期别的外阴阴道癌。这样，80% ～ 90% 的阴道肿瘤被认为是继发性肿瘤，但只要组织活检排除是邻近的宫颈和外阴来源，那么可以认为侵袭性的阴道肿瘤是原发的[3]。正因为这个特殊的定义方式，本来就罕见的宫颈癌 III A 期很可能是原发于阴道癌，而不是宫颈癌侵犯阴道下端。此外，临床上可能无法区分阴道和宫颈双原发的鳞状细胞癌，按照惯例均将被划分为较晚期别的宫颈癌。同样，宫颈癌治疗后出现阴道癌则被认为是宫颈癌的复发或转移，除非阴道癌前病变持续两年以上，或是两次浸润性癌诊断间隔了 5 年或者更长时间。

在本章节中将会讨论阴道癌的放射治疗指

表 34-1 阴道癌：FIGO 分期和 TNM 分期*

FIGO	TNM 分期		描 述
I 期	T_1		局限于阴道
II 期	T_2		侵犯阴道旁组织，未达盆壁
III 期	T_3		累及盆壁
		N_1	淋巴结转移
IV 期			
IV A	T_4		累及膀胱或直肠的黏膜（水疱样水肿改变除外）
IV B		M_1	扩散到骨盆外

*. 累及宫颈为宫颈癌，累及外阴为外阴癌

南，但目前阴道癌缺乏统一的放射治疗标准。因此，本文将回顾分析阴道癌常见的临床治疗方式和治疗效果，包括目前新的放射治疗方法和技术。

二、流行病学

阴道恶性肿瘤通常（90%）为鳞状细胞起源（表 34-2）[4, 5]。低收入、低教育水平和生殖器尖锐湿疣病史似乎是阴道癌的危险因素[6-11]。女性阴道上皮内瘤样病变（VAIN）可能常伴有宫颈上皮内瘤变（CIN）或宫颈癌[12]。免疫抑制易诱发阴道下段肿瘤[13, 14]，但尚未证实免疫抑制导致 VAIN 进展进而提高阴道癌发生率。

表 34-2　阴道肿瘤的发病率和年龄

分　级	发病率（%）	年龄（岁）
内胚窦瘤（腺癌）	＜1	＜2
葡萄状肉瘤	＜1	＜8
透明细胞癌	2	＞14
黑色素瘤	6	＞50
鳞状细胞癌	90	＞50

对于子宫切除术后患者，行阴道穹隆的巴氏涂片是否有效发现早期阴道癌尚未确定。基于这种疾病的发病率低，且单独依赖阴道细胞学检查对于筛查癌症的作用有限，因此对于因良性疾病行子宫切除术后的妇女，常规阴道涂片筛查癌症的必要性缺乏证据[15, 16]。常规筛查未发现具有社会经济学效益[17]。直到今天，对于处于阴道癌高发风险的妇女，医生仍然支持定期阴道巴氏涂片检查。然而，还必须提醒的是，阴道窥器检查可能无法发现早期或无明显根蒂的病变，必须仔细对阴道全段全周同时行视诊和触诊。通过阴道涂片细胞学检查发现阴道癌的妇女往往处于疾病早期从而获得更好的治疗结果。

三、组织学和分子生物学

VAIN 和浸润癌的细胞学诊断标准遵循宫颈癌的诊断标准。区分异常增生和肿瘤相关的炎性反应较为困难[18]。阴道黏膜萎缩和放疗后细胞的特点可以反映肿瘤的特征[19]。VAIN 作为阴道恶性肿瘤的易感因素的机制尚未完全明确，但 VAIN 与阴道癌的疾病发展之间的关系已经被证实[20, 21]。VAIN 发病机制与人类乳头状瘤病毒（HPV）感染相关。一项随机研究报道，在 17 622 名 HPV 阴性女性（16—26 岁）中进行了 42 个月的随访，结果显示在第 1 天、第 2 个月和第 6 个月期间给予的预防性四价 HPV 疫苗对于 HPV16 型及 HPV18 型 VAIN 有免疫保护作用，其中接种疫苗的人群发生了 0 例 VAIN，而接种安慰剂的人群则发生了 18 例[22]。

HPV 与 VAIN 和阴道浸润癌相关。HPV 是无包膜的 DNA 病毒，能够诱导宿主细胞增殖，特别是在肛门生殖道的皮肤和黏膜上皮[23]。HPV 通过使宿主细胞的细胞周期暂停信号失活而不断增殖。HPV 的复制依赖于宿主的 DNA 合成酶，这个过程需要 HPV-E6 和 HPV-E7 蛋白修饰，从而阻止宿主细胞进入细胞周期，不能正常的从基底层到表皮层生长。DNA 转换和复制不断重复，一旦出错，可能导致致癌表型[23]。为了解释这种现象，进一步在分子水平研究 HPV 影响细胞周期的方式很有必要。HPV-E6 蛋白由 150 个氨基酸组成，形成两个锌指结构[24, 25]。HPV-E6 破坏 p53 在调节细胞周期中的作用，通过将 p53 结合到其灭活泛素连接酶 E6AP 上，从而根本上消除了 G_1/S 细胞周期节点[26-28]。G_1/S 限制节点的消除和端粒酶的激活[29]，DNA 得以连续合成，病毒 DNA 得到复制，HPV 感染的细胞数量不断增加。HPV-E7 蛋白由可与视网膜母细胞瘤（RB）肿瘤抑制蛋白结合的 98 个氨基酸和两个锌指蛋白基序组成。HPV-E7 通过蛋白酶依赖性途径结合并降解去磷酸化的 RB 蛋白[30]，从而促进未检测到的 E2F 转录因子活化[31]。E2F 转录因子开启 DNA 复制的关键 S 期蛋白。消除 G_1/S 限制节点，激活端粒酶，允许连续 DNA 合成、HPV 病毒 DNA 复制，最终导致受感染的细胞数量增加。E2F 转录因子激活 DNA 复制的关键 S 阶段的蛋白质。HPV 病毒蛋白跳过细胞节点的机制包括基因组不稳定性易导致肿瘤的形成和癌症的发生。相对于 VAIN 易发生阴道癌，CIN 发展为侵袭性宫颈癌的概率更高，因为宫颈移行区对病毒介导的癌症易感性更高[32, 33]。

四、手术、化学治疗和放射治疗

有关阴道癌患者的治疗的概述通常限于讨论 VAIN 和侵袭性鳞状细胞癌的治疗。目前还没有前瞻性随机研究来评估女性阴道癌患者手术，化学治疗或放射治疗的临床疗效。想要避免由于放射治疗导致的内分泌和生殖功能损伤，以及阴道缩窄的妇女通常选择手术治疗。一般来说，侵袭性阴道癌的治疗建议均借鉴于宫颈癌放化疗随机研究的结果[34]。

（一）阴道上皮内瘤变

在确定 VAIN 的治疗方案之前，仔细检查阴道组织（沿阴道轴方向根据顺时针钟表点数标记活检部位）并考虑进行组织活检以排除浸润癌。如需保留阴道功能，避免全阴道切除手术。

外用氟尿嘧啶（5-FU）乳膏[35, 36]阻断细胞更新，并限制 VAIN 的进展，特别是在已进行过放射治疗的组织[37]。通过使用可插入阴道内的阴道涂药器，可由患者自行完成氟尿嘧啶乳膏（约 5g）的上药使用，给药时患者最好处于卧位。因为氟尿嘧啶软膏可能会刺激皮肤，可于外阴覆用氧化锌软膏以保护皮肤。治疗持续 7 天，如果发生过度刺激症状，应该停药。3 ~ 4 周后，如

果 VAIN 持续存在，氟尿嘧啶软膏治疗可重复进行第 2 个周期。角化过度的病灶对局部氟尿嘧啶乳膏疗法不太敏感。在一项研究中，27 名女性中有 24 名在 12 个月时治愈[44]。通常治疗有效率为 80% ~ 90%。完成治疗需要患者高度的依从性，其也是最常被诟病的治疗方法。

激光（15 ~ 20W）聚焦于固有层的设定深度（2 ~ 3mm），消融阴道黏膜的同时也对阴道的弹性及功能上有不良影响[38, 39]。医生必须注意不可对阴道上皮层消融过深，因其与肠道和膀胱接近，特别是老年人或体质差的女性，萎缩的阴道可能会非常菲薄。治疗后，阴道分泌物可能会持续 2 ~ 4 周，并可能形成焦痂（瘢痕）。激光消融有 60% ~ 85% 的有效率。因为疾病进展较慢，反复的激光消融治疗可行且常见。激光消融适用于边缘清晰的病灶，对于子宫切除术后的 VAIN，病灶被埋在阴道近端，可能不会有效[39]。目前，使用外科手术棒（surgical wand）发出精准的氩气等离子射流，后者可释放出高能量，已替代激光消融成为新型治疗方案[40, 41]。当等离子体射流接触到组织（5s，离表面 1cm）时，可以观察到组织收缩和凝结。在组织切片中通常可分辨出碳化层（5 ~ 15μm），海绵状坏死层（300μm）和深层坏死层（高达 1600μm）[41]。等离子喷射系统的优点是，使用电中性的等离子体，没有电流通过患者，不需要电接地垫，并且可以做到可控凝结不会出现其他如激光消融系统的焦痂。等离子体消融技术正在逐步成熟[40]，使用这种新型外科技术进行 VAIN 治疗的研究备受期待。

采用中厚皮片移植的全阴道切除术是多灶性和复发性疾病患者的常用外科治疗[42]。这种手术方法应在创伤较少的治疗复发后进行，或是手术前评估病变至少为 VAIN 疾病时进行。

使用低剂量率的腔内放射治疗与使用高剂量率的腔内放射治疗可控制部分 VAIN 患者的疾病进展（图 34-1）[43-49]。治疗可能导致：①绝经前妇女的卵巢失去功能；②阴道弹性下降；③阴

道狭窄和性交困难[43-49]。如果使用常规传统方法后疾病仍然存在，阴道近距离放射治疗才能被应用。如果治疗 VAIN 使用的是腔内近距离放射疗法，最常用的施源器如子宫切除术后使用的高剂量阴道圆柱体，或子宫颈全子宫切除术后的串联的卵圆形施源器，或当宫颈和阴道穹隆部完整时使用高剂量串联的卵圆形施源器。腔内近距离放射治疗技术将在本章后半部分进行讨论。

（二）阴道浸润癌

阴道浸润癌治疗方案的制定要考虑肿瘤分期、肿瘤大小和形态。在选择和推荐治疗方案时，医生还要考虑患者年龄、性别、阴道宽窄

度，对性功能和生育功能的要求，以及并发症。手术和放射治疗都需要大量技巧[34, 43-49]。

侵袭性阴道癌可以通过手术或放射治疗进行治疗。直径＜2cm 的侵袭性阴道癌可行局部切除术，治疗效果好。切除阴道后壁、直肠阴道隔前方的病灶时可能无法获得足够的（＞2mm）手术切缘深度。切除位于阴道前壁、膀胱和尿道下方后部的病灶同样受到限制。位于阴道穹隆的病变通常采取上段阴道切除术。侧壁病变和靠近阴道口的远端病变通常采取广泛的局部扩大切除术。皮瓣移植比手术缝合方法可能更优，尽量避免发生阴道狭窄。被诊断为己烯雌酚 DES 相关的阴道透明细胞癌的年轻妇女，有保留内分泌、

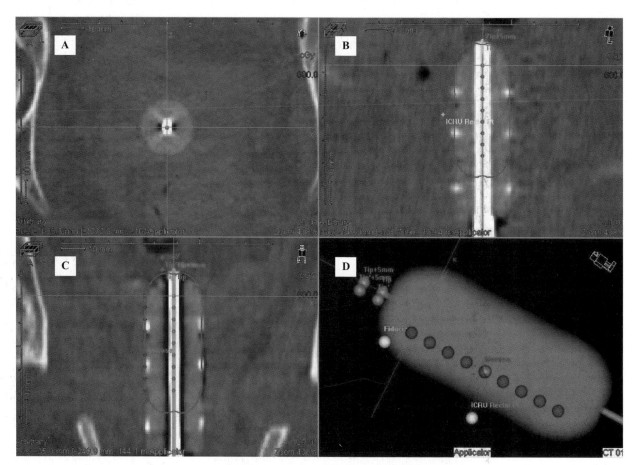

▲ 图 34-1   阴道腔内近距离放射治疗

A-C. 使用高剂量率 [192]Ir 阴道腔内近距离放射，给予 5 个分次共 3000cGy（每分次阴道黏膜表面 600cGy）治疗女性阴道癌的三维视野剂量分布；D. 阴道表面（蓝圈）和阴道顶点（绿圈）的剂量最佳优化点，ICRU 的直肠参考点（黄圈），将剂量测定点（黄圈）放置在治疗前的右侧近端阴道顶端，以确保在剂量测定过程中放射治疗装置处于正确的位置（此图的彩色版本见书中彩图页）

生殖功能及性功能的要求，早期病变多选择手术治疗。侵袭性病变＜2cm 的绝经后妇女可能会选择放射治疗而不是手术治疗。在某些情况下，广泛的外科手术相对于精确放射治疗可能会对阴道功能产生不利的影响，但手术方法可以控制 75%～80% 的女性癌症患者的病情 [43-49]。

对于浸润不深的侵袭性阴道癌，可以单独使用近距离放射疗法或经阴道锥形外照射束放射治疗。采用卵圆体、圆柱体或模具的阴道腔内近距离放射治疗可以有效地照射 5mm 厚的肿瘤，对于平坦无蒂且边界具体的肿瘤，是一种较高质量的治疗。当进行阴道腔内近距离放射治疗时，在不引起不适的同时应该尽量使用可接受的最大尺寸的施源器来降低肿瘤内放射剂量的不均匀性。施源器半径越大，近距离放射源与阴道黏膜表面之间的距离越大，肿瘤同一深度的剂量如相同，黏膜表面的剂量则越低。到肿瘤深处的辐射剂量可以达到黏膜表面剂量的 75% 或更高时 [50]，则腔内近距离治疗可作为是治疗模式选择。指南适用于单纯近距离放射治疗，或近距离放射治疗作为分次放射治疗的补充。如果不能达到这个比例，则需要进行会阴组织间插植联合阴道腔内放射 [50]（见下面的组织间近距离放射治疗讨论）。

当浸润癌扩展到阴道旁组织时，应优先采用体外远距离放射治疗而非近距离放射治疗 [51-53]。先前基于手术病理的研究表明，6%（1/17）的 I 期女性和 26%（8/31）的 II 期女性患者可检测到淋巴结转移 [51]。体外远距离放射治疗照射野的设计取决于阴道疾病的部位，以及是否通过手术或磁共振成像（MRI）或 ^{18}F- 脱氧葡萄糖（FDG）正电子发射断层扫描和计算机断层扫描（FDG PET/CT）发现结节转移灶 [54]。阴道上 1/3 的淋巴引流是通过宫旁组织到盆腔淋巴结，而阴道的远端 1/3 的淋巴是引流到腹股沟和盆腔淋巴结。可能需要通过 MRI，CT 或超声来确定腹股沟结节的深度，因为通过触诊往往会低估这样的结节的深度 [55, 56]。使用 CT 引导下的穿刺或手术切除

评估＞1cm 大小的腹股沟或盆腔淋巴结，以评估其是否适合纳入放射野。对于完全局限于阴道上 1/3 的肿瘤，外照射只需要包括髂总动脉（为 L_5～S_1 椎间隙）分叉以下的盆腔淋巴结。如果确认存在盆腔淋巴结转移，可以扩大照射上界以覆盖主动脉旁淋巴结组织。对于阴道中下 1/3 的肿瘤，女性保持蛙状腿位，外照射应扩大范围以覆盖腹股沟淋巴结。典型的照射区域见图 34-2。

典型的体外放射治疗总剂量为 4500～5040cGy，分次剂量为 180cGy，靶区为确定的或疑似肿瘤原发病灶和受侵淋巴结。缩野后，分剂量为 180cGy，总剂量为 7020cGy，可用于较大的肿瘤结节部位。组织间和腔内放射治疗也可用来补充提高剂量。总剂量为 6500～7500cGy。辐射剂量的上限不一定是原发病灶所需的最大辐射剂量，辐射剂量受限于邻近正常组织的承受能力。

对于 II～IV 期疾病，治疗目的是为了控制盆腔的疾病，组织间和腔内近距离放射治疗是治疗的主要手段。在进行任何治疗前，应在临床指征下进行膀胱镜检查和直肠乙状结肠镜检查，以全面评估疾病。在体外放射治疗的第 3 或 4 周，妇女进行盆腔 CT 和 MRI 成像，在近距离放射治疗前预先勾画肿瘤外形。将 CT 和 MRI 图像进行融合，治疗医师绘制目标肿瘤和危及器官的轮廓。物理师、专业的医学剂量师和医生共同确定放射治疗计划，将等距离的放射源束保持平行于阴道壁并平行于阴道圆柱体的同心环，以串联的方式包绕中心线性放射源（图 34-3）。

组织间插植和腔内近距离放射治疗获得的治疗效果源于其高度集中的放射剂量。关于此操作，金属针或带有金属引导针的聚四氟乙烯导管，通过网格模板（图 34-3）经会阴置入深部盆腔组织中。对于阴道本身，使用单球或双球施源器。如果植入单球施源器，则需要足量强度放射源，但如果植入双球施源器，则内环应具有半量放射源，而外围环应具有全量放射源。对于阴

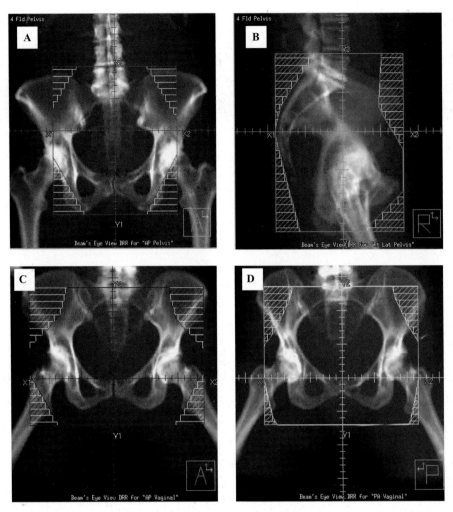

▲ 图 34-2　阴道癌的盆腔放射治疗

A，B. 用于治疗阴道和盆腔淋巴结的常规四野照射的前后位和右侧位图像显示；C，D. 阴道、盆腔淋巴结和腹股沟淋巴结的前后野照射治疗的前后位和后前位的图像；必须注意确保腹股沟淋巴结（通常将腹股沟区域下 3cm 或更深处作为参考点）被充分覆盖；可能需要补充照射野来增加对腹股沟的辐射剂量（此图的彩色版本见书中彩图页）

道植入物和周围的阴道旁组织，个性化的插植针分布很有必要。通常，中央是阴道圆柱体施源器（表面到放射源 2cm 平行于阴道长轴位于阴道内，带有空心针的同心环定位的模板（两针间距为 1.0cm）。当插植针经过会阴皮肤、肿瘤，最后进入盆腔底部时，可以使用 X 线透视检查 [57, 58] 或腹腔镜检查 [59]。根据每次检查及肿瘤具体情况会调整针的位置，常规的针放置从患者左侧的 1 点开始，和在右侧的 11 点开始。建议计划插植针分布占至少阴道圆周的一半，靶区包括其中 [52, 60, 61]。在手术时，当针经皮穿过会阴部皮肤，然后经过肿瘤，最后进入盆腔底部，可

以使用经直肠超声 [58, 62, 63]、X 线透视检查 [57, 58]、MRI [59] 或腹腔镜 [59]。腹腔镜检查可能是更好的辅助技术，确保当针刺入盆腔底部时降低肠穿孔风险。既往行子宫切除术的患者肠损伤风险更高。临床证据表明，膀胱镜检查和直肠检查都是在完成操作后进行的，以确保没有管道插到膀胱黏膜或直肠黏膜。因此，可以避免过量的辐射剂量，减少瘘的发生。

经过施源器的置入和手术的苏醒恢复，再行 CT 扫描校准针头相对于肿瘤靶区的位置，最终计算剂量。一旦近距离放射治疗计划通过，可以将放射源导入插植针和圆柱体串联的施源器。组

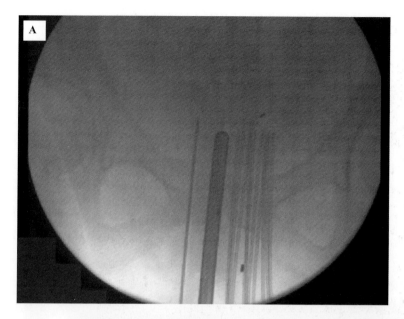
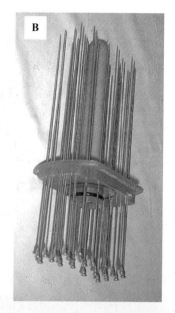
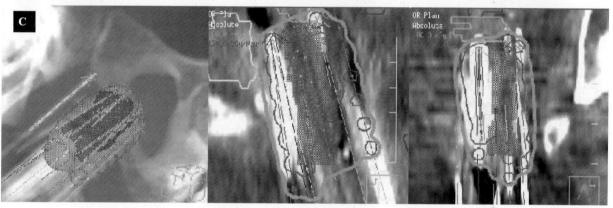

▲ 图 34-3 阴道组织间近距离放射治疗

A. ¹⁹²Ir 源插植针和 ¹³⁷Cs 源阴道柱形施源器串联植入 II 期鳞状细胞癌患者女性患者阴道内的组织间插植治疗的术中前后位片，此患者癌灶位于上段到中段阴道的左侧壁，患者已接受过盆腔放射治疗（4500cGy）；在病灶周围植入四枚金标以引导针定位；B. 位于中心的 ¹³⁷Cs 源的柱形施源器放置在阴道内；根据术前 CT/MRI 计划，采用 Syed-Neblett 多孔模板经皮插入十根 ¹⁹²Ir 源插植针；C. 组织间植入方案，在 10 个针中布源了 6 个 ¹⁹²Ir 源插置针，间隔 1cm，另外的剂量由 5 个 ¹³⁷Cs 源的作为补充，在 50 多个小时的治疗中共给予 4000cGy（80cGy/h 等剂量线，绿色曲线）（此图的彩色版本见书中彩图页）

织间插植和腔内近距离放射治疗可实现剂量递增至 7000 ～ 8000cGy，但不超过正常组织的耐受。为了确保肿瘤细胞的杀灭而不损伤正常细胞，组织间插植和腔内近距离放射治疗通常被设定的剂量率为每小时 50 ～ 80cGy[52, 60, 61]。在 II 期或 III 期患者中有 1/3 ～ 1/2 患者得到盆腔疾病控制而不进展[52]。不到 20% 的 IV 期患者在 5 年内无病生存[52]。

（三）阴道腺癌

阴道鳞状上皮层缺乏大量的腺体组织，降低了真性腺癌的发病率。非 DES 相关的阴道腺癌占所有阴道癌患者的 10% ～ 20%[64, 65]。患有阴道腺癌的女性预后比鳞状细胞癌差[66]，主要原因包括未能识别来自其他器官的转移性病变，治疗反应差。肿瘤较小，浸润表浅，盆腔淋巴结无转移者预后较好。II ～ IVa 期阴道腺癌治疗后的长期无病生存率为 65% ～ 80%，远低于 Ⅰ 期 90% 以上的生存率[67-70]。

透明细胞癌多见于青春期和年轻成年女性，与出生前宫内暴露 DES 相关[67, 71]。DES 相关的透明细胞癌常见于 40 岁左右的女性，通常较其他组织来源的阴道癌患者年轻。与年轻的青少年（年龄＜ 15 岁）相比，老年女性的预后更好，这与老年女性中透明细胞癌常见管状囊性病变相关。Wagoner 及其同事[38] 发现，具有透明细胞腺癌且母亲接触过 DES 的女性比那些母亲没有 DES 接触史的女性透明细胞腺癌的治疗效果更好。DES 相关的透明细胞癌通常伴有阴道腺病，肿瘤可能发生在宫颈内膜，子宫内膜或输卵管上皮。卵巢子宫内膜异位症的恶性转化很少见，通常沿直肠阴道隔发生。对于 DES 相关的透明细胞癌，单独放射治疗，单纯阴道切除术，或单独局部广泛切除加放射治疗均可在早期疾病中达到控制盆腔进展的目的[69, 70]。

（四）阴道黑色素瘤

阴道黑色素瘤的治疗是个体化的，根据治疗医生和患者的选择而定，缺乏广泛接受的临床及研究证据。无论治疗干预与否，阴道黑色素瘤的死亡率都很高（90%），局部和远处复发的可能性相同。黑色素瘤对常规剂量放射治疗存在放射抵抗，已经证实了积极广泛手术切除的作用。皮肤黑色素瘤能早期发现，与之相比，阴道黑色素瘤的不良预后可能与延迟诊断相关。预后与黑色素瘤侵入阴道壁的深度有关。尽管采取了积极的外科手术干预，阴道黑色素瘤的死亡风险仍然升高，因此应该在开始手术前仔细筛查肿瘤是否转移。FDG PET-CT 可能有助于发现远处转移，与临床病程和组织病理学密切相关[72, 73]。如已发生转移性黑色素瘤，应避免进行手术，因为手术可能会降低患者的生活质量，而没有任何长期无病生存期的现实前景。相反，总体上不佳的结果不应该成为消极治疗主义的基础，因为手术和放射

治疗可以为不充分治疗的女性带来临床益处。新的化学治疗方案和新型放射治疗技术可能可以延长无病生存时间。

（五）婴儿和儿童的阴道肿瘤

内胚窦瘤（卵黄囊肿瘤）是罕见的生殖细胞肿瘤，分泌甲胎蛋白，多发生在婴儿（＜ 2 岁）的阴道内。这些肿瘤具有急剧进展的自然病史，通常使用手术，放射治疗和化学治疗（长春碱 + 放线菌素 D+ 环磷酰胺，VAC），治疗疗效稳定[74-76]。

葡萄状肉瘤（胚胎横纹肌肉瘤）是一种罕见的阴道肉瘤，发生于女性儿童（年龄＜ 8 岁）。常见症状有阴道出血伴有肿块（外形类似一串葡萄）。嗜酸性横纹肌细胞的带状细胞与病灶中的松散的肌肉基质和恶性多形性细胞混合。因为肿瘤常常是多中心的并且充满整个阴道，所以手术往往是广泛根治性切除，破坏阴道解剖结构。对这种疾病的患儿进行切除术以获得疾病局部控制[77]。现今已发现包括广泛局部切除加放化疗（VAC）在内的多模式方法有效[78]。在一项研究[78] 中，17 名患有葡萄状肉瘤的儿童接受了综合治疗；截至报道时 15 名儿童仍无病生存。随着长期随访，12 名治疗过的青春期女性中有 11 名保留了月经，其中有 2 名怀孕并分娩健康婴儿。

（六）高剂量率近距离放射疗法

高剂量率近距离放射治疗的远程后装技术具有以下优点：①缩短了门诊的近距离放射治疗时间；②放射深度—剂量的精确控制；③可能最终更好地保存阴道功能[43-49]。高剂量率腔内放射治疗可以在通过近距离放射疗法接受全部或部分放射治疗的妇女进行。远期的阴道弹性取决于阴道的照射量。通常，腔内近距离放射治疗针对整个阴道，可解决疾病多灶性，以及阴道黏膜或淋巴管中可能的隐匿性播散的疾病特点。然而，腔内近距离放射治疗并不一定需要在整个阴道都达

到最大剂量，采用高剂量率技术对疾病风险较低的阴道部分降低剂量。通过选择性缩短卫星辐射源的驻留时间来实现辐射剂量的减小。将高剂量放射局限于病灶，减少正常的阴道组织的放射。而对于体积大、不稳定的低剂量放射源，均匀剂量分布则难以实现。

高剂量率后装技术缩短治疗时间至几分钟。对于高剂量率治疗，患者可进行多次治疗。由于治疗时间由几个小时缩短至几分钟，患者可以耐受放置更加精细的腔内施源器。较大直径的阴道圆柱体或卵圆体可以减少黏膜接受的剂量。低剂量率的组织间插植和腔内近距离放射治疗计划在治疗持续数小时至数天，期间肯定会发生患者的位移；当使用高剂量率技术时，患者运动幅度较小。在适度的张力下将圆柱体插入阴道并将该装置固定到模板上，在计算机控制下可以对阴道长轴的一部分进行照射。局限性病变可能适合使用部分屏蔽的施源器。这样的施源器最多可以保护 75% 阴道的弹性，通过减少阴道纤维化、狭窄和黏膜萎缩来保持阴道弹性和功能。保存解剖形态和功能是放射治疗的主要目标，代替更加激进的手术治疗。操作必须小心，将高辐射剂量（＞100Gy）的区域限制在需要照射的部位。

五、放化疗

数十年来，Ⅱ期、Ⅲ期或Ⅳ期大肿块的阴道癌一直进行放化疗[79-81]。早些时期，放化疗包括采用氟尿嘧啶、顺铂和丝裂霉素化学治疗方案联合体外照射治疗[79-83]。各种技术，放射治疗和化学治疗剂量，以及给药方案历经探索，以求找到对具有生殖道癌症的妇女治疗效果好的方案[34]。阴道鳞状上皮细胞癌对这种综合治疗反应良好。从 SEER 和医疗保险数据库中分析得出，用于治疗阴道癌的同步放化疗的应用自 1999 年以来已经增加，但是在以人群为基础的分析中，并未取得实质性生存获益的结果。

重要的结果有同步放化疗后肿瘤快速消退[84]。体积巨大的病变迅速扁平，这反过来又可以大幅度减少增加辐射剂量的靶区。近距离放射治疗的应用变得不那么复杂，通常可以通过腔内放射治疗技术治疗放化疗后的无蒂病变，持续组织间插植近距离放射治疗大肿块病变[80, 84]。实际上，多次放射治疗剂量累积可以有效控制癌症，单次给予放射治疗则是剂量不足的治疗。据估计，与单独使用放射治疗相比，与化学治疗联用时的放射治疗剂量低 10%～15%[79]。尽管后续的急性（＜30d）组织反应较大，但是在放化疗的情况下，预期的远期不良反应并不严重[85]。阴道反应轻微，一些女性在初期有肿块性肿瘤时出现性交困难，而在放化疗后可以维持正常的性生活而没有明显不适[80, 84]。放射治疗应用越来越多，也逐渐被认可[34]。Ⅲ期和Ⅳ期阴道癌患者治疗效果不佳继续亟待创新的放化疗方法的发展。在治疗相关的并发症方面，放射治疗剂量增加提高局部控制的情况下同时增加并发症风险[79]。

立体定向放射治疗

立体定向放射外科手术是否可作为特定患者的近距离放射治疗方案还有待研究。对于阴道癌患者，插植和腔内近距离放射治疗的相当大的治疗优势依赖于其剂量局限和剂量峰度的快速跌落。这些特性成功地限制了附近组织受到过度剂量，减少组织损伤。由于植入的放射源与阴道癌近距离贴近且位置固定，因此放射不受器官运动的影响。

然而，某些接受过放射治疗或放化疗后的阴道癌患者其肿瘤形状不易被插植治疗覆盖，或存在并发症使得患者不适合接受有创地置入插植针或施行治疗。立体定向放射外科手术可能是近距离放射治疗的一种无创的替代方法[86-89]。替代近距离放射治疗的技术包括 IMRT 或 TOMO 的放射治疗尚未被大量开发[90]。临床证据表明，在组织间近距离治疗不可行的情况下，为了提高阴道肿瘤的放射剂量，可以使用立体定向放射手术[91]。在临床初期，机器人立体定向放射外科手术已经被用于盆腔放射治疗之后出现在阴道内的转移性病变[86]。以 800cGy（生物有效剂量接近 6170cGy，假设 α/β=10）为每日剂量，共 3 日，2400cGy 放射治疗剂量已被安全地成功地应用于阴道癌治疗[86]。然而，尚未有研究探讨将立体定向放射外科治疗作为未治疗过的阴道癌的一线治疗。用于阴道癌治疗的立体定向放射手术最好在多机构协作的临床试验中进行研究。

六、阴道癌治疗未来的发展方向

同步放化疗已经成为阴道癌治疗的一个重要方法，因为它可能解决：①改善盆腔局部控制的情况；②隐匿性疾病进展的风险较低。未来 10 年的阴道癌临床研究将探索最佳的放化疗联合，治疗时间方案和治疗强度。然而，仅限于阴道癌症的临床试验可能并不可行，因为这种疾病很罕见，而且缺乏明确适合靶向治疗的分子通路。手术、化学治疗和放射治疗的临床效果很可能是从同时招募阴道癌患者的宫颈癌临床试验中推断出来的。有望通过近距离放射治疗和立体定向放射手术等技术的进步，进一步提高放射剂量。

参考文献

[1] Siegel, R., Miller, K., Jemal, A. (2017) Cancer Statistics 2017. *CA Cancer J. Clin.*, 67, 7–30.

[2] FIGO Committee on Gynecologic Oncology (2009) Current FIGO staging for cancer of the vagina, fallopian tube, ovary, and gestational trophoblastic neoplasia. *Int. J. Gynaecol. Obstet.*, 105 (1), 3–4.

[3] Henson, D., Tarone, R. (1977) A epidemiologic study of cancer of the cervix, vagina, and vulva based on the Third National Cancer Survey in the United States. *Am. J. Obstet. Gynecol.*, 29 (5), 525–532.

[4] Rubin, S., Young, J., Mikuta, J. (1985) Squamous carcinoma of the vagina: Treatment, complications, and long-term follow-up. *Gynecol. Oncol.*, 20 (3), 1346–1353.

[5] Benedet, J., Murphy, K., Fairey, R., Boyes, D. (1983) Primary invasive carcinoma of the vagina. *Obstet. Gynecol.*, 62 (6), 715–719.

[6] Reyes-Ortiz, C., Camacho, M., Amador, L., Velez, L., Ottenbacher, K., Markides, K. (2007) The impact of education and literacy on cancer screening among older Latin American and Caribbean adults. *Cancer Control*, 14 (4), 388–395.

[7] Barzon, L., Militello, V., Pagni, S., *et al.* (2010) Distribution of human papillomavirus types in the anogenital tract of females and males. *J. Med. Virol.*, 82 (8), 1424–1430.

[8] McAlearney, A., Song, P., Rhoda, D., *et al.* (2010) Ohio Appalachian women's perceptions of the cost of cervical cancer screening. *Cancer*, 116 (20), 4727–4734.

[9] McKinnon, B., Harper, S., Moore, S. (2011) Decomposing income-related inequality in cervical screening in 67 countries. *Int. J. Public Health.*, 56 (2), 139–152.

[10] Brunner, A., Grimm, C., Polterauer, S., *et al.* (2011) The prognostic role of human papillomavirus in patients with vaginal cancer. *Int. J. Gynaecol. Cancer.*, 21 (5), 923–929.

[11] Mahdi, H., Kumar, S., Hanna, R., *et al.* (2011) Disparities in treatment and survival between African-American and white women with vaginal cancer. *Gynecol. Oncol.*, 122 (1), 38–41.

[12] Brinton, L., Nasca, P., Mallin, K., *et al.* (1990) Case-control study of in situ and invasive carcinoma of the vagina. *Gynecol. Oncol.*, 38 (1), 49–54.

[13] Jamieson, D., Paramsothy, P., Cu-Uvin, S., Duerr, A. (2006) HIV epidemiology research study group. Vulvar, vaginal, and perianal intraepithelial neoplasia in women with or at risk for human immunodeficiency virus. *Obstet. Gynecol.*, 107 (5), 1023–1028.

[14] Patemoster, D., Cester, M., Resente, C., *et al.* (2008) Human papillomavirus infection and cervical intraepithelial neoplasia in transplanted patients. *Transplant. Proc.*, 40 (6), 1877–1880.

[15] Fetters, M., Fischer, G., Reed, B. (1996) Effectiveness of vaginal Papanicolaou smear screening after total hysterectomy for benign disease. *JAMA*, 275 (12), 940–947.

[16] Pearce, K., Haefner, H., Sarwar, S., Nolan, T. (1996) Cytopathological findings on vaginal Papanicolaou smears after hysterectomy for benign gynecologic disease. *N. Engl. J. Med.*, 335 (21), 1559–1562.

[17] Fetters, M., Lieberman, R., Abrahamse, P., Sanghvi, R., Sonnad, S. (2003) Cost-effectiveness of pap smear screening for vaginal cancer after total hysterectomy for benign disease. *J. Low. Genit. Tract Dis.*, 7 (3), 194–202.

[18] Robboy, S., Szyfelbein, W., Goeliner, J., *et al.* (1981) Dysplasia and cytologic findings in 4,589 young women enrolled in diethylstibestrol-adenosis (DESAD) project. *Am. J. Obstet. Gynecol.*, 140 (5), 579–586.

[19] Liao, J., Jean, S., Wilkinson-Ryan, I., *et al.* (2011) Vaginal intraepithelial neoplasia (VAIN) after radiation therapy for gynecologic malignancies: a clinically recalcitrant entity. *Gynecol. Oncol.*, 120 (1), 108–112.

[20] Aho, M., Vesterinen, E., Meyer, B., Purola, E., Paavonen, J. (1991) Natural history of vaginal intraepithelial neoplasia. *Cancer*, 68 (1), 195–197.

[21] Smith, J., Backes, D., Hoots, B., Kurman, R., Pimenta, J. (2009) Human papillomavirus type-distribution in vulvar and vaginal cancers and their associated precursors. *Obstet. Gynecol.*, 113 (4), 917–924.

[22] Dillner, J., Kjaer, S., *et al.* the FUTURE I/II Study Group. (2010) Four-year efficacy of prophylactic human papillomavirus quadrivalent vaccine against low grade cervical, vulvar, and vaginal intraepithelial neoplasia and anogenital warts: randomised controlled trial. *Br. Med. J.*, 341, c3493.

[23] Hebner, C., Laimins, L. (2006) Human papillomaviruses: basic mechanisms and pathogenesis and oncogenicity. *Rev. Med. Virol.*, 16 (2), 83–97.

[24] Cole, S., Danos, O. (1987) Nucleotide sequence and comparative analysis of the human papillomavirus type 18 genome: phylogeny of papillomaviruses and repeated structure of the E6 and E7 gene products. *J. Mol. Biol.*, 193 (4), 599–608.

[25] Barbosa, M., Lowy, D., Schiller, J. (1989) Papillomavirus

polypeptides E6 and E7 are zinc-binding proteins. *J. Virol.*, 63 (3), 1404–1407.

[26] Werness, B., Levine, A., Howley, P. (1990) Association of human papillomavirus type 16 and 18 E6 proteins with p53. *Science*, 248 (4951), 76–79.

[27] Scheffner, M.,Werness, B., Huibregtse, J., Levine, A., Howley, P. (1990) The E6 oncoprotein encoded by human papillomavirus types 16 and 18 promotes the degradation of p53. *Cell*, 63 (6), 1129–1136.

[28] Huibregtse, J., Scheffner, M., Howley, P. (1991) A cellular protein mediates association of p53 with the E6 oncoprotein of human papillomavirus types 16 or 18. *EMBO J.*, 10 (13), 4129–4135.

[29] Klingelhutz, A., Foster, S., McDougall, J. (1996) Telomerase activation by the E6 gene product of human papillomavirus type 16. *Nature*, 380 (6569), 79–82.

[30] Gonzalez, S., Stremlau, M., He, X., Baile, J., Münger, K. (2001) Degradation of the retinoblastoma tumor suppressor by the human papillomavirus type 16 E7 oncoprotein is important for functional inactivation and is separable from proteosomal degradation of E7. *J. Virol.*, 75 (16), 7583–7591.

[31] Huang, P., Patrick, D., Edwards, G., *et al.* (1993) Protein domains governing interactions between E2F, the retinoblastoma gene product, and human papillomavirus type 16 E7 protein.*Mol. Cell. Biol.*, 13 (2), 953–960.

[32] Auborn, K.,Woodworth, C., DiPaolo, J., Bradlow, H. (1990) The interaction between HPV infection and estrogen metabolism in cervical carcinogenesis. *Int. J. Cancer*, 49 (6), 867–869.

[33] Elson, D., Riley, R., Lacey, A.,Thordarson, G., Talamantes, F., Arbreit, J. (2000) Sensitivity of the cervical transformation zone to estrogen-induced squamous carcinogenesis. *Cancer Res.*, 60 (5), 1267–1275.

[34] Ghia, A., Gonzalez, V., Tward, J., Stroup, A., Pappas, L., Gaffney, D. (2011) Primary vaginal cancer and chemoradiotherapy: a patterns-of-care analysis. *Int. J. Gynecol. Cancer*, 21 (2), 378–384.

[35] Woodruff, J., Parmley, T., Julian, C. (1975) Topical 5-fluorouracil in the treatment of vaginal carcinoma *in situ*. *Gynecol. Oncol.*, 3 (2), 124–132.

[36] Calgar, H., Hertzog, R., Hreshchyshyn, M. (1981) Topical 5-fluorouracil treatment of vaginal intraepithelial neoplasia. *Obstet. Gynecol.*, 58 (5), 580–583.

[37] Piver, M., Barlow, J., Tsukada, Y., Gamarra, M., Saudecki, A. (1979) Postirradiation squamous cell carcinoma of the vagina: treatment by topical 20 percent 5-fluorouracil cream. *Am. J. Obstet.Gynecol.*, 135 (3), 377–380.

[38] Kim, H., Park, N., Park, I., *et al.* (2009) Risk factors for recurrence of vaginal intraepithelial neoplasia in the vaginal vault after laser vaporization. *Lasers Surg. Med.*, 41 (3), 196–202.

[39] Jobson,W., Campion, M. (1991) Vaginal laser surgery. *Obstet. Gynecol. Clin. North Am.*, 18 (3), 511–524.

[40] Madhuri, T., Paptheodorou, D., Tailor, A., Sutton, C., Butler-Manuel, S. (2010) First clinical experience of argon neutral plasma energy in gynaecological surgery in the UK. *Gynecol. Surg.*, 7 (4), 423–425.

[41] Sonoda, Y., Olvera, N., Chi, D., Brown, C., Abu-Rustum, N., Levine, D. (2010) Pathological analysis of ex vivo plasma energy tumor destruction in patients with ovarian or peritoneal cancer. *Int. J. Gynecol. Cancer*, 20 (8), 1326–1330.

[42] Indemaur, M., Martino, M., Fiorica, J., Roberts,W., Hoffman, M. (2005) Upper vaginectomy for the treatment of vaginal intraepithelial neoplasia. *Am. J. Obstet. Gynecol.*, 193 (2), 577–580.

[43] Perez, C., Camel, H. (1982) Long-term follow-up in radiation therapy of carcinoma of the vagina. *Cancer*, 49 (6), 1308–1315.

[44] MacLeod, C., Fowler, A., Dalrymple, C., Atkinson, K., Elliott,

P., Carter, J. (1997) High dose-rate brachytherapy in the management of high-grade intraepithelial neoplasia of the vagina. *Gynecol. Oncol.*, 65 (1), 74–77.

[45] Ogino, I., Kitamura, T., Okajima, H., Matsubara, S. (1998) High-dose-rate intracavitary brachytherapy in the management of cervical and vaginal intraepithelial neoplasia. *Int. J. Radiat. Oncol. Biol. Phys.*, 40 (4), 881–887.

[46] Perez, C., Grigsby, P.,Garipagaoglu, M.,Mutch,D., Lockett, M. (1999) Factors affecting long-term outcome of irradiation in carcinoma of the vagina. *Int. J. Radiat. Oncol. Biol. Phys.*, 44 (1), 37–45.

[47] Graham, K.,Wright, K., Cadwallader, B., Reed, N., Symonds, R. (2007) 20-year retrospective review of medium dose rate intracavitary brachytherapy in VAIN3. *Gynecol. Oncol.*, 106 (1), 105–111.

[48] Blanchard, P., Monnier, L., Dumas, I., *et al.* (2011) Low-dose-rate definitive brachytherapy for high-grade vaginal epithelial neoplasia. *Oncologist*, 16 (2), 182–188.

[49] Beriwal, S., Heron, D., Mogus, R., Edwards, R., Kelley, J., Sukumvanich, P. (2008) High-dose rate brachytherapy (HDRB) for primary or recurrent cancer in the vagina. *Radiat. Oncol.*, 13 (3), e1–e7.

[50] Demanes,D., Rege, S., Rodriguez, R., Schutz, K., Altieri, G.,Wong, T. (1999) The use and advantages of a multichannel vaginal cylinder in high-dose-rate brachytherapy. *Int. J. Radiat. Oncol. Biol. Phys.*, 44 (1), 211–219.

[51] Davis, K., Stanhope, C., Garton,G., Arkinson, E., O'Brien, P. (1991) Invasive vaginal carcinoma: analysis of early-stage disease. *Gynecol. Oncol.*, 42 (2), 131–136.

[52] Tewari, K., Cappuccini, F., Puthawala, A., *et al.* (2001) Primary invasive carcinoma of the vagina: treatment with interstitial brachytherapy. *Cancer*, 91 (4), 758–770.

[53] Sinha, B., Stehman, F., Schilder, J., Clark, L., Cardenes, H. (2009) Indiana University experience in the management of vaginal cancer. *Int. J. Gynecol. Cancer*, 19 (4), 686–693.

[54] Basu, S., Li, G., Alavi, A. (2009) PET and PET-CT imaging of gynecological malignancies: present role and future promise. *Expert Rev. AnticancerTher.*, 9 (1), 75–96.

[55] Petereit, D., Mehta, M., Buchler, D., Kinsella, T. (1993) Inguinofemoral radiation of N0,N1 vulvar cancer may be equivalent to lymphadenectomy if proper radiation technique is used. *Int. J. Radiat. Oncol. Biol. Phys.*, 27 (4), 963–967.

[56] Frumovitz, M., Gayed, I., Jhingran, A., *et al.* (2008) Lymphatic mapping and sentinel lymph node detection in women with vaginal cancer. *Gynecol. Oncol.*, 108 (3), 478–481.

[57] Demanes, D., Rodriguez, R., Altieri, G. (2000) High dose rate prostate brachytherapy: The California Endocurietherapy (CET) method. *Radiother. Oncol.*, 57 (3), 289–296.

[58] Demanes, D., Rodriguez, R., Bendre, D., Ewing, T. (1999) High dose rate transperineal interstitial brachytherapy for cervical cancer: high pelvic control and low complication rates. *Int. J. Radiat. Oncol. Biol. Phys.*, 45 (1), 105–112.

[59] Corn, B., Lanciano, R., Rosenblum, N., Schnall, M., King, S., Epperson, R. (1995) Improved treatment planning for the Syed–Neblett template using endorectal-coil magnetic resonance and intraoperative (laparotomy/laparoscopy) guidance: A new integrated technique for hysterectomized women with vaginal tumors. *Gynecol. Oncol.*, 56 (2), 255–261.

[60] Fleming, P., Nisar Syed, A., Neblett, D., Puthawala, A., George, Fr., Townsend, D. (1980) Description of an afterloading 192 Ir interstitial-intracavitary technique in the treatment of carcinoma of the vagina. *Obstet. Gynecol.*, 55 (4), 525–530.

[61] Kumar, P., Good, R., Scott, J., Jones, E. (1988) Choice of afterloading endocurietherapy techniques for vaginal carcinoma. *Radiat. Med.*, 6 (2), 71–78.

[62] Prestidge, B., Butler, E., Shaw, D., McComas, V. (1994)

Ultrasound guided placement of transperineal prostatic afterloading catheters. *Int. J. Radiat. Oncol. Biol. Phys.*, 28 (1), 263–266.

[63] Stock, R., Chan, K., Terk, M., Dewyngaert, J., Stone, N., Dottino, P. (1997) A new technique for performing Syed–Neblett template interstitial implants for gynecologic malignancies using transrectal-ultrasound. *Int. J. Radiat. Oncol. Biol. Phys.*, 37 (4), 819–825.

[64] Frank, S., Deavers, M., Jhingran, A., Bodurka, D., Eifel, P. (2007) Primary adenocarcinoma of the vagina not associated with diethylstilbestrol (DES) exposure. *Gynecol. Oncol.*, 105 (2), 470–474.

[65] Creasman, W., Phillips, J., Menck, H. (1998) The national cancer data base report on cancer of the vagina. *Cancer*, 83 (5), 1033–1040.

[66] Chyle, V., Zagars, G., Wheeler, J., Wharton, J., Delclos, L. (1996) Definitive radiotherapy for carcinoma of the vagina: outcome and prognostic factors. *Int. J. Radiat. Oncol. Biol. Phys.*, 35 (5), 891–905.

[67] Waggoner, S., Mittendorf, R., Biney, N., Anderson, D., Herbst, A. (1994) Influence of in utero diethylstilbestrol exposure on the prognosis and biologic behavior of vaginal clear-cell adenocarcinoma. *Gynecol. Oncol.*, 55 (2), 238–244.

[68] Senekjian, E., Frey, K., Stone, C., Herbst, A. (1988) An evaluation of stage II vaginal clear cell adenocarcinoma according to substage. *Gynecol. Oncol.*, 31 (1), 56–64.

[69] Senekjian, E., Frey, K., Anderson, D., Herbst, A. (1987) Local therapy in stage I clear cell adenocarcinoma of the vagina. *Cancer*, 60 (6), 1319–1324.

[70] Renaud, M., Plante, M., Gregoire, J., Roy, M. (2009) Primitive clear cell carcinoma of the vagina treated conservatively. *J. Obstet. Gynaecol. Cancer*, 31 (1), 54–56.

[71] Goodman, A., Schorge, J., Greene, M. (2011) The long-term effects of in utero exposures – the DES story. *N. Engl. J. Med.*, 364 (22), 2083–2084.

[72] Oudoux, A., Rousseau, T., Bindji, B., Resche, I., Rousseau, C. (2004) Interest of F-18 fluorodeoxyglucose positron emission tomography in the evaluation of vaginal malignant melanoma. *Gynecol. Oncol.*, 95 (3), 765–768.

[73] Husain, A., Akhurst, T., Larson, S., Alektiar, K., Barakat, R., Chi, D. (2007) A prospective study of the accuracy of 18Fluorodeoxyglucose positron emission tomography (18FDG PET) in identifying sites of metastasis prior to pelvic exenteration. *Gynecol. Oncol.*, 106 (1), 177–180.

[74] Kohorn, E., McIntosh, S., Lytton, B., Knowlton, A., Merino, M. (1985) Endodermal sinus tumor of the infant vagina. *Gynecol. Oncol.*, 20 (2), 196–203.

[75] Young, R., Scully, R. (1984) Endodermal sinus tumor of the vagina: a report of nine cases and review of the literature. *Gynecol. Oncol.*, 18 (3), 380–392.

[76] Collins, H., Burke, T., Heller, P., Olson, T., Woodward, J., Park, R. (1989) Endodermal sinus tumor the infant vagina treated exclusively by chemotherapy. *Obstet. Gynecol.*, 73 (3 Pt 2), 507–509.

[77] Mahesh Kumar, A., Wrenn, E., Fleming, I., Omar Hustu, H., Pratt, C. (1976) Combined therapy to prevent complete pelvic exenteration for rhabdomyosarcoma of the vagina or uterus. *Cancer*, 37 (1), 118–122.

[78] Flamant, F., Gerbaulet, A., Nihoul-Fekete, C., Valteau-Couanet, D., Chassagne, D., Lemerle, J. (1990) Long-term sequelae of conservative treatment by surgery, brachytherapy, and chemotherapy for vulvar and vaginal rhabdomyosarcoma in children. *J. Clin. Oncol.*, 8 (11), 1847–1853.

[79] Dalrymple, C., Russell, A., Lee, S., *et al.* (2004) Chemoradiation for primary invasive squamous cell carcinoma of the vagina. *Int. J. Gynecol. Cancer*, 14 (1), 110–117.

[80] Samant, R., Lau, B., EC Le, T., Tam, T. (2007) Primary vaginal cancer treated with concurrent chemoradiation using cis-platinum. *Int. J. Radiat. Oncol. Biol. Phys.*, 69 (3), 746–750.

[81] Kirkbride, P., Fyles, A., Rawlings, G., *et al.* (1995) Carcinoma of the vagina – experience at the Princess Margaret Hospital (1974–1989). *Gynecol. Oncol.*, 56 (3), 435–443.

[82] Mundt, A., Rotmensch, J., Waggoner, S., Quiet, C., Fleming, G. (1999) Phase 1 trial of concomitant chemoradiotherapy for cervical cancer and other advanced pelvic malignancies. *Gynecol. Oncol.*, 72 (1), 45–50.

[83] Roberts, W., Hoffman, M., Kavanagh, J., *et al.* (1991) Further experience with radiation therapy and concomitant intravenous chemotherapy in advanced carcinoma of the lower female genital tract. *Gynecol. Oncol.*, 43 (3), 233–236.

[84] Kunos, C., Waggoner, S., Zanotti, K., *et al.* (2011) Phase 2 trial of pelvic radiation, weekly cisplatin, and 3-aminopyridine-2-carboxaldehyde thiosemicarbazone (3-AP, NSC #663249) for locally advanced cervical and vaginal cancer. *J. Clin. Oncol.*, 29 (Suppl.), abstract #5034.

[85] Grigsby, P., Russell, A., Bruner, D., *et al.* (1995) Late injury of cancer therapy on the female reproductive tract. *Int. J. Radiat. Oncol. Biol. Phys.*, 31 (5), 1281–1299.

[86] Kunos, C., Chen, W., DeBernardo, R., *et al.* (2009) Stereotactic body radiosurgery for pelvic relapse of gynecologic malignancies. *Technol. Cancer Res. Treat.*, 8 (5), 393–400.

[87] Mollá, M., Escude, L., Nouet, P., *et al.* (2005) Fractionated stereotactic radiotherapy boost for gynecologic tumors: an alternative to brachytherapy? *Int. J. Radiat. Oncol. Biol. Phys.*, 62 (1), 118–124.

[88] Jorcano, S., Molla, M., Escude, L., *et al.* (2010) Hypofractionated extracranial stereotactic radiotherapy boost for gynecologic tumors: a promising alternative to high-dose rate brachytherapy. *Technol. Cancer Res. Treat.*, 9 (5), 509–514.

[89] Guckenberger, M., Bachmann, J., Wulf, J., *et al.* (2010) Stereotactic body radiotherapy for local boost irradiation in unfavourable locally recurrent gynaecological cancer. *Radiother. Oncol.*, 94 (1), 53–59.

[90] Chan, P., Milosevic, M., Paterson, J., Yeo, I., Fyles, A. (2005) Cervical cancer not suitable for brachytherapy, in *Intensity-Modulated Radiation Therapy*, Vol. 1 (eds A. Mundt, J. Roeske), BC Decker, Inc., London, pp. 518–522.

[91] Mayr, N., Huang, Z., Sohn, J., *et al.* (2011) Emerging application of stereotactic body radiation therapy for gynecologic malignancies. *Expert Rev. AnticancerTher.*, 11 (7), 1071–1077.

第35章 宫颈癌
Cervix

Charles A. Kunos 著

杜霄勍 安菊生 译

一、发病率与死亡率

2014 年全世界有 110 万妇女被诊断为妇科癌症，约有 494 000 人（45%）死亡[1]。在确诊的 110 万妇女中，有近 528 000 名为宫颈癌，而266 000 名妇女（占新诊断病例数的 50%）死于宫颈癌[1]。美国癌症协会（ACS）预计 2017 年将有 122 000 名美国妇女患宫颈癌，导致 4210 人（32%）死亡[2, 3]。2011—2013 年统计显示美国妇女终生患宫颈癌的概率是 0.6（1/161）[2]。2011 年数据显示，宫颈癌发病率随年龄明显上升，0—39 岁年龄段为 0.15（1/656），40—59 岁达到 0.27（1/377）[3]。2003 年之后，晚期宫颈癌治疗方案采用顺铂同步放化疗，其总体死亡率约为 30%[3]。

虽然基于脱落细胞学涂片有计划的筛查方案[4, 5]可降低浸润癌的发生和宫颈癌相关死亡率，但宫颈癌仍是发展中国家的主要死亡原因之一，相关危险因素通常与区域人口特征和医疗状况差异相关。降低宫颈癌死亡率的一个最有效的策略是早期诊断病变，一般在发展为浸润癌之前的 5～20 年即可检出病变[6]。原位癌是侵袭性疾病的起始阶段，可通过脱落细胞学检出[7]。目前关于脱落细胞学的诊断遵循美国国家癌症研究

所（National Cancer Institute）的共识[8, 9]。尽管世界卫生组织、国际和人道主义基金在努力帮助改善，但世界范围内，妇女接受包括子宫颈涂片检查在内的定期健康检查的比例仍然很低（30%）[10-12]。即使在美国，不同地区的人口统计学也表明许多因素如年龄、种族、社会经济因素和实际医疗实践（如健康保险覆盖、报销是否充分，医务人员的经验是否丰富）影响宫颈癌筛查的复杂性和治疗的实施[13-17]。

二、宫颈癌流行病学

目前相关分子机制仍不明确，但长期以来认为宫颈癌与性行为相关。危险因素包括初次性行为年龄早[18]、多个性伴侣或男性伴侣有多个性伴侣[19]，以及性传播疾病史[20]。宫颈癌在无性行为史的女性中罕见[21]。低收入、低教育水平和生殖器尖锐湿疣感染史，可能是宫颈癌的危险因素[22-26]。吸烟可能增加宫颈细胞恶变风险[14, 27, 28]。

有证据表明，人乳头瘤病毒（HPV）感染是宫颈癌的病因（表 35-1）。HPV16、18、45 亚型与 3 级宫颈上皮内瘤样病变和肿瘤相关性最强[25]。90% 的宫颈癌发病率与 HPV 相关[25]。宿主可自行清除 HPV 感染或保持潜伏感染，宿主

的免疫能力在致癌过程中起作用[29-31]。如果同时发现人类免疫缺陷病毒（HIV）感染和宫颈癌，宫颈癌诊断就成为获得性免疫缺陷综合征（AIDS）的特定事件[32, 33]。HPV 筛查已经成为宫颈癌风险分层指标，其灵敏度为 96%，特异性为 92%[34]。HPV 筛查具有很强的阴性预测能力，其筛查间隔长达 5 年。相比之下，脱落细胞学诊断的灵敏度为 53%，特异度为 97%，需要经常检测以提高诊断的准确性[34]。脱落细胞学检查结果阴性者 3 年后发生 2 级以上原位癌的比例为 0.48%，而 HPV 检测阴性者 6 年后仅 0.23%[35]。根据美国阴道镜与宫颈病理协会（ASCCP）2009 年共识指南，30 岁以上接受脱落细胞学检查和 HPV 检测发现细胞学阴性且高危型 HPV（HPV16 型或 HPV18 型）检测阳性者，可在 12 个月内重复进行这两项检测，或进行 HPV 基因分型[36]。如果基因分型检测结果为阳性，则应及时进行阴道镜检查。

HPV 感染可导致肛门生殖器上皮区域多点病灶，预防性接种疫苗可能降低宫颈癌死亡率。一项随机研究报道，对 17 622 名未感染过 HPV 的妇女（16—26 岁）进行了 42 个月的随访，结果显示在第 1、2、6 个月予预防性四价 HPV（6、11、16、18 型）疫苗接种的患者与接受安慰剂注射的患者相比，注射疫苗可产生针对 HPV16 型和 HPV18 型相关的上皮内瘤变的免疫保护作用[37]。已经证实了 24—45 岁妇女接种疫苗具有高效性、免疫原性和可耐受的安全性[38]。在 2007 年，澳大利亚首先开展了广泛的、资助国家 HPV 疫苗接种计划，将四价疫苗加入 12—13 岁在校女生健康计划，另外还开展了针对 13—17 岁在校学生的接种计划和 18—26 岁的妇女接种的社区计划[39]。在接种疫苗之后，2007—

2009 年接种疫苗的人群宫颈上皮内瘤变 2 级及以上病变的发生率降低 0.38%（95% CI 0.61 ～ 0.16，$P = 0.05$），HPV 疫苗对预防高级别宫颈上皮内瘤变有效率较高[37-40]。

三、诊断的症状

应仔细询问病史，包括阴道少量出血和接触性出血，了解性伴侣情况，有相关危险因素的妇女应考虑筛查 HIV。不规则出血或大量出血可能为肿瘤相关，需与激素水平波动引起的周期性出血鉴别。肿瘤坏死可产生黄色、灰色恶臭阴道分泌物。病变局限宫颈内时很少出现疼痛，如出现疼痛，常提示肿瘤或转移淋巴结侵犯压迫骶神经丛。子宫收缩的痉挛疼痛可能提示宫颈管阻塞、宫腔内积血或者肿瘤侵犯子宫下段。发热、寒战或剧烈盆腔疼痛提示宫腔积脓，应经阴道引流（可在超声引导下），然后予抗感染治疗。两侧臀部疼痛常提示宫旁受侵、输尿管梗阻扩张。臀部或下肢放射痛提示肿瘤侵犯盆壁、主韧带或广泛转移到盆腔和闭孔淋巴结。盆腔淋巴结转移可压迫盆腔静脉导致下肢水肿和深静脉血栓形成，随后可发生血栓性静脉炎。尿频、尿急或排尿困难最常见的原因是肿瘤压迫，也可由膀胱受侵导致。肿瘤压迫可导致排便疼痛或排便规律改变。晚期肿瘤的症状还包括厌食、味觉障碍和体重减轻。

宫颈癌通常起源于宫颈上皮内瘤前病变（CIN）。可用常规的涂片或液基细胞学方法检测[41]。液基细胞学评估需要约 5000 个细胞，而传统涂片评估则需要超过 8000 ～ 12 000 个细胞[42]。炎症、血细胞和细胞碎片超过 75% 的涂片应评估为取材不满意[42]。

表 35-1　HPV 分型

低危型	高危型
6, 11, 42, 43, 44	16, 18, 31, 33, 35, 45, 51, 52, 56, 58, 59

四、宫颈癌的病理学

鳞状细胞癌为主要类型，约占 70%。鳞状细胞癌通常起源于转化区，多为外生型。世界卫生组织（WHO）[43] 将鳞癌分为角化型、非角化型、疣状、基底样、乳头状，鳞状上皮转移和淋巴上皮瘤样。疣状型具有明显外生性和高分化，伴角化，很少出现淋巴结转移，术后复发多为局部复发 [44, 45]。淋巴上皮样瘤样癌比其他类型预后好 [46]。

在过去的 50 年中，子宫颈腺癌占比增加到 25%。部分原因可能是由于筛查使鳞癌发病率明显下降。世界卫生组织将宫颈腺癌分为黏液性（宫颈管型、肠型、印戒细胞型、微偏腺癌和绒毛管状亚型）、子宫内膜样、透明细胞癌、浆液性和中肾样变 [43]。宫颈管型占腺癌的 70% 以上。腺癌≥4cm 的 I 期肿瘤或 II 期肿瘤的预后不良 [47, 48]。出现淋巴结转移的腺癌患者肿瘤复发的风险高于鳞状细胞癌患者 [49, 50]。宫颈腺癌放化疗后出现复发和死亡的风险稍高于鳞癌 [51]。腺癌患者较鳞癌预后差的主要原因是腺癌发生盆腔外脏器转移的风险更高。

有宫内己烯雌酚（DES）暴露史者 [52] 发生宫颈透明细胞癌的风险增加，发生阴道透明细胞癌风险也增加 [53, 54]。腺癌治疗与其他类型宫颈癌相同，但年轻患者倾向采用外科手术。

宫颈微偏腺癌（恶性腺瘤）罕见。它的定义包括"组织学表现似良性（腺瘤）但伴随着不良预后（恶性肿瘤）" [55]，往往被误诊为良性，常在子宫切除标本中偶然发现。由于诊断困难导致治疗延迟，因此复发和死亡率高 [56]。

腺鳞癌的诊断关键是腺癌与鳞癌混合存在。腺鳞癌预后较差、腺癌分化较差、易早期播散。玻璃细胞癌（glassy cell cancer）是腺鳞癌中侵袭性强的亚型，具有快速生长、肿瘤体积大、外生性生长的特点 [57]。腺鳞癌诊断时多为 I 期但局部复发高风险，常需要接受手术和放化疗 [58, 59]。

基底样腺癌由具有局灶性鳞状或腺体分化的基底细胞分化良好的巢组成，通常是偶然发现的，可能是腺样囊性癌（占子宫颈腺癌＜1%）的起始阶段。基底癌常以息肉样方式生长，治疗与其他类型宫颈癌相似。

小细胞神经内分泌癌占宫颈上皮癌的 5%，其核质比高，具有分泌颗粒，嗜铬素和突触素免疫组化阳性。宫颈小细胞癌具有高度侵袭性，可表现出内分泌副肿瘤综合征。需与罕见的宫颈类癌鉴别，类癌的侵袭性较小且治疗更有效。神经内分泌癌常表现为典型的桶状宫颈。宫颈小细胞癌的治疗遵循其他神经内分泌肿瘤（例如肺的小细胞癌）的治疗原则，采用顺铂＋依托泊苷联合放射治疗。

白血病和淋巴瘤等血液系统恶性肿瘤在苗勒管发育的器官中最常见于宫颈部，表现为桶状宫颈 [60]。子宫颈实质内罕见转移性癌（除原发于子宫的恶性肿瘤），转移性癌通常表现为宫颈内广泛的淋巴血管间隙侵犯，而没有实质肿块形成 [60]。

五、解剖

子宫颈由阴道部（宫颈外口及阴道穹隆的转化区）和阴道上部（宫颈内口）组成。宫颈内口被覆柱状腺上皮细胞，通过转化区（鳞柱交接）延伸至子宫颈阴道部的鳞状上皮细胞。子宫颈与子宫体之间是狭窄的子宫峡部，再向上扩大形成子宫体。子宫和宫颈通过结缔组织韧带维持在盆腔中的位置，韧带中有平滑肌、神经、血管和淋巴管。骶韧带自子宫的下部向后外侧延伸，穿过直肠腹膜反折达骶椎的侧面。主韧带起自宫颈的上部，横行宫颈阴道上部、子宫下部侧缘与盆腔之间。肿瘤可通过这些结构扩散。采用四野放射治疗时需注意 [61]。阔韧带是子宫两侧的双层腹膜皱襞，由子宫前后面的腹膜向盆侧壁延伸而成，限制子宫移位。其上缘游离，包裹输卵管。圆韧带起于子宫双角的前面、输卵管近端的下方，然后向前下方伸展达两侧骨盆壁，再穿过腹股沟终止于大阴唇前端，表面为阔韧带前叶的腹膜层覆盖，作用是保持子宫体前倾位。肿瘤可通过圆韧带中的淋巴引流转移至腹股沟。

肿瘤可侵犯宫旁的淋巴管和其内的小淋巴结，可能是宫颈癌转移的早期表现。宫颈的主要淋巴引流为盆腔的宫旁、闭孔、髂内和髂外淋巴结。次级引流区包括骶前、髂总和主动脉旁淋巴结。宫体的淋巴可通过阔韧带引流至骨盆漏斗韧带并达到卵巢淋巴管。因此，宫颈癌如出现宫底侵犯，可首站引流至主动脉旁淋巴结或左肾门淋巴结。即使没有盆腔淋巴结转移的情况下，也可出现上腹膜后淋巴结转移。胸主动脉旁淋巴管在第 12 胸椎水平汇集，淋巴液通过胸导管进入左锁骨下静脉，可导致锁骨上淋巴结转移。建议放射治疗医师积极与外科医师、诊断科医师沟通，根据淋巴引流有针对性的设计放射治疗方案。

主动脉多在第 3～4 腰椎处分叉为髂总动脉。87% 的髂动脉分叉位于腰骶岬层面[61]。髂内血管位于盆腔后部，采用四野盆腔放射治疗时，如后界未达骶骨后面会导致淋巴引流区受量不足。

阴道上部通过宫颈淋巴管引流，宫颈癌可沿淋巴管逆行跳跃转移扩散至阴道，但较罕见。当宫颈肿瘤侵犯阴道壁时，放射治疗靶区应覆盖阴道全长。需在肿瘤远端置入标志。由于阴道下段淋巴引流至腹股沟淋巴结，因此当肿瘤侵犯阴道下段时，放射野需包括腹股沟淋巴结。

子宫动脉是髂内动脉的分支，提供子宫血供，穿过阔韧带、跨过输尿管末端前上方达子宫侧缘。子宫动脉分支成小动脉为阴道、子宫底、输卵管和内侧卵巢供血。

子宫动脉和输尿管相交处为"A 点"，即自宫颈口沿颈管向上 2cm 向外 2cm 处。左右 A 点是腔内近距离放射治疗的处方剂量点，用来代表近端宫旁剂量或中心肿瘤旁的剂量。"B 点"代表骨盆侧壁（或髂内淋巴结），位于宫颈外口上方 2cm 旁开 5cm 处。

六、宫颈癌的分子生物学

为了加深对宫颈癌的理解，需要对 HPV 的分子生物学进行探讨。HPV 是无包膜双链闭合环状 DNA 病毒，感染女性和男性肛门生殖道的皮肤和黏膜上皮[62]。环状 HPV DNA 分为 8 个开放阅读框，编码 6 种早期蛋白（E1、E2、E4-E7）和两种晚期蛋白（L_1、L_2）[62]。HPV 病毒整合入宿主后为了增加病毒拷贝数目，将会破坏宿主细胞的细胞周期终止信号通路，劫持宿主细胞相关的蛋白酶用于其病毒 DNA 的合成。首先，HPV-E6（一种由 150 个氨基酸组成的蛋白质）[63, 64] 结合 p53，并将其整合至泛素蛋白连接酶 E6AP 上使其失活，解除其对细胞增殖周期 G_1/S 期的抑制作用[65-67]。与此同时，HPV-E7 通过蛋白体依赖性途径[68] 结合 RB 蛋白，使蛋白质磷酸化，从而激活并释放转录因子 E2F[69]。转录因子 E2F 会开启 DNA 复制的关键 S 期蛋白。HPV 的癌蛋白继而激活端粒酶[70]，使 HPV 感染的细胞逃避增殖限制，无限复制病毒 DNA，增加 HPV 病毒数。HPV 病毒蛋白促进细胞恶性转化的后果包括基因组不稳定性和肿瘤倾向及致癌表型[62]。

新证据表明，2′-脱氧核糖核苷三磷酸（dNTP）的消耗和更新是宫颈癌中的关键分子途径（图 35-1）[71-76]。目前有两种 dNTP 分子通路作用于 DNA 合成和修复。主要途径包括：从头合成中核糖核苷酸还原酶（RNR）将细胞内核糖核苷二磷酸还原为其相应的脱氧核糖核苷[77, 78]；补救合成途径通过脱氧核苷激酶回收脱氧核苷[79]。细胞同步从头和补救合成途径，使得 dNTP 供应符合 dNTP 需求，避免由于破坏性基因毒性应激导致的 dNTP 池不均衡[80]。

RNR 在细胞中作为含有两个活性位点大亚基（M_1）和两个小催化亚基 [M_2 或 p53R2（M_{2b}）] 的限速异四聚体酶起作用[77]。M_1 蛋白是一种长寿蛋白质，存在于所有细胞周期中[77]。M_1-M_2

复合体的作用是只在 S 期减少核糖核苷酸，因为细胞基因组中的 KEN-box 基因序列有助于蛋白酶依赖性消除 M_2，所以在有丝分裂晚期中 M_1-M_2 复合体会被分解[81, 82]。但 M_1-M_{2b} 复合物可存在于所有细胞周期阶段，并且目前认为，作为 DNA 损伤应答蛋白，其转录和活性受 p53 调节[81-83]。电离辐射等是 DNA 损伤后 dNTP 的来源，首先通过 M_1-M_{2b} 介导的过程进行核糖核苷酸还原，然后启动 M_1-M_2 复合体机制[72, 84]。HPV-E6 通过降解 p53 使 RNR 不受限制地生成 dNTP（图 35-1）。

在 dNTP 补救合成途径中，脱氧核苷激酶起到限速 dNTP 供应酶的作用。这些酶 [细胞质中的 TK1 和（或）dCK，以及线粒体中的胸苷激酶 2（TK2）和脱氧鸟苷激酶（dGK）（图 35-1）] 将脱氧核糖核苷磷酸化生成脱氧核糖核苷单磷酸（dNMP）[85]。TK1 是通过类似于 M_2 的机制特异性调控细胞周期的 S 期；其他三种脱氧核苷激酶调控活化整个细胞周期。脱氧核苷激酶在人类正常组织和癌症组织中表达不同，TK1 在宫颈癌中表达升高[86]。这些补救酶产生底物脱氧核苷，通过质膜平衡核苷转运蛋白被动地转运进入细胞和线粒体[87]。TK1 表达水平在接受辐射后会升高，这可能牵涉到辐射介导的 DNA 损伤修复[88]。更好地了解宫颈癌的分子特征，可以更深入地了解临床表现和对治疗的预期反应。了解放化疗干预与宫颈癌潜在生物学的相互作用将成为有针对性的预防、筛查和治疗的基本原理。

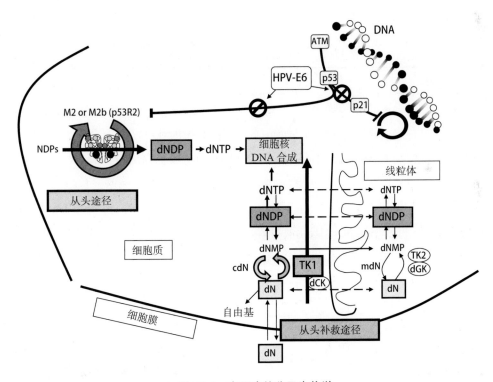

▲ 图 35-1 宫颈癌的分子生物学

两种生物分子通路可产生用于 DNA 合成和 DNA 修复的 2′ - 脱氧核糖核苷二磷酸（dNDP）；从头路径中，核糖核苷酸还原酶（RNR）作为限速步骤；由于细胞基因组中的 KEN-box 基因序列会促使蛋白酶依赖性消除 M_2，因此 M_1-M_2 复合物仅在有丝分裂 S 期可减少核糖核苷酸，在有丝分裂晚期 M_1-M_2 复合物会被分解；M_1-M_{2b} 复合物可存在于所有细胞周期阶段，作为 DNA 损伤应答蛋白，M_1-M_{2b} 复合物的转录和活性受 p53 调节；补救性脱氧核苷（dN）途径与从头合成途径相结合，脱氧核苷激酶 [例如胸苷激酶（TK1）] 充当限速 dNTP 供应者；TK1 通过类似于 M_2 的机制特异性调控细胞周期的 S 期；M_2、M_{2b} 和 TK1 的水平在辐射后升高，可能牵涉到辐射介导的 DNA 损伤修复；最后，人乳头瘤病毒（HPV）蛋白 E6 破坏 p53，使 G_1-S 期细胞周期失控，并允许 RNR M_{2b} 与 M_1 自由结合产生 dNTPNDP，核苷二磷酸；dNTM，脱氧核苷单磷酸盐；dNTP，脱氧核苷三磷酸；ATM，共济失调毛细血管扩张症突变蛋白

七、宫颈癌的分期

宫颈癌的分期在公共卫生领域应用、指导治疗方式选择和建立国际通用标准、指导创新性手术和化放疗方面具有重要意义。预后评估因素还包括肿瘤组织病理学、免疫组化、DNA 序列等。

目前最常用的分期是国际妇产科联合会（FIGO）于 2009 年最新修订版本（表 35-2）[89]，是基于局部肿瘤侵犯情况在治疗开始前进行疾病的分期。需要注意的是，因为宫颈癌主要发生在贫困地区，难以进行先进的医学检查和治疗。分期需要考虑临床实践因素，因此未纳入先进的技术进行分期。需要强调的是，FIGO 分期包含的信息不足以作为制定放射治疗方案的基础。

宫颈癌影像学检查的目标是明确局部肿瘤侵犯、淋巴结转移、肾积水和远处转移。计算机断层扫描（CT）可生成层厚 5mm 图像，CT 显示肾积水可诊断为ⅢB 期。磁共振成像（MRI）无辐射、具有高软组织对比度。麻醉下检查(EUA)比 CT/MRI 诊断宫旁受侵更准确[90]。CT/MRI 对早期宫颈癌诊断的敏感性为 30% ～ 40%[91]，但 CT/MRI 用于诊断淋巴结转移困难，因为 CT 诊断淋巴结是根据淋巴结大小；而 MRI 扫描时间达 1 ～ 2h，不适应常规用于评估盆腔和腹主动脉旁淋巴结。

正电子发射断层扫描（PET）最常用的放射性同位素是 2- 脱氧 -2-^{18}F 氟 -D- 葡萄糖（^{18}F-FDG）。^{18}F-FDG PET 是一项全身检查，在局部晚期宫颈癌的诊断具有高度特异性，优于 CT[92, 93]。^{18}F-FDG PET 在评估宫颈癌治疗效果[94-96]和检测无症状复发[97]方面可能有效。然

表 35-2　宫颈癌 FIGO 分期 * 与 TNM 分期

FIGO	TNM		说　明
ⅠA 期			镜下浸润癌
ⅠA$_1$	T$_{1a1}$		间质浸润深度≤ 3.0mm，水平浸润范围≤ 7.0mm
ⅠA$_2$	T$_{1a2}$		间质浸润深度> 3.0mm，但不超过 5.0mm，水平浸润范围≤ 7.0mm
ⅠB 期			临床肉眼可见病灶局限宫颈
ⅠB$_1$	T$_{1b1}$		临床肉眼可见病灶最大直径≤ 4cm
ⅠB$_2$	T$_{1b2}$		临床肉眼可见病灶最大直径> 4cm
Ⅱ期			肿瘤已经超出宫颈，但未达盆壁，或未达阴道下 1/3
ⅡA$_1$	T$_{2a1}$		临床肉眼可见病灶最大直径≤ 4cm，无宫旁受侵
ⅡA$_2$	T$_{2a2}$		临床肉眼可见病灶最大直径> 4cm，无宫旁受侵
ⅡB	T$_{2b}$		有明显宫旁组织浸润
Ⅲ期			肿瘤侵及盆壁和（或）侵及阴道下 1/3 和（或）导致肾盂积水或无功能肾
ⅢA	T$_{3a}$		肿瘤侵及阴道下 1/3，未侵及盆壁
ⅢB	T$_{3b}$	N$_1$	肿瘤侵及盆壁和（或）导致肾盂积水或无功能肾
Ⅳ期			肿瘤超出真骨盆或（活检证实）侵及周围器官
ⅣA	T$_{4a}$		侵及膀胱或直肠黏膜（泡状水肿不能分为ⅣA 期）
ⅣB		M$_1$	肿瘤侵及远处器官

*. 国际妇产联合会，2009[89]

而，放射性标记的葡萄糖可以通过糖酵解途径代谢，但也可以被导入核苷生物合成或脂肪酸生物合成途径，这是肿瘤细胞葡萄糖代谢的瓦尔堡（Warburg）效应。一种用于 PET 成像的新药物 ^{18}F- 脱氧胸腺嘧啶核苷（^{18}F–FLT）[98] 可能是鉴别增殖恶性细胞的一个更重要的因子。TK1 仅限于肿瘤细胞增殖的 S 期，常作为增殖的标记，值得注意的是放射治疗后 TK1 升高 [88]，脱氧核苷回收途径可用于放射或化疗后的 DNA 修复 [76]。目前正在进行 ^{18}F–FLT 相关的临床研究。

八、宫颈癌的放射治疗

（一）选择靶体积

FIGO 分期中纳入了胸部影像、骨显像、排泄性尿路造影（静脉肾盂造影，IVP）和钡灌肠检查。除 IVP 外均是用于对进展期病变的检出。而肿瘤直径、淋巴结转移等对预后具有重要影响的因素尚未纳入 FIGO 分期 [99-101]。

FIGO 分期以肿瘤直径区分ⅠA 期和ⅠB 期，不考虑肿瘤体积，不考虑区域淋巴结状态。然而，这些情况对于接受放射治疗的患者预后相关。目前先进的影像学方法可以显示肿瘤影响范围远远超过 FIGO 分期中规定的方式可显示的范围，在治疗决策中应纳入参考，但不应该改变临床分期。目前，FIGO 分期未纳入 ^{18}F –FDG PET 检查的结果，但 ^{18}F –FDG PET 结果可指导放射治疗计划的设计和实施 [102]。此外，美国癌症外科学会委员会研究了 1984—1990 年间用于评估 9338 名已知临床妇科疾病传播的诊断工具 [103] 发现 CT 和 MRI 技术应用增加。最新数据显示，FIGO 推荐的诊断方式与医生实际用于宫颈癌分期诊断方式之间存在较大的差距，FIGO 指南需要更贴近临床实践和现代影像方式 [104]。

治疗区应包括完整的肿瘤区域，包括肿瘤直接侵犯的区域（膀胱、直肠、附件、子宫和悬韧带）和淋巴结转移区域。需要评估盆腔外淋巴结转移的风险和延伸野放射治疗的风险。准确定义放射治疗靶区范围至关重要，特别是目前调强放射治疗（IMRT）用于术后 [105, 106] 和根治 [107, 108] 治疗的情况下。IMRT 可降低急性和长期胃肠道毒性 [109, 110] 和血液学 [111, 112] 的毒性。虽然ⅠB2 ～ⅢB 期多无腹主动脉旁淋巴结转移，但采用 IMRT 进行腹主动脉旁照射时 [113]，可对主动脉旁淋巴结明确转移或转移风险高的患者进行根治治疗。顺铂放化疗后复发模式的长期随访结果显示，仅进行骨盆照射时主动脉旁淋巴结复发风险显著升高，隐匿性主动脉旁淋巴结转移可采用顺铂治疗 [114]。即使在生物治疗与化疗的新时代，当存在盆腔淋巴结转移的证据时，也应采取延伸野照射包括下一站淋巴结，即腹主动脉旁淋巴结。

（二）放射治疗前手术评估淋巴结

放化疗后早期复发多与未确诊的淋巴结转移相关 [114-118]。有观点认为，对于体积较大或局部晚期病变的患者，放射治疗前行手术评估腹膜后淋巴结状态可更准确的评估放射治疗靶区，但仍存在争议 [119]。对于明显肿大且放射治疗剂量受限的淋巴结，手术切除可能提高控制率 [115-118, 120]。有观点认为，对常规放射野之外的可疑转移病灶可行手术切除明确诊断并治疗 [115, 116]。手术淋巴结清扫术较 CT 检查更准确，对于 40% 患者需要调整治疗方案 [121, 122]。腹膜后淋巴结清扫术使约 40% 的ⅠB ～ⅡB 期患者分级升级 [123]。反对的观点认为，手术分期可能会延迟放化疗，并且只有一小部分患者从延伸野放射治疗中受益——前提是这部分患者死于局部复发而不是远处转移 [124, 125]。然而，有证据表明，腹主动脉旁转移淋巴结照射和预防性腹主动脉旁照射，不论腹主动脉旁淋巴结阴性或未评估，都有生存获益 [126, 127]。需要根据手术获益、对放射治疗延误时间、手术费用和潜在手术并发症等因素决定是否手术评估。GOG-0233/ACRIN 6671研究术前 ^{18}F–FDG PET/CT诊断腹膜后淋巴结转移的意义。

腹膜后淋巴结的手术评估应尽量采用腹膜外术式，以降低由于肠道粘连和放射治疗引起肠梗阻风险。有人建议仅手术切除发现的肿大转移淋巴结。淋巴结清扫增加急性并发症（如出血、感染、淋巴囊肿、深静脉血栓形成）和晚期淋巴水肿的风险。仅切除转移的腹主动脉旁淋巴结及术中冰冻病理即可作为延伸野放射治疗的证据。对放射治疗区域内的临床评估阴性的淋巴结进行清扫手术可能无获益，并且可能增加不良反应的风险。

（三）外照射治疗

将正常解剖和患者个体的肿瘤情况结合起来才能将放射治疗效果发挥到最佳。肿瘤的占位效应、反应性的炎症、术后瘢痕、宫内出血及感染，以及卵巢的病理状态[128, 129]，都可以造成病理解剖和正常解剖差异巨大。

放射治疗的实施必须建立在对正常解剖结构的位置，以及患者实际解剖结构的充分了解的基础上，应当认识到指南仅仅是指南，不是死板的公式，也不是关于患者个体肿瘤分布的简单替代。"标准"的放射治疗剂量、"标准"的射野设计，以及射野大小这类的概念是不存在的，要知道同样的鞋子不可能适合所有的人[130]。

体外放射治疗射野最常见的设计是前后野及两侧的对穿野照射，给予总剂量45Gy，180cGy/d，分25次照射（通常为周一到周五治疗，共5周），这种方式可以降低正常组织损伤的风险，降低肠道剂量，但与对穿野照射相比，四野照射增加了髂骨翼（包括骨髓）、皮肤和皮下组织剂量。四野的照射在较瘦的患者无明显治疗优势，但是可以降低腹部肥胖的患者和需要延伸野放射治疗的患者的肠道受照剂量。

个体化的四野照射与前后对穿野照射相比可以提供更高的剂量，但四野技术增加了靶区

侧面边缘照射剂量不足的危险[128-131]。通过基于CT的剂量计划设计和先进的影像技术（例如 ^{18}F–FDG PET或MRI）[132, 133]，可以使放射治疗野的覆盖更安全。为保护直肠后壁、部分骶骨和尾骨的射野遮挡可能造成髂内、骶前淋巴结和子宫骶韧带的射野边缘复发风险增加[128, 129]。前方遮挡可导致髂外淋巴结剂量不足[131]。稍扩大的治疗野与传统放射治疗野相比，可以确保足够的射野覆盖，并不明显增加正常组织晚期并发症。图35-2给出了四野外照射的示例。

四野照射的上界根据手术或非侵入性的影像学确定的淋巴结受累范围来确定。如果无标记物且只需照射髂总动脉分叉处以下，可以将上界设在$L_4 \sim L_5$椎体。如果要确保髂总淋巴结的覆盖，可以将上界定位在$L_2 \sim L_3$椎体。

四野照射的下界取决于阴道壁受侵的程度，有时根据植入标记确定。可参照闭孔下缘作为骨性标记。如果病灶局限于近端1/3的阴道，放射野包括肿瘤远端的正常阴道3cm的边缘即可。如肿瘤侵犯阴道中部，需覆盖整个阴道长度，在模拟定位时置入标记。通常，如果肿瘤侵犯阴道的远端1/3，可选择性地照射腹股沟淋巴结。偶有患者会有一个或多个不连续的阴道病灶，病变可通过阴道壁淋巴内逆行扩散，此时需包括整个阴道。外生型肿瘤可能延伸到阴道远端，但未浸透阴道壁，此时需置入标记帮助确保足够内边缘。此技术对于盆底肌肉松弛和子宫脱垂的患者也同样有效。

前后野的侧边界的界定可通过影像学、手术中放置标记的位置或淋巴管造影确定。放射治疗野沿椎体勾画包含整个横突。外缘包括骨盆最大内径的外侧2cm处。射野下界应包括股骨头和股骨颈，包括闭孔淋巴结（位于闭孔窝角落的上方和侧面）。为保证照射淋巴结的范围，无法完全遮挡股骨颈。当肿瘤侵犯阴道下1/3时，前野应包括髂腹股沟淋巴结，但是后野不需要。腹股沟淋巴结区可通过光子或高能电子单前野照射，

从而降低股骨颈受照剂量。

侧野的前界需要 CT 或 MRI 矢状位图像来确定，需包括髂内外淋巴结以及子宫和侧方宫旁组织。如肿瘤直接侵犯膀胱后壁，射野需包括膀胱顶。一般以 L_4 椎体的下界边缘到耻骨弓顶点的连线确保髂外淋巴结区覆盖。将边界向前外扩至少有 2cm，既保护肠道，又足够覆盖靶区。如果子宫底没有充分包围，那么应该以牺牲肠道的保护为代价扩大勾画的范围。侧野的后界为 L_4 椎体后方，包括骶骨和尾骨后部以保证髂内外和骶前淋巴结，以及骶韧带照射。侧野后方下界可以逐渐内收（与原发肿瘤保持至少 2cm 边界），以便保护臀部、直肠后壁、肛管和臀沟的一部分。可以采用不透射线的标记辅助定位。

前后对穿野进行宫旁补量照射，中央挡铅 4cm 限制直肠和膀胱的剂量，挡块上界为骶髂关节下方 1cm（图 35-2），下界和侧界仍然与原四野照射相同。挡铅后未照射宫颈原发肿瘤，其缺量用近距离放射治疗弥补。

在临床中，延伸野可以在四野照射的基础上改造，上界位于 T_{12} 椎骨上缘，下界不变，$T_{12} \sim L_5$ 的照射野的侧界为椎体横突外侧；侧野前界为 $T_{12} \sim L_5$ 椎体前 3cm，后界为 $T_{12} \sim L_5$ 椎体中部。也可将调强放射治疗（IMRT）用于延伸野照射，调强野中心定于盆腔野上界即 L_4/L_5 水平（图 35-3）。半野技术水平照射，减少晚期

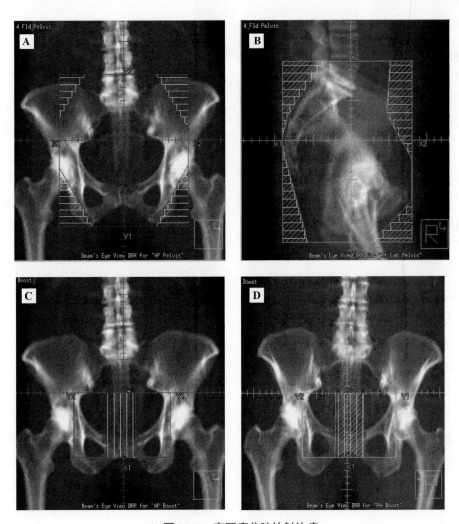

▲ 图 35-2 宫颈癌盆腔放射治疗

A，B. 传统四野放射治疗的正位和右侧位图像；C，D. 前后野对穿进行宫旁加量照射，中央遮挡保护膀胱和直肠，中央遮挡导致的肿瘤缺量则由近距离放射治疗补充（此图的彩色版本见书中彩图页）

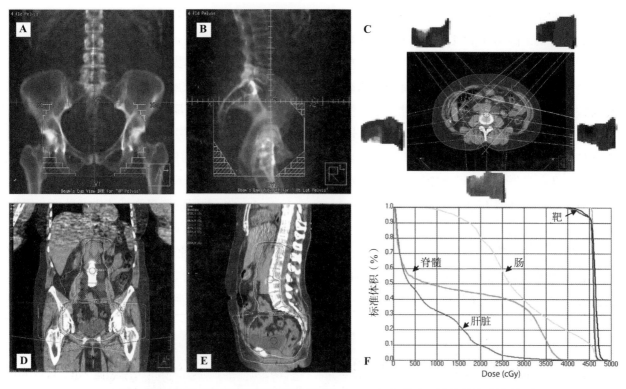

▲ 图 35-3　腹主动脉旁延伸野调强放射治疗（IMRT）与盆腔四野放射治疗结合

A，B. 采用半野照射宫颈和盆腔淋巴结的四野放射治疗正位和右侧位相；C. 与 5 野 IMRT 结合，开放密度矩阵模型描述了每个射野对于每点剂量强度的调节；D. 盆腔联合腹主动脉旁 IMRT 的冠状位剂量分布；E. 矢状剂量分布，红色为 4500cGy 等剂量线，常规分割每日 180cGy×15F；F. 肿瘤和危及器官的剂量－体积直方图（此图的彩色版本见书中彩图页）

胃肠道不良反应[110]。在晚期宫颈癌患者治疗中，这种骨盆四野联合调强延伸野放射治疗技术现在更常见的是同时联合化学治疗或生化生物治疗。

（四）调强放射治疗

宫颈癌调强放射治疗（IMRT）的指征仍不明确[105-108]。IMRT 几乎可以取代所有外照射方式，然而目前的结果数据还较局限，几乎都是用于术后盆腔放射治疗[134, 135]。IMRT 能够提高辐射剂量而不增加邻近正常组织剂量[136]，具有提高治疗比率的潜力。早期报道 IMRT 治疗宫颈癌已显示出剂量和临床获益，减少了胃肠和造血的毒性。术后 IMRT 的证据逐渐明确[106]。

IMRT 虽然有效，但在实施过程中存在一些局限性。应用 IMRT 技术时靶区定义存在的不确定性[137, 138]。通常治疗妇科肿瘤需要更大范围的放射治疗门控，可能超出多叶准直器的运动范围。

这种情况下，放射治疗门控常分割成 2 个或更多个准直器运动来照射不同部位的肿瘤靶区，但同时会散射和渗漏出部分剂量到正常组织上[139]。呼吸运动和膀胱直肠充盈程度变化导致盆腔肿瘤在治疗分次内与分次间运动，影响了靶区的精确[140, 141]。术后放射治疗过程中器官位移范围中位值为 6mm（95% CI 16mm），位移与膀胱和直肠体积相关[142, 143]。虽然治疗计划优先满足肿瘤剂量，但由于存在位置移动，可允许部分肿瘤体积接受低于处方剂量照射，一般建议 ≥ 98% PTV 体积接受处方剂量照射[105]。IMRT 治疗期间的位移可能增加危及器官超量的风险。每次治疗前进行重新扫描摆位可调整减少器官运动[140]。理想的治疗时机是膀胱充盈且直肠排空时，但实际情况可能存在治疗前饮水不足、膀胱充盈欠佳或排便不充分。

正是由于这些原因，宫颈癌患者的术后

IMRT 仍需谨慎。宫颈癌相关的临床试验逐渐采用 IMRT 技术，因为它们可降低胃肠道[109]和血液学[111]毒性。考虑到调强放射治疗降低不良反应，将其与顺铂联合、并加入新型放射增敏药物具有较好的疗效。如果研究最终证实 IMRT 的疗效不差于传统的四野放射治疗[144]，IMRT 至少在术后放射治疗中会更加普遍应用，在根治性放射治疗中也会应用更广泛。目前，IMRT 仍然是宫颈癌治疗研究的一个热点领域。

（五）近距离治疗

1. 低剂量率放射治疗　宫颈、宫体和阴道上段对高剂量放射治疗耐受性好，因此可以通过近距离治疗给予宫颈肿瘤很高的剂量而不致正常组织的损伤。1898 年居里夫妇发现镭，1902 年首次实施宫颈癌的近距离治疗，具有很长的应用历史[145]。1903 年首次进行组织间插植治疗，1940 年首次进行宫旁的插植治疗。随后剂量分布逐渐改良，目前结合 CT 断层及 MRI 成像计划已经可以达到很好的剂量分布，并应用计算机系统计算精确的吸收剂量。可在施源器置入后三维重建显示肿瘤和正常组织。

使用 ^{137}Cs 源进行低剂量率（LDR）近距离放射治疗的技术和结果是现代近距离放射治疗的基础[146]。过去的 LDR 剂量以毫克小时表示，或治疗过程中以毫克镭或 ^{137}Cs 的镭当量乘以持续时间的数学乘积总数表示。LDR 处方剂量点为 A 点，用于与新技术比较时，为评估癌症控制和晚期正常组织后遗症提供了一个参考标准，然而，在一个没有复杂的计算算法和横断面成像的时代中演变的经验处方不应被视为不变的教条。

体外放射治疗与 1～2 次 LDR 近距离治疗结合，其总体治疗时间不应超过 56d。有研究显示，总治疗时间如超过 56d，则生存率每天降低 0.6%、盆腔控制率每天降低 0.7%[147]。近距离放射治疗记录 A 点和 B 点剂量。但是决定治疗剂量的最重要因素是医生在治疗前查体的情况，并非根据断层影像所见。近距离放射治疗可导致邻近正常组织受到超量照射。

图 35-4 为 Henschke 宫腔管和卵圆形施源器。麻醉下妇检并置入施源器，用单齿牵拉器固定宫颈，留置 Foley 管导尿（7ml 盐水或造影剂）后扩张宫颈。测量宫腔深度，宫腔管布源长度比宫腔深度小 0.5～1.0cm。自宫颈外口将宫腔管施源器置入宫腔内，两侧固定带有前后护罩（降低膀胱和直肠的剂量 10%）的阴道卵圆体施源器。根据阴道腔大小选择最大尺寸的施源器可以使膀胱和直肠最大程度远离放射源，并改善近距离放射治疗的剂量均匀性。施源器置入后进行阴道填塞，操作者应注意避免填塞卵圆体的上方和下方。一般情况下，体外放射治疗加近距离治疗照射膀胱受量 7500cGy 是安全的，通过选择宫腔管的曲度可以调整膀胱剂量，向前曲度较大的施源器导致膀胱后壁和膀胱底照射剂量增加，同时降低直肠前壁剂量。直肠耐受剂量为 7000cGy。这种治疗模式下，四野体外放射治疗给予 A 点 4500cGy，联合近距离放射治疗 A 点 4000cGy 剂量，累积 A 点剂量达 8500cGy。

近距离放射治疗的标准剂量点：A 点（宫颈外口平面与宫腔管交点外侧 2cm 上方 2cm 处）；B 点（距宫颈外口上方 2cm 旁开 5cm）；膀胱最大剂量点（Foley 尿管球囊后方与宫腔管最近距离）；膀胱平均剂量点（Foley 球囊中心）；以及直肠剂量点（直肠标记与宫腔管最近点）。传统的 LDR 治疗由点 A 剂量率的平均值来计算肿瘤治疗需要多长时间。要计算几何分布剂量比，右侧和左侧 A 点剂量率算术总和的一半除以膀胱或直肠点的平均剂量率。较好的剂量分布比为 1.6 或更高。若肿瘤侵犯宫腔，则宫腔管全长给予照射。若肿瘤是外生性且侵犯宫旁范围小，则宫腔管上部不予照射，可以降低小肠和乙状结肠受照剂量。近距离放射治疗源分布并没有常规的规定，需要根据肿瘤形状调整，针对不同情况进行个体化调整。较常见的用法是宫腔管顶端有一

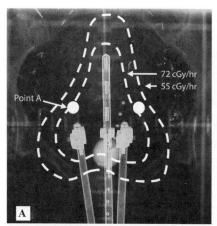
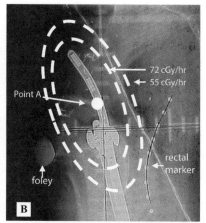
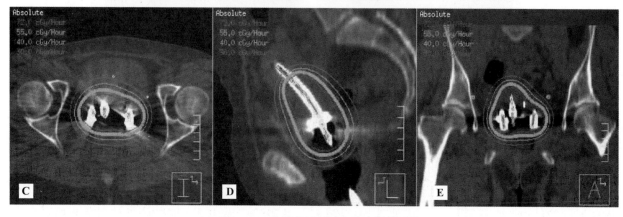

▲ 图 35-4 宫颈癌低剂量率腔内放射治疗

A、B. 为 ^{137}Cs 低剂量率放射治疗 Henschke 装置置入后的正位和左侧位相，宫腔管内装 5 个卵圆施源器，等剂量线以虚线标记，确定 A 点处方剂量；C、D、E. 低剂量率放射治疗给予 4000cGy 剂量的 CT 断层图像，宫腔管头端不布源以降低肠道剂量，A 点（红细线）和 B 点处方剂量（绿细线）的剂量率为 55cGy/h（绿粗线）（此图的彩色版本见书中彩图页）

个 2cm 间隔，下方连续 4 个 2cm 的 ^{137}Cs 源，左右两侧阴道卵圆体各置入 1 个 2cm 的 ^{137}Cs 源达到双侧足够剂量分布（图 35-4）。

2. 高剂量率 ^{192}Ir 源远程后装技术为宫颈癌门诊高剂量率（HDR）近距离放射治疗提供了可能（图 35-5）。此处以 Henschke 宫腔管和卵圆体施源器为例，其他装置（例如宫腔管和环形施源器）也是可行的。通常在门诊进行 5 次治疗。为了简化门诊治疗过程，妇科肿瘤医师会在宫颈外口和宫颈管内放置一个套筒，即缝制上的一种按钮大小的临时性引导装置。如果肿瘤阻塞宫颈外口或治疗导致解剖标识不明显时，可在手术室内进行超声引导下置入。体外放射治疗与 5 次 HDR 近距离放射治疗结合，一般在体外

放射治疗第 3 周进行第 1 次近距离放射治疗，在体外放射治疗结束时进行最后一次近距离放射治疗。接受近距离放射治疗当日不进行体外放射治疗。通常在每周的第 5 天进行近距离放射治疗。这样的治疗排程可以在第 56 天（8 周）内完成全部治疗。另一种治疗排程是首先完成体外放射治疗，然后每周 2 次进行 HDR 近距离放射治疗（间隔 72h），在 2.5 周内完成近距离放射治疗，总治疗时间在 56d 内。通常不中断治疗计划。治疗医师需要注意的是，HDR 对肿瘤和正常组织具有更加活跃的细胞杀伤效应，治疗窗较窄。与 ^{137}Cs LDR 相比，^{192}Ir HDR 近距离放射治疗的治疗剂量减少 25%，以避免由于更高的剂量效应关系导致的膀胱和直肠远期不

良反应。与 LDR 近距离放射治疗类似，处方剂量方式仍为 A 点和 B 点，但根据体格检查和断层影像（MRI 或 CT）对剂量分布进行个性化调整。一般给予 600cGy×5F 治疗，也有研究采用 800cGy×3F 治疗[148]。每次治疗中膀胱和直肠剂量点不应超过 400cGy。通常，体外放射治疗盆腔剂量 4500cGy 时，近距离放射治疗膀胱和直肠点剂量不应超过 1875cGy。A 点的平均剂量在 2600～3500cGy，通常在 3000～3300cGy。这种治疗模式发生晚期放射治疗不良反应率（2 年为 14%）稍高于常规治疗[149, 150]。目前采用多驻留点、5mm 间隔、高强度、小型化的放射源可以灵活地调整剂量分布，使 A 点剂量与危及器官剂量比值更合理。按照 LDR 近距离放射治疗推荐的 1.75 可延用。

关于 HDR 与传统 LDR 近距离放射治疗是否等效的问题仍存在争议[149, 150]。治疗中注意放射生物学校正并注意优化 HDR 剂量分布，则远期不良反应少见[149]，与 LDR 发生率相近[151, 152]。剂量分布改善可以补偿剂量率提高对正常组织的损害。假设肿瘤活性与 ^{18}F-FDG 代谢信号相关，缩减肿瘤靶体积的自适应近距离放射治疗可以提高肿瘤剂量并保护正常组织[153, 154]。ANZGOG-0902 Ⅲ 期研究放化疗联合随机辅助卡铂/紫杉醇化学治疗用于淋巴结阴性宫颈癌；RTOG 0724 研究放化疗联合辅助卡铂/紫杉醇化学治疗用于淋巴结阳性宫颈癌；两项研究均将 LDR（4000cGy）和 HDR（3000cGy）视为等效。

3. 脉冲剂量率　^{192}Ir 源脉冲剂量率近距离放射治疗（PDR）是一种相对较新的方法。根据近

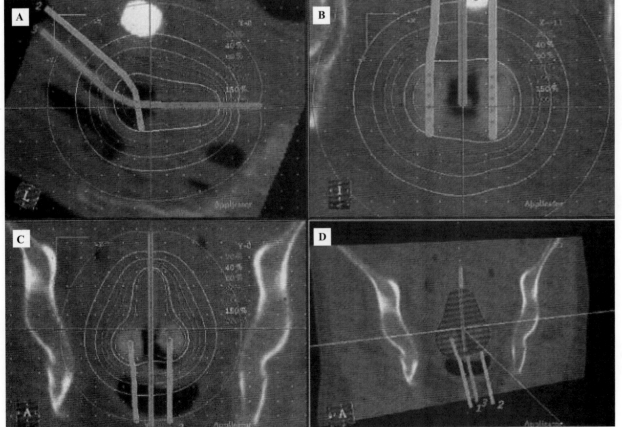

▲ 图 35-5　宫颈癌高剂量率近距离放射治疗

A、B、C. Henschke 装置 ^{192}Ir 源高剂量率近距离放射治疗的数字断层重建 CT 横切面的剂量分布，等剂量线显示驻留点剂量计算结果；D. 3D-CT 图像显示 600cGy×5F 放射治疗的等剂量线（此图的彩色版本见书中彩图页）

距离放射治疗的基本原理，给予同样的剂量的情况下，降低剂量率（或增加分次数）对降低晚期不良反应的作用比肿瘤控制率的降低更明显[155]。从连续 LDR 变为脉冲式放射治疗时，修复时间短的组织损伤增加[156]。PDR 近距离放射治疗通常使用小型步进源设计，含有 1Ci ^{192}Ir（37GBq，1m 距离 0.428cGy/h）或更低，而 HDR 近距离放射治疗使用 10Ci（370GBq）[157]。PDR 平均剂量率为 300cGy/h，如果每小时给予 1 次 10min 脉冲[157]。脉冲剂量增加，对肿瘤和正常组织杀伤也增加，保持低剂量脉冲对于远期不良反应更安全[157]。低剂量脉冲使细胞周期同步，放射治疗敏感性增强[155, 158]。其放射治疗增敏机制尚在研究中。

PDR 已被用于临床治疗宫颈癌[159-161]。在体外放射治疗 A 点 5040cGy 结束后，给予 1 或 2 次宫腔管联合卵圆体 PDR 放射治疗给予 A 点处方剂量 2475cGy（总共 45h，全天治疗），剂量率 55cGy/h（40 ～ 70cGy/h）[159, 160]。膀胱剂量点中位剂量率限值为 39cGy/h，直肠剂量点中位剂量率限值为 29cGy/h[159, 160]。PDR 治疗ⅢB ～ⅣA 期宫颈癌患者的无进展率达到 69%，常规放射治疗为 65%[160]。值得注意的是，治疗后 30d 内的不良反应发生率仅 5/72（7%）[159]，3 ～ 4 级不良反应发生率仅 3/52（6%）。远期不良反应未报

道。鉴于 LDR 技术使用 ^{137}Cs 源增加医护人员暴露，且换源困难，因此 ^{192}Ir 源 PDR 技术不仅在生物学上达到 LDR ^{137}Cs 的功效，且不会增加医护人员风险，可以进一步的研究并推广。

（六）体外照射取代近距离治疗

偶尔因宫颈或宫腔无法置入施源器而无法进行近距离放射治疗，可以采用体外放射治疗对断层图像（CT 或 MRI）上的肿瘤靶区进行加量照射，给予每日 180cGy 放射治疗 13 次，总剂量 2340cGy。结合体外放射治疗盆腔 4500cGy 剂量，推荐总剂量达 6840cGy（表 35-3）[162-165]。宫颈癌单纯放射治疗的数据显示，体外联合近距离放射治疗优于单纯体外放射治疗生存率（4 年生存率 67% vs 36%，盆腔控制率 78% vs 53%）[166]。2 次腔内 LDR 腔内放射治疗优于单次（4 年生存率 73% vs 60%，盆腔控制率 83% vs 71%）[166]。剂量增加可提高盆腔控制率，但结果仍不理想（表 35-3）[162-166]。

（七）不同分期宫颈癌治疗选择

在美国，早期宫颈癌（原位癌、ⅠA、ⅠB 期）可手术治疗，争议点在于如何确定手术范围保证治愈并减少术后功能障碍。局部晚期宫颈癌（ⅡA ～ⅣA 期）指肿瘤侵犯范围超出子宫而无

表 35-3　放射治疗后中心 / 盆腔复发

研　究	参考文献		中心 / 盆腔复发率（%）	P
Ⅲ期 PoC 研究	[162]	仅外照射 外照射 + 腔内放射治疗	86 50	＜ 0.001
Ⅲ期北卡罗来纳大学	[163]	仅外照射 外照射 + 腔内放射治疗	40 32	0.6725
Ⅲ期 MDACC	[164]	仅外照射 外照射 + 腔内放射治疗	45 24	＜ 0.001
Ⅱ～Ⅳ期东京	[165]	仅外照射 外照射 + 腔内放射治疗	80 NR	
Ⅰ～Ⅲ期 PoC 研究	[166]	仅外照射 外照射 + 腔内放射治疗	53 22	＜ 0.010

NR. 无报道

法行根治性子宫切除术者，其远处转移率高、疾病特异性生存率低[167, 168]。肿瘤大小＞6cm者每周顺铂同步放化疗较肿瘤大小＜6cm者有效率低（90% vs 60%）[167]。标准顺铂同步放化疗治疗无效者预后很差，中位生存期不足2年[169]。

宫颈癌的循证医学治疗遵循高质量的手术和放化疗临床试验结果。本章主要根据临床效果与无进展生存（PFS）进行讨论，这一指标定义为自入组/随机到首次出现中央/盆腔复发、区域淋巴结及主动脉旁淋巴结复发、盆腔外远处转移或全因死亡的时间。其缺点是，PFS的确定依赖临床或影像学检测疾病复发，具有主观性（错误判断进展）、受既往治疗（如手术、放射治疗、化学治疗）、成像技术及观察者偏倚的影响。根据治疗效果将患者分为（图35-6）：①初始难治；②早期进展指在初始治疗后12～36个月出现复发者；③晚期进展指在初始治疗36个月后出现复发者。本章讨论了靶向生物治疗、化学治疗和放射治疗（图35-6）。

1. 原位癌和ⅠA～ⅠB1期宫颈癌　原位癌、ⅠA期和ⅠB1期手术治疗PFS为98%[170]。宫

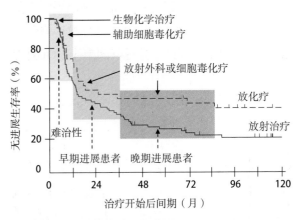

▲ 图 35-6　初始难治、早期进展和晚期进展宫颈癌的治疗方式选择及无进展生存（PFS）
PFS的定义包括中央/盆腔、区域淋巴结、主动脉旁淋巴结或盆腔外转移，以及入组至第一次复发或末次随访期间的全因死亡；根据治疗效果将患者分为①初始难治；②早期进展指在初始治疗后12～36个月出现复发者；③晚期进展指在初始治疗36个月后出现复发；图中指示了生物治疗、细胞毒化学治疗、立体定向放射外科手术的选择时机

颈肿瘤体积小的患者隐匿性淋巴结转移风险低（12/1127；1%）[171]，因此筋膜外子宫切除术可治愈肿瘤且并发症风险最低。希望保留生育功能的患者经过筛选后可采用宫颈锥切或根治性宫颈切除术，如肿瘤直径≤2cm其中心/盆腔复发约为3%[172, 173]。

原位癌、ⅠA期和ⅠB1期患者也可以单纯放射治疗[174, 175]。单纯近距离放射治疗（8640～13 680 镭 mg·h）治疗原位癌或ⅠA1期无复发（0/41），ⅠB期（病变＜1cm）患者复发率4/93，4%[174]。ⅠB期（＞1cm）采用单纯近距离放射治疗的中央/盆腔复发风险高（3/17，18%），原因可能是宫旁侵犯风险高[174]。单纯近距离放射治疗不良反应发生率较低（3级不良反应3/151，2%）[174]。

2. ⅠB2期宫颈癌　ⅠB2期宫颈癌患者选择手术或放射治疗存在较大争议。手术治疗的结果与病例选择有关，因为肿瘤体积较小的患者常选择手术，但肿瘤体积较大的患者考虑到手术并发症风险可能采用放射治疗。手术探查发现淋巴结转移的患者可能放弃根治性手术，并不纳入手术组的结果进行分析。这部分患者纳入放射治疗组结果进行分析会影响对放射治疗效果的解释。

米兰一项前瞻性研究将ⅠB/ⅡA期（n=343）随机分为手术组（n=172例，Ⅲ型根治性子宫切除术）和盆腔外照射加LDR近距离放射治疗组（n=171，中位A点剂量7600cGy）[176]。肿瘤直径＜4cm的患者，5年PFS手术组为80%、放射治疗组为82%；对于肿瘤直径超过4cm的患者，5年PFS手术组为63%、放射治疗组为57%（P＞0.05）。需要注意，这项研究中对于手术ⅡA期（T_{2a}）、未受侵犯的宫颈基质＜3mm的、切缘阳性或淋巴结转移患者给予了术后放射治疗。肿瘤≤4cm的肿瘤患者中，62/114例（54%）接受了术后放射治疗，肿瘤≥4cm的患者46/55例（84%）接受了术后放射治疗。不良反应发生率手术组为24%（15/62），

放射治疗组为 15%（25/171），手术加放射治疗组为 29%（31/108）。

非随机研究也对选择手术或放射治疗做出了推荐[177-179]。临床中偶见因良性病变行子宫切除术后病理发现肿瘤、由于宫颈冷刀锥切或 LEEP 手术病理低估了肿瘤侵犯范围。若病理检查显示肿瘤侵犯深度 ≤ 3mm、侵犯范围 ≤ 7mm、无脉管癌栓，则不需要进一步干预，可以随访。宫颈间质外 1/3 受侵与淋巴结转移相关，其相关性超过绝对浸润深度的相关性[177]。GOG 发表的大样本研究显示外 1/3 受侵者淋巴结转移率达 26%（60/227）[177]。对于 ⅠB 期和隐匿期 ⅡA 期患者，即使治疗包括了放射治疗，淋巴结阳性患者较阴性者 3 年 PFS 降低一半[177-179]。

一项随机研究显示，根治性子宫切除术后放射治疗可改善 PFS[177]。基于此，GOG 将 277 例患者随机分配至根治性子宫切除术后观察（$n = 140$）或盆腔放射治疗（$n = 137$；4600 ～ 5040cGy）[180, 181]，结果显示放射治疗降低复发或死亡风险（RR：0.58，90% CI 0.4 ～ 0.85；$P = 0.009$）[181]。与仅接受手术的患者相比，术后接受放射治疗者 3 年 PFS 更优（88% vs 72%）。放射治疗后 9 例（7%）出现 ≥ 3 级不良反应，手术组 3 例（2%）。不论放射治疗获益如何，目前对于期别较早的宫颈癌患者单纯手术率增加，这可能与妇科肿瘤专家更多地参与有关[130, 182]。

对于 ⅠB2 期患者，手术和放射治疗效果相当[130]。由于盆腔复发难以挽救治疗，尤其是初治时淋巴结转移者[183-185]，因此予辅助放射治疗降低中心 / 盆腔复发风险。放射治疗潜在的生存获益在病例对照或配对回顾性研究中不明显[186]。研究发现复发高危因素包括淋巴结转移、宫旁阳性和手术切缘阳性[187]，ⅠB2 期患者中常见中危因素包括肿瘤体积大、外 1/3 间质受侵和脉管癌栓[180]。一项纳入 58 例患者的回顾性研究发现，根据现行的危险因素标准，ⅠB2 期患者术后 52% 需要放射治疗、有 36% 需要放化疗，仅

12% 患者为单纯手术[188]。

为提高 ⅠB2 期患者的中心 / 盆腔控制率、减少其盆腔外转移，有研究提高治疗强度的四种方案。以一项 49 例患者的回顾性研究的数据为基础[189]，放射治疗肿瘤学组（RTOG）开展了一项随机研究，对于 367 例肿瘤体积大的 ⅠB 或 ⅡA 期和 ⅡB 期宫颈癌（1979—1986）患者，分为单独盆腔放射治疗（4000 ～ 5000cGy）或加入腹主动脉旁延伸野放射治疗（4400 ～ 4500cGy），近距离放射治疗为 3000 ～ 4000cGy[127]。腹主动脉放射治疗组最先出现远转率较低（$P = 0.053$），10 年累积死亡率下降 29%（单纯盆腔放射治疗组为 41%，$P = 0.01$）[127]。有人认为，对于大体积 ⅠB2 期病变单纯放射治疗时，应进行预防性腹主动脉野放射治疗，以降低远转率和肿瘤相关死亡率。

1999 年 GOG 发布的随机临床研究结果显示，对比大体积 ⅠB 期患者接受顺铂同步放化疗（40mg/m²，每周 1 次；盆腔 + 近距离放射治疗中位剂量 A 剂量 7500cGy）后辅助子宫切除 vs 单纯放射治疗后辅助子宫切除[190]。研究结果更新显示[168, 169]，同步放化疗后子宫切除组 ⅠB2 期患者的 6 年 PFS 为 71%，而单纯放射治疗加子宫切除组为 60%（危险比为 0.61，95% CI 0.43 ～ 0.85，$P < 0.015$）。基于既往 GOG0071 的结果，放射治疗后子宫切除的临床益处可疑，ⅠB2 期采用同步放化疗即可[191]。GOG0071 和 GOG0123 数据联合分析显示同步放化疗后盆腔、宫颈、阴道的 10 年累计复发风险为 9%（16/175），而单纯放射治疗组为 17%（50/289）[169]。对 ⅠB2 期或"桶状宫颈"患者的治疗引起了放射治疗医师和妇科肿瘤外科医师争议。放化疗已杀灭肿瘤后再行手术切除宫颈和子宫可能没有获益，但对于持续存在肿瘤的患者不能因为缺乏证据而放弃手术切除。

ⅡA ～ ⅣA 期宫颈癌的临床试验结果显示，同步放化疗是大体积桶状宫颈癌的首选治

疗[192, 193]。随着放射治疗科医师、外科医师的合作增加[15, 16]，ⅠB2 期患者越来越多选择放化疗。如果放射治疗中肿瘤缩小明显，建议完成近距离放射治疗，累积剂量达 7500 ～ 8500cGy。而如果体外加近距离放射治疗后肿瘤缩小不明显，可行筋膜外子宫切除术。

对于术后存在复发高危因素（淋巴结转移，宫旁阳性和切缘阳性）的患者需要接受辅助放化疗[187]。SWOG、GOG 和 RTOG 均对手术病理存在宫旁侵犯（pT_{2b}）、盆腔淋巴结转移和手术切缘阳性的患者进行了随机研究，对比辅助盆腔放射治疗与辅助同步放化疗，化学治疗方案为 2 个周期顺铂 + 氟尿嘧啶同步化学治疗，随后 2 周期的顺铂和氟尿嘧啶辅助化学治疗[187]。放射治疗 + 化学治疗组 4 年 PFS 为 80%，单纯放射治疗组为 63%（HR=2.0，$P = 0.003$）[187]。研究中显示放射治疗后首次盆腔复发率在放化疗组为 9%（11/127），单纯放射治疗组为 22%（25/116）[187]。高风险患者选择放化疗可能获益更高，ⅠB2 期患者的预后尚乏详细的分组数据。

3. ⅡA ～ⅣA 期宫颈癌　ⅡA ～ⅣA 期宫颈癌患者治疗的基础是放射治疗，手术作用有限，区域淋巴结清扫术可能有助于设计放射治疗范围[119, 194]。罕见ⅣA 期合并膀胱阴道瘘或直肠阴道瘘者可进行脏器廓清术，通常与放射治疗相结合。ⅡA ～ⅣA 期宫颈癌患者目前主要治疗手段为放化疗，尤其是 1999 年发表的随机研究结果显示同步化学治疗获益[195-197]。但是，为什么从众多具有治疗宫颈癌活性的药物中选择具有 DNA 损伤作用的顺铂？ 1981 年发表的 GOG（# 0026C）研究显示顺铂 50mg/m² 三周化学治疗方案用于晚期或复发性宫颈癌患者有效率达50%，初次治疗采用顺铂方案者中有效率为 17%（$P = 0.059$）[198]。GOG（# 0043）研究显示密集剂量顺铂 20mg/m² × 5d 三周方案、50mg/m² 三周方案、100mg/m² 三周方案的有效率分别为25%、21% 和 31%，PFS 无统计学差异，中位生

存期分别为 3.9 个月、3.7 个月和 4.6 个月[199]。一项 GOG（# 0077）Ⅲ期临床试验结果显示在晚期宫颈癌治疗晚期患者中，对于顺铂的衍生物，卡铂（15%）和异丙铂（11%）的缓解率均低于顺铂[200]。因此，大部分医生接受顺铂作为标准方案。目前的放化疗方案对于采用周疗方案（40mg/m²）[197] 或 21 天方案（100mg/m²）[198] 有争议。一项Ⅱ期临床试验显示顺铂（75mg/m²）三周方案安全、有效[286]。一项正在进行中Ⅲ期临床试验将ⅠB2、ⅡB、ⅢB 或ⅣA 期宫颈癌患者随机入组，分为每周顺铂（40mg/m²）化学治疗 6 次组 vs 每 3 周顺铂（75mg/m²）化学治疗 2 次组。

腹主动脉旁淋巴结区照射可降低患者治疗后首次出现远处转移率，因此放射治疗医师考虑调整放射治疗范围包括腹主动脉旁区，对于存在盆腔或腹主动脉旁淋巴转移且无远处转移的患者可能获益。可采用 PET/CT 辅助诊断识别这部分患者[92, 93, 194]。研究证实对于宫颈癌腹主动脉旁淋巴结转移的患者，每日盆腔加腹主动脉旁放射治疗联合顺铂（50mg/m²）+ 氟尿嘧啶（每日 1g/m²，超过 96h 输注）化学治疗有效[207]，GOG 0125 研究的 3 年无进展生存率为 34%，3/4级胃肠道和血液学不良反应发生率分别为 19%和 15%。

一项 1991—1996 年进行的临床试验显示ⅠB ～ⅣA 期患者放射治疗联合顺铂单药未显示出优势[208]。这项加拿大研究（$n = 253$）的入组标准包括：肿瘤≥ 5cm、宫旁或盆腔侧壁受侵或盆腔内脏转移（T_{2b} ～ T_{4a}）或确诊盆腔淋巴结转移。患者随机分为放射治疗组 [4500cGy 外照射及低剂量率（3500cGy）或中剂量率（2700cGy）或高剂量率（2400cGy）近距离放射治疗] vs 同步放化疗组 [同样的放射治疗方案联合每周顺铂化学治疗（40mg/m²）]。中位随访 82 个月，同步放化疗组的 6 年 PFS 为 62%，放射治疗组为58%，无统计学差异[208]。研究人员认为加入顺

铂化学治疗对放射治疗效果的影响不大，该研究的中位总治疗时间为 51 天[208]，而其他研究的中位总治疗时间为 58 天[195]、62 天[197] 和 64 天[196]。事实上，当初次放射治疗效果不理想时，增加同步化学治疗的临床获益可能会被夸大，放射治疗期间给予的顺铂同步化学治疗可能弥补了技术和治疗延迟带来的细微差异。对这项加拿大研究的批评包括密集的近距离放射治疗安排（1～3 次治疗，建议在 56 天内完成所有放射治疗），血红蛋白标准更高 [110g/L（与通常的 100g/L 相比）[209]]，研究中较大的统计方差和置信区间，相对较小的可分析样本量，仅通过 CT 进行腹部分期（相比于 GOG 和 RTOG 的淋巴管造影或手术分期）。总之，宫颈癌同步放化疗最可信的证据仍是顺铂与每日放射治疗同步进行（表 35-4）。

2003 年以后，随着晚期宫颈癌顺铂放化疗的广泛实施，全球宫颈癌死亡率一直保持平稳（30%）[3]。顺铂同期放化疗期间联合放射增敏剂的前瞻性研究结果即将公布。有报道研究了吉西他滨 + 顺铂同期放化疗对比顺铂单药同期放化疗[210]，符合条件的初治 ⅡB—ⅣA 期患者盆腔放射治疗（5040cGy）及近距离放射治疗 A 点 3000～3500cGy，实验组采用顺铂（40mg/m^2）联合吉西他滨（125mg/m^2）化学治疗 6 周，随后辅助化学治疗 2 个周期，方案为顺铂（50mg/m^2，第 1 天）联合吉西他滨（1g/m^2，第 1 天和第 8 天）21 天方案。对照组采用顺铂周疗（40mg/m^2），放射治疗方案相同。吉西他滨联合顺铂放化学治疗组 3 年 PFS 为 74%（95% CI 68%～80%），顺铂单药放化疗组为 65%（95% CI 59%～71%）。吉西他滨联合顺铂放化疗组的复发死亡率降低 32%（HR 0.68；95% CI 0.49～0.95，P = 0.023），但治疗相关的 3/4 级胃肠道（腹泻 18% vs 5%；呕吐 8% vs 3%）和血液学（72% vs 24%）不良反应增加，所以吉西他滨联合顺铂放化疗的临床获益仍有争议[210]。在 GOG9912 研究中，吉西

表 35-4　宫颈癌顺铂放化疗随机研究

研究期别	参考文献		3 年 PFS（%）	复发或死亡相对风险	P
RTOG9001 ⅡB～ⅣA	[195]	延伸野放射治疗 盆腔放射治疗 / 氟尿嘧啶 + 顺铂	40 67	0.48	< 0.001
GOG0085 ⅡB～ⅣA	[196]	盆腔放射治疗 / 口服羟基脲 盆腔放射治疗 / 氟尿嘧啶 + 顺铂	57 67	0.79	0.033
GOG0120 ⅡB～ⅣA	[197]	盆腔放射治疗 / 顺铂周疗 盆腔放射治疗 / 口服羟基脲 盆腔放射治疗 / 氟尿嘧啶 / 顺铂 / 口服羟基脲	67 47 64	0.51 0.57	< 0.001
GOG0123 ⅠB2	[190]	盆腔放射治疗 / 子宫切除 盆腔放射治疗 / 顺铂周疗 / 子宫切除	74 83	0.54	< 0.001
GOG0109 ⅠA2～ⅡA	[187]	根治性子宫切除 / 放射治疗 / 顺铂 / 氟尿嘧啶 根治性子宫切除 / 放射治疗 / 顺铂 / 氟尿嘧啶 + 顺铂 / 氟尿嘧啶辅助化学治疗 2 周期	63 80	0.5	0.003
NCIC ⅠB～ⅣA	[208]	盆腔放射治疗 盆腔放射治疗 / 顺铂	58 62	NR	0.42
B9E-MC-JHQS ⅡB～ⅣA	[210]	盆腔放射治疗 / 吉西他滨周疗 / 顺铂周疗 盆腔放射治疗 / 吉西他滨周疗 / 顺铂周疗 + 吉西他滨 / 顺铂每 3 周辅助化学治疗 2 周期	65 74	0.68	0.029

PFS. 无病生存；NR. 未报道

他滨联合顺铂的方案显示出明显的毒性作用[211]。在吉西他滨联合顺铂放化疗的临床试验存在两个科学问题：①究竟是添加了一个具有内在放射治疗增敏作用的化学治疗药物，还是添加了一个具有抗癌作用的化学治疗药物，②是否实验结果来自放射治疗结束后辅助的吉西他滨和顺铂——目前还不清楚在治疗组的患者的仅仅是延迟复发或真的被更多的治愈[212]。此外研究缺乏 48 个月内失访的丢失数据的说明。还有其他一些很有前景的研究，包括更有效且毒性更低的核糖核苷酸还原酶抑制药，例如 Triapine 的 Ⅰ 期和 Ⅱ 期研究[74, 288, 289]。

序贯新辅助化学治疗后放射治疗的基本原理包括：新辅助化学治疗可降低肿瘤负荷，从而改善近距离放射治疗的解剖结构并减少需要通过放射治疗来杀灭的肿瘤细胞数量。新辅助化学治疗一般不会导致放射治疗困难或延迟，可尽早解决隐匿性微转移的问题，且不会减弱化学治疗作用。有关宫颈癌新辅助化学治疗的 Ⅱ 期研究已经在进行中[213-215]，但手术或放射治疗前化学治疗的 Ⅲ 期试验仍然结果不一致且令人失望[216, 217]。在一项意大利研究中，与仅使用放射治疗 A 点中位剂量 7000cGy[216] 相比，新辅助化学治疗联合手术改善了 5 年 PFS[216]（41% vs 55%），但是这项研究采用的放射治疗剂量偏低。新辅助化学治疗不能降低盆腔局部复发率[217]。目前正在进行一项 Ⅲ 期临床试验（INTERLACE）将 770 例局部晚期宫颈癌患者随机分为卡铂联合紫杉醇周疗新辅助化学治疗 6 个周期后进行标准顺铂同期放化疗，或仅标准的顺铂同期放化疗。

表 35–5　宫颈癌化学治疗药物疗效

研　究	药　物	作用靶点	反应率（%）	无病生存（月）	P	参考文献
	环磷酰胺	DNA	15			
	异环磷酰胺	DNA	22			
	卡铂	DNA	15			
	顺铂	DNA	23			
	阿霉素	DNA	17			
	培美曲塞	核苷酸还原酶	15			
	拓扑替康	拓扑异构酶	19			
	紫杉醇	有丝分裂毒性	17			
GOG0110						[196]
	顺铂	DNA	18	3.2		
	顺铂 / 二溴卫矛醇	DNA/DNA	21	3.3	0.835	
	顺铂 / 异环磷酰胺	DNA/DNA	31	4.6	0.003	
GOG0169						[197]
	顺铂	DNA	19	2.8	< 0.001	
	顺铂 / 紫杉醇	DNA/ 有丝分裂毒性	36	4.8		
GOG0179						[198]
	顺铂	DNA	13	2.9	0.014	
	顺铂 / 拓扑替康	DNA/ 拓扑异构酶	27	4.6		
GOG0204						[199]
	顺铂 / 紫杉醇	DNA/ 有丝分裂毒性	29	5.8		
	顺铂 / 长春瑞滨	DNA/ 有丝分裂毒性	26	4.0	0.060	
	顺铂 / 吉西他滨	DNA/ 核苷酸还原酶	22	4.7	0.040	
	顺铂 / 拓扑替康	DNA/ 拓扑异构酶	23	4.6	0.190	

4. ⅣB 期宫颈癌　转移性ⅣB期患者单药化学治疗无临床获益（表35-5）。双药化学治疗方案临床可获益[218-221]。顺铂联合紫杉醇（36%）[219]和顺铂联合拓扑替康（26%）[220]方案的反应率（PR+CR）可接受。Ⅲ期试验显示紫杉醇和顺铂双药方案 PFS 和 OS 更优，选择方案时需考虑已经存在的不良反应[221]。GOG240 是一项Ⅲ期 2×2 临床试验，对比顺铂/紫杉醇与紫杉醇/拓扑替康，± 联合抗 VEGF 的贝伐珠单抗（15mg/kg）治疗转移性、持续性或复发宫颈癌[287]。中位随访 21 个月，共 452 例，化学治疗 + 贝伐珠单抗显著延长了总生存期（17 个月 vs 13.3 个月，HR 0.71，98% CI 0.54 ～ 0.82，$P = 0.004$）、PFS（8.2 个月 vs 5.9 个月；$P = 0.002$）和缓解率（48% vs 36%；$P = 0.008$）。贝伐珠单抗的不良事件包括≥ 2 级高血压（25%）、≥ 3 级胃肠或泌尿生殖系统瘘（6%）和≥ 3 级血栓栓塞（8%）。泌尿生殖道或消化道出血少见。

九、特殊情况的宫颈癌放射治疗

（一）出血、贫血、需要紧急放射治疗的情况

对于大量出血的患者，为了达到止血目的需要医生给予紧急照射，并非针对特定肿瘤，如果采用较高的分次剂量，可能会影响已经计划好的分次治疗计划效果。一般认为放射治疗可缓解出血。然而，宫颈癌出血是自发的、不可预测的，也可由于妇科检查或宫颈活检导致。一般通过浅表烧灼术、Monsel 溶液（成分：硫酸亚铁、硫酸、硝酸）阴道填塞和卧床休息可缓解出血不至于危及生命。局部应用丙酮可迅速止血。在罕见的情况下，如果保守治疗无法止血，可以采用紧急前后对穿盆腔放射治疗。起始密集的照射 2 ～ 3 天后过渡到正常分割模式可以有效避免晚反应组织损伤。180cGy 每日 3 次照射开始，2 天内可达到 1080Gy，分割间隔应大于 6h。单次 400cGy 间隔 24h 照射 2 次

可达到相似的结果。

（二）残端宫颈癌

残端宫颈癌发病率下降，因为子宫次全切除术已很少实施。局限于阴道上部的肿瘤可以采用根治性残端宫颈切除术和淋巴结切除术。一般发生残端宫颈癌的女性年龄较大，手术的潜在优势不明显。更广泛的病变可采用放射治疗根治，但是由于宫腔管长度不足导致宫旁照射难以达到满意的剂量分布，治疗中需要进行调整。此时可以降低近距离照射剂量而增加体外照射剂量，可通过体外"缩野"照射技术实现。对于中央型大体积病变和近距离放射治疗困难的患者，可采用同步放化疗联合根治性残端宫颈切除术。需要注意，子宫次全切除术后的患者肠道会占据原子宫的位置，在近距离治疗剂量分布不满意的患者，肠道不良反应更加常见[222]。对比相同期别的患者，残端宫颈癌患者预后与完整子宫的宫颈癌的患者预后相似[223, 224]。

（三）子宫切除时发现淋巴结转移

对于术中发现盆腔或主动脉旁淋巴结转移的患者，是否继续切除子宫尚存在争议。一种选择包括行根治性子宫切除术及辅助性放化疗[28, 187]。另一种选择是与妇科放射治疗医师沟通后终止手术改为根治性同步放化疗。配对分析[225]结果显示放化疗改善局部控制率。早期宫颈癌伴可见的淋巴结转移的患者治疗获益大，仅病理诊断的患者放射治疗获益不大[226]。这一问题尚无明确结论，临床治疗常遵循医生的选择。

（四）妊娠期宫颈癌

妊娠期宫颈癌发生率为 1% ～ 1.5%。治疗决策由诊断时状态、胎龄和继续妊娠的意愿决定。初诊评估时应注意避免在检查过程中对胎儿造成辐射损伤。以往常采用阴道放射治疗止血，目前已弃用，因为胎儿受照可能导致白血病。可

延迟治疗至胎儿成熟 [227]（通过化验和超声评估），观察期间发生的进展罕见 [228]。由于肿瘤侵犯的宫颈不会扩张，通常通过剖宫产而不是阴道分娩的方式进行分娩，以避免分娩困难或外阴切口处肿瘤种植 [229]。可直接切除子宫进行分娩。相同期别的妊娠期宫颈癌与非妊娠期宫颈癌预后相同 [229, 230]。在美国，大部分诊断的妊娠期宫颈癌为 I A 期或 I B 期，仅手术治疗治愈率超过 90% [182, 231]。对于诊断时为晚期宫颈癌的孕妇，妊娠初期放射治疗不可避免地导致胎儿死亡和流产。部分推荐行治疗前清宫术。根治性宫颈切除术联合化学治疗可能有益。

妊娠中期发现的宫颈癌可在妊娠 12 ～ 20 周行锥切治疗 [232]。妊娠 13 ～ 24 周且肿瘤直径 ≤ 2cm 的孕妇可行二阶段手术，先行淋巴结清扫术，如果淋巴结阴性则采用阴道入路切除宫颈环扎术 [233, 234]。肿瘤直径 ≥ 2cm 的孕妇可行淋巴结清扫术及 3 ～ 6 个周期的化学治疗（例如卡铂 AUC=6 和紫杉醇 175mg/m^2），在妊娠 34 ～ 36 周之内需谨慎 [235]。由于化学治疗后 2 周内出生的胎儿出现血液毒性风险最高 [236]，化学治疗和分娩之间的间隔时间不应短于 3 周（首选剖宫产术后直接根治性子宫切除术）。

妊娠末期发现的宫颈癌患者常生育愿望较强烈，可选择延迟治疗并观察，采用超声或 MRI 监测病情。

很难准确评估延误治疗的风险。延迟治疗可能不会导致癌症相关死亡增加。治疗方案必须考虑到患者的妊娠愿望和患者关于终止妊娠的伦理和宗教原则来权衡。妊娠宫颈癌的治疗应个体化。

十、放射治疗远期不良反应

治疗结束后应注意远期不良反应和肿瘤的监测和随访 [237]。推荐的随访方案包括前 2 年每 3 个月、第 3 ～ 5 年每 6 个月检查。每次随访记录

包括查体、妇科检查。治疗后 3 个月行 PET/CT 扫描评估治疗效果 [94, 95]。无症状的患者一般不行 PET/CT 扫描。治疗后 3 个月和 6 个月可行脱落细胞学检查（巴氏涂片），但常出现放射治疗相关细胞学异常结果，与早期复发易混淆。

放射治疗不良反应根据发生时间分为急性期和晚期。本章中，急性期不良反应指治疗结束 30 天内，晚期包括 30d 以后发生的不良反应。医生需要注意确定治疗中的危及器官和组织、了解其耐受剂量和治疗分次。

急性期不良反应是由于大量正常功能细胞死亡。外照射区域皮肤可出现明显的红斑和脱发。由于活跃增殖基底层的丧失而使上皮停止更新，红斑可发展为干性脱皮或湿性脱皮。放射性皮炎的治疗包括治疗中应用不含金属的乳膏和润肤剂、治疗后可用 1% 磺胺嘧啶银乳膏。通常在放射治疗完成 2 周内症状缓解。晚期皮肤纤维化少见。己酮可可碱（Trental®；400mg，口服，每日 3 次）可通过改变红细胞膜特性来降低血液黏度，改善组织供氧 [238]。高压氧可促进受照皮肤或黏膜细胞更新和恢复，但实施存在困难（每日治疗 12 周），在其他治疗无效时可考虑高压氧治疗 [239]。

阴道不良反应包括脱屑、溃疡和瘘。放射性阴道炎包括阴道黏膜萎缩、苍白，严重炎症和坏死。近距离治疗时阴道填塞造成的损伤可能加重阴道粘连和阴道上段闭锁。放射性阴道需要注意预防。放射治疗后即开始每日或隔日使用阴道扩张器（10min）可最大限度地降低阴道粘连闭锁的风险。阴道补充乳酸菌乳可缓解黏膜刺激、促进黏膜愈合、建立平衡 pH 菌群 [240]。没有性活动者应定期使用扩张器以减轻阴道萎缩；坚持阴道扩张治疗的患者更在意缺乏性生活（$P = 0.047$）[241]。阴道黏膜的基底层细胞需要数月才能恢复。口服雌激素不能促进细胞再生和鳞状上皮细胞成熟，已证明阴道局部雌激素给药是预防黏膜萎缩的最有效途径 [242, 243]。建议雌激素

治疗从1g开始，局部应用每天1次持续3～6周，然后减量至每周2～3次维持治疗。吸收的雌激素可能引起绝经后妇女出现乳房胀痛。

膀胱和肠道的细胞更新模式容易出现放射性损伤。膀胱基底层细胞的消耗减慢了上覆移行细胞更新，移行细胞在排尿时会脱落，因此会发生放射性膀胱炎。治疗期间吸烟加重膀胱炎[27]。Pyridium（含有橙色染料）可减轻尿痛（排尿困难）。放射治疗很少导致血尿，如出现血尿需评估是否存在其他恶性肿瘤，如膀胱癌。尚无研究报道膀胱镜有创检查、注射硬化剂、膀胱镜电灼治疗的结果[244]。治疗结束4年后，慢性放射性膀胱炎、膀胱纤维化、膀胱容量减少导致尿频的发生率为3%[244]。慢性放射性膀胱炎症状类似复发性尿路感染，抗生素治疗无效[244]。尿道上皮含有葡萄糖胺聚糖，保护膀胱壁免受尿液中有毒物质的损害。放射治疗导致的黏膜损伤引起渗漏，可导致炎症和出血。多硫酸戊聚糖钠（Elmiron®）化学结构类似于天然的氨基葡聚糖，用于补充耗尽的上皮多糖并产生治疗效果，用法为100mg，口服，每日3次，连续6周，如果有效可以继续维持12周[245]。

肠道的可再生干细胞位于Lieberkuhn的隐窝中，放射治疗开始2～4d起开始出现坏死，导致肠黏膜萎缩。炎症（乙状结肠炎或胃肠炎）导致肠蠕动增加、腹泻，发生率达30%，偶可导致严重出血和痉挛性疼痛。排便疼痛可予低纤饮食和解痉药。在常规治疗中，不需要手术的患者出现肠道不良反应出现维生素 B_{12} 和胆汁酸吸收不良。远期肠道不良反应多在2年内出现[244]。黏膜上皮小血管损伤导致的间歇性直肠出血可应用类固醇灌肠剂治疗；还应检查排除其他出血原因。活检或电灼可能导致瘘，应尽量避免。治疗前曾接受剖腹探查的患者发生组织纤维化相关的肠管狭窄、梗阻的风险高（10年风险为14.5%），未接受手术的患者10年风险为3.7%[244]。延伸野放射治疗较单纯盆腔放射治疗增加肠道不良反应

风险[127]。当出现放射相关的肠道或直肠阴道瘘时，需要行改道手术。一般情况下应避免广泛切除受照组织，需要有放射治疗后手术经验的医生参与。

盆腔或盆腔加腹主动脉旁放射治疗可导致淋巴细胞、粒细胞、血小板和红细胞减低。成人造血骨髓干细胞（约25%）位于轴骨（椎骨、肋骨和骨盆）[246, 247]。如果化学治疗先于放射治疗，可在放射治疗前给予刺激造血的药物。但是促红细胞生长因子同时刺激肿瘤生长[248]、增加血栓栓塞风险[249]，需要谨慎应用。粒细胞集落刺激因子用于顺铂放化疗，未见特殊损伤[250]。

骨盆不全骨折的诊断和处理较困难，其疼痛症状和骨扫描结果与肿瘤复发难以鉴别。骨盆微小骨折常无症状，MRI显示发生率高达89%，大部分不需要干预可自愈[251]。CT骨窗或MRI显像最佳，一般多发、对称。放射治疗范围内出现的异常信号常提示为不全骨折而非肿瘤。延伸野照射与腰椎不全骨折有关，严重时可导致椎体塌陷[252]。建议饮食和医疗干预促进骨骼健康。

绝经前妇女如放射治疗前未行卵巢悬吊，应考虑全身激素替代疗法。卵巢悬吊不能保证长期内分泌功能，悬吊超出骨盆会加速卵巢早衰[253, 254]。散射剂量可导致29%～83%患者出现卵巢功能衰竭，与照射体积相关[253, 254]。卵巢悬吊术应用较少[255]。在完整子宫的宫颈癌患者中，即使已行近距离放射治疗，内膜仍可受激素影响出现变化[256, 257]。近距离放射治疗可导致宫颈口的闭塞，雌激素性出血可导致子宫痉挛性疼痛，可能需要切除子宫缓解症状，建议在雌激素/黄体酮替代疗法开始前3周予黄体酮。接受子宫切除术的患者可单用雌激素，但有子宫内膜异位症史的患者需采用联合激素替代治疗。

放射治疗后的性功能障碍很常见，受心理和社会因素影响[241, 258-260]。诊断肿瘤可导致抑郁和性欲减退。生殖能力丧失会影响性健康和功能。文化背景、宗教信仰、女性的感知价值与其生

殖能力都有联系。性自信的丧失可引起器质性变化，内分泌变化和更年期症状使部分患者自我评价性吸引力下降。部分患者由于意识到性行为可导致伴侣感染 HPV 病毒而丧失热情。阴道缩短、狭窄，以及润滑功能降低导致性交困难，此后产生的预期性疼痛可能导致盆底肌肉不自主收缩。改变性交体位可能缓解上述问题。性交时大腿内收可模拟阴道延长，使伴侣减少阴道长度缩短的感觉而女性无不适。建议进行包括患者、其性伴侣和治疗医生在内的咨询，提供性健康教育指导。

十一、放化疗展望

（一）放射外科手术

宫颈癌组织间和腔内插植治疗具有高度适形性，因而治疗获益高。有研究使用机器人立体定向放射治疗放射野内复发的宫颈癌，方案为 800cGy×3F，每日 1 次，BED 接近 6170cGy（α/β=10）（图 35-7）。机器人立体定向放射直线加速器产生的射线通过 12 个固定的圆形钨准直器（5～60mm）或铜合金六角光栅校准[261]。研

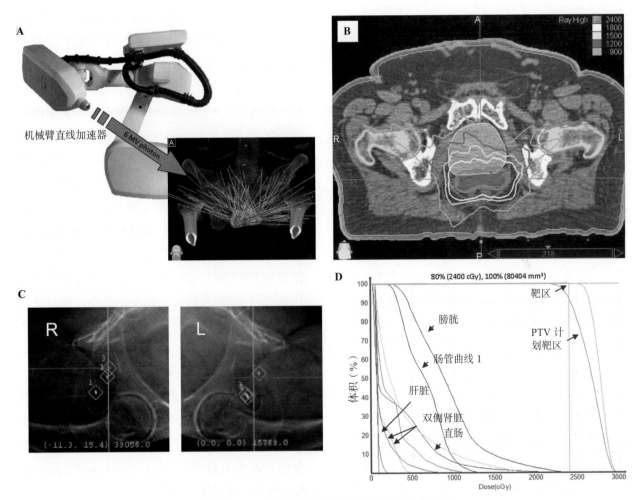

▲ 图 35-7 宫颈癌的立体定向放射外科手术治疗

A. 为机器人立体定向体放射外科手术系统（CyberKnife®；Accuray，Sunnyvale，CA），机器人系统增加了非共面治疗野的数量和角度（蓝向量），以将剂量聚集在需要照射区域；B. 机器人系统具有亚毫米级的精确度，因此可以实现高度适形放射治疗，保护正常组织。图为宫颈癌阴道复发的放射外科治疗计划；C. 治疗室内摄像头显示的正交右侧和左侧位相，可根据金标（绿菱形）进行实时追踪；D. 剂量—体积直方图显示靶区（浅蓝）剂量高，危机器官（如直肠、膀胱、小肠、肝脏和肾脏）剂量低（此图的彩色版本见书中彩图页）

究证据显示机器人放射外科手术系统的治疗精度达 0.4mm[262-264]。初治宫颈癌采用立体定向放射外科手术治疗的局部控制率达 95%（10/11）[265]，仅 1 例（2%，1/50）在 12 个月时出现放射治疗相关的瘘。

发生远处转移的患者中位生存时间为 6～10 个月[14]，系统治疗通常采用化学治疗，但仅 10%～15% 获益，远期生存获益更低。研究希望利用放射外科治疗对化学治疗无效的转移病灶或者在照射野内的复发转移，可以达到较好的疾病控制率。临床试验研究的热点在于立体定向放射外科治疗与化学治疗结合可否提高局部和远处疾病控制率。

（二）生物治疗、细胞毒化学治疗

1999 年，美国国家癌症研究所的一项临床试验推荐使用以顺铂为基础的放化疗治疗晚期宫颈癌患者[266]。在放化疗无效或复发的女性中使用化学治疗方法进行治疗仍需谨慎，因为这类患者经常发生尿路梗阻和肾损害，这会改变化学治疗药物的排泄。表 35-5 列出了具有单一和双重药物活性的化学治疗药物。对于肾功能不全患者，其顺铂的用量应按照正常量的 25%[肌酐清除率（CC）= 46～60ml/min]～50%（CC = 31～45ml/min）减量；异环磷酰胺也应减量（肌酐 21～30mg/L 减少 25%～50%，肌酐＞30mg/L）。因拓扑替康通过肾脏代谢，建议按照 50% 减量（CC=30～40ml/min）。尚未颁布关于吉西他滨减量指南。

双重细胞毒素疗法或细胞毒素 - 生物疗法已经获得了更多的临床有效性，患者生存时间会延长几个月，并不仅仅是几周[218-221]。GOG-0204 评估了四种随机化顺铂双重组合疗法（表 35-5）。该研究对 513 名患者中期分析，结果显示与顺铂联合使用的新疗法组并不优于顺铂联合紫杉醇的对照组[221]。对照组为顺铂加紫杉醇组，对照组的 PFS 危险比相对于顺铂 + 长春

瑞滨组为 1.35（CI 0.97～1.90），顺铂 + 吉西他滨组为 1.43（CI 1.02～2.01），顺铂 + 拓扑替康组为 1.28（CI 0.91～1.80）。基于这些发现，在日本进行的一项 III 期临床试验正在进行中，该试验目的为研究顺铂联合紫杉醇与卡铂联合紫杉醇的疗效[267]。由于顺铂在放化疗早期即出现了预计的耐药性，所以在复发性肿瘤中对非顺铂双药的化学治疗进行了研究。拓扑替康加紫杉醇联合应用时，其有效率为 54%，生存期为 8.6 个月[268]。多西他赛加吉西他滨治疗也是非顺铂双药的化学治疗方案之一，尽管 41% 接受治疗的女性患者在接受吉西他滨治疗的第 8 天会出现化学治疗相关的中性粒细胞减少，但 61% 的患者（11/18）获得了临床获益（CR+PR+SD）[269]。

靶向药物是目前正在寻找的更有效的治疗方向。具有抗宫颈癌活性的药物包括核糖核苷酸还原酶抑制药（RNRi），腺苷二磷酸核糖聚合酶抑制药（PARPi），Ras-Raf-MEK-ERK 级联抑制药（MEKi），激酶抑制药（AKi），以及血管内皮生长因子（VEGF）的抑制药。下面将针对上述每种靶向药物进行简单介绍。

核糖核苷酸还原酶（RNR）是 DNA 损伤修复的限速酶[77]。RNR 的 M_1、M_2 或 M_{2b}（p53R2）亚基在 DNA 损伤修复中起到重要作用[72, 73]。吉西他滨对 RNR 的活性具有抑制作用，通过抑制 DNA 合成而发挥细胞毒作用，可联合顺铂用于宫颈癌的治疗[270, 271]。羟基脲和 3- 氨基吡啶 -2- 甲醛缩氨基硫脲（3-AP）均能灭活 M_2/M_{2b} 自由基，阻止核糖核苷酸还原反应过程中 M_1 催化位点的更新[72, 73]。氯法拉滨作为嘌呤核苷抗代谢药，可抑制 RNR dATP 的活性位点。氟尿嘧啶是胸苷酸合成酶抑制药，抑制脱氧胸苷酸合成酶，阻止脱氧尿苷酸甲基化转变为脱氧胸苷酸，从而影响 DNA 的合成，从而产生细胞毒作用。由于宫颈癌表达 RNR 水平相对较高[73]，了解调节 RNR 活性的相关细胞通路，将会更好的指导 RNRi 的选择，以争取有目的的减少核糖核苷酸

以修复化学治疗相关的 DNA 损伤。

在 PARP 超家族中的 17 种核蛋白中，PARP-1 和 PARP-2 通常被认为是主要涉及碱基切割修复（BER）的端锚聚合酶[272, 273]。PARP-1 通过与 DNA 链断裂的结合，其酶活性会增强 500 倍；但在没有聚（ADP- 核糖）聚合物（PAR）的这种结合合成的情况下可忽略不计[274]。在敲除的小鼠模型中，80%～90% 的 PARP 依赖性修复活性会被 PARP-1 的缺失阻断[275]。剩余的 PARP 依赖性修复归因于 PARP-2[272, 273]。数据表明只有 PARP-1/2 需要被抑制来削弱 BER[276]。宫颈癌细胞中 PARP 的表达水平高出正常细胞两倍，其在细胞中的表达水平升高与细胞毒性药物耐药有关[277]。但尚需进一步的研究。

细胞外信号调节激酶（ERK）促分裂原活化蛋白（MAP）激酶级联对于癌细胞增殖和转移是不可或缺的。电离辐射迅速激活 Ras-Raf-MAP/ERK 激酶（MEK）-ERK 途径以促进细胞存活[278]。Ras-Raf-MEK-ERK 通路提供 RNR 的前馈蛋白质 - 蛋白质结合 - 配偶体调节[279]。一种新的研究药物 AZD6244（Selumetinib）是 Ras-Raf-MEK-ERK 通路中高度选择性的 MEK1/2 抑制药，其药物 - 蛋白质相互作用不与 ATP 竞争[280]。在 SBRT-AZD6244 联合治疗后，不仅可能增强细胞毒性，而且 AZD6244 可能对宫颈癌有单一药物活性，过度表达 MEK1/2[281]。对 Ras-Raf-MEK-ERK 中间体的分子串扰和 DNA 损伤反应的进一步研究将揭示 MEK1/2 抑制途径的可能临床意义。

发生在 G_2/M 期的染色体复制和组装使得细胞不仅对有丝分裂纺锤体毒素（例如紫杉醇）敏感，而且对每个染色体的着丝粒将有丝分裂纺锤体极与激动素连接有关的过程也敏感。这些过程受 Aurora A-C 丝氨酸 / 苏氨酸激酶（AKis）调控，目前研究者正在研究它们的抗癌可能性[282]。

VEGF 的过度表达与宫颈癌患者的肿瘤进展和不良预后有关。贝伐珠单抗是人的单克隆抗体，以 VEGF-A 因子为因子，VEGF-A 会促进内皮细胞有丝分裂和细胞迁移。研究表明，针对 VEGF 的抗体结合分子会保护内皮细胞不被肿瘤细胞浸润，阻止上皮增生，保持血管渗透稳定性[283]。GOG-0227 在 46 例持续或转移性宫颈癌患者中评估了贝伐珠单抗单药治疗的疗效，发现 11 名（24%）女性受试者由 10.9% 的部分缓解率转化为 PFS 的获益[284]。最近的 RTOG 0417 的报告提供了对 49 名 IB～ⅢB 期宫颈癌的女性的 Ⅱ 期临床试验数据[285]。该试验评估了 3 周期抗 VEGF 贝伐珠单抗（10mg/kg 体重）联合顺铂的放化疗效果。该试验在 12 个月的中位随访期间未发现严重的不良反应和并发症。14 名女性（29%）显示了血液或骨髓毒性，但未出现 4 级胃肠道不良事件。3 年总生存率和无病生存率分别为 81%（95% CI 67%～90%）和 69%（95% CI 54%～80%）。但该治疗方案有 23% 的局部控制失败率，有 6 例患者在治疗后 12 个月评估时显示病灶持续。

十二、总结

近期关于宫颈癌体外放射治疗和近距离放射治疗的数据为治疗疾病中改变分子途径的治疗提供了理论依据，可使肿瘤消退甚至产生持久的抗癌作用。新的放射治疗技术与生物疗法相结合是否可以提高放射治疗敏感性仍有待研究。今后或可根据肿瘤组织检测结果指导宫颈癌的放化疗方式的选择。放射治疗联合新型抗癌药物临床试验是否可改善生存尚需要临床试验进一步验证。最大的挑战在于对宫颈癌治疗抵抗的分子生物学机制以及如何提高治疗敏感性的研究。

参考文献

[1] Ferlay, J., Soerjomataram, I., Ervik, M., et al. GLOBOCAN 2012 v1.0, Cancer Incidence and MortalityWorldwide: IARC

CancerBase No. 11 [Internet]. Lyon, France: International Agency for Research on Cancer; 2013. Available at: http://globocan.iarc.fr, Accessed November 10, 2014.

[2] Siegel, R., Miller, K., Jemal, A. (2017) Cancer Statistics 2017. *CA Cancer J. Clin.*, 67, 7–30.

[3] American Cancer Society (2015) *Cancer Facts & Figures 2015*. American Cancer Society, Atlanta.

[4] Papanicolaou, G. (1954) *Atlas of Exfoliative Cytology*. Commonwealth Fund, University Press, Boston, Massachusetts.

[5] Guzick, D. (1978) Efficacy of screening for cervical cancer: A review. *Am. J. Public Health*, 68, 125–134.

[6] Kashigarian, M., Dunn, J. (1970) The duration of intraepithelial and preclinical squamous cell carcinoma of the cervix. *Am. J. Epidemiol.*, 92, 211–222.

[7] Kolstad, P., Klem, V. (1976) Long-term follow-up of 1121 cases of carcinoma *in situ*. *Obstet. Gynecol.*, 48, 125–129.

[8] Kurman, R., Solomon, D. (1994) *The Bethesda System for reporting cervical/vaginal cytologic diagnoses: Definitions, criteria, and explanatory notes for terminology and specimen adequacy.* Springer-Verlag, New York.

[9] Solomon, D., Davey, D., Kurman, R., *et al.* (2002) The 2001 Bethesda System. Terminology for reporting results of cervical cytology. *JAMA*, 287, 2114–2119.

[10] Lazcano-Ponce, E., Palacio-Mejia, L., Allen-Leigh, B., *et al.* (2008) Decreasing cervical cancer mortality in Mexico: effect of Papanicolaou coverage, birthrate, and the importance of diagnostic validity of cytology. *Cancer Epidemiol. Biomarkers Prev.*, 17 (10), 2808–2817.

[11] Hoque, M., Hoque, E., Kader, S. (2008) Evaluation of cervical cancer screening program at a rural community of South Africa. *East Afr. J. Public Health*, 5 (2), 111–116.

[12] von Zuben, M., Derchain, S., Sarian, L.,Westin, M., Thuler, L., Zeferino, L. (2007) The impact of a community intervention to improve cervical cancer screening uptake in the Amazon region of Brazil. *Sao Paulo Med. J.*, 125 (1), 42–45.

[13] McLaughlin, C.,Wyszewianski, L. (2002) Access to care: remembering old lessons. *Health Serv. Res.*, 37 (6), 1441–1443.

[14] Waggoner, S.E. (2003) Cervical cancer. *Lancet*, 361 (9376), 2217–2225.

[15] Kunos, C., Gibbons, H., Simpkins, F.,Waggoner, S. (2008) Chemotherapy administration during pelvic radiation for cervical cancer patients aged ≥ 55 years in the SEER-Medicare population. *J. Oncol.*, 2008 (Article 931532), 1–7.

[16] Kunos, C., Ferris, G.,Waggoner, S. (2010) Implementing chemoradiation treatment for patients with cervical cancer in a comprehensive cancer center community oncology practice. *Commun. Oncol.*, 7, 446–450.

[17] McAlearney, A., Song, P., Rhoda, D., *et al.* (2010) Ohio Appalachian women's perceptions of the cost of cervical cancer screening. *Cancer*, 116 (20), 4727–4734.

[18] Plummer, M., Peto, J., Franceschi, S.; International Collaboration of Epidemiological Studies of Cervical Cancer (2011) Time since first sexual intercourse and the risk of cervical cancer. *Int. J. Cancer*, 130 (11), 2638–2644.

[19] Lu, B., Viscidi, R., Lee, J., *et al.* (2011) Human papillomavirus (HPV) 6, 11, 16, and 18 seroprevalence is associated with sexual practice and age: results from the multinational HPV Infection in Men Study (HIM Study). *Cancer Epidemiol. Biomarkers Prev.*, 20 (5), 990–1002.

[20] Svare, E., Kjaer, S.,Worm, A, *et al.* (1998) Risk factors for HPV infection in women from sexually transmitted disease clinics: comparison between two areas with different cervical cancer incidence. *Int. J. Cancer*, 75 (1), 1–8.

[21] Taylor, R., Carroll, B., Lloyd, J. (1959) Mortality among women in three Catholic religious orders with special references to cancer. *Cancer*, 12, 1207–1225.

[22] Reyes-Ortiz, C., Camacho, M., Amador, L., Velez, L., Ottenbacher, K., Markides, K. (2007) The impact of education and literacy on cancer screening among older Latin American and Caribbean adults. *Cancer Control*, 14 (4), 388–395.

[23] McKinnon, B., Harper, S., Moore, S. (2011) Decomposing income-related inequality in cervical screening in 67 countries. *Int. J. Public Health*, 56 (2), 139–152.

[24] Barzon, L., Militello, V., Pagni, S., *et al.* (2010) Distribution of human papillomavirus types in the anogenital tract of females and males. *J. Med. Virol.*, 82 (8), 1424–1430.

[25] Munoz, N., Bosch, F.X., de Sanjose, S., *et al.* (2003) Epidemiologic classification of human papillomavirus types associated with cervical cancer.*N. Engl. J. Med.*, 348 (6), 518–527.

[26] Lai, C., Chang, C., Huang, H. (2007) Role of human papillomavirus genotype in prognosis of early-stage cervical cancer undergoing primary surgery. *J. Clin. Oncol.*, 25 (24), 3628–3634.

[27] Eifel, P., Jhingran, A., Bodurka, D., Levenback, C., Thames, H. (2002) Correlation of smoking history and other patient characteristics with major complications of pelvic radiation therapy for cervical cancer. *J. Clin. Oncol.*, 20, 3651–3657.

[28] Waggoner, S., Darcy, K., Fuhrman, B., *et al.* (2006) Association between cigarette smoking and prognosis in locally advanced cervical carcinoma treated with chemoradiation: a Gynecologic Oncology Group study. *Gynecol. Oncol.*, 103 (3), 853–858.

[29] Patemoster, D., Cester, M., Resente, C., *et al.* (2008) Human papillomavirus infection and cervical intraepithelial neoplasia in transplanted patients. *Transplant Proc.*, 40 (6), 1877–1880.

[30] Auborn, K.,Woodworth, C., DiPaolo, J., Bradlow, H. (1990) The interaction between HPV infection and estrogen metabolism in cervical carcinogenesis. *Int. J. Cancer*, 49 (6), 867–869.

[31] Elson, D., Riley, R., Lacey, A.,Thordarson, G., Talamantes, F., Arbreit, J. (2000) Sensitivity of the cervical transformation zone to estrogen-induced squamous carcinogenesis. *Cancer Res.*, 60 (5), 1267–1275.

[32] Fruchter, R., Maiman, M., Sedlis, A., Bartley, L., Camilien, L., Arrastia, C. (1996) Multiple recurrences of cervical intraepithelial neoplasia in women with the human immunodeficiency virus. *Obstet. Gynecol.*, 87, 338–344.

[33] Maiman, M., Fruchter, R., Clark, M., Arrastia, C., Mathews, R., Gates, E. (1997) Cervical cancer as an AIDS-defining illness. *Obstet. Gynecol.*, 89, 76–80.

[34] Cuzick, J., Clavel, C., Petry, K.-U., *et al.* (2006) Overview of the European and North American studies on HPV testing in primary cervical cancer screening. *Int. J. Cancer*, 119 (5), 1095–1101.

[35] Mesher, D., Szarewski, A., Cadman, L., *et al.* (2010) Long-term follow-up of cervical disease in women screened by cytology and HPV testing: results from the HART study. *Br. J. Cancer*, 102 (9), 1405–1420.

[36] American Society for Colposcopy and Cervical Pathology (2009) HPV genotyping clinical update. Available at: http://www.asccp.org/Consensus Guidelines/HPVGenotyping-ClinicalUpdate/tabid/ 5963/Default.aspx. Accessed September 11, 2011.

[37] Dillner, J., Kjaer, S., *et al.*, the FUTURE I/II Study Group (2010) Four year efficacy of prophylactic human papillomavirus quadrivalent vaccine against low grade cervical, vulvar, and vaginal intraepithelial neoplasia and anogenital warts: randomised controlled trial. *Br. Med. J.*, 341, c3493.

[38] Castellsague, X., Munoz, N., Pitisuttithum, P., *et al.* (2011) End-of-study safety, immunogenicity, and efficacy of quadrivalent HPV (types 6, 11, 16, 18) recombinant vaccine in adult women 24–45 years of age. *Br. J. Cancer*, 105 (1), 28–37.

[39] Brotherton, J., Fridman, M., May, C., Chappell, G., Saville,

A., Gertig, D. (2011) Early effects of the HPV vaccination programme on cervical abnormalities in Victoria, Australia: an ecological study. *Lancet*, 377, 2085–2092.

[40] Kjaer, S., Sigurdsson, K., Iverson, O., *et al.* (2009) A pooled analysis of continued prophylactic efficacy of quadrivalent human papillomavirus (types 6/11/16/18) vaccine against high-grade cervical and external genital lesions. *Cancer Prev. Res.*, 2 (10), 868–878.

[41] Ronco, G., Cuzick, J., Pierotti, P., *et al.* (2007) Accuracy of liquid based versus conventional cytology: overall results of new technologies for cervical cancer screening: a randomised controlled trial. *Br. Med. J.*, 335 (7609), 28

[42] Arbyn, M., Bergeron, C., Klinkhamer, P., Martin-Hirsch, P., Siebers, A., Bulten, J. (2008) Liquid compared to cervical cytology: a systematic review and meta-analysis. *Obstet. Gynecol.*, 111, 167–177.

[43] Wells, M., Oster, A., Crum, C., *et al.* (2003) Epithelial tumors, in*World Health Organization Classification of Tumors: Pathology and Genetics of Tumors of the Breast and Female Genital Organs* (eds F. Tavassoli, P. Devilee), IARC Press, Lyon, France.

[44] Kraus, F., Perez-Mesa, C. (1966) Verrucous carcinoma: Clinical and pathological study of 105 cases involving oral cavity, larynx, and genitalia. *Cancer*, 19, 26–38.

[45] Lucas,W., Benirschke, K., Lebherz, T. (1974) Verrucous carcinoma of the female genital tract. *J. Obstet. Gynecol.*, 119, 435–440.

[46] Hasumi, K., Sugano, H., Sakamoto, G., Masubuchi, K., Kubo, H. (1977) Circumscribed carcinoma of the uterine cervix with marked lymphocytic infiltration. *Cancer*, 39, 2503–2507.

[47] Eifel, P., Burke, T., Morris, M., Smith, T. (1995) Adenocarcinoma as an independent risk factor for disease recurrence in patients with stage IB cervical carcinoma. *Gynecol. Oncol.*, 59, 38–44.

[48] Eifel, P., Morris, M., Oswald, M., Wharton, J., Delclos, L. (1990) Adenocarcinoma of the uterine cervix: Prognosis and patterns of failure in 367 cases. *Cancer*, 65, 2507–2514.

[49] Shingleton, H., Bell, M., Fremgen, A., *et al.* (1995) Is there really a difference in survival of women with squamous cell carcinoma, adenocarcinoma, and adenosquamous cell carcinoma of the cervix? *Cancer*, 76 (Suppl. 10), 1948–1955.

[50] Samlal, R., van der Velden, J., Schilthuis, M., *et al.* (1997) Identification of high risk groups among node-positive patients with stage IB and IIA cervical carcinoma. *Gynecol. Oncol.*, 64, 463–467.

[51] Grigsby, P., Perez, C., Kuske, R., *et al.* (1988) Adenocarcinoma of the uterine cervix: Lack of evidence for a poor prognosis. *Radiother. Oncol.*, 12, 289–296.

[52] Herbst, A., Robboy, S., Scully, R., Poskanzer, D. (1974) Clear-cell adenocarcinoma of the vagina and cervix in girls: Analysis of 170 Registry cases. *Am. J. Obstet. Gynecol.*, 119, 713–724.

[53] Robboy, S., Szyfelbein,W., Goeliner, J., *et al.* (1981) Dysplasia and cytologic findings in 4,589 young women enrolled in diethylstibestrol-adenosis (DESAD) project. *Am. J. Obstet. Gynecol.*, 140 (5), 579–586.

[54] Waggoner, S., Mittendorf, R., Biney, N., Anderson, D., Herbst, A. (1994) Influence of in utero diethylstilbestrol exposure on the prognosis and biologic behavior of vaginal clear-cell adenocarcinoma. *Gynecol. Oncol.*, 55 (2), 238–244.

[55] Mulvaney, N., Monostori, S. (1997) Adenoma malignum of the cervix: a reappraisal. *Pathology*, 29, 17–20.

[56] Gilks, C., Young, R., Aguirre, P., DeLellis, R., Scully, R. (1989) Adenoma malignum (minimal deviation adenocarcinoma) of the uterine cervix. A clinicopathological and immunohistochemical analysis of 26 cases. *Am. J. Surg. Pathol.*, 13, 717–729.

[57] Glucksman, A., Cherry, C. (1956) Incidence, histology, and response to radiation of mixed carcinoma (adenocanthoma) of the uterine cervix. *Cancer*, 9, 971–979.

[58] Tamimi, H., Ek, M., Hesla, J., Cain, J., Figge, D., Greer, B. (1988) Glassy cell carcinoma of the cervix redefined. *Obstet. Gynecol.*, 71, 837–841.

[59] Lotocki, R., Krepart, G., Paraskevas, M., Vadas, G., Heywood,M., Fung Kee Fung, M. (1992) Glassy cell carcinoma of the cervix: A bimodal treatment strategy. *Gynecol. Oncol.*, 44, 254–259.

[60] Scott, M. (2011) The pathology of the cervix, in *Textbook of Gynaecology Oncology* (eds A. Ayhan, N. Reed, M. Gultekin, J. Dunn), Günes Publishing, Ankara, pp. 328–332.

[61] Greer, B., Koh,W.-J., Figge, D., Russell, A., Cain, J., Tamimi, H. (1990) Gynecological radiotherapy fields defined by intraoperative measurements. *Gynecol. Oncol.*, 38, 421–424.

[62] Hebner, C., Laimins, L. (2006) Human papillomaviruses: basic mechanisms and pathogenesis and oncogenicity. *Rev. Med. Virol.*, 16 (2), 83–97.

[63] Cole, S., Danos, O. (1987) Nucleotide sequence and comparative analysis of the human papillomavirus type 18 genome: phylogeny of papillomaviruses and repeated structure of the E6 and E7 gene products. *J. Mol. Biol.*, 193 (4), 599–608.

[64] Barbosa, M., Lowy, D., Schiller, J. (1989) Papillomavirus polypeptides E6 and E7 are zinc-binding proteins. *J. Virol.*, 63 (3), 1404–1407.

[65] Werness, B., Levine, A., Howley, P. (1990) Association of human papillomavirus type 16 and 18 E6 proteins with p53. *Science*, 248 (4951), 76–79.

[66] Scheffner, M.,Werness, B., Huibregtse, J., Levine, A., Howley, P. (1990) The E6 oncoprotein encoded by human papillomavirus types 16 and 18 promotes the degradation of p53. *Cell*, 63 (6), 1129–1136.

[67] Huibregtse, J., Scheffner, M., Howley, P. (1991) A cellular protein mediates association of p53 with the E6 oncoprotein of human papillomavirus types 16 or 18. *EMBO J.*, 10 (13), 4129–4135.

[68] Gonzalez, S., Stremlau, M., He, X., Baile, J., Münger, K. (2001) Degradation of the retinoblastoma tumor suppressor by the human papillomavirus type 16 E7 oncoprotein is important for functional inactivation and is separable from proteosomal degradation of E7. *J. Virol.*, 75 (16), 7583–7591.

[69] Huang, P., Patrick, D., Edwards, G., *et al.* (1993) Protein domains governing interactions between E2F, the retinoblastoma gene product, and human papillomavirus type 16 E7 protein.*Mol. Cell. Biol.*, 13 (2), 953–960.

[70] Klingelhutz, A., Foster, S., McDougall, J. (1996) Telomerase activation by the E6 gene product of human papillomavirus type 16. *Nature*, 380 (6569), 79–82.

[71] Kuo, M.-.L, Kinsella, T. (1998) Expression of ribonucleotide reductase after ionizing radiation in human cervical carcinoma cells. *Cancer Res.*, 58, 2245–2252.

[72] Kunos, C., Chiu, S., Pink, J., Kinsella, T. (2009) Modulating radiation resistance by inhibiting ribonucleotide reductase in cancers with virally or mutationally silenced p53 protein. *Radiation Res.*, 172 (6), 666–676.

[73] Kunos, C., Radivoyevitch, T., Pink, J., *et al.* (2010) Ribonucleotide reductase inhibition enhances chemoradiosensitivity of human cervical cancers. *Radiation Res.*, 174 (5), 574–581.

[74] Kunos, C.,Waggoner, S., Von Gruenigen, V., *et al.* (2010) Phase I trial of intravenous 3-aminopyridine-2- carboxaldehyde thiosemicarbazone (3-AP, NSC #663249) in combination with pelvic radiation therapy and weekly cisplatin chemotherapy for locally advanced cervical cancer. *Clin. Cancer Res.*, 16 (4), 1298–1306.

[75] Kunos, C., Colussi, V., Pink, J., Radivoyevitch, T., Oleinick, N. (2011) Radiosensitization of human cervical cancer cells by inhibiting ribonucleotide reductase: enhanced radiation

response at low dose rates. *Int. J. Radiat. Oncol. Biol. Phys.*, 80 (4), 1198–1204.

[76] Kunos, C., Ferris, G., Pyatka, N., Pink, J., Radivoyevitch, T. (2011) Deoxynucleoside salvage facilitates DNA repair during ribonucleotide reductase blockade in human cervical cancers. *Radiat. Res.*, 176, 425–433.

[77] Kolberg, M., Strand, K.R., Graff, P., Andersson, K.K. (2004) Structure, function, and mechanism of ribonucleotide reductases. *Biochim. Biophys. Acta*, 1699 (1-2), 1–34.

[78] Hakansson, P., Hofer, A., Thelander, L. (2006) Regulation of mammalian ribonucleotide reduction and dNTP pools after DNA damage and in resting cells. *J. Biol. Chem.*, 281 (12), 7834–7841.

[79] Sandrini, M., Piskur, J. (2005) Deoxyribonucleoside kinases: two enzyme families catalyze the same reaction. *Trends Biochem. Sci.*, 30 (5), 225–228.

[80] Weinberg, G., Ullman, D., Martin, D., Jr (1981) Mutator phenotypes in mammalian cell mutants with distinct biochemical defects and abnormal deoxyribonucleoside triphosphate pools. *Proc. Natl Acad. Sci. USA*, 78 (4), 2447–2451.

[81] Eriksson, S., Graslund, A., Skog, S.,Thelander, L. (1984) Cell cycle-dependent regulation of mammalian ribonucleotide reductase. The S phase-correlated increase in subunit M2 is regulated by de novo protein synthesis. *J. Biol. Chem.*, 259, 11695–11700.

[82] Chabes, A., Thelander, L. (2000) Controlled protein degradation regulates ribonucleotide reductase activity in proliferating mammalian cells during the normal cell cycle and in response to DNA damage and replication blocks. *J. Biol. Chem.*, 275 (23), 17747–17753.

[83] Tanaka, H., Arakawa, H., Yamaguchi, T., *et al.* (2000) A ribonucleotide reductase gene involved in a p53-dependent cell-cycle checkpoint for DNA damage. *Nature*, 404 (6773), 42–49.

[84] Zhou, B., Liu, X., Mo, X., *et al.* (2003) The human ribonucleotide reductase subunit hRRM2 complements p53R2 in response to UV-induced DNA repair in cells with mutant p53. *Cancer Res.*, 63 (20), 6583–6594.

[85] Eriksson, S., Munch-Petersen, B., Johansson, K., Eklund, H. (2002) Structure and function of cellular deoxyribonucleoside kinases. *Cell. Mol. Life Sci.*, 59 (8), 1327–1346.

[86] Fujiwaki, R., Hata, K., Moriyama, M., *et al.* (2001) Clinical value of thymidine kinase in patients with cervical carcinoma. *Oncology*, 61 (1), 47–54.

[87] Belt, J., Marina, N., Phelps, C., Crawford, C. (1993) Nucleoside transport in normal and neoplastic cells. *Adv. Enzyme Regul.*, 33, 235–252.

[88] Boothman, D., Davis, T., Sahijdak,W. (1994) Enhanced expression of thymidine kinase in human cells following ionizing radiation. *Int. J. Radiat. Oncol. Biol. Phys.*, 30, 391–398.

[89] FIGO Committee On Gynecologic Oncology (2009) Revised FIGO staging for carcinoma of the vulva, cervix, and endometrium. *Int. J. Gynecol. Obstet.*, 105, 103–104.

[90] Hricak, H., Gatsonis, C., Chi, D., *et al.* (2005) Role of imaging in pretreatment evaluation of early invasive cervical cancer: Results of the intergroup study American College of Radiology Imaging Network 6651-Gynecologic Oncology Group 183. *J. Clin. Oncol.*, 23, 9329–9337.

[91] Grigsby, P. (2011) Imaging in gynecologic oncology, in *Textbook of Gynaecological Oncology* (eds A. Ayhan, N. Reed, M. Gultekin, P. Dursun), Günes Publishing, Ankara, pp. 261–263.

[92] Rose, P.G., Adler, L.P., Rodriguez, M., Faulhaber, P.F., Abdul-Karim, F.W., Miraldi, F. (1999) Positron emission tomography for evaluating para-aortic nodal metastasis in locally advanced cervical cancer before surgical staging: a surgicopathologic study. *J. Clin. Oncol.*, 17 (1), 41–45.

[93] Grigsby, P., Siegel, B., Dehdashti, F. (2001) Lymph node staging by positron emission tomography in patients with

carcinoma of the cervix. *J. Clin. Oncol.*, 19 (17), 3745–3749.

[94] Schwartz, J., Grigsby, P.,Dehdashti, F., Delbeke, D. (2009) The role of 18F-FDG PET in assessing therapy response in cancer of the cervix and ovaries. *J. Nucl. Med.*, 50 (5 Suppl.), 64S–73S.

[95] Schwartz, J., Siegel, B., Dehdashti, F., Grigsby, P. (2007) Association of post-therapy positron emission tomography with tumor response and survival in cervical carcinoma. *JAMA*, 298 (19), 2289–2295.

[96] Kunos, C., Radivoyevitch, T., Abdul-Karim, F., Faulhaber, P. (2011) 18F-fluoro-2-deoxy-d-glucose positron emission tomography standard uptake value as an indicator of cervical cancer chemoradiation therapeutic response. *Int. J. Gynecol. Oncol.*, 21 (6), 1117–1123.

[97] Brooks, R., Rader, J., Dehdashti, F., *et al.* (2009) Surveillance FDG-PET detection of asymptomatic recurrences in patients with cervical cancer. *Gynecol. Oncol.*, 112, 104–109.

[98] Shields, A., Briston, D., Chandupatla, S., *et al.* (2005) A simplified analysis of [18F]3′-deoxy-3′- fluorothymidine metabolism and retention. *Eur. J. Nucl. Med. Mol. Imaging*, 32 (11), 1269–1275.

[99] Piver, M., Chung,W. (1975) Prognostic significance of cervical lesion size and pelvic node metastases in cervical cancer. *Obstet. Gynecol.*, 46 (5), 507–510.

[100] Homesley, H., Raben, M., Blake, D., *et al.* (1980) Relationship of lesion size to survival in patients with stage 1b squamous cell carcinoma of the cervix uteri treated by radiation therapy. *Surg. Gynecol. Obstet.*, 150 (4), 529–531.

[101] Perez, C., Grigsby, P.,Nene, S., *et al.* (1992) Effect of tumor size on the prognosis of carcinoma of the uterine cervix treated with irradiation alone. *Cancer*, 69 (11), 2796–2806.

[102] Kidd, E., Siegel, B., Dehdashti, F., *et al.* (2010) Clinical outcomes of definitive intensity-modulated radiation therapy with fluorodeoxyglucose-positron emission tomography simulation in patients with locally advanced cervical cancer. *Int. J. Radiat. Oncol. Biol. Phys.*, 77 (4), 1085–1091.

[103] Russell, A., Shingleton, H., Jones,W., *et al.* (1996) Diagnostic assessments in patients with invasive cancer of the cervix: a national patterns of care study of the American College of Surgeons. *Gynecol. Oncol.*, 63 (2), 159–165.

[104] Amendola, M., Hricak, H., Mitchell, D., *et al.* (2005) Utilization of diagnostic studies in the pretreatment evaluation of invasive cervical cancer in the United States: results of intergroup protocol ACRIN 6651/GOG 183. *J. Clin. Oncol.*, 23 (30), 7454–7459.

[105] Mell, L., Roeske, J., Mehta, N., Mundt, A. (2005) Gynecologic Cancer: Overview, in *Intensity-Modulated Radiation Therapy: A Clinical Perspective* (edsA.Mundt, J. Roeske), B.C. Decker, Inc., London, pp. 492–505.

[106] Small,W.J., Mell, L., Anderson, P., *et al.* (2008) Consensus guidelines for delineation of clinical target volume for intensity-modulated pelvic radiotherapy in postoperative treatment of endometrial and cervical cancer. *Int. J. Radiat. Oncol. Biol. Phys.*, 71 (2), 428–434.

[107] Lim, K., Small,W.J., Portelance, L., *et al.* (2011) Consensus guidelines for delineation of clinical target volume for intensity-modulated pelvic radiotherapy for the definitive treatment of cervix cancer. *Int. J. Radiat. Oncol. Biol. Phys.*, 79 (2), 348–355.

[108] Toita, T., Ohno, T., Kaneyasu, Y., *et al.* (2011) A consensus-based guideline defining clinical target volume for primary disease in external beam radiotherapy for intact uterine cervical cancer. *Jpn. J. Clin. Oncol.*, 41 (9), 1119–1126.

[109] Portelance, L.,Winter, K., Jhingran, A., *et al.* (2009) Post-operative pelvic intensity modulated radiation therapy (IMRT) with chemotherapy for patients with cervical carcinoma/RTOG 0418 phase II study. *Int. J. Radiat. Oncol.*

Biol. Phys., 75 (3), S640–S641 (abstract 3022).

[110] Mundt, A., Mell, L., Roeske, J. (2003) Preliminary analysis of chronic gastrointestinal toxicity in gynecology patients treated with intensity-modulated whole pelvic radiation therapy. *Int. J. Radiat. Oncol. Biol. Phys.*, 56, 1354–1360.

[111] Klopp, A., Moughan, J., Portelance, L., *et al.* (2013) Hematologic toxicity in RTOG 0418: a phase 2 study of postoperative IMRT for gynecologic cancer. *Int. J. Radiat. Oncol. Biol. Phys.*, 86 (1), 83–90.

[112] Brixey, C., Roeske, J., Lujan, A., Yamada, S., Rotmensch, J., Mundt, A. (2002) Impact of intensity-modulated radiotherapy on acute hematologic toxicity in women with gynecological malignancies. *Int. J. Radiat. Oncol. Biol. Phys.*, 54 (5), 1388–1396.

[113] Salama, J., Mundt, A., Roeske, J., Mehta, N. (2006) Preliminary outcome and toxicity report of extended-field, intensity modulated radiation therapy for gynecologic malignancies. *Int. J. Radiat. Oncol. Biol. Phys.*, 65 (4), 1170–1176.

[114] Eifel, P., Winter, K., Morris, M., *et al.* (2004) Pelvic irradiation with concurrent chemotherapy versus pelvic and para-aortic irradiation for high-risk cervical cancer: an update of radiation therapy oncology group trial (RTOG) 90-01. *J. Clin. Oncol.*, 22 (5), 872–880.

[115] Potish, R., Downey, G., Adcock, L., Prem, K., Twiggs, L. (1989) The role of surgical debulking in cancer of the uterine cervix. *Int. J. Radiat. Oncol. Biol. Phys.*, 17 (5), 979–984.

[116] Downey, G., Potish, R., Adcock, L., Prem, K., Twiggs, L. (1989) Pretreatment surgical staging in cervical carcinoma: therapeutic efficacy of pelvic lymph node resection. *Am. J. Obstet. Gynecol.*, 160 (5 Pt 1), 1055–1061.

[117] Hacker, N., Wain, G., Nicklin, J. (1995) Resection of bulky positive lymph nodes in patients with cervical carcinoma. *Int. J. Gynecol. Cancer*, 5 (4), 250–256.

[118] Odunsi, K., Lele, S., Gharmande, S., Seago, P., Driscoll, D. (2001) The impact of pre-therapy extraperitoneal surgical staging on the evaluation and treatment of patients with locally advanced cervical cancer. *Eur. J. Gynaecol. Oncol.*, 22 (5), 325–330.

[119] Weiser, E., Bundy, B., Hoskins, W., *et al.* (1989) Extraperitoneal versus transperitoneal selective paraaortic lymphadenectomy in the pretreatment surgical staging of advanced cervical carcinoma (A Gynecologic Oncology Group Study). *Gynecol. Oncol.*, 33 (3), 283–289.

[120] Inoue, T., Chihara, T., Morita, K. (1984) The prognostic significance of the size of the largest nodes in metastatic carcinoma of the uterine cervix. *Int. J. Radiat. Oncol. Biol. Phys.*, 19 (2), 187–193.

[121] Goff, B., Muntz, H., Paley, P., Tamimi, H., Koh, W.-J., Greer, B. (1999) Impact of surgical staging in women with locally advanced cervical cancer. *Gynecol. Oncol.*, 74 (3), 436–442.

[122] Berman, M., Lagasse, L., Ballon, S., Watring, W., Tesler, A. (1978) Modification of radiation therapy following operative evaluation of patients with cervical carcinoma. *Gynecol. Oncol.*, 6 (4), 328–332.

[123] Marnitz, S., Köhler, C., Roth, C., Füller, J., Hinkelbein, W., Schneider, A. (2005) Is there a benefit of pretreatment laparoscopic transperitoneal surgical staging in patients with advanced cervical cancer? *Gynecol. Oncol.*, 99 (3), 536–544.

[124] Kademian, M., Bosch, A. (1977) Is staging laparotomy in cervical cancer justifiable? *Int. J. Radiat. Oncol. Biol. Phys.*, 2 (11-12), 1235–1238.

[125] Holcomb, K., Abulafia, O., Mathews, R., Gabbur, N., Lee, Y., Buhl, A. (1999) The impact of pretreatment staging laparotomy on survival in locally advanced cervical carcinoma. *Eur. J. Gynaecol. Oncol.*, 20 (2), 90–93.

[126] Grigsby, P., Heydon, K., Mutch, D., Kim, R., Eifel, P. (2001) Long-term follow-up of RTOG 92-10: cervical cancer with positive para-aortic lymph nodes. *Int. J. Radiat. Oncol. Biol. Phys.*, 51 (4), 982–987.

[127] Rotman, M., Pajak, T., Choi, K., *et al.* (1995) Prophylactic extended-field irradiation of para-aortic nodes in stages IIB and bulky IB and IIA cervical carcinomas. Ten year results of RTOG 79-20. *JAMA*, 274 (5), 387–393.

[128] Russell, A., Walter, J., Anderson, M., Zukowski, C. (1992) Sagittal magnetic resonance imaging in the design of lateral radiation treatment portals for patients with locally advanced squamous cancer of the cervix. *Int. J. Radiat. Oncol. Biol. Phys.*, 23, 449–455.

[129] Kim, R., McGinnis, L., Spencer, S., Meredith, R., Jenelle, R., Salter, M. (1995) Conventional four-field pelvic radiotherapy technique without computed tomography – Treatment planning in cancer of the cervix: potential for geographic miss and its impact on pelvic control. *Int. J. Radiat. Oncol. Biol. Phys.*, 31, 109–112.

[130] Russell, A. (2000) Cervix, in *Clinical Radiation Oncology: Indications, Techniques, and Results* (ed. C. Wang), Wiley-Liss, New York, pp. 519–564.

[131] Chun, M., Timmerman, R., Mayer, R., Ling, M., Sheldon, J., Fishman, E. (1994) Radiation therapy of external iliac lymph nodes with lateral pelvic portals: Identification of patients at risk for inadequate regional coverage. *Radiology*, 194, 147–150.

[132] Kruser, T., Bradley, K., Bentzen, S., *et al.* (2009) The impact of hybrid PET-CT scan on overall oncologic management, with a focus on radiotherapy planning: a prospective, blinded study. *Technol. Cancer Res. Treat.*, 8 (2), 149–158.

[133] Thomas, L., Chacon, B., Kind, M., *et al.* (1997) Magnetic resonance imaging in the treatment planning of radiation therapy in carcinoma of the cervix treated with the four-field pelvic technique. *Int. J. Radiat. Oncol. Biol. Phys.*, 37 (4), 827–832.

[134] Mundt, A., Lujan, A., Rotmensch, J., *et al.* (2002) Intensity-modulated whole pelvic radiotherapy in women with gynecologic malignancies. *Int. J. Radiat. Oncol. Biol. Phys.*, 52, 1330–1337.

[135] Mundt, A., Roeske, J., Lujan, A., *et al.* (2001) Initial clinical experience with intensity-modulated whole-pelvis radiation therapy in women with gynecologic malignancies. *Gynecol. Oncol.*, 82 (3), 456–463.

[136] Loiselle, C., Koh, W. (2010) The emerging use of IMRT for treatment of cervical cancer. *J. Natl Compr. Cancer Network*, 8 (12), 1425–1434.

[137] Weiss, E., Ruichter, S., Krauss, T., *et al.* (2003) Conformal radiotherapy planning of cervic carcinoma: differences in the delineation of the clinical target volume. A comparison between gynaecologic and radiation oncologists. *Radiother. Oncol.*, 67 (1), 87–95.

[138] Han, Y., Shin, E., Huh, S., Lee, J., Park, W. (2006) Interfractional dose variation during intensitymodulated radiation therapy for cervical cancer assessed by weekly CT evaluation. *Int. J. Radiat. Oncol. Biol. Phys.*, 65 (2), 617–623.

[139] Hong, L., Alektiar, K., Chui, C., *et al.* (2002) IMRT of large fields: Whole-abdomen irradiation. *Int. J. Radiat. Oncol. Biol. Phys.*, 54 (1), 278–289.

[140] Tyagi, N., Lewis, J., Yashar, C., *et al.* (2011) Daily online cone beam computed tomography to assess interfraction motion in patients with intact cervical cancer. *Int. J. Radiat. Oncol. Biol. Phys.*, 80 (1), 272–280.

[141] Hasselle, M., Rose, B., Kochanski, J., *et al.* (2011) Clinical outcome of intensity-modulated pelvic radiation therapy for carcinoma of the cervix. *Int. J. Radiat. Oncol. Biol. Phys.*, 80 (5), 436–446.

[142] Jhingran, A., Salehpour, M., Sam, M., Levy, L., Eifel, P.

(2012) Vaginal motion and bladder and rectal volumes during pelvic intensity-modulated radiation therapy after hysterectomy. *Int. J. Radiat. Oncol. Biol. Phys.*, 82 (1), 256–262.

[143] Harris, E., Latifi, K., Rusthoven, C., Javedan, K., Forster, K. (2011) Assessment of organ motion in postoperative endometrial and cervical cancer patients treated with intensity-modulated radiation therapy. *Int. J. Radiat. Oncol. Biol. Phys.*, 81 (4), e645–e650.

[144] Portelance, L., RadiationTherapy Oncology Group (2011) A phase II multi-institutional study of postoperative pelvic intensity-modulated radiation therapy (IMRT) with weekly cisplatin in patients with cervical carcinoma: Two year efficacy results of the RTOG 0418. *Int. J. Radiat. Oncol. Biol. Phys.*, 81 (2, Suppl.1), abstract #5.

[145] Corscaden, J. (1956) *Gynecologic Cancer*.Williams & Wilkins, Baltimore.

[146] Nag, S., Chao, C., Erickson, B., *et al.* (2002) The American Brachytherapy Society recommendations for low-dose-rate brachytherapy for carcinoma of the cervix. *Int. J. Radiat. Oncol. Biol. Phys.*, 52 (1), 33–48.

[147] Petereit, D., Sakaria, J., Chappell, R., *et al.* (1995) The adverse effect of treatment prolongation in cervical carcinoma. *Int. J. Radiat. Oncol. Biol. Phys.*, 32 (5), 1301–1307.

[148] Nag, S., Erickson, B.,Thomadsen, B., Orton, C., Demanes, J., Petereit, D. (2000) The American Brachytherapy Society recommendation for high-dose-rate brachytherapy for carcinoma of the cervix. *Int. J. Radiat. Oncol. Biol. Phys.*, 48 (1), 201–2011.

[149] Forrest, J., Ackerman, I., Barbera, L., *et al.* (2010) Patient outcome study of concurrent chemoradiation, external beam radiotherapy, and high-dose-rate brachytherapy in locally advanced carcinoma of the cervix. *Int. J. Gynecol. Cancer*, 20 (6), 1074–1078.

[150] Falkenberg, E., Kim, R., Meleth, S., de Los Santos, J., Spencer, S. (2006) Low-dose-rate vs. high-dose-rate intracavitary brachytherapy for carcinoma of the cervix:The University of Alabama at Birmingham (UAB) experience. *Brachytherapy*, 5 (1), 49–55.

[151] Kapp, K., Stueckschweiger, G., Kapp, D., Poschauko, J., Pickel, H., Hackl, A. (1997) Carcinoma of the cervix: analysis of complications after primary external beam radiation and IR-192 HDR brachytherapy. *Gynecol. Oncol.*, 42 (2), 143–153.

[152] Han, I., Malviya, V., Chuba, P., *et al.* (1996) Multifractionated high-dose-rate brachytherapy with concomitant daily teletherapy for cervical cancer. *Gynecol. Oncol.*, 63 (1), 71–77.

[153] Mutic, S., Grigsby, P.W., Low,D.A., *et al.* (2002) PET-guided three-dimensional treatment planning of intracavitary gynecologic implants. *Int. J. Radiat. Oncol. Biol. Phys.*, 52 (4), 1104–1110.

[154] Malyapa, R.S., Mutic, S., Low, D.A., *et al.* (2002) Physiologic FDG-PET three-dimensional brachytherapy treatment planning for cervical cancer. *Int. J. Radiat. Oncol. Biol. Phys.*, 54 (4), 1140–1146.

[155] Brenner, D., Hall, E., Huang, Y., Sachs, R. (1994) Optimizing the time course of brachytherapy and other accelerated radiotherapeutic protocols. *Int. J. Radiat. Oncol. Biol. Phys.*, 29 (4), 893–901.

[156] Fowler, J. (1993) Why shorter half-times of repair lead to greater damage in pulsed brachytherapy. *Int. J. Radiat. Oncol. Biol. Phys.*, 26 (2), 353–356.

[157] Fowler, J., van Limbergen, E. (1997) Biological effect of pulsed dose rate brachytherapy with stepping sources if short half-times of repair are present in tissue. *Int. J. Radiat. Oncol. Biol. Phys.*, 37 (4), 877–883.

[158] Chen, C.-Z., Huang, Y., Hall, E., Brenner, D. (1997) Pulsed brachytherapy as a substitute for continuous low dose rate: an *in vitro* study with human carcinoma cells. *Int. J. Radiat. Oncol. Biol. Phys.*, 37 (1), 137–143.

[159] Swift, P., Purser, P., Roberts, L., Pickett, B., Powell, C., Phillips, T. (1997) Pulsed low-dose-rate brachytherapy for pelvic malignancies. *Int. J. Radiat. Oncol. Biol. Phys.*, 37 (4), 811–817.

[160] Rogers, C., Freel, J., Speiser, B. (1999) Pulsed low-dose-rate brachytherapy for uterine cervix carcinoma. *Int. J. Radiat. Oncol. Biol. Phys.*, 43 (1), 95–100.

[161] Charra-Brunaud, C., Peiffert, D. (2008) Preliminary results of a French prospective-multicentric study of 3D pulsed dose-rate brachytherapy for cervix carcinoma. *Cancer Radiother.*, 12 (6-7), 527–531.

[162] Hanks, G., Herring, D., Kramer, S. (1983) Patterns of care outcome studies. Results of the national practice in cancer of the cervix. *Cancer*, 51 (5), 959–967.

[163] Montana, G., Fowler,W., Varia, M.,Walton, L., Mack, Y., Shemanski, L. (1986) Carcinoma of the cervix, stage III. Results of radiation therapy. *Cancer*, 57 (1), 148–154.

[164] Logsdon, M., Eifel, P. (1999) FIGO IIIB squamous cell of the cervix: an analysis of prognostic factors emphasizing the balance between external beam and intracavitary radiation therapy. *Int. J. Radiat. Oncol. Biol. Phys.*, 43 (4), 763–765.

[165] Akine, Y., Hashida, I., Kajiura, Y., *et al.* (1986) Carcinoma of the uterine cervix treated with external irradiation alone. *Int. J. Radiat. Oncol. Biol. Phys.*, 12 (9), 1611–1616.

[166] Coia, L.,Won, M., Lanciano, R.,Marcial, V.,Martz, K., Hanks, G. (1990) The Patterns of Care Outcome Study for cancer of the uterine cervix. Results of the second national practice survey. *Cancer*, 66 (12), 2451–2456.

[167] Rose, P., Ali, S.,Watkins, E., *et al.* (2007) Long-term follow-up of a randomized trial comparing concurrent single agent cisplatin, cisplatin-based combination chemotherapy, or hydroxyurea during pelvic irradiation for locally advanced cervical cancer: A Gynecologic Oncology Group Study. *J. Clin. Oncol.*, 25 (19), 2804–2810.

[168] Stehman, F., Ali, S., Keys, H., *et al.* (2007) Radiation therapy with or without weekly cisplatin for bulky stage 1B cervical carcinoma: follow-up of a Gynecologic Oncology Group trial. *Am. J. Obstet. Gynecol.*, 197, 503, e501–e503, e506.

[169] Kunos, C., Ali, S., Abdul-Karim, F., Stehman, F., Waggoner, S. (2010) Posttherapy residual disease associates with long-term survival after chemoradiation for bulky stage 1B cervical carcinoma: a Gynecologic Oncology Group study. *Am. J. Obstet. Gynecol.*, 203 (4), 351, e351–e358.

[170] Webb, J., Key, R., Qualls, C., Smith, H. (2001) Population-based study of microinvasive adenocarcinoma of the uterine cervix. *Obstet. Gynecol.*, 97 (5, Pt 1), 701–706.

[171] Whitney, C., Stehman, F. (2000) The abandoned radical hysterectomy: a Gynecologic Oncology Group Study. *Gynecol. Oncol.*, 79 (3), 350–356.

[172] Diaz, J., Sonoda, Y., Leitao, M., *et al.* (2008) Oncologic outcome of fertility-sparing radical trachelectomy versus radical hysterectomy for stage 1B1 cervical carcinoma. *Gynecol. Oncol.*, 111 (2), 255–260.

[173] Einstein, M., Park, K., Sonoda, Y., *et al.* (2009) Radical vaginal versus abdominal trachelectomy for stage IB1 cervical cancer: a comparison of surgical and pathologic outcomes. *Gynecol. Oncol.*, 112 (1), 73–77.

[174] Hamberger, A., Fletcher, G., Wharton, J. (1978) Results of treatment of early stage 1 carcinoma of the uterine cervix with intracavitary radium alone. *Cancer*, 41 (3), 980–985.

[175] Grigsby, P., Perez, C. (1991) Radiotherapy alone for medically inoperable carcinoma of the cervix: stage 1A and carcinoma in situ. *Int. J. Radiat. Oncol. Biol. Phys.*, 21 (2),

375–378.

[176] Landoni, F., Maneo, A., Colombo, A., *et al.* (1997) Randomized study of radical surgery versus radiotherapy for stage Ib-IIa cervical cancer. *Lancet*, 350 (9077), 535–540.

[177] Delgado, G., Bundy, B., Fowler,W., *et al.* (1989) A prospective surgical pathological study of stage 1 squamous carcinoma of the cervix: A Gynecologic Oncology Group Study. *Gynecol. Oncol.*, 35 (3), 314–320.

[178] Piver, M., Marchetti, D., Patton, T., Halpern, J., Blumenson, L., Driscoll, D. (1988) Radical hysterectomy and pelvic lymphadenectomy versus radiation therapy for small (less than or equal to 3 cm) stage IB cervical carcinoma. *Am J. Clin. Oncol.*, 11 (1), 21–24.

[179] Perez, C., Camel, H., Kao, M., Hederman, M. (1987) Randomized study of preoperative radiation and surgery or irradiation alone in the treatment of stage IB and IIA carcinoma of the cervix: final report. *Gynecol. Oncol.*, 27 (2), 129–140.

[180] Sedlis, A., Bundy, B., Rotman, M., Lentz, S., Muderspach, L., Zaino, R. (1999) A randomized trial of pelvic radiation therapy versus no further therapy in selected patients with stage IB carcinoma of the cervix after radical hysterectomy and pelvic lymphadenectomy: A Gynecologic Oncology Group Study. *Gynecol. Oncol.*, 73 (2), 177–183.

[181] Rotman, M., Sedlis, A., Piedmonte, M., *et al.* (2006) A phase III randomized trial of postoperative pelvic irradiation in stage IB cervical carcinoma with poor prognostic features: follow-up of a Gynecologic Oncology Group study. *Int. J. Radiat. Oncol. Biol. Phys.*, 65 (1), 169–176.

[182] Jones,W., Shingleton, H., Russell, A., *et al.* (1996) Cervical carcinoma and pregnancy. A national patterns of care study of the American College of Surgeons. *Cancer*, 77, 1479–1488.

[183] Russell, A., Tong, D., Figge, D., Tamimi, H., Greer, B., Elder, S. (1984) Adjuvant postoperative pelvic radiation for carcinoma of the uterine cervix: Pattern of cancer recurrence in patients undergoing elective radiation following radical hysterectomy and pelvic lymphadenectomy. *Int. J. Radiat. Oncol. Biol. Phys.*, 10, 211–214.

[184] Fuller, A., Elliott, N., Kosloff, C., Hoskins,W., Lewis, J.J. (1989) Determinations of increased risk for recurrence in patients undergoing radical hysterectomy for stage IB and IIA carcinoma of the cervix. *Gynecol. Oncol.*, 33, 34–39.

[185] Larson, D., Copeland, L., Stringer, C., Gershenson, D., Malone, J., Edwards, C. (1988) Recurrent cervical carcinoma after radical hysterectomy. *Gynecol. Oncol.*, 30, 381–387.

[186] Kinney,W., Alvarez, R., Reid, G., *et al.* (1989) Value of adjuvant whole-pelvis irradiation afterWertheim hysterectomy for early-stage squamous carcinoma of the cervix with pelvic nodal metastasis: A matched-control study. *Gynecol. Oncol.*, 34, 258–262.

[187] Peters,W.I., Liu, P., Barrett, R., *et al.* (2000) Cisplatin and 5-fluorouracil plus radiation therapy are superior to radiation therapy as adjunctive in high-risk early stage carcinoma of the cervix after radical hysterectomy and pelvic lymphadenectomy: Report of a phase III intergroup study. *J. Clin. Oncol.*, 18 (8), 1606–1613.

[188] Yessaian, A., Magistris, A., Burger, R., Monk, B. (2004) Radical hysterectomy followed by tailored postoperative therapy in the treatment of stage 1B2 cervical cancer: feasibility and indications for adjuvant therapy. *Gynecol. Oncol.*, 94 (1), 61–66.

[189] Rotman, M., Moon, S., John, M., Choi, K., Sall, S. (1978) Extended field para-aortic radiation in cervical carcinoma: the case for prophylactic treatment. *Int. J. Radiat. Oncol. Biol. Phys.*, 4 (9-10), 795–799.

[190] Keys, H.M., Bundy, B.N., Stehman, F.B., *et al.* (1999) Cisplatin, radiation, and adjuvant hysterectomy compared with radiation and adjuvant hysterectomy for bulky stage IB cervical carcinoma. *N. Engl. J. Med.*, 340 (15), 1154–1161.

[191] Keys, H.M., Bundy, B.N., Stehman, F.B., *et al.* (2003) Radiation therapy with and without extrafascial hysterectomy for bulky stage IB cervical carcinoma: a randomized trial of the Gynecologic Oncology Group. *Gynecol. Oncol.*, 89 (3), 343–353.

[192] Goksedef, B., Kunos, C., Belinson, J., Rose, P. (2009) Concurrent cisplatin-based chemoradiation for International Federation of Gynecology and Obstetrics stage IB2 cervical carcinoma. *Am. J. Obstet. Gynecol.*, 200, 175, e171–e175.

[193] Choi, I., Cha, M., Park, E., (2008) *et al.* The efficacy of concurrent cisplatin and 5-flurouracil chemotherapy and radiation therapy for locally advanced cancer of the uterine cervix. *J. Gynecol. Oncol.*, 19 (2), 129–134.

[194] Gold, M., Tian, C., Whitney, C., Rose, P., Lanciano, R. (2008) Surgical versus radiographic determination of para-aortic lymph node metastases before chemoradiation for locally-advanced cervical carcinoma. A Gynecologic Oncology Group Study. *Cancer*, 112, 1954–1963.

[195] Morris,M., Eifel, P., Lu, J., *et al.* (1999) Pelvic radiation with concurrent chemotherapy compared with pelvic and para-aortic radiation for high-risk cervical cancer. *N. Engl. J. Med.*, 340 (15), 1137–1143.

[196] Whitney, C.W., Sause,W., Bundy, B.N., *et al.* (1999) Randomized comparison of fluorouracil plus cisplatin versus hydroxyurea as an adjunct to radiation therapy in stage IIB-IVA carcinoma of the cervix with negative para-aortic lymph nodes: a Gynecologic Oncology Group and Southwest Oncology Group study. *J. Clin. Oncol.*, 17 (5), 1339–1348.

[197] Rose, P.G., Bundy, B.N.,Watkins, E.B., *et al.* (1999) Concurrent cisplatin-based radiotherapy and chemotherapy for locally advanced cervical cancer. *N. Engl. J. Med.*, 340 (15), 1144–1153.

[198] Thigpen, J., Shingleton, H., Homesley, H., Lagasse, L., Blessing, J. (1981) Cis-platinum in treatment of advanced or recurrent squamous cell carcinoma of the cervix: a phase II study of the Gynecologic Oncology Group. *Cancer*, 48 (4), 899–903.

[199] Bonomi, P., Blessing, J.A., Stehman, F.B., DiSaia, P.J., Walton, L., Major, F.J. (1985) Randomized trial of three cisplatin dose schedules in squamous-cell carcinoma of the cervix: a Gynecologic Oncology Group study. *J. Clin. Oncol.*, 3 (8), 1079–1085.

[200] McGuire,W.I., Arseneau, J., Blessing, J.A., *et al.* (1989) A randomized comparative trial of carboplatin and iproplatin in advanced squamous cell carcinoma of the uterine cervix: a Gynecologic Oncology Group Study. *J. Clin. Oncol.*, 7 (10), 1462–1468.

[201] Nyholm, S., Thelander, L., Graslund, A. (1993) Reduction and loss of the iron center in the reaction of the small subunit of mouse ribonucleotide reductase with hydroxyurea. *Biochemistry*, 32 (43), 11569–11574.

[202] Sinclair,W. (1968) The combined effect of hydroxyurea and x-rays on Chinese hamster cell *in vitro. Cancer Res.*, 28, 198–201.

[203] Piver, M., Howes, A., Suit, H., Marshall, N. (1972) Effect of hydroxyurea on the radiation response of C3H mouse mammary tumors. *Cancer*, 55, 2123–2130.

[204] Hreshchyshyn, M.M., Aron, B.S., Boronow, R.C., Franklin, E.W., 3rd, Shingleton, H.M., Blessing, J.A. (1979) Hydroxyurea or placebo combined with radiation to treat stages IIIB and IV cervical cancer confined to the pelvis. *Int. J. Radiat. Oncol. Biol. Phys.*, 5 (3), 317–322.

[205] Piver, M., Vongtama, V., Emrich, L. (1987) Hydroxyurea plus pelvic radiation versus placebo plus pelvic radiation in surgically staged IIIB cervical cancer. *J. Surg. Oncol.*, 35,

129–134.

[206] Haie, C., Pejovic, M., Gerbaulet, A., *et al.* (1988) Is prophylactic para-aortic radiation worthwhile in the treatment of advanced cervical carcinoma? Results of a controlled clinical trial of the EORTC radiotherapy group. *Radiother. Oncol.*, 11 (2), 101–112.

[207] Varia, M.A., Bundy, B.N., Deppe, G., *et al.* (1998) Cervical carcinoma metastatic to para-aortic nodes: extended field radiation therapy with concomitant 5-fluorouracil and cisplatin chemotherapy: a Gynecologic Oncology Group study. *Int. J. Radiat. Oncol. Biol. Phys.*, 42 (5), 1015–1023.

[208] Pearcy, R., Brundage, M., Drouin, P., *et al.* (2002) Phase III trial comparing radical radiotherapy with and without cisplatin chemotherapy in patients with advanced squamous cell cancer of the cervix. *J. Clin. Oncol.*, 20 (4), 966–972.

[209] Winter, W.R., Maxwell, G., Tian, C., *et al.* (2004) Association of hemoglobin level with survival in cervical carcinoma patients treated with concurrent cisplatin and radiotherapy: a Gynecologic Oncology Group Study. *Gynecol. Oncol.*, 94 (2), 495–501.

[210] Duenas-Gonzalez, A., Zarba, J., Patel, F., *et al.* (2011) A phase III, open-label, randomized study comparing concurrent gemcitabine plus cisplatin and radiation followed by adjuvant gemcitabine and cisplatin versus concurrent cisplatin and radiation in patients with stage IIB to IVA carcinoma of the cervix. *J. Clin. Oncol.*, 29 (13), 1678–1685.

[211] Rose, P., DeGeest, K., McMeekin, S., Fusco, N. (2007) A phase I study of gemcitabine followed by cisplatin concurrent with whole pelvic radiation therapy in locally advanced cervical cancer: A Gynecologic Oncology Group study. *Gynecol. Oncol.*, 107, 274–279.

[212] Thomas, G. (2011) Are we making progress in curing advanced cervical cancer? *J. Clin. Oncol.*, 29 (13), 1654–1656.

[213] Sardi, J., Sananes, C., Giaroli, A., *et al.* (1993) Results of a prospective randomized trial with neoadjuvant chemotherapy in stage IB, bulky squamous cell carcinoma of the cervix. *Gynecol. Oncol.*, 49, 156–165.

[214] Hwang, Y., Moon, H., Cho, S., *et al.* (2001) Ten-year survival of patients with locally-advanced, stage IB-IIB cervical cancer after neoadjuvant chemotherapy and radical hysterectomy. *Gynecol. Oncol.*, 82, 88–93.

[215] Cho, Y., Kim, D., Kim, J., Kim, Y., Kim, Y., Nam, J. (2009) Comparative study of neoadjuvant chemotherapy before radical hysterectomy and radical surgery alone in stage IB2-IIA bulky cervical cancer. *J. Gynecol. Oncol.*, 20 (1), 22–27.

[216] Benedetti-Panici, P., Greggi, S., Colombo, A., *et al.* (2002) Neoadjuvant chemotherapy and radical surgery versus exclusive radiotherapy in locally advanced squamous cell cervical cancer: Results from the Italian multicenter randomized study. *J. Clin. Oncol.*, 20 (1), 179–188.

[217] Eddy, G., Bundy, B.N., Creasman, W., *et al.* (2007) Treatment of ('bulky') stage IB cervical cancer with or without neoadjuvant vincristine and cisplatin prior to radical hysterectomy and pelvic/para-aortic lymphadenectomy: a phase III trial of the Gynecologic Oncology Group. *Gynecol. Oncol.*, 106 (2), 362–369.

[218] Omura, G., Blessing, J., Vaccarella, S., *et al.* (1997) Randomized trial of cisplatin versus cisplatin plus mitolactol versus cisplatin plus ifosfamide in advanced squamous carcinoma of the cervix: a Gynecologic Oncology Group study. *J. Clin. Oncol.*, 15 (1), 165–171.

[219] Moore, D., Blessing, J., McQuellon, R., *et al.* (2004) Phase III study of cisplatin with and without paclitaxel in stage IVB, recurrent, or persistent squamous cell carcinoma of the cervix: a Gynecologic Oncology Group study. *J. Clin. Oncol.*, 22 (15), 3113–3119.

[220] Long, H.R., Bundy, B., Grendys, E.J., *et al.* (2005) Randomized phase III trial of cisplatin with or without topotecan in carcinoma of the uterine cervix: a Gynecologic Oncology Group study. *J. Clin. Oncol.*, 23 (21), 4626–4633.

[221] Monk, B., Sill, M., McMeekin, D., *et al.* (2009) Phase III trial of four cisplatin-containing doublet combinations in stage IVB, recurrent, or persistent cervical carcinoma: a Gynecologic Oncology Group study. *J. Clin. Oncol.*, 27 (28), 4649–4655.

[222] Wimbush, P., Fletcher, G. (1969) Radiation therapy of carcinoma of the cervical stump. *Radiology*, 93, 655–658.

[223] Kovalic, J., Grigsby, P., Perez, C., Lockett, M. (1991) Cervical stump carcinoma. *Int. J. Radiat. Oncol. Biol. Phys.*, 20, 933–938.

[224] Wolff, J., Lacour, J., Chassagne, D., Berend, M. (1972) Cancer of the cervical stump: a study of 173 patients. *Obstet. Gynecol.*, 39, 10–16.

[225] Potter, M., Alvarez, R., Shingleton, H., Soong, S., Hatch, K. (1990) Early invasive cervical cancer with pelvic lymph node involvement: To complete or not to complete radical hysterectomy? *Gynecol. Oncol.*, 37, 78–81.

[226] Kinney, W., Hodge, D., Egorshin, E., Ballard, D., Podratz, K. (1995) Surgical treatment of patients with stage IB and IIA carcinoma of the cervix and palpably positive lymph nodes. *Gynecol. Oncol.*, 57, 145–149.

[227] Greer, B., Easterling, T., McLennan, D., *et al.* (1989) Fetal and maternal consideration in the management of stage 1-B cervical cancer during pregnancy. *Gynecol. Oncol.*, 34, 61–65.

[228] Dudan, R., Yon, J.J., Ford, J.J., Averette, H. (1973) Carcinoma of the cervix and pregnancy. *Gynecol. Oncol.*, 1, 283–289.

[229] Hopkins, M., Morley, G. (1992) The prognosis and management of cervical cancer associated with pregnancy. *Gynecol. Oncol.*, 80, 9–13.

[230] Creasman, W., Rutledge, F., Fletcher, G. (1970) Carcinoma of the cervix associated with pregnancy. *Obstet. Gynecol.*, 36, 495–501.

[231] Magrina, J. (1996) Primary surgery for stage IB-IIA cervical cancer, including short-term and long-term morbidity and treatment in pregnancy. *J. Natl Cancer Inst. Monogr.*, 21, 53–59.

[232] Robova, H., Rob, L., Pluta, M., *et al.* (2005) Squamous intra-epithelial lesions-microinvasive carcinoma of the cervix during pregnancy. *Eur. J. Gynaecol. Oncol.*, 26, 611–614.

[233] Plante, M., Gregoire, J., Renaud, M., Roy, M. (2011) The vaginal radical trachelectomy: an update of a series of 125 cases and 106 pregnancies. *Gynecol. Oncol.*, 121 (2), 290–297.

[234] Knight, L., Acheson, N., Kay, T., Rennison, J., Shepherd, J., Taylor, M. (2010) Obstetric management following fertility-sparing radical vaginal trachelectomy for cervical cancer. *J. Obstet. Gynecol.*, 30 (8), 784–789.

[235] Amant, F., van Calsteren, K., Halaska, M.J., *et al.* (2009) Gynecologic cancers in pregnancy: guidelines of an international consensus meeting *Int. J. Gynecol. Cancer*, 19 (Suppl. 1), S1–S12.

[236] Rob, L., Pluta, M., Skapa, P., Robova, H. (2010) Advances in fertility-sparing surgery for cervical cancer. *Expert Rev. AnticancerTher.*, 10 (7), 1101–1114.

[237] Grigsby, P., Russell, A., Bruner, D., *et al.* (1995) Late injury of cancer therapy on the female reproductive tract. *Int. J. Radiat. Oncol. Biol. Phys.*, 31 (5), 1281–1299.

[238] Chiao, T.B., Lee, A.J. (2005) Role of pentoxifylline and vitamin E in attenuation of radiation-induced fibrosis. *Ann. Pharmacother.*, 39 (3), 516–522.

[239] Feldmeier, J. (2008) Hyperbaric oxygen therapy for delayed radiation injuries, in *Physiology and Medicine of Hyperbaric Oxygen Therapy* (eds T. Neuman, S. Thom), Saunders-

Elsevier, Philadelphia, PA, pp. 231–256.

[240] Hughes, V., Hillier, S. (1990) Microbiological characteristics of Lactobacillus products used for colonization of the vagina. *Obstet. Gynecol.*, 75 (2), 244–248.

[241] Friedman, L., Abdallah, R., Schluchter, M., Panneerselvam, A., Kunos, C. (2011) Adherence to vaginal dilation following high dose rate brachytherapy for endometrial cancer. *Int. J. Radiat. Oncol. Biol. Phys.*, 80 (3), 751–757.

[242] Pitkin, R., Bradbury, J. (1965) The effect of topical estrogen on irradiated vaginal epithelium. *Am. J. Obstet. Gynecol.*, 92, 175–182.

[243] Pitkin, R., van Voorhis, L. (1971) Postirradiation vaginitis. An evaluation of prophylaxis with topical estrogen. *Radiology*, 99 (2), 417–421.

[244] Eifel, P., Levenback, C., Wharton, J., Oswald, M. (1995) Time course and incidence of late complications in patients treated with radiation therapy for FIGO stage IB carcinoma of the uterine cervix. *Int. J. Radiat. Oncol. Biol. Phys.*, 32 (5), 1289–1300.

[245] Davis, E., El Khoudary, S., Talbott, E., Davis, J., Regan, L. (2008) Safety and efficacy of the use of intravesical and oral pentosan polysulfate sodium for interstitial cystitis: a randomized double-blind clinical trial. *J. Urol.*, 179 (1), 177–185.

[246] Liang, Y., Messer, K., Rose, B., *et al.* (2010) Impact of bone marrow radiation dose on acute hematologic toxicity in cervical cancer: principal component analysis on high dimensional data. *Int. J. Radiat. Oncol. Biol. Phys.*, 78 (3), 912–919.

[247] Rose, B., Aydogan, B., Liang, Y., *et al.* (2011) Normal tissue complication probability modeling of acute hematologic toxicity in cervical cancer patients treated with chemoradiotherapy. *Int. J. Radiat. Oncol. Biol. Phys.*, 79 (3), 800–807.

[248] Shenouda, G., Mehio, A., Souhami, L., *et al.* (2006) Erythropoietin receptor expression in biopsy specimens from patients with uterine cervix squamous cell carcinoma. *Int. J. Gynecol. Cancer*, 16 (2), 752–756.

[249] Thomas, G., Ali, S., Hoebers, F., *et al.* (2008) Phase III trial to evaluate the efficacy of maintaining hemoglobin levels above 12.0g/dL with erythropoietin vs above 10.0 g/dL without erythropoietin in anemic patients receiving concurrent radiation and cisplatin for cervical cancer. *Gynecol. Oncol.*, 108 (2), 317–325.

[250] Vokes, E., Haraf, D., Drinkard, L., *et al.* (1995) A phase I trial of concomitant chemoradiotherapy with cisplatin dose intensification and granulocyte-colony stimulating factor support for advanced malignancies of the chest. *Cancer Chemother. Pharmacol.*, 35 (4), 304–312.

[251] Blomlie, V., Rofstad, E., Talle, K., Sundfør, K., Winderen, M., Lien, H. (1996) Incidence of radiation-induced insufficiency fractures of the female pelvis: evaluation with MR imaging. *Am. J. Roentgenol.*, 167 (5), 1205–1210.

[252] Chatani, M., Matayoshi, Y., Masaki, N., Narumi, Y., Teshima, T., Inoue, T. (1995) Prophylactic irradiation of para-aortic lymph nodes in carcinoma of the uterine cervix. A randomized study. *Strahlenther. Onkol.*, 171 (11), 655–660.

[253] Owens, S., Roberts, W., Fiorica, J., Hoffman, M., LaPolla, J., Cavanaugh, D. (1989) Ovarian management at the time of radical hysterectomy for cancer of the cervix. *Gynecol. Oncol.*, 35, 349–351.

[254] Feeney, D., Moore, D., Look, K., Stehman, F., Sutton, G. (1995) The fate of the ovaries after radical hysterectomy and ovarian transposition. *Gynecol. Oncol.*, 56 (1), 3–7.

[255] Han, S., Kim, Y., Lee, S., *et al.* (2011) Underuse of ovarian transposition in reproductive-aged cancer patients treated by primary or adjuvant pelvic irradiation. *J. Obstet. Gynaecol. Res.*, 37 (7), 825–829.

[256] Barnhill, D., Heller, P., Dames, J., Hoskins, W., Gallup, D., Park, R. (1985) Persistence of endometrial activity after radiation therapy for cervical carcinoma. *Obstet. Gynecol.*, 66, 805–808.

[257] McKay, M., Bull, C., Houghton, C., Langlands, A. (1990) Persisting cyclical uterine bleeding in patients treated with radical radiation therapy and hormonal replacement for carcinoma of the cervix. *Int. J. Radiat. Oncol. Biol. Phys.*, 18, 921–925.

[258] Andersen, B. (1996) Stress and quality of life following cervical cancer. *J. Natl Cancer Inst. Monogr.*, 21, 65–70.

[259] Levin, A., Carpenter, K., Fowler, J., Brothers, B., Andersen, B., Maxwell, G. (2010) Sexual morbidity associated with poorer psychological adjustment among gynecological cancer survivors. *Int. J. Gynecol. Cancer*, 20 (3), 461–470.

[260] Carpenter, K., Fowler, J., Maxwell, G., Andersen, B. (2010) Direct and buffering effects of social support among gynecologic cancer survivors. *Ann. Behav. Med.*, 39 (1), 79–90.

[261] Echner, G., Kilby, W., Lee, M., *et al.* (2009) The design, physical properties and clinical utility of an iris collimator for robotic radiosurgery. *Phys. Med. Biol.*, 54, 5359–5380.

[262] Hoogeman, M., Prévost, J.-B., Nuyttens, J., Pöll, J., Levandag, P., Heijmen, B. (2009) Clinical accuracy of the respiratory tumor tracking system of the CyberKnife: Assessment by analysis of log files. *Int. J. Radiat. Oncol. Biol. Phys.*, 74 (1), 297–303.

[263] Antypas, C., Pantelis, E. (2008) Performance evaluation of a CyberKnife® G4 image-guided robotic stereotactic radiosurgery system. *Phys. Med. Biol.*, 53, 4697–4718.

[264] Wilcox, E., Daskalov, G. (2007) Evaluation of GAFCHRO-MIC EBT film for CyberKnife® dosimetry. *Med. Phys.*, 34 (6), 1967–1974.

[265] Kunos, C., Brindle, J., Zhang, Y., DeBernardo, R. (2011) A prospective phase 2 evaluation of stereotactic body radiosurgery for gynecologic malignancies. *CyberKnife Robotic Radiosurgery Summit*, 12 February 2011, San Francisco, CA.

[266] McNeil, C. (1999) New standard of care for cervical cancer sets stage for next questions. *J. Natl Cancer Inst.*, 91 (6), 500–501.

[267] Saito, I., Kitagawa, R., Fukuda, H., *et al.* (2010) A phase III trial of paclitaxel plus carboplatin versus paclitaxel plus cisplatin in stage IVB, persistent of recurrent cervical cancer: Gynecologic Cancer Study Group/Japan Clinical Oncology Group Study (JCOG0505). *Jpn. J. Clin. Oncol.*, 40 (1), 90–93.

[268] Tiersten, A., Selleck, M., Hershman, D., *et al.* (2004) Phase II study of topotecan and paclitaxel for recurrent, persistent, or metastatic cervical carcinoma. *Gynecol. Oncol.*, 92 (2), 635–638.

[269] Symonds, R., Davidson, S., Chan, S., *et al.* (2011) SCOTCERV: A phase II trial of decetaxel and gemcitabine as second line chemotherapy in cervical cancer. *Gynecol. Oncol.*, 123 (1), 105–109.

[270] Wang, J., Lohman, G., Stubbe, J. (2009) Mechanism of inactivation of human ribonucleotide reductase with p53R2 by gemcitabine 5′-diphosphate. *Biochemistry*, 48 (49), 11612–11621.

[271] Duenas-Gonzalez, A., Lopez-Graniel, C., Gonzalez-Enciso, A., *et al.* (2002) Concomitant chemoradiation versus neoadjuvant chemotherapy in locally advanced cervical carcinoma: results from two consecutive phase II studies. *Ann. Oncol.*, 13 (8), 1212–1219.

[272] Ame, J., Rolli, V., Schreiber, V., *et al.* (2004) PARP-2, a novel mammalian DNA damage-dependent poly(ADP-ribose) polymerase. *J. Biol. Chem.*, 274, 17860–17868.

[273] Ame, J., Spenlehauer, C., de Murcia, G. (2004) The PARP superfamily. *BioEssays*, 26 (8), 882–893.

[274] Benjamin, R., Gill, D. (1980) ADP-ribosylation in mamm-

alian cell ghosts. Dependence on poly(ADP-ribose) synthesis on strand breakage in DNA. *J. Biol. Chem.*, 255, 10493–10501.

[275] Fernet, M., Ponette, V., Deniaud-Alexandre, E., *et al.* (2000) Poly(ADP-ribose) polymerase, a major determinant of early cell response to ionizing radiation. *Int. J. Radiat. Oncol. Biol. Phys.*, 76 (12), 1621.

[276] Schreiber, V., Ame, J., Dollie, P., *et al.* (2002) Poly(ADP-ribose) polymerase-2 (PARP-2) is required for efficient base excision repair in association with PARP-1 and XRCC1. *J. Biol. Chem.*, 277 (25), 23028–23036.

[277] Fukushima, M., Kuzuya, K., Ota, K., Ikai, K. (1981) Poly (ADP-ribose) synthesis in human cervical cancer cell-diagnostic cytological usefulness. *Cancer Lett.*, 14 (3), 227–236.

[278] Bernhard, E., Stanbridge, E., Gupta, S., *et al.* (2000) Direct evidence for the contribution of activated *N-ras* and *K-ras* oncogenes to increased intrinsic radiation resistance in human tumor cell lines. *Cancer Res.*, 60, 6597–6600.

[279] Piao, C., Jin, M., Lee, S., *et al.* (2009) Ribonucleotide reductase small subunit p53R2 suppresses MEK-ERK activity by binding to ERK kinase 2. *Oncogene*, 28, 2173–2184.

[280] Chung, E., Brown, A., Asano, H., *et al.* (2009) *In vitro* and *in vivo* radiosensitization with AZD6244 (ARRY-142886), an inhibitor of mitogen-activated protein kinase / extracellular signal-related kinase 1/2 kinase. *Clin. Cancer Res.*, 15 (9), 3050–3057.

[281] Branca, M., Ciotti, M., Santini, D., *et al.* (2004) Activation of the ERK/MAP kinase pathway in cervical intraepithelial neoplasia is related to grade of the lesion but not to high-risk human papillomavirus, virus clearance, or prognosis in cervical cancer. *Am. J. Clin. Pathol.*, 122, 902–911.

[282] Kamei, H., Jackson, R., Zheleva, D., Davidson, F. (2010) An integrated pharmacokinetic-pharmacodynamic model for an Aurora kinase inhibitor. *J. Pharmacokinet. Pharmacodyn.*, 37, 407–434.

[283] Eichholz, A., Merchant, S., Gaya, A. (2010) Anti-angiogenesis therapies: their potential in cancer management. *Oncol. Targets Ther.*, 3, 69–82.

[284] Monk, B., Sill, M., Burger, R., Gray, H., Buekers, T., Roman, L. (2009) Phase II trial of bevacizumab in the treatment of persistent or recurrent squamous cell carcinoma of the cervix: a Gynecologic Oncology Group study. *J. Clin. Oncol.*, 27 (7), 1069–1074.

[285] Schefter, T., Winter, K., Kwon, J.S., *et al.* (2014) RTOG 0417: efficacy of bevacizumab in combination with definitive radiation therapy and cisplatin chemotherapy in untreated patients with locally advanced cervical carcinoma. *Int. J. Radiat. Oncol. Biol. Phys.*, 88 (1), 101–105.

[286] Ryu, S.Y., Lee, W.M., Kim, K., *et al.* (2011) Randomized clinical trial of weekly vs. tri-weekly cisplatin-based chemotherapy concurrent with radiotherapy in the treatment of locally advanced cervical cancer. *Int. J. Radiat. Oncol. Biol. Phys.*, 81 (4), 577–581.

[287] Tewari, K., Sill, M., Long, H.R., *et al.* (2014) Improved survival with bevacizumab in advanced cervical cancer. *N. Engl. J. Med.*, 370 (8), 734–743.

[288] Kunos, C., Radivoyevitch, T., Waggoner, S., *et al.* (2013) Radiochemotherapy plus 3-aminopyridine-2-carboxaldehyde thiosemicarbazone (3-AP, NSC #663249) in advanced-stage cervical and vaginal cancers. *Gynecol. Oncol.*, 130 (1), 75–80.

[289] Kunos, C.A., Sherertz, T.M. (2014) Long-term disease control with triapine-based radiochemotherapy for patients with stage IB2-IIIB cervical cancer. *Front. Oncol.*, 4, 184.

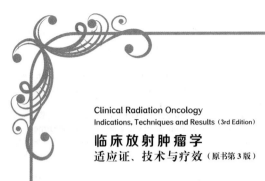

Clinical Radiation Oncology
Indications, Techniques and Results（3rd Edition）

临床放射肿瘤学
适应证、技术与疗效（原书第3版）

第七部分
其他癌症
Miscellaneous Sites

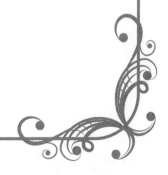

第 36 章　皮肤癌
Cancer of the Skin

Justin Lee　Elizabeth Barnes　May Tsao　Phillip Devlin　著

蓝玉玲　刘文扬　刘跃平　译

一、概述

皮肤癌是最常见的肿瘤，在不同地域和人种的发病率差异较大，早期病例治愈率高[1]。皮肤是一个复杂而迅速增殖的器官，由基底细胞和鳞状细胞起源的表皮，以及包含黑素细胞、微脉管系统、淋巴管和附件结构的皮下组织组成，这些结构均有可能出现异常生长或恶变。皮肤癌最常见的病理类型是基底细胞癌、鳞状细胞癌，在此主要探讨这两种类型（非恶性黑色素瘤皮肤癌，NMSC），其他类型还有恶性黑色素瘤。基底细胞癌淋巴结转移和远处转移率非常低，以直接浸润扩散为主，局部晚期病例有向骨、软骨或周围神经浸润的现象。鳞状细胞癌以肿瘤大小和浸润的深度为分期基础，肿瘤浸润深度（> 4mm），神经或脉管侵犯，肾上腺皮质增生，原发耳或唇和免疫抑制等预后差[2, 3]。检查手段以 CT 或超声为主，对于高风险的患者，可考虑前哨淋巴结活检[4]。皮肤癌的最佳处理流程应通过包含皮肤科、病理科、整形外科及放射治疗科医师的多学科团队进行诊疗。治疗前充分采集病史，了解有无恶性肿瘤病史，免疫抑制（通常与移植、血液疾病或 HIV 有关）以及使用抗血小板或抗凝血药，有无放射治疗的绝对和相对禁忌证，如高

林综合征、共济失调毛细血管扩张症、色素性皮炎、妊娠、结缔组织疾病和既往放射治疗史。放射治疗前后及放射治疗期间应对治疗区域进行拍照，记录治疗反应和皮肤毒性反应。放射治疗对于多数患者均有效，无论是作为根治性治疗、术后辅助治疗还是姑息治疗。

二、治疗

（一）手术治疗

早期皮肤癌以外科手术治疗为主，术前精确评估病变部位、范围、浸润深度，保证足够的手术切缘，又不出现明显损容。莫氏显微手术（MMS）是推荐术式，能够保证在最小的切除范围内完整的切除病灶，一些研究显示 5 年的治愈率达到 97.5%[5]。一项随机研究比较了 612 例面部原发性或复发性基底细胞癌，MMS 和其他手术比较，复发率分别为 2.5% 和 4.0%，无显著差异[5]。电干燥 + 刮除术（EDC）仅适用于病灶非常小，复发风险低的基底细胞癌[6, 7]。有报道 5 年复发率为 17.5%[8]。

（二）非手术治疗

非手术治疗主要包括放射治疗、冷冻治疗、

光动力疗法（PDT）、药物治疗等[9-15]。

（三）放射治疗

1. 放射治疗皮肤癌适应证　①头颈部皮肤癌手术切除会导致明显的损容，美容效果患者不能接受，或者需要重建存在麻醉风险者。②不适合手术或拒绝手术的患者。③无法治愈的局部晚期或转移性皮肤癌，原发肿瘤引起疼痛、出血或溃疡等症状，以及术后复发风险较高的皮肤癌，包括近切缘或者切缘阳性，脉管或神经浸润，多次复发者[3]，采用放射治疗或综合治疗仍能取得较好结果。

2. 放射治疗技术　表 36-1 概括了 NMSC 常用外照射的技术特点。

(1) 千伏级放射治疗：是 NMSC 最简单直接的放射治疗方式。接触式放射治疗采用 40～50kV 能量 X 线，焦皮距短（FSD），一般＜5cm；有效治疗深度约 2mm。浅表治疗采用 50～150kV 能量，有效治疗深度为皮下 5～10mm。"深部"千伏级治疗采用 150～300kV 能量，有效治疗深度约皮下 15mm。靶区勾画和计划制定依据临床查体和疾病特征，用记

号笔即可完成。半影小，皮肤表面剂量 100%，不需要组织补偿，并可有效保护正常组织。

需要注意的特殊情况：对于体积大，隆起型或者浸润深的肿瘤最大深度可能不足；表面不规则的肿瘤由于源皮距不同剂量存在剂量不均一[16]；另外还需要考虑 F 因子的影响，F 因子是介质吸收剂量与空气暴露剂量之间的换算系数，骨骼的吸收剂量较高，但在临床上颅骨或下颌骨坏死等严重并发症少见[17]，可能与二次放射治疗、单次剂量高或者射野大小关系更大。对于耳鼻部等含有软骨的组织照射基本安全[18-20]。笔者认为对于覆盖在骨骼上的病灶，选用 75～100kV 能量治疗时，应选择直径≤3cm，未进行过放射治疗，无骨骼或者骨膜暴露。对于头皮或者颞部病灶，采用电子线可避免此问题。

(2) 电子线治疗：电子线适合皮肤癌的治疗，能量一般为 6～12MeV。kV 电子线和 MV-X 线治疗的百分深度剂量请见图 36-1。电子线具有表面剂量相对较高，剂量随深度快速衰减的特点。大多数情况下，需要蜡块或组织补偿材料填充空隙，凹陷或弯曲的表面，以达到剂量均一性。对于需要同时达到全层透射和皮肤 100% 剂量的病

表 36-1　NMSC 常用外照射的技术特点

射线能量	表面剂量 (%)	D_max (cm)	d_90 (cm)	d_50 (cm)	10cm 处深度剂量 (%)	半影区 90%～50% (mm)	挡铅透射率＜5%
75kVp(2mm Al) fbone=4.44	100	表面	0.4	2.2	6	1～2	0.95mm Pb
100kVp(3.2mm Al) fbone=4.22	100	表面	0.6	2.6	7	1～2	0.95mm Pb
225kVp(1.8mm Cu) fbone=1.46	100	表面	1	4.1	18	2～3	1.9mm Pb
6MV	15	1.5	4	15.5	67	4	6.5 cm Pb
10MV	14	2.5	5.5	18	74	5	7.0 cm Pb
18MV	13	3～3.5	7	23	82	7	7.0 cm Pb
6MeV	74	1.5	0.8～1.8	2.3	＜1(brem)	9*	插入合金 16mm（0.6%）**
9MeV	80	2.2	0.9～2.8	3.5	＜1(brem)	8*	插入合金 16mm（1.2%）
12MeV	84	2.8	0.6～3.7	4.7	1.6(brem)	11	插入合金 16mm（2.6%）

D_{max}. 最大剂量深度；d_{90}. 90% 剂量深度；d_{50}. 50% 剂量深度；Pb. 挡铅；brem. 韧致辐射；近似值，不适用于临床；*. 3/8″ 用 6～9MeV 电子线照射时挡铅可直接放在皮肤上，半影区可减少到 2～4mm；**. 其他电子线使用 16mm 合金或 15mm 定制挡铅

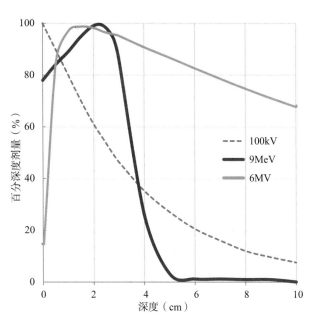

▲ 图 36-1　kV 级光子束、电子束和 MV 级光子束的百分深度剂量

该剂量线数据来自于临床实际测量数据的近似值，100kV 光子束表面射野为 4cm×4cm，9MeV 电子束表面射野为 6cm×6cm，6MV 光子束表面射野为 10cm×10cm

例，可采用金属网眼的高原子序数材料[21]。

需要注意的问题：射野大小与半影，限光筒的设置，射线入射角度要尽量垂直，病灶表面不规则对剂量的影响[16, 22]，以及相对生物有效剂量[23-27]。

(3) MV 级光子治疗：对于体积较大的晚期肿瘤，表面不规则，或者伴有区域淋巴结转移等情况，MV 级光子治疗在适形性、重要器官保护及图像引导等方面具有优势。

需要注意的问题：临床上多需要进行多野切线照射和组织补偿来获得 100% 的皮肤剂量；一般需要进行 CT 模拟定位；IMRT、VMAT、Tomotherapy 等先进技术可适用于治疗局部晚期皮肤癌。

(4) 近距离放射治疗：近距离放射治疗历史悠久，适形度非常好，在临床上适合丁靶区复杂的病例。在绝大多数研究中非黑色素性皮肤癌局部控制率或治愈率均大于 90%。表 36-3 总结了 5 项近距离放射治疗的研究结果，病例数均超过

100 例。表 36-4 中列举两项前瞻性随机研究及不同剂量分割模式下的疗效。表 36-5 为不同部位非黑色素性皮肤癌的放射治疗效果。

3. 放射治疗剂量　非黑色素性皮肤癌，放射治疗剂量一般为 60 ~ 70Gy，1.8 ~ 2Gy/F，每周 5 次。对于许多中小型肿瘤（≤ 3cm）的患者，可以考虑大分割放射治疗，缩短治疗时间的同时保证局部控制率，以及不增加急性和晚期反应。表 36-2 总结了常用的外照射剂量分割模式，以及评估急性和迟发反应常用的组织 BED 值。

4. 术后辅助放射治疗　非黑色素性皮肤癌的术后辅助放射治疗尚未通过前瞻性研究得到证实。有报道手术切除后阳性切缘、神经周围浸润（PNI）、肿瘤大小和厚度及分化程度是局部复发的危险因素[29]。一项 615 例皮肤鳞状细胞癌手术切缘阴性的前瞻性研究中，多因素分析显示肿瘤的厚度和纤维结缔组织增生是局部复发的两个危险因素[3]。厚度、纤维结缔组织增生、免疫抑制、大小和位置（耳、唇、头皮）是远处转移的危险因素。神经浸润和血管侵犯与纤维结缔组织增生相关[3]。一般对于高风险者进行术后辅助放射治疗，这类患者与低风险的单纯手术组比较局部控制率相似（12% vs 7%，P=0.10）[30]。术后放射治疗剂量根据病理危险因素以及照射的体积和位置确定，一般 45 ~ 66Gy，1.8 ~ 2Gy/F。

5. 放射治疗计划　GTV 定义参考 ICRU50[31]，早期病例可以通过肉眼观察和触诊确定整个肿瘤边界，并用笔勾画标记，局部晚期病例若怀疑侵犯骨、软骨或周围神经，则需要 CT/MRI 定位后确定[32-34]。

CTV 须根据肿瘤特征调整。早期基底细胞癌，GTV 外扩 5 ~ 10mm 为 CTV。对于鳞状细胞癌，或硬化型基底细胞癌，或边界不清的较大肿瘤，GTV 外扩 8 ~ 15mm 为 CTV[35-37]。目前对于皮肤鳞状细胞癌淋巴引流区是否作为 CTV 尚有争议，对于 T₂ ~ T₄ 复发、高分级、神经浸润、脉管侵犯的高风险病例，可根据情况考虑淋

表 36-2 皮肤癌放射治疗剂量分割方式的报道

剂量 / 分割次数	照射野面积	常见临床适应证	BED(α/β=3Gy)	BED(α/β=10Gy)
24Gy/3F	不确定	姑息治疗方案，第 0、7、21 天治疗		
35Gy/5F	≤ 3cm	老年，一般状况差	116.67	59.5
40 ～ 45Gy/10F	≤ 4 ～ 5cm	小到中等大小的头皮病损	93.3*	56*
50 ～ 55Gy/20F	≤ 8cm	鼻部基底细胞癌，一般状况好，有美容要求	91.67**	62.5**
50Gy/25F	任何面积	鳞状细胞原位癌，或需要联合 X 线外照射的阳性切缘	83.3	60
60 ～ 66Gy/30 ～ 33F	任何面积	术后风险高，或广泛的切缘受侵	100***	72***
70Gy/35F	任何面积	无法手术切除，局部晚期，T_3/T_4，神经侵犯，淋巴脉管侵犯	116.67	84

BED 计算基于线性二次模型，没有针对治疗时间进行修改，不适用于单一部分或每周 1 次的治疗方案；非黑素瘤皮肤癌的 α/β 比率尚不清楚；对于 BED 计算：*. 使用 40Gy/10F；**. 使用 50Gy/20F；***. 使用 60Gy/30F

巴结引流区照射。

PTV 主要是要确保 CTV 获得处方剂量的照射[31]，其设定往往需要考虑摆位误差及半影区问题，如表 36-1。

kV 级照射，PTV=CTV+2 ～ 3mm。电子线照射，PTV=CTV+9 ～ 12mm。MV 级光子外照射的 PTV 要在半影之外根据各中心情况进行设定。

术后辅助放射治疗尚无证据指导 CTV 勾画。对于切缘阳性又无法扩切者，目前的做法是术后瘤床外扩 10 ～ 15mm。神经受累时建议应勾画整个神经至颅底[29, 38]。

针对头皮、鼻、眼睑、耳等不同的部位应采取相应的计划方式[34, 39-43]。

6. 皮肤放射治疗的毒性反应 放射治疗皮肤毒性缺乏有效预测模型。Emami 等的综述根据射野皮肤面积进行等效换算[44]，皮肤溃疡 / 坏死风险的放射耐受剂量（TD50/5）按照照射面积大小 10cm²、30cm² 和 100cm²，分别为 70Gy、60Gy 和 55Gy。100cm² 皮肤面积的放射耐受剂量（TD50/5）为 70Gy。QUANTEC 报告也未给出具体模型[45]。因此，皮肤放射性毒性反应风险需要个体化考虑，包括总剂量、分次剂量和照射野大小[46-48]；患者一般情况，如高龄，是否伴有糖尿病，免疫抑制，外周血管疾病或周围神经病；此外还需考虑解剖位置[49-50]；剂量不均一也可导致毒性增加[51]。

对于放射性皮肤毒性目前尚无明确的预防或处理方案，局部使用皮质类固醇激素可能有效[52-56]，但对于皮肤肿瘤是否安全有效尚未得到证实。此外，根据部位不同，相应的其他毒性也应注意[57-59]。

7. 放射治疗的疗效 表 36-3、表 36-4 和表 36-5 总结了放射治疗的疗效，除了专门针对耳部或者采用了 55 ～ 60kV 接触式治疗 T_3 ～ T_4 肿瘤的少数研究之外，大多数研究中局部控制或肿瘤治愈率达 90% 以上。

三、恶性黑色素瘤的放射治疗

恶性黑色素细胞瘤是一种恶性程度高，易转移，预后差的肿瘤，一般认为对放射治疗不敏感，治疗原则是广泛的手术切除、前哨淋巴结活检或淋巴结清扫。术后辅助放射治疗可考虑用于有结缔组织增生的肿瘤，原发头颈部位，近切缘或者深部肿瘤的情况[60, 61]。由于当前免疫治疗的进展，恶性黑色素细胞瘤的治疗模式正在发生改变[62, 63]。在一项具有里程碑意义的多中心随机研究中，淋巴引流区辅助放射治疗后淋巴结复发较观察组明显减少（21% vs 36%，HR=0.52，

表 36–3　近距离放射治疗非黑色素性皮肤癌的研究

近距离放射治疗	肿瘤部位	剂量 / 分割次数	病例数	结　果	研究 / 参考来源
^{192}Ir	面部	60 ～ 65Gy/33 ～ 36F	136	5 年局部控制率 99%	Guix 等，2000[84]
^{137}Cs	鼻部	24Gy > 48h	370	2 年局部控制率 97%	Debois 等，1994[85]
电子线	多个	40Gy/8F	122	100% 局部控制 10 个月	Bhatnagar 等，2013[86]
^{192}Ir	多个	30 ～ 40Gy/3 ～ 10F	520	91% 局部控制 10 年	Kohler–Brock 等，1999[87]
^{192}Ir	头颈部	36Gy/12F	200	98% 局部控制 66 个月	Gauden 等，2013[88]

表 36–4　外照射放射治疗非黑色素性皮肤癌的研究

总剂量(Gy)	分割次数	肿瘤例数	放射治疗方式	结　果	研究 / 参考来源
皮肤基底细胞癌的前瞻性随机研究					
40 ～ 70	不定	174 例手术；173 例 XRT	近距离放射治疗 (n=95)*；浅表 (n=58)；kV(n=20)	92.5% 局部控制；（手术组 99.3%）；随访 4 年	Avril 等，1997[15]
35 ～ 37.5	5 ～ 10	44 例冷冻治疗；49 例 XRT	130kV	96% 局部控制；（冷冻治疗组 61%）；随访 2 年	Hall 等，1986[9]
评价剂量分割模式的研究					
18 ～ 22.5	1	1005	45 ～ 100kV	5 年 DFS 90%；随访时间 6 个月～ 10 年	Chan 等，2007[48]
30.6	3	675	45 ～ 100kV	96% 局部控制，至少随访 2 年	Abbatucci 等，1988[83]
44	10	434	4 ～ 12MeV	97% 局部控制，中位随访时间 42.8 个月	Van Hezewijk 等，2010[27]
54	18				

DFS. 无病生存；XRT. X 线放射治疗；大部分肿瘤分期为 $T_{1-2}N_0$，位于面部或者头颈部其他区域；*.该研究包括部分患者行皮肤近距离放射治疗

表 36–5　非黑素性皮肤癌在不同解剖位置的放射治疗效果

总剂量	分割次数	肿瘤部位	肿瘤例数	结　果	研究 / 参考来源
指定肿瘤解剖位置的相关研究					
30.6 ～ 70	3 ～ 35	鼻部、鼻前庭	1676	中位随访 > 5 年，局部控制率 94%	Mazeron 等，1988[89]
30 ～ 75	6 ～ 15	鼻部、鼻前庭	671	中位随访 38 个月，5 年治愈率 88%	Caccialanza 等，2009[20]
20 ～ 60	1 ～ 30	眼睑	1166	5 年局部控制率 95%	Fitzpatrick 等，1984[90]
45 ～ 70	不定	耳郭	111	5 年治愈率 78%，中位随访 29 个月	Caccialanza 等，2005[19]
20 ～ 60	不定	耳郭	313	5 年局部控制率 79%	Silva 等，2000[47]
17.5 ～ 64	不定	耳郭	128	5 年局部控制率 93%	Hayter 等，1996[46]
30 ～ 60	3 ～ 30	唇，99% 为基底细胞癌	250	T_1–T_2 期 5 年局部控制率 94%（T_3–T_4 期，62%）	Petrovich 等，1987[91]
未指定肿瘤解剖位置及剂量分割方式的相关研究					
30 ～ 70	3 ～ 30	头颈部（唇部除外）	646	5 年局部控制率：T_1 期 99%，T_2 期 92%，T_3、T_4 期 60%	Petrovich 等，1987[91]
45 ～ 70	不定	未特指	1267	中位随访 77 个月：基底细胞癌局部控制率 95%，鳞状细胞癌 90%	Schulte 等，2005[92]

大部分肿瘤大小 < 5cm，放射治疗模式主要为 kV–X 线和电子线

P=0.023），但总生存率和无复发生存率无差异[64]。辅助放射治疗的不良反应可接受，3～4级毒性反应发生率为 20%，主要是皮肤和皮下组织的纤维化和疼痛。此外，临床前和回顾性研究提示立体消融放射治疗联合免疫治疗可诱导远隔效应，值得进一步研究[65, 66]。

四、梅克尔细胞癌的放射治疗

皮肤的梅克尔细胞癌（MCC）是一种神经内分泌恶性肿瘤，肿瘤生长速度很快，并且在区域淋巴结和远处转移部位卫星结节常见，局部复发风险高，死亡率比恶性黑色素瘤更高[1]。治疗原则是广泛的手术切除和前哨淋巴结活检或淋巴结清扫，术后辅助放射治疗。目前尚无辅助放射治疗的随机研究，一项纳入 132 项研究的荟萃分析显示[67]，术后辅助放射治疗显著降低了 MCC 的局部（HR=0.27，*P* < 0.001）和区域（HR=0.34，*P* < 0.001）复发率。Mojica 等[68]通过 SEER 数据库研究发现，接受辅助放射治疗的 MCC 患者，总体生存期较长（中位数 63 个月和 45 个月，*P*=0.0002）。对于淋巴结阳性的患者，单纯淋巴结清扫后局部复发风险仍较高（26%～37%）[69, 70]，行淋巴引流区辅助放射治疗后复发率显著降低（6%～13%）[71, 72]。对于无法通过前哨淋巴结活检或淋巴结清扫评估淋巴结的情况，也应进行预防性淋巴引流区照射。Jouary 等对 83 名 I 期 MCC 患者进行了预防性淋巴引流区照射与观察的随机研究，预防照射组的区域复发率显著降低（0% vs 16.7%，*P*=0.007）[73]。另外，对于原发四肢的 MCC 患者，经前哨淋巴结活检病理证实淋巴结阴性的，不行腋窝和腹股沟的淋巴结照射。然而，在原发头颈部的患者，由于淋巴引流的差异[74, 75]，前哨淋巴结活检率假阴性率约为 20%[76]。因此，在头颈部 MCC 患者中，即使前哨淋巴结活检阴性，仍然需要行淋巴引流区放射治疗。

根据对小细胞肺癌的了解，化学治疗建议以铂为基础的辅助化学治疗。Chen 等的回顾性队列研究中分析了 4815 例 MCC 患者[77]，与单纯手术相比，术后辅助放射治疗显著改善总生存率（HR=0.80），联合同步辅助化学治疗者总生存率进一步提高（HR=0.62）。

对于无法手术的 MCC 患者，可考虑单纯放射治疗或联合化学治疗。Veness 等报道 43 例中位年龄 79 岁的 MCC 患者，单纯放射治疗控制率为 75%[78]。Poulsen 等的前瞻性研究显示，15 名未接受手术的 MCC 患者同步放化疗后 3 年局部控制率为 71%[79]。其他研究也显示放射治疗有效，局部控制率在 70% 以上，进展以远处转移为主[80, 81]。

对于 MCC 的靶区，高剂量照射外的复发常见[71, 82]，为了包括淋巴引流途径和（或）卫星结节，放射治疗照射区域必须根据具体情况确定，保证足够的边界。一般建议 CTV 为原发肿瘤部位或术后瘤床外扩 5cm，并根据正常的解剖屏障如骨膜等适当调整，使用组织补偿使皮肤表面剂量达到 100%。与皮肤鳞状细胞癌相同的是，周围神经浸润也是局部复发的高危因素[38]，放射治疗靶区应包括整个神经走行至颅底起点或神经节。如果照射区域淋巴结，则原发灶与区域淋巴结之间的皮肤和引流途径均应包括。

MCC 对放射治疗敏感，局部控制率随放射治疗剂量的增加而提高[83]，但目前尚无最佳放射治疗剂量的前瞻性研究，根据肿瘤大小、部位和是否使用化学治疗，GTV 剂量为 60～70Gy。Foote 等[82]建议亚临床病灶放射治疗剂量 ≥ 50Gy，GTV 剂量需要 ≥ 55Gy。据目前所知，没有证据表明改变分割方式有利于提高疗效。

五、结论

放射治疗是非黑色素瘤皮肤癌的有效治疗方法，治愈率较高。黑色素瘤的远处转移是其主要问题，放射治疗的主要作用在于降低局部区域复发风险。梅克尔细胞癌对放射治疗高度敏感，应基于个体对所有患者的原发灶和转移淋巴结进行放射治疗。

治疗决策高度依赖于临床评估和各种放射治疗方式的放射物理特点。急性和迟发性毒性反应一般都在可接受范围，较少出现严重的放射治疗相关毒性反应。目前，皮肤癌放射治疗的前瞻性研究较少，最佳放射治疗方案仍需更进一步的研究。

参考文献

[1] National Cancer Institute at National Institutes of HealthWebsite. Available at: http://www.cancer.gov/ cancertopics/types/skin. Accessed on 09/20/2015.

[2] International Union Against Cancer (UICC) (2009) *TNM Classification of Malignant Tumours*, 7th edition. Wiley-Blackwell.

[3] Brantsch, K.D., *et al.* (2008) Analysis of risk factors determining prognosis of cutaneous squamous-cell carcinoma: a prospective study. *Lancet Oncol.*, 9, 713–720.

[4] Kwon, S., Dong, Z.M.,Wu, P.C. (2011) Sentinel lymph node biopsy for high-risk cutaneous squamous cell carcinoma: clinical experience and review of literature. *World J. Surg. Oncol.*, 9, 80.

[5] Mosterd, K. *et al.* (2008) Surgical excision versus Mohs' micrographic surgery for primary and recurrent basal-cell carcinoma of the face: a prospective randomised controlled trial with 5-years' follow-up. *Lancet Oncol.*, 9, 1149–1156.

[6] DeVita, V., Rosenberg, S., Lawrence, T. (2005) *Cancer: Principles and Practice of Oncology*, Lippincott Williams &Wilkins.

[7] Madan, V., Lear, J.T., Szeimies, R.M. (2010) Non-melanoma skin cancer. *Lancet*, 375, 673–685.

[8] Silverman, M.K., Kopf, A.W., Grin, C.M., Bart, R.S., Levenstein, M.J. (1991) Recurrence rates of treated basal cell carcinomas. Part 2: Curettageelectrodesiccation. *J. Dermatol. Surg. Oncol.*, 17, 720–726.

[9] Hall, V.L., *et al.* (1986) Treatment of basal-cell carcinoma: comparison of radiotherapy and cryotherapy. *Clin. Radiol.*, 37, 33–34.

[10] Stebbins,W.G., Hanke, C.W. (2011) MAL-PDT for difficult to treat nonmelanoma skin cancer. *Dermatol. Ther.*, 24, 82–93.

[11] Arits, A.H., Mosterd, K., Essers, B.A., *et al.* (2013) Photodynamic therapy versus topical imiquimod versus topical fluorouracil for treatment of superficial basal-cell carcinoma: a single blind, non-inferiority, randomised controlled trial. *Lancet Oncol.*, 14 (7), 647–654.

[12] Bath-Hextall, F.J., Perkins,W., Bong, J.,Williams, H.C. (2007) Interventions for basal cell carcinoma of the skin. *Cochrane. Database. Syst. Rev.* CD003412.

[13] Bath-Hextall, F., Ozolins, M., Armstrong, S.J., *et al.* (2014) Surgery versus Imiquimod for Nodular Superficial basal cell carcinoma (SINS) study group. Surgical excision versus imiquimod 5% cream for nodular and superficial basal-cell carcinoma (SINS): a multicentre, non-inferiority, randomised controlled trial. *Lancet Oncol.*, 15 (1), 96–105.

[14] Sekulic, A., Migden, M.R., Oro, A.E., *et al.* (2012) Efficacy and safety of vismodegib in advanced basal-cell carcinoma.*N. Engl. J. Med.*, 366 (23), 2171–2179.

[15] Avril, M.F. *et al.* (1997) Basal cell carcinoma of the face: surgery or radiotherapy? Results of a randomized study. *Br. J. Cancer*, 76, 100–106.

[16] Khan, F.M. (2003) *The Physics of Radiation Therapy*. LippincottWilliams &Wilkins, Baltimore, MD, USA.

[17] Nguyen, M.T., Billington, A., Habal, M.B. (2011) Osteoradionecrosis of the skull after radiation therapy for invasive carcinoma. *J. Craniofac. Surg.*, 22, 1677–1681.

[18] Atherton, P., Townley, J., Glaholm, J. (1993) Cartilage: the 'F'-factor fallacy. *Clin. Oncol. (R. Coll. Radiol.)*, 5, 391–392.

[19] Caccialanza, M., Piccinno, R., Kolesnikova, L., Gnecchi, L. (2005) Radiotherapy of skin carcinomas of the pinna: a study of 115 lesions in 108 patients. *Int. J. Dermatol.*, 44, 513–517.

[20] Caccialanza, M., Piccinno, R., Percivalle, S., Rozza, M. (2009) Radiotherapy of carcinomas of the skin overlying the cartilage of the nose: our experience in 671 lesions. *J. Eur. Acad. Dermatol. Venereol.*, 23, 1044–1049.

[21] Alasti, H., Galbraith, D.M. (1995) Depth dose flattening of electron beams using a wire mesh bolus. *Med. Phys.*, 22 (10), 1675–1683.

[22] Ekstrand, K.E., Dixon, R.L. (1982) The problem of obliquely incident beams in electron-beam treatment planning. *Med. Phys.*, 9, 276–278.

[23] Nikjoo, H., Lindborg, L. (2010) RBE of low energy electrons and photons. *Phys. Med. Biol.*, 55, R65– R109.

[24] Turesson, I., Thames, H.D. (1989) Repair capacity and kinetics of human skin during fractionated radiotherapy: erythema, desquamation, and telangiectasia after 3 and 5 years' follow-up. *Radiother. Oncol.*, 15, 169–188.

[25] Lovett, R.D., Perez, C.A., Shapiro, S.J., Garcia, D.M. (1990) External irradiation of epithelial skin cancer. *Int. J. Radiat. Oncol. Biol. Phys.*, 19, 235–242.

[26] Griep, C., Davelaar, J., Scholten, A.N., Chin, A., Leer, J.W. (1995) Electron beam therapy is not inferior to superficial x-ray therapy in the treatment of skin carcinoma. *Int. J. Radiat. Oncol. Biol. Phys.*, 32, 1347–1350.

[27] van Hezewijk, M., *et al.* (2010) Efficacy of a hypofractionated schedule in electron beam radiotherapy for epithelial skin cancer: Analysis of 434 cases. *Radiother. Oncol.*, 95, 245–249.

[28] Hall, E.J. (2006) Intensity-modulated radiation therapy, protons, and the risk of second cancers. *Int. J. Radiat. Oncol. Biol. Phys.*, 65, 1–7.

[29] Mendenhall,W.M., *et al.* (2007) Skin cancer of the head and neck with perineural invasion. *Am. J. Clin.Oncol.*, 30, 93–96.

[30] Jambusaria-Pahlajani, A., *et al.* (2009) Surgical monotherapy versus surgery plus adjuvant radiotherapy in high-risk cutaneous squamous cell carcinoma: a systematic review of outcomes. *Dermatol. Surg.*, 35, 574–585.

[31] ICRU-International Commission on Radiation Units and Measurements (1993) Prescribing, Recording, and Reporting Photon Beam Therapy (Report 50), Bethesda,MD, USA.

[32] Wentzell, J.M., Robinson, J.K. (1990) Embryologic fusion planes and the spread of cutaneous carcinoma: a review and reassessment. *J. Dermatol. Surg. Oncol.*, 16, 1000–1006.

[33] Granstrom, G., Aldenborg, F., Jeppsson, P.H. (1986) Influence of embryonal fusion lines for recurrence of basal cell carcinomas in the head and neck. *Otolaryngol. Head Neck Surg.*, 95, 76–82.

[34] Brierley, J.D., Gospodarowicz, M.K.,Wittekind, C. (eds) (2009) *TNM Classification of Malignant Tumours*, 7th edition. Wiley-Blackwell.

[35] Choo, R., et al. (2005) What is the microscopic tumor extent beyond clinically delineated gross tumor boundary in nonmelanoma skin cancers? Int. J. Radiat. Oncol. Biol. Phys., 62, 1096–1099.

[36] Khan, L., Choo, R., Breen, D., et al. (2012) Recommendations for CTV margins in radiotherapy planning for non melanoma skin cancer. Radiother. Oncol., 104 (2), 263–266.

[37] Wolf, D.J., Zitelli, J.A. (1987) Surgical margins for basal cell carcinoma. Arch. Dermatol., 123, 340–344.

[38] Gluck, I., et al. (2009) Skin cancer of the head and neck with perineural invasion: defining the clinical target volumes based on the pattern of failure. Int. J. Radiat. Oncol. Biol. Phys., 74, 38–46.

[39] Wojcicka, J.B., Lasher, D.E., McAfee, S.S., Fortier, G.A. (2009) Dosimetric comparison of three different treatment techniques in extensive scalp lesion irradiation. Radiother. Oncol., 91, 255–260.

[40] Parsons, J.T., Bova, F.J., Mendenhall,W.M., Million, R.R., Fitzgerald, C.R. (1996) Response of the normal eye to high dose radiotherapy. Oncology (Williston. Park), 10, 837–847.

[41] Mayo, C., et al. (2010) Radiation dose-volume effects of optic nerves and chiasm. Int. J. Radiat. Oncol. Biol. Phys., 76, S28–S35.

[42] Amdur, R.J., et al. (1992) Radiation therapy for skin cancer near the eye: kilovoltage x-rays versus electrons. Int. J. Radiat. Oncol. Biol. Phys., 23, 769–779.

[43] Shiu, A.S., et al. (1996) Dosimetric evaluation of lead and tungsten eye shields in electron beam treatment. Int. J. Radiat. Oncol. Biol. Phys., 35, 599–604.

[44] Emami, B., et al. (1991) Tolerance of normal tissue to therapeutic irradiation. Int. J. Radiat. Oncol. Biol. Phys., 21, 109–122.

[45] Marks, L.B., Ten Haken, R.K., Martel, M.K. (2010) Guest editor's introduction to QUANTEC: a user's guide. Int. J. Radiat. Oncol. Biol. Phys., 76 (3 Suppl.), S1–S2.

[46] Hayter, C.R., Lee, K.H., Groome, P.A., Brundage, M.D. (1996) Necrosis following radiotherapy for carcinoma of the pinna. Int. J. Radiat. Oncol. Biol. Phys., 36, 1033–1037.

[47] Silva, J.J., Tsang, R.W., Panzarella, T., Levin,W.,Wells, W. (2000) Results of radiotherapy for epithelial skin cancer of the pinna: the Princess Margaret Hospital experience, 1982–1993. Int. J. Radiat. Oncol. Biol. Phys., 47, 451–459.

[48] Chan, S., Dhadda, A.S., Swindell, R. (2007) Single fraction radiotherapy for small superficial carcinoma of the skin. Clin. Oncol. (R. Coll. Radiol.), 19, 256– 259.

[49] Dupree, M.T., Kiteley, R.A.,Weismantle, K., Panos, R., Johnstone, P.A. (2001) Radiation therapy for Bowen's disease: lessons for lesions of the lower extremity. J. Am. Acad. Dermatol., 45, 401–404.

[50] Cox, N.H., Dyson, P. (1995)Wound healing on the lower leg after radiotherapy or cryotherapy of Bowen's disease and other malignant skin lesions. Br. J. Dermatol., 133, 60–65.

[51] Pignol, J.P., et al. (2008) A multicenter randomized trial of breast intensity-modulated radiation therapy to reduce acute radiation dermatitis. J. Clin. Oncol., 26, 2085–2092.

[52] Salvo, N., et al. (2010) Prophylaxis and management of acute radiation-induced skin reactions: a systematic review of the literature. Curr. Oncol., 17, 94–112.

[53] Kumar, S., Juresic, E., Barton, M., Shafiq, J. (2010) Management of skin toxicity during radiation therapy: a review of the evidence. J. Med. Imaging Radiat. Oncol., 54, 264–279.

[54] Herst, P.M., Bennett, N.C., Sutherland, A.E., Peszynski, R.I., Paterson, D.B., Jasperse, M.L. (2014) Prophylactic use of Mepitel Film prevents radiation-induced moist desquamation in an intra-patient randomised controlled clinical trial of 78 breast cancer patients. Radiother. Oncol., 110 (1), 137–143.

[55] Hindley, A., Zain, Z.,Wood, L., et al. (2014) Mometasone furoate cream reduces acute radiation dermatitis in patients receiving breast radiation therapy: results of a randomized trial. Int. J. Radiat. Oncol. Biol. Phys., 90 (4), 748–755.

[56] Ulff, E., Maroti, M., Serup, J., Falkmer, U. (2013) A potent steroid cream is superior to emollients in reducing acute radiation dermatitis in breast cancer patients treated with adjuvant radiotherapy. A randomised study of betamethasone versus two moisturizing creams. Radiother. Oncol., 108 (2), 287–292.

[57] Smith, G.L., et al. (2008) Cerebrovascular disease risk in older head and neck cancer patients after radiotherapy. J. Clin. Oncol., 26, 5119–5125.

[58] Scott, A.S., Parr, L.A., Johnstone, P.A. (2009) Risk of cerebrovascular events after neck and supraclavicular radiotherapy: a systematic review. Radiother. Oncol., 90, 163–165.

[59] Travis, L.B., et al. (2012) Second malignant neoplasms and cardiovascular disease following radiotherapy. J. Natl Cancer Inst., 104, 357–370.

[60] Strom, T., Caudell, J.J., Han, D., et al. (2014) Radiotherapy influences local control in patients with desmoplastic melanoma. Cancer, 120, 1369–1378.

[61] Guadagnolo, B.A., Prieto, V.,Weber, R., et al. (2014) The role of adjuvant radiotherapy in the local management of desmoplastic melanoma. Cancer, 120, 1361–1368.

[62] Larkin, J., Chiarion-Sileni, V., Gonzalez, R., et al. (2015) Combined Nivolumab and Ipilimumab or Monotherapy in Untreated Melanoma.N. Engl. J. Med., 373 (1), 23–34.

[63] Hodi, F.S., O'Day, S.J., McDermott, D.F., et al. (2010) Improved survival with ipilimumab in patients with metastatic melanoma. N. Engl. J. Med., 363 (8), 711–723.

[64] Henderson, M.A., Burmeister, B.H., Ainslie, J., et al. (2015) Adjuvant lymph-node field radiotherapy versus observation only in patients with melanoma at high risk of further lymph-node field relapse after lymphadenectomy (ANZMTG 01.02/ TROG 02.01): 6-year follow-up of a phase 3, randomised controlled trial. Lancet Oncol., 16 (9),1049–1060.

[65] Postow, M.A., Callahan, M.K., Barker, C.A., et al. (2012) Immunologic correlates of the abscopal effect in a patient with melanoma.N. Engl. J. Med., 366 (10), 925–931.

[66] Reynders, K., Illidge, T., Siva, S., Chang, J.Y., De Ruysscher, D. (2015) The abscopal effect of local radiotherapy: using immunotherapy to make a rare event clinically relevant. Cancer Treat. Rev., 41 (6), 503–510.

[67] Lewis, K.G.,Weinstock, M.A.,Weaver, A.L., Otley, C.C. (2006) Adjuvant local irradiation for Merkel cell carcinoma. Arch. Dermatol., 142 (6), 693–700.

[68] Mojica, P., Smith, D., Ellenhorn, J.D.I. (2007) Adjuvant radiation therapy is associated with improved survival in Merkel cell carcinoma of the skin. J. Clin. Oncol., 25 (9), 1043–1047.

[69] Allen, P.J., Bowne,W.B., Jaques, D.P., Brennan, M.F., Busam, K., Coit, D.G. (2005) Merkel cell carcinoma: prognosis and treatment of patients from a single institution. J. Clin. Oncol., 23 (10), 2300–2309.

[70] Veness, M.J., Perera, L., McCourt, J., Shannon, J., Hughes, T.M., Morgan, G.J., Gebski, V. (2005) Merkel cell carcinoma: improved outcome with adjuvant radiotherapy. Aust. N. Z. J. Surg., 75 (5), 275–281.

[71] Lok, B., Khan, S., Mutter, R., et al. (2012) Selective radiotherapy for the treatment of head and neckMerkel cell carcinoma. Cancer, 118 (16), 3937–3944.

[72] Veness, M.J. (2005) Merkel cell carcinoma: improved outcome with the addition of adjuvant therapy. J. Clin. Oncol., 23 (28), 7235–7236.

[73] Jouary, T., Leyral, C., Dreno, B., et al. (2012) Adjuvant prophylactic regional radiotherapy versus observation in

stage I Merkel cell carcinoma: a multicentric prospective randomized study. *Ann. Oncol.*, 23 (4), 1074–1080.

[74] Klop,W.M.C., Veenstra, H.J., Vermeeren, L., Nieweg, O. E., Balm, A.J.M, Lohuis, P.J.F.M. (2011) Assessment of lymphatic drainage patterns and implications for the extent of neck dissection in head and neck melanoma patients. *J. Surg. Oncol.*, 103 (8), 756–760.

[75] Lin, D., Franc, B.L., Kashani-Sabet, M., Singer, M.I. (2006) Lymphatic drainage patterns of head and neck cutaneous melanoma observed on lymphoscintigraphy and sentinel lymph node biopsy. *Head Neck*, 28 (3), 249–255.

[76] de Rosa, N., Lyman, G.H., Silbermins, D., *et al.* (2011) Sentinel node biopsy for head and neck melanoma: a systematic review. *Otolaryngol. Head Neck Surg.*, 145 (3), 375–382.

[77] Chen, M.M., Roman, S.A., Sosa, J.A., Judson, L. (2015) The role of adjuvant therapy in the management of head and neck Merkel cell carcinoma: an analysis of 4815 patients. *JAMA Otolaryngol. Head Neck Surg.*, 141 (2), 137–141.

[78] Veness, M.J., Morgan, G.J., Gebski, V. (2005) Adjuvant locoregional radiotherapy as best practice in patients with Merkel cell carcinoma of the head and neck. *Head Neck*, 27 (3), 208–216.

[79] Poulsen, M., Rischin, D.,Walpole, E., *et al.* (2003) High-risk Merkel cell carcinoma of the skin treated with synchronous carboplatin/etoposide and radiation: a trans-Tasman Radiation Oncology Group study-TROG 96:07. *J. Clin. Oncol.*, 21 (23), 4371– 4376.

[80] Fang, L.C., Lemos, B., Douglas, J., Iyer, J., Nghiem, P. (2010) Radiation monotherapy as regional treatment for lymph node-positive Merkel cell carcinoma. *Cancer*, 116 (7), 1783–1790.

[81] Pape, E., Rezvoy, N., Penel, N., *et al.* (2011) Radiotherapy alone for Merkel cell carcinoma: a comparative and retrospective study of 25 patients. *J. Am. Acad. Dermatol.*, 65 (5), 983–990.

[82] Foote, M., Harvey, J., Porceddu, S., *et al.* (2010) Effect of radiotherapy dose and volume on relapse in Merkel cell cancer of the skin. *Int. J. Radiat. Oncol. Biol. Phys.*, 77 (3), 677–684.

[83] Abbatucci, J.S., Boulier, N., Laforge, T., Lozier, J.C. (1989) Radiation therapy of skin carcinomas: results of a hypofractionated irradiation schedule in 675 cases followed more than 2 years. *Radiother. Oncol.*, 14, 113–119.

[84] Guix, B., Finestres, F., Tello, J., *et al.* (2000) Treatment of skin carcinomas of the face by high-dose-rate brachytherapy and custom-made surface molds. *Int. J. Radiat. Oncol. Biol. Phys.*, 47 (1), 95–102.

[85] Debois, J.M. (1994) Cesium-137 brachytherapy for epithelioma of the skin of the nose: experience with 370 patients. *J. Belge. Radiol.*, 77 (1), 1–4.

[86] Bhatnagar, A. (2013) Nonmelanoma skin cancer treated with electronic brachytherapy: Results at 1 year. *Brachytherapy*, 12 (2), 134–140.

[87] Köhler-Brock, A., Prager,W., Pohlmann, S., Kunze, S. [The indications for and results of HDR afterloading therapy in diseases of the skin and mucosa with standardized surface applicators (the Leipzig applicator)]. *Strahlenther. Onkol.*, 175 (4), 170–174.

[88] Gauden, R., Pracy, M., Avery, A.M., Hodgetts, I., Gauden, S. (2013) HDR brachytherapy for superficial non-melanoma skin cancers. *J. Med. Imaging Radiat. Oncol.*, 57 (2), 212–217.

[89] Mazeron, J.J., *et al.* (1988) Radiation therapy of carcinomas of the skin of nose and nasal vestibule: a report of 1676 cases by the Groupe Europeen de Curietherapie. *Radiother. Oncol.*, 13, 165–173.

[90] Fitzpatrick, P.J., Thompson, G.A., Easterbrook,W.M., Gallie, B.L., Payne, D.G. (1984) Basal and squamous cell carcinoma of the eyelids and their treatment by radiotherapy. *Int. J. Radiat. Oncol. Biol. Phys.*, 10, 449–454.

[91] Petrovich, Z., Parker, R.G., Luxton, G., Kuisk, H., Jepson, J. (1987) Carcinoma of the lip and selected sites of head and neck skin. A clinical study of 896 patients. *Radiother. Oncol.*, 8, 11–17.

[92] Schulte, K.W., *et al.* Soft x-ray therapy for cutaneous basal cell and squamous cell carcinomas. *J. Am. Acad. Dermatol.*, 53, 993–1001.

第 37 章　乳腺癌

Cancer of the Breast

Jonathan B. Strauss　Monica Morrow　William Small Jr　著

唐　玉　王淑莲　李晔雄　译

一、概述

本章旨在为乳腺癌放射治疗提供入门指导。由于篇幅所限，本章主要关注随机研究结果。规范指南在适宜处给出。除另有说明，文中仅给出了具有统计学差异的不同治疗组结果。

（一）流行病学

乳腺癌是美国女性最常见的恶性肿瘤（除非黑色素性皮肤癌外）。在美国，2017 年预计约 25.271 万女性被诊断为浸润性乳腺癌，6.341 万女性被诊断为乳腺原位癌 [1]。乳腺癌患者将占全美癌症新确诊女患者的 29%，其癌症相关死亡人数将达 4.061 万，位居第 2 位，占所有死于癌症的女性患者的 14%。此外，预计 2470 名男性被诊断为乳腺癌，占全部病例的约 1%。

（二）解剖

乳房，又称乳腺，是女性泌乳的腺体，它主要由嵌有分泌乳汁的腺叶的脂肪组成。腺叶通过在乳头处汇集的导管网相连。乳腺组织向前延伸至真皮层，向后延伸至胸肌筋膜。乳房悬韧带，又称 Cooper 韧带，由锁骨胸肌筋膜延伸至真皮。

乳腺癌的淋巴引流途径主要包括腋窝、锁骨上（SCV）和内乳（IM）淋巴结引流链。传统上，将腋窝分成三个解剖结构：Ⅰ组位于胸小肌的外侧及下方；Ⅱ组位于胸小肌下方（包括胸肌间淋巴结，又称 Rotter 淋巴结）；而Ⅲ组则位于胸小肌的内侧及上方，也被称为锁骨下窝 [2]。内乳淋巴结沿着内乳动静脉走行，位于胸骨外缘。大多数内乳淋巴结位于第 1 和第 4 肋骨间的前三个肋间隙中。

（三）分期

目前广泛使用的乳腺癌分期是美国癌症联合委员会（AJCC）的 TNM 分期。图 37-1 显示了 2017（第 8 版）分期 [3]。

（四）病理

1. 原位癌　乳腺原位癌，又称非侵袭性乳腺癌，指未穿透基底膜的细胞的克隆增殖。它包括三种已确定的亚分类：佩吉特病、小叶原位癌（LCIS）和导管原位癌（DCIS）。原位癌的发病率一直在上升，主要原因在于接受乳房钼靶检查和后续活检的患者人数不断增加 [4]。

2. 佩吉特病　乳腺佩吉特病由 James Paget 首先命名。它的特点是在表皮中存在恶性的乳腺癌上皮细胞。其临床表现包括乳头和乳晕区的瘙痒、红斑、湿疹，以及硬壳样的皮疹改变。这种

原发肿瘤定义（T）- 临床和病理

T 分期	T 定义
T_X	原发肿瘤无法评价
T_0	未发现原发肿瘤
T_{is} (DCIS)*	导管原位癌
T_{is} (Paget)	不伴有乳腺实质内的浸润性癌或原位癌的乳头佩吉特病；乳腺实质内癌伴有佩吉特病应根据乳腺实质内肿瘤的大小及特征进行分类，但应提及佩吉特病的存在
T_1	肿瘤最大直径≤ 20mm
T_{1mi}	肿瘤最大直径≤ 1mm
T_{1a}	肿瘤最大直径≤ 5mm 但> 1mm
T_{1b}	肿瘤最大直径≤ 10mm 但> 5mm
T_{1c}	肿瘤最大直径≤ 20mm 但> 10mm
T_2	肿瘤最大直径≤ 50mm 但> 20mm
T_3	肿瘤最大直径> 50mm
T_4	任意直径的肿瘤，直接侵犯胸壁和（或）皮肤（溃疡或形成癌结节）；单独侵犯真皮不是 T_4
T_{4a}	侵犯胸壁；侵犯或贴邻胸肌但未侵犯胸壁结构不是 T_4
T_{4b}	溃疡或单侧肉眼可见卫星结节和（或）皮肤水肿（包括橘皮样征），但尚未符合炎性乳癌标准
T_{4c}	同时存在 T_{4a} 和 T_{4b}
T_{4d}	炎性乳癌

*. 小叶原位癌（LCIS）为良性病变，从 TNM 分期中移除

区域淋巴结定义 - 临床

cN 分期	cN 定义
cN_X*	区域淋巴结无法评估（例如，已被切除）
cN_0	无区域淋巴结转移（影像或临床检查）
cN_1	同侧腋窝 I、II 组淋巴结转移，可活动
cN_{1mi}**	微转移（大约 200 个癌细胞，直径> 0.2mm，但≤ 2.0mm）
cN_2	同侧腋窝 I、II 组淋巴结转移，临床固定或融合；或同侧内乳淋巴结转移但不伴腋窝淋巴结转移
cN_{2a}	同侧腋窝 I、II 组淋巴结转移，彼此融合或侵犯其他结构
cN_{2b}	同侧内乳淋巴结转移，但不伴腋窝淋巴结转移
cN_3	同侧锁骨下淋巴结转移（腋窝III组），伴或不伴腋窝 I、II 组淋巴结转移；或同侧内乳淋巴结转移伴腋窝 I、II 组淋巴结转移；或同侧锁骨上淋巴结转移伴或不伴腋窝或内乳淋巴结转移
cN_{3a}	同侧锁骨下淋巴结转移
cN_{3b}	同侧内乳淋巴结及腋窝淋巴结转移
cN_{3c}	同侧锁骨上淋巴结转移

如淋巴结转移由前哨淋巴结活检确定，应在 N 分期中加 (sn) 下标；如淋巴结转移由细针穿刺确定应加 (f) 下标
*. cN_X 分期应谨慎使用，仅在区域淋巴结既往已被手术切除或缺乏腋窝查体资料时使用
**. cN_{1mi} 极少使用，可能适用于在肿瘤切除前行前哨淋巴结活检的情况，多见于接受新辅助化学治疗的病例

区域淋巴结定义 - 病理

pN 分期	pN 定义
pN_X	区域淋巴结无法评价（例如，未切除送病理检测或既往已切除）
pN_0	无区域淋巴结转移或仅有孤立肿瘤细胞（ITC）
$pN_0(+)$	在区域淋巴结中仅有 ITC（恶性肿瘤细胞簇≤ 0.2mm）
$pN_0(mo1+)$	利用反转录聚合酶链式反应（RT-PCR）分子检测发现的肿瘤细胞；未检测到 ITC
pN_1	微转移；或 1～3 个腋窝淋巴结转移；和（或）临床阴性的内乳淋巴结伴微转移或前哨淋巴结活检证实的宏转移
pN_{1mi}	微转移（大约 200 个癌细胞，直径> 0.2mm，但≤ 2.0mm）
pN_{1a}	腋窝 1～3 个淋巴结转移，至少有 1 个转移灶≥ 2.0mm。
pN_{1b}	同侧前哨内乳淋巴结转移，不包括孤立肿瘤细胞
pN_{1c}	pN_{1a} 合并 pN_{1b}
pN_2	腋窝 4～9 个淋巴结转移；或影像学证实内乳淋巴结转移，不伴腋窝淋巴结转移
pN_{2a}	腋窝 4～9 个淋巴结转移（至少有 1 个转移灶≥ 2.0mm）
pN_{2b}	临床诊断内乳淋巴结转移，伴或不伴病理证实；腋窝淋巴结病理证实为阴性
pN_3	腋窝淋巴结转移≥ 10 枚；或锁骨下淋巴结（腋窝III组）转移；或影像证实同侧内乳淋巴结转移伴 1 枚以上的腋窝 I、II 组淋巴结转移；或腋窝淋巴结转移> 3 枚伴临床阴性的同侧内乳淋巴结前哨活检证实存在微转移或宏转移；或存在同侧锁骨上淋巴结转移
pN_{3a}	腋窝淋巴结转移≥ 10 枚（至少一处转移灶> 2.0mm）；或锁骨下淋巴结（腋窝III组）转移
pN_{3b}	pN_{1a} 或 pN_{2a} 伴 cN_{2b}（影像诊断内乳淋巴结转移）；或 pN_{2a} 伴 pN_{1b}
pN_{3c}	同侧锁骨上淋巴结转移

如淋巴结转移由前哨淋巴结活检或细针穿刺而非进一步的淋巴结切除确定，则应在 N 分期中加 (sn) 或 (f) 下标

远处转移定义（M）

M 期	M 定义
M_0	无临床或影像学证实的远处转移*
$cM_0(i+)$	无临床或影像学证实的远处转移，但在无转移症状的患者的外周血、骨髓或其他非区域淋巴结组织中利用分子检测或显微镜检查发现不超过 0.2mm 的肿瘤细胞或肿瘤灶
M_1	临床或影像学检查发现的远处转移（cM）和（或）病理证实的≥ 0.2mm 的转移（pM）

注意：在美国，AJCC 强制要求在可获得生物标记检测结果时，应使用预后分期系统；这一系统过于详细，限于篇幅，无法被写入书中；请参见 AJCC 分期手册第 8 版以了解细节
*. cM_0 分期中影像检查不是必须的

▲ 图 37-1　美国癌症联合委员会（AJCC）乳腺癌 TNM 分期系统（第 8 版）
引自 AJCC Cancer StagingManual, Eighth Edition (2017), Springer, New York, Inc.

疾病可能代表了其下方乳腺恶性肿瘤细胞的表皮行为[5]。绝大多数乳腺佩吉特病会伴有实质内的乳腺恶性肿瘤（浸润性癌或导管原位癌），这种情况下，肿瘤分期由其下方的病变决定[6,7]。

3. 小叶原位癌　小叶原位癌在镜下表现为填充腺泡空间的上皮细胞的发散性克隆增殖。在分子分析中，小叶原位癌细胞通常表现为雌激素受体和孕激素受体阳性，上皮钙黏素基因（CDH1）表达缺失，极少出现 Her-2/Neu 基因扩增[8,9]。CDH1 基因的蛋白产物是一种细胞黏附分子，它的缺失可能解释了这种疾病的典型形态：单个细胞线状排列。经典的小叶原位癌很少被乳腺钼靶检查发现，因为它通常不发生钙化。同样，它不会形成可触及的肿块。相反，它往往是在组织活检或切除时偶然被发现。传统上，小叶原位癌被认为是发生侵袭性乳腺癌的高危因素。小叶原位癌通常不被认为是癌前病变，但一些资料提示它可能是非必需的前体病变[10]。已确诊小叶原位癌的妇女将来发生浸润性乳腺癌的风险大约是普通人群的 8 倍[11]，其发生同侧或对侧乳腺癌的风险均会升高[12]。

多形性小叶原位癌是一个具有独特病理特征的小叶原位癌亚型。这一亚型的特征是存在具有偏心细胞核的大的、多形性且非整合的细胞，伴有粉刺样坏死[13]。虽然没有明确共识，但是极有限的证据提示，多形性小叶原位癌可能会伴随更为恶性的临床过程，是一种真正可能发展为浸润性癌的前体病变[14]。

4. 导管原位癌　导管原位癌代表了一组局限在导管基底膜内的乳腺上皮细胞克隆性增生疾病。尽管存在争议，导管原位癌仍被认为是非必需的浸润性癌的癌前病变。基于其微观生长模式，可将导管原位癌分成几个亚型：粉刺型、实体型、微乳头型、乳头型和筛网型[15]。粉刺型在未接受放射治疗时，局部复发风险高于其他亚型；而在接受放射治疗后，复发时间较其他亚型也更短[16]。导管原位癌很少会形成可触及的肿块，但是它通常与微钙化有关，能够在乳腺钼靶检查被发现。导管原位癌的发病率在过去 30 年中不断攀升，可能与放射线筛查[4]的出现有关。

5. 浸润性导管癌　浸润性导管癌（IDC）包括绝大多数的浸润性乳腺癌。术语"导管"指的是恶性肿瘤的细胞学特征，而不是其细胞起源。浸润性导管癌包括标准的导管亚型，以及特殊的组织学亚型：髓质型、黏液型和小管型。髓样癌的病理组织学特征包括：合胞体的生长模式、淋巴浆细胞的间质浸润及稀疏坏死[17]。黏液癌被定义为细胞外黏蛋白与肿瘤细胞混合存在[18]。小管癌表现为由单层上皮细胞组成的卵圆形小管或腺体。这些细胞通常分化良好，组织学分级低[19]。与其他侵袭性癌相比，这些特殊组织学亚型似乎预后更好[17,20]。

6. 浸润性小叶癌　浸润性小叶癌（ILC）占全部浸润性乳腺癌的 5% ～ 10%[21]。浸润性小叶癌的特点是小的均匀的恶性细胞呈线状排列[22]。这一表型可能与上皮钙黏素的表达缺失有关[23]。基于这些组织学特征，在体检中浸润性小叶癌通常不表现为肿物，而表现为局部增厚或变硬。有些研究表明浸润性小叶癌倾向于多灶发生[24]。

二、全乳放射治疗

（一）背景

保乳治疗（BCT）由保乳手术和术后放射治疗组成。保乳治疗是一种经过了彻底研究的癌症治疗方法，对符合适应证的患者，是一种标准的治疗手段。与乳腺切除术相比，保留乳房提高了患者的生活质量[25,26]。以下章节讨论的保乳治疗适用于导管原位癌和早期浸润性乳腺癌。

（二）影像学检查

乳腺癌的检查应包括乳腺钼靶和肿瘤区的超声。全乳超声和磁共振成像（MRI）的价值存在争议。MRI 可提高对钼靶无法发现的隐匿性病变的检出率，然而一项 Meta 分析显示，调整年龄因素后，虽然 MRI 使计划性的乳腺全切术比例增加了 3 倍，却并没有降低切缘阳性率及计划外的乳腺全切率[27]。在保乳术后进行乳腺钼靶检测以确保所有可疑病变均被切除的价值尚不明确。有些研究显示，这种情况下钼靶的作用很小[28]。相反的，其他一些研究表明保乳术后的钼靶检测很有意义[29]。耶鲁大学的大型系列研究发现，在去除了所有钙化的患者中，乳腺内肿瘤复发率（IBTR）较低[30]。作者所在的机构对所有在术前影像学检查中发现钙化的所有女性行保乳术后的乳腺钼靶检查。

（三）适应证

保乳手术和放射治疗是（经典）保乳治疗必备的组成部分。因此，保乳治疗的可行性通常取决于患者接受这两种治疗的可能性。保乳治疗的禁忌证总结在表 37-1 中。放射治疗的禁忌证包括既往乳腺区放射治疗史、妊娠、活动性胶原血管病（CVD）和共济失调毛细血管扩张症。既往接受过放射治疗的乳腺不能再行放射治疗，因此是保乳治疗的绝对禁忌证。值得注意的是，RTOG 1014，一项评估部分乳腺再程放射治疗安全性的 II 期临床研究，未来可能会改变这一条绝对禁忌条款。胎儿的人胚胎的高度放射敏感性要求孕妇在分娩后才能接受放射治疗[31, 32]。如果这会造成不可接受的治疗延迟，那么患者就无法接受保乳治疗。既往认为，活动性的胶原血管病可能会加重放射治疗相关的皮肤毒性反应。目前最大规模的回顾性研究表明，这种不良反应可能仅局限于晚期的非类风湿性胶原血管病，尤其是硬皮病患者中[33-35]。其他研究的结果也并不一致。胶原血管病对放射治疗晚期毒性的影响则尚不确定[36]。成功完成保乳手术的禁忌证包括：全乳弥漫性的恶性钙化；由于肿瘤浸润无法达到阴性切缘；非常大的肿瘤——特别是相对于小乳腺内的大肿瘤。然而，对于期望接受保乳治疗的患者，新辅助化学治疗常常会使单中心的大肿瘤缩小。

一系列研究显示，年龄是乳腺内肿瘤复发率稳定的预后指标[37-39]，在控制了其他已知的预后因素后仍然如此。因此，在非常年轻的女性（存在多种定义，但通常指年龄＜35 岁）中，保乳治疗可能是不合适的。然而，近年的数据显示，年轻女性在乳腺全切术后的局部区域复发（LRR）风险也很高，提示乳腺全切术可能并不是一个好的替代选择。MD 安德森癌症中心（MDACC）报道了 652 名 35 岁以下女性人群的局部区域复发率[40]。在 I 期患者中，保乳治疗和乳腺全切术间的局部区域复发风险没有差异，但对于 II 期患者，多因素分析显示只有病理分级 3 级，未接受化学治疗及接受乳腺全切术预测了更高的局部区域复发率。荷兰一项包含 1453 名年龄＜40 岁女性患者的研究结果非常相似：无淋巴结转移的女性接受乳腺全切术或保乳治疗后的 10 年总生存率相当，但对 N1 患者，保乳治疗预后更好[41]。根据这些数据，且考虑到大量随机研究结果均认为保乳治疗和乳腺全切术在生存方面完全等效，保乳治疗仍然是年轻女性可接受的标准治疗。

BRCA 突变携带者对保乳治疗提出了挑战。有些研究发现，BRCA 突变携带者接受保乳治疗后，异时性对侧乳腺癌的发生率较高，但同侧复发率并未增加[42, 43]。一项大型的 BRCA 突变女性患者接受保乳治疗的研究显示，10 年乳腺内

表 37-1　保乳治疗的禁忌证

绝对禁忌证	相对禁忌证
既往乳腺放射治疗史	活动性红斑狼疮或硬皮病
妊娠	肿瘤相对乳腺较大
共济失调毛细血管扩张症	BRCA 缺失性突变
广泛恶性钙化	显微镜下局灶阳性切缘
持续阳性切缘	
乳腺内广泛病变	

复发率为 13.6%，而 10 年异时性对侧乳腺癌的发生率为 37.6%[42]。其他研究则发现，类似患者同侧及对侧乳腺癌的发病率出现了同等比例的升高[43-46]。总之，携带 BRCA 缺失突变的女性在保乳治疗后可能肿瘤控制率较好，但发生异时性原发性乳腺癌的风险很高。这种风险受癌症的初始发病年龄、是否接受卵巢切除术和辅助内分泌治疗影响，在决定接受保乳治疗或双侧乳腺全切术时，应考虑上述因素。

（四）手术

对乳腺手术技术细节的描述超出了本章的范围，但给出一些名词的简单定义会有所帮助。保乳术包括了任何切除恶性肿瘤（理想状态下应达到阴性切缘）并保留乳腺其余部分的手术操作。这包括了象限切除术，即将乳腺的某一象限与其上覆盖的皮肤和下面的筋膜同时切除，以及乳腺肿瘤切除术，肿块切除术和部分乳腺切除术。不同的术式在切除肿瘤的同时，切除了不同比例的正常乳腺实质。

局限的腋窝清扫指切除了腋窝的 I、II 组淋巴结引流区，而完全清扫则切除了腋窝 I、II 组和 III 组淋巴结。后者通常用于在术中发现存在大量阳性淋巴结的患者中。作为一种分期手段，腋窝淋巴结清扫已被前哨淋巴结活检（SLNB）取代，该方法指将放射性示踪剂和（或）染料注入乳房，从而找到并切除回流的第一站淋巴结。与腋窝淋巴结清扫相比，前哨淋巴结活检降低了上肢淋巴水肿和功能障碍的发生率，改善了生活质量[47-49]。随机研究比较了对所有患者均行腋窝淋巴结清扫和在腋窝前哨淋巴结活检术后仅对阳性患者进行腋窝淋巴结清扫两种不同的手术策略，发现两种方法在局部控制率，无病生存率和总生存上均无显著差异[50-52]。最近，ACOSOG Z0011 试验显示，在临床阴性而保乳术中发现 1~2 枚前哨淋巴结阳性的女性患者中，仅行腋窝前哨淋巴结活检术或行腋窝淋巴结清扫术患者的局部控

制率，无病生存率和总生存率是相同的[53, 54]。值得注意的是，研究中的所有女性均接受了仰卧位的全乳放射治疗，放射治疗范围可能包括了腋窝的第一水平。

三、导管原位癌的保乳治疗

（一）局部治疗

历史上，乳腺全切术是导管原位癌（DCIS）的传统治疗方法。这种治疗非常成功，复发率仅为 1%~2%[55]。在导管原位癌中，保乳治疗从未在随机研究中与乳腺全切术进行对比，这样的研究也不可能开展。相反，在浸润性癌中，多项研究显示保乳治疗和乳腺全切术在生存方面是等效的（详见保早期乳腺癌保乳治疗的章节），而这些结果已被推广至导管原位癌。此外，大型研究的长期随访结果证实接受保乳治疗的导管原位癌女性患者肿瘤相关死亡率非常低。因此，尽管尚无随机研究证实其与乳腺全切术的等效性，保乳治疗已成为导管原位癌的标准治疗。

（二）全乳放射治疗

四项随机试验中评估了放射治疗在未经选择的局部切除术后导管原位癌女性患者中的作用[56-60]。在每项试验中，保乳术后的导管原位癌患者随机接受放射治疗或观察。研究中仅有很少数女性服用了他莫昔芬。研究结果总结在表 37-2 中。总之，导管原位癌保乳术后放射治疗可使乳腺内肿瘤复发相对风险降低 50%~60%。包括 3729 名女性的荟萃分析汇总了四项随机试验的患者个体数据，发现放射治疗将 10 年乳腺内肿瘤复发风险降低了 15.2%（12.9%vs 28.1%）[61]。尚未确定无法从放射治疗中获益的患者亚型。目前的前瞻性研究均未发现放射治疗能带来生存获益，但现有研究的统计学效力均不足以得出肯定结论。在导管原位癌患者中使用全乳放射治疗

表 37-2　对比导管原位癌保乳术后放疗或不放疗的随机研究

研究 / 参考文献	患者数	随访时间（年）	I-IBTR（放疗，无放疗）	D-IBTR（放疗，无放疗）	所有 IBTR（放疗，无放疗）
NSABP B17 [56]	813	15	9%，19%	9%，16%	
UK/ANZ [57]	1030	10	3%，9%	4%，10%	7%，19%
EORTC 10853 [58,59]	1010	15	10%，16%	8%，15%	18%，31%
SweDCIS [60]	1046	20	HR 0.87（放疗 vs 非放疗）	HR 0.33（放疗 vs 非放疗）	20%，32%

EORTC. 欧洲肿瘤研究治疗协会；D-IBTR. 乳腺内原位癌复发率；I-IBTR. 乳腺内浸润癌复发率；NSABP. 美国乳腺与肠道外科辅助治疗研究组；UK/ANZ. 英国、澳大利亚和新西兰

可能会通过降低浸润性癌的复发、从而带来很小的生存获益[62]。最近的一项 SEER 分析根据患者年龄、肿瘤大小及组织学分级对导管原位癌进行了预后分级，结果发现，在高风险导管原位癌中，接受放射治疗患者的乳腺癌死亡率小幅下降，但在低风险患者中则未发现这一现象[63]。

（三）内分泌治疗

NSABP B-24 研究入组了保乳术后放射治疗后的导管原位癌女性患者，随机接受至少 5 年的他莫昔芬或安慰剂治疗[56]。值得注意的是，在入组标准中不包括对雌激素受体（ER）和黄体酮受体（PR）的评估。他莫昔芬使浸润性乳腺癌的 15 年累积发病率从 10% 降到了 8.5%，而对侧乳腺事件（包括原位或浸润癌）15 年累积发病率从 10.8% 降至 7.3%。中心实验室随后评估了 732 位患者（入组人群的 41%）的 ER 和 PR 状态，并对数据进行了重新分析[64]。在 ER 阳性的导管原位癌女性患者中，他莫昔芬降低了 10 年内的乳腺癌发生率（HR= 0.49），但 ER 阴性的导管原位癌患者则无获益。

UK/ANZ 试验采用了 2×2 析因设计，入组女性患者随机分入放射治疗、他莫昔芬、放射治疗联合他莫昔芬或两者都不接受的四组之一[57]。有些女性根据治疗机构的选择，仅进行了单因素的随机。在这项试验中，他莫昔芬未降低乳腺内浸润性癌发生率，但降低了乳腺内原位癌的发生率（HR= 0.7），也减少了对侧乳腺事件的发生率

（HR= 0.44）。表 37-3 总结了有关他莫昔芬在保乳治疗后导管原位癌中的价值的随机研究结果。新的数据则探讨了芳香化酶抑制药（AI）在导管原位癌中的治疗作用。NSABP B-35 和 IBIS-Ⅱ试验将接受保乳治疗的 ER 或 PR 阳性的导管原位癌绝经后女性患者随机分入 5 年他莫昔芬或阿那曲唑治疗组。NSABP B-35 研究中，阿那曲唑组乳腺癌事件发生率更低（HR= 0.73），但亚组分析显示这一优势可能仅限于 60 岁以下女性[65]。而在 IBIS-Ⅱ试验中，阿那曲唑治疗组的乳腺癌事件在数值上更少，但并未达到统计学意义[66]。在亚组分析中，阿那曲唑组中 ER 阳性乳腺癌（包括原位癌或浸润性癌）的发生率显著降低（HR= 0.55）。在两个研究中，两组间的不良事件发生率相似，但种类不同。他莫昔芬和阿那曲唑在 ER 阳性导管原位癌的绝经后患者中均有效，可根据副作用情况进行内分泌药物的选择。

（四）预后因素

正如上述随机试验所示，导管原位癌保乳术后放射治疗可以使乳腺内复发风险相对降低 50% ～ 60%。但是，这个风险降低的绝对值取决于基础的乳腺内复发风险。一些研究评估了各种临床和病理特征的预后价值。表 37-4 对此进行了总结。

1. 年龄　NSABP B-17 和 B-24 合并数据后的亚组分析发现，年龄 < 45 岁与乳腺内复发风险升高有关（HR= 2.14）[56]。同样的，EORTC

表 37-3　对比导管原位癌保乳治疗后接受或不接受他莫昔芬疗效的随机研究

研究 / 参考文献	患者数	随访时间（年）	I-IBTR (Tam，无 Tam)	D-IBTR (Tam，无 Tam)	所有 IBTR (Tam，无 Tam)
NSABP B24 [56]	1804	10	5%，7%	6%，7%	
UK/ANZ[57]	1576	10	7%，7%*	9%，12%	16%，20%

D-IBTR. 乳腺内原位癌复发率；I-IBTR. 乳腺内浸润性癌复发率；NSABP. 美国乳腺与肠道外科辅助治疗研究组；UK/ANZ. 英国、澳大利亚和新西兰；Tam. 他莫昔芬；*. 无统计学差异

表 37-4　导管原位癌保乳术后乳腺内复发的不良预后因素

研究 / 参考文献	乳腺内复发的危险因素
NSABP[56]	年龄＜ 45 岁，临床可触及，粉刺样坏死（省略放射治疗时），切缘阳性
EORTC 10853[58]	年龄≤ 40 岁，2～3 级，切缘状态未知，临床可触及
SweDCIS[60]	3 级，坏死
Solin 等 [67]	年龄＜ 50 岁，切缘阳性
Wang 等（综述）[72]	粉刺样坏死，多灶，切缘阳性，临床可触及，3 级，大肿瘤
Boyages 等（综述）[55]	3 级，粉刺样亚型，近切缘或切缘阳性
Dunne 等（综述）[73]	近切缘或切缘阳性，年轻，切除次数，手术年代，切缘状态，家族史 [68]

10853 发现 40 岁以下的女性乳腺内复发风险更高（HR= 1.89）[58]。一项对 1003 名女性进行长期随访的多中心研究发现，年龄超过 50 岁强烈预示了极低的乳腺内复发风险 [67]。

2. 分级　SweDICS 研究、EORTC 10853，以及几个荟萃分析均提示了组织学分级与乳腺内复发风险的相关性 [58, 60]。值得注意的是，在非放射治疗组中，分级的预测价值似乎更大。另外，低级别导管原位癌复发时程可能比高级别患者更长。低级别和高级别导管原位癌复发率的差异可能随着时间的推移而降低。

3. 检出方法　随机试验的亚组分析一致显示临床发现的病变（与影像检出发现的病变相对应）提示了更高的乳腺内复发风险 [56, 58]。纽约市纪念斯隆·凯特琳癌症中心的一项大型单中心研究印证了这一发现 [68]。这一相关性的潜在原因未知，可能与在形成导管原位癌的过程中导致可触及肿块形成的间质反应有关。

4. 基因分析　单纯的临床及病理特征对导管原位癌单纯切除术后乳腺内局部复发风险的预测能力是有限的。纳入基因分析结果可能提高对预后的预测能力。使用 ECOG 5194 研究中部分患者 Oncotype DX DCIS 基因检测结果的早期数据显示，这个复发评分可以预测发生浸润性乳腺内复发的风险 [69]。在这组未接受放射治疗的高选导管原位癌女性患者中，Oncotype Dx DCIS 分析在已建立的临床变量基础上增加了少量的额外的预后信息。一个类似的分析来自于对加拿大安大略省一组更大规模，且入组更为宽泛的以人群为基础的队列的研究 [70]。在这项研究中，Oncotype Dx DCIS 分析再次在多个临床变量，包括大小、多灶性、年龄和组织学亚型基础上提供了额外的预后信息。这一额外预后信息的可疑成本效益可能是推广这项试验的障碍 [71]。ECOG-ACRIN E4112 试验将在 DCIS Oncotype 评分低风险（＜ 39）的妇女中评价省略放射治疗的可行性。

（五）术后切缘状况

NSABP-B24 研究的入组条件中包括了切缘阳性患者，来自该研究的数据表明，阳性切缘与未接受他莫昔芬治疗的女性乳腺内复发风险呈正相关。几项多中心综述及荟萃分析均证实

了近切缘或切缘阳性与乳腺内复发风险的相关性[56, 67, 72, 73]。一项荟萃分析总结了已发表研究中4660名接受保乳手术和放射治疗患者的资料，发现与切缘阳性相比，切缘阴性患者乳腺内复发风险更低（OR= 0.36），而切缘≥2mm可能更优于切缘< 2mm（OR= 0.53）[73]。比2mm更大的切缘则未显示出好处。在最近发表的ASTRO-ASCO指南中，建议DCIS切缘应≥2mm，但并不鼓励为了获得比2mm更宽的切缘而常规行二次手术[74]。

（六）单纯切除

多项研究试图找出导管原位癌中乳腺内复发风险极低的亚组，从而在此组患者中可以安全的省略放射治疗。在大多数情况下，使用传统的患者和肿瘤特征界定极低风险的群体相对并不成功。在一项随机试验的荟萃分析中，肿瘤切缘阴性和低级别肿瘤患者接受全乳放射治疗仍可使10年乳腺内复发风险绝对值下降18%[61]。

由Dana Farber开展的一项单中心前瞻性研究纳入了1～2级导管原位癌，肿瘤直径≤2.5cm，切缘至少1cm的女性患者，单独使用保乳手术而不使用他莫昔芬或放射治疗[75]。虽然最初的预期入组人数是200人，但因局部复发风险增高，在入组157名患者后研究终止。共有13例患者出现局部复发，5年乳腺内复发率为12.5%。值得注意的是，有少量高级别导管原位癌成分的患者群在这些早期复发患者中占很高的比例。一项多中心前瞻性单臂试验ECOG5194纳入了导管原位癌1～2级，肿瘤直径≤2.5cm或导管原位癌3级且肿瘤直径≤1cm的女性患者[76]。符合条件的患者需接受保乳手术，且切缘距肿瘤至少为3mm。研究纳入的是预后非常良好的一组女性。两组患者中位年龄大约为60岁，中位肿瘤大小为5～6mm，半数患者的切缘> 1cm。两组中大约30%的女性表示有意服用他莫昔芬满5年。5年乳腺内局部复发率在

1～2级组中为6.1%，3级组中为15.3%。随访至7年时，乳腺内局部复发率则分别为10.5%和18%。尽管1～2级组的乳腺内复发风险很低，仍需要长期的随访加以证实。在一些随访时间较长的研究中，低—中级别导管原位癌的乳腺内复发率随着时间的推移稳步攀升，最终与高级别导管原位癌接近[77]。

RTOG 98-04纳入了预后良好的导管原位癌女性患者，其定义与ECOG 5194中的1～2级患者相似。由于入组缓慢，该研究提前中止，但其初步数据已经发表[78]。研究计划入组1790名患者，实际入组636名患者，被随机分配为接受50Gy/25F的乳腺放射治疗或不接受放射治疗。62%的女性接受了他莫昔芬治疗。随访至7年时，放射治疗组的乳腺内复发风险为0.9%，观察组为6.7%。总之，导管原位癌局部切除术后放射治疗总体上可以降低包括浸润癌复发率在内的乳腺内复发风险。然而，一些女性复发风险非常低，使得放射治疗带来的获益非常小。对于这些女性，建议与患者就放射治疗利弊进行充分讨论，根据患者倾向决定后续治疗。

（七）大分割

在大多数试验中，导管原位癌采用的是全乳放射治疗50Gy，每次2Gy的治疗模式。尽管关于大分割的大型随机研究中允许含有原位癌成分的乳腺癌女性患者参加，单纯的导管原位癌是被拒绝纳入的。玛格丽特公主医院的一项回顾性研究对在导管原位癌中使用大分割放射治疗进行了评估，早期结果显示，使用标准或大分割方案进行全乳放射治疗是等效的[79]。这个问题是西蒙尼放射肿瘤组（TROG）[80]目前开展的一项随机研究的主旨。

（八）补量

迄今还没有在随机试验评估乳腺瘤床补量在导管原位癌中的作用。一些临床医师基于在侵

袭性乳腺癌中开展的研究（参见早期乳腺癌的保乳治疗部分）结果，推荐进行加量。一项包括了 373 例年龄不超过 45 岁，接受了保乳手术的导管原位癌女性患者的多中心回顾研究显示[81]，全乳放射治疗基础上的瘤床补量显著降低了乳腺内复发率。相反，未发表的 NSABP B-24 综述评估了全乳放射治疗基础上瘤床补量（以非随机方式分配）的影响，发现在调整了其他已知的预后因素后，乳腺内复发风险并未降低[82]。导管原位癌瘤床推量的价值仍不肯定。目前正在入组患者的两项试验，法国 BONBIS 试验和 TROG 试验，都试图用随机研究来解决这个问题[80, 83]。

（九）挽救治疗

总的来说，导管原位癌的乳腺癌特异生存率非常高。即使发生了乳腺内复发，挽救治疗也能获得长期生存。一项多中心研究报道了 90 例导管原位癌保乳治疗后复发患者的预后，包括了 85 例和 5 例区域复发，结果显示 10 年无远处转移率为 91%[84]。浸润性乳腺内复发和淋巴结复发是不良预后因素。NSABP B17 和 B24 的汇总分析显示，10 年累积乳腺癌相关死亡率在乳腺内浸润性癌复发患者中为 10.4%，乳腺内原位癌复发者则仅为 2.7%[56]。

（十）小结

• 导管原位癌接受保乳治疗可获得极好的长期乳腺癌特异性生存。

• 放射治疗可将乳腺内复发的相对风险降低 50% ～ 60%。

• 在导管原位癌中，放射治疗未提供额外的生存优势，但现有的几项研究无法提供足够的统计效力。

• 年轻、病理级别高提示乳腺内复发高风险。

• 手术达到阴性切缘和放射治疗都与较低的乳腺内复发风险有关。

• 所有患者均可从放射治疗中获得局部控制的好处，但有些亚组的患者基线复发水平就很低。

• 大分割全乳放射治疗及瘤床补量的价值尚未在导管原位癌的治疗中得到证实。

ER 阳性的导管原位癌患者接受内分泌治疗可进一步降低乳腺内复发风险，并降低对侧乳腺癌的风险。

四、早期乳癌保乳治疗

（一）保乳治疗的证据

几十年前，改良根治术是早期乳腺癌的标准治疗。20 世纪 70 年代初起，几项试验开始招募患者，随机对比改良根治术和保乳术联合放射治疗的疗效（表 37-5）。大多数试验目前已随访超

表 37-5　对比保乳治疗联合放射治疗与根治术不联合放射治疗的随机研究

研究 / 参考文献	入组患者数	肿瘤大小（cm）	随访（年）	分期	全身治疗	总生存（保乳治疗 vs 根治术）†
Milan I[85]	701	≤ 2	20	I	CMF	58%，59%
IGR[86]	179	≤ 2	22	I	None	RR= 0.7*
NSABP B-06[87]	1217	≤ 4	20.7	I－II	Mel/F	46%，47%
NCI[88]	237	≤ 5	25.7	I－II	AC	38%，44%
EORTC 10801[89]	868	≤ 5	22.1	I－II	CMF	39%，45%
DBCG-82TM[90]	793	T_1-T_3	19.6	I－III	CMF 或 TAM	58%，51%

IGR. 古斯塔夫 - 鲁西研究所；NSABP. 美国乳腺与肠道外科辅助治疗研究组；NCI. 美国国立癌症研究所；EORTC. 欧洲癌症研究治疗协作组；DBCG. 丹麦乳腺癌合作组；CMF. 环磷酰胺 + 甲氨蝶呤 + 氟尿嘧啶；Mel/F. 美法仑 / 氟尿嘧啶；AC. 阿霉素 + 环磷酰胺；TAM. 他莫昔芬；
†. 未达统计学显著差异；*. RR= 0.7 有利于保乳治疗（未达统计学显著性）

过 20 年，都证实了保乳治疗可获得与改良根治术相同的长期生存[85-90]。这些结果被随机试验的荟萃分析所证实[91]。总之，这些发现明确地将保乳治疗确立为早期乳腺癌的标准治疗手段。

（二）全乳放射治疗的作用

放射治疗在保乳治疗中的贡献已经得到了广泛而深入的研究。几项大型试验招募了接受保乳手术的 I / II 期乳腺癌患者，将其随机分入术后放射治疗组和对照组[87, 92-98]（表 37-6）。手术类型、入组标准及全身治疗方案在不同研究中差异很大，但研究结果一致显示，省略放射治疗会导致乳腺内复发风险急剧增加。在每个试验持续数十年的随访中，放射治疗和对照组之间局部复发的差异持续存在。NSABP B-06 是提供了长期随访结果的最大规模研究，它纳入了原发肿瘤 ≤ 4cm 的女性患者，并随机分配到三个治疗组：改良根治术，单纯乳腺肿瘤切除术或乳腺肿瘤切除术 + 放射治疗[87]。所有患者均接受腋窝淋巴结清扫术，淋巴结阳性者需接受化学治疗。随访至 20 年时，乳腺内复发率在单纯乳腺肿瘤切除术组中为 39%，而肿瘤切除术联合放射治疗组中仅为 14%。

全乳放射治疗在生存方面的获益并未在某个单一研究中得到证实。早期乳腺癌试验协作组（early breast cancer trialists' collaborative group，EBCTCG）的一项荟萃分析评估了有关保乳治疗的 17 个随机研究 10 801 名女性患者的个体数据结果[99]。整个人群随访至 15 年时，放射治疗使所有的复发风险从 35% 降低到了 19%，乳腺癌专项死亡率降低了 4%，全因死亡率降低了 3%。全乳放射治疗改善总生存这一发现为将其作为早期乳腺癌保乳治疗不可或缺的组分提供了最强有力的证据。

（三）在高选择患者中省略放射治疗

表 37-6 中总结的试验纳入的是相对而言未经选择的患者。这些结果是否同样适用于乳腺内复发低风险的女性一直是大量研究的课题。一些试验纳入了被认为复发风险较低的女性，典型的入组条件为接受他莫昔芬治疗的高龄且肿瘤较小的女性[100-107]（表 37-7）。绝大多数类似研究都无法找出一组复发风险足够低，即使省略放射治疗复发率也可被接受的患者。NSABPB-21 纳入了肿瘤 ≤ 1cm，切缘阴性且无淋巴结转移的女性患者[100]。大部分肿瘤为激素受体阳性，80% 以上的女性年龄 ≥ 50 岁。患者被随机分配到三个治疗组之一：单纯他莫昔芬组、单纯放射治疗组或放射治疗联合他莫昔芬组。8 年乳腺内复发率分别为 16.5%、9.3% 和 2.8%。因此，即使在高选地接受他莫昔芬的小肿瘤的女性患者中，省略放射治疗也会使 8 年的乳腺内复发风险超过 16%。

相反，CALGB 的一项研究将入组条件限制为年龄 > 70 岁，ER 阳性且肿瘤大小 ≤ 2cm[102, 103]。所有参与者均服用他莫昔芬，随机分为全乳放射治疗组和观察组。随访至 10 年时，无放射治疗组的乳腺内复发率为 9%（局部区域复发率为 10%），放射治疗组的乳腺内复发风险为 2%。在最后一次随访中，53% 的入组女性死亡，但只有 6% 死于乳腺癌。鉴于该组患者中乳腺内复发率相对较低，且死于并发症的风险较高，省略放射治疗在这组高选患者中是可行的。对符合这些条件的女性，医生应与患者就治疗的利弊进行充分的讨论。

（四）乳腺内复发的风险因素

一些患者及肿瘤的相关因素与乳腺内复发风险相关。其中一些风险因素已经很明确，另一些因素的预后价值则存在相互冲突的研究证据。早期乳腺癌保乳治疗后乳腺内复发的危险因素总结在表 37-8 中。

1. 切缘状态 阳性切缘是乳腺内复发风险升高的肯定指标[108-111]。为此，目前的临床实践

表 37-6　在相对未经选择的患者中对比保乳手术联合或不联合放射治疗的随机研究

研究 / 参考文献	入组患者数	肿瘤大小（cm）	随访（年）	全身治疗	局部复发率（放射治疗 vs 不放射治疗）
NSABP B-06[87]	1137	≤ 4	20.7	Mel/F	14%，39%
Uppsala-Orebro[92]	381	≤ 2	10	无	9%，24%
Milan Ⅲ[93]	579	< 2.5	10	CMF，TAM	6%，24%
Scottish[94]	585	≤ 4	5.7	CMF，TAM	6%，25%
British[95]	400	≤ 5	13.7	CMF，TAM	29%，50%
OCOG[96]	837	≤ 4	7.6	无	11%，35%
Swedish[97]	1187	Ⅰ–Ⅱ期	5	混合	4%，14%
Finnish[98]	152	< 2	12.1	无	12%，27%

NSABP. 美国国立乳腺癌肠癌术后辅助治疗研究组；OCOG. 安大略临床肿瘤合作组；CMF. 环磷酰胺 + 甲氨蝶呤 + 氟尿嘧啶；Mel/F. 美法仑 / 氟尿嘧啶；TAM. 他莫昔芬

表 37-7　在高患者中对比保乳手术联合或不联合放射治疗的随机研究

研究 / 参考文献	入组患者数	肿瘤大小（cm）	随访（年）	年龄（岁）	全身治疗	局部复发率（放射治疗 vs 不放射治疗）
NSABP B-21[100]	668	≤ 1	8	任意	Tam	3%，17%
Ontario[101]	769	≤ 5	5	≥ 50	Tam	1%，8%
CALGB 9343[102, 103]	636	≤ 2	10.5	≥ 70	Tam	2%，8%
GBCSG-V[104]	347	≤ 2	9.9	45—75	Tam（2×2 设计）	RR = 0.36*
BASO Ⅱ[105]	1158	< 2	10.2	< 70	Tam（2×2 设计）	8%，22%† 2%，8%‡
ABCSG[106]	869	< 3	5	绝经后	Tam 或 AI	0.4%，5.1%
PRIME Ⅱ[107]	658	≤ 3	5	≥ 65	Tam 或 AI	1.8%，5.6%#

ABCSG. 澳大利亚乳腺癌和结直肠癌研究组；CALGB. 癌症和淋巴瘤研究组 B；GBCSG. 德国乳腺癌研究组；BASO. 英国肿瘤外科联盟；Tam. 他莫昔芬；AI. 芳香化酶抑制药；*. RR=0.36 放射治疗不联合他莫昔芬优于不放射治疗不服用他莫昔芬；†. 放射治疗不服用他莫昔芬对比不放射治疗不服用他莫昔芬；‡. 放射治疗联合他莫昔芬对比不放射治疗单纯服用他莫昔芬；#. 局部复发率和总复发率联合统计

表 37-8　早期乳腺癌保乳术术后乳腺内复发风险的不良预后因素

肯定预后相关	很可能预后相关	可能预后相关
切缘状态	肿瘤大小	淋巴结状态
组织学分级	分子分型	脉管瘤栓
患者年龄	基因分型	广泛导管内成分
全身治疗		小叶癌

涉及手术标本的方向和详细的组织学评估，以评估显微镜下的手术切缘状态。多数情况下，重新切除阳性切缘是标准的做法。然而，还没有明确的证据表明，更宽的阴性切缘与采用"切缘无癌细胞"定义的阴性切缘相比，可以进一步降低局部复发风险。一项纳入了 14 571 例接受放射治疗补量和内分泌治疗的患者的荟萃分析显示，切缘≤ 1mm 与更广泛的切缘相比，在预后上无统计学差异[112]。相似的研究级别荟萃分析发现，切缘阳性（与阴性相比）患者局部复发率更高（OR= 2.44），但增加切缘距离并没有明确减少局部复发风险[113]。虽然高选患者可能从更广泛的切缘中受益，使用任意的切缘宽度定义会增加不必要的再次手术。SSO_ASTRO 对保乳手术切缘达成了新的共识，支持"切缘无癌细胞"作为浸润癌切缘的标准[114]。

2. 分级　组织学分级不是一个完全肯定的预后因素，但 EORTC 有关乳腺加量的研究发现，组织学分级对乳腺内复发风险有影响[115]。在多因素分析中，高分级病变者发生乳腺内复发的风险比为 1.67。

3. 年龄　综上，几项研究将年轻确定为乳腺内复发的明确危险因素，它同时也是发生异时性对侧乳腺癌的明确危险因素[37-39, 115]。

4. 大小　一些研究支持肿瘤大小对乳腺内复发风险存在影响。值得注意的是，两项欧洲试验的多因素分析发现，肿瘤 > 2cm 与肿瘤 ≤ 1cm 相比，相对乳腺内复发风险比为 2.88。

5. 全身治疗　内分泌治疗降低了激素受体阳性肿瘤的乳腺内复发风险[104, 105]。EBCTCG 荟萃分析发现，他莫昔芬可以将激素受体阳性乳腺癌的局部复发风险降低大约一半（RR= 0.47）[116]。同样，全身化学治疗也降低了局部区域复发风险。该研究还发现，多药联合化学治疗可以将局部复发率降低大约 1/3。而且，更强的化学治疗似乎会使局部复发率降低更多。CALGB 9344 研究将女性患者随机分入接受阿霉素和环磷酰胺联合或不联合序贯紫杉醇化学治疗组。这项随机试验的一项事后分析表明，接受保乳治疗的女性在阿霉素和环磷酰胺组中的 5 年局部区域复发率为12.9%，而在阿霉素、环磷酰胺和紫杉醇组中则为 6.1%[117]。即使化学治疗延长了手术和放射治疗之间的间隔时间，降低乳腺内复发风险的获益仍然存在。对存在 Her-2/Neu 受体扩增的女性，在化学治疗中增加曲妥珠单抗可进一步降低局部复发（HR= 0.47）[118]。

6. 分子分型　分子分型——临床近似采用 ER、PR 和 her-2/neu（Her-2）加以区分——是一个新兴的因素。它是乳腺内复发的预后因素，也是放射治疗疗效的预测因素。分子亚型的定义是复杂且不断变化的。在简化版本中，分出的"luminal A"的基因表达与 ER 阳性，Her-2 阴性和中低级别的组织学分级有关；"luminal B"与ER 阳性和高级别相关；"基底样型"意味着 ER、PR 和 Her-2 阴性（三阴型），以及高分级，"Her-2型"则与 Her-2 基因扩增，ER 阴性和高分级有关。

来自哈佛大学的研究发现，在 1223 名接受保乳治疗的女性中，5 年乳腺内复发率在三阴型乳腺癌中为 4.4%，ER/PR 阴性且 HER2 阳性患者中为 9%，ER 或 PR 阳性患者中则仅为 0.2%[120]。来自不列颠哥伦比亚癌症机构的一组接受保乳治疗的女性患者数据显示，与 ER/PR 阳性的肿瘤相比，ER/PR 阴性且 HER-2 过表达（在曲妥珠单抗时代前接受治疗），以及三阴型乳腺癌的局部区域复发风险更高[121]。然而，在改良根治术后的患者中，三阴型和 HER2 过表达且未接受曲妥珠单抗治疗的肿瘤也表现出了类似的局部复发风险增高模式，表明分子分型不是保乳治疗与乳腺全切术的选择因素。激素受体阴性肿瘤不仅基线的复发风险较高，且放射治疗带来的局部复发风险降低幅度也相对较小。最近发表的 EBCTCG 荟萃分析发现放射治疗在该组患者中的局部复发率相对降低幅度较小[99]。这一发现印证了丹麦乳腺癌协作组（DBCG）的回顾性分析结果[122]，ER/PR 阴性肿瘤（包括 HER-2 过表达和三阴型）与 ER/PR 阳性肿瘤相比，局部区域复发风险的下降幅度相对较少。在现代全身治疗时代中，即采用了可能与放射治疗发挥协同作用的紫杉类药物和靶向治疗药物（如曲妥珠单抗）的情况下，这一效应是否仍然存在尚属未知[119]。

7. 基因检测　Oncotype Dx 多基因序列评估了肿瘤内的 21 个基因，计算出用于预测 ER 阳性、淋巴结阴性乳腺癌接受他莫昔芬治疗后远处转移风险的复发评分。NSABP B-14 和 B-20 的联合回顾性研究中分析了这一复发评分与局部区域复发风险之间的关系[123]。低、中、高危复发评分组女性的 10 年局部区域复发风险分别为4%、7% 和 16%。高危组使用适当的全身治疗（他莫昔芬加化学治疗）对降低局部区域复发风险有效。其他机构的研究采用了不同的基因表达序列，也报道了对局部区域复发风险的显著预后价值[124-126]。

8. 其他因素　例如淋巴结阳性，脉管瘤栓，广泛导管内成分或小叶癌可能预示了较高的乳腺内复发风险，但现有数据是相互矛盾的。

（五）瘤床补量

综上，全乳放射治疗至大约 50Gy 可以显著降低但不能消除乳腺内复发的风险。理论上讲，可以考虑剂量递增以进一步降低复发风险，但考虑到潜在的毒性，全乳剂量并未增加。大型研究显示保乳治疗后绝大部分乳腺内复发出现在瘤床附近[87, 92, 93]。鉴于这种复发模式，随机试验评估了瘤床补量或更有针对性的加量照射的价值。

来自法国里昂的一项试验纳入了 1024 名肿瘤 ≤ 3cm 且接受保乳手术的女性，患者术后均接受了全乳放射治疗 50Gy/20F[127]。参与者被随机分为接受额外 10Gy 的放射治疗组或观察组。增加剂量使得 5 年局部复发率从 4.5% 降低到 3.6%，但增加了 1 ～ 2 级毛细血管扩张的发生率。

EORTC 的一项试验纳入了 5318 例 I ～ II 期乳腺癌患者，这些患者均接受了切缘阴性的保乳手术和全乳放射治疗 50Gy/25F[128, 129]。参与者随机分为接受额外 16Gy 的放射治疗组和观察组。局部加量使 10 年局部复发率由 10.2% 降低到 6.2%，但局部复发率的改善付出了重度纤维化的代价，发生率从 1.6% 上升到 4.4%。尽管每个年龄组都存在局部复发率的下降，≤ 40 岁组中局部控制绝对获益更大。事后分析发现，组织学高分级组中瘤床加量带来的获益也相当大（18.9% vs 8.6%）[115]。EORTC 在切缘阳性的肿瘤患者中也进行了一项平行研究，将患者随机分入加量 10Gy 与加量 26Gy 组[130]。加量至 26Gy 可以使 10 年局部复发率在数值上由 17.5% 降至 10.8%，但差异不存在统计学意义。26Gy 组重度纤维化的发生率更高。

（六）淋巴结放射治疗

传统上，浸润性乳腺癌的治疗包括腋窝淋巴结清扫术。该手术可提供预后信息，指导治疗决策（尤其是关于使用全身治疗的决策）并消除潜在的疾病风险。在一项荟萃分析中，腋窝淋巴结清扫可以改善 OS，但需要注意的是，这项分析所包括的大多数试验都省略了全身治疗和放射治疗[131]。如上所述，在现代实践中，临床腋窝淋巴结阴性的患者首先接受的是前哨淋巴结活检。区域淋巴结照射（RNI）可以代替腋窝清扫，或作为腋窝清扫的辅助手段。下面对治疗选择及技术进行简要的讨论。

1. 手术后腋窝 / 锁骨上放射治疗　传统上，I ～ II 组腋窝淋巴结清扫术后，如果存在 ≥ 4 个淋巴结转移，强烈推荐对未切除的腋顶部（III 组）和锁骨上区进行放射治疗。如果存在肿瘤残存的危险因素，例如淋巴结固定或边界不清，大体包膜外侵或炎性乳癌，则可将全腋窝（I ～ III 组）纳入放射治疗范围。否则，为减少毒性，推荐将腋窝排除在放射治疗区域外。尽管锁骨上区的放射治疗是常规的，放射治疗野的设计在不同机构间存在很大差异。关于锁骨上区的失败模式可获得的资料相对较少，不足以指导治疗野的设计。MD Anderson 癌症中心将 52 名诊断为乳腺癌锁骨上淋巴结转移患者的锁骨上淋巴结位置融合在一份图像上，给出了一份解剖图谱[132]。锁骨上淋巴结的失败位置提示传统锁骨区放射治疗野的内界和后界覆盖范围可能不足。

在腋窝清扫术后发现 1 ～ 3 个淋巴结转移的患者，区域淋巴结是否需要照射始终存在争议。一些回顾性研究评估了该组患者人群的淋巴结复发风险。绝大多数类似研究发现该组患者的淋巴结转移风险相对很低，但年轻、高组织学分级、ER/PR 阴性、脉管瘤栓和包膜外侵犯可能会导致更高的风险[133-136]。

NCIC MA-20 试验纳入了保乳治疗联合腋窝

淋巴结清扫术后淋巴结阴性高危患者或淋巴结阳性患者。入组患者随机接受全乳放射治疗或全乳放射治疗联合包括腋顶、锁骨上窝和第 1～3 肋间内乳链的淋巴结区域照射[137]。如果腋窝淋巴结清扫术小于 10 枚或存在 3 枚以上淋巴结转移，则放射治疗范围包括全腋窝。在入组的 1832 名女性中，85% 存在 1～3 个阳性淋巴结，10% 为淋巴结阴性患者。该试验中，绝大多数女性接受了全身治疗；其中 91% 接受了联合化学治疗，76% 接受了内分泌治疗。全乳照射联合淋巴结区域放射治疗改善了 10 年的无局部区域复发率（95.2% vs 92.2%），改善了无病生存率（82% vs 77%）和无远处转移生存率（86.3% vs 82.4%）。全组患者的总生存率没有显著差异（82.8% vs 81.8%），但在预先确定的 ER 阴性患者亚组中总生存率有改善（81.3% vs 73.9%）。淋巴结区域放射治疗增加了淋巴水肿（8.5% vs 4.5%）和放射性肺炎（1.2% vs 0.2%）的发生率。心脏病发病率或死亡率及非乳腺癌死亡率则没有差异。

EORTC 22922/10925 研究在 I～Ⅲ期乳腺癌患者中进行了类似的随机研究[138]。共 4004 例淋巴结阳性（56%）或内象限肿瘤（44%），接受了全乳切除或保乳手术的乳腺癌患者参加了此项研究，所有患者均接受了腋窝淋巴结清扫术。绝大多数患者接受了全身辅助治疗（淋巴结阳性 99%，淋巴结阴性 66%），根据各中心标准接受了乳腺或胸壁的放射治疗，并随机分入淋巴结区域放射治疗组（包括内乳链和锁骨上区，50Gy）与无淋巴结区域放射治疗组。淋巴结区域放射治疗提高了 10 年无病生存率（72.1% vs 69.1%，HR= 0.89）和 10 年无远处转移生存率（78% vs 75%），降低了乳腺癌死亡率（12.5% vs 14.4%）。10 年总生存率（82.3% vs 80.7%）则未获得统计学显著差异（P-0.06）。治疗获益与所有的分层因素均无关，但接受化学治疗联合内分泌治疗的女性似乎获益更大。没有证据表明淋巴结区域放射治疗增加了非乳腺癌死亡或第二癌症。但淋巴

结区域放射治疗与肺纤维化风险增加有关（4.4% vs 1.7%）。

2. 腋窝放射治疗对比手术　鉴于腋窝淋巴结清扫的相关并发症，放射治疗是否能代替手术一直是研究的热点问题。NSABP B-04 这一基石性的乳腺癌研究纳入了 1079 名临床腋窝淋巴结阴性的女性，并将其随机分为三组：全乳切除术联合延迟的腋窝淋巴结清扫术（复发后清扫）；改良根治术（包括腋窝淋巴结清扫术）；或全乳切除联合胸壁加淋巴引流区域的放射治疗[139]。以区域为首次复发部位的风险分别为 6%、4% 和 4%，随访 25 年未见各组间存在生存差异。虽然腋窝淋巴结清扫组的淋巴结转移率为 40%，但在全乳切除组中，即使因时代原因全身治疗基本缺乏，也只有 18.6% 的患者最终出现了临床腋窝淋巴结转移。居里研究中心招募了 658 例临床淋巴结阴性，肿瘤＜3cm 且接受保乳手术的女性患者，随机分配到腋窝淋巴结清扫组与腋窝放射治疗组[140]。随访至 15 年时，清扫组的腋窝淋巴结复发率为 1%，而放射治疗组为 3%，两组间未发现生存差异。

3. 前哨淋巴结活检后放射治疗　在前哨淋巴结活检发现阳性淋巴结后，传统的做法是进行腋窝淋巴结清扫。在这种情况下，腋窝淋巴结清扫通常无法为全身治疗决策提供依据，而只是为了控制腋窝淋巴结转移。前哨淋巴结活检后用放射治疗替代手术治疗腋窝淋巴结转移是一个值得研究的课题。ACOSOG Z0011 试验纳入了接受保乳手术且前哨淋巴结活检发现 1～2 个淋巴结转移的女性患者，将其随机分到腋窝淋巴结清扫或不手术组[53, 54]。所有患者均接受了仰卧位的全乳放射治疗，研究要求不能设额外的淋巴结照射野。结果发现两组的局部复发率，无病生存率及总生存率均无差异。另外，两组的区域淋巴结复发率都很低。试验完成后，研究者试图确定治疗患者的淋巴结放射治疗覆盖范围[141]。在有完整放射治疗记录的 605 名患者中，89% 接受了预期

的全乳放射治疗，15% 接受了锁骨上区的放射治疗。在 142 例有详细放射治疗资料的患者中，51% 接受了"高切线野"治疗，即照射野上界距肱骨头在 2cm 以内。

EORTC AMAROS 10981/22023 研究招募了4823 例临床 T_{1-2N0} 的乳腺癌患者，其中前哨淋巴结活检阳性的患者（n=1425）被随机分为接受腋窝淋巴结清扫组与接受腋窝淋巴结放射治疗组[142]。腋窝淋巴结清扫组的 5 年腋窝淋巴结复发率为 0.43%，而腋窝淋巴结放射治疗组为1.19%。两组的无病生存率和总生存率无差别。接受腋窝淋巴结清扫的患者术后 1 年和 5 年临床有症状的淋巴水肿发生率（28% 和 23%）高于腋窝淋巴结放射治疗组（15% 和 11%）。事后分析提示腋窝淋巴结清扫组报告患侧手臂移动困难的患者较少。

4. 内乳放射治疗　早期手术研究发现，内乳淋巴结转移风险相对较高，尤其是对肿瘤位于内象限或存在腋窝淋巴结多发转移的患者而言[143, 144]。上三个肋间隙的内乳链被认为是淋巴结受累率最高的。这些研究在现代的参考价值并不肯定，因为现代大部分患者均为乳腺钼靶筛查发现的早期乳腺癌。对内乳区放射治疗的兴趣主要来自于系列研究中发现的全乳切除术后放射治疗带来的稳定的生存获益，这些研究中，放射治疗范围在胸壁、腋窝和锁骨上区外，还包括了内乳链[145-148]。这些研究中观察到的生存获益有多大比例可以归因于对内乳的照射尚不得而知。

一项随机试验评估了内乳淋巴结放射治疗的价值[149]。肿瘤位于内象限、淋巴结状态不限的患者或肿瘤位于外象限且伴有腋窝淋巴结转移的患者被纳入了研究。参与者接受了全乳切除术及胸壁、腋窝和锁骨上窝的放射治疗，随机决定联合或不联合上五个肋间的内乳区域照射。研究预计可检测 10% 的 10 年总生存率差异。初步数据显示，接受内乳区放射治疗组的 10 年生存率为 62.6%，而不接受内乳区放射治疗的对照组为

59.6%（P=0.88）。无法判断该阴性结果是因为确实不存在生存获益还是统计学效力不足。有关内乳淋巴结放射治疗的争议仍然存在。如果要进行该区域放射治疗，采用尽量减少正常组织剂量的技术是十分重要的。

（七）放射治疗时间

化学治疗和放射治疗都被证实是乳腺癌重要的辅助治疗。放化疗的最佳时机和顺序仍然是研究的热点问题。

1. 同步放化疗　ARCOSEIN 试验纳入了接受保乳手术的Ⅰ～Ⅱ期乳腺癌患者，随机分为同步放化疗和序贯化放疗组（米托蒽醌 + 氟尿嘧啶 + 环磷酰胺）[150]。两组间预后总体无差异，但在淋巴结转移的女性患者中，同步放化疗组的5 年无局部区域复发生存率更高（97% vs 91%）。虽然患者的评分无差异，但医生对化学治疗组的美容效果评价更差[151]。

一项法国试验纳入了 638 名接受保乳手术和腋窝淋巴结清扫术且存在淋巴结转移的乳腺癌患者，将其随机分为同步放化疗（米托蒽醌 + 氟尿嘧啶 + 环磷酰胺）或序贯化放疗（表阿霉素 + 氟尿嘧啶 + 环磷酰胺）组[152]。同步放化疗组的局部区域复发风险下降（3% vs 9%），但急性毒性反应明显增加。两组的无病生存率和总生存率无差异。

乳腺癌辅助化放疗时序研究（SECRAB）纳入了 2296 名接受保乳手术或乳腺切除术的患者，并将其随机分为同步（交叉式）或序贯化放疗 [环磷酰胺 + 甲氨蝶呤 + 氟尿嘧啶（CMF）或蒽环霉素 –CMF] 组[153]。最终结果尚未公布，但初步结果提示 5 年局部复发率在同步组和序贯组中分别为 2.8% 和 5.1%。急性皮肤毒性在同步组中更高。综上所述，同步放化疗似乎以增加皮肤毒性为代价提高了局部控制率。目前，序贯化放疗是标准治疗。在 SECRAB 试验结果公布后，有可能确定可从同步放化疗中获益的局部区域复发高

风险患者亚组。

2. 放化疗时序　哈佛大学的一项研究纳入了 244 名 Ⅰ～Ⅱ 期乳腺癌患者，随机分入在放射治疗前或放射治疗后接受 CMF 化学治疗组。在随访至 5 年时，以局部复发为首次失败部位的风险在先化学治疗组中较高，而远处转移率则在先放射治疗组中较高[154]。延长随访时间后，上述预后差异逐渐消失[155]。部分根据该研究的早期结果，目前化学治疗通常在放射治疗前进行。

3. 手术和放射治疗之间的时间间隔　无随机研究结果说明手术和放射治疗间的最佳时间间隔。许多回顾性研究试图分析治疗延迟对局部控制的影响。仅包括"高质量"研究（控制多个预后因素的试验）的一项荟萃分析发现，每延迟一个月，局部复发的风险增加 1.11 倍[156]。一项基于 SEER 数据库的研究分析了 18 050 名 65 岁以上 0～Ⅱ 期接受保乳术和放射治疗且不接受化学治疗[157] 的乳腺癌患者临床资料，发现手术和放射治疗间时间间隔对局部复发的风险比为 1.005/d。间隔超过 6 周与 ≤6 周的局部复发风险比为 1.19。鉴于这些数据，建议在手术后一旦伤口愈合，就尽早开始放射治疗。目前，探讨辅助化学治疗后延迟放射治疗对疗效影响的资料很少，但谨慎建议应尽量缩短时间间隔。

（八）全乳大分割放射治疗

标准分次分割的全乳放射治疗总量为 45～50.4Gy，每日照射 1.8～2.0Gy。这个治疗过程大约需要 5 周，对患者的后勤保障提出了挑战，费用也较高。大分割治疗，即增加每日治疗量，缩短治疗疗程的治疗模式，可以减少放射治疗的后勤负担和费用。这一治疗模式可以加速的方式完成，使得总的治疗疗程减少，也可采用非加速的方式，在总疗程不变的情况下，每周的放射治疗次数少于 5 次。几项随机试验分析了全乳放射治疗大分割的结果（表 37-9）。

START-A 试验纳入了 2236 名早期乳腺癌患者，其中大部分接受了保乳手术（85%）。患者被随机分为全乳放射治疗 50Gy/25F、41.6Gy/13F/5 周或 39Gy/13F/5 周完成[158]。三组的 10 年局部区域复发率分别为 7.4%、6.3% 和 8.8%[159]。其中 39Gy 组 10 年的晚期乳腺外观变化最小。START-B 研究则入组了 2215 名患者，其中大部分（92%）接受了保乳手术。患者被随机分入全乳放射治疗 50Gy/25F/5 周或 40.05Gy/15F/3 周治疗组[160]。两组的 10 年局部

表 37-9　比较全乳常规放射治疗与大分割放射治疗的临床研究

研究 / 参考文献	入组患者数	随访（年）	化学治疗比例（%）	放射治疗方案 (Gy/Gy 每次)	局部区域复发率（%）
Hôpital Necker[337]	230	≥4	21	45/1.8	5
				23/5.75	7
Royal Marsden[338]	1410	10	14	50/2	12.1
				39/3	14.8
				42.9/3.3	9.6
START A[158, 159]	2236	10	36	50/2	7.4
				39/3	8.8
				41.6/3.2	6.3
START B[160, 159]	2215	10	22	50/2	5.5
				40.05/2.67	4.3
Canadian[162]	1234	10	11	50/2	6.7
				42.56/2.66	6.2

区域复发率分别为 5.5% 和 4.3%，无统计学差异[159]。总体而言，5 年患者报道的不良反应在 START-A 研究的 39Gy 组及 START-B 研究的 40Gy 组中较低，优于 START-B 研究中 50Gy 的对照组及 START-A 研究中的 41.6Gy 研究组[161]。

一项加拿大试验纳入了 1234 例接受保乳术的早期乳腺癌患者，随机分入接受常规分割的全乳放射治疗（50Gy/25F）及加速分割放射治疗（42.5Gy/16F）[162]。考虑到剂量不均匀性，中心轴距超过 25cm 的女性被排除出组。两组的 10 年局部复发率无统计学差异（6.7% vs 6.2%），美容效果评价为优良的比例也无差异。两组均未进行瘤床加量。值得注意的是，亚组分析发现，高分级肿瘤在大分割放射治疗组中的复发风险高于常规分割放射治疗。考虑到研究固有的 I 类错误的风险，这一发现的意义尚不明确。在对 START 或 Royal marsden 试验[163]进行的更大型的分析中未重复出分割方案与组织学分级之间的交互作用。

UKFAST 试验纳入了 50 岁以上的早期乳腺癌患者，随机分为三组：50Gy/25F/5 周，30Gy/5F/1 周，28.5Gy/5F/1 周[164]。随访至 3 年时，医生评估的中重度不良反应发生率在三组中分别为 9.5%、17.3% 和 11.1%。30Gy 组与其他两组之间的差异具有统计学意义。

在使用大分割放射治疗时，需要注意以下问题。上述试验纳入的大多数患者接受了保乳手术，没有接受化学治疗，年龄在 50 岁以上，没有接受瘤床加量，且乳腺内的照射剂量相对均匀。上述试验入组患者中不包括单纯的导管原位癌，尽管许多患者肿瘤中具有原位癌成分。ASTRO 共识小组发布了大分割放射治疗的指南，建议目前仅将大分割放射治疗用于 50 岁以上患 T$_{1-2}$ 期浸润性癌，不接受化学治疗的女性患者，要求剂量不均匀性应限制在处方剂量的 ±107% 内[165]。对不需要瘤床加量的患者，加拿大 42.5Gy 的研究分割方案更值得推荐。对尚未充分显现的晚期毒性（例如心脏毒性）仍需谨慎关注。

（九）部分乳腺放射治疗

综上，大多数乳腺内复发出现在瘤床内及其附近[87, 92, 93]。因此，将放射治疗局限在癌细胞残存风险较高的区域可能是可行的。当放射治疗仅局限在部分乳腺时，可考虑使用大分割；这种技术就被称为加速部分乳腺照射（APBI）。APBI 可以采用三维适形放射治疗，球囊近距离放射治疗或组织间近距离插植放射治疗。部分乳腺照射可大大减少乳腺放射治疗的后勤负担。一些小型试验将保乳术后女性随机分配到全乳放射治疗和部分乳腺照射组，以评估部分乳腺照射的疗效。这些试验结果总结在表 37-10 中。其中入组患者数最多的是 GEC ESTRO 试验，共纳入了 551 名导管原位癌或肿瘤 ≤ 3cm 且 N$_0$/N$_{1mi}$ 的浸润癌女性患者。入组患者被随机分配到全乳放射治疗联合瘤床加量组或组织间近距离插植放射治疗组[171]。部分乳腺照射组在 5 年局部控制、总生存率和美容效果方面均不劣于全乳放射治疗组。最大规模的非随机研究在一个包含了 92 735 名年龄 ≥ 67 岁接受保乳治疗的女性患者的回顾性队列中分析了采用组织间插植技术的部分乳腺照射的价值。队列中 6952 人接受了部分乳腺照射[166]。接受部分乳腺照射的女性随后行乳腺全切术的比例高于全乳放射治疗患者（HR=2.2）。此外，感染性和非感染性并发症的发生率在近距离放射治疗组中均较高。

在大型随机试验结果出来之前，ASTRO 召集的一个共识小组已经为部分乳腺照射的患者选择提供了指南[167]。表 37-11 总结了这个小组的建议。一些，但不是全部的回顾性报告已证实，与适合部分乳腺照射的人群相比，需谨慎组和不适合组的女性乳腺内复发风险更高[168, 169]。这个分类系统是否筛选了不适于接受部分乳腺照射的人群，或仅是筛选出了那些无论何种放射治疗类型乳腺内复发风险均较高的患者，尚有待观察。

表 37-10　比较全乳放射治疗和部分乳腺照射的随机研究

研究 / 参考文献	入组患者数	随访（年）	随机	乳腺内复发（%）
Christie Hospital [340]	708	8	WB: 40Gy/15F	13*
			APBI: 8 ~ 14MeVe–	25*
YBCG [341]	174	8	WB: 40Gy/15F	4
			APBI: 55Gy/20F（EBRT）	12
Hungarian [342]	258	5.5	WB: 50Gy/25F	3.4
			APBI: 50Gy/25F（EBRT）或术中放射治疗 36.4Gy/7F	4.7
University of Florence [343]	520	5	WB: 50Gy/25 + 10Gy Boost	1.5
			APBI: 30Gy/6F（EBRT）	1.5
GEC ESTRO [171]	551	5	WB: 50Gy/25 + 10Gy Boost	1.4
			术中放射治疗 32Gy/8 F	0.9

YBCG. 约克郡乳腺癌工作组；APBI. 加速部分乳腺照射；WB. 全乳照射；EBRT. 外照射治疗；Boost. 瘤床加量；*. 存在统计学差异

表 37-11　ASTRO 加速部分乳腺照射共识定义的患者分组

参数	适宜*	需谨慎†	不适合‡
年龄（岁）	≥ 60	50—59	< 50
肿瘤大小（cm）	≤ 2	2.1 ~ 3.0	> 3
T 分期	T_1	T_0, T_2	T_3, T_4
切缘	阴性≥ 0.2cm	近切缘（< 0.32cm）	阳性
组织学类型	浸润性导管癌或预后良好的类型，无广泛导管内成分	浸润性小叶癌或纯导管原位癌或广泛导管内成分	
脉管瘤栓	无	局限 / 局灶	广泛
ER 状态	阳性	阴性	
多灶性	临床单灶		临床多灶
N 分期	pN_0（i±）		pN_{1-3}
淋巴结手术	前哨淋巴结活检，腋窝淋巴结清扫		无
新辅助治疗	无		有
BRCA 1/2 状态	无突变		存在突变

ASTRO. 美国放射治疗协会；*. 患者必须满足全部下列条件才能分入"适宜"组；†. 患者满足以下列出的任一条件即属于"需谨慎"组；‡. 患者满足以下列出的任一条件即属于"不适合"组

　　一项Ⅲ期合作组研究，NSABP B–39/RTOG 0413 目前正在招募患者。其目标是入组 4300 名患者[170]。该试验将患者随机分配到全乳放射组和部分乳腺照射组，部分乳腺照射组的治疗技术由入选机构在三种模式中加以选择。RAPID/Ontario 临床肿瘤学组研究已完成入组。该研究将 2135 名女性随机分配到全乳放射治疗组或使用 3D–CRT 的部分乳腺照射组，照射剂量：38.5Gy/10F[172]。虽然尚无疗效数据，初步的不良反应数据显示，与全乳放射治疗相比，部分乳腺照射组 3 年时不良美容效果的发生率增加（35% vs 17%）[171]。这些试验的最终结果发表后，可能有助于确定适宜采用部分乳腺照射代替全乳放射治疗的患者亚群。

（十）术中放射治疗

　　术中放射治疗（intraoperative radiotherapy, IORT）是部分乳腺照射的延伸，这一放射治疗过程可以在保乳手术过程中单次完成。

　　TARGIT-A 试验入组了 3451 名女性，随机分配到全乳外照射或术中放射治疗组。如果术中放射治疗患者最终病理提示存在不利预后因素，则在术后接受全乳外照射放射治疗[173]。术中放射治疗采用 50kV 的 X 线，处方剂量为施源器表面 20Gy。用这种方法，1cm 深处的组织接受约 5Gy 的照射。值得注意的是，术中放射治疗组中 15% 的患者（22% 接受术中放射治疗的患者）接受了术后全乳放射治疗。补充全乳放射治疗的适应证在某种程度上由各参与单位自行确定，通常包括：腋窝淋巴结转移、脉管瘤栓、高级别、切缘阳性、小叶癌和广泛导管内成分（EIC）。在 TARGIT-A 试验中，5 年乳腺内复发率在术中放射治疗（± 全乳放射治疗）组中为 3.3%，全乳放射治疗组中则为 1.3%。消除术后病理分层差异后，根据术前分层的术中放射治疗（± 全乳放射治疗）组 5 年乳腺内复发率与外照射组类似（2.1% vs 1.1%）。尽管随访期很短，这些早期的结果仍令人鼓舞。在 TARGIT-A 研究中采用低剂量照射小体积的组织，与传统的放射生物学理论存在一定差异，需要有更长时间的随访结果，才能确定术中放射治疗是否可作为全乳放射治疗的标准替代手段[174]。

ELIOT 试验将患者随机分到全乳放射治疗或术中放射治疗组，术中放射治疗使用 3～12MeV 电子线，处方剂量为 90% 等剂量线接受 21Gy 的照射。其初步结果已经公布，两组的 5 年局部复发率分别为 4.4% 和 0.4%，全乳放射治疗组更优[175]。

术中放射治疗组较高的乳腺内复发率可能与患者选择有关。在术中放射治疗组的亚组分析中发现，高风险组（事后定义为肿瘤 2～2.5cm 大小，高组织学分级，≥ 4 个淋巴结转移或 ER 阴性）5 年的乳腺内复发率为 11.3%，而其余患者的 5 年乳腺内复发率仅为 1.5%。术中放射治疗组患者的皮肤反应较少。在术中放射治疗组中，CT 发现的肺纤维化发生率较低[176]。

（十一）新辅助化学治疗

新辅助化学治疗可使肿瘤缩小，从而使保乳治疗成为可能。在 NSABP B-18 研究中，术前评估为需要接受乳腺全切术的女性，术前接受阿霉素和环磷酰胺新辅助化学治疗后，有 27% 转化为可接受保乳手术[177]。转化为保乳手术的患者 9 年乳腺内复发率高于不经化学治疗即可行乳腺肿瘤切除术的患者（14.5% vs 6.9%）。这种差异可能来自于术前的降期，也可能是两组间复杂的预后因素的差异。因此，使用新辅助化学治疗使肿瘤缩小从而进行保乳治疗对大肿瘤的患者仍然是一种合理的治疗策略。在活检时应该在肿瘤位置放置钛夹标记，从而确定手术位置，这在肿瘤完全缓解的情况下最有价值。

（十二）全乳放射治疗技术

1. 仰卧位　在仰卧位时，患者的同侧手臂或双臂被固定在头上方。表 37-12 给出了仰卧位全乳放射治疗的典型边界。切线束的后缘不应该发散，可使用半野技术或适当旋转机架以减少肺剂量。使用 CT 模拟定位时，可以偏离经典的临床边界。值得注意的是，如果与瘤床的距离较远，可以采用心脏遮挡技术，似乎并不会增加乳腺内复发风险[178]。仰卧定位可以充分覆盖全乳靶区，但不可避免地会照射到乳腺下方部分肺，偶尔也会照射到部分心脏（如果是左侧乳腺癌）。仰卧位也会造成乳腺内剂量不均匀，尽管使用现代技术（如采用多野照射）可以大大改善剂量不均匀

表 37-12　仰卧位全乳放射治疗的典型边界

边界	描述
下	乳腺皱褶下 2cm
上	锁骨内侧头下缘，至少乳腺上缘上 1cm
外	腋中线，至少乳腺外缘外 1cm
内	在不包括内乳淋巴结的情况下，位于胸骨正中
前	乳腺前缘前 2cm
后	在中心层面连接内外界的非发散切线

性，但在大乳腺的女性患者中，剂量不均匀性的问题较为严重。

2. 俯卧位　俯卧位时，乳房离开胸壁并变窄。多项剂量学研究显示，俯卧位全乳放射治疗降低了同侧肺的剂量[179-182]。现有数据对仰卧位及俯卧位对心脏受照剂量的影响结论是冲突的，一些研究认为俯卧位更好，而另一些则认为仰卧位更优[179,182,183]。这可能是因为心脏也在俯卧位时会向前移位[184]。因此，俯卧位对心脏剂量的影响与患者的个体解剖结构有关，也与照射野的设计有关。俯卧位似乎减少了腋窝淋巴结的照射剂量，当需要进行淋巴结照射时可能并不理想[185]。另外，俯卧位的随机摆位误差更高，在进行精确放射治疗时需要使用更大的计划照射体积（PTV）[186]。临床数据提示俯卧位放射治疗可获得满意的肿瘤控制率。随访 5 年，MSKCC的研究纳入了 245 名俯卧位放射治疗的乳腺癌患者，随访至 5 年时，该组患者的乳腺内复发率较低，与仰卧位照射相当[187]。

3. 淋巴结照射（三野）　淋巴结照射通常在仰卧位进行。由于腋窝淋巴结和乳腺尾部紧密相连，标准乳腺切线照射至少包括了部分的低位腋窝[188]。腋窝上部和锁骨上区在经典治疗中由"第三野"给予照射。具体的技术细节因机构而异。许多研究机构采用半野等中心匹配的方式，在不旋转床板和准直器的前提下，在胸壁和淋巴结照射区域之间形成完美的几何匹配（图 37-2）[189]。当前在作者的机构中，淋巴结区域采用转角 5°～15° 的单前野照射，照射野的外界由需照射的范围决定。在腋窝淋巴结清扫术后，且不存在腋窝肿瘤残存的高危因素情况下，放射治疗野不包括腋窝。在这种情况下，外侧边界的位置由 CT 下勾画的靶区决定，但通常位于喙突和肱骨头之间（图 37-3）。在没有行腋窝淋巴结清扫或存在腋窝肿瘤残存的高危因素史，外侧边界延伸到肱骨头以外，包括完整的腋窝（图 37-4）。如果前斜野无法获得足够的剂量覆盖，可以增加后野腋窝补量或相反方向的照射野（图 37-5）。

4. 正向调强放射治疗　传统上，乳腺放射治疗通过一对对穿开放，不添加楔形板的切线野实现，由于乳腺的外轮廓并不均匀，乳腺朝向乳

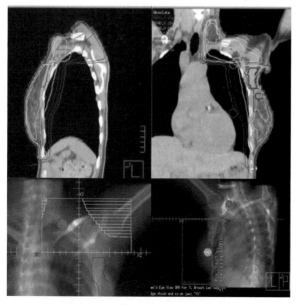

▲ 图 37-2　等中心半野照射方式
在胸壁和淋巴结区域间形成了完美的几何吻合（此图的彩色版本见书中彩图页）

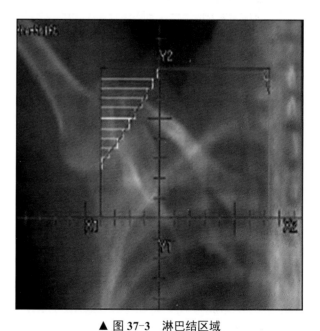

▲ 图 37-3　淋巴结区域
包括了锁骨上区和未清扫的腋尖部（根据 CT 图像上的钛夹标记定义）（此图的彩色版本见书中彩图页）

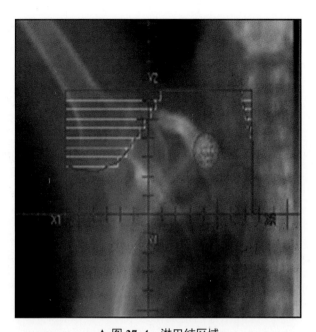

▲ 图 37-4　淋巴结区域
包括锁骨上区和全腋窝（此图的彩色版本见书中彩图页）

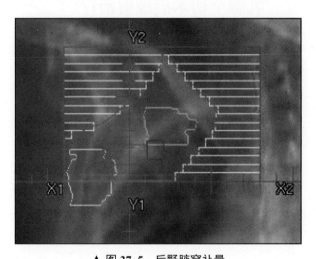

▲ 图 37-5　后野腋窝补量
提高了外侧腋窝的剂量覆盖度（此图的彩色版本见书中彩图页）

头的较薄部分会受到不合理的高剂量照射（"热点"），而朝向胸壁的较厚部分照射剂量则偏低（"冷点"）。使用楔形板来补偿乳腺的不规则轮廓可以改善剂量分布。楔形板在中心层面可以很好地补偿了乳腺的不均匀轮廓，但无法在三维方向上弥补乳腺上、下极的剂量不均匀性。正向调强 IMRT（f-IMRT）使用多野照射，原理类似于三

维方向的楔形板。这种方法有效地改善了全乳放射治疗的剂量均匀性。

三项随机研究评估了 f-IMRT 对放射治疗毒性和乳腺美容效果的影响。两个加拿大中心招募了 358 名女性，随机分为接受常规的全乳放射治疗或 f-IMRT 全乳放射治疗[190]。f-IMRT 改善了剂量分布，从而降低了急性湿性脱皮的发生率（47.8% vs 31.2%）。来自 Royal marsden 的试验包括了 306 名具有毒性反应高危风险的女性，采用了类似的随机分组[191]。5 年照片评估的结果发现，接受常规放射治疗的女性中，58% 的乳腺外形发生了变化，而 f-IMRT 组则为 40%。f-IMRT 组中的妇女发生乳腺硬化的比例更低。剑桥大学进行的单中心研究对乳腺常规放射治疗计划进行了剂量均匀性分析。共有 814 例超过 2cm^3 体积接受 > 107% 处方剂量的患者被纳入研究，并被随机分入常规乳腺放射治疗组或 f-IMRT 放射治疗组[192]。接受常规放射治疗的患者在两年随访时照片评价发生毛细血管扩张症（OR=1.68）的可能性更大。f-IMRT 技术逐渐成为标准的乳腺放射治疗技术[193]。

（十三）局部复发 / 挽救治疗

保乳治疗后的局部区域复发预示着预后不良。乳腺内复发后的生存优于区域淋巴结复发。针对淋巴结阴性保乳治疗后女性患者的 NSABP 系列研究的综合分析发现，乳腺内复发后 5 年生存率为 76.6%，而局部淋巴结复发后为 34.9%[194]。ER 阴性和无病间隔时间短在发生局部区域复发的患者中是不良的预后因素。类似的 NSABP 研究分析了淋巴结阳性的女性患者接受保乳治疗后的情况，发现乳腺内复发患者 5 年总生存率为 59.9%，局部淋巴结复发者则为 24.1%[195]。乳腺内复发的标准局部治疗是乳腺全切术。是否可再行保乳手术联合再程放射治疗是目前 RTOG1014 研究探索的问题，目前仅能在临床试验中使用。

（十四）指南总结

• 保乳治疗可获得与乳腺全切术相当的长期生存，是早期乳腺癌的标准治疗方法。

• 乳腺肿瘤切除术后的全乳放射治疗使乳腺内复发风险降低 65% ～ 70%，任意复发率降低约一半，并改善了乳腺癌特异生存和总生存。

• 大多数试图在某个亚组的患者中安全的省略全乳放射治疗的研究均未获成功。

• 对年龄 ≥ 70 岁，肿瘤体积小，激素受体阳性，且接受他莫昔芬治疗的女性患者，放射治疗可以降低乳腺内复发风险，但不放射治疗时复发风险也非常低，省略放射治疗是可行的。

• 已经确定了几个乳腺内复发的高危因素，最显著的有：年轻，切缘阳性，未接受全身治疗，以及组织学高分级。

• 虽然切缘阳性与乳腺内复发风险升高有关，但扩大阴性切缘并无好处。

• 近来的数据提示，分子分型和基因表型可以提供额外的乳腺内复发预后信息。

• 在全乳放射治疗的基础上局部推量可以进一步降低乳腺内复发风险，但美容效果略差。

• 在年轻女性和高分级肿瘤中，加量可以带来最大的绝对获益。

• 对腋窝清扫术后淋巴结转移 ≥ 4 个的女性患者，放射治疗应包括腋顶和锁骨上区。

• 在 1 ～ 3 个腋窝淋巴结转移的患者中，区域淋巴结照射的价值正在被重估。随机研究的结果支持在这些患者中使用区域淋巴结照射，可以改善无远处转移生存，降低乳腺癌专项死亡率。

• 内乳淋巴结放射治疗的获益目前尚不肯定，但所有涉及淋巴结区域放射治疗的研究均包括了这一区域。

• 常规治疗中，化学治疗在放射治疗前进行。同步放化疗在高危患者中的作用值得期待，但尚无肯定的证据。

• 不需进行全身治疗的情况下，手术和放射治疗之间间隔延长可能会导致乳腺内复发风险小幅增加。

• 常规放射治疗剂量为全乳腺总量 45 ～ 50Gy，单次 1.8 ～ 2Gy。

• 大分割正成为一个可行的治疗选择，但需要注意的是，相关研究尚缺乏长期的随访资料，且研究入组患者几乎都未接受化学治疗或瘤床补量。

• 加速部分乳腺照射和术中放射治疗可能成为全乳放射治疗的替代方案，但尚缺乏随机研究的长期验证数据。

• 保乳治疗后的局部区域复发提示长期预后不良。

五、乳腺全切术后放射治疗

（一）背景

全乳切除术联合前哨淋巴结活检或腋窝淋巴结清扫，是早期乳腺癌的一种极好的局部治疗方法，疗后的局部区域复发风险相当低。然而，在具有某些特定不良预后因素，主要指淋巴结转移的患者中，局部区域复发风险会增高。对于大部分此类患者，乳腺全切术后放射治疗是进一步降低疾病复发的合适辅助手段。

（二）荟萃分析

在过去的几十年里，改良根治术后放射治疗的价值存在相当大的争议。早期的随机试验对这一问题的结论相互矛盾，很可能是由于不同研究的纳入标准、全身治疗、外科手术操作和放射技术存在极大差异导致的。对这些早期试验进行的一项荟萃分析证实，改良根治术后放射治疗可明显降低局部区域复发风险，并改善疾病特异性生存率[196]。这些获益被治疗相关毒性（主要是心脏毒性）所抵消，导致总生存率未发现获益。当仅对那些采用现代放射治疗技术和标准分割模式的研究进行分析时，总生存率的获益就凸显出来了 [197]。同样，另一项荟萃分析发现，当纳入的研究的放射治疗生物等效剂量达到 40～60Gy，采用每次 2Gy 的分割模式，且包括合适的放射治疗靶区时，改良根治术后放射治疗可以将 10 年总生存率提高 6.4%，但放射治疗如不满足上述条件，则无法取得生存率获益 [198]。一项荟萃分析仅包括了那些在两组中都使用全身治疗的试验，结果也发现了改良根治术后放射治疗带来的额外生存率获益 [199]。

目前能获得的最全面的分析来自于 EBCTCG 纳入 8500 例乳腺癌改良根治术后接受或不接受放射治疗的患者数据 [200]。研究者发现，放射治疗可以使 5 年局部区域复发风险下降 17%，15 年疾病特异性死亡率下降 5.4%，总生存率改善 4.4%。试验者认为，5 年时 LRR 每降低 4%，会转化为 15 年时乳腺癌死亡率降低 1%。LRR 的绝对风险是 PMRT 获益的一个重要决定因素。

（三）随机试验

三个大型的近代随机研究为改良根治术后放射治疗的价值提供了清晰的证据。DBCG 82b 试验包括了 1708 例 Ⅱ～Ⅲ 期绝经前乳腺癌女性患者，所有患者均接受了改良根治术、术后环磷酰胺 + 甲氨蝶呤 + 氟尿嘧啶方案（CMF）的辅助化学治疗 [201]。入组患者随后被随机分为放射治疗或不放射治疗组。放射范围包括胸壁、腋窝、锁骨上区和同侧内乳链。放射治疗使 10 年局部区域复发率从 32% 降至 9%，10 年无病生存率从 34% 提高至 48%，总生存率从 45% 提高至 54%。1～3 个腋窝淋巴结转移的患者与存在 4 个及以上淋巴结转移的患者通过放射治疗获得了相同的生存收益。值得注意的是，该试验中多数患者的分期为 T_{2N1}。

DBCG 82c 研究采用了类似的设计，包括了 1375 名 Ⅱ～Ⅲ 期绝经后乳腺癌女性患者 [145]。研究入组患者接受了改良根治术，术后 1 年他莫昔芬辅助治疗，并随机决定是否接受放射治疗。放射治疗使 10 年的局部区域复发风险从 35% 降至 8%，10 年无病生存率从 24% 提高到 36%，10 年总生存率从 36% 提高到 45%。对于腋窝 1～3 个淋巴结转移与腋窝淋巴结转移 ≥ 4 个的患者，放射治疗带来的总生存率获益相同。对 82b 和 82c 数据的联合分析更新了 18 年的随访结果 [146]。放射治疗组 18 年的局部区域复发率为 14%，而未放射治疗组为 49%。远处转移率在放射治疗组为 53%，在未放射治疗组为 64%。

不列颠哥伦比亚癌症机构纳入了 318 例伴淋巴结转移的绝经前女性患者，所有患者均接受了改良根治术及 CMF 方案辅助化学治疗，并被随机分入放射治疗或非放射治疗组 [147]。放射治疗范围包括患侧胸壁、腋窝、锁骨上区和双侧内乳淋巴结。放射治疗可将 15 年无病生存率从 33% 提高到 50%，但 15 年总生存率的获益没有达到统计学意义。对 1～3 个淋巴结转移和 4 个以上淋巴结转移的女性，放射治疗在无远处转移生存率上带来的获益是一致的。在其更新的分析中，非放射治疗组 20 年总生存率为 37%，而放射治疗组为 47%，达到了显著差异 [148]。

这些研究表明，在所有淋巴结阳性患者中，改良根治术后放射治疗都可带来可靠的生存率获益。然而，由于方法学的缺陷，这些试验的结果受到了很多批评。这些研究的腋窝清扫淋巴结数目不足。在 DBCG 82b 和 82c 研究中，淋巴结清扫的中位数为 7 个，而在不列颠哥伦比亚的研究中，淋巴结清扫的中位数为 11 个。在美国 Ⅰ/Ⅱ 组腋窝淋巴结清扫通常会切除至少 15 个淋巴结。不完全的腋窝淋巴结清扫可能会忽略一些转移淋巴结从而导致患者分期偏早，并可能导致腋窝肿瘤残存。此外，这些研究所使用的全身治疗（CMF 或他莫昔芬）疗效劣于包括了蒽环类、紫衫类和靶向药物的现代治疗方案。由于这些原因，上述试验可能高估了局部区域复发风险，特别是在 1～3 个腋窝淋巴结转移的女性中，从而可能高估了改良根治术后放射治疗的价值。作为支持这个假设的证据，几项包括了接受更彻底腋窝淋巴结清扫术的女性患者的非随机研究发现，伴有腋窝 1～3 个淋巴结转移的女性患者局部区域复发风险明显较低[202-205]。表 37-13 总结了这些研究的结果。对于 DBCG 研究和其他非随机研究中局部区域复发率的差异，其他的解释包括：不同的局部区域复发定义（即，孤立的局部区域复发对比全部局部区域复发），不同研究对象中局部区域复发预后因素的差异，随访时间间隔及手段的多样性，以及统计分析方法的差异[202]。

（四）改良根治术后放射治疗在 1～3 个腋窝淋巴结转移患者中的价值

最近对 DBCG 研究的再分析揭示了改良根治术后放射治疗在 1～3 个腋窝淋巴结转移女性患者中的价值。在这次针对 DBCG 82b 和 82c 数据的再分析中，仅 1152 名淋巴结清扫数 ≥ 8 枚的患者被纳入了分析[206]。淋巴结转移 ≥ 4 枚的患者接受改良根治术后放射治疗得到的局部区域复发绝对获益优于淋巴结转移 1～3 枚的患者（41% vs 23%），但两者在总生存上的获益相同（9%）。这一分析支持了改良根治术后放射治疗在腋窝 1～3 个淋巴结转移的患者中的价值，

并驳斥了总生存获益与局部区域复发获益成正比的观点。相反地，局部区域复发和总生存间的关系可能会受到远处转移的竞争性影响。随后对 DBCG 研究数据的重新分析再次印证了这一结论。纳入再分析的 1000 名可获得肿瘤标记物的女性患者根据局部区域复发风险被分为 3 个预后组[207]。尽管在预后良好组中，改良根治术后放射治疗带来的局部区域复发风险绝对下降幅度最小，其生存获益反而最大。

EBCTCG 最近的一项荟萃分析纳入了 1314 名接受乳腺全切术及腋窝淋巴结清扫，且发现腋窝 1～3 个淋巴结转移的女性患者，并将其随机分入改良根治术后放射治疗组或对照组[208]。放射治疗将 10 年复发率从 45.7% 降至 34.2%（RR= 0.68），20 年乳腺癌死亡率由 50.2% 降至 42.3%（RR= 0.80）。随后的分析仅包括了其中 1133 名接受了全身治疗（化学治疗或他莫昔芬）的患者，得到了类似的结果。

几项来自 EORTC 或测 SEER 数据库的大型回顾性研究也表明，腋窝 1～3 个淋巴结转移的女性患者可从改良根治术后放射治疗中获得生存获益[40, 209-211]。其他研究提示，在腋窝 1～3 个淋巴结转移的基础上，结合某些病理特征，可以确定有较高复发风险，可从改良根治术后获益的患者亚群[202, 204, 212-217]。表 37-14 总结了这些研究的发现。正在进行的 MRC/EORTC SUPREMO

表 37-13　接受乳腺全切术及全身治疗，未接受放射治疗患者的 10 年局部区域复发率

研究 / 参考文献	入组患者数	10 年局部区域复发率（%）		
		全组	1～3 个淋巴结转移	＞3 个淋巴结转移
British Columbia[250]	318	25		
DBCG 82b[201]	1708	32		
DBCG 82c[145]	1375	35		
ECOG[202]	2016		13	29
MDACC[203]	1031		13	25
NSABP[204]	5758		13	27
IBCSG[205]	4072		17	31

DBCG. 丹麦乳腺癌合作组；ECOG. 东部肿瘤合作组；MDACC. MD Anderson 癌症中心；NSABP. 美国乳腺与肠道外科辅助治疗研究组；IBCSG. 国际乳腺癌研究组

试验纳入了乳腺切除术后 N_1 或高风险 N_0 的患者，并将其随机分为改良根治术后放射治疗组和对照组，该研究的结果可能会解决这一争议性的问题[218]。

（五）改良根治术后放射治疗在淋巴结阴性乳腺癌中的作用

EBCTCG 的一项荟萃分析发现，改良根治术后淋巴结阴性的乳腺癌女性患者局部区域复发风险很低，但放射治疗可进一步降低这一风险（6% vs 2%）[200]。同样，一项纳入了 NSABP 研究中 313 名 T_3 淋巴结无转移，接受乳腺全切术及全身治疗，但未接受术后放射治疗的患者的回顾性研究发现，10 年累积任意部位局部区域复发风险为 10%[214]。这种相对较低的局部区域复发风险提示在多数此类患者中，改良根治术后放射治疗可能是不必要的，但是某些亚组的患者可能存在较高的复发风险。

一项回顾性研究纳入了 70 名 T_{3N0} 改良根治术后接受全身系统治疗，但未接受放射治疗的乳腺癌患者，发现脉管瘤栓预示了较高的局部区域复发风险[220]。一些回顾性研究在 T_{1-2N0} 改良根治术后未接受放射治疗的患者中评价了局部区域复发的危险因素[221-223]。研究一致发现，年轻、高组织学分级、脉管瘤栓和 T_2 肿瘤是局部区域复发

的高危因素。一项在淋巴结阴性的改良根治术后女性患者中进行的系统分析发现，以下危险因素与局部区域复发相关：脉管瘤栓、组织学分级 3 级、T_{2-3}、近切缘及年龄 ≤ 50 岁[224]。存在两个或更多危险因素时，局部区域复发风险可超过 15%。目前尚缺乏对上述研究的前瞻性验证，因此，尚无法准确的找出一组具有局部复发高风险，从而值得接受改良根治术后放射治疗的患者亚组。表 37-15 总结了改良根治术后淋巴结阴性乳腺癌女性患者发生局部区域复发的高危因素。

三阴性乳腺癌可能是一种局部区域复发风险较高的分子亚型。一项回顾性分析比较了 $T_1 \sim T_2$ 淋巴结阴性的三阴性乳腺癌接受保乳术加放射治疗，以及改良根治术后无放射治疗的女性患者预后，发现是否接受改良根治术是局部区域复发的唯一预测因素[225]。最近一项中国的研究招募了 681 名接受改良根治术的三阴型乳腺癌患者（其中 86% 为淋巴结阴性），患者术后均接受了辅助 CMF 方案化学治疗，随后被随机分配到改良根治术后放射治疗组或对照组[226]。发现改良根治术后放射治疗将 5 年生存率从 78.7% 提高到了 90.4%。

（六）近切缘或切缘阳性

通常认为近切缘及切缘阳性是接受改良根治

表 37-14 腋窝 1 ～ 3 个淋巴结转移女性患者改良根治术后局部区域复发的不良预后因素

研究 / 参考文献	局部区域复发不良预后因素
MDACC[212]	乳头或皮肤受侵，胸肌筋膜受侵，近切缘或切缘阳性
MDACC[213]	肿瘤大小≥ 4cm，包膜外受侵≥ 2mm，淋巴结清扫数< 10 个
BCCA[214]	阳性淋巴结比例≥ 20%
BCCA[215]	年龄< 45 岁，阳性淋巴结比例≥ 25%，中央象限肿瘤，ER 阴性
Taipei[344]	年龄< 40 岁，T_2，ER 阴性，脉管瘤栓
NSABP[204]	年龄< 50 岁，T_2
ECOG[202]	绝经前，淋巴结清扫数≤ 5 个
IBCSG[216]	3 级，脉管瘤栓，T_2
Ankara[217]	年龄≤ 35 岁，阳性淋巴结比例> 15%

MDACC. MD Anderson 癌症中心；BCCA. 不列颠哥伦比亚癌症机构

表 37-15　改良根治术后淋巴结阴性女性患者局部区域复发风险的不良预后因素

研究 / 参考文献	分期	入组患者数	局部区域复发的不良预后因素
MGH[221]	T_1-T_2	1136	脉管瘤栓，T_2，近切缘或阳性切缘，年龄≤ 50 岁，未接受全身治疗
BCCA[222]	T_1-T_2	1505	组织学 3 级，脉管瘤栓，T_2，未接受全身治疗
Ankara[223]	T_1-T_2	502	年龄≤ 40 岁：T_2，脉管瘤栓
			年龄> 40 岁：肿瘤> 3cm，脉管瘤栓，组织学 3 级
MGH/MDACC/Yale[220]	T_3	70	脉管瘤栓
Kent – Review[224]	T_1-T_3		脉管瘤栓，组织学 3 级，T_{2-3}，近切缘，年龄< 50 岁

MGH. 麻省总医院；BCCA. 不列颠哥伦比亚癌症机构；MDACC. MD Anderson 癌症中心

术后放射治疗的指征。并无随机研究证据来证明这点。福克斯癌症研究中心的回顾性分析表明，只有在年龄< 50 岁且切缘< 5mm 的患者中，复发风险才会增加[227]。来自不列颠哥伦比亚癌症机构的回顾性数据发现，对于切缘阳性的女性，至少有以下风险因素之一时，局部区域复发风险会增高：年龄< 50 岁，T_2 肿瘤，组织学分级 3 级或脉管瘤栓[228]。

（七）新辅助化学治疗

传统上改良根治术后是否需行辅助放射治疗取决于乳腺切除标本的病理结果。新辅助化学治疗的使用正日益普遍。当使用新辅助化学治疗时，它会改变病理结果，使得改良根治术后放射治疗的决策更为复杂化。应用新辅助化学治疗可以提供肿瘤的治疗反应性这一额外信息。来自 NSABP B-18 和 B-27 的数据显示，达到病理完全缓解的患者总生存优于未达完全缓解的患者。然而，新辅助化学治疗的疗效是否影响放射治疗决策尚属未知[229]。一项回顾性研究汇总分析了 B-18 和 B-27 的数据，发现在接受新辅助化学治疗及乳腺全切术的患者中，局部区域复发风险的独立预测因子包括化学治疗前肿瘤大小和淋巴结情况，以及在乳腺或淋巴结中未达到病理完全缓解[230]。在这些研究中，乳腺和淋巴结中的病理完全缓解与极低的局部区域复发率有关，提示在该组患者中降低治疗强度，包括省略淋巴结照射或改良根治术后放射治疗可能是合适的。相反

的，对 Gepar 研究汇总分析的早期结果发现，即使对于达到病理完全缓解的患者，省略放射治疗也会导致预后变差[231]。

有关新辅助化学治疗后改良根治术后放射治疗的资料大部分是回顾性的。来自 MDACC 的数据表明，临床Ⅲ期或 T_3N_0 的乳腺癌患者局部区域复发风险较高，可从改良根治术后放射治疗中获益[232-234]。这一结论即使在化学治疗后达到病理完全缓解的患者中也成立。在一项研究中，新辅助化学治疗后达到病理完全缓解的临床Ⅲ期的乳腺癌患者，如果改良根治术后不接受放射治疗，10 年局部区域复发风险可达 33%，而接受放射治疗后则仅为 7%[233]。同样，临床 T_3N_0 的女性患者，改良根治术后不接受放射治疗时 5 年局部区域复发风险为 24%，而放射治疗后风险为 4%[234]。皮肤或乳头受累，锁骨上淋巴结转移，包膜外受侵和 ER 阴性是新辅助化学治疗后局部区域复发的高危因素[235]。目前的共识认为，化学治疗前的临床分期和化学治疗后的病理分期都是独立的预后因素，在进行放射治疗决策时均应予以考虑[236]。需要额外的数据来进一步明确改良根治术后放射治疗在这种情况下的作用。目前正在招募患者的 NSABP B-51 试验试图评估放射治疗在新辅助化学治疗后腋窝达到病理完全缓解的患者中的价值，希望能为目前不确定的问题找到答案。

（八）炎性乳腺癌

炎性乳腺癌（inflammatory breast cancer，IBC）

是一种临床诊断，以快速出现并扩散的乳腺红斑、发热和水肿为特征。由于乳腺被肿瘤广泛浸润，可能无法触及具体的肿块。这种征象的常见病理特征是在真皮淋巴管中发现肿瘤癌栓，但这一病理表现并不是做出临床诊断的必要或充分条件。如果存在真皮淋巴管浸润，可能是一个独立的预后不良因素[237]。炎性乳腺癌非常罕见，目前可能只占所有乳腺癌的 1%，因此缺乏相关的随机研究[238]。基于非随机研究的数据，目前的标准治疗方案是积极的综合治疗：首先采用新辅助化学治疗，随后进行全乳切除术和术后放射治疗[239]。乳腺全切术应在炎性皮肤病变完全被化学治疗缓解后再进行。在现代治疗进展中，在化学治疗方案中加入紫杉醇，以及放射治疗时每日使用组织补偿提高皮肤剂量，与历史对照似乎改善了局部控制率。来自 MSKCC 的研究采用了包括紫杉醇和每日使用组织补偿物的改良根治术后放射治疗在内的综合治疗，使 5 年局部区域控制率达到了 87%[240]。佛罗里达大学的一份研究提示，放射治疗剂量超过 60Gy 可能会改善预后[241]。来自 MD Anderson 癌症中心的研究报道了一种每日 2 次推量放射治疗的治疗方法；胸壁和淋巴引流区接受 1.5Gy 的部分中增加到 51Gy 照射后，胸壁序贯补量 15Gy[242]。放射治疗过程中半程使用了组织补偿物。该治疗方案的 5 年和 10 年局部区域控制率分别为 84.3% 和 77%，显著高于标准分割放射治疗的历史数据。尽管取得了这些进展，与其他局部晚期乳腺癌相比，炎性乳腺癌的预后仍极差[243]。炎性乳腺癌的有利预后因素包括肿瘤＜ 4cm，年龄超过 55 岁，以及 ER 阳性[241, 244]。

（九）局部区域复发的挽救治疗

之所以要强调改良根治术后放射治疗在预防局部区域复发中的价值，是因为改良根治术后一旦发生局部区域复发，预后极差。一项 DBCG 82b 和 82c 的汇总分析显示，3083 例患者中有

535 例的首次复发部位为孤立的局部区域[245]。无论最初的随机分组如何，患者随后 5 年内发生远处转移的可能性为 73%。与胸壁或低位腋窝失败的患者相比，锁骨下或锁骨上失败的患者预后更差（10 年生存率为 15%）。MDACC 的研究分析了 140 例乳腺全切术后局部区域复发患者的资料[246]。锁骨上区淋巴结复发的患者 10 年无病生存率为 12%，而仅有胸壁复发者为 40%。维尔茨堡大学的研究总结了 145 名乳腺全切术后局部区域复发患者的预后，发现 10 年无远处转移生存率为 36%[247]。该研究发现了一个预后良好的亚组：患者年龄＞ 50 岁，单纯胸壁或腋窝复发，无病间隔期超过一年。台湾的一项研究纳入了 115 例乳腺全切术后局部区域复发患者，发现组织学高分级，ER 阴性，无病间隔期短，淋巴结转移，以及综合治疗不足是不良的预后因素[248]。

乳腺全切术后局部区域复发的治疗应包括多种手段。虽然预后较差，但一部分患者可以实现长期无病生存。切除胸壁或腋窝的大体肿瘤可以改善预后[249, 250]。在既往未接受放射治疗的患者中，推荐对胸壁及淋巴结引流区进行大范围的照射。如果存在残存病灶，在考虑正常组织耐受性的前提下，推荐对残存肿瘤进行加量照射。考虑到臂丛神经的耐受性，对锁骨上区进行再程放射治疗通常是不可行的，但某些情况下可以考虑行胸壁再程放射治疗。几项研究表明，胸壁再程放射治疗的耐受性相对较好，且许多患者可获得持久的局部控制[249-252]。一项多中心研究分析了复发乳腺癌乳腺及胸壁再程放射治疗的疗效，发现完全缓解率可达 57%[248]。一些研究认为放射治疗联合热疗可以提高完全缓解率[249, 252]。

（十）重建

许多女性在乳腺全切术后希望能够重建乳房。这可以在乳腺切除同时（立即）进行，也可以在乳腺切除术后通过单独的手术（延迟）完成。可利用以下几种技术采用邻近部位的自体组织进

行重建：如背阔肌皮瓣、腹直肌皮瓣（TRAM）或腹壁下动脉穿支皮瓣（DIEP）。并非所有女性的体型都适合自体移植。相应的，也可以用可扩张形成组织隆起的扩张器来进行重建，随后用永久性的植入物代替扩张器。在某些情况下，也可以在乳腺切除术同时放置永久性的植入物。每种手术方法各有利弊，可以即时进行，也可以延期进行。最佳的处理是在充分考虑患者偏好的情况下，经多学科讨论决定手术方式。

即时重建缩短了患者无乳腺的时间窗，可以保留皮肤，减少瘢痕，并且避免了二次大手术及术后恢复的过程。还为需要接受改良根治术后放射治疗但不能（或不愿）接受自体重建的女性提供了乳房重建的机会。然而，重建后的乳腺接受改良根治术后放射治疗可以产生纤维化和包膜挛缩，影响美容效果，且增加了必须取出植入物的并发症发生风险[253]。一篇基于文献的全面综述估计，接受异体重建及改良根治术后放射治疗的女性，并发症的发生风险超过了 40%，植入物的取出率为 15%[254]。其他综述纳入了轻度并发症，所报道的毒性反应发生率更高[255]。使用无皮肤细胞基质材料可能会减轻、但不能消除这种风险[256]。在某些亚组，包括年龄超过 55 岁、肥胖和吸烟的患者中，并发症的发生率较高[257]。对于具有超过一个危险因素的患者，应认真考虑最佳的重建策略。此外，膨胀的扩张器会为放射治疗科医师带来困扰。在剂量学研究中，扩张器常常会影响靶区覆盖率或正常组织受照剂量（特别是肺和心脏），甚至同时影响两者[258, 259]。IMRT 可能在一定程度上克服这种困难，但高剂量线的更为适形通常伴随着胸部低剂量照射体积的增加[260]。多学科协作，可能能够克服对临床预后的不利影响。一项大型研究中，放置了扩张器且接受了改良根治术后放射治疗的局部复发风险并未增高[261]。尽管扩张器内的金属会干扰邻近组织的放射治疗剂量，这一影响非常轻微[262-264]。在局部区域复发率很高的患者，例如炎性乳腺癌

中，通常建议避免进行即刻重建。

如果计划进行自体重建和改良根治术后放射治疗，更推荐延期重建。与腹直肌皮瓣同期重建相比，将腹直肌皮瓣移植延期至放射治疗后进行的晚期并发症发生率更低，且美容效果更好[265, 266]。吸烟是发生组织坏死的独立危险因素，术前必须强调戒烟[267]。

（十一）技术

改良根治术后放射治疗技术随着时代不断发展，目前在临床中有多种治疗方法可供选择。密歇根大学对比了七种左侧乳腺癌对胸壁及内乳区进行放射治疗的技术，发现在靶区覆盖度和心肺保护方面，没有哪种技术是最优的[268]。在这个分析中，部分宽切线（PWT）野在多数病例中是最佳的。DBCG 进行了类似的分析，得出了相近的结论，认为部分宽切线野最佳[269]。当使用调强放射治疗时，与其他的射野设计相比，基于切线野的设计可在保证靶区覆盖度的同时，减少正常组织的受照剂量[270]。MDACC 描述了一种光子–电子混合照射技术，这一技术在胸壁的上内侧使用高能电子线，以包括内乳区，在胸壁下内侧则采用较低能量的电子线以保护心脏[271]。

目前作者机构推荐对改良根治术后放射治疗的患者行 CT 模拟定位。首先，根据个体化的剂量比较和选择，采用宽切线野（图 37-6）或外侧窄切线野联合内侧电子线照射技术（图 37-7）照射胸壁（必要时包括内乳链）。使用宽切线野时，每隔一天在胸壁添加 1cm 组织补偿物（对炎性乳癌，则每天均使用组织补偿）。当使用光子–电子混合照射时，应仔细匹配射野并在疗程中至少移动一次交界线以消除剂量不均匀性。无论采用哪种胸壁照射技术，均采用单野等中心照射淋巴结引流区。这一单野等中心照射技术和标准的射野边界在前文中已说明（参见早期乳腺癌的保乳治疗部分）。随后可能会用电子线对胸壁手术切口旁 2 ～ 3cm 的区域进行补量，补量

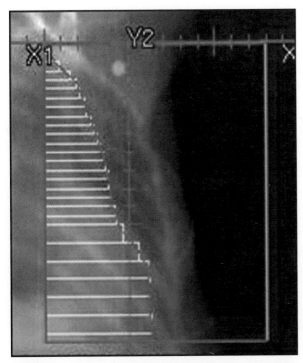

▲ 图 37-6　包括了内乳淋巴结的部分宽切线照射野正面观

此图的彩色版本见书中彩图页

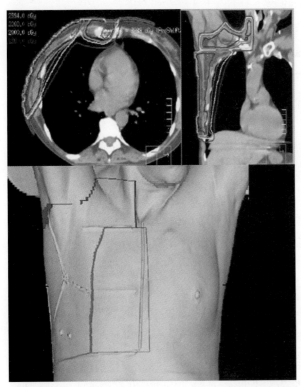

▲ 图 37-7　改良根治术后内侧电子线联合窄切线野照射胸壁的放射治疗技术

此图的彩色版本见书中彩图页

时每次均添加组织补偿物。深呼吸屏气（DIBH）已被证实可以降低心脏和左前降支冠状动脉的受照剂量。作者赞成在仰卧位治疗左侧乳腺时使用该技术，特别是放射治疗靶区包括内乳链时。

（十二）标准指南

几个合作机构已经发布了 PMRT 使用指南 [272-275]。总之，对 T_4 肿瘤、T_3 肿瘤及任何淋巴结阳性的女性，以及 $T_1 \sim T_2$ 且 4 个或以上淋巴结阳性的女性，这些指南强烈支持使用 PMRT。对于 $T_1 \sim T_2$ 期肿瘤且 1 ~ 3 个淋巴结的女性，尽管有强有力的经验证据支持 PMRT，但争议依然存在。需要和患者一起讨论 PMRT 的利弊。1 ~ 3 个淋巴结阳性时，可能需要考虑 LRR 的其他风险因素。放射治疗的标准剂量为 50 ~ 50.4Gy，每次 1.8 ~ 2Gy。当使用 PMRT 时，应照射胸壁尤其是胸壁切口。当使用光子能量大于 4MV 的加速器时，至少部分治疗应使用补偿膜。手术切口或胸壁补量的使用是可选的。对额外的淋巴结累及风险较大的患者，应照射 SCV 窝和未清扫的腋窝。除非存在其他风险因素，清扫后的腋窝不需要照射，因为该区域的复发风险较低。内乳链照射的价值不肯定。强烈建议使用 CT 计划注意保护心脏，避免增加晚期心脏不良反应。

（十三）指南总结

- 在淋巴结阳性的患者中，PMRT 可以使局部区域复发风险降低约 75%，显著提高了乳腺癌特异性生存和总生存。

- 在最近的随机试验和荟萃分析中，1 ~ 3 个淋巴结阳性患者的 PMRT 生存获益与 ≥ 4 个淋巴结阳性患者相同。

- 1 ~ 3 个淋巴结阳性的患者，乳腺全切术后 LRR 的高危因素包括：年轻，组织学高分级，包膜外受侵，脉管瘤栓和高阳性淋巴结比例。

- 大多数乳腺全切术后淋巴结阴性的女性的

LRR 风险很低，但某些具有高危因素的患者可能复发风险较高，可能从 PMRT 中获益。

• 乳腺全切术后 LRR 患者继发远处转移的风险很高。

• 临床诊为炎性乳腺癌提示预后较差，应在新辅助化学治疗和乳腺全切术后进行大范围的术后放射治疗。

• 在炎性乳腺癌放射治疗时，应考虑采用每日的组织补偿或加量照射。

• 需要接受 PMRT 的患者，乳房重建的决策应基于多学科协作。

六、放射治疗并发症

（一）美容效果

保乳治疗后美容效果的评价没有被统一接受的方法。评估模式包括临床医师的总体印象，临床医师对美容终点（例如，毛细血管扩张、纤维化、对称性和色素沉着）的评级，患者自我评价，以及非经治医师基于照片的评价。美容效果受各种治疗因素及患者相关因素的影响，如乳腺大小、肿瘤大小和肿瘤位置。手术技巧对美容效果影响很大。切除的乳腺体积严重影响着美容效果[276, 277]。手术导致的美容效果缺陷可以通过整形技术加以改善[278]。

放射治疗也会影响美容效果。放射治疗可引起色素沉着，毛细血管扩张，纤维化和乳腺挛缩。在大乳房或乳房下垂的女性中，乳腺挛缩更为常见而显著[279]。内、外侧切线野间距小的患者，放射治疗后美容效果好，可能是因为乳腺内的剂量分布均匀性得到了改善[280, 281]。评估 f-IMRT 疗效的研究验证了这一结论，这一技术改善了乳腺内剂量均匀性，从而降低了湿性脱皮、毛细血管扩张和晚期外观变化的发生率[190-192]。放射治疗对美容效果的影响是剂量依赖性的。已经证实，全乳照射剂量超过 50Gy 会导致美容效果变差[276]。同样的，采用瘤床加量增加部分乳腺的照射剂量与毛细血管扩张和纤维化有关[127, 128]。

全身治疗对美容效果也有影响。一些研究发现，保乳治疗后序贯辅助化学治疗导致美容效果变差[282-284]。在一项对比序贯化放疗和同步放化疗的随机试验中，同步治疗组出现了更严重的皮肤毒性，美容效果更差[150, 152]。内分泌治疗对美容效果的影响尚不明确，现有的数据是相互矛盾的[282, 285, 286]。

晚期美容效果会在几年后趋于稳定，然后保持不变[287]。在多数情况下，纤维化和毛细血管扩张在 3 ～ 5 年后不会继续恶化[287]。治疗完成后，可以改善美容效果的方法很少。脉冲染料激光和单极电疗仪已被成功地用于控制乳腺放射治疗导致的毛细血管扩张[288, 289]。使用维生素 E 和戊二酸 – 二甲苯酚治疗纤维化的研究结果并不一致[290-292]。使用这种治疗方法，可能需要很长的疗程（3 年以上）[293]。

（二）淋巴水肿 / 上肢功能

不同研究之间淋巴水肿的绝对风险差异很大，可能的原因包括手术技巧的差异，对淋巴水肿的诊断标准（上肢周径变化的阈值）不统一，以及随访时间不同。上肢淋巴水肿的发生风险随着对淋巴引流途径治疗强度的增加而上升。腋窝淋巴结清扫术后发生淋巴水肿的风险明显高于前哨淋巴结活检术后[47-49]。在 NSABP B-32 研究中，腋窝淋巴结清扫组手臂周径差超过 10% 的比例为 14%，前哨淋巴结活检组为 8%。在腋窝手术基础上增加腋窝放射治疗会增加淋巴水肿的发生率[294, 295]。据报道，腋窝淋巴结清扫联合放射治疗后淋巴水肿的发生率为 9% ～ 38%[294, 295]。切线野照射不会增加淋巴水肿的发生率[295]。在进行淋巴结区域放射治疗时，与仅照射锁骨上腋顶区相比，照射野包括全腋窝和腋后野补量的淋巴水肿发生率增高[296]。其他高危因素包括肥胖和使用全身化学治疗[296, 297]。这些结果提示，如果临床允许，应尽量避免腋窝淋巴结清扫术。如果需要进行腋窝淋巴结清扫，只要没有高危因素，放射治疗就应尽量避免照射清扫后的腋窝。只要条件允许，应尽可能尝试在肩膀上方保留一条皮肤避免照射，以保留侧支淋巴引流途径。淋巴水肿一旦发生往往是慢性的，治疗方法很有限。压力衣、运动和人工按摩促进淋巴回流是可选择的治疗方式。人工按摩促进淋巴回流的价值在一项随机试验中未被证实[298]。

（三）肺毒性

乳腺放射治疗可导致肺部的影像学改变，例如浸润或纤维化；也可引起有临床症状的肺炎。放射性肺炎以放射治疗后几周至数月内出现的咳嗽、呼吸急促和（或）低热为特征。发生放射性肺炎的风险与肺部受照体积显著相关[299, 300]。历史上，肺受照体积通过中央肺距离（CLD）来估计，目前也可以使用剂量学参数来计算。患侧肺接受 20Gy 剂量的体积百分比（V_{20}）可能是这些参数中最有价值的[301]。正如所预期的，增加淋巴结区域放射治疗会将肺尖包括在放射治疗范围内，从而增加了肺炎的发生风险[302]。EORTC 22922/10925 研究的初步数据提示，加入淋巴结区域放射治疗后，3 年肺不良反应的发生率从 1.3% 增加到了 4.3%[303]。临床症状显著时，可考虑口服或静脉使用皮质类固醇。

（四）心脏疾病

放射治疗对心脏功能的影响已被详细阐述。心脏晚期不良反应包括缺血性心脏病、心包炎、心包纤维化和瓣膜病[304]。乳腺放射治疗后最常见的心脏不良事件是缺血性心脏病。通过血管造影可以看到，放射治疗诱发的冠状动脉疾病范围与照射野直接相关[305]。在乳腺或胸壁放射治疗时，心尖部会被包含在切线野照射范围中，从

而可能导致左前降支血管中远端冠状动脉硬化加速。心脏接受照射的剂量和体积与发生心脏损伤的风险相关。超过 5% 的左心室体积被包括在放射治疗照射野内，就可能导致灌注缺血和心肌运动异常的风险增加[306]。

来自瑞典及丹麦 1958—2001 年 2168 例接受乳腺癌放射治疗患者的治疗及临床数据清晰地揭示了放射治疗诱发心脏毒性的剂量相关性[307]。全组患者心脏平均剂量（估计）为 4.9Gy。严重冠状动脉事件的发生率[307]与心脏平均剂量线性相关，心脏平均剂量每增加 1Gy，冠状动脉事件相对风险增加 7.4%。这一剂量依赖关系并无阈值，且在放射治疗后前 5 年内风险即开始增加。

来自 EBCTCG 的数据显示，在乳腺手术后增加放射治疗，会导致心脏病死亡率风险相对增加 27%[200]。这一心脏毒性的增加幅度可能与陈旧的放射治疗技术给予较大体积的心脏较高剂量的照射有关。来自 SEER 数据库的数据显示，1979 年以后，左侧乳腺癌患者放射治疗后（与右侧相比）死于缺血性心脏病的风险每年以 6% 的速度下降[308]。因此，现代技术可能降低了放射治疗引起的医源性心脏毒性，从而提高了治疗收益比。在一项纳入了 SEER 数据库中 1986 — 1993 年治疗患者的研究中，左侧乳腺放射治疗并未增加 15 年时心脏病发病风险[309]。

心脏挡块、俯卧位放射治疗和深吸气屏气（DIBH）技术有望进一步降低心脏受照剂量。心脏挡块通过延长挡块或多叶光栅将心脏遮挡在切线野范围外，是最简单的心脏保护技术。这通常仅限于在瘤床远离心脏的低风险乳腺癌女性患者中使用。初步的临床数据显示这种技术不会增加乳腺内复发率[178]。深吸气屏气技术特点如下：患者深吸气，使肺内充满空气，胸腔压力增大，心脏向后下方（尾部）移动。并通过将心脏移出放射治疗区域来降低心脏照射剂量。不同研究报道的剂量改善幅度并不相同，但大多数研究提示心脏的受照剂量至少减半[310]。

初步的临床数据表明这种剂量学优势可以转化为临床获益。在一项包括了 32 例接受乳腺及淋巴结区域（包括内乳链）深吸气屏气放射治疗的患者，放射治疗前后心脏灌注扫描未发现差异[311]。而既往的研究中，心脏受照射后会出现明显的灌注缺损，而将心脏移出放射治疗区则避免了这些变化。深吸气屏气可以通过多种技术实现，包括肺活量测定、光学引导、呼吸门控、激光引导系统等。英国的 HeartSpare 研究发现，患者主动的深吸气屏气在位置重复性和心脏保护方面与主动呼吸控制效果相当，但更为患者所偏爱[312]。

DIBH 将心脏从乳腺移开而实现心脏保护，俯卧位则利用重力使乳腺远离胸壁。剂量学分析一致显示，俯卧位可以降低同侧肺受照剂量。俯卧位对心脏受照剂量的影响较为复杂，因为心脏同样在重力作用下向胸壁移动。但许多研究仍显示心脏和左前降支的平均受照剂量在俯卧位时减少[313]。对比深吸气屏气和俯卧位放射治疗心肺受照剂量的高质量剂量学研究显示，深吸气屏气在心脏参数方面表现更好，而俯卧位放射治疗有助于保护肺脏，且这两种技术均显著优于仰卧位自由呼吸放射治疗[314, 315]。俯卧位深吸气屏气试图将这两种技术的优点结合起来。初步的临床研究表明，俯卧位深吸气屏气导致心脏远离胸壁，从而实现最佳的心肺保护[316, 317]。放射治疗和具有心脏毒性的全身治疗（如蒽环类和曲妥珠单抗）联合使用会对晚期心功能产生何种影响尚不明确，但初步数据提示联合治疗下心脏病的发病率并不高[318]。

（五）臂丛神经炎

臂丛神经炎表现为患侧上肢的麻木、疼痛、感觉异常和肌力下降。在现代是非常罕见的放射治疗相关不良反应。因其罕见，在诊断放射性臂丛神经炎前，必须先排除癌症复发。使用激进的大分割放射治疗，以及照射野重叠与损伤风险增高有关。瑞典的一项研究纳入了 77 名臂丛神经接受 57Gy/16 ～ 17F 的女性[319]。末次随访时，12 名存活患者中 11 名出现了受照侧上肢的瘫痪。在这一研究中，臂丛神经炎的严重程度及发生率随着随访时间延长在几十年间不断增加，凸显了这一不良反应的隐匿性。同样，德国的类似研究纳入了 140 例女性，其臂丛神经接受了约 52Gy/2.6Gy/F 的照射，发现 1 度及以上臂丛神经炎的年发生率为 2.9%[320]。这一比率在 20 年的随访中基本保持不变。历史对照表明，与大分割放射治疗相比，常规分割模式下臂丛神经炎的发生风险要低得多[321]。如果适当减少总剂量，这一效应是否仍会存在尚不得而知。

当代一项来自哈佛大学的单中心研究发现，常规分割方式照射 50Gy 时，未化学治疗组的臂丛神经炎发生率为 0.4%，化学治疗组则为 3.4%[322]。处方剂量 ≤ 50Gy 时，臂丛神经炎的发生率低于剂量 ≥ 50Gy 组（1.3% vs 5.6%）。臂丛神经炎没有标准治疗手段。职业治疗、药物治疗或经皮神经电刺激均可尝试。

（六）辐射诱发的恶性肿瘤

乳腺癌放射治疗会使第二原发癌的风险出现可测得的小幅增加，最为常见的是同侧肺癌或照射野野内软组织肉瘤。这一风险的增幅很低，一项基于 SEER 数据库的大型分析显示，每治疗 1000 名患者，放射治疗会在诊断后 15 年内增加 5 例第二原发恶性肿瘤[323]。

放射治疗后对侧乳腺癌发生率（RR=1.09）略有增加[324]。这种风险随着患者年龄的增加及接受治疗的年代而下降。对侧乳腺癌发病率的升高可能要部分归因于陈旧的治疗技术，在既往的放射治疗中，内侧切线野所使用的物理楔形板会产生反向散射线，增加了对侧乳腺的受照剂量。与物理楔形板相比，多野照射使对侧乳腺剂量减少了 2/3[325]。

来自几个大型研究的数据显示，乳腺照射后

发生肺癌的风险较高[326, 327]。一项对 SEER 数据库的分析发现，乳腺放射治疗后肺癌死亡率（同侧与对侧相比）在 10 年时为 1.17，在 15 年时为 2.71。几项研究发现，增加的肺癌风险几乎完全局限在吸烟人群中（既往吸烟或现在吸烟者）[328, 329]。

SEER 数据库分析发现，乳腺放射治疗后软组织肉瘤的发生风险略升高，每 10 万人年发病率从 22 升高到了 31（HR=1.5）[331]。俯卧位照射在显著减少肺受照剂量的同时，也可能降低放射治疗诱发肺癌的风险[330]。值得注意的是，放射治疗后患者发生恶性纤维组织细胞瘤（HR=2.5）和血管肉瘤（HR=7.6）的风险升高。接受放射治疗的患者发生软组织肉瘤的风险在 10 年后达到峰值，而未接受放射治疗的患者在 23 年后才达到峰值。放射治疗和诊断血管肉瘤中位潜伏期一些研究报道为 5～7 年，似乎比其他实体瘤更短[332, 333]。由于这些肿瘤非常罕见，照射剂量与肉瘤发生率间的关系尚不清楚。一些研究认为，在某个阈值上继续增加放射治疗剂量不会增加诱导肿瘤的风险；而其他数据则支持未对高剂量肿瘤细胞杀伤做调整的线性二次模型[334, 335]。其他治疗对继发恶性肿瘤的发生起多大作用尚不明确。化学治疗可能会增加乳腺放射治疗后肉瘤的发生风险[336]。与改良根治术后放射治疗相比，保乳治疗后发生肉瘤的风险可能会更高[331]。类似的，与无淋巴结清扫的手术相比，淋巴结清扫术后血管肉瘤的发生率似乎更高[331]。

（七）总结

* 保乳治疗后的美容效果取决于患者因素、肿瘤特征、手术因素和放射治疗参数。
* 总体而言，保乳治疗后的美容效果通常较好，美容效果在治疗数年后会趋于稳定。
* 乳腺内剂量分布不均匀，全乳照射剂量超过 50Gy，瘤床补量及接受化学治疗会在某种程度上对美容效果产生不利影响。

* 淋巴水肿的风险随着淋巴引流途径治疗强度的增加而增加。腋窝淋巴结清扫与前哨淋巴结活检相比，增加了淋巴水肿的发生率，而腋窝淋巴结清扫术后的淋巴结区域放射治疗会进一步增加淋巴水肿的发生率。
* 放射性肺炎在乳腺放射治疗后并不常见，其风险与肺部受照体积有关。
* 放射治疗的心脏毒性与心脏照射剂量和体积有关。
* 合理使用现代 CT 模拟定位及适形放射治疗技术，可以比旧的放射治疗技术更好的保护心脏。
* 基于人群的数据库资料显示，近年来心脏毒性已大幅下降。
* 臂丛神经炎是淋巴结区域放射治疗后一种罕见的晚期并发症。
* 使用常规分割模式（1.8～2Gy）、将处方剂量限制在 50Gy 以下、避免射野重叠，以及仔细地基于 CT 设计放射治疗计划，可以将臂丛神经炎的发生风险降至最低。
* 放射治疗诱发的第二原发癌是乳腺放射治疗后极其罕见的晚期并发症。
* 乳腺放射治疗增加了同侧肺癌的发生率，这个不良反应主要见于吸烟者。
* 乳腺放射治疗增加了肉瘤，尤其是射野内血管肉瘤的发生风险。但这种不良反应的绝对风险非常低。

参考文献

[1] Siegel, R., Miller, K., Jemal, A. (2017) Cancer Statistics 2017. *CA Cancer J. Clin.*, 67, 7–30.

[2] Berg, J.W. (1955) The significance of axillary node levels in the study of breast carcinoma. *Cancer*, 8 (4), 776–778.

[3] Amin, M.B. (2017) AJCC Cancer Staging Manual, 8th edition. Springer.

[4] Kerlikowske, K. (2010) Epidemiology of ductal carcinoma in situ. *J. Natl Cancer Inst. Monogr.*, 2010 (41), 139–141.

[5] Fu, W., Lobocki, C.A., Silverberg, B.K., Chelladurai, M., Young, S.C. (2001) Molecular markers in Paget disease of the breast. *J. Surg. Oncol.*, 77 (3), 171–178.

[6] Chen, C.Y., Sun, L.M., Anderson, B.O. (2006) Paget disease of the breast: changing patterns of incidence, clinical presentation, and treatment in the U.S. *Cancer*, 107 (7), 1448–1458.

[7] Bijker, N., Rutgers, E.J., Duchateau, L., *et al.* (2001) Breast-conserving therapy for Paget disease of the nipple: a prospective European Organization for Research and Treatment of Cancer study of 61 patients. *Cancer*, 91 (3), 472–477.

[8] Moshin, S.K., O'Connell, P., Allred, D.C., Libby, A.L. (2005) Biomarker profile and genetic abnormalities in lobular carcinoma in situ. *Breast Cancer Res. Treat.*, 90 (3), 249–256.

[9] Chen, Y.Y., Hwang, E.S., Roy, R., *et al.* (2009) Genetic and phenotypic characteristics of pleomorphic lobular carcinoma in situ of the breast. *Am. J. Surg. Pathol.*, 33 (11), 1683–1694.

[10] Page, D.L., Schuyler, P.A., Dupont,W.D., *et al.* (2003) Atypical lobular hyperplasia as an unilateral predictor of breast cancer risk: a retrospective cohort study. *Lancet*, 361 (9352), 125–129.

[11] Page, D.L., Kidd, T.E., Jr, Dupont,W.D., Simpson, J.F., Rogers, L.W. (1991) Lobular neoplasia of the breast: higher risk for subsequent invasive cancer predicted by more extensive disease. *Hum. Pathol.*, 22 (12), 1232–1239.

[12] Chuba, P.J., Hamre, M.R., Yap, J., *et al.* (2005) Bilateral risk for subsequent breast cancer after lobular carcinoma-in-situ: analysis of surveillance, epidemiology, and end results data. *J. Clin. Oncol.*, 23 (24), 5534–5541.

[13] Sneige, N.,Wang, J., Baker, B.A., Krishnamurthy, S., Middleton, L.P. (2002) Clinical, histopathologic, and biologic features of pleomorphic lobular (ductal-lobular) carcinoma in situ of the breast: a report of 24 cases. *Mod. Pathol.*, 15 (10), 1044–1050.

[14] Reis-Filho, J.S., Simpson, P.T., Jones, C. (2005) Pleomorphic lobular carcinoma of the breast: role of comprehensive molecular pathology in characterization of an entity. *J. Pathol.*, 207 (1), 1–13.

[15] Allred, D.C. (2010) Ductal carcinoma in situ: terminology, classification and natural history. *J. Natl Cancer Inst. Monogr.*, 2010 (41), 134–138.

[16] Schnitt, S.J. (2010) Local outcomes in ductal carcinoma in situ based on patient and tumor characteristics. *J. Natl Cancer Inst. Monogr.*, 2010 (41), 158–161.

[17] Pedersen, L., Zedeler, K., Holck, S., Schiodt, T., Mouridsen, H.T. (1995) Medullary carcinoma of the breast. Prevalence and prognostic importance of classical risk factors in breast cancer. *Eur. J. Cancer*, 31A (13-14), 2289–2295.

[18] Chinyama, C.N., Davies, J.D. (1996) Mammary mucinous lesions: congeners, prevalence and important pathological associations. *Histopathology*, 29 (6), 533–539.

[19] Tremblay, G. (1974) Elastosis in tubular carcinoma of the breast. *Arch. Pathol.*, 98 (5), 302–307.

[20] Cabral, A.H., Recine, M., Paramo, J.C., McPhee, M., Poppiti, R., Mesko, T.W. (2003) Tubular carcinoma of the breast: an institutional experience and review of the literature. *Breast J.*, 9 (4), 298–301.

[21] Rosen, P.P. (1979) The pathological classification of human mammary carcinoma: past, present and future. *Ann. Clin. Lab. Sci.*, 9 (2), 144–156.

[22] Dixon, J.M., Anderson, T.J., Page, D.L., Lee, D., Duffy, S.W. (1982) Infiltrating lobular carcinoma of the breast. *Histopathology*, 6 (2), 149–161.

[23] Moll, R., Mitze, M., Frixen, U.H., Birchmeier,W. (1993) Differential loss of E-cadherin expression in infiltrating ductal and lobular breast carcinomas. *Am. J. Pathol.*, 143 (6), 1731–1742.

[24] Dedes, K.J., Fink, D. (2008) Clinical presentation and surgical management of invasive lobular carcinoma of the breast. *Breast Dis.*, 30, 31–37.

[25] Arndt, V., Stegmaier, C., Ziegler, H., Brenner, H. (2008) Quality of life over 5 years in women with breast cancer after breast-conserving therapy versus mastectomy: a population-based study. *J. Cancer Res. Clin. Oncol.*, 134 (12), 1311–1318.

[26] Ganz, K.L., Stanton, A.L., *et al.* (2004) Quality of life at the end of primary treatment of breast cancer first results from the moving beyond cancer randomized trial. *J. Natl Cancer Inst.*, 96 (5), 376–387.

[27] Houssami, N., Turner, R., Morrow, M. (2013) Preoperative magnetic resonance imaging in breast cancer: meta-analysis of surgical outcomes. *Ann. Surg.*, 257 (2), 249–255.

[28] Grann, A., Abdou, J.C., Dragman, N., Goodman, R. (2004) The value of postexcision preradiation mammography in patients with early-stage breast cancer. *Am J. Clin. Oncol.*, 27 (3), 285–288.

[29] Aref, A., Youssef, E.,Washington, T., *et al.* (2000) The value of postlumpectomy mammogram in the management of breast cancer patients presenting with suspicious microcalcifications. *Cancer J. Sci. Am.*, 6 (1), 25–27.

[30] Lally, B.E., Haffty, B.G., Moran, M.S., Colasanto, J.M., Higgins, S.A. (2005) Management of suspicious or indeterminate calcifications and impact on local control. *Cancer*, 103 (11), 2236–2240.

[31] Mazonakis, M., Varveris, H., Damilakis, J., Theoharopoulos, N., Gourtsoyiannis, N. (2003) Radiation dose to conceptus resulting from tangential breast irradiation. *Int. J. Radiat. Oncol. Biol. Phys.*, 55 (2), 386–391.

[32] De Santis, M., Di Gianantonio, E., Straface, G. (2005) Ionizing radiations in pregnancy and teratogenesis: A review of literature. *Reprod. Toxicol.*, 20 (3), 323–329.

[33] Lin, A., Abu-Isa, E., Griffith, K.A., Ben-Josef, E. (2008) Toxicity of radiotherapy in patients with collagen vascular disease. *Cancer*, 113 (3), 648–653.

[34] Morris, M.M., Powell, S.N. (1997) Irradiation in the setting of collagen vascular disease: acute and late complications. *J. Clin. Oncol.*, 15 (7), 2728–2735.

[35] Chen, A.M., Obedian, E., Haffty, B.G. (2001) Breast-conserving therapy in the setting of collagen vascular disease. *Cancer J.*, 7 (6), 480–491.

[36] Wo, J., Taghian, A. (2007) Radiotherapy in setting of collagen vascular disease. *Int. J. Radiat. Oncol. Biol. Phys.*, 69 (5), 1347–1353.

[37] Voogd, A.C., Nielsen, M., Peterse, J.L., *et al.* (2001) Difference in risk factors for local and distant recurrence after breast-conserving therapy or mastectomy for stage I and II breast cancer: pooled results of two large European randomized trials. *J. Clin. Oncol.*, 19 (6), 1688–1697.

[38] Arvold, N.D., Taghian, A.G., Niemierko, A., *et al.* (2011) Age, breast cancer subtype approximation, and local recurrence after breast-conserving therapy. *J. Clin. Oncol.*, 29 (29), 3885–3891.

[39] Veronesi, U., Cascinelli, N., Mariani, L., *et al.* (2002) Twenty-year follow-up of a randomized study comparing breast-conserving surgery with radical mastectomy for early breast cancer.*N. Engl. J. Med.*, 347 (16), 1227–1232.

[40] Beadle, B.M.,Woodward,W.A., Tucker, S.L., *et al.* (2009) Ten-year recurrence rates in young women with breast cancer by locoregional treatment approach. *Int. J. Radiat. Oncol. Biol. Phys.*, 73 (3), 734–744.

[41] Bantema-Joppe, E.J., de Munck, L., Visser, O., *et al.* (2011) Early-stage young breast cancer patients: impact of local regional treatment on survival. *Int. J. Radiat. Oncol. Biol. Phys.*, 81 (4), e553–e559.

[42] Robson, M., Svahn, T., McCormick, B., *et al.* (2005) Appropriateness of breast-conserving treatment of breast carcinoma in women with germline mutations in BRCA1 or BRCA2: a clinic-based series. *Cancer*, 103 (1), 44–51.

[43] Kriova, Y.M., Stoppa-Lyonnet, D., Savignoni, A., *et al.* (2005) Risk of breast cancer recurrence and contralateral breast cancer

in relation to BRCA1 and BRCA2 mutation status following breast-conserving surgery and radiotherapy. *Eur. J. Cancer*, 41 (15), 2304–2311.

[44] Garcia-Etienne, C.A., Barile, M., Gentilini, O.D., *et al.* (2009) Breast-conserving surgery in BRCA1/2 mutation carriers: are we approaching an answer? *Ann. Surg. Oncol.*, 16 (12), 3380–3387.

[45] Haffty, B.G., Harrold, E., Khan, A.J., *et al.* (2002) Outcome of conservatively managed early-onset breast cancer by BRCA1/2 status. *Lancet*, 359 (9316), 1471–1477.

[46] Robson, M., Levin, D., Federici, M., *et al.* (1999) Breast conservation therapy for invasive breast cancer in Ashkenazi women with BRCA gene founder mutations. *J. Natl Cancer Inst.*, 91 (24), 2112–2117.

[47] Gill, G., SNAC Trial Group of the Royal Australasian College of Surgeons (RACS) and NHMRC Clinical Trials Centre (2009) Sentinel-lymph-node-based management or routine axillar clearance? One-year outcomes of sentinel node biopsy versus axillary clearance (SNAC): a randomized controlled surgical trial. *Ann. Surg. Oncol.*, 16 (2), 266–275.

[48] Land, S.R., Kopec, J.A., Julian, T.B., *et al.* (2010) Patient-reported outcomes in sentinel node-negative adjuvant breast cancer patients receiving sentinel-node biopsy or axillary dissection: National Surgical Adjuvant Breast and Bowel Project phase III protocol B-32. *J. Clin. Oncol.*, 28 (25), 3929–3936.

[49] Ashikaga, T., Krag, D.N., Land, S.R., *et al.* (2010) Morbidity results from the NSABP B-32 trial comparing sentinel lymph node dissection versus axillary dissection. *J. Surg. Oncol.*, 102 (2), 111–118.

[50] Krag, D.N., Anderson, S.J., Julian, T.B., *et al.* (2010) Sentinel-lymph-node resection compared with conventional axillary-lymph-node dissection in clinically node-negative patients with breast cancer: overall survival findings from the NSABP B-32 randomised phase 3 trial. *Lancet Oncol.*, 11 (10), 927–933.

[51] Veronesi, U., Viale, G., Paganelli, G., *et al.* (2010) Sentinel lymph node biopsy in breast cancer: ten-year results of a randomized controlled study. *Ann. Surg.*, 251 (4), 595–600.

[52] Canavese, G., Catturich, A., Vecchio, C., *et al.* (2009) Sentinel node biopsy compared with complete axillary dissection for staging early breast cancer with clinically negative lymph nodes: results of randomized trial. *Ann. Oncol.*, 20 (6), 1001–1007.

[53] Guiliano, A.E., Hunt, K.K., Ballman, K.V., *et al.* (2011) Axillary dissection vs no axillary dissection in women with invasive breast cancer and sentinel node metastasis: a randomized clinical trial. *JAMA*, 305 (6), 569–575.

[54] Guiliano, A.E., McCall, L., Beitsch, P., *et al.* (2010) Locoregional recurrence after sentinel lymph node dissection with or without axillary dissection in patients with sentinel lymph node metastases: the American College of Surgeons Oncology Group Z0011 randomized trial. *Ann. Surg.*, 252 (3), 426–432.

[55] Boyages, J., Delaney, G., Taylor, R. (1999) Predictors of local recurrence after treatment of ductal carcinoma in situ: a meta-analysis. *Cancer*, 85 (3), 616–628.

[56] Wapnir, I.L., Dignam, J.J., Fisher, B., *et al.* (2011) Long-term outcomes of invasive ipsilateral breast tumor recurrence after lumpectomy in NSABP B-17 and B-24 randomized clinical trials for DCIS. *J. Natl Cancer Inst.*, 103 (6), 478–488.

[57] Cuzick, J., Sestak, I., Pinder, S.E., *et al.* (2011) Effect of tamoxifen and radiotherapy in women with locally excised ductal carcinoma in situ: long-term results from the UK/ANZ DCIS trial. *Lancet Oncol.*, 12 (1) 21–29.

[58] EORTC Breast Cancer Cooperative Group, EORTC Radiotherapy Group, Bijker, N., *et al.* (2006) Breast-conserving treatment with or without radiotherapy in ductal carcinoma-in-situ: ten-year results of European Organization for Research and Treatment of Cancer randomized phase III trial 10853-a study by the EORTC Breast Cancer Cooperative Group and EORTC Radiotherapy Group. *J. Clin. Oncol.*, 24 (21), 3381–3387.

[59] Donker, M., Litiere, S., Werutsky, G., *et al.* (2013) Breast-conserving treatment with or without radiotherapy in ductal carcinoma in situ: 15-year recurrent rates and outcome after a recurrence, from the EORTC 10853 randomized phase III trial. *J. Clin. Oncol.*, 31 (32), 4054–4059.

[60] Warnberg, F., Garmo, H., Emdin, S., *et al.* (2014) Effect of radiotherapy after breast-conserving surgery for ductal carcinoma in situ: 20 years follow-up in the randomized SweDCIS Trial. *J. Clin. Oncol.*, 32 (32), 3613–3618.

[61] Early Breast Cancer Trialists' Collaborative Group (EBCTCG), Correa, C., McGale, P., *et al.* (2010) Overview of the randomized trials of radiotherapy in ductal carcinoma in situ of the breast. *J. Natl Cancer Inst. Monogr.*, 2010 (41), 162–177.

[62] Buchholz, T.A., Haffty, B.G., Harris, J.R. (2007) Should all patients undergoing breast conserving therapy for DCIS receive radiation therapy? Yes. Radiation therapy, an important component of breast conserving treatment for patients with ductal carcinoma in situ of the breast. *J. Surg. Oncol.*, 95 (8), 610–613.

[63] Sagara, Y., Freedman, R., Vaz-Luis, I., *et al.* (2016) Patient Prognostic Score and Associations With Survival Improvement Offered by Radiotherapy After Breast-Conserving Surgery for Ductal Carcinoma In Situ: A Population-Based Longitudinal Cohort Study. *J. Clin. Oncol.*, 34 (11), 1190–1196.

[64] Allred, D.C., Anderson, S.J., Paik, S., *et al.* (2012) Adjuvant tamoxifen reduces subsequent breast cancer in women with estrogen receptor-positive ductal carcinoma in situ: a study based on NSABP protocol B-24. *J. Clin. Oncol.*, 30 (12), 1268–1273.

[65] Margolese, R.G., Cecchini, R.S., Julian, T.B., *et al.* (0000) Anastrazole versus tamoxifen in postmenopausal women with ductal carcinoma in situ undergoing lumpectomy plus radiotherapy (NSABP B-35): a randomised, double-blind, phase 3 clinical trial. *Lancet*, 387 (10021), 849–856.

[66] Forbes, J.F., Sestak, I., Howell, A., *et al.* (0000) Anastrazole versus tamoxifen for the prevention of locoregional and contralateral breast cancer in postmenopausal women with locally excised ductal carcinoma in situ (IBIS-II DCIS): a double-blind, randomised controlled trial. *Lancet*, 387 (10021), 866–873.

[67] Solin, L.J., Fourquet, A., Vicini, F.A., *et al.* (2005) Long-term outcome after breast-conservation treatment with radiation for mammographically detected ductal carcinoma in situ of the breast. *Cancer*, 103 (6), 1137–1146.

[68] Van Zee, K.J., Subhedar, P., Olcese, C., *et al.* (2015) Relationship Between Margin Width and Recurrence of Ductal Carcinoma In Situ: Analysis of 2996 Women Treated With Breast-conserving Surgery for 30 Years. *Ann. Surg. Oncol.*, 262 (4), 623–631.

[69] Solin, L.J., Gray, R., Baehner, F.L., *et al.* (2013) A multigene expression assay to predict local recurrence risk for ductal carcinoma in situ of the breast. *J. Natl Cancer Inst.*, 105 (10), 701–710.

[70] Rakovitch, E., Nofech-Mozes, S., Hannah, W. (2015) A population-based validation study of the DCIS Score predicting recurrence risk in individuals treated by breast-conserving surgery alone. *Breast Cancer Res. Treat.*, 152 (2), 389–398.

[71] Raldow, A., Sher, D., Chen, A., *et al.* (2016) Cost Effectiveness of the Oncotype DX DCIS Score for Guiding Treatment of Patients With Ductal Carcinoma In Situ. *J. Clin. Oncol.*, 34 (33), 3963–3968.

[72] Wang, S.Y., Shamliyan, T., Virnig, B.A., Kane, R. (2011) Tumor characteristics as predictors of local recurrence after treatment of ductal carcinoma in situ: a meta-analysis. *Breast Cancer Res. Treat.*, 127 (1), 1–14.

[73] Dunne, C., Burke, J.P., Morrow, M., Kell, M.R. (2009) Effect of margin status on local recurrence after breast conservation and radiation therapy for ductal carcinoma in situ. *J. Clin. Oncol.*, 27 (10), 1615–1620.

[74] Morrow, M., Van Zee, K.J., Solin, L.J., *et al.* (2016) Society of Surgical Oncology-American Society for Radiation Oncology-American Society of Clinical Oncology Consensus Guideline on Margins for Breast-Conserving Surgery With Whole-Breast Irradiation in Ductal Carcinoma In Situ. *J. Clin. Oncol.* 2016 Aug 15., Epub ahead of print.

[75] Wong, J.S., Kaelin, C.M., Troyan, S.L., *et al.* (2006) Prospective study of wide excision alone for ductal carcinoma in situ of the breast. *J. Clin. Oncol.*, 24 (7), 1031–1036.

[76] Hughes, L.L., Wang, M., Page, D.L., *et al.* (2009) Local excision alone without irradiation for ductal carcinoma in situ of the breast: a trial of the Eastern Cooperative Oncology Group. *J. Clin. Oncol.*, 27 (32), 5319–5324.

[77] Solin, L.J., Kurtz, J., Fourquet, A., *et al.* (1996) Fifteen-year results of breast-conserving surgery and definitive breast irradiation for the treatment of ductal carcinoma in situ of the breast. *J. Clin. Oncol.*, 14 (3), 754–763.

[78] McCormick, B., Winter, K., Hudis, C., *et al.* (2015) RTOG 9804: A prospective randomized trial for good risk ductal carcinoma in situ (DCIS) comparing radiotherapy to observation. *J. Clin. Oncol.*, 33 (7), 709–715.

[79] Williamson, D., Dinniwell, R., Fung, S., Pintilie, M., Done, S.J., Fyles, A.W. (2010) Local control with conventional and hypofractionated adjuvant radiotherapy after breast-conserving surgery for ductal carcinoma in-situ. *Radiother. Oncol.*, 95 (3), 317–320.

[80] NCT00470236 [cited 6 January 2013]. Available at: http://clinicaltrials.gov/show/NCT00470236.

[81] Omlin, A., Amichetti, M., Azria, D., *et al.* (2006) Boost radiotherapy in young women with ductal carcinoma in situ: a multicentre, retrospective study of the Rare Cancer Network. *Lancet Oncol.*, 7 (8), 652–656.

[82] Julian, T.B., Land, S.R., Wang, Y., *et al.* (2008) Is boost therapy necessary in the treatment of DCIS? *J. Clin. Oncol.*, 26 (Suppl.), abstract 537.

[83] Azria, D., Cowen, D., De La Lande, B., *et al.* (2011) Phase III randomized French multicentric study to evaluate the impact of a localized 16 Gy boost after conservative surgery and a 50-Gy whole-breast irradiation breast ductal carcinoma in situ (the BONBIS trial). *Cancer Res.*, 71 (24 Suppl.), OT2-06-01–OT2-06-01.

[84] Solin, L.J., Fourquet, A., Vicini, F.A., *et al.* (2005) Salvage treatment for local or local-regional recurrence after initial breast conservation treatment with radiation for ductal carcinoma in situ. *Eur. J. Cancer*, 41 (12), 1715–1723.

[85] Veronesi, U., Cascinelli, N., Mariani, L., *et al.* (2002) Twenty-year follow-up of a randomized study comparing breast-conserving surgery with radical mastectomy for early breast cancer. *N. Engl. J. Med.*, 347 (16), 1227–1232.

[86] Arriagada, R., Le, M.G., Guinebretiere, J.M., Dunant, A., Rochard, F., Tursz, T. (2003) Late local recurrences in a randomised trial comparing conservative treatment with total mastectomy in early breast cancer patients. *Ann. Oncol.*, 14 (11), 1617–1622.

[87] Fisher, B., Anderson, S., Bryant, J., *et al.* (2002) Twenty-year follow-up of a randomized trial comparing total mastectomy, lumpectomy, and lumpectomy plus irradiation for the treatment of invasive breast cancer. *N. Engl. J. Med.*, 347 (16), 1233–1241.

[88] Simone, N.L., Dan, T., Shih, J., *et al.* (2012) Twenty-five year results of the national cancer institute randomized breast conservation trial. *Breast Cancer Res. Treat.*, 132 (1), 197–203.

[89] Litiere, S., Werutsky, G., Fentiman, I.S., *et al.* (2012) Breast conserving therapy versus mastectomy for stage I–II breast cancer: 20 year follow-up of the EORTC 10901 phase 3 randomised trial. *Lancet Oncol.*, 13 (4), 412–419.

[90] Blichert-Toft, M., Nielsen, M., During, M., *et al.* (2008) Long-term results of breast conserving surgery vs. mastectomy for early stage invasive breast cancer: 20-year follow-up of the Danish randomized DBCG-82TM protocol. *Acta Oncol.*, 47 (4), 672–681.

[91] Early Breast Cancer Trialists' Collaborative Group (1995) Effects of radiotherapy and surgery in early breast cancer. An overview of the randomized trials. *N. Engl. J. Med.*, 333 (22), 1444–1455.

[92] Liljegren, G., Holmberg, L., Bergh, J., *et al.* (1999) 10-year results after sector resection with or without postoperative radiotherapy for stage I breast cancer: a randomized trial. *J. Clin. Oncol.*, 17 (8), 2326–2333.

[93] Veronesi, U., Marubini, E., Mariani, L., *et al.* (2001) Radiotherapy after breast-conserving surgery in small breast carcinoma: long-term results of a randomized trial. *Ann. Oncol.*, 12 (7), 997–1003.

[94] Forrest, A.P., Stewart, H.J., Everington, D., *et al.* (1996) Randomised controlled trial of conservation therapy for breast cancer: 6-year analysis of the Scottish trial. Scottish Cancer Trials Breast Group. *Lancet*, 348 (9029), 708–713.

[95] Ford, H.T., Coombes, R.C., Gazet, J.C., *et al.* (2006) Long-term follow-up of a randomised trial designed to determine the need for irradiation following conservative surgery for the treatment of invasive breast cancer. *Ann Oncol.*, 17 (3), 401–408.

[96] Clark, R.M., Whelan, T., Levine, M., *et al.* (1996) Randomized clinical trial of breast irradiation following lumpectomy and axillary dissection for node-negative breast cancer: an update. Ontario Clinical Oncology Group. *J. Natl Cancer Inst.*, 88 (22), 1659–1664.

[97] Malmstrom, P., Holmberg, L., Anderson, H., *et al.* (2003) Breast conservation surgery, with and without radiotherapy, in women with lymph node-negative breast cancer: a randomised clinical trial in a population with access to public mammography screening. *Eur. J. Cancer*, 39 (12), 1690–1697.

[98] Holli, K., Hietanen, P., Saaristo, R., Huhtala, H., Hakama, M., Joensuu, H. (2009) Radiotherapy after segmental resection of breast cancer with favorable prognostic features: 12-year follow-up results of a randomised trial. *J. Clin. Oncol.*, 27 (6), 927–932.

[99] Early Breast Cancer Trialists' Collaborative Group (EBCTCG), Darby, S., McGale, P., *et al.* (2011) Effect of radiotherapy after breast-conserving surgery on 10-year recurrence and 15-year breast cancer death: meta-analysis of individual patient data for 10,801 women in 17 randomised trials. *Lancet*, 378 (9804), 1707–1716.

[100] Fisher, B., Bryant, J., Dignam, J.J., *et al.* (2002) Tamoxifen, radiation therapy, or both for prevention of ipsilateral breast tumor recurrence after lumpectomy in women with invasive breast cancers of one centimeter or less. *J. Clin. Oncol.*, 20 (20), 4141–4149.

[101] Fyles, A.W., McCready, D.R., Manchul, L.A., *et al.* (2004) Tamoxifen with or without breast irradiation in women 50 years of age or older with early breast cancer. *N. Engl. J. Med.*, 351 (10), 963–970.

[102] Hughes, K.S., Schnaper, L.A., Berry, D., *et al.* (2004) Lumpectomy plus tamoxifen with or without irradiation in women 70 years of age or older with early breast cancer. *N.*

Engl. J.Med., 351 (10), 971–977.

[103] Hughes, K.S., Schnaper, L.A., Bellon, J.R., *et al.* (2013) Lumpectomy plus tamoxifen with or without irradiation in women age 70 years or older with early breast cancer: long-term follow-up of CALGB 9343. *J. Clin. Oncol.*, 31 (19), 2382–2387.

[104] Winzer, K.J., Sauerbrei,W., Braun, M., *et al.* (2010) Radiation therapy and tamoxifen after breast-conserving surgery: updated results of a 2 × 2 randomised clinical trial in patients with low risk of recurrence. *Eur. J. Cancer*, 46 (1), 95–101.

[105] Blamey, R.W., Bates, T., Chetty, U., *et al.* (2013) Radiotherapy or tamoxifen after conserving surgery for breast cancers of excellent prognosis: British Association of Surgical Oncology (BASO) II trial. *Eur. J. Cancer*, 49 (10), 2294–2302.

[106] Potter, R., Gnant, M., Kwasny,W., *et al.* (2007) Lumpectomy plus tamoxifen or anastrozole with or without whole breast irradiation in women with favorable early breast cancer. *Int. J. Radiat. Oncol. Biol. Phys.*, 68 (2), 334–340.

[107] Kunkler, I.H.,Williams, L.J., Jack,W.J.L., *et al.* (2015) Breast-conserving surgery with or without irradiation in women aged 65 years or older with early breast cancer (PRIME II): a randomized controlled trial. *Lancet Oncol.*, 16 (3), 266–273.

[108] Renton, S.C., Gazet, J.C., Ford, H.T., Corbishley, C., Sutcliffe, R. (1996) The importance of the resection margin in conservative surgery for breast cancer. *Eur. J. Surg. Oncol.*, 22 (1), 17–22.

[109] Freedman, G., Fowble, B., Hanlon, A., *et al.* (1999) Patients with early stage invasive cancer with close or positive margins treated with conservative surgery and radiation have an increased risk of breast recurrence that is delayed by adjuvant systemic therapy. *Int. J. Radiat. Oncol. Biol. Phys.*, 44 (5), 1005–1015.

[110] Wazer, D.E., Jabro, G., Ruthazer, R., *et al.* (1999) Extent of margin positivity as a predictor for local recurrence after breast conserving irradiation. *Radiat. Oncol. Investig.*, 7 (2), 111–117.

[111] Obedian, E., Haffty, B.G. (2000) Negative margin status improves local control in conservatively managed breast cancer patients. *Cancer J. Sci. Am.*, 6 (1), 28–33.

[112] Houssami, N., Macaskill, P., Marinovich, M.L., *et al.* (2010) Meta-analysis of the impact of surgical margins on local recurrence in women with early-stage invasive breast cancer treated with breast-conserving therapy. *Eur. J. Cancer*, 46 (18), 3219–3232.

[113] Houssami, N., Macaskill, P., Luke Marinovich, M. (2014) The association of surgical margins and local recurrence in women with early-stage invasive breast cancer treated with breast-conserving therapy: a meta-analysis. *Ann. Surg. Oncol.*, 21 (3), 717–730.

[114] Moran, M.S., Schnitt, S.J., Giuliano, A.E., *et al.* (2014) Society of Surgical Oncology-American Society for Radiation Oncology guideline on margins for breast-conserving surgery with whole-breast irradiation in stages I and II invasive breast cancer. *J. Clin. Oncol.*, 32 (14), 1507–1515.

[115] Jones, H.A., Antonini, N., Hart, A.A., *et al.* (2009) Impact of pathological characteristics on local relapse after breast-conserving therapy: a subgroup analysis of the EORTC boost versus no boost trial. *J. Clin. Oncol.*, 27 (30), 4939–4947.

[116] Early Breast Cancer Trialists' Collaborative Group (2005) Effects of chemotherapy and hormonal therapy for early breast cancer on recurrence and 15-year survival: an overview of the randomised trials. *Lancet*, 365 (9472), 1687–1717.

[117] Sartor, C.I., Peterson, B.L.,Woolf, S., *et al.* (2005) Effect of addition of adjuvant paclitaxel on radiotherapy delivery and locoregional control of node-positive breast cancer: cancer and leukemia group B 9344. *J. Clin. Oncol.*, 23 (1), 30–40.

[118] Romond, E.H., Perez, E.A., Bryant, J., *et al.* (2005) Trastuzumab plus adjuvant chemotherapy for operable HER2-positive breast cancer. *N. Engl. J. Med.*, 353 (16), 1673–1684.

[119] Cancer Genome Atlas Network (2012) Comprehensive molecular portraits of human breast tumours. *Nature*, 490 (7418), 61–70.

[120] Hattangadi-Gluth, J.A.,Wo, J.Y., Nguyen, P.L., *et al.* (2012) Basal subtype of invasive breast cancer is associated with a higher risk of true recurrence after conventional breast-conserving therapy. *Int. J. Radiat. Oncol. Biol. Phys.*, 82 (3), 1185–1191.

[121] Voduc, K.D., Cheang, M.C., Tyldesley, S., Gelmon, K., Nielsen, T.O., Kennecke, H. (2010) Breast cancer subtypes and the risk of local and regional relapse. *J. Clin. Oncol.*, 28 (10), 1684–1691.

[122] Kyndi, M., Sorensen, F.B., Knudsen, H., *et al.* (2008) Estrogen receptor, progesterone receptor, HER-2, and response to postmastectomy radiotherapy in high-risk breast cancer: the Danish Breast Cancer Cooperative Group. *J. Clin. Oncol.*, 26 (9), 1419–1426.

[123] Mamounas, E.P., Tang, G., Fisher, B., *et al.* (2010) Association between the 21-gene recurrence score assay and risk of locoregional recurrence in node-negative estrogen receptor-positive breast cancer: results from NSABP B-14 and NSABP B-20. *J. Clin. Oncol.*, 28 (10), 1677–1683.

[124] Nimeus-Malmstrom, E., Krogh, M., Malmstrom, P., *et al.* (2008) Gene expression profiling in primary breast cancer distinguishes patients developing local recurrence after breast-conservation surgery, with or without postoperative radiotherapy. *Breast Cancer Res.*, 10 (2), R34.

[125] Kreike, B., Halfwerk, H., Armstron, N., *et al.* (2009) Local recurrence after breast-conserving therapy in relation to gene expression patterns in a large series of patients. *Clin. Cancer Res.*, 15 (12), 4181–4190.

[126] Nuyten, D.S., Kreike, B., Hart, A.A., *et al.* (2006) Predicting a local recurrence after breast-conserving therapy by gene expression profiling. *Breast Cancer Res.*, 8 (5), R62.

[127] Romestaing, P., Lehingue, Y., Carrie, C., *et al.* (1997) Role of a 10-Gy boost in the conservative treatment of early breast cancer: results of a randomized clinical trial in Lyon, France. *J. Clin. Oncol.*, 15 (3), 963– 968.

[128] Bartelink, H., Horiot, J.C., Poortmans, P., *et al.* (2001) Recurrence rates after treatment of breast cancer with standard radiotherapy with or without additional radiation.*N. Engl. J. Med.*, 345 (19), 1378–1387.

[129] Bartelink, H., Horiot, J.C., Poortmans, P.M., *et al.* (2007) Impact of a higher radiation dose on local control and survival in breast-conserving therapy of early breast cancer: 10-year results of the randomized boost versus no boost EORTC 22881-10882 trial. *J. Clin. Oncol.*, 25 (22), 3259–3265.

[130] Poortmans, P.M., Collette, L., Horiot, J.C., *et al.* (2009) Impact of the boost dose of 10 Gy versus 26 Gy in patients with early stage breast cancer after a microscopically incomplete lumpectomy: 10-year results of the randomised EORTC boost trial. *Radiother. Oncol.*, 90 (1), 80–85.

[131] Orr, R.K. (1999) The impact of prophylactic axillary node dissection on breast cancer survival–a Bayesian meta-analysis. *Ann. Surg. Oncol.*, 6 (1), 109–116.

[132] Reed, V.K., Cavalcanti, J.L., Strom, E.A., *et al.* (2008) Risk of subclinical micrometastatic disease in the supraclavicular nodal bed according to the anatomic distribution in patients with advanced breast cancer. *Int. J. Radiat. Oncol. Biol.*

Phys., 71 (2), 435–440.

[133] Reddy, S.G., Kiel, K.D. (2007) Supraclavicular nodal failure in patients with one to three positive axillary lymph nodes treated with breast conserving surgery and breast irradiation, without supraclavicular node radiation. *Breast J.*, 13 (1), 12–18.

[134] Yu, J.I., Park,W., Huh, S.J., *et al.* (2010) Determining which patients require irradiation of the supraclavicular nodal area after surgery for N1 breast cancer. *Int. J. Radiat. Oncol. Biol. Phys.*, 78 (4), 1135–1141.

[135] Truong, P.T., Jones, S.O., Kader, H.A., *et al.* (2009) Patients with t1 to t2 breast cancer with one to three positive nodes have higher local and regional recurrence risks compared with node-negative patients after breast-conserving surgery and whole-breast radiotherapy. *Int. J. Radiat. Oncol. Biol. Phys.*, 73 (2), 357–364.

[136] Wo, J.Y., Taghian, A.G., Nguyen, P.L., *et al.* (2010) The association between biological subtype and isolated regional nodal failure after breast-conserving therapy. *Int. J. Radiat. Oncol. Biol. Phys.*, 77 (1), 188–196.

[137] Whelan, T.J., Olivotto, I., Parulekar,W.R., *et al.* (2015) Regional nodal irradiation in early-stage breast cancer.*N. Engl. J. Med.*, 373, 306–316.

[138] Poortmans, P., Collette, S., Kirkove, C., *et al.* (2015) Internal mammary and medial supraclavicular irradiation in breast cancer. *N. Engl. J. Med.*, 373, 317–327.

[139] Fisher, B., Jeong, J.H., Anderson, S., Bryant, J., Fisher, E.R.,Wolmark, N. (2002) Twenty-five-year follow-up of a randomized trial comparing radical mastectomy, total mastectomy, and total mastectomy followed by irradiation. *N. Engl. J. Med.*, 347 (8), 567–575.

[140] Louis-Sylvestre, C., Clough, K., Asselain, B., *et al.* (2004) Axillary treatment in conservative management of operable breast cancer: dissection or radiotherapy? Results of a randomized study with 15 years of follow-up. *J. Clin. Oncol.*, 22 (1), 97–101.

[141] Jagsi, R., Ballman, K., Chadha, M., *et al.* (2014) Radiation field design in the ACOSOG Z0011 (Alliance) trial. *J. Clin. Oncol.*, 32 (32), 3600–3606.

[142] Donker, M., van Tienhoven, G., Straver, M.E., *et al.* (2014) Radiotherapy or surgery of the axilla after a positive sentinel node in breast cancer (EORTC 10981-22023 AMAROS): a randomised, multicentre, open-label, phase 3 non-inferiority trial. *Lancet Oncol.*, 15, 1303–1310.

[143] Livingston, S.F., Arlen, M. (1974) The extended extrapleural radical mastectomy: its role in the treatment of carcinoma of the breast. *Ann. Surg.*, 179 (3), 260–265.

[144] Urban, J.A., Marjani, M.A. (1971) Significance of internal mammary lymph node metastases in breast cancer. *Am. J. Roentgenol. Radium Ther. Nucl. Med.*, 111 (1), 130–136.

[145] Overgaard, M., Jensen, M.B., Overgaard, J., *et al.* (1999) Postoperative radiotherapy in high-risk postmenopausal breast-cancer patients given adjuvant tamoxifen: Danish Breast Cancer Cooperative Group DBCG 82c randomised trial. *Lancet*, 353 (9165), 1641–1648.

[146] Danish Breast Cancer Cooperative Group, Nielsen, H.M., Overgaard, M., Grau, C., Jensen, A.R., Overgaard, J. (2006) Study of failure pattern among high-risk breast cancer patients with or without postmastectomy radiotherapy in addition to adjuvant systemic therapy: long-term results from the Danish Breast Cancer Cooperative Group DBCG 82 b and c randomized studies. *J. Clin. Oncol.*, 24 (15), 2268–2275.

[147] Ragaz, J., Jackson, S.M., Le, N., *et al.* (1997) Adjuvant radiotherapy and chemotherapy in node-positive premenopausal women with breast cancer. *N. Engl. J. Med.*, 337 (14), 956–962.

[148] Ragaz, J., Oivotto, I.A., Spinelli, J.J., *et al.* (2005) Locoregional radiation therapy in patients with high-risk breast cancer receiving adjuvant chemotherapy: 20-year results of the British Columbia randomized trial. *J. Natl Cancer Inst.*, 97 (2), 116–126.

[149] Romestaing, P., Belot, A., Hennequin, C., *et al.* (2009) Ten-year results of a randomized trial of internal mammary chain irradiation after mastectomy. *Int. J. Radiat. Oncol. Biol. Phys.*, 75 (3, Suppl.), S1.

[150] Toledano, A., Azria, D., Garaud, P., *et al.* (2007) Phase III trial of concurrent or sequential adjuvant chemoradiotherapy after conservative surgery for early-stage breast cancer: final results of the ARCOSEIN trial. *J. Clin. Oncol.*, 25 (4), 405–410.

[151] Toledano, A.H., Bollet, M.A., Fourquet, A., *et al.* (2007) Does concurrent radiochemotherapy affect cosmetic results in the adjuvant setting after breast-conserving surgery? Results of the ARCOSEIN multicenter, Phase III study: patients' and doctors' views. *Int. J. Radiat. Oncol. Biol. Phys.*, 68 (1), 66–72.

[152] Rouesse, J., de la Lande, B., Bertheault-Cvitkovic, F., *et al.* (2006) A phase III randomized trial comparing adjuvant concomitant chemoradiotherapy versus standard adjuvant chemotherapy followed by radiotherapy in operable node-positive breast cancer: final results. *Int. J. Radiat. Oncol. Biol. Phys.*, 64 (4), 1072–1080.

[153] Fernando, I.N. Bowden, S.J., Buckley, L., *et al.* (2011) SECRAB:The optimal sequencing of adjuvant chemotherapy (CT) and radiotherapy (RT) in early breast cancer (EBC), results of a UK multicentre prospective randomised trial. Abstract presented at European Multidisciplinary Cancer Conference of the European Cancer Organization (ECCO), 25 September. Abstract S4-4.

[154] Recht, A., Come, S.E., Henderson, I.C., *et al.* (1996) The sequencing of chemotherapy and radiation therapy after conservative surgery for early-stage breast cancer. *N. Engl. J. Med.*, 334 (21), 1356–1361.

[155] Bellon, J.R., Come, S.E., Gelman, R.S., *et al.* (2005) Sequencing of chemotherapy and radiation therapy in early-stage breast cancer: updated results of a prospective randomized trial. *J. Clin. Oncol.*, 23 (9), 1934–1940.

[156] Chen, Z., King,W., Pearcey, R., Kerba, M., Mackillop, W.J. (2008) The relationship between waiting time for radiotherapy and clinical outcomes: a systematic review of the literature. *Radiother. Oncol.*, 87 (1), 3–16.

[157] Punglia, R.S., Saito, A.M., Neville, B.A., Earle, C.C., Weeks, J.C. (2010) Impact of interval from breast conserving surgery to radiotherapy on local recurrence in older women with breast cancer: retrospective cohort analysis. *Br. Med. J.*, 340, c845.

[158] START Trialists' Group, Bentzen, S.M., Agrawal, R.K., *et al.* (2008) The UK Standardisation of Breast Radiotherapy (START) Trial A of radiotherapy hypofractionation for treatment of early breast cancer: a randomised trial. *Lancet Oncol.*, 9 (4), 331–341.

[159] Haviland, J.S., Owen, J.R., Dewar, J.A., *et al.* (2013) The UK Standardisation of Breast Radiotherapy (START) trials of radiotherapy hypofractionation for treatment of early breast cancer: 10-year follow-up results of two randomized controlled trials. *Lancet Oncol.*, 14 (11), 1086–1094.

[160] START Trialists' Group, Bentzen, S.M., Agrawal, R.K., *et al.* (2008) The UK Standardisation of Breast Radiotherapy (START) Trial B of radiotherapy hypofractionation for treatment of early breast cancer: a randomised trial. *Lancet Oncol.*, 371 (9618), 1098–1107.

[161] Hopwood, P., Haviland, J.S., Sumo, G., *et al.* (2010) Comparison of patient-reported breast, arm, and shoulder

symptoms and body image after radiotherapy for early breast cancer: 5-year follow-up in the randomised Standardisation of Breast Radiotherapy (START) trials. *Lancet Oncol.*, 11 (3), 231–240.

[162] Whelan, T.J., Pignol, J.P., Levine, M.N., *et al.* (2010) Long-term results of hypofractionated radiation therapy for breast cancer.*N. Engl. J. Med.*, 362 (6), 513–520.

[163] Haviland, J.S., Tarnold, J.R., Bentzen, S.M. (2010) Hypofractionated radiotherapy for breast cancer. *N. Engl. J. Med.*, 362 (19), 1843.

[164] FAST Trialists group, Agrawal, R.K., Alhasso, A., *et al.* (2011) First results of the randomised UK FAST TRIAL of radiotherapy hypofractionation for treatment of early breast cancer (CRUKE/04/015). *Radiother. Oncol.*, 100 (1), 93–100.

[165] Smith, B.D., Bentzen, S.M., Correa, C.R., *et al.* (2011) Fractionation for whole breast irradiation: an American Society for Radiation Oncology (ASTRO) evidence-based guideline. *Int. J. Radiat. Oncol. Biol. Phys.*, 81 (1), 59–68.

[166] Smith, G.L., Xu, Y., Buchholz, T.A., *et al.* (2012) Association between treatment with brachytherapy vs whole-breast irradiation and subsequent mastectomy, complications, and survival among older women with invasive breast cancer. *JAMA*, 307 (17), 1827– 1837.

[167] Smith, B.D., Arthur, D.W., Buchholz, T.A., *et al.* (2009) Accelerated partial breast irradiation consensus statement from the American Society for Radiation Oncology (ASTRO). *Int. J. Radiat. Oncol. Biol. Phys.*, 74 (4), 987–1001.

[168] Leonardi, M.C., Maisonneuve, P., Mastropasqua, M.G., *et al.* (2012) How do the ASTRO consensus statement guidelines for the application of accelerated partial breast irradiation fit intraoperative radiotherapy? A retrospective analysis of patients treated at the European Institute of Oncology. *Int. J. Radiat. Oncol. Biol. Phys.*, 83 (3), 806–813.

[169] Shaitelman, S.F., Vicini, F.A., Beitsch, P., Haffty, B., Keisch, M., Lyden, M. (2010) Five-year outcome of patients classified using the American Society for Radiation Oncology consensus statement guidelines for the application of accelerated partial breast irradiation: an analysis of patients treated on the American Society of Breast Surgeons MammoSite Registry Trial. *Cancer*, 116 (20), 4677–4685.

[170] NSABP B-39, RTOG 0413 (2006) A randomized Phase III study of conventional whole breast irradiation versus partial breast irradiation for women with stage 0, I, or II breast cancer. *Clin. Adv. Hematol. Oncol.*, 4 (10), 719–721.

[171] Strnad, V., Ott, O.J., Hildebrandt, G., *et al.* (0000) 5-year results of accelerated partial breast irradiation using sole interstitial multicatheter brachytherapy versus whole-breast irradiation with boost after breast-conserving surgery for low-risk invasive and in-situ carcinoma of the female breast: a randomised, phase 3, non-inferiority trial. *Lancet*, 387 (10015), 229–238.

[172] Olivotto, I., Whelan, T.J., Parpia, S., *et al.* (2013) Interim cosmetic and toxicity results from RAPID: a randomized trial of accelerated partial breast irradiation using three-dimensional conformal external beam radiation therapy. *J. Clin. Oncol.*, 31 (32), 4038–4045.

[173] Vaidya, J.S.,Wenz, F., Bulsara, M., *et al.* (2014) Risk-adapted targeted intraoperative radiotherapy versus whole-breast radiotherapy for breast cancer: 5-year results for local control and overall survival from the TARGIT-A randomised trial. *Lancet*, 383 (9917), 603–613.

[174] Khan, A.J., Arthur, D.W., Dale, R.G., Haffty, B.G., Vicini, F.A. (2012) Ultra-short courses of adjuvant breast radiotherapy: promised land or primrose path. *Int. J. Radiat. Oncol. Biol. Phys.*, 82 (2), 499–501.

[175] Veronesi, U., Orecchia, R., Maisonneuve, P., *et al.* (2013) Intraoperative radiotherapy versus external radiotherapy for early breast cancer (ELIOT): a randomized controlled equivalence trial. *Lancet Oncol.*, 14 (13), 1269–1277.

[176] Rampinelli, C., Bellomi, M., Ivaldi, G.B., *et al.* (2011) Assessment of pulmonary fibrosis after radiotherapy (RT) in breast conserving surgery: comparison between conventional external beam RT (EBRT) and intraoperative RT with electrons (ELIOT). *Technol. Cancer Res. Treat.*, 10 (4), 323–329.

[177] Fisher, B., Bryant, J.,Wolmark, N., *et al.* (1998) Effect of preoperative chemotherapy on the outcome of women with operable breast cancer. *J. Clin. Oncol.*, 16 (8), 2672–2685.

[178] Raj, K.A., Evans, E.S., Prosnitz, R.G., *et al.* (2006) Is there an increased risk of local recurrence under the heart block in patients with left-sided breast cancer? *Cancer J.*, 12 (4), 309–317.

[179] Griem, K.L., Fetherston, P., Kuznetsova, M., Foster, G.S., Shott, S., Chu, J. (2003) Three-dimensional photon dosimetry: a comparison of treatment of the intact breast in the supine and prone position. *Int. J. Radiat. Oncol. Biol. Phys.*, 57 (3), 891–899.

[180] Gielda, B.T., Strauss, J.B., Marsh, J.C., Turian, J.V., Griem, K.L. (2011) A dosimetric comparison between the supine and prone positions for three-field intact breast radiotherapy. *Am J. Clin. Oncol.*, 34 (3), 223–230.

[181] Sethi, R.A., No, H.S., Jozsef, G., Ko, J.P., Formenti, S.C. (2012) Comparison of three-dimensional versus intensity-modulated radiotherapy techniques to treat breast and axillary level III and supraclavicular nodes in a prone versus supine position. *Radiother. Oncol.*, 102 (1), 74–81.

[182] Varga, Z., Hideghety, K., Mezo, T., Nikolenyi, A., Thurzo, L., Kahan, Z. (2009) Individual positioning: a comparative study of adjuvant breast radiotherapy in the prone versus supine position. *Int. J. Radiat. Oncol. Biol. Phys.*, 75 (1), 94–100.

[183] Kirby, A.M., Evans, P.M., Donovan, E.M., Convery, H.M., Haviland, J.S., Yarnold, J.R. (2010) Prone versus supine positioning for whole and partial-breast radiotherapy: a comparison of non-target tissue dosimetry. *Radiother. Oncol.*, 96 (2), 178–184.

[184] Chino, J.P., Marks, L.B. (2008) Prone positioning causes the heart to be displaced anteriorly within the thorax: implications for breast cancer treatment. *Int. J. Radiat. Oncol. Biol. Phys.*, 70 (3), 916–920.

[185] Alonso-Basanta,M., Ko, J., Babcock,M., Dewyngaert, J.K., Formenti, S.C. (2009) Coverage of axillary lymph nodes in supine vs. prone breast radiotherapy. *Int. J. Radiat. Oncol. Biol. Phys.*, 73 (3), 745–751.

[186] Kirby, A.M., Evans, P.M., Helyer, S.J., Donovan, E.M., Convery, H.M., Yarnold, J.R. (2011) A randomised trial of supine versus prone breast radiotherapy (SuPr study): comparing set-up errors and respiratory motion. *Radiother. Oncol.*, 100 (2), 221–226.

[187] Stegman, L.D., Beal, K.P., Hunt, M.A., Fornier, M.N., McCormick, B. (2007) Long-term clinical outcomes of whole-breast irradiation delivered in the prone position. *Int. J. Radiat. Oncol. Biol. Phys.*, 68 (1), 73–81.

[188] Reed, D.R., Lindsley, S.K., Mann, G.N., *et al.* (2005) Axillary lymph node dose with tangential breast irradiation. *Int. J. Radiat. Oncol. Biol. Phys.*, 61 (2), 358–364.

[189] Hartsell,W.F., Kelly, C.A., Schneider, L.,Wang, X.Y., Chu, J.C. (1994) A single isocenter three-field breast irradiation technique using an empiric simulation and asymmetric collimator. *Med. Dosim.*, 19 (3), 169–173.

[190] Pignol, J.P., Olivotto, I., Rakovitch, E., *et al.* (2008) A multicenter randomized trial of breast intensity-modulated radiation therapy to reduce acute radiation dermatitis. *J. Clin. Oncol.*, 26 (13), 2085–2092.

[191] Donovan, E., Bleakley, N., Denholm, E., *et al.* (2007) Randomised trial of standard 2D radiotherapy (RT) versus intensity modulated radiotherapy (IMRT) in patients prescribed breast radiotherapy. *Radiother. Oncol.*, 82 (3), 254–264.

[192] Barnett, G.C.,Wilkinson, J.S., Moody, A.M., *et al.* (2012) Randomized controlled trial of forward-planned intensity modulated radiotherapy for early breast cancer: interim results at 2 years. *Int. J. Radiat. Oncol. Biol. Phys.*, 82 (2), 715–723.

[193] Haffty, B.G., Buchholz, T.A., McCormick, B. (2008) Should intensity-modulated radiation therapy be the standard of care in the conservatively managed breast cancer patient? *J. Clin. Oncol.*, 26 (13), 2072–2074.

[194] Anderson, S.J.,Wapnir, I., Dignam, J.J., *et al.* (2009) Prognosis after ipsilateral breast tumor recurrence and locoregional recurrences in patients treated by breast-conserving therapy in five National Surgical Adjuvant Breast and Bowel Project protocols of node-negative breast cancer. *J. Clin. Oncol.*, 27 (15), 2466–2473.

[195] Wapnir, I.L., Anderson, S.J., Mamounas, E.P., *et al.* (2006) Prognosis after ipsilateral breast tumor recurrence and locoregional recurrences in five National Surgical Adjuvant Breast and Bowel Project node-positive adjuvant breast cancer trials. *J. Clin. Oncol.*, 24 (13), 2028–2037.

[196] Cuzick, J., Sterwart, H., Rutqvist, L., *et al.* (1994) Cause-specific mortality in long-term survivors of breast cancer who participated in trials of radiotherapy. *J. Clin. Oncol.*, 12 (3), 447–453.

[197] Van de Steene, J., Soete, G., Storme, G. (2000) Adjuvant radiotherapy for breast cancer significantly improves overall survival: the missing link. *Radiother. Oncol.*, 55 (3), 263–272.

[198] Gebski, V., Lagleva, M., Keech, A., Simes, J., Langlands, A.O. (2006) Survival effects of postmastectomy adjuvant radiation therapy using biologically equivalent doses: a clinical perspective. *J. Natl Cancer Inst.*, 98 (1), 26–38.

[199] Whelan, T.J., Julian, J.,Wright, J., Jadad, A.R., Levine, M.L. (2000) Does locoregional radiation therapy improve survival in breast cancer? A meta-analysis. *J. Clin. Oncol.*, 18 (6), 1220–1229.

[200] Clarke, M., Collins, R., Darby, S., *et al.* (2005) Effects of radiotherapy and of differences in the extent of surgery for early breast cancer on local recurrence and 15-year survival: an overview of the randomised trials. *Lancet*, 366 (9503), 2087–2106.

[201] Overgaard, M., Hansen, P.S., Overgaard, J., *et al.* (1997) Postoperative radiotherapy in high-risk premenopausal women with breast cancer who receive adjuvant chemotherapy. Danish Breast Cancer Cooperative Group 82b Trial. *N. Engl. J. Med.*, 337 (14), 949–955.

[202] Recht, A., Gray, R., Davidson, N.E., *et al.* (1999) Locoregional failure 10 years after mastectomy and adjuvant chemotherapy with or without tamoxifen without irradiation: experience of the Eastern Cooperative Oncology Group. *J. Clin. Oncol.*, 17 (6), 1689–1700.

[203] Katz, A., Strom, E.A., Buchholz, T.A., *et al.* (2000) Locoregional recurrence patterns after mastectomy and doxorubicin-based chemotherapy: implications for postoperative irradiation. *J. Clin. Oncol.*, 18 (15), 2817–2827.

[204] Taghian, A., Jeong, J.H., Mamounas, E., *et al.* (2004) Patterns of locoregional failure in patients with operable breast cancer treatment by mastectomy and adjuvant chemotherapy with or without radiotherapy: results from five National Surgical Adjuvant Breast and Bowel Project randomized trials. *J. Clin. Oncol.*, 22 (21), 4247–4254.

[205] Karlsson, P., Cole, B.F., Price, K.N., *et al.* (2007) The role of the number of uninvolved lymph nodes in predicting locoregional recurrence in breast cancer. *J. Clin. Oncol.*, 25 (15), 2019–2026.

[206] Overgaard, M., Nielsen, H.M., Overgaard, J. (2007) Is the benefit of postmastectomy irradiation limited to patients with four or more positive nodes, as recommended in international consensus reports? A subgroup analysis of the DBCG 82 b&c randomized trials. *Radiother. Oncol.*, 82 (3), 247–253.

[207] Kyndi, M., Overgaard, M., Nielsen, H.M., Sorensen, F.B., Knudsen, H., Overgaard, J. (2009) High local recurrence risk is not associated with large survival reduction after postmastectomy radiotherapy in high-risk breast cancer: a subgroup analysis of DBCG 82 b&c. *Radiother. Oncol.*, 90 (1), 74–79.

[208] Early Breast Cancer Trialists' Collaborative Group (2014) Effect of radiotherapy after mastectomy and axillary surgery on 10-year recurrence and 20-year breast cancer mortality: meta-analysis of individual patient data for 8135 women in 22 randomised trials. *Lancet*, 383 (9935), 2127–2135.

[209] van der Hage, J.A., Putter, H., Bonnema, J., *et al.* (2003) Impact of locoregional treatment on the early-stage breast cancer patients: a retrospective analysis. *Eur. J. Cancer*, 39 (15), 2192–2199.

[210] Voordeckers, M., Vinh-Hung, V., Lamote, J., Bretz, A., Storme, G. (2009) Survival benefit with radiation therapy in node-positive breast carcinoma patients. *Strahlenther. Onkol.*, 185 (10), 656–662.

[211] Buchholz, T.A.,Woodward,W.A., Duan, Z., *et al.* (2008) Radiation use and long-term survival in breast cancer patients with T_1, T_2 primary tumors and one to three positive axillary lymph nodes. *Int. J. Radiat. Oncol. Biol. Phys.*, 71 (4), 1022–1027.

[212] Katz, A., Strom, E.A., Buchholz, T.A., *et al.* (2001) The influence of pathologic tumor characteristics on locoregional recurrence rates following mastectomy. *Int. J. Radiat. Oncol. Biol. Phys.*, 50 (3), 735–742.

[213] Katz, A., Strom, E.A., Buchholz, T.A., *et al.* (2000) Locoregional recurrence patterns after mastectomy and doxorubicin-based chemotherapy: implications for postoperative irradiation. *J. Clin. Oncol.*, 18 (15), 2817–2827.

[214] Truong, P.T.,Woodward,W.A., Thames, H.D., Ragaz, J., Olivotto, I.A., Buchholz, T.A. (2007) The ratio of positive to excised nodes identifies high-risk subsets and reduces inter-institutional differences in locoregional recurrence risk estimate in breast cancer patients with 1-3 positive nodes: an analysis of prospective data from British Columbia and the M. D. Anderson Cancer Center. *Int. J. Radiat. Oncol. Biol. Phys.*, 68 (1), 59–65.

[215] Truong, P.T., Olivotto, I.A., Kader, H.A., Panades, M., Speers, C.H., Berthelet, E. (2005) Selecting breast cancer patients with T_1–T_2 tumors and one to three positive axillary nodes at high postmastectomy locoregional recurrence risk for adjuvant radiotherapy. *Int. J. Radiat. Oncol. Biol. Phys.*, 61 (5), 1337–1347.

[216] Wallgren, A., Bonetti, M., Gelber, R.D., *et al.* (2003) Risk factors for locoregional recurrence among breast cancer patients: results from International Breast Cancer Study Group Trials I through VII. *J. Clin. Oncol.*, 21 (7), 1205–1213.

[217] Yildirim, E., Berberoglu, U. (2007) Local recurrence in breast carcinoma patients with T(1–2) and 1–3 positive nodes: indications for radiotherapy. *Eur. J. Surg. Oncol.*, 33 (1), 28–32.

[218] Kunkler, I.H., Canney, P., van Tienhoven, G., Russell, N.S.,MRC/EORTC (BIG 2-04) SUPREMO Trial

Management Group (2008) Elucidating the role of chest wall irradiation in 'intermediate-risk' breast cancer: the MRC/EORTC SUPREMO trial. *Clin. Oncol. (R. Coll. Radiol.)*, 20 (1), 31–34.

[219] Taghian, A.G., Jeong, J.H., Mamounas, E.P., *et al.* (2006) Low locoregional recurrence rate among node-negative breast cancer patients with tumors 5 cm or larger treated by mastectomy, with or without adjuvant systemic therapy and without radiotherapy: results from five national surgical adjuvant breast and bowel project randomized clinical trials. *J. Clin. Oncol.*, 24 (24), 3927–3932.

[220] Floyd, S.R., Buchholz, T.A., Haffty, B.G., *et al.* (2006) Low local recurrence rate without postmastectomy radiation in node-negative breast cancer patients with tumors 5 cm and larger. *Int. J. Radiat. Oncol. Biol. Phys.*, 66 (2), 358–364.

[221] Abi-Raad, R., Boutrus, R.,Wang, R., *et al.* (2011) Patterns and risk factors of locoregional recurrence in T_1-T_2 node negative breast cancer patients treated with mastectomy: implications for postmastectomy radiotherapy. *Int. J. Radiat. Oncol. Biol. Phys.*, 81 (3), e151–e157.

[222] Truong, P.T., Lesperance, M., Culhaci, A., Kader, H.A., Speers, C.H., Olivotto, I.A. (2005) Patient subsets with T_1–T_2, node-negative breast cancer at high locoregional recurrence risk after mastectomy. *Int. J. Radiat. Oncol. Biol. Phys.*, 62 (1), 175–182.

[223] Yildirim, E., Berberoglu, U. (2007) Can a subgroup of node-negative breast carcinoma patients with T_{1-2} tumor who may benefit from postmastectomy radiotherapy be identified? *Int. J. Radiat. Oncol. Biol. Phys.*, 68 (4), 1024–1029.

[224] Rowell, N.P. (2009) Radiotherapy to the chest wall following mastectomy for node-negative breast cancer: a systematic review. *Radiother. Oncol.*, 91 (1), 23–32.

[225] Abdulkarim, B.S., Cuartero, J., Hanson, J., Deschenes, J., Lesniak, D., Sabri, S. (2011) Increased risk of locoregional recurrence for women with $T_{1-2}N_0$ triple-negative breast cancer treated with modified radical mastectomy without adjuvant radiation therapy compared with breast-conserving therapy. *J. Clin. Oncol.*, 29 (21), 2852–2858.

[226] Wang, J., Shi, M., Ling, R., *et al.* (2011) Adjuvant chemotherapy and radiotherapy in triple-negative breast carcinoma: a prospective randomized controlled multi-center trial. *Radiother. Oncol.*, 100 (2), 200–204.

[227] Freedman, G.M., Fowble, B.L., Hanlon, A.L., *et al.* (1998) A close or positive margin after mastectomy is not an indication for chest wall irradiation except in women aged fifty or younger. *Int. J. Radiat. Oncol. Biol. Phys.*, 41 (3), 599–605.

[228] Truong, P.T., Olivotto, I.A., Speers, C.H.,Wai, E.S., Berthelet, E., Kader, H.A. (2004) A positive margin is not always an indication for radiotherapy after mastectomy in early breast cancer. *Int. J. Radiat. Oncol. Biol. Phys.*, 58 (3), 797–804.

[229] Rastogi, P., Anderson, S.J., Bear, H.D., *et al.* (2008) Preoperative chemotherapy: updates of National Surgical Adjuvant Breast and Bowel Project Protocols B-18 and B-27. *J. Clin. Oncol.*, 26 (5), 778–785.

[230] Mamounas, E.P., Anderson, S.J., Bear, H.D., *et al.* (2012) Predictors of locoregional recurrence after neoadjuvant chemotherapy: results from combined analysis of national surgical adjuvant breast and bowel project NSABP B-18 and B-27. *J. Clin. Oncol.*, 30 (32), 3960–3966.

[231] Krug, D., Lederer, B., Debus, J., *et al.* (2015) Relationship of omission of adjuvant radiotherapy to outcomes of logoregional control and disease-free survival in patients with or without PCR after neoadjuvant chemotherapy for breast cancer: A meta-analysis on 3481 patients from the Gepar-trials. *J. Clin. Oncol.*, 33 (suppl; abstr 1008).

[232] Huang, E.H., Tucker, S.L., Strom, E.A., *et al.* (2004) Postmastectomy radiation improves local-regional control and survival for selected patients with locally advanced breast cancer treated with neoadjuvant chemotherapy and mastectomy. *J. Clin. Oncol.*, 22 (23), 4691–4699.

[233] McGuire, S.E., Gonzalez-Angulo, A.M., Huang, E.H., *et al.* (2007) Postmastectomy radiation improves the outcome of patients with locally advanced breast cancer who achieve a pathologic complete response to neoadjuvant chemotherapy. *Int. J. Radiat. Oncol. Biol. Phys.*, 68 (4), 1004–1009.

[234] Nagar, H., Mittendorf, E.A., Strom, E.A., *et al.* (2011) Local-regional recurrence with and without radiation therapy after neoadjuvant chemotherapy and mastectomy for clinically staged T_3N_0 breast cancer. *Int. J. Radiat. Oncol. Biol. Phys.*, 81 (3), 782–787.

[235] Huang, E.H., Tucker, S.L., Strom, E.A., *et al.* (2005) Predictors of locoregional recurrence in patients with locally advanced breast cancer treated with neoadjuvant chemotherapy, mastectomy, and radiotherapy. *Int. J. Radiat. Oncol. Biol. Phys.*, 62 (2), 351–357.

[236] Buchholz, T.A., Lehman, C.D., Harris, J.R., *et al.* (2008) Statement of the science concerning locoregional treatments after preoperative chemotherapy for breast cancer: a National Cancer Institute conference. *J. Clin. Oncol.*, 26 (5), 791–797.

[237] Abramowitz, M.C., Li, T., Morrow, M., *et al.* (2009) Dermal lymphatic invasion and inflammatory breast cancer are independent predictors of outcome after postmastectomy radiation. *Am J. Clin. Oncol.*, 32 (1), 30–33.

[238] Wingo, P.A., Jamison, P.M., Young, J.L., Garguillo, P. (2004) Population-based statistics for women diagnosed with inflammatory breast cancer (United States). *Cancer Causes Control*, 15 (3), 321–328.

[239] Dawood, S., Merajver, S.D., Viens, P., *et al.* (2011) International expert panel on inflammatory breast cancer: consensus statement for standardized diagnosis and treatment. *Ann. Oncol.*, 22 (3), 515–523.

[240] Damast, S., Ho, A.Y., Montgomery, L., *et al.* (2010) Locoregional outcomes of inflammatory breast cancer patients treated with standard fractionation radiation and daily skin bolus in the taxane era. *Int. J. Radiat. Oncol. Biol. Phys.*, 77 (4), 1105–1112.

[241] Liauw, S.L., Benda, R.K., Morris, C.G., Mendenhall, N.P. (2004) Inflammatory breast carcinoma: outcomes with trimodality therapy for nonmetastatic disease. *Cancer*, 100 (5), 920–928.

[242] Liao, Z., Strom, E.A., Buzdar, A.U., *et al.* (2000) Locoregional irradiation for inflammatory breast cancer: effectiveness of dose escalation in decreasing recurrence. *Int. J. Radiat. Oncol. Biol. Phys.*, 47 (5), 1191–1200.

[243] Dawood, S., Ueno, N.T., Valero, V., *et al.* (2011) Difference in survival among women with stage III inflammatory and noninflammatory locally advanced breast cancer appear early: a large population-based study. *Cancer*, 117 (9), 1819–1826.

[244] Sutherland, S., Ashley, S.,Walsh, G., Smith, I.E., Johnston, S.R. (2010) Inflammatory breast cancer–The Royal Marsden Hospital experience: a review of 155 patients treated from 1990 to 2007. *Cancer*, 116 (11 Suppl.), 2815–2820.

[245] Nielsen, H.M., Overgaard, M., Grau, C., Jensen, A.R., Overgaard, J. (2006) Loco-regional recurrence after mastectomy in high-risk breast cancer–risk and prognosis. An analysis of patients from the DBCG 82 b&c randomization trials. *Radiother. Oncol.*, 79 (2), 147–155.

[246] Reddy, J.P., Levy, L., Oh, J.L., *et al.* (2011) Long-term outcomes in patients with isolated supraclavicular nodal recurrences after mastectomy and doxorubicin-based chemotherapy for breast cancer. *Int. J. Radiat. Oncol. Biol. Phys.*, 80 (5), 1453–1457.

[247] Willner, J., Kiricuta, I.C., Kolbl, O. (1997) Locoregional

recurrence of breast cancer following mastectomy: always a fatal event? Results of univariate and multivariate analysis. *Int. J. Radiat. Oncol. Biol. Phys.*, 37 (4), 853–863.

[248] Kuo, S.H., Huang, C.S., Kuo,W.H., Cheng, A.L., Chang, K.J., Chia-Hsien Cheng, J. (2008) Comprehensive locoregional treatment and systemic therapy for postmastectomy isolated locoregional recurrence. *Int. J. Radiat. Oncol. Biol. Phys.*, 72 (5), 1456–1464.

[249] Wahl, A.O., Rademaker, A., Kiel, K.D., *et al.* (2008) Multi-institutional review of repeat irradiation of the chest wall and breast for recurrent breast cancer. *Int. J. Radiat. Oncol. Biol. Phys.*, 70 (2), 477–484.

[250] Würschmidt, F., Dahle, J., Petersen, C., *et al.* (2008) Reirradiation of recurrent breast cancer with and without concurrent chemotherapy. *Radiat. Oncol.*, 3, 28.

[251] Harkenrider, M.M.,Wilson, M.R., Dragun, A.E. (2011) Reirradiation as a component of the multidisciplinary management of locally recurrent breast cancer. *Clin. Breast Cancer*, 11 (3), 171–176.

[252] Van Der Zee, J., De Bruijne, M., Mens, J.W., *et al.* (2010) Reirradiation combined with hyperthermia in breast cancer recurrences: overview of experience in Erasmus MC. *Int. J. Hyperthemia*, 26 (7), 638– 648.

[253] Krueger, E.A.,Wilkins, E.G., Strawderman, M., *et al.* (2001) Complications and patient satisfaction following expander/implant breast reconstruction with and without radiotherapy. *Int. J. Radiat. Oncol. Biol. Phys.*, 49 (3), 713–721.

[254] Kronowitz, S.J., Robb, G.L. (2009) Radiation therapy and breast reconstruction: a critical review of the literature. *Plast. Reconstr. Surg.*, 124 (2), 395–408.

[255] Momoh, A., Ahmed, R., Kelley, B., *et al.* (2014) A systematic review of complications of implant-based breast reconstruction with prereconstruction and postreconstruction radiotherapy. *Ann. Surg. Oncol.*, 21 (1), 118–124.

[256] Valdata, L., Cattaneo, A., Pellegatta, I., *et al.* (2014) Acellular Dermal Matrices and Radiotherapy in Breast Reconstruction: A Systematic Review and Meta-Analysis of the Literature. *Plast. Surg. Int.*, Volume 2014, Article ID 472604.

[257] Fischer, J.P., Nelson, J.A., Serletti, J.M., *et al.* (2013) Peri-operative risk factors associated with early tissue expander (TE) loss following immediate breast reconstruction (IBR): a review of 9305 patients from the 2005–2010 ACS-NSQIP datasets. *J. Plast. Reconstr. Aesthet. Surg.*, 66 (11), 1504–1512.

[258] Motwani, S.B., Strom, E.A., Schechter, N.R., *et al.* (2006) The impact of immediate breast reconstruction on the technical delivery of postmastectomy radiotherapy. *Int. J. Radiat. Oncol. Biol. Phys.*, 66 (1), 76–82.

[259] Schechter, N.R., Strom, E.A., Perkins, G.H., *et al.* (2005) Immediate breast reconstruction can impact postmastectomy irradiation. *Am J. Clin. Oncol.*, 28 (5), 485–494.

[260] Koutcher, L., Ballangrud, A., Cordeiro, P.G., *et al.* (2010) Postmastectomy intensity modulated radiation therapy following immediate expanderimplant reconstruction. *Radiother. Oncol.*, 94 (3), 319–323.

[261] Kronowitz, S.J., Lam, C., Terefe,W., *et al.* (2011) A multidisciplinary protocol for planned skin-preserving delayed breast reconstruction for patients with locally advanced breast cancer requiring postmastectomy radiation therapy: 3-year follow-up. *Plast. Reconstr. Surg.*, 127 (6), 2154–2166.

[262] Moni, J., Graves-Ditman, M., Cederna, P., *et al.* (2004) Dosimetry around metallic ports in tissue expanders in patients receiving postmastectomy radiation therapy: an ex-vivo evaluation. *Med. Dosim.*, 29 (1), 49–54.

[263] Damast, S., Beal, K., Ballangrud, A., *et al.* (2006) Do metallic ports in tissue expanders affect postmastectomy radiation delivery? *Int. J. Radiat. Oncol. Biol. Phys.*, 66 (1), 305–310.

[264] Chatzigiannis, C., Lymperopoulou, G., Sandilos, P., *et al.* (2011) Dose perturbation in the radiotherapy of breast cancer patients implanted with the Magna-Site: a Monte Carlo study. *J. Appl. Clin. Med. Phys.*, 12 (2), 3295.

[265] Tran, N.V., Chang, D.W., Gupta, A., Kroll, S.S., Robb, G.L. (2001) Comparison of immediate and delayed free TRAMflap breast reconstruction in patients receiving postmastectomy radiation therapy. *Plast. Reconstr. Surg.*, 108 (1), 78–82.

[266] Spear, S.L., Ducic, I., Low, M., Cuoco, F. (2005) The effect of radiation on pedicled TRAM flap breast reconstruction: outcomes and implications. *Plast. Reconstr. Surg.*, 115 (1), 84–95.

[267] Chang, D.W., Reece, G.P.,Wang, B., *et al.* (2000) Effect of smoking on complications in patients undergoing free TRAMflap breast reconstruction. *Plast. Reconstr. Surg.*, 105 (7), 2374–2380.

[268] Pierce, L.J., Butler, J.B., Martel, M.K., *et al.* (2002) Postmastectomy radiotherapy of the chest wall: dosimetric comparison of common techniques. *Int. J. Radiat. Oncol. Biol. Phys.*, 52 (5), 1220–1230.

[269] Thomsen, M.S., Berg, M., Nielsen, H.M., *et al.* (2008) Post-mastectomy radiotherapy in Denmark: from 2D to 3D treatment planning guidelines ofThe Danish Breast Cancer Cooperative Group. *Acta Oncol.*, 47 (4), 654–661.

[270] Jagsi, R., Moran, J., Marsh, R., Masi, K., Griffith, K.A., Pierce, L.J. (2010) Evaluation of four techniques using intensity-modulated radiation therapy for comprehensive locoregional irradiation of breast cancer. *Int. J. Radiat. Oncol. Biol. Phys.*, 78 (5), 1594–1603.

[271] Oh, J.L., Buchholz, T.A. (2009) Internal mammary node radiation: a proposed technique to spare cardiac toxicity. *J. Clin. Oncol.*, 27 (31), e172–e173.

[272] Harris, J.R., Halpin-Murphy, P., McNeese, M., Mendenhall, N.P., Morrow, M., Robert, J.N. (1999) Consensus Statement on postmastectomy radiation therapy. *Int. J. Radiat. Oncol. Biol. Phys.*, 44 (5), 989–990.

[273] Recht, A., Edge, S.B., Solin, L.J., *et al.* (2001) Postmastectomy radiotherapy: clinical practice guidelines of the American Society of Clinical Oncology. *J. Clin. Oncol.*, 19 (5), 1539–1569.

[274] Taylor,M.E., Haffty, B.G., Rabinovitch, R., *et al.* (2009) ACR appropriateness criteria on postmastectomy radiotherapy expert panel on radiation oncology-breast. *Int. J. Radiat. Oncol. Biol. Phys.*, 73 (4), 997–1002.

[275] Carlson, R.W., Allred, D.C., Anderson, B.O., *et al.* (2009) Breast cancer. Clinical practice guidelines in oncology. *J. Natl Compr. Cancer Network*, 7 (2), 122–192.

[276] Taylor, M.E., Perez, C.A., Halverson, K.J., *et al.* (1995) Factors influencing cosmetic results after conservation therapy for breast cancer. *Int. J. Radiat. Oncol. Biol. Phys.*, 31 (4), 753–764.

[277] Olivotto, I.A., Rose, M.S., Osteen, R.T., *et al.* (1989) Late cosmetic outcome after conservative surgery and radiotherapy: analysis of causes of cosmetic failure. *Int. J. Radiat. Oncol. Biol. Phys.*, 17 (4), 747–753.

[278] Chan, S.W., Cheung, P.S., Lam, S.H. (2010) Cosmetic outcome and percentage of breast volume excision in oncoplastic breast conserving surgery.*World J. Surg.*, 34 (7), 1447–1452.

[279] Gray, J.R., McCormick, B., Cox, L., Yahalom, J. (1991) Primary breast irradiation in large-breasted or heavy women: analysis of cosmetic outcome. *Int. J. Radiat. Oncol. Biol. Phys.*, 21 (2), 347–354.

[280] Deutsch, M., Flickinger, J.C. (2003) Patient characteristics and treatment factors affecting cosmesis following

lumpectomy and breast irradiation. *Am J. Clin. Oncol.*, 26 (4), 350–353.

[281] Moody, A.M., Mayles,W.P., Bliss, J.M., *et al.* (1994) The influence of breast size on late radiation effects and association with radiotherapy dose inhomogeneity. *Radiother. Oncol.*, 33 (2), 106–112.

[282] Johansen, J., Overgaard, J., Overgaard, M. (2007) Effect of adjuvant systemic treatment on cosmetic outcome and late normal-tissue reactions after breast conservation. *Acta Oncol.*, 46 (4), 525–533.

[283] Budrukkar, A.N., Sarin, R., Shrivastava, S.K., Deshpande, D.D., Dinshaw, K.A. (2007) Cosmesis, late sequelae and local control after breast-conserving therapy: influence of type of tumor bed boost and adjuvant chemotherapy. *Clin. Oncol. (R. Coll. Radiol.)*, 19 (8), 596–603.

[284] Rose, M.A., Olivotto, I., Cady, B., *et al.* (1989) Conservative surgery and radiation therapy for early breast cancer. Long-term cosmetic results. *Arch. Surg.*, 124 (2), 153–157.

[285] Wazer, D.E., Morr, J., Erban, J.K., Schmid, C.H., Ruthazer, R., Schmidt-Ullrich, R.K. (1997) The effect of postradiation treatment with tamoxifen on local control and cosmetic outcome in the conservatively treated breast. *Cancer*, 80 (4), 732–740.

[286] Markiewicz, D.A., Schultz, D.J., Haas, J.A., *et al.* (1996) The effects of sequence and type of chemotherapy and radiation therapy on cosmesis and complications after breast conservation therapy. *Int. J. Radiat. Oncol. Biol. Phys.*, 35 (4), 661–668.

[287] Bentzen, S.M.,Thames, H.D., Overgaard, M. (1989) Latent-time estimation for late cutaneous and subcutaneous radiation reactions in a single-follow-up clinical study. *Radiother. Oncol.*, 15 (3), 267–274.

[288] Lanigan, S.W., Joannides, T. (2003) Pulsed dye laser treatment of telangiectasia after radiotherapy for carcinoma of the breast. *Br. J. Dermatol.*, 148 (1), 77–79.

[289] Rowland Payne, C.M., Somaiah, N., Neal, A.J., Glees, J.P. (2005) The hyfrecator: a treatment for radiation induced telangiectasia in breast cancer patients. *Br. J. Radiol.*, 78 (926), 143–146.

[290] Gothard, L., Cornes, P., Earl, J., *et al.* (2004) Double-blind placebo-controlled randomised trial of vitamin E and pentoxifylline in patients with chronic arm lymphedema and fibrosis after surgery and radiotherapy for breast cancer. *Radiother. Oncol.*, 73 (2), 133–139.

[291] Magnusson, M., Hoglund, P., Johansson, K., *et al.* (2009) Pentoxifylline and vitamin E treatment for prevention of radiation-induced side-effects in women with breast cancer: a phase two, double-blind, placebo-controlled randomised clinical trial (Ptx-5). *Eur. J. Cancer*, 45 (14), 2488–2495.

[292] Delanian, S., Porcher, R., Balla-Mekias, S., Lefaix, J.L. (2003) Randomized, placebo-controlled trial of combined pentoxifylline and tocopherol for regression of superficial radiation-induced fibrosis. *J. Clin. Oncol.*, 21 (13), 2545–2550.

[293] Delanian, S., Porcher, R., Rudant, J., Lefaix, J.L. (2005) Kinetics of response to long-term treatment combining pentoxifylline and tocopherol in patients with superficial radiation-induced fibrosis. *J. Clin. Oncol.*, 23 (34), 8570–8579.

[294] Kissin, M.W., Querci della Rovere, G., Easton, D., Westbury, G. (1986) Risk of lymphoedema following the treatment of breast cancer. *Br. J. Surg.*, 73 (7), 580–584.

[295] Coen, J.J., Taghian, A.G., Kachnic, L.A., Assaad, S.I., Powell, S.N. (2003) Risk of lymphedema after regional nodal irradiation with breast conservation therapy. *Int. J. Radiat. Oncol. Biol. Phys.*, 55 (5), 1209–1215.

[296] Hayes, S.B., Freedman, G.M., Li, T., Anderson, P.R., Ross, E. (2008) Does axillary boost increase lymphedema compared with supraclavicular radiation alone after breast conservation? *Int. J. Radiat. Oncol. Biol. Phys.*, 72 (5), 1449–1455.

[297] Norman, S.A., Localio, A.R., Kallan, M.J., *et al.* (2010) Risk factors for lymphedema after breast cancer treatment. *Cancer Epidemiol. Biomarkers Prev.*, 19 (11), 2743–2746.

[298] Devoogdt, N., Christiaens, M.R., Geraerts, I., *et al.* (2011) Effect of manual lymph drainage in addition to guidelines and exercise therapy on arm lymphoedema related to breast cancer: randomised controlled trial. *Br. Med. J.*, 343, d5326.

[299] Kuno, A., Osaki, K., Kawanaka, T., Furutani, S., Ikushima, H., Nishitani, H. (2009) Risk factors for radiation pneumonitis caused by whole breast irradiation following breast-conserving surgery. *J. Med. Invest.*, 56 (3-4), 99–110.

[300] Lind, P.A.,Wennberg, B., Gagliardi, G., Fornander, T. (2001) Pulmonary complications following different radiotherapy techniques for breast cancer, and the association to irradiated lung volume and dose. *Breast Cancer Res. Treat.*, 68 (3), 199–210.

[301] Lind, P.A.,Wennberg, B., Gagliardi, G., *et al.* (2006) ROC curves and evaluation of radiation-induced pulmonary toxicity in breast cancer. *Int. J. Radiat. Oncol. Biol. Phys.*, 64 (3), 765–770.

[302] Lingos, T.I., Recht, A., Vicini, F., Abner, A., Silver, B., Harris, J.R. (1991) Radiation pneumonitis in breast cancer patients treated with conservative surgery and radiation therapy. *Int. J. Radiat. Oncol. Biol. Phys.*, 21 (2), 355–360.

[303] Matzinger, O., Heimsoth, I., Poortmans, P., *et al.* (2010) Toxicity at three years with and without irradiation of the internal mammary and medial supraclavicular lymph node chain in stage I to III breast cancer (EORTC trial 22922/10925). *Acta Oncol.*, 49 (1), 24–34.

[304] McGale, P., Darby, S.C., Hall, P., *et al.* (2011) Incidence of heart disease in 35,000 women treated with radiotherapy for breast cancer in Denmark and Sweden. *Radiother. Oncol.*, 100 (2), 167–175.

[305] Nilsson, G., Holmberg, L., Garmo, H., *et al.* (2012) Distribution of coronary artery stenosis after radiation for breast cancer. *J. Clin. Oncol.*, 30 (4), 380–386.

[306] Marks, L.B., Yu, X., Prosnitz, R.G., *et al.* (2005) The incidence and functional consequences of RT-associated cardiac perfusion defects. *Int. J. Radiat. Oncol. Biol. Phys.*, 63 (1), 214–223.

[307] Darby, S.C., Ewertz, M., McGale, P., *et al.* (2013) Risk of ischemic heart disease in women after radiotherapy for breast cancer. *N. Engl. J. Med.*, 368 (11), 987–998.

[308] Giordano, S.H., Kuo, Y.F., Freeman, J.L., Buchholz, T.A., Hortobagyi, G.N., Goodwin, J.S. (2005) Risk of cardiac death after adjuvant radiotherapy for breast cancer. *J. Natl Cancer Inst.*, 97 (6), 419–424.

[309] Patt, D.A., Goodwin, J.S., Kuo, Y.F., *et al.* (2005) Cardiac morbidity of adjuvant radiotherapy for breast cancer. *J. Clin. Oncol.*, 23 (30), 7475–7482.

[310] Bergom, C., Currey, A., Tai, A., Strauss, J.B. (2016) Deep Inspiration Breath Hold. *RadiationTherapy Techniques and Treatment Planning for Breast Cancer.* Springer.

[311] Chung, E., Corbett, J.R., Moran, J.M., *et al.* (2013) Is there a dose-response relationship for heart disease with low-dose radiation therapy? *Int. J. Radiat. Oncol. Biol. Phys.*, 85 (4), 959–964.

[312] Bartlett, F.R., Colgan, R.M., Carr, K., *et al.* (2013) The UK HeartSpare Study: randomised evaluation of voluntary deep-inspiratory breath-hold in women undergoing breast radiotherapy. *Radiother. Oncol.*, 108 (2), 242–247.

[313] Mulliez, T., Veldeman, L., van Greveling, A., *et al.* (2013) Hypofractionated whole breast irradiation for patients with

large breasts: A randomized trial comparing prone and supine positions. *Radiother. Oncol.*, 108 (2), 203–208.

[314] Bartlett, F., Colgan, R., Donovan, E., *et al.* (2015) The UK HeartSpare Study (Stage IB): Randomised comparison of a voluntary breath-hold technique and prone radiotherapy after breast conserving surgery. *Radiother. Oncol.*, 114, 66–72.

[315] Verhoeven, K., Sweldens, C., Petillion, S., *et al.* (0000) Breathing adapted radiation therapy in comparison with prone position to reduce the doses to the heart, left anterior descending coronary artery, and contralateral breast in whole breast radiation therapy. *Pract. Radiat. Oncol.*, 4 (2), 123–129.

[316] Mulliez, T., Van de Velde, J., Veldeman, L., *et al.* (2015) Deep inspiration breath hold in the prone position retracts the heart from the breast and internal mammary lymph node region. *Radiother. and Oncol.*, 117, 473–476.

[317] Mulliez, T., Veldeman, L., Speleers, B., *et al.* (0000) Heart dose reduction by prone deep inspiration breath hold in left-sided breast irradiation. *Radiother. and Oncol.*, 114, 79–84

[318] Halyard, M.Y., Pisansky, T.M., Dueck, A.C., *et al.* (2009) Radiotherapy and adjuvant trastuzumab in operable breast cancer: tolerability and adverse event data from the NCCTG Phase II trial N9831. *J. Clin. Oncol.*, 27 (16), 2638–2644.

[319] Johansson, S., Svensson, H., Larsson, L.G., Denekamp, J. (2000) Brachial plexopathy after postoperative radiotherapy of breast cancer patients–a long-term follow-up. *Acta Oncol.*, 39 (3), 373–382.

[320] Bajrovic, A., Rades, D., Fehlauer, F., *et al.* (2004) Is there a life-long risk of brachial plexopathy after radiotherapy of supraclavicular lymph nodes in breast cancer patients? *Radiother. Oncol.*, 71 (3), 297– 301.

[321] Powell, S., Cooke, J., Parsons, C. (1990) Radiation-induced brachial plexus injury: follow-up of two different fractionation schedules. *Radiother. Oncol.*, 18 (3), 213–220.

[322] Pierce, S.M., Recht, A., Lingos, T.I., *et al.* (1992) Long-term radiation complications following conservative surgery (CS) and radiation therapy (RT) in patients with early stage breast cancer. *Int. J. Radiat. Oncol. Biol. Phys.*, 23 (5), 915–923.

[323] Berrington de Gonzalez, A., Curtis, R.E., Kry, S.F., *et al.* (2011) Proportion of second cancers attributable to radiotherapy treatment in adults: a cohort study in the US SEER cancer registries. *Lancet Oncol.*, 12 (4), 353–360.

[324] Berrington de Gonzalez, A., Curtis, R.E., Gilbert, E., *et al.* (2010) Second solid cancers after radiotherapy for breast cancer in SEER cancer registries. *Br. J. Cancer*, 102 (1), 220–226.

[325] Williams, T.M., Moran, J.M., Hsu, S.H., *et al.* (2012) Contralateral breast dose after whole-breast irradiation: an analysis by treatment technique. *Int. J. Radiat. Oncol. Biol. Phys.*, 82 (5), 2079–2085.

[326] Deutsch, M., Land, S.R., Begovic, M.,Wieand, H.S., Wolmark, N., Fisher, B. (2003) The incidence of lung carcinoma after surgery for breast carcinoma with and without postoperative radiotherapy. Results of National Surgical Adjuvant Breast and Bowel Project (NSABP) clinical trials B-04 and B-06. *Cancer*, 98 (7), 1362–1368.

[327] Darby, S.C., McGale, P., Taylor, C.W., Peto, R. (2005) Long-term mortality from heart disease and lung cancer after radiotherapy for early breast cancer: prospective cohort study of about 300,000 women in US SEER cancer registries. *Lancet Oncol.*, 6 (8), 557–565.

[328] Kaufman, E.L., Jacobson, J.S., Hershman, D.L., Desai, M., Neugut, A.I. (2008) Effect of breast cancer radiotherapy and cigarette smoking on risk of second primary lung cancer. *J. Clin. Oncol.*, 26 (3), 392–398.

[329] Ford, M.B., Sigurdson, A.J., Petrulis, E.S., *et al.* (2003) Effects of smoking and radiotherapy on lung carcinoma in breast carcinoma survivors. *Cancer*, 98 (7), 1457–1464.

[330] Ng, J., Shuryak, I., Xu, Y., *et al.* (2012) Predicting the risk of secondary lung malignancies associated with whole-breast radiation therapy. *Int. J. Radiat. Oncol. Biol. Phys.*, 83 (4), 1101–1106.

[331] Mery, C.M., George, S., Bertagnolli, M.M., Raut, C.P. (2009) Secondary sarcomas after radiotherapy for breast cancer: sustained risk and poor survival. *Cancer*, 115 (18), 4055–4063.

[332] Scow, J.S., Reynolds, C.A., Degnim, A.C., Petersen, I.A., Jakub, J.W., Boughey, J.C. (2010) Primary and secondary angiosarcoma of the breast: the Mayo Clinic experience. *J. Surg. Oncol.*, 101 (5), 401–407.

[333] Hodgson, N.C., Bowen-Wells, C., Moffat, F., Franceschi, D., Avisar, E. (2007) Angiosarcomas of the breast: a review of 70 cases. *Am J. Clin. Oncol.*, 30 (6), 570–573.

[334] Rubino, C., Shamsaldin, A., Le, M.G., *et al.* (2005) Radiation dose and risk of soft tissue and bone sarcoma after breast cancer treatment. *Breast Cancer Res. Treat.*, 89 (3), 277–288.

[335] Karlsson, P., Holmberg, E., Samuelsson, A., Johansson, K.A.,Wallgren, A. (1998) Soft tissue sarcoma after treatment for breast cancer-a Swedish population-based study. *Eur. J. Cancer*, 34 (13), 2068–2075.

[336] Virtanen, A., Pukkala, E., Auvinen, A. (2007) Angiosarcoma after radiotherapy: a cohort study of 332,163 Finish cancer patients. *Br. J. Cancer*, 97 (1), 115–117.

第38章　软组织肉瘤
Soft-Tissue Sarcomas

Jonathan B. Ashman　Kaled M. Alektiar　著

刘　欣　亓姝楠　王淑莲　译

一、概述

肉瘤相对罕见，是一组异质性的间叶细胞来源的恶性肿瘤，占所有肿瘤 1% 以下。据统计，2017 年新发软组织肉瘤（STS）约 12 390 例，骨肿瘤 3260 例[1]。男性略多于女性，男女比为 1.2 ：1。肉瘤大约有 50 种病理亚型，但 3/4 是未分化 / 未分类肉瘤（以前称为恶性纤维组织肉瘤，MFH）、脂肪肉瘤、平滑肌肉瘤、滑膜肉瘤和恶性外周神经鞘瘤（MPNST）[2]。尽管某些肉瘤亚型可能找到对应的正常组织，如脂肪肉瘤和正常脂肪，多数恶性肉瘤细胞来自多能间充质干细胞[3]，如大多数滑膜肉瘤发生在肺、心脏或肾脏等器官，而非关节内。大约一半的肉瘤发生在四肢或躯干，另有 15% 发生在腹部或腹膜后[4]。诊断时中位年龄是 65 岁，但某些亚型常见于儿童和年轻人。多数肉瘤病例为散发，但环境暴露，如电离辐射或化学物质有时可能导致肿瘤。淋巴水肿，特别是乳腺癌治疗后，是血管肉瘤的危险因素。免疫缺陷患者中，人疱疹病毒 8 型和 EB 病毒分别与卡波西肉瘤和平滑肌肿瘤发生相关。

二、软组织肉瘤遗传学

一般按位置和组织病理学将肉瘤分为 STS 和原发性骨肿瘤。然而，随着近期基因组学的进展，已证明基于分子特征的分类能提供更多信息。大多数肉瘤发生为散发，但家族遗传综合征，如利-弗劳梅尼综合征和神经纤维瘤 1 型，增加肉瘤发生风险。从遗传方面，肉瘤可分为两大类[5, 6]。第一类，有肿瘤特定的基因改变并保持二倍体或简单的核型。特征性基因变化包括易位或特定点突变的融合基因。易位的典型例子为滑膜肉瘤有 t（X，18）易位，黏液样脂肪肉瘤有 t（12，16）易位。而突变的典型例子为胃肠道间质瘤（GIST）中 c-KIT 基因的激活点突变。据估计，1/4 的肉瘤有这些均衡和简单的基因改变[7]。第二类包括复杂的基因改变和复杂的核型，但未显示特定模式。例如，未分化的 / 未分类的肉瘤（以前称为 MFH），多形性脂肪肉瘤和平滑肌肉瘤。

功能基因组学，如基因表达谱分析已用于肉瘤的基因亚型分类，甚至应用在复杂基因改变的肉瘤中，如多形性肉瘤和平滑肌肉瘤[8, 9]。尽管因为肉瘤相对罕见，组织获得有限，但这项技术可以产生全面的数据集，涵盖基因组信号通路改变和肉瘤发生发展关键的信号通路[10]。这项技术的进步使得肉瘤分类和预后相关联[11]，并有望加深对疾病理解，发展出潜在的治疗性靶点。其关键在建立动物模型，使得基础科学转化为治疗应用科学[12]。例如，老鼠模型应用于横纹肌肉瘤，未分化的多形性肉瘤和恶性周围神经鞘状肿瘤中[13, 14]。

三、四肢软组织肉瘤

（一）诊断和分期

肢体肉瘤的诊断和治疗很复杂，选择较多（图 38-1）。在考虑肿物可能为肉瘤和鉴别诊断阶段，就推荐多学科团队尽早参与评估。绝大多数肢体肉瘤表现为无痛肿物。通常为近期受伤时偶然发现肿瘤。体格检查是诊断和手术计划的关键，通过查体可以直接评估肿瘤，并评价肿瘤相关的功能损伤和患者的一般状况。恶性征象包括：筋膜深部的痛性肿块、肿块＞5cm 和肿块进行性增大。若肿物同时具备以上全部四个征象，诊断恶性肉瘤的可能性达 86%[15]。

影像学也是诊断和治疗的关键。前瞻性研究表明，超声可有效区分良恶性肿块[16]。X 线平片可用于评估肿瘤内钙化和与邻近骨的关系。磁共振成像（MRI）因其卓越的对比度分辨率，成为评估肉瘤的主要方式（图 38-2）。但 MRI 对组织学来源能提供的信息很有限且不精确，其组

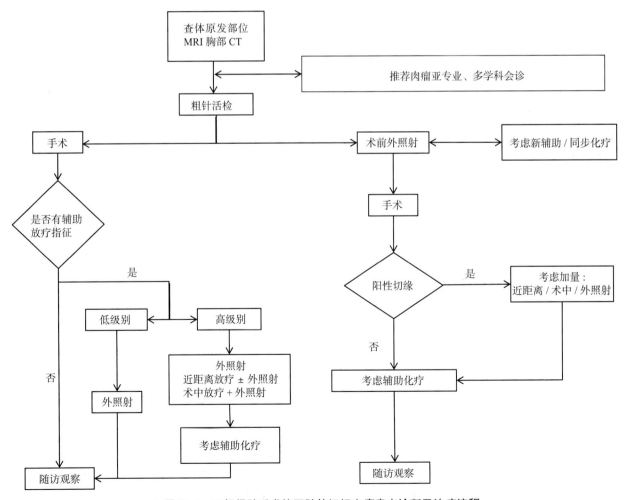

▲ 图 38-1 可行保肢手术的四肢软组织肉瘤患者诊断及治疗流程

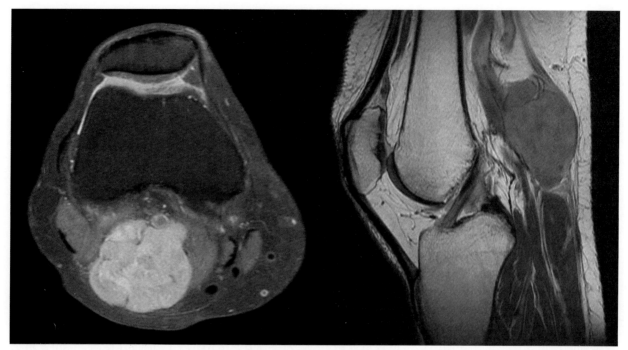

▲ 图 38-2　腘窝软组织肉瘤

织学的正确预测率仅为 25%～40%[5]。计算机断层扫描（CT）可以提供重要的解剖学信息，特别是在评估肿瘤和邻近骨的结构关系时。CT 也是评估胸部转移性疾病的标准检查。正电子发射断层扫描（PET）的作用尚不明确[17]。PET 可能有助于区分低级别和高级别的肿瘤和发现淋巴结或远处转移灶。新辅助治疗后，PET 可提供肿瘤治疗反应评价。但是一些中心的研究显示 PET 应用于诊断评估中的价值有限[18]。

组织活检必须精心设计，且最好是在肉瘤专科中心进行。高达 10% 的患者可能由于活检操作不当导致治疗或预后的变化，这一比率在专科中心明显较低[19]。开放手术活检、粗针穿刺活检或细针穿刺均可[20]。经典的手术切取活检具有最高的准确性。而粗针穿刺活检在效率和成本方面具有优势，已成为活检的标准。有研究证明，粗针穿刺活检的敏感性为 93%，特异性为100%，准确性为 95%，可媲美切除活检[21]。如果需要手术活检，切口选择非常关键，以便在后续根治性切除时可以完全切除[22]。

与其他肿瘤类似，美国癌症联合委员会（AJCC）使用原 TNM 系统进行分期。原发肿瘤按照大小（$T_1 \leqslant 5cm$，$T_2 > 5cm$）和深度（T_{1a}/T_{2a} 浅表，T_{1b}/T_{2b} 深）分期。但与大多数其他肿瘤不同，肉瘤分期还纳入了组织学分级。低级别的肿瘤，无论其大小或深度都为 I 期；中级别（无论大小或深度）和小的高级别肿瘤（≤ 5cm）为 II 期。> 5cm 的高级别肿瘤和淋巴结阳性为III 期。分期系统可提供可靠的预后信息，I 期患者生存率高达 90%，而III 期且肿瘤 > 10cm 的患者生存仅为 40%[5]。

（二）原发肿瘤的治疗

1. 手术　手术仍是治疗早期肉瘤的根治性手段。保肢治疗与截肢相比，在达到治愈目的同时也提高了患者生活质量。美国国立癌症研究所（NCI）开展的III 期临床研究，前瞻性地探究了保肢治疗的效果。研究将患者随机分为截肢或保肢手术（LSS）后进行外照射放疗（EBRT）。尽管保肢手术的 5 年局部控制率低于截肢

（80% vs 100%，$P=0.06$），但该差别未转化为无病生存（DFS）或总生存（OS）的差别[23]。在此研究之后，LSS 加 EBRT 迅速成为标准治疗手段。

2. 术后放疗　NCI 第二个研究旨在探究 LSS 后辅助放疗的获益[24]。患者被随机分到单纯 LSS 组或 LSS+ 辅助 EBRT 组，所有高级别肿瘤患者同时接受了化学治疗。同样，放射治疗显著提高了局部控制，但未改善 OS。放射治疗的获益在高级别肿瘤患者中尤为明显，其 10 年局部控制率为 100%，显著高于单纯手术组的 78%（$P=0.003$）。所有低级别患者接受辅助放射治疗也可提高局部控制率。纪念斯隆·凯特琳癌症中心（MSKCC）也开展了相似的 III 期临床研究，对比单纯 LSS 和 LSS 加辅助近距离照射[25-27]。高级别肿瘤患者接受近距离照射后可提高局部控制率，但未提高 OS；而低级别肿瘤患者未从近距离照射中获益[28]。

尽管辅助放射治疗显示有获益，但部分患者仅需单纯手术[29-31]。Pisters 等的前瞻性研究报道了 74 例发生于肢体或躯干的小肿瘤（< 5cm）患者，经过完整切除达到切缘阴性（R_0）后未接受辅助治疗[32]。中位随访 75 个月后，两组的 5 年和 10 年的累计局部复发率分别为 7.9% 和 10.6%。该研究说明对于肿瘤较小且 R_0 切除后的 STS 患者可选择观察。然而，梅奥诊所小样本研究报道了 34 例单纯手术患者的结果，研究发现高级别患者的局部控制率低于 60%[33]。因此，单纯手术仅适用于某些患者，临床上还需要对辅助放射治疗进行多学科讨论决策。MSKCC 使用尝试建立列线图（nomogram）评估非转移性 STS 保肢术后局部复发风险[34]。该模型可以帮助医生和患者预测术后局部复发风险，从而决定是否进行后续放射治疗（图 38-3）。

3. 扩大切除术　许多患者初治时在非专科中心按照良性肿瘤接受了手术。在确诊肉瘤后，会转诊到专科中心进行进一步治疗。这是进行再次扩大切除以获得足够切缘的典型指征。Goodlad 等[35] 评价了 95 例原发性肉瘤患者在首次手术切缘不充分后的再切除标本，56% 的病例确诊首次切除不完全，近 1/3 患者存在肉眼肿瘤残存。玛格丽特公主医院（PMH）也开展了类似研究，发现 65 例再切除患者中，35% 存在残留肿瘤[36]。由于无法预测哪些患者在初始非计划性手术后肿瘤残存，因此推荐所有患者均需进行再次扩切。再次扩切后，患者的预后仍差于规范的初始治疗[36]。所以当怀疑是肉瘤时，应避免非计划手术。再次手术病理为阴性的病例，局部复发风险很低。在一项 MSKCC 的研究中，200 例原发性肢体 STS 患者再切除病理阴性，而后未治疗仅行观察[37]。中位随访 82 个月后，5 年局部复发率 9%，但不同年龄和分期的复发率差别很大（$P < 0.01$）；I / II 期且年龄 < 50 岁患者的局部复发率为 4%，年龄 > 50 岁或 III 期患者为 12%，III 期且 50 岁以上患者为 31%。

4. 术前放射治疗　多数证据证明术后放射治疗的价值，但很多人更支持术前放射治疗[38]。术前相对于术后放射治疗的优点仍存在争议。Suit 等[39] 概述了术前放射治疗的优势：放射治疗体积较小，放射治疗剂量较低，多学科诊疗的机会会更多，肿瘤可能通过治疗使得手术范围更小且切除更完整；手术时肿瘤种植风险较低；不延迟放射治疗；可进行术中放射治疗（IORT）[39]。术后放射治疗的优势是，外科医师和病理学家可评估原发肿瘤。此外，对某些患者来说，即刻手术可获得心理安慰。术前放射治疗的主要缺点是增加手术伤口的并发症的可能。

5. 放射治疗时机　为探究最佳放射治疗时机，加拿大国家癌症研究所（NCIC）设计了前瞻性的 III 期随机对照试验比较术前与术后放射治疗[40]。患者按肿瘤大小 ≤ 10cm 和 > 10cm，随机分为术前 50Gy 外照射组合术后 66 ～ 70Gy 外照射组。阳性切缘的术前放射治疗组病例予以术后补量放射治疗。两组中，手术和放射治疗间隔 3 ～ 6 周。研究的主要终点为术后伤口并发

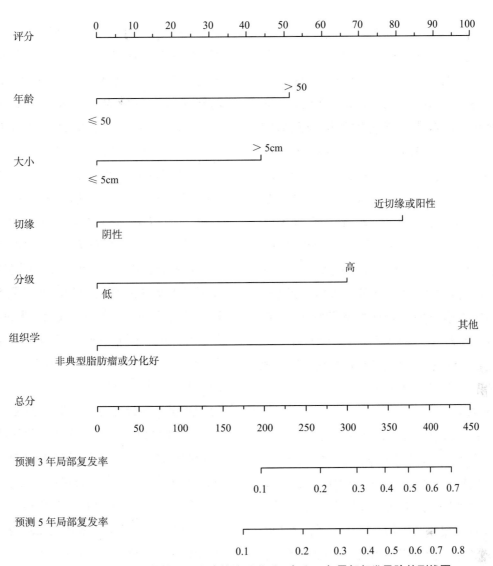

▲ 图 38-3　原发四肢的软组织肉瘤单纯手术后 3 年和 5 年局部复发风险的列线图

症差异，术前放射治疗是术后放射治疗的 2 倍（35% vs 17%；P=0.01）。两组在局部、区域和远处复发方面无显著差别。但术前放射治疗组的总生存在统计学上具有临界显著的优势，这可能与术后放射治疗组的非肉瘤死亡率高有关。通常情况下，患者担心手术前放射治疗会导致手术延迟。而 NCIC 研究结果显示术前患者的 OS 略高于或等于术后放射治疗，这为打消患者顾虑提供了重要证据。

（三）全身治疗

化学治疗用于新辅助、辅助治疗，以及转移性疾病的姑息治疗。NCI 术后放射治疗的随机对照研究中也采用了辅助化学治疗[23, 24]。事实上，研究初始设计是将高级别患者二次随机到辅助化学治疗或观察组，结果发现化学治疗提高了 DFS 和 OS[23]。然而，许多其他研究均未发现根治术后化学治疗可使患者获益。一个 Meta 分析发现化学治疗可提高局部控制率和 DFS，但未提高 OS[41]。该 Meta 分析的更新结果显示，含阿霉素单药的化学治疗方案无获益[42]，而含阿霉素和异环磷酰胺两种药物的方案可提高 OS（HR=0.56；95% CI 0.36～0.85；P=0.01）。

几个研究报道了新辅助化学治疗在肢体肉瘤

的应用经验，包括术前放射治疗前予阿霉素、异环磷酰胺和吉西他滨等单药化学治疗[43-45]。多药方案包括 MAID（美司钠＋阿霉素＋异环磷酰胺＋达卡巴嗪）或 IMAP/MAP（异环磷酰胺＋丝裂霉素＋阿霉素＋顺铂 / 丝裂霉素＋阿霉素＋顺铂）[46-48]。这些方案疗效很好，5 年局部控制率高达 95%，保肢率高达 100%[44, 46]，5 年 OS 高达 70%[49-52]。新辅助化学治疗和放射治疗的毒性主要包括手术伤口并发症和长骨骨折[53]。梅奥诊所的回顾性研究比较了单纯手术、术前放射治疗及术前化学治疗＋放射治疗的疗效[54]。肿瘤＞ 5cm 的患者可从新辅助治疗中获益，但放射治疗基础上加入化学治疗并未使患者获益。与单纯手术相比，两种新辅助治疗均使手术伤口并发症增加。最近，几个其他单中心回顾性研究显示，包含化学治疗的新辅助治疗可提高疗效，化学治疗是提高无远处转移生存的独立因素[55-57]。

（四）治疗疗效

在过去的几十年中，尽管治疗有了许多改进，肢体肉瘤患者的总体预后几乎没有变化。分析 MSKCC1261 例患者的详细资料，包括 1982—1986 年、1987—1991 年、1992—1996 年和 1997—2001 年 4 个队列，5 年的疾病特异性生存率分别为 78%、79%、79% 和 85%（P=NS）[58]。对于大肿瘤、高级别和深部肿瘤高危患者，5 年的疾病特异生存率分别为 50%、45%、52% 和 65%（P=NS）。疾病预后风险因素在各年代间无差别。局部复发的预测因素包括：年龄＞ 50 岁，疾病复发史，肿瘤大小＞ 10cm，阳性手术边缘。疾病特异性生存的预测因素包括：年龄＞ 50 年，疾病复发史，肿瘤大小，深部肿瘤，高级别和平滑肌肉瘤。MSKCC 的研究发现肿瘤级别和肿瘤大小是最强的危险因素[59]。一些研究中也报道了阳性切除边缘同时是局部复发和疾病特异生存的危险因素[60, 61]。

疾病组织学分型和分级是预后的重要因素，尤其在预测远处转移和淋巴结转移方面[62]。老年也是局部控制和疾病特异性生存的不良预后因素，一项多中心研究回顾性分析了 2000 多名前瞻性数据库的患者，以确定老年人的影响[63]。

一旦患者发生远处转移，中位生存期仅有一年[64]。肺是最常见的首个远处转移器官。远处转移发生后，最强的生存预后因素是远处转移灶能否被完全切除。不良预后因素包括：远处转移同时伴有局部复发、无病生存＜ 1 年，年龄＞ 50 岁。在一项专门针对肺转移患者的研究中，完全切除患者的中位生存为 33.5 个月，显著高于非完全切除的 16.5 个月和未切除的 11.2 个月（P ＜ 0.001）[65]。单肺或双肺转移不影响预后。脂肪肉瘤和恶性外周神经鞘瘤（MPNST）是不良预后因素。最近，立体定向放射治疗（SBRT）成为无创性肺转移治疗的有效治疗手段。Dhakal 等报道迄今最大的应用 SBRT 治疗肉瘤肺转移的研究结果[66]，52 例患者接受 50Gy/5F 放射治疗，3 年局部控制率为 82%，中位 OS 为 2.1 年。

线列图（nomogram）是临床上常用的患者预后预测模型。迄今共有 3 个基于 MSKCC 前瞻性数据库的线列图模型。第一个模型预测了 12 年疾病特异性死亡[67]。危险因素包括：肿瘤大小、深度、位置、病理和年龄。随后，加州大学洛杉矶分校的前瞻性数据库对该模型进行了外验证[68]。之后，意大利数据库再次对该模型进行了外部验证，并对模型进行了完善调整，以适应 FNCLCC 病理三分级系统[69]。第二个模型采用相似的预后因素及竞争风险模型，预测复发患者中的肿瘤特异性死亡风险[70]。第三个模型专门针对脂肪肉瘤[71]，并纳入其他风险因素来预测肿瘤特异性死亡风险，包括：部位（肢体、躯干或腹膜后）、性别、患者一般状态、病理亚型、切缘状态和肿瘤负荷。另外，瑞典的"SIN- 系统"定义了远处转移的低风险组和高风险组，危险因素包括：大小＞ 10cm；血管侵犯和镜下坏死[72, 73]。最近，该模型纳入了浸润生长模式这一新的危险因素，形成了"SING- 系统"[73]。

（五）放射治疗技术

肉瘤放射治疗技术持续进步，从二维（2D）计划到三维（3D）CT 引导的适形计划，再到最近的调强放射治疗（IMRT）。但是，不管技术如何发展，恰当的计划设计都建立在对肿瘤扩散模式和高风险部位的了解之上。由于肉瘤倾向于在筋膜室内播散，经典靶区边界纵向外扩 5cm，横截面方向外扩 2cm 后再予缩野补量照射。术前放射治疗时存在确切的肿瘤区（GTV），故靶区体积较小。相反，因术后放射治疗靶区需包括整个术床，故体积较大。另外，术后放射治疗野还应包括手术瘢痕和引流区域。MRI 图像与计划 CT 图像融合对于勾画 GTV 至关重要。CT 增强也有利于肿瘤勾画，特别是在无 MRI 图像的情况下（如患者安装了起搏器，无法行 MRI 检查时）。GTV 分别适当外扩形成临床靶区（CTV）和计划靶区（PTV），以包全微小病灶和补偿系统误差。

随着图像引导技术的广泛开展，靶区定义

相关问题也较二维治疗时代有了更新。肉瘤放射专家组首次评估了 GTV 和 CTV 定义的差异性[74]，各专家在上肢和下肢 GTV 的定义和下肢 CTV 的定义上达成一致意见。上肢的 CTV 定义仍有争议，但总的原则基本一致。专家组推荐，从 GTV 纵向外扩 3cm，横向外扩 1.5cm 以形成 CTV，限于筋膜平面、骨或皮肤之内[75]。

在图像引导放射治疗（IGRT）年代，PTV 的边界问题也得到研究。RTOG 最近的 II 期临床研究中应用前述的 CTV 勾画共识，并在 IGRT 技术保障下，将 CTV 到 PTV 外扩边界定为 5mm[76]。研究中未出现边缘复发病例，并达到其主要终点：晚期毒性降低。Dickie 等测量了术前放射治疗中下肢肉瘤应用锥形束 CT 验证的分次内和分次间的移动，结论是下肢肉瘤接受 IMRT 时 PTV 的 5mm 边界是合适的[77]。MSKCC 采用 CTV 外扩 1cm 形成 PTV。GTV 纵向外扩 4cm、横向外扩 1cm 形成 CTV，靶区排除邻近的骨（图 38-4）。

软组织肉瘤区域淋巴结转移和孤立复发的情况并不常见。仅有 3.4% 的患者出现区域淋巴

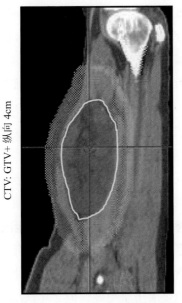
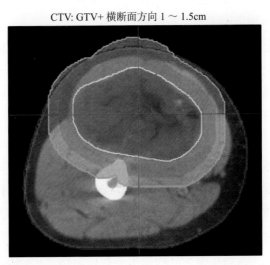

CTV: GTV+ 横断面方向 1～1.5cm

CTV: GTV+ 纵向 4cm

PTV: CTV 各方向外扩 1cm

▲ 图 38-4 由 GTV 外扩形成的 CTV 和 PTV
此图的彩色版本见书中彩图页

结转移，仅 1.5% 患者的首次复发部位为区域淋巴结 [78]。所以，放射治疗野不应包括区域淋巴结。以下病理类型需要警惕淋巴结转移：上皮样肉瘤、血管肉瘤和透明细胞肉瘤。某些患者可能需要淋巴结预防性照射。然而这些类型也最容易出现远处转移，特别是淋巴结阳性时。头颈部肉瘤，特别是横纹肌肉瘤，可能需要考虑预防性区域淋巴结照射。

术后放射治疗的标准剂量是 60～66Gy。阴性切缘术后照射剂量低于 60Gy 时局部失败增加，但 ≥ 64Gy 无额外获益。与单纯 LSS 相比，辅助放射治疗显著提高了高级别肉瘤和切缘阳性患者的局部控制率 [79-85]。

近距离放射治疗的经验多来源于低剂量率插植。近距离放射治疗仅引用于高级别 STS 的辅助治疗（MSKCC 的 III 期临床试验）[28, 86]，或是术前放射治疗的加量（梅奥诊所）[87]。^{192}Ir 不应在术前 5d 内应用。MSKCC 的研究者发现当早期应用近距离放射治疗时伤口并发症增加 [88]。近距离放射治疗的应用受瘤床形状限制，例如在腹股沟处和腋窝处难以获得充分的剂量分布。近距离放射治疗也可应用高剂量率技术 [89, 90]。总剂量取决于外照射的应用和切缘状态，但 4Gy 每次是经典剂量。2013 年，美国近距离放射治疗协会发表了肉瘤近距离照射指南 [91]。

术前外照射后，除术后外照射和近距离照射外，单次术中放射治疗（IORT）是另一可选择的补量技术。术中电子线照射和高剂量率近距离照射均有相对的优缺点，但两者的治疗效果均较好 [92-98]。

最近研究关注了 IMRT 在肉瘤中的应用。剂量学研究显示 IMRT 相对于三维适形技术有更好的剂量分布。IMRT 技术减少了股骨高剂量照射体积，并转化为远期骨折率降低 [99-100]。应用 IMRT 技术，皮肤热点很少，降低了术前放射治疗导致的伤口并发症。关于 IMRT 的顾虑是高度适形的剂量分布可能增加局部复发。而 MSKCC

的研究报道了 IMRT 在降低毒性的同时，未影响局部控制 [101, 102]。回顾性研究对比了辅助近距离照射和 IMRT 的疗效，结果 IMRT 有更好的局部控制率 [103]。IMRT 和传统外照射相比，同样可提高局部控制率，尽管 IMRT 组患者有更多高危因素 [104]。目前，在 MSKCC，IMRT 是肢体 STS 放射治疗的理想选择。

（六）并发症和器官功能影响

NCIC 研究显示术前放射治疗较术后放射治疗显著增加了切口并发症（35% vs 17%；P=0.01），且该风险更多发生在下肢肉瘤的患者中。多因素分析显示，除放射治疗顺序和肿瘤大小外，肿瘤位置（下肢对比上肢）也是切口并发症的独立预测因素 [105-108]。患者接受术前放射治疗可能更常需要组织移植，但皮瓣移植并非长期功能损伤的不良因素。皮瓣重建移植可良好地耐受放射治疗，而未显著增加伤口愈合并发症。Griffin 等在勾画靶区时，将皮瓣定义为专门的危及器官 [109]。该研究发现，IMRT 较三维适形和常规放射治疗技术可更好地保护皮瓣。MSKCC 的数据显示 IMRT 相对于常规外照射技术，发生 ≥ 2 度皮肤反应更少（32% vs 49%，P=0.002）和治疗间断更少 [104]。

辅助治疗顺序（术前或术后）、化学治疗和放射治疗技术是影响患者长期功能和生活质量的因素。在 NCIC 研究中，与术前放射治疗比，术后放射治疗组的 ≥ 2 度晚期毒性反应发生率更高（但无统计学意义），包括纤维化（48.2% vs 31.5%）、水肿（23.2% vs 15.1%）和关节僵硬（23.2% vs 17.8%）。影响患者长期功能的因素包括：肿瘤体积大、骨切除、切除运动神经和手术并发症 [110-112]。III 期随机对照研究显示，与术前放射治疗相比，术后放射治疗在术后 6 周以后的功能和生活质量更好，但 2 年以后的长期随访并未显示持续差异 [113]。按照治疗分层后，其他因素包括：下肢、肿瘤体积大、神经切除是功能下降的预后因素。患者出现纤维化、关节僵硬和水肿后功能评分显著降低。术后放射治疗射野体积大是晚期并发症的预测因素[114]。

除了纤维化，骨折是另一个重要的晚期并发症。骨折的危险因素包括：年龄较大、女性、照射剂量高、大腿位置，组织筋膜室和骨膜剥离[115, 116]。术后放射治疗需要更高剂量和更大照射体积，因此，术前放射治疗可能减少晚期并发症、提高功能和生活质量。上肢 STS 中，术前放射治疗切口并发症概率很小，因而更能获益[117]。

四、腹膜后肉瘤

原发腹膜后、腹部或盆腔的肉瘤仅占所有软组织肿瘤的 15%[118]。与肢体肿瘤丰富的病理类型不同，2/3 腹膜后肉瘤（RPS）为脂肪肉瘤或平滑肌肉瘤。因肿瘤部位特殊且缺乏早期症状，RPS 患者通常表现为巨块型肿瘤。虽然在治疗原则上 RPS 与肢体肿瘤相似，但因靠近肠道或其他内脏器官，治疗颇具挑战性。局部失败是 RPS 患者的常见失败模式，也是常见死因，且晚期复发常见。MSKCC 报道 RPS 的失败速率为每年 5%，术后无病生存 5 年的患者中，仍有 40% 患者 10 年内复发[119]。手术完整切除是 OS 的唯一独立预后因素。因此，侵袭性手术方式（包括必要时多器官联合完整切除）得以发展，以保证首程治疗时尽可能完整切除原发肿瘤[120-121]。局部复发和 OS 的其他预测因素包括：高级别、肿瘤破裂、阳性切缘和治疗中心经验不足。MSKCC 建立的列线图中，将肿瘤位于腹膜后也列为风险因素[67]，近期还发表了专门针对 RPS 的列线图[122]。

与肢体肉瘤不同，放射治疗在治疗 RPS 的地位并未明确。60Gy 的术后标准放射治疗剂量可能引起肠道等腹腔脏器的严重毒性反应，故在 RPS 中无法实施。临床上经常应用术前放射治疗，其靶区明确，且肿瘤可有效推移肠道。相反，术后放射治疗靶区包含大量肠管，靶区复杂难以界定。RPS 早期放射治疗经验来自于术后放射治疗，MSKCC 报道显示，与单纯手术相比，手术 + 放射治疗可显著降低局部复发率[119]。但其他研究结果显示术后放射治疗获益仍存在争议。近期一项 SEER 数据库的研究，未发现术后放射治疗的生存获益[123]。单中心数据和相关文献分析结果支持术前放射治疗而非术后放射治疗[124]。研究还广泛探讨了术中放射治疗的实施和获益，发现术中放射治疗结合外照射可能可以降低局部复发率，并减少急性和晚期肠道损伤等毒性反应[125-134]。

RPS 位置特殊，运用先进的放射治疗技术可能提高其治疗结果。IMRT 可以减少肠道、肾脏、肝脏等周围重要器官剂量[135]，也可对预计近切缘区域进行同步补量，2 年局部控制率达到 80%[136]。质子束可能是治疗 RPS 的最佳手段。与光子相比，质子减少了入射剂量，没有出射剂量。MGH 早期报道显示，质子放射治疗与 IMRT 和 IORT 结合，中位随访 33 个月，局部复发率仅 10%[137]。目前 RPS 的治疗倾向于术前 IMRT 结合手术和 IORT。

五、硬纤维瘤

硬纤维瘤（侵袭性纤维瘤病）是局部侵袭性肿瘤，而不发生远处转移。治疗包括观察、全身治疗、单纯手术、单纯放射治疗或手术 + 放射治疗。应用最佳的综合治疗，5 年局部控制率从 70% 提高至 80%[138]。一项系统回顾显示，单纯手术疗效劣于手术 + 放射治疗或单纯放射治疗[139]。但是，并非所有单中心研究都显示辅助放射治疗的获益[140]。肿瘤较大和年龄 < 30 岁是局部控制率的预后因素，而非手术切缘状态[141]。放射治疗剂量 > 56Gy 时并发症风险升高而肿瘤控制率无提高，推荐中等剂量放射治疗。近期研究发现 PFS 的三个独立预后因素包括：年龄 < 37

岁，肿瘤＞ 7cm 和腹部以外的部位。≤ 1 个危险因素、2 个危险因素和 3 个危险因素的 10 年 PFS 分别为 50%、30% 和 10%[142]。

六、原发骨肿瘤

原发骨肿瘤包括尤因肉瘤、骨肉瘤、脊索瘤和软骨肉瘤。尤因肉瘤对化学治疗高度敏感，通过手术，EBRT 或手术 +EBRT 以实现肿瘤局部控制。手术是脊索瘤和软骨肉瘤的主要治疗手段。这些肿瘤对放射治疗敏感，但由于周围正常组织耐受剂量的限制，很难给予需要的高剂量照射。特殊技术如质子治疗已被证明可提高局部控制率。

骨肉瘤的治疗包括手术联合术前和术后化学治疗[143]。虽然认为骨肉瘤对射线抗拒，多个报道表明无法手术时，通过放射治疗可取得长期肿瘤控制[144-147]。近期来自 MGH 数据库的回顾性研究显示，应用质子或质子 / 光子混合照射 68.4Gy，5 年局部控制率达到 72%[148]。

七、结论

软组织和骨肉瘤是一组异质性的肿瘤。通过基因表达模式的突破进展，可提升对肿瘤的理解，推进治疗发展。因这些肿瘤相对罕见，其诊断和治疗最好在具有专业的多学科团队的专科中心进行。

参考文献

[1] Siegel, R., Miller, K., Jemal, A. (2017) Cancer treatment and survivor statistics, 2017. *CA: A Cancer Journal for Clinicians*, 67 (1), 7–30.

[2] Fletcher, C.D., Hogendoorn, P., Mertens, F., Bridge, J. (2013) WHO Classification of Tumours of Soft Tissue and Bone, 4th edition. IARC Press, Lyon, France.

[3] Mohseny, A.B., Hogendoorn, P.C. (2011) Concise review: Mesenchymal tumors:When stem cells go mad. *Stem Cells*, 29 (3), 397–403.

[4] Brennan, M.F., Singer, S., Maki, R.G., O'Sullivan, B. (2008) Sarcomas of the soft tissue and bone, in *Cancer: Principles and Practice of Oncology*, 8th edition (eds V.T. DeVita, T.S. Lawrence, S.A. Rosenberg), Lippincott, Philadelphia, pp. 1741–1794.

[5] Borden, E.C., Baker, L.H., Bell, R.S., *et al.* (2003) Soft tissue sarcomas of adults: State of the translational science. *Clin. Cancer Res.*, 9 (6), 1941–1956.

[6] Helman, L.J., Meltzer, P. (2003) Mechanisms of sarcoma development. *Nat. Rev.*, 3 (9), 685–694.

[7] Mitelman, F. (2000) Recurrent chromosome aberrations in cancer. *Mutat. Res.*, 462 (2-3), 247– 253.

[8] Segal, N.H., Pavlidis, P., Antonescu, C.R., *et al.* (2003) Classification and subtype prediction of adult soft tissue sarcoma by functional genomics. *Am. J. Pathol.*, 163 (2), 691–700.

[9] West, R.B. (2010) Expression profiling in soft tissue sarcomas with emphasis on synovial sarcoma, gastrointestinal stromal tumor, and leiomyosarcoma. *Adv. Anat. Pathol.*, 17 (5), 366–373.

[10] Barretina, J., Taylor, B.S., Banerji, S., *et al.* (2010) Subtype-specific genomic alterations define new targets for soft-tissue sarcoma therapy. *Nat. Genet.*, 42 (8), 715–721.

[11] Taylor, B.S., Barretina, J., Maki, R.G., Antonescu, C.R., Singer, S., Ladanyi, M. (2011) Advances in sarcoma genomics and new therapeutic targets. *Nat. Rev.*, 11 (8), 541–557.

[12] Dodd, R.D., Mito, J.K., Kirsch, D.G. (2010) Animal models of soft-tissue sarcoma. *Dis. Models Mech.*, 3 (9-10), 557–566.

[13] Blum, J.M., Ano, L., Li, Z., *et al.* (2013) Distinct and overlapping sarcoma subtypes initiated from muscle stem and progenitor cells. *Cell Rep.*, 5 (4), 933– 940.

[14] Dodd, R.D., Mito, J.K., Eward,W.C., *et al.* (2013) NF1 deletion generates multiple subtypes of soft-tissue sarcoma that respond to MEK inhibition. *Mol. Cancer Ther.*, 12 (9), 1906–1917.

[15] Johnson, C.J., Pynsent, P.B., Grimer, R.J. (2001) Clinical features of soft tissue sarcomas. *Ann. R. Coll. Surg. Engl.*, 83 (3), 203–205.

[16] Lakkaraju, A., Sinha, R., Garikipati, R., Edward, S., Robinson, P. (2009) Ultrasound for initial evaluation and triage of clinically suspicious soft-tissue masses. *Clin. Radiol.*, 64 (6), 615–621.

[17] Benz, M.R., Tchekmedyian, N., Eilber, F.C., Federman, N., Czernin, J., Tap,W.D. (2009) Utilization of positron emission tomography in the management of patients with sarcoma. *Curr. Opin. Oncol.*, 21 (4), 345–351.

[18] Roberge, D., Hickeson, M., Charest, M., Turcotte, R.E. (2010) Initial McGill experience with fluorodeoxyglucose PET/CT staging of soft-tissue sarcoma. *Curr. Oncol.*, 17 (6), 18–22.

[19] Mankin, H.J., Mankin, C.J., Simon, M.A. (1996) The hazards of the biopsy, revisited. Members of the Musculoskeletal Tumor Society. *J. Bone Joint Surg.*, 78 (5), 656–663.

[20] Rougraff, B.T., Aboulafia, A., Biermann, J.S., Healey, J. (2009) Biopsy of soft tissue masses: Evidence-based medicine for the musculoskeletal tumor society. *Clin. Orthopaed. Rel. Res.*, 467 (11), 2783–2791.

[21] Heslin, M.J., Lewis, J.J.,Woodruff, J.M., Brennan, M.F. (1997) Core needle biopsy for diagnosis of extremity soft tissue sarcoma. *Ann. Surg. Oncol.*, 4 (5), 425–431.

[22] Cheng, E.Y. (2005) Surgical management of sarcomas. *Hematol. Oncol. Clin. North Am.*, 19 (3), 451–470.

[23] Rosenberg, S.A., Tepper, J., Glatstein, E., *et al.* (1982) The treatment of soft-tissue sarcomas of the extremities: Prospective randomized evaluations of (1) limb-sparing surgery plus radiation therapy compared with amputation and (2) the role of adjuvant chemotherapy. *Ann. Surg.*, 196 (3),

305–315.

[24] Yang, J.C., Chang, A.E., Baker, A.R., *et al.* (1998) Randomized prospective study of the benefit of adjuvant radiation therapy in the treatment of soft tissue sarcomas of the extremity. *J. Clin. Oncol.*, 16 (1), 197–203.

[25] Brennan, M.F., Hilaris, B., Shiu, M.H., Lane, J., Magill, G., Friedrich, C., Hajdu, S.I. (1987) Local recurrence in adult soft-tissue sarcoma. A randomized trial of brachytherapy. *Arch. Surg.*, 122 (11), 1289–1293.

[26] Harrison, L.B., Franzese, F., Gaynor, J.J., Brennan, M.F. (1993) Long-term results of a prospective randomized trial of adjuvant brachytherapy in the management of completely resected soft tissue sarcomas of the extremity and superficial trunk. *Int. J. Radiat. Oncol. Biol. Phys.*, 27 (2), 259–265.

[27] Pisters, P.W., Harrison, L.B., Leung, D.H.,Woodruff, J.M., Casper, E.S., Brennan, M.F. (1996) Long-term results of a prospective randomized trial of adjuvant brachytherapy in soft tissue sarcoma. *J. Clin. Oncol.*, 14 (3), 859–868.

[28] Pisters, P.W., Harrison, L.B., Woodruff, J.M., Gaynor, J.J., Brennan, M.F. (1994) A prospective randomized trial of adjuvant brachytherapy in the management of low-grade soft tissue sarcomas of the extremity and superficial trunk. *J. Clin. Oncol.*, 12 (6), 1150–1155.

[29] Rydholm, A., Gustafson, P., Rooser, B., *et al.* (1991) Limb-sparing surgery without radiotherapy based on anatomic location of soft tissue sarcoma. *J. Clin. Oncol.*, 9 (10), 1757–1765.

[30] Baldini, E.H., Goldberg, J., Jenner, C., Manola, J.B., Demetri, G.D., Fletcher, C.D., Singer, S (1999) Long-term outcomes after function-sparing surgery without radiotherapy for soft tissue sarcoma of the extremities and trunk. *J. Clin. Oncol.*, 17 (10), 3252–325.

[31] Alektiar, K.M., Leung, D., Zelefsky, M.J., Brennan, M.F. (2002) Adjuvant radiation for stage II-b soft tissue sarcoma of the extremity. *J. Clin. Oncol.*, 20 (6), 1643–1650.

[32] Pisters, P.W., Pollock, R.E., Lewis, V.O., *et al.* (2007) Long-term results of prospective trial of surgery alone with selective use of radiation for patients with T₁ extremity and trunk soft tissue sarcomas. *Ann. Surg.*, 246 (4), 675–681.

[33] Fabrizio, P.L., Stafford, S.L., Pritchard, D.J. (2000) Extremity soft-tissue sarcomas selectively treated with surgery alone. *Int. J. Radiat. Oncol. Biol. Phys.*, 48 (1), 227–232.

[34] Cahlon, O., Brennan, M.F., Jia, X., Qin, L.X., Singer, S., Alektiar, K.M. (2012) A postoperative nomogram for local recurrence risk in extremity soft tissue sarcomas after limb-sparing surgery without adjuvant radiation. *Ann. Surg.*, 255 (2), 343–347.

[35] Goodlad, J.R., Fletcher, C.D., Smith, M.A. (1996) Surgical resection of primary soft-tissue sarcoma. Incidence of residual tumour in 95 patients needing re-excision after local resection. *J. Bone Joint Surg.*, 78 (4), 658–661.

[36] Noria, S., Davis, A., Kandel, R., Levesque, J., O'Sullivan, B.,Wunder, J., Bell, R. (1996) Residual disease following unplanned excision of soft-tissue sarcoma of an extremity. *J. Bone Joint Surg.*, 78 (5), 650–655.

[37] Cahlon, O., Spierer, M., Brennan, M.F., Singer, S., Alektiar, K.M. (2008) Long-term outcomes in extremity soft tissue sarcoma after a pathologically negative re-resection and without radiotherapy. *Cancer*, 112 (12), 2774–2779.

[38] McNeer, G.P., Cantin, J., Chu, F., Nickson, J.J. (1968) Effectiveness of radiation therapy in the management of sarcoma of the soft somatic tissues. *Cancer*, 22 (2), 391–397.

[39] Suit, H.D., Mankin, H.J.,Wood,W.C., Proppe, K.H. (1985) Preoperative, intraoperative, and postoperative radiation in the treatment of primary soft tissue sarcoma. *Cancer*, 55 (11), 2659–2667.

[40] O'Sullivan, B., Davis, A.M., Turcotte, R., *et al.* (2002) Preoperative versus postoperative radiotherapy in soft-tissue sarcoma of the limbs: A randomised trial. *Lancet*, 359 (9325), 2235–2241.

[41] Sarcoma Meta-Analysis Collaboration (1997) Adjuvant chemotherapy for localised resectable soft-tissue sarcoma of adults: Meta-analysis of individual data. *Lancet*, 350 (9092), 1647–1654.

[42] Pervaiz, N., Colterjohn, N., Farrokhyar, F., Tozer, R., Figueredo, A., Ghert, M. (2008) A systematic meta-analysis of randomized controlled trials of adjuvant chemotherapy for localized resectable soft-tissue sarcoma. *Cancer*, 113 (3), 573–581.

[43] Eilber, F.R., Morton, D.L., Eckardt, J., Grant, T., Weisenburger, T. (1984) Limb salvage for skeletal and soft tissue sarcomas. Multidisciplinary preoperative therapy. *Cancer*, 53 (12), 2579–2584.

[44] Pisters, P.W., Ballo, M., Bekele, N., *et al.* (2004) Phase I trial using toxicity severity weights for dose finding of gemcitabine combined with radiation therapy and subsequent surgery for patients with extremity and trunk soft tissue sarcomas. *J. Clin. Oncol.*, 22 (14s), 9008.

[45] Cormier, J.N., Patel, S.R., Herzog, C.E., *et al.* (2001) Concurrent ifosfamide-based chemotherapy and irradiation. Analysis of treatment-related toxicity in 43 patients with sarcoma. *Cancer*, 92 (6), 1550–1555.

[46] DeLaney, T.F., Spiro, I.J., Suit, H.D., *et al.* (2003) Neoadjuvant chemotherapy and radiotherapy for large extremity soft-tissue sarcomas. *Int. J. Radiat. Oncol. Biol. Phys.*, 56 (4), 1117–1127.

[47] Kraybill,W.G., Harris, J., Spiro, I.J., *et al.* (2006) Phase Ⅱ study of neoadjuvant chemotherapy and radiation therapy in the management of high-risk, high-grade, soft tissue sarcomas of the extremities and body wall: RadiationTherapy Oncology Group trial 9514. *J. Clin. Oncol.*, 24 (4), 619–625.

[48] Edmonson, J.H., Petersen, I.A., Shives, T.C., *et al.* (2002) Chemotherapy, irradiation, and surgery for function-preserving therapy of primary extremity soft tissue sarcomas: Initial treatment with ifosfamide, mitomycin, doxorubicin, and cisplatin plus granulocyte macrophage-colony-stimulating factor. *Cancer*, 94 (3), 786–792.

[49] Soulen, M.C.,Weissmann, J.R., Sullivan, K.L., *et al.* (1992) Intraarterial chemotherapy with limb-sparing resection of large soft-tissue sarcomas of the extremities. *J. Vasc. Interv. Radiol.*, 3 (4), 659–663.

[50] Wanebo, H.J., Temple,W.J., Popp, M.B., Constable, W., Aron, B., Cunningham, S.L. (1995) Preoperative regional therapy for extremity sarcoma. A tricenter update. *Cancer*, 75 (9), 2299–2306.

[51] Levine, E.A., Trippon,M., Das Gupta, T.K. (1993) Preoperative multimodality treatment for soft tissue sarcomas. *Cancer*, 71 (11), 3685–3689.

[52] Rossi, C.R., Vecchiato, A., Foletto, M., *et al.* (1994) Phase Ⅱ study on neoadjuvant hyperthermic-antiblastic perfusion with doxorubicin in patients with intermediate or high grade limb sarcomas. *Cancer*, 73 (8), 2140–2146.

[53] Pisters, P.W., Ballo, M.T., Patel, S.R. (2002) Preoperative chemoradiation treatment strategies for localized sarcoma. *Ann. Surg. Oncol.*, 9 (6), 535–542.

[54] Curtis, K.K., Ashman, J.B., Beauchamp, C.P., *et al.* (2011) Neoadjuvant chemoradiation compared to neoadjuvant radiation alone and surgery alone for stage Ⅱ and Ⅲ soft tissue sarcoma of the extremities. *Radiat. Oncol.*, 6, 91.

[55] Bedi, M., King, D.M., Shivakoti, M., *et al.* (2013) Prognostic variables in patients with primary soft tissue sarcoma of the extremity and trunk treated with neoadjuvant radiotherapy or neoadjuvant sequential chemoradiotherapy. *Radiat. Oncol.*, 8, 60–66.

[56] Look Hong, N.J., Hornicek, F.J., Harmon, D.C., *et al.* (2013)

Neoadjuvant chemoradiotherapy for patients with high risk extremity and truncal sarcomas; a 10-year single institution retrospective study. *Eur. J. Cancer*, 49, 875–883.

[57] Raval, R.R., Frassica, D., Thornton, K., *et al.* (2014) Evaluating the role of interdigitated neoadjuvant chemotherapy and radiation in the management of high-grade soft-tissue sarcoma: the Johns Hopkins experience. *Am. J. Clin.Oncol.* E-pub ahead of print.

[58] Weitz, J., Antonescu, C.R., Brennan, M.F. (2003) Localized extremity soft tissue sarcoma: Improved knowledge with unchanged survival over time. *J. Clin. Oncol.*, 21 (14), 2719–2725.

[59] Pisters, P.W., Leung, D.H.,Woodruff, J., Shi,W., Brennan, M.F. (1996) Analysis of prognostic factors in 1,041 patients with localized soft tissue sarcomas of the extremities. *J. Clin. Oncol.*, 14 (5), 1679–1689.

[60] Singer, S., Corson, J.M., Gonin, R., Labow, B., Eberlein, T.J. (1994) Prognostic factors predictive of survival and local recurrence for extremity soft tissue sarcoma. *Ann. Surg.*, 219 (2), 165–173.

[61] Zagars, G.K., Ballo, M.T., Pisters, P.W., Pollock, R.E., Patel, S.R., Benjamin, R.S., Evans, H.L. (2003) Prognostic factors for patients with localized soft-tissue sarcoma treated with conservation surgery and radiation therapy: An analysis of 1225 patients. *Cancer*, 97 (10), 2530–2543.

[62] Coindre, J.M., Terrier, P., Guillou, L., *et al.* (2001) Predictive value of grade for metastasis development in the main histologic types of adult soft tissue sarcomas: A study of 1240 patients from the French Federation of Cancer Centers Sarcoma Group. *Cancer*, 91 (10), 1914–1926.

[63] Biau, D.J., Ferguson, P.C., Turcotte, R.E., *et al.* (2011) Adverse effect of older age on the recurrence of soft tissue sarcoma of the extremities and trunk. *J. Clin. Oncol.*, 29 (30), 4029–4035.

[64] Billingsley, K.G., Lewis, J.J., Leung, D.H., Casper, E.S., Woodruff, J.M., Brennan, M.F. (1999) Multifactorial analysis of the survival of patients with distant metastasis arising from primary extremity sarcoma. *Cancer*, 85 (2), 389–395.

[65] Billingsley, K.G., Burt, M.E., Jara, E., Ginsberg, R.J., Woodruff, J.M., Leung, D.H., Brennan, M.F. (1999) Pulmonary metastases from soft tissue sarcoma: Analysis of patterns of diseases and postmetastasis survival. *Ann. Surg.*, 229 (5), 602–610; discussion 602–612.

[66] Dhakal, S., Corbin, K.S., Milano, M.T., Phillip, A., Sahasrabudhe, D., Jones, C., Constine, L.S. (2012) Sterotactic body radiotherapy for pulmonary metastases from soft-tissue sarcomas: excellent local lesion control and improved patient survival. *Int. J. Radiat. Oncol. Biol. Phys.*, 82 (2), 940–945.

[67] Kattan, M.W., Leung, D.H., Brennan, M.F. (2002) Postoperative nomogram for 12-year sarcoma-specific death. *J. Clin. Oncol.*, 20 (3), 791–796.

[68] Eilber, F.C., Brennan, M.F., Eilber, F.R., Dry, S.M., Singer, S., Kattan, M.W. (2004) Validation of the postoperative nomogram for 12-year sarcoma-specific mortality. *Cancer*, 101 (10), 2270–2275.

[69] Mariani, L., Miceli, R., Kattan, M.W., *et al.* (2005) Validation and adaptation of a nomogram for predicting the survival of patients with extremity soft tissue sarcoma using a three-grade system. *Cancer*, 103 (2), 402–408.

[70] Kattan, M.W., Heller, G., Brennan, M.F. (2003) A competing-risks nomogram for sarcoma-specific death following local recurrence. *Statist. Med.*, 22 (22), 3515–3525.

[71] Dalal, K.M., Kattan, M.W., Antonescu, C.R., Brennan, M.F., Singer, S. (2006) Subtype specific prognostic nomogram for patients with primary liposarcoma of the retroperitoneum, extremity, or trunk. *Ann. Surg.*, 244 (3), 381–391.

[72] Gustafson, P., Akerman, M., Alvegard, T.A., Coindre, J.M., Fletcher, C.D., Rydholm, A.,Willen, H. (2003) Prognostic information in soft tissue sarcoma using tumour size, vascular invasion and microscopic tumour necrosis-the SIN-system. *Eur. J. Cancer*, 39 (11), 1568–1576.

[73] Carneiro, A., Bendahl, P.O., Engellau, J., *et al.* (2011) A prognostic model for soft tissue sarcoma of the extremities and trunk wall based on size, vascular invasion, necrosis, and growth pattern. *Cancer*, 117 (6), 1279–1287.

[74] Wang, D., Bosch,W., Kirsch, D.G., *et al.* (2011) Variation in the gross tumor volume and clinical target volume for preoperative radiotherapy of primary large high-grade soft tissue sarcoma of the extremity among RTOG Sarcoma Radiation Oncologists. *Int. J. Radiat. Oncol. Biol. Phys.*, 81 (5), e775–e780.

[75] Wang, D., Bosch,W., Roberge, D., *et al.* (2011) RTOG Sarcoma Radiation Oncologists reach consensus on gross tumor volume and clinical target volume on computed tomographic images for preoperative radiotherapy of primary soft tissue sarcoma of extremity in radiation therapy oncology group studies. *Int. J. Radiat. Oncol. Biol. Phys.*, 81 (4), e525–e528.

[76] Wang, D., Zhang, Q., Eisenberg, B.L., *et al.* (2015) Significant reduction of late toxicities in patients with extremity sarcoma treated with image-guided radiation therapy to a reduced target volume: results of RadiationTherapy Oncology Group RTOG-0630 trial. *J. Clin. Oncol.*, 33 (20), 2231–2238.

[77] Dickie, C.I., Parent, A.L., Chung, P.W., *et al.* (2010) Measuring interfractional and intrafractional motion with cone beam computed tomography and an optical localization system for lower extremity soft tissue sarcoma patients treated with preoperative intensity-modulated radiation therapy. *Int. J. Radiat. Oncol. Biol. Phys.*, 78 (5), 1437–1444.

[78] Behranwala, K.A., A'Hern, R., Al-Muderis, O., Thomas, J.M. (2004) Prognosis of lymph node metastasis in soft tissue sarcoma. *Ann. Surg. Oncol.*, 11 (7), 714–719.

[79] Mundt, A.J., Awan, A., Sibley, G.S., *et al.* (1995) Conservative surgery and adjuvant radiation therapy in the management of adult soft tissue sarcoma of the extremities: Clinical and radiobiological results. *Int. J. Radiat. Oncol. Biol. Phys.*, 32 (4), 977–985.

[80] Alektiar, K.M., Velasco, J., Zelefsky, M.J.,Woodruff, J.M., Lewis, J.J., Brennan, M.F. (2000) Adjuvant radiotherapy for margin-positive high-grade soft tissue sarcoma of the extremity. *Int. J. Radiat. Oncol. Biol. Phys.*, 48 (4), 1051–1058.

[81] DeLaney, T.F., Kepka, L., Goldberg, S.I., *et al.* (2007) Radiation therapy for control of soft-tissue sarcomas resected with positive margins. *Int. J. Radiat. Oncol. Biol. Phys.*, 67 (5), 1460–1469.

[82] Zagars, G.K., Ballo, M.T. (2003) Significance of dose in postoperative radiotherapy for soft tissue sarcoma. *Int. J. Radiat. Oncol. Biol. Phys.*, 56 (2), 473–481.

[83] Devisetty, K., Kobayashi,W., Suit, H.D., *et al.* (2011) Low-dose neoadjuvant external beam radiation therapy for soft tissue sarcoma. *Int. J. Radiat. Oncol. Biol. Phys.*, 80 (3), 779–786.

[84] Al Yami, A., Griffin, A.M., Ferguson, P.C., *et al.* (2010) Positive surgical margins in soft tissue sarcoma treated with preoperative radiation: Is a postoperative boost necessary? *Int. J. Radiat. Oncol. Biol. Phys.*, 77 (4), 1191–1197.

[85] Pan, E., Goldberg, S.I., Chen, Y.-L., *et al.* (2014) Role of post-operative radiation boost for soft tissue sarcomas with positive margins following pre-operative radiation and surgery. *J. Surg. Oncol.*, 110, 817–822.

[86] Alektiar, K.M., Leung, D., Zelefsky, M.J., Healey, J.H., Brennan, M.F. (2002) Adjuvant brachytherapy for primary high-grade soft tissue sarcoma of the extremity. *Ann. Surg. Oncol.*, 9 (1), 48–56.

[87] Schray, M.F., Gunderson, L.L., Sim, F.H., Pritchard, D.J.,

Shives, T.C., Yeakel, P.D. (1990) Soft tissue sarcoma. Integration of brachytherapy, resection, and external irradiation. *Cancer*, 66 (3), 451–456.

[88] Ormsby, M.V., Hilaris, B.S., Nori, D., Brennan, M.F. (1989) Wound complications of adjuvant radiation therapy in patients with soft-tissue sarcomas. *Ann. Surg.*, 210 (1), 93–99.

[89] Pohar, S., Haq, R., Liu, L., Koniarczyk, M., Hahn, S., Damron, T., Aronowitz, J.N. (2007) Adjuvant high-dose-rate and low-dose-rate brachytherapy with external beam radiation in soft tissue sarcoma: A comparison of outcomes. *Brachytherapy*, 6 (1), 53–57.

[90] Martinez-Monge, R., San Julian, M., Amillo, S., *et al.* (2005) Perioperative high-dose-rate brachytherapy in soft tissue sarcomas of the extremity and superficial trunk in adults: Initial results of a pilot study. *Brachytherapy*, 4 (4), 264–270.

[91] Holloway, C.L., Delaney, T.F., Alektiar, K.M., Devlin, P.M., O'Farrell, D.A., Demanes, D.J. (2013) American Brachytherapy Society (ABS) consensus statement for sarcoma brachytherapy. *Brachytherapy*, 12 (3), 179–190.

[92] Kretzler, A., Molls, M., Gradinger, R., Lukas, P., Steinau, H.U.,Wurschmidt, F. (2004) Intraoperative radiotherapy of soft tissue sarcoma of the extremity. *Strahlenther. Onkol.*, 180 (6), 365–370.

[93] Azinovic, I., Martinez Monge, R., Javier Aristu, J., *et al.* (2003) Intraoperative radiotherapy electron boost followed by moderate doses of external beam radiotherapy in resected soft-tissue sarcoma of the extremities. *Radiother. Oncol.*, 67 (3), 331–337.

[94] Niewald, M., Fleckenstein, J., Licht, N., Bleuzen, C., Ruebe, C. (2009) Intraoperative radiotherapy (IORT) combined with external beam radiotherapy (EBRT) for soft-tissue sarcomas-a retrospective evaluation of the homburg experience in the years 1995–2007. *Radiat. Oncol.*, 4, 32.

[95] Tran, Q.N., Kim, A.C., Gottschalk, A.R., *et al.* (2006) Clinical outcomes of intraoperative radiation therapy for extremity sarcomas. *Sarcoma*, 2006 (1), 91671.

[96] Haddock, M.G., Petersen, I.A., Pritchard, D., Gunderson, L.L. (1997) IORT in the management of extremity and limb girdle soft tissue sarcomas. *Front. Radiat.Ther. Oncol.*, 31, 151–152.

[97] Goodman, K.A.,Wolden, S.L., LaQuaglia, M.P., Alektiar, K., D'Souza, D., Zelefsky, M.J. (2003) Intraoperative high-dose-rate brachytherapy for pediatric solid tumors: A 10-year experience. *Brachytherapy*, 2 (3), 139–146.

[98] Nag, S., Hu, K.S. (2003) Intraoperative high-dose-rate brachytherapy. *Surg. Oncol. Clin.North Am.*, 12 (4), 1079–1097.

[99] Hong, L., Alektiar, K.M., Hunt, M., Venkatraman, E., Leibel, S.A. (2004) Intensity-modulated radiotherapy for soft tissue sarcoma of the thigh. *Int. J. Radiat. Oncol. Biol. Phys.*, 59 (3), 752–759.

[100] Stewart, A.J., Lee, Y.K., Saran, F.H. (2009) Comparison of conventional radiotherapy and intensity-modulated radiotherapy for post-operative radiotherapy for primary extremity soft tissue sarcoma. *Radiother. Oncol.*, 93 (1), 125–130.

[101] Alektiar, K.M., Hong, L., Brennan, M.F., Della-Biancia, C., Singer, S. (2007) Intensity modulated radiation therapy for primary soft tissue sarcoma of the extremity: Preliminary results. *Int. J. Radiat. Oncol. Biol. Phys.*, 68 (2), 458–464.

[102] Alektiar, K.M., Brennan, M.F., Healey, J.H., Singer, S. (2008) Impact of intensity-modulated radiation therapy on local control in primary soft-tissue sarcoma of the extremity. *J. Clin. Oncol.*, 26 (20), 3440–3444.

[103] Alektiar, K.M., Brennan, M.F., Singer, S. (2011) Local control comparison of adjuvant brachytherapy to intensity-modulated radiotherapy in primary high-grade sarcoma of the extremity. *Cancer*, 117 (14), 3229–3234.

[104] Folkert, M.R., Singer, S., Brennan, M.F., *et al.* (2014) Comparison of local recurrence with conventional and intensity-modulated radiation therapy for primary soft-tissue sarcomas of the extremity. *J. Clin. Oncol.*, 32 (29), 3236–3241.

[105] O'Sullivan, B., Griffin, A.M., Dickie, C.I., *et al.* (2013) Phase 2 study of preoperative image-guided intensity-modulated radiation therapy to reduce wound and combined modality morbidities in lower extremity soft tissue sarcoma. *Cancer*, 119 (10), 1878–1884.

[106] Alektiar, K.M., Brennan, M.F., Singer, S. (2005) Influence of site on the therapeutic ratio of adjuvant radiotherapy in soft-tissue sarcoma of the extremity. *Int. J. Radiat. Oncol. Biol. Phys.*, 63 (1), 202–208.

[107] Davidge, K.M.,Wunder, J., Tomlinson, G.,Wong, R., Lipa, J., Davis, A.M. (2010) Function and health status outcomes following soft tissue reconstruction for limb preservation in extremity soft tissue sarcoma. *Ann. Surg. Oncol.*, 17 (4), 1052–1062.

[108] Spierer, M.M., Alektiar, K.M., Zelefsky, M.J., Brennan, M.F., Cordiero, P.G. (2003) Tolerance of tissue transfers to adjuvant radiation therapy in primary soft tissue sarcoma of the extremity. *Int. J. Radiat. Oncol. Biol. Phys.*, 56 (4), 1112–1116.

[109] Griffin, A.M., Euler, C.I., Sharpe, M.B., *et al.* (2007) Radiation planning comparison for superficial tissue avoidance in radiotherapy for soft tissue sarcoma of the lower extremity. *Int. J. Radiat. Oncol. Biol. Phys.*, 67 (3), 847–856.

[110] Davis, A.M.,Wright, J.G.,Williams, J.I., Bombardier, C., Griffin, A., Bell, R.S. (1996) Development of a measure of physical function for patients with bone and soft tissue sarcoma. *Qual. Life Res.*, 5 (5), 508–516.

[111] Enneking,W.F., Dunham,W., Gebhardt, M.C., Malawar, M., Pritchard, D.J. (1993) A system for the functional evaluation of reconstructive procedures after surgical treatment of tumors of the musculoskeletal system. *Clin. Orthopaed. Relat. Res.*, (286), 241–246.

[112] Davis, A.M., Sennik, S., Griffin, A.M.,Wunder, J.S., O'Sullivan, B., Catton, C.N., Bell, R.S. (2000) Predictors of functional outcomes following limb salvage surgery for lower-extremity soft tissue sarcoma. *J. Surg. Oncol.*, 73 (4), 206–211.

[113] Davis, A.M., O'Sullivan, B., Bell, R.S., *et al.* (2002) Function and health status outcomes in a randomized trial comparing preoperative and postoperative radiotherapy in extremity soft tissue sarcoma. *J. Clin. Oncol.*, 20 (22), 4472–4477.

[114] Davis, A.M., O'Sullivan, B., Turcotte, R., *et al.* (2005) Late radiation morbidity following randomization to preoperative versus postoperative radiotherapy in extremity soft tissue sarcoma. *Radiother. Oncol.*, 75 (1), 48–53.

[115] Holt, G.E., Griffin, A.M., Pintilie, M.,Wunder, J.S., Catton, C., O'Sullivan, B., Bell, R.S. (2005) Fractures following radiotherapy and limb-salvage surgery for lower extremity soft-tissue sarcomas. A comparison of high-dose and low-dose radiotherapy. *J. Bone Joint Surg.*, 87 (2), 315–319.

[116] Gortzak, Y., Lockwood, G.A., Mahendra, A., *et al.* (2010) Prediction of pathologic fracture risk of the femur after combined modality treatment of soft tissue sarcoma of the thigh. *Cancer*, 116 (6), 1553–1559.

[117] Dickie, C.I., Parent, A.L., Griffin, A.M., *et al.* (2009) Bone fractures following external beam radiotherapy and limb-preservation surgery for lower extremity soft tissue sarcoma: Relationship to irradiated bone length, volume, tumor location and dose. *Int. J. Radiat. Oncol. Biol. Phys.*, 75 (4), 1119–1124.

[118] Bartlett, E., Yoon, S.S. (2011) Current treatment for the local control of retroperitoneal sarcomas. *J. Am. Coll. Surg.*, 213

(3), 436–446.

[119] Heslin, M.J., Lewis, J.J., Nadler, E., *et al.* (1997) Prognostic factors associated with long-term survival for retroperitoneal sarcoma: Implications for management. *J. Clin. Oncol.*, 15 (8), 2832–2839.

[120] Bonvalot, S., Miceli, R., Berselli, M., *et al.* (2010) Aggressive surgery in retroperitoneal soft tissue sarcoma carried out at high-volume centers is safe and is associated with improved local control. *Ann. Surg. Oncol.*, 17 (6), 1507–1514.

[121] Bonvalot, S., Rivoire, M., Castaing, M., Stoeckle, E., Le Cesne, A., Blay, J.Y., Laplanche, A. (2009) Primary retroperitoneal sarcomas: A multivariate analysis of surgical factors associated with local control. *J. Clin. Oncol.*, 27 (1), 31–37.

[122] Ardoino, I., Miceli, R., Berselli, M., *et al.* (2010) Histology-specific nomogram for primary retroperitoneal soft tissue sarcoma. *Cancer*, 116 (10), 2429–2436.

[123] Tseng, W.H., Martinez, S.R., Do, L., Tamurian, R.M., Borys, D., Canter, R.J. (2011) Lack of survival benefit following adjuvant radiation in patients with retroperitoneal sarcoma: A SEER analysis. *J. Surg. Res.*, 168 (2), e173–e180.

[124] Ballo, M.T., Zagars, G.K., Pollock, R.E., *et al.* (2007) Retroperitoneal soft tissue sarcoma: An analysis of radiation and surgical treatment. *Int. J. Radiat. Oncol. Biol. Phys.*, 67 (1), 158–163.

[125] Sindelar, W.F., Kinsella, T.J., Chen, P.W., *et al.* (1993) Intraoperative radiotherapy in retroperitoneal sarcomas. Final results of a prospective, randomized, clinical trial. *Arch. Surg.*, 128 (4), 402–410.

[126] Petersen, I.A., Haddock, M.G., Donohue, J.H., *et al.* (2002) Use of intraoperative electron beam radiotherapy in the management of retroperitoneal soft tissue sarcomas. *Int. J. Radiat. Oncol. Biol. Phys.*, 52 (2), 469–475.

[127] Krempien, R., Roeder, F., Oertel, S., *et al.* (2006) Intraoperative electron-beam therapy for primary and recurrent retroperitoneal soft-tissue sarcoma. *Int. J. Radiat. Oncol. Biol. Phys.*, 65 (3), 773–779.

[128] Dziewirski, W., Rutkowski, P., Nowecki, Z.I., *et al.* (2006) Surgery combined with intraoperative brachytherapy in the treatment of retroperitoneal sarcomas. *Ann. Surg. Oncol.*, 13 (2), 245–252.

[129] Willett, C.G., Suit, H.D., Tepper, J.E., Mankin, H.J., Convery, K., Rosenberg, A.L., Wood, W.C. (1991) Intraoperative electron beam radiation therapy for retroperitoneal soft tissue sarcoma. *Cancer*, 68 (2), 278–283.

[130] Alektiar, K.M., Hu, K., Anderson, L., Brennan, M.F., Harrison, L.B. (2000) High-dose-rate intraoperative radiation therapy (HDR-IORT) for retroperitoneal sarcomas. *Int. J. Radiat. Oncol. Biol. Phys.*, 47 (1), 157–163.

[131] Pierie, J.P., Betensky, R.A., Choudry, U., Willett, C.G., Souba, W.W., Ott, M.J. (2006) Outcomes in a series of 103 retroperitoneal sarcomas. *Eur. J. Surg. Oncol.*, 32 (10), 1235–1241.

[132] Gieschen, H.L., Spiro, I.J., Suit, H.D., Ott, M.J., Rattner, D.W., Ancukiewicz, M., Willett, C.G. (2001) Long-term results of intraoperative electron beam radiotherapy for primary and recurrent retroperitoneal soft tissue sarcoma. *Int. J. Radiat. Oncol. Biol. Phys.*, 50 (1), 127–131.

[133] Pawlik, T.M., Pisters, P.W., Mikula, L., *et al.* (2006) Long-term results of two prospective trials of preoperative external beam radiotherapy for localized intermediate- or high-grade retroperitoneal soft tissue sarcoma. *Ann. Surg. Oncol.*, 13 (4), 508–517.

[134] Roeder, F., Ulrich, A., Habl, G., *et al.* (2014) Clinical phase I / II trial to investigate pre-operative dose-escalated intensity-modulated radiation therapy (IMRT) and intraoperative radiation therapy (IORT) in patients with retroperitoneal soft tissue sarcoma: interim analysis. *BMC Cancer*, 14, 617.

[135] Koshy, M., Landry, J.C., Lawson, J.D., *et al.* (2003) Intensity modulated radiation therapy for retroperitoneal sarcoma: A case for dose escalation and organ at risk toxicity reduction. *Sarcoma*, 7 (3-4), 137–148.

[136] Tzeng, C.W., Fiveash, J.B., Popple, R.A., *et al.* (2006) Preoperative radiation therapy with selective dose escalation to the margin at risk for retroperitoneal sarcoma. *Cancer*, 107 (2), 371–379.

[137] Yoon, S.S., Chen, Y.L., Kirsch, D.G., *et al.* (2010) Proton-beam, intensity-modulated, and/or intraoperative electron radiation therapy combined with aggressive anterior surgical resection for retroperitoneal sarcomas. *Ann. Surg. Oncol.*, 17 (6), 1515–1529.

[138] Lev, D., Kotilingam, D., Wei, C., *et al.* (2007) Optimizing treatment of desmoid tumors. *J. Clin. Oncol.*, 25 (13), 1785–1791.

[139] Nuyttens, J.J., Rust, P.F., Thomas, C.R., Jr, Turrisi, A.T., 3rd (2000) Surgery versus radiation therapy for patients with aggressive fibromatosis or desmoid tumors: A comparative review of 22 articles. *Cancer*, 88 (7), 1517–1523.

[140] Gluck, I., Griffith, K.A., Biermann, J.S., Feng, F.Y., Lucas, D.R., Ben-Josef, E. (2011) Role of radiotherapy in the management of desmoid tumors. *Int. J. Radiat. Oncol. Biol. Phys.*, 80 (3), 787–792.

[141] Guadagnolo, B.A., Zagars, G.K., Ballo, M.T. (2008) Long-term outcomes for desmoid tumors treated with radiation therapy. *Int. J. Radiat. Oncol. Biol. Phys.*, 71 (2), 441–447.

[142] Salas, S., Dufresne, A., Bui, B., *et al.* (2011) Prognostic factors influencing progression-free survival determined from a series of sporadic desmoid tumors: A wait-and-see policy according to tumor presentation. *J. Clin. Oncol.*, 29 (26), 3553–3558.

[143] Ritter, J., Bielack, S.S. (2010) Osteosarcoma. *Ann. Oncol.*, 21 (Suppl. 7), 320–325.

[144] Machak, G.N., Tkachev, S.I., Solovyev, Y.N., *et al.* (2003) Neoadjuvant chemotherapy and local radiotherapy for high-grade osteosarcoma of the extremities. *Mayo Clin. Proc.*, 78 (2), 147–155.

[145] Ozaki, T., Flege, S., Kevric, M., *et al.* (2003) Osteosarcoma of the pelvis: Experience of the cooperative osteosarcoma study group. *J. Clin. Oncol.*, 21 (2), 334–341.

[146] DeLaney, T.F., Park, L., Goldberg, S.I., Hug, E.B., Liebsch, N.J., Munzenrider, J.E., Suit, H.D. (2005) Radiotherapy for local control of osteosarcoma. *Int. J. Radiat. Oncol. Biol. Phys.*, 61 (2), 492–498.

[147] Hundsdoerfer, P., Albrecht, M., Ruhl, U., Fengler, R., Kulozik, A.E., Henze, G. (2009) Long-term outcome after polychemotherapy and intensive local radiation therapy of high-grade osteosarcoma. *Eur. J. Cancer*, 45 (14), 2447–2451.

[148] Ciernik, I.F., Niemierko, A., Harmon, D.C., *et al.* (2011) Proton-based radiotherapy for unresectable or incompletely resected osteosarcoma. *Cancer*, 117 (19), 4522–4530.

第 39 章　中枢神经系统肿瘤
Tumors of the Central Nervous System

Phillip J. Gray　Jay S. Loeffler　Helen A. Shih　著

刘彦伟　张　烨　易俊林　译

一、流行病学

中枢神经系统肿瘤包括原发中枢神经系统（CNS）的肿瘤和原发其他部位的脑转移瘤，原发中枢神经系统肿瘤相对少见。2017 年，美国估计有 23 800 例原发 CNS 肿瘤患者被诊断，其中 16 700 名患者因肿瘤死亡[1]。总体而言，CNS 肿瘤的流行病学特点和发病率研究相对较少。主要是 2000 年以前，脑转移瘤的漏报和对脑膜瘤、垂体腺瘤，以及低级别胶质瘤等偏良性肿瘤的不详记录导致流行病学数据收集不准确。来自 SEER（surveillance epidemiology and end results）数据库显示侵袭性 CNS 肿瘤的发病率在男性人群中为 7.7/10 万，女性为 5.4/10 万，相较黑色人种（男性：4.7/10 万；女性：3.7/10 万），白色人种发病率更高（男性：8.4/10 万；女性：6/10 万）。

有将近 13% 的中枢神经系统肿瘤发生在青少年人群（＜ 20 岁），发病率最高的中位年龄在 57 岁左右。据统计，在 1975—2010 年中枢神经系统肿瘤死亡率趋于稳定，根据年龄、种族和性别调整后为 4 ～ 5/10 万[2]。

尽管已经发现中枢神经系统肿瘤在年龄、性别、种族等分布上存在差异，但是具体的原因至今尚未明确。但已经证实许多携带异常基因的

遗传综合征患者患中枢良性或恶性肿瘤的概率大大增加。目前研究已经证实的一个是常染色体显性遗传病——Ⅰ型神经纤维瘤病（NF-1），它是人类 17 号染色体编码神经纤维蛋白的基因出现异常，生成有缺陷的蛋白质而发病。染色体携带异常基因 NF-1 的患者更容易罹患施万细胞肿瘤，并且 15% 的患者将发展为低级别视通路胶质瘤、小脑星形细胞瘤、第三脑室毛细胞瘤或高级别胶质瘤[3]。Ⅱ型神经纤维瘤病（NF-2）是一类更加少见的疾病，主要表现为前庭的神经鞘瘤（当双侧同时发生时几乎能够确诊）、脊髓室管膜瘤、脑膜瘤或其他部位的颅神经鞘瘤。其他的遗传综合征还有利 - 弗劳梅尼综合征（Li-Fraumeni 综合征），来自于 p53 基因突变的常染色体显性综合征等。患骨肉瘤和乳腺癌的患者更容易同时患胶质瘤。特科特综合征（Turcot 综合征）是一类表现为结肠多发的腺瘤息肉，是与星形细胞瘤和髓母细胞瘤发病相关的遗传综合征。Gorlin 综合征（痣样基底细胞癌）与髓母细胞瘤和脑膜瘤发病相关[4, 5]。成视网膜细胞瘤和副神经节胶质瘤的发生可能与遗传基因缺陷有关。

环境也是中枢神经系统良恶性肿瘤发生的一个重要因素。尽管证据仍不是很充分且证据级别较低，但化学制剂能够诱发肿瘤已经被证明[6]。

电离辐射诱发肿瘤已经被确认。低剂量放射线治疗儿童头癣已经被报道增加胶质瘤、脑膜瘤、神经鞘瘤及中枢神经系统肉瘤的发生[7]。据估计中枢神经系统经过照射20年后发生继发肿瘤的概率在1%～3%[8]。中枢神经系统受照射的剂量和体积与第二原发癌形成相关，特别儿童或者年轻患者这些因素影响更大。然而，随着适形和最新的技术，如质子刀的应用，CNS被照射的体积已经明显减少。电磁暴露和神经系统外伤可能是形成继发肿瘤的其他因素，尽管有研究但还没有很可靠的数据支持这些观点。美国和其他国家收集的电磁应用研究已经很普遍，电磁辐射引起CNS继发肿瘤的发生越来越受到关注。一个包括380万暴露人/年的丹麦大型研究已经证实电磁辐射未增加患癌率，近来其他的几个研究也支持该结论[9-11]。

二、诊断

（一）神经影像

颅内和脊髓肿瘤的诊断需要依靠分辨率高的神经影像检查。CT和MRI已经被当作诊断神经系统肿瘤的常规工具。血管造影尽管在现代神经肿瘤中很少被应用，但对于一些良性病变，如副神经节胶质瘤或动静脉畸形等在设计手术和栓塞术时仍起到重要作用。CT在检测颅骨或脊柱病变、发现肿瘤内钙化灶要优于MRI，如少突细胞瘤、脑膜瘤或颅咽管瘤等。然而，CT不适合诊断软组织病变，而且被高 Z 材料制作的假体所限制，如假牙等。因此，MRI是诊断中枢神经系统肿瘤的最佳选择工具，最常用的序列包括 T_1 和 T_2 加权像。在评估肿瘤导致的水肿是用 T_2 压水像（FLAIR）。血管内注入钆（Gadolinium）对比剂后的 T_1 增强序列是诊断许多肿瘤，尤其是发生于轴系统外的肿瘤，如施万细胞肿瘤或脑膜瘤等具有很高的诊断价值。将影像的各个序列联合轴位、冠状位和矢状位对比后能够较容易的诊断一个特殊肿瘤的类型、级别和侵犯范围。如果中枢神经系统肿瘤患者肾功能允许的情况下，增强 CT 和 MRI 是应该做的。实质上，所有的胶质母细胞瘤、脑膜瘤、施万细胞瘤、室管膜瘤、淋巴瘤、髓母细胞瘤、生殖细胞瘤和颅咽管瘤都有不同程度的强化。而低级别胶质瘤和50%的Ⅲ级间变胶质瘤不显示增强。

MRI是评估病变发生在髓内还是髓外的重要手段。对于容易发生沿轴索播散的肿瘤如髓母细胞瘤和脑脊膜转移的多灶肿瘤，全脊髓影像检查是非常重要的。目前脊髓MRI几乎已经替代CT检查，除非患者不能耐受MRI，或者患者体内装有起搏器或其他铁磁性物体不能行MRI扫描。在放射治疗中，MRI对于勾画肿瘤水肿带、发现非常小的病灶等显示出CT无法做到的优势。CT-MRI融合技术应该作为立体定向、调强放射治疗（IMRT），质子或其他适形放疗计划的常规方法。对于经过高剂量放射治疗后的神经系统肿瘤，MRI或CT都不能很好地区分肿瘤进展和放射性坏死。功能MRI、MRI波谱和PET影像有时在鉴别这两种情况能够起到协助作用，但特异性都不是很强[12-14]。

（二）手术

手术对于评估后能够切除肿瘤的患者是最重要的治疗手段。最新的神经影像导航手术已经能够在保证安全的情况下将脑内深部肿瘤切除。在美国的一些大型医学中心，术中功能影像技术、立体神经导航技术及术中MRI已经被广泛应用。脑部手术的最终目标是将肿瘤行安全的根治性切除，可能不需要进一步的辅助治疗。对于颅内某些肿瘤这是可能的，如大脑凸面的脑膜瘤、毛细胞星形细胞瘤、神经细胞瘤和神经节细胞瘤等。对于不能行根治性手术的患者（如恶性胶质瘤），手术减轻肿瘤负荷也是必需的，同时为后续的辅助治疗提供帮助，改善临床预后。手术的另外一个目的就是能够获取精确的病理诊断，随着近些年许多生物标志物的发现使获取病理这一目的更加重要。

三、中枢神经系统肿瘤诊疗

这一章主要集中成人中枢神经系统恶性肿瘤的诊疗策略展开论述。而且着重讲解放射肿瘤医师常见的一些病种，而儿童常见的神经系统肿瘤（髓母细胞瘤、颅内室管膜瘤、毛细胞星形细胞瘤和生殖细胞肿瘤等）在儿童肿瘤章节进行论述。

四、低级别胶质瘤

低级别胶质瘤是发生在颅内或脊髓分化相对较好的一类肿瘤，这类肿瘤常见于成人和儿童，异质性强。在美国每年近有 2000 人被诊断低级别胶质瘤。神经胶质瘤的分级参考世界卫生组织（WHO）分类系统。分化程度、核异形性、染色质形态、细胞形态、有丝分裂指数、坏死和血管增生程度是诊断胶质瘤分级的主要依据。低级别胶质瘤按 WHO 分级系统指的是 Ⅰ～Ⅱ级胶质瘤。

近些年随着分子遗传学的发展加深了对低级别胶质瘤临床和生物学行为的理解。一个最重要的预后指标是肿瘤的增殖指数，这类指数是用 Ki-67 染色来确定的，低于 1% 的染色是一个非常好的预后因素，而且比肿瘤分级更加可靠。Montine 等检测 11 例肿瘤标本，发现 Ki-67 的中位增殖指数在 2.1%，这个指标直接与患者预后相关，所有的增殖指数低于 3% 的患者在最后一次随访（16～60 个月）仍旧存活，然而，高于 3% 的患者只有 25% 的患者存活（0.5～117 个月）[17]。所以，3% 这个 cut-off 值被许多中心用于低级别胶质瘤是否接受术后辅助治疗的一个参考因素。尽管如此，Ki-67 并未能够预测患者是否能

从术后立刻行辅助性放疗中获益[18]。1p/19q 缺失和异柠檬酸脱氢酶（isocitrate dehydrogenase，IDH）突变也是低级别胶质瘤最常用的预后标志物。

癫痫是低级别胶质瘤最常出现的临床症状。癫痫的患者比有情绪改变或其他症状的患者预后要好[19, 20]。低级别胶质瘤最重要的预后因素是年龄，许多研究已经证实大于 40 岁的患者预后要差[21-23]。其他预后差的因素还包括肿瘤含有星形成分、肿瘤最大径≥6cm、肿瘤跨越中线和术后持续的神经系统症状。这些因素能够将患者分为低危（0～2 个因素）和高危（3～5 个因素）亚群。在两个随机的临床试验中，低危和高危患者的中位生存期分别为 7.8 年和 3.7 年[21]。

对于低级别胶质瘤，术后是否立即行放射治疗目前还没有定论。欧洲癌症研究治疗协作组（EORTC）22 845 研究是目前最大的低级别胶质瘤术后行放射治疗研究的临床试验[24]。这个研究招募了 314 例年龄在 16—65 岁的幕上低级别胶质瘤患者，包括星形细胞瘤、少突细胞瘤和少突星形细胞瘤。体积较小能够完全切除的毛细胞星形胶质瘤、视路胶质瘤、脑干胶质瘤、三脑室胶质瘤和小脑扁桃体下胶质瘤被排除。所有患者首先行最大程度的手术切除，随机被分到术后早期尽快行放射治疗组（54Gy/1.8Gy/30F）和等出现临床症状或影像肿瘤进展后再行放射治疗组。患者每 4 个月行一次增强 CT 扫描随访。中位随访 7.8 年，术后立即放射治疗能够显著提高 5 年无进展生存（PFS），（55% vs 35%，$P < 0.0001$），但是 5 年总生存（OS）没有提高（68.4% vs 65.7%，$P=0.872$）。在这个试验中，70% 的低级别患者肿瘤进展后被诊断为高级别胶质瘤，放射治疗并未影响该事件的发生。术后立即行放射治疗在癫痫控制方面有获益，这项研究中并未开展生存质量分析，所以无法确定在其他方面的差异。总之，这项研究结果显示挽救性放射治疗和积极的术后放射治疗两者生存差异不是很大，经

过评估有选择地对一些患者进行术后观察是合适的。

两个Ⅲ期随机对照临床试验对低级别胶质瘤患者放射治疗的照射剂量进行了研究。EORTC22844试验[25]招募379例行手术或活检的低级别胶质瘤患者，术后或者给予45Gy/5周，或者59.4Gy/6.5周，中位随访74个月，结果在OS上没有显著差异（58% vs 59%），PFS也是相似的（47% vs 50%）。肿瘤体积、KPS评分、切除程度和组织类型（星形成分多预后差）是独立的预后因素[26]。

在生活质量评估中显示高剂量组放射治疗完成后患者趋向于更高的功能受损和更高的出现临床症状。第二个临床研究由北方中心癌症协作组（NCCTG）、放射肿瘤协作组（RTOG）和东方肿瘤协作组（ECOG）共同完成，招募203例成人低级别胶质瘤患者[27]，随机给予50.4Gy/28F，或者给予64.8Gy/36F，中位随访6.4年后发现5年OS两组没有显著差异（72% vs 64%，P = 0.48），同样PFS也没有差异。年龄、肿瘤体积和星形细胞成分与预后显著相关，尽管研究中发现剂量高会增加相关毒性反应，但总体认知功能两组之间没有差异[28, 29]。

基于这些数据，低级别胶质瘤术后是否放射治疗应该在综合患者危险分层，临床状态等因素充分讨论后慎重进行。一旦决定放射治疗，强烈建议采用适形放射治疗技术（包括IMRT），以减少肿瘤周围正常脑组织的受量。大部分中心推荐的分次剂量为50.4～54Gy，每次1.8Gy。

化学治疗作为低级别胶质瘤患者一线治疗已经有前瞻性的临床试验证实。RTOG9802研究探索了PCV方案（丙卡巴肼＋洛莫司汀＋长春新碱）联合放射治疗在低级别胶质瘤患者中的作用。该研究将251例高危患者（年龄≥40岁或次全切除）给予单独放射治疗（54Gy/30F）或者放射治疗序贯6周期PCV方案。中位随访5.9年后显示5年OS（63% vs 72%，P=0.13）没有

显著差异，但联合化学治疗能够使患者PFS受益（46% vs 63%，P=0.06）。随访11.9年后更新的数据显示，联合化学治疗在OS（13.3 vs 7.8年，P=0.03）和PFS（10.4 vs 4.0年，P=0.002）上都能够获益[30]。随着替莫唑胺（TMZ）在脑肿瘤患者中得到广泛应用，复发的低级别胶质瘤患者也在应用，目前正在探索将其应用于初治的低级别胶质瘤患者。RTOG0424研究是一个单臂研究，纳入有3～4个高危因素患者（年龄≥40岁，星形细胞成分，双半球同时受累，体积≥6cm，神经功能评分＞1份）低级别胶质瘤[31]。129例患者入组后给予同步放化疗（54Gy），再给予最大共12周期的替莫唑胺辅助化学治疗。随访4.1年后，3年OS为73.1%，3年PFS为59.2%，尽管与历史研究数据类似，但需要注意该研究纳入的是高危患者。

研究探讨单独化学治疗作为一线治疗方案在低级别少突胶质瘤患者[32-34]。EORTC 22033–26033试验招募了477例侵袭性低级别胶质瘤患者[35]，随机分为单纯放射治疗（50.4Gy/28F）和单纯替莫唑胺。该研究提示两组PFS和OS无明显差异，但进一步分析显示1p完整型患者从放射治疗中获益更大，1p缺失的患者应用替莫唑胺有更好的PFS。

随着技术的更新，分子水平的预后和预测价值在评估低级别胶质瘤将会起到越来越重要的作用。近来一项研究分析293例低级别胶质瘤的全基因组突变显示，异柠檬酸脱氢酶突变（IDH）、1p/19q缺失、TP53突变等能够最大程度的预测肿瘤的生物学行为，并发现携带IDH突变的肿瘤发展最慢[36]。

五、高级别胶质瘤

高级别胶质瘤主要包括间变星形细胞瘤（AA）、间变少突细胞瘤（AO）、间变混合少突星形细胞瘤（AOA）和胶质母细胞瘤（GBM）。

在成人，高级别胶质瘤是主要的中枢神经系统肿瘤，发生率成人是儿童的 10 倍。GBM 占到高级别胶质瘤的 82%[16]。手术是这类肿瘤的首选治疗方法，手术不仅能够减少肿瘤引起的急性神经系统占位症状，为后续的辅助治疗减少不良反应，还能增加激素治疗对抗脑水肿的可能。更加广泛的手术切除被部分回顾性分析证实能够提高预后[15, 37, 38]。由于肿瘤特殊位置或并发症不能行安全的手术切除，活检手术也可以考虑，能够提供精确的病理诊断，但如果活检能够引起严重的神经功能损伤可以不做，如脑干部位肿瘤。区分原发的 CNS 肿瘤和脑转移瘤是非常重要的，它们有相似的 MRI 影像学特点，另外还要区分与感染等其他疾病导致的占位征象。

除了手术切除程度，年龄、KPS 评分、基线神经功能症状等是高级别胶质瘤的预后因素[15, 38-40]。近些年一系列的预后相关生物标志物开始被发现。尤其是含有少突成分的高级别胶质瘤，发现染色体 1p/19q 杂合性缺失是与治疗反应和预后好显著相关[41-43]。在Ⅲ～Ⅳ级胶质瘤，O^6 鸟嘌呤甲基化转移酶（MGMT）被认为是特别重要的预后分子标志物。启动子甲基化沉默该基因提示更长的预后[44]。而 MGMT 的预后价值随着替莫唑胺作为高级别胶质瘤的一线标准化学治疗药物而显得更加被认可。MGMT 能够移除由替莫唑胺导致的 O^6 位置上的甲基，从而减轻 DNA 的损伤，使肿瘤细胞更加耐药。但是，未携带 MGMT 甲基化的患者也能从替莫唑胺化学治疗中受益，可能与药物导致其他部位（如 N^7）甲基化而增加 DNA 损伤有关，但受益程度比甲基化的患者要小很多[44]。近年来发现 IDH1 和 IDH2 突变是一个非常强的预后标志物，它在低级别胶质瘤，年轻患者或 1p/19q 缺失患者中更容易发生[45-47]。探索分析这些基因的异常能够通过这些突变谱对胶质瘤进行深一步的亚分类。

对于几乎所有的 GBM 患者，建议术后放射治疗。因为 GBM 侵袭生长的特点，相比单纯手术，术后辅助放射治疗能够使中位生存期提高 1 倍[48, 49]。放射治疗在术后 2 周开始，以给予伤口愈合的时间。MRI-CT 融合是放射治疗计划实施的标准方案[50]。以往观点认为 GBM 应该全脑放射治疗，但是研究已经证实相较肿瘤局部照射，全脑照射并未使患者获益[51, 52]。放射治疗靶区勾画的原则是，T_2 高信号区外扩 1～2cm 以包括潜在的微小侵犯病灶，给予 45～50Gy 的剂量，同时对于 T_1 增强病灶给予总量 60Gy 的加量，采用标准分割模式（图 39-1）。建议采用 3D-CRT 或 IMRT 技术。

对于身体条件差的老年患者传统长程的分割模式可能不合适。单纯放射治疗对于老年高级别胶质瘤患者比单纯支持治疗生存期长，不良反应也可在接受范围之内[53]。一项针对 60 岁以上患者的随机对照临床试验显示给予 60Gy/30F 和 40Gy/15F，两者在预后上没有显著差异[54]。Nordic 研究对比单独 6 周期替莫唑胺化学治疗、60Gy/30F 和 34Gy/10F[55]，研究显示对于 60—70 岁患者，三组 OS 都没有显著差异，然而对于大于 70 岁的患者替莫唑胺组和大分割放射治疗

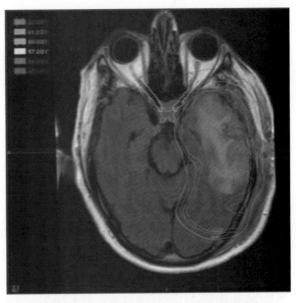

▲ 图 39-1　5 野 IMRT 治疗—胶质母细胞瘤

给予 60Gy，高剂量 GTV 为红色，CTV 为粉红色；此为叠加的融合 FLAIR-MRI 图像（此图的彩色版本见书中彩图页）

组的 OS 要好于常规分割放射治疗组。NOA-08 临床研究对比单独替莫唑胺化学治疗和标准的 60Gy 单独放射治疗[56]。另外，这个研究强调了单独化学治疗使携带 MGMT 启动子甲基化的患者更受益。

基于胶质瘤的放射治疗抵抗特点，改变治疗模式，如剂量递增的立体放射外科或粒子治疗等，没有确切的证据证明剂量递增使患者获益[57-59]。其他研究如离子和中子治疗等正在试验中[60-64]。

近年来，GBM 的治疗最显著的改变就是烷化剂替莫唑胺的使用。里程碑式的临床试验就是 2005 年 Stupp 等的研究结果显示替莫唑胺同步放化疗序贯辅助性替莫唑胺化学治疗，将 GBM 的生存期从 12.1 个月提高到了 14.6 个月，2 年 OS 从 10% 提高到 26%[65]。进一步分析显示所有亚组患者都能从替莫唑胺化学治疗中受益，尽管该研究中大于 70 岁的患者未纳入试验[66]。MGMT 启动子甲基化是最强的预后因素，患者的中位生存期从未甲基化的 12.6 个月提高到甲基化的 23.4 个月。尽管替莫唑胺显示出很好的疗效，但早期放射治疗仍是主要的治疗方法，一项小的临床研究证实单独替莫唑胺化学治疗预后显著差于放化疗联合。然而，对于老年 GBM 患者，单独替莫唑胺化学治疗可能不差于标准或大分割放射治疗疗效[56]。

间变胶质瘤（Ⅲ级）的治疗证据和方法都是参考 GBM 的方案。然而，也有许多的临床试验纳入这些患者。在替莫唑胺出现之前，丙卡巴肼 + 洛莫斯汀 + 长春新碱（PCV）联合化学治疗是在间变胶质瘤中经常使用。RTOG 9402 研究随机将 291 例患者（AO 和 AOA）分到放射治疗前 4 个周期 PCV 化学治疗组和单独放射治疗组（59.4Gy）[66, 67]，结果显示携带 1p/19q 共缺失的患者 PCV 化学治疗明显提高生存期（14.7 vs 7.3 年，P=0.03）。EORTC 26951 研究也得到了相似的结论，入组 AO 和 AOA 患者 368 例，中位随访 140 个月，结果显示携带 1p/19q 共缺失的患者在接受放射治疗联合 PCV 化学治疗的中位生存时间未达到，而单独放射治疗组是 112 个月，PFS 在两组分别为 157 个月和 50 个月[68]。然而，在大多数医学中心 PCV 方案较替莫唑胺有更多的毒性反应而被放弃使用。一项包括所有类型间变胶质瘤的随机临床试验显示单独放射治疗、单独 PCV 化学治疗和单独替莫唑胺化学治疗三组在 OS 和 PFS 上都没有显著差异，值得注意的是，78% 的化学治疗患者接受了挽救性放射治疗，48% 的放射治疗患者接受了化学治疗。这项研究仅仅证实放化疗顺序对患者预后没有影响。

和低级别胶质瘤的分子改变相似，所有的胶质瘤都在根据分子标记物而被更好的分类。传统的 WHO 分类系统正在淡化，而这些分子预后因素正在被 WHO 新分类系统逐渐重视。近来，大量数据已经显示 Ⅱ-Ⅲ 级胶质瘤依据 TERT 启动子突变、IDH 突变和 1p/19q 共缺失能够更好地被重新分类[69]。

六、原发中枢神经系统淋巴瘤

原发中枢神经系统淋巴瘤（PCNSL）是一类局限于中枢神经系统的非霍奇金淋巴瘤，由于治疗方式的不同，需要与中枢外淋巴瘤转移侵犯到中枢内相鉴别。PCNSL 的发病率在过去的 30 年间增长了 10 倍，增长的原因与美国 HIV 感染的患者增多相关，免疫缺陷的患者患 PCNSL 的概率显著增加[70]。然而，近十年 PCNSL 的发病率没有显著增长。该病已有多个独立预后因素被发现，包括年龄、KPS、LDH 水平、脑脊液蛋白水平、深部脑组织累及等。依据这些危险因素能够将 PCNSL 进行危险分层[71-73]。

PCNSL 的既往治疗以全脑放射治疗为主，尽管放射治疗后反应率高，但最终的治疗效果并不佳[74]。在 20 世纪 90 年代 RTOG 开始探索放射治疗前给予多个药物的联合化学治疗，包括高剂量甲氨蝶呤（MTX）。研究显示化学治疗的加入对 PCNSL 患者显著受益，尽管化学治疗会增加相关的毒性作用，特别是老年人[75]。许多医学中心也报道了应用甲氨蝶呤方案化学治疗，肿瘤进展后再进行放射治疗，取得令人鼓舞的结果[76-78]。纪念斯隆·凯特琳医学中心（memorial sloan-kettering cancer center）近来报道应用甲氨蝶呤化学治疗联合利妥珠单抗，后续对于完全缓解的患者给予全脑减量的照射（23.4Gy），对于部分缓解的给予标准 45Gy 照射[79]。中位随访 3 年后，2 年 OS 为 67%，PFS 为 57%，结果好于既往的报道。然而，该研究中的治疗方案也受质疑。许多医学中心对 PCNSL 患者仅行化学治疗，而放射治疗是针对复发或姑息治疗的患者，化学治疗失败后再行放射治疗也能够获得 9 个月的中位生存[80]。另外，鞘内化学治疗对于多个病灶的 PCNSL 患者也可考虑使用[81]。

七、脑膜瘤

脑膜瘤占颅内原发肿瘤的 15% ～ 20%，是一类最常见的中枢神经系统良性肿瘤[82]。脊膜瘤是很少见的，占脑 / 脊膜瘤的 10% ～ 12%。脑膜瘤的发病率随着年龄增大而增高，发病高峰在 70 岁左右。女性是男性的 2 倍，可能由于肿瘤表面表达许多激素受体有关[83]。应用激素替代治疗能够增加脑膜瘤的发病率[84]。其他危险因素包括 NF-2 和既往接受过放射治疗。

脑膜瘤在 CT 和 MRI 上表现一个边界清楚的，硬膜外挤压正常脑组织形成占位，等 T_1 信号，增强后均匀强化。脑膜瘤的分类是根据 2000 年 WHO 的分级系统[85]，Ⅰ 级是良性脑膜瘤，占所有病例的 70% ～ 90%，80% 的患者肿瘤能够长期控制；Ⅱ 级是非典型性脑膜瘤，占 15% ～ 25%，比 Ⅰ 级脑膜瘤在 5 年内复发风险增加 7 ～ 8 倍；Ⅲ 级脑膜瘤是间变或恶性肿瘤，占到 1% ～ 2% 的病例，这类患者即使积极的治

疗预后也很差。

不是所有的脑膜瘤都需要治疗干预，许多脑膜瘤患者是偶然发现，也无任何症状。而对于有症状或高危的良性脑膜瘤患者手术切除可以根治，但仍有 20% ～ 30% 的病例不能完全切除[86]。手术切除程度参考 Simpson 标准：Ⅰ 级手术为肿瘤全部切除，包括受累骨和硬膜；Ⅱ 级手术为肿瘤全切，电凝肿瘤基底的硬膜；Ⅲ 级手术只是肿瘤全切，不处理相关硬膜；而 Ⅳ 级手术是肿瘤部分切除[87]。十年复发率从 Ⅰ 级的 9% 到 Ⅳ 级的 40%。对于不可切除或者部分切除，以及复发的脑膜瘤建议行放射治疗。在 20 世纪 80 年代多个临床研究证实对肿瘤部分切除的患者放射治疗能够获益[88-90]。Goldsmith 等回顾性分析显示对于部分切除的脑膜瘤患者给予 54 ～ 60Gy 是安全而有效的[91]。近来更多的研究证明了 5 年局部控制率超过 90%，且毒性轻[92, 93]。

脑膜瘤除了采用分割放射治疗方案，对于小病灶，立体定向外科（SRS）更合适。即使靠近敏感的正常结构，SRS 也能给以根治性剂量，而且大大缩短了治疗时间。许多研究中心发表了 SRS 治疗结果，一般给予 12 ～ 20Gy 的剂量[94-96]，5 ～ 10 年的局部控制率在 75% ～ 100%。尽管 SRS 毒性作用很低，但会随着肿瘤体积和照射剂量的增加而增大。因此，对于大体积或靠近重要结构的脑膜瘤予以多分次的 SRS 放射治疗比较合适。对于特定部位的脑膜瘤，质子治疗的靶区适形度好，正常组织剂量低（图 39-2）。

八、垂体肿瘤

垂体肿瘤通常是良性肿瘤，而且多以内分泌异常为主要临床表现。垂体瘤治疗的三个适应证：①肿瘤占位效应产生颅高压症状；②肿瘤向上生长压迫视交叉产生双颞侧偏盲或压迫视神经、视束产生其他视力障碍；③内分泌改变。随着 MRI 和 CT 的广泛应用，许多垂体腺瘤是偶

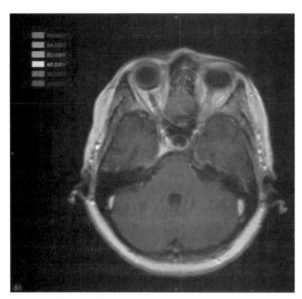

▲ 图 39-2　分割模式质子刀治疗一例脑膜瘤

GTV 为红色（此图的彩色版本见书中彩图页）

然发现。

神经内分泌异常多是与发生在垂体前部的肿瘤相关，这部位的组织起源于拉克囊。这部分肿瘤占整个垂体腺瘤的 80%，至少能产生 6 种不同的激素：催乳素、促肾上腺皮质激素、尿促卵泡素（卵泡刺激素）、黄体生成素、生长激素和促甲状腺激素。大约有 1/3 的垂体瘤是无功能的腺瘤，它们也可能分泌目前检测不到的一些垂体激素。

20 世纪 70 年代经蝶手术切除垂体瘤取代了相对危险的经额颞开颅手术成为标准的术式[97, 98]。手术能够减轻肿瘤压迫和取病理检测。目前经蝶手术已经能够达到 90% 的根治率[99]。然而，当肿瘤侵犯大的海绵窦、斜坡或蝶鞍骨质时手术很少能达到根治，这样的肿瘤经常需要术后辅助治疗，如外照射放射治疗。另外，当溴隐停、麦角林或奥曲肽等内科治疗无法控制内分泌症状时，需要采用放射治疗控制内分泌异常。

许多放射治疗技术能够用于垂体瘤的治疗，3D 适形、IMRT 或立体定向治疗。对于无功能腺瘤的推荐剂量为 45 ～ 50.4Gy/1.8Gy，然而对于功能腺瘤需要 50.4 ～ 54Gy[100]。对非功能腺瘤和

功能腺瘤，SRS 推荐给予 15 ～ 18Gy 和 20Gy，有学者甚至给到 30Gy[101, 102]。常规分割放射治疗与放射外科比较有更低的视路损伤[103, 104]，毒性作用主要依据视路接受的照射剂量，尽管 SRS 出现生化反应快而且时间短患者方便，但使用时应该选择适当的患者，而不能作为常规方法使用。重粒子治疗目前也被广泛应用于垂体瘤的治疗，能够减少周边组织的受量，还能减少总体照射体积[105, 106]。重粒子治疗的优势是垂体瘤经过治疗后多能长期生存，射线引起的继发肿瘤风险能降低。

值得注意的是，功能垂体腺瘤患者治疗后激素恢复正常可能需要花费很多年的时间，患者经常需要内科的药物干预，直到恢复正常。20% 的垂体瘤患者放射治疗后会有继发垂体功能异常，需要激素替代治疗[100]。因此，这些患者需要密切的内分泌随访，特别是年轻患者还有可能需要生长激素等替代治疗维持正常生长发育和生殖。

九、动静脉畸形

颅内动静脉畸形（AVM）是一类少见的由发育畸形动静脉组成的血管病变，畸形动静脉之间没有正常的毛细血管床。由于畸形导致引流静脉受到异常高的压力，每年 2% ～ 4% 的出血率[107]。这样的出血经常是致死性的，第一次出血的死亡概率在 30% 左右。体积大、位置深和静脉引流方式是出血风险增加的因素[108-110]。自发性脑出血是最常见的临床表现，癫痫、头痛和局部神经功能症状也经常出现。

AVM 治疗的目的是在不增加损伤的基础上预防出血，手术切除和栓塞是首选治疗。对于深部病变或病变累及重要的脉管系统，放射治疗尤其是 SRS 是一个有效的非手术治疗方法。常规分割放射治疗的疗效要差于 SRS[111, 112]。依据病变体积和位置，单次给予 15 或 25Gy 是安全有效的。放射治疗能够释放一系列细胞因子，最终

导致血管闭塞和萎缩。根据剂量的高低，血管的闭塞率在 60% ～ 85%[113-116]。放射治疗后异常血管完全闭塞需要几年时间，这期间也可能再次出血[117]。但必须注意，潜伏期这段时间 SRS 并不增加出血风险。

十、前庭神经鞘瘤

前庭神经鞘瘤也叫听神经瘤，是一类起源髓鞘施万细胞的良性肿瘤，该肿瘤沿着前庭神经生长。该类肿瘤通常是单侧起病，但 NF-2 患者经常是双侧同时受累。尽管它们占颅内肿瘤不到 8%，但却占到桥小脑角部位（CPA 区）肿瘤的 80% ～ 90%。95% 的听神经瘤有听力受损，2/3 的患者伴有耳鸣，平衡失调也常出现。当病灶巨大时可能会伴有面部疼痛或面瘫症状。

对于体积小、症状轻微的肿瘤，可密切随访观察，特别是老年患者。然而，日本的研究发现多于 50% 的听神经瘤在 3 年内会进展[118]。手术尽管是最常用的方法，但有 50% 的患者会听力受损，而且比起放射治疗有更高的面神经损伤[119-121]。SRS 和常规分次放射治疗被越来越广泛的作为首选治疗方式，安全性和有效性也被多项研究证实[122-125]。单次的剂量在 12 ～ 14Gy，25Gy/5F ～ 4Gy/30F 的多分次模式也常被使用。许多研究提示分次照射能降低听力受损的危险，但结论并不统一[126, 127]。

十一、脑转移瘤

脑部是人体其他部位肿瘤常见的转移部位，脑转移瘤发生概率远高于原发脑部的肿瘤。放射治疗在脑转移瘤的治疗应用超过了 50 年，已经成为主要的治疗方式。随着影像技术的发展能够发现微小的转移灶，改变了放射治疗在脑转移瘤的应用价值。对于许多脑转移瘤患者，放射治疗不仅仅是姑息治疗，而且能够显著提高生存率。

脑转移瘤的症状主要表现为局部占位受压和脑水肿，激素经常用于出现神经功能障碍的患者。对于有急性占位效应的患者建议即刻放射治疗，考虑脑疝形成的危险，激素可以在放射治疗开始的 24 ～ 48h 给予。美国神经外科医师协会建议对于中度症状给予每天 4 ～ 8mg 的地塞米松，而对重度症状者予以 16mg[128]。除非有癫痫发作，抗癫痫药不被推荐常规使用[129]。脑转移瘤的预后因素包括：KPS 评分、年龄、颅外疾病侵犯范围。RTOG 应用 RPA（recursive partitioning analysis）分类可以粗略的预测患者的预后[130]。对于 KPS < 70 的患者（RPA 为 3 级）积极的治疗并不能延长生存。脑转移瘤的预后因素也经常要考虑原发肿瘤的类型和部位，一个以疾病为基础的 RPA 评分能更加准确的评估患者预后[131]。

19 世纪 70 年代研究发现全脑放射治疗要优于激素治疗[132]。随后许多研究开始探索照射剂量和分次模式，通常 30Gy/10F 被认为是标准分割模式，但总剂量 35 ～ 37.5Gy 每次 2.5Gy 也被广泛使用。分次剂量超过 3Gy 可能导致不可接受的晚期并发症，特别是认知功能障碍[133]。多项研究探讨全脑放射治疗同步化学治疗的疗效，但结果并不理想，而且增加了毒性反应[134-138]。许多恶性肿瘤的治疗受益于靶向治疗或免疫治疗，这些药物能够延迟脑转移瘤的放射治疗。例如针对非小细胞肺癌敏感的厄洛替尼和克唑替尼，针对黑色素瘤的伊匹单抗或 BRAF/MEK 抑制药，以及抑制乳腺癌 HER2 通路的拉帕替尼和其他抑制药等[139]。

19 世纪 80 年代的回顾性分析数据显示对于孤立脑转移灶全脑放射治疗联合手术切除能够使患者获益。三个后续的随机对照研究，其中两个证实了手术能够使患者明显受益[140-142]。许多类似的研究却显示手术联合全脑放射治疗主要是颅外病灶控制、KPS 评分好患者获益。另外，有研究分析单独手术的疗效，结果证实省掉全脑放射治疗增加了颅内复发风险和神经症状相关的死亡风险[143]。这一结论被后续的 EORTC 临床研究所证实[144]。

SRS 也是脑转移瘤治疗一个非常重要的技术。SRS 优势是治疗靶区周边剂量能够迅速跌落，转移瘤由于其独特的生物和解剖学特点（影像上病灶分散、病灶小、非侵袭性生长），使得转移瘤成为 SRS 的理想治疗病种，SRS 开始主要作为全脑放射治疗的补充。RTOG9508 是一个大型随机对照研究，目的在于探索全脑放射治疗联合 SRS。331 例患者被招募，结果显示对于单发的颅内转移病灶联合 SRS 能够明显的提高局部控制率和生存[145]。

为了避免全脑照射的毒性作用，许多中心对脑转移瘤采用单独 SRS 治疗，回顾性分析显示 SRS 和全脑照射有相似的生存预后[146]。目前有 3 个对比 SRS 单独使用与联合全脑照射的随机对照临床研究公布了结果[144, 147, 148]。增加全脑照射尽管能够延长无复发生存，但并没有提高总的生存率和减少神经功能下降。因此，对于有限个数的脑转移瘤可以考虑 SRS 作为首选治疗，而出现多个病灶后，将全脑放射治疗作为挽救手段。

SRS 也可作为全脑照射后出现复发的转移瘤患者的选择手段。然而，复发的脑转移瘤多表现为多个病灶，SRS 使用明显受限，一般推荐全脑照射。近期的研究证实 14～30Gy 的二程全脑放射治疗能够使 80% 的患者取得完全或部分症状缓解[149]，对于颅外病灶控制的患者，生存能够达到 20 个月。大部分患者出现轻到中度的毒性作用，重度不良反应发生率很低。但需要注意的是二程全脑放射治疗应该限制在 KPS 评分好，而且距离第一程放射治疗至少间隔 6 个月。

十二、原发脊髓肿瘤

原发脊髓肿瘤占中枢神经系统原发肿瘤的 10%～15%，硬膜内髓外肿瘤包括脊膜瘤、神经鞘瘤、脊索瘤和表皮样瘤。除了脊索瘤，其他肿瘤依靠单纯的手术就能根治，一般不需要术后辅助治疗。而髓内肿瘤包括室管膜瘤、星形细胞瘤、少突细胞瘤、成血管细胞瘤，这些肿瘤往往单纯手术不能达到根治的效果，经常需要术后辅助放射治疗。由于脊髓敏感，放射治疗推荐使用的剂量为 45～50Gy[150]。

脊髓室管膜瘤是相对少见的一类肿瘤，好发于成人，儿童少见，好发年龄在 40 岁左右[151, 152]。该类肿瘤恶性度低，症状不明显。黏液乳头型室管膜瘤特别好发于腰骶部靠近终丝的位置。这类肿瘤 50% 的患者能够手术全切，不需要辅助放射治疗的情况下能够达到肿瘤长期控制。但如果手术是部分切除，需要联合放射治疗，能够使局部控制率达到 90%～100%[153, 154]。不幸的是，这类肿瘤容易全中枢播散。

十三、恶性脊髓压迫综合征

恶性脊髓压迫综合征（MSCC）是指恶性转移灶导致的严重脊神经症状，估计有 5%～10% 的癌症患者出现[4]。大多数脊髓受压多是来自于椎体的转移病灶，病变直接侵犯脊髓硬膜外间隙。临床上椎体转移常影响脊髓前部。最常见骨转移的肿瘤包括肺癌、乳腺癌、前列腺癌，以及骨髓瘤或淋巴瘤的直接浸润。

MSCC 的成功治疗在于早期发现，MSCC 的症状可以是急性发生，也可能是隐匿性。主要表现 4 个症状：疼痛、无力、感觉减退、自主运动障碍（特别是排便和排尿无法控制）。几乎所有患者最初会有疼痛的症状，疼痛位置经常就在病变处。颈椎和腰骶椎病变表现为放射性疼痛。MSCC 引起的疼痛在侧卧位时会明显加重。无力在病变早期可能不明显，但诊断时无力症状会较明显。大约 50% 的患者有感觉缺失，如麻木和皮肤感觉异常。当病变侵犯脊髓圆锥或马尾时能够产生鞍区麻木和大小便失禁症状。

MSCC 标准的治疗方法是手术和（或）放射治疗。评分系统能够帮助医生决定用那种方式使患者最大获益[155-157]。这些评判系统包括肿瘤类型、距离诊断的间隔时间、转移程度和运动障碍严重程度。通常已经发生严重功能缺陷以及持续数天的患者很难从手术或放射治疗后恢复正常的神经功能。

椎板切除减压术能够达到手术减压效果。脊髓受压多来自脊髓前部，后入路的方法很难将病灶完全切除，术后常需要行辅助放射治疗。最近的一项前瞻性临床试验对比手术联合放射治疗与单纯放射治疗的治疗效果[158]。放射治疗联合手术能够明显提高患者的运动能力的恢复（94% vs 74%）和治疗反应的持续时间。然而，该研究 10 年时间招募了 101 名患者，入组太慢，影响了研究结果的广泛应用。近期一项回顾性研究揭示将 11 个预后因素进行配对后，分析发现手术组和放射治疗组两者之间无差异[159]。

经验性放射治疗靶区包括转移椎体的上下各一个椎体，然而，和脑肿瘤一样，照射靶区可以根据增强的 MRI 影像进行评估。许多临床研究探索了最佳的治疗剂量，大多数研究认为单次给予 8Gy 和多次分割并没有显著差异[160-163]。尽管如此，良好 KPS 评分的患者应用长疗程的模式可能 PFS 获益明显，而且骨髓瘤患者似乎从长疗程中受益更大[164]。

既往放射治疗后复发的患者，首选减压手术。遗憾的是这类患者很少适合手术，对这类患者可考虑行再程放射治疗，但必须考虑再程放射治疗带来的脊髓损伤风险。回顾性研究发现脊髓损伤的危险因素，包括两次放射治疗间隔时间、功能缺陷持续时间和脊髓受照剂量。通常认为生物等效剂量低于 120，再程放射治疗是安全的，但对于这类患者治疗效果很有限[165, 166]。立体定向放射治疗（SBRT）逐渐受到重视，常用在首程治疗或复发挽救放射治疗中，另外在手术减压后也可使用[167-170]。SBRT 在治疗椎体寡转移的疗效上至少和常规分割放射治疗取得了同样的效果[171]。目前有多个临床研究正在进行 SBRT 的疗效验证。

十四、结论

中枢神经系统肿瘤是一类复杂的疾病。基于多种肿瘤类型和临床表现，充分了解每个合适的治疗方法和潜在的相关不良反应是治疗的关键所在。一个包括放射治疗科医师、神经外科医师、神经肿瘤内科医师，以及其他相关人员组成的多学科团队能使患者受益最大。多学科协作能够在层出不穷的新的分子标志物、新的治疗技术和新的辅助治疗时代下帮助患者确定最佳的治疗模式。

参考文献

[1] Siegel, R.L., Miller, K.D., Jemal, A. (2017) Cancer statistics, 2017. *CA: A Cancer Journal for Clinicians*, 67 (1), 7–30.
[2] Surveillance, Epidemiology, and End Results (SEER) Program Populations. 1969–2010. Available at: www.seer.cancer.gov, January 2014.
[3] Black, P.M., Loeffler, J.S. (2005) *Cancer of the Nervous System*, 2nd edition. LippincottWilliams &Wilkins, Philadelphia.
[4] DeVita, V.T., Lawrence, T.S., Rosenberg, S.A. (2011) *DeVita, Hellman, and Rosenberg's Cancer: Principles & Practice of Oncology*, 9th edition. Wolters Kluwer Health/LippincottWilliams &Wilkins, Philadelphia.
[5] Evans, D.G., Farndon, P.A., Burnell, L.D., Gattamaneni, H.R., Birch, J.M. (1991) The incidence of Gorlin syndrome in 173 consecutive cases of medulloblastoma. *Br. J. Cancer*, 64 (5), 959–961.
[6] Ohgaki, H., Kleihues, P. (2005) Epidemiology and etiology of gliomas. *Acta Neuropathol.*, 109 (1), 93–108.
[7] Ron, E.,Modan, B., Boice, J.D., Jr., *et al.* (1988) Tumors of the brain and nervous system after radiotherapy in childhood. *N. Engl. J. Med.*, 319 (16), 1033–1039.
[8] Brada, M., Ford, D., Ashley, S., *et al.* (1992) Risk of second brain tumour after conservative surgery and radiotherapy for pituitary adenoma. *Br. Med. J.*, 304 (6838), 1343–1346.
[9] Frei, P., Poulsen, A.H., Johansen, C., Olsen, J.H., Steding-Jessen, M., Schuz, J. (2011) Use of mobile phones and risk of brain tumours: update of Danish cohort study. *Br. Med. J.*, 343, d6387.
[10] Aydin, D., Feychting, M., Schuz, J., *et al.* (2011) Mobile phone use and brain tumors in children and adolescents: a multicenter case-control study. *J. Natl Cancer Inst.*, 103 (16), 1264–1276.
[11] Inskip, P.D., Hoover, R.N., Devesa, S.S. (2010) Brain cancer

incidence trends in relation to cellular telephone use in the United States. *NeuroOncology*, 12 (11), 1147–1151.

[12] Tan, H., Chen, L., Guan, Y., Lin, X. (2011) Comparison of MRI, F-18 FDG, and 11C-choline PET/CT for their potentials in differentiating brain tumor recurrence from brain tumor necrosis following radiotherapy. *Clin. Nucl. Med.*, 36 (11), 978–981.

[13] Zeng, Q.S., Li, C.F., Liu, H., Zhen, J.H., Feng, D.C. (2007) Distinction between recurrent glioma and radiation injury using magnetic resonance spectroscopy in combination with diffusion-weighted imaging. *Int. J. Radiat. Oncol. Biol. Phys.*, 68 (1), 151–158.

[14] Xiangsong, Z.,Weian, C. (2007) Differentiation of recurrent astrocytoma from radiation necrosis: a pilot study with ^{13}N-NH$_3$ PET. *J. Neurooncol.*, 82 (3), 305–311.

[15] Mirimanoff, R.O., Gorlia, T., Mason,W., *et al.* (2006) Radiotherapy and temozolomide for newly diagnosed glioblastoma: recursive partitioning analysis of the EORTC 26981/22981-NCIC CE3 phase III randomized trial. *J. Clin. Oncol.*, 24 (16), 2563–2569.

[16] Gunderson, L.L., Tepper, J.E. (2007) *Clinical Radiation Oncology*, 2nd edition. Elsevier Churchill Livingstone, Philadelphia, PA.

[17] Montine, T.J., Vandersteenhoven, J.J., Aguzzi, A., *et al.* (1994) Prognostic significance of Ki-67 proliferation index in supratentorial fibrillary astrocytic neoplasms. *Neurosurgery*, 34 (4), 674–678; discussion 678–679.

[18] Fisher, B.J., Naumova, E., Leighton, C.C., *et al.* (2002) Ki-67: a prognostic factor for low-grade glioma? *Int. J. Radiat. Oncol. Biol. Phys.*, 52 (4), 996–1001.

[19] McCormack, B.M., Miller, D.C., Budzilovich, G.N., Voorhees, G.J., Ransohoff, J. (1992) Treatment and survival of low-grade astrocytoma in adults-1977–1988. *Neurosurgery*, 31 (4), 636–642; discussion 642.

[20] North, C.A., North, R.B., Epstein, J.A., Piantadosi, S., Wharam, M.D. (1990) Low-grade cerebral astrocytomas. Survival and quality of life after radiation therapy. *Cancer*, 66 (1), 6–14.

[21] Pignatti, F., van den Bent, M., Curran, D., *et al.* (2002) Prognostic factors for survival in adult patients with cerebral low-grade glioma. *J. Clin. Oncol.*, 20 (8), 2076–2084.

[22] Leighton, C., Fisher, B., Bauman, G., *et al.* (1997) Supratentorial low-grade glioma in adults: an analysis of prognostic factors and timing of radiation. *J. Clin. Oncol.*, 15 (4), 1294–1301.

[23] Medbery, C.A., 3rd, Straus, K.L., Steinberg, S.M., Cotelingam, J.D., Fisher,W.S. (1988) Low-grade astrocytomas: treatment results and prognostic variables. *Int. J. Radiat. Oncol. Biol. Phys.*, 15 (4), 837–841.

[24] van den Bent, M.J., Afra, D., deWitte, O., *et al.* (2005) Long-term efficacy of early versus delayed radiotherapy for low-grade astrocytoma and oligodendroglioma in adults: the EORTC 22845 randomised trial. *Lancet*, 366 (9490), 985–990.

[25] Karim, A.B., Maat, B., Hatlevoll, R., *et al.* (1996) A randomized trial on dose–response in radiation therapy of low-grade cerebral glioma: European Organization for Research and Treatment of Cancer (EORTC) Study 22844. *Int. J. Radiat. Oncol. Biol. Phys.*, 36 (3), 549–556.

[26] Kiebert, G.M., Curran, D., Aaronson, N.K., *et al.* (1998) Quality of life after radiation therapy of cerebral low-grade gliomas of the adult: results of a randomised phase III trial on dose response (EORTC trial 22844). EORTC Radiotherapy Co-operative Group. *Eur. J. Cancer*, 34 (12), 1902–1909.

[27] Shaw, E., Arusell, R., Scheithauer, B., *et al.* (2002) Prospective randomized trial of low- versus high-dose radiation therapy in adults with supratentorial low-grade glioma: initial report of a North Central Cancer Treatment Group/Radiation Therapy

Oncology Group/Eastern Cooperative Oncology Group study. *J. Clin. Oncol.*, 20 (9), 2267–2276.

[28] Laack, N.N., Brown, P.D., Ivnik, R.J., *et al.* (2005) Cognitive function after radiotherapy for supratentorial low-grade glioma: a North Central Cancer Treatment Group prospective study. *Int. J. Clin. Oncol. Biol. Phys.*, 63 (4), 1175–1183.

[29] Brown, P.D., Buckner, J.C., O'Fallon, J.R., *et al.* (2003) Effects of radiotherapy on cognitive function in patients with low-grade glioma measured by the Folstein mini-mental state examination. *J. Clin. Oncol.*, 21 (13), 2519–2524.

[30] Shaw, E.G.,Wang, M., Coons, S.W., *et al.* (2012) Randomized trial of radaition therapy plus procarbazine, lomustine, and vincritine chemotherapy for supratentorial adult low-grade glioma: initial results of RTOG 9802. *J. Clin. Oncol.*, 30 (25), 3065–3070.

[31] Fisher, B.J., Hu, C., Macdonald, D.R., *et al.* (2015) Phase 2 study of temozolomide-based chemoradiation therapy for high-risk low-grade gliomas: preliminary results of RadiationTherapy Oncology Group 0424. *Int. J. Clin. Oncol. Biol. Phys.*, 91 (3), 497–504.

[32] Pace, A., Vidiri, A., Galie, E., *et al.* (2003) Temozolomide chemotherapy for progressive low-grade glioma: clinical benefits and radiological response. *Ann. Oncol.*, 14 (12), 1722–1726.

[33] Brada, M., Viviers, L., Abson, C., *et al.* (2003) Phase II study of primary temozolomide chemotherapy in patients withWHO grade II gliomas. *Ann. Oncol.*, 14 (12), 1715–1721.

[34] Quinn, J.A., Reardon, D.A., Friedman, A.H., *et al.* (2003) Phase II trial of temozolomide in patients with progressive low-grade glioma. *J. Clin. Oncol.*, 21 (4), 646–651.

[35] Baumert, B.G., Mason,W.P., Ryan, G., *et al.* (2013) Temozolomide chemotherapy versus radiotherapy in molecularly characterized (1p loss) low-grade glioma: A randomized phase III intergroup study by the EORTC/NCIC-CTG/TROG/MRC-CTU (EORTC 22033-26033). *J. Clin. Oncol.*, 31 (Suppl.), abstract 2007.

[36] Cancer Genome Atlas Research Network, Brat, D.J., Verhaak, R.G., *et al.* (2015) Comprehensive, integrative genomic analysis of diffuse lower-grade gliomas.*N. Engl. J. Med.*, 372 (26), 2481–2498.

[37] Lacroix, M., Abi-Said, D., Fourney, D.R., *et al.* (2001) A multivariate analysis of 416 patients with glioblastoma multiforme: prognosis, extent of resection, and survival. *J. Neurosurg.*, 95 (2), 190–198.

[38] Curran,W.J., Jr., Scott, C.B., Horton, J., *et al.* (1993) Recursive partitioning analysis of prognostic factors in three Radiation Therapy Oncology Group malignant glioma trials. *J. Natl Cancer Inst.*, 85 (9), 704–710.

[39] Gorlia, T., van den Bent, M.J., Hegi, M.E., *et al.* (2008) Nomograms for predicting survival of patients with newly diagnosed glioblastoma: prognostic factor analysis of EORTC and NCIC trial 26981-22981/CE.3. *Lancet Oncol.*, 9 (1), 29–38.

[40] Scott, C.B., Scarantino, C., Urtasun, R., *et al.* (1998) Validation and predictive power of Radiation Therapy Oncology Group (RTOG) recursive partitioning analysis classes for malignant glioma patients: a report using RTOG 90-06. *Int. J. Clin. Oncol. Biol. Phys.*, 40 (1), 51–55.

[41] Cairncross, J.G., Ueki, K., Zlatescu, M.C., *et al.* (1998) Specific genetic predictors of chemotherapeutic response and survival in patients with anaplastic oligodendrogliomas. *J. Natl Cancer Inst.*, 90 (19), 1473–1479.

[42] Bello, M.J., Leone, P.E., Vaquero, J., *et al.* (1995) Allelic loss at 1p and 19q frequently occurs in association and may represent early oncogenic events in oligodendroglial tumors. *Int. J. Cancer*, 64 (3), 207–210.

[43] von Deimling, A., Bender, B., Jahnke, R., *et al.* (1994) Loci

associated with malignant progression in astrocytomas: a candidate on chromosome 19q. *Cancer Res.*, 54 (6), 1397–1401.

[44] Hegi, M.E., Diserens, A.C., Gorlia, T., *et al.* (2005) MGMT gene silencing and benefit from temozolomide in glioblastoma. *N. Engl. J. Med.*, 352 (10), 997–1003.

[45] Wick,W., Hartmann, C., Engel, C., *et al.* (2009) NOA-04 randomized phase III trial of sequential radiochemotherapy of anaplastic glioma with procarbazine, lomustine, and vincristine or temozolomide. *J. Clin. Oncol.*, 27 (35), 5874–5880.

[46] Yan, H., Parsons, D.W., Jin, G., *et al.* (2009) IDH1 and IDH2 mutations in gliomas. *N. Engl. J. Med.*, 360 (8), 765–773.

[47] Parsons, D.W., Jones, S., Zhang, X., *et al.* (2008) An integrated genomic analysis of human glioblastoma multiforme. *Science*, 321 (5897), 1807–1812.

[48] Kristiansen, K., Hagen, S., Kollevold, T., *et al.* (1981) Combined modality therapy of operated astrocytomas grade III and IV. Confirmation of the value of postoperative irradiation and lack of potentiation of bleomycin on survival time: a prospective multicenter trial of the Scandinavian Glioblastoma Study Group. *Cancer*, 47 (4), 649–652.

[49] Walker, M.D., Alexander, E., Jr., Hunt,W.E., *et al.* (1978) Evaluation of BCNU and/or radiotherapy in the treatment of anaplastic gliomas. A cooperative clinical trial. *J. Neurosurg.*, 49 (3), 333–343.

[50] Thornton, A.F., Jr., Sandler, H.M., Ten Haken, R.K., *et al.* (1992) The clinical utility of magnetic resonance imaging in 3-dimensional treatment planning of brain neoplasms. *Int. J. Clin. Oncol. Biol. Phys.*, 24 (4), 767–775.

[51] Garden, A.S., Maor, M.H., Yung,W.K., *et al.* (1991) Outcome and patterns of failure following limited-volume irradiation for malignant astrocytomas. *Radiother. Oncol.*, 20 (2), 99–110.

[52] Shapiro,W.R., Green, S.B., Burger, P.C., *et al.* (1989) Randomized trial of three chemotherapy regimens and two radiotherapy regimens and two radiotherapy regimens in postoperative treatment of malignant glioma. Brain Tumor Cooperative Group Trial 8001. *J. Neurosurg.*, 71 (1), 1–9.

[53] Keime-Guibert, F., Chinot, O., Taillandier, L., *et al.* (2007) Radiotherapy for glioblastoma in the elderly. *N. Engl. J. Med.*, 356 (15), 1527–1535.

[54] Roa,W., Brasher, P.M., Bauman, G., *et al.* (2004) Abbreviated course of radiation therapy in older patients with glioblastoma multiforme: a prospective randomized clinical trial. *J. Clin. Oncol.*, 22 (9), 1583–1588.

[55] Malmstrom, A., Gronberg, B.H., Marosi, C., *et al.* (2012) Temozolomide versus standard 6-week radiotherapy versus hypofractionated radiotherapy in patients older than 60 years with glioblastoma: the Nordic randomised, phase 3 trial. *Lancet Oncol.*, 13 (9), 916–926.

[56] Wick,W., Platten, M., Meisner, C., *et al.* (2012) Temozolomide chemotherapy alone versus radiotherapy alone for malignant astrocytoma in the elderly: the NOA-08 randomised, phase 3 trial. *Lancet Oncol.*, 13 (7), 707–715.

[57] Tsao, M.N., Mehta, M.P.,Whelan, T.J., *et al.* (2005) The American Society for Therapeutic Radiology and Oncology (ASTRO) evidence-based review of the role of radiosurgery for malignant glioma. *Int. J. Clin. Oncol. Biol. Phys.*, 63 (1), 47–55.

[58] Souhami, L., Seiferheld,W., Brachman, D., *et al.* (2004) Randomized comparison of stereotactic radiosurgery followed by conventional radiotherapy with carmustine to conventional radiotherapy with carmustine for patients with glioblastoma multiforme: report of RadiationTherapy Oncology Group 93-05 protocol. *Int. J. Clin. Oncol. Biol. Phys.*, 60 (3), 853–860.

[59] Fitzek, M.M.,Thornton, A.F., Rabinov, J.D., *et al.* (1999) Accelerated fractionated proton/photon irradiation to 90 cobalt gray equivalent for glioblastoma multiforme: results of a phase

II prospective trial. *J. Neurosurg.*, 91 (2), 251–260.

[60] Mizumoto, M., Tsuboi, K., Igaki, H., *et al.* (2010) Phase I/II trial of hyperfractionated concomitant boost proton radiotherapy for supratentorial glioblastoma multiforme. *Int. J. Clin. Oncol. Biol. Phys.*, 77 (1), 98–105.

[61] Mizoe, J.E., Tsujii, H., Hasegawa, A., *et al.* (2007) Phase I/II clinical trial of carbon ion radiotherapy for malignant gliomas: combined X-ray radiotherapy, chemotherapy, and carbon ion radiotherapy. *Int. J. Clin. Oncol. Biol. Phys.*, 69 (2), 390–396.

[62] Miyatake, S.I., Kawabata, S., Hiramatsu, R., Furuse, M., Kuroiwa, T., Suzuki, M. (2014) Boron neutron capture therapy with bevacizumab may prolong the survival of recurrent malignant glioma patients: four cases. *Radiat. Oncol.*, 9 (1), 6.

[63] Barth, R.F., Vicente, M.G., Harling, O.K., *et al.* (2012) Current status of boron neutron capture therapy of high grade gliomas and recurrent head and neck cancer. *Radiat. Oncol.*, 7, 146.

[64] Kankaanranta, L., Seppala, T., Koivunoro, H., *et al.* (2011) L-boronophenylalanine-mediated boron neutron capture therapy for malignant glioma progressing after external beam radiation therapy: a Phase I study. *Int. J. Clin. Oncol. Biol. Phys.*, 80 (2), 369–376.

[65] Stupp, R., Mason,W.P., van den Bent, M.J., *et al.* (2005) Radiotherapy plus concomitant and adjuvant temozolomide for glioblastoma. *N. Engl. J. Med.*, 352 (10), 987–996.

[66] Stupp, R., Hegi, M.E., Mason,W.P., *et al.* (2009) Effects of radiotherapy with concomitant and adjuvant temozolomide versus radiotherapy alone on survival in glioblastoma in a randomised phase III study: 5-year analysis of the EORTC-NCIC trial. *Lancet Oncol.*, 10 (5), 459–466.

[67] Chinot, O.L., Barrie, M., Fuentes, S., *et al.* (2007) Correlation between O6-methylguanine-DNA methyltransferase and survival in inoperable newly diagnosed glioblastoma patients treated with neoadjuvant temozolomide. *J. Clin. Oncol.*, 25 (12), 1470–1475.

[68] van den Bent, M.J., Brandes, A.A., Taphoorn, M.J., *et al.* (2013) Adjuvant procarbazine, lomustine, and vincristine chemotherapy in newly diagnosed anaplastic oligodendroglioma: long-term follow-up of EORTC brain tumor group study 26951. *J. Clin. Oncol.*, 31 (3), 344–350.

[69] Eckel-Passow, J.E., Lachance, D.H., Molinaro, A.M., *et al.* (2015) Glioma groups based on 1p/19q, IDH, and TERT promoter mutations in tumors. *N. Engl. J. Med.*, 372 (26), 2499–2508.

[70] Olson, J.E., Janney, C.A., Rao, R.D., *et al.* (2002) The continuing increase in the incidence of primary central nervous system non-Hodgkin lymphoma: a surveillance, epidemiology, and end results analysis. *Cancer*, 95 (7), 1504–1510.

[71] Abrey, L.E., Ben-Porat, L., Panageas, K.S., *et al.* (2006) Primary central nervous system lymphoma: the Memorial Sloan-Kettering Cancer Center prognostic model. *J. Clin. Oncol.*, 24 (36), 5711–5715.

[72] Ferreri, A.J., Blay, J.Y., Reni, M., *et al.* (2003) Prognostic scoring system for primary CNS lymphomas: the International Extranodal Lymphoma Study Group experience. *J. Clin. Oncol.*, 21 (2), 266–272.

[73] Blay, J.Y., Lasset, C., Carrie, C., *et al.* (1993) Multivariate analysis of prognostic factors in patients with non HIV-related primary cerebral lymphoma. A proposal for a prognostic scoring. *Br. J. Cancer*, 67 (5), 1136–1141.

[74] Nelson, D.F., Martz, K.L., Bonner, H., *et al.* (1992) Non-Hodgkin's lymphoma of the brain: can high dose, large volume radiation therapy improve survival? Report on a prospective trial by the RadiationTherapy Oncology Group (RTOG): RTOG 8315. *Int. J. Clin. Oncol. Biol. Phys.*, 23 (1), 9–17.

[75] Milburn, J. (1976) Shared management expertise spells survival for the small. *Hospitals*, 50 (4), 52–54.

[76] Angelov, L., Doolittle, N.D., Kraemer, D.F., *et al.* (2009)

Blood–brain barrier disruption and intra-arterial methotrexate-based therapy for newly diagnosed primary CNS lymphoma: a multi-institutional experience. *J. Clin. Oncol.*, 27 (21), 3503–3509.

[77] Jahnke, K., Korfel, A., Martus, P., *et al.* (2005) High-dose methotrexate toxicity in elderly patients with primary central nervous system lymphoma. *Ann. Oncol.*, 16 (3), 445–449.

[78] Pels, H., Schmidt-Wolf, I.G., Glasmacher, A., *et al.* (2003) Primary central nervous system lymphoma: results of a pilot and phase II study of systemic and intraventricular chemotherapy with deferred radiotherapy. *J. Clin. Oncol.*, 21 (24), 4489–4495.

[79] Shah, G.D., Yahalom, J., Correa, D.D., *et al.* (2007) Combined immunochemotherapy with reduced whole-brain radiotherapy for newly diagnosed primary CNS lymphoma. *J. Clin. Oncol.*, 25 (30), 4730–4735.

[80] Nguyen, P.L., Chakravarti, A., Finkelstein, D.M., Hochberg, F.H., Batchelor, T.T., Loeffler, J.S. (2005) Results of whole-brain radiation as salvage of methotrexate failure for immunocompetent patients with primary CNS lymphoma. *J. Clin. Oncol.*, 23 (7), 1507–1513.

[81] Korfel, A., Schlegel, U. (2013) Diagnosis and treatment of primary CNS lymphoma. *Nat. Rev. Neurol.*, 9 (6), 317–327.

[82] Whittle, I.R., Smith, C., Navoo, P., Collie, D. (2004) Meningiomas. *Lancet*, 363 (9420), 1535–1543.

[83] Donnell, M.S., Meyer, G.A., Donegan, W.L. (1979) Estrogen-receptor protein in intracranial meningiomas. *J. Neurosurg.*, 50 (4), 499–502.

[84] Blitshteyn, S., Crook, J.E., Jaeckle, K.A. (2008) Is there an association between meningioma and hormone replacement therapy? *J. Clin. Oncol.*, 26 (2), 279–282.

[85] Kleihues, P., Louis, D.N., Scheithauer, B.W., *et al.* (2002) The WHO classification of tumors of the nervous system. *J. Neuropathol. Exp. Neurol.*, 61 (3), 215–225; discussion 226–219.

[86] Mirimanoff, R.O., Dosoretz, D.E., Linggood, R.M., Ojemann, R.G., Martuza, R.L. (1985) Meningioma: analysis of recurrence and progression following neurosurgical resection. *J. Neurosurg.*, 62 (1), 18–24.

[87] Simpson, D. (1957) The recurrence of intracranial meningiomas after surgical treatment. *J. Neurol. Neurosurg. Psychiatry*, 20 (1), 22–39.

[88] Miralbell, R., Linggood, R.M., de la Monte, S., Convery, K., Munzenrider, J.E., Mirimanoff, R.O. (1992) The role of radiotherapy in the treatment of subtotally resected benign meningiomas. *J. Neurooncol.*, 13 (2), 157–164.

[89] Taylor, B.W., Jr., Marcus, R.B., Jr., Friedman, W.A., Ballinger, W.E., Jr., Million, R.R. (1988) The meningioma controversy: postoperative radiation therapy. *Int. J. Clin. Oncol. Biol. Phys.*, 15 (2), 299–304.

[90] Barbaro, N.M., Gutin, P.H., Wilson, C.B., Sheline, G.E., Boldrey, E., Wara, W.M. (1987) Radiation therapy in the treatment of partially resected meningiomas. *Neurosurgery*, 20 (4), 525–528.

[91] Goldsmith, B.J., Wara, W.M., Wilson, C.B., Larson, D.A. (1994) Postoperative irradiation for subtotally resected meningiomas. A retrospective analysis of 140 patients treated from 1967 to 1990. *J. Neurosurg.*, 80 (2), 195–201.

[92] Solda, F., Wharram, B., De Ieso, P.B., Bonner, J., Ashley, S., Brada, M. (2013) Long-term efficacy of fractionated radiotherapy for benign meningiomas. *Radiother. Oncol.*, 109 (2) 330–334.

[93] Combs, S.E., Adeberg, S., Dittmar, J.O., *et al.* (2013) Skull base meningiomas: Long-term results and patient self-reported outcome in 507 patients treated with fractionated stereotactic radiotherapy (FSRT) or intensity modulated radiotherapy (IMRT). *Radiother. Oncol.*, 106 (2), 186–191.

[94] Kollova, A., Liscak, R., Novotny, J., Jr., Vladyka, V., Simonova, G., Janouskova, L. (2007) Gamma Knife surgery for benign meningioma. *J. Neurosurg.*, 107 (2), 325–336.

[95] Pollock, B.E., Stafford, S.L., Utter, A., Giannini, C., Schreiner, S.A. (2003) Stereotactic radiosurgery provides equivalent tumor control to Simpson Grade 1 resection for patients with small- to medium-size meningiomas. *Int. J. Clin. Oncol. Biol. Phys.*, 55 (4), 1000–1005.

[96] Kondziolka, D., Levy, E.I., Niranjan, A., Flickinger, J.C., Lunsford, L.D. (1999) Long-term outcomes after meningioma radiosurgery: physician and patient perspectives. *J. Neurosurg.*, 91 (1), 44–50.

[97] Mortini, P., Losa, M., Barzaghi, R., Boari, N., Giovanelli, M. (2005) Results of transsphenoidal surgery in a large series of patients with pituitary adenoma. *Neurosurgery*, 56 (6), 1222–1233; discussion 1233.

[98] Jane, J.A., Jr., Thapar, K., Kaptain, G.J., Maartens, N., Laws, E.R., Jr. (2002) Pituitary surgery: transsphenoidal approach. *Neurosurgery*, 51 (2), 435–442; discussion 442–444.

[99] Swearingen, B., Biller, B.M., Barker, F.G., II, *et al.* (1999) Long-term mortality after transsphenoidal surgery for Cushing disease. *Ann. Intern. Med.*, 130 (10), 821–824.

[100] Loeffler, J.S., Shih, H.A. (2011) Radiation therapy in the management of pituitary adenomas. *J. Clin. Endocrinol. Metab.*, 96 (7), 1992–2003.

[101] Sheehan, J.P., Pouratian, N., Steiner, L., Laws, E.R., Vance, M.L. (2011) Gamma Knife surgery for pituitary adenomas: factors related to radiological and endocrine outcomes. *J. Neurosurg.*, 114 (2), 303–309.

[102] Castinetti, F., Nagai, M., Dufour, H., *et al.* (2007) Gamma knife radiosurgery is a successful adjunctive treatment in Cushing's disease. *Eur. J. Endocrinol.*, 156 (1), 91–98.

[103] Erridge, S.C., Conkey, D.S., Stockton, D., *et al.* (2009) Radiotherapy for pituitary adenomas: long-term efficacy and toxicity. *Radiother. Oncol.*, 93 (3), 597–601.

[104] Brada, M., Rajan, B., Traish, D., *et al.* (1993) The long-term efficacy of conservative surgery and radiotherapy in the control of pituitary adenomas. *Clin. Endocrinol. (Oxf.)*, 38 (6), 571–578.

[105] Ronson, B.B., Schulte, R.W., Han, K.P., Loredo, L.N., Slater, J.M., Slater, J.D. (2006) Fractionated proton beam irradiation of pituitary adenomas. *Int. J. Clin. Oncol. Biol. Phys.*, 64 (2), 425–434.

[106] Wattson, D.A., Tanguturi, S.K., Spiegel, D.Y., *et al.* (2014) Outcomes of proton therapy for patients with functional pituitary adenomas. *Int. J. Clin. Oncol. Biol. Phys.*, 90 (3), 532–539.

[107] Ondra, S.L., Troupp, H., George, E.D., Schwab, K. (1990) The natural history of symptomatic arteriovenous malformations of the brain: a 24-year follow-up assessment. *J. Neurosurg.*, 73 (3), 387–391.

[108] Stefani, M.A., Porter, P.J., terBrugge, K.G., Montanera, W., Willinsky, R.A., Wallace, M.C. (2002) Large and deep brain arteriovenous malformations are associated with risk of future hemorrhage. *Stroke*, 33 (5), 1220–1224.

[109] Stefani, M.A., Porter, P.J., terBrugge, K.G., Montanera, W., Willinsky, R.A., Wallace, M.C. (2002) Angioarchitectural factors present in brain arteriovenous malformations associated with hemorrhagic presentation. *Stroke*, 33 (4), 920–924.

[110] Spetzler, R.F., Martin, N.A. (1986) A proposed grading system for arteriovenous malformations. *J. Neurosurg.*, 65 (4), 476–483.

[111] Karlsson, B., Lindqvist, M., Blomgren, H., *et al.* (2005) Long-term results after fractionated radiation therapy for large brain arteriovenous malformations. *Neurosurgery*, 57 (1), 42–48; discussion 48–49.

[112]	Laing, R.W., Childs, J., Brada, M. (1992) Failure of conventionally fractionated radiotherapy to decrease the risk of hemorrhage in inoperable arteriovenous malformations. *Neurosurgery*, 30 (6), 872–875; discussion 875–876.

[113]	Schlienger, M., Atlan, D., Lefkopoulos, D., *et al.* (2000) Linac radiosurgery for cerebral arteriovenous malformations: results in 169 patients. *Int. J. Clin. Oncol. Biol. Phys.*, 46 (5), 1135–1142.

[114]	Flickinger, J.C., Pollock, B.E., Kondziolka, D., Lunsford, L.D. (1996) A dose–response analysis of arteriovenous malformation obliteration after radiosurgery. *Int. J. Clin. Oncol. Biol. Phys.*, 36 (4), 873–879.

[115]	Friedman, W.A., Bova, F.J., Mendenhall, W.M. (1995) Linear accelerator radiosurgery for arteriovenous malformations: the relationship of size to outcome. *J. Neurosurg.*, 82 (2), 180–189.

[116]	Engenhart, R., Wowra, B., Debus, J., *et al.* (1994) The role of high-dose, single-fraction irradiation in small and large intracranial arteriovenous malformations. *Int. J. Clin. Oncol. Biol. Phys.*, 30 (3), 521–529.

[117]	Maruyama, K., Kawahara, N., Shin, M., *et al.* (2005) The risk of hemorrhage after radiosurgery for cerebral arteriovenous malformations. *N. Engl. J. Med.*, 352 (2), 146–153.

[118]	Yamakami, I., Uchino, Y., Kobayashi, E., Yamaura, A. (2003) Conservative management, gamma-knife radiosurgery, and microsurgery for acoustic neurinomas: a systematic review of outcome and risk of three therapeutic options. *Neurol. Res.*, 25 (7), 682–690.

[119]	Karpinos, M., The, B.S., Zeck, O., *et al.* (2002) Treatment of acoustic neuroma: stereotactic radiosurgery versus microsurgery. *Int. J. Clin. Oncol. Biol. Phys.*, 54 (5), 1410–1421.

[120]	Regis, J., Pellet, W., Delsanti, C., *et al.* (2002) Functional outcome after gamma knife surgery or microsurgery for vestibular schwannomas. *J. Neurosurg.*, 97 (5), 1091–1100.

[121]	Samii, M., Matthies, C. (1997) Management of 1000 vestibular schwannomas (acoustic neuromas): surgical management and results with an emphasis on complications and how to avoid them. *Neurosurgery*, 40 (1), 11–21; discussion 21–23.

[122]	Andrews, D.W., Werner-Wasik, M., Den, R.B., *et al.* (2009) Toward dose optimization for fractionated stereotactic radiotherapy for acoustic neuromas: comparison of two dose cohorts. *Int. J. Clin. Oncol. Biol. Phys.*, 74 (2), 419–426.

[123]	Chopra, R., Kondziolka, D., Niranjan, A., Lunsford, L.D., Flickinger, J.C. (2007) Long-term follow-up of acoustic schwannoma radiosurgery with marginal tumor doses of 12 to 13 Gy. *Int. J. Clin. Oncol. Biol. Phys.*, 68 (3), 845–851.

[124]	Chan, A.W., Black, P., Ojemann, R.G., *et al.* (2005) Stereotactic radiotherapy for vestibular schwannomas: favorable outcome with minimal toxicity. *Neurosurgery*, 57 (1), 60–70; discussion 60–70.

[125]	Fuss, M., Debus, J., Lohr, F., *et al.* (2000) Conventionally fractionated stereotactic radiotherapy (FSRT) for acoustic neuromas. *Int. J. Clin. Oncol. Biol. Phys.*, 48 (5), 1381–1387.

[126]	Meijer, O.W., Vandertop, W.P., Baayen, J.C., Slotman, B.J. (2003) Single-fraction versus fractionated linac-based stereotactic radiosurgery for vestibular schwannoma: a single-institution study. *Int. J. Clin. Oncol. Biol. Phys.*, 56 (5), 1390–1396.

[127]	Andrews, D.W., Suarez, O., Goldman, H.W., *et al.* (2001) Stereotactic radiosurgery and fractionated stereotactic radiotherapy for the treatment of acoustic schwannomas: comparative observations of 125 patients treated at one institution. *Int. J. Clin. Oncol. Biol. Phys.*, 50 (5), 1265–1278.

[128]	Ryken, T.C., McDermott, M., Robinson, P.D., *et al.* (2010) The role of steroids in the management of brain metastases: a systematic review and evidence-based clinical practice guideline. *J. Neurooncol.*, 96 (1), 103–114.

[129]	Mikkelsen, T., Paleologos, N.A., Robinson, P.D., *et al.* (2010) The role of prophylactic anticonvulsants in the management of brain metastases: a systematic review and evidence-based clinical practice guideline. *J. Neurooncol.*, 96 (1), 97–102.

[130]	Gaspar, L., Scott, C., Rotman, M., *et al.* (1997) Recursive partitioning analysis (RPA) of prognostic factors in three RadiationTherapy Oncology Group (RTOG) brain metastases trials. *Int. J. Clin. Oncol. Biol. Phys.*, 37 (4), 745–751.

[131]	Sperduto, P.W., Kased, N., Roberge, D., *et al.* (2012) Summary report on the graded prognostic assessment: an accurate and facile diagnosis-specific tool to estimate survival for patients with brain metastases. *J. Clin. Oncol.*, 30 (4), 419–425.

[132]	Horton, J., Baxter, D.H., Olson, K.B. (1971) The management of metastases to the brain by irradiation and corticosteroids. *Am. J. Roentgenol. Radium Ther. Nucl. Med.*, 111 (2), 334–336.

[133]	DeAngelis, L.M., Delattre, J.Y., Posner, J.B. (1989) Radiation-induced dementia in patients cured of brain metastases. *Neurology*, 39 (6), 789–796.

[134]	Liu, R., Wang, X., Ma, B., Yang, K., Zhang, Q., Tian, J. (2010) Concomitant or adjuvant temozolomide with whole-brain irradiation for brain metastases: a meta-analysis. *Anticancer Drugs*, 21 (1), 120–128.

[135]	Neuhaus, T., Ko, Y., Muller, R.P., *et al.* (2009) A phase III trial of topotecan and whole brain radiation therapy for patients with CNS-metastases due to lung cancer. *Br. J. Cancer*, 100 (2), 291–297.

[136]	Knisely, J.P., Berkey, B., Chakravarti, A., *et al.* (2008) A phase III study of conventional radiation therapy plus thalidomide versus conventional radiation therapy for multiple brain metastases (RTOG 0118). *Int. J. Clin. Oncol. Biol. Phys.*, 71 (1), 79–86.

[137]	Mehta, M.P., Rodrigus, P., Terhaard, C.H., *et al.* (2003) Survival and neurologic outcomes in a randomized trial of motexafin gadolinium and whole-brain radiation therapy in brain metastases. *J. Clin. Oncol.*, 21 (13), 2529–2536.

[138]	Phillips, T.L., Scott, C.B., Leibel, S.A., Rotman, M., Weigensberg, I.J. (1995) Results of a randomized comparison of radiotherapy and bromodeoxyuridine with radiotherapy alone for brain metastases: report of RTOG trial 89-05. *Int. J. Clin. Oncol. Biol. Phys.*, 33 (2), 339–348.

[139]	Soffietti, R., Trevisan, E., Ruda, R. (2012) Targeted therapy in brain metastasis. *Curr. Opin. Oncol.*, 24 (6), 679–686.

[140]	Mintz, A.H., Kestle, J., Rathbone, M.P., *et al.* (1996) A randomized trial to assess the efficacy of surgery in addition to radiotherapy in patients with a single cerebral metastasis. *Cancer*, 78 (7), 1470–1476.

[141]	Noordijk, E.M., Vecht, C.J., Haaxma-Reiche, H., *et al.* (1994) The choice of treatment of single brain metastasis should be based on extracranial tumor activity and age. *Int. J. Clin. Oncol. Biol. Phys.*, 29 (4), 711–717.

[142]	Patchell, R.A., Tibbs, P.A., Walsh, J.W., *et al.* (1990) A randomized trial of surgery in the treatment of single metastases to the brain. *N. Engl. J. Med.*, 322 (8), 494–500.

[143]	Patchell, R.A., Tibbs, P.A., Regine, W.F., *et al.* (1998) Postoperative radiotherapy in the treatment of single metastases to the brain: a randomized trial. *JAMA*, 280 (17), 1485–1489.

[144]	Kocher, M., Soffietti, R., Abacioglu, U., *et al.* (2011) Adjuvant whole-brain radiotherapy versus observation after radiosurgery or surgical resection of one to three cerebral metastases: results of the EORTC 22952-26001 study. *J. Clin. Oncol.*, 29 (2), 134–141.

[145] Andrews, D.W., Scott, C.B., Sperduto, P.W., *et al.* (2004) Whole-brain radiation therapy with or without stereotactic radiosurgery boost for patients with one to three brain metastases: phase III results of the RTOG 9508 randomised trial. *Lancet*, 363 (9422), 1665–1672.

[146] Pirzkall, A., Debus, J., Lohr, F., *et al.* (1998) Radiosurgery alone or in combination with whole-brain radiotherapy for brain metastases. *J. Clin. Oncol.*, 16 (11), 3563–3569.

[147] Chang, E.L., Wefel, J.S., Hess, K.R., *et al.* (2009) Neurocognition in patients with brain metastases treated with radiosurgery or radiosurgery plus whole-brain irradiation: a randomised controlled trial. *Lancet Oncol.*, 10 (11), 1037–1044.

[148] Aoyama, H., Shirato, H., Tago, M., *et al.* (2006) Stereotactic radiosurgery plus whole-brain radiation therapy vs stereotactic radiosurgery alone for treatment of brain metastases: a randomized controlled trial. *JAMA*, 295 (21), 2483–2491.

[149] Son, C.H., Jimenez, R., Niemierko, A., Loeffler, J.S., Oh, K.S., Shih, H.A. (2012) Outcomes after whole brain reirradiation in patients with brain metastases. *Int. J. Clin. Oncol. Biol. Phys.*, 82 (2), e167–e172.

[150] Marks, L.B., Yorke, E.D., Jackson, A., *et al.* (2010) Use of normal tissue complication probability models in the clinic. *Int. J. Clin. Oncol. Biol. Phys.*, 76 (3 Suppl.), S10–S19.

[151] Hanbali, F., Fourney, D.R., Marmor, E., *et al.* (2002) Spinal cord ependymoma: radical surgical resection and outcome. *Neurosurgery*, 51 (5), 1162–1172; discussion 1172–1174.

[152] Whitaker, S.J., Bessell, E.M., Ashley, S.E., Bloom, H.J., Bell, B.A., Brada, M. (1991) Postoperative radiotherapy in the management of spinal cord ependymoma. *J. Neurosurg.*, 74 (5), 720–728.

[153] McLaughlin, M.P., Marcus, R.B., Jr., Buatti, J.M., *et al.* (1998) Ependymoma: results, prognostic factors and treatment recommendations. *Int. J. Clin. Oncol. Biol. Phys.*, 40 (4), 845–850.

[154] Wen, B.C., Hussey, D.H., Hitchon, P.W., *et al.* (1991) The role of radiation therapy in the management of ependymomas of the spinal cord. *Int. J. Clin. Oncol. Biol. Phys.*, 20 (4), 781–786.

[155] Rades, D., Douglas, S., Huttenlocher, S., *et al.* (2011) Validation of a score predicting post-treatment ambulatory status after radiotherapy for metastatic spinal cord compression. *Int. J. Clin. Oncol. Biol. Phys.*, 79 (5), 1503–1506.

[156] Rades, D., Rudat, V., Veninga, T., *et al.* (2008) A score predicting posttreatment ambulatory status in patients irradiated for metastatic spinal cord compression. *Int. J. Clin. Oncol. Biol. Phys.*, 72 (3), 905–908.

[157] Rades, D., Heidenreich, F., Karstens, J.H. (2002) Final results of a prospective study of the prognostic value of the time to develop motor deficits before irradiation in metastatic spinal cord compression. *Int. J. Clin. Oncol. Biol. Phys.*, 53 (4), 975–979.

[158] Patchell, R.A., Tibbs, P.A., Regine, W.F., *et al.* (2005) Direct decompressive surgical resection in the treatment of spinal cord compression caused by metastatic cancer: a randomised trial. *Lancet*, 366 (9486), 643–648.

[159] Rades, D., Huttenlocher, S., Dunst, J., *et al.* (2010) Matched pair analysis comparing surgery followed by radiotherapy and radiotherapy alone for metastatic spinal cord compression. *J. Clin. Oncol.*, 28 (22), 3597–3604.

[160] Rades, D., Lange, M., Veninga, T., *et al.* (2009) Preliminary results of spinal cord compression recurrence evaluation (score-1) study comparing short-course versus long-course radiotherapy for local control of malignant epidural spinal cord compression. *Int. J. Clin. Oncol. Biol. Phys.*, 73 (1), 228–234.

[161] Rades, D., Stalpers, L.J., Schulte, R., *et al.* (2006) Defining the appropriate radiotherapy regimen for metastatic spinal cord compression in non-small cell lung cancer patients. *Eur. J. Cancer*, 42 (8), 1052–1056.

[162] Rades, D., Stalpers, L.J., Veninga, T., *et al.* (2005) Evaluation of five radiation schedules and prognostic factors for metastatic spinal cord compression. *J. Clin. Oncol.*, 23 (15), 3366–3375.

[163] Rades, D., Stalpers, L.J., Hulshof, M.C., *et al.* (2005) Comparison of 1×8 Gy and 10×3 Gy for functional outcome in patients with metastatic spinal cord compression. *Int. J. Clin. Oncol. Biol. Phys.*, 62 (2), 514–518.

[164] Rades, D., Hoskin, P.J., Stalpers, L.J., *et al.* (2006) Short-course radiotherapy is not optimal for spinal cord compression due to myeloma. *Int. J. Clin. Oncol. Biol. Phys.*, 64 (5), 1452–1457.

[165] Rades, D., Rudat, V., Veninga, T., Stalpers, L.J., Hoskin, P.J., Schild, S.E. (2008) Prognostic factors for functional outcome and survival after reirradiation for in-field recurrences of metastatic spinal cord compression. *Cancer*, 113 (5), 1090–1096.

[166] Mahan, S.L., Ramsey, C.R., Scaperoth, D.D., Chase, D.J., Byrne, T.E. (2005) Evaluation of image-guided helical tomotherapy for the retreatment of spinal metastasis. *Int. J. Clin. Oncol. Biol. Phys.*, 63 (5), 1576–1583.

[167] Wang, X.S., Rhines, L.D., Shiu, A.S., *et al.* (2012) Stereotactic body radiation therapy for management of spinal metastases in patients without spinal cord compression: a phase 1–2 trial. *Lancet Oncol.*, 13 (4), 395–402.

[168] Chang, E.L., Shiu, A.S., Mendel, E., *et al.* (2007) Phase I/II study of stereotactic body radiotherapy for spinal metastasis and its pattern of failure. *J. Neurosurg. Spine*, 7 (2), 151–160.

[169] Gerszten, P.C., Burton, S.A., Ozhasoglu, C., Welch, W.C. (2007) Radiosurgery for spinal metastases: clinical experience in 500 cases from a single institution. *Spine (Phila. Pa, 1976)*, 32 (2), 193–199.

[170] Yamada, Y., Lovelock, D.M., Yenice, K.M., *et al.* (2005) Multifractionated image-guided and stereotactic intensity-modulated radiotherapy of paraspinal tumors: a preliminary report. *Int. J. Clin. Oncol. Biol. Phys.*, 62 (1), 53–61.

[171] Alongi, F., Arcangeli, S., Filippi, A.R., Ricardi, U., Scorsetti, M. (2012) Review and uses of stereotactic body radiation therapy for oligometastases. *Oncologist*, 17 (8), 1100–1107.

第 40 章　淋巴瘤
The Lymphomas

Caitlin Costello　Loren K. Mell　Parag Sanghvi　著

刘　欣　亓姝楠　王淑莲　译

一、淋巴瘤简史

托马斯·霍奇金（Thomas Hodgkin）1832 年对淋巴瘤进行了病理形态的描述。1856 年塞缪尔·威尔克斯（Samuel Wilks）医生进一步对这种疾病进行特征化描述并命名为霍奇金病。

在两次世界大战期间，人们发现氮芥瓦斯能抑制造血功能，古德曼（Goodman）和盖尔曼（Gilman）在 1943 年将烷化剂发展成为化学治疗。20 世纪 50—70 年代，随着兆伏级放射治疗和长春碱、蒽环类和达卡巴嗪等多药化学治疗的发展，淋巴瘤的治疗彻底革新，并逐渐发展出如今使用的主要治疗模式。在过去的 40 年中，影像技术和靶向治疗渐次出现，人们对该病的分类和病因的理解也逐步加深。

二、流行病学

淋巴瘤是全球第八大常见恶性肿瘤[1]。非霍奇金淋巴瘤（NHL）发病率为霍奇金淋巴瘤（HL）的 5 倍以上。NHL 和 HL 在男性中更普遍，发达国家常见，年龄调整的发病率随着年龄增长而增加。NHL 发病高峰年龄调整发生率在 65 岁以后，几乎一半的患者年龄为 65—84 岁。HL 的发病高峰年龄调整也在 65 岁以上，但最常见的起病年龄为 20—34 岁。

感染性疾病是最常见和确立的危险因素，包括 HL 和伯基特淋巴瘤中 EB 病毒的感染[2-6]。很多淋巴瘤中发现具有特征性的遗传易位，如滤泡淋巴瘤 [t (14；18) (q32；q21)]，伯基特淋巴瘤 [t(8；14)]，套细胞淋巴瘤 [t(11；14)]，MALT 淋巴瘤 [t(11；18)]。例如，t（14；18）重新排列，通过将 18 号染色体上的 bcl-2 基因转移到 14 号染色体的重链免疫球蛋白（Ig）旁边，导致 bcl-2 癌基因表达不受控制[7]。同样，t（11；14）重排将 bcl-1 癌基因重置，t（8；14）重排将 c-myc 癌基因重置在重链免疫球蛋白（Ig）旁边[8, 9]。而 t（11；18）（q21；q21）易位，产生融合产物 c-IAP2/MALT$_1$，激活 NF-κB 转录途径而导致恶变[10, 11]。

三、组织病理学分类

随着对疾病理解的深入，淋巴增殖性疾病的分类不断演化。2008 年修订版的世卫组织分类将造血和淋巴组织的肿瘤分为 B 细胞、T 细胞 / NK 细胞肿瘤和 HL[12, 13]。

（一）霍奇金淋巴瘤

过去 30 年霍奇金淋巴瘤的生物学及临床

研究表明，它主要由两种疾病类型组成，结节性淋巴细胞为主型淋巴瘤（nodular lymphocyte predominant Hodgkin lymphoma，NLPHL），以及经典霍奇金淋巴瘤（classical Hodgkin lymphoma，CHL）[14, 15]。霍奇金淋巴瘤肿瘤细胞是RS细胞。细胞较大，细胞质多且为嗜碱性，两个以上细胞核，表现出"猫头鹰眼"征。RS细胞混合在大量炎性背景中，只占1%～10%。单细胞PCR分析表明霍奇金淋巴瘤为单克隆的B细胞，可能来源于生发中心[16]。临床上怀疑淋巴瘤时，建议切除活检。经典RS细胞的表型是CD15+，CD30+和CD45-[17, 18]。

经典霍奇金淋巴瘤可以进一步分为4个亚型（表40-1），结节硬化型是西方人群最常见的亚型。结节性淋巴细胞为主型霍奇金淋巴瘤（NLPHL）临床和病理特征与经典霍奇金淋巴瘤显著不同。NLPHL中瘤细胞是淋巴细胞为主型细胞，或称为"爆米花细胞"，细胞核经常折叠或分裂。这些细胞主要表达B细胞的标记如CD20、CD79a、BCL6和CD45，但不表达CD15和CD30[19-21]。可以在分子水平找到免疫球蛋白基因的克隆重排[22]。免疫表型对于HL的分型至关重要。

（二）非霍奇金淋巴瘤

非霍奇金淋巴瘤是一组生物学和临床表现各不相同的淋巴增殖性疾病。每一个亚型都对应一个特定的淋巴细胞分支或亚分支的克隆性扩增，如B细胞、T细胞、NK细胞或者更加少见的组

表40-1 霍奇金淋巴瘤亚型

经典霍奇金淋巴瘤
• 结节硬化型
• 混合细胞性
• 淋巴细胞为主型
• 淋巴细胞削减型
结节性淋巴细胞为主型霍奇金淋巴瘤

织细胞或树突细胞来源。淋巴细胞的类型以及临床分期决定了疾病的自然进程、预后及治疗，因此准确的诊断及分期非常重要。

WHO第4版造血及淋巴系统肿瘤是基于REAL分期系统的总体增强版，综合形态学、免疫表型、分子遗传学及临床特征来进行分类[12, 13]。总体上，NHL被分为前体和成熟B或T/NK细胞（表40-2）。西方国家非霍奇金淋巴瘤90%以上为成熟B细胞来源，最常见的亚型为弥漫大B细胞淋巴瘤及滤泡淋巴瘤。NHL的发病率在亚洲人群中较低，且T细胞淋巴瘤更为常见。基于临床过程，进一步将NHL分为惰性及侵袭性。尽管局限的惰性淋巴瘤可被局部放射治疗治愈[23-26]，但是晚期惰性淋巴瘤通常无法治愈，表现出慢性病程，反复复发和进展。中位生存时间通常为8～10年，大多数可超过15～20年[27-29]。侵袭性淋巴瘤可能被联合化学治疗治愈，临床表现通常比惰性淋巴瘤更加紧急进展更快[30, 31]。

四、分期和危险分层

分期定义了疾病侵犯的解剖范围，需要对肿大淋巴结和肿大的器官进行仔细的体格检查，并需做颈、胸、腹及盆腔CT。骨髓穿刺和活检是常规项目，但PET-CT提示均匀骨髓代谢活性增高时可以不做骨穿。^{18}F-FDG-PET敏感性很高，对诊断和评价疗效很有价值。HL的分期不再需要做剖腹探查术、脾切除术和双侧淋巴管造影。

Ann-Arbor分期被广泛用于定义HL的疾病侵犯范围（表40-3）[32]。根据伴或不伴有B症状定义为A组或B组。大肿块的定义是淋巴结直径>6.5cm，或大于胸腔横径的1/3。根据B症状和大肿块进一步分层。这个分期系统简化地表达了HL通过淋巴系统连续扩散至周围淋巴结的过程。

（一）霍奇金淋巴瘤

确定分期后，可以将患者进一步分为早期

表 40-2　非霍奇金淋巴瘤分类

B 细胞淋巴瘤	T 细胞淋巴瘤
前体 B 细胞	**前体 T 细胞淋巴瘤**
• B 淋巴细胞白血病 / 淋巴瘤，NOS	• T 淋巴细胞白血病 / 淋巴瘤
成熟 B 细胞淋巴瘤	**成熟 T 细胞淋巴瘤**
高侵袭性淋巴瘤	侵袭性淋巴瘤
• Burkitt 淋巴瘤 / 急性 B 细胞白血病	• T 细胞幼淋巴细胞白血病
侵袭性淋巴瘤	• 侵袭性 NK 细胞白血病
• 弥漫大 B 细胞淋巴瘤	• 外周 T 细胞淋巴瘤，NOS
• 原发中枢神经系统弥漫大 B 细胞淋巴瘤	• 血管免疫母细胞性 T 细胞淋巴瘤
• 原发皮肤弥漫大 B 细胞淋巴瘤，腿型	• 间变性大细胞淋巴瘤，ALK 阳性
• 老年 EBV 阳性弥漫大 B 细胞淋巴瘤	• 间变性大细胞淋巴瘤，ALK 阴性
• 原发纵隔大 B 细胞淋巴瘤	• 结外 NK/T 细胞淋巴瘤，鼻型
• 血管内大 B 细胞淋巴瘤	• 肠病型 T 细胞淋巴瘤
• 淋巴瘤样肉芽肿病	• 肝脾 T 细胞淋巴瘤
• ALK 阳性大 B 细胞淋巴瘤	• 皮下脂膜炎样 T 细胞淋巴瘤
• 浆母细胞淋巴瘤	• 成人 T 细胞白血病 / 淋巴瘤
• HHV-8 相关多中心卡斯特曼病	• 原发皮肤 T 细胞淋巴瘤
• 原发性渗出性淋巴瘤	
临界疾病	
• 特征介于 DLBCL 和 Burkitt 淋巴瘤之间的 B 细胞淋巴瘤	
• 套细胞淋巴瘤	
惰性 B 细胞淋巴瘤	**惰性 T 细胞淋巴瘤**
• 滤泡淋巴瘤	• 大颗粒 T 细胞幼细胞白血病
• 原发性皮肤滤泡中心淋巴瘤	• NK 细胞慢性淋巴细胞增生障碍
• 黏膜相关淋巴组织结外边缘带淋巴瘤	• 蕈样霉菌病
• 结内边缘带淋巴瘤	• Sezary 综合征
• 脾边缘带淋巴瘤	• 原发皮肤 CD30 阳性 T 细胞增殖障碍
• 脾脏 B 细胞淋巴瘤 / 白血病，未分类	• 原发皮肤 CD4 阳性小 / 中细胞淋巴瘤
• 淋巴浆细胞淋巴瘤	
• 重链病	
• 浆细胞恶性肿瘤	
• CLL/SLL	
• B 细胞幼淋巴细胞白血病	
• 毛细胞白血病	

表 40-3　Ann-Arbor 分期系统

分　期	定　义
Ⅰ期	一个淋巴结区域或淋巴样结构（脾、胸腺、韦氏环）受侵（Ⅰ期）；或一个结外器官或部位受侵（ⅠE 期）
Ⅱ期	横膈一侧≥2 个淋巴结区域（Ⅱ期），或单个结外器官/部位延续性受侵合并横膈同侧一个或多个区域淋巴结受侵（ⅡE 期）
Ⅲ期	横膈两侧淋巴结区域受累（Ⅲ期），若伴结外器官受侵（ⅢE 期），或若脾受累（ⅢS 期），或两者都有（ⅢSE 期）
Ⅳ期	同时伴有远处一个或多个结外器官广泛受侵

（Ⅰ～Ⅱ）或晚期（Ⅲ～Ⅳ）。EORTC 和 GHSG 通过临床特征将早期患者进一步分为预后良好和预后不良组（表 40-4）[33-37]。晚期（Ⅲ～Ⅳ）患者使用国际预后评分（IPS）进一步分层，并预测 5 年无进展生存（PFS）和总生存（OS）率（表 40-5）[38]。

（二）非霍奇金淋巴瘤

NHL 的分期也是基于疾病侵犯的解剖范围。需要对肿大淋巴结和肿大的器官进行仔细的体格检查，行颈胸腹及盆腔 CT。多数情况下，如果 PET-CT 表现为骨髓均匀摄取，不需要骨髓活检。如果 PET-CT 为多灶的骨骼摄取，提示可能存在骨髓受侵。伯基特或淋巴母细胞淋巴瘤有指征行脑 CT 和磁共振成像（MRI）及脑脊液检查。脑 CT 和磁共振成像（MRI）及脑脊液检查也常用于累及骨髓、脊柱旁、鼻窦区域或睾丸的其他侵袭性淋巴瘤的评估。Ann-Arbor 分期系统应用在 NHL 时存在局限性，NHL 播散可为血源性和沿淋巴跳跃性转移。为了纳入除分期以外的其他预后特征，常见的 NHL，如 DLBCL、滤泡和套细胞淋巴瘤已建立疾病预后模型。

国际预后指数（IPI）是使用最广泛的侵袭性 NHL 临床预后模型[39]（表 40-6）。滤泡性淋巴瘤使用滤泡淋巴瘤国际预后指数（FLIPI）[40]，是在 IPI 系统中纳入淋巴结受累数五个以上和血红蛋白水平 < 10g/L，将患者分为良好，中等或低危组。最近，套细胞淋巴瘤（MCL）的预后指标，MCL 国际预后指数（MIPI）也在研究中，旨在促进晚期 MCL 的风险适应性治疗决策[41]。

表 40-4　霍奇金淋巴瘤的不良预后因素

早　期	晚期（IPS）
存在以下任何一种因素： 　大肿块 * 　淋巴结受侵部位 ≥ 4 个 ** 　诊断时年龄 > 50 岁 ** 　有 B 症状和 ESR > 30mm/h 　无 B 症状但 ESR > 50mm/h	以下每项因素 1 分： 　血清白蛋白 < 4g/L 　血红蛋白 < 10.5g/L 　男性 　年龄 > 45 岁 　临床Ⅳ期 　白细胞计数 > 15000mm³ 　淋巴细胞总数 < 600mm³ 和（或）< 白细胞总数的 8%

*. 大肿块定义为肿块最大径与胸廓最大横径之比 > 0.33，或单个淋巴结或肿块直径 > 10cm；**. GHSG 中不良预后因素不包括年龄，且淋巴结受侵部位 ≥ 3 个；IPS. 国际预后评分；ESR. 红细胞沉降率

表 40-5　霍奇金淋巴瘤的 IPS 评分

得分	5 年 FFP（%）	5 年 OS（%）
0	84	89
1	77	90
2	67	81
3	60	78
4	51	61
5	42	56

FFP. 疾病无进展；OS. 总生存

表 40-6　非霍奇金淋巴瘤的 IPI 评分

危险分组	危险因素个数 *	病例分布（%）	CR（%）	5 年 OS（%）
低度	0～1	35	87	73
低—中度	2	27	67	51
中—高度	3	22	55	43
高度	4～5	16	44	26

*. IPI 评分包括：年龄＞ 60 岁，LDH 高于正常值，PS 评分≥ 2 分，Ⅲ / Ⅳ期，结外受侵；CR. 完全缓解；OS. 总生存

五、霍奇金淋巴瘤的治疗

经典型霍奇金淋巴瘤

1. 早期预后良好组　早期预后良好霍奇金淋巴瘤为Ⅰ—Ⅱ期且无不良预后因素，5 年 OS 可达 95%[42]。不良预后因素包括 B 症状，大纵隔或肿块＞ 10cm，ESR ≥ 50mm/h，或＞ 3 个部位受侵。早期预后良好组霍奇金淋巴瘤的主要研究目标是保持较高的治愈率，同时减少治疗的长期毒性。阿霉素 + 博来霉素 + 长春新碱 + 达卡巴嗪（ABVD）方案总体疗效好且毒性低，成为早期 HD 的最优选择[43-46]。

短程化学治疗联合受累部位放射治疗（ISRT）是当前标准治疗。ISRT 已取代了累及野放射治疗（IFRT）。ISRT 只治疗最初受累的淋巴结和结外受累部位（查体、影像评估），并考虑诊断时和放射治疗计划设计时解剖位置的差别，外放适当距离。ISRT 通过减少治疗范围并尽可能地减少邻近正常组织受量，达到减少远期不良反应的目的。

需要采用优于淋巴瘤传统二维（2D）前后对穿野的先进治疗技术，包括但不限于调强放射治疗（IMRT），容积旋转调强放射治疗（VMAT）或质子放射治疗，并联合应用适当的运动控制技术，如呼吸门控、四维（4D）治疗计划和图像引导放射治疗（图 40-1）。

风险分层在早期疾病治疗中至关重要。GSHG 10 预后良好患者，可以降低治疗强度，ABVD 方案化学治疗 2 周期后行 ISRT，放射治疗剂量 20Gy。GSHG 10 中将早期预后良好组定义为：累及部位≤ 2 个、非大肿块和无 B 症状。

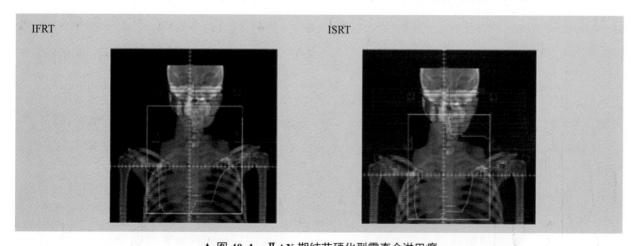

▲ 图 40-1　ⅡAX 期结节硬化型霍奇金淋巴瘤
左：IFRT（前后野）；右：ISRT（前后野）（此图的彩色版本见书中彩图页）

患者被随机分成4组，患者接受2或4个周期的ABVD和20或30Gy放射治疗[47]。在中位随访7.5年时，5年的OS（97.1% vs 96.6%）、无治疗失败（93.0% vs 91.1%）及PFS（93.5% vs 91.2%）无显著差异。

不符合GSHG 10标准的预后良好患者，在接受4个周期ABVD治疗后复查PET达CR（Deauville 1–3分），联合20～30Gy ISRT。

早期预后良好组患者的另一个治疗方案是使用Stanford V 8周方案，联合30Gy ISRT。这是基于Stanford G4研究，非大肿块Ⅰ/ⅡA患者进行8周Stanford V方案和30Gy IFRT。中位随访10.6年时，10年的PFS和DFS分别为94%和99%，OS为94%[48]。需注意，这个试验中约50%的患者被GHSG标准评估为预后不良，约38%有EORTC标准中的不良预后因素。

英国RAPID NCRI试验和EORTC H10F，评价放射治疗在早期预后良好的患者中是否可省略。在英国的RAPID NCRI试验中，早期预后良好患者接受3个周期ABVD治疗后行PET-CT。Deauville 1或2分的患者被随机分为IFRT组或观察组，在中位随访45.7个月时，观察组和IFRT组的3年PFS（意向性分析）分别是90.8%和94.6%。但对实际治疗的患者进行分析，IFRT组3年的PFS为97.1%，而未接受进一步治疗的患者为90.7%。两组OS比较无显著性差异。对于高度选择的预后良好组，能够接受PFS轻微降低时，可以考虑省略放射治疗[49]。

EORTC目前进行了早期PET结果指导治疗的试验。H10F研究中，早期预后良好的患者先接受2个周期ABVD方案治疗，随后进行PET-CT评价。标准组患者无论PET结果如何，都再接受1个周期ABVD后进行30Gy INRT。实验组患者如果中期PET阴性，则再接受2个周期ABVD方案化学治疗，不再放射治疗。如果中期PET阳性，则更换更强的化学治疗方案，BEACOPP两周期后进行30Gy INRT。中期分

析时，由于单纯化学治疗1年PFS不理想（试验组94.9% vs 标准组100%），关闭了PET阴性后接受2个周期ABVD方案但不放射治疗的试验组[50]。

在H10U试验中，预后不良早期患者在2周期ABVD化学治疗后进行PET评估。无论PET结果如何，标准组患者接受2个周期ABVD后进行30Gy INRT。在实验组，对PET评估阴性的患者再进行4个周期ABVD治疗（共6个周期），不进行放射治疗。PET阳性患者更换BEACOPPesc化学治疗2个周期，并接受30Gy INRT。同样的，在中期分析时，未放射治疗组1年PFS比标准组差（94.7% vs 97.3%）。随后，HD10F和H10U试验都关闭了无放射治疗组。对于Ⅰ/Ⅱ期患者，根据早期PET结果省略放射治疗会增加早期复发风险[50]。

因此，在采用ISRT治疗并以PET进行治疗反应评价的今天，早期预后良好患者是否可以省略放射治疗仍需探讨。UK RAPID试验和EORTC H10试验的中期结果都表明，即使化学治疗有效，省略放射治疗也会降低PFS。但是，因为挽救治疗有效，这组患者最终的OS非常好。因此，需要根据病变位置、挽救治疗的潜在风险、放化疗的晚期毒性对患者进行个体化治疗。有大肿块、老年和中期PET阳性的患者，最有可能从综合治疗中获益。

2. 早期预后不良组　伴有大肿块、B症状和（或）多个淋巴结区域受侵的Ⅰ～Ⅱ期霍奇金淋巴瘤被定义为预后不良组。大肿块：①肿块最大径＞最大胸廓内径的1/3；②融合淋巴结＞6.5cm。其他不良预后因素包括ESR≥50mm/h，大于一个结外部位受侵。这些患者需要接受更大强度的联合治疗。

多个随机研究的结果确定了早期预后不良霍奇金淋巴瘤的标准治疗模式。NCIC/ECOG研究显示综合治疗较单纯化学治疗提高了5年PFS（95% vs 88%）[42]，但OS无统计学差异。

EORTC-GELA H8-U 研究[51] 比较了 4 或 6 个周期 MOPP-ABV 联合 IFRT 和单纯 STNI，3 组结果无差异。因此，早期预后不良组的标准治疗是 4 个周期化学治疗联合 IFRT。

在化学治疗方案的选择上，EORTC H7 研究[52] 显示 MOPP-ABV 优于 EBVP 方案，但是 HD11[53] 并未发现 Stanford V 或 BEACOPP 优于 ABVD 方案。在放射治疗技术的选择上，HD8[54] 对比了早期预后不良患者 COPP-ABVD 方案化学治疗后 IFRT 和 EFRT，2 组的 OS 和无治疗失败生存（FFTF）无差异。HD11[53] 同时发现在 4 个周期 ABVD 方案化学治疗后，30Gy 放射治疗组 FFTF 要优于 20Gy。HD11 中最佳治疗组的 5 年 PFS 是 87.2%。最近，HD14 对比了 4 个周期 ABVD 联合 30Gy IFRT 与 2 个周期 ABVD+2 个周期 BEACOPPesc 联合 30Gy IFRT。强化化学治疗组提高了 5 年 FFTF（94.8% vs 87.7%）[55]。

在欧洲，当前的 GHSG 和 EORTC 试验已纳入了 ABVD 和 BEACOPP 的混合方案。在治疗前计划性加入 BEACOPP 方案化学治疗，或在 2 个周期 ABVD 化学治疗后中期 PET 显示病灶残存的情况下加入 BEACOPP 方案化学治疗。在美国，则是将 ABVD 从 4 个周期增加到 6 个周期。

因此，目前对于早期预后不良霍奇金淋巴瘤治疗是 4 个周期 ABVD 后进行 30Gy ISRT，或 6 个周期 ABVD 后进行 30Gy ISRT，或 Stanford V ×12 周后进行 30Gy ISRT，或 2 个周期 ABVD + 2 个周期 BEACOPP 后进行 30Gy ISRT。EORTC H10U 在 2 个周期化学治疗后用 PET 进行中期疗效评价，将有助于回答是否需要对所有患者在 2 个周期化学治疗后进行强化治疗，还是仅适用于中期评估病灶残存的患者。

3. 晚期 有 B 症状、大肿块，或 Ⅲ－Ⅳ 期患者需要更大强度的化学治疗（表 40-7）。综合治疗是治疗大纵隔的有效方法。用于治疗 HL 的成功初始方案是 MOPP，其治疗反应率是 84%，治疗结束后超过 10 年的 DFS 是 66%[45]。然而，MOPP 方案导致生育能力丧失和骨髓增生异常综合征（MDS），以及其他长期毒性，已不再应用。

一些研究表明对于晚期 HL 患者，交替或混合方案比 ABVD 方案的毒性更大，并且预后较差[44-46]。虽然 Stanford V 和 BEACOPP 方案也在使用，但 ABVD 已经成为晚期 HL 患者的标准治疗方案（表 40-7）。近来临床实践中尝试对 IPS 评分 ≥ 4 的高危患者应用 BEACOPP 方案。

EORTC 进行了一项随机试验，评估晚期 HL 患者 MOPP-ABV 化学治疗后放射治疗的作

表 40-7 霍奇金淋巴瘤化学治疗方案

ABVD——每周期 4 周
- 阿霉素 – 25mg/m² 静脉注射，第 1，15d
- 博来霉素 – 10U/m² 静脉注射，第 1，15d
- 长春新碱 – 6mg/m² 静脉注射，第 1，15d
- 达卡巴嗪 – 375mg/m² 静脉注射，第 1，15d

MOPP——每周期 4 周，持续 6 个周期
- 氮芥 – 6mg/m² 静脉注射，第 1，8d
- 长春新碱 – 1.4mg/m² 静脉注射，第 1，8d
- 丙卡巴肼 – 100mg/m² 口服，第 1～14d
- 泼尼松 – 40mg/m² 口服，第 1～14d

MOPP/ABVD
- MOPP 和 ABVD 每 28d 更换

MOPP/ABV 混合
- MOPP 和 ABV 在每个治疗周期内交替

Stanford V（12 周方案）每周期 4 周，持续 3 个周期
- 氮芥 – 6mg/m² 静脉注射，第 1d
- 阿霉素 –25mg/m² 静脉注射，第 1，15d
- 长春花碱 – 6mg/m² 静脉注射，第 1，15d
- 长春新碱 – 1.4mg/m² 静脉注射，第 8，22d
- 博来霉素 –5mg/m² 静脉注射，第 8，22d
- 依托泊苷 –60mg/m² 静脉注射，第 15，16d
- 泼尼松 –40mg 口服，隔日 ×10 周
- 间隔 10～12 周放射治疗（36Gy，初始 ≥ 5cm 部位）

BEACOPP——每周期 3 周
- 博来霉素 – 10U/m² 静脉注射，第 8d
- 依托泊苷 – 100mg/（d·m²）静脉注射，第 1～3d
- 阿霉素 –25mg/m² 静脉注射，第 1d
- 环磷酰胺 – 650mg/m² 静脉注射，第 1d
- 长春新碱 – 1.4mg/m² 静脉注射，第 8d
- 丙卡巴肼 – 100mg/m² 口服，第 1～7d
- 泼尼松 – 40mg/m²，第 1～7d
- 联合 ISRT

用[56]。化学治疗后 CR 的患者随机分为 24Gy 放射治疗组和观察组。未达 CR 者接受 30Gy 放射治疗。对于 CR 的患者，2 组的 EFS 和 OS 无显著差异。PR 患者的 5 年 EFS 和 OS 分别为 79% 和 87%。因此，放射治疗主要用于晚期 HL 化学治疗后有残存病灶或化学治疗反应差的部位。

六、疗效评价

国际上推荐 FDG-PET-CT Deauville 五分法，用于霍奇金淋巴瘤和某些亚型的非霍奇金淋巴瘤的初始分期和疗效评价。Deauville 五分法将病变处 FDG 摄取值与患者的纵隔和肝脏摄取值进行比较，分数从 1 分到 5 分，且每一个病变被单独评价，提供了具体分数来区分阳性和阴性结果（图 40-2）[57]。

1 分	无摄取
2 分	摄取≤纵隔摄取
3 分	摄取>纵隔，但≤肝脏摄取
4 分	任何部位的摄取轻度高于肝脏
5 分	任何部位的摄取明显高于肝脏，或有任何新的病变部位
X 分	非淋巴瘤的新摄取部位

▲ 图 40-2　Deauville 评分

（一）治疗后评估和随访

对于未放射治疗的患者推荐化学治疗 1 个月后行 PET-CT 评估疗效，对于放射治疗后的患者推荐治疗结束三至六个月后再行评估。初诊骨髓受累或持续血象异常的患者，治疗后要重复进行骨髓活检。对于 PET-CT 可疑进展或复发的病灶需要在挽救治疗前进行组织活检以明确病情。根据患者的年龄、分期和初始治疗等临床情况进行个体化随诊。

因为 20 世纪 70 和 80 年代治愈的患者中发生晚期毒性和非 HL 相关死亡的比例很高，其长期并发症发生率一直备受关注。扩大野照射的应用与长期存活患者的晚期毒性显著相关，包括第二原发肿瘤、心脏病和内分泌功能障碍。放射治疗的改进和放化疗联合治疗可能会减低晚期毒性的发生。儿童霍奇金患者的多个研究显示晚期心脏并发症与蒽环类药物的累积剂量、患者的性别、治疗时年龄，以及心脏受照体积和平均剂量有关[58]。

第二原发肿瘤是 HL 长期生存患者并发症和死亡的主要原因，且主要与放射治疗相关。与普通人群相比，长期存活患者风险增加了 18.5 倍，20 年时累积发病率为 11%，30 年时为 26%[59]。治疗后 10 年内发生化学治疗相关骨髓增生异常和急性髓系白血病，很可能是由烷化剂引起的。随着 MOPP 与 BEACOPP 方案不再使用，这种风险显著降低。继发性实体瘤常归因于先前的放射治疗，大多数发生在先前射野内或边界上。通常包括乳腺癌、肺癌、胃肠道癌、甲状腺癌、骨和软组织肉瘤。

心血管疾病在接受纵隔照射和蒽环类化学治疗的患者中很常见[60-62]。这两种毒性似乎都与治疗时的患者年龄和放射治疗体积有关。因此，ISRT 缩小了照射野并最大限度地保护了心脏。通常建议在治疗后 10 年监测血压、进行基线压力测试和超声心动图检查。博来霉素与肺毒性相关，尤其是先前接受过肺部放射治疗或有肺疾病的老年患者[63, 64]。接受了颈部和上纵隔照射的长期生存患者中报道了甲状腺功能异常，其中最常见的是甲状腺功能减退[65]。建议每年进行一次甲状腺功能检查，尤其是在患者颈部放射治疗后。

（二）复发 / 难治性疾病

对复发性 HL 患者的治疗取决于最初的治疗和缓解时间。接受单纯放射治疗的早期患者一般对化学治疗敏感，通过标准化学治疗 50% ~ 80% 的患者可以获得长期 DFS。但是大多数患者，都会将化学治疗作为初始治疗的一部分。复发患者预后不良的因素包括：治疗后 12 个月内复发，晚期，结外部位复发，照射野内复发，以及 B 症状。存在这些风险因素或首程化学治疗后 12 个月内复发的患者应考虑大剂量化学治疗联合自体造血干细胞移植（HDT/ASCT）。

复发/难治性疾病治疗总是需要尽可能消灭肿瘤细胞。Brentuximab Vedotin 是一种 CD30 抗体药物偶联物，治疗复发或难治性 CD30 阳性淋巴瘤[66]。一项多中心 II 期研究表明，HDT/ASCT 后再次复发的 HL，经 Brentuximab Vedotin 治疗，中位随访 9 个月时，OR 为 75%，CR 为 34%[67]。这些数据最终使 FDA 批准 Brentuximab Vedotin 用于治疗 HDT/ASCT 或至少两个化学治疗方案治疗失败后的 HL 患者。

一些回顾性研究报道放射治疗在 HDT/ASCT 中的作用，大多数显示放射治疗提高了局部控制和 DFS，但对生存没有影响[60]。放射治疗不常应用于复发/难治 HL，可于移植前对较大残存或不敏感部位进行 30 ～ 36Gy ISRT 巩固治疗[68]。

（三）造血干细胞移植

对于难治或早期复发（初始治疗后 12 个月内复发）HL 进行标准剂量的化学治疗不能达到满意的效果。与传统化学治疗相比，HDT/ASCT 提高了患者的 EFS、PFS 和 FFTF，但未提高 OS[69, 70]。患者进行 HDT/ASCT 之前，接受 HDT 的方案有卡莫司汀、依托泊苷、阿糖胞苷、美法仑（BEAM）和环磷酰胺、卡莫司汀、依托泊苷（CBV）。

一项 III 期随机、安慰剂对照试验 AETHERA，评估了 Brentuximab Vedotin 作为 HDT/ASCT 后的巩固治疗的效果。结果显示，试验组较安慰剂组提高了 PFS，两组的 PFS 分别是 42.9 个月和 24.1 个月，两组 OS 无差异[71]。

一些研究评估了在高危患者第一次缓解后进行 HDT/ASCT 的作用。虽然 HDT/ASCT 组较

标准化学治疗组稍微降低了复发风险，但 OS 无显著差异，目前推荐高危患者进行标准剂量化学治疗。

（四）结节性淋巴细胞为主型霍奇金淋巴瘤

相对于经典的 HL，NLPHL 病程更缓慢，复发较晚。常表现为早期预后良好型疾病，预后比经典 HL 稍好[72, 73]。对于非大肿块早期 NLPHL 推荐的治疗是单纯 ISRT，晚期或预后不良 NLPHL 推荐联合治疗。ISRT 对比大野放射治疗疗效相似[15, 74]。晚期疾病推荐化学治疗（如 ABVD、R-CHOP、R-CVP 方案）联合肿块部位巩固放射治疗。由于大多数 NLPHL 表达 CD20，可以考虑美罗华治疗，特别是晚期疾病[75]。

（五）灰区淋巴瘤

灰区淋巴瘤是介于 HL 和 DLBCL 间的淋巴瘤，并与原发纵隔大 B 细胞淋巴瘤密切相关[76]。这些所谓的"灰区"淋巴瘤与其他大 B 细胞淋巴瘤类似，CD20 和 CD15 高表达。男性和年轻患者中更常见，可能对 HL 的标准治疗无效，有时需要侵袭性 B 细胞淋巴瘤的治疗方案[77]。

七、非霍奇金淋巴瘤的治疗

不同亚型的 NHL 治疗方案不同，包括观察、放射治疗和化学治疗。观察常用于惰性淋巴瘤，尤其是老年无症状患者。放射治疗通常作为单一治疗或综合治疗的一部分，用于局部疾病根治，或不可治愈晚期淋巴瘤的缓解治疗或局部控制。晚期低度恶性、中度恶性和侵袭性淋巴瘤的治疗需要更大强度的化学治疗。

（一）惰性 B 细胞淋巴瘤

惰性 B 细胞淋巴瘤最常见的类型是滤泡淋巴瘤，占所有淋巴瘤的 20%。其他亚型包括边缘带淋巴瘤（包括结外边缘带淋巴瘤，以前称为

MALT 淋巴瘤）、淋巴浆细胞性淋巴瘤和 CLL/SLL。这些低度恶性淋巴瘤进展缓慢，可长期生存，但实际上是无法治愈的。惰性淋巴瘤的各种治疗方案变得越来越复杂，因此在诊断时必须仔细考虑和讨论治疗目标和治疗方案。

1. 滤泡淋巴瘤　滤泡淋巴瘤（FL）来源于生发中心 B 细胞，根据每高倍视野中心母细胞数量进行分级：1 级（0～5）；2 级（6～15）；3 级（＞15）。肿瘤细胞通常 CD20+、CD10+、BCL6+、BCL2+、CD5−。FL 的标志性遗传特点是 t（14；18）（q32；q21），导致 Bcl-2 蛋白的过表达，破坏正常的生发中心凋亡程序[78, 79]。发现一些 FL 的变异型，包括原发肠道 FL、结外 FL 和原发皮肤滤泡中心淋巴瘤。

临床上，FL 常为惰性过程，许多患者尽管病情严重，但始终无症状，以致许多患者诊断时即为 Ⅲ、Ⅳ 期[80]。患者诊断时 15%～25% 为早期，由于对放射治疗高度敏感和潜在治愈可能，其标准治疗是单纯 ISRT[81]。10 年 OS 是 60%～80%，中位生存时间约为 15 年[25, 82]。但在美国大多数的 Ⅰ 期患者没有接受放射治疗[83]。斯坦福大学长期数据显示，部分患者尤其是无症状患者可选择延迟治疗。一项临床研究入组了 43 例患者，中位随访 86 个月，63% 的患者未接受治疗，中位无进展生存达 6 年，10 年 OS 为 85%[84]。

2014 年 Hoskin 等报道了英国一项随机试验（FORT）的结果，该试验旨在评估两种不同剂量放射治疗惰性淋巴瘤[85]。患者被随机分配到 24Gy/12F 组与 4Gy/2F 组。约一半的患者是 FL，60% 是早期患者。结果显示接受 24Gy/12F 的患者有更高的反应率（91% vs 81%）和完全缓解率（67% vs 48%）。

尽管没有随机对照研究证明化学治疗在早期惰性 NHL 中的额外获益，联合化学治疗和 ISRT 的综合治疗仍然是一种治疗选择。化学治疗或单纯免疫治疗可能适用于 Ⅱ 期患者，尤其是对于病灶部位不适合做放射治疗的患者。如果患者不适合放射治疗，观察是一个合理选择，特别对无症状、疾病不危及生命的 FL。前瞻性随机试验正在对比不同的治疗方案，包括放射治疗联合利妥昔单抗，放射治疗联合免疫化学治疗，或单药利妥昔单抗的疗效[86-89]。

晚期 FL 占 70%～85%，一般认为常规化学治疗不可治愈。虽然开始常能达到长时间的缓解，但反复的复发并最终进展十分常见。因此标准治疗的重点在于缓解症状和改善生活质量。对于无症状的患者可以采取观望等待，因为在没有肿瘤威胁生命时初始给予化学治疗没有明显的生存获益，前瞻性随机研究表明，延迟化学治疗不影响患者预后[90, 91]。现在，初治和进展或复发时有越来越多的治疗选择。

晚期 FL 可采用多种联合化学治疗方案，利妥昔单抗联合环磷酰胺、阿霉素、长春新碱和泼尼松（CHOP）化学治疗为标准方案（表 40-8）。多项前瞻性随机研究皆表明，在传统化学治疗中加入利妥昔单抗，能显著增加 OS，反应率和 PFS[92-94]。现代化学治疗加入利妥昔单抗后有效率可达 90%，完全缓解率 20%～60%，中位 PFS 超过 4～6 年。

多项随机前瞻性研究，包括 PRIMA 研究在内均表明，在首程化学治疗后继续利妥昔单抗维持治疗，可为复发或未治疗的患者带来获益。所有年龄分组和滤泡性淋巴瘤国际预后指数（FLIPI）的危险组均可在利妥昔单抗维持治疗中获益，且维持治疗满 2 年，其完全缓解率还会进一步增加[89-92]。首程化学治疗有效后进行利妥昔单抗的维持治疗的方案，目前已经成为晚期 FL 的一线标准治疗，但也需要考虑费用和毒性的增加[95-98]。

关于免疫治疗，放射免疫结合物（例如 Ibritumomab Tiuxetan，Tositumomab）对复发或难治性 FL 有效[99]。对于骨髓微受累和非巨块型的患者，这种治疗是一个可行的选择。几个前瞻

表 40-8　非霍奇金淋巴瘤常用的联合化疗方案

初诊患者	复发难治者
CHOP – 每 3 周 1 次，6～8 个周期 • 环磷酰胺 – 750mg/m² iv，第 1 天 • 阿霉素 –50mg/m² iv，第 1 天 • 长春新碱 – 1.4mg/m² iv，第 1 天 • 泼尼松 – 100mg/m² po，第 1～5 天 • ± 利妥昔单抗 – 375mg/m² iv，第 1 天	**ICE** – 每 2 周 1 次，3 个周期 • 异环磷酰胺 – 5000mg/m² iv，第 2 天 • 卡铂 –AUC=5 iv，第 2 天 • 托泊苷 – 100mg/m² iv，第 1～3 天 • ± 利妥昔单抗 – 375mg/m² iv，第 1 天
CVP – 每 3 周 1 次，6～8 个周期 • 环磷酰胺 – 750mg/m² iv，第 1 天 • 长春新碱 – 1.4mg/m² iv，第 1 天 • 泼尼松 – 40mg/m² po，第 1～5 天 • ± 利妥昔单抗 – 375mg/m² iv，第 1 天	**DHAP** – 每 3～4 周 1 次，3～4 个周期 • 地塞米松 –40mg po，第 1～4 天 • 阿糖胞苷 – 2000mg/m² iv，第 2 天 • 顺铂 – 100mg/m² iv，第 1 天
利妥昔单抗 – 每周 375mg/m2 iv，4 周 • 可每 2 或 6 个月重复，作为维持治疗	**GDP** – 每 3 周 1 次，3～4 个周期 • 地塞米松 – 20～40mg po，1～3 天 • 吉西他滨 – 1000mg/m² iv，第 1, 8 天 • 顺铂 – 25mg/m² iv，第 1～3 天 • 士利妥昔单抗 – 375mg/m² iv，第 1 天
Hyper-CVAD / MTX-Ara-C • 第 1，3，5，7 周期（3～4 周 / 周期） • 环磷酰胺 300 mg/m² iv，每 12h 1 次 ×6 剂量，第 1～3 天 • 顺铂 – 25 mg/m² iv，第 1～4 天 • 阿霉素 50 mg/m² iv，第 4 天 • 地塞米松 40mg/m² po 第 1～4 天，第 11～14 天	**ESHAP** – 每 3～4 周 1 次，6～8 个周期 • 依托泊苷 – 40 mg/m² iv，第 1～4 天 • 甲泼尼龙 –500 mg iv，第 1～5 天 • 阿糖胞苷 – 2000 mg/m² iv，第 5 天 • 长春新碱 2 mg/m² iv，第 4, 11 天
EPOCH – 每 3 周 1 次，6～8 个周期 • 依托泊苷 – 50 mg/m² iv，第 1～4 天 • 长春新碱 – 0.4 mg/m² iv，第 1～4 天 • 阿霉素 – 10 mg/m² iv，第 1～4 天 • 环磷酰胺 – 750 mg/m² iv，第 5 天 • 泼尼松 –60mg/m² po，第 1～5 天 • ± 利妥昔单抗 – 375mg/m² iv，第 1 天	**EPOCH** – 每 3 周 1 次，6～8 个周期 • 依托泊苷 – 50 mg/m² iv，第 1～4 天 • 长春新碱 – 0.4 mg/m² iv，第 1～4 天 • 阿霉素 – 10 mg/m² iv，第 1～4 天 • 环磷酰胺 – 750 mg/m² iv，第 5 天 • 泼尼松 –60 mg/m² po，第 1～5 天 • ± 利妥昔单抗 – 375 mg/m² iv，第 1 天
Hyper–CVAD / MTX–Ara–C • 第 2，4，6，8 周期（3～4 周 / 周期） • 甲氨蝶呤 1 g/m² iv，第 1 天 • 阿糖胞苷 3g/m² iv，每 12h×4 剂量，第 2～3 天 • 甲酰四氢叶酸 50mg/m² iv，每 6h，第 2 天，直至甲氨蝶呤血药浓度 < 0.05μmol/L	**GemOx** – 每 2 周 1 次，8 个周期 • 吉西他滨 – 1000 mg/m² iv，第 2 天 • 奥沙利铂 – 100 mg/m² iv，第 2 天 • ± 利妥昔单抗 – 375 mg/m² iv，第 1 天

iv. 静脉注射；po. 口服；AUC. 血药浓度 – 时间曲线下面积

性试验对比了放射免疫治疗与不加利妥昔单抗的化学治疗作为首程治疗的疗效，结果表明两者之间没有差异[100]。

未来的 FL 的研究方向可能为：新型的 CD20 单抗药物；其他 B 抗原特异性抗体，如 CD22，或以 CD19 和 CD3 为靶点的双特异性 T 细胞抗体，如 Blinatumomab；以癌基因途径为靶点的药物，如 PI3K/Akt/mTOR 途径；Bcl-2 抑制剂；免疫调节药物，如来那度胺。

2. 肿瘤疫苗　每个 B 细胞都会表达独特的免疫球蛋白分子，该分子所表达特定的重组基因序列被称为独特型。淋巴瘤的淋巴细胞克隆性增殖使得每个患者都呈现出特异的独特型。这种现象促使人们尝试针对不同的肿瘤独特型进行主动免疫接种。该治疗在滤泡淋巴瘤中的早期试验结果表明，发生抗独特型反应可能是有益的，但 Ⅲ 期研究结果未能证明[101, 102]。长期数据显示在接受 ASCT，移植后免疫重建的患者中，主动免疫接种可能发挥一定的作用[103]。

3. 边缘带淋巴瘤　世界卫生组织分类将边缘带 B 细胞淋巴瘤（MZL）分为三种不同的病理类型，结外黏膜相关组织（MALT）结外 MZL，结内边缘带 B 细胞淋巴瘤，伴或不伴绒毛淋巴细胞的脾边缘带 B 细胞淋巴瘤。因为它们都来源于生发中心后边缘区 B 细胞，此前常被归类为一种疾病。这些疾病的特征是都有中心细胞样小裂细胞，单核细胞样 B 细胞或小淋巴细胞的浸润，许多还在淋巴滤泡周围形成扩大边缘带。它们有共同的免疫表型：都表达 CD20，但缺乏CD5 或 CD10 的表达，这点有助于和其他惰性淋巴瘤区分。

（1）结外淋巴瘤：MALT 淋巴瘤占全部 MZL的 50%～70%。主要发生在黏膜部位，常累及胃或肠部位以及一些非黏膜组织，包括肺，唾液腺，眶周或眶部软组织，皮肤和甲状腺。典型表现为发生在上述任何部位的孤立肿块，或发生在胃的溃疡性病变。临床表现为惰性病程。MALT淋巴瘤的特征性表现是 t（11；18）（q21；q21）易位（约 40% 的患者），以及体细胞突变 IGHV基因。越来越多的证据表明结外 MZL 可能与慢性免疫刺激有关，常见于细菌或自身免疫刺激。如胃 MALT 淋巴瘤与幽门螺杆菌的慢性感染有关，通常认为是幽门螺杆菌对胃和胃中 B 细胞和 T 细胞的慢性刺激引起的。早期幽门螺杆菌阳性淋巴瘤的初始治疗为清除幽门螺杆菌治疗。幽门螺杆菌阴性且 t（11；18）易位的患者通常先采用放射治疗，放射治疗很有效，5 年和 10年的无病生存或无进展生存（PFS）率均在 80%以上[104, 105]。

非胃原发的 MALT 淋巴瘤通常表现为惰性病程，治疗很大程度上取决于原发受累的部位和分期。局限期（Ⅰ～Ⅱ）患者通常采用单纯局部放射治疗，剂量 24～30Gy，局部控制率可超过90%。超过 1/3 的非胃原发的 MALT 淋巴瘤患者在诊断时即为晚期疾病，免疫治疗或化学免疫治疗原则与 FL 相似。

（2）结内边缘区淋巴瘤：结内 MZL 是一种原发于淋巴结的淋巴瘤，其特征与结外 MALT 淋巴瘤累及淋巴结相同，但没有结外或脾脏受累的证据，也没有 t（11；18）核型改变。发病率占全部 MZL 的近 10%。目前对于淋巴结 MZL 的治疗尚无普遍的共识，并且大部分研究数据来源于回顾性研究和其他常见的惰性淋巴瘤的外推。治疗方面遵循 FL 和 MZL 的原则，具体治疗选择需考虑疾病范围和并发症。

（3）脾脏边缘区淋巴瘤：脾脏 MZL 较为罕见，好发于老年人。患者通常伴有脾大，不伴有边缘区淋巴结受侵。检查常发现肠系膜或肝脏受累，骨髓和血液也是典型受累的部位。脾 MZL患者表现为惰性病程，中位生存期约为 10 年。大多数 SMZL 患者初次治疗可以使用"观望等待"策略，需要治疗的指征主要是巨脾或血细胞减少。过去，脾切除一直是症状性或骨髓受侵无关的血细胞减少患者的首选治疗。如今，利妥昔单抗单药可使 90% 以上的患者脾肿大消失和淋巴细胞计数恢复正常，在一些丙型肝炎感染相关的病例中，单纯清除病毒可以有同样的治疗反应。

4. 慢性淋巴细胞白血病 / 小细胞性白血病B 细胞慢性淋巴细胞白血病（CLL）是一种淋巴细胞增生紊乱性疾病，表现为成熟的、单形的、小 B 淋巴细胞的克隆性扩张。该病与小淋巴细胞性淋巴瘤（SLL）相似，区别在于判断占优势肿瘤部位是血液中还是淋巴结内。疾病的临床病程由伴随的并发症而表现得十分多变。免疫表型表达 CD5、CD19、CD20 和 CD23，而 FMC7、CD10 和细胞周期蛋白 D1 表达阴性。荧光原位杂交（FISH）显示约 80% 的 CLL 可见到细胞遗传学变异。13 号染色体的 q14 带缺失是最常见的变异，其次是第 11 号染色体的 q22-23 带缺失。染色体核型变异具有预后价值，有研究发现del13q 的缺失提示预后良好，而 del（17p13.1）或 del（11q22.3）的患者在疾病进程和总生存方

面预后差 [106, 107]。

观察仍然是早期 CLL 的首选。Ⅰ、Ⅱ 期的 SLL 患者可以做放射治疗，10 年无复发率分别达 80%、62%。症状性 CLL 或晚期 SLL 需要全身治疗。烷化剂用于治疗 CLL 已有悠久的历史，联合化学治疗免疫疗法正得到越来越广泛的使用。苯丁酸氮芥是传统单药化学治疗药物，可改善症状，但完全缓解率只有 3% ～ 5%，且无生存益。由于耐受性良好，该药在老年患者中仍在使用。氟达拉滨是目前使用最广泛的药物，完全缓解率为 15% ～ 30%。现代化学治疗方案还包括嘌呤类似物（氟达拉滨、喷司他丁），烷化剂（苯丁酸氮芥、苯达莫司汀），单克隆抗体（利妥昔单抗、阿仑单抗），或以上药物的联合。氟达拉滨、环磷酰胺和利妥昔单抗的联合治疗对未经治疗的患者，总反应率和完全缓解率分别高达 95% 和 70%，常用作合适患者的一线治疗 [108, 109]。新药的发展使体弱或不适合化学治疗患者也得到更多治疗机会。新型抗 CD20 抗体，如 Obinutuzumab 和奥法木单抗，抗 CD52 单克隆抗体阿仑单抗，以及依鲁替尼（BTK 的不可逆抑制剂）都已经作为一线治疗推荐 [110-113]。

5. 淋巴浆细胞性淋巴瘤 淋巴浆细胞性淋巴瘤是小 B 淋巴细胞、浆细胞样淋巴细胞和浆细胞起源的惰性肿瘤。肿瘤浸润骨髓、脾脏、肝脏或淋巴结，循环 IgM 巨球蛋白、IgM 或其他蛋白质在组织中的沉积引发临床症状，可表现为：血液高黏、冷球蛋白血症、冷凝集素溶血性贫血、神经病变、肾小球疾病、淀粉样蛋白或凝血病。治疗方法与其他惰性淋巴瘤类似。近来，硼替佐米和依鲁替尼已获批作为新的治疗选择。

（二）侵袭性 B 细胞淋巴瘤

侵袭性 B 细胞淋巴瘤常有急性症状，通常可治愈，但治疗未达 CR 者生存期短。弥漫性大 B 细胞淋巴瘤（DLBCL）是侵袭性非霍奇金淋巴瘤最常见的一种亚型，占所有 NHL 的 25% ～ 30%。临床常表现为淋巴结和结外器官或组织的受侵。

1. 弥漫大 B 细胞淋巴瘤（DLBCL） DLBCL 是一组具有独特的分子特征的异质性肿瘤。免疫表型通常表达 CD20 和 CD19，也可以表达 CD10、BCL6 和 IRF4/MUM1。基于基因表达谱有两种不同的分子亚型：生发中心（GCB）来源和激活的 B 细胞（ABC）来源。这两个亚型预后不同，对未来制定"风险分层"治疗策略至关重要。生发中心亚型与正常生发中心 B 细胞 GCB 很相似，常出现 t（14；18）易位。当前治疗下，GCB 来源的 DLBCL 预后较好。激活的 B 细胞 ABC 组最有可能来源于后生发中心 B 细胞，其基因表达与激活的 B 细胞相似，预后较差。

DLBCL 的首程治疗取决于组织学亚型、分期、危险因素 [例如，大肿块和（或）结外疾病] 和体能状态（表 40-6）。ⅠA ～ ⅡA 期非巨块型低危患者，一般采用短疗程化学治疗、利妥昔单抗和受累野照射（IFRT）的联合方案治疗。SWOG 研究将局限期中度和高度侵袭性 NHL 的患者随机分成两组：8 个周期 CHOP 化学治疗对比 3 周期 CHOP 化学治疗联合 IFRT。随访 5 年后，3 个周期 CHOP 化学治疗加 IFRT 组的总生存率明显优于 8 个周期 CHOP 化学治疗组（82% vs 72%）[114]。但长期随访结果显示，两者的无复发生存率和总生存率不再有显著差异，原因是接受 3 个周期 CHOP 化学治疗 +IFRT 组出现晚期复发和淋巴瘤相关死亡 [115]。进一步分析表明，在接受 IFRT 的 IPI 评分为 0 ～ 1 分和 2 分的患者中，5 年 OS 分别为 82%vs 71%，而 IPI 评分 3 分的患者 5 年 OS 仅为 48%。因此，PFS 和 OS 长期随访后无差别可能因为高 IPI 评分患者出现远期失败。

ECOG 研究随机对比了早期 NHL 患者接受 8 个周期 CHOP 化学治疗后加或不加 30Gy IFRT [116]。接受 IFRT 患者的 6 年无病生存率显著提高（73% vs 56%），但总生存未见差异。GELA

对 60 岁以上的患者进行了类似的试验，在 4 周期 CHOP 化学治疗后随机分为加或不加 IFRT 组[117]。美罗华 MInT 试验显示 6 个周期 CHOP 化学治疗后加用利妥昔单抗（R-CHOP）显著增加 6 年无事件生存（74%vs 56%）和 OS（90% vs 80%）[118]。而加入 IFRT 在 OS 和 DFS 上未见显著差异。

2014 年发表前瞻性试验（RICOVER-60）结果，对比老年患者（年龄 > 60 岁）给予 6 个周期和 8 个周期的 CHOP-14 方案加或不加利妥昔单抗[119]。结果最好的治疗组为 6 个周期 CHOP-14 化学治疗 +2 次利妥昔单抗组，所有组别化学治疗之后对疗前大肿块和结外受侵部位皆进行辅助放射治疗。放射治疗总剂量 36Gy，分 18 次。随后序贯入组另一组患者，接受同样化学治疗但不做辅助放射治疗进行对比，结果发现巩固放射治疗患者的 PFS 和 OS 显著提高。

正在进行的 UNFOLDER 研究旨在评估放射治疗在利妥昔单抗时代的作用[120]。入组患者年龄 18 - 60 岁，早期（IPI 评分 0 分伴大肿块或 IPI 评分 1 分），随机分为 6 个周期 R-CHOP-21 和 R-CHOP-14 组，加或不加放射治疗。2013 年发表研究的中期结果，接受放射治疗和不做放射治疗的患者的 3 年无事件生存率分别为 81% 和 65%。因此，提前关闭不做放射治疗组。该试验的最后结果还在等待中。

通常化学治疗达到 CR 患者的放射治疗剂量为 36Gy。但根据 Lowry 等在 2011 年发表的随机试验，中度侵袭性淋巴瘤患者随机分配 30Gy 与 40 ~ 45Gy 放射治疗[121]。这些患者大多数是 DLBCL，化学治疗后，放射治疗作为巩固治疗。结果发现两个剂量放射治疗组的 PFS 和 OS 没有差别。因此，化学治疗完全缓解后 30Gy 是合理的。基于以上研究的结果，目前早期 DLBCL 的标准治疗包括 R-CHOP × 6 个周期，后续给予受累部位放射治疗（ISRT）。在 IPI 评分为 0 或 1 的患者中，化学治疗可以考虑减为 3 ~ 4 个周期。

晚期 DLBCL 的治疗主要为免疫化学治疗，长期 DFS 约为 40%[122]。低剂量甲氨蝶呤联合亚叶酸、博来霉素、阿霉素、环磷酰胺、长春新碱和地塞米松（m-BACOD 方案）；泼尼松、博来霉素、环磷酰胺、依托泊苷，序贯阿糖胞苷、博来霉素、长春新碱、甲氨蝶呤联合亚叶酸（ProMACE-CytaBOM 方案）；以及环磷酰胺、阿霉素、长春新碱、泼尼松和博来霉素（MACOP-B 方案）均与 CHOP 方案做过比较。这些方案疗效与 CHOP 相当，但 CHOP 方案毒性反应更低[122, 123]。随机对照试验发现，R-CHOP 方案相比 CHOP 方案可以提高反应率、无事件生存率及总生存率，R-CHOP 方案为目前的标准治疗[124]。R-CHOP 化学治疗后利妥昔单抗维持治疗并没有提高生存[125]。复发患者应当接受二线化学治疗方案包括 ICE、DHAP、EPOCH 或 ESHAP，如果化学治疗敏感，之后给予高剂量化学治疗联合自体干细胞移植。对于移植前残存或较大的病灶可以考虑给予 ISRT 30 ~ 40Gy[126]。

2. 原发纵隔大 B 细胞淋巴瘤 原发纵隔大 B 细胞淋巴瘤（PMLBCL）是弥漫大 B 细胞淋巴瘤的一种特殊亚型，有独特的临床病理特征。患者多为女性，中位年龄 35 岁，通常表现为前纵隔巨大肿物。诊断时通常无远处转移和骨髓转移。组织分子学上，PMLBCL 与典型的 DLBLC 不同，却与霍奇金淋巴瘤有许多相似点。大多数 PMLBCL 患者有 BCL6 基因突变及 IGVH 中的体细胞突变，提示晚期生发中心分化[127]。以往，治疗与 DLBCL 相同，也是用 R-CHOP 方案。近期，研究者发现标准化学治疗联合免疫治疗肿瘤控制不充分，必须常规纵隔放射治疗[128, 129]。但没有门控技术支持的放射治疗常导致严重的晚期并发症，而且 20% 以上的患者会出现疾病进展[130]。需要谨记，关于晚期并发症的研究均来自 EFRT 或是 IFRT 照射年代，当时无呼吸门控和现代放射治疗技术。强化化学治疗后效果提高，

DA-EPOCH-R 方案化学治疗后不加放射治疗已成为 PMLBCL 的标准治疗。该标准治疗是基于一项单臂的 II 期临床的研究结果，此研究入组 51 名患者，接受 6 个周期 DA-EPOCH-R 方案化学治疗而未进行放射治疗。研究的中位随访时间为 5 年，无事件生存率为 93%，总生存为 97%。这些患者似乎可以安全地免除放射治疗[131]。

3. 伯基特淋巴瘤 伯基特淋巴瘤是高度侵袭性 B 细胞淋巴瘤，肿瘤倍增时间快，起病急且症状进展快。其特征为 8 号染色体上 c-myc 基因的易位及调控失常。在美国，大多数伯基特淋巴瘤都是散发，少数患者有 EB 病毒感染的证据。患者典型表现为腹部巨大肿物及 B 症状，70% 的患者有结外和骨髓受累。高达 40% 患者出现中枢神经系统播散，多数表现为软脑膜受累。因其高度侵袭性，伯基特淋巴瘤的治疗必须尽早开始。肿瘤细胞在治疗时快速死亡，常导致高致死性溶解综合征，因此预防肿瘤溶解也很重要。

多药化学治疗，联合高剂量烷化剂中枢预防，是首要的治疗策略。许多方案采用 ALL 相似的方案（环磷酰胺、长春新碱、阿霉素和地塞米松加入或不加入利妥昔单抗，与高剂量的甲氨蝶呤和阿糖胞苷交替使用（hyperCVAD）化学治疗后，序贯给予高剂量化学治疗和 ASCT。既往部分患者行全脑放射治疗，现在伯基特淋巴瘤的治疗中，即使对局限病灶，也不需要常规给予放射治疗。

4. 特征介于弥漫大 B 细胞淋巴瘤及伯基特淋巴瘤之间的未分类 B 细胞淋巴瘤 特征介于弥漫大 B 细胞淋巴瘤及伯基特淋巴瘤之间的 B 细胞淋巴瘤是一组高侵袭性淋巴瘤，同时具有 DLBCL 和伯基特淋巴瘤两种形态学和基因特征。这种高侵袭性大 B 淋巴瘤的一个重要亚组为 "double-hit" 淋巴瘤，其细胞遗传学表现为 MYC 基因重排，BCL2 和 BCL6 中的至少一种基因重排。根据 MYC 和 BCL2 的免疫组化染色，也可以划分出这些 "双表达" 淋巴瘤。这些肿瘤

对治疗反应差且预后差[132, 133]。仍不清楚最佳治疗方案，目前倾向用更强化的化学治疗方案如 R-DA*-EPOCH 方案替代 R-CHOP 方案，并辅以 ISRT。

5. 套细胞淋巴瘤 套细胞淋巴瘤尽管常常与惰性淋巴瘤一起讨论，但是经常表现出侵袭性淋巴瘤的特征。大多数患者表现为晚期，淋巴结肿大，25% 患者有结外受累。常见累及部位包括淋巴结、脾、韦氏环、骨髓、血液，以及结外部位比如胃肠道。所有套细胞淋巴瘤在 FISH 检测或是染色体分析中都携带 t（11；14）（q13；q32），最常见的免疫表型为 CD5+、FMC+、CD43+ 和 CD10-。超过 90% 的患者细胞周期蛋白 D1（BCL-1）核染色阳性。

诊断套细胞淋巴瘤后大部分患者需要治疗。联合化学治疗仍然是最主要的治疗手段，手术没有治疗作用，放射治疗可做姑息治疗选择。常用于套细胞淋巴瘤的两种方案包括，传统的免疫化学疗法（R-CHOP 或 R-CVP 方案）加上自体干细胞移植，或是更强化的免疫化学治疗方案（R-hyper-CVAD 方案）。没有前瞻性研究对比这些方案，非随机研究显示强化方案的中位 OS 更长，但毒性更大[134, 135]。

（三）T 细胞淋巴瘤

1. 外周 T 细胞淋巴瘤 外周 T 细胞淋巴瘤（PTCL）是一组起源于后胸腺 T 细胞不同分化时期的异质性 T 细胞肿瘤。在西方人口中占非霍奇金淋巴瘤 12%。PTCL 的预后指标包括年龄、LDH、PS 评分及骨髓侵犯。PTCL 具有高度侵袭性且对标准化学治疗抗拒，预后比 B 细胞淋巴瘤更差。IPI 评分低危患者的 5 年生存率高达 75%，但这组患者并不多。更常见 IPI 评分为中高危患者和高危，化学治疗后的 5 年生存率分别为 21% 和 6%。传统上使用 CHOP 方案化学治疗的 5 年 PFS 为 18% ~ 36%[136]。基于此，人们尝试研究强化的化学治疗方案，包括 CHOP 方案

加入依托泊苷、ASCT，以及放射治疗巩固。

间变性大细胞淋巴瘤，根据是否具备 t（2；5）（p23；35）染色体异常，导致 ALK 基因融合和表达，而进一步分成两大类。标准 CHOP 方案化学治疗后通常预后较好。部分血管免疫母细胞性 T 细胞淋巴瘤患者对激素或联合化学治疗效果好，常可达到完全缓解，但复发常见。

2. 结外鼻型 NK/T 细胞淋巴瘤　结外鼻型 NK/T 细胞淋巴瘤发病在不同人种和地区中差异很大，东亚地区最常见。多数病例为鼻部和相邻部位原发，少数也可累及鼻外器官，比如皮肤、胃肠道、软组织和睾丸。中国医学科学院肿瘤医院将结外鼻型 NK/T 细胞淋巴瘤分为三个亚组：鼻腔（nasal）、鼻腔外上呼吸消化道（Extra-nasal UADT）和上呼吸消化道外（extra-upper aerodigestive tract，Extra-UADT），临床表现和预后具有明显的异质性。疾病发生可能与 EB 病毒存在相关性，EB 病毒的检测也在诊断、判断预后方面提供一些信息。

临床分期检查包括详细病史和体格检查。上呼吸消化道是最常见原发部位，应常规做头颈部的间接和直接鼻腔和鼻咽镜检查、纤维内镜检查。以上呼吸消化道外为首发症状和体征的结外鼻型 NK/T 细胞淋巴瘤，也必须行上呼吸消化道检查，以排除原发部位。影像学检查包括头胸腹盆腔 CT，常规头颈部 MRI 检查，以明确原发肿瘤侵犯范围和广泛程度。建议常规 PET-CT 检查，以排除常规影像学检查难以检出的远处结外病变，准确性和敏感性高于常规影像学检查，分期更准确，指导治疗。

结外鼻型 NK/T 细胞淋巴瘤的分期原则仍然遵照 Ann-Arbor 分期和新修订的 Lugano 分期，对于鼻腔原发，直接侵犯鼻咽或鼻旁窦等邻近结构的情况，不改变分期。部分学者探讨根据肿瘤侵犯的具体结构进一步进行 T 分期，但研究病例数少，实施复杂而未得到推广。预后因素上，早期研究常引用侵袭性淋巴瘤的 IPI 模型进行预后评估。由于结外鼻型 NK/T 细胞淋巴瘤早期多见，IPI 未能很好区分患者。韩国研究者先后提出专门针对结外鼻型 NK/T 细胞淋巴瘤的 KPI[137] 和 PINK（E）模型 [138]，但主要指标多为疾病晚期的指标，对早期患者的区分作用不太明确。中国医学科学院肿瘤医院联合国内 10 个单位，建立包含 1383 例患者的中国结外鼻型 NK/T 细胞淋巴瘤数据库。基于此库建立的结外鼻型 NK/T 细胞淋巴瘤线列图预后模型包括五个独立预后因素：年龄（年龄 > 60 岁，24 分）、LDH（增高，22 分）、临床分期（Ⅱ期，48 分；Ⅲ-Ⅳ期，100 分）、一般状况（ECOG ≥ 2，48 分）和广泛原发肿瘤浸润（45 分）[139]（图 40-3）。

单纯放射治疗或放射治疗联合辅助化学治疗为早期患者的标准治疗。中国医学科学院肿瘤医院放射治疗科李晔雄等总结了 1983 — 2003 年单中心 105 例早期结外鼻型 NK/T 治疗资料，发现放射治疗初始有效率显著高于化学治疗。采用放射治疗为主要治疗的疾病 5 年总生存和无进展生存达 71% 和 59%，奠定了早期结外鼻型 NK/T 细胞淋巴瘤放射治疗为主的治疗原则。随后，基于中国结外鼻型 NK/T 细胞淋巴瘤数据库的分析，根据风险分层，细化了治疗原则，提出根据 Ann-Arbor 分期和预后指数进行分层治疗（表 40-9）[140]。早期以放射治疗为主要治疗手段，化学治疗为辅助治疗，预后较好，5 年生存率 50% ～ 90%。晚期以化学治疗为主，应用含门冬酰胺方案，预后差，中位生存期仅 6 ～ 36 个月，5 年生存率低于 30%，但仍缺乏有效化学治疗方案。放射治疗采用扩大的累及部位放射治疗，缩小射野导致肿瘤局控率降低，因而导致 PFS 和 OS 降低。放射治疗剂量推荐在 50Gy 及以上。根据中国结外鼻型 NK/T 细胞淋巴瘤数据库的资料分析和广泛外验证结果，发现肿瘤局部控制率与疾病 PFS 和 OS 呈显著线性相关，肿瘤控制和生存风险在 50Gy 剂量水平达到最佳[141]。

结外鼻型 NK/T 细胞淋巴瘤使用传统的

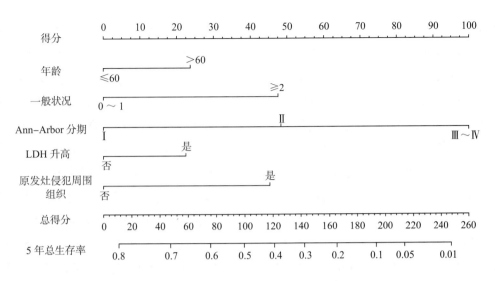

▲ 图 40-3 结外鼻型 NK/T 细胞淋巴瘤线列图

表 40-9 结外鼻型 NK/T 细胞淋巴瘤的治疗原则

分　期	预后分层*	治疗原则	5 年总生存率
Ⅰ期低危组	无分期调整危险因素	单纯放射治疗	85%～90%
Ⅰ期高危组	有分期调整危险因素	放射治疗后化学治疗	60%～80%
Ⅱ期	任何危险因素	放射治疗后化学治疗或临床研究	50%～70%
Ⅲ～Ⅳ期	任何危险因素	临床研究或化学治疗	＜30%，中位 6～36 个月

*.分期调整 NKTCL-PI 危险因素：年龄＞60 岁，LDH 增高，ECOG 评分≥2 分，Ⅱ期，原发肿瘤侵犯

CHOP 和其他以阿霉素为基础方案的化学治疗敏感性差，有效率低，仅能在 20%～30% 的患者中达到长期完全缓解。近 10 年来，非阿霉素方案的新方案，包括含门冬酰胺酶或吉西他滨等化学治疗方案，使有效率显著提升。但新方案有效率能否转化成生存获益，仍值得进一步探讨。仍无直接对比放射治疗联合新方案化学治疗和单纯放射治疗的可信证据。在晚期的患者中，新方案化学治疗的有效维持时间并不长，长期存活的比例仍低于 30%。

临床靶区（CTV）和原发部位有关。鼻腔和韦氏环是最常见的原发部位，靶区和剂量已达成共识，建议分别采用扩大受累部位和扩大野照射，根治剂量 50Gy。上呼吸消化道外部位极少

见，建议行扩大受累部位照射，根治剂量 50Gy。

鼻腔原发 NK/T 细胞淋巴瘤局限于一侧鼻腔，未侵犯邻近器官或组织结构（局限Ⅰ期），CTV 包括双侧鼻腔、双侧前组筛窦、硬腭和同侧上颌窦内壁；若双鼻腔受侵则包括双侧上颌窦内壁。肿瘤超出鼻腔时（广泛Ⅰ期），靶区应扩大至受累的邻近器官和结构。合并上颌窦内壁受侵时，照射受侵侧整个上颌窦，前组筛窦受侵时，应包括同侧后组筛窦。如果肿瘤邻近后鼻孔或侵犯鼻咽，CTV 应扩展至鼻咽。Ⅰ期不做颈预防照射的区域淋巴结失败率低于 5%，因此不做颈淋巴结预防照射；Ⅱ期需同时做双颈照射或照射中上颈淋巴结。

韦氏环包括鼻咽、口咽、扁桃体和舌根，任

何原发部位韦氏环 NK/T 细胞淋巴瘤 CTV 应包括整个韦氏环和后鼻孔。韦氏环 NK/T 细胞淋巴瘤在初诊约 60% 伴有颈淋巴结受侵，区域淋巴结复发较常见，因此，Ⅰ期可以考虑做颈淋巴结预防照射，Ⅱ期做治疗性照射。

3. 淋巴母细胞淋巴瘤　高度侵袭性前体淋巴肿瘤由不成熟 B 或 T 细胞组成，前体 T 淋巴母细胞白血病 / 淋巴瘤（前体 T-ALL）由定向到 T 细胞谱系的不成熟淋巴母细胞组成，这些细胞可能起源于胸腺或骨髓。患者多数为 10—20 岁的青年男性，表现为前纵隔巨大肿物并伴胸膜渗出，可引起上腔静脉综合征、气管阻塞和心包渗出甚至心脏压塞。治疗借鉴小儿 ALL，包括诱导、巩固加强、中枢神经系统预防及维持治疗。

前体 T-ALL 相较于 B-ALL 预后更好，可能由于患者年龄较小，细胞遗传学无不良异常表现。成人患者（75% ～ 90%）大多数也会缓解，但复发常见，5 年总生存为 30% ～ 40%。

（四）中枢神经系统淋巴瘤

既往，放射治疗是原发性中枢神经系统淋巴瘤患者唯一的治疗方法。但是，放射治疗导致严重神经系统毒性，使人们转向化学治疗和免疫治疗。高剂量甲氨蝶呤及利妥昔单抗为中枢神经系统淋巴瘤治疗的基础[142]。本章不做中枢神经系统淋巴瘤化学治疗的详细讨论，读者可参阅中枢神经系统肿瘤章节。

（五）皮肤 B 和 T 细胞淋巴瘤

皮肤原发淋巴瘤（PCL）是一种表现在皮肤的非霍奇金淋巴瘤，皮肤以外没有受累。PCL 必须与淋巴结或系统性恶性淋巴瘤累及皮肤相鉴别。PCL 可分为 T 或 B 细胞起源，皮肤 B 细胞淋巴瘤占 25% ～ 30%，皮肤 T 细胞淋巴瘤占 78% ～ 80%。

皮肤 B 细胞淋巴瘤有三种主要类型，包括原发皮肤边缘区淋巴瘤（PC-MZL），原发皮肤滤泡中心淋巴瘤（PC-FCL）和原发皮肤弥漫大 B 细胞淋巴瘤，腿型（PC-DLBCL）。PC-FCL 是最常见的类型，占 50% ～ 60%，主要发生于头颈部。早期 PC-FCL 和 PC-MZL 使用 ISRT24-30Gy，可达到非常好的长期局部控制。晚期病变采用全身治疗。早期患者使用利妥昔单抗单药时，反应率高达 85% 以上，但是 1/3 患者最终会出现局部复发[143]。PC-DLBCL 腿型大约占皮肤 B 细胞淋巴瘤的 15%，5 年总生存率约 40%。皮肤病灶对于单一放射治疗有效，但发生局部复发和远处播散可能性很大。因此，早期患者应进行以蒽环类为基础的多药化学治疗（大多数为 R-CHOP 方案），再序贯给予 ISRT 的综合治疗[144]。

皮肤 T 细胞淋巴瘤约占所有皮肤淋巴瘤的 75%。最常见类型为蕈样真菌病，占 70% 左右。早期局限性疾病，使用针对皮肤的治疗如局部类固醇药膏、PUVA、窄谱 UVB 和局部涂抹细胞毒药物。放射治疗也可用于治疗局部病变，局部控制及缓解症状非常好。皮肤病变广泛或淋巴结、内脏或血液受累的晚期患者，推荐进行全身治疗。全皮肤电子线照射（TSEBT）对广泛皮肤受侵的早期患者有效。TSEBT 通常采用 Stanford 方案，剂量为 30 ～ 36Gy，可使 95% 的区域得到缓解，85% ～ 87.5% 的区域达到完全缓解[145]。近期越来越多证据表明，低剂量 TSEBT 也有效，尤其是对于蕈样霉菌病这样一种缓慢进展，但最终系统受累的慢性疾病。许多研究表明 10 ～ 24Gy 的剂量与更长的治疗方案缓解率相当，并且不影响 PFS 和 OS[146, 147]。

外周 T 细胞淋巴瘤（PTCL）是一组异质性的非霍奇金淋巴瘤，大约占 10%。本章不对此种疾病做详细叙述。间变性大细胞淋巴瘤（ALCL）是 PTCL 的一个业组，表达 CD30。ALCL 有三种不同亚型，分别为系统性 ALK-1 阳性 ALCL，系统性 ALK-1 阴性 ALCL 和原发皮肤 ALCL。总体而言，ALK 阳性的 ALCL 比阴性的预后更好，都以联合化学治疗方案为主。原发皮肤的 ALCL 通常是 ALK1 阴性，病程较系统性更加惰性，局部复发很常见。早期皮肤单发或聚集的病灶可用 ISRT 30～40Gy 治疗，皮肤多灶病变或伴有局部淋巴结受累需先化学治疗再 ISRT 巩固治疗。

八、特殊群体的治疗

（一）儿童

1. 霍奇金淋巴瘤　霍奇金淋巴瘤占儿童时期肿瘤的 5%，且 10 岁之前少见。组织亚型上，结节硬化型最为常见（40%～70%），接下来是混合细胞型，占 30%，淋巴细胞为主型占 1%～15%。目前未发现致病的危险因子。既往高剂量放射治疗导致很多长期的不良反应，包括发生第二原发肿瘤、骨和软组织生长损伤、心肌病及不孕不育，因而被逐渐淘汰。为了避免不良反应，成人的标准化学治疗方案也用于儿童。霍奇金淋巴瘤的治疗基于肿瘤范围，同成人一样使用 Ann-Arbor 分期系统（表 40-3）。早期患者联合化学治疗和累及野放射治疗，5 年生存率超过 90%。晚期患者接受强化的联合化学治疗方案加上累及野照射，5 年生存率接近 87%～93%。首程治疗后复发患者通常挽救治疗有效，包括化学治疗、放射治疗和干细胞移植。长期随访儿童霍奇金淋巴瘤非常重要，必须预测、监测，以及治疗晚期并发症。

儿童肿瘤组织（COG）对 21 岁以下、根据危险分层化学治疗后达到完全缓解的患者随机分成低剂量 IFRT（21Gy/12F）组和观察组。接受低剂量 IFRT 的患者 3 年无进展生存率（93% vs 85%）更高，但是总生存没有差别[148]。

目前 COG 临床试验将患者分为低危、中危及高危组。这些试验包含早期的 PET 检查（通常在第 1 个或第 2 个周期之后）。低危组的研究

中（COG AHOD 0431），所有患者都接受了 3 个周期的 AVCP 方案化学治疗[149]，并且在第 1 个周期之后进行 PET 检查以重新分期。3 个周期后完全缓解的患者继续观察，部分缓解的患者巩固放射治疗 21Gy。研究总体的 2 年无事件生存率为 84%，2 年总生存为 100%。3 个周期 CR 患者（未继续接受放射治疗）的 2 年无事件生存率为 80%，PR 后辅助放射治疗患者的 2 年无事件生存率为 88%（P=0.11）。根据早期 PET 结果把 CR 患者重新分层，不同组间的 2 年的无事件生存率相差很大。PET 阴性患者的无事件生存率为 87%，PET 持续阳性患者为 65%（P=0.005）。基于 2 年的中期分析结果，对于化学治疗结束时间在 1 年之内的且早期 PET 阳性或可疑的所有患者，都被召回进行辅助放射治疗。

中危组患者中，COG AHOD 0031 试验评估根据早期反应的危险度分层疗法[150]。所有患者都接受 2 个周期的 ABVE-PE 方案然后用 CT 评估反应情况。患者表现出早期快速反应（RER，定义为在 CT 影像上，各个病灶的垂直直径有大于 60% 的缩减）或是缓慢早期反应（SER）。RER 的患者进一步接受 2 个周期化学治疗接着用 CT 或 PET 或镓扫描成像。完全缓解定义为所有病灶在 CT 影像上垂直直径缩小达 80% 以上和 PET 或镓扫描阴性。RER 患者 CR 后被随机分为观察组或辅助放射治疗组（IFRT，21Gy）。RER 患者未达 CR 时辅助放射治疗（IFRT，21Gy）。SER 的患者在初始的 2 个周期化学治疗后，随机分为 2 个周期的 ABVE-PE 方案化学治疗序贯辅助 IFRT 组或强化的 2 个周期的 ABVE-PE 和 2 个周期的 DECA 方案化学治疗和辅助 IFRT。所有 SER 患者化学治疗疗效评价也要基于 PET 或镓扫描。所有患者 4 年无事件生存率为 85.0%，4 年总生存为 97.8%。在 RER 患者中，接受辅助放射治疗患者的无事件生存率为 87.9%，没有接受放射治疗的患者为 84.3%（P=0.07）。RER 患者和 SER 患者的无事件生存率有显著性差别

（86.7% vs 77.4%，$P < 0.001$）。两者之间 OS 的绝对差异没有那么大，反映了挽救化学治疗的有效性（98.5% vs 95.3%，$P < 0.001$）。SER 患者不同化学治疗方案（DECA 方案 vs 无 DECA 方案，79.3% vs 75.2%）的无事件生存率没有统计学差异。然而，化学治疗终 PET 仍然阳性的患者无事件生存率有显著差异（54.6% vs 70.7%，$P=0.05$）。

因此，低危或中危儿童患者，第 1 个或第 2 个周期化学治疗后早期 PET 评估具有预后价值。尽管放射治疗可以改善所有患者的疾病控制，但在化学治疗快速反应的患者中可以安全地省略放射治疗。

2. 非霍奇金淋巴瘤　非霍奇金淋巴瘤占儿童肿瘤的 8%。对于有先天或获得性免疫缺陷状态的患者发病率在增加。大约 1/3 的儿童非霍奇金淋巴瘤为伯基特淋巴瘤，淋巴母细胞淋巴瘤（主要为 T 细胞）占 30%，多种来源的大细胞淋巴瘤占 25%～30%。儿童非霍奇金淋巴瘤的分期遵循 Murphy 分期系统，治疗由分期决定。90% 的儿童 Ⅰ～Ⅱ期伯基特或大细胞淋巴瘤可以被 CHOP 方案化学治疗所治愈。而只有 70% 的 Ⅰ～Ⅱ期淋巴母细胞淋巴瘤可被治愈。进展期（Ⅲ～Ⅳ期）淋巴瘤需要更密集的化学治疗方案，但也有 80% 可治愈。中枢神经系统鞘内化学治疗预防，对儿童进展期 NHL 的所有亚型都是必要的。对于进展期淋巴母细胞淋巴瘤，一些治疗方案使用低剂量（12～18Gy）颅脑照射作为中枢神经系统预防的一部分。

Link 等[151] 将 21 岁以下的早期 NHL 青少年患者随机分成两组，在诱导和维持化学治疗后，分别接受 IFRT 或不做治疗。随后的第二个试验则随机分配患者在诱导化学治疗后加入维持化学治疗或不做处理。远期生存率大约 90%，加入 IFRT 或维持化学治疗无获益。这个研究得出结论，9 周的多药化学治疗对大多数青年儿童早期 NHL 是足够的。

（二）免疫抑制患者

1. 免疫功能减退相关淋巴增生性疾病　遗传或获得性免疫异常的状态会增加淋巴瘤患病风险。这些异常大致可分为：原发免疫异常；HIV 感染；实体器官或骨髓移植后使用医源性免疫抑制药；自身免疫疾病中使用甲氨蝶呤或其他医源性免疫抑制药。由此产生的淋巴瘤有很大异质性，可以为 NHL 或 HL。

2. 原发免疫缺陷综合征　与原发性免疫缺陷病相关的淋巴组织增生异常最常见于儿童。这些综合征包括 Wiskott-Aldrich 综合征，共济失调毛细血管扩张症，常见变异性或严重联合免疫缺陷病，X 连锁淋巴细胞增生综合征，Nijmegan 断裂综合征，高 IgM 综合征，自身免疫性淋巴细胞增生综合征。和免疫正常的宿主相比，其发生的淋巴瘤在形态学上并无差别，DLBCL 是最常见的类型。这些恶性肿瘤对常规化学治疗反应差，治疗应取决于基础疾病和淋巴瘤具体类型。同种异体移植已成功用于部分患者。因为这些淋巴细胞增生综合征常与 EB 病毒感染相关，因此人们正在研究新的针对 EB 病毒的免疫或药物治疗方法。

3. 人免疫缺陷病毒（HIV）　HIV 相关的淋巴瘤特征是单克隆、B 细胞型侵袭性亚型，通常为 DLBCL 或是伯基特淋巴瘤。25%～40% 的 HIV 阳性患者会患恶性肿瘤，约 10% 是 NHL，其患 NHL 的总风险超过 400 倍。NHL 被认为是 AIDS 特征性的恶性肿瘤，AIDS 相关的 NHL 根据部位可分为三类：系统性 NHL；原发性中枢神经系统淋巴瘤；原发性渗出性淋巴瘤。大约 2/3 的病例与 EB 病毒相关，许多存在 c-MYC 原癌基因易位。HIV 阳性患者原发性渗出性淋巴瘤表现为腹水、胸腔积液，但也可能累及软组织或内脏肿块。其与人疱疹病毒 -8（HHV-8）相关，通常预后不良。HL 也可出现于 HIV 阳性者，但更少见，通常是淋巴细胞衰减亚型的混合细胞。

HIV 相关淋巴瘤的治疗需要同步高效抗病毒治疗和化学治疗。化学治疗可选择全剂量或剂量调整的组合方案，通常需要生长因子支持，可能会有持久缓解。

4. 移植后淋巴细胞增生综合征（PTLD）PTLD 的发生被认为是实体器官、骨髓、干细胞移植后受体慢性免疫抑制的结果。PTLD 多为大细胞淋巴瘤，以 B 细胞为主，NK 或 T 细胞类型非常少见。PTLD 由一组不同的综合征组成，包括 EBV 阳性传染性单核细胞增多症、EBV 阳性或阴性的多形性或单形性 PTLD。发生淋巴瘤的风险与免疫抑制的程度直接相关，可发生于移植后最初 6 个月，或是迟发于几年之后。EB 病毒阳性的 PTLD 通常发生于移植后最初 6 个月。实体器官受体中超过 90% 的 PTCL 是宿主来源，但骨髓受体的多数 PTLD 是供体来源。一小部分患者对单纯降低免疫抑制强度有应答，大多数人还是需要系统性治疗。这部分患者由于应答不完全，同时化学治疗耐受性差，因此预后不佳。

九、放射治疗技术

受累部位放射治疗

受累淋巴结放射治疗（INRT）和受累部位放射治疗（ISRT）在过去 5 年已全面取代传统的受累野放射治疗。国际淋巴瘤放射治疗组（ILROG）已发表了 HL 和 NHL 的靶区定义与剂量指南[152, 153]。ISRT 和 INRT 的指导原则是以正常组织照射最小化为目标，使用现代精准的放射治疗技术治疗最初疾病受累部位（图 40-4 和图 40-5）。更有效的治疗方案使疾病长期控制率逐步提高，人们更迫切的需要将照射的正常组织剂量最小化，从而降低晚期不良反应发生的概率和严重程度。随着全身治疗的进步，有效化学治疗可控制微小病灶，HL 和 NHL 最常见的复发模式是原始部位局部复发。放射治疗在降低局部复发方面格外有效。

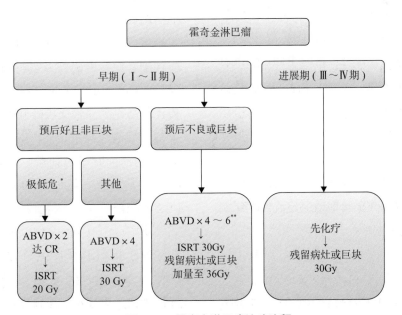

▲ 图 40-4　霍奇金淋巴瘤治疗流程

*. GSHG HD10 试验低危患者：只有 1 ～ 2 个部位，非巨块，无 B 组症状的患者；
**. 也可行混合 ABVD × 2 加 esc BEACOPP × 2

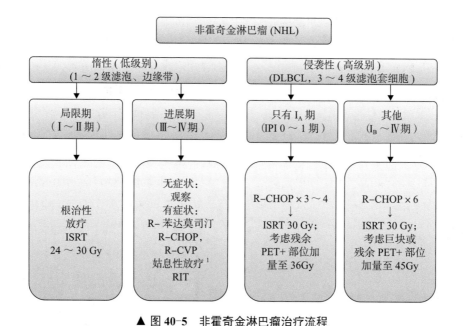

▲ 图 40-5　非霍奇金淋巴瘤治疗流程

1. Hoskin PJ，Kirkwood AA，Popova B，et al. 4 Gy versus 24 Gy radiotherapy for patients with indolent lymphoma（FORT）:a randomized phase 3 non-inferiority trial. *Lancet Oncol 2014*，15（4）：457-463.

十、模拟定位与治疗计划

（一）模拟定位

使用 CT、PET-CT 或 MRI 模拟机的 3D 模拟定位对治疗计划十分重要。如果定位前已经做了诊断性 PET 或 CT，应将其精确融合。因为诊断性的影像通常采用体位与定位时不同，因此有条件时建议做形变配准。增强扫描有利于 3D 计划中识别靶区，帮助淋巴引流区的勾画，将淋巴结与血管和肌肉相区分。考虑到呼吸运动，应使用 4D CT 来勾画 ITV。为了最大程度躲避心肺，应使用呼吸运动控制如深吸气屏气等。为了达到可重复的体位，减少分次间移动，建议使用定制的固定装置。

（二）靶区确定

化学治疗前或手术前大体肿瘤区（GTV）：应在计划 CT 上勾画治疗前的大体结内或结外病变。需要将化学治疗前的诊断性 CT 或 PET 与定位 CT 融合后勾画。

未进行化学治疗或化学治疗后 GTV：未治疗病变或化学治疗后残存病变应在定位 CT 上勾画出来。

临床靶区（CTV）的确定：CTV 的确定是基于治疗前原始 GTV 的基础之上。然而，正常的周围结构如肺、血管、肌肉、肾脏，只要临床确定未受侵，就可以被排除出去。按照 ILROG 指南，应仔细考虑诊断影像及其与定位 CT 融合时的质量与准确性，注意诊断后体积的变化、疾病扩散模式、潜在的亚临床病灶和邻近器官的限制。为了与化学治疗后定位 CT 的解剖相对应，化学治疗前 GTV 通常会有前后、左右方向的变形。保持化学治疗前病变的上下边界仍然很重要。

（三）内靶区

根据 ICRU 62 报告，内靶区（ITV）定义为 CTV 及考虑到 CTV 大小、形状、位置的不确定性增加的边界。ITV 在呼吸运动明显的位置（如胸部、腹部）更为重要。4D CT 定位有助于评估呼吸运动从而得到 ITV 的边界。如果没有 4D

CT，胸部和腹部病变应上下外扩 1.5 ～ 2cm。

深吸气屏气技术可以更好地避开心肺，因此对纵隔淋巴结受侵的患者有帮助。

（四）计划靶区

计划靶区（PTV）是考虑到放射治疗实施中的不确定性，包括摆位误差、治疗计划和实施间校准的误差，而在 CTV 或 ITV 外扩的边界。PTV 的实际边界应取决于体位固定、治疗计划、摆位时图像引导情况及放射治疗中对呼吸运动的控制。

（五）危及器官

在定位 CT 上勾画照射范围内的重要危及器官（OAR）。物理师计算剂量体积直方图（DVH）并由临床医师评估。

（六）治疗技术

放射治疗医师确定个体化的适合的治疗技术。应基于多种因素，包括疾病的解剖位置，患者年龄和性别，并发症，危及器官，先前的放射治疗及呼吸运动。

某些情况下，适合选用传统前后对穿照射，如果可以使受照射的正常组织体积最小。其他情况下，应使用更适形的技术如 IMRT、VMAT 和 TOMO，可以更好地保护正常组织。

考虑肿瘤运动和对周围正常组织的保护，建议使用呼吸运动控制策略如 DIBH 或 4D CT 来评估和减小 ITV（图 40-6）。

（七）剂量考虑

1. 霍奇金淋巴瘤

(1) 综合治疗

- 按照 GSHG10 标准的早期预后良好的非大肿块肿瘤（Ⅰ A － Ⅱ A 期）：20Gy（2 个周期 ABVD）或 30Gy（Stanford Ⅴ）

- 早期预后良好的非大肿块：30Gy

- 早期预后不良或大肿块：30Gy

- 化学治疗后未达 CR：原发部位 30Gy，化学治疗后 PET 高摄取部位加量 6 ～ 10Gy

(2) 单纯放射治疗

①经典型 HL：如果不做化学治疗，推荐如下剂量的受累野放射治疗（IFRT）或扩大野照射（EFRT）。

- 未受累区域：25 ～ 30Gy

- 受累区域：36Gy

② NLPHL

- Ⅰ A/ Ⅱ A 期非大肿块：30Gy 受累部位照射（ISRT），上下界外放更多一些，可扩 3 ～ 5cm。大体肿瘤部位可考虑加量 6Gy

2. 非霍奇金淋巴瘤

(1) DLBCL

- 化学治疗后达 CR 者巩固放射治疗：30 ～ 36Gy

- 化学治疗后达 PR 者：化学治疗前受累部位 30 ～ 36Gy，化学治疗后残存病灶加量至 40 ～ 50Gy

- 单纯放射治疗：40 ～ 55Gy

- 联合造血干细胞移植（SCT），20 ～ 36Gy，视病变部位、之前放射治疗照射情况而定

(2) 滤泡淋巴瘤

- 早期，根治性治疗 24 ～ 30Gy

- 进展期，姑息性治疗 4Gy

(3) 边缘带淋巴瘤

- 胃：30Gy

- 结外：24 ～ 30Gy

- 结内：24 ～ 30Gy

(4) NK/T 细胞淋巴瘤

- 综合治疗：50 ～ 60Gy

- 单纯放射治疗：50 ～ 65Gy

(5) 皮肤淋巴瘤

- 原发皮肤滤泡中心或边缘带淋巴瘤：24 ～ 30Gy

- 原发皮肤 DLBCL，腿型：30 ～ 36Gy

自由呼吸 VS 深吸气屏气
肺

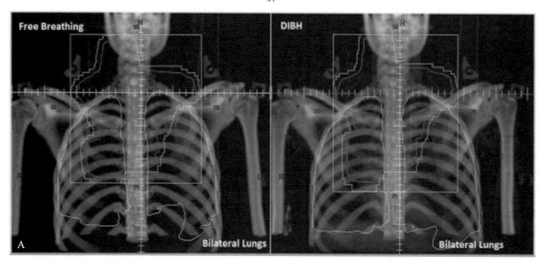

自由呼吸 VS 深吸气屏气
心脏

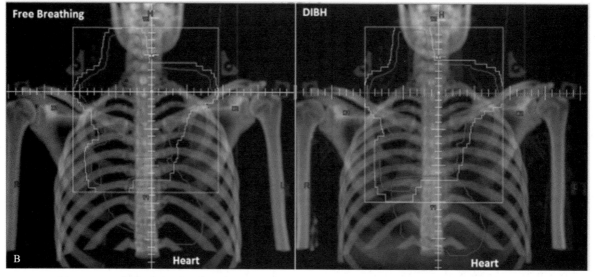

▲ 图 40-6　A. 自由呼吸和深吸气屏气比较，肺保护图；B. 自由呼吸和深吸气屏气比较，心脏保护图
此图的彩色版本见书中彩图页

- 原发皮肤间变大细胞淋巴瘤：30～36Gy

(6) 蕈样真菌病。

- 单个病变局部治疗：8～30Gy
- 全身皮肤电子线照射（TSEBT）：10～24Gy

（八）全身照射

对于需要清髓进行自体造血干细胞移植（ASCT）的患者，可采用全身照射（TBI）剂量12～14Gy，6～8次分割，每日2次。老年患者有时可使用2Gy的单次分割进行非清髓TBI。

（九）放射免疫治疗

放射免疫治疗（^{90}Y- 替伊莫单抗或 ^{131}I- 托伊莫单抗）被广泛用于治疗进展期低级别非霍奇金淋巴瘤，特别是滤泡淋巴瘤。研究已证实放射免疫治疗可作为一线或巩固治疗用于进展期滤泡淋巴瘤[154]。托伊莫单抗疗法具体操作是，头 1h 静脉注射450mg 托伊莫单抗，之后 20min 注射

35mg 有 5mCi ^{131}I 标记的托伊莫单抗。第二次注射在 7 ~ 14d 后给予，也是 1h 注射 450mg 托伊莫单抗，后注射 35mg 有 ^{131}I 标记的托伊莫单抗。使得总体剂量达到 75cGy。^{90}Y- 替伊莫单抗疗法的操作是，第 1 和 8 天予替伊莫单抗 250mg/m^2，之后注射 ^{111}In- 替伊莫单抗 185MBq，用于影像和剂量研究。第 8 天予 ^{90}Y- 替伊莫单抗，缓慢静脉注射 10min 以上，剂量 14.8MBq/kg（总剂量不超过 1184MBq）。

十一、结论

淋巴瘤是一组极其复杂多样的肿瘤，其治疗方式多种多样。随机研究已得出常见淋巴瘤如 HL 和 DLBCL 的最佳治疗策略。每年超过 200 000 人口死于淋巴瘤，提醒我们，还需要进一步加强对淋巴瘤防治的了解。

参考文献

[1] Siegel, R.L., Miller, K.D., Jemal, A. (2017) Cancer Statistics, 2017. *CA Cancer J. Clin.*, 67, 7–30.
[2] Rocchi, G., Tosato, G., Papa, G., Ragona, G. (1975) Antibodies to Epstein–Barr virus-associated nuclear antigen and to other viral and non-viral antigens in Hodgkin's disease. *Int. J. Cancer*, 16, 323–328.
[3] Weiss, L.M., Movahed, L.A.,Warnke, R.A., Sklar, J. (1989) Detection of Epstein–Barr viral genomes in Reed–Sternberg cells of Hodgkin's disease. *N. Engl. J. Med.*, 320, 502–506.
[4] Nonoyama, M., Huang, C.H., Pagano, J.S., Klein, G., Singh, S. (1973) DNA of Epstein–Barr virus detected in tissue of Burkitt's lymphoma and nasopharyngeal carcinoma. *Proc. Natl Acad. Sci. USA*, 70, 3265– 3268.
[5] Thorley-Lawson, D.A., Gross, A. (2004) Persistence of the Epstein–Barr virus and the origins of associated lymphomas. *N. Engl. J. Med.*, 350, 1328–1337.
[6] Hochberg, F.H., Miller, G., Schooley, R.T., Hirsch, M.S., Feorino, P., Henle,W. (1983) Central-nervoussystem lymphoma related to Epstein–Barr virus. *N. Engl. J. Med.*, 309, 745–748.
[7] Tsujimoto, Y., Finger, L.R., Yunis, J., Nowell, P.C., Croce, C.M. (1984) *Science*, 226, 1097–1099.
[8] Williams, M.E., Meeker, T.C., Swerdlow, S.H. (1991) Rearrangement of the chromosome 11 bcl-1 locus in centrocytic lymphoma: Analysis with multiple breakpoint proves. *Blood*, 78, 493.
[9] Cory, S. (1986) Activation of cellular oncogenes in hematopoietic cells by chromosome translocation. *Adv. Cancer Res.*, 47, 189–234.
[10] Dierlamm, J., Baens, M., Wlodarska, I., et al. (1999) The apoptosis inhibitor gene API2 and a novel 18q gene, MLT, are recurrently rearranged in the t(11;18)(q21;q21) associated with mucosa-associated lymphoid tissue lymphomas. *Blood*, 93 (11), 3601–3609.
[11] Garrison, J.B., Samuel, T., Reed, J.C. (2009) TRAF2-binding BIR1 domain of ç-IAP2/MALT1 fusion protein is essential for activation of NK-kappaB. *Oncogene*, 28 (13), 1584–1593.
[12] Swerdlow, S.H., Harris, N.L., et al. (2008) *WHO Classification of Tumours of Haematopoietic and Lymphoid Tissues*. IARC Press, Lyon, France.
[13] Harris, N.L., Jaffe, E.S., Stein, H., et al. (1994) A revised European-American classification of malignant lymphoid neoplasms: a proposal from the International Lymphoma Study Group. *Blood*, 84, 1361–1392.
[14] Anagnostopoulos, I., Hansmann, M.L., Franssila, K., et al. (2000) European Task Force on Lymphoma project on lymphocyte predominance Hodgkin disease: histologic and immunohistologic analysis of submitted cases reveals 2 types of Hodgkin disease with a nodular growth pattern and abundant lymphocytes. *Blood*, 96, 1889– 1899.
[15] Nogova, L., Reineke, T., Brillant, C., et al. (2008) Lymphocyte-predominant and classical Hodgkin's lymphoma: a comprehensive analysis from the German Hodgkin Study Group. *J. Clin. Oncol.*, 26, 434–439.
[16] Foss, H.D., Reusch, R., Demel, G., et al. (1999) Frequent expression of the B-cell-specific activator protein in Reed–Sternberg cells of classical Hodgkin's disease provides further evidence of its B-cell origin. *Blood*, 94, 3108–3113.
[17] Stein, H., Mason, D.Y., Gerdes, J., et al. (1985) The expression of the Hodgkin's disease associated antigen Ki-1 in reactive and neoplastic lymphoid tissue: evidence that Reed–Sternberg cells and histiocytic malignancies are derived from activated lymphoid cells. *Blood*, 66, 848–858.
[18] Stein, H., Uchanska-Ziegler, B., Gerdes, J., et al. (1982) Hodgkin and Sternberg–Reed cells contain antigens specific to late cells of granulopoiesis. *Int. J. Cancer*, 29, 283–290.
[19] Coles, F.B., Cartun, R.W., Pastuszak,W.T. (1988) Hodgkin's disease, lymphocyte-predominant type: immunoreactivity with B-cell antibodies. *Mod. Pathol.*, 1, 274–278.
[20] Pinkus, G.S., Said, J.W. (1985) Hodgkin's disease, lymphocyte predominance type, nodular-a distinct entity? Unique staining profile for L*H variants of Reed–Sternberg cells defined by monoclonal antibodies to leukocyte common antigen, granulocyte-specific antigen, and B-cell-specific antigen. *Am. J. Pathol.*, 118, 1–6.
[21] Poppema, S. (1980) The diversity of the immunohistological staining pattern of Sternberg– Reed cells. *J. Histochem. Cytochem.*, 28, 788– 791.
[22] Marafioti, T., Hummel, M., Anagnostopoulos, I., et al. (1997) Origin of nodular lymphocyte-predominant Hodgkin's disease from a clonal expansion of highly mutated germinal-center B cells. *N. Engl. J. Med.*, 337, 453–458.
[23] Hoppe, R.T., Advani, R.H., Ai,W.Z., et al. (2011) Hodgkin lymphoma. *J. Natl Compr. Cancer Networks*, 9, 1020–1058.
[24] Straus, D.J., Portlock, C.S., Qin, J., et al. (2004) Results of a prospective randomized clinical trial of doxorubicin, bleomycin, vinblastine, and dacarbazine (ABVD) followed by radiation therapy (RT) versus ABVD alone for stages I, II, and IIIA nonbulky Hodgkin disease. *Blood*, 104, 3483–3489.
[25] MacManus, M., Hoppe, R.T. (1996) Is radiotherapy curative for stage I and II low-grade follicular lymphoma? Results of a long-term follow-up study of patients treated at Stanford University. *J. Clin. Oncol.*, 14, 1282–1290.
[26] Petersen, P.M., Gospodarowicz, M., Tsang, R., et al. (2004) Long-term outcome in stage I and II follicular lymphoma following treatment with involved field radiation therapy alone. *J. Clin. Oncol.*, 22, 563.

[27] Miller T.P., Dahlberg S. (1993) Treatment of diffuse large-cell lymphoma: a summary of outcomes for patients treated by Southwest Oncology Group. *Cancer. Treat Res.*, 16, 53–63.

[28] Zimmermann M., Oehler C., Zwahlen D., *et al.* (2016) Radiotherapy for Non-Hodgkin's Lymphoma: still standard practice and not an outdated treatment option. *Radiation Oncology*, 11, 1–10.

[29] Kahl B.S., Yang D.T. (2016). Follicular lymphoma: evolving therapeutic strategies. *Blood*, 127, 2055–2063.

[30] Magrath, I.T., Janus, C., Edwards, B.K., *et al.* (1984) An effective therapy for both undifferentiated (including Burkitt's) lymphomas and lymphoblastic lymphomas in children and young adults. *Blood*, 63, 1102–1111.

[31] McClure, R.F., Remstein, E.D., Macon,W.R., *et al.* (2005) Adult B-cell lymphomas with Burkitt-like morphology are phenotypically and genotypically heterogeneous with aggressive clinical behavior. *Am. J. Surg. Pathol.*, 29, 1652–1660.

[32] Carbone, P., Kaplan, H., Musshoff, K., Smithers, D., Tubiana, M. (1971) Report of the committee on Hodgkin's disease staging classification. *Cancer Res.*, 31, 1860–1861.

[33] Gospodarowicz, M.K., Sutcliffe, S.B., Clark, R.M., *et al.* (1992) Analysis of supradiaphragmatic clinical stage I and II Hodgkin's disease treated with radiation alone. *Int. J. Radiat. Oncol. Biol. Phys.*, 22, 85965.

[34] Henry-Amar,M., Friedman, S., Hayat, M., *et al.* (1991) Erythrocyte sedimentation rate predicts early relapse and survival in early-stage Hodgkin disease.The EORTC Lymphoma Cooperative Group. *Ann. Intern. Med.*, 114, 361–365.

[35] Tubiana, M., Henry-Amar, M., Carde, P., *et al.* (1989) Toward comprehensive management tailored to prognostic factors of patients with clinical stages I and II in Hodgkin's disease.The EORTC Lymphoma Group controlled clinical trials: 1964–1987. *Blood*, 73, 47–56.

[36] Duhmke, E., Diehl, V., Loeffler, M., *et al.* (1996) Randomized trial with early-stage Hodgkin's disease testing 30 Gy vs. 40 Gy extended field radiotherapy alone. *Int. J. Radiat. Oncol. Biol. Phys.*, 36, 305–310.

[37] Cosset, J.M., Henry-Amar, M., Meerwaldt, J.H., *et al.* (1992) The EORTC trials for limited stage Hodgkin's disease. The EORTC Lymphoma Cooperative Group. *Eur. J. Cancer*, 28A, 1847–1850.

[38] Hasenclever, D., Diehl, V. (1998) A prognostic score for advanced Hodgkin's disease. International Prognostic Factors Project on Advanced Hodgkin's Disease. *N. Engl. J. Med.*, 339, 1506–1514.

[39] Shipp, M., Harrington, D., Anderson, J., *et al.* (1993) A predictive model for aggressive non-Hodgkin's lymphoma.The International Non-Hodgkin's Lymphoma Prognostic Factors Project. *N. Engl. J. Med.*, 329, 987–994.

[40] Solal-Celigny, P., Roy, P., Colombat, P., *et al.* (2004) Follicular lymphoma international prognostic index. *Blood*, 104, 1258–1265.

[41] Hoster, E., Dreyling, M., Klapper,W., *et al.* (2008) A new prognostic index (MIPI) for patients with advanced-stage mantle cell lymphoma. *Blood*, 111, 558–565.

[42] Meyer, R.M., Gospodarowicz, M.K., Connors, J.M., *et al.* (2005) Randomized comparison of ABVD chemotherapy with a strategy that includes radiation therapy in patients with limited-stage Hodgkin's lymphoma: National Cancer Institute of Canada Clinical Trials Group and the Eastern Cooperative Oncology Group. *J. Clin. Oncol.*, 23, 4634–4642.

[43] Connors, J.M. (2005) State-of-the-art therapeutics: Hodgkin's lymphoma. *J. Clin. Oncol.*, 23, 6400–6408.

[44] Macdonald, D.A., Connors, J.M. (2007) New strategies for the treatment of early stages of Hodgkin's lymphoma. *Hematol. Oncol. Clin. North Am.*, 21, 871–880.

[45] Santoro, A., Bonadonna, G., Valagussa, P., *et al.* (1987) Long-term results of combined chemotherapyradiotherapy approach in Hodgkin's disease: superiority of ABVD plus radiotherapy versus MOPP plus radiotherapy. *J. Clin. Oncol.*, 5, 27–37.

[46] Engert, A., Franklin, J., Eich, H.T., *et al.* (2007) Two cycles of doxorubicin, bleomycin, vinblastine, and dacarbazine plus extended-field radiotherapy is superior to radiotherapy alone in early favorable Hodgkin's lymphoma: final results of the GHSG HD7 trial. *J. Clin. Oncol.*, 25, 3495–3502.

[47] Engert, A., Plutschow, A., Eich, H., *et al.* (2010) Reduced treatment intensity in patients with early stage Hodgkin's lymphoma. *N. Engl. J. Med.*, 363, 640–652.

[48] Advani, R.H., Hoppe, R.T., Horning, S.J., *et al.* (2013) Efficacy of abbreviated Stanford V chemotherapy and involved-field radiotherapy in early-stage Hodgkin lymphoma: mature results of G4 trial. *Ann. Oncol.*, 24 (4), 1044–1048.

[49] Radford, J., Illidge, T., Barrington, S., *et al.* (2015) Results of a trial of PET-directed therapy for early-stage Hodgkin's lymphoma. *N. Engl. J. Med.*, 372 (17), 1598–1607.

[50] Raemaekers, J., Andre, M., Fortpeid, C., *et al.* (2014) Omitting radiotherapy in early positron emission tomography negative Stage I/II Hodgkin lymphoma is associated with an increased risk of relapse. *J. Clin. Oncol.*, 32 (12), 1188–1193.

[51] Ferme, C., Eghbali, H., Henry-Amar, M., *et al.* (2007) Chemotherapy plus involved field radiation in early-stage Hodgkin's disease. *N. Engl. J. Med.*, 357 (19), 1916–1927.

[52] Noordijk, E., Carde, P., Henry-Amar, M., *et al.* (2006) Combined modality therapy for clinical stage I or II Hodgkin's lymphoma: Long term results of the European Organization for Research and Treatment of Cancer H7 Randomized Controlled Trials. *J. Clin. Oncol.*, 24 (19), 3128–3135.

[53] Eich, H., Diehl, V., Engert, A., *et al.* (2011) Intensified chemotherapy and dose-reduced involved-field radiotherapy in patients with early unfavorable Hodgkin's lymphoma: Final analysis of the German Hodgkin Study Group HD11 trial. *J. Clin. Oncol.*, 28 (27), 4199–4206.

[54] Engert, A., Schiller, P., Diehl, V., *et al.* (2003) Involved field radiotherapy is equally effective and less toxic compared to extended field radiotherapy in patients with early stage unfavorable Hodgkin's lymphoma: results of the HD8 trial of the German Hodgkin's Lymphoma Study Group. *J. Clin. Oncol.*, 21 (19), 3601–3608.

[55] von Tresckow, B., *et al.* (2012) Dose-intensification in early unfavorable Hodgkin's lymphoma: final analysis of the German Hodgkin Study Group HD14 trial. *J. Clin. Oncol.*, 30, 907–913.

[56] Aleman, B., Raemaekers, J., Henry-Amar, M., *et al.* (2003) Involved field radiotherapy for advanced Hodgkin's lymphoma.*N. Engl. J. Med.*, 348 (24), 2396–2406.

[57] Meignan, M., Gallamini, A., Itti, E., *et al.* (2012) Report on theThird InternationalWorkshop on Interim Positron Emission Tomography in Lymphoma held in Menton, France, 26–27 September 2011 and Menton 2011 consensus. *Leuk. Lymphoma*, 53 (10), 1876–1881.

[58] Armstrong, G., Oeffinger, K., Chen, Y., *et al.* (2013) Modifiable risk factors and major cardiac events among adult survivors of childhood cancer. *J. Clin. Oncol.*, 31, 3673–3680.

[59] Bhatia, S., Yasui, Y., Robison, L.L., *et al.* (2003) High risk of subsequent neoplasms continues with extended follow-up of childhood Hodgkin's disease: report from the Late Effects Study Group. *J. Clin. Oncol.*, 21, 4386–4394.

[60] Meacham, L.J., Chow, E.J., Ness, K.K., *et al.* (2010) Cardiovascular risk factors in adult survivors of pediatric cancer-a report from the childhood cancer survivor study. *Cancer Epidemiol. Biomarkers Prev.*, 19, 170–181.

[61] Hequet, O., Le, Q.H., Moullet, I., *et al.* (2004) Subclinical late

cardiomyopathy after doxorubicin therapy for lymphoma in adults. *J. Clin. Oncol.*, 22, 1864–1871.

[62] Hull, M.C., Morris, C.G., Pepine, C.J. *et al.* (2003) Valvular dysfunction and carotid, subclavian and coronary artery disease in survivors of Hodgkin lymphoma treated with radiation therapy. *J. Am. Med. Assoc.*, 290, 2831–2837.

[63] Sleijfer, S. (2001) Bleomycin-induced pneumonitis. *Chest*, 120, 617–624.

[64] Allen, S.C., Riddell, G.S., Butchart, E.G. (1981) Bleomycin therapy and anaesthesia: the possible hazards of oxygen administration to patients after treatment with bleomycin. *Anaesthesia*, 36, 60–63.

[65] Jereczek-Fossa, B.A., Alterio, D., Jassem, J., *et al.* (2004) Radiotherapy-induced thyroid disorders. *Cancer Treat. Rev.*, 30, 369–384.

[66] Younes, A., Bartlett, N.L., Leonard, J.P., *et al.* (2010) Brentuximab vedotin (SGN-35) for relapsed CD30-positive lymphomas. *N. Engl. J. Med.*, 363, 1812–1821.

[67] Younes, A., Gopal, A.K., Smith, S.E., *et al.* (2012) Results of a pivotal phase II study of brentuximab vedotin for patients with relapsed or refractory Hodgkin's lymphoma. *J. Clin. Oncol.*, 30, 2183–2189.

[68] Kahn, S., Flowers, C., Xu, Z., Esiashvili, N. (2011) Does the addition of involved field radiotherapy to high-dose chemotherapy and stem cell transplantation improve outcomes for patients with relapsed/refractory Hodgkin lymphoma? *Int. J. Radiat. Oncol. Biol. Phys.*, 81, 175–180.

[69] Linch, D.C., Winfield, D., Goldstone, A.H., *et al.* (1993) Dose intensification with autologous bone-marrow transplantation in relapsed and resistant Hodgkin's disease: results of a BNLI randomised trial. *Lancet*, 341, 1051–1054.

[70] Schmitz, N., Pfistner, B., Sextro, M., *et al.* (2002) Aggressive conventional chemotherapy compared with high-dose chemotherapy with autologous haemopoietic stem-cell transplantation for relapsed chemosensitive Hodgkin's disease: a randomised trial. *Lancet*, 359, 2065–2071.

[71] Moskowitz, C.H., Nademanee, A., Masszi, T., *et al.* (2015) Brentuximab vedotin as consolidation therapy after autologous stem-cell transplantation in patients with Hodgkin's lymphoma at risk of relapse or progression (AETHERA): a randomized, double-blind, placebo-controlled, phase 3 trial. *Lancet*, 385, 1853–1862.

[72] Anagnostopolous, I., Hansmann, M.L., Franssila, K., *et al.* (2000) European Task Force on Lymphoma project on lymphocyte predominance Hodgkin disease: histologic and immunohistologic analysis of submitted cases reveals 2 types of Hodgkin disease with a nodular growth pattern and abundant lymphocytes. *Blood*, 96, 1889–1899.

[73] Shimabukuro-Vornhagean, A., Haverkamp, H., Enert, A., *et al.* (2005) Lymphocyte-rich classical Hodgkin's lymphoma: clinical presentation and treatment outcome in 100 patients treated within German Hodgkin's Study Group trials. *J. Clin. Oncol.*, 23, 5739–5745.

[74] Wilder, R.B., Schlembach, P.J., Jones, D., *et al.* (2002) European Organization for Research and Treatment of Cancer and Groupe d'Etude des Lymphomes de l'Adulte very favorable and favorable, lymphocyte-predominant Hodgkin disease. *Cancer*, 94, 1731–1738.

[75] Schulz, H., Rehwald, U., Morschhauser, F., *et al.* (2008) Rituximab in relapsed lymphocyte-predominant Hodgkin lymphoma: long-term results of a phase 2 trial by the German Hodgkin Lymphoma Study Group (GHSG). *Blood*, 111, 109–111.

[76] Eberle, F.C., Salaverria, I., Steidl, C., *et al.* (2011) Gray zone lymphoma: chromosomal aberrations with immunophenotypic and clinical correlations. *Mod. Pathol.*, 24 (12), 1586–1597.

[77] Wilson, W.H., Pittaluga, S., Nicolae, A., *et al.* (2014) A prospective study of mediastinal gray-zone lymphoma. *Blood*, 124 (10), 1563–1569.

[78] Kridel, R., Sehn, L.H., Gascoyne, R.D. (2012) Pathogenesis of follicular lymphoma. *J. Clin. Invest.*, 122, 3424–3431.

[79] Stevenson, F.K., Stevenson, G.T. (2012) Follicular lymphoma and the immune system: from pathogenesis to antibody therapy. *Blood*, 119, 3659–3667.

[80] Anonymous (1997) A clinical evaluation of the International Lymphoma Study Group classification of non-Hodgkin's lymphoma. The Non-Hodgkin's Lymphoma Classification Project. *Blood*, 89, 3909–3918.

[81] Ghielmini, M., Vitolo, U., Kimbe, E., *et al.* (2013) ESMO guidelines consensus conference on malignant lymphoma 2011 part 1: diffuse large B-cell lymphoma (DLBCL), follicular lymphoma (FL) and chronic lymphocytic leukemia (CLL). *Ann. Oncol.*, 24, 561–576.

[82] Guadagnolo, B.A., Li, S., Neuberg, D., *et al.* (2006) Long-term outcome and mortality trends in early-stage, grade 1-2 follicular lymphoma treated with radiation therapy. *Int. J. Radiat. Oncol. Biol. Phys.*, 64, 928–934.

[83] Friedberg, J.W., Taylor, M.D., Cerhan, J.R., *et al.* (2009) Follicular lymphoma in the United States: first report of the national LymphoCare study. *J. Clin. Oncol.*, 27 (8), 1202–1208.

[84] Advani, R., Rosenberg, S.A., Horning, S.J. (2004) Stage I and II follicular non-Hodgkin's lymphoma: long-term follow-up of no initial therapy. *J. Clin. Oncol.*, 22, 1454–1459.

[85] Hoskin, P., Kirkwood, A., Syndikus, I. *et al.* (2014) 4 Gy vs. 24 Gy radiotherapy for patients with indolent lymphoma (FORT): a randomized phase 3 non-inferiority trial. *Lancet Oncol.*, 15, 457–463.

[86] Ruella, M., Filippi, A., Di Russo, A., *et al.* (2011) Rituximab followed by involved field radiotherapy (IF-RT) in stage I-II follicular lymphoma (FL): long term results. *Blood* (ASH annual meeting abstracts), 118, a3699.

[87] Herfarth, K., Engelhard, M., Borchmann, P., *et al.* (2012) Treatment of early stage nodal follicular lymphoma using involved-field radiotherapy and rituximab: preliminary results of the MIR trial (phase II study of the German Low Grade Lymphoma Study Group (GLSG)). *Blood* (ASH annual meeting abstracts), 120, a1634.

[88] Martinelli, G., Schmitz, S.F., Utiger, U., *et al.* (2010) Long-term follow up of patients with follicular lymphoma receiving single-agent rituximab at two different schedules in trial SAKK 35/98. *J. Clin. Oncol.*, 28, 4480–4484.

[89] Colombat, P., Brousse, N., Salles, G., *et al.* (2012) Rituximab induction immunotherapy for first-line low-tumor-burden follicular lymphoma: survival analyses with 7-year follow up. *Ann. Oncol.*, 23, 2380–2385.

[90] Brice, P., Bastion, Y., Lepage, E., *et al.* (1997) Comparison in low-tumor-burden follicular lymphomas between an initial no-treatment policy, prednimustine, or interferon alfa: a randomized study from the Groupe d'Etude des Lymphomes Folliculaires. Groupe d'Etude des Lymphomes de l'Adulte. *J. Clin. Oncol.*, 15, 1110–1117.

[91] Ardeshna, K.M., Smith, P., Norton, A., *et al.* (2003) Long term effect of a watch and wait policy versus immediate systemic treatment for asymptomatic advanced-stage non-Hodgkin lymphoma: a randomized controlled trial. *Lancet*, 362, 516–522.

[92] Hiddemann, W., Kneba, M., Dreyling, M., *et al.* (2005) Frontline therapy with rituximab added to the combination of cyclophosphamide, doxorubicin, vincristine, and prednisone (CHOP) significantly improves the outcome for patients with advanced-stage follicular lymphoma compared with therapy with CHOP alone: results of a prospective randomized study of the German Low-Grade Lymphoma Study Group. *Blood*, 106, 3725–3732.

[93] Marcus, R., Imrie, K., Belcha, A., *et al.* (2005) CVP chemotherapy plus rituximab compared with CVP as first-

line treatment for advanced follicular lymphoma. *Blood*, 105, 1417–1423.

[94] Herold, M., Haas, A., Srock, S., *et al.* (2007) Rituximab added to first-line mitoxantrone, chlorambucil, and prednisolone chemotherapy followed by interferon maintenance prolongs survival in patients with advanced follicular lymphoma: an East German Study Group Hematology and Oncology Study. *J. Clin. Oncol.*, 25, 1986–1992.

[95] Hainsworth, J.D., Litchy, S., Burris, H.A., III., *et al.* (2002) Rituximab as first-line and maintenance therapy for patients with indolent non-Hodgkin's lymphoma. *J. Clin. Oncol.*, 20, 4261–4267.

[96] Ghielmini, M., Schmitz, S.F., Cogliatti, S.B., Pichert, G., *et al.* (2004) Prolonged treatment with rituximab in patients with follicular lymphoma significantly increases event-free survival and response duration compared with the standard weekly x 4 schedule. *Blood*, 103, 4416–4423.

[97] Van Oers, M.H., Klasa, R., Marcus, R.E., *et al.* (2006) Rituximab maintenance improves clinical outcome of relapsed/resistant follicular non-Hodgkin lymphoma in patients both with and without rituximab during induction: results of a prospective randomized phase 3 intergroup trial. *Blood*, 108, 3295–3301.

[98] Salles, G., Seymour, J.F., Offner, F., *et al.* (2011) Rituximab maintenance for 2 years in patients with high tumour burden follicular lymphoma responding to rituximab plus chemotherapy (PRIMA): a phase 3, randomized controlled trial. *Lancet*, 377, 42–51.

[99] Morschhauser, F., Radford, J., Van Hoof, A., *et al.* (2008) Phase III trial of consolidation therapy with yttrium-90-ibritumomab tiuxetan compared with no additional therapy after first remission in advanced follicular lymphoma. *J. Clin. Oncol.*, 26, 5156–5164.

[100] Press, O.W., Unger, J.M., Rimsza, L.M., *et al.* (2013) Phase III randomized intergroup trial of CHOP plus rituximab compared with CHOP chemotherapy plus (131) iodine-tositumomab for previously untreated follicular non-Hodgkin lymphoma: SWOG S0016. *J. Clin. Oncol.*, 31, 314–320.

[101] Freedman, A., Neelapu, S.S., Nichols, C., *et al.* (2009) Placebo-controlled phase III trial of patient-specific immunotherapy with mitumprotimut-T and granulocyte-macrophage colony-stimulating factor after rituximab in patients with follicular lymphoma. *J. Clin. Oncol.*, 27, 3036–3043.

[102] Levy, R., Robertson, M.J., Leonard, J., Vose, J.M., Denney, D. (2008) Results of a phase 3 trial evaluating safety and efficacy of specific immunotherapy, recombinant idiotype (ID) conjugated to KLH (ID-KLH) with GM-CSF, compared to non-specific immunotherapy, KLH with GM-CSF, in patients with follicular non-Hodgkin lymphoma (abstr.) *Ann. Oncol.*, 19, 057.

[103] Holman, P.R., Costello, C., Demagalhaes-Silverman, M., Corringham, S., Castro, J., Ball, E.D. (2012) Idiotype immunization following high-dose therapy and autologous stem cell transplantation for non-Hodgkin lymphoma. *Biol. Blood Marrow Transplant.*, 18 (2), 257–264.

[104] Tomita, N., Kodaira, T., Tachibana, H., Nakamura, T., Mizoguchi, N., Takada, A. (2009) Favorable outcomes of radiotherapy for early-stage mucosa-associated lymphoid tissue lymphoma. *Radiother. Oncol.*, 90 (2), 231–235.

[105] Tsai, H.K., Li, S., Ng, A.K., Silver, B., Stevenson, M.A., Mauch, P.M. (2007) Role of radiation therapy in the treatment of stage I/II mucosa-associated lymphoid tissue lymphoma. *Ann. Oncol.*, 18, 672–678.

[106] Cordone, I., Masi, S., Mauro, F.R., *et al.* (1998) p53 expression in B-cell chronic lymphocytic leukemia: a marker of disease progression and poor prognosis. *Blood*, 91, 4342–4349.

[107] Dohner, H., Stilgenbauer, S., Benner, A., *et al.* (2000) Genomic aberrations and survival in chronic lymphocytic leukemia.*N. Engl. J. Med.*, 343, 1910–1916.

[108] Keating, M.J., O'Brien, S., Albitar, M., *et al.* (2005) Early results of a chemoimmunotherapy regimen of fludarabine, cyclophosphamide, and rituximab as initial therapy for chronic lymphocytic leukemia. *J. Clin. Oncol.*, 23 (18), 4079–4088.

[109] Tam, C.S., O'Brien, S.,Wierda,W., *et al.* (2010) Long-term results of the fludarabine, cyclophosphamide, rituximab regimen as initial therapy of chronic lymphocytic leukemia: a randomized, open-lab, phase 3 trial. *Lancet*, 376 (9747), 1164–1174.

[110] Goede, V., Fischer, K., Engelke, A., *et al.* (2015) Obinutuzumab as frontline treatment of chronic lymphocytic leukemia: updated results of the CLL11 study. *Leukemia*, 29, 1602–1604.

[111] Hillmen, P., Robak, T., Janssens, A., *et al.* (2013) Ofatumumab + chlorambucil versus chlorambucil alone in patients with untreated chronic lymphocytic leukemia (CLL): results of the phase III study complement 1 (OMB110911). *Blood*, 122 (21), 528a.

[112] Pettitt, A.R., Jackson, R., Carruthers, S., *et al.* (2012) Alemtuzumab in combination with methylprednisolone is a highly effective induction regimen for patients with chronic lymphocytic leukemia and deletion of TP53: final results of the National Cancer Research Institute CLL206 trial. *J. Clin. Oncol.*, 30 (14), 1647–1655.

[113] O'Brien, S., Furman, R.R., Coutre, S.E., *et al.* (2014) Ibrutinib as initial therapy for elderly patients with chronic lymphocytic leukemia or small lymphocytic lymphoma: an open-label multicenter, phase 1b/2 trial. *Lancet Oncol.*, 15 (1), 48 58.

[114] Miller, T.P., Dahlberg, S., Cassady, J.R., *et al.* (1998) Chemotherapy alone compared with chemotherapy plus radiotherapy for localized intermediate- and high-grade non-Hodgkin's lymphoma.*N. Engl. J. Med.*, 339, 21–26.

[115] Miller, T., Leblanc, M., Spier, C., *et al.* (2001) CHOP alone compared to CHOP plus radiotherapy for early stage aggressive non-Hodgkin's lymphomas: update of the Southwest Oncology Group (SWOG) randomized trial (abstr.) *Blood*, 98, 724a.

[116] Horning, S.J.,Weller, E., Kim, K., *et al.* (2004) Chemotherapy with or without radiotherapy in limited-stage diffuse aggressive non-Hodgkin's lymphoma: Eastern Cooperative Oncology Group study 1484. *J. Clin. Oncol.*, 22, 3032–3038.

[117] Bonnet, C., Fillet, G., Mounier, N., *et al.* (2007) CHOP alone compared with CHOP plus radiotherapy for localized aggressive lymphoma in elderly patients: a study by the Groupe d'Etude des Lymphomes de l'Adulte. *J. Clin. Oncol.*, 25, 787–792.

[118] Pfreundschuh,M., Kuhnt, E., Trümper, L., *et al.* (2011) CHOP-like chemotherapy with or without rituximab in young patients with good-prognosis diffuse large-B-cell lymphoma: 6-year results of an open-label randomised study of the MabThera International Trial (MInT) Group. *Lancet Oncol.*, 12, 1013–1022.

[119] Held, G., Murawski, N., Pfreundschuh, M., *et al.* (2014) Role of radiotherapy to bulky disease in elderly patients with aggressive B-cell lymphoma. *J. Clin. Oncol.*, 32, 1112–1118.

[120] German High-Grade Non-Hodgkin's Lymphoma Study Group: Rituximab and combination chemotherapy with or without radiation therapy in treating patients with B-cell non-Hodgkin's lymphoma. Available at: https://clinicaltrials.gov/show/NCT00278408.

[121] Lowry, L., *et al.* (2011) Reduced dose radiotherapy for local control in non-Hodgkin lymphoma: a randomized trial.

Radiother. Oncol., 100, 86–92.

[122] Fisher, R.I., Gaynor, E.R., Dahlberg, S., *et al.* (1993) Comparison of a standard regimen (CHOP) with three intensive chemotherapy regimens for advanced non-Hodgkin's lymphoma. *N. Engl. J. Med.*, 328, 1002–1006.

[123] Vitolo U, Bertini M, Meneghini V *et al.* (1992) MACOP-B treatment in diffuse large-cell lymphoma: identification of prognostic groups in an Italian multicenter study. *J. Clin. Oncol.*, 10, 219–27.

[124] Coiffier, B., Lepage, E., Briere, J., *et al.* (2002) CHOP chemotherapy plus rituximab compared with CHOP alone in elderly patients with diffuse large-B-cell lymphoma. *N. Engl. J. Med.*, 346, 235–242.

[125] Morrison, V.,Weller, E., Habermann, T.M. (2007) Maintenance rituximab compared to observation after R-CHOP or CHOP in older patients with diffuse large B-cell lymphoma: an intergroup E4494/C9793 update (abstr.) *J. Clin. Oncol.*, 25, 8011a.

[126] Mundt, A.J.,Williams, S.F., Hallahan, D. (1997) High dose chemotherapy and stem cell rescue for aggressive non-Hodgkin's lymphoma: pattern of failure and implications for involved-field radiotherapy. *Int. J. Radiat. Oncol. Biol. Phys.*, 39, 617–625.

[127] Pileri, S.A., Gaidano, G., Zinzani, P.L., *et al.* (2003) Primary mediastinal B-cell lymphoma: high frequency of BCL-6 mutations and consistent expression of the transcription factors OCT-2, BOB.1, and PU.1 in the absence of immunoglobulins. *Am. J. Pathol.*, 162, 243–253.

[128] Zinzani, P.L., Martelli, M., Bertini, M., *et al.* (2002) Induction chemotherapy strategies for primary mediastinal large B-cell lymphoma with sclerosis: a retrospective multinational study on 426 previously untreated patients. *Haematologica*, 87, 1258–1264.

[129] Zinzani, P.L., Martelli, M., Magagnoli, M., *et al.* (1999) Treatment and clinical management of primary mediastinal large B-cell lymphoma with sclerosis: MaCOP-B regimen and mediastinal radiotherapy monitored by (67)Gallium scan in 50 patients. *Blood*, 94, 3289–3293.

[130] Reiger, M., Osterborg, A., Pettengell, R., *et al.* (2011) Primary mediastinal B-cell lymphoma treated with CHOP-like chemotherapy with or without rituximab: results of the MabThera International Trial Group Study. *Ann. Oncol.*, 22, 664–670.

[131] Dunleavy, K., Pittaluga, S., Maeda, L.S., *et al.* (2013) Dose-adjusted EPOCH-rituximab therapy in primary mediastinal B-cell lymphoma. *N. Engl. J. Med.*, 368, 1408–1416.

[132] Gebauer, N., Bernard, V., Gebauer,W., *et al.* (2015) TP53 mutations are frequent events in double-hit B-cell lymphomas with MYC and BCL2 but not MYC and BCL6 translocations. *Leuk. Lymphoma*, 56 (1), 179–185.

[133] Vaidya, R.,Witzig, T.E. (2014) Prognostic factors for diffuse large B-cell lymphoma in the R(X)CHOP era. *Ann. Oncol.*, 25 (11), 2124–2133.

[134] Martin, P., Chadburn, A., Christos, P., *et al.* (2008) Intensive treatment strategies may not provide superior outcomes in mantle cell lymphoma: overall survival exceeding 7 years with standard therapies. *Ann. Oncol.*, 19, 1327–1330.

[135] Till, B.G., Gooley, T.A., Crawford, N., *et al.* (2008) Effect of remission status and induction chemotherapy regimen on outcome of autologous stem cell transplantation for mantle cell lymphoma. *Leuk. Lymphoma*, 49, 1062–1073.

[136] Savage, K.J., Chhanabhai, M., Gascoyne, R.D., *et al.* (2004) Characterization of peripheral T-cell lymphomas in a single North American institution by theWHO classification. *Ann. Oncol.*, 15 (10), 1467–1475.

[137] Lee J, Suh C, Park YH, *et al.* (2006) Extranodal natural killer T-cell lymphoma, nasal-type: a prognostic model from a retrospective multicenter study. *J Clin Oncol.*; **24**(4):612-618.

[138] Kim SJ, Yoon DH, Jaccard A, et al. A prognostic index for natural killer cell lymphoma after non-anthracycline-based treatment: a multicentre, retrospective analysis. *Lancet Oncol.* 2016;17(3):389-400.

[139] Yang Y, Zhu Y, Cao JZ, *et al.* (2015) Risk-adapted therapy for early-stage extranodal nasal-type NK/T-cell lymphoma: analysis from a multicenter study. *Blood,* **126** (12):1424-1432.

[140] Yang Y, Cao J, Lan S, *et al.* (2017) Association of improved locoregional control with prolonged survival in early-stage extranodal nasal-type natural killer/T-cell lymphoma. *JAMA Oncol.*;**3 (1)**:83-91.

[141] Yang Y, Zhang YJ, Zhu Y, et al. Prognostic nomogram for overall survival in previously untreated patients with extranodal NK/T-cell lymphoma, nasal-type: a multicenter study. *Leukemia.* 2015;29(7):1571-1577.

[142] Batchelor, T., Carson, K., O'Neill, A., *et al.* (2003) Treatment of primary CNS lymphoma with methotrexate and deferred radiotherapy: a report of NABTT 96-07. *J. Clin. Oncol.*, 21 (6), 1044– 1049.

[143] Valencak J.,Weihsengruber F., Raderer M., *et al.* (2009) Rituximab monotherapy for primary cutaneous B cell lymphoma; response and follow-up in 16 patients. *Ann. Oncol.* 20, 326–330.

[144] Grange, F., *et al.* (2007) Primary cutaneous diffuse large B cell lymphoma, leg type: clinicopathologic features and prognostic analysis in 60 cases. *Arch. Dermatol.*, 143, 1144–1150.

[145] Ysebaert, L., *et al.* (2004) Ultimate results of radiation therapy for T_1-T_2 mycosis fungoides. *Int. J. Radiat. Oncol. Biol. Phys.*, 58, 1128–1134.

[146] Harrison. C., *et al.* (2011) Revisiting low dose total skin electron beam therapy in mycosis fungoides. *Int. J. Radiat. Oncol. Biol. Phys.*, 81, e651–e657.

[147] Kamstrup, M.R., *et al.* (2012) Low-dose total skin electron beam therapy as a debulking agent for cutaneous T cell lymphoma: an open-label prospective phase II study. *Br. J. Dermatol.*, 166, 399– 404.

[148] Nachman, J.B., Sposto, R., Herzog, P., *et al.* (2002) Randomized comparison of low-dose involved-field radiotherapy and no radiotherapy for children with Hodgkin's disease who achieve a complete response to chemotherapy. *J. Clin. Oncol.*, 20, 3765–3771.

[149] Keller F.G., Nachman J, Schwartz C., *et al.* (2010) *Blood.* 116, 767.

[150] Friedman, D.L., Chen, L., Schwartz, C.L., *et al.* (2014) Dose-intensive response-based chemotherapy and radiation therapy for children and adolescents with newly diagnosed intermediate-risk Hodgkin lymphoma: A report from the Children's Oncology Group Study AHOD0031. *J. Clin. Oncol.*, 32 (32), 3651–3658.

[151] Link, M.P., Shuster, J.J., Donaldson, S.S., Berard, C.W., Murphy, S.B. (1997) Treatment of children and young adults with early-stage non-Hodgkin's lymphoma. *N. Engl. J. Med.*, 337, 1259–1266.

[152] Illidge T., Specht L.,Wirth A., *et al.* (2014) Modern radiation therapy for nodal non-Hodgkin's lymphoma-Target definition and dose guidelines from International Lymphoma Radiation Oncology Group. *Int. J. Radiat. Oncol. Biol. Phys.*, 89, 49–58.

[153] Specht, L., *et al.* (2014) Modern radiotherapy for Hodgkin lymphoma-field and dose guidelines from the International Lymphoma Radiation Oncology Group. *Int. J. Radiat. Oncol. Biol. Phys.*, 89, 854–862.

[154] Kaminski, M.S., Tuck, M., Estes, J., *et al.* (2005) ^{131}I-tositumomab therapy as initial treatment for follicular lymphoma. *N. Engl. J. Med.*, 352, 441–449.

第41章 儿童肿瘤
Pediatric Tumors

Shannon M. Mac Donald　Torunn I. Yock　Nancy J. Tarbell　Tamara Z. Vern-Gross　著
王玉霞　张江鹄　刘跃平　译

一、儿童肿瘤的特殊性

儿童肿瘤给父母、家庭和护理者带来了一系列的复杂问题。儿童不能对治疗做出决策，他们的家庭也可能因为孩子及必须做出的许多重大医疗决策而拖垮。儿童肿瘤医师不仅要对患者的诊治负责还要保证其父母完全理解疾病的预后、处理，以及肿瘤治疗的选择和不良反应。虽然儿童肿瘤预后通常较好，但也伴随着许多的不良反应。肿瘤治疗将会给超过 2/3 的儿童肿瘤幸存者带来晚期不良反应，到 50 岁时超过半数的幸存者会面临严重的、致残性的和（或）潜在致命性的健康问题[1, 2]。治疗相关的晚期不良反应包括一系列可降低生活质量的慢性健康问题，这给家庭、医保和社会带来了沉重的经济负担。因此，在诊治儿童肿瘤时需特别注意。多学科会诊团队包括儿童肿瘤内科医师、肿瘤外科医师、儿童肿瘤放射治疗医师、护士、儿童生活治疗师、社工、营养师、物理治疗师和药师，都要齐心协力以保证给予最好的诊疗，并致力于治愈疾病、减少治疗相关并发症以保持最佳生活质量。肿瘤治疗后，儿童患者需要终生护理并随诊晚期治疗相关毒性作用。

二、儿童肿瘤的流行病学

据估算，美国 2017 年总共 10 270 名儿童在 14 岁前被诊断为肿瘤，其中 1190 名儿童死于肿瘤[3]。肿瘤是第二位的儿童死亡原因，仅次于意外事故。在过去几十年中，治疗方法的进步大幅度提高了生存率，儿童肿瘤患者总的 5 年生存率从 20 世纪 70 年代中期的 63% 提高到了现在的 83%[4]。儿童肿瘤是一组高度异质性的恶性疾病，其预后和治疗方式差别较大。图 41-1 展示了几种主要儿童肿瘤的发生率占总的儿童恶性肿瘤发生率的百分比。

三、中枢神经系统恶性肿瘤

脑和中枢神经系统肿瘤是最常见的儿童恶性肿瘤，年发病率为 5.57/10 万[5]，也是最常应用放射治疗的儿童恶性肿瘤。儿童脑瘤在发生位置、组织学、预后方面与成人脑瘤均不相同[6]。肿瘤的症状与发生位置密切相关，包括头痛、恶心、呕吐和（或）癫痫。大部分患者在体格检查中表现为神经功能缺损。CT 或 MRI 等影像学检查是诊断的第一步，对大多数肿瘤来说磁共振更优。手术可用来缓解症状并获取病理学诊断，但

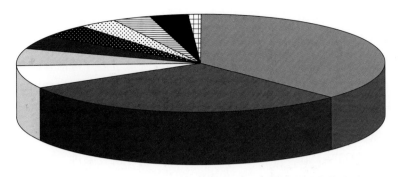

▲ 图 41-1 儿童恶性肿瘤发生率
引自 American Cancer Society Cancer Facts and Figures2017[3]

- ■ 白血病
- ■ 颅内 / 中枢神经系统肿瘤
- □ 神经母细胞瘤
- ▨ 肾母细胞瘤
- ■ 霍奇金淋巴瘤
- ▨ 非霍奇金淋巴瘤
- ▨ 横纹肌肉瘤
- ▨ 视网膜母细胞瘤
- ■ 骨肉瘤
- ▨ 尤因肉瘤

损伤风险高及疾病具有特征性的影像学表现时需谨慎手术。转移情况的评估、治疗和预后均依赖于肿瘤的诊断。

（一）髓母细胞瘤 / 胚胎性肿瘤

髓母细胞瘤是一种位于小脑的胚胎性肿瘤，是相对常见的儿童脑瘤，在美国大约每年诊断 540 例。该病的中位发病年龄在 5—6 岁，但是从婴儿到成年人均可发病[7]。男孩发病率高于女孩。髓母细胞瘤通常发生在中线小脑蚓部，在第四脑室生长。因此，肿瘤常阻塞脑脊液在大脑导水管和第四脑室之间的流动，引起颅内压升高的相关症状。青少年和年轻的成年人单侧性肿瘤更常见，常表现为辨距不良和共济失调。这些患者术后可能出现后颅窝综合征，症状包括吞咽困难、躯干性共济失调、发音困难和罕见的呼吸衰竭。应该施行包括放射治疗在内的治疗措施及支持治疗，症状往往是自限性的。

髓母细胞瘤中枢神经系统播散率较高，在 11% ～ 43%。因此，在放射治疗之前应该进行合适的术后分期[8]。术后 24 ～ 48h 内影像学检查评估切除程度是较理想的。为了完善分期，可行术后 10 ～ 14d 钆增强的脊髓 MRI 及腰椎穿刺脑脊液细胞学检查。根据疾病侵犯范围分为标准风险和高风险。标准风险定义为肿瘤无转移、患者至少 3 岁且术后残留病灶≤ 1.5cm²。患者< 3 岁，残留病灶> 1.5cm² 或有转移则为高风险。

未分化肿瘤未包括在此分类中，与经典髓母细胞瘤相比，其预后更差，此类肿瘤患者应采取高危疾病相应的治疗策略[9]。

典型的髓母细胞瘤是小脑原发（胚胎性）肿瘤，可能起源于小脑颗粒细胞层的成神经管母细胞。该肿瘤是肿瘤细胞密集型的，主要由组织学各异的小圆形细胞组成（例如，结缔组织增生性 / 结节性、大细胞、具有广泛结节性的成神经管细胞瘤、间变性），且目前发现可分为不同的遗传（分子）组[10]。根据 2012 年发表的国际共识，髓母细胞瘤有四个主要亚组，最近研究证明该分组与预后相关：① WNT 通路亚组，预后特别好；② SHH 通路亚组，具有良好的预后；③第 3 组亚组预后最差并且更可能具有 C-myc 扩增且经常是 M+；④第 4 组亚组预后差且 M+，但组内有差异[11, 12]。最近的研究表明，预后可能与分子特征相关性更大[13]，因此分子特征开始被纳入疾病的风险分层。

接受全脑全脊髓放射治疗（CSI）和化学治疗的标准风险患者，治愈率超过 80%[14]。儿童肿瘤协会（COG）ACNS0331 提出，在晚期治疗毒性风险最高的 8 岁以下儿童中将放射治疗剂量从 23.4Gy 减少到 18Gy 是否能维持无复发生存和总生存（OS）的基础上减少放射治疗不良反应[15]。类似的研究也对比了累及野瘤床与全后颅窝放射治疗的疗效与不良反应差别。在这个研究中，累及野瘤床放射治疗的生存率与标准治疗相当，5

年 OS 分别为 84.1% 和 85.2%。降低剂量的 CSI 与更高的肿瘤复发发生率和更低的 5 年生存率（分别为 78.1% 和 85.9%）相关[16]。髓母细胞瘤标准治疗目前仍包括照射整个中枢轴至 23.4Gy，通常同步进行长春新碱化学治疗，随后对瘤床进行 30.6Gy 的加量照射，使该区域总剂量达到 54Gy[14]。累及野加量局部的肿瘤区（GTV）基于钆对比 T_1 信号前后的变化。同时应参考手术前肿瘤侵犯范围和手术前后的变化，并观察所有序列（T_2、T_2 FLAIR、T_1 钆前和钆后），因为这些肿瘤的增强通常是异质性的。GTV 包括术腔、术前肿瘤累及的所有部位以及残留增强肿瘤。临床靶区（CTV）通常为 GTV 外放 1.5cm，骨或小脑幕可作为解剖边界。计划靶区（PTV）为 CTV 外放 0.3 ~ 0.5cm，以包括移动或误差。

高风险的髓母细胞瘤预后较差，但提高 CSI 剂量、增加化学治疗强度，可获得 60% ~ 70% 的 5 年无病生存率[14, 17-19]。对于儿童高风险髓母细胞瘤或大脑中发生的其他胚胎性肿瘤（如松果体母细胞瘤、成神经管细胞瘤和髓上皮瘤），治疗包括 CSI 36Gy，随后进行后颅窝照射 19.8Gy（包括瘤床），使总剂量达到 55.8Gy，并进行同步化学治疗。世界卫生组织 2016 年在中枢神经系统（CNS）肿瘤分类方面做出了重大改变，去除了幕上原始神经外胚层肿瘤（SPNET）[10]。这类罕见的肿瘤 19 号染色体上的 C19MC 区域（19q13.42）发生扩增，因此被诊断为具有多层花结样 C19MC 改变的胚胎性肿瘤。在勾画高危髓母细胞瘤的整体后颅窝瘤床时，CTV 应从 C_1 椎管下极向上通过枕骨大孔，并向上延伸至小脑幕。CTV 向两侧自后颅窝延伸至枕骨和颞骨的骨性部分。PTV 应该自 CTV 外扩 0.3 ~ 0.5cm。肿瘤播散的患者可能需要全脊髓照射 39.6Gy。局部转移的脊髓病灶提量至 45Gy。目前，ACNS0332 正在对放射治疗同步每日卡铂化学治疗和随后的异维 A 酸治疗进行评价。包括调强放射治疗和质子治疗在内的现代技术可以减少正常组织的受照剂量和（或）

照射范围[20]。早期数据已经证明质子治疗在许多 CNS 肿瘤中具有显著的剂量学优势且不损害靶区覆盖率，因此降低了治疗毒性并改善了生活质量[21-23]。全后颅窝放射治疗剂量不应超过 54Gy 或 54Gy（RBE），以避免脑干坏死风险。使用质子治疗时推荐脑干剂量 < 52 ~ 53Gy（RBE）[24, 25]。当然需要更多的前瞻性研究来进一步确定这些治疗方式的临床益处。

颅脑脊髓放射治疗需要知晓儿科和成人质子和（或）光子治疗差别原则。关键是要在 CT 模拟时确保治疗装置的固定和重复性。阿尔法摇篮固定系统或真空袋可提高摆位的准确性。推荐使用镇静，并纳入儿童治疗师作为儿科治疗团队的一部分，改善患者 / 护理人员的教育、提高治疗的安全性和有效性，提高患儿生活质量和治疗体验[26, 27]。在进行治疗计划之前，应与儿科小组讨论固定和（或）镇静的方法。在设计治疗计划时，确保所有计划治疗的关键解剖部位达到全剂量：筛骨板、中颅窝、颅骨周围的边界区。脊髓、硬膜囊、肿瘤区域，以及高危累及区均应包含在 CTV 内。应使用 MRI 识别硬膜囊，并在计划 CT 上进行勾画。硬膜囊通常位于或低于 S_2。位于该水平下方的靶区应该向旁侧延伸并且包括背侧神经根，以使骶孔受到足量的照射。

目前正在进行相关研究以降低放射治疗剂量、缩小放射治疗野，并选择性地在某些患者中不再进行放射治疗[28]。正在进行的临床研究中，在标准风险和高风险患者的治疗中均考虑了分子亚型，以提高疾病治疗的特异性。圣犹达（St-Jude）儿童研究医院将新诊断的髓母细胞瘤 /PNET 患者分为 WNT/SHH 亚组与非 WNT/非 SHH 亚组，根据风险不同分别给予放射治疗（SJMB 12）。CSI 的剂量为 15 ~ 39.6Gy，SHH 肿瘤患者也将接受 hedgehog 拮抗药 Vismodegib（GDC-0449）维持治疗[29, 30]。COG 在 ACNS1422 中将 CSI 剂量减少至 18Gy，但仅限于 WNT+ 的患者[31]。NCT02212574 研究正在 WNT+ 标准风险髓母细胞瘤患儿中评估仅使用手术和化学治疗的可行性，以减少治疗毒性。患者将接受 9 个周期包括顺铂、洛莫司汀、长春新碱和环磷酰胺的化学治疗[30, 32]。

对 3 岁以下儿童进行治疗充满了挑战，其生存率从 20%（高危特征患者）到 90%（组织学良好和标准风险特征患者）不等[33]。治疗效果不佳，可能是由于治疗不足或父母选择偏好、治疗毒性、放射治疗改变或治疗延迟等。对儿童来说，CSI 导致的毒性作用令人难以接受，特别是神经毒性和不能正常生长发育。因此，治疗通常包括最大安全切除肿瘤后继续化学治疗以延迟放射治疗。BABY POG1[34] 证明，完全切除肿瘤患者具有生存获益，放射治疗不是必要的，且其作用目前尚不明确[35]。Head Start 研究表明，化学治疗开始后接受高剂量化学治疗干细胞治疗（HDCSTR），加或不加放射治疗，5 年 OS 高达 60% ～ 70%[36]。COG 方案 ACNS0334 正在评估高剂量强化化学治疗 + 外周血干细胞 ± 甲氨蝶呤的作用，以确定这种方案缓解率是否更高。脑科肿瘤协会（PBTC）最近关闭了 PBTC 026 试验，该试验纳入了 2—4 岁的髓母细胞瘤患者，旨在评估诱导治疗后进行巩固治疗（HDSCRT）和 M_0 患者加用放射治疗、随后给予 SAHA/ 异维 A 酸的综合治疗方案[37]。ACNS1221 是一项 Ⅱ 期研究，旨在治疗 4 岁以下儿童非转移性结节性髓母细胞瘤，该研究采用联合化学治疗方案，未加入放射治疗[38]。在有 M+ 的儿童中，也可以考虑 CSI，但应尽可能延迟至儿童年龄超过 3 岁开始放射治疗。放射治疗靶区通常为累及野，有时甚至不做放射治疗[36, 39]。

（二）非典型畸胎瘤 / 横纹肌样瘤

非典型的畸胎瘤 / 横纹肌样瘤（AT/RT）是一种高度恶性的中枢神经系统肿瘤，约占小儿中枢神经系统肿瘤的 3%，以前曾被诊断为其他胚胎性肿瘤，包括成神经管细胞瘤、PNET 和脉络丛肿瘤（CPC）。自发现抑癌基因 INI1 后，该种疾病才被认为是一种独立的肿瘤类型[40]。AT/RT 在组织学上与中枢神经系统外的横纹肌样瘤相同，通常发生在非常年幼的儿童中。大多数病例的复发风险很高，预后差，多死于该病[41]。50% ～ 60% 的肿瘤发生于后颅窝内，因此，患者经常表现出颅内压升高的症状。目前的治疗包括最大程度肿瘤切除、高剂量化学治疗和早期放射治疗。年幼的儿童通常接受 50.4 ～ 54Gy 的累及野放射治疗，而年龄较大的儿童或转移性肿瘤患者可能从 CSI 中获益[42]。最近的 ACNS 0333 研究评估了 AT/RT 的预后，其治疗方案包括手术、加强化学治疗和三维适形放射治疗，该试验于 2014 年 2 月关闭[43]。其中位随访时间为 24 个月，无事件生存（EFS）和 OS 分别为 43% 和 52%[44]。需要进一步分析来确认降低 CSI 剂量 / 不做 CSI 放射治疗及分子分层在这些患者的治疗中所起的作用。

（三）室管膜瘤

室管膜瘤是相对罕见的脑肿瘤，每年在美国确诊近 200 例，其中高达 40% 发生在 3 岁以下的儿童中[45, 46]。超过 90% 的室管膜瘤表现为颅内肿瘤，约 2/3 发生在后颅窝。这些肿瘤在影像学上可能与髓母细胞瘤相似。然而，室管膜瘤更常侵犯第四脑室外侧孔 Luschka 孔或 Magendie 孔[36, 47]。大约 50% 的第四脑室病变会生长至枕骨大孔以下[48]。中枢神经系统播散不常见，仅有 10% ～ 15% 的患者确诊。组织学上，室管膜瘤由多角形细胞组成，包括围绕血管室管膜花结，形成血管周围假菊花图样排列的肿瘤细胞[49]。室管膜瘤属于 WHO Ⅰ 级肿瘤，包括黏液性室管膜瘤（脊柱）和室管膜下瘤（颅内）。这些肿瘤预后较好[10]。经典室管膜瘤分为 WHO Ⅱ 级和 WHO Ⅲ 级。然而，区分这些肿瘤仍然较困难[50, 51]。

幕上和幕下室管膜瘤的标准治疗包括最大限

度手术切除后累及野放射治疗[48, 52]。通过这种治疗，局部控制率已接近 80%[53, 54]。目前还不清楚化学治疗是否对该病有益，使用化学治疗、弃用放射治疗的研究表明预后并不理想[55]。然而，7 周的短期化学治疗可能使患者获得二次手术机会[56, 57]。

CTV 为 GTV 外扩 0.5cm，并根据解剖边界调整。CTV 外扩 0.3～0.5cm 形成 PTV 以覆盖摆位误差和患者体位的变化。必须仔细地勾画瘤床和术前肿瘤累及区域，在设计治疗计划时需参考术前和术后的影像。术前 MR 可以显示肿瘤的侵犯范围，而术后 MR 将有助于判断由于手术引起的解剖结构变化。矢状面成像将有助于确定肿瘤是否延伸至椎管内。处方剂量为 54～59.4Gy/30～33F。如果 MRI 显示脊髓转移，或脑脊液（CSF）阳性，大于 3 岁的患者需接受总剂量为 36Gy 的 CSI。最近关闭和正在进行的 COG 研究（ACN0121 和 ACNS0831）总的放射治疗剂量为 59.4Gy，但是 ACNS0831 要求高危风险区域之外的关键结构受量需要限制在 54Gy 以下。鉴于患者的年龄较小，使用高度适形的技术避开正在发育的脑、耳蜗和神经内分泌结构是非常重要的。三维适形放射治疗（CRT）、IMRT 和质子已经证明在保护周围重要结构方面的优越性，同时也保持了良好的治疗效果[54, 58]。在复发情况下，再次放射治疗有望使疾病得到控制，尤其是在远处转移时使用标准分割和 CSI[59]。然而，立体定向放射外科手术（SRS）与放射性坏死相关，可能不是首选的治疗方法[60]。

儿童有耳毒性的危险，特别是螺旋器（科尔蒂器）和基底部位的损伤。铂类化学治疗的加入增加了这种风险。放射治疗的目标是保持至少一个耳蜗的受量低于 30～35Gy[60]。在制定计划时，耳垂、外耳道、内耳道，以及第Ⅶ和第Ⅷ对脑神经末端在 T_2 MRI 序列上显示最清楚。当孩子年龄适合且能耐受时，建议每年进行听力评估，以便在发现缺陷时即时启动早期干预。内耳道末端的耳蜗在 CT 骨窗上显示最清楚。

尽管在组织病理学上相似，尤其是 WHO Ⅱ 和Ⅲ级，生物学行为的差异提示了不同的遗传和分子分型[50, 51]。最近的一项研究进行了室管膜瘤的分类，通过对 500 例肿瘤的全基因组 DNA 甲基化测定，确定了 9 个不同的分子亚型，涉及 3 个解剖部位的中枢神经系统肿瘤，包括脊髓（SP）、后颅窝（PF）和幕上（ST）。该分子亚组在患者危险分层方面优于目前的组织病理学分级。肿瘤的扩大切除仍为治疗的关键，而特定亚组在完全切除后仍要评估是否需要放射治疗。未来的前瞻性临床研究应包括患者的分子风险分层，以识别可以减少或改变治疗的患者，来避免放射治疗的晚期毒性。

（四）低级别胶质瘤

低度恶性胶质瘤（LGG）或星形细胞瘤是儿童最常见的脑肿瘤，由多种亚型组成[61]。毛细胞星形细胞瘤（WHO Ⅰ级）和弥漫纤维型星形细胞瘤（WHO Ⅱ级）是儿童诊断的两种最常见的 LGG。小脑是最常见的原发部位（15%～25%），其次是大脑（10%～15%）、深中线结构（10%～15%）、视路（5%），最后是脑干（2%～4%）[60]。两种最常见的遗传性肿瘤易感综合征是结节性硬化（室管膜下巨细胞星形细胞瘤）和 1 型神经纤维瘤病（NF-1）（视神经纤维瘤 / 下丘脑的毛细胞瘤）。2%～5% 的低级别星形细胞瘤发生在视觉通路中。该位置的肿瘤大约 1/3 为 NF-1[62]。2016 年 CNS WHO 分类整合了表现型和基因型标记，该分类更加客观和复杂，因而有助于更准确的诊断、预后预测和指导治疗[10]。同样，在小儿 LGG 中也发现了一些突变，这些突变可能成为 LGG 不同亚型的潜在治疗靶点，最常见的为 BRAF 基因突变激活有丝分裂原活化蛋白激酶（MAPK）通路[63]。最近的数据表明，不同病理和发生位置的肿瘤其基因变异不同，预后也存在显著差异[64]。在诊断前，儿童肿瘤可能在 6 个月或更长时间内出现缓慢的症状进展[65]。肿瘤在大脑半球（癫痫发作）、丘脑（侧位神经症状）或在中线 / 鞍上结构（视觉体征，内分泌异常，间脑综合征），其临床表现可能不同。应该仔细检查所有的 MRI 序列，因为许多肿瘤或者不增强或者具有只能在 T_2 序列上可以识别的非增强成分。在 MRI 上，小儿 LGG 多表现为 T_1 加权低信号、T_2 加权高信号，在输注钆后增强程度不同。分期研究包括术后 MRI，最好在 24 ~ 48h 内进行，以更好地区分残余肿瘤和术后改变。沿软脑膜中枢神经轴播散是罕见的，据报道为 5% ~ 18%[66, 67]。如果怀疑其他疾病，或者如果已知存在脊髓病变，则需要进行脊髓成像检查。

　　根据年龄、症状、肿瘤部位和既往治疗方式，不同的肿瘤和患者特征决定着是否需要进行积极干预。若手术能安全和（或）最大限度的安全切除，则推荐先进行手术活检以获得组织学和基因组学信息。以下情况可不进行活检：肿瘤位于语言中枢相关部位、有增加手术并发症的风险、MRI 结果支持 LGG 诊断。手术可能是治愈性的。次全切除也可能是足够的，特别是在年幼的儿童中。STR 患儿的无进展生存较差，可能需要包括放射治疗或化学治疗在内的额外治疗[68]。如果患儿无症状，并且肿瘤在连续 MRI 上没有进展，是可以观察的。对于 NF-1 患者，特别推荐这种方法，因为肿瘤往往更加惰性，且患者可能存在学习障碍[69]。患者通常需要进行化学治疗，尽管对于大多数人来说，这只是一种临时措施。一般来说，化学治疗适用于年轻患者，卡铂和长春新碱通常用于疾病进展时[70]。放射治疗往往是大龄患者的首选，但没有明确的年龄界限。放射治疗通常在未达完全切除的肿瘤治疗中起重要作用。如果达到完全切除（GTR），不推荐放射治疗。放射治疗可用于缓解症状或者影像学进展时。适形放射治疗后已经观察到很好的长期疗效[71]。立体定向放射治疗为高度适形

的治疗，对于小肿瘤具有较好的疗效[72]。在治疗准备期间，所有诊断时、化学治疗前、手术前的 MRI 图像应该导入到当前的治疗计划系统中，以便完整地识别肿瘤体积，包括治疗前肿瘤累及的区域，并且依据肿瘤体积的变化做适当修正。推荐放射治疗剂量为 50.4 ~ 54Gy。GTV 包括所有的肿瘤 / 残留病灶和瘤床，肿瘤边界明显的推荐外放 0.5cm 形成 CTV，并根据肿瘤累及范围及解剖边界进行修改。质子放射治疗可以通过减少未受累大脑的受量来降低晚期不良反应[73, 74]。图 41-2 给出了下丘脑 / 视神经胶质瘤患者的放射治疗计划。治疗这些患者时应特别小心，尤其原发灶累及视觉相关结构时。根据损伤的类型和位置，放射性视神经病变（RION）引起的视力损害可表现为视力丧失或视野缺损（视神经、视交叉或视神经损伤）。尽管通常限制最大剂量，但可能存在剂量 / 体积关系和平均剂量的影响。较低的分次剂量可降低损伤风险。建议剂量低于 50.4Gy/1.8Gy，但如果 D_{max} 维持在 55Gy 以下，RION 并不常见[75, 76]。视网膜病可导致视敏度丧失和飞蚊症，最终导致中心视觉丧失。为尽量减少这种风险，放射治疗剂量应控制在 45Gy 以下。晶体对放射治疗很敏感，单次照射 2 ~ 3Gy，或分次剂量照射累积 ≥ 12Gy 时，即可能导致白内障。但不应为了减少白内障的风险而牺牲靶区体积照射，因为晶体毕竟是可以置换的[77]。

　　一些研究正在评估 BRAF 复制 /MAPK 通路和 BRAF V600E 靶向药物。儿童脑瘤联盟（NCT01089101）正在评估 MEK1/2 抑制药司美替尼（AZD4266）的作用。另一个进行中的研究（NCT01677741）正在评估达拉非尼，该药可结合 BRAF V600E 的 ATP 结合域，相关研究正在评估该药在 BRAF V600E 突变小儿肿瘤中的靶向治疗作用[78]。需要相关试验进一步研究放射治疗和（或）靶向治疗结合在 LGG 患者中的作用。

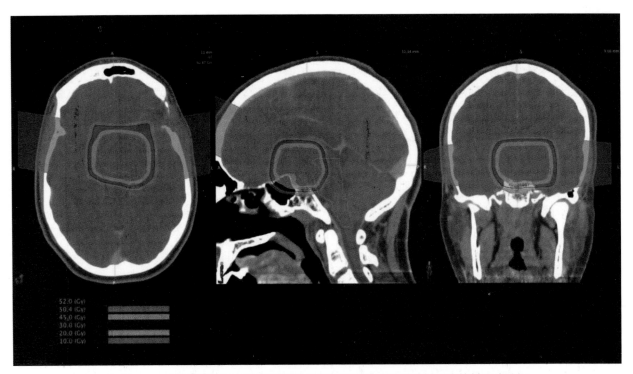

▲ 图 41-2　累及视交叉 / 下丘脑区域的低级别胶质瘤的被动散射质子放射治疗计划
此图的彩色版本见书中彩图页

（五）高级别胶质瘤

儿童中的间变性星形细胞瘤和多形性成胶质细胞瘤比成人少得多，但预后不佳，虽然有些患者生存期较长[79]。切除程度和组织学分级仍然是最强的临床预后因素。虽然放射治疗同时和放射治疗后单药替莫唑胺可提高成人 EFS 和 OS，但 COG 临床研究 ACNS0126 表明，该方案与传统的化学治疗方案相比并未提高儿童高级别胶质瘤（HGG）的生存[80, 81]。ACNS 0822 比较了标准疗法（联合疗法，包含替莫唑胺）和两个包含伏立诺他或贝伐珠单抗的综合治疗模式[82]。由于未达到预定终点，该实验已经关闭。由于儿童 HGG 的生物学异质性，化学治疗可能仅对某些亚型的患者有效。最近的研究 ACNS0423 评估了 54Gy 放射治疗、瘤床加量至 59.4Gy，替莫唑胺同步化学治疗，然后加用 CCNU 维持的综合治疗方案。结果表明，与 ACNS 0126 中单独使用替莫唑胺治疗的患者相比，采用综合治疗的患者 EFS 和 OS 显著改善，包括那些没有达到 GTR 的患者[83]。然而，对于 3 岁以下儿童，单纯化学治疗仍然是一种治疗选择。因为 Head start 的 Ⅱ 期和 Ⅲ 期临床试验表明，单纯化学治疗时，< 36 个月的儿童 5 年 EFS 和 OS 分别为 44% 和 63%，36—71 个月的儿童 5 年 EFS 和 OS 分别为 31% 和 38%，> 72 个月的儿童 5 年 EFS 和 OS 分别为 0% 和 13%[84]。儿童和青少年 HGG 的标准治疗模式是最大程度的安全切除后行放射治疗 ± 化学治疗。治疗靶体积和处方包括初始的治疗范围及随后的瘤床区加量，总量为 54 ～ 59.4Gy。详细总结如下。

- GTV1——包括在术前和术后 MRI 上定义的残余肿瘤和（或）肿瘤切除床的增强和非增强区域，包括增强前后 MR 显示的 T_1 和 T_2 异常。

- CTV1——GTV1 外放约 2cm，并根据解剖边界进行修改。

- PTV1——CTV1 外放 0.3 ～ 0.5cm，以包

括摆位误差和运动。

原发部位（PTV1）——每次 1.8Gy，分 30 次给予，共 54Gy。

• GTV2——包括在术后 MRI 上定义的残余肿瘤和（或）肿瘤切除床的增强和非增强区域，其包括增强后 MRI T_1 异常。

• CTV2——GTV2 外放约 1cm，并根据解剖边界进行修改。

• PTV2——CTV2 外放 0.3 ～ 0.5cm，以包括摆位误差和运动。

原发部位（PTV1）- 每次 1.8Gy，分 30 次给予，共 54Gy。

另一种高度恶性的肿瘤是弥漫浸润脑干胶质瘤（DIPG），约占脑干脑胶质瘤的 70%。临床表现包括脑神经麻痹（一般为Ⅵ和Ⅶ），长束征和共济失调。根据 2016 WHO CNS 分类，DIPG 属于新定义的弥漫中线胶质瘤，携带组蛋白 H3 K27M 突变，这可能为未来靶向治疗和放射治疗奠定基础[10]。这些肿瘤通常发生在脑桥或延髓上部，使脑干体积增大，并在 MRI T_1 上呈现均匀低信号的典型表现，T_2 表现为高信号病灶。肿瘤可能是外生生长的。如果影像学表现典型，可不进行活检，尽管最近证据表明活检可能有助于明确肿瘤的分子信息。标准治疗包括单独放射治疗，证据来源于德国 Hirntumor 合作小组研究（HITGBM-C），研究结果表明在放射治疗中和放射治疗后强化化学治疗未能使 DIPG 患者 EFS 延长[85]。

一般推荐剂量为 54 ～ 59.4Gy。最近的试验 ACNS0423 推荐 PTV-1 剂量为 54Gy，30 分次，然后瘤床分 3 次加量 5.4Gy，总剂量为 59.4G，该放射治疗方案取得了更好的预后[86]。这些肿瘤对放射治疗敏感，但通常在 1 年内复发[79]。在进行放射治疗计划之前，应将最能确定疾病范围（特别是术后情况）的 MRI 序列与计划 CT 融合，用于鉴别 GTV 范围。通常包括 MR T_2 和 FLAIR 序列。GTV 包括残余肿瘤和瘤床（如果适用），并包括所有受累的组织。GTV 外扩 1cm 形成 CTV，由于存在解剖屏障，某些神经结构不易受侵犯（包括骨骼、大脑镰和小脑幕）。CTV 外扩 0.3 ～ 0.5cm 形成 PTV 来包括摆位误差和运动。

由于儿童 HGG 和 DIPG 均存在临床、生物学、基因分子学异质性，使用基因组和表观基因组特征进行危险分层仍是研究热点。最近，德国癌症研究中心（DKFZ）根据甲基化、发病年龄、肿瘤部位、中位生存期、致癌性驱动因子和基因表达，进行了儿童 HGG 的亚组分型[87]。

（六）颅咽管瘤

颅咽管瘤占儿童中枢神经系统肿瘤的 5% ～ 10%，鞍区 / 鞍旁肿瘤的 50%[5, 88]。该肿瘤组织学上为良性肿瘤，起源于拉特克囊的残余物，后者最终分化成垂体前叶。颅咽管瘤在年龄分布上呈双峰型，主要发生在 5—14 岁的儿童和 65—74 岁的成年人。这是高度可治愈的肿瘤。然而肿瘤侵犯、手术、放射治疗所带来的并发症可损害患儿。临床表现包括颅内压增高（最常见），视野缺陷（来自下交叉受压的双颞侧偏盲），行为 / 性格改变（来自额叶受累）和激素缺陷（身材矮小和性早熟）[89, 90]。急诊症状应在术前解决，包括低皮质醇和尿崩症[91]。患者可能需要手术来缓解颅内压增高及视力恶化。一旦患者情况稳定，应该进行包括基线内分泌水平测定和矫正、CT、MRI、基线视力、听力和神经心理学评估（如果年龄适合）在内的综合评估。由于存在血管病变的风险，MRA 评估也应纳入考虑[92]。该肿瘤的经典影像学表现为鞍区 / 鞍旁部分实性和囊性钙化肿物，成人钙化率降低[93]。

完全切除的侵入性手术难度大，并且往往与治疗并发症有关[94]。在不完全切除的情况下，约 70% 的肿瘤将在几年内进展[95, 96]。推荐的标准治疗包括局限手术和术后辅助放射治疗，该治疗方式 10 年疾病控制率可达到 85% ～ 90%[96-99]。

GTV 包括残留的实性和囊性成分，CTV 自术床边缘外放 0.5cm。所有在 CT 显像中发现的钙化均应纳入靶区，因为这些也是肿瘤的一部分。推荐剂量为 50.4 ～ 54Gy。适形放射治疗可以减少周围的颞叶和大脑的受照剂量[100, 101]。颅咽管瘤通常具有囊性成分，其体积可能在放射治疗期间发生变化[102]。这一点对于质子治疗尤其重要，因为质子对组织密度波动较敏感，因此可能需要自适应放射治疗以确保足够的靶体积覆盖并实现周围关键结构的剂量最小化。治疗过程中每周行 MRI 或 CT 以确保这部分肿瘤包括在靶区内[103]。视力或神经认知状态的改变可能表明囊肿扩张，当然需要体格检查或额外的影像学检查来排除脑积水，有颅内分流的患者要排除分流障碍的问题。

这些患者需要密切终身随访，因为他们存在神经系统疾病、心血管疾病和社会心理疾病的风险，从而影响患儿的生活质量[104]。与光子治疗相比，质子治疗可以显著减少关键结构的额外受照剂量[74, 105]。由圣犹达儿童研究医院和佛罗里达大学质子治疗研究所进行的 RT2CR 研究是一项 II 期临床试验，旨在评估保守手术加术后质子放射治疗（肿瘤和术后瘤床总剂量达 54Gy）对颅咽管瘤患者的作用。在该研究中，达到完全切除的患者术后仅进行观察[106]。研究终点计划评估中枢神经系统坏死、血管病变和永久性神经功能缺损。中位随访 18 个月（范围 1 ～ 50 个月）的中期分析显示被动散射质子治疗与 IMRT 相比其严重并发症的发生率未增加。该研究计划在 2017 年 4 月随访 36 个月时进行功能和疾病结局的评估[107]。

（七）生殖细胞肿瘤

中枢神经系统的生殖细胞肿瘤（GCT）很少见，20—40 岁的青年高发[108-110]。这些肿瘤通常发生在鞍上区或松果体区，多灶性肿瘤占 5% ～ 10%，常认为不具有转移性[108]。GCT 主要分为预后相差很大的两个组织学亚型，即纯生殖细胞瘤性生殖细胞瘤（GCT）和非生殖细胞瘤性生殖细胞瘤（NGGCT）。GCT 主要包括胚胎癌、内胚窦瘤、绒毛膜癌和未成熟畸胎瘤。根据肿瘤的部位，临床表现为尿崩症、性早熟或性发育迟缓。患有松果体瘤的患者可能因为顶盖上丘压力而出现帕里诺综合征的眼部症状，包括向上凝视、阿盖尔·罗伯逊瞳孔及会聚性眼球震颤。对于脑积水患者，应进行分流或第三脑室造口术以稳定病情。治疗过程中应进行大脑和脊髓的 MRI（平扫或增强），以及在松果体和鞍上区域做薄层扫描。应该获得血清和脑脊液以检测甲胎蛋白（AFP）和人绒毛膜促性腺激素（β-hCG）（颅内压增高时谨慎进行）。组织学确诊为生殖细胞瘤的患者，血清和（或）脑脊液中的 AFP ≤ 10ng/ml，β-hCG ≤ 100mU/ml。NGGCT 患者必须有血清/脑脊液 β-hCG > 100mU/ml，或者血清/脑脊液 AFP > 10ng/ml 或以上。如果血清和（或）CSF 标记物升高，则不需要对病灶进行活检，但这仍然是有争议的。如果没有进行组织学确认，正在进行的 ACNS 1123 研究需要 β-hCG ≤ 50mU/ml 才能诊断为 GCT。纯生殖细胞性生殖细胞瘤是最常见的 GCT 类型，通常预后最好。单独放射治疗或放化疗联合均可获得优异的疗效[111-114]。

全脑室放射治疗（WVRT）24Gy，随后对肿瘤床加量至 45 ～ 50Gy，这是局部 GCT 的治疗方法。同样适用于播散性纯生殖细胞瘤患者，预后好，但建议该种患者使用 CSI。标准方法是单独 CSI 至 24Gy 剂量，然后局部加量至 45Gy。针对放射治疗前应用化学治疗的患者，可能会减少放射治疗剂量，但放射治疗范围不应改变。这包括 2 ～ 4 个周期的卡铂/依托泊苷或基于铂类的化学治疗，然后是 21Gy（WVRT）放射治疗，并对原发肿瘤加量至 30Gy。播散性疾病的化学治疗是相同的，然后是 21Gy CSI，并对原发肿瘤加量至 30Gy。如果部分缓解，并且不进行二次手术，应考虑将总剂量增加至 36Gy。部分研究正在进一步评估化学治疗加局灶放射治疗的治疗方法，法国小儿肿瘤学会（SFOP）的结果显示，这种治疗方法脑室复发率为 14%～16%，因此自发表以来基本没有受到青睐[115]。目前 COGACNS1223 试验的第二阶段正在评估先化学治疗，后全脑室放射治疗 18Gy，随后加量至 30Gy 的综合疗法。

NGGCT 的预后较差，单纯放射治疗的 OS 较低，为 20%～45%[109, 115, 116]。最近的 COG 研究（ACNS0122）评估的治疗策略为：6 个周期的诱导化学治疗（卡铂、异环磷酰胺和依托泊苷），然后 CSI 至 36Gy，随后累及野加量至 54Gy。最新结果显示这些患者的 5 年 EFS 和 OS 分别为 84% 和 91%[116]。COG 研究 ACNS 0123 正评估是否可以安全地减少放射治疗剂量和体积：化学治疗方案不变，然后 WVRT 到 30.6Gy，随后累及野加量至 54Gy。全脑室放射治疗轮廓见图 41-3。该研究还没有公布结果，但达到了预定的停止标准，因此 COG 发布了关闭治疗组的通知。目前建议遵循 ACNS0122 方案，即 NGGCT 患者推荐的放射剂量为：36Gy CSI，然后累及野加量至 54Gy。

在制定治疗计划时，整个脑室的勾画具有一定挑战性，应该包括侧脑室、第三脑室和第四脑室，以及鞍上和松果池。融合放射治疗前的 MRI T₂ 序列便于勾画出 CSF 和脑室体积。具体勾画方法见 COG 和 QARC 网站[117]。GTV 应包括所有残留肿瘤、诊断时的肿瘤床、脑浸润的区域以及初诊时受累的所有组织。新辅助化学治疗后，评估松果体或漏斗部位的变化。CTV 为 GTV 外放 0.5cm，根据解剖结构调整。值得注意的是，在勾画 CTV 之后，应该将其与全脑室 CTV 结合以确保累及野加量区接受完整的处方剂量。

四、脊髓肿瘤

原发性脊髓肿瘤在儿童中罕见，约占中枢神

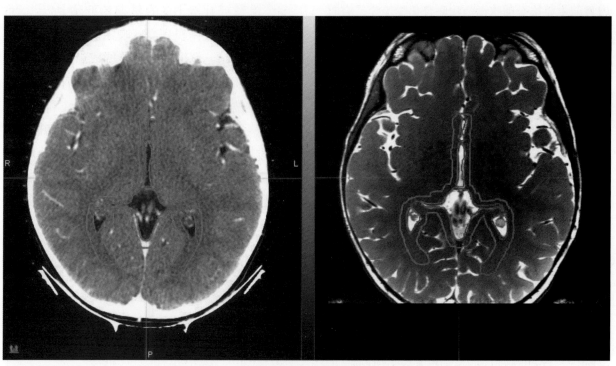

▲ 图 41-3 生殖细胞瘤患者松果体池水平处脑室勾画
左图：CT 扫描；右图：T₂ 磁共振（此图的彩色版本见书中彩图页）

经系统恶性肿瘤的5%[118]。大多数肿瘤是低级别星形细胞瘤或黏液性室管膜瘤。手术切除是主要的治疗手段，当无法完全切除或者肿瘤复发时，可以行放射治疗。处方剂量通常以45～54Gy为主，主要取决于脊髓耐受性[119]。完全切除的脊髓II级室管膜瘤不需要术后放射治疗，但是脊髓III级间变性室管膜瘤需要放射治疗。当肿瘤侵犯骶骨、脊柱或颅底（包括脊索瘤或软骨肉瘤）需要增加剂量时，在最大安全切除后应考虑质子治疗[120]。在治疗计划时获取治疗前后的影像学检查结果融合是至关重要的。

五、血液恶性肿瘤

癌症治疗方面的进展已使儿童恶性血液病的疾病特异生存和总生存显著改善。目前，霍奇金病（HD）、非霍奇金淋巴瘤（NHL）和急性淋巴细胞白血病（ALL）患儿的生存率超过85%[121]。目前的治疗方法强调风险适应和避免治疗相关并发症，同时保持高治愈率。儿童血液系统恶性肿瘤目前主要接受细胞毒药物联合化学治疗，有时还接受放射治疗。过去几十年来由于化学治疗的应用已经明显减少了患者的放射治疗剂量和照射范围。

（一）霍奇金淋巴瘤

霍奇金病占儿童恶性肿瘤的4%[3]。男性发病率显著高于女性，且发病率具有双峰分布的特点。大多数儿童由于无痛性淋巴结肿大或纵隔受侵而出现呼吸短促。1/3的患者出现"B"症状，包括不明原因的持续性或反复发热，体温＞38℃，1个月内反复盗汗，6个月内体重减轻超过10%。该病通过切除淋巴结活检来确诊，以便提供足够的组织来鉴定经典的R-S细胞，该细胞源自生发中心内的B细胞。不同细胞亚型的HD预后不同，主要有以下亚型：经典霍奇金淋巴瘤（结节硬化型、淋巴细胞消减型、混合细胞型和淋巴细胞富有型），结节性淋巴细胞为主型。Ann-Arbor分期（表41-1）是基于淋巴和器官的受累程度及症状的分期系统。就诊时应进行仔细的体格检查，包括所有的淋巴结部位、是否有纵隔压迫症状和器官肿大。重要的实验室检查有：血红蛋白、红细胞沉降率（ESR）、C-反应蛋白、铁蛋白和肝功能试验[122, 123]。有"B"症状或III期的患者应该进行双侧骨髓活检。影像学检查应包括颈胸腹盆的CT或PET-CT。大肿块定义为CT上最大横径＞6cm的纵隔淋巴结肿大，或者如果纵隔肿块直径大于胸腔最大直径的1/3（直立位胸片）[124]。

单纯放疗为HD的早期治疗方法[125]。由于无法治愈大体积病变、晚期病例，以及放射治疗剂量高、范围大，可能造成患儿死亡或并发症增加。并发症包括肌肉骨骼发育异常、甲状腺异常、心肺毒性等晚期不良反应和第二原发肿瘤等。由于以上的原因，相关研究在该病治疗中引入了化学治疗[126-131]。现在的治疗方案包括化学治疗±放射治疗，具体治疗方式基于疾病风险和治疗反应制定。许多儿童HD

表41-1　Ann-Arbor分期系统

分期	描述
I期	一个淋巴结区域或淋巴样结构受侵（I）或局限一个淋巴结外器官或部位受侵（IE）
II期	膈肌一侧2个或2个以上淋巴结区域受侵（II）或1个淋巴结外器官/部位局部延续性受侵合并膈肌同侧1个或多个区域淋巴结受侵（IIE）
III期	膈肌两侧的淋巴结区域受侵（III），可合并局部结外器官或部位受侵（IIIE），或结外器官和脾受侵（IIIE+S）
IV期	同时伴有远处1个或多个结外器官广泛受侵

研究致力于疾病控制同时尽量减少晚期不良反应 [122, 132-134]。通常将 HD 分成三个风险组群：低 / 淋巴细胞占优势；中间；高风险群体。由于风险分层和治疗不断变化，要比较研究之间的结果是很困难的 [135]。

低危患者和淋巴细胞为主型患者，包括 ⅠA 和 ⅡA 期无大肿块患者，一般采用最小限度的治疗。AHOD0431 是一项针对低危患者的研究，患者进行 3 个周期 AVPC（阿霉素 + 长春新碱 + 泼尼松 + 环磷酰胺）化学治疗后根据早期治疗反应制定放射治疗方案。尽管在化学治疗 1 个周期后达到完全缓解（CR），但如果在化学治疗完成的 1 年内，复查 PET 阳性或不确定的患者 EFS 较差，这部分患者需接受累及野放射治疗（IFRT）。这项研究提示，AV-PC 1 个周期后的 PET 评估能预测低危患者是否需要放射治疗 [136]。中危患者（通常除外 ⅠA 期、ⅡA 期无大肿块和ⅢB/ ⅣB 期患者）基于剂量反应进行评估和治疗。化疗 2 个周期和 4 个周期后评估疗效。最近针对中危患者的研究 AHOD 0031 评估了用剂量加强的 ABVE-PC（阿霉素 + 博来霉素 + 长春新碱 + 依托泊苷 + 环磷酰胺 + 泼尼松），以及基于早期治疗反应的 IFRT 对儿童霍奇金淋巴瘤的作用。快速早期反应（RER）定义为在 CT 成像上每个病变的直径（PPD）减少≥ 60%。慢性早期反应（SER）定义为 CT 成像中每个病变的 PPD 降低＜ 60%。完全缓解定义为 CT 每个病变的 PPD 降低≥ 80%，PET 或镓扫描阴性。该试验表明早期治疗反应评估可使达到 CR 的 RER 患者免受放射治疗，而 PET 阳性患者的 SER 患者因化学治疗增强而获益 [137]。尽管 RER 和 SER 患者的 4 年 OS 很高，但是 4 年的 EFS 较差，尤其 是 SER 患 者（86.9% vs 77.4%，$P <$ 0.001）在未受累的部位很少出现复发，因此目前存在减少放射治疗范围以减少正常组织毒性的趋势。由于复发多发生在最初的疾病部位（大肿块和非大肿块），今后的研究应评估剂量增加的作用，以

及是否包括除大肿块以外的部位。此外，诊断为贫血和大肿块的局限期 RER 患者在加入 IFRT 后 EFS 明显较好 [138]。根据 AHOD0031 研究开发并验证了一种预测模型（CHIPS），该模型可进行预后评分并识别出能从强化治疗中获益的患者，包括 4 期、大纵隔病变、白蛋白＜ 3.5g/dl、发热等 [139]。CHIPS 为 0 或 1 的患者可达到近 90% 的 EFS，而 CHIPS 为 2 或 3 的患者 EFS 分别为 78% 和 62%。

高危患者包括ⅡB 和ⅣB 期患者，后续治疗以初期治疗反应为基础，反应缓慢者可应用强化方案。最近的研究表明，早期快速反应者可进行有限治疗，但是早期反应迟缓的患者应加强治疗，最终达到增强治疗效果和降低毒性的目标。儿童 HL CCG59704 研究在高危患者（定义为ⅡB 期或ⅡB 期伴有大肿块，Ⅳ期）中评估剂量加强的 BEACOPP（博来霉素 + 依托泊苷 + 阿霉素 + 环磷酰胺 + 长春新碱 + 丙卡巴肼 + 泼尼松）的作用。在 4 个周期的化学治疗后行疗效评估并进行巩固化学治疗 ±IFRT，中位随访 6.3 年时的 5 年 EFS 为 94%，结果显示该方案对高危患者有着显著的疗效 [140]。本妥昔单抗瑞他汀是一种针对 CD30 的抗体，并与微管蛋白破坏剂一同使用。该药在复发和难治性疾病中已经观察到了疗效，目前正在进行临床试验。最新的 COG AHOD1331 试验正在评估本妥昔单抗 Vedotin 治疗新诊断的高危经典型霍奇金淋巴瘤的作用 [124]。

放射治疗的一般适应证包括初始大肿块的病变（大纵隔、淋巴结肿大＞ 6cm、肉眼可见的脾结节、无论患者对治疗反应快或慢）。SER 定义为化学治疗 2 个周期后 PET-CT Deauville 评分 4 或 5，以及残留＞ 2.5cm 的患者。由于国际上治疗方法各异，目前正努力统一分期和疗效评价标准以改善风险分层和治疗。这主要通过互动论坛如儿童、青少年和成人 HL（CAYAHL）研讨会、分享临床经验的项目，包括分期评估和疗效标准（SEARCH）统一等来实现 [135]。

放射治疗靶区缩小到了受累野，受累野定义为由诊断影像确定的受累淋巴结区域[141]。许多人致力于进一步减小靶区，累及野和扩大野已经被累及淋巴部位和累及淋巴结所代替[142, 143]。EORTC-GELA 和国际淋巴瘤放射肿瘤学组（ILROG）已经为该治疗推出了指南，同时很多研究旨在实现等效的疾病控制并降低毒性[144, 145]。早期结果表明疾病控制良好，在治疗区域以外没有失败[146]。放射治疗总剂量为 2100cGy，每次150cGy，共 14 次，根据风险和（或）化学治疗后是否存在持续的 FDG-PET 摄取决定是否增加900cGy/6F 的放射治疗。

霍奇金淋巴瘤患者存在治疗相关晚期并发症的风险，特别是蒽环类药物治疗联合放射治疗的情况下，心脏病的风险尤其高[147]。减少治疗量可以最大限度地减少对正常心脏的照射，降低心脏事件的风险[148]。继发性恶性肿瘤是令人担心的晚期不良反应，尤其是在放射治疗范围增加后，研究表明纵隔放射治疗后儿童和青少年乳腺癌风险增加[149, 150]。与 3D-CRT 相比，在女孩中保护乳房的质子束疗法已经显示出减少不必要照射的潜在优势。然而，仍需要前瞻性的临床结果来证实其临床意义[142]。同样需要注意的是，采用后野保护乳房的质子放射治疗，会使心脏暴露在射线中。一些中心质子治疗时使用前射野方法，尽管这不能避开乳房组织，但可以使心脏剂量最小化。未来研究将继续评估累及部位放射治疗、新疗法和基于治疗反应的放射治疗选择，以最大限度地提高疗效并继续减少治疗毒性[124]。

（二）非霍奇金淋巴瘤

儿童非霍奇金淋巴瘤与成人发病率相似，但稍高一些[3]。每年新诊断近 500 名儿童患者，是儿童第三大常见恶性肿瘤。中位诊断年龄是 10岁，3 岁以下儿童中不常见。男性发病率稍高于女性，高加索人发病率稍高于非洲裔美国人。免疫缺陷患者是最高危的易患人群，包括 HIV 患者、Wiskott-Aldrich 综合征（X 连锁隐性、湿疹、血小板减少症、免疫缺陷和血性腹泻）、共济失调 - 毛细血管扩张症（常染色体显性遗传、神经退行性疾病、共济失调、毛细血管扩张和免疫力降低）和 X 连锁淋巴组织增生综合征（免疫缺陷、嗜血细胞性淋巴组织细胞增多症、致命性 EB 病毒、低丙种球蛋白血症）。大多数小儿非霍奇金淋巴瘤属于高级别淋巴瘤，主要是 B 细胞来源，被归类为三大亚型：淋巴母细胞性淋巴瘤（29%），伯基特淋巴瘤（39%），大细胞淋巴瘤（27%）。两种最常见的大细胞淋巴瘤亚型为间变性大细胞淋巴瘤（40% ～ 50%）和弥漫大 B 细胞淋巴瘤（30% ～ 40%）。症状往往类似于霍奇金淋巴瘤，除了伯基特淋巴瘤，该病往往累及胃肠道。中枢神经系统受累是罕见的，但却是高风险病例复发的潜在部位。Ann-Arbor 分类不适合用来分期，因为患者有更多的结外原发病变。圣犹达分期将纵隔和广泛的腹部病变分Ⅲ期，Ⅳ期仅限于骨髓和中枢神经系统病变。非霍奇金淋巴瘤患者更常见到骨髓受累。淋巴母细胞性淋巴瘤多见于纵隔或头颈部，常累及骨髓和外周血。FDG PET-CT 在评估疾病累及范围中有用，但对治疗的作用尚未确定。所有患者都需要多药化学治疗，鞘内化学治疗作为预防性中枢神经系统治疗在很多情况下使用[151]。放射治疗仅限于中枢神经系统疾病患者或化学治疗没有完全缓解的患者。在骨髓移植时可能需要全身放射治疗。有时放射治疗用于缓解症状。确诊前的放射治疗可能会影响病理诊断[152]。

（三）白血病

白血病是最常见的小儿恶性肿瘤之一，其中最常见的是急性淋巴细胞白血病（ALL）。ALL 的平均诊断年龄是 4 岁。与白血病发生有关的遗传疾病包括唐氏综合征和克兰费尔特（Klinefelter）综合征。白血病细胞在骨髓腔内累积，最终取代大部分正常的造血细胞。因此，儿童患者经常表现出骨髓衰竭的症状和体征，以及出血、感染、贫血等，表现为发热、易出现瘀斑、肝脾大、淋巴结肿大、疲劳和骨痛。血常规可能显示细胞计数升高或降低，骨髓穿刺或活检一般显示弥漫性白血病细胞。CNS 或睾丸受累在诊断时罕见，但患者可能表现出烦躁、头痛、呕吐、体重增加、脑神经麻痹或睾丸肿块 / 肿大。疾病评估包括完整的病史、体格检查及实验室检查，后者包括完整的血液学检测（CBC）、综合代谢组（CMP）、凝血、乳酸脱氢酶（LDH）和尿酸等。尿液和血液培养可以确定感染的来源，特别是在免疫缺陷的情况下。如果怀疑免疫缺陷，则可以进一步行血清免疫球蛋白、水痘带状疱疹滴度、HIV、PPD 试验等检测。为了建立诊断和完善分期，需要进行骨髓活检 / 抽吸和腰椎穿刺以及睾丸超声检查。在脑脊液评估时，中枢神经系统白血病的定义如下：CNS1——没有白血病细胞，无论白细胞如何；CNS2——腰椎穿刺无损伤，可见白血病细胞，白细胞计数 $< 5 \times 10^6/L$，或有穿刺损伤，可见白血病细胞，白细胞计数 $> 5 \times 10^6/L$；CN3——腰椎穿刺有损伤，可见白血病细胞，且 WBC 计数 $\geqslant 5 \times 10^6/L$ 和（或）存在 CNS 白血病的表现（例如面神经麻痹、脑 / 眼受累或下丘脑综合征）。在开始治疗前应进行胸部 X 线和超声心动图检查以排除纵隔肿块可能。

过去患者按照风险分为：低风险（1—10 岁儿童 B 细胞 ALL，白细胞 $< 50 \times 10^9/L$），标准风险 [< 1 或 > 10 岁，白细胞 $> 50 \times 10^9/L$ 的 B 细胞 ALL，T 细胞谱系和 t（1；19）/E2A-PBX1 融合]，和高风险 [t（9；22）/BRC-ABL 融合（Ph + ALL）]。这种危险分层可以指导治疗，包括放射治疗。ALL 治疗疗效的改善可归因于现代化学治疗方案、依据治疗反应和风险引导的选择治疗和化学治疗相关的临床 / 生物学特征认识（例如，MLL 重排 BCRABL1、次二倍

体、染色体三体、11q23、MRC UKALL X 等），多药化学治疗方案用于诱导、巩固、延迟强化和维持阶段，不论是否加用放射治疗 [153-158]。80% 以上的 ALL 患儿可以通过现代化学治疗方案治愈，预后好的亚组治愈率达 90% ～ 95%[159-162]。治疗反应影响预后，对诱导化学治疗反应差的患者可能要接受更高强度的治疗。过去，放射治疗在预防中枢神经系统复发方面发挥了主要作用，但是由于出现了更有效的化学治疗药物，放射治疗现在主要用于中枢神经系统复发风险高的患者。目前，推荐放射治疗用于具有高危特征的 T 细胞 ALL、CNS3（CSF 中 $>$ 5 个白细胞 / 升或 CSF 中有白血病细胞）、CNS 复发或其他对诱导化学治疗反应差的高危疾病。推荐全脑照射（CRI）剂量为 12 ～ 18Gy，8 ～ 10 分次，每次剂量 1.5 ～ 1.8Gy[160, 163]。风险极高的 T-ALL 患者（CNS1 或 2）预防性 CRI 剂量通常为 12Gy，8 分次，每日 1.5Gy。

放射治疗在维持性治疗的前 4 周内进行。CRI 的目标是覆盖脑膜和任何可能进出中枢神经系统的区域，包括筛状板，后视网膜，眼后半球，脑神经Ⅲ、Ⅳ、Ⅴ、Ⅵ的出口，以及脑膜的下部。放射治疗野延伸至 C_1 ～ C_2 间隙和颅底颞窝的下极。铅块应遮挡眼睛的前半部分，并保护鼻子和嘴巴。放射治疗多使用平行对穿野技术。放射治疗也可用于化疗难治的睾丸受累或复发。对于 ALL 的睾丸放射治疗的推荐剂量是 20 ～ 24Gy[164]。关键是要把患者置于仰卧蛙腿的位置，便于将睾丸 / 阴囊包括在 PTV 内。为了减少毒性，睾丸应该在后方支撑以避免增加会阴受量，阴茎应该固定在耻骨联合上方的皮肤上以保持在放射治疗野外。应注意提睾反射，这可能会使睾丸脱离靶区。处方剂量点在 PTV 的中心附近，前野垂照时睾丸后方要接受 90% 的剂量。

全身照射（TBI）偶尔需要补充颅内和睾丸照射。例如，诊断为 B-ALL 的患者发生骨

髓、CNS 复发，或这些部位同时复发时，可能需要 TBI 作为 HSCT 患者的预处理方案。目前进行的 AALL1331 Ⅲ 期随机试验研究博纳吐单抗 Blinatumomab 对儿童 B- 淋巴细胞白血病首次复发的治疗作用[165]。复发时伴有中枢神经系统白血病的 HSCT 患者需要补充全脑照射，且在 TBI 之前进行。补充放射治疗的剂量和时间可能因风险和治疗方案而异。一般情况下，推荐 TBI 为 12Gy，连续 3 ～ 4d 以 1.5 ～ 2Gy 的剂量每天给予 2 次放射治疗。中平面剂量率应该保持在每分钟 6 ～ 15cGy。大剂量化学治疗和单剂量方案（2Gy×1）目前正在评估中。TBI 治疗有几个体位，包括坐位、站立、侧卧位、仰卧位和俯卧位，体位选择取决于患者和治疗机构。在计划和治疗时，患者应保持在整个治疗区域内及 90% 的等剂量线内。此外，应该尽量使肺总量维持在 < 800cGy。

接受过儿童和青少年白血病治疗的幸存者需要长期的医疗监测以预测晚期反应和疾病复发情况，因为他们面临着生活方式的改变和并发症的风险[166]。长期并发症包括神经认知缺陷（睡眠障碍、疲劳、抑郁、认知障碍 / 智力下降）、行为障碍、嗜睡综合征、白质脑病、内分泌疾病、肥胖症、心脏毒性、不育症和继发恶性肿瘤[167]。儿童癌症幸存者研究（CCSS）报道，儿童 ALL 幸存者继发恶性肿瘤 30 年累积发生率为 15%，风险增加约 4.4 倍，包括非恶性的皮肤癌（40%），脑膜瘤（20%），胶质瘤（8%），乳腺癌（3%），软组织肉瘤（3%）和其他肿瘤（26%）[168]。SJLIFE 队列研究报道所有幸存者都有代谢综合征（高血压、低高密度脂蛋白、肥胖和胰岛素抵抗）的高风险，从而确定了老年人既往 CRI 与引起代谢性疾病之间的联系[169]。

目前，相关研究正努力寻找基因组风险因素并确认其与治疗不良反应的关系。业已证实，甲氨蝶呤诱导的脑白质病，骨坏死相关基因，以及化学治疗毒性相关的基因组变异可增加治疗不良反应[170-172]。将来的研究将进一步确定青少年儿童白血病的临床、生物学和基因组学预后相关因素，通过合理的个体化治疗措施达到更佳的治疗效果，减轻治疗毒性[173]。

六、神经母细胞瘤

神经母细胞瘤是儿童时期最常见的实性非中枢神经系统恶性肿瘤，占所有儿科肿瘤的 8% ～ 10%，美国每年诊断约 650 例[3]。儿童在诊断时通常非常年幼，大部分病例在 4 岁以前确诊。神经母细胞瘤的生物学行为异质性显著，一些病例表现为自发性消退，另有些病例则预后很差。神经母细胞瘤来自位于肾上腺或脊椎旁神经节的原始肾上腺素能成神经细胞。国际病理学分类（INPC）是目前公认的病理分类系统，该分类能反映随年龄发生的形态学变化，从而提供预后信息[174]。约 14% 的儿童发生间变性淋巴瘤激酶（ALK）突变，该类患者属于高风险且预后较差[175]。克唑替尼（Crizotinib）是 ALK 和 ROS1 基因的酪氨酸激酶抑制药，将被纳入 Ⅱ 期 COG 高危神经母细胞瘤方案 ANBL1531。20% 的儿童有 MYCN 扩增，与较差的预后有关。端粒酶活性增高发生在 30% 的病例中，其 EFS 和 OS 往往较差[176]。最常见的临床表现是可触及的腹部肿块，通常表现为腹部器官受压。超过 50% 的儿童在诊断时会出现骨、肝、淋巴结和皮肤转移。骨转移也可能导致疼痛或拒绝步行。婴儿发生的皮肤转移可能伴随着皮肤变白，这是由血管活性儿茶酚胺释放引起的。此外，全身症状较常见，如发热、体重减轻、出汗、潮红、腹痛、生长停滞，以及乏力等。副肿瘤综合征包括斜视眼肌阵挛，躯干共济失调综合征（由于抗神经元抗体形成），以及血管活性肠多肽（VIP）分泌导致的腹泻。

怀疑神经母细胞瘤时，在完成病史和体格检查后进行相关检查，包括测量血压及检查腹部、眼睛、皮肤、是否有共济失调等。对可疑病灶区域行影像学检查。存在腹部肿块时，首选超声检查。应行 CT 和（或）MRI 检查评估原发病灶。在诊断时同时进行这两项检查可以更好地评估疾病的累及范围，并为随后的复查确定最佳的影像学检查方法。肾上腺神经母细胞瘤通常可以通过钙化的存在（在神经母细胞瘤中更常见）和肾实质畸变的缺失而与肾母细胞瘤进行鉴别。应进行髂骨骨髓活检和骨扫描（使用 ^{99m}Tc- 二磷酸盐）和（或）MIBG 扫描（使用 ^{123}I–MIBG）。应进行基线 CBC、CMP 和尿儿茶酚胺（香草扁桃酸和高香草酸水平在 90% 的患者中升高）检测。对于 MIBG 阴性的患者应考虑行 PET/CT 检查。若无尿儿茶酚胺升高，病理（活检或手术切除）是诊断所必需的，也可提供预后信息。如果行手术治疗，应该行术后影像学检查以确定切除范围。建议对胸部进行基线成像（胸片或胸部 CT）和腹盆的 CT 成像以排除转移性疾病。如果患者在

手术前接受了化学治疗，则需要对原发病部位进行化学治疗后、术前的 MRI 和（或）CT 扫描，因为该区域通常是放射治疗的靶区域。

目前，分期的依据是手术切除的范围和程度。国际神经母细胞瘤分期系统见表 41-2。其他预后因素包括诊断年龄、MYCN 扩增、组织学（良好 / 不良）和 DNA 倍数。由于这些预后因素对患者预后和潜在的治疗决策有重大影响，下一个Ⅲ期 COG 研究方案将利用国际神经母细胞瘤风险分组系统（INRGSS）（表 41-3）进行分组。该系统将根据疗前特征，包括年龄、组织学状态、分化、DNA 倍数、MYCN 和 11q 畸变，在全世界范围内进行患者预后的比较[177, 178]。12个月以下的儿童具有更好的预后。最近的研究表明，对于组织学良好的儿童，预后好的年龄段可以延长至 18 个月[179]。儿童肿瘤协会根据这些预后因素将成神经细胞瘤分为低、中、高危组。放

表 41-2　国际神经母细胞瘤分期系统

1 期	完全切除的局限性肿瘤，有或无镜下残留；镜下代表性同侧淋巴结阴性（与原发肿瘤相连并切除的淋巴结可能为阳性）
2A 期	次全切除的局限性肿瘤；镜下代表性非附着性淋巴结阴性
2B 期	次全切除或者是全切除的局限性肿瘤；同侧淋巴结阳性，对侧淋巴结镜下阴性
3 期	不可切除的跨中线肿瘤，有或无局部淋巴结转移；或者是局限性单侧肿瘤伴有对侧淋巴结转移；或者是跨中线生长的肿瘤并伴有双侧淋巴结转移
4 期	肿瘤播散到远处淋巴结、骨髓、肝脏、皮肤，和（或）其他器官（除 4S 期所定义的器官）
4S 期	原发肿瘤局限（1 期、2A 期、2B 期），且肿瘤扩散局限于肝脏、皮肤、和（或）骨髓（年龄 < 1 岁）

表 41-3　国际神经母细胞瘤危险度分期系统

L$_1$ 期	局限性肿瘤未累及主要的结构，包括由影像定义的危险因素结构，并局限于一个身体部分
L$_2$ 期	存在一种或多种影像定义的危险因素（image-defined risk factor, IDRF）的局部区域肿瘤： • 颈部：肿瘤包绕颈动脉和（或）椎动脉和（或）颈内静脉；肿瘤延伸至颅底；肿瘤压迫气管 • 颈胸连接部位：肿瘤包绕臂丛神经根；肿瘤包绕锁骨下血管和（或）椎骨和（或）颈动脉；肿瘤压迫气管 • 胸部：肿瘤包绕主动脉和（或）主要分支；肿瘤压迫气管和（或）主支气管；下纵隔肿瘤，侵及 T$_9$ 和 T$_{12}$ 之间的肋椎关节 • 胸腹部：肿瘤包绕主动脉和（或）腔静脉 • 腹部 / 骨盆：肿瘤浸润肝门和（或）肝十二指肠韧带；肿瘤包绕肠系膜上动脉的分支；肿瘤包围腹腔干，和（或）肠系膜上动脉；肿瘤侵犯 1 个或 2 个肾蒂；包绕主动脉和（或）腔静脉；包绕髂血管；骨盆肿瘤穿过坐骨切迹 • 椎管内肿瘤，无论位置：在轴向平面上超过 1/3 的椎管被侵入和（或）髓内软脑膜间隙不可见和（或）脊髓信号异常 • 邻近器官 / 结构的浸润：心包膜、膈肌、肾脏、肝脏、十二指肠 – 胰腺分隔和肠系膜 • 需记录，但不属于 IDRF 的情况：多灶性原发性肿瘤；胸腔积液，有或无恶性细胞；腹水，有或无恶性细胞
M 期	远处转移性疾病（MS 期除外）
MS 期	年龄小于 18 个月的幼儿转移性疾病，且局限于皮肤、肝脏和（或）骨髓

射治疗推荐用于化学治疗进展的中危患儿、所有治疗后肿瘤持续存在的患儿及高危神经母细胞瘤患儿。化学治疗、清髓性化学治疗后自体干细胞挽救，和抗 G_2 抗体的白介素（IL）–2 治疗等都可以使用[180, 181]。ANBL0032 是一项Ⅲ期随机研究，由于增加免疫治疗后获得 OS 和 EFS 改善，因此提前终止[181]。目前高风险疾病的治疗有多种方法，包括 5～6 个周期的诱导化学治疗、二期手术、巩固治疗（清髓化学治疗后自体干细胞移植，ASCT）。ABNL 0532 是一项针对高风险患者的随机试验，研究结果表明使用噻替派 / 环磷酰胺联合卡铂 / 依托泊苷 / 美法仑（CEM）进行序贯巩固治疗的效果优于单一 CEM 巩固治疗。与单纯清髓性治疗（48.6%；P=0.0064）相比，接受序贯清髓治疗的 3 年 EFS 显著改善，达到 63.2%，符合方案确定的 EFS 改善终点。序贯清髓治疗与单纯清髓治疗 3 年 OS 分别为 73.5% 和 68.8%（P=0.2207）。现在认为序贯移植是所有患者的标准治疗。在放射治疗后进行移植，并在移植后 28～40d（患儿恢复好），进行疾病原发部位和转移部位的放射治疗。放射治疗后进行维持化学治疗，主要使用免疫制药和顺式维 A 酸。即使诱导化学治疗、手术和高剂量化学治疗继之以干细胞移植，复发率也很高，绝大多数复发位于没有放射治疗的部位。因此，无论切除范围如何，推荐对诱导化学治疗后瘤床进行放射治疗。推荐的标准放射剂量为 21.6Gy，每次 1.8Gy。GTV 包括手术切除和诱导化学治疗后的残存肿瘤。为了确定 GTV，将所有影像结果融合入 CT 计划系统中是十分重要的。GTV 外扩 1.5cm 形成 CTV，根据组织器官交界及解剖屏障进行调整。PTV 为 CTV 外扩 0.5cm，以覆盖摆位误差和移位。对于术后肿瘤残留的儿童，推荐总剂量为 36Gy，可分为两个独立的治疗量。初始靶区（GTV1/CTV1/PTV1）治疗剂量为 21.6Gy。GTV1 包括手术切除和诱导化学治疗后残存的肿瘤。CTV1 包括 GTV1，并在所有方向

上外扩 1.5cm，以覆盖解剖边界和（或）器官移位。CTV1 外扩 0.5cm 形成 PTV1。增量放射治疗（GTV2/CTV2/PTV2）剂量为 14.4Gy，累积剂量为 36Gy。GTV2 包括不完全切除后残余肿瘤。GTV2 外放 1.5cm 形成 CTV2。CTV2 外放 0.5cm 形成 PTV2 以覆盖摆位误差和位移。神经母细胞瘤在一些情况下需要紧急放射治疗。影响呼吸的肝大可能需要紧急放射治疗，每天 1.5Gy，总剂量治疗 4.5Gy。不必对整个肝脏放射治疗，可以考虑避开卵巢或其他对放射线敏感的器官。3 岁以下儿童，每次 1.8Gy，总剂量 9Gy；3 岁以上的儿童，每次 1.8Gy，总剂量 21.6Gy。

尽管神经母细胞瘤所需的放射治疗剂量较低，但患儿通常非常年幼，治疗靶区可能较大。大约 25% 的患者出现脊柱侧弯，尤其是椎体受量为 18Gy 以上时。使用高级技术如质子治疗或 IMRT 时应注意使椎体受量均匀。应用铂类治疗的患者，需要每年进行听力评估，以警惕听力丧失。儿童也有卵巢功能障碍、甲状腺功能减退症、糖尿病（胰腺尾部＞10Gy）的危险，并可能需要终身服用激素补充剂和（或）生育咨询[182]。

放射治疗应考虑使用先进的放射治疗技术如：IMRT、术中放射治疗和质子放射治疗等，尤其是高危患者，以减少正常组织的受量。为了实现这一目标，COG 研究 ANBL1531 将 CTV 边界从 1.5cm 减少为 1cm。如果可能的话，神经母细胞瘤患者应考虑质子治疗，因为与传统方法相比，肺、肾、椎体、肠、胃、肝脏和软组织受量可显著减少[183]。

治疗技术的选择是非常重要的。例如，当治疗腹膜后肿瘤时，应使用后束质子束治疗，因为使用前方和（或）外侧方向进行照射时，肠壁充盈和间歇性的气体可能会导致剂量不确定性。青春期前患者应考虑包括整个椎体，以保证剂量分布均匀，降低脊柱侧弯风险，但这仍有争议。图 41–4 显示了使用质子治疗大的椎旁神经母细胞瘤的情况。

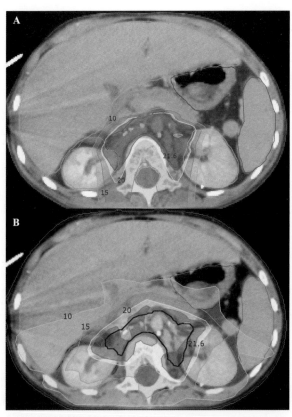

▲ 图 41-4　椎旁神经母细胞瘤的治疗

A. 扫描质子束治疗；B. IMRT（等剂量线单位 Gy）（此图的彩色版本见书中彩图页）

七、肾母细胞瘤和其他肾脏恶性肿瘤

肾母细胞瘤是儿童最常见的腹部恶性肿瘤，占美国儿童恶性肿瘤的 5%，北美地区每年约有 650 例新发病例。大多数儿童发病年龄在 5 岁以下，非洲裔美国人发病率略高[3]。一般表现为无痛性腹部肿块，与神经母细胞瘤相比，通常一般情况良好。约 1/3 的患者有厌食、乏力、呕吐和（或）血尿。

目前认为肾母细胞瘤是由未成熟肾的残余物引起的胚胎性恶性肿瘤。病因尚不明确，但偶尔可遗传。某些综合征和遗传位点与肾母细胞瘤风险相关，包括 WAGR（Wilms tumor, Aniridia, Genitourinary anomalies 和 Retardation），Beckwith–Wiedemann 综合征（偏身肥大，耳郭折皱，巨舌症，巨大儿，中线腹壁缺损，低血糖

症）和 Denys–Drash 综合征（假两性畸形，系膜硬化症，肾衰竭）。此外，1p 和 16q 染色体杂合性丢失，WT1 突变和 11p15 缺失与肾母细胞瘤的发病、复发和不良预后有关。肾母细胞瘤由三种细胞成分组成：肾小管、胚胎和基质。肾母细胞瘤组织学分类为预后良好（FH），局灶间变（FA）或弥漫间变（DA），间变型为预后不良的组织学亚型（UH）。过去将肾横纹肌样瘤（RTK）和肾透明细胞肉瘤（CCSK）分类为 UH 肾母细胞瘤，但现在认为这些是儿童肾癌的独立类型[184]。

怀疑肾母细胞瘤时通常首先进行腹部超声，随后进行腹盆 CT，以更好地了解腹部肿块和局部疾病的侵犯范围，并评估对侧肾脏是否受累。胸部 CT 和（或）胸片评估是否有肺转移。如果病理为肾横纹肌样肿瘤，则应进行骨扫描、骨骼检查和脑部 MRI，其中 10% ～ 15% 的患者可能有小脑或松果体区的中枢神经系统受累。由于 CCSK 倾向于转移到骨骼和大脑，所以诊断时应进行骨扫描、骨髓活组织检查和脑 MRI。原发病变不可切除或双侧患病的儿童可行组织活检[185]。双侧肾母细胞瘤可进行活组织检查以便保留肾单位。然而，活检不能检出 Ⅲ 期病变。每个病灶需分开进行活检以确定是否需要放射治疗。目前的 COG 分期见表 41–4。国家肾母细胞瘤研究（NWTS）和 COG 研究所建立的北美治疗标准是首先进行手术，若需要则随后进行放射治疗和化学治疗[178, 186]。肿瘤可切除性取决于肝静脉上方是否有瘤栓，肿瘤是否侵及邻近结构，是否存在继发于转移性疾病的肺部病变，以及外科医师的判断[185]。手术可获得准确的病理诊断及预后信息，并明确肿瘤的侵及范围以制定治疗方案。国际儿科肿瘤学会（SIOP）采用了不同的术前治疗策略，以减少术中肿瘤播散并评估对治疗的反应，目标是降期和减少治疗[187]。由于既往研究逐步改善了疗效，肾母细胞瘤预后较好，COG 放射治疗策略目前是以风险为基础的，侧重于分期和病理学，同时整合年

表 41-4　COG 肾母细胞瘤分期系统

Ⅰ期	肿瘤局限于肾脏，完全切除；肾囊是完好的；切除前肿瘤未破裂或活检；肾窦的血管不受累；没有肿瘤在切缘或切缘以外的证据
Ⅱ期	肿瘤完全切除，并且没有肿瘤在切缘或切缘外的证据；肿瘤超出肾外：肿瘤区域性外侵（即累及肾囊或广泛侵及肾窦的软组织）；切除标本内有肾实质外的血管受累，包括肾窦内的血管
Ⅲ期	手术后存在残留的非血肿性肿瘤，局限于腹部；可能发生以下任何一种情况： • 肿瘤累及腹部或骨盆内的淋巴结 • 肿瘤已经穿过腹膜 • 腹膜表面发现肿瘤种植 • 术后仍存在肿瘤或微小肿瘤 • 由于浸润到重要的结构导致肿瘤不可完全切除 • 肿瘤在手术前或手术中破裂 • 切除前对肿瘤进行活组织检查 • 患者接受新辅助化学治疗 • 切除肿瘤多于一块
Ⅳ期	存在血行转移（肺、肝、骨、脑等）或腹部 - 盆腔外的淋巴结转移
Ⅴ期	诊断时存在双侧肾脏受累

龄、肿瘤大小和体积、对化学治疗的反应以及染色体 1p 和 16q 的杂合性丢失等[188, 189]。详情见表 41-5。

Ⅰ / Ⅱ期 FH 肾母细胞瘤的患者不需要放射治疗。对于Ⅲ期 FH、Ⅰ～Ⅲ期不良组织学（FA 和 CCSK）和Ⅰ～Ⅱ期 DA 患者，建议使用 Flank 野放射治疗。COG 指南建议，如果可行的话，术后第 9 天开始放射治疗，特别是诊断为 UH 的患者，FH 患者不迟于术后第 14 天进行放射治疗。手术后残留 / 不能切除的肿瘤、淋巴结阳性、肿瘤破裂、横断瘤栓或片状切除肿瘤应行 Flank 野放射治疗。这些患者的标准剂量是 10.8Gy，每次 1.8Gy。但是对于Ⅲ期 DA 和Ⅰ～Ⅲ期的 RTK，推荐剂量更高，总剂量为 19.8Gy，每次 1.8Gy（对于年龄 ≤ 12 个月的婴儿，限制为 10.8Gy）。对于 Flank 野放射治疗，GTV 包括受累肾脏和肿瘤。CTV 外扩 1cm，包括输尿管受累部位下 1cm。下腔静脉瘤栓时，放射治疗野应包括整个瘤栓并外放 1cm。PTV 为 CTV 外放 0.5cm，以覆盖摆位误差和患者移动。Flank 野放射治疗为前 / 后（AP/PA）野或略倾斜的照射野。侧面放射治疗的一个关键点在于，治疗野的上边界往往低于膈肌的穹顶，除非肿瘤向

该高度延伸。内侧边界应该穿过中线，包括椎体外 1cm。内侧边界不应与对侧肾脏重叠。未切除的淋巴结转移需要额外的治疗，总剂量为 19.8Gy。从 L₅ 到膈肌角的整个主动脉旁链应包括在放射治疗野内。

手术存在大体残余病变的推荐加量 10.8Gy，对于手术和化学治疗后显微镜下阳性切缘的推荐加量 3.6Gy。对于放射治疗至 19.8Gy 有残留的弥漫间变性，推荐进行 10.8Gy 辅助放射治疗，总剂量达 30.6Gy。加量区 GTV 包括术后残余肿瘤。CTV 为 GTV 外放 0.5cm。PTV 为 CTV 外放 0.5 ～ 1cm。推荐放射治疗野设计边缘预留 1cm。3DCRT 或 IMRT 是辅助放射治疗的首选技术。

对于细胞学阳性、术前肿瘤破裂、腹膜转移、肿瘤弥散、未活检或腹膜种植的患者，推荐进行全腹部放射治疗（WART），每次 1.5Gy，总剂量为 10.5Gy。当 WART 或肝脏剂量超过 14.4Gy 时，肾脏剂量应限制在 < 14.4Gy。例如，从后方放射治疗时，在整个治疗过程中可在肾脏后方添加遮挡，其厚度根据治疗计划确定。铅块的尺寸应该比后部（PA）数字重建的 X 线片（DRR）上的肾投影宽 0.5cm。对于 WART，

表 41-5 COG 肾脏基于风险分层治疗

肿瘤风险分组	综合治疗
极低风险 FH WT	
＜ 2 岁，I 期 FH，＜ 550g	手术，若主要肿瘤转移路径及淋巴结活检无异常则不进行治疗
低风险 FH WT	
≥ 2 岁，I 期 FH，≥ 550g	手术，不进行放射治疗，EE4A 方案
或	
II 期 FH 不伴 LOH	
标准风险 FH WT	
I 期、II 期伴 LOH	手术，DD4A 方案
或	手术，放射治疗，DD4A 方案
III 期不伴 LOH	
高风险 GH-WT	
III / IV 期 FH w/LOH	手术，放射治疗，M 方案，WLI
IV 期 FH 慢 / 不完全反应	手术，放射治疗，DD4A 方案，无 WLI
或	
IV 期 FH：6 周 CR/DD4A（早期迅速反应的患者）	
高风险 UH WT	
I—III 期 FA	手术，放射治疗，DD4A 方案
I 期 DA	
高风险 UH	
IV 期 FA；II—IV 期 DA	手术，放射治疗，UH1 方案
IV 期 CCSK；I—IV 期 RTK	
高风险 UH	
I – III 期 CCSK	手术，放射治疗，I 方案

WT. 肾母细胞瘤；LN. 淋巴结；RT. 放射治疗；FH. 预后良好组织类型；UH. 预后不良组织类型；LOH. 杂合性缺失；g. 克；mets. 远处转移；WLI. 全肺放疗；FA. 局灶间变；DA. 弥漫间变；CR. 完全缓解；RTK. 肾脏横纹肌肉瘤；CCSK. 肾透明细胞肉瘤；EE4A 方案 . 长春新碱 / 放线菌素；DD4A 方案 . 长春新碱 / 放线菌素 / 阿霉素；M 方案 . 环磷酰胺 / 依托泊苷 / 放线菌素 / 阿霉素；I 方案 . 长春新碱 / 阿霉素 / 环磷酰胺；UH1 方案 , 长春新碱 / 阿霉素 / 环磷酰胺 / 卡铂 / 依托泊苷

CTV 是整个腹膜腔，上边界距离膈肌 1cm，下边界是闭孔的底部，并横向延伸超出腹壁 1cm。股骨头和心脏应使用铅合金或多叶准直器屏蔽。应用 AP/PA 来进行治疗，使用 3D CRT 或调强放射治疗技术。图 41-5 描述了放射治疗野的设计。

当脑、肝、骨存在转移时，可进行放射治疗。在确诊肺转移、肺部化学治疗反应和进行额外治疗之前，应评估病变是否可切除[190-192]。胸部 X 线摄影所见的肺转移患者推荐全肺照射（WLI）至 10.5Gy，对化学治疗有反应的、仅 CT 发现的肺转移瘤的治疗仍存在争议。在最近的 AREN0533 研究中，仅使用 DD4A 方案治疗 IV 期组织学良好肾母细胞瘤和肺转移 [无 1p 和 16q 的杂合性缺失（LOH）] 的患者[193]。化学治疗 6 周时进行影像学评估，完全缓解的患者将继续使用 DD4A 并不进行 WLI，而那些未完全缓解的患者将转为使用 M 方案并接受 WLI。未完全缓解的患者 3 年 EFS 和 OS 分别为 88% 和 92%。减少 WLI 并没有影响完全缓解患者的预后，3 年 EFS 和 OS 分别为 78% 和 95%。对于年龄 ≥ 18 个月的儿童，双肺应给予 12Gy 放射治疗，分 8 次进行。对于 18 个月以下的儿童，如果对化学治疗没有反应，则给予放射治疗，WLI 应分 6 次给予总剂量 9Gy[193]。对于 WLI，靶区应包括整个肺体积、纵隔和胸膜凹陷。上边界、下边界和侧边界应该超出界定边界 1cm。横向边界应该放置在 CTV 外 1cm 处，而下边界通常位于 L₁ 平面。肱骨头的保护很重要。

5% ～ 6% 的患者存在双侧肾母细胞瘤，约 12% 的儿童有发展成终末期肾衰竭的风险。

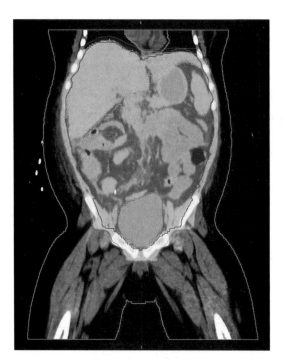

▲ 图 41-5　肾母细胞瘤患者的全腹部放射治疗（WART）野
该治疗野包括整个腹腔，股骨头和心脏应予以屏蔽（此图的彩色版本见书中彩图页）

AREN0534 旨在改善 EFS 并至少防止完全切除一个肾脏。该研究已经应用 SIOP 组织学分类系统来指导后续化学治疗[194]。Ⅲ 期完全坏死、中间型肿瘤、胚芽为主的肿瘤和 Ⅰ～Ⅲ 期间变性肿瘤应进行放射治疗。此外，如果存在转移，则不进行 WLI。疾病复发时，肿瘤体积和剂量取决于受累范围和年龄。侧腹照射或 WART 时，月龄 ≤ 12 个月的婴儿放射治疗剂量为 12.6～18Gy，年龄较大的儿童剂量为 21.6Gy，残余病灶增加 9Gy。

肾母细胞瘤长期幸存者并发症明显增加，可引起死亡率升高，并发症包括但不限于心脏病、肾衰竭、不育、脊柱侧弯、肺炎、软组织/骨发育不全和继发性恶性肿瘤。然而，过去几年来这些并发症的发生出现了降低的趋势[195-198]。一些进行中的研究旨在减少正常的组织受量。措施包括在全肺放射治疗期间使用 IMRT 进行心脏保护，在全肝照射期间使用 IMRT 保护肾脏，以及引入侧束照射的质子束治疗[199-201]。NWTS 报道，首次治疗后 20 年充血性心力衰竭的发生率为 4.4%，阿霉素治疗复发后增加至 17.4%。最近的保护心脏的全肺 CS-IMRT 前瞻性研究评估了在肺转移儿童和青年中进行治疗的可行性[200]。该研究证明这种方法很好地保护了心脏，并且四维（4D）肺容量的剂量覆盖率也较好[200]。所有患者在两年内未观察到肺毒性，与以前的结果相比，肿瘤控制和生存类似。未来的 COG 试验，也可能是 SIOP 试验，将使用 CS-IMRT 4D 肺容量进行治疗计划设计。

八、横纹肌肉瘤

横纹肌肉瘤（RMS）约占 15 岁以下儿童恶性肿瘤的 3.5%，其中 2/3 在 7 岁以下[202, 203]。RMS 是儿童期最常见的软组织肉瘤，可发生于身体的任何部位，最常见于泌尿生殖系统和头颈部区域[204]。最初的症状取决于肿瘤的位置。许多患儿有严重的疼痛或阻塞。在泌尿生殖系统，泌尿系梗阻是常见的症状。头颈部肿瘤可能伴有鼻塞或眼球突出。部分肿瘤可能因侵犯颅底而发生脑神经侵犯相关症状。病史和体格检查应着重于肿瘤的局部侵犯范围及是否有远处转移。发现时不到 25% 的患者存在远处转移，包括肺、骨髓和骨骼。淋巴结受累概率因发病部位不同而各不相同，最常见于睾丸旁和肢端肿瘤（20%～30%），但是眼眶肿瘤（＜1%）淋巴结受累的可能性较小。推荐原发部位和区域淋巴结的 CT 和（或）MRI 检查。转移性检查应包括胸部 CT 扫描、骨扫描、骨髓活检和局部淋巴引流评估[205]。脑膜旁肿瘤患者应该进行腰椎穿刺评估脑脊液情况。PET 扫描可能有助于评估转移和淋巴结受累情况[206]。如果原发部位是脑膜，应进行脑细胞学和脑部 MRI 检查。原发部位活检是诊断所必需的，并且将 RMS 分为胚胎型（经典型、纺锤形和葡萄状形）、腺泡型、多形型和未分化型[207-209]。组织学分型与预后相关，腺泡型预后最差，并且与疾病的分组和分期一起用于指导治疗[210]。腺泡型 RMS 的特征是易位涉及 13 号染色体上的 FKHR 基因，最常见的是 t（2；13）（p35；q14），其中 FKHR 基因与转录调节因子 PAX3 基因融合。60%～70% 的腺泡型 RMS 患儿存在 T_{is}。大部分腺泡型 RMS 是 PAX3-FOXO1 或 PAX7-FOXO1 易位阳性。然而，20%～30% 患者无易位，这些患者具有更好的预后[211, 212]。在最新的中危患者研究方案 ARST 1431（260）中，FOXO1 融合状态作为纳入标准之一，因为与组织学相比，该指标更能预测预后[213, 214]。

原发部位是预后的重要决定因素，预后好的部位包括口腔、头颈部（不包括脑膜旁）、泌尿生殖器（非膀胱、非前列腺）和胆道[215-218]。脑膜旁包括乳突、中耳、鼻腔、鼻咽、颞下窝、翼腭窝、鼻窦和咽旁间隙。分期和分组也是预后因素。分期依赖于部位、大小、淋巴结转移和远处转移，Ⅰ 期肿瘤指发生于预后良好的部位，无远处转移，有或无淋巴结转移；Ⅱ 期指发生于预后不良部位（膀胱 / 前列腺、四肢、其他）且 ≤ 5cm 的小肿瘤，淋巴结阴性；Ⅲ 期指发生于预后不良部位，肿瘤 ≤ 5cm 伴淋巴结转移或肿瘤 > 5cm ± 结节转移，Ⅳ 期指转移性疾病[219]。横纹肌肉瘤研究组（IRSG）根据切除程度对 RMS 进行了术后分组，研究证明该分组与预后相关。第一组代表完全切除的局限性疾病，第二组代表镜下切缘阳性或区域淋巴结转移已切除，第三组代表病变肉眼残留，第四组代表远处转移性疾病[215, 216]。表 41-6A~C 进一步描述了分期和分组。

表 41-6A　横纹肌肉瘤治疗前 TNM 分期系统 *

分类	描述
原发灶	
T_1	局限于原发部位
● T_{1a}	● 肿瘤 < 5cm
● T_{1b}	● 肿瘤 ≥ 5cm
T_2	侵及或浸润至周围组织
● T_{2a}	● 肿瘤 < 5cm
● T_{2b}	● 肿瘤 ≥ 5cm
区域淋巴结	
N_0	淋巴结未受累
N_1	淋巴结受累
N_x	淋巴结状态未知
转移	
M_0	无远处转移
M_1	有远处转移

*. 不是 ATCC 癌症分期手册中描述的软组织肉瘤分期

表 41-6C　横纹肌肉瘤根据手术范围临床分组

分组	累及范围
Ⅰ组	局部病变已切除
● $Ⅰ_a$	● 局限于原发部位
● $Ⅰ_b$	● 浸润性疾病，超出原发部位；无淋巴结受累
Ⅱ组	肿瘤大体切除，区域侵犯
● $Ⅱ_a$	● 局限性肿瘤伴镜下残留
● $Ⅱ_b$	● 区域性肿瘤伴切除淋巴结阳性；无镜下残留
● $Ⅱ_c$	● 区域性肿瘤伴切除淋巴结阳性；大体切除伴镜下残留
Ⅲ组	大体残留肿瘤
● $Ⅲ_a$	● 局限性或区域性肿瘤，仅进行活检
● $Ⅲ_b$	● 切除局限性或区域性肿瘤（切除 50% 以上的肿瘤）
Ⅳ组	远处转移

表 41-6B　横纹肌肉瘤治疗前临床 TNM 分期系统

分期	部位	T	肿瘤大小	N	M
1 期	预后良好部位 *	T_1 或 T_2	任何	N_0, N_1, N_x	M_0
2 期	预后不良部位 #	T_1 或 T_2	< 5cm	N_0, N_x	M_0
3 期	预后不良部位	T_1 或 T_2	< 5cm	N_1	M_0
	预后不良部位	T_1 或 T_2	≥ 5cm	N_0, N_1, N_x	M_0
4 期	任何	T_1 或 T_2	任何	N_0, N_1	M_1

*. 有利部位：头颈部（不包括脑膜旁）、胆道、眼眶、泌尿生殖系统（不包括前列腺和膀胱）；#. 不利因素：四肢、脑膜旁、前列腺和膀胱、躯干及其他

治疗取决于疾病风险和原发部位。实现局部控制与器官保存并根除转移性疾病是联合治疗的目的。对可切除的肿瘤进行手术，如果肿瘤不可切除，则可以尝试在化学治疗之后进行手术。如果微小残留病灶可完全切除（第二组），应进行手术，否则，仅进行活组织检查。在开始治疗之前，应对 ≥ 10 岁儿童的肢端腺泡型肿瘤或睾丸间 RMS 的淋巴结进行评估并对任何可疑淋巴结进行活检。第三组通常进行延迟手术。

最新的 COG 方案推荐北美低危患儿接受 4 周期的 VAC（长春新碱、放线菌素、环磷酰胺）化学治疗，随后进行长春新碱 / 放线菌素化学治疗，共治疗 6 个月～ 1 年[217]。最近的中等风险 COG RMS 研究（IRS-Ⅳ、D9803 和 ARST0531）在传统 VAC 中添加了一种或多种细胞毒性化学治疗药物后，显示未见疗效显著改善[211, 220, 221]。目前的中度风险研究 ARST1431 是一项Ⅲ期临床试验，在评估传统的 VAC 与长春新碱 / 伊立替康交替使用对 EFS 和 OS 的影响外，还评估了生物靶向药物西罗莫司酯化物 Temsirolimus（TORI）的作用[222]。高危患者每隔 2 周用 VAC/IE（伊立替康 /Etoposide）治疗，并与 VI[222-224] 交替使用。

目前，COG 方案以部位、分期、组织学和分组为基础，将患者分为三个风险组（低、中、高）。然而，该分组随着时间的推移而不断改进，改进的分组取决于 COG 研究的结果[225]。低风险包括胚胎型非转移、任何切除部位（Ⅰ/Ⅱ组）和胚胎型预后良好部位（Ⅲ组）。中等风险包括预后不良部位（Ⅱ，Ⅲ期）胚胎型不完全切除（Ⅲ组）和任何部位的（Ⅰ～Ⅲ期）无转移腺泡型 RMS（Ⅰ～Ⅲ组）。高风险是指转移性疾病（Ⅳ期）。但是，基于最近的低风险（ARST0331）和高风险（ARST0431）RMS 临床试验，风险分层定义已经改变。在目前的 ARST1431 方案中，年龄＜ 10 岁的转移性胚胎型 RMS 患者现在被认为是中等风险，因为 COG ARST0431 和 COG

D9803 表明，3 年和 4 年的 EFS 为 60%[220, 226, 227]。此外，方案 ARST0331 和 D9502 中低风险疾病（Ⅰ期Ⅲ组，预后良好部位 / 非眼眶）患者 3 年 EFS 较差，因此这部分患者被归为中等风险，并被纳入临床研究[227-229]。

IRS 研究评估了联合手术和化学治疗的放射治疗剂量和范围。这极大地改善了预后，并根据此结果制定了目前的治疗建议[229]。放射治疗在许多肿瘤的局部控制中起着重要的作用[230-232]。RMS 是放射敏感性最高的肉瘤。当代治疗和现有的 COG RMS 试验需要 3D/ 容积计划设计。仅Ⅰ组预后良好的患者不进行放射治疗。通常，推荐Ⅰ和Ⅱ组患者放射治疗 36Gy，而淋巴结疾病则放射治疗至 41.4Gy。包括眼眶肿瘤在内的Ⅲ组肿瘤的剂量是 50.4Gy[233]。根据最新的中危方案 ARST1431，Ⅲ级以上肿瘤＞ 5cm 的患者可以额外加强治疗，总量为 59.4Gy。ARST1431 正在评估将立体定向放射治疗（SBRT）纳入儿科肿瘤的治疗中，特别是对于骨转移的儿童和青少年。对于骨病变＜ 5cm 的不能切除 / 术后的患者，应考虑 SBRT。

每个患者的根治性放射治疗剂量可能各不相同，目前的中危 COG 方案 ARST1431 根据 FOXO1 融合状态、临床组别、部位和对治疗的反应推荐放射治疗剂量[222]。GTV1 包括化学治疗前体积和残余肿瘤体积。CTV1 为 GTV1 外扩 1cm。当淋巴结受侵时，CTV1 也包括淋巴结引流区。PTV 为 CTV 外扩 0.3 ～ 0.5cm，取决于摆位误差及是否有 IGRT。对于计划接受 41.4 ～ 59.4Gy 的患者应根据化学治疗后的体积（GTV2）进行治疗[234]。CTV2 为 GTV2 外扩 1cm。PTV2 为 CTV2 外扩 0.3 ～ 0.5cm。

原发膀胱 / 前列腺患者需特别注意。尽管膀胱受累的程度可能因人而异，但在治疗计划中必须考虑器官功能的保留。每天放置导管可以保证膀胱的重复性。原发盆腔或腹部患者应勾画关节生长板（尽量避免照射骨结构，如果不可避免应当给予对称剂量照射）、膀胱、肛门 / 直肠、肠、生殖器和骨结构，以便进行保护。患阴道肿瘤的年轻女性手术和放射治疗存在晚期不良反应风险，这可能会显著影响生活质量。ARST0331 和 D9602 表明，Ⅲ组原发于阴道的患者局部复发率较高，尤其是未进行放射治疗的患者[235]。目前，对于诊断为Ⅱ、Ⅲ组阴道 RMS 的年轻女性，建议放射治疗剂量为 36Gy，并保护子宫、膀胱、生长板和阴道。在治疗肢体肿瘤时，一定要评估治疗区域淋巴结。考虑将瘢痕 / 引流口纳入放射治疗野。此外，应该保留部分皮肤或关节 / 骨骺。如果使用质子束疗法，建议使用蛙腿摆位，以降低器官和生长板的剂量。近距离放射治疗也是提供局部剂量的有效方式，并使正常组织的辐射最小化。虽然存在晚期毒性，但婴幼儿不应该延迟或停止放射治疗，因为有研究表明局部治疗减少可使预后变差[236, 237]。应该注意平衡疗效、晚期毒性风险和生活质量间的关系。应考虑先进的治疗方式，以减少毒性。对于某些原发部位，与现代放射治疗技术（包括 IMRT）相比，质子束治疗显示出优越的适形性，可减少对关键结构（包括腮腺和耳蜗）的不必要的剂量照射，从而提高生活质量[231, 238, 239]。

九、非横纹肌肉瘤软组织肉瘤

软组织肉瘤约占所有儿童恶性肿瘤的 7%，非横纹肌肉瘤软组织肉瘤（NRSTS）每年诊断 500 ～ 550 例[240, 241]。儿童治疗方法和放射治疗适应证与成人相比有很大不同，主要是因为解剖学差异，且儿童存在晚期毒性和继发恶性肿瘤的风险。肢体保留手术和辅助放射治疗是大体积、高级别肿瘤治疗标准。切缘阴性是手术切除的目标，当肿瘤邻近神经血管结构时，应考虑术前或术后放射治疗。小儿肿瘤学组（POG）8653 推荐在 R1 手术切除后进行辅助放射治疗，初始放射治疗外放 5cm，剂量为 36 ～ 45Gy，然后外放

2cm 的缩野补量放射治疗至 45 ～ 50.4Gy。局部失败率和 3/4 级毒性分别为 12% 和 15%[242]。然而，对于残余或不可切除的疾病，剂量递增是必需的（POG 8654、POG 9553），但可能增加毒性风险[243, 244]。在圣犹达儿童研究医院开展的Ⅱ期 RT-SARC 前瞻性研究旨在进一步缩小靶区外放范围。采用 MRI 和 CT 来指导 GTV 勾画，GTV 包括术床和大体病变。CTV 为 GTV 外放 1.5 ～ 2cm，并根据筋膜和骨结构进行调整。PTV 为 CTV 外放 0.4 ～ 1cm 以覆盖摆位误差。整体 5 年局部和远处失败率及≥ 3 级毒性分别为 14.8%、31% 和 15%。切缘阳性的患者为高风险组，未来的研究应评估剂量增加及放射增敏剂的作用[245-247]。根据 ARST 0332 和 1321，儿童推荐的 CTV 边界为 1.5cm，诊断为 NRSTS 的成年人为 3.0cm。初始治疗野放射治疗 45 ～ 50Gy，然后是外放 1cm 形成 CTV 的缩野，放射治疗总剂量为 61.2 ～ 70Gy。

十、骨肉瘤

骨肉瘤是最常见的儿童原发性骨肿瘤，占儿童恶性肿瘤的 3%，每年诊断约 400 例。对于儿童来说，发病高峰在青少年时期，大多数患者年龄在 10—20 岁。佩吉特病导致 70 岁以上的患者出现第二发病高峰。男性和女性发病率相同，而该病在非裔美国人中更常见。骨肉瘤可以发生在任何骨骼，最常见于下肢长骨，80% 的患者为侵及干骺端的局限性肿瘤。肿瘤最常发生在股骨，其次是胫骨和肱骨。危险因素包括遗传易感性（视网膜母细胞瘤 /RB1 突变，Li-Fraumeni/p53 突变，Rothmund-Tomson 综合征）、佩吉特病、放射治疗等。疼痛是最常见的症状；肿块通常是柔韧的，坚实的，或固定在骨上，很少发炎；邻近的关节活动经常受限。血清碱性磷酸酶和 LDH 水平可能升高。转移发生在 10% ～ 20% 的患者中，最常见的部位是肺部，其次是骨骼[248]。

仅用局部治疗时，80% 的患者会发生转移，最常累及肺部，其次是骨骼和骨髓。诊断时应进行相关化验检查（CBC，CMP，尿分析，LDH，碱性磷酸酶）。X 线评估通常显示溶骨性病变（射线可透过的）和成骨性病变（射线不可透过）。骨外部分和骨膜反应提示肿瘤生长快速，导致 Codman 三角或旭日征。MRI 和（或）CT（最好是两者）有助于确定原发病灶。转移性检查应包括胸部 CT 和骨扫描。PET-CT 扫描也可用于初步分期和随访[249]。Enking 分期系统合并分级（G1 或 G2）最常用的分期系统，无论肿瘤是否局限于原发的解剖学部位（T_1= 局限，T_2= 未局限）以及是否存在转移（M_0 或 M_1）[250]。最初的穿刺活检应该由进行手术切除的外科医师来完成。应采取措施避免血肿形成。局部完全切除时最重要的预后因素是新辅助化学治疗后的坏死程度（> 90% vs 90% 坏死）[251]。

新辅助化学治疗方案包括甲氨蝶呤、顺铂和阿霉素等[252, 253]。局部控制应包括广泛手术切除，并保留功能，术后进行化学治疗。大多数患者应尽量避免截肢手术。无法切除全部肿瘤（颅底、脊柱和骨盆）的患者、不能手术的患者、不能手术的转移性肿瘤，应给予放射治疗。小样本研究表明，更高剂量（50 ～ 76Gy）有可能提供更持久的局部控制[254-259]。放射治疗应避免周围结构接受过多照射，特别是原发于肢端时。应避免儿童患者的生长板和（或）椎体不对称受照，以使生长异常和（或）脊柱侧弯最小化。质子放射治疗或近距离放射治疗可以使放射治疗剂量提高，同时可限制周围正常组织受量[258]。骨肉瘤是最常见的辐射诱导肉瘤，占辐射诱发的骨肿瘤的 50% ～ 80%。更高的放射剂量和烷化剂会增加继发性骨肉瘤的风险[260, 261]。

十一、尤因肉瘤

尤因肉瘤是第二常见的儿童肉瘤，在美国每年诊断 200 ～ 250 例。尤因肉瘤在青少年和年轻成年人中较为常见，但在儿童中较少见。男性往往比女性更易发病。在 90% 以上的病例中，疼痛是最常见的症状，部分患者有可触及的肿块。几乎 1/4 的患者有转移性肿瘤，大多数患者在诊断时存在微转移。疾病晚期可能出现身体虚弱、LDH 升高和白细胞增多等。尤因肉瘤常常起源于骨干区域。尤因家族中的其他肿瘤包括 Askin 肿瘤（侵及胸壁），骨外尤因肉瘤（8%）和外周原始神经外胚层肿瘤（PNET）（5%）。影像学上表现为斑驳的外观，并且有经典的骨膜反应，通常为洋葱皮样，这是由于肿瘤穿透骨的修复所形成的。X 线成像可显示有或没有软组织肿块的溶解性破坏病变。CT 可用于发现骨性异常，而 MRI 对软组织的分辨率更好。在诊断时最好同时进行这两项检查。诊断时需采集完整的病史并进行体格检查和实验室检查（CBC、CMP、ESR、LDH），转移评估相关检查应包括骨扫描、胸部 CT 和骨髓活检。许多肿瘤 FDG 摄取增高，因此 PET 或 PET-CT 也是非常有用的[262]。对病变进行活组织检查以进行病理诊断和细胞遗传学检查是必需的，组织学显示为小的圆形蓝细胞肿瘤[263]。几乎所有肿瘤均存在染色体易位（11:22）EWS/FLI 融合蛋白[264]。尤因肉瘤没有公认的分期系统，其预后与是否转移、年龄、位置（中心肿瘤的预后较差）、细胞遗传学、化学治疗反应和肿瘤大小（直径 > 8cm 或体积 > 200ml）相关[265-268]。

尤因肉瘤的治疗包括化学治疗和手术和（或）放射治疗。局限性疾病的生存率约为 70%。对于手术不会引起严重并发症的肿瘤，首选手术治疗。放射治疗主要用于不可手术的肿瘤，或手术可能会引起严重并发症的肿瘤[269]。部分研究表明手术与放射治疗相比预后更好，但这一结果可能是由于选择偏倚引起的，因为较小的和更远端的肿瘤更易手术切除[270, 271]。放射治疗也适用于部分切除或切除不充分的肿瘤[272]。几项研究已经共同建立了当前的放射治疗指南。儿童肿瘤学组指出没有必要治疗整个受累的骨骼，但需外放足够的边界[273]。目前推荐的放射治疗剂量为 50 ～ 55.8Gy[274, 275]。化学治疗的加强带来了更好的预后，COG 研究 AEWS0031 中化学治疗的间隔更短，患者每 2 周接受一次长春新碱 / 阿霉素 / 环磷酰胺与依托咪胺 / 依托泊苷交替进行的化学治疗[276]。

根治性放射治疗推荐用于不能切除的肿瘤，并在治疗 12 ～ 14 周后开始。在任何手术减瘤和（或）化学治疗之前，应通过 CT、PET 和（或）MRI 确定最初的肿瘤范围，即肿瘤累及的所有部位，包括软组织和（或）骨骼异常，以及任何增大但未切除的淋巴结。对于化学治疗前存在"边界移动"（GTV1）（即进入胸腔或腹腔）的肿瘤化学治疗后应进行调整，并为显微镜下残留病灶增加一个约 1.0cm 的边界以定义 CTV1（基于近期外放边界缩小的研究，St-Jude 研究和 AEWS 1031）。PTV 外放 0.3 ～ 0.5cm，给予 45Gy 的剂量。基于诱导化学治疗后的影像，GTV2 被定义为软组织中骨的任何治疗前异常和任何残存的肿瘤，外放大约 1.0cm（CTV2）。PTV2 外放 0.3 ～ 0.5cm，最终接受额外剂量 10.8Gy，总共 55.8Gy。由于脊髓的耐受性，椎体肿瘤需要剂量递减，总剂量为 45Gy。这些患者使用质子束放射治疗具有优异的治疗耐受性和预后，然而，这一结论需要更长的随访来证实[150]。晚期毒性包括皮肤变色、淋巴水肿、不孕（盆腔放射治疗）、继发性恶性肿瘤、肌肉萎缩、骨成熟受限（放射治疗 18 个月内骨折风险最高），以及骨和软组织生长异常等。双脚差异 2 ～ 6cm 时可通过鞋子来遮盖，若差异更大则应考虑手术治疗。在接受全肺放射治疗的患者中，肺炎或肺纤维化仍然是主要的晚期毒性[89, 168]。

顽固性或复发性尤因肉瘤，预后不佳，长期生存率为 22% ～ 24%，远处转移病例生存率更低[277]。这种情况尚无标准疗法，需进一步的研究和随机临床试验。为了改善尤因肉瘤患者的诊断和预后，需要进行综合治疗并开发新的靶向药物[278, 279]。

十二、视网膜母细胞瘤

视网膜母细胞瘤（RB）占儿童恶性肿瘤的 3%，在美国每年有 250 ～ 300 新发病例。患者通常年龄＜ 3 岁，无明显性别、种族及左右眼的差异。RB 以发现抑癌基因和 Knudson 的"双打击"假说而闻名[280]，这种疾病由于 13q14 长臂上的抑癌基因 RB1 的突变所致[281]。两个等位基因均受影响才会导致该病发生。约有 40% 的患者存在遗传性 RB，其中一个遗传性突变和一个获得性突变，这些患儿常常患有双侧性病变。通常情况下，60% 的患者为非遗传性的 RB，只有一只眼睛的视网膜细胞获得两个突变[282]。肿瘤为神经上皮起源，起源于眼睛的有核层，组织学上为未分化的小间变细胞，可能是圆形或多边形的，被少量细胞质包围。坏死区域中常见钙化。Flexner-Wintersteiner 玫瑰花结是经典的，因为它们可以分化成感光细胞。肿瘤可呈现内生、外生、弥漫性的斑点状及整个玻璃体的累及。肿瘤的扩散通过直接蔓延或血行转移发生。患者可能出现淋巴结累及（通过巩膜外前伸）、局部软组织受累或转移（骨髓、颅骨、长骨或脑）。

儿童通常表现为白瞳症（白色而不是红色，由于肿瘤反射白光）或斜视。根据疾病的程度，可能有青光眼、易怒、突眼或低热等症状。应由儿童眼科医师在麻醉下进行分期检查。脑部 MRI 可显示原发性眼部肿瘤，并可见眼外间隙或眼神经受累。遗传性患者可能发生于"三侧视网膜母细胞瘤"或松果体母细胞瘤[283, 284]，这种情况罕见。这些患者可能出现颅内压增高、共济失调或尿崩症，并且在没有治疗的情况下预后极差[282]。

如果怀疑转移性疾病，可进行骨髓活检、骨扫描和脑脊液腰椎穿刺。所有患者都应该进行遗传咨询。该病存在几种分类系统，最常用的是国际视网膜母细胞瘤分类分组系统（ICRB），该分类系统是为了更好地预测可能被治愈而不需要眼球摘除或外照射放射治疗（EBRT）的患者[285]。此系统中，A组是远离视盘和中央凹的小肿瘤，B组是视网膜或中央凹附近或与之相关的大肿瘤，C组是具有局部种植的肿瘤，D组是肿瘤伴弥漫性种植，E组为广泛的RB，累及眼球＞50%，伴有青光眼，或侵犯视神经、巩膜、眼球或前房。治疗取决于受累的程度、病变是单侧还是双侧、是否遗传等，有时取决于对治疗的反应和父母的选择。对于早期疾病，治疗目标往往是器官保存。全身化学治疗、冷冻疗法和激光疗法通常是避免早期病例放射治疗和眼球摘除的首选方法[286]。动脉内化学治疗为治疗的另一种选择[286, 287]。放射治疗通常用于对全身或动脉内化学治疗和局部巩固治疗无效的疾病，特别是对有视力的眼睛[288]。具体而言，放射治疗留待弥漫性玻璃体病变，多灶性病变或疾病进展时，这是因为担心放射治疗的毒性风险和发生第二恶性肿瘤。对于EBRT，针对视网膜的标准剂量是45Gy，每次1.8～2.0Gy，使用可以保护晶体和角膜的技术。敷贴近距离放射治疗是周边视网膜上直径0.2～1.6cm、厚度＜1.0cm的单灶肿瘤的一种治疗选择[289]。晚期疾病推荐进行眼球摘除术。对于罕见的晚期肿瘤，推荐进行化学治疗和放射治疗。最近的一项COG ARET0321研究对患者进行了综合治疗并评估了疗效和毒性反应，治疗方式包括化学治疗、高剂量化学治疗和干细胞拯救，以及用于治疗眼外视网膜母细胞瘤的EBRT[290]。

以前的局部治疗或诱导化学治疗导致了各种与放射治疗有关的并发症，包括玻璃体积血、非增生性视网膜病变、骨发育不良、增殖性视网膜病变、放射性黄斑病变、白内障、乳头病变和继发性恶性肿瘤。尽管有些毒性是不能避免的，但是相关研究仍然在不断地努力使之降低。最近，质子束疗法被认为是一种很好的治疗方式，与其他放射治疗技术相比，显示了极好的肿瘤靶区覆盖度，同时最大限度地避免了非靶组织照射[291]。携带胚系突变的患者通常不进行放射治疗，因为放射治疗野内发生继发恶性肿瘤的风险大大增加，与未进行放射治疗的患者相比，诊断后50年的累计发病率高达58.3%[292]。应注意到这些研究的放射治疗野是巨大的。最近的一项研究表明，质子治疗组与光子治疗组相比，继发恶性肿瘤的风险明显降低[293]。散发视网膜母细胞瘤继发恶性肿瘤的风险并未显著增加[289]。

随着儿童患者预后的改善，生存期的延长使治疗毒性风险增加[1, 2, 169, 294]。为了减少放射治疗野体积采用了多种技术，包括放射治疗野缩小外放边界、合适的放射治疗技术、先进的成像技术以更好地定义肿瘤边界、改善治疗的准确性，以及应用创新的放射治疗技术（IGRT、IMRT、运动管理、质子束疗法）等。

十三、结论

儿童肿瘤的治疗在过去的几十年中取得了很大的进步。对于某些儿童恶性肿瘤，放射治疗曾经是关键的治疗，现在仅起辅助作用或不再需要进行放射治疗。对于另外一些疾病，包括根治性放射治疗在内的新的治疗模式，在降低死亡率的同时，改善了生存[4]。但随着预后的改善，肿瘤患者面临的晚期毒性风险也随之增加[1, 2, 169, 294]。影像学技术的进步使放射肿瘤学专家能够更好地针对复发风险高的部位进行放射治疗，并避免或最大限度地减少关键结构的剂量。缩小放射治疗靶区、自适应放射治疗、先进的成像技术以更好地定义肿瘤边界、改善治疗的准确性，以及创新的放射治疗技术（IGRT、IMRT、运动管理、质子束治疗）均纳入临床应用。儿科肿瘤学是一个不断发展的领域，新的治疗和技术正在出现。医生将继续探索新的治疗方法，以更多的治愈儿童恶性肿瘤，并减少对生长发育的影响，提高他们的生活质量，避免严重的晚期并发症。

参考文献

[1] Oeffinger, K.C., Mertens, A.C., Sklar, C.A., *et al.* (2006) Chronic health conditions in adult survivors of childhood cancer.*N. Engl. J. Med.*, 355 (15), 1572–1582.

[2] Armstrong, G.T., Kawashima, T., Leisenring,W., *et al.* (2014) Aging and risk of severe, disabling, life-threatening, and fatal events in the childhood cancer survivor study. *J. Clin. Oncol.*, 32 (12), 1218–1227.

[3] American Cancer Society (2017) I. Cancer Facts & Figures 2017. Available at: http://www.cancer.org/ content/dam/cancer-org/research/cancer-facts-andstatistics/ annual-cancer-facts-and-figures/2017/ cancer-facts-and-figures-2017.pdf.

[4] Howlander, N., Noone, A.M., Krapcho, M., *et al.* (2016) SEER Cancer Statistics Review, 1975–2013, National Cancer Institute, Bethesda, Maryland. Available at: http://seer.cancer. gov/csr/1975–2013. Based on November 2015 SEER data submission, posted to the SEER web site. 04/2016.

[5] Ostrom, Q.T., Gittleman, H., Fulop, J., *et al.* (2015) CBTRUS Statistical Report: Primary Brain and Central Nervous System Tumors Diagnosed in the United States in 2008–2012. *NeuroOncology*, 17 (Suppl. 4), iv1–iv62.

[6] Merchant, T.E., Pollack, I.F., Loeffler, J.S. (2010) Brain tumors across the age spectrum: biology, therapy, and late effects. *Semin. Radiat. Oncol.*, 20 (1), 58–66.

[7] Modak, S., Gardner, S., Dunkel, I.J., *et al.* (2004) Thiotepa-based high-dose chemotherapy with autologous stem-cell rescue in patients with recurrent or progressive CNS germ cell tumors. *J. Clin. Oncol.*, 22 (10), 1934–1943.

[8] Gajjar, A., Chintagumpala, M., Ashley, D., *et al.* (2006) Risk-adapted craniospinal radiotherapy followed by high-dose chemotherapy and stem-cell rescue in children with newly diagnosed medulloblastoma (St Jude Medulloblastoma-96): long-term results from a prospective, multicentre trial. *Lancet Oncol.*, 7 (10), 813–820.

[9] Polkinghorn,W.R., Tarbell, N.J. (2007) Medulloblastoma: tumorigenesis, current clinical paradigm, and efforts to improve risk stratification. *Nat. Clin. Pract. Oncol.*, 4 (5), 295–304.

[10] Louis, D.N., Perry, A., Reifenberger, G., *et al.* (2016) The 2016World Health Organization Classification of Tumors of the Central Nervous System: a summary. *Acta Neuropathol.*, 131 (6), 803–820.

[11] Taylor, M.D., Northcott, P.A., Korshunov, A., *et al.* (2012) Molecular subgroups of medulloblastoma: the current consensus. *Acta Neuropathol.*, 123 (4), 465–472.

[12] Northcott, P.A., Rutka, J.T., Taylor, M.D. (2010) Genomics of medulloblastoma: from Giemsa-banding to next-generation sequencing in 20 years. *Neurosurg. Focus*, 28 (1), E6.

[13] Packer, R.J., Vezina, G. (2008) Management of and prognosis with medulloblastoma: therapy at a crossroads. *Arch. Neurol.*, 65 (11), 1419–1424.

[14] Packer, R.J., Sutton, L.N., Elterman, R., *et al.* (1994) Outcome for children with medulloblastoma treated with radiation and cisplatin, CCNU, and vincristine chemotherapy. *J. Neurosurg.*,

[15] Packer, R.J., Goldwein, J., Nicholson, H.S., *et al.* (1999) Treatment of children with medulloblastomas with reduced-dose craniospinal radiation therapy and adjuvant chemotherapy: A Children's Cancer Group Study. *J. Clin. Oncol.*, 17 (7), 2127–2136.

[16] Michalski, J.M., Janss, A., Vezina, G., *et al.* (2016) Results of COG ACNS0331: a phase III trial of involved-filed radiotherapy (IFRT) and low dose craniospinal irradiation (LDCSI) with chemotherapy in average-risk medulloblastoma: a report from the Children's Oncology Group. ASTRO Annual Meeting 2016, Boston Convention and Exhibition Center.

[17] Albright, A.L.,Wisoff, J.H., Zeltzer, P.M., Boyett, J.M., Rorke, L.B., Stanley, P. (1996) Effects of medulloblastoma resections on outcome in children: a report from the Children's Cancer Group. *Neurosurgery*, 38 (2), 265–271.

[18] Zeltzer, P.M., Boyett, J.M., Finlay, J.L., *et al.* (1999) Metastasis stage, adjuvant treatment, and residual tumor are prognostic factors for medulloblastoma in children: conclusions from the Children's Cancer Group 921 randomized phase III study. *J. Clin. Oncol.*, 17 (3), 832–845.

[19] Jakacki, R.I., Burger, P.C., Zhou, T., *et al.* (2012) Outcome of children with metastatic medulloblastoma treated with carboplatin during craniospinal radiotherapy: A Children's Oncology Group Phase I/II study. *J. Clin. Oncol.*, 30 (21), 2648–2653.

[20] St Clair,W.H., Adams, J.A., Bues, M., *et al.* (2004) Advantage of protons compared to conventional X-ray or IMRT in the treatment of a pediatric patient with medulloblastoma. *Int. J. Radiat. Oncol. Biol. Phys.*, 58 (3), 727–734.

[21] Eaton, B.R., Esiashvili, N., Kim, S., *et al.* (2016) Clinical outcomes among children with standard-risk medulloblastoma treated with proton and photon radiation therapy: a comparison of disease control and overall survival. *Int. J. Radiat. Oncol. Biol. Phys.*, 94 (1), 133–138.

[22] Song, S., Park, H.J., Yoon, J.H., *et al.* (2014) Proton beam therapy reduces the incidence of acute haematological and gastrointestinal toxicities associated with craniospinal irradiation in pediatric brain tumors. *Acta Oncol.*, 53 (9), 1158–1164.

[23] Yock, T.I., Bhat, S., Szymonifka, J., *et al.* (2014) Quality of life outcomes in proton and photon treated pediatric brain tumor survivors. *Radiother. Oncol.*, 113 (1), 89–94.

[24] Goitein, M., Goitein, G. (2005) Swedish protons. *Acta Oncol.*, 44 (8), 793–797.

[25] Engelsman, M., Schwarz, M., Dong, L. (2013) Physics controversies in proton therapy. *Semin. Radiat. Oncol.*, 23 (2), 88–96.

[26] Seiler, G., De Vol, E., Khafaga, Y., *et al.* (2001) Evaluation of the safety and efficacy of repeated sedations for the radiotherapy of young children with cancer: a prospective study of 1033 consecutive sedations. *Int. J. Radiat. Oncol. Biol. Phys.*, 49 (3), 771–783.

[27] Scott, M.T., Todd, K.E., Oakley, H., *et al.* (2016) Reducing anesthesia and health care cost through utilization of child life specialists in pediatric radiation oncology. *Int. J. Radiat. Oncol. Biol. Phys.*, 96 (2), 401–405.

[28] Bindra, R.S.,Wolden, S.L. (2016) Advances in radiation therapy in pediatric neuro-oncology. *J. Child. Neurol.*, 31 (4), 506–516.

[29] ClinicalTrials.gov. A clinical and molecular risk-directed therapy for newly diagnosed medulloblastoma. St Jude Children's Research Hospital. Available at: https://clinicaltrials. gov/ct2/ show/NCT01878617.

[30] Gottardo, N.G., Hansford, J.R., McGlade, J.P., *et al.* (2014)

Medulloblastoma Down Under 2013: a report from the Third Annual Meeting of the International Medulloblastoma Working Group. *Acta Neuropathol.*, 127 (2), 189–201.

[31] ClinicalTrials.gov. Reduced craniospinal radiation therapy and chemotherapy in treating younger patients with newly diagnosed WNT-driven medulloblastoma. Sponsored by National Cancer Institute. Available at: https://clinicaltrials.gov/ct2/ show/NCT02724579.

[32] ClinicalTrials.gov. Study assessing the feasibility of a surgery and chemotherapy-only in children with WNT positive medulloblastoma. Sponsored by Sidney Kimmel Comprehensive Cancer Center. Available at: https:// clinicaltrials.gov/ct2/show/ NCT02212574.

[33] Rutkowski, S., von Hoff, K., Emser, A., *et al.* (2010) Survival and prognostic factors of early childhood medulloblastoma: an international meta-analysis. *J. Clin. Oncol.*, 28 (33), 4961–4968.

[34] Duffner, P.K., Horowitz, M.E., Krischer, J.P., *et al.* (1999) The treatment of malignant brain tumors in infants and very young children: an update of the Pediatric Oncology Group experience. *NeuroOncology*, 1 (2), 152–161.

[35] ClinicalTrials.gov. Combination chemotherapy followed by peripheral stem cell transplant in treating young patients with newly diagnosed supratentorial primitive neuroectodermal tumors or high-risk medulloblastoma. Sponsored by National Cancer Institute. Available at: https://clinicaltrials.gov/ct2/ show/NCT00336024.

[36] Dhall, G., Grodman, H., Ji, L., *et al.* (2008) Outcome of children less than three years old at diagnosis with non-metastatic medulloblastoma treated with chemotherapy on the 'Head Start' I and II protocols. *Pediatr. Blood Cancer*, 50 (6), 1169–1175.

[37] PBTC.org. A feasibility study of SAHA combined with isotretinoin and chemotherapy in infants with embryonal tumors of the central nervous system. Sponsored by the National Cancer Institute. Available at: https://www.pbtc.org/ public/PBTC-026%20Lay% 20Summary.pdf.

[38] ClinicalTrials.gov. Combination chemotherapy in treating younger patients with newly diagnosed, non-metastatic desmoplastic medulloblastoma. Sponsored by National Cancer Institute. Available at: https://clinicaltrials.gov/ct2/show/ NCT02017964.

[39] Fangusaro, J., Finlay, J., Sposto, R., *et al.* (2008) Intensive chemotherapy followed by consolidative myeloablative chemotherapy with autologous hematopoietic cell rescue (AuHCR) in young children with newly diagnosed supratentorial primitive neuroectodermal tumors (sPNETs): report of the Head Start I and II experience. *Pediatr. Blood Cancer*, 50 (2), 312–318.

[40] Biegel, J.A., Fogelgren, B., Zhou, J.Y., *et al.* (2000) Mutations of the INI1 rhabdoid tumor suppressor gene in medulloblastomas and primitive neuroectodermal tumors of the central nervous system. *Clin. Cancer Res.*, 6 (7), 2759–2763.

[41] Packer, R.J., Biegel, J.A., Blaney, S., *et al.* (2002) Atypical teratoid/rhabdoid tumor of the central nervous system: report on workshop. *J. Pediatr. Hematol. Oncol.*, 24 (5), 337–342.

[42] Tekautz, T.M., Fuller, C.E., Blaney, S., *et al.* (2005) Atypical teratoid/rhabdoid tumors (ATRT): improved survival in children 3 years of age and older with radiation therapy and high-dose alkylator-based chemotherapy. *J. Clin. Oncol.*, 23 (7), 1491–1499.

[43] ChildrensOncologyGroup.org. ACNS0333. Treatment of atypical teratoid/rhabdoid tumors (AT/RT) of the central nervous system with surgery, intensive chemotherapy, and

3-D conformal radiotherapy. Available at: https://www.childrensoncologygroup .org/index.php/acns0333.

[44] Mahajan A. (2016) Radiotherapy for infant brain tumors. Panel 15: The changing role of radiotherapy of childhood cancer. ASTRO, Boston, September 27, 2016.

[45] Merchant, T.E. (2002) Current management of childhood ependymoma. *Oncology (Williston Park)*, 16 (5), 629–642, 644; discussion 645–626, 648.

[46] Greenlee, R.T., Murray, T., Bolden, S., Wingo, P.A. (2000) Cancer statistics, 2000. *CA Cancer J. Clin.*, 50 (1), 7–33.

[47] Smyth, M.D., Horn, B.N., Russo, C., Berger, M.S. (2000) Intracranial ependymomas of childhood: current management strategies. *Pediatr. Neurosurg.*, 33 (3), 138–150.

[48] van Veelen-Vincent, M.L., Pierre-Kahn, A., Kalifa, C., *et al.* (2002) Ependymoma in childhood: prognostic factors, extent of surgery, and adjuvant therapy. *J. Neurosurg.*, 97 (4), 827–835.

[49] Hirano, A. (1988) *Color Atlas of Pathology of the Nervous system.* 2nd edition. Igaku-Shoin Ltd, Tokyo, New York.

[50] Pajtler, K.W., Mack, S.C., Ramaswamy, V., *et al.* (2017) The current consensus on the clinical management of intracranial ependymoma and its distinct molecular variants. *Acta Neuropathol.*, 133 (1), 5–12.

[51] Pajtler, K.W., Witt, H., Sill, M., *et al.* (2015) Molecular classification of ependymal tumors across all CNS compartments, histopathological grades, and age groups. *Cancer Cell*, 27 (5), 728–743.

[52] Merchant, T.E., Fouladi, M. (2005) Ependymoma: new therapeutic approaches including radiation and chemotherapy. *J. Neurooncol.*, 75 (3), 287–299.

[53] Merchant, T.E. (2009) Three-dimensional conformal radiation therapy for ependymoma. *Childs Nerv. Syst.*, 25 (10) 1261–1268.

[54] MacDonald, S.M., Safai, S., Trofimov, A., *et al.* (2008) Proton radiotherapy for childhood ependymoma: initial clinical outcomes and dose comparisons. *Int. J. Radiat. Oncol. Biol. Phys.*, 71 (4), 979–986.

[55] Zacharoulis, S., Levy, A., Chi, S.N., *et al.* (2007) Outcome for young children newly diagnosed with ependymoma, treated with intensive induction chemotherapy followed by myeloablative chemotherapy and autologous stem cell rescue. *Pediatr. Blood Cancer*, 49 (1), 34–40.

[56] Foreman, N.K., Love, S., Gill, S.S., Coakham, H.B. (1997) Second-look surgery for incompletely resected fourth ventricle ependymomas: technical case report. *Neurosurgery*, 40 (4), 856–860; discussion 860.

[57] ClinicalTrials.gov. Observation or radiation therapy and/or chemotherapy and second surgery in treating children who have undergone surgery for ependymoma. Sponsored by the National Cancer Institute. Available at: https://clinicaltrials.gov/ct2/ show/NCT00027846.

[58] Merchant, T.E., Li, C., Xiong, X., Kun, L.E., Boop, F.A., Sanford, R.A. (2009) Conformal radiotherapy after surgery for paediatric ependymoma: a prospective study. *Lancet Oncol.*, 10 (3), 258–266.

[59] Merchant, T.E., Boop, F.A., Kun, L.E., Sanford, R.A. (2008) A retrospective study of surgery and reirradiation for recurrent ependymoma. *Int. J. Radiat. Oncol. Biol. Phys.*, 71 (1), 87–97.

[60] Hoffman, L.M., Plimpton, S.R., Foreman, N.K., *et al.* (2014) Fractionated stereotactic radiosurgery for recurrent ependymoma in children. *J. Neurooncol.*, 116 (1), 107–111.

[61] Gupta, N. (2004) *Pediatric CNS Tumors.* Springer-Verlag, Germany.

[62] Rosser, T., Packer, R.J. (2002) Intracranial neoplasms in children with neurofibromatosis 1. *J. Child. Neurol.*, 17 (8),

630–637; discussion 646–651.

[63] Pfister, S., Janzarik,W.G., Remke, M., *et al.* (2008) BRAF gene duplication constitutes a mechanism of MAPK pathway activation in low-grade astrocytomas. *J. Clin. Invest.*, 118 (5), 1739–1749.

[64] Zapotocky, M., Lassaletta, A., Ryall, S., *et al.* (2016) The genetic characteristics of paediatric low-grade gliomas (O-020). Dublin, Ireland, October 20, 2016.

[65] Fisher, P.G., Tihan, T., Goldthwaite, P.T., *et al.* (2008) Outcome analysis of childhood low-grade astrocytomas. *Pediatr. Blood Cancer*, 51 (2), 245–250.

[66] Gajjar, A., Bhargava, R., Jenkins, J.J., *et al.* (1995) Low-grade astrocytoma with neuraxis dissemination at diagnosis. *J. Neurosurg.*, 83 (1), 67–71.

[67] Mamelak, A.N., Prados, M.D., Obana,W.G., Cogen, P.H., Edwards, M.S. (1994) Treatment options and prognosis for multicentric juvenile pilocytic astrocytoma. *J. Neurosurg.*, 81 (1), 24–30.

[68] Youland, R.S., Khwaja, S.S., Schomas, D.A., Keating, G.F.,Wetjen, N.M., Laack, N.N. (2013) Prognostic factors and survival patterns in pediatric low-grade gliomas over 4 decades. *J. Pediatr. Hematol. Oncol.*, 35 (3), 197–205.

[69] Merchant, T.E., Conklin, H.M.,Wu, S., Lustig, R.H., Xiong, X. (2009) Late effects of conformal radiation therapy for pediatric patients with low-grade glioma: prospective evaluation of cognitive, endocrine, and hearing deficits. *J. Clin. Oncol.*, 27 (22), 3691–3697.

[70] Packer, R.J., Ater, J., Allen, J., *et al.* (1997) Carboplatin and vincristine chemotherapy for children with newly diagnosed progressive low-grade gliomas. *J. Neurosurg.*, 86 (5), 747–754.

[71] Merchant, T.E., Kun, L.E.,Wu, S., Xiong, X., Sanford, R.A., Boop, F.A. (2009) Phase II trial of conformal radiation therapy for pediatric low-grade glioma. *J. Clin. Oncol.*, 27 (22), 3598–3604.

[72] Marcus, K.J., Goumnerova, L., Billett, A.L., *et al.* (2005) Stereotactic radiotherapy for localized low-grade gliomas in children: final results of a prospective trial. *Int. J. Radiat. Oncol. Biol. Phys.*, 61 (2), 374–379.

[73] Kuhlthau, K.A., Pulsifer, M.B., Yeap, B.Y., *et al.* (2012) Prospective study of health-related quality of life for children with brain tumors treated with proton radiotherapy. *J. Clin. Oncol.*, 30 (17), 2079–2086.

[74] Merchant, T.E., Hua, C.H., Shukla, H., Ying, X., Nill, S., Oelfke, U. (2008) Proton versus photon radiotherapy for common pediatric brain tumors: comparison of models of dose characteristics and their relationship to cognitive function. *Pediatr. Blood Cancer*, 51 (1), 110–117.

[75] Mayo, C., Martel, M.K., Marks, L.B., Flickinger, J., Nam, J., Kirkpatrick, J. (2010) Radiation dose-volume effects of optic nerves and chiasm. *Int. J. Radiat. Oncol. Biol. Phys.*, 76 (3 Suppl). S28–S35.

[76] Wenkel, E., Thornton, A.F., Finkelstein, D., *et al.* (2000) Benign meningioma: partially resected, biopsied, and recurrent intracranial tumors treated with combined proton and photon radiotherapy. *Int. J. Radiat. Oncol. Biol. Phys.*, 48 (5), 1363–1370.

[77] Gordon, K.B., Char, D.H., Sagerman, R.H. (1995) Late effects of radiation on the eye and ocular adnexa. *Int. J. Radiat. Oncol. Biol. Phys.*, 31 (5), 1123–1139.

[78] Chapman, P.B., Hauschild, A., Robert, C., *et al.* (2011) Improved survival with vemurafenib in melanoma with BRAF V600E mutation.*N. Engl. J. Med.*, 364 (26), 2507–2516.

[79] Reddy, A.T.,Wellons, J.C, 3rd (2003) Pediatric high-grade gliomas. *Cancer J.*, 9 (2), 107–112.

[80] Stupp, R., Mason,W.P., van den Bent, M.J., *et al.* (2005) Radiotherapy plus concomitant and adjuvant temozolomide for glioblastoma. *N. Engl. J. Med.*, 352 (10), 987–996.

[81] Cohen, K.J., Pollack, I.F., Zhou, T., *et al.* (2011) Temozolomide in the treatment of high-grade gliomas in children: a report from the Children's Oncology Group. *NeuroOncology*, 13 (3), 317–323.

[82] Gilbert, M.R., Dignam, J.J., Armstrong, T.S., *et al.* (2014) A randomized trial of bevacizumab for newly diagnosed glioblastoma. *N. Engl. J. Med.*, 370 (8), 699–708.

[83] Jakacki, R.I., Cohen, K.J., Buxton, A., *et al.* (2016) Phase 2 study of concurrent radiotherapy and temozolomide followed by temozolomide and lomustine in the treatment of children with high-grade glioma: a report of the Children's Oncology Group ACNS0423 study. *NeuroOncology*, 18 (10), 1442–1450.

[84] Espinoza, J.C., Haley, K., Patel, N., *et al.* (2016) Outcome of young children with high-grade glioma treated with irradiation-avoiding intensive chemotherapy regimens: Final report of the Head Start II and III trials. *Pediatr. Blood Cancer*, 63 (10), 1806–1813.

[85] Wolff, J.E., Driever, P.H., Erdlenbruch, B., *et al.* (2010) Intensive chemotherapy improves survival in pediatric high-grade glioma after gross total resection: results of the HIT-GBM-C protocol. *Cancer*, 116 (3), 705–712.

[86] NCI-CIRB.org. ACNS0423. A phase II study of concurrent radiation and temozolomide followed by temozolomide and lomustine (CCNU) in the treatment of children with high grade glioma. An intergroup study for participation by COG and the Dutch Childhood Oncology Group SKION (Stichting Kinderoncologie Nederland). Available at: https:// ncicirb.org/cirb/protocols.action.

[87] Gajjar, A., Bowers, D.C., Karajannis, M.A., Leary, S., Witt, H., Gottardo, N.G. (2015) Pediatric brain tumors: innovative genomic information is transforming the diagnostic and clinical landscape. *J. Clin. Oncol.*, 33 (27), 2986–2998.

[88] Bunin, G.R., Surawicz, T.S.,Witman, P.A., Preston-Martin, S., Davis, F., Bruner, J.M. (1998) The descriptive epidemiology of craniopharyngioma. *J. Neurosurg.*, 89 (4), 547–551.

[89] Diller, L., Chow, E.J., Gurney, J.G., *et al.* (2009) Chronic disease in the Childhood Cancer Survivor Study cohort: a review of published findings. *J. Clin. Oncol.*, 27 (14), 2339–2355.

[90] Stahnke, N., Grubel, G., Lagenstein, I.,Willig, R.P. (1984) Long-term follow-up of children with craniopharyngioma. *Eur. J. Pediatr.*, 142 (3), 179–185.

[91] Hopper, N., Albanese, A., Ghirardello, S., Maghnie,M. (2006) The pre-operative endocrine assessment of craniopharyngiomas. *J. Pediatr. Endocrinol. Metab.*, 19 (Suppl. 1), 325–327.

[92] Desai, S.S., Paulino, A.C., Mai,W.Y., *et al.* (2006). Radiation-induced moyamoya syndrome. *Int. J. Radiat. Oncol. Biol. Phys.*, 65 (4), 1222–1227. Epub 2006 Apr 19. PMID:16626890. Doi: 10.1016/ j.ijrobp.2006.01.038.

[93] Mortini, P., Losa, M., Pozzobon, G., *et al.* (2011) Neurosurgical treatment of craniopharyngioma in adults and children: early and long-term results in a large case series. *J. Neurosurg.*, 114 (5), 1350–1359.

[94] Hetelekidis, S., Barnes, P.D., Tao, M.L., *et al.* (1993) 20-year experience in childhood craniopharyngioma. *Int. J. Radiat. Oncol. Biol. Phys.*, 27 (2), 189–195.

[95] Tomita, T., Bowman, R.M. (2005) Craniopharyngiomas in children: surgical experience at Children's Memorial Hospital. *Childs Nerv. Syst.*, 21 (8-9), 729–746.

[96] Tomita, T., McLone, D.G. (1993) Radical resections of childhood craniopharyngiomas. *Pediatr. Neurosurg.*, 19 (1), 6–14.

[97] Combs, S.E.,Thilmann, C., Huber, P.E., Hoess, A., Debus, J., Schulz-Ertner, D. (2007) Achievement of long-term local control in patients with craniopharyngiomas using high precision stereotactic radiotherapy. *Cancer*, 109 (11), 2308–2314.

[98] Kalapurakal, J.A. (2005) Radiation therapy in the management of pediatric craniopharyngiomas-a review. *Childs Nerv. Syst.*, 21 (8-9), 808–816.

[99] Merchant TE, Kun LE, Hua CH, et al. (2013) Disease control after reduced volume conformal and intensity modulated radiation therapy for childhood craniopharyngioma. *Int. J. Radiat. Oncol. Biol Phys.*, 85 (4), e187–e192.

[100] Merchant, T.E., Kiehna, E.N., Kun, L.E., et al. (2006) Phase II trial of conformal radiation therapy for pediatric patients with craniopharyngioma and correlation of surgical factors and radiation dosimetry with change in cognitive function. *J. Neurosurg.*, 104 (2 Suppl.), 94–102.

[101] Fitzek, M.M., Linggood, R.M., Adams, J., Munzenrider, J.E. (2006) Combined proton and photon irradiation for craniopharyngioma: long-term results of the early cohort of patients treated at Harvard Cyclotron Laboratory and Massachusetts General Hospital. *Int. J. Radiat. Oncol. Biol. Phys.*, 64 (5), 1348–1354.

[102] Winkfield, K.M., Linsenmeier, C., Yock, T.I., et al. (2009) Surveillance of craniopharyngioma cyst growth in children treated with proton radiotherapy. *Int. J. Radiat. Oncol. Biol. Phys.*, 73 (3), 716–721.

[103] Beltran, C., Naik, M., Merchant, T.E. (2010) Dosimetric effect of target expansion and setup uncertainty during radiation therapy in pediatric craniopharyngioma. *Radiother. Oncol.*, 97 (3), 399–403.

[104] Pereira, A.M., Schmid, E.M., Schutte, P.J., et al. (2005) High prevalence of long-term cardiovascular, neurological and psychosocial morbidity after treatment for craniopharyngioma. *Clin. Endocrinol. (Oxford)*, 62 (2), 197–204.

[105] Beltran, C., Roca, M., Merchant, T.E. (2012) On the benefits and risks of proton therapy in pediatric craniopharyngioma. *Int. J. Radiat. Oncol. Biol. Phys.*, 82 (2), e281–e287.

[106] ClinicalTrials.gov. A phase II trial of limited surgery and proton therapy for craniopharyngioma or observation after radical resection. Sponsored by St. Jude Children's Research Hospital. Available at: https://clinicaltrials.gov/ct2/show/NCT01419067. First accessed: 08-16-2011; last update: 07-22-2016.

[107] Merchant, T.E., Hua, C.H., Sabin, N.D., et al. (2016) Necrosis, vasculopathy, and neurological complications after proton therapy for childhood craniopharyngioma: results from a prospective trial and a photon cohort comparison (abstract 269). *Int. J. Radiat. Oncol. Biol. Phys.*, 96 (2 Suppl.), S120–S121.

[108] Jellinger, K. (1973) Primary intracranial germ cell tumours. *Acta Neuropathol. (Berl.)*, 25 (4), 291–306.

[109] Jennings, M.T., Gelman, R., Hochberg, F. (1985) Intracranial germ-cell tumors: natural history and pathogenesis. *J. Neurosurg.*, 63 (2), 155–167.

[110] Jubran, R.F., Finlay, J. (2005) Central nervous system germ cell tumors: controversies in diagnosis and treatment. *Oncology (Williston Park)*, 19 (6), 705–711; discussion 711–702, 715–707, 721.

[111] Maity, A., Shu, H.K., Janss, A., et al. (2004) Craniospinal radiation in the treatment of biopsy-proven intracranial germinomas: twenty-five years' experience in a single center. *Int. J. Radiat. Oncol. Biol. Phys.*, 58 (4), 1165–1170.

[112] Huh, S.J., Shin, K.H., Kim, I.H., Ahn, Y.C., Ha, S.W.,

Park, C.I. (1996) Radiotherapy of intracranial germinomas. *Radiother. Oncol.*, 38 (1), 19–23.

[113] Ogawa, K., Shikama, N., Toita, T., et al. (2004) Long-term results of radiotherapy for intracranial germinoma: a multi-institutional retrospective review of 126 patients. *Int. J. Radiat. Oncol. Biol. Phys.*, 58 (3), 705–713.

[114] MacDonald, S.M., Trofimov, A., Safai, S., et al. (2011) Proton radiotherapy for pediatric central nervous system germ cell tumors: early clinical outcomes. *Int. J. Radiat. Oncol. Biol. Phys.*, 79 (1), 121–129.

[115] Alapetite, C., Brisse, H., Patte, C., et al. (2010) Pattern of relapse and outcome of non-metastatic germinoma patients treated with chemotherapy and limited field radiation: the SFOP experience. *NeuroOncology*, 12 (12), 1318–1325.

[116] Goldman, S., Bouffet, E., Fisher, P.G., et al. (2015) Phase II trial assessing the ability of neoadjuvant chemotherapy with or without second-look surgery to eliminate measurable disease for nongerminomatous germ cell tumors: A Children's Oncology Group study. *J. Clin. Oncol.*, 33 (22), 2464–2471.

[117] MacDonald, S., Murphy, E., Lavey, R., Morris, D., Merchant, T., Donahue, B. (2016) Whole ventricle target volume atlas for germ cell tumors. Available at: http://www.qarc.org/cog/ACNS1123 Atlas.pdf.

[118] DeSousa, A.L., Kalsbeck, J.E., Mealey, J., Jr, Campbell, R.L., Hockey, A. (1979) Intraspinal tumors in children. A review of 81 cases. *J. Neurosurg.*, 51 (4), 437–445.

[119] Tendulkar, R.D., Pai Panandiker, A.S.,Wu, S., et al. (2010) Irradiation of pediatric high-grade spinal cord tumors. *Int. J. Radiat. Oncol. Biol. Phys.*, 78 (5), 1451–1456.

[120] Rombi, B., Ares, C., Hug, E.B., et al. (2013) Spot-scanning proton radiation therapy for pediatric chordoma and chondrosarcoma: clinical outcome of 26 patients treated at Paul Scherrer Institute. *Int. J. Radiat. Oncol. Biol. Phys.*, 86 (3), 578–584.

[121] Jemal, A., Siegel, R., Xu, J.,Ward, E. (2010) Cancer statistics, 2010. *CA Cancer J. Clin.*, 60 (5), 277–300.

[122] Hutchinson, R.J., Fryer, C.J., Davis, P.C., et al. (1998) MOPP or radiation in addition to ABVD in the treatment of pathologically staged advanced Hodgkin's disease in children: results of the Children's Cancer Group Phase III Trial. *J. Clin. Oncol.*, 16 (3), 897–906.

[123] Smith, R.S., Chen, Q., Hudson, M.M., et al. (2003) Prognostic factors for children with Hodgkin's disease treated with combined-modality therapy. *J. Clin. Oncol.*, 21 (10), 2026–2033.

[124] ChildrensOncologyGroup.org. AHOD1331. A randomized phase III study of brentuxima vedotin (SGN-35, IND #117117) for newly diagnosed high-risk classical Hodgkin lymphoma (cHL) in children and adolescents. Available at: https:// childrensoncologygroup.org/index.php/ahod1331.

[125] Peters, M.V. (1965) Current Concepts in Cancer. 2. Hodgkin's Disease. Radiation Therapy. *JAMA*, 191, 28–29.

[126] Friedman, D.L., Constine, L.S. (2006) Late effects of treatment for Hodgkin lymphoma. *J. Natl Compr. Cancer Network*, 4 (3), 249–257.

[127] Hancock, S.L., Hoppe, R.T. (1996) Long-term complications of treatment and causes of mortality after Hodgkin's disease. *Semin. Radiat. Oncol.*, 6 (3), 225–242.

[128] Mauch, P.M., Kalish, L.A., Marcus, K.C., et al. (1996) Second malignancies after treatment for laparotomy staged IA-IIIB Hodgkin's disease: long-term analysis of risk factors and outcome. *Blood*, 87 (9), 3625–3632.

[129] Ng, A.K., Bernardo, M.V.,Weller, E., et al. (2002) Second malignancy after Hodgkin disease treated with radiation

therapy with or without chemotherapy: long-term risks and risk factors. *Blood*, 100 (6), 1989–1996.

[130] Sklar, C. (2000) Paying the price for cure-treating cancer survivors with growth hormone. *J. Clin. Endocrinol. Metab.*, 85 (12), 4441–4443.

[131] Willman, K.Y., Cox, R.S., Donaldson, S.S. (1994) Radiation induced height impairment in pediatric Hodgkin's disease. *Int. J. Radiat. Oncol. Biol. Phys.*, 28 (1), 85–92.

[132] Donaldson, S.S., Link, M.P., Weinstein, H.J., *et al.* (2007) Final results of a prospective clinical trial with VAMP and low-dose involved-field radiation for children with low-risk Hodgkin's disease. *J. Clin. Oncol.*, 25 (3), 332–337.

[133] Hudson, M.M., Krasin, M., Link, M.P., *et al.* (2004) Risk-adapted, combined-modality therapy with VAMP/COP and response-based, involved-field radiation for unfavorable pediatric Hodgkin's disease. *J. Clin. Oncol.*, 22 (22), 4541–4550.

[134] Metzger, M.L., Weinstein, H.J., Hudson, M.M., *et al.* (2012) Association between radiotherapy vs no radiotherapy based on early response to VAMP chemotherapy and survival among children with favorable-risk Hodgkin lymphoma. *JAMA*, 307 (24), 2609–2616.

[135] Mauz-Korholz, C., Metzger, M.L., Kelly, K.M., *et al.* (2015) Pediatric Hodgkin lymphoma. *J. Clin. Oncol.*, 33 (27), 2975–2985.

[136] Keller, F.G., Nachman, J., Constine, L., *et al.* (2010) A phase III study for the treatment of children and adolescents with newly diagnosed low risk Hodgkin lymphoma (HL); (abstract 767). *Blood*, 116.

[137] Friedman, D.L., Chen, L., Wolden, S., *et al.* (2014) Dose-intensive response-based chemotherapy and radiation therapy for children and adolescents with newly diagnosed intermediate-risk Hodgkin lymphoma: a report from the Children's Oncology Group Study AHOD0031. *J. Clin. Oncol.*, 32 (32), 3651–3658.

[138] Charpentier, A.M., Friedman, D.L., Wolden, S., *et al.* (2016) Predictive factor analysis of response-adapted radiation therapy for chemotherapy-sensitive pediatric Hodgkin lymphoma: Analysis of the Children's Oncology Group AHOD 0031 Trial. *Int. J. Radiat. Oncol. Biol. Phys.*, 96 (5), 943–950.

[139] Schwartz, C.L., Chen, L., McCarten, K., *et al.* (2016) Childhood Hodgkin International Prognostic Score (CHIPS) predicts event-free survival in Hodgkin lymphoma: A report from the Children's Oncology Group. *Pediatr. Blood Cancer.* Epub ahead of print-Oct 27. Doi: 10.1002/pbc.26278 [Epub ahead of print] PMID:27786406.

[140] Kelly, K.M., Sposto, R., Hutchinson, R., *et al.* (2011) BEACOPP chemotherapy is a highly effective regimen in children and adolescents with high-risk Hodgkin lymphoma: a report from the Children's Oncology Group. *Blood*, 117 (9), 2596–2603.

[141] Yahalom, J., Mauch, P. (2002) The involved field is back: issues in delineating the radiation field in Hodgkin's disease. *Ann. Oncol.*, 13 (Suppl. 1), 79–83.

[142] Andolino, D.L., Hoene, T., Xiao, L., Buchsbaum, J., Chang, A.L. (2011) Dosimetric comparison of involved-field three-dimensional conformal photon radiotherapy and breast-sparing proton therapy for the treatment of Hodgkin's lymphoma in female pediatric patients. *Int. J. Radiat. Oncol. Biol. Phys.*, 81 (4), e667–e671.

[143] Girinsky, T., Specht, L., Ghalibafian, M., *et al.* (2008) The conundrum of Hodgkin lymphoma nodes: to be or not to be included in the involved node radiation fields. The EORTC-GELA lymphoma group guidelines. *Radiother. Oncol.*, 88

(2), 202–210.

[144] ILROG (2011) International Lymphoma Radiation Oncology Group. Available at: http://www.ilrog.com/.

[145] Hodgson, D.C., Dieckmann, K., Terezakis, S., Constine, L, and the International Lymphoma Radiation Oncology Group (2015) Implementation of contemporary radiation therapy planning concepts for pediatric Hodgkin lymphoma: Guidelines from the International Lymphoma Radiation Oncology Group. *Pract. Radiat. Oncol.*, 5 (2), 85–92.

[146] Campbell, B.A., Voss, N., Pickles, T., *et al.* (2008) Involved-nodal radiation therapy as a component of combination therapy for limited-stage Hodgkin's lymphoma: a question of field size. *J. Clin. Oncol.*, 26 (32), 5170–5174.

[147] van der Pal, H.J., van Dalen, E.C., van Delden, E., *et al.* (2012) High risk of symptomatic cardiac events in childhood cancer survivors. *J. Clin. Oncol.*, 30 (13), 1429–1437.

[148] van Nimwegen, F.A., Schaapveld, M., Cutter, D.J., *et al.* (2016) Radiation dose-response relationship for risk of coronary heart disease in survivors of Hodgkin lymphoma. *J. Clin. Oncol.*, 34 (3), 235–243.

[149] Hancock, S.L., Tucker, M.A., Hoppe, R.T. (1993) Breast cancer after treatment of Hodgkin's disease. *J. Natl Cancer Inst.*, 85 (1), 25–31.

[150] Wolden, S.L., Lamborn, K.R., Cleary, S.F., Tate, D.J., Donaldson, S.S. (1998) Second cancers following pediatric Hodgkin's disease. *J. Clin. Oncol.*, 16 (2), 536–544.

[151] Murphy, S.B., Bleyer, W.A. (1987) Cranial irradiation is not necessary for central-nervous-system prophylaxis in pediatric non-Hodgkin's lymphoma. *Int. J. Radiat. Oncol. Biol. Phys.*, 13 (3), 467–468.

[152] Loeffler, J.S., Leopold, K.A., Recht, A., Weinstein, H.J., Tarbell, N.J. (1986) Emergency prebiopsy radiation for mediastinal masses: impact on subsequent pathologic diagnosis and outcome. *J. Clin. Oncol.*, 4 (5), 716–721.

[153] Chessels, J.M., Swansbury, G.J., Reeves, B., Bailey, C.C., Richards, S.M. (1997) Cytogenetics and prognosis in childhood lymphoblastic leukaemia: results of MRC UKALL X. Medical Research Council Working Party in Childhood Leukaemia. *Br. J. Haematol.*, 99 (1), 93–100.

[154] Pui, C.H., Crist, W.M., Look, A.T. (1990) Biology and clinical significance of cytogenetic abnormalities in childhood acute lymphoblastic leukemia. *Blood*, 76 (8), 1449–1463.

[155] Pui, C.H., Yang, J.J., Hunger, S.P., *et al.* (2015) Childhood acute lymphoblastic leukemia: progress through collaboration. *J. Clin. Oncol.*, 33 (27), 2938–2948.

[156] Raimondi, S.C., Zhou, Y., Mathew, S., *et al.* (2003) Reassessment of the prognostic significance of hypodiploidy in pediatric patients with acute lymphoblastic leukemia. *Cancer*, 98 (12), 2715–2722.

[157] Shuster, J.J., Wacker, P., Pullen, J., *et al.* (1998) Prognostic significance of sex in childhood B-precursor acute lymphoblastic leukemia: a Pediatric Oncology Group Study. *J. Clin. Oncol.*, 16 (8), 2854–2863.

[158] Uckun, F.M., Nachman, J.B., Sather, H.N., *et al.* (1998) Clinical significance of Philadelphia chromosome positive pediatric acute lymphoblastic leukemia in the context of contemporary intensive therapies: a report from the Children's Cancer Group. *Cancer*, 83 (9), 2030–2039.

[159] Gaynon, P.S., Angiolillo, A.L., Carroll, W.L., *et al.* (2010) Long-term results of the Children's Cancer Group studies for childhood acute lymphoblastic leukemia 1983–2002: A Children's Oncology Group Report. *Leukemia*, 24 (2), 285–297.

[160] Nesbit, M.E., Jr, Sather, H.N., Robison, L.L., *et al.* (1981) Presymptomatic central nervous system therapy in previously

untreated childhood acute lymphoblastic leukaemia: comparison of 1800 rad and 2400 rad. A report for Children's Cancer Study Group. *Lancet*, 1 (8218), 461–466.

[161] Pui, C.H., Robison, L.L., Look, A.T. (2008) Acute lymphoblastic leukaemia. *Lancet*, 371 (9617), 1030–1043.

[162] Salzer, W.L., Devidas, M., Carroll, W.L., *et al.* (2010) Long-term results of the Pediatric Oncology Group studies for childhood acute lymphoblastic leukemia 1984–2001: a report from the Children's Oncology Group. *Leukemia*, 24 (2), 355–370.

[163] Schrappe, M., Reiter, A., Henze, G., *et al.* (1998) Prevention of CNS recurrence in childhood ALL: results with reduced radiotherapy combined with CNS-directed chemotherapy in four consecutive ALL-BFM trials. *Klin. Padiatr.*, 210 (4), 192–199.

[164] Wofford, M.M., Smith, S.D., Shuster, J.J., *et al.* (1992) Treatment of occult or late overt testicular relapse in children with acute lymphoblastic leukemia: a Pediatric Oncology Group study. *J. Clin. Oncol.*, 10 (4), 624–630.

[165] ChildrensOncologyGroup.org. AALL1331: risk-stratified randomized phase III testing of blinatumomab (IND# 117467, NSC#765986) in first relapse of childhood B-lymphoblastic leukemia (B-ALL) IND. Sponsor for blinatumomab: DCTD, NCI. A group wide phase III study participating countries: Australia, Canada, New Zealand and United States. Accessed at rpc.mdanderson.org/rpc/ credentialing/files/AALL1331DOC.pdf, on December 28, 2016.

[166] *Childhood Cancer Survivorship: Improving Care and Quality of Life*. National Academies Press, Washington, DC, 2003.

[167] Halperin, E.C., Constine, L.S., Tarbell, N.J., Kun, L.E. (20110 *Pediatric Radiation Oncology*. 5th edition. Lippincott, Williams & Wilkins, alley Stream, New York.

[168] Friedman, D.L., Whitton, J., Leisenring, W., *et al.* (2010) Subsequent neoplasms in 5-year survivors of childhood cancer: the Childhood Cancer Survivor Study. *J. Natl Cancer Inst.*, 102 (14), 1083–1095.

[169] van Waas, M., Neggers, S.J., Pieters, R., van den Heuvel-Eibrink, M.M. (2010) Components of the metabolic syndrome in 500 adult long-term survivors of childhood cancer. *Ann. Oncol.*, 21 (5), 1121–1126.

[170] Bhojwani, D., Sabin, N.D., Pei, D., *et al.* (2014) Methotrexate-induced neurotoxicity and leukoencephalopathy in childhood acute lymphoblastic leukemia. *J. Clin. Oncol.*, 32 (9), 949–959.

[171] Diouf, B., Crews, K.R., Lew, G., *et al.* (2015) Association of an inherited genetic variant with vincristine-related peripheral neuropathy in children with acute lymphoblastic leukemia. *JAMA*, 313 (8), 815–823.

[172] French, D., Hamilton, L.H., Mattano, L.A., Jr, *et al.* (2008) A PAI-1 (SERPINE1) polymorphism predicts osteonecrosis in children with acute lymphoblastic leukemia: a report from the Children's Oncology Group. *Blood*, 111 (9), 4496–4499.

[173] Bhatia, S., Armenian, S.H., Armstrong, G.T., *et al.* (2015) Collaborative research in childhood cancer survivorship: the current landscape. *J. Clin. Oncol.*, 33 (27), 3055–3064.

[174] Shimada, H., Ambros, I.M., Dehner, L.P., *et al.* (1999) The International Neuroblastoma Pathology Classification (the Shimada system). *Cancer*, 86 (2), 364–372.

[175] Chen, Y., Takita, J., Choi, Y.L., *et al.* (2008) Oncogenic mutations of ALK kinase in neuroblastoma. *Nature*, 455 (7215), 971–974.

[176] Cheung, N.K., Zhang, J., Lu, C., *et al.* (2012) Association of age at diagnosis and genetic mutations in patients with neuroblastoma. *JAMA*, 307 (10), 1062–1071.

[177] Brisse, H.J., McCarville, M.B., Granata, C., *et al.* (2011) Guidelines for imaging and staging of neuroblastic tumors: consensus report from the International Neuroblastoma Risk Group Project. *Radiology*, 261 (1), 243–257.

[178] Monclair, T., Brodeur, G.M., Ambros, P.F., *et al.* (2009) The International Neuroblastoma Risk Group (INRG) staging system: an INRG Task Force report. *J. Clin. Oncol.*, 27 (2), 298–303.

[179] Hero, B., Simon, T., Spitz, R., *et al.* (2008) Localized infant neuroblastomas often show spontaneous regression: results of the prospective trials NB95-S and NB97. *J. Clin. Oncol.*, 26 (9), 1504–1510.

[180] Yalcin, B., Kremer, L.C., Caron, H.N., van Dalen, E.C. (2015) High-dose chemotherapy and autologous haematopoietic stem cell rescue for children with high-risk neuroblastoma. *Cochrane Database Syst. Rev.* 2010(5):CD006301.

[181] Yu, A.L., Gilman, A.L., Ozkaynak, M.F., *et al.* (2010) Anti-GD2 antibody with GM-CSF, interleukin-2, and isotretinoin for neuroblastoma. *N. Engl. J. Med.*, 363 (14), 1324–1334.

[182] Paulino, A.C., Fowler, B.Z. (2005) Risk factors for scoliosis in children with neuroblastoma. *Int. J. Radiat. Oncol. Biol. Phys.*, 61 (3), 865–869.

[183] Hill-Kayser, C., Tochner, Z., Both, S., *et al.* (2013) Proton versus photon radiation therapy for patients with high-risk neuroblastoma: the need for a customized approach. *Pediatr. Blood Cancer*, 60 (10), 1606–1611.

[184] Ahmed, H.U., Arya, M., Levitt, G., Duffy, P.G., Mushtaq, I., Sebire, N.J. (2007) Part I: Primary malignant non-Wilms renal tumours in children. *Lancet Oncol.*, 8 (8), 730–737.

[185] Irtan, S., Jitlal, M., Bate, J., *et al.* (2015) Risk factors for local recurrence in Wilms tumour and the potential influence of biopsy-the United Kingdom experience. *Eur. J. Cancer*, 51 (2), 225–232.

[186] D'Angio, G.J. (2007) The National Wilms Tumor Study: a 40 year perspective. *Lifetime Data Anal.*, 13 (4), 463–470.

[187] Bhatnagar, S. (2009) Management of Wilms' tumor: NWTS vs SIOP. *J. Indian Assoc. Pediatr. Surg.*, 14 (1), 6–14.

[188] Dome, J.S., Fernandez, C.V., Mullen, E.A., *et al.* (2013) Children's Oncology Group's 2013 blueprint for research: renal tumors. *Pediatr. Blood Cancer*, 60 (6), 994–1000.

[189] Dome, J.S., Perlman, E.J., Graf, N., *et al.* (2014) Risk stratification for Wilms tumor: current approach and future direction. American Society of Clinical Oncology Education. Available at: http://meeting library.asco.org/sites/meetinglibrary.asco.org/files/ edbook pdf/2014 E.

[190] Cohen, M., Smith, W.L., Weetman, R., Provisor, A. (1981) Pulmonary pseudometastases in children with malignant tumors. *Radiology*, 141 (2), 371–374.

[191] Green, D.M. (2016) Considerations in the diagnosis and management of pediatric patients with favorable histology Wilms tumor who present with only pulmonary nodules. *Pediatr. Blood Cancer*, 63 (4), 589–592.

[192] McCarville, M.B., Lederman, H.M., Santana, V.M., *et al.* (2006) Distinguishing benign from malignant pulmonary nodules with helical chest CT in children with malignant solid tumors. *Radiology*, 239 (2), 514–520.

[193] Dix, D.B., Gratias, E.J., Seibel, N., *et al.* (2015) Omission of lung radiation in patients with stage IV favorable histology Wilms tumor (FHWT) showing complete lung nodule response after chemotherapy: a report from Children's Oncology Group study AREN0533 (abstract 10011). *J. Clin. Oncol.*, 32:5s, 2014 (suppl; abstr 10001).

[194] Breslow, N., Sharples, K., Beckwith, J.B., *et al.* (1991) Prognostic factors in nonmetastatic, favorable histology Wilms' tumor. Results of the Third National Wilms' Tumor Study. *Cancer*, 68 (11), 2345–2353.

[195] Cotton, C.A., Peterson, S., Norkool, P.A., *et al.* (2009) Early and late mortality after diagnosis ofWilms tumor. *J. Clin. Oncol.*, 27 (8), 1304–1309.

[196] Dorr,W., Kallfels, S., Herrmann, T. (2013) Late bone and soft tissue sequelae of childhood radiotherapy. Relevance of treatment age and radiation dose in 146 children treated between 1970 and 1997. *Strahlenther. Onkol.*, 189 (7), 529–534.

[197] Green, D.M., Lange, J.M., Peabody, E.M., *et al.* (2010) Pregnancy outcome after treatment forWilms tumor: a report from the nationalWilms tumor long-term follow-up study. *J. Clin. Oncol.*, 28 (17), 2824–2830.

[198] Termuhlen,A.M., Tersak, J.M., Liu, Q., *et al.* (2011) Twenty-five year follow-up of childhoodWilms tumor: a report from the Childhood Cancer Survivor Study. *Pediatr. Blood Cancer*, 57 (7), 1210–1216.

[199] Kalapurakal, J.A., Pokhrel, D., Gopalakrishnan, M., Zhang, Y. (2013) Advantages of whole-liver intensity modulated radiation therapy in children withWilms tumor and liver metastasis. *Int. J. Radiat. Oncol. Biol. Phys.*, 85 (3), 754–760.

[200] Kalpurakal, J., Marcus, K., Mahajan, A., *et al.* (2016) Final report of a prospective clinical trial of cardiac sparing a whole lung IMRT in patients with metastatic pediatric tumors. ASTRO 2016. 28 September 2016, Boston Convention Center.

[201] Vogel, J., Lin, H., Both, S., Tochner, Z., Balis, F., Hill-Kayser, C. (2017) Pencil beam scanning proton therapy for treatment of the retroperitoneum after nephrectomy forWilms tumor: A dosimetric comparison study. *Pediatr. Blood Cancer*, 64 (1), 39–45.

[202] Stat bite. (1999) Age-specific cancer incidence among children under 15. *J. Natl Cancer Inst.*, 91 (24), 2076.

[203] Gurney, J.G., Severson, R.K., Davis, S., Robison, L.L. (1995) Incidence of cancer in children in the United States. Sex-, race-, and 1-year age-specific rates by histologic type. *Cancer*, 75 (8), 2186–2195.

[204] Wharam, M.D., Beltangady, M.S., Heyn, R.M., *et al.* (1987) Pediatric orofacial and laryngopharyngeal rhabdomyosarcoma. An Intergroup Rhabdomyosarcoma Study report. *Arch. Otolaryngol. Head Neck Surg.*, 113 (11), 1225–1227.

[205] Breneman, J.C., Lyden, E., Pappo, A.S., *et al.* (2003) Prognostic factors and clinical outcomes in children and adolescents with metastatic rhabdomyosarcoma– a report from the Intergroup Rhabdomyosarcoma Study IV. *J. Clin. Oncol.*, 21 (1), 78–84.

[206] Volker, T., Denecke, T., Steffen, I., *et al.* (2007) Positron emission tomography for staging of pediatric sarcoma patients: results of a prospective multicenter trial. *J. Clin. Oncol.*, 25 (34), 5435–5441.

[207] Asmar, L., Gehan, E.A., Newton,W.A., *et al.* (1994) Agreement among and within groups of pathologists in the classification of rhabdomyosarcoma and related childhood sarcomas. Report of an international study of four pathology classifications. *Cancer*, 74 (9), 2579–2588.

[208] Newton,W.A., Jr, Gehan, E.A.,Webber, B.L., *et al.* (1995) Classification of rhabdomyosarcomas and related sarcomas. Pathologic aspects and proposal for a new classification-an Intergroup Rhabdomyosarcoma Study. *Cancer*, 76 (6), 1073–1085.

[209] Parham DM. (2001) Pathologic classification of rhabdomyosarcomas and correlations with molecular studies. *Mod. Pathol.*, 14 (5), 506–514.

[210] Parham, D.M., Ellison, D.A. (2006) Rhabdomyosarcomas in adults and children: an update. *Arch. Pathol. Lab. Med.*, 130 (10), 1454–1465.

[211] Hawkins, D.S., Anderson, J.R., Mascarenhas, L., *et al.* (2014) Vincristine, dactinomycin, cyclophosphamide (VAC) versus VAC/V plus irinotecan (VI) for intermediate-risk rhabdomyosarcoma (IRRMS): a report from the Children's Oncology Group Soft Tissue Sarcoma Committee (abstract 10004). *J. Clin. Oncol.*, 32 (15 suppl):10004. http://meeting. ascopubs .org/cgi/content/abstract/32/15 suppl/10004.

[212] Williamson, D., Missiaglia, E., de Reynies, A., *et al.* (2010) Fusion gene-negative alveolar rhabdomyosarcoma is clinically and molecularly indistinguishable from embryonal rhabdomyosarcoma. *J. Clin. Oncol.*, 28 (13), 2151–2158.

[213] Missiaglia, E.,Williamson, D., Chisholm, J., *et al.* (2012) PAX3/FOXO1 fusion gene status is the key prognostic molecular marker in rhabdomyosarcoma and significantly improves current risk stratification. *J. Clin. Oncol.*, 30 (14), 1670–1677.

[214] Skapek, S.X., Anderson, J., Barr, F.G., *et al.* (2013) PAX-FOXO1 fusion status drives unfavorable outcome for children with rhabdomyosarcoma: a Children's Oncology Group report. *Pediatr. Blood Cancer*, 60 (9), 1411–1417.

[215] Crist,W., Gehan, E.A., Ragab, A.H., *et al.* (1995) The Third Intergroup Rhabdomyosarcoma Study. *J. Clin. Oncol.*, 13 (3), 610–630.

[216] Crist,W.M., Garnsey, L., Beltangady, M.S., *et al.* (1990) Prognosis in children with rhabdomyosarcoma: a report of the intergroup rhabdomyosarcoma studies I and II. Intergroup Rhabdomyosarcoma Committee. *J. Clin. Oncol.*, 8 (3), 443–452.

[217] Maurer, H.M., Beltangady, M., Gehan, E.A., *et al.* (1988) The Intergroup Rhabdomyosarcoma Study-I. A final report. *Cancer*, 61 (2), 209–220.

[218] Maurer, H.M., Gehan, E.A., Beltangady, M., *et al.* (1993) The Intergroup Rhabdomyosarcoma Study-II. *Cancer*, 71 (5), 1904–1922.

[219] Rodary, C., Gehan, E.A., Flamant, F., *et al.* (1991) Prognostic factors in 951 nonmetastatic rhabdomyosarcoma in children: a report from the International RhabdomyosarcomaWorkshop. *Med. Pediatr. Oncol.*, 19 (2), 89–95.

[220] Arndt, C.A., Stoner, J.A., Hawkins, D.S., *et al.* (2009) Vincristine, actinomycin, and cyclophosphamide compared with vincristine, actinomycin, and cyclophosphamide alternating with vincristine, topotecan, and cyclophosphamide for intermediaterisk rhabdomyosarcoma: Children's Oncology Group study D9803. *J. Clin. Oncol.*, 27 (31), 5182–5188.

[221] Crist,W.M., Anderson, J.R., Meza, J.L., *et al.* (2001) Intergroup rhabdomyosarcoma study-IV: results for patients with nonmetastatic disease. *J. Clin. Oncol.*, 19 (12), 3091–3102.

[222] ClinicalTrials.gov. A randomized phase 3 study of vincristine, dactinomycin, cyclophosphamide (VAC) alternating with vincristine and irinotecan (VI) versus VAC/VI plus temsirolimus (TORI, Torisel, NSC# 683864, IND# 122782) in patients with intermediate risk (IR) rhabdomyosarcoma (RMS). NCI supplied agents: temsirolimus (NSC# 683864, INC# 122782). IND sponsor for temsirolimus: DCTD, NCI. An intergroup NCTN phase 3 study. ClinicalTrials.gov identified. NCT02567435. Available at: https:// clinicaltrials. gov/ct2/show/NCT02567435ARST1431.

[223] Furman,W.L., Stewart, C.F., Poquette, C.A., *et al.* (1999) Direct translation of a protracted irinotecan schedule from a xenograft model to a phase I trial in children. *J. Clin. Oncol.*, 17 (6), 1815– 1824.

[224] Rodriguez-Galindo, C., Crews, K.R., Stewart, C.F., *et al.* (2006) Phase I study of the combination of topotecan and irinotecan in children with refractory solid tumors. *Cancer Chemother. Pharmacol.*, 57 (1), 15–24.

[225] Cosetti, M.,Wexler, L.H., Calleja, E., *et al.* (2002) Irinotecan for pediatric solid tumors: the Memorial Sloan-Kettering experience. *J. Pediatr. Hematol. Oncol.*, 24 (2), 101–105.

[226] Raney, R.B., Anderson, J.R., Barr, F.G., *et al.* (2001) Rhabdomyosarcoma and undifferentiated sarcoma in the first two decades of life: a selective review of intergroup rhabdomyosarcoma study group experience and rationale for Intergroup Rhabdomyosarcoma Study V. *J. Pediatr. Hematol. Oncol.*, 23 (4), 215–220.

[227] Weigel, B., Lyden, E., Anderson, J.R., *et al.* (2010) Early results from Children's Oncology Group (COG) ARST0431: Intensive multidrug therapy for patients with metastatic rhabdomyosarcoma (RMS); (abstract 9503). *J. Clin. Oncol.*, 28, 15s.

[228] Walterhouse, D.O., Pappo, A.S., Meza, J.L., *et al.* (2014) Shorter-duration therapy using vincristine, dactinomycin, and lower-dose cyclophosphamide with or without radiotherapy for patients with newly diagnosed low-risk rhabdomyosarcoma: a report from the Soft Tissue Sarcoma Committee of the Children's Oncology Group. *J. Clin. Oncol.*, 32 (31), 3547–3552.

[229] Raney, R.B.,Walterhouse, D.O., Meza, J.L., *et al.* (2011) Results of the Intergroup Rhabdomyosarcoma Study Group D9602 protocol, using vincristine and dactinomycin with or without cyclophosphamide and radiation therapy, for newly diagnosed patients with low-risk embryonal rhabdomyosarcoma: a report from the Soft Tissue Sarcoma Committee of the Children's Oncology Group. *J. Clin. Oncol.*, 29 (10), 1312–1318.

[230] Raney, R.B., Maurer, H.M., Anderson, J.R., *et al.* (2001) The Intergroup Rhabdomyosarcoma Study Group (IRSG): Major lessons from the IRS-I through IRS-IV studies as background for the current IRS-V treatment protocols. *Sarcoma*, 5 (1), 9–15.

[231] Childs, S.K., Kozak, K.R., Friedmann, A.M., *et al.* (2012) Proton radiotherapy for parameningeal rhabdomyosarcoma: clinical outcomes and late effects. *Int. J. Radiat. Oncol. Biol. Phys.*, 82 (2), 635–642.

[232] Cotter, S.E., Herrup, D.A., Friedmann, A., *et al.* (2011) Proton radiotherapy for pediatric bladder/prostate rhabdomyosarcoma: clinical outcomes and dosimetry compared to intensity-modulated radiation therapy. *Int. J. Radiat. Oncol. Biol. Phys.*, 81 (5), 1367–1373.

[233] Yock, T., Schneider, R., Friedmann, A., Adams, J., Fullerton, B., Tarbell, N. (2005) Proton radiotherapy for orbital rhabdomyosarcoma: clinical outcome and a dosimetric comparison with photons. *Int. J. Radiat. Oncol. Biol. Phys.*, 63 (4), 1161–1168.

[234] Eaton, B.R., McDonald, M.W., Kim, S., *et al.* (2013) Radiation therapy target volume reduction in pediatric rhabdomyosarcoma: implications for patterns of disease recurrence and overall survival. *Cancer*, 119 (8), 1578–1585.

[235] Walterhouse, D.O., Meza, J.L., Breneman, J.C., *et al.* (2011) Local control and outcome in children with localized vaginal rhabdomyosarcoma: a report from the Soft Tissue Sarcoma committee of the Children's Oncology Group. *Pediatr. Blood Cancer*, 57 (1), 76–83.

[236] Malempati, S., Rodeberg, D.A., Donaldson, S.S., *et al.* (2011) Rhabdomyosarcoma in infants younger than 1 year: a report from the Children's Oncology Group. *Cancer*, 117 (15), 3493–3501.

[237] Bradley, J. (2016) Radiotherapy in infant sarcoma: patterns of failure for infants enrolled on ARST 0331/0531. COG/ASTRO. 27 September, Boston Convention Center.

[238] Kozak, K.R., Adams, J., Krejcarek, S.J., Tarbell, N.J., Yock, T.I. (2009) A dosimetric comparison of proton and intensity-modulated photon radiotherapy for pediatric parameningeal rhabdomyosarcomas. *Int. J. Radiat. Oncol. Biol. Phys.*, 74 (1), 179–186.

[239] Ladra, M.M., Edgington, S.K., Mahajan, A., *et al.* (2014) A dosimetric comparison of proton and intensity modulated radiation therapy in pediatric rhabdomyosarcoma patients enrolled on a prospective phase II proton study. *Radiother. Oncol.*, 113 (1), 77–83.

[240] Ries, L.A., *et al.* (1999) Cancer incidence and survival among children and adolescents: United States SEER Program 1975–1995. National Cancer Institute, SEER Program. Bethesda, Maryland.

[241] Ferrari, A., Miceli, R., Rey, A., *et al.* (2011) Non-metastatic unresected paediatric non-rhabdomyosarcoma soft tissue sarcomas: results of a pooled analysis from United States and European groups. *Eur. J. Cancer*, 47 (5), 724–731.

[242] Pratt, C.B., Pappo, A.S., Gieser, P., *et al.* (1999) Role of adjuvant chemotherapy in the treatment of surgically resected pediatric nonrhabdomyosarcomatous soft tissue sarcomas: A Pediatric Oncology Group Study. *J. Clin. Oncol.*, 17 (4), 1219.

[243] Pratt, C.B., Maurer, H.M., Gieser, P., *et al.* (1998) Treatment of unresectable or metastatic pediatric soft tissue sarcomas with surgery, irradiation, and chemotherapy: a Pediatric Oncology Group study. *Med. Pediatr. Oncol.*, 30 (4), 201–209.

[244] Pappo, A.S., Devidas, M., Jenkins, J., *et al.* (2005) Phase II trial of neoadjuvant vincristine, ifosfamide, and doxorubicin with granulocyte colony-stimulating factor support in children and adolescents with advanced-stage nonrhabdomyosarcomatous soft tissue sarcomas: a Pediatric Oncology Group Study. *J. Clin. Oncol.*, 23 (18), 4031–4038.

[245] Hua, C., Gray, J.M., Merchant, T.E., Kun, L.E., Krasin, M.J. (2008) Treatment planning and delivery of external beam radiotherapy for pediatric sarcoma: the St. Jude Children's Research Hospital experience. *Int. J. Radiat. Oncol. Biol. Phys.*, 70 (5), 1598–1606.

[246] Smith, K.B., Indelicato, D.J., Knapik, J.A., *et al.* (2011) Adjuvant radiotherapy for pediatric and young adult nonrhabdomyosarcoma soft-tissue sarcoma. *Int. J. Radiat. Oncol. Biol. Phys.*, 81 (1), 150–157.

[247] Ferrari, A., Trama, A., De Paoli, A., *et al.* (2016) Access to clinical trials for adolescents with soft tissue sarcomas: Enrollment in European pediatric Soft tissue Sarcoma Study Group (EpSSG) protocols. *Pediatr. Blood Cancer*. Epub ahead of print- Pediatr Blood Cancer. 2016 Nov 24. doi: 10.1002/pbc.26348. [Epub ahead of print] PMID:27882658.

[248] Kager, L., Zoubek, A., Potschger, U., *et al.* (2003) Primary metastatic osteosarcoma: presentation and outcome of patients treated on neoadjuvant Cooperative Osteosarcoma Study Group protocols. *J. Clin. Oncol.*, 21 (10), 2011–2018.

[249] Brenner,W., Bohuslavizki, K.H., Eary, J.F. (2003) PET imaging of osteosarcoma. *J. Nucl. Med.*, 44 (6), 930–942.

[250] Enneking,W.F. (1988) A system of staging musculoskeletal neoplasms. *Instr. Course Lect.*, 37, 3–10.

[251] Davis, A.M., Bell, R.S., Goodwin, P.J. (1994) Prognostic factors in osteosarcoma: a critical review. *J. Clin. Oncol.*, 12 (2), 423–431.

[252] Meyers, P.A., Schwartz, C.L., Krailo, M., *et al.* (2005) Osteosarcoma: a randomized, prospective trial of the addition of ifosfamide and/or muramyl tripeptide to cisplatin, doxorubicin, and high-dose methotrexate. *J. Clin. Oncol.*, 23 (9), 2004–2011.

[253] Goorin, A.M. (1988) Adjuvant chemotherapy for osteogenic sarcoma. *Eur. J. Cancer Clin. Oncol.*, 24 (2), 113–115.

[254] DeLaney, T.F., Liebsch, N.J., Pedlow, F.X., *et al.* (2009) Phase II study of high-dose photon/proton radiotherapy in the management of spine sarcomas. *Int. J. Radiat. Oncol. Biol. Phys.*, 74 (3), 732–739.

[255] DeLaney, T.F., Trofimov, A.V., Engelsman, M., Suit, H.D. (2005) Advanced-technology radiation therapy in the management of bone and soft tissue sarcomas. *Cancer Control*, 12 (1), 27–35.

[256] DeLaney, T.F., Park, L., Goldberg, S.I., *et al.* (2005) Radiotherapy for local control of osteosarcoma. *Int. J. Radiat. Oncol. Biol. Phys.*, 61 (2), 492–498.

[257] Wagner, T.D., Kobayashi,W., Dean, S., *et al.* (2009) Combination short-course preoperative irradiation, surgical resection, and reduced-field high-dose postoperative irradiation in the treatment of tumors involving the bone. *Int. J. Radiat. Oncol. Biol. Phys.*, 73 (1), 259–266.

[258] Machak, G.N., Tkachev, S.I., Solovyev, Y.N., *et al.* (2003) Neoadjuvant chemotherapy and local radiotherapy for high-grade osteosarcoma of the extremities. *Mayo Clin. Proc.*, 78 (2), 147–155.

[259] Ciernik, I.F., Niemierko, A., Harmon, D.C., *et al.* (2011) Proton-based radiotherapy for unresectable or incompletely resected osteosarcoma. *Cancer*, 117 (19), 4522–4530.

[260] Hawkins, M.M.,Wilson, L.M., Burton, H.S., *et al.* (1996) Radiotherapy, alkylating agents, and risk of bone cancer after childhood cancer. *J. Natl Cancer Inst.*, 88 (5), 270–278.

[261] Kuttesch, J.F., Jr,Wexler, L.H., Marcus, R.B., *et al.* (1996) Second malignancies after Ewing's sarcoma: radiation dose-dependency of secondary sarcomas. *J. Clin. Oncol.*, 14 (10), 2818–2825.

[262] Charest, M., Hickeson, M., Lisbona, R., Novales-Diaz, J.A., Derbekyan, V., Turcotte, R.E. (2009) FDG PET/CT imaging in primary osseous and soft tissue sarcomas: a retrospective review of 212 cases. *Eur. J. Nucl. Med. Mol. Imaging*, 36 (12), 1944–1951.

[263] Kovar, H. (2005) Context matters: the hen or egg problem in Ewing's sarcoma. *Semin. Cancer Biol.*, 15 (3), 189–196.

[264] Douglass, E.C., Valentine, M., Green, A.A., Hayes, F.A.,Thompson, E.I. (1986) t(11;22) and other chromosomal rearrangements in Ewing's sarcoma. *J. Natl Cancer Inst.*, 77 (6), 1211–1215.

[265] Wilkins, R.M., Pritchard, D.J., Burgert, E.O., Jr, Unni, K.K. (1986) Ewing's sarcoma of bone. Experience with 140 patients. *Cancer*, 58 (11), 2551–2555.

[266] Leavey, P.J., Mascarenhas, L., Marina, N., *et al.* (2008) Prognostic factors for patients with Ewing sarcoma (EWS) at first recurrence following multi-modality therapy: A report from the Children's Oncology Group. *Pediatr. Blood Cancer*, 51 (3), 334– 338.

[267] Krasin, M.J., Rodriguez-Galindo, C., Davidoff, A.M., *et al.* (2004) Efficacy of combined surgery and irradiation for localized Ewings sarcoma family of tumors. *Pediatr. Blood Cancer*, 43 (3), 229–236.

[268] Gobel, V., Jurgens, H., Etspuler, G., *et al.* (1987) Prognostic significance of tumor volume in localized Ewing's sarcoma of bone in children and adolescents. *J. Cancer Res. Clin. Oncol.*, 113 (2), 187–191.

[269] Rombi, B., DeLaney, T.F., MacDonald, S.M., *et al.* (2012) Proton radiotherapy for pediatric Ewing's sarcoma: initial clinical outcomes. *Int. J. Radiat. Oncol. Biol. Phys.*, 82 (3), 1142–1148.

[270] Barbieri, E., Emiliani, E., Zini, G., *et al.* (1990) Combined therapy of localized Ewing's sarcoma of bone: analysis of results in 100 patients. *Int. J. Radiat. Oncol. Biol. Phys.*, 19 (5), 1165–1170.

[271] Yock, T.I., Krailo, M., Fryer, C.J., *et al.* (2006) Local control in pelvic Ewing sarcoma: analysis from INT-0091-a report from the Children's Oncology Group. *J. Clin. Oncol.*, 24 (24), 3838–3843.

[272] Schuck, A., Ahrens, S., Paulussen, M., *et al.* (2003) Local therapy in localized Ewing tumors: results of 1058 patients treated in the CESS 81, CESS 86, and EICESS 92 trials. *Int. J. Radiat. Oncol. Biol. Phys.*, 55 (1), 168–177.

[273] Donaldson, S.S., Torrey, M., Link, M.P., *et al.* (1998) A multidisciplinary study investigating radiotherapy in Ewing's sarcoma: end results of POG #8346. Pediatric Oncology Group. *Int. J. Radiat. Oncol. Biol. Phys.*, 42 (1), 125–135.

[274] La, T.H., Meyers, P.A.,Wexler, L.H., *et al.* (2006) Radiation therapy for Ewing's sarcoma: results from Memorial Sloan-Kettering in the modern era. *Int. J. Radiat. Oncol. Biol. Phys.*, 64 (2), 544–550.

[275] Krasin, M.J., Rodriguez-Galindo, C., Billups, C.A., *et al.* (2004) Definitive irradiation in multidisciplinary management of localized Ewing sarcoma family of tumors in pediatric patients: outcome and prognostic factors. *Int. J. Radiat. Oncol. Biol. Phys.*, 60 (3), 830–838.

[276] Womer, R.B.,West, D.C., Krailo, M.D., *et al.* (2012) Randomized controlled trial of interval-compressed chemotherapy for the treatment of localized Ewing sarcoma: a report from the Children's Oncology Group. *J. Clin. Oncol.*, 30 (33), 4148–4154.

[277] Rodriguez-Galindo, C., Navid, F., Liu, T., Billups, C.A., Rao, B.N., Krasin, M.J. (2008) Prognostic factors for local and distant control in Ewing sarcoma family of tumors. *Ann. Oncol.*, 19 (4), 814–820.

[278] Erkizan, H.V., Scher, L.J., Gamble, S.E., *et al.* (2011) Novel peptide binds EWS-FLI1 and reduces the oncogenic potential in Ewing tumors. *Cell Cycle*, 10 (19), 3397–3408.

[279] Boro, A., Pretre, K., Rechfeld, F., *et al.* (2012) Small-molecule screen identifies modulators of EWS/FLI1 target gene expression and cell survival in Ewing's sarcoma. *Int. J. Cancer*, 131 (9), 2153–2164.

[280] Knudson, A.G., Jr (1971) Mutation and cancer: statistical study of retinoblastoma. *Proc. Natl Acad. Sci. USA*, 68 (4), 820–823.

[281] Lee,W.H., Bookstein, R., Hong, F., Young, L.J., Shew, J.Y., Lee, E.Y. (1987) Human retinoblastoma susceptibility gene: cloning, identification, and sequence. *Science*, 235 (4794), 1394–1399.

[282] Abramson, D.H., Servodidio, C.A. (1993) Retinoblastoma. *Optom. Clin.*, 3 (3), 49–61.

[283] Blach, L.E., McCormick, B., Abramson, D.H., Ellsworth, R.M. (1994) Trilateral retinoblastoma-incidence and outcome: a decade of experience. *Int. J. Radiat. Oncol. Biol. Phys.*, 29 (4), 729–733.

[284] Paulino, A.C. (1999) Trilateral retinoblastoma: is the location of the intracranial tumor important? *Cancer*, 86 (1), 135–141.

[285] Chantada, G.L., Doz, F., Orjuela, M., *et al.* (2008) World disparities in risk definition and management of retinoblastoma: a report from the International Retinoblastoma StagingWorking Group. *Pediatr. Blood Cancer*, 50 (3), 692–694.

[286] Kim, J.W., Abramson, D.H., Dunkel, I.J. (2007) Current management strategies for intraocular retinoblastoma. *Drugs*, 67 (15), 2173–2185.

[287] Klufas, M.A., Gobin, Y.P., Marr, B., Brodie, S.E., Dunkel, I.J., Abramson, D.H. (2012) Intra-arterial chemotherapy as a treatment for intraocular retinoblastoma: alternatives to direct

ophthalmic artery catheterization. *Am. J. Neuroradiol.*, 33 (8), 1608–1614.

[288] Orman, A., Koru-Sengul, T., Miao, F., Markoe, A., Panoff, J.E. (2014) The modern role of radiation therapy in treating advanced-stage retinoblastoma: long-term outcomes and racial differences. *Int. J. Radiat. Oncol. Biol. Phys.*, 90 (5), 1037–1043.

[289] Hernandez, J.C., Brady, L.W., Shields, C.L., Shields, J.A., DePotter, P. (1993) Conservative treatment of retinoblastoma. The use of plaque brachytherapy. *Am. J. Clin. Oncol.*, 16 (5), 397–401.

[290] ChildrensOncologyGroup.org. ARET0321. A trial of intensive multi-modality therapy for extra-ocular retinoblastoma. A group-wide phase III study. GALOP - Groupo America Latina de Oncologia Pediatrea (coordinating centers include Hospital de Pediatria Juan P. Garrahan, Buenos Aires, Argentina; Instituto de Oncologia Pediatrica/ GRAAC Sao Paulo, Brazil) and Children's Cancer Hospital, El Saida Zenab, Egypt 57357. Activated 02-04-2008.

[291] Lee, C.T., Bilton, S.D., Famiglietti, R.M., *et al.* (2005) Treatment planning with protons for pediatric retinoblastoma, medulloblastoma, and pelvic sarcoma: how do protons compare with other conformal techniques? *Int. J. Radiat. Oncol. Biol. Phys.*, 63 (2), 362–372.

[292] Wong, F.L., Boice, J.D, Jr, Abramson, D.H., *et al.* (1997) Cancer incidence after retinoblastoma. Radiation dose and sarcoma risk. *JAMA*, 278 (15), 1262–1267.

[293] Sethi, R.V., Shih, H.A., Yeap, B.Y., *et al.* (2014) Second nonocular tumors among survivors of retinoblastoma treated with contemporary photon and proton radiotherapy. *Cancer*, 120 (1), 126–133.

[294] Geenen, M.M., Cardous-Ubbink, M.C., Kremer, L.C., *et al.* (2007) Medical assessment of adverse health outcomes in long-term survivors of childhood cancer. *JAMA*, 297 (24), 2705–2715.